HANDBUCH DER MEDIZINISCHEN RADIOLOGIE

ENCYCLOPEDIA OF MEDICAL RADIOLOGY

HERAUSGEGEBEN VON · EDITED BY

L. DIETHELM
MAINZ

F. HEUCK
STUTTGART

O. OLSSON
LUND

K. RANNIGER
RICHMOND

F. STRNAD
FRANKFURT/M.

H. VIETEN
DÜSSELDORF

A. ZUPPINGER
BERN

BAND/VOLUME VI
TEIL/PART 1

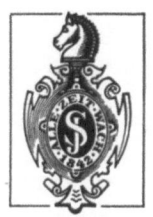

SPRINGER-VERLAG BERLIN · HEIDELBERG · NEW YORK 1974

RÖNTGENDIAGNOSTIK DER WIRBELSÄULE
TEIL 1

ROENTGENDIAGNOSIS OF THE VERTEBRAL COLUMN
PART 1

VON / BY

L. DIETHELM · M. ERDÉLYI · W. HOEFFKEN · H. JUNGE
O. PEREY · W. PFEIFFER · K. REINHARDT · K. THEILER
G. TÖNDURY · A. WACKENHEIM · H. WOLFERS · W. ZAUNBAUER

REDIGIERT VON · EDITED BY
L. DIETHELM
MAINZ

MIT 864 ABBILDUNGEN (1269 EINZELDARSTELLUNGEN)
WITH 864 FIGURES (1269 SEPARATE ILLUSTRATIONS)

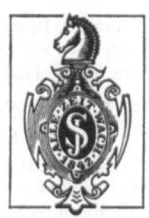

SPRINGER-VERLAG BERLIN · HEIDELBERG · NEW YORK 1974

ISBN-13: 978-3-642-65720-7   e-ISBN-13: 978-3-642-65718-4
DOI: 10.1007/978-3-642-65718-4

Softcover reprint of the hardcover 1st edition 1974

Gesamtherstellung: Universitätsdruckerei H. Stürtz AG, Würzburg

Vorwort

Seit dem erstmaligen Erscheinen des grundlegenden Werkes von SCHMORL und JUNGHANNS, ,,Die gesunde und kranke Wirbelsäule im Röntgenbild" im Jahre 1932, wurde die röntgenologische Wirbelsäulendiagnostik in systematischer Weise weiter ausgebaut und verfeinert. Eine größere Anzahl von Monographien von ausgezeichneten Kennern der Wirbelsäule haben inzwischen weitere Erfahrungen zusammengetragen und unser Wissen erheblich bereichert. Eine handbuchmäßige Bearbeitung des heutigen Wissensstandes mußte nicht nur die inzwischen erschienenen Arbeiten berücksichtigen, um noch vorhandene Probleme aufzuzeigen, sondern auch versuchen, zur Lösung solcher erkannter Probleme beizutragen. Aus diesem Grund wurden die besten Kenner der Entwicklungsgeschichte der Wirbelsäule, die Herren Proff. TÖNDURY und THEILER, Zürich, gebeten, ihre Erfahrungen auf diesem Gebiete auszubreiten. Wenn sich durch die Gegenüberstellung mit den radiologisch erhobenen Befunden in einigen Punkten divergierende Meinungen oder Widersprüche ergeben, so sehe ich in ihnen nur den Ansporn zu weiteren noch besseren Untersuchungen auf beiden Seiten, in Erinnerung an die Zeit ,,Goethes", in welcher der Zwischenkiefer beim Menschen noch umstritten war, durch seine vergleichend-anatomischen und anthropologischen Untersuchungen jedoch eindeutig belegt werden konnte.

Mainz, Mai 1974   L. DIETHELM

Preface

In 1932 there appeared the work of SCHMORL and JUNGHANNS, *Die gesunde und kranke Wirbelsäule im Röntgenbild,* which laid the foundations of diagnostic radiology of the spine. Since that time the discipline has been extended and refined in a systematic manner and our knowledge has been greatly enriched by the large number of monographs in which leading experts have assembled additional data. An encyclopedic treatment of all that is currently known requires not only that reference be made to all work published since 1932 in order to reveal the problems that remain but also that a serious attempt be made to contribute to the solution of such problems. For this reason, Professor TÖNDURY and Professor THEILER of Zurich, who know more than anyone else about the ontogeny of the spine, have been invited to display their erudition in this field. Should contradictions or divergent opinions on certain points be revealed through this confrontation with radiologically obtained findings, so much the better; the effect of this could only be to spur workers in both disciplines on to more advanced research. We have only to recall how in Goethe's time the premaxilla was still the subject of controversy, yet this great man pursuing his studies in comparative anatomy and anthropology was able to prove its existence beyond all doubt.

Mainz, May 1974   L. DIETHELM

Inhaltsverzeichnis — Contents

Mitarbeiter von Band VI/1 — Contributers to Volume VI/1

Professor Dr. L. DIETHELM, Direktor des Instituts für Klinische Strahlenkunde der Universität Mainz, D-6500 Mainz, Langenbeckstraße 1

Professor Dr. M. ERDÉLYI, Institut für Ärztliche Fortbildung, Röntgenologischer Lehrstuhl, Szabolcs u. 35, H-Budapest XIII

Professor Dr. W. HOEFFKEN, Strahleninstitut der Allgemeinen Ortskrankenkasse, D-5000 Köln, Machabäerstraße 19—27

Professor Dr. H. JUNGE, Chefarzt der Chirurgischen Klinik des Oldenburgischen Landeskrankenhauses Sanderbusch, D-2945 Sande/Oldb.

O. PEREY, M. D., Centrallasarettet, S-631 88 Eskilstuna,

Dr. W. PFEIFFER †, Sande/Oldb., ehem. Chefarzt der Röntgen- und Radiumabteilung des Oldenburgischen Landeskrankenhauses Sanderbusch, D-2945 Sande/Olbg.

Professor Dr. K. REINHARDT, Chefarzt der Röntgenabteilung, Kreiskrankenhaus Völklingen, D-6620 Völklingen/Saar

Professor Dr. K. THEILER, Anatomisches Institut der Universität Zürich, CH-8006 Zürich, Gloriastraße 19

Professor Dr. G. TÖNDURY, Anatomisches Institut der Universität Zürich, CH-8006 Zürich, Gloriastraße 19

Professor Dr. A. WACKENHEIM, Service de Neuroradiologie, Hospices Civils de Strasbourg, 1, Place de l'Hôpital, F-67005 Strasbourg-Cedex

Dr. H. WOLFERS, Chefarzt der Röntgen- und Bestrahlungsabteilung, Eduardus-Krankenhaus, D-5000 Köln 21, Custodisstraße 3—17

Dr. W. ZAUNBAUER †, Wien, ehem. Leiter der Röntgenstation der I. Chir. Universitätsklinik, Hörlgasse 10, A-Wien IX

A. Die normale Wirbelsäule

I. Phylogenetische Entwicklung des Achsenskelets

Von

K. Theiler

Mit 12 Abbildungen

Man trifft durch die ganze Wirbeltierreihe auf ein primitives Achsenskelet, das als ungegliederter, biegsamer Stab ausgebildet ist, die *Chorda dorsalis*. Sie stellt ein uraltes Erbe dar, das bei den primitiven Formen (z. B. *Amphioxus*) zeitlebens als Stütze funktioniert. Im Bauplan der frühen Vertebraten, die frei schwimmende, segmentierte Tiere waren, ist sie die wesentlichste Bildung. Erst in der späteren Phylogenese wird sie durch knorplige und knöcherne Skeletstücke verdrängt.

1. Die Bogenelemente

Phylogenetische Entwicklung. Zunächst treten im perichordalen Bindegewebe kleine Knorpelstücke auf, die lateral der Chorda anliegen und teilweise auch das Nervenrohr und die Aorta umfassen. Sie werden als *Bogenelemente* (Arcualia) bezeichnet. Ein eigent-

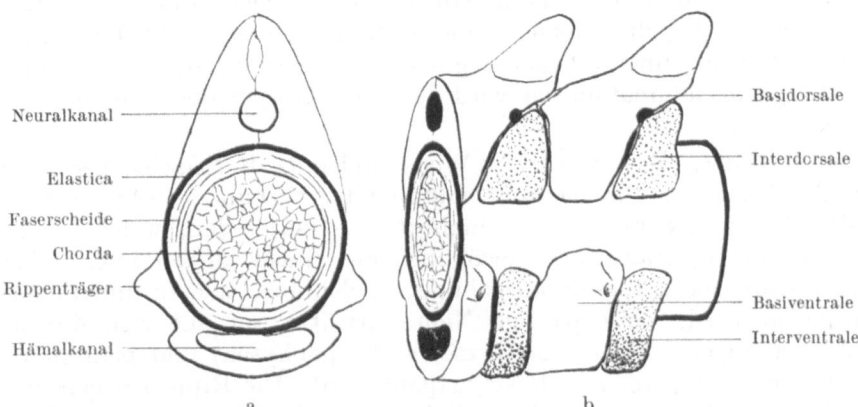

Abb. 1a u. b. Die vier Bogenelemente des Fischwirbels am Beispiel von Acipenser sturio. a Querschnitt. b Ansicht von links. Interdorsale und Interventrale punktiert, Basidorsale und Basiventrale hell (z. T. nach GOODRICH)

licher Wirbelkörper fehlt zunächst (aspondyles Stadium). Form und Zahl der Skeletstücke schwanken außerordentlich, ebenso ihre Lage im Segment (GOODRICH). Im allgemeinen können bei den Fischen vier paarige Bogenelemente unterschieden werden, die nach GADOW als Basidorsale und Basiventrale sowie als Interdorsale und Interventrale bezeichnet werden (Abb. 1). Das Basidorsale ist der Neuralbogen, das Basiventrale der Hämalbogen. Interdorsale und Interventrale sind kleiner und weniger konstant als die „basalen" Bogenelemente.

Die Wirbelkörper und ihre Beziehung zu den Bogenelementen. Die Wirbelkörper entwickeln sich teilweise aus Bogenelementen („arkozentral"), teils unabhängig davon aus dem perichordalen Gewebe („autozentral"). Bei Selachiern nimmt sogar die faserige Chordascheide am Aufbau der Wirbelkörper teil, indem Zellen von außen einwandern und innerhalb der Chordascheide Knorpel bilden („chordazentral"). Bei Knochenfischen und bei den Vierfüßlern ist diese Eigentümlichkeit jedoch nicht zu beobachten. Bei den höheren Vertebraten entstehen die Wirbel stets aus der die Chorda umgebenden skeletogenen Schicht, also *perichordal*. Unter den Tetrapoden nehmen die Amphibien allerdings eine Sonderstellung ein, indem bestimmte Abschnitte der Chorda selbst verknorpeln können.

Das perichordale Skelet zeigt im Gegensatz zur Chorda eine starke Mannigfaltigkeit und Komplizierung, übernimmt schließlich die Funktionen der Chorda und verdrängt diese. Primitive Wirbelkörper bei Fischen sind einfach schalenartige Auflagerungen auf die Chorda, diese nur teilweise umfassend. Pro Segment scheinen im Prinzip zwei solcher Schalen vorhanden zu sein, von denen die eine die Chorda von dorsal, die andere von ventral her einfassen. Diejenige, welche mehr ventral liegt und dem basiventralen Bogenelement benachbart ist, wird meist als „*Hypozentrum*", die andere, welche dem Interdorsale anliegt, als „*Pleurozentrum*" bezeichnet. Die Schalen können sich zu geschlossenen Ringen ausdehnen, so daß pro Segment zwei Wirbelkörper, ein kranialer und ein caudaler, vorhanden sind. Bei fossilen Tetrapoden (Labyrinthodonta) sind solche doppelten Wirbelkörper nachgewiesen (Diplospondylie). Bei den heute lebenden Tetrapoden ist nur noch ein Wirbelkörper pro Segment vorhanden, indem das kraniale oder das caudale Skeletstück sich auf Kosten des andern vergrößert haben soll. Diese Annahme gründet sich auf vergleichend-anatomische Untersuchungen. In der Ontogenese konnte eine derartige Expansion nie nachgewiesen werden (Baur). In frühen Entwicklungsstadien kann man nur erkennen, daß sich jedes Sklerotom in einen kranialen lockeren und einen caudalen dichten Abschnitt gliedert. Die Wurzeln der Spinalnerven und die Spinalganglien liegen stets im kranialen lockeren Teil. Diese Gliederung ist überraschend uniform und kann z. B. bei Selachiern, Vögeln, Säugern und beim Menschen leicht beobachtet werden. Materialverschiebungen innerhalb der Segmente lassen sich jedoch nicht mit Sicherheit feststellen. Vergleichend-anatomisch wird der Wirbelkörper der Amnioten vom Pleurozentrum abgeleitet[1].

Die Wirbelfortsätze. Bei primitiven Wirbelsäulen (z. B. Selachier) sind die Wirbelkörper nur durch straffes Bindegewebe miteinander verbunden, ohne Gelenkfortsätze. Dagegen sind bereits Neural- und Hämalfortsätze vorhanden, welche Bogenelemente darstellen. Das Basiventrale trägt gewöhnlich auf einem kurzen Fortsatz eine Rippe. Bei Vierfüßlern sind meist speziell ausgebildete Gelenkfortsätze zu finden. Der Bauplan eines Tetrapodenwirbels weist paarige Neuralfortsätze auf, die sich dorsal zu einem Dornfortsatz vereinigen; ferner Querfortsätze (Diapophysen) und paarige vordere und hintere Gelenkfortsätze (Prä- und Postzygapophysen). Die Rippen liegen hauptsächlich intersegmental. Sie lehnen sich mit ihrem Tuberculum der Diapophyse, mit dem Köpfchen dem Intervertebralabschnitt an.

Die Wirbel der Amnioten sind nach diesem allgemeinen Bauplan der Tetrapoden gebaut. Im Schwanzgebiet sind bei vielen Formen ventral besondere Hämalfortsätze ausgebildet, welche die dorsale Aorta einfassen. Außerdem finden sich häufig im ventralen Abschnitt der vordersten Intervertebralregionen kleine Skeletstücke, die oft nur im Mesenchymstadium als selbständige Verdichtungen abzugrenzen sind (hypochordale Spangen). Es scheint, daß die hypochordalen Spangen und die Hämalfortsätze der Amnioten Reste des Basiventrale (Hypozentrum) darstellen.

Die regionale Differenzierung der Fortsätze. Mit dem Übergang zum Landleben erfährt die Wirbelsäule allmählich eine Differenzierung in Hals-, Brust-, Lenden-, Sacral- und Schwanzregion. Die schlanke und flexible Halsregion erhöht die Beweglichkeit des

---

[1] Gadow verwendet die Bezeichnung „Pleurozentrum" synonym mit „Interdorsale", während Remane unter „Pleurozentrum" nur das eigentliche, dem Interdorsale anliegende Zentrum versteht.

Kopfes, die Brust/Lendengegend paßt sich der Spezialisierung der Eingeweidehöhlen an, und der Sacralabschnitt übernimmt die Verankerung des Beckengürtels. Entscheidend für die Regionenbildung ist die Lage des Extremitäten. In der Ontogenese scheint die Lage der Beinknospe die regionäre Ausgestaltung der angrenzenden Wirbel zu bestimmen (HODLER). Erbmäßig ist die Regionenbildung wohl polygen bedingt (HUMES u. SAWIN), nicht durch nur ein Allelpaar, wie KÜHNE angenommen. Die Zahl der Wirbel ist in den einzelnen Regionen wie auch insgesamt großen Schwankungen unterworfen. Verhältnismäßig konstant ist einzig die Zahl der Halswirbel bei den Säugern, die meistens sieben beträgt.

Die vordersten beiden Wirbel sind bei Amnioten als Atlas und Axis spezialisiert. Der vordere Atlasbogen wird vergleichend-anatomisch als besondere Ausgestaltung einer hypochordalen Spange, der Dens axis als Pleurozentrum des Atlaswirbels angesehen. Bei Amphibien ist noch kein Axiswirbel vorhanden. Der 2. Wirbel gleicht vielmehr völlig den folgenden Wirbeln, während der Schädel mit dem Körper des spezialisierten 1. Wirbels artikuliert. Eine deutliche Halsregion fehlt in der Amphibien-Wirbelsäule (Abb. 2). Sie bildet sich erst im Reptilienstadium heraus.

2. Die Chorda dorsalis

Der ursprünglichen Aufgabe als Achsenskelet wird die Chorda dorsalis durch ihre Ausbildung als prall mit flüssigkeitsreichem Gewebe gefüllter Schlauch gerecht, der eine kräftige Wand besitzt. Die Wand besteht aus einer dicken inneren Schicht aus kollagenen Fasern (Faserscheide), welcher außen eine Elastica (elastische Scheide) aufgelagert ist (Abb. 1a). Im Innern sind die Chordazellen als Kugeln, bei gewissen Formen auch als hintereinander liegende, stark wasserhaltige Platten ausgebildet. Die Flüssigkeit wird in Form intracellulärer Vacuolen, bei höheren Vertebraten auch extracellulär eingelagert. An der Grenze zur Chordascheide liegen die Chordazellen dichter und bilden eine epitheliale Auskleidung (Chordaepithel), welche die Chordascheiden zu produzieren scheint.

Bei höheren Wirbeltieren verliert die Chorda ihre Bedeutung als Stützorgan. Dementsprechend bleiben ihr Kaliber klein und die Chordascheide zart. Immerhin enthält die Chordascheide wahrscheinlich auch bei Säugern kollagene und elastische Elemente (LEESON), wenn auch eine Trennung in Faserscheide und Elastica nicht vorhanden ist. Bei Säugetieren und beim Menschen wird die axiale Stütze nicht durch die Chorda, sondern durch die Wirbel gebildet. Trotzdem ist die Chorda in der Ontogenese regelmäßig anzutreffen, da sie wahrscheinlich eine unentbehrliche, entwicklungsphysiologische Funktion erfüllt (TÖNDURY, THEILER 1959).

Die Chorda erstreckt sich regelmäßig von der Hypophyse bis zum Schwanzende. Ein weiteres Vordringen nach rostral, wie es bei Amphioxus zu beobachten ist, scheint sekundär entstanden zu sein.

3. Die Wirbelsäule der wichtigsten Experimentaltiere

a) Der Wassermolch

Die Wirbel adulter Amphibien bestehen aus einem einzigen Stück (Abb. 2b). Der Wirbelkörper trägt dem Tetrapodenbauplan entsprechende Fortsätze. Innerhalb der Urodelen sind die Wirbel recht variabel ausgebildet und lassen mindestens drei große Verwandtschaftsgruppen unterscheiden. Die Ableitung von den aus mehreren Stücken zusammengesetzten Wirbeln gewisser fossiler Amphibien ist weder strukturell noch entwicklungsgeschichtlich zu beweisen (TEEGE). Aufbau und Entwicklung eines Urodelenwirbels wird am Beispiel von *Triton alpestris* untersucht.

Triton alpestris besitzt 14 Stammwirbel. Der 14. ist als Sacralwirbel ausgebildet. Alle Stammwirbel mit Ausnahme des ersten besitzen Rippen (Abb. 2a).

Homologiefragen. Der erste Wirbel wird im allgemeinen nicht mit dem Atlas der Amnioten, sondern mit einem Occipitalwirbel homologisiert. Die Anzahl der Schwanz-

1*

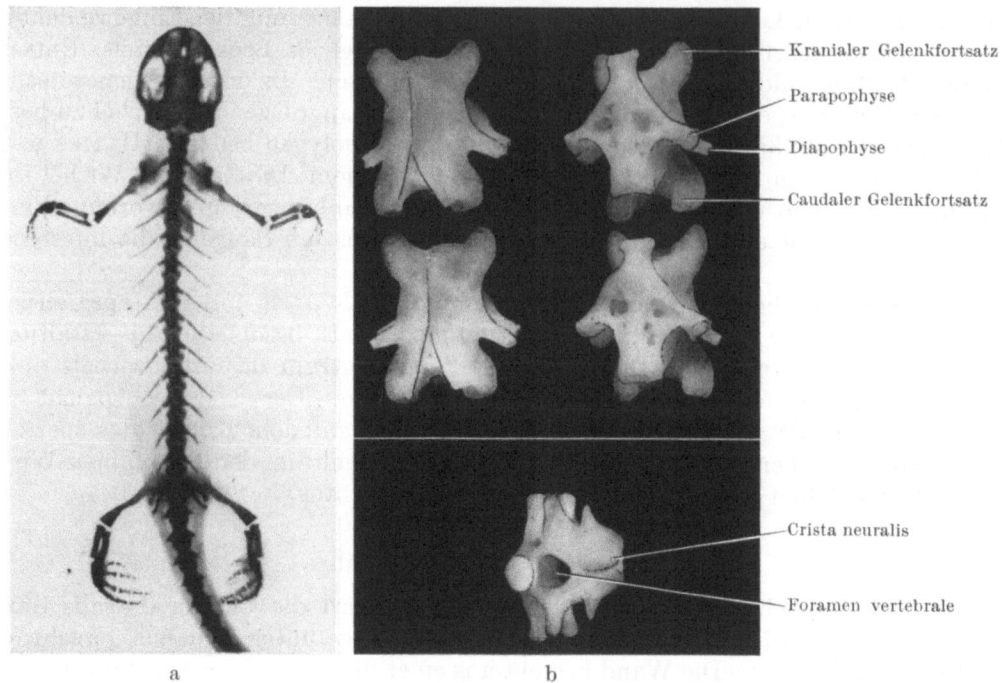

a   b

Abb. 2a u. b. Skelet von Triton alpestris. a Aufgehelltes Totalpräparat von dorsal, nat. Größe. b Einzelne macerierte Rumpfwirbel von dorsal (linke Reihe), von ventral (rechte Reihe) und von kranial (Mitte unten).
5×

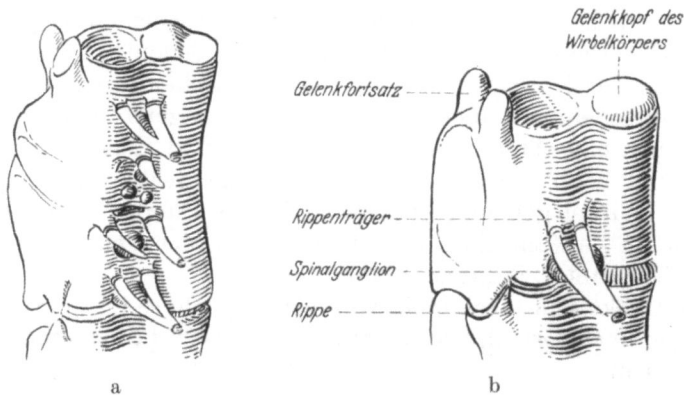

a   b

Abb. 3a u. b. a Rekonstruktion des Blockwirbels von Triton alp. 12. b Normaler Wirbel des gleichen Tieres (zum Vergleich). (Aus Theiler 1950)

wirbel variiert beträchtlich. Sie besitzen an der Ventralseite Gefäßfortsätze (Hämapophysen). Weil die Hämapophysen gewöhnlich dem Hypozentrum anliegen, nimmt man an, daß die Wirbelkörper der Amphibien einem Hypozentrum entsprechen. Sie können nicht mit dem Wirbelkörper der Amnioten homologisiert werden, denn diese leiten sich von einem Pleurozentrum ab. Es scheint vielmehr, daß die Intervertebralknorpel der Amphibien einem Amnioten-Wirbelkörper und der Wirbelkörper der Amphibien der Intervertebralregion der Amnioten gleichzusetzen ist.

Querfortsätze. Bei den Tetrapoden spricht man von

1. Diapophysen, dem Sockel für das Tuberculum der Rippe.
2. Parapophysen, dem Sockel für das Capitulum der Rippe.

Da bei Urodelen die Rippenhomologie nicht geklärt ist, sind diese Bezeichnungen nur bedingt richtig. Man spricht deshalb oft einfach von „Rippenträgern". Quer- und Gelenkfortsätze gehören entwicklungsmäßig zur Neuralbogenanlage (TEEGE).

Beschreibung. Der Wirbelkörper von *Triton* ist ein langer, schmächtiger Zylinder, der kranial einen fast halbkugeligen Gelenkkopf trägt (Abb. 2b, 3b). Die Neuralbögen bilden einen langgestreckten Tunnel (Foramen vertebrale), aus welchem die Spinalnerven durch eine kleine Öffnung austreten. Dorsal stoßen die Neuralbögen zu einem Längskiel zusammen (Crista neuralis), der am caudalen Ende gabelig auseinanderweicht. An beiden Enden des Tunnels finden sich kurze Gelenkfortsätze, die dachziegelartig ineinandergreifen. Der Querfortsatz (Rippenträger) besteht aus zwei Insertionsfortsätzen für die Rippe, die durch eine Knochenlamelle verbunden sind. An diesen Sockeln inserieren die beiden Enden der gabeligen Urodelenrippe (Abb. 3b). Der ventrale Insertionsfortsatz (Parapophyse) ist kräftiger und durch zwei Knochenspangen gegen den Wirbelkörper abgestützt. Zwischen beiden Spangen ist eine unregelmäßige Öffnung ausgespart (Abb. 2b).

Entwicklung. Die Chorda dorsalis wird bei Triton frühzeitig als langgestreckter Stab ausgebildet dessen Durchmesser bald denjenigen des Nervenrohres übertrifft. Differenzierung und „Mitosewellen" breiten sich von der mittleren Rumpfchorda nach beiden Seiten aus (KOCHER). Die Chorda wird von vereinzelten, locker angeordneten Bindegewebszellen umhüllt, welche in ihrer Gesamtheit die perichordale skeletogene Schicht bilden. In den intersegmentalen Zwickeln zwischen den Muskelsegmenten sind solche Zellen vermehrt vorhanden. In den kranialsten Intersegmentalzwickeln verdichten sie sich bereits im Stadium 40 (GLÄSNER) zu Neuralbogenanlagen. Im Stadium 41 sind die ersten Bogenpaare bereits knorpelig. Gleichzeitig verdichtet sich das perichordale Gewebe zu segmentalen Ringen, welche der Chordascheide dicht anliegen (Perichordalringe = Intervertebralringe). Im Stadium 42 ist auf Höhe von C_1 der vorderste Intervertebralring deutlich zu erkennen. Kranial davon fehlen Ringe; caudal sind noch sechs Intervertebralringe angefügt, wovon die caudalsten nur noch schwach sichtbar sind. Im Stadium 53 sind die vordersten Perichordalringe bereits in Verknorpelung und beginnen die Chorda ganz leicht einzuengen.

Zusammenfassend bleibt festzuhalten, daß sich die Neuralbogen und die Intervertebralringe (Perichordalringe) unabhängig voneinander entwickeln. Die Neuralbogen entstehen intersegmental, die Intervertebralringe segmental. Die Intervertebralringe entsprechen der Zwischenwirbelregion der Säuger. Sie sind knorpelig und schnüren die Chorda allmählich ein. So entstehen bei Triton intervertebrale Einschnürungen der Chorda, im Gegensatz zu den Säugern, welche intervertebrale Erweiterungen (Chordasegmente) besitzen.

Die Wirbelkörper selbst entstehen als langgestreckte Knochenhülsen direkt aus der perichordalen skeletogenen Schicht. Sie schieben sich über die intervertebralen Knorpelringe vor, diese einfassend (Abb. 4). Die Chorda verschwindet schließlich im Intervertebralknorpel, und es differenziert sich eine annähernd halbkugelige Gelenkpartie heraus (Abb. 3b). Dagen bleibt die Chorda zwischen diesen Gelenken (segmental) erhalten und wird durch Knorpeleinlagerung verstärkt (Abb. 4). Der Knorpel entsteht innerhalb der Chordascheide direkt aus Chordazellen durch Metaplasie. Der nicht verknorpelte Teil wird zu Markraum umgewandelt.

Experimentelle Befunde. Excision eines über mehrere Segmente reichenden Chordastückes kann eine Verschmelzung der entsprechenden Wirbel hervorrufen (THEILER 1950). Es entsteht ein Blockwirbel, bei dem die Anzahl der Querfortsätze noch die Anzahl der beteiligten Segmente bestimmen läßt (Abb. 3a). Die Neuralbögen bilden eine einheitliche Röhre mit seitlichen Öffnungen für die austretenden Spinalnerven. Die lichte Weite der Röhre wird durch den Durchmesser des Rückenmarkes bestimmt (H. HOLTZER). Der Chordadefekt wird in jüngeren Stadien durch einen starken knorpeligen Callus zu überbrücken versucht, der aus der perichordalen skeletogenen Schicht stammt. Trotz des Chordadefektes entwickelt sich eine axiale, schützende und verstrebende Hülle, welche unter dem morphogenetischen Einfluß des Rückenmarkes entsteht (S. HOLTZER). Dabei ist zu berücksichtigen, daß bei *Triton* der Neuralbogen frühzeitig und unabhängig vom übrigen Wirbelkörper gebildet wird und durch Eingriffe an der Chorda nicht beeinflußt wird. Die Chorda wirkt hingegen als morphogenetischer Reiz auf die Bildung des Wirbel-körpers (Theiler 1950).

Sobald die Chorda von einer Scheide umgeben ist, vermag sie sich zu strecken. Während einer größeren Zeitspanne (Stadium 28—38 nach Gläsner) besitzt sie die Führung in der Längsstreckung des Keimes (Theiler 1950). In jüngeren Stadien kommt vielleicht der Neuralanlage eine Art Stützfunktion zu. Nach Versuchen von Bijtel wird beispielsweise die Richtung des auswachsenden Schwanzes durch das aussprossende Schwanzneuralrohr und die angrenzenden Somiten bestimmt.

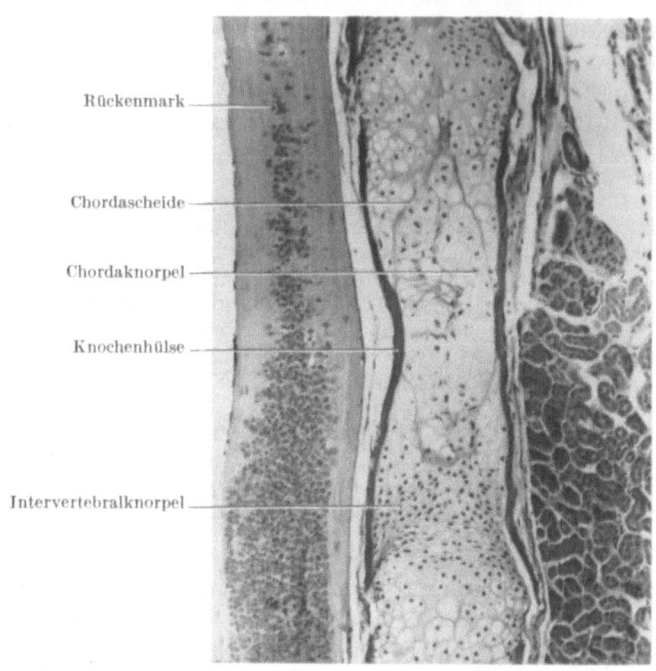

Abb. 4. Feinstruktur eines jungen Tritonwirbels im Sagittalabschnitt (5 Tage nach Metamorphose)

Ein frühzeitiger Chordaverlust hat einen typischen Einfluß auf die Anordnung der Somiten, indem diese über die Mittellinie hinweg miteinander verschmelzen (Lehmann).

Zusammenfassend ergibt sich bei Urodelen, daß die Chorda für die normale Gliede-rung der Rumpfwirbel wesentlich erscheint, aber auf die Ausbildung von Bogen und Fortsätzen keinen Einfluß besitzt.

b) Das Hühnchen

Auch der Vogelwirbel besteht aus einem einzigen Stück, ist aber im Zusammenhang mit der Spezialisierung regionär stark abgewandelt. Besonders auffällig ist die ausgedehnte Verwachsung von zahlreichen Wirbeln zu einem mächtigen Sacrum, das als feste Stütze für die langen Beine dient. Das Kreuzbein des Hühnchens entsteht durch Verschmelzung von 16 Wirbelanlagen und läßt einen lumbaren, einen mittleren und einen caudalen Ab-schnitt erkennen. Es folgen fünf bis sechs Caudalwirbel, welchen hinten ein isolierter, caudaler Wirbelblock, das „Pygostyl", angeschlossen ist. Es wirkt als Verankerung für die Schwanzfedern. Der Hals des Hühnchens ist wie bei den meisten Vögeln außer-ordentlich beweglich. Sein Skelet ist aus 16 Wirbeln aufgebaut, von denen die vordersten zwei als Atlas und Axis differenziert sind. Mit Ausnahme des Atlas besitzen alle Halswirbel deutliche Rippenfortsätze, von welchen die untersten zwei so lang sind, daß eine Abgrenzung gegen die Brustregion schwierig ist. Man bezeichnet deshalb meistens erst diejenigen

Vogelwirbel als Brustwirbel, deren Rippen das Sternum erreichen. Beim Hühnchen sind es deren fünf, wobei allerdings der 5. Brustwirbel eine freie Rippe trägt.

Homologiefragen. Der Vogelwirbel entspricht dem allgemeinen Bauplan der Amnioten. Atlas und Axis sind homolog den entsprechenden Säugerwirbeln. Besonders auffällig sind zwei isolierte Knorpelstücke, die ventral der Chorda auf Höhe dieser beiden Wirbel entstehen (Abb. 5). Sie wurden von FRORIEP als „hypochordale Spangen" bezeichnet. Das kraniale wird zum vorderen Atlasbogen, das caudale verschmilzt mit dem Axis. Sie werden als Vertreter eines Hypozentrums aufgefaßt, während man die Wirbelkörper

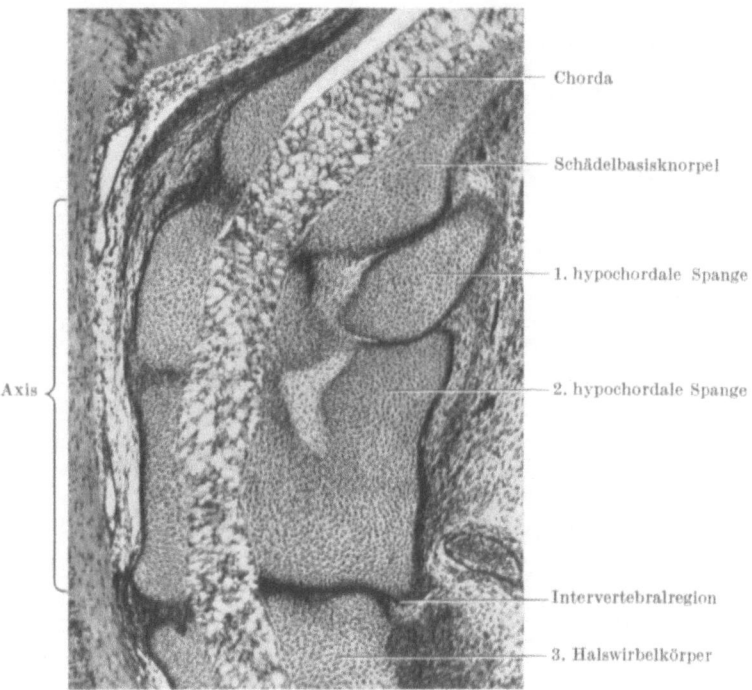

Abb. 5. Hühnchen, 8 Tage bebrütet, Sagittalschnitt im Kopf/Halsgebiet. Die Chorda ist dick und dringt vom Axiswirbel aus in den Schädelbasisknorpel ein. Beachte die beiden knorpligen „hypochordalen Spangen". Die obere ist der vordere Atlasbogen

selbst als Pleurozentrum betrachtet. Die Chorda verhält sich in der Schädelbasis des Hühnchens anders als beim Menschen, indem sie vom Axiswirbel aus sofort in den Schädelbasisknorpel selbst eindringt und nicht anfänglich an seiner Dorsalseite entlangläuft (Abb. 5).

Beschreibung. Hals- und Brustwirbelkörper sind nicht wie bei den Säugern durch Bandscheiben, sondern durch echte Sattelgelenke verbunden. Die kraniale Gelenkfläche eines Wirbelkörpers erscheint im Sagittalschnitt konvex, im Frontalschnitt konkav. Zentral zieht in der Wirbelkörperachse ein Ligament durch die Gelenkhöhle, das beide Gelenkkörper verbindet. Außerdem sind seitlich zwei fibröse Menisci eingelagert. Die Neuralbögen umfassen das Foramen vertebrale, besitzen einen Dornfortsatz und tragen auf jeder Seite kräftige Gelenkfortsätze. Auf diese Weise sind je zwei Wirbel durch insgesamt drei Gelenke verbunden, nämlich die beiden eigentlichen Wirbelgelenke und dazu das beschriebene Wirbelkörpergelenk. Seitlich ist je ein Rippenfortsatz vorhanden, der an der Umgrenzung des Foramen costo-transversarium beteiligt ist.

Entwicklung. Ähnlich wie bei Triton ist die Chorda in frühen Stadien sehr dick. Später wird sie im Zwischenwirbelabschnitt eingeengt, um schließlich zu verschwinden. Im Gegensatz zu den Amphibien wird sie aber auch innerhalb der Wirbelkörper verschmälert (Abb. 6) und allmählich völlig zurückgebildet, ein Verhalten, das sonst für die Säuger typisch ist. Charakteristisch sind ferner die hypochordalen Spangen, die bereits im Mesenchymstadium als Verdichtungen erkennbar sind und von den caudalen, verdichteten Sklerotomabschnitten ausgehen. Die vordersten drei sind besonders groß, die folgenden weniger deutlich. Die Verknorpelung setzt nach Lillie in drei Zentren in jedem Wirbel ein, zu denen noch zwei Zentren in den Rippenfortsätzen hinzukommen. Am 8. Tage nach Brutbeginn ist der ganze Wirbel bereits knorpelig. Die Zwischenwirbelregion differenziert sich in ein peripheres Ligament und in ein zentrales, longitudinales

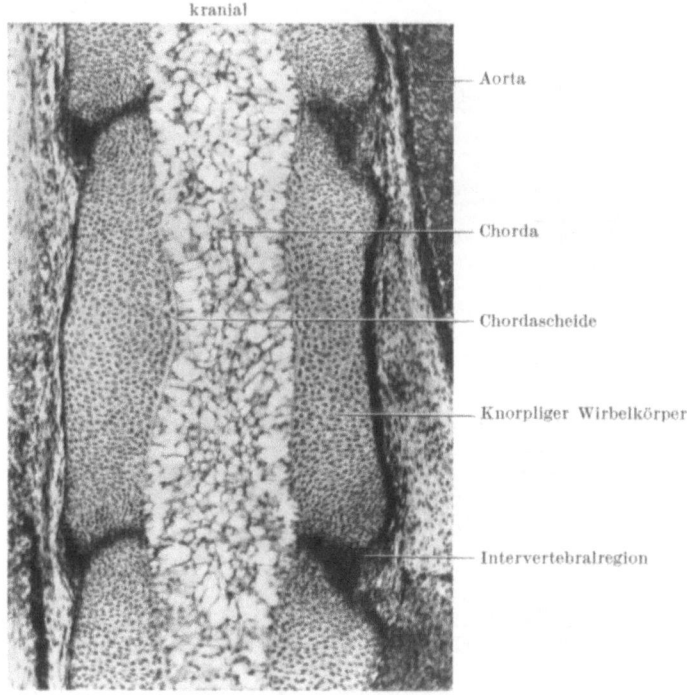

Abb. 6. Hühnchen, 8 Tage bebrütet. Sagittalschnitt durch den 10. Halswirbel. Die Chorda ist im Wirbelkörper etwas verschmälert

Band, das zunächst Chordareste enthält (Lillie). Zwischen diesen beiden Ligamenten entsteht eine Gelenkhöhle. Das periphere Ligament differenziert sich zu paarigen, fibrösen Menisci aus. In jedem Wirbel entstehen sowohl ein enchondrales Ossifikationszentrum, das im Wirbelkörper liegt, als auch zwei perichondrale Ossifikationsherde in den Bögen.

Experimentelle Befunde. Wie bei den Amphibien kommt auch hier dem Nervenrohr und der Chorda eine maßgebende Rolle bei der Gestaltung des Rückgrates zu. Strudel entdeckte, daß nach Entfernung des Nervenrohres über etwa zehn Somiten beim Hühnchenembryo keine Neuralbögen im operierten Abschnitt entstehen. Dagegen bilden sich Wirbelkörper um die zurückgelassene Chorda aus. Auch Watterson beobachtete, daß nach Excision des Nervenrohres bloß wirbelkörperähnliche Knorpelstücke ohne Bögen um die intakt gelassene Chorda entstehen. Außerdem stellte er fest, daß eine völlige Entfernung von Rückenmark und Chorda bei Embryonen von 12—28 Somiten die Bildung von Wirbelknorpel im operierten Abschnitt völlig unterdrückt. Ferner erwies sich, daß bei Entwicklung einer stark mißgebildeten Chorda auch entsprechend mißgebildete Wirbelkörper entstehen. Bei Transplantation in oder neben Somiten konnten sowohl Neuralrohr wie Chorda die Bildung von Knorpel hervorrufen. Außerdem zeigte es sich, daß genau wie bei Urodelen der Durchmesser des Rückenmarkes den Durchmesser des

Wirbelkanales bestimmt. Schließlich beobachteten AVERY, CHOW und HOLTZER, daß Somiten in der Gewebekultur oder auf Chorio-Allantois an der Oberfläche von gleichzeitig explantierter Chorda Knorpel bilden können.

Zusammenfassend ergibt sich, daß die Chorda die Entstehung des knorpeligen Wirbelkörpers, das Neuralrohr diejenige des Wirbelbogens anregt.

Genetisch und entwicklungsmäßig sind erst zwei Mutanten näher untersucht, welche die Wirbelsäule verkürzen: die dominante und die recessive „rumplessness" (ZWILLING). Bei der dominanten Form scheint eine primäre Schwanzknospendegeneration vorzuliegen, bei der recessiven eine sekundäre Rückbildung am 4.—5. Tag, wobei die Chorda vom Neuralrohr abgedrängt erscheint. Der dominante Letalfaktor „Creeper" (LANDAUER) befällt die Wirbelsäule nicht speziell, da er eine allgemeine Chondrodystrophie hervorruft.

c) Die Hausmaus

Ihre Wirbelsäule ist trotz des Größenunterschiedes der menschlichen bereits recht ähnlich. Sie besitzt wie diese praktisch immer sieben Halswirbel. Die Zahl der übrigen Wirbel schwankt dagegen recht häufig. Meist sind bei der Maus 13 Brust-, 6 Lenden-, 4 Kreuzbein- und etwa 25 Schwanzwirbel vorhanden. Verschiebungen der Abschnittsgrenzen sind vom genetischen Milieu abhängig (HUMES und SAWIN; RUSSELL und GREEN); auch die uterine Umgebung spielt eine Rolle (GREEN und GREEN).

Homologiefragen. Der Wirbelkörper der Maus wie überhaupt der Säugetiere entspricht nach Angabe der Paläontologen einem Pleurozentrum. Im Intervertebralgebiet des proximalen Schwanzes sind deutliche Hämalbögen vorhanden, die im mittleren Schwanzabschnitt in paarige Knochenkügelchen übergehen und weiter distal überhaupt verschwinden. Die vordersten beiden Wirbel sind als Atlas und Axis ausgebildet und sind den entsprechenden Wirbeln des Hühnchens homolog. Dabei ist jedoch zu beachten, daß die Chorda von der Densspitze aus zunächst nicht wie bei diesem in den Schädelbasisknorpel eindringt, sondern anfänglich an seiner Dorsalseite verläuft (Abb. 7).

Beschreibung. Abgesehen von den Hämalbögen im Schwanzgebiet entsprechen die Wirbel im Prinzip den menschlichen. Als Vertebra prominens muß bei der Maus der 2. Brustwirbel bezeichnet werden. Als Besonderheit ist ein ventraler Stachel an der Basis des Querfortsatzes des 6. Halswirbels zu erwähnen, das Tuberculum anterius. Die Halswirbelkörper sind im Querschnitt schmale Rechtecke, weil der Transversaldurchmesser mehr als das Doppelte des antero-posterioren Durchmessers beträgt. Der 2. Lendenwirbel ist meistens der größte, die folgenden werden etwas kleiner, während sie beim Menschen im Zusammenhang mit dem aufrechten Gang kräftiger werden. Die auffallenden Processus costarii der Lendenwirbel nehmen dagegen bei der Maus von kranial nach caudal an Größe zu (Abb. 8). Eine eingehende Beschreibung nebst Illustration des Mausskeletes ist von BATEMAN gegeben worden.

Entwicklung. Wie beim Menschen ist die Chorda der Maus gegenüber niederen Vertebraten viel zarter ausgebildet, so daß man annehmen muß, daß ihre mechanische Funktion nicht mehr sehr wesentlich erscheint. Dagegen spielt sie sicher noch immer eine wichtige entwicklungsphysiologische Rolle.

Das mesenchymatöse Stadium zeigt bei der Maus wie beim Menschen die typischen Intervertebralspalten und die Gliederung in einen kranial lockeren und einen caudal dichten Sklerotomabschnitt. Die Verknorpelung weist geringe Unterschiede auf. Beim Menschen geht sie von zwei bilateral-symmetrischen Vorknorpelkernen aus, die dann zu einem unpaaren Kern verschmelzen (TÖNDURY). Bei der Maus sind dagegen vier Vorknorpelkerne vorhanden, indem in jedem Sklerotomabschnitt zwei bilaterale Kerne entstehen. Ihre Verschmelzung liefert zwei transversale Vorknorpelplatten, von denen die kraniale kernreicher ist und deshalb im Schnitt dunkler erscheint als die caudale (Abb. 9). Schließlich entsteht ein einheitlicher Knorpelkern, der homogen gebaut erscheint. Die Ossifikation beginnt 3—4 Tage vor der Geburt, bei 15—16 mm SSL (THEILER 1972).

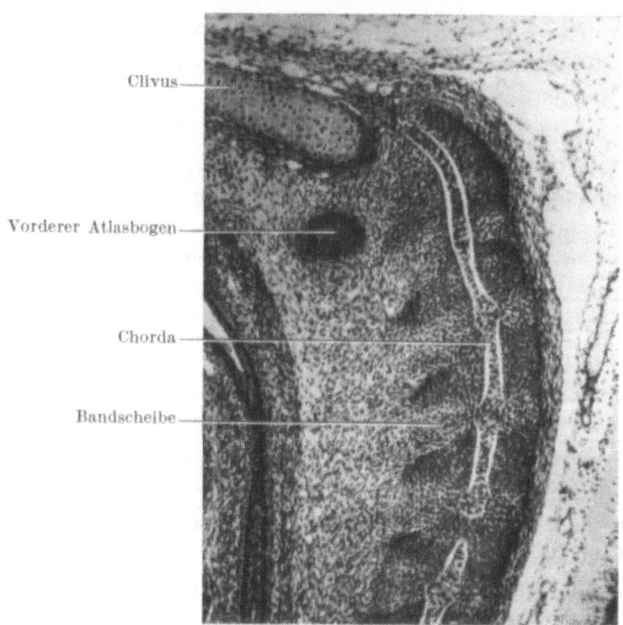

Abb. 7. Sagittalschnitt durch die obere Wirbelsäule, Mausembryo von 14 Tagen. Der Clivus ist bereits verknorpelt, und die Chorda tritt auf seine dorsale Fläche über

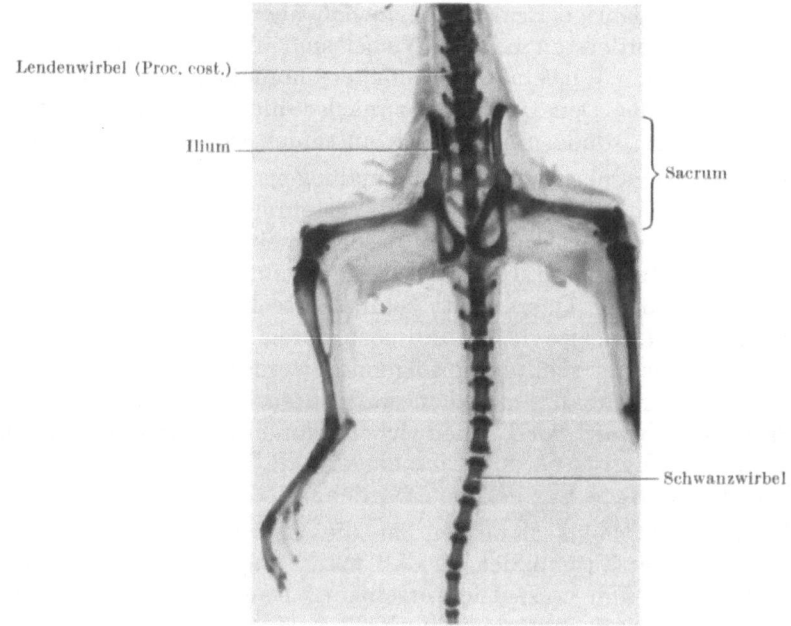

Abb. 8. Lumbosacral- und obere Schwanzwirbelsäule einer erwachsenen Maus. Aufhellungspräparat mit
Knochenfärbung

Zur Zeit der Geburt sind die unpaaren Kerne der Wirbelkörper und die paarigen Bogenkerne überall im Rumpfgebiet sowie im proximalen Schwanzabschnitt bereits vorhanden
(Abb. 10). Eine eingehende Beschreibung dieser Entwicklung findet sich bei Dawes,
eine Zusammenfassung bei Matter.

Experimentelles. Die Maus ist das genetisch am besten untersuchte Säugetier. Gegen-
wärtig sind über 20 Mutationen bekannt, welche Mißbildungen der Wirbelsäule hervor-

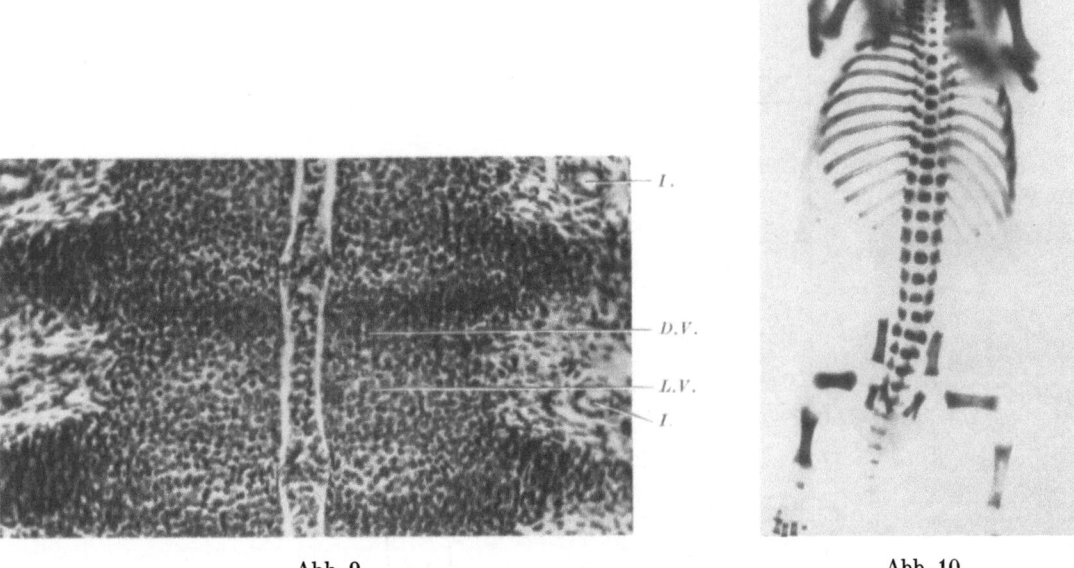

Abb. 9   Abb. 10

Abb. 9. Frontalschnitt durch die Wirbelsäule eines Mausembryos vom 14. Tag, Brustregion. Jeder Wirbelkörper zeigt eine kraniale dichte (*D.V.*) und eine caudale lockere Vorknorpelzone (*L.V.*). *I* Intersegmentalgefäß

Abb. 10. Aufhellungspräparat einer neugeborenen Maus. Die Knochenfärbung mit Alizarin zeigt paarige Bogenkerne. Die Zentrumkerne sind in der unteren Brustwirbelsäule am weitesten entwickelt

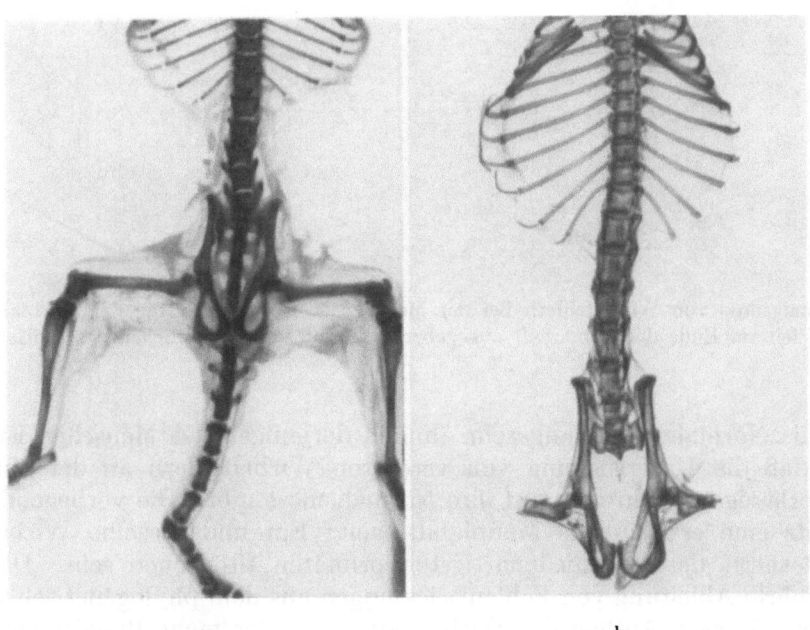

a   b

Abb. 11a u. b. Vererbte Wirbelfehler bei der Hausmaus. a Mutante „Crooked tail" mit Keil- und Blockwirbeln (primäre Somitendeformation als Ursache). b Mutante „Truncate" mit Sacralagenesie (bedingt durch caudale Chordaaplasie)

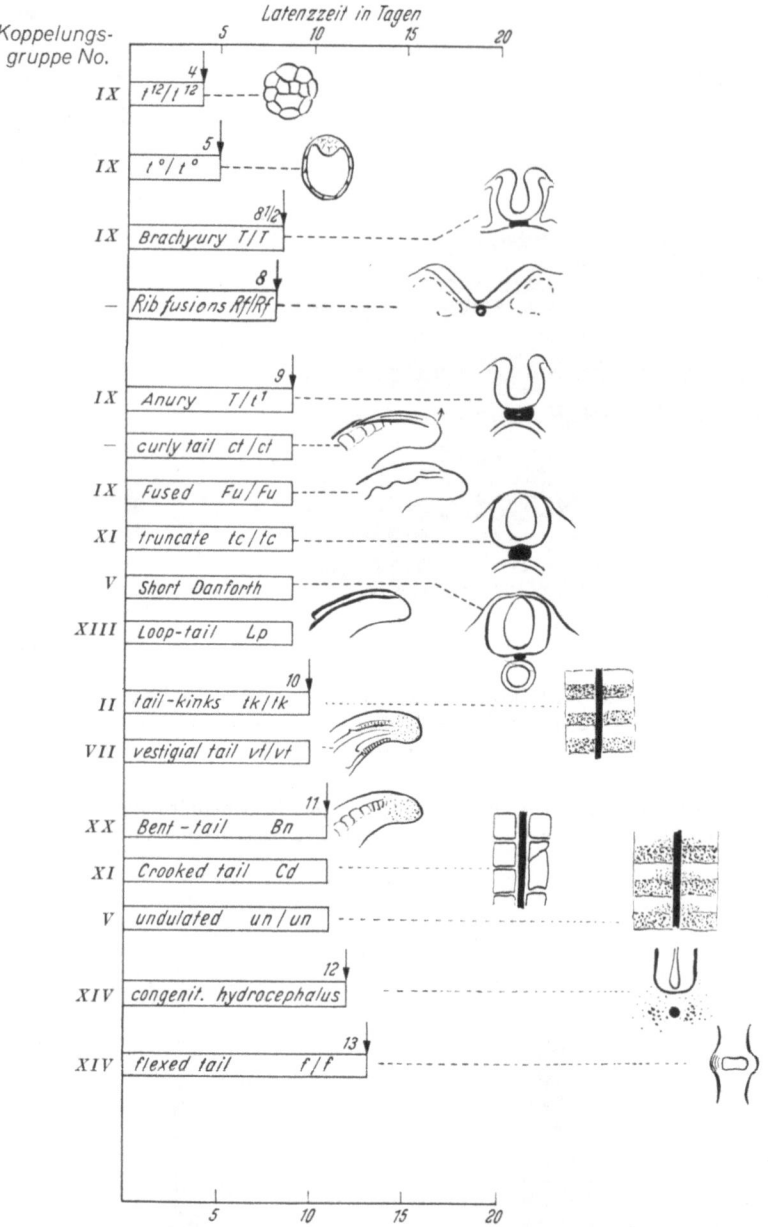

Abb. 12. Formalgenese von Wirbelfehlern bei der Maus. Der Erscheinungstag der Mißbildung ist durch einen Pfeil am Ende der Latenzzeit angegeben. Skizzen veranschaulichen den Initialeffekt

rufen. Da die Normalentwicklung sehr ähnlich derjenigen des Menschen ist, darf man annehmen, daß die Untersuchung von vererbten Wirbelfehlern an der Maus uns die weitaus zuverlässigsten Hinweise auf ihre Normalgenese gibt. Die vorliegenden Befunde zeigen bereits eine erstaunliche Mannigfaltigkeit: Ein und dieselbe Wirbeldeformität kann das Resultat der verschiedenartigsten primären Störungen sein. Damit ist die häufig angeführte Ableitung von Fehlentwicklungen aus dem phylogenetisch vermuteten, aber nicht beweisbaren Aufbau des Wirbels aus vier oder mehr Bauelementen hinfällig geworden. Die Untersuchung der Formalgenese erlaubt, diese „Baukastenembryologie" durch entwicklungsphysiologische Gruppen zu ersetzen. Entwicklungsmäßige Abhängigkeiten, z. B. von Rückenmark, Chorda und Wirbelentwicklung, lassen sich direkt in der

Organkultur (GROBSTEIN) oder indirekt durch Analyse genetischer Defekte (THEILER) nachweisen. Sie zeigten, daß die entwicklungsphysiologischen Korrelationen, die bei Amphibien und beim Hühnchen gefunden wurden, im wesentlichen auch für die Säugetiere gelten müssen.

Die vorliegenden Befunde lassen aus der Vielfalt der Formalgenese vererbter Wirbelfehler zwei geschlossene Gruppen abgrenzen: diejenige der Chordagene (Short Danforth, Brachyury und Truncate; Abb. 11b) und diejenige der primären Somitenstörungen (Bent tail, Rib fusions, Pudgy und Crooked tail; Abb. 11a). Für die Chordagene ist eine abrupte Unterbrechung der Wirbelsäule charakteristisch. Es sieht aus, als ob der Rest weggestanzt wäre (Abb. 11b). Primäre Somitenstörungen im Brustabschnitt zeigen oft Rippenfusionen, d.h. das Wirbel-Rippensyndrom (THEILER 1968).

Eine weitere, weniger einheitliche Gruppe bilden die Wirbeldeformitäten, die in Begleitung von Neuralrohrfehlern auftreten, wie z. B. die Mutanten Fused, Loop-tail und Curly-tail. Weiterhin kommt es vor, daß nach der Entstehung eines normalen Nervenrohres und normaler Somiten die Mesenchymbildung oder -differenzierung selbst gestört wird, so daß sich eine etwas spätere Manifestation ergibt (z. B. undulated), oder die Faserdifferenzierung kann versagen (flexed tail). Eine Übersicht über die bis jetzt näher untersuchten Wirbelfehler der Hausmaus gibt Abb. 12, die eine Weiterführung der in der Zusammenfassung von 1959 veröffentlichten Tabelle darstellt (THEILER 1959), wo auch die Literaturangaben enthalten sind.

Überblickt man die Befunde, dann ergibt sich, daß aus dem fertigen Zustandsbild meist überhaupt nicht auf den Entstehungsmodus geschlossen werden darf, da die eingeschlagenen Wege sehr verschiedenartig sein können. Einen Hinweis geben höchstens das Vorliegen einer abrupten Unterbrechung (Chordagen!) und die Analyse des gesamten Mißbildungssyndroms, welches mit einem ähnlichen Syndrom bei der Maus verglichen werden kann.

4. Phylogenese und menschliche Wirbelmißbildungen

Tierexperimentelle Befunde sind nicht ohne weiteres auf den Menschen zu übertragen. Dies gilt besonders für Skeletabschnitte, deren Homologiefragen nicht restlos abgeklärt sind. Je näher das Experimentaltier dem Menschen steht, um so eher ist ein gleichartiger Entwicklungsmodus anzunehmen. Aus diesem Grunde erlangen die Befunde an Säugetieren eine besondere Bedeutung. Wie im vorhergehenden Kapitel näher ausgeführt, stellt die Maus heute wohl das beste Modellbeispiel für die Entwicklung von Wirbelmißbildungen dar. Dagegen hat uns die vergleichende Entwicklungsgeschichte bis jetzt noch keine sicheren Anhaltspunkte für die Entstehung der Spondylolyse und für die besondere Lokalisation der Chordome geliefert. Letztere könnte mit der unregelmäßigen Fortsatzbildung der Chorda im Clivusgebiet zusammenhängen (s. Schädelentwicklung, Abschnitt „Entstehung der knorpeligen Schädelbasis"). Auch im caudalsten Abschnitt der Chorda sind manchmal unregelmäßige Fortsätze zu finden.

Literatur

AVERY, G., H. CHOW and H. HOLTZER: An experimental analysis of the development of the spinal column. V. Reactivity of chick somites. J. exp. Zool. **132**, 409—426 (1956).

BATEMAN, N.: A study of grey-lethal and microphthalmic mutants of the mouse. J. Anat. (Lond.) **88**, 212—261 (1954).

BAUR, R.: Zum Problem der Neugliederung der Wirbelsäule. Acta anat. **72**, 321—356 (1969).

BIJTEL, J. H.: The growth of the tail in urodele larvae. Experientia (Basel) **12**, 259—260 (1956).

DAWES, B.: The development of the vertebral column in mammals, as illustrated by its development in mus musculus. Phil. Trans. B **218**, 115—170 (1930).

FRORIEP, A.: Zur Entwicklungsgeschichte der Wirbelsäule, insbesondere des Atlas und Epistropheus und der Occipitalregion. I. Beobachtungen an Hühnerembryonen. Arch. Anat. u. Physiol., Anat. Abt. 177—234 (1883).

GADOW, H. F.: The evolution of the vertebral column. Cambridge: University Press 1933.

Gläsner, L.: Normentafel zur Entwicklungs-geschichte des gemeinen Wassermolches (Molge vulgaris). 14. Heft von F. Keibels Normen-tafeln zur Entwicklungsgeschichte der Wirbel-tiere. Jena: Georg Fischer 1925.

Goodrich, E. S.: Studies on the structure and development of vertebrates, Bd. 1. New York: Dover Publ. 1958.

Green, E., and M. Green: The effects of uterine environment on the skeleton of the mouse. J. Morph. 78, 105—112 (1946).

Grobstein, C., and H. Holtzer: In vitro studies of cartilage induction in mouse mesoderm. J. exp. Zool. 128, 333—359 (1955).

Grüneberg, H.: The pathology of development. Oxford: Blackwell 1963.

Hodler, F.: Untersuchungen über die Entwick-lung von Sacralwirbel und Urostyl bei Amphi-bien. Rev. suisse Zool. 56, 747—790 (1949).

Holtzer, H.: An experimental analysis of the development of the spinal column. I. Response of pre-cartilage cells to size variations of the spinal cord. J. exp. Zool. 121, 121—147 (1952).

Holtzer, S.: The inductive activitiy of the spinal cord in urodele tail regeneration. J. Morph. 99, 1—34 (1956).

Humes, A., and P. Sawin: Homoeotic variations in the axial skeleton of mus musculus. Genetics 23, 151—152 (1938).

Kocher, W.: Vakuolisierung der Chorda dorsalis und Wirkung extrachordaler Defekte auf die Differenzierung von Chorda- und Neural-strukturen bei Triton alpestris. Wilhelm Roux' Arch. Entwickl.-Mech. Org. 149, 443—503 (1957).

Kühne, K.: Symmetrieverhältnisse und die Aus-breitungszentren der regionalen Grenzen der Wirbelsäule des Menschen. Z. Morph. Anthrop. 34, 191—206 (1934).

Landauer, W.: Untersuchungen über das Krü-perhuhn. II. Morphologie und Histologie des Skeletes, insbesondere der langen Extremi-tätenknochen. Z. mikr.-anat. Forsch. 25, 115—180 (1931).

Leeson, T., and C. Leeson: Observations on the histochemistry and fine structure of the noto-chord in rabbit embryos. J. Anat. (Lond.) 92, 278—285 (1958).

Lehmann, F. E.: Einführung in die physiologi-sche Embryologie. Basel: Birkhäuser 1945.

Lillie, F. R.: Development of the chick. New York: Henry Holt 1952.

Matter, H.: Die formale Genese einer vererbten Wirbelsäulenmißbildung am Beispiel der Mu-tante Crooked-tail der Maus. Rev. suisse Zool. 64, 1—38 (1957).

Remane, A.: Handbuch der Anatomie der Tiere, Bd. 4. Berlin: Urban & Schwarzenberg 1936.

Russell, W., and E. Green: A skeletal differ-ence between reciprocal F_1 hybrids from a cross of two inbred strains of mice. Genetics 28, 87 (1943) (Ref.).

Strudel, G.: L'influence morphogène du tube nerveux sur la différenciation de la colonne vertébrale. C. R. Soc. Biol. (Paris) 147, 132—133 (1953).

Teege, M.: Studien zur Entwicklung und Ge-stalt der Urodelenwirbel. Z. wiss. Zool. 160, 95—163 (1957).

Theiler, K.: Die Auswirkung von partiellen Chordadefekten bei Triton alpestris. Wilhelm Roux' Arch. Entwickl.-Mech. Org. 144, 476—490 (1950).

— Schwanzmutanten bei Mäusen. Ein Beitrag zur Entstehung von Wirbelfehlern. Z. Anat. Entwickl.-Gesch. 121, 155—164 (1959).

—, u. L. Stevens: The development of rib fusions, a mutation in the house mouse. Amer. J. Anat. 106, 171—183 (1960).

— Das Wirbel-Rippen-Syndrom. Schweiz. med. Wschr. 98, 907—908 (1968).

— The house mouse. Berlin-Heidelberg-New York: Springer 1972.

Töndury, G.: Entwicklungsgeschichte und Fehl-bildungen der Wirbelsäule. Stuttgart: Hippo-krates-Verlag 1958.

Watterson, R., J. Fowler and B. Fowler: The role of the neural tube and notochord in the development of the axial skeleton of the chick. Amer. J. Anat. 95, 337—400 (1954).

Zwilling, E.: The development of dominant rumplessness in chick embryos. Genetics 27, 641—656 (1942).

— The embryogeny of a recessive rumpless condi-tion in chicken. J. exp. Zool. 99, 79—92 (1945).

II. Embryonale und postnatale Entwicklung der Wirbelsäule

Von

G. Töndury

Mit 69 Abbildungen

Die Kenntnisse der embryonalen Entwicklung der Wirbelsäule bilden die Grundlage für das Verständnis der normalen und pathologischen Anatomie dieses komplizierten Organes. Aus diesem Grunde habe ich zusammen mit einigen Schülern in langjähriger Arbeit die Grundlage für eine zusammenfassende Darstellung dieser Vorgänge zu schaffen versucht und die Ergebnisse 1958 in einer Monographie, betitelt „Entwicklungsgeschichte und Fehlbildungen der Wirbelsäule", niedergelegt. Die folgende Darstellung gründet sich auf dieses Buch, aus welchem auch der Großteil der Abbildungen übernommen wurde. Die mir gestellte Aufgabe und der zur Verfügung gestandene Raum gestatteten aber nicht, allen interessierenden Fragen mit der gleichen Gründlichkeit nachzugehen. Aus diesem Grunde sei der Interessent auf die oben erwähnte Monographie verwiesen.

1. Primitiventwicklung der Wirbelsäule

Die Wirbelsäule durchläuft 3 Entwicklungsstufen, ist zuerst rein mesenchymal, verknorpelt im Verlaufe des 2. Embryonalmonates und gewinnt dank der Verknöcherungsprozesse in den Wirbeln, die im Verlaufe des 3. Monats eingeleitet werden, bis zur Geburt die nötige Festigkeit.

Das Baumaterial stammt aus den Ursegmenten des mittleren Keimblattes. Diese gliedern sich in 3 Lamellen, eine laterale (Dermatom), eine mediale (Myotom) und eine ventrale Lamelle (Sklerotom), und haben ursprünglich rein epithelialen Bau. Intersegmentalspalten, in welchen die Intersegmentalarterien als Äste der primitiven Aorten verlaufen, markieren die Segmentgrenzen auch noch in vorgerückten Stadien. Beim menschlichen Keimling entstehen 40—42 Ursegmentpaare, von welchen 32—34 erhalten bleiben. Diese liefern das gesamte Bildungsmaterial für das Achsenskelet und die Skeletmuskulatur, sind aber auch Bildungsquelle für das Corium und die Subcutis im Bereiche der Rückenregion. Auf Abb. 1 ist ein Querschnitt durch einen Embryo von 2,5 mm zu sehen: Das Nervenrohr ist geschlossen und von der Chorda dorsalis unterlagert; die Ursegmente sind bereits in Auflösung begriffen, d.h. die Zellen der Sklerotome lösen sich aus ihrem epithelialen Verband heraus und wandern in den Keimbereich ventral vom Neuralrohr aus. Sie sammeln sich um die Chorda dorsalis und liefern das zellige Material der nicht gegliederten Perichordalröhre und der lateral anschließenden Sklerotome, welche eine klare segmentale Gliederung besitzen und durch Intersegmentalgefäße voneinander getrennt werden (Abb. 2). Das Ausschwärmen der Zellen aus den ventralen Lamellen der Ursegmente und die in Bildung begriffenen Sklerotome sind auf Abb. 3 besonders deutlich zu erkennen. Diese Vorgänge spielen sich in cranio-caudaler Richtung ab.

Bei ca. 6 mm langen menschlichen Keimlingen werden die Sklerotome in eine craniale und eine caudale Hälfte, die Skleromiten, aufgeteilt. Diese sind durch die nur während einer ganz kurzen Phase der Entwicklung sichtbaren Sklerotomfissuren oder Intravertebralspalten voneinander getrennt (Abb. 4). Frühzeitig schon lassen sich innerhalb der Skleromiten locker und dicht gebaute Partien unterscheiden. Von dorsal und ventrolateral her schwärmen Zellen vor und bilden um die Sklerotomfissur eine dichte Zone,

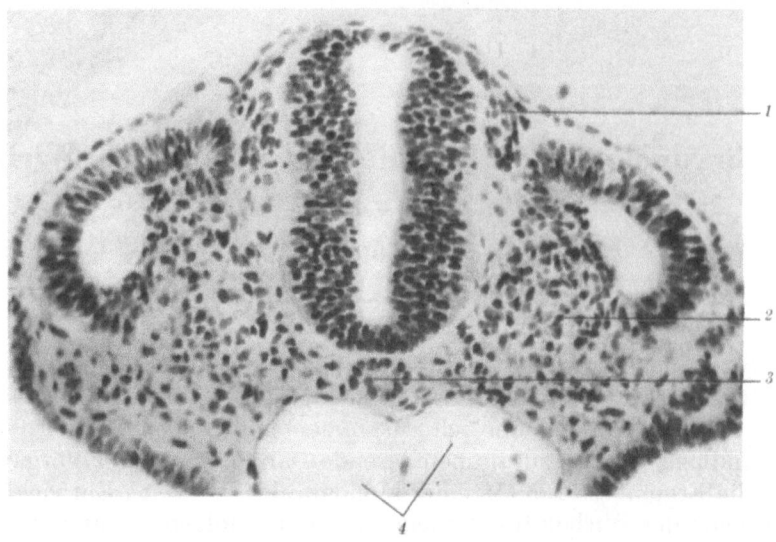

Abb. 1. Querschnitt durch die mittlere Brustregion eines menschlichen Embryo von 2,5 mm SSL. *1* Neural-
leiste, *2* in Auflösung begriffenes Sklerotom, *3* Chorda dorsalis, *4* dorsale Aorten in Vereinigung

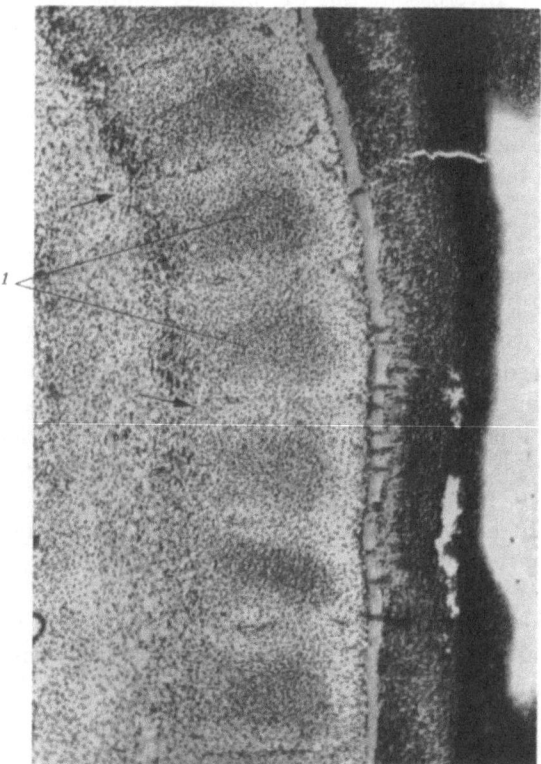

Abb. 2. Parasagittalschnitt durch einen Embryo von 3,5 mm SSL. Beachte die Intersegmentalarterien (Pfeile),
welche die Sklerotome (*1*) voneinander abgrenzen

die schließlich $^2/_3$ des caudalen und die Hälfte des cranialen Skleromiten einnimmt. Die
lockere Gewebspartie umfaßt beinahe die Hälfte des cranialen Skleromiten und den
caudalsten Teil des kopfwärts anschließenden. Die Intersegmentalspalten und die darin
verlaufenden Arterien liegen also innerhalb der lockeren Gewebszone (Abb. 4).

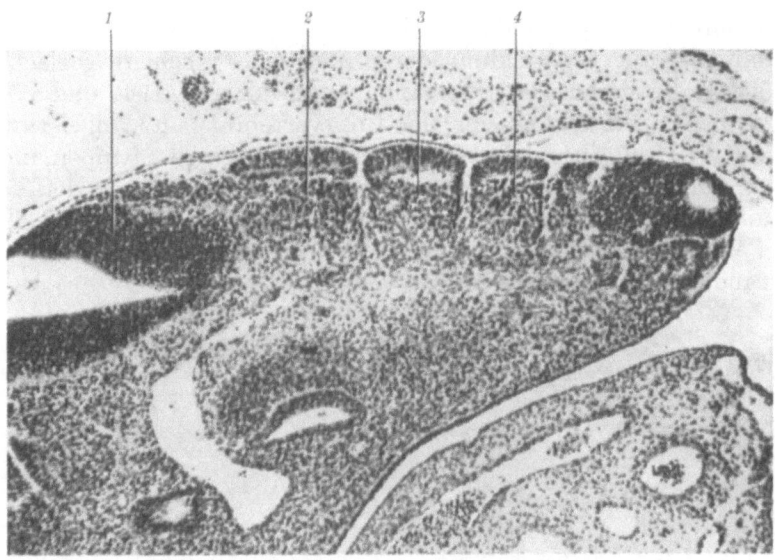

Abb. 3. Schräger Frontalschnitt durch die hintere Rumpfregion eines Embryo von 5 mm SSL. *1* Neuralrohr, *2, 3, 4* in Bildung begriffene Sklerotome durch Ursegmentspalte getrennt. Unter der Epidermis noch ganz epitheliale Dermatome zu sehen

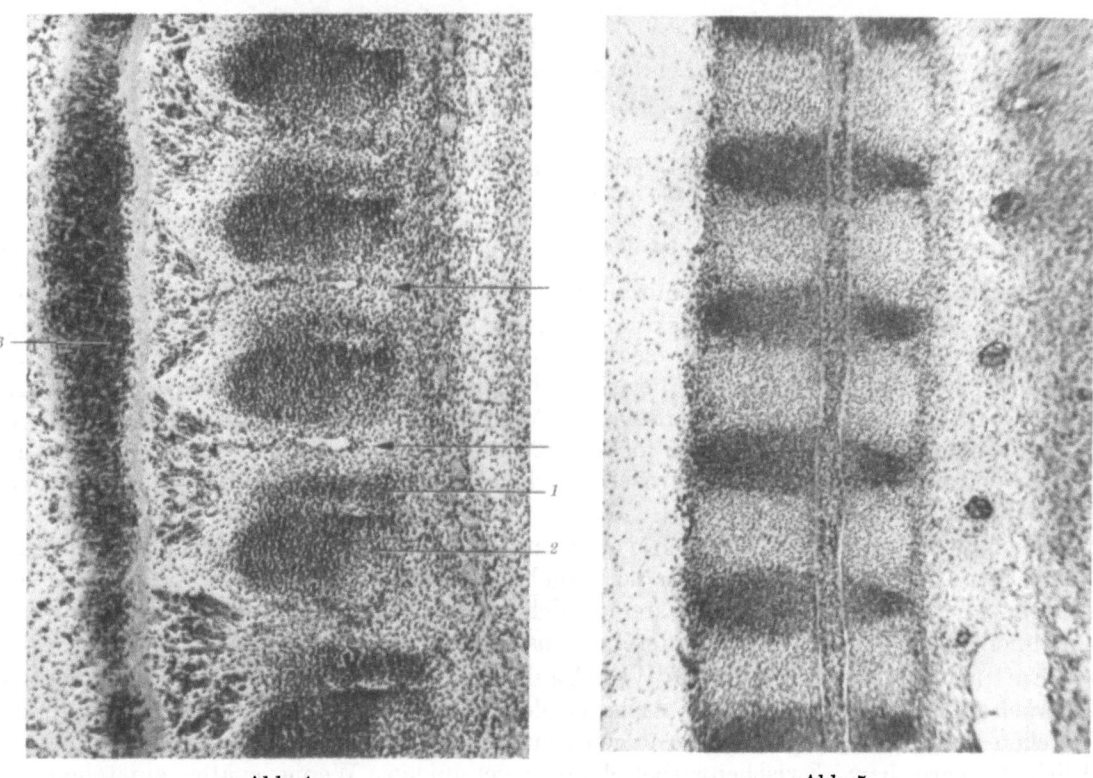

Abb. 4   Abb. 5

Abb. 4. Parasagittalschnitt durch die Brustregion eines Embryo von 6 mm SSL. Neuralrohr (*3*), *1* cranialer, *2* caudaler Skleromit. Sklerotomfissur zwischen den beiden Skleromiten, Intersegmentalarterien durch Pfeil markiert

Abb. 5. Sagittalschnitt durch die Wirbelsäulenanlage eines Embryo von ca. 12 mm SSL. Die Chorda dorsalis durchläuft die Wirbelsäule in leicht ventraler Lage. Dichte Blasteme: Bandscheibenanlagen; lockere Blasteme: Wirbelkörperanlagen

Die Sklerotomfissur verschwindet rasch wieder spurlos. Über die Einbeziehung der beiden Skleromiten in die Entwicklung der primitiven Zwischenwirbelscheiben und der Wirbelkörper gehen die Meinungen auseinander (vgl. Prader, 1947 und Töndury, 1958). Nach Sensenig liefern die cranial von der Intervertebralspalte angehäuften Zellen das distale Ende des Wirbelkörpers, die Processus transversi, die Rippen und die Wirbelbogen. Aus den cranialen Verdichtungszonen entstehen die Anlagen der Zwischenwirbelscheiben und aus den durch die Intersegmentalgefäße getrennten hellen Teilen die übrigen Abschnitte der Wirbelkörper. Nach dieser Darstellung entspricht die Sklerotomfissur den prospektiven caudalen Wirbelkörperenden.

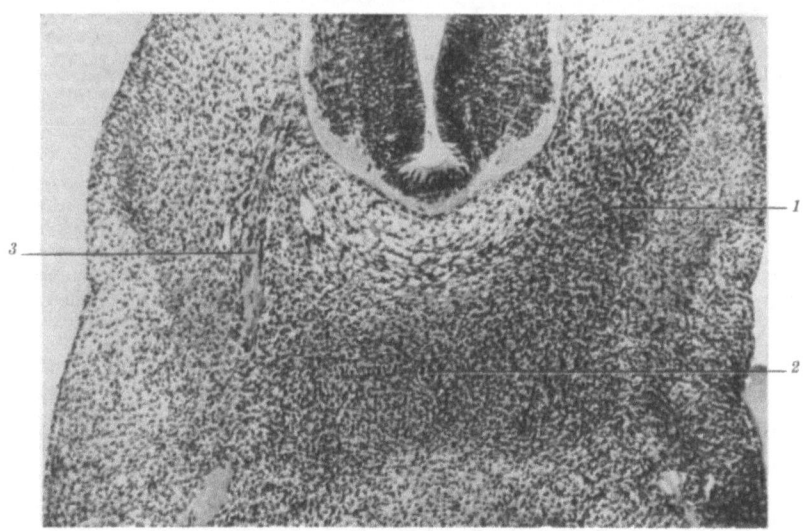

Abb. 6. Querschnitt durch einen mesenchymalen Wirbel. Keimling von 10 mm SSL. *1* Processus neuralis, *2* Chorda dorsalis, *3* Spinalnerv

Mit der Ausbildung der Skleromiten kommt es also zur Neugliederung des Sklerotommaterials, Wirbelanlagen und Myotome zeigen nicht mehr die gleiche, sondern eine alternierende Metamerie. Die Intersegmentalarterien, die ursprünglich die aufeinanderfolgenden Sklerotome begrenzen, liegen nach Abschluß dieses Umgliederungsvorganges auf halber Höhe der Wirbelkörperanlagen. Auf Abb. 5 ist ein Sagittalschnitt durch die Wirbelsäulenanlage eines Embryo von ca. 12 mm SSL reproduziert. In leicht ventraler Lage werden Wirbelkörper- und Zwischenwirbelscheibenanlagen von der Chorda dorsalis durchlaufen.

Nach neuesten Untersuchungen von Baur (1969) gibt es keine Neugliederung der Wirbelsäule. Das aus den Somiten hervorgehende Anlagematerial der Wirbelsäule verschmilzt zu einem einheitlichen Blastem, welches keine Trennung in metamere Sklerotome erkennen läßt, d.h. die Wirbel entstehen aus diesem unsegmentierten Material.

Entsprechend der Herkunft des Wirbelsäulenblastems aus den paarigen Ursegmenten, ist auch die primitive Anlage des Achsenskelets paarig. Rasch bilden sich Verbindungsbrücken aus, welche die paarigen Anlagen ventral und dorsal von der Chorda zu unpaaren Wirbelkörpern bzw. Zwischenwirbelscheiben vereinigen. Wenig später entstehen die beiden Processus neurales, die dorsal, und die Processus costales, die ventrolateral vorwachsen. Dieses Entwicklungsstadium ist bei menschlichen Embryonen von ca. 10 mmSSL (40 Tage) erreicht (Abb. 6).

Die Umwandlung der mesenchymalen in knorpelige Wirbelanlagen geht in den Neuralbogen von je einem keulenförmigen, dorsal zugespitzten Knorpelkern aus, welcher auf jeder Seite beinahe den ganzen ventralen Bogenteil ausfüllt und am inneren Bogenrand bis an die Oberfläche reicht. In den Wirbelkörpern entwickelt sich ein einheitlicher zentraler Knorpelkern, von welchem aus der ganze Wirbelkörper verknorpelt. Embryonen von 15 mm SSL (45 Tage) besitzen verknorpelte Wirbel.

In der nächsten Phase werden die direkt um die Chorda dorsalis herumliegenden Knorpelzellen blasig aufgetrieben und umhüllen sich mit vermehrter Knorpelsubstanz. So entsteht in jedem Wirbelkörper ein einheitlicher, unpaarer, perichordaler Knorpelkern (Abb. 7). Von dieser Phase an sind jeweilen die unteren Brust- und die oberen Lendenwirbel am weitesten entwickelt. Die gleichen Knorpelkerne erscheinen auch in den Wirbelbogen, liegen aber exzentrisch gegen den Wirbelkanal und reichen bis an das Perichondrium, in welchem frühzeitig zahlreiche Capillaren zu erkennen sind.

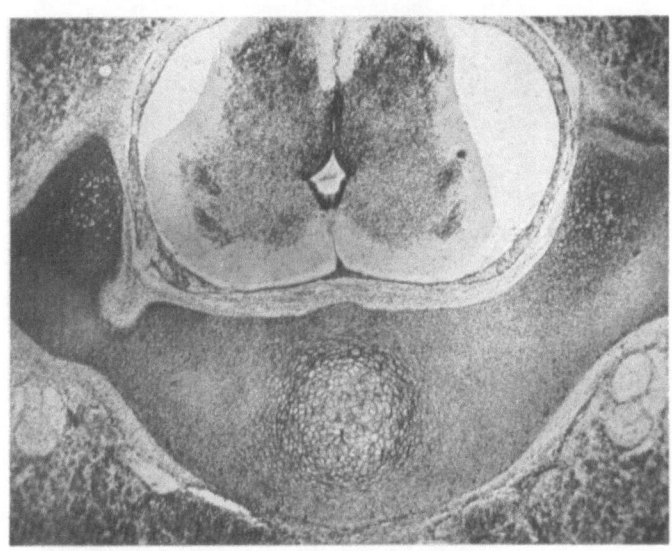

Abb. 7. Querschnitt durch einen Wirbel eines Keimlings von 36 mm SSL. Beachte den zentralen Blasenknorpelkern im Wirbelkörper und die exzentrischen Kerne im Wirbelbogen

Mit der Verknorpelung der Wirbelkörper wird die ursprünglich ganz unscharfe Grenze der mesenchymalen Zwischenwirbelscheiben deutlicher. Diese haben die Form von fast planparallelen Scheiben, sind lateral noch knapp halb so hoch wie die Wirbelkörper und bestehen aus dicht und sehr regelmäßig gelagerten Bindegewebszellen. Perichordal wird ihr Bau zellärmer. Die Zellkerne verlieren ihre regelmäßige Anordnung, und es beginnt sich eine ganz feine Schicht homogener Grundsubstanz zwischen den Zellen abzulagern. So kommt es zur Verknorpelung der Innenzone der Zwischenwirbelscheiben.

Bis zur Phase der sich bildenden unpaaren perichordalen Blasenknorpelkerne durchläuft die *Chorda dorsalis* als gleichmäßig dicker Strang die ganze Wirbelsäulenanlage in leicht ventraler Lage (Abb. 5). Sie besitzt eine dicke Scheide und baut sich aus wasserreichen Zellen auf, die den Charakter von mikroskopisch kleinen Druckkissen annehmen. Bei Embryonen von ca. 15 mm SSL beginnt eine *Umformung der Chorda dorsalis:* Die Chordascheide wird in den Anlagen der Zwischenwirbelscheiben undeutlich und löst sich schließlich vollkommen auf, während die Chordazellen unter dem Druck der sich vergrößernden blasigen Knorpelkerne aus den Wirbelkörpern in die Anlagen der Zwischenwirbelscheiben gepreßt werden. Es entstehen so die sog. *Chordasegmente* (Abb. 8), welche in Bandscheibenmitte liegen, zuerst spindelförmig sind und durch Zellzufluß aus den benachbarten Wirbelkörpern sich rasch vergrößern. Unter dem Einfluß der sich bildenden Kyphose der Wirbelsäule dehnen sie sich dorsal aus und erhalten schließlich scheibenförmige Gestalt (s. S. 35). In den Wirbelkörpern läßt sich noch lange der gequollene, schließlich vollkommen zellfreie *Chordascheidenstrang* nachweisen. Die Umformung der Chorda dorsalis findet ihren Abschluß bei Keimlingen von 40—50 mm SSL. In dieser Phase wirken die Chordasegmente in den Zwischenwirbelscheiben und die aus blasigen Zellen aufgebauten zentralen Knorpelkerne in den Wirbelkörpern als druckelastische Polster, die eine Kompression der Wirbelkörper verhindern.

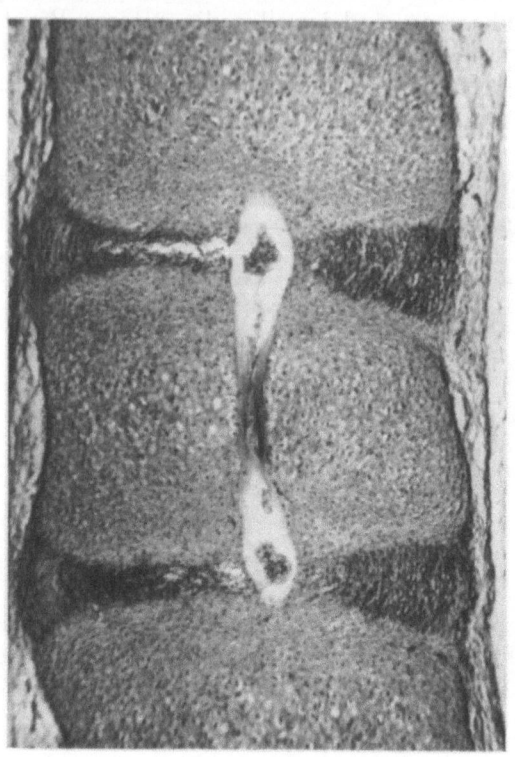

Abb. 8. Sagittalschnitt durch die Wirbelsäule eines Keimlings von 40 mm SSL. Beachte die zentralen Blasen-knorpelkerne in den Wirbelkörpern und die in Gliederung begriffene Chorda dorsalis. Zwischenwirbelscheiben außen faserig, innen knorpelig. Vgl. auch Text

2. Verknöcherung der Wirbel

Der Verknöcherungsprozeß wird im Verlaufe des 3. Monats, bei Keimlingen von 50—70 mm SSL, mit der Verkalkung der zentralen unpaaren Knorpelkerne in den Wirbelkörpern und der exzentrisch gelegenen Knorpelherde in den Wirbelbogen einge-leitet. Er beginnt in den Wirbelkörpern auf Höhe der unteren Brustwirbel und schreitet von da aus cranial und caudal fort, während sich die Ossifikation der Wirbelbogen von der oberen Halswirbelsäule aus caudal ausbreitet. Bei Feten von 12 cm enthält jeder Wirbel 3 Ossifikationszentren, nämlich einen zentralen Wirbelkörperkern und je einen spangenförmigen, Verknöcherungsherd im Bereiche der Wirbelbogen. Auf Abb. 9 ist das axiale Röntgenbild der auseinandergenommenen Wirbel eines Fetus von 10 cm SSL dar-gestellt. Entsprechend der Verknöcherungsregel sind die Kerne von Th11—L2 am größten. Sie werden cranial- und caudalwärts zunehmend kleiner; die Knochenbälkchen in den Wirbelbogen reichen bis auf Höhe von S2. Die ausschließliche Untersuchung des Verknöcherungsprozesses auf Röntgenbildern ist aber nicht imstande Auskunft zu geben über die Vorgänge, die sich tatsächlich abspielen. Aus diesem Grunde müssen diese Ver-hältnisse auf Grund mikroskopischer Schnittserien analysiert werden.

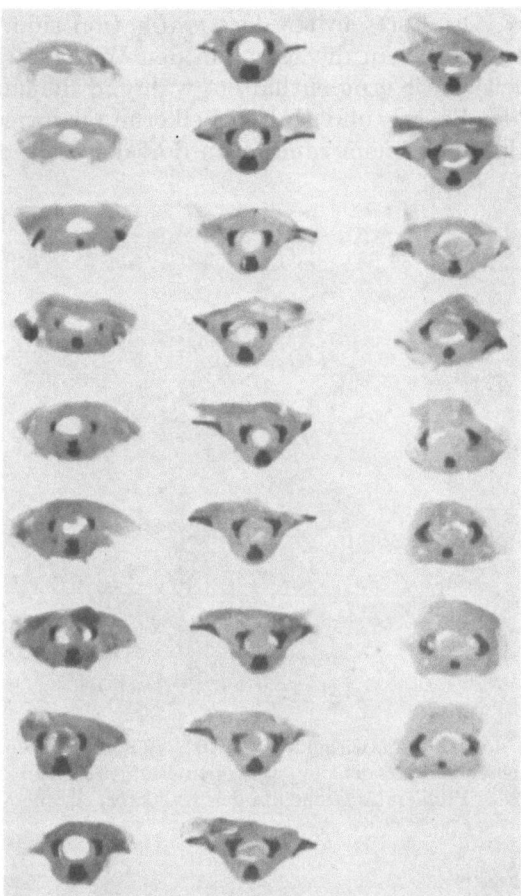

Abb. 9. Axiales Röntgenbild der auseinander genommenen Wirbel von E. 109, 10 cm SSL. Erklärungen im Text

a) Verknöcherung der Wirbelkörper

Wie bereits hervorgehoben wurde, beginnt die Verknöcherung in den Wirbelkörpern mit dem Auftreten eines zentralen Kalkknorpelkernes, welcher, wie Abb. 10 zeigt, von einer hellen Proliferationszone mantelartig umgeben ist. Im Zentrum des Kalkknorpelkernes ist der Überrest des Chordascheidenstrangs noch deutlich zu erkennen. Die eigentliche Verknöcherung wird durch einwachsende Blutgefäße eingeleitet. Diese kommen von dorsal, aber auch von ventral und ventro-lateral und lösen die Kalkknorpelkerne von der Peripherie her auf. Sie sind von zellreichem Gewebe begleitet und in Knorpelkanälen enthalten, deren Wand verkalkt ist. Bei Feten von 10—12 cm SSL ist die Verknöcherung in vollem Gange. Wie Abb. 11 zeigt, findet man im Zentrum des Wirbelkörpers einen Rest des großblasigen verkalkten Knorpelkernes. Dieser liegt mitten im primären Markraum, der selbst durch Knochenbälkchen in kleine, von einem zellreichen Gewebe erfüllte Kammern unterteilt ist. Der Knochenkern wird allseitig von einer typisch gebauten Zuwachszone eingeschlossen. Diese fehlt nur dorsal, da der Knochenkern an dieser Stelle bis dicht unter das Perichondrium reicht; an der Berührungsstelle ist eine dünne perichondrale Knochenschicht abgelagert worden.

Die Untersuchung axialer Röntgenbilder und mikroskopischer Schnittpräparate zeigt, daß die Form der soeben geschilderten Knochenkerne große Mannigfaltigkeiten aufweisen kann, die sich erst im Verlaufe späterer Entwicklungsphasen ausgleichen. Auf Abb. 12 ist das axiale Röntgenbild der auseinandergenommenen Wirbel eines Keimlings von

12 cm SSL reproduziert. Die Fortschritte der Ossifikation sind im Vergleiche zu Abb. 9 sehr eindrucksvoll. Betrachtet man die Kerne in den Wirbelkörpern, dann fällt auf, daß nur Th 12 und L 1 einheitliche Kerne enthalten, während diejenigen der übrigen Wirbelkörper mit Ausnahme der Sacral- und Halswirbelkerne pilzförmig sind. Sie bestehen aus einem breiteren ventralen und einem rundlichen dorsalen Teil, die durch einen schmalen

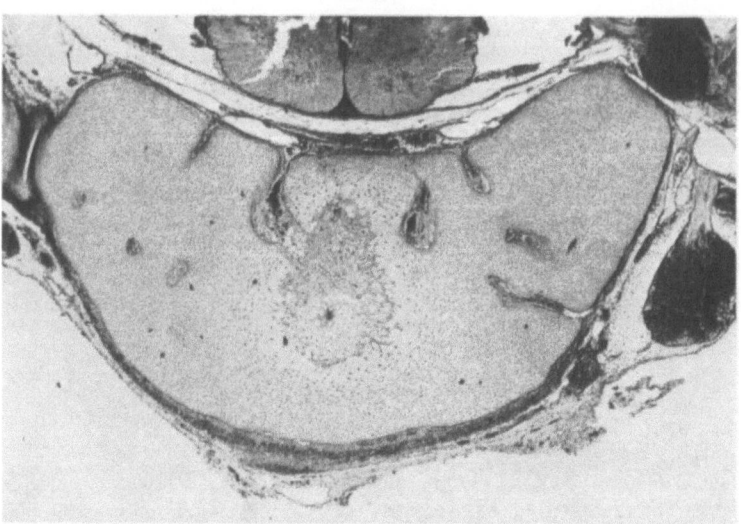

Abb. 10. Querschnitt durch den 11. Brustwirbel von E. 102, 70 mm SSL. Beachte den zentralen unpaaren Kalkknorpelkern, die vorwachsenden dorsalen und ventralen Blutgefäße und die in Bildung begriffene helle Proliferationszone um den Kalkknorpelkern

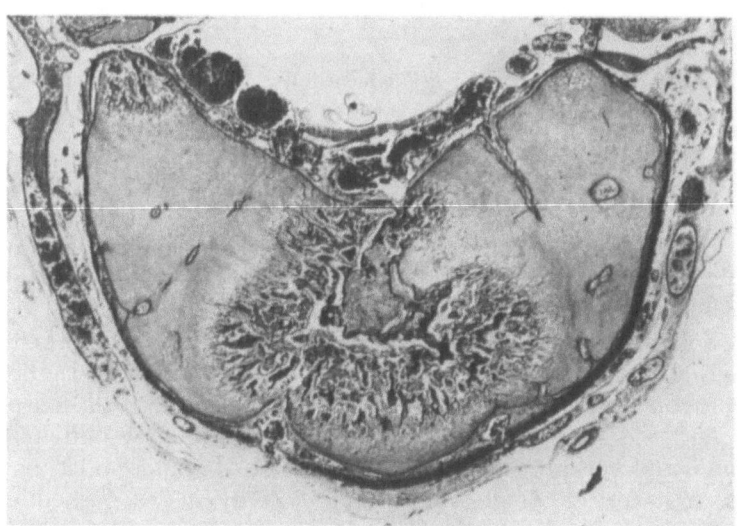

Abb. 11. Querschnitt durch den 1. Lendenwirbelkörper von E. 107, 11,5 mm SSL

zentralen oder exzentrischen Stiel verbunden sind. Solche Bilder haben ALEXANDER (1906) und andere veranlaßt, von 2 Kernen, einem dorsalen und einem ventralen, zu sprechen. Dazu ist folgendes zu bemerken: Diese Annahme beruht ausschließlich auf röntgenologischen Befunden. Die mikroskopische Untersuchung von menschlichen Keimlingen hat aber gezeigt, daß die Verknöcherung der Wirbelkörper mit dem Auftreten eines einzigen, zentralen Kalkknorpelkernes eingeleitet wird. Blutgefäße wachsen von dorsal

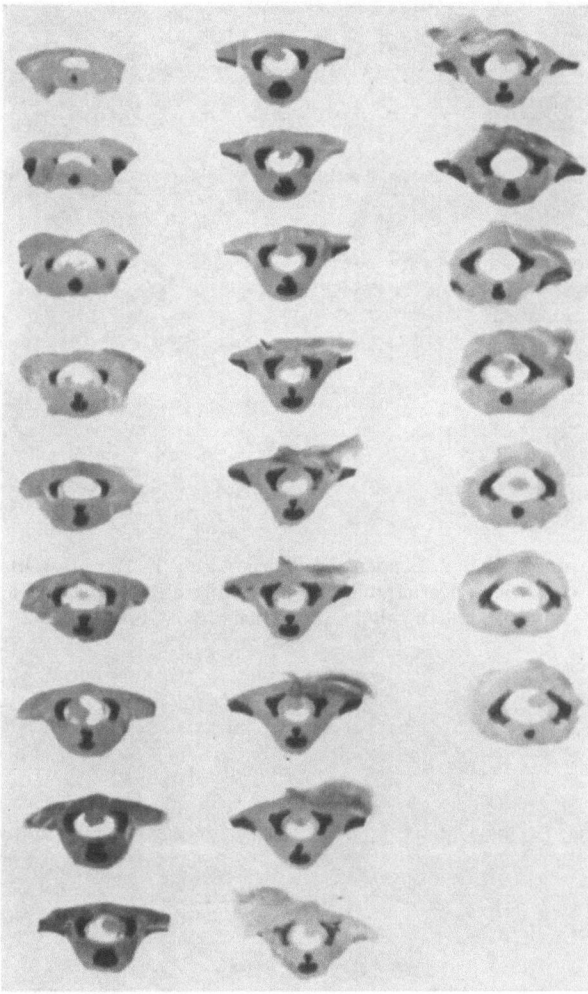

Abb. 12. Axiales Röntgenbild der Wirbel von E. 120, 12 cm SSL. Erklärungen im Text

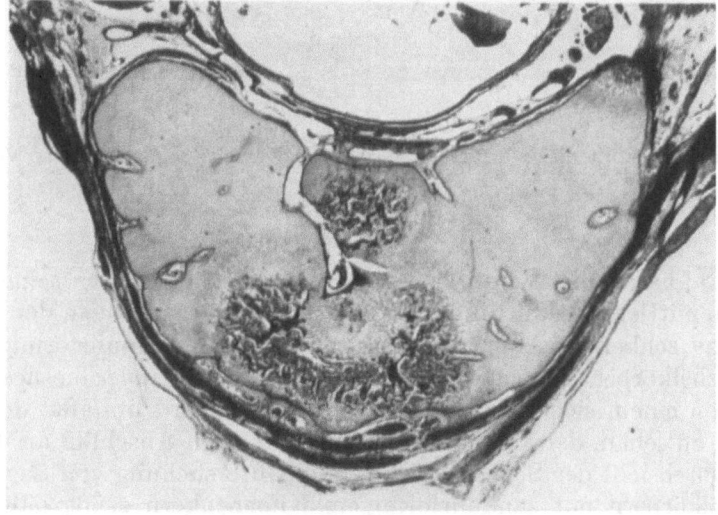

Abb. 13. Querschnitt durch den 8. Brustwirbel von E. 120. Knochenkern erscheint zweiteilig: dorsaler Teil rundlich, ventraler Teil sichelförmig, umfaßt den noch nicht ganz aufgelösten Rest des zentralen Kalkknorpelkernes. Vgl. auch Text

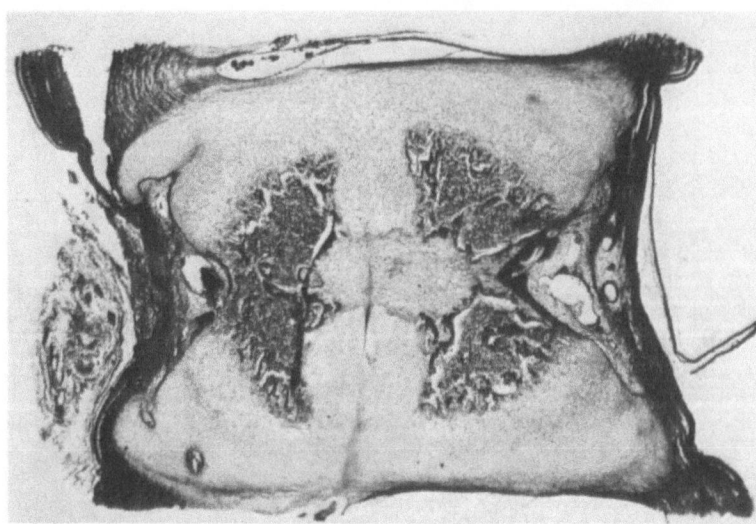

Abb. 14a. Sagittalschnitt durch den 2. Lendenwirbelkörper von E. 120. Beachte die kalkknorpelige Verbindungsbrücke zwischen den beiden Kernanteilen. Querschnitt auf Abb. 13 geht etwa durch die Mitte des ähnlich gebauten 8. Brustwirbels durch

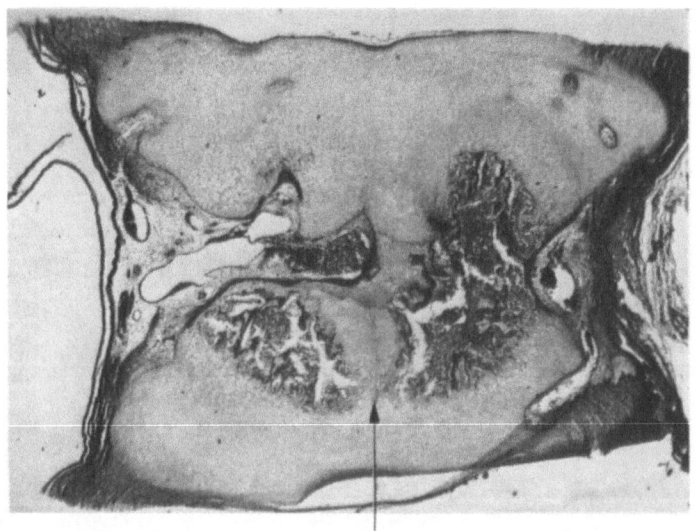

Abb. 14b. Parasagittalschnitt durch denselben Wirbel. Beachte die caudal gelegene Verbindungsbrücke der beiden Kernteile (Pfeil)

und von ventral her in die Wirbelkörperanlagen hinein und leiten seinen Abbau ein. Auf Abb. 13 ist ein mittlerer Schnitt durch den 8. Brustwirbel zu sehen, der, nach dem axialen Röntgenbild zu schließen (Abb. 12), einen zweiteiligen, sanduhrförmigen Kern enthält. Mitten im Wirbelkörper ist noch ein großer Rest des Kalkknorpelkernes erhalten; ventral wird dieser von einem sichelförmigen Verknöcherungsherd umfaßt; dorsal ist ein rundlicher „Kern" zu sehen, der anscheinend keinen direkten Anschluß an den ventralen Teil besitzt. Die Durchsicht der Schnittserie und die Untersuchung von Sagittalschnitten von andern Wirbelkörpern mit sanduhrförmigem Knochenkern zeigt, daß immer ein- oder doppelseitige Verbindungsbrücken zwischen den beiden Verknöcherungsherden bestehen (Abb. 14a und b); diese sind zuerst ganz schmal, verbreitern sich aber rasch, so daß schließlich einheitliche Kerne entstehen. Wir sind den Ursachen der Formvariabilität der

Knochenkerne nachgegangen und haben an vielen Wirbelkörpern das Verhalten der Blutgefäße untersucht. Diese sind für die Einleitung der Ossifikation verantwortlich und damit auch für die erste Formgebung der Knochenkerne. Die Form der Knochenkerne entspricht immer dem Gefäßmuster, welches selbst sehr variabel ist. Dies trifft besonders für Brust- und Lendenregion zu.

Mit fortschreitender Ossifikation werden schließlich auch zentral gelegene Überreste von Kalkknorpel aufgelöst, und es bilden sich einheitliche Kerne (Abb. 15), die häufig auf dem Röntgenbild eine zentrale Aufhellung erkennen lassen. Diese rührt von den weiten Gefäßkanälen her, die von dorsal in den Wirbelkörper eindringen und zentrale Lage haben können.

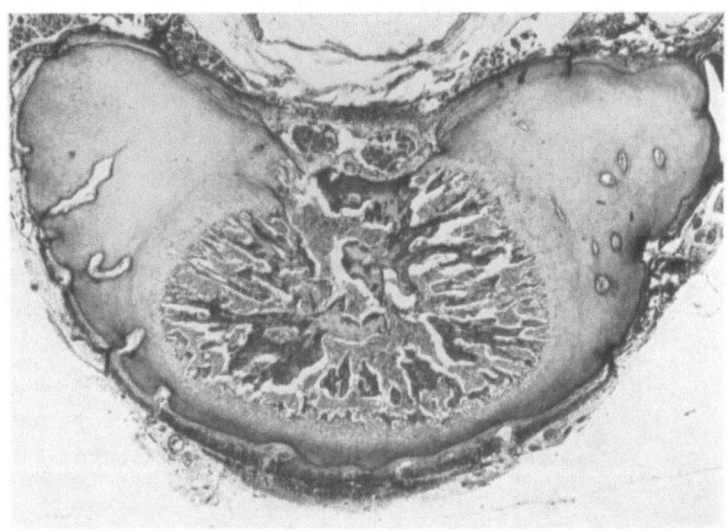

Abb. 15. Knochenkern im 4. Brustwirbel von E. 131 (17 cm SSL). Der Kern erreicht dorsal das Perichondrium; hier ist eine Knochenspange abgelagert, sonst ist er überall von einer Wachstumszone umgeben

Von einer Reihe von Autoren (LOSSEN, 1931; MEYER-BURGDORFF und KLOSE-GERLICH, 1935; KNUTSSON, 1940; PROBST, 1952) wurden Röntgenbilder kindlicher Wirbelsäulen beschrieben, auf welchen die Knochenkerne von der unteren Brustwirbelsäule an fußwärts abnorm erschienen. Auf Abb. 16 ist das laterale Röntgenbild der Wirbelsäule eines Fetus von 19 cm zu sehen. Die Knochenkerne sind von der unteren Brustwirbelsäule an durch eine frontal verlaufende Spalte in 2 gleich große Teile getrennt. Solche frontalen Spalten wurden auf die Persistenz der Chorda dorsalis zurückgeführt. Es ist aber auffällig, daß beim Erwachsenen bisher noch nie solche Spalten beobachtet wurden. Dies ist ein Hinweis darauf, daß die beiden auf dem Röntgenbild sichtbaren Kerne offenbar in den ersten Lebensjahren verschmelzen. Die mikroskopische Untersuchung solcher Wirbel hat gezeigt, daß die beiden Kernhälften immer durch mehr oder weniger breite Brücken verbunden sind. Von irgendwelchen Überresten der Chorda dorsalis konnte aber nichts gefunden werden (vgl. TÖNDURY, 1958).

Zusammenfassend können wir feststellen, daß die Wirbelkörper von einem einheitlichen, zentral gelegenen Kalkknorpelkern aus verknöchern. Dieser wird durch einwachsende Gefäße von der Peripherie her abgebaut; während längerer Zeit können Knorpelüberreste erhalten bleiben, die auf Röntgenbildern das Bestehen von 2, einem dorsalen und einem ventralen Kern, vortäuschen. Jeder Knochenkern besitzt eine periphere Zuwachszone von typischem Bau. Diese verschwindet zuerst dorsal, was mit der beginnenden Ablagerung von perichondralem Knochen in Zusammenhang steht.

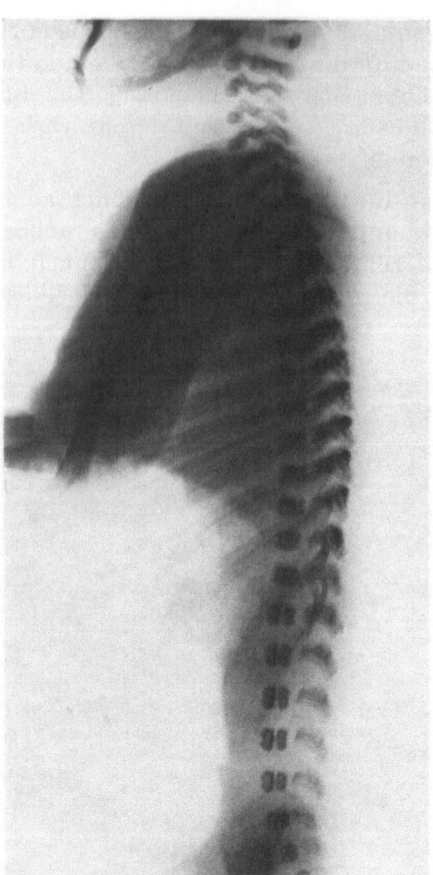

Abb. 16. Laterales Röntgenbild eines Fetus von 19 cm SSL. Beachte die frontalen Spalten in den Knochenkernen von Th 12 und L 1—5

b) Verknöcherung der Wirbelbogen

Die Verknöcherung der Wirbelbogen beginnt in der oberen Halswirbelsäule und schreitet caudal fort. Darin sind sich alle Autoren einig, nicht aber über den Verknöcherungsmodus. Wiederum auf Grund seiner Röntgenbefunde nimmt ALEXANDER das Bestehen eines Knochenkernes in jeder Bogenhälfte an. Dieser Ansicht hat sich BARDEEN angeschlossen. RAMBAUD und RENAULT sprechen sogar von 2 Kernen in jeder Bogenhälfte, während SCHAFFER, TÖNDURY, LARCHER und SCHIEDT nachweisen konnten, daß zuerst eine perichondrale Knochenmanschette gebildet wird, ehe der Knorpel im Innern des Wirbelbogens aufgelöst wird. Dies ist ohne weiteres einleuchtend, wenn man bedenkt, daß die Wirbelbogen in dieser Zeit schmächtige Knorpelspangen sind. Bevor der Knorpel abgebaut werden kann, muß die Kontinuität des Wirbelbogens garantiert sein; dies geschieht über die Ablagerung einer perichondralen Knochenmanschette, welche zuerst an der medialen Seite des Bogens erscheint und allmählich den ganzen Arcus vertebrae klammerartig umfaßt. Auf Abb. 17 ist ein Ausschnitt des Wirbelbogens von L 1 wiedergegeben, auf welchem die exzentrische Lage des Kalkknorpelkernes gut zu sehen ist. An der Berührungsstelle mit dem Perichondrium sind die ersten Knochenbälkchen abgelagert worden. Das Perichondrium ist hier besonders reich an Capillaren. Wenig später wird die Knochenmanschette von kleinen einwachsenden Blutgefäßen durchbrochen. Diese lösen den blasigen Kalkknorpelkern von innen heraus auf, und es kommt zur Ablagerung der ersten enchondralen Knochenbälkchen (Abb. 18). Die verschiedenen Stadien des geschilderten Verknöcherungsprozesses sind bei dem früher angegebenen Ossifikationsmodus in ein und derselben Wirbelsäule nebeneinander anzutreffen. Der Irrtum früherer Untersucher, die von einem oder sogar von zwei Knochenkernen sprechen, dürfte davon herrühren, daß bereits weiter fortgeschrittene Stadien zur Untersuchung kamen, die den ursprünglichen Verknöcherungsmodus nicht mehr erkennen ließen. Wie Abb. 19 zeigt, verknöchert der laterale Teil des Wirbelbogens mit Einschluß der Interartikularportion

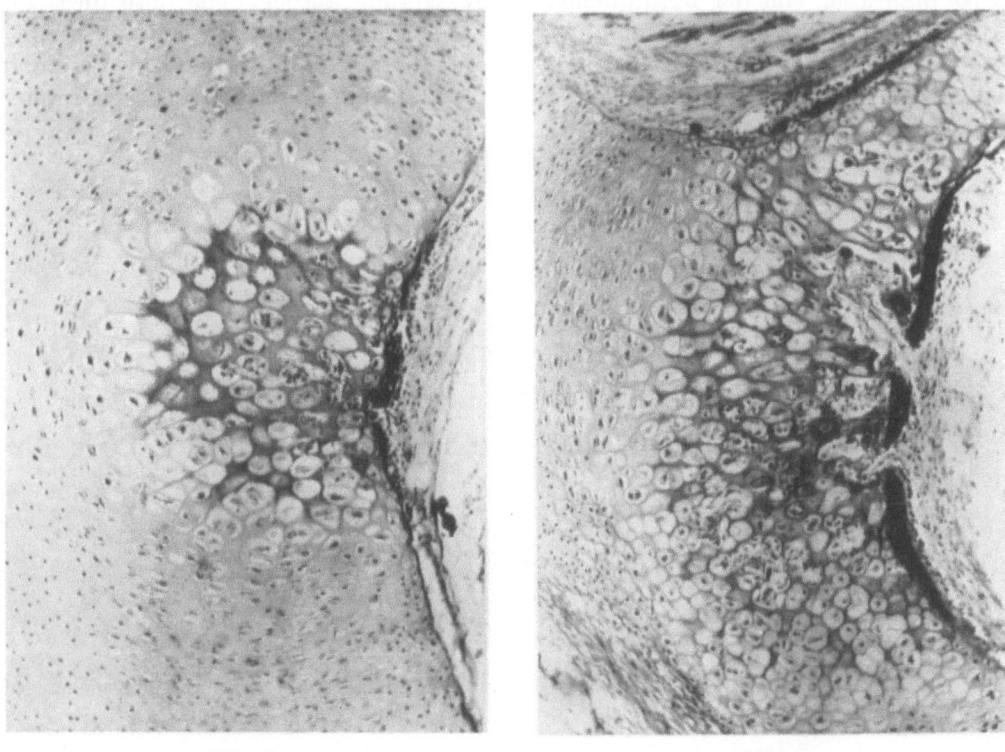

Abb. 17   Abb. 18

Abb. 17. Ausschnitt des Wirbelbogens von L1 von E. 125, 70 mm SSL. Beachte den exzentrischen Kalkknorpelkern und die dünne, perichondrale Knochenspange

Abb. 18. Ausschnitt aus dem Wirbelbogen des 4. Brustwirbels. 2. Phase der Ossifikation: Perichondraler Knochen an Innen- und Außenfläche des Bogens. 2 perforierende Gefäße sind von medial her in den Kalkknorpelkern hineingedrungen und haben den Knorpelabbau eingeleitet

sehr rasch, während die Wirbelbogenfortsätze erst in einer späteren Phase knöchern werden.

Die Kenntnis des Verknöcherungsmodus der Wirbelbogen ist in Hinsicht auf die Ätiologie der Spondylolysis von großer Bedeutung.

Unter einer *Spondylolysis* verstehen wir einen Unterbruch der knöchernen Kontinuität des Wirbelbogens im Bereich des Zwischengelenkstückes. Ein solcher kann ein- oder doppelseitig sein und liegt meistens im vorderen oberen und cranialen Teil des Zwischengelenkstückes dicht unterhalb der Basis des oberen Gelenkfortsatzes. In der Spalte findet man dicht liegende Bindegewebsfasern, welche sie überbrücken und sich als Sharpeysche Fasern tief in die Knochensubstanz einsenken. Seltener liegt der Unterbruch in der Mitte oder am hinteren Ende des Zwischengelenkstückes, ganz selten hinter demselben oder in der Wurzel des Wirbelbogens (BROCHER, 1956; TAILLARD, 1957). Bei einer *Spondylolisthesis* handelt es sich um das Nachvornegleiten des Wirbelkörpers mit vorderem Anteil des Wirbelbogens, den oberen Gelenkfortsätzen, Querfortsätzen und der gesamten darüberliegenden Wirbelsäule. Der hintere Bogenanteil mit den unteren Gelenkfortsätzen und dem Processus spinosus verändert seine Lage nicht. Bei einseitigem Gleiten kommt es zu einer Drehung und Senkung des befallenen Wirbels mit nachfolgender skoliotischer Verbiegung der Lenden- und Brustwirbelsäule.

In der Diskussion über die Ätiologie dieses Leidens spielt die Frage nach seiner eventuellen kongenitalen Genese eine überragende Rolle. Man hat die Entstehung einer Spondylolysis auf einen abnormen Ablauf der Verknöcherung zurückzuführen versucht. Dabei ist man aber von der irrtümlichen Voraussetzung ausgegangen, daß diese durch das Auftreten von 2 Knochenkernen in jeder Wirbelbogenhälfte eingeleitet wird. Die unmittelbare Ursache für die Entstehung einer Spalte soll die unterbliebene Vereinigung der beiden Knochenkerne sein. Schon die Tatsache, daß eine Spondylolysis nicht immer an

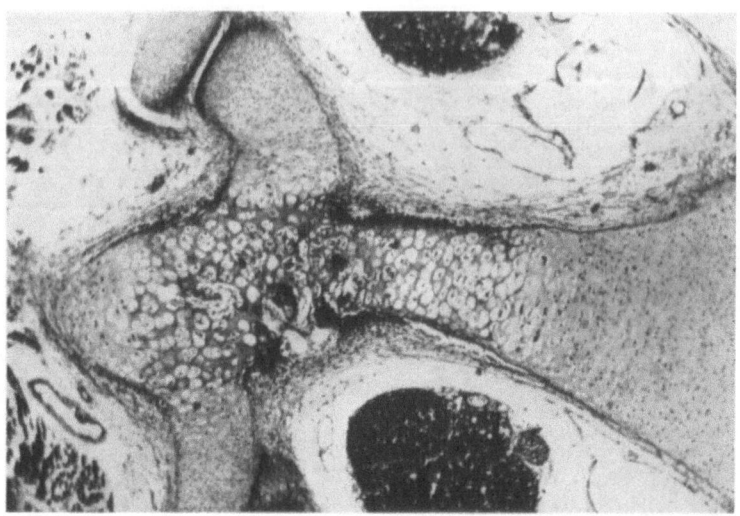

Abb. 19. Parasagittalschnitt durch die Brustwirbelsäule von E. 125. Beachte die perichondrale Knochenspange, die mit Ausnahme der Gelenkfortsätze den Wirbelbogen ganz umgibt

der gleichen Stelle vorkommt, sondern auch in der Wurzel des Wirbelbogens (retrosomatisch) oder hinter dem Zwischengelenkstück (retroisthmisch), spricht gegen diese Erklärung. Unsere Untersuchungen, in deren Verlauf Tausende von Wirbelbogenschnitten geprüft wurden, haben gezeigt, daß *die Verknöcherung des Wirbelbogens immer perichondral beginnt*, und zwar an der medialen Fläche des interartikulären Teils; von da aus schreitet sie gegen die Incisura vertebralis superior und dorsal um den unteren Gelenkfortsatz herum fort.

In meiner Embryonensammlung findet sich die Querschnittserie eines menschlichen Keimlings von 14 mm SSL; ihre Untersuchung hat das Vorliegen einer retrosomatischen Spalte in der rechten Wirbelbogenhälfte von der Hals- bis hinunter in die Lendenwirbelsäule zutage gefördert. Auf Abb. 20 ist ein Schnitt durch den 5. Brustwirbel reproduziert. Der Wirbel ist in Verknorpelung begriffen. Rechts ist eine klaffende Spalte zu sehen, die ventral von der Abgangsstelle des Processus transversus liegt und wenige Mesenchymzellen enthält. Der Wirbelkörper ist leicht nach der linken Seite verdreht. Wäre der Keimling am Leben geblieben, dann hätte er, ähnlich wie das 10 Monate alte Mädchen, das Friberg 1939 beschrieben hat, eine rechtsseitige Spondylolysis in den Bogen von C4—7, Th1—12 und L1—3 aufgewiesen.

Die soeben beschriebene Beobachtung beweist, daß es angeborene Formen der Spondylolysis geben kann. *Ihre Entstehung hat aber nichts mit der Verknöcherung des Wirbelbogens zu tun, sondern muß auf eine primär abnorme Anlage des Wirbelbogens zurückgeführt werden, die bereits in der mesenchymalen Phase der Wirbelsäulenentwicklung manifest wird.* Die Folge ist eine Störung der Verknorpelung. Die beiden Teilstücke verknöchern auch von unabhängigen Zentren aus, und man kann sich sehr gut vorstellen, daß das auf Abb. 20 sichtbare, erst sehr dünne Mesenchymband die Sharpeyschen Fasern geliefert hätte, welche die fehlende Kontinuität überbrücken.

Fälle von echter kongenitaler Spondylolysis wurden bisher nicht beschrieben. Daraus muß geschlossen werden, daß noch andere Ursachen für die Entstehung eines Unterbruches im Zwischengelenkstück verantwortlich sein können. Ich verweise auf die Monographien von BROCHER (1956) und TAILLARD (1957).

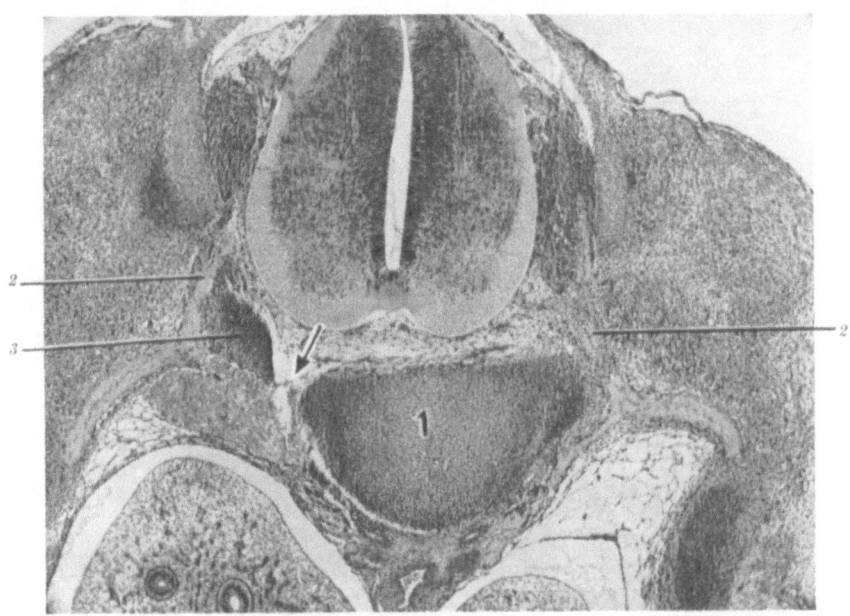

Abb. 20. Querschnitt durch den 5. Brustwirbel eines Embryo von 14 mm SSL. Retrosomatische Spalte (Pfeil) links im Bilde des in Verknorpelung begriffenen Wirbels. *1* Wirbelkörper, *2* Spinalnerv, *3* Knorpelstück zwischen retrosomatischer Spalte und austretendem Nerven

c) Über den Verknöcherungsprozeß nach der Geburt

Bis zur Geburt erreichen die Knochenkerne in den Wirbelkörpern deren dorsale und ventrale Fläche. An diesen Berührungsstellen mit dem Perichondrium kommt es zur Ablagerung einer dünnen Schicht perichondralen Knochens. An ihrer cranialen und caudalen Fläche besitzen sie Knorpelplatten mit verdickten Rändern; diese bilden die Grenze zum Intervertebralraum (Abb. 21) und garantieren als Epiphysen das Höhenwachstum der Wirbelkörper. Sie bleiben über das Wachstumsalter hinaus erhalten und spielen als Auffänger der Druckkräfte, die vom Nucleus pulposus ausgehen, eine wichtige Rolle (s. S. 35f.).

Als Zuwachszonen der Wirbelkörper besitzen die Knorpelplatten auf der dem Knochenkern zugewandten Seite je eine typisch gebaute Wachstumszone, mit Säulen- und Abbauknorpel (Abb. 22). Diese sind viel dünner und die Knorpelzellsäulen niedriger als in den Epiphysenfugen rasch wachsender Knochen, was ohne weiteres verständlich ist, wenn man sich in Erinnerung ruft, daß z.B. eine Rippe zu einem 30 cm langen Knochen heranwächst, während die Wirbelkörper in der gleichen Zeit nur um 30 mm zunehmen. Störungen des Wachstums werden sich an den Wirbelkörpern weniger stark auswirken als an Rippen und Röhrenknochen. Die Knorpelplatten sind sehr gut vascularisiert. Von der Außenfläche her dringen Randgefäße direkt in die Knorpel ein und durchlaufen sie in schräger Richtung (Abb. 23). Axiale Gefäße stammen aus der Knochenspongiosa (Abb. 24). Wichtig ist die Feststellung, daß unter normalen Verhältnissen niemals Blutgefäße aus den Knorpelplatten in die Zwischenwirbelscheiben vorwachsen. Diese besitzen ihre eigenen

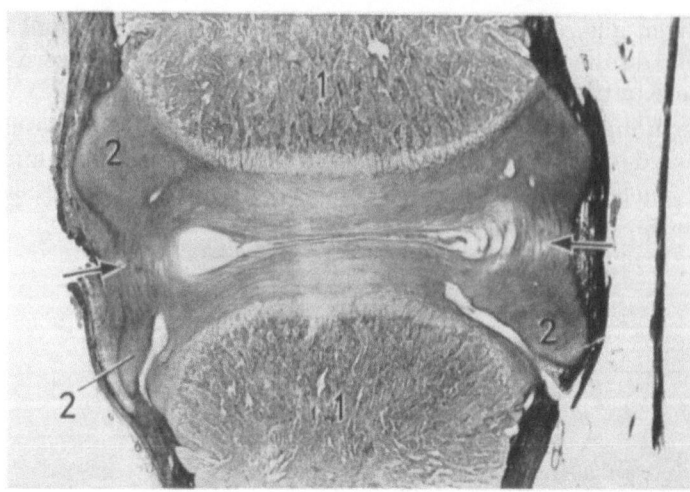

Abb. 21. Querschnitt aus der Lendenwirbelsäule eines Neugeborenen. *1* Knochenkern, *2* verdickter Rand der Knorpelplatten, im Bereiche des unteren Wirbels mit 2 Gefäßkanälen. Pfeile gegen Zwischenwirbelscheibe gerichtet

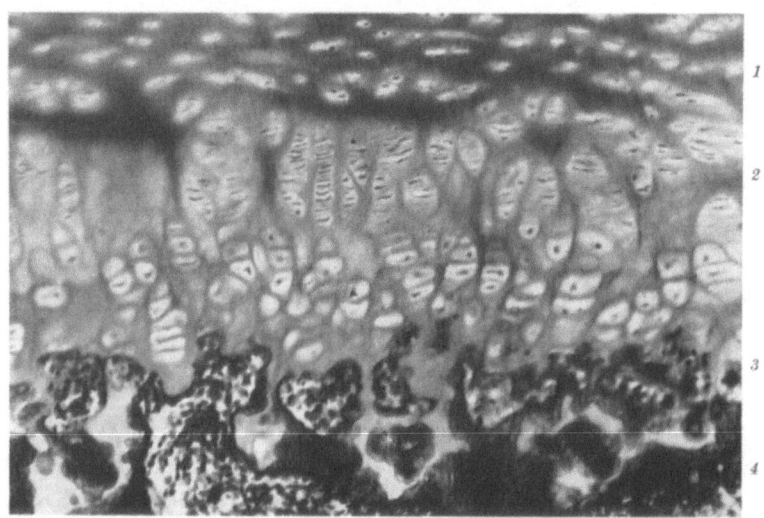

Abb. 22. Proliferationszone im Bereiche der Knorpelplatte der auf Abb. 21 sichtbaren Wirbelkörper. *1* ruhender Knorpel, *2* Säulenknorpel, *3* Eröffnungszone, *4* Knochen-Knorpel-Bälkchen

Gefäße. Nicht selten findet man eine durch axiale Gefäße auf größere Strecken unterbrochene Proliferationszone, was auffallende bauliche Unregelmäßigkeiten zur Folge hat (Abb. 24).

MAU hat 1925 auf Unregelmäßigkeiten in der Verknöcherungszone der Knorpelplatten aufmerksam gemacht, die dann von SCHMORL (1928) als *Ossifikationslücken* bezeichnet wurden. NAO (1930) beobachtete eine Zunahme dieser Ossifikationslücken im Verlaufe der Kindheit. Nach SCHAJOWICZ (1938) finden sie sich nicht nur im Bereiche der Proliferationszone, sondern überschreiten dieselbe in Randgebieten in Richtung auf den ruhenden Knorpel. Sie umfassen 2—4 Zellsäulen, können gelegentlich aber auch breiter und höher sein; immer sind sie zellfrei und enthalten homogene verkalkte oder eigenartig geschichtete Massen (Abb. 25). Wir beobachteten Ossifikationslücken nur in Proliferationszonen von Wirbelkörpern älterer Kinder und Erwachsener bis zum 24. Lebensjahr. Bei

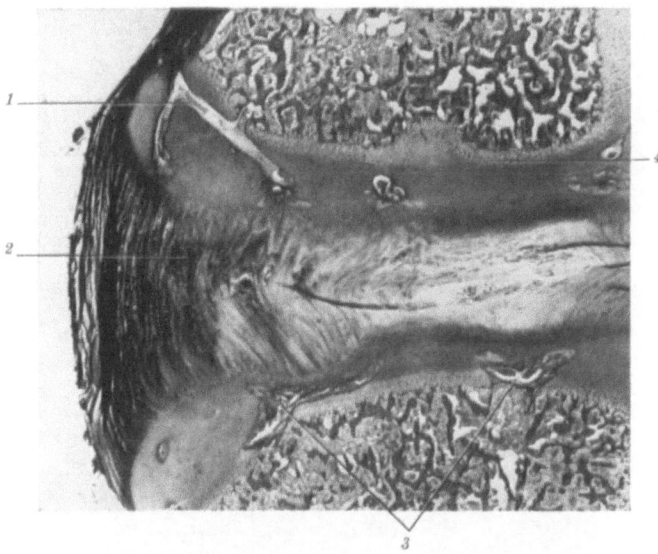

Abb. 23. Ausschnitt des 4. und 5. Lendenwirbelkörpers mit dazugehöriger Zwischenwirbelscheibe. *1* Rand-gefäß in Knorpelplatte, *2* Faserringlamellen, *3* axiale Gefäße, *4* Wachstumszone

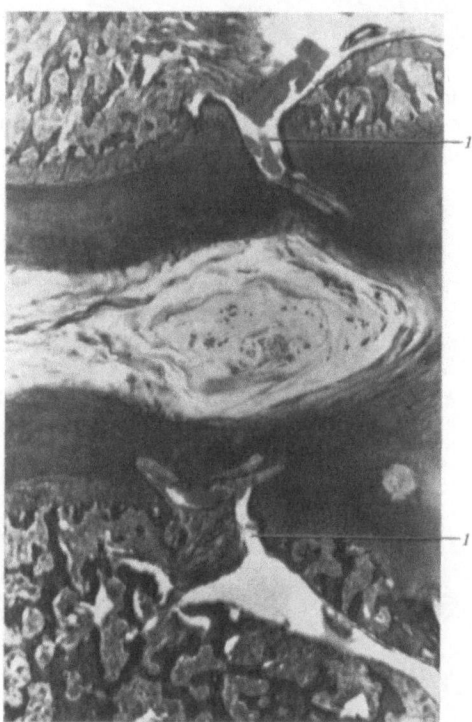

Abb. 24. Frontalschnitt durch die Zwischenwirbelscheibe L4/5 und die anschließenden Knorpelplatten. *1* Axiale Blutgefäße, die in die Knorpelplatte eindringen und die Proliferation unterbrechen

unter 3jährigen Kindern waren gelegentlich vereinzelte verkalkte zellfreie Bänder mitten im Säulenknorpel zu sehen. Beim 9jährigen fanden wir erstmals mitten im regelmäßig gebauten Säulenknorpel vollkommen zellfreie, lamelläre, von Vacuolen durchsetzte Lücken, welche die Nachbarsäulen verdrängten (Abb. 26). Eingeleitet wird dieser Prozeß mit dem Zerfall der Knorpelzellen, deren Kerne pyknotisch schrumpfen oder sich in einzelne Frag-

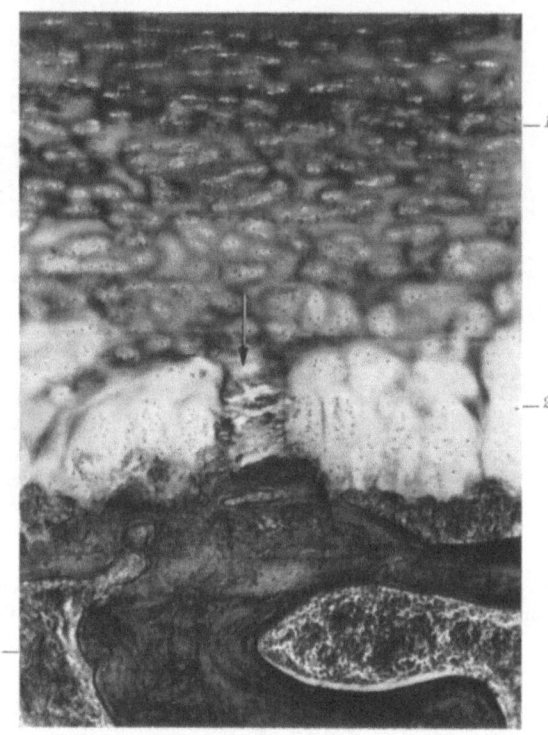

Abb. 25. Ossifikationslücke (Pfeil) in der Proliferationszone (2) der cranialen Knorpelplatte des 5. Halswirbelkörpers eines 9jährigen. 1 Ruhender Knorpel, 3 Knochenbälkchen

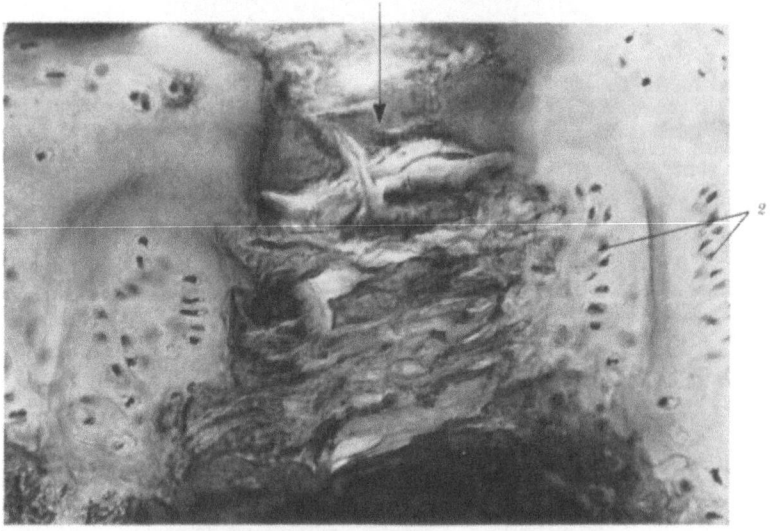

Abb. 26. Dasselbe Bild wie Abb. 25 stärker vergrößert (Pfeil). 2 Knorpelplatte: Proliferationszone

mente auflösen. Es treten Asbestfasern auf, die aus dicht gelagerten, kollagenen Fibrillen
entstehen und schließlich körnig zerfallen. Ossifikationslücken häufen sich gegen Ende des
Wachstums mehr und mehr und kommen nicht nur in den Proliferationszonen der Knorpelplatten, sondern auch in den Fugen zwischen Wirbelkörper und Wirbelbogen vor.

Die langen tierischen Wirbelkörper besitzen richtige Epiphysenplatten nach Art der
langen Röhrenknochen. Beim Menschen liegen diese Verhältnisse anders, indem die

Knorpelplatten nur markhöhlenwärts eine typisch gegliederte Wachstums- und Abbauzone besitzen (Abb. 22). Bandscheibenwärts sind sie aus ovalen bis abgeplatteten Zellen aufgebaut, die Gruppen bilden und deutliche Kapseln und Höfe besitzen. Die Knorpelplatten älterer Kinder sind im Zentrum dünn, werden peripher zunehmend dicker und können den Knochenkern ringförmig umfassen und sich, stufenbildend, bis auf die vordere Fläche des Wirbelkörpers fortsetzen. Man spricht von der knorpeligen Randleiste, in welche beim 5jährigen Kalksalze eingelagert zu werden beginnen, ein Prozeß, der nach und nach die ganzen Knorpelplatten ergreift. In diesen Randleisten entwickeln sich kleine Knochenherde, die mehr und mehr miteinander verschmelzen. So entsteht die knöcherne Randleiste, die zunächst durch eine Knorpelschicht von der Wirbelkörperspongiosa getrennt bleibt. Beim 12jährigen bildet sie einen geschlossenen Ring und verschmilzt beim 14—15jährigen mit dem Wirbelkörper.

Die Epiphyse des Wirbelkörpers bildet also einen Ring, der oberhalb des oberen bzw. unterhalb des unteren Randes des Knochenkernes entsteht. Ihre Verknöcherung beginnt immer vorne (ventral) und breitet sich allmählich nach hinten (dorsal) aus. Diese ringförmigen Epiphysen haben keine Bedeutung für das Längenwachstum der Wirbelkörper, spielen aber eine große Rolle für die Verankerung der äußeren Lamellen des Faserringes. Wir sind mit Mau, Keyes und Compere und Galeazzi der Ansicht, daß kein grundsätzlicher Unterschied zwischen der ringförmigen Epiphyse der menschlichen und der discusartigen der Wirbelkörper der Vierfüßler besteht. Die Ossifikation ist rein enchondral. Die Verschmelzung mit dem Wirbelkörperknochen ist beim 24—25jährigen beendet.

3. Entwicklung der Zwischenwirbelscheiben

Der funktionell wichtigste Bestandteil der Wirbelsäule sind die Zwischenwirbelscheiben (Bandscheiben). Sie verbinden die Wirbelkörper untereinander und verleihen der Wirbelsäule ihre Elastizität und freie Beweglichkeit. An ihrem Bau sind beteiligt: Der *periphere Faserring*, (*Anulus fibrosus*), der aus konzentrischen Lamellen besteht, die ihrerseits aus zugfesten kollagenen Fasern zusammengesetzt sind, und der *Gallertkern* (*Nucleus pulposus*), der durch seine ihm eigene Sprengkraft die Lamellen in Zugspannung hält.

Abb. 5 zeigt, daß die Wirbelsäule eines 12 mm langen menschlichen Keimlings bereits in die Anlagen der Wirbelkörper und Zwischenwirbelscheiben gegliedert ist. Sie wird in ihrer ganzen Länge von der Chorda dorsalis durchsetzt, die in diesem Stadium die Form eines gleichmäßig dicken, gestreckten, etwas ventral liegenden Zellstranges hat. Die Anlagen der Zwischenwirbelscheiben sind planparallel und etwa halb so hoch wie die Wirbelkörper. Mit Ausnahme des direkt um die Chorda herumliegenden Gewebes besteht das ganze Areal der Zwischenwirbelscheibe aus dicht gelagerten Zellen, deren Kerne nach bestimmtem Muster angeordnet sind. Wie wir bereits gesehen haben (Abb. 8), ändert sich dieses Bild im Verlaufe der Verknorpelung der Wirbelkörper. Es bilden sich große, zentrale Blasenknorpelkerne, welche die Zwischenwirbelscheiben mehr und mehr zu bikonkaven Scheiben umformen. Gleichzeitig wird die Gliederung der Chorda dorsalis eingeleitet: Die Chordascheide verschwindet im Areal der Zwischenwirbelscheiben, während die blasigen Chordazellen unter dem konzentrischen Wachstumsdruck der zentralen Knorpelkerne aus den Wirbelkörpern in die Zwischenwirbelscheiben gepreßt werden. Es entstehen die Chordasegmente, die eine leicht exzentrische Lage haben und aus dicht gedrängt liegenden Zellen bestehen; diese werden nach und nach von schleimerfüllten Lücken auseinandergedrängt.

An den Anlagen der Zwischenwirbelscheiben unterscheidet man 2 Zonen (Abb. 27): Die *Außenzone* ist sehr zellreich und zeigt bereits bei Embryonen von 20 mm SSL eine erste fibrilläre Struktur. Die Fibrillen sind noch kurz und sehr zart und verlaufen in der Längsachse, den Zellkernen parallel. Sie strahlen in die knorpeligen Wirbelkörper ein und sind darin verankert. Bei stärkerer Vergrößerung untersucht, kann man besonders

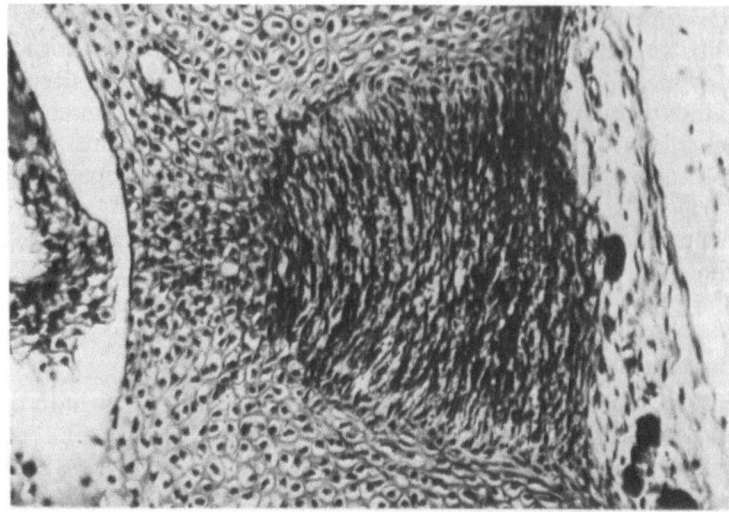

Abb. 27. Bandscheibenareal eines Embryo von 40 mm SSL. Beachte von links nach rechts das Chordasegment, die knorpelige Innen- und die faserige Außenzone der Anlage des Anulus fibrosus

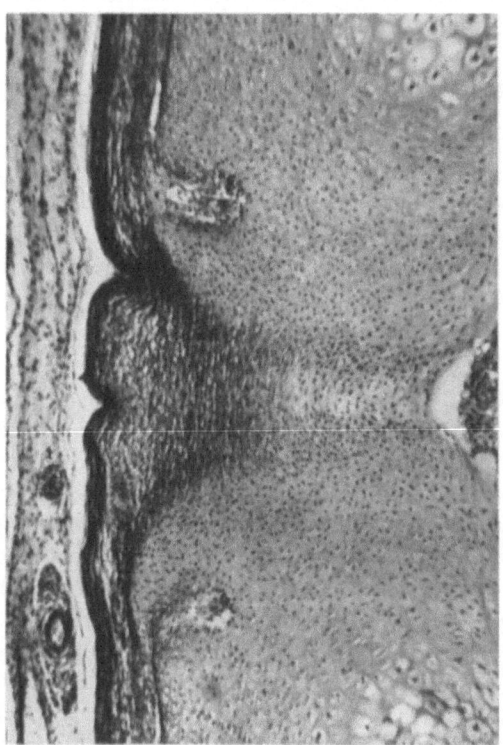

Abb. 28. Ausschnitt aus der Zwischenwirbelscheibe eines Keimlings von 70 mm SSL. Von rechts nach links Chordasegment, Innen-, Außenzone, Ligamentum longitudinale anterius

auf Horizontalschnitten erkennen, daß die Zellkerne wechselweise längs- oder schräg getroffen sind und in zirkulären Linien liegen, wobei immer 2—3 Kernreihen mit einheitlicher Anordnung zu Lamellen zusammengefaßt sind. Diese Lamellen sind nicht scharf begrenzt und lassen sich immer nur auf kurzer Strecke verfolgen, da sie sich aufsplittern und in Nachbarlamellen einstrahlen. Sie bilden ein Filzwerk, das peripher dichter und kräftiger ist als weiter zentral. Die *Innenzone* verknorpelt, die kleinen runden oder polymorphen Zellen und die nur spärliche Grundsubstanz unterscheiden aber den Zwischenwirbelscheibenknorpel ganz deutlich vom großzelligen benachbarten Wirbelkörperknorpel. Sie stellt eine zapfenartige kontinuierliche Verbindung zwischen benachbarten Wirbeln her und geht allmählich in das faserige Gewebe der Außenzone über.

In der folgenden Entwicklungsphase kommt es zum weiteren Ausbau des parachordalen Gewebes. Die kollagenen Fasern in den Lamellen der Außenzone werden kräftiger und länger, die Zellkerne treten mehr in den Hintergrund, dafür wird die lamel-

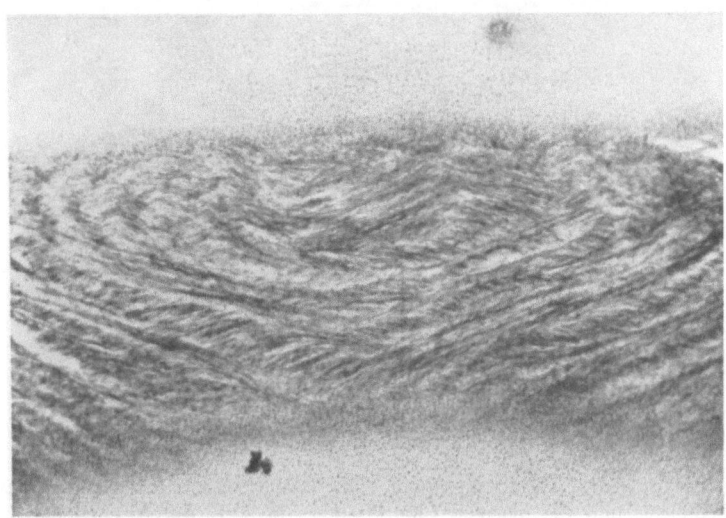

Abb. 29. Tangentialschnitt durch die ventralen Lamellen eines Faserringes (100 mm SSL).
Beachte Scherengitterstruktur

läre Schichtung besser sichtbar. Auf Abb. 28 ist ein Sagittalschnitt durch das Bandscheibenareal eines Fetus von 70 mm dargestellt, auf welchem zu sehen ist, daß die am meisten peripher gelegenen Lamellen bereits kräftiger sind als die nach innen folgenden. Die in den einzelnen Lamellen wechselnde Faserverlaufsrichtung kommt am besten auf Tangentialschnitten zum Ausdruck (Abb. 29). Die zu einer Lamelle zusammengefaßten Fasern verlaufen alle in der gleichen flachen Spirale von einer Wirbelendfläche zur andern.

Die *Innenzone* erfährt im Verlaufe der Entwicklung eine durchgreifende Strukturänderung, indem eine Umwandlung des ursprünglich rein hyalinen in Faserknorpel vor sich geht. Von außen nach innen verfolgt, findet man Ende des 3. Monats folgende fließend ineinander übergehende Gewebearten: Im äußeren Teil des Anulus fibrosus straffes, im inneren Teil lockeres fibrilläres Bindegewebe, anschließend folgt feinfaseriger Vorknorpel und zu innerst das kaum differenzierte Gewebe der unmittelbaren Umgebung des Chordasegmentes.

Die Chordasegmente (Abb. 30) vergrößern sich im Verlaufe der weiteren Entwicklung auf Kosten des anschließenden Bandscheibengewebes (Abb. 31), die schleimerfüllten kleineren und größeren Höhlen zwischen den Chordazellen vereinigen sich und sprengen den kompakten Bau der Chordasegmente. Die Chordazellen selber bilden schließlich darin ein lockeres Netzwerk, das als *Chordareticulum* bezeichnet wird. Noch längere Zeit lassen sich trichterförmige Verlängerungen der Chordasegmenthöhlen gegen die angrenzenden Wirbelkörper nachweisen; in diesen kann die gequollene Chordascheide bis gegen Ende der intrauterinen Entwicklung erhalten bleiben.

Für das Verständnis der folgenden Wachstums- und Ausbauvorgänge der Bandscheibe ist das Verhalten der sich rasch zu Galltertkernen ausbildenden Chordasegmente aus-

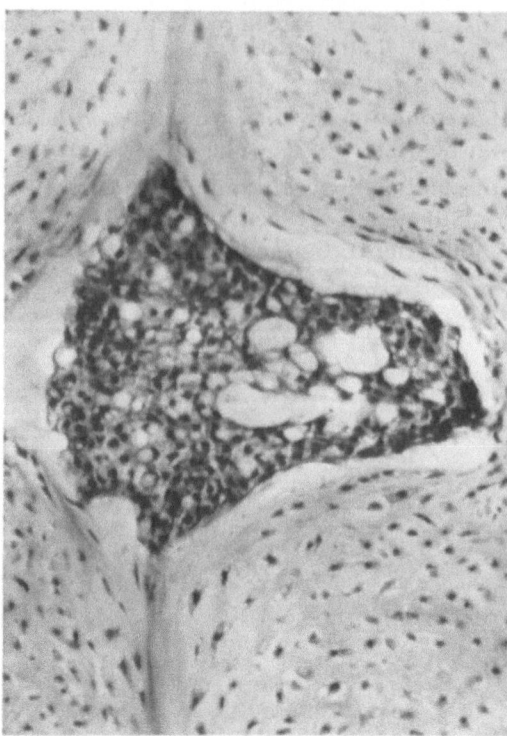

Abb. 30. Chordasegment bei einem Fetus von 70 mm SSL. Beachte die trichterartige Verlängerung gegen die angrenzenden Wirbelkörper und die blasigen Chordazellen, die z.T. durch Vacuolen auseinandergedrängt werden

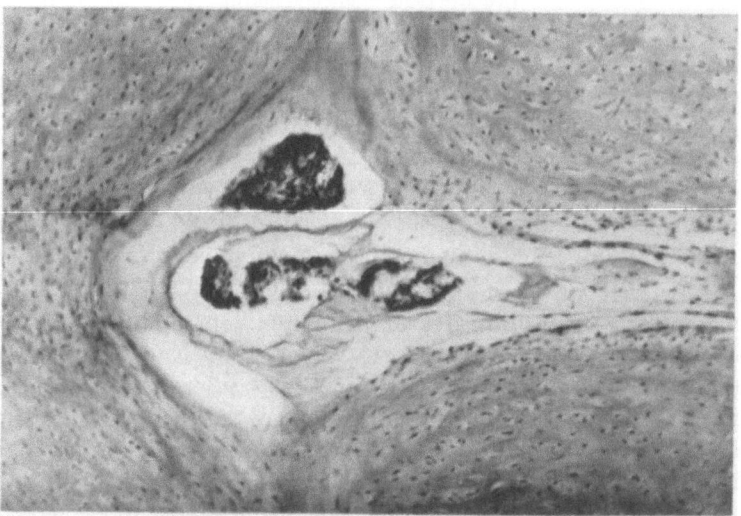

Abb. 31. Frontalschnitt durch die zentralen Teile einer Bandscheibe mit sich bildendem Chordareticulum

schlaggebend. Diese sind, wie später die Gallertkerne, sehr wasserreich, stehen unter der Wirkung des Muskelzuges auf die Wirbelsäule und sind bestrebt, die Umgebung auseinanderzusprengen. Die Sprengkraft der sich bildenden Gallertkerne verleiht der fetalen Wirbelsäule ihre elastische Ruhelage und ist von grundlegender Bedeutung für die Differenzierungsvorgänge innerhalb des Faserringes. Untersuchungen fetaler Wirbelsäulen mit ungenügend entwickelten oder verlagerten Chordasegmenten bzw. Gallertkernanlagen

zeigen immer eine Kombination dieser Störung mit schlecht differenzierten Faserring-
anlagen.

Die Unentbehrlichkeit normaler Chordasegmente für die gewebliche Differenzierung
der Zwischenwirbelscheiben konnten wir besonders eindrucksvoll bei Mäusen feststellen,
die mit erbbedingten, also angeborenen Wirbelsäulenfehlbildungen behaftet sind. Die

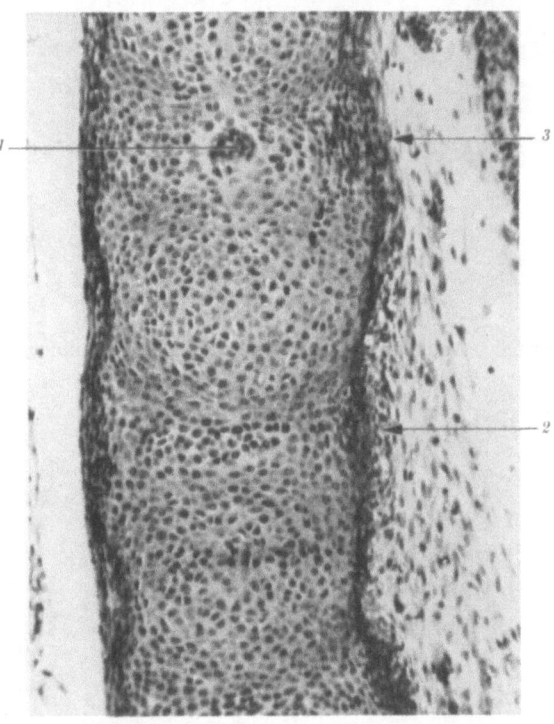

Abb. 32. Sagittalschnitt durch die Brustwirbelsäule eines 14¹/₂tägigen Mäusekeimlings. Beachte die unterschiedliche Entwicklung faseriger Strukturen mit rudimentärem (1) und ganz ohne Chordasegment (2). Pfeil (3)
weist auf die faserige Außenzone hin, die auf Höhe von Pfeil 2 fehlt

mikroskopische Schnittuntersuchung von Keimlingen solcher Mäuse in den entscheidenden
Stadien haben dies mit aller wünschbaren Deutlichkeit bestätigt: Bei mangelhafter Ausbildung der Chordasegmente entsteht nur ganz peripher ein rudimentärer Faserring
(Abb. 32). Wird die Chorda unter dem Einfluß des dominanten Erbfaktors sekundär ganz
zurückgebildet, dann entstehen hyalin-knorpelige Zwischenwirbelräume; von Fasern fehlt
jede Spur. Die Wirbelkörper gehen ohne Grenze ineinander über. Das läßt sich auch bei
adulten Tieren nachweisen (Abb. 33). Die Zwischenwirbelscheiben können an solchen
Stellen gar nicht mehr als Bandscheiben angesprochen werden, da ihnen jede Struktur
fehlt. An ihrer Stelle findet sich blasig-veränderter Knorpel, woraus wir schließen müssen,
daß *nur dort normale Zwischenwirbelscheiben entstehen, wo eine normal gegliederte Chorda
in frühembryonaler Zeit vorhanden war, d.h. die Differenzierung des fibrösen Bandscheibengewebes vollzieht sich unter dem Einfluß der Sprengkraft der Chordasegmente und der aus
ihnen hervorgehenden Gallertkerne.*

Wir beschreiben schließlich noch das *Verhalten der Zwischenwirbelscheiben nach der
Geburt.* Wie auf Abb. 34 zu sehen ist, enthalten die Wirbelkörper einen zentralen kompakten Knochenkern, der cranial und caudal eine knorpelige Abschlußplatte besitzt;
diese Knorpelplatten trennen den Wirbelkörper vom Bandscheibenareal. Im Innern der
Bandscheiben liegt die diskusartige Gallertkernhöhle, die sich immer dorsal weiter ausdehnt als ventral. Der Gallertkern selber baut sich aus einer schleimig-gallertigen Grund-

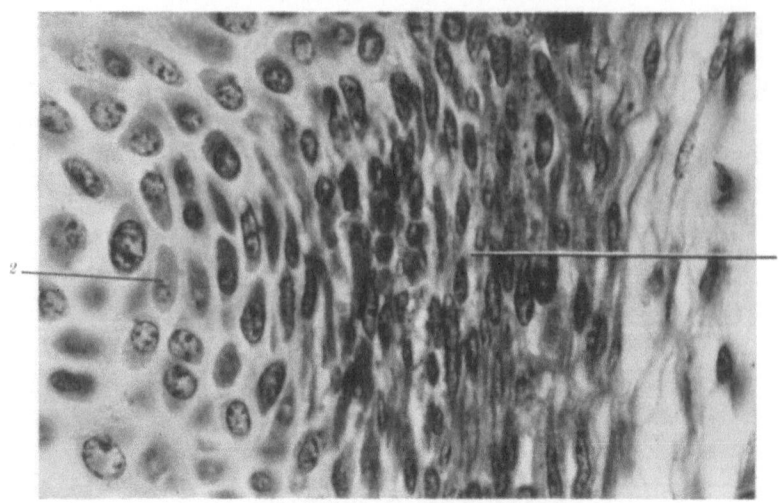

Abb. 33a. Normaler Anulus fibrosus. *1* Außenzone, *2* hyalinknorpelige Innenzone

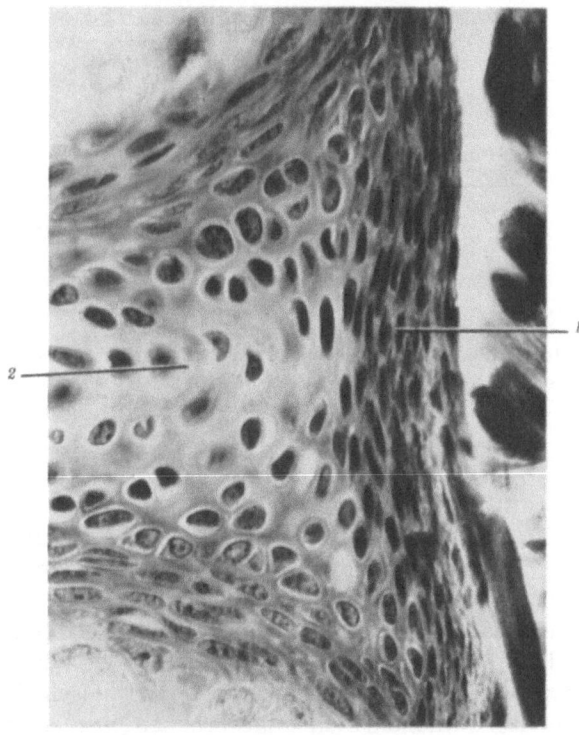

Abb. 33b. Dasselbe nach frühzeitiger Rückbildung der Chorda dorsalis. Faserige Struktur (*1*) nur ganz oberflächlich, stark verbreiterte Hyalinknorpelschicht (*2*)

masse auf. Vom ehemaligen Chordareticulum sind kaum mehr Überreste erhalten geblieben.
Die wenigen Zellen im Gallertkern stammen aus der ursprünglich knorpeligen Innenzone
der Bandscheibenanlagen. Dies muß ausdrücklich betont werden, da viele Autoren den
Gallertkern irrtümlicherweise direkt von der Chorda ableiten; sie übersehen, daß die
Chorda ein mikroskopisch kleines Organ ist, dessen Zellen schon in einer frühen Ent-
wicklungsphase (Embryonen von 15 mm) *keine* Mitosen mehr zeigen. Die Chorda ist nur
Platzhalter für den sich entwickelnden Gallertkern. Ihre Zellen besitzen offenbar die

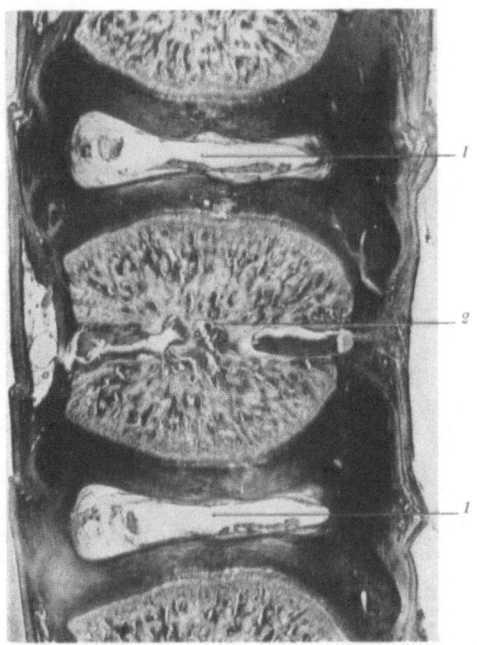

Abb. 34a. Sagittalschnitt durch zwei Lendenbandscheiben des Neugeborenen. *1* Gallertkern, *2* Knochenkern

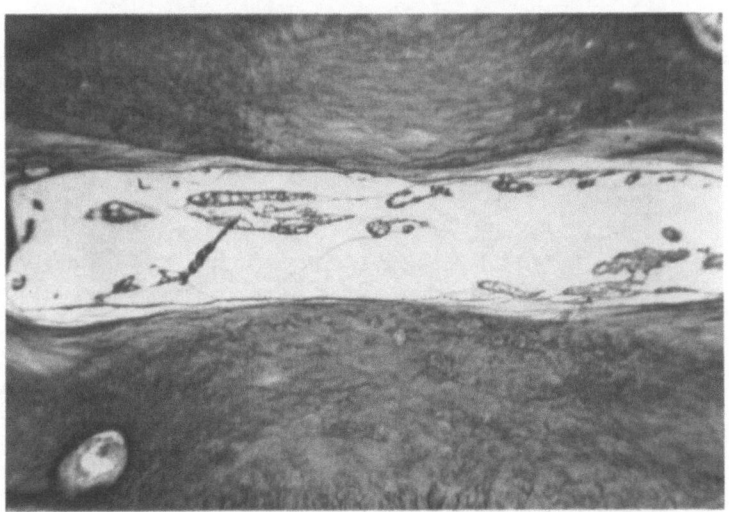

Abb. 34b. Verhalten des Gallertkernes, stärker vergrößert. Im Inneren Reste des Chordareticulum zu sehen

fermentativen Eigenschaften, welche den Knorpel der Innenzone der Zwischenwirbelscheiben aufzulösen vermögen. Vom Chordascheidenstrang ist im allgemeinen nichts mehr zu erkennen.

Der Faserring hat sich, wenn man von der starken Zunahme der die Lamellen aufbauenden Fasern absieht, gegenüber den jüngeren Stadien kaum verändert. Wie Abb. 35 zeigt, laufen die Lamellen mit ihren Rändern keilförmig aus und gehen ineinander über. Sie bestehen aus ungemein regelmäßigen parallelen Fasern, die in flachen Schraubenwindungen von Wirbelkörper zu Wirbelkörper verlaufen und in benachbarten Lamellen immer gegensinnig liegen. Die periphersten Lamellen sind ganz besonders derb, schmal und scharf begrenzt. Dabei fällt allgemein auf, daß die ventralen Lamellen viel kräftiger

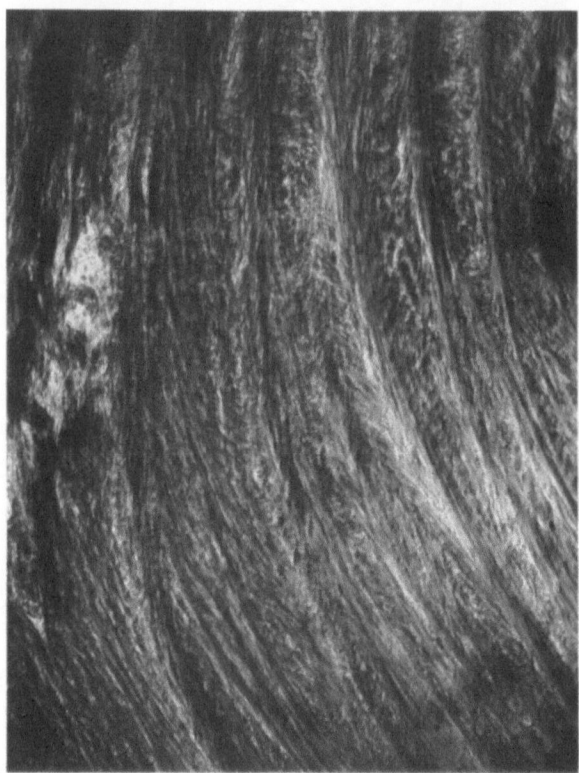

Abb. 35. Ausschnitt aus den äußeren Schichten des Faserringes bei stärkerer Vergrößerung, quer. Beachte das keilförmige Ineinandergreifen benachbarter Lamellen und den dadurch bedingten Faseraustausch

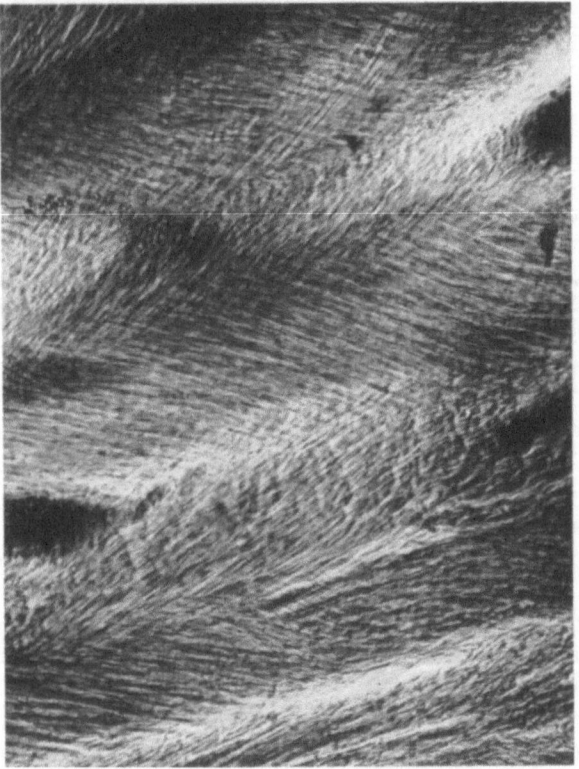

Abb. 36. Dasselbe. Innere Schichten des Faserringes. Die Lamellen sind mit ihrer ganzen Fläche ineinander verwoben

und derber sind als die dorsalen. Nach innen zu werden sie breiter und lockerer, die Zellkerne zahlreicher; aber auch hier handelt es sich noch um reines faserig-sehniges Gewebe,
nicht um Faserknorpel. Wie Abb. 36 zeigt, sind die einzelnen Lamellen in den inneren
Schichten mit ihrer ganzen Fläche ineinander verwoben. Dieser enge Kontakt garantiert
die sehr kräftige und sehr stabile Verbindung zweier Wirbel durch das Fasersystem der
Zwischenwirbelscheiben.

In der Innenzone wird die Struktur feinfaseriger. Der lamelläre Bau verwischt sich
vollständig. An seine Stelle treten ungeordnete lockere Fasermassen, die in reichlich helle

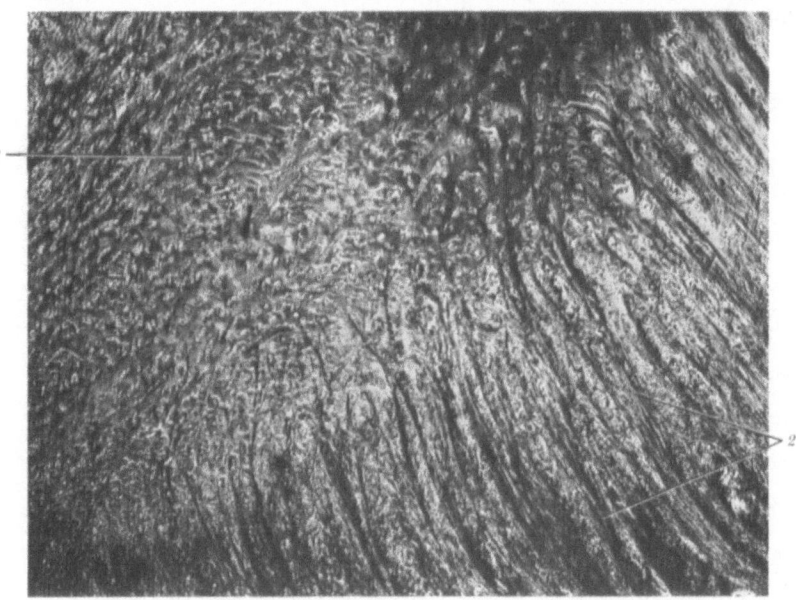

Abb. 37. Verankerung der Lamellenfasern (2) in Randleistenknorpel (1)

Grundsubstanz eingebettet sind. Die Zellen besitzen eine deutliche Kapsel mit Hof,
haben also den Charakter von Knorpelzellen und sind meistens in Gruppen angeordnet.
Der Faservorknorpel, den man in der Innenzone der Zwischenwirbelscheibe jüngerer
Keimlinge antrifft, hat also den Charakter reifen Faserknorpels angenommen.

Die beiden Abb. 35 und 36 zeigen, daß die von SCHMORL beschriebenen Spannfasern,
die genau quer zwischen den Lamellen ausgespannt sein sollten, nicht existieren.

Auch die Verankerungsweise der Zwischenwirbelscheiben in den Knorpelplatten der
Wirbelkörper ist in dieser Phase sehr gut sichtbar (Abb. 37). Die Faserlamellen strahlen
in das Knorpelgewebe ein, in welchem sie noch eine kurze Strecke weit zu verfolgen sind
und sich dann verlieren.

Von besonderer Bedeutung für Involutionsvorgänge, welche die Zwischenwirbelscheiben schon in jugendlichem Alter ergreifen, sind die *Gefäßverhältnisse*. Die ersten
Blutgefäße sind bei Keimlingen von 70 mm SSL nachweisbar. Es handelt sich um Gefäß-
netze, die vollkommen unabhängig sind von den Spongiosagefäßen in den Wirbelkörpern.
Sie dringen aus der Gegend der Zwischenwirbellöcher direkt in den Faserring ein, durch-
bohren dessen Lamellen und bilden interlamelläre, dichte Capillarnetze. Auch beim Neugeborenen beschränkt sich die Vascularisation auf die äußeren Schichten des Faserringes
(Abb. 38). Diese Gefäße sind immer von lockerem fibrillärem Bindegewebe begleitet und
führen zu einer deutlichen Auflockerung der Struktur, besonders im dorsolateralen Teil
der Zwischenwirbelscheiben. Nach dem 2. Lebensjahr beginnen sich die Blutgefäße wieder
zurückzubilden. In den Bandscheiben 4jähriger Kinder haben wir keine Blutgefäße mehr

gefunden. Diese Rückbildung bedeutet aber eine wesentliche Verschlechterung der Stoffzufuhr, die nurmehr indirekt durch Diffusion möglich ist. Das Gewebe der Zwischenwirbelscheibe gehört fortan zu den *bradytrophen* Geweben. *Wir betrachten die Rückbildung
der Blutgefäße als ersten Schritt auf dem Wege der Altersinvolution der Zwischenwirbelscheiben.*

Die bisherigen Ausführungen galten den Vorgängen, die sich im Gesamtbereich der
Wirbelsäule vollkommen gleichartig abspielen. Da die Zwischenwirbelscheiben der 3 Wirbelsäulenregionen im Verlaufe des postnatalen Lebens Besonderheiten aufweisen, die für
die jeweilige Region charakteristisch sind, möchte ich hier in aller Kürze auf Vorgänge
eingehen, welche die Hals- und Lendenregion kennzeichnen.

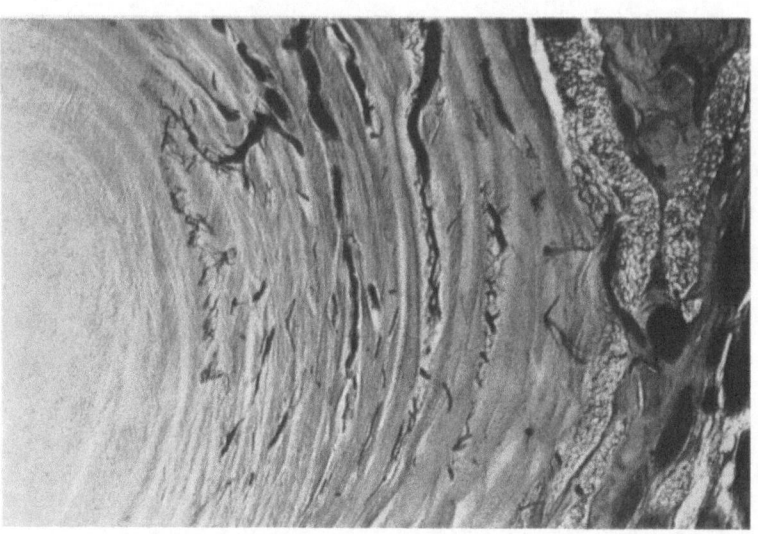

Abb. 38. Querschnitt der letzten Lendenzwischenwirbelscheibe einer Frühgeburt. Beachte die intensive
Vascularisation der Außenzone des Faserrings

a) Halswirbelsäule

Die *Halswirbelkörper* des Erwachsenen sind annähernd würfelförmig und haben sattelförmig gekrümmte Endflächen. Die oberen Flächen laufen seitwärts in schaufelförmige
Erhebungen aus, die von Trolard (1898) als *Processus uncinati* bezeichnet wurden
(Abb. 39). Sie fehlen an den Unterflächen, die leicht abgeflachte Seitenkanten besitzen.
Die Processus uncinati sind Teile des Wirbelbogens und verschmelzen erst mit Schwund
der Knorpelfugen zwischen dem 10. und 12. Lebensjahr mit den Wirbelkörpern. Beim
Neugeborenen und beim Kleinkind sind sie noch flach; erst beim 9—10jährigen beginnen
sie sich aufzurichten und damit das charakteristische Verhalten beim Erwachsenen
anzunehmen (Abb. 40a und b).

Die *Zwischenwirbelscheiben* sind relativ schmal und besitzen beim Erwachsenen ohne
Ausnahme seitliche Spalten, welche mehr oder weniger tief in den Anulus fibrosus eindringen, lateral scharf, medial hingegen unscharf begrenzt sind (Abb. 41). Meistens ragen
von lateral her meniscusartige Fortsätze in sie hinein. Seit der ersten Beschreibung dieser
Eigentümlichkeit durch Luschka (1858) sind die Halszwischenwirbelscheiben immer
wieder zum Gegenstand besonderer Untersuchungen gemacht worden (Trolard, 1898;
Giraudi, 1931; Rathcke, 1933; Krogdahl und Torgersen, 1940; Töndury, 1958a, b;
Ecklin, 1960). Dabei stand die Frage nach der Natur dieser seitlichen Spalten im Mittelpunkt der Diskussionen. Handelt es sich um echte Gelenkbildungen, wie dies ursprünglich
Luschka angenommen hatte, oder um sekundäre Spaltbildungen in ursprünglich intakten
Bandscheiben oder gar um Artefakte? Rathke fand an den von Luschka und Trolard

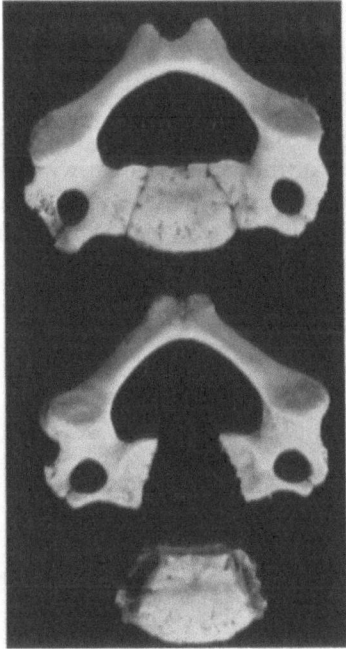

Abb. 39. Halswirbel eines 5jährigen Kindes. Beachte die Epiphysenlinie; unteres Bild: Wirbelkörper heraus-
gelöst. Anlagen der Processus uncinati sind Teile des Wirbelbogens

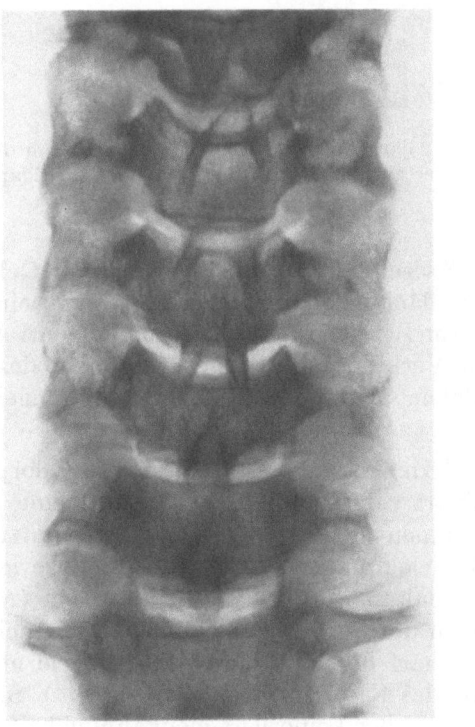
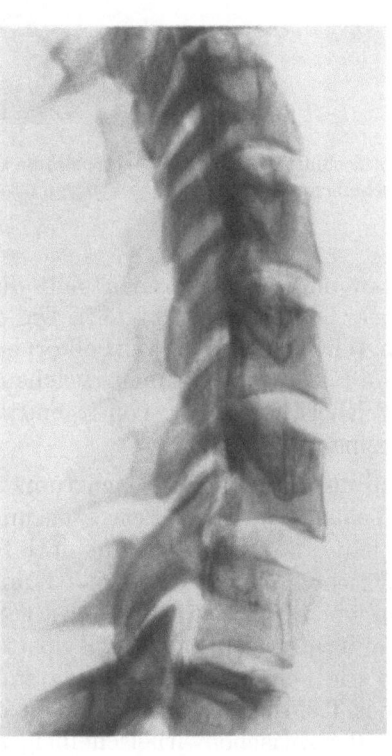

a   b

Abb. 40a u. b. Röntgenbilder der Halswirbelsäule eines 25jährigen. (Aus ECKLIN, 1960)

angegebenen Stellen keine Gelenke, sondern nur Rißbildungen, während Krogdahl und Torgersen auf Grund ihrer Befunde an 12 Wirbelsäulen von Erwachsenen im Alter zwischen 28 und 80 Jahren entschieden für die Darstellung von Luschka und Trolard eintraten. Die Frage mußte unentschieden bleiben, solange sich die Untersuchungen auf den Erwachsenen beschränkten. Gelenke sind primäre Bildungen, gehören also bereits zum Bestand der fetalen und kindlichen Zwischenwirbelscheiben. Die Ausdehnung der Untersuchungen auf diese Entwicklungsstufen mußte also die Lösung des Problems bringen (Töndury, 1943, 1958, 1959, 1963; Ecklin, 1960).

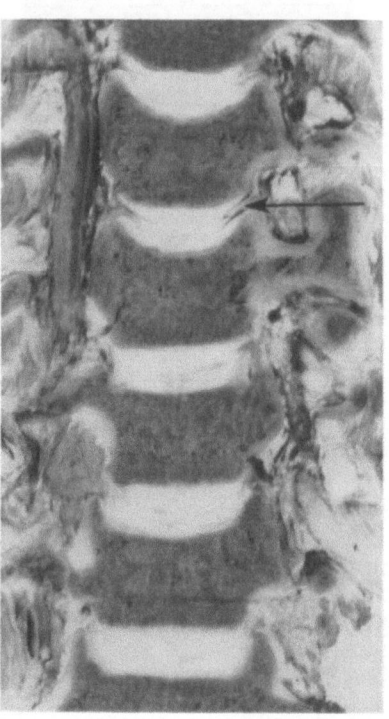

Abb. 41. Frontalschnitt durch die Halswirbelsäule eines 25jährigen Mannes. Seitliche Spalten in den beiden oberen Bandscheiben. Deutliche Menisci, besonders in der zweiten Bandscheibe (Pfeil). (Aus Ecklin, 1960)

Bei Feten und Neugeborenen sind die Zwischenwirbelscheiben auf das Gebiet des Wirbelkörpers beschränkt (Abb. 42). Die oberflächlichen Lamellen verlaufen beinahe gestreckt von Wirbelkörper zu Wirbelkörper. Im Bereiche der Processus uncinati sind nur wenige grobe Fasern zu erkennen, welche die Verbindung mit der Unterfläche des cranial folgenden Wirbels herstellen; von irgendwelchen Spalt- oder gar Gelenkbildungen findet man aber keine Spur.

Während des postnatalen Wachstums ändern sich die Verhältnisse: die Knorpelfugen zwischen Wirbelkörper und Processus uncinati verschmälern sich bis auf eine schmale Knorpelschicht, die Processus uncinati beginnen sich beim 8—9jährigen aufzurichten und das zwischen Processus uncinati und Gegenpole ausgespannte Bindegewebe verdichtet und verstärkt sich erheblich; von Spalten ist aber nichts zu sehen (Abb. 43). Erstmals beim 9jährigen haben wir Spalten in den 3 oberen Zwischenwirbelscheiben gefunden, die wie beim Erwachsenen lateral scharf begrenzt sind, während sie medial in verschiedener Tiefe innerhalb der Außenzone des Faserringes enden (Abb. 44). Sie liegen in der Mitte der Zwischenwirbelscheiben, zeigen aber keinerlei Gelenkähnlichkeit und gehören *nicht zum primären Bestand* der Halsbandscheiben. An einem umfangreichen Material war es uns möglich, ihre Entstehung Schritt für Schritt zu verfolgen. Es handelt

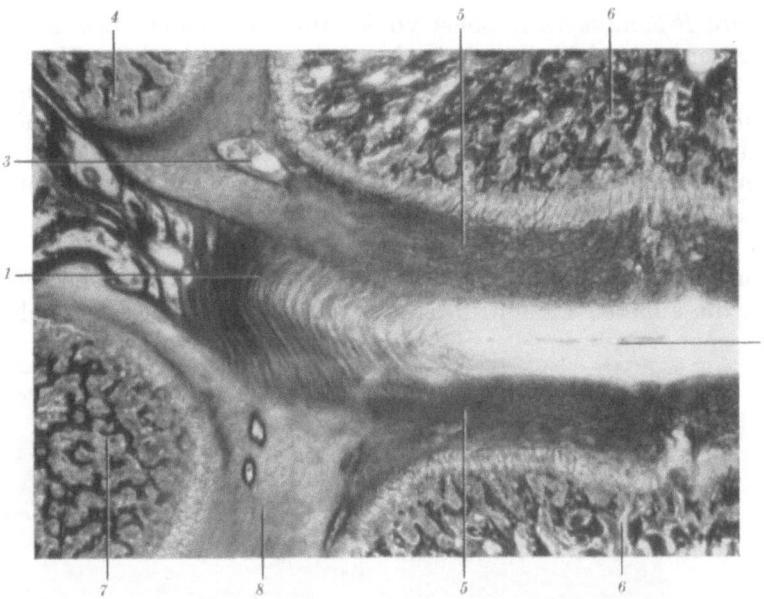

Abb. 42. Frontalschnitt durch die Zwischenwirbelscheibe C4/5 eines Neugeborenen. *1* Anulus fibrosus,
2 Nucleus pulposus, *3* Randgefäß in der Knorpelplatte (*5*), *4* Wirbelbogen, *6* Knochenkern in Wirbelkörpern,
7 Processus uncinatus, *8* Wirbelbogenepiphyse. (Vgl. auch Text)

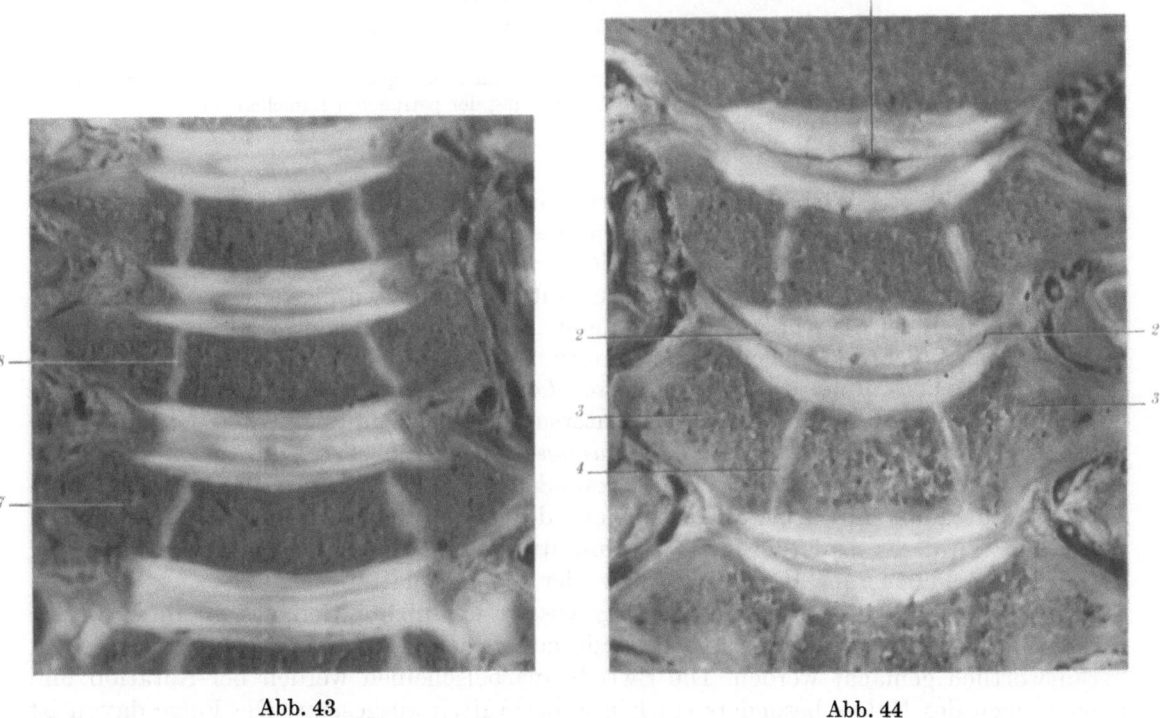

Abb. 43   Abb. 44

Abb. 43. Frontalschnitt der Halswirbelsäule eines 2¹/₂jährigen. Wirbelbogenfuge (*8*), Processus uncinatus (*7*)

Abb. 44. Frontalschnitt durch die Halswirbelsäule eines 9jährigen. Seitliche Spalten in den oberen beiden
Zwischenwirbelscheiben erstmals zu sehen. *1* Durchlaufende Spalte in der ersten, *2* seitliche Spalten in der
2. Zwischenwirbelscheibe, *3* Processus uncinatus in Aufrichtung, *4* Wirbelbogenfuge

sich um *sekundäre Rißbildungen* in sonst vollkommen normalen Zwischenwirbelscheiben, die beim Erwachsenen *nie* fehlen und für das weitere Schicksal der Halswirbelsäule von entscheidender Bedeutung sind. Es kommt zur Lockerung der Bewegungssegmente, bei quer durchlaufenden Spaltbildungen zur Entleerung der Gallertkernhöhle und weitgehendem Verlust der Elastizität. Die Intervertebralräume werden schmäler, Stöße können nicht mehr weich aufgefangen werden. Da die Zwischenwirbelscheiben mehr und mehr insuffizient werden, wird ihre Tragfunktion schließlich vollkommen auf die Processus uncinati übertragen.

Wie entstehen die seitlichen Spalten in den Halszwischenwirbelscheiben? Wie Abb. 42 zeigt, verlaufen die äußeren Lamellen des Faserringes normalerweise mehr oder weniger

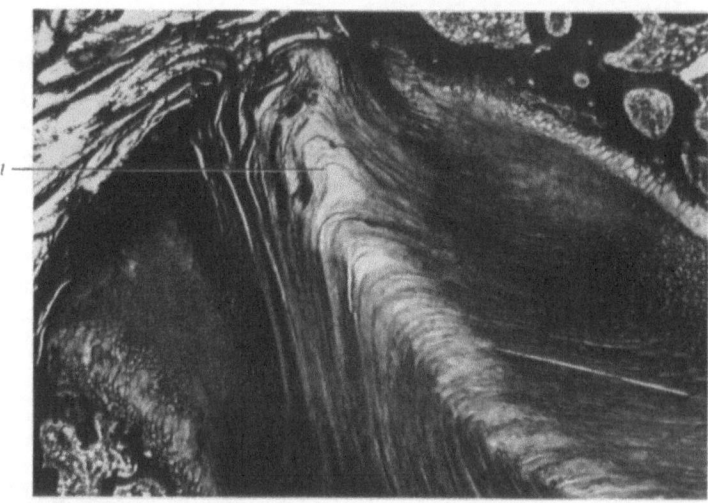

Abb. 45. Seitliche Anteile einer Halszwischenwirbelscheibe beim 24jährigen. Auflockerung und Auswalzung der Lamellen im Scheitelbereich. Überdehnung der peripheren Lamellen (*1*)

gerade gestreckt von Wirbelkörper zu Wirbelkörper. Im Gegensatz dazu erscheinen die Lamellen des auf Abb. 45 reproduzierten Bandscheibenausschnittes (24jähriger) zunehmend ausgebogen, entspannt und aufgelockert; im Scheitelbereich ließen sie sich kaum färben. Die äußersten Lamellen sind in ihrer Mitte fast spitzwinklig umgebogen und z. T. bereits durchgerissen. Die überdehnten inneren Lamellen können sich hernienartig durch die gerissenen äußeren Lamellen durchzwängen, ohne über den Bandscheibenrand hinauszutreten, ein Verhalten, das als *intradiscoidale Protrusion* bezeichnet werden kann (Abb. 46). Bei stärkerer Vergrößerung untersucht, sehen die Lamellen wie ein Zupfpräparat von Bindegewebe aus. *Die Rißbildungen in den Lamellen halten genau die Bandscheibenmitte ein und treten immer in ganz gesundem Gewebe auf*, dies im Gegensatz zu Rißbildungen in anderen Wirbelsäulenregionen, die man nur in alternden Bandscheiben findet und zwar als radiäre Einrisse in unmittelbarer Nähe der Lamellenverankerung innerhalb der knöchernen Randleisten bzw. der Knorpelplatten.

Über den *Mechanismus der Rißbildung* wissen wir nichts Genaues. Wahrscheinlich müssen die bewegungsmechanischen Besonderheiten der kleinen Halswirbelgelenke dafür verantwortlich gemacht werden. Die Zwischenwirbelscheiben werden bei Rotation und beim Neigen des Halses besonders starken Scherkräften ausgesetzt. Die Folge davon ist eine Auflockerung ihres Gefüges, die schließlich zum Einreißen und zur Bildung der seitlichen Spalten führt. Diese entstehen immer zuerst in den oberen 3 Zwischenwirbelscheiben, während sie in den unteren später erscheinen oder ganz fehlen können. Dies kann vielleicht mit der statischen Beanspruchung der Halswirbelsäule erklärt werden: Nach der Geburt bildet sich die Halslordose aus; damit ändert sich ihre Belastungsform,

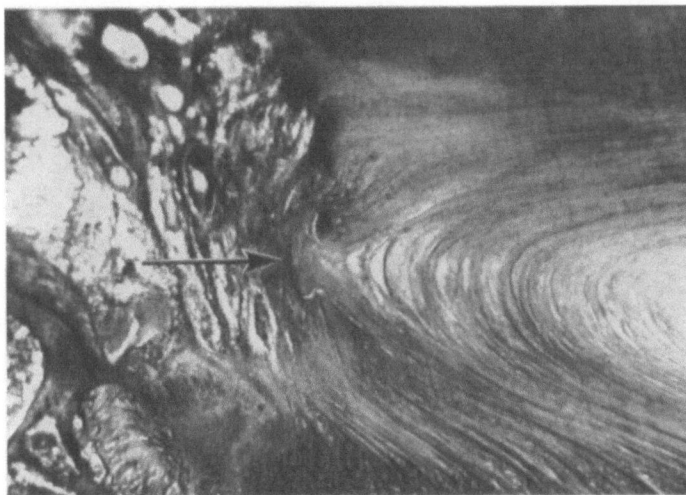

Abb. 46. Schnitt durch die seitlichen Teile der 3. Halszwischenwirbelscheibe eines 9jährigen. Intradiscoidale Hernie (Pfeil): Überdehnte innere Lamellen haben sich hernienartig durch gerissene, äußere Lamellen hindurchgezwängt

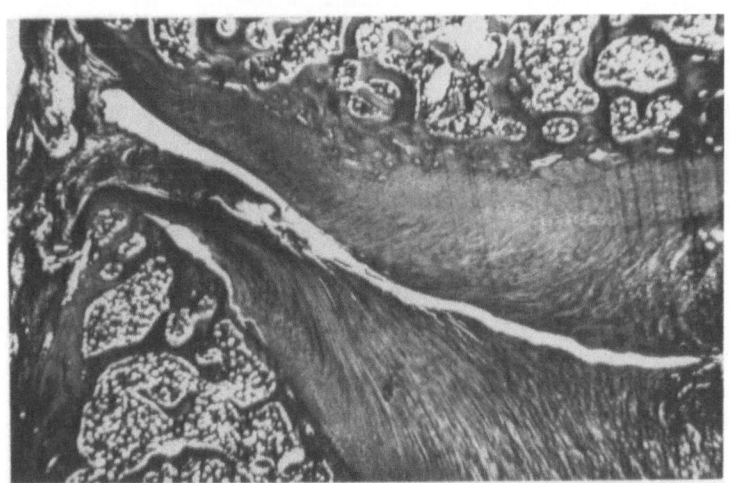

Abb. 47. Gelenkähnlicher Ausbau der Uncovertebralspalten. Beachte die nach auswärts „gekämmten" Lamellen, die einen mehrschichtigen Überzug auf Processus uncinatus und Gegenpol bilden

das Krümmungszentrum, d.h. das Gebiet zwischen C3, C4, C5 wird zu dem am stärksten belasteten Abschnitt. Die Fixpunkte der Krümmung liegen auf Höhe des Foramen occipitale magnum bzw. des 1. Brustwirbels. Die größte Beweglichkeit ist also am oberen und unteren Ende der Halswirbelsäule zu erwarten. Daraus folgt die verschiedene funktionelle Beanspruchung der oberen und unteren Zwischenwirbelscheiben und ihr unterschiedliches Verhalten im Verlaufe des Lebens. Die Rißbildung fällt außerdem mit der Aufrichtung der Processus uncinati zusammen.

Durch die seitlichen Spalten wird die Verbindung der Wirbelkörper gelockert. Sie begünstigen die Beweglichkeit der Halswirbelsäule, tragen aber gleichzeitig den Keim für weitere folgenschwere Veränderungen in sich, indem sie die Tendenz haben, weiterzugreifen und zu queren, die ganze Bandscheibe durchsetzenden Spalten zu werden.

Die durchgerissenen Lamellen werden im Spaltbereich nach außen umgelegt. Dadurch erhalten die Processus uncinati und ihre Gegenpole einen aus übereinandergeschichteten

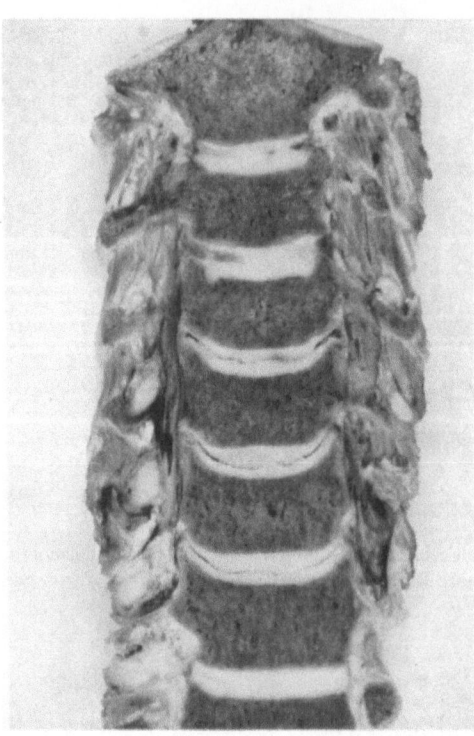

Abb. 48. Halswirbelsäule eines 33jährigen, frontal. Beachte die durchgehenden Spalten bei sonst gut erhaltenen Zwischenwirbelscheiben

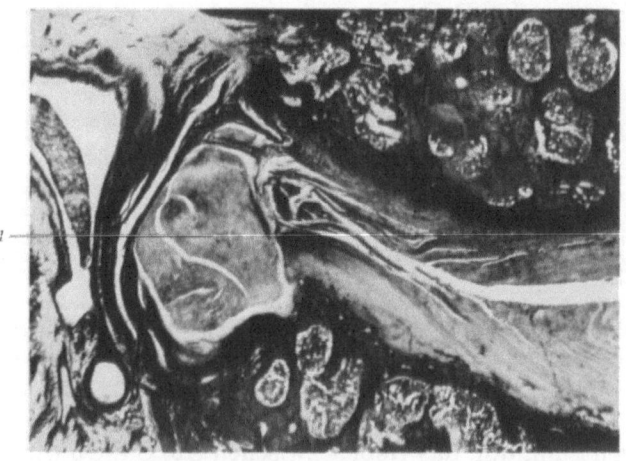

Abb. 49. Prolabiertes Gallertkerngewebe (*1*). Man erkennt die hellen, strukturlosen Massen, die sich unter den uncovertebralen Bandverbindungen pilzartig vordrängen und nur von diesen zurückgehalten werden. Die laterale Spalte kommuniziert mit der Gallertkernhöhle (24jähriger). (Aus Ecklin, 1960)

Lamellen bestehenden Belag (Abb. 47). Die Lamellenenden legen sich dicht aneinander, so daß die Oberflächen unter dem Einfluß der gleitenden Bewegungen schließlich vollkommen geglättet werden. Wie wir beobachten konnten, kann es im Verlaufe der Zeit sogar zu einer Art Metaplasie der glatt angepreßten Lamellen kommen: Große runde Knorpelzellen werden sichtbar, die Fasern werden soweit maskiert, daß von ihnen kaum mehr etwas zu sehen ist. Vom Foramen intervertebrale aus bilden sich meniscusartige Einlagerungen, welche bis tief in die Spalte hineinreichen und zahlreiche Blutgefäße ein-

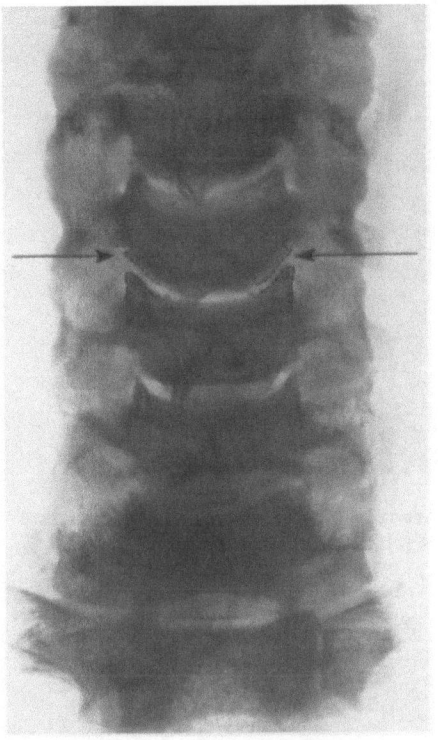 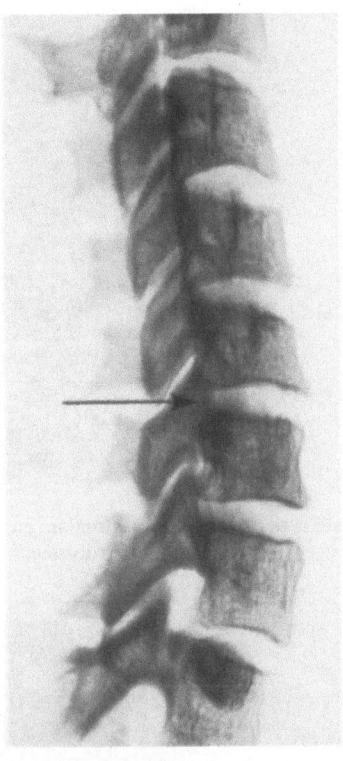

a   b

Abb. 50a. a-p-Röntgenbild der Halswirbelsäule eines 33jährigen (vgl. Abb. 48), „Kochtopfform" der Halswirbel. Die Wirbelkörper sind einander genähert und ineinandergeschachtelt, die Processus uncinati „kuhhornartig" nach außen gebogen. Der Gegenpol zeigt eine den Processus uncinatus dachartig überragende „Gelenkfacette" (Pfeil)

Abb. 50b. Seitliche Aufnahme: Bandscheibenareal niedrig, C5/6 diskrete Deckplattensklerose und ausgedehnte Randwülste. Knick in der Halslordose (Pfeil), über welchem die übrige Wirbelsäule gerade gehalten wird

schließen. Auf diesem Wege erlangen die lateralen Risse in den Halsbandscheiben Gelenkähnlichkeit, und es wird verständlich, daß der alte Anatom Luschka (1858) und andere Untersucher nach ihm von 2 Seitengelenken sprechen, die Trolard (1898) als *Uncovertrabelgelenke* bezeichnet hat. Die Uncovertebralspalten sind aber keine echten Gelenkspalten, sondern Rißbildungen in ursprünglich intakten Zwischenwirbelscheiben; sie sind nur lateral scharf begrenzt und haben im übrigen die Tendenz, zu durchgehenden horizontalen Spalten aufzureißen; d.h. der Prozeß, welcher unter Umständen bereits beim 9—10jährigen beginnt, kommt nicht zum Stillstand, sondern schreitet weiter und findet seinen Abschluß erst in dem Moment, in welchem die Zwischenwirbelscheiben in ihrer Mitte halbiert sind (Abb. 48). Die Folge der Ausbildung durchgehender transversaler Spalten ist aber eine weitere Auflockerung des Bewegungssegmentes, welches jetzt nur noch durch die Längsbänder und die kapselähnlichen, lateralen Fasern zusammengehalten wird.

Transversale Bandscheibenspalten kommunizieren mit der Gallertkernhöhle, so daß Teile des weichen, wasserreichen Nucleus pulposus nach lateral entweichen und das Bild des Bandscheibenprolapses verursachen können (Abb. 49). Damit fallen aber die Bandscheiben in sich zusammen. Einen Prolaps von Gallertkernmaterial haben wir nur bei Jugendlichen beobachtet. Nach dem 25.—30. Lebensjahr trocknet das Gallertgewebe mehr und mehr aus, und es ist infolge des damit verbundenen Verlustes seiner Sprengkraft eine dramatische Entleerung der Gallertkernhöhle nicht mehr zu erwarten.

Wie wir bereits weiter oben erwähnten, sind Halswirbelsäulen mit durchgehend gleichartig veränderten Zwischenwirbelscheiben selten. Meistens treten die seitlichen Spalten

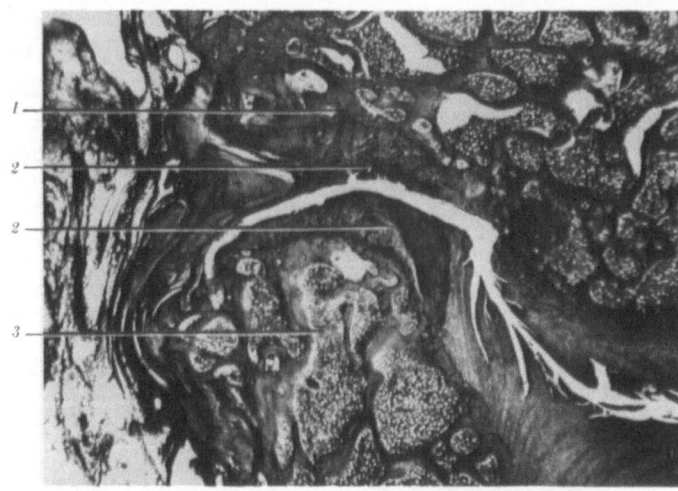

Abb. 51. Ausbau der Uncovertebralregion zu einer Art tragendem Gelenk. *1* „Gelenkfacette" am Gegenpol
des Processus uncinatus (*3*). *2* Faserknorpelbelag

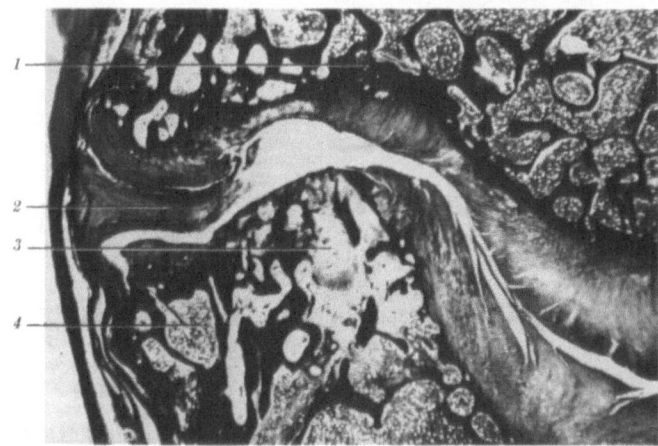

Abb. 52. Dasselbe wie Abb. 51. Faserknorpelbelag weitgehend verschwunden. *2* Meniscus, *4* Osteophyt

zuerst in den oberen Zwischenwirbelscheiben auf, während sie in den unteren später erscheinen oder fehlen. Dabei hat sich erwiesen, daß sich die frühzeitige Entstehung der seitlichen Spalten günstig auf die Erhaltung der Bandscheibenhälften auswirkt. Dank dem gelenkähnlichen Ausbau der Spalten ist fast reibungsloses schonendes Gleiten möglich, so daß Veränderungen der Bandscheiben, wie sie so häufig in der Lendenregion beobachtet werden, vermieden werden.

Infolge der chronischen Reibung, die jede gleitende Bewegung der Wirbelkörper begleitet, wird aber das Bandscheibengewebe allmählich abgenützt, was die zunehmende Einbuße der Tragfähigkeit der Zwischenwirbelscheiben zur Folge hat. Als Begleiterscheinung kommt es zu typischen Veränderungen der Uncovertebralregion mit kuhhornartiger Ausbiegung der Processus uncinati und Annäherung derselben an die Unterflächen der darüber liegenden Wirbelkörper (Abb. 50). Da die Zwischenwirbelscheiben ohnehin lateral am schmalsten sind, ist es ohne weiteres verständlich, daß es dort zuerst zum direkten Kontakt zwischen zwei benachbarten Wirbeln kommen muß, d.h. der obere Wirbel stützt sich auf die Processus uncinati des nächstfolgenden. Wie wir weiter oben gezeigt haben, legen sich die in ihrer Mitte durchgerissenen Lamellen des Faserringes nach außen und bilden schließlich einen glatten faserknorpeligen Überzug auf Processus uncinatus und Gegenpol (Abb. 51). Unter der zunehmenden Belastung kommt es durch Apposition von Knochenbälkchen zur kolbenartigen Verdickung der Processus uncinati, während ihre Gegenpole die Form eines pfannenartigen Gebildes annehmen. Man könnte von der Bildung einer Nearthrose sprechen, welche mehr und mehr die Stützfunktion der insuffizient gewordenen Zwischenwirbelscheibe übernimmt und zu einem tragenden Seitengelenk wird. Der Faserknorpelbelag ist aber auf die Dauer dieser Stützfunktion nicht gewachsen. Er schwindet allmählich vollkommen, während sich die Processus uncinati durch Osteophytenanlagerung nach lateral verbreitern (Abb. 52); der Knochen selbst wird dichter, die Spongiosa verdrängt, und schließlich kommt es zu einer Sklerosierung ganz erheblichen Grades. Damit verlassen wir aber das normale Geschehen und betreten das Gebiet der Pathologie der Halswirbelsäule, was zu besprechen weder unsere Aufgabe noch unsere Absicht ist. Ich wollte am Beispiel der Vorgänge, die sich in den Halsbandscheiben abspielen, lediglich zeigen, daß es keine scharfen Grenzen zwischen einem „normalen" und einem „krankhaften" Geschehen gibt. Die Vorgänge, die sich nach der Geburt abspielen, gehören noch zum Entwicklungsprozeß eines Organes, der eigentlich erst mit dem Tod des Organismus zum Abschluß kommt. Die Sonderstellung der Halszwischenwirbelscheiben ist durch die schon in früher Jugend auftretenden lateralen Spalten bedingt; diese begünstigen zwar die Beweglichkeit, tragen aber gleichzeitig auch den Keim für weitere Entwicklungen in sich, die fließend in Prozesse überleiten, welche als pathologisch zu betrachten sind. Während sich die seitlichen Risse offenbar immer bilden, ist der Ablauf der weiteren Prozesse in starkem Maße von konstitutionellen Momenten abhängig. Aus diesem Grunde ist es nicht möglich, von einer allgemein gültigen Lebenskurve der Halswirbelsäule zu sprechen: Die Zwischenwirbelscheiben eines 40—50jährigen können bereits schwer verändert sein, während wir umgekehrt in einem Material von über 200 Halswirbelsäulen Beispiele von Organen 70—80jähriger haben mit noch recht gut erhaltenem Bandscheibenmaterial. Für weitere Einzelheiten verweise ich auf die Monographie von Ecklin (1960).

b) Zwischenwirbelscheiben im Lendenbereich

Die *Zwischenwirbelscheiben im Lendenbereich* besitzen bereits beim Fetus sehr kräftige Faserringe und sind besonders gut durchblutet. Abb. 53 zeigt auf einem Sagittalschnitt zahlreiche Gefäßäste, die eine merkliche Lockerung des Lamellengefüges zur Folge haben.

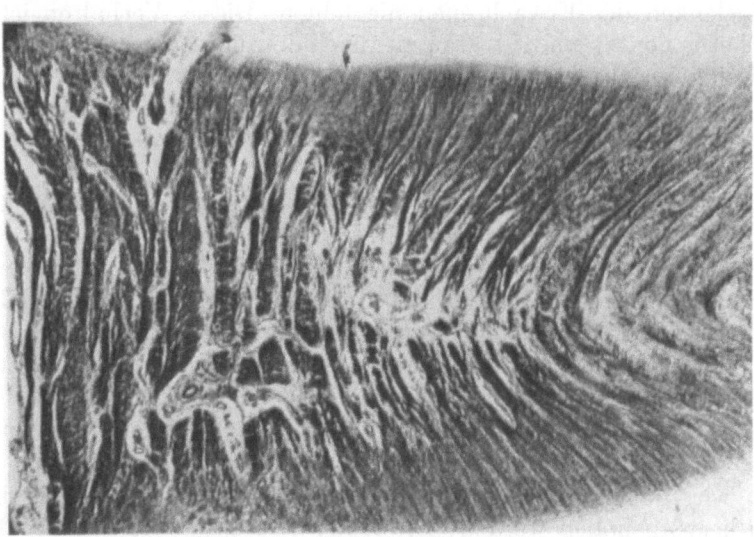

Abb. 53. Außenzone des Anulus fibrosus der präsacralen Zwischenwirbelscheibe eines Fetus von 25 cm SSL. Beachte die starke Vascularisation und Unterbrechung der Lamellen durch die von dorsolateral her eindringenden Blutgefäße

Es frägt sich, ob nach Rückbildung der Blutgefäße eine Art Locus minoris resistentiae entsteht, der das besonders häufige Vorkommen von Lamellenrissen in den beiden präsacralen Zwischenwirbelscheiben und ihre Lokalisation im dorso-lateralen Teil des Faserringes begünstigt. Die Blutgefäße treten in der Mitte ein, während die Risse immer nahe der Einmauerung der Fasern in der Knorpelplatte entstehen. Diese Beobachtung und die früher erwähnte innige Verflechtung der Faserlamellen untereinander sprechen eher gegen einen solchen Zusammenhang.

4. Zur Entwicklung der Wirbelbogen und der kleinen Wirbelgelenke

Die Wirbelbogen entwickeln sich aus den Processus neurales oder dorsales der primitiven Wirbel (s. Abb. 6), enden ursprünglich frei im Mesenchym und werden durch die sog. Membrana reuniens miteinander verbunden. In diese wachsen ihre freien Enden hinein und vereinigen sich bei Keimlingen von 50 mm SSL (Mitte 3. Monat) in der dorsalen Mittellinie. Über den Verknorpelungs- und Verknöcherungsprozeß wurde bereits auf S. 18 und 26ff. ausführlich berichtet.

Die primitiven Wirbelbogen werden durch die Membrana interdorsalis miteinander verbunden; aus dieser bilden sich die Ligamenta flava.

Jeder Wirbelbogen besitzt Gelenkfortsätze, nämlich die Processus articulares superiores und die Processus articulares inferiores, welche mit den Fortsätzen der nächstfolgenden Wirbel echte Gelenke bilden. Diese Gelenke entwickeln sich durch Aneinanderlegen der ursprünglich getrennten Gelenkfortsatzanlagen. An den Berührungsstellen der beiden entstehen zuerst eine Art Schleimbeutel, die aber rasch die Eigentümlichkeiten echter Gelenkspalten annehmen. Die Processus articulares erscheinen bei Embryonen von ca. 16 mm (Mitte 2. Monat), die Gelenkhöhlen sind bei Keimlingen von 40 mm SSL voll ausgebildet.

Auf Abb. 54 ist ein Querschnitt der Wirbelgelenke auf Höhe des 5. Brustwirbels bei einem Keimling von 80 mm SSL (Ende 3. Monat) zu sehen. Die beiden Gelenkspalten haben fast genau frontale Stellung, die Gelenkkapseln sind lateral viel kräftiger als medial gebaut. Gelenkeinschlüsse, wie sie später gefunden werden, fehlen dieser Gelenkanlage noch ganz. In der Lendenwirbelsäule desselben Keimlings sind sie aber bereits anzutreffen. In die Gelenkspalte ragt von medial her zartes, faserarmes, zellreiches und gefäßführendes Gewebe hinein, aus welchem sich die meniscusartigen Gelenkeinschlüsse bilden, welche in den Wirbelgelenken des Erwachsenen nie fehlen. Dieses Verhalten ist auf Abb. 55, die von einem Fetus von 11 cm SSL stammt, noch deutlich zu erkennen. Die geschlängelt verlaufenden Gefäße wachsen aus dem Foramen intervertebrale in die Gelenkeinschlüsse hinein und bilden einen integrierenden Bestandteil der fertig entwickelten „Menisci". Über die Bedeutung dieser Gelenkeinschlüsse vgl. besonders ZUKSCHWERDT, EMMINGER, BIEDERMANN und ZETTEL (1955); TÖNDURY (1972).

Die meniscusartigen Gelenkeinschlüsse gehören zu den obligaten Bestandteilen der Wirbelgelenke und entstehen entweder direkt aus mesenchymalem Füllgewebe oder werden erst sekundär vom Foramen intervertebrale aus in das Gelenkinnere eingestülpt. In der Halswirbelsäule z.B. entstehen primär „meniscusfreie" Gelenke. Die dem Zwischenwirbelloch benachbarten Teile der Gelenkkapsel sind ausgezeichnet vascularisiert und werden sekundär, zusammen mit Bindegewebe zur Bildung kleiner zungenförmiger „Menisci" eingestülpt. In der Lendengegend hingegen entsteht das keilförmig in das Gelenk hineinragende gefäßreiche Bindegewebe direkt aus dem ursprünglichen Füllmaterial zwischen den beiden Gelenkfortsätzen.

Vergleichen wir die Gelenkanlagen der verschiedenen Regionen miteinander, dann muß folgendes hervorgehoben werden: Die *Halswirbelgelenke* besitzen schlaffe Kapseln, stark geneigte Fortsätze, die außerdem gegeneinander abgewinkelt sind, während die *Brustwirbelgelenke* straffer gebaut sind. Ihre Gelenkflächen sind plan und stark geneigt und liegen in einer Flucht. Die *Lendenwirbelgelenke* fallen durch ihre straff gebauten Kapseln

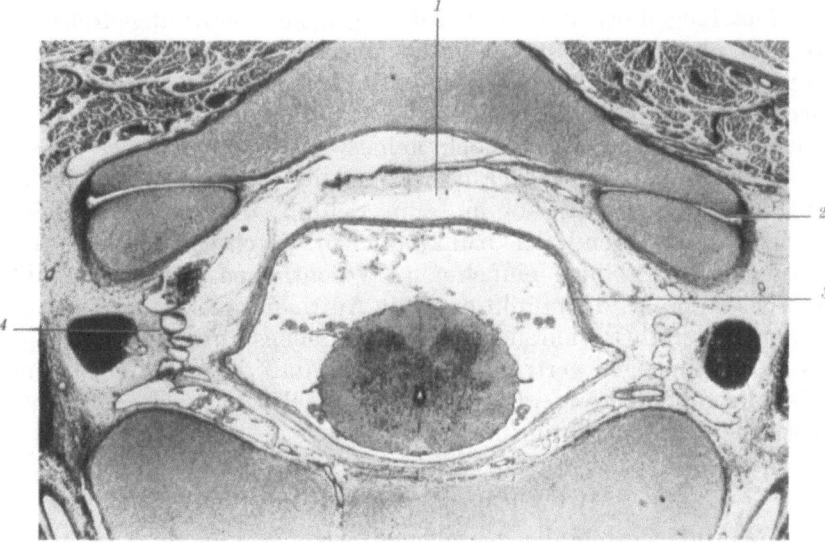

Abb. 54. Querschnitt durch die Gelenke des 5. Brustwirbels eines Keimlings von 80 mm SSL. Fast genau frontale Stellung der beiden Gelenkspalten (2), dicke laterale und zarte mediale Partie der Gelenkkapsel. *1* Cavum epidurale, *3* Duralsack und Inhalt, *4* Foramen intervertebrale

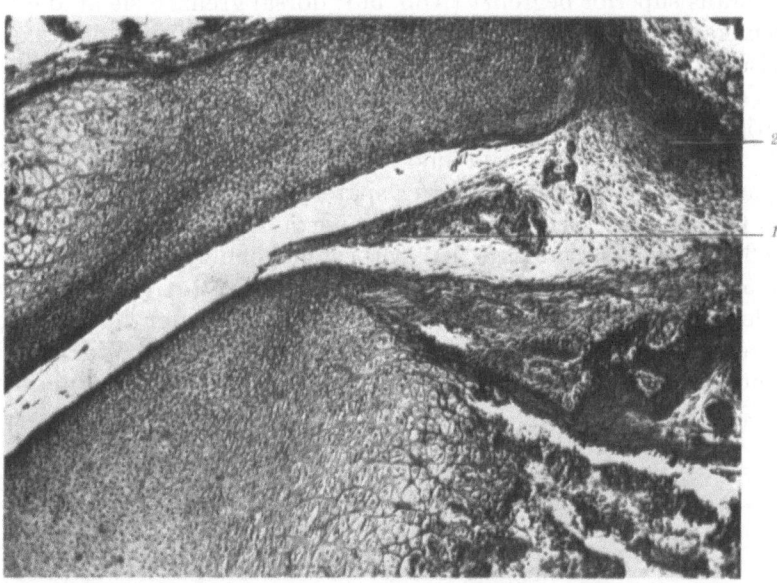

Abb. 55. Lendenwirbelgelenk eines Fetus von 11 cm SSL, mit meniscusartigen Gelenkeinlagerungen (*1*). Beachte die stark gefüllten, geschlängelt verlaufenden Gefäßschlingen. *2* Gelenkkapsel

auf, die auf der dem Wirbelkanal zugekehrten Seite durch das dicke Periost noch verstärkt werden. Die Gelenkflächen sind leicht gekrümmt und etwas nach hinten geneigt, aber noch nicht gegeneinander abgewinkelt, wie dies für die endgültigen Verhältnisse zutrifft.

Ein Vergleich mit den Gelenken beim Erwachsenen zeigt, daß diese baulich, nicht aber in bezug auf die Stellung der Processus articulares mit den Wirbelgelenken des Fetus weitgehend übereinstimmen. Beim Erwachsenen sind die Facetten der Halsgelenke plan und geneigt wie bei den Keimlingen; sie liegen aber in einer Flucht, während die Gelenkflächen der Brustwirbelsäule frontal gestellt und sehr stark geneigt sind. Sie sind

Ausschnitte eines Kugelkörpers und als solche gegeneinander abgedreht. In der Lendenregion greifen die oberen und unteren Gelenkfortsätze derart ineinander, daß eine eigentliche Verzapfung zustande kommt. Die Gelenkflächen sind zudem Ausschnitte aus
Zylinderkörpern. Bei Keimlingen sind sie leicht gekrümmt, nach hinten geneigt und in
der Frontalebene eingestellt, also noch keineswegs gegeneinander abgewinkelt. Lutz
(1967), der sich besonders mit der Entwicklung der Stellung der Gelenkflächen in der
Lendenwirbelsäule befaßt hat, kommt zum Schluß, daß sich die Gelenkflächen der
Lendenwirbelgelenke während der frühkindlichen Wachstumsperiode drehen und allmählich eine sagittale Stellung einnehmen. Wesentlichen Einfluß auf diese Stellungsänderung hat der M. multifidus; funktionell ein Aufrichtemuskel, setzt er an den Processus
mamillares an und erfährt während der ersten Lebensjahre eine mächtige Entfaltung.
Reichmann (1971) hingegen vertritt die Meinung, daß diese, bereits bei der Geburt angedeutet, das Produkt besonders gerichteten Wachstums sei. Aufrechter Gang und
Lordosierung sollen keinen Einfluß haben.

5. Zur Entwicklung der Foramina intervertebralia

Als Foramina intervertebralia bezeichnen wir die kurzen Kanäle, welche in den
Wirbelkanal führen und, in Fett- und Bindegewebe eingebettet, Spinalnerven, ihre Wurzeln, Arterien und Venen enthalten. Sie entstehen durch die Aufeinanderlagerung benachbarter Wirbel und werden oben von der Incisura vertebralis inferior, unten von der
Incisura vertebralis superior begrenzt (Abb. 56); dorsal grenzen sie an die Gelenkfortsätze
und die Gelenkkapseln und ventromedial an die beiden Wirbelkörper und die sie ver-
bindende Zwischenwirbelscheibe.

Für das Verständnis der Topographie der Foramina intervertebralia ist die Feststellung wichtig, daß die Spinalnerven und ihre Wurzeln in einer Phase ausgebildet sind,
in welcher die Anlage der Wirbelsäule und damit auch die Wandung der Zwischenwirbellöcher noch gar nicht vorhanden sind. Der spätere Inhalt der Foramina intervertebralia
wirkt also als formgebender Faktor; das Bildungsmaterial, das ihre spätere Umrandung
liefert, umfließt wie eine Lavamasse den vorbestehenden Inhalt.

Auf Abb. 56 ist ein Schnitt durch die mittlere *Brustwirbelsäule* reproduziert. Die
Umrandung des Foramen intervertebrale ist, soweit es sich um die Wirbelbogen handelt,
in Verknöcherung begriffen. Die Spinalganglien und ventralen Wurzeln liegen im Ein-
schnitt der Incisura vertebralis inferior, allseitig von weiten, anastomosierenden Venen

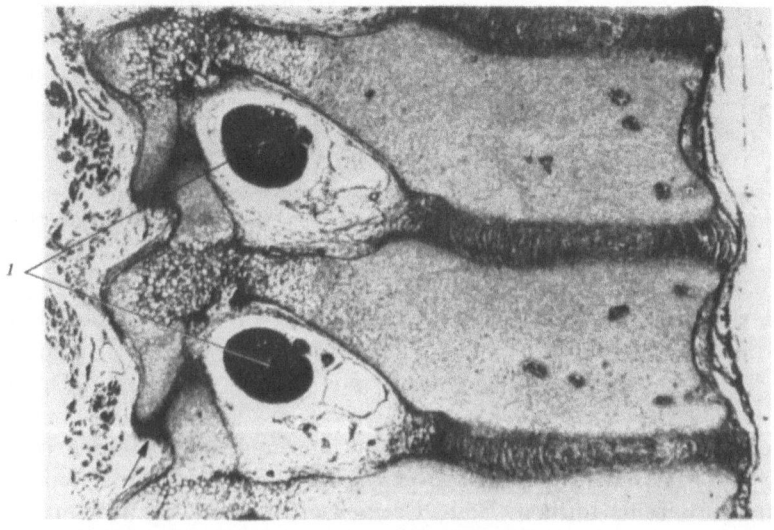

Abb. 56. Parasagittalschnitt durch die mittlere Brustwirbelsäule eines menschlichen Keimlings von 70 mm SSL.
Exzentrischer Einbau der Spinalganglien (*1*). Vgl. Text

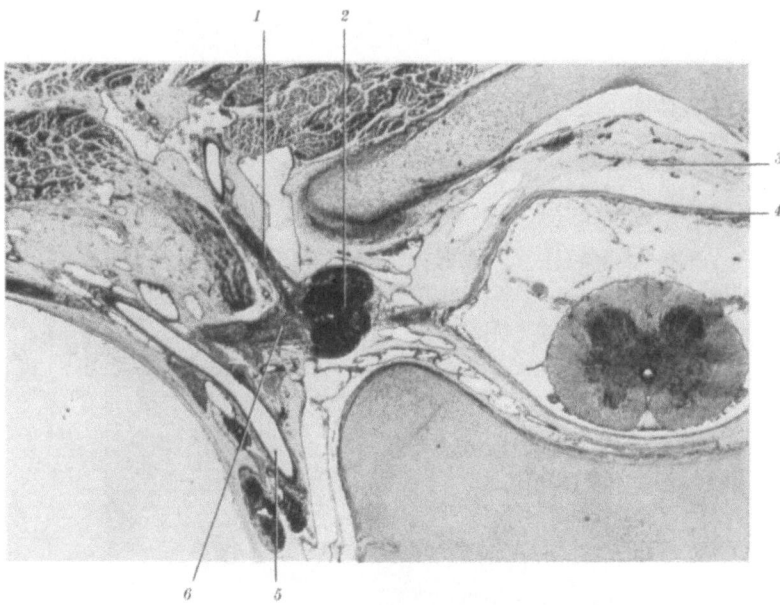

Abb. 57. Übersicht über den Inhalt eines Foramen intervertebrale thoracicum bei einem Fetus von 80 mm SSL. *1* Ramus dorsalis, *2* Ganglion spinale, *3* Cavum epidurale, *4* Dura mater, *5* A. intercostalis, *6* Ramus ventralis n. spinalis

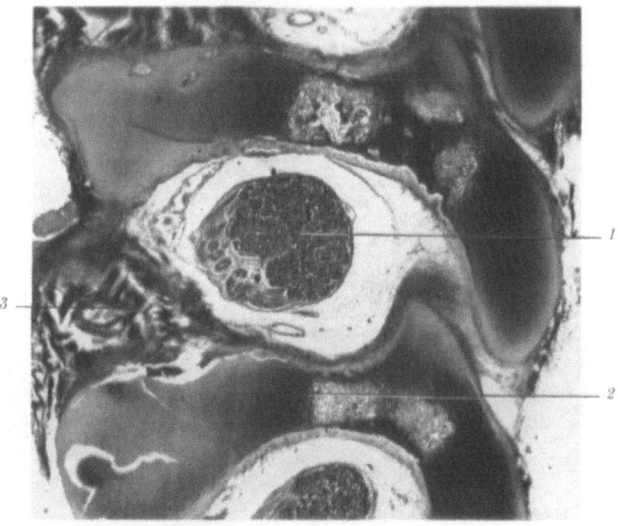

Abb. 58. Foramen intervertebrale lumbale. Ganglion spinale (*1*), Wirbelbogen mit Gelenkfortsatz (*2*), Randpartie der Zwischenwirbelscheibe (*3*)

umschlossen. Auf Abb. 57 ist ein Querschnitt zu sehen, aus welchem hervorgeht, daß die Foramina intervertebralia der Brustregion unmittelbar in die Intercostalräume übergehen. Die Verbindung der Venengeflechte (Plexus venosus vertebralis internus und Plexus venosus vertebralis externus) im äußeren Mündungsbereich und die Beziehungen zum Durasack im inneren Mündungsbereich treten klar hervor.

In der *Lendenregion* liegen Ganglion und Radix ventralis mehr zentral im Zwischenwirbelkanal und kommen so in nähere Beziehung zu den Randpartien der Zwischenwirbelscheiben, deren Fasern mit dem oberen Rand der Wirbelbogenwurzeln innige Verbindung haben (Abb. 58).

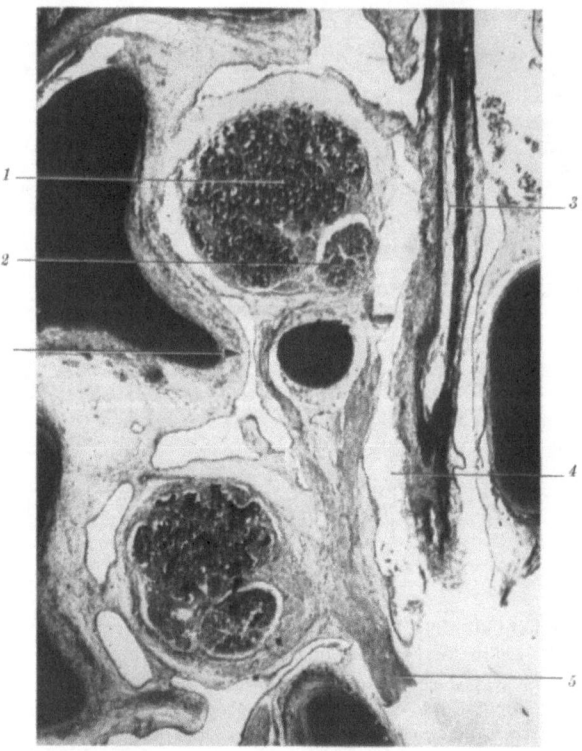

Abb. 59. Parasagittalschnitt durch das Gebiet der äußeren Öffnung der Foramina intervertebralia cervicalia Keimling von 70 mm SSL. *1* Ganglion spinale, *2* Radix ventralis, *3* A. vertebralis, *4* V. vertebralis, *5* N. vertebralis. Pfeil weist auf ein Foramen transversarium accessorium hin; darin verlaufen eine Vene und ein kleiner Ast des N. vertebralis

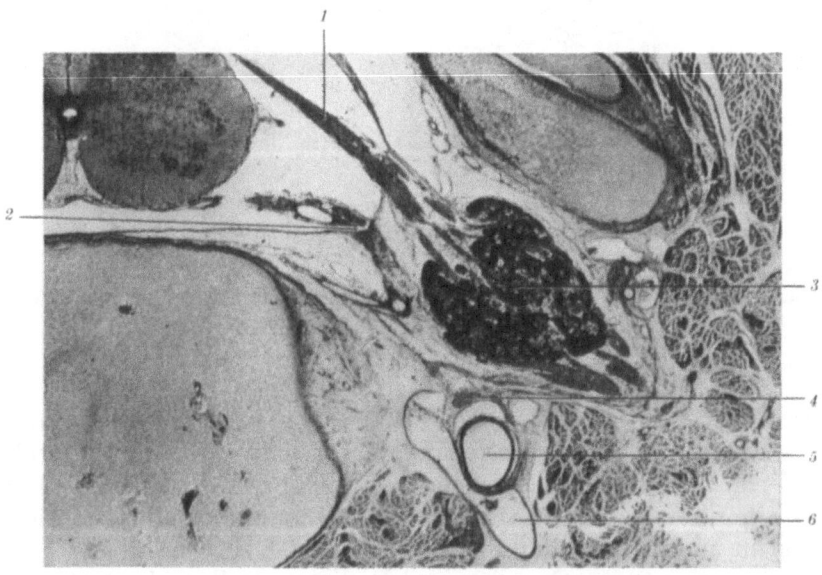

Abb. 60. Querschnitt auf Höhe eines Foramen intervertebrale cervicale. Beachte seine ventrale Lage und die Reihenfolge seines Inhaltes. *1* Radix dorsalis, *2* Radix ventralis n. spinalis, *3* Ganglion spinale, *4* N. vertebralis, *5* A., *6* V. vertebralis

In der *Halsregion* bestimmt die *A. vertebralis* die topographischen Besonderheiten der äußeren Mündung der Foramina intervertebralia. Von der A. subclavia herkommend, dringt sie meist auf Höhe von C6 in das Foramen costotransversarium ein in Begleitung eines Venengeflechtes und des aus dem Ganglion stellatum des Sympathicus stammenden N. vertebralis. Auf Abb. 59 geht der Schnitt genau durch die Öffnung des 6. Zwischenwirbelloches, während der Querschnitt (Abb. 60) einen Überblick über die Einzelheiten des Inhaltes vermittelt. Von dorsal nach ventral folgen sich Ganglion, N. vertebralis, A. vertebralis und Venengeflechte.

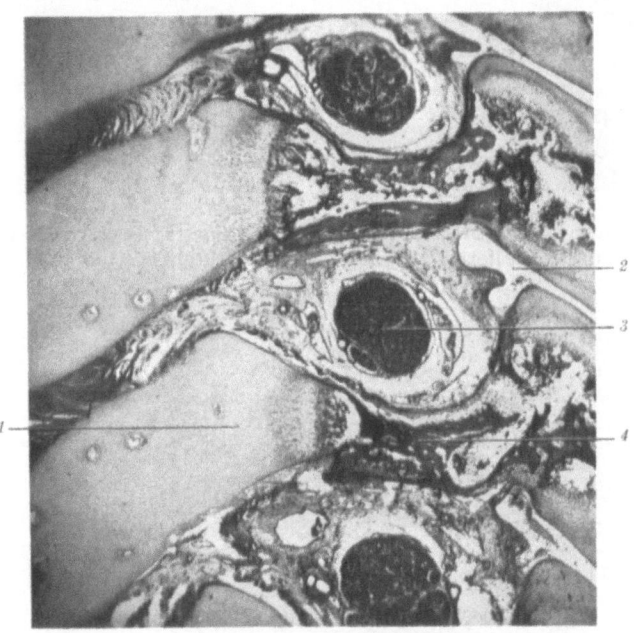

Abb. 61. Parasagittalschnitt durch die Halswirbelsäule eines Fetus von 15 cm SSL. *1* Processus uncinatus, noch ganz knorpelig, *2* Gelenkspalte (beachte den eingestülpten „Meniscus"), *3* Ganglion spinale, *4* Wirbelbogen

Als Besonderheit der Halsregion muß nochmals die Ausbildung des Processus uncinatus erwähnt und an die Vorgänge, die sich an den Zwischenwirbelscheiben abspielen, erinnert werden. Auf Abb. 61 ist zu sehen, daß die noch knorpeligen Processus uncinati die Form von cranial aufgeworfenen, aber noch flachen Wülsten haben, die nach hinten in den Wirbelbogen übergehen. Die zentral gelegenen Ganglien und ventralen Wurzeln sind von weiten Venen umgeben. Da sich die Zwischenwirbelscheiben nicht auf die Processus uncinati ausdehnen, besteht im Gegensatz zur Brust- und Lendenregion primär keine Beziehung des Kanalinhaltes mit ihr. Bei Veränderungen der Uncovertebralregion kann aber (s. S. 49) eine Beschädigung von Nervenwurzeln und A. vertebralis erfolgen.

6. Zur Entwicklung des oberen Endes der Halswirbelsäule

Die beiden obersten Halswirbel haben sich zu Drehwirbeln spezialisiert und unterscheiden sich nicht nur in ihrem endgültigen Bau, sondern auch in der Art ihrer Entwicklung von allen andern Wirbeln. Der *Atlas* besitzt weder Körper noch Processus spinosus; der *Arcus anterior* ist eine schmale Knochenspange, die dorsal die Fovea articularis dentis aufweist, der *Arcus posterior* ist bogenförmig nach hinten ausgewölbt und trägt in der dorsalen Mitte das Tuberculum posterius. Die *Massae laterales* tragen die Fortsätze für die gelenkige Verbindung mit dem Occiput und dem darunter folgenden *Axis (Epistropheus)*. Dieser besitzt als Besonderheit einen zahnförmigen, zylindrischen

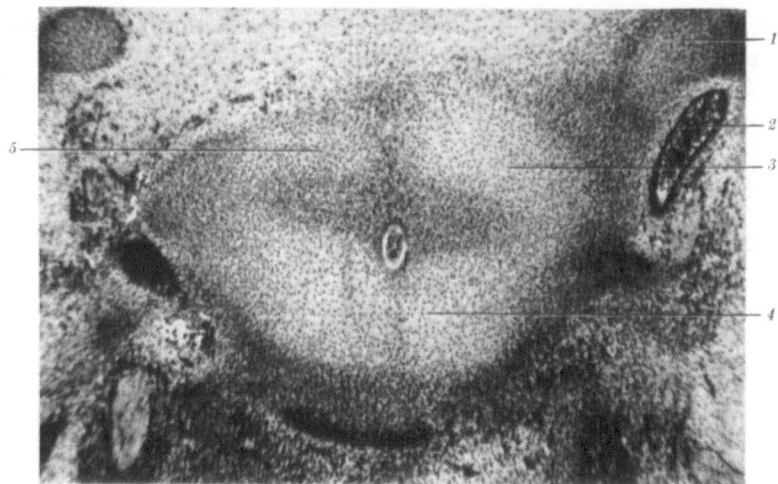

Abb. 62. Frontalschnitt durch das obere Ende der Halswirbelsäule eines Embryo von 16 mm SSL, mit Anlagen des Axis (*4*), der Dentalfortsätze (*3, 5*), des Atlas (*1*), *2* A. vertebralis

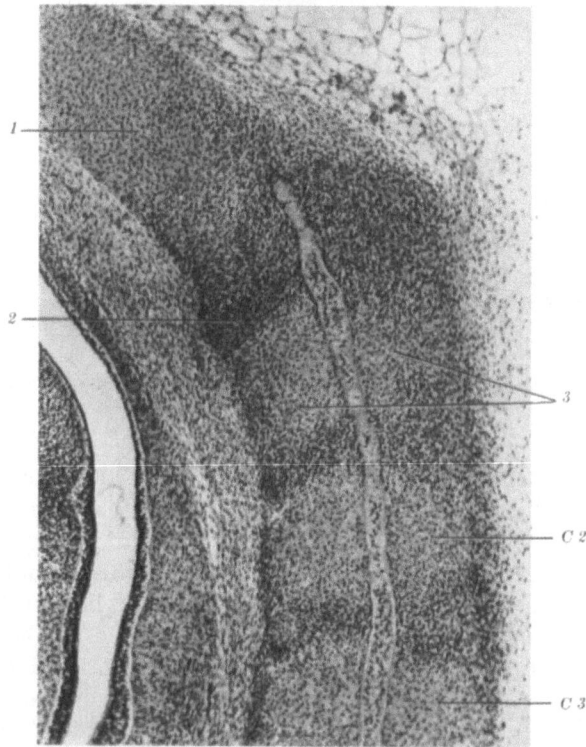

Abb. 63. Medianschnitt durch das vordere Ende der Wirbelsäule und das Occiput. Embryo 16 mm SSL. *1* Anlage des Occiput, *2* Arcus anterior atlantis, *3* Anlage der Dentalfortsätze des Axis. *C 2* Axis-körper

Fortsatz, den *Dens*, der eine vordere und eine hintere Gelenkfläche trägt und in das Ligamentum apicis dentis ausläuft.

Occiput, Atlas und Axis sind gelenkig verbunden und gestatten dem Kopf eine Beweglichkeit in 3 Richtungen.

Nach neuesten Untersuchungen von K. S. Ludwig (1953, 1957) stellt der Atlas ontogenetisch einen eigenen Wirbeltypus dar, der durch die Massae laterales und das Fehlen eines Körpers gekennzeichnet ist. Ohne auf die primitive Entwicklung eingehen zu können, soll hier nur bemerkt werden, daß der Atlaskörper beim Menschen gar nicht angelegt wird, so daß der Dens des Axis nicht aus einem Atlaskörper hervorgehen kann, wie dies heute noch allgemein angenommen wird. Der Dens axis entsteht vielmehr aus paarigen Fortsätzen (Dentalfortsätze), die von der Stelle ausgehen, an welcher sich Neuralbogen und Wirbelkörper von *C 2* vereinigen. Die Dentalfortsätze verschmelzen nach kurzer Zeit. Wir verweisen auf Abb. 62, die einen Frontalschnitt durch den Axis eines Keimlings von 16 mm SSL wiedergibt. Die Dentalfortsätze sind lateral organisch mit dem Wirbelkörper von *C 2* verbunden; in der Mitte werden sie durch ein zellreiches Blastem getrennt, das mit dem Perichondrium und mit einem Blastem zusammenhängt, das auf dem Sagittal-

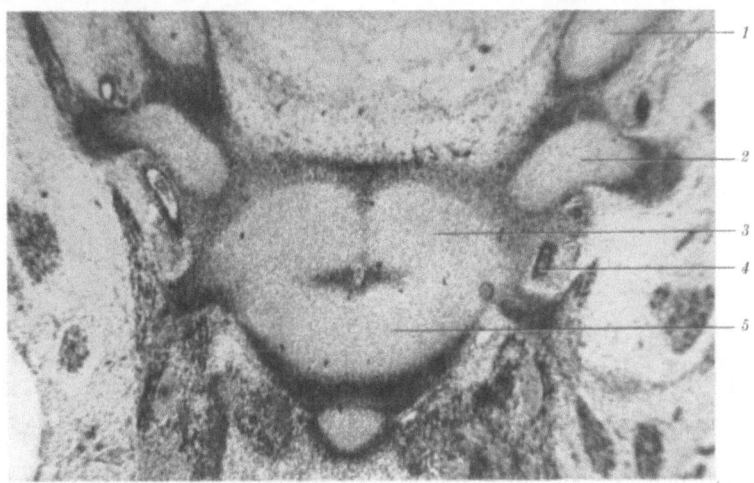

Abb. 64. Frontalschnitt durch den Axiskörper und die Dentalfortsätze bei einem Embryo von 22 mm SSL.
1 Occiput, *2* Atlas, *3* Dentalfortsatz, *4* A. vertebralis, *5* Corpus axis

schnitt (Abb. 63) an eine Zwischenwirbelscheibenanlage erinnert. Auf dem Frontalschnitt ist zu sehen, daß es die Oberfläche nirgends erreicht. Ähnliche Verhältnisse sind auf Abb. 64 zu sehen: Die Spaltung der Densanlage ist noch sehr deutlich, das in der Grenze zum Axiskörper gelegene Blastem weiter reduziert. Die Chorda dorsalis dringt, aus dem Körper von *C2* kommend, in das Blastem und von da in die die beiden Dentalfortsätze trennende Spalte und in ein cranial folgendes, dichtes Zellager ein, das die Anlage des Bandapparates darstellt.

Bei Embryonen von 16—22 mm SSL ist die Verknorpelung in vollem Gange, bei Keimlingen von 80 mm SSL ist sie längst abgeschlossen; die Ossifikation reicht aber in diesem Alter erst bis auf Höhe von *C4*, so daß Dens und Corpus axis noch vollständig knorpelig sind. Auf Abb. 65 ist ein Sagittalschnitt zu sehen, der auf den ersten Blick zeigt, daß die knorpelige Anlage des Axis einheitlich ist: Körper und Zahn gehen ohne Unterbruch ineinander über, eine kleine Einziehung auf der dorsalen Seite (*3*) markiert die Grenze zwischen den beiden. Von einer Bandscheibenanlage ist aber nicht die Spur zu sehen, auch das auf Abb. 62 und 64 sichtbare dichte Zellblastem ist ganz verschwunden. Die Chorda dorsalis durchläuft, von der Densspitze her kommend, den ganzen Wirbel; auf Höhe der Grenze Dens-Corpus ist ein rudimentäres Chordasegment zu erkennen, das mitten im hyalinen Knorpel liegt. Die erste Bandscheibenanlage findet man zwischen *C2* und *C3*. Das Gelenk zwischen Atlas und Dens ist in diesem Stadium bereits voll ausgebildet, die Anlage des Ligamentum transversum als kräftige Bindegewebsformation vorhanden, ebenso die Fasern des Ligamentum longitudinale.

Von besonderem Interesse ist das Verhalten der *Chorda dorsalis* am Übergang des Dens in die Schädelbasis (Abb. 66). Bei einem Embryo von 16 mm SSL läuft sie mitten

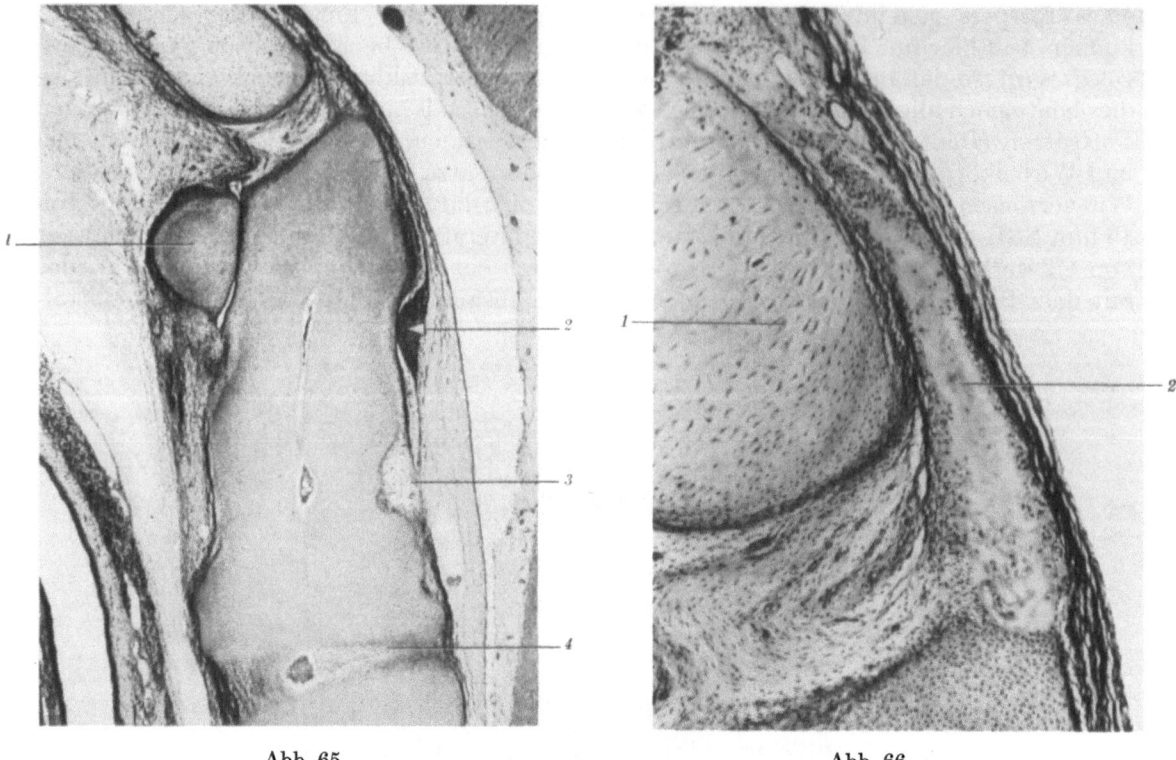

Abb. 65   Abb. 66

Abb. 65. Sagittalschnitt durch die knorpelige Anlage des Axiskörpers, des Dens, des Arcus anterior atlantis
(*1*), und des Occiput. Keimling von 80 mm SSL. *2* Ligamentum transversum, *3* Grenze Dens-Corpus *C 2*, *4* erste
Zwischenwirbelscheibe

Abb. 66. Verhalten der Chorda dorsalis (*2*). Austritt aus der Densspitze und Übergang auf die Anlage des
Occiput (*1*). Fetus von 85 mm SSL

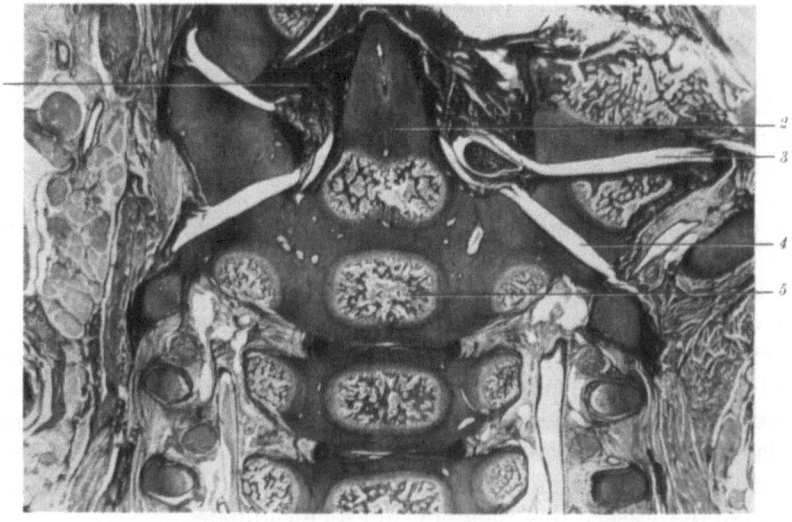

Abb. 67. Frontalschnitt durch Axis, Atlas und Occiput eines Fetus von 20 cm SSL. *1* Ligamentum alare,
2 Dens, *3* Articulatio atlanto-occipitalis, *4* Articulatio atlanto-axialis lateralis, *5* Corpus axis. Vgl. Text

durch ein dichtes Blastem occipital (Abb. 63), bei Keimlingen von 70 mm SSL und mehr
verläßt sie genau an der Densspitze die Wirbelsäule und ändert sogleich ihren Bau. Außen
besitzt sie eine dichte Bindegewebsscheide, die aus Längsfasern aufgebaut ist. Die Chordazellen haben ihre Grenzen verloren, ihre Kerne sind unter die Scheide verlagert worden,
während das Cytoplasma eine schleimig-gallertige Füllmasse bildet, die nur noch gelegentlich einen Zellkern enthält und sich ohne Unterbruch von der Zahnspitze bis zur Eintritt-

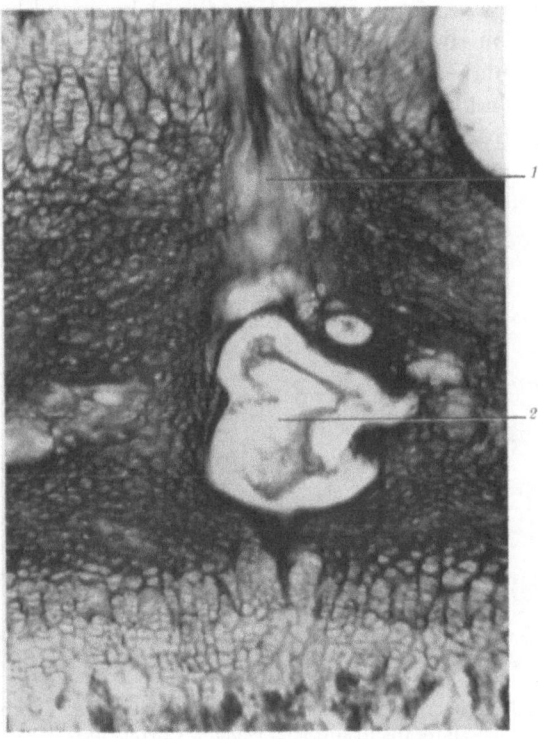

Abb. 68. Querschnitt desselben Präparates wie in Abb. 67. Chordascheidenstrang (1) im Dens, rudimentäres
Chordasegment (2) im Knorpel zwischen Dens und Corpus axis

stelle der Chorda in die Schädelbasis erstreckt. Auf diese Weise ist ein Aufhängeband
entstanden, das von innen heraus unter Zugspannung steht und die Verankerung des
Dens nach oben garantiert. Die Chorda trägt in dieser Phase als Aufhängeband die Ver-
antwortung für die normale Topographie des oberen Endes der Halswirbelsäule. Eine zu
frühe Rückbildung der Chorda beraubt dasselbe einer wichtigen Sicherung, wobei der
Zug der Nackenmuskulatur genügt, um Schädelbasis und Atlas nach dorsal zu beugen
und die Situation einer Densluxation herbeizuführen. Ich verweise in diesem Zusammenhang auf meine Ausführungen zur Entstehung der angeborenen Densluxation in „Entwicklungsgeschichte und Fehlbildungen der Wirbelsäule" (TÖNDURY, 1958).

Über die Verknöcherung der Drehwirbel

Wie wir bereits ausgeführt haben, wird die Ossifikation der Wirbelkörper mit dem
Auftreten eines unpaaren Kalkknorpelkernes eingeleitet. Bei Keimlingen von 12 cm SSL
ist die Verknöcherung in der ganzen Wirbelsäule in vollem Gange: Dens und Corpus axis
enthalten je einen eigenen Kern, der in seiner Mitte von der Chorda dorsalis durchbohrt
und in zwei ungleiche Teile zerlegt wird. Abb. 67 zeigt die Verhältnisse bei einem Fetus
von 20 cm SSL: Der Wirbelkörperkern besitzt eine typisch gegliederte Wachstumszone,
an welche sich ruhender Knorpel anschließt, während der Kern im Dens in seiner Mitte
leicht eingezogen ist und bis unter das Perichondrium reicht, wo sich eine dünne Knochen-

manschette gebildet hat. Cranial und caudal ist je eine Zuwachszone, zwischen den beiden Kernen ruhender Knorpel mit eingelagertem rudimentärem Chordasegment zu sehen (Abb. 68). Die Chordascheide fehlt wie in Bandscheibensegmenten, die Zellen bilden aber ein stark geschrumpftes Reticulum, während der anschließende Knorpel stellenweise faserig ist, ohne aber irgendwelche Lamellenstruktur zu zeigen.

Die Verknöcherung des Wirbelbogens folgt dem bekannten Gesetz (s. S. 26f), das auch für die Ossifikationsvorgänge im Atlas gilt, d.h. sowohl die Verknöcherung der Massae laterales, wie auch diejenige der beiden Bogen wird durch das Auftreten einer perichondralen Knochenmanschette eingeleitet.

Beim Neugeborenen hat die Verknöcherung weitere Fortschritte gemacht (Abb. 69): Der Dens besitzt eine kräftige periostale Knochenschale. In der breiten Knorpelfuge,

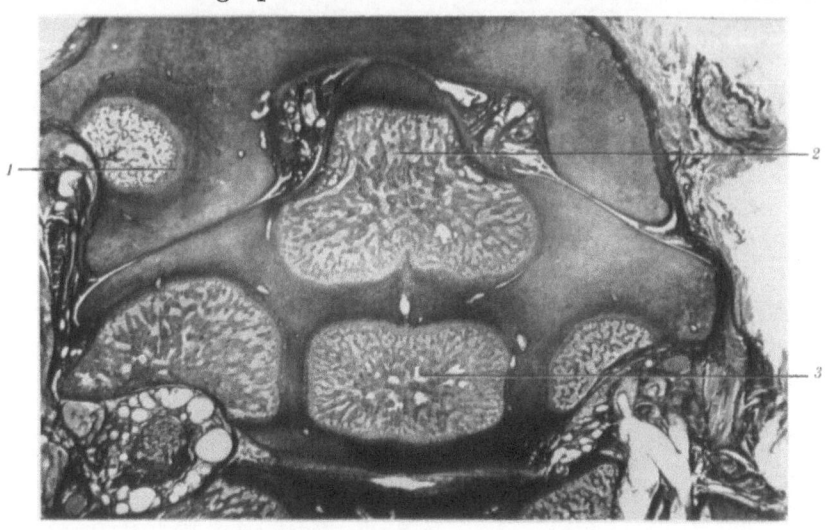

Abb. 69. Dasselbe bei einem Neugeborenen. Beachte die Fortschritte des Verknöcherungsprozesses. *1* Massa lateralis atlantis, *2* Dens, *3* Corpus axis

welche die Verbindung zum Körper herstellt, ist immer noch ein Rest des Chordasegmentes zu finden. Die Ossifikation des Atlas erstreckt sich jetzt bis auf den Arcus anterior, der in dieser Phase durch eine durchgehende, perichondrale Knochenspange gesichert ist. Wenn Schinz in seinem Lehrbuch schreibt: „Der Zahn des Epistropheus bleibt bis zum 5. Jahr selbständig" und „Normalerweise verschmilzt der Dens mit dem Epistropheus im 4.—6. Jahr", so dürfen dort nicht Zahn und Corpus axis an sich verstanden werden, sondern ausschließlich deren Knochenkerne. Diese treten zwar getrennt, aber in einer von Anfang an einheitlich knorpeligen Anlage auf. Die Verknöcherungszentren nehmen allmählich an Größe zu und verschmelzen im 4.—6. Lebensjahr miteinander.

Der Bandapparat, welcher *C1*, *C2* unter sich und mit dem Occiput verbindet, entwickelt sich aus einem gemeinsamen Blastem, das auf Abb. 67 zu sehen und bei Keimlingen von 40 mm SSL bereits zu überblicken ist.

Literatur

ALEXANDER, B.: Die Entwicklung der knöchernen Wirbelsäule. Fortschr. Röntgenstr., Erg.-B. **13** (1906).

BARDEEN, CH. R.: Die Entwicklung des Skeletts und des Bindegewebes. In: KEIBEL-MALL: Handbuch der Entwicklungsgeschichte des Menschen, Bd. 1. Leipzig 1910.

BAUMANN, J. U.: Wirbelbogenspalten bei einem menschlichen Embryo von 14 mm SSL. Z. Orthop. **100**, 1—16 (1965).

BAUR, R.: Zum Problem der Neugliederung der Wirbelsäule. Acta anat. (Basel) **72**, 321—356 (1969).

BEELER, J. W.: Further evidence on the acquired nature of spondylolysis and spondylolisthesis. Amer. J. Roentgenol. **108**, 796—798 (1970).

BROCHER, J. E. W.: Die Wirbelverschiebung in der Lendengegend, 2. Aufl. Leipzig: VEB Georg Thieme 1956.

BROCHER, J. E. W.: Die Occipito-Cervical-Gegend. Eine diagnostisch pathogenetische Studie. Stuttgart: Thieme 1955.

BUGYI, B.: Über die Gesetzmäßigkeit des Wachstums der Wirbelkörper der thorakolumbalen Region im Röntgenbild. Anat. Anz. **107**, 441—451 (1959).

COOPER, E. R.: Cranial diploic channels and their communications. Acta anat. **47**, 345—362 (1961).

DENISCH, E. W.: The cartilage endplates of the human vertebral column (some considerations of postnatal development). Anat. Rec. **169**, 705—716 (1971).

DÜRR, D. K.: Die Bedeutung der Chorda dorsalis für die prä- und postnatale Bandscheibendifferenzierung. Z. menschl. Vererb. u. Konstit.-Lehre **34**, 360—383 (1958).

ECKLIN, U.: Die Altersveränderungen der Halswirbelsäule. Berlin-Göttingen-Heidelberg: Springer 1960.

FASSKE, E.: Der Strukturwandel der menschlichen Zwischenwirbelscheibe. Z. mikr.-anat. Forsch. **66**, 1—18 (1959).

FRAME, J.: Some observations on the development of the craniovertebral joint. J. roy. Coll. Surg. Edinb. **5**, 320—324 (1960).

FRIBERG, S.: Studies on spondylolisthesis. Acta chir. scand., Suppl. **82**, 60 (1939).

FRIEDENBERG, Z. B.: Degeneration of the cervical disc. West. J. Surg. **72**, 191—194 (1964).

GALEAZZI, R.: Sulla struttura dei dischi intervertebrali e la loro patologia. Arch. Ortop. (Milano) **51**, 217 (1935).

GIRAUDI, G.: Reperti di indole microscopica e roentgenologica circa lo sviluppo e l'accrescimento delle vertebre sacrali umane. Arch. Ortop. (Milano) **56**, 77—103 (1940).

GIRAUDI, G.: Reperti anatomici (macro- e microscopici) e radiologici circa il saldamento reciproco delle vertebre sacrali. Arch. Ortop. (Milano) **56**, 221—254 (1940).

JENKINS, F. A.: The evolution and development of the dens of the mammalian axis. Anat. Rec. **164**, 173—184 (1969).

JUNGHANNS, H.: Die Randleiste des Wirbelkörpers im Röntgenbild. Fortschr. Röntgenstr. **42**, 333 (1930).

JUNGHANS, H.: Offene Fragen aus dem Gebiete der Wirbelsäulenentwicklung und der Wirbelsäulenfehlbildungen. Z. Anat. Entwickl.-Gesch. **106**, 625—636 (1936).

JUNGHANS, H.: Die Pathologie der Wirbelsäule. In: HENKE-LUBARSCH, Handbuch der speziellen pathologischen Anatomie und Histologie, Bd. 9/4. Berlin: Springer 1939.

KEYES, D. C., COMPERE, E. C.: The normal and pathological physiology of the nucleus pulposus of the intervertebral disc. J. Bone Jt Surg. **30**, 897 (1932).

KLOSE-GERLICH, J.: Die angeborenen seitlichen Wirbelspalten in der Lenden-Kreuzbeinregion. Z. orthop. Chir. **63**, 31 (1935).

KNUTSSON, F.: Die frontale Wirbelkörperspalte. Acta radiol. scand. **21**, 597—602 (1940).

KROGDAHL, T., TORGERSEN, O.: Die „Uncovertebralgelenke" und die „Arthrosis deformans uncovertebralis". Acta radiol. scand. **21**, 231 (1940).

LARCHER, F.: Beitrag zur Entwicklung der Lendenwirbelsäule beim Menschen. Med. Diss. Zürich 1947.

LIECHTI, A.: Die Röntgendiagnostik der Wirbelsäule und ihre Grundlagen, 2. Aufl. Wien: Springer 1948.

LINDEMANN, K., KUHLENDAHL, H.: Die Erkrankungen der Wirbelsäule. Stuttgart: Ferdinand Enke 1953.

LIPPERT, H., LIPPERT, E.: Gestaltswandel und Wachstumsdynamik der menschlichen Wirbelsäule. Z. Anat. Entwickl.-Gesch. **122**, 63—85 (1960).

LIPPERT, H., LIPPERT, E.: Über alometrisches Wachstum der Wirbelkörper des Menschen. Z. Anat. Entwickl.-Gesch. **122**, 22—41 (1960l.

LOSSEN, H.: Chorda dorsalis im Röntgenbild. Anat. Anz. **73**, 168—172 (1931).

LUDWIG, K. S.: Die Frühentwicklung des Dens epistrophei und seiner Bänder beim Menschen. Morph. Jb. **93**, 98—112 (1953).

LUDWIG, K. S.: Die Frühentwicklung des Atlas und der Occipitalwirbel beim Menschen. Acta anat. (Basel) **30**, 444—461 (1957).

LUSCHKA, H.: Die Halbgelenke des menschlichen Körpers. Berlin 1858.

LUTZ, G.: Die Entwicklung der kleinen Wirbelgelenke. Z. Orthop. **104**, 19—28 (1967).

MALL, F. P.: On ossification centers in human embryo less than one hundred days old. Amer. J. Anat. **5**, 433—458 (1906).

MAU, C.: Die Kyphosis dorsalis juvenilis im Rahmen der Epiphysen- und Epiphysenlinienerkrankungen des Wachstumsalters. Z. orthop. Chir. **46**, 145 (1925).

MEACHIM, G., CORNAH, M. S.: Fine structure of juvenile human nucleus pulposus. J. Anat. **107**, 337—350 (1970).

MEIENBERG, P.: Ein Beitrag zur Morphogenese des oberen Endes der Halswirbelsäule. Z. Morph. Anthrop. **52**, 76—92 (1962); (Diss.).

MEYER-BURGDORFF, H.: Untersuchungen über das Wirbelgleiten. Leipzig: Thieme 1931.

NAO, Y.: Untersuchungen über die Ossifikationslücken in den Entwicklungszonen des Wirbelkörpers, zit. nach SCHAJOWICZ 1938.

OSTERTAG, B.: Wirbelfehlbildungen und Radiusaplasie bei einem Neugeborenen mit multiplen Mißbildungen. Z. Anat. Entwickl.-Gesch. **126**, 182—204 (1967), (Diss.).

PENNING, L., TÖNDURY, G.: Entstehung, Bau und Funktion der meniscoiden Strukturen in den Halswirbelgelenken. Z. Orthop. **98**, 1—14 (1963).

PRADER, A.: Beitrag zur Kenntnis der Entwicklung der Chorda dorsalis beim Menschen. Rev. suisse Zool. **52**, 597—631 (1945).

Prader, A.: Die frühembryonale Entwicklung der menschlichen Zwischenwirbelsäule. Acta anat. (Basel) **3**, 68—83 (1947).

Prader, A.: Die Entwicklung der Zwischenwirbelscheibe beim menschlichen Keimling. Acta anat. (Basel) **3**, 115—152 (1947).

Probst, J.: Anatomisch-histologische Untersuchungen über röntgenologisch nachweisbare Defekte (Spaltbildungen) fetaler Wirbelkörper im Zusammenhang mit Entwicklungsstörungen der Chorda dorsalis, unter besonderer Berücksichtigung der Gewebekorrelationen. Morph. Jb. **92**, 470—499 (1952).

Probst, J.: Isolierte Interarticulärspaltbildung am Brustwirbel und ihre Darstellung im Röntgenbild. Fortschr. Röntgenstr. **86**, 762—766 (1957).

Rambaud, Renault: Origine et développement des os. Paris: Chamerot 1864.

Rathcke, L.: Zur normalen und pathologischen Anatomie der Wirbelsäule. Dtsch. Z. Chir. **242**, 122 (1933).

Reichmann, Sven: The postnatal development of form and orientation of the lumbar intervertebral joint surfaces. Z. Anat. Entwickl.-Gesch. **133**, 102—123 (1971).

Reichmann, Sven: Longitudinal growth of the lumbar articular processes with reference to the development of clefts. Z. Anat. Entwickl.-Gesch. **133**, 124—134 (1971).

Reichmann, S., Lewin, T.: Growth processes in the lumbar neural arch. Z. Anat. Entwickl.-Gesch. **133**, 89—101 (1971).

Rickenbacher, J.: Zur Entwicklungsgeschichte der Wirbelsäule. Praxis 58, 179—182 (1969).

Schaffer, J.: Die Stützgewebe. Handbuch der mikroskopischen Anatomie des Menschen, Bd. II/2. Berlin: Springer 1930.

Schajowicz, F.: Contributo alla struttura microscopica e alla patologia dei dischi intervertebrali nei giovani. Chir. Organi Mov. **24**, 5—58 (1938).

Schiedt, E.: Beitrag zur Ossifikation der Wirbelsäule. Langenbecks Arch. klin. Chir. **280**, 241—260 (1955).

Schinz, H. R., Bänsch, W. E., Friedl, E., Uehlinger, E.: Lehrbuch der Röntgendiagnostik, 5. Aufl. Stuttgart: Thieme 1952.

Schmorl, G.: Zur Kenntnis der Wirbelkörperepiphyse und der an ihr vorkommenden Verletzungen. Langenbecks Arch. klin. Chir. **153**, 35 (1928).

Schmorl, G., Junghanns, H.: Die gesunde und kranke Wirbelsäule im Röntgenbild und Klinik 5. Aufl. Stuttgart: Thieme 1958.

Sensenig, E. C.: The early development of the human vertebral column. Contrib. Embryol. Carneg. Inst. **33**, 23—41 (1949).

Starck, D.: Embryologie. Ein Lehrbuch auf allgemein biologischer Grundlage, 2. Aufl. Stuttgart: Thieme 1965.

Strudel, G.: Inductive effect of extract of neural tube and chorda on the formation of the vertebral cartilage. C. R. Acad. Sci. (Paris) **249**, 470—471 (1959).

Strudel, G.: Matériel extracellulaire et chondrogenese vertébrale. C. R. Acad. Sci. (D) (Paris) **272**, 473—476 (1971).

Taillard, W.: Les spondylolisthésis Paris: Masson, 1957.

Tanabe, M.: Studies on human cervical intervertebral discs with special reference to age changes [Jap.]. J. Jap. Orthop. Ass. **42**, 965—978 (1968).

Taylor, J. R.: Growth of the human intervertebral disc. J. Anat. (Lond.) **107**, 183—184 (1970).

Taylor, J. R.: Persistence of the notochordal canal in vertebrae. J. Anat. **111**, 211—217 (1972).

Theiler, K.: Die Entstehung der Densluxation bei der Short-Danforth-Maus. Ein Beitrag zur Analyse der Wirbelsäulenmißbildungen bei kurzschwänzigen Mäusen. Arch. Klaus-Stift. Vererb.-Forsch. **26**, 450—454 (1951).

Theiler, K.: Beitrag zur Analyse von Wirbelkörperfehlbildungen. Experimente, Genetik, Entwicklung. Z. menschl. Vererb.- u. Konstit.-Lehre **31**, 271—322 (1953).

Theiler, K.: Die Entstehung der Randleistenzähne der Wirbelkörper. Z. Anat. Entwickl.-Gesch. **124**, 533—542 (1965).

Theiler, K.: Metameriestörungen und ihre Konsequenzen im Säugetierexperiment. Z. Anat. Entwickl.-Gesch. **126**, 31—42 (1967).

Theiler, K.: Onto- und Phylogenese des Skelets, der Gelenke und der Muskulatur. Cytogenese des Bindegewebes, des Knorpels, des Knochens und der Muskulatur. Handbuch der Kinderheilkunde, Bd. VI, S. 3—13. Berlin-Heidelberg-New York: Springer 1967.

Theiler, K.: Experimentelle Segmentierungsstörungen. Anat. Anz., Erg.-Heft **121**, 557—560 (1968).

Töndury, G.: Zur Anatomie der Halswirbelsäule. Gibt es Uncovertebralgelenke? Z. Anat. u. Entwickl.-Gesch. **112**, 448—459 (1943).

Töndury, G.: Entwicklungsgeschichte und Fehlbildungen der Wirbelsäule. Stuttgart: Hippokrates 1958.

Töndury, G.: Die Lebenskurve der Halswirbelsäule. Verh. Dtsch. Orthopäd. Ges. Stuttgart: Ferdinand Enke 1959.

Töndury, G.: Die Bedeutung der Chorda dorsalis für die Phänogenese der Wirbelsäule. Z. menschl. Vererb.- u. Konstit.-Lehre **35**, 494—506 (1960).

Töndury, G.: Zur Bedeutung der Altersveränderungen der Zwischenwirbelscheiben für Erkrankungen der Wirbelsäule. Hippokrates (Stuttg.) **34**, H. 17, 681—685 (1963).

Töndury, G.: Anatomie und Entwicklungsgeschichte des Schädel-Wirbelsäulen-Überganges. 44. Tagg d. Dtsch. Rö-Ges. 1963, Baden-Baden. Stuttgart: Thieme 1964.

Töndury, G.: Anatomie fonctionelle des petites articulations du rachis. Ann. Méd. physique **15**, 173—191 (1972).

Troland: Zit. aus Töndury 1943.

Zukschwerdt, L., Emminger, E., Biedermann, F., Zettel, H.: Wirbelgelenk und Bandscheibe. Stuttgart: Hippokrates-Verlag 1955.

III. Röntgenanatomie der Wirbelsäule

Von

W. Zaunbauer

Mit 46 Abbildungen

1. Einleitung

Die frontale Schwerpunktslinie, die durch den äußeren Gehörgang und etwas dorsal vom Mittelpunkt der Hüftgelenkspfanne verläuft, um schließlich durch das Gelenk zwischen Cuboid und Calcaneus zu gelangen, teilt den menschlichen Körper hinsichtlich seines Volumens in einen ungleichen ventralen und dorsalen Anteil. Die Wirbelsäule entspricht der Achse des Rumpfes, die im dorsalen Anteil desselben liegt. Sie stellt ein Stütz-, ein Funktions- und ein Schutzorgan dar.

Als *Stützorgan* übernimmt die Wirbelsäule die Last des Kopfes, des Rumpfes einschließlich der oberen Extremitäten.

Als *Funktionsorgan* ist die Wirbelsäule in der Lage, Bewegungen um eine frontale, um eine sagittale und um eine vertikale Achse auszuführen. Die Wirbelsäule kann somit dorsal und ventral gebeugt werden, es besteht die Möglichkeit des Seitwärtsneigens als auch Drehbewegungen auszuführen. Dabei soll die Wirbelsäule in der Lage sein, Belastungen aufzunehmen, zu dämpfen und zu verteilen.

Die Wirbelsäule stellt schließlich das *Schutzorgan* für das Rückenmark dar, das in den Wirbelkanal eingebettet ist, der nur durch die Zwischenwirbellöcher eine Verbindung nach außen besitzt.

Alle diese Aufgaben, die die Wirbelsäule zu erfüllen hat, bedingen einen komplizierten Aufbau. Um sich auf Röntgenbildern orientieren und vor allem pathologische Veränderungen deuten zu können, ist einerseits eine genaue Kenntnis der Anatomie bzw. der Röntgenanatomie, andererseits auch ein Wissen notwendig, wie man die gesamte Wirbelsäule oder Abschnitte derselben am aufschlußreichsten zur Darstellung bringen kann.

Es soll daher zuerst auf die normale Anatomie als Grundlage für die Röntgenanatomie und dann auf die verschiedenen Röntgenuntersuchungsmöglichkeiten eingegangen werden, die am besten den in Frage kommenden Teil der Wirbelsäule beurteilen lassen.

2. Normale Anatomie

Die Wirbelsäule ist derart von Muskulatur umgeben, daß von außen erst vom 7. Halswirbel ab die Dornfortsätze der Wirbel nach unten zu tasten sind. Der craniale Rand des Darmbeinkammes entspricht in der Regel der Höhe zwischen 4. und 5. Lendenwirbel. Außer den Dornfortsätzen kann man von den Wirbeln nur noch den Querfortsatz des 1., 6. und 7. Halswirbels erfassen. Der Querfortsatz des 1. Halswirbels ist 1 cm caudal und etwas ventral vom Processus mastoideus zu tasten, der des 6. Halswirbels liegt dem Bogen des Ringknorpels gegenüber, und unmittelbar darunter ist der Querfortsatz des 7. Halswirbels zu finden.

Die Wirbelsäule besteht aus knöchernen Elementen — den Einzelwirbeln —, die röntgenologisch in Erscheinung treten. In der Regel ist die Wirbelsäule aus 7 Hals-, 12 Brust- und 5 Lendenwirbeln, also aus 24 freien Wirbeln zusammengesetzt. Die 24 freien Wirbel sind durch doppelseitige Wirbelgelenke beweglich gemacht und durch 23 Bandscheiben syndesmotisch verbunden. Von den kleinen Wirbelgelenken und von den Bandscheiben hängt die Beweglichkeit bzw. die Leistungsfähigkeit der Wirbelsäule ab. An den

Wirbeln haften die für die Funktion der Wirbelsäule wichtigen, aber röntgenologisch praktisch nicht sichtbaren Muskeln. Ein ausgedehnter Bandapparat dient zur weiteren Fixierung der Wirbelsäule. Vervollständigt wird der Aufbau der Wirbelsäule durch die aus dem Rückenmarkskanal, bzw. der Wirbelsäule, ein- und austretenden Nerven und Gefäße.

a) Die knöchernen Elemente der Wirbelsäule

α) Der Einzelwirbel

Alle Wirbel, mit Ausnahme der beiden ersten Halswirbel, sind gleichartig gebaut. Aber auch der 1. und 2. Halswirbel zeigen, wie aus der Entwicklungsgeschichte hervorgeht, den gleichen Systemaufbau.

Die zwei Hauptteile des Einzelwirbels sind der Wirbelkörper und der Bogenteil, die im Verhältnis $1/3$ zu $2/3$ das Wirbelloch umschließen. Das Wirbelloch ist im Halsbereich groß und dreieckig, im Bereich der Brustwirbelsäule kreisrund und klein, im Bereich der Lendenwirbelsäule klein, aber wieder dreieckig (Abb. 1—3a—e).

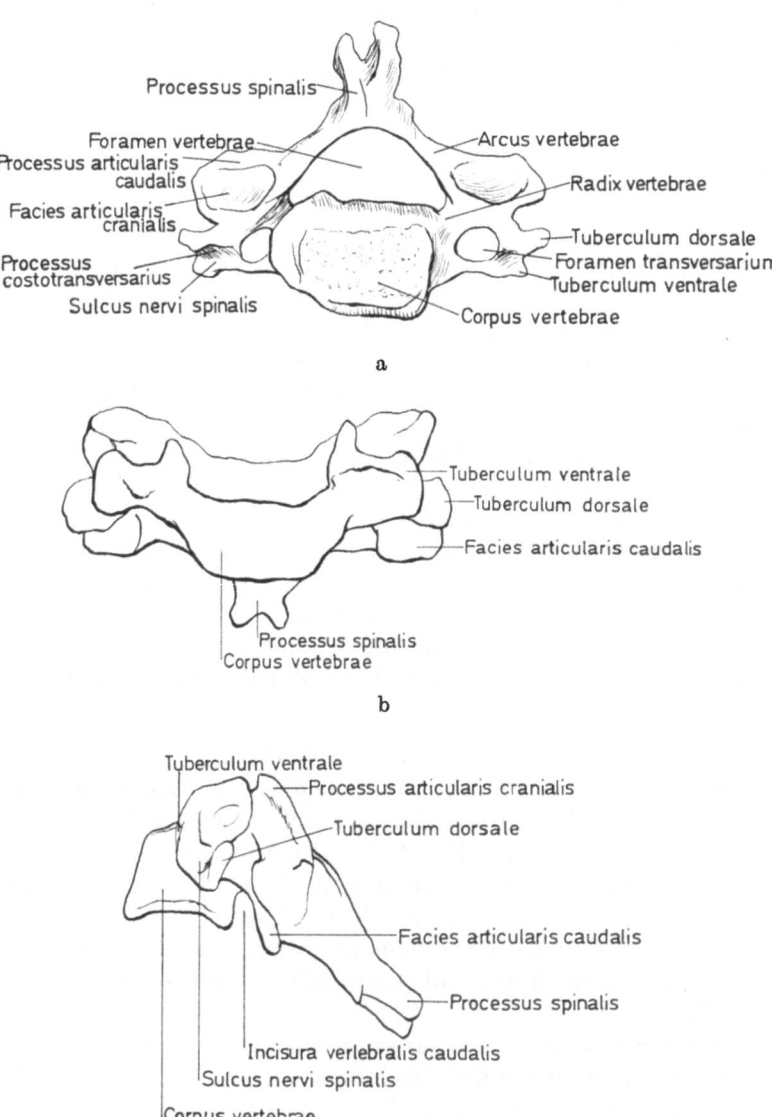

Abb. 1a—c. Halswirbel. a Ansicht von oben; b Ansicht von vorne; c Ansicht von der Seite

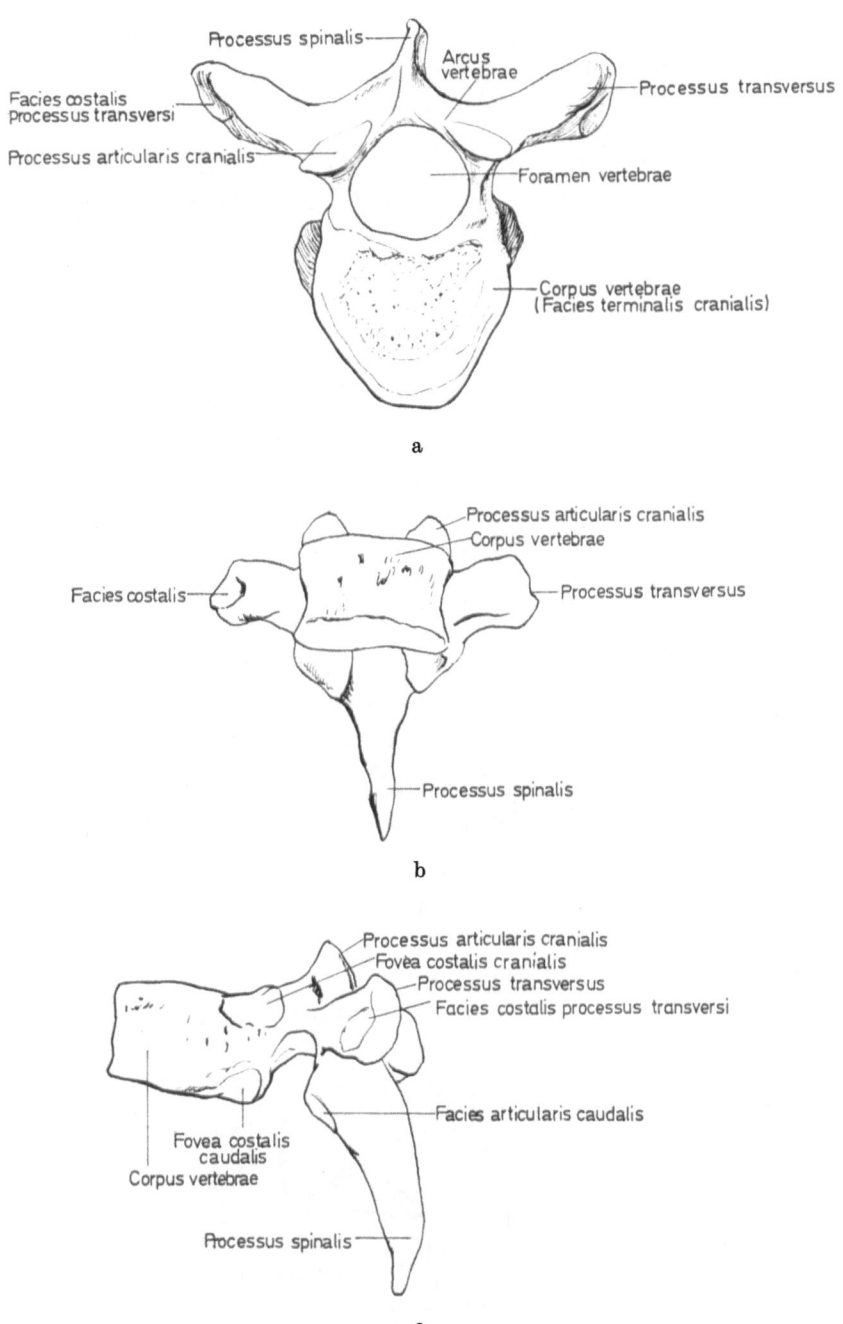

Abb. 2a—c. Brustwirbel. a Ansicht von oben; b Ansicht von vorne; c Ansicht von der Seite

αα) Der Wirbelkörper

Der Wirbelkörper stellt einen kurzen Zylinder dar, der innerhalb eines dünnen Compactamantels Spongiosaplatten aufweist, die entsprechend der Belastung hauptsächlich in der Längsrichtung verlaufen, die aber auch durch querverlaufende Plättchen versteift sind. Die Zylinderflächen sind ventral und lateral gering ausgehöhlt, während die dorsale Fläche gegen den Rückenmarkskanal zu etwas konkav eingedellt ist. Hier findet sich eine Gefäßlücke, durch die die Venae basivertebrales zu den inneren venösen Wirbelplexus herankommen. Auch am ventralen Rand des Wirbelkörpers bestehen Gefäß-

5*

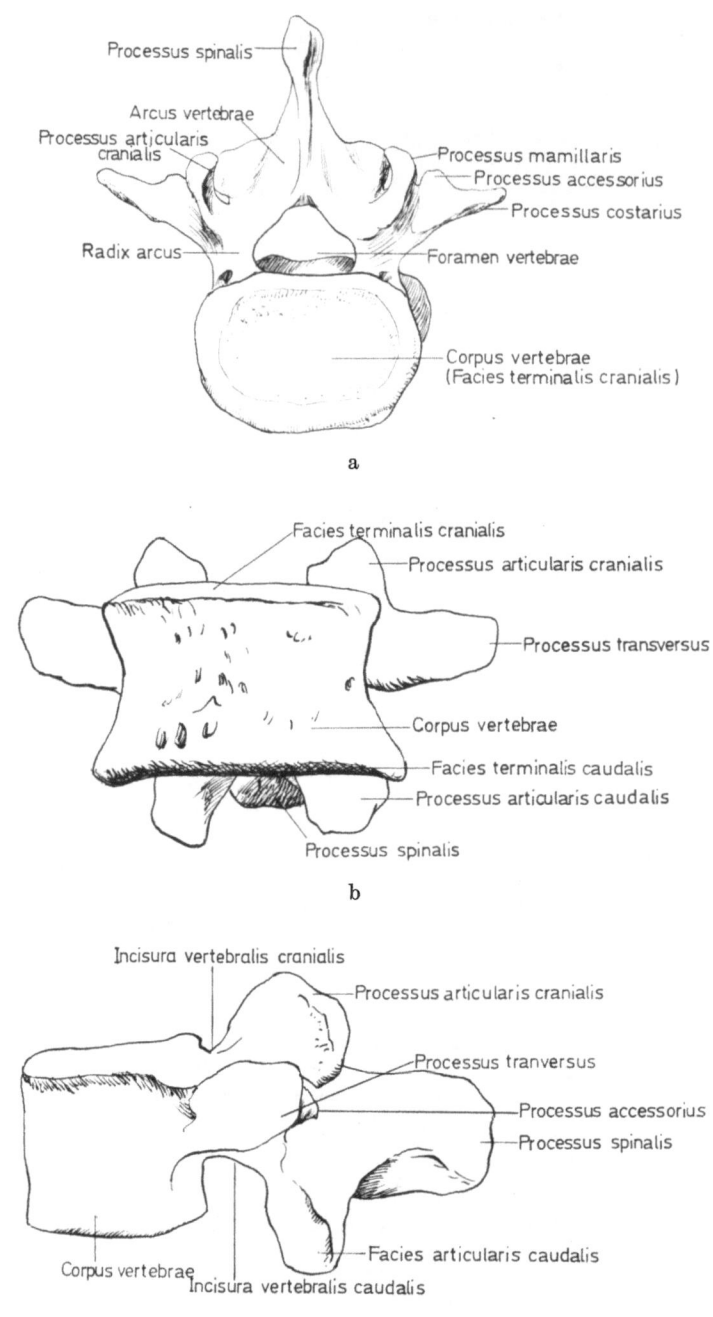

Abb. 3a—c. Lendenwirbel. a Ansicht von oben; b Ansicht von vorne; c Ansicht von der Seite

kanäle (Hahnsche Spalten), die sich vereinzelt beim Erwachsenen röntgenologisch nachweisen lassen.

Die beiden Endplatten des Wirbelkörpers, Facies terminalis cranialis et caudalis, die der Deck- und der Schlußplatte entsprechen, sind großporig durchlöchert, da im medialen Anteil derselben die Spongiosa bis an die Oberfläche reicht. Lateral tragen die Endplatten die Wirbelkörperrandleisten, die wegen der Schnürung der Wirbelkörper im mittleren Anteil gesimsartig vorspringen. Die Wirbelkörperrandleiste stellt einen geschlossenen

Ring dar, der ventral breiter ist als lateral und dorsal. Auf der Endplatte des Wirbelkörpers liegt auf dem von der Randleiste freigelassenen Raum fest mit der Bandscheibe verbunden die knorpelige Schlußplatte.

Die Wirbelkörper nehmen von der Hals- über die Brust- zur Lendenwirbelsäule an Höhe bzw. überhaupt an Größe zu, doch ist dieses Verhalten von Mensch zu Mensch sehr verschieden. RAUBER-KOPSCH gibt folgende Durchschnittswerte an: Die Höhe der Wirbelkörper nimmt von 14 mm am 3. Halswirbel bis 29 mm am 5. Lendenwirbel zu. Der Querdurchmesser der Wirbelkörper vergrößert sich von 21 mm im Bereich der Halswirbel bis ca. 25 mm am 5. Lendenwirbel. Der Sagittaldurchmesser wächst von 14—35 mm.

Der Grundriß des Wirbelkörpers ist im Bereich der Halswirbelsäule mehr viereckig, im Bereich der Brustwirbelsäule mehr dreieckig und im Bereich der Lendenwirbelsäule rundlich.

Die craniale und caudale Begrenzung der Wirbelkörper ist an den Brust- und Lendenwirbeln nahezu eben, wobei allerdings die Brustwirbel eine gerade angedeutete ventrale, die Lendenwirbel eine ganz geringe dorsale Keilform aufweisen. Der 5. Lendenwirbel besitzt eine ausgesprochene Keilform nach dorsal und ist auch deutlich niedriger. Die Basis des 5. Lendenwirbels ist normalerweise durch die letzte Bandscheibe flachbogig eingedellt. Nur in einem Viertel der Fälle sollen die Deckplatten am Lenden-Kreuzbein-Übergang gleich groß sein. In der Hälfte der Beobachtungen findet sich ein größerer Sagittaldurchmesser der caudalen Deckplatte des 5. Lendenwirbels und bei einem Viertel der Fälle ist der craniale Durchmesser des 1. Kreuzbeinsegments größer (GARLAND und THOMAS; FLETCHER, HAGELSTAMM).

Im Gegensatz zur ebenen Begrenzung der Brust- und Lendenwirbelkörper sind die Abschlußflächen der Halswirbel sattelförmig. An den cranialen Abschlußflächen besteht nämlich lateral eine starke Überhöhung, die dem Processus uncinatus entspricht.

Die Brustwirbelkörper tragen cranial und caudal je eine halbe Gelenkfläche, die an zwei benachbarten Wirbeln zusammen mit der Bandscheibe die Pfanne für das Rippenköpfchen bilden. Der 1., 11. und 12. Brustwirbel hat für das Rippenköpfchen nur eine einheitliche auf den Bogen dorsal verlagerte Gelenkfläche.

ββ) Der Wirbelbogen

Der Wirbelbogen ist wie ein Röhrenknochen gebaut, er besteht daher aus einer dicken Corticalis und aus einer relativ geringen Spongiosa. Er ist aus 3 Teilen und zwar der Radix arcus, der Pars articularis und der Lamina arcus zusammengesetzt.

Radix arcus. Die Bogenwurzel geht von der Mitte, aber in der cranialen Hälfte des Wirbelkörpers ab und ist als der schmalste Teil des Wirbelbogens halb so hoch wie der Wirbelkörper. Durch dieses Verhalten entsteht eine craniale und eine caudale Aussparung, Incisura cranialis et caudalis, wobei die caudale beträchtlich tiefer als die craniale ist. Zwischen 2 benachbarten Wirbeln bilden beide zusammen die Umrandung eines von der Bandscheibe und den entsprechenden Gelenkfortsätzen umschlossenen Loches, des Foramen intervertebrale, das in den Wirbelkanal führt.

Pars articularis. Die Pars articularis trägt 2 aufsteigende (Processus articularis cranialis) und 2 absteigende (Processus articularis caudalis) Gelenkfortsätze und 2 quer herausragende Processus transversi, die im Bereich der Brustwirbelsäule den Rippen als Stütze und gelenkige Anlagerung dienen. Die stark gewölbten Flächen der Costovertebral- und der Costotransversalgelenke stehen ungefähr senkrecht aufeinander. Die cranialen Gelenkfortsätze des einen Wirbels bilden mit den caudalen Gelenkfortsätzen des darüber liegenden Wirbels die kleinen Wirbelgelenke.

Die Querfortsätze der Halswirbel sind durch das Foramen transversarium, das einem kurzen Kanal entspricht, in welchem vom 1.—6. Halswirbel die Arteria und Vena vertebralis verläuft, in eine ventrale und dorsale Spange gespalten, die mit je einem Höckerchen, dem Tuberculum ventrale et dorsale, endet. Das Tuberculum ventrale ist am

6. Halswirbel besonders stark ausgebildet, dagegen fehlt es am 7. Halswirbel. Der Querfortsatz des 7. Halswirbels hat bereits das Aussehen eines Brustwirbelquerfortsatzes.

Im Bereich der Brustwirbelsäule verlaufen die Querfortsätze an den cranialen Wirbeln fast frontal, dann zeigen sie nach caudal zunehmend, eine ventral konvergierende Stellung. Sie tragen ventral die Fovea costalis zur Einlagerung des Gelenkkörpers am Rippenhöckerchen. Der 11. und 12. Brustwirbel besitzt keine Fovea costalis.

Im Bereich der Lendenwirbelsäule besitzt der 3. Lendenwirbel die längsten, der 4. Lendenwirbel die kürzesten Querfortsätze. Die Querfortsätze des 5. Lendenwirbels sind oft beträchtlich verplumpt.

Lamina arcus. Die Lamina des Bogens ist platt gedrückt und bildet mit der der anderen Seite eine das Rückenmark dorsal deckende Spange, von welcher der Dornfortsatz, Processus spinalis, ausgeht.

Die Dornfortsätze der Halswirbel sind mit Ausnahme des 7., der am längsten ist, in 2 Höcker geteilt. Im mittleren Hals- und mittleren Brustwirbelsäulenbereich stehen die Dornfortsätze sehr steil nach caudal, dagegen sind sie an den caudalen Hals- und cranialen Brustwirbeln, aber auch an den Lendenwirbeln mehr horizontal gestellt. Normalerweise sollen sich die Dornfortsätze durch eine harmonisch verlaufende Linie, die entsprechend der geringen physiologischen Krümmungen bogig verläuft, verbinden lassen. Dornfortsatzabweichungen stellen aber eine sehr häufige Variation dar.

β) Der 1. und 2. Halswirbel (Atlas und Axis = Epistropheus)

Die beiden ersten Halswirbel, der Atlas und Axis (Epistropheus) sind zur gelenkigen Verbindung mit dem Kopf besonders umgestaltet und unterscheiden sich daher in ihrer Form von den übrigen Halswirbeln.

Der Atlas (Abb. 4a, b) besitzt als einziger Wirbel keinen Körper und auch keinen Dornfortsatz. Er besteht aus den kräftig entwickelten Massae laterales, die ventral durch ein kurzes geradliniges und dorsal durch ein längeres wirklich bogenartig verlaufendes Bogenstück in Verbindung stehen. Das ventrale Bogenstück weist außen einen Höcker, Tuberculum ventrale, auf, der verschieden groß und auch normalerweise etwas unregelmäßig begrenzt sein kann. Dorsal vom Tuberculum ventrale, an der Innenseite des Bogens, ist eine flache Gelenkgrube (Facies articularis dentalis) für den Dens Axis angelegt. Das dorsale Bogenstück besitzt an Stelle des Dornfortsatzes ebenfalls einen Höcker, Tuberculum dorsale.

Der Atlas ist breiter als die übrigen Halswirbel, so daß sein lateraler Abschnitt, der sich aus dem Processus transversus und dem Processus costiformis zusammensetzt, den der anderen Halswirbel weit überragt. Processus transversus und Processus costiformis umrahmen das Foramen transversarium, in welchem die Arteria vertebralis verläuft, die im Sulcus arteriae vertebralis auf der cranialen Fläche des Arcus posterior nach dorsal zieht. Der Sulcus arteriae vertebralis ist durch das Ligamentum atlantooccipitale überbrückt.

Die Massae laterales tragen cranial und caudal Gelenkflächen, die mit denen des Occipitale und des Axis articulieren. Die cranialen Gelenkflächen sind konkav und konvergieren nach ventral und caudal. Die caudalen Gelenkflächen sind wesentlich breiter, so daß der sie tragende Teil der Massae laterales gegen das Foramen vertebrale vorspringt und dieses mit Hilfe des Ligamentum transversum in 2 Abteilungen scheidet: in eine größere dorsale mit dem verlängerten Mark als Inhalt und in eine kleine ventrale für den Dens Axis.

Der 2. Halswirbel, Axis (Epistropheus) (Abb. 5a und b), ist dadurch gekennzeichnet, daß seinem hohen Körper cranial der Dens (Processus odontoideus) aufsitzt. Der Axiswirbel bildet den Übergang vom Atlas zu den übrigen Halswirbeln und ist in seinem cranialen Anteil dem Atlas, in seinem caudalen der Form der übrigen Halswirbel angepaßt.

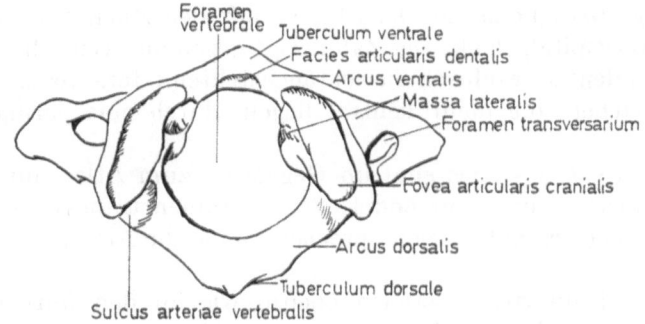

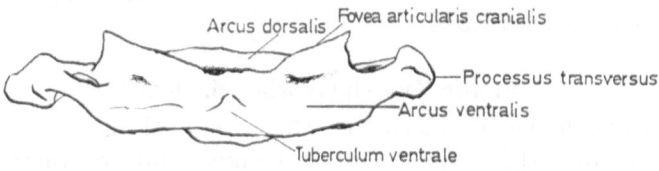

Abb. 4a u. b. Atlas. a Ansicht von oben; b Ansicht von vorne

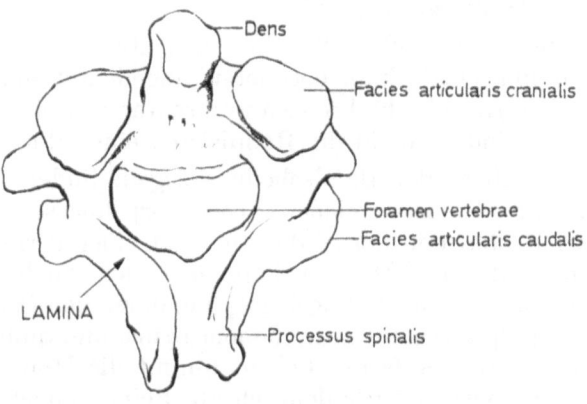

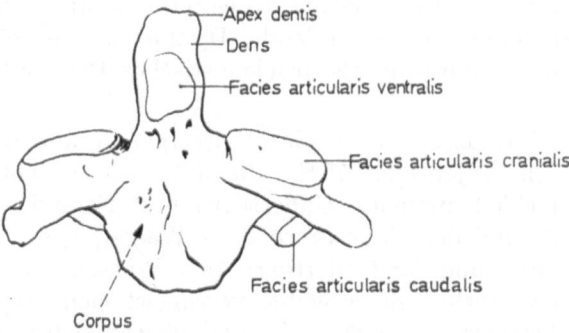

Abb. 5a u. b. Axis. a Ansicht von oben; b Ansicht von vorne

Der zylindrische bzw. konische Dens bildet mit der Rückseite des ventralen Atlasbogens das Atlantooccipitalgelenk. Der Zahn zeigt gegen den Wirbelkörper zu eine geringe Schnürung (Collum dentis), wodurch die schräggestellten lateral nach caudal verlaufenden cranialen Gelenkflächen, die mehr ventral liegen, durch eine geringe Kerbe abgesetzt sind.

Die lateralen Anteile des Axis sind im Gegensatz zum Atlas nur wenig ausgebildet, weshalb der Querfortsatz ungeteilt endet. Sein Foramen transversarium ist ein kurzer, rechtwinkelig gebogener Kanal, dementsprechend auch die Arteria vertebralis ein ähnlich geformtes Knie bildet.

Die caudalen Gelenkfortsätze stehen ebenso wie an den übrigen Halswirbeln am Bogen dorsal vom Wirbelkörper. Der Dornfortsatz des 2. Halswirbels ist abnorm groß. Während der 1. und 2. Halswirbel durch normale Gelenke verbunden sind, zeigt der 2. Halswirbel auf der caudalen Wirbelkörperfläche eine sattelförmige Eindellung zur Einlagerung der Zwischenwirbelscheiben.

b) Die Zwischenwirbelscheiben

Die Zwischenwirbelscheibe, Bandscheibe, Discus oder Fibrocartilago intervertebralis genannt, ist hauptverantwortlich für die Beweglichkeit und vor allem für die Leistungsfähigkeit der Wirbelsäule.

Sie besteht anatomisch aus Faserknorpel, der mit den porösen knöchernen Wirbelflächen zweier benachbarter Wirbel durch je eine dünne hyaline Knorpelschicht fest verbunden ist.

Nach Horton hat diese Knorpelschicht 2 Aufgaben zu erfüllen: 1. den Wirbelkörper bei der gewöhnlichen Druckübertragung zu schützen und 2. als semipermeable Membran Wasser in den gefäßlosen Diskus zu diffundieren.

Die Bandscheibe besteht zum größten Teil aus einem straff gebauten Bandteil, Anulus fibrosus, der aus derben, konzentrisch angeordneten, angedeutet spiraligen Bindegewebsblättern besteht, deren Fasern sich überkreuzen und schräg zwischen den Endflächen der Wirbelkörper ausgespannt sind, bzw. in die Randleisten einstrahlen.

Etwas dorsal, exzentrisch in der Bandscheibe gelegen, findet sich ein Gallertkern, Nucleus pulposus genannt, der aus weichen Faserknorpelmassen mit unregelmäßigen Bindegewebszügen, aus Resten der Corda dorsalis und einer geringen Menge synoviaähnlicher Flüssigkeit besteht. Am Lebenden kann man den Nucleus durch Einspritzen von schattengebendem Kontrastmittel (Nucleographie) darstellen (Lindblom, Erlacher, Witt et al.). Der Nucleus pulposus steht unter hohem Druck und quillt beim Einschneiden der Bandscheibe stark vor. Im Laufe des Lebens nimmt die Höhe der Zwischenwirbelscheibe im Verhältnis zum Wirbelkörper deutlich ab. Beim Neugeborenen sind die Zwischenwirbelscheiben und die Wirbelkörper-Knochenkerne noch gleich hoch, beim Abschluß des Wachstums weist die Bandscheibe nur mehr ein Drittel der Höhe des dazugehörigen Wirbelkörpers auf. Der Nucleus trocknet langsam aus, da nach Hartmann die im Nucleus vorhandene wasserbindende Hyaluronsäure, ein Mucopolysaccharid, stark abfällt, wodurch die Wirkung als druckelastisches Polster (Töndury) weitgehend eingeschränkt wird.

Nach Keyes und Compere beträgt der Wassergehalt der Bandscheibe beim Neugeborenen 88 und beim 70jährigen 70%. Püschel berücksichtigt bei seinen Untersuchungen den Unterschied zwischen Gallertkern und Faserring: Beim Neugeborenen hat der Faserring 78% und der Gallertkern 88% Wassergehalt. Im 3. Lebensjahrzehnt enthält der Faserring 70% und der Gallertkern 76% Wasser. Während der Wassergehalt des Faserringes dann weiterhin gleichbleibt, verringert sich im Laufe des Lebens der Wassergehalt des Gallertkernes immer mehr und gleicht sich dem des Faserringes an.

Die Bandscheiben sind normalerweise röntgenologisch nicht sichtbar, trotzdem sollte man den Ausdruck „Zwischenwirbelspalt" vermeiden, da ja kein echter Spalt vorliegt, sondern der Raum von Bandscheibengewebe ausgefüllt ist. Man kann röntgenologisch aus dem Abstand zweier benachbarter Wirbel auf die Höhe der Zwischenwirbelscheibe schließen. Die Höhe der Bandscheiben nimmt von cranial nach caudal zu und zwar von 4—12 mm. Diese Höhenzunahme der Zwischenwirbelscheiben von cranial nach caudal tritt besonders im Bereich der Hals- und Lendenwirbelsäule augenscheinlich hervor. Im Bereich der Brustwirbelsäule ist sie nur minimal, außerdem sind die Zwischenwirbelscheiben im Bereich der cranialen Brustwirbelsäule niedriger als im Bereich der caudalen Halswirbelsäule. Der Radius der Bandscheiben ist etwas größer als der der zugehörigen Wirbelkörper, sie überragen diese daher schon normalerweise und zwar auch nach dorsal zu gegen den Rückenmarkskanal, wie dies bei der Myelographie zu beobachten ist.

Die Zwischenwirbelscheiben stehen senkrecht zur Achse der Wirbelkörper, sie werden aber entsprechend der sagittalen Krümmung der Wirbelsäule keilförmig und sind daher im Bereich der Brustwirbelsäule ventral, im Bereich der Lendenwirbelsäule dorsal angedeutet niedriger. Dies ist besonders im Bereich der Lumbosacralgegend ausgeprägt, wo der 5. Lendenwirbel, aber auch die letzte Zwischenwirbelscheibe normalerweise ausgesprochene Keilform aufweisen, und zwar sind sie beide dorsal niedriger als ventral.

Im Bereich der Halswirbelsäule können die Bandscheiben im lateralen Anteil Spaltbildungen aufweisen, die früher irrtümlich für ein Gelenk (Uncovertebralgelenk) gehalten, von TÖNDURY aber als Diskusrisse erkannt wurden.

Die Ernährung der inneren Schichten der Zwischenwirbelscheiben erfolgt durch Diffusion, da mit Ende des Wachstums, also bis gegen das 25. Lebensjahr zu, alle von außen kommenden Blutgefäße rückgebildet bzw. obliteriert sind. An einzelnen Stellen können in den Knorpelplatten Gefäßnarben (JUNGHANNS) zurückbleiben.

c) Die Bänder der Wirbelsäule

Neben der syndesmotischen Verbindung der einzelnen Wirbelkörper durch die Zwischenwirbelscheiben — nur der 1. und 2. Halswirbel besitzen echte Gelenke — sind die Wirbelkörper noch durch einen ausgedehnten Bandapparat miteinander verbunden (Abb. 6). Normalerweise sind die Bänder röntgenologisch nicht zu sehen.

Das ventrale Längsband, Ligamentum longitudinale ventrale, beginnt am Tuberculum pharyngeum des Hinterhauptbeines und zieht über das Tuberculum ventrale atlantis an der Ventralseite der Wirbelkörper, nach caudal zu allmählich breiter werdend, bis auf die ventrale Kreuzbeinfläche herab. Es ist sehr fest an der Wirbelkörper-Außenfläche angeheftet. Nach LOB, SOBOTTA, SIEGLBAUER et al. soll es auch mit der Bandscheibe fest verbunden sein, während es nach SCHMORL und JUNGHANNS mit dieser nur durch lockere Faserzüge in Verbindung stehen soll. Das Ligamentum longitudinale ventrale ist nur wenig elastisch, gibt aber der ganzen Wirbelsäule einen festen Halt und erlaubt die Bewegungen zwischen den einzelnen Wirbeln, die mit der Funktion der Zwischenwirbelscheibe zusammenhängen.

Das Ligamentum longitudinale dorsale beginnt am Clivus, es ist schmäler, aber dicker und enthält auch elastische Fasern. Es reicht bis in den Kreuzbeinkanal und haftet fest an den Zwischenwirbelscheiben, wobei es in deren Bereich ziemlich breit wird und dadurch den Anulus der Zwischenwirbelscheibe nach dorsal verstärkt, dann zieht es sich stark verjüngend, locker über die etwas eingezogene dorsale Wirbelfläche hinweg, wodurch ein fächerartiges Aussehen zustandekommt. Der so entstandene Raum zwischen dem Ligament und der dorsalen Fläche des Wirbels ist von Fett und Bindegewebe ausgefüllt, er enthält aber auch ein Venengeflecht, feine Arterien und zahlreiche Nerven, die nach LUSCHKA für Schmerzen bei Wirbelerkrankungen verantwortlich sein sollen.

Das ventrale und das dorsale Längsband stellen Antagonisten bei der Wirbelsäulenbewegung dar, wobei dem dorsalen Längsband nach HENLE noch die Aufgabe zukommt, das Rückenmark gegen den wechselnden Druck der Venengeflechte abzuschirmen.

Es gibt außerdem noch aus straffem Bindegewebe bestehende Bänder zwischen den Querfortsätzen und zwischen den Dornfortsätzen (Ligamenta intertransversaria und Ligamenta interspinalia). Die Spitzen der Dornfortsätze sind durch das durchlaufende Ligamentum supraspinale verbunden, das sich kopfwärts vom letzten Halswirbel in das verdickte, sehr elastische Ligamentum nuchae fortsetzt. Die Ligamenta interspinalia sind im Bereich der Lendenwirbelsäule kräftig ausgebildet, im Bereich der Brustwirbelsäule bestehen sie nur aus ganz dünnen Septen. Die Fasern des Ligamentum interspinale verlaufen waagerecht und strahlen bogenförmig in das Ligamentum supraspinale ein.

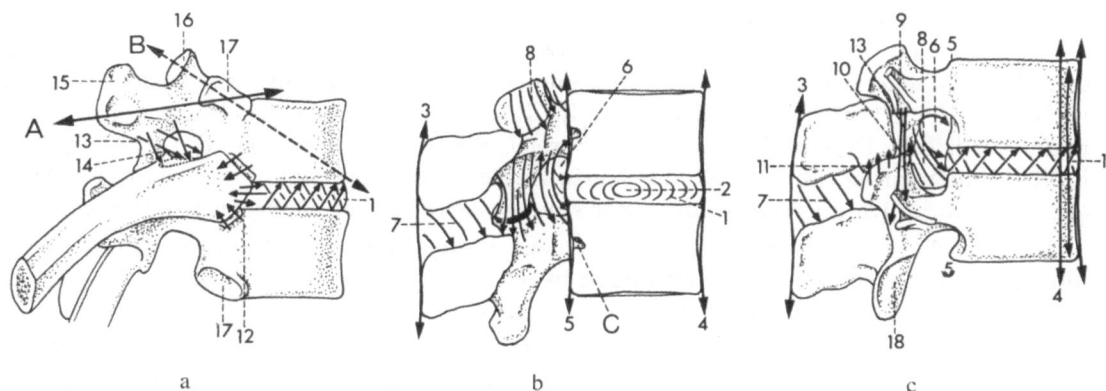

Abb. 6a—c. Linienschemen des Bänderverlaufes. a Von außen; b im Querschnitt; c Wirbelrippenbänder mit Rippenachse und Bewegungsebene des Wirbels (nach Braus). *1* Anulus fibrosus; *2* Nucleus pulposus; *3* Lig. supraspinale; *4* Lig. long. ant.; *5* Lig. long. post.; *6* Foramen intervertebrale; *7* Lig. interspinale; *8* Lig. intercrurale flavum; *9* Proc. costarius; *10* Lig. intertransversarium et costotransversarium; *11* Capsula articularis; *12* Lig. radiatum; *13* Lig. costotransversarium post.; *14* Lig. costotransv. ant.; *15* Proc. transvers.; *16* Proc. art. super.; *17* Gelenkfläche für Rippenköpfchen; *18* Proc. art. inf.; *A* Achse der Rippe; *B* Bewegungsebene des Wirbels; *C* Venenkanal

Beim Beugen nach ventral spannt sich das Ligamentum supraspinale, beim Beugen nach dorsal das Ligamentum interspinale an und bremst die Bewegung.

Von besonderer Bedeutung sind die zwischen den Bogenanteilen befindlichen paarigen Ligamenta interarcualia (oder nach ihrer gelben Farbe, die durch den hohen Elastingehalt bedingt ist, Ligamenta flava genannt). Sie setzen an der Außenseite des cranialen und an der Innenseite des caudalen Randes des von den Laminae gebildeten Bogenteiles an. Sie sind straff elastisch, sehr stark dehnbar, glatt, in der Mitte am dicksten und verschmälern sich nach cranial und caudal zu gegen den Ansatz am Wirbelbogen der jeweiligen beiden Wirbel. Von der Hals- zur Lendenwirbelsäule nehmen sie kontinuierlich an Dicke und Breite zu. Sie bilden zwischen den einzelnen Wirbelbögen in einem engen Abschnitt dorsal die Begrenzung des Canalis intervertebralis und stellen gleichzeitig auch die mediale Begrenzung der kleinen Wirbelgelenke dar. Die Ligamenta flava wirken im Sinne der Streckung der Wirbelsäule und sparen dadurch Muskelkraft.

d) Die Gefäße

Die Arteria vertebralis entspringt rechts am cranialen Rand des Subclaviabogens, während sie links die Richtung der Arteria subclavia fortsetzt. Am 6. Halswirbel tritt die Arteria vertebralis in den Kanal ein, der von den Löchern der 6 cranialen Halswirbelquerfortsätze gebildet wird, wobei der ventrale Verlauf des Gefäßes eine geringe Rückverdrängung des Inhaltes der Foramina intervertebralia verursacht. Vor und nach dem Durchtritt durch das Foramen transversarium des Atlas, dessen Querfortsatz gegenüber denen der anderen Halswirbel stark vorspringt, verläuft die Arteria vertebralis in je einer stärkeren Krümmung (Abb. 7a und b), wodurch eine Zerrung des Gefäßes bei Bewe-

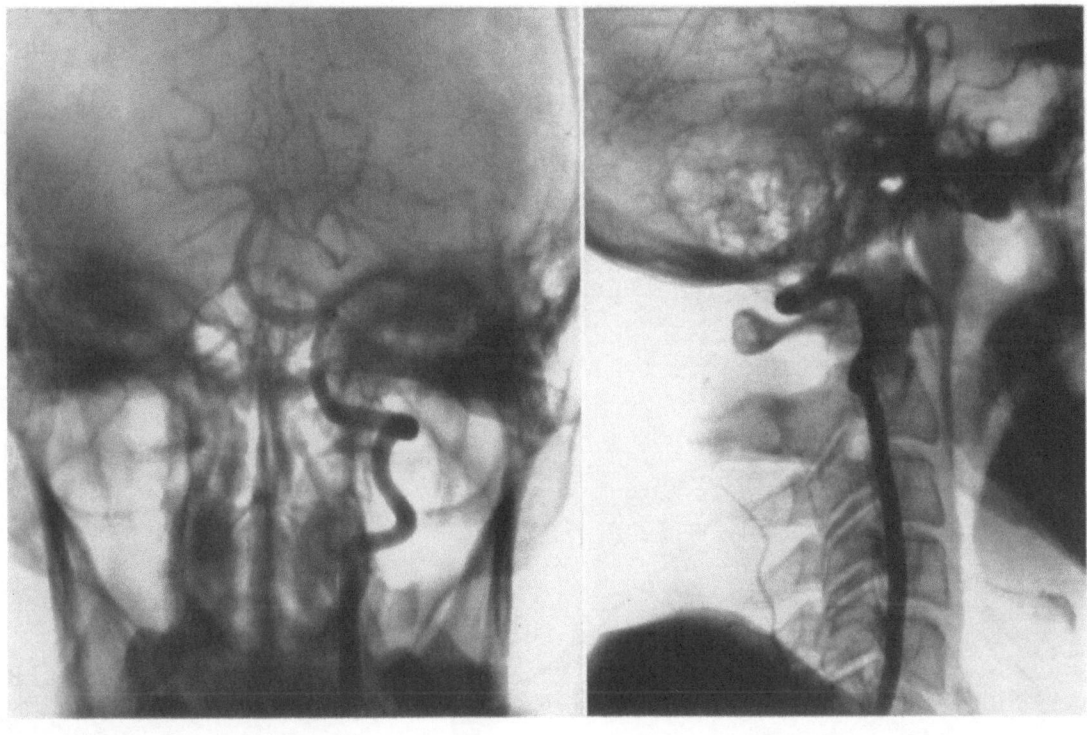

a   b

Abb. 7a u. b. a Verlauf der A. vertebralis bei sagittalem Strahlengang; b Verlauf der A. vertebralis bei
frontalem Strahlengang

gungen des Atlas verhindert wird. Sie zieht im Sulcus arteriae vertebralis auf der cranialen
Fläche des Arcus posterior nach dorsal und tritt durch das Foramen occipitale magnum
in das Schädelinnere ein.

Die Arteria vertebralis gibt während ihres Verlaufes Rami spinales an die Halswirbelsäule ab. Zwischen dem 5. und 7. Halswirbel treten Rami spinales in den Wirbelkanal ein,
die über die Arteria cervicalis ascendens aus dem Truncus thyreocervicalis bzw. aus dem
Truncus costocervicalis über die Arteria cervicalis profunda und die Arteria intercostalis
suprema stammen, die die beiden cranialen Brustwirbel versorgen. Die einzelnen Ver-
sorgungsgebiete sind durch Anastomosen untereinander verbunden. Im Bereich der
übrigen Brustwirbelsäule stammen die Rami spinales über die Arteriae intercostales aus
der Aorta. Die Rami spinales im Bereich der Lendenwirbelsäule werden ebenso über die
4 Arteriae lumbales direkt aus der Aorta mit Blut versorgt, während die 5. Lendenarterie
aus der Arteria sacralis media oder aus der Arteria iliaca kommt. Durch die Arteria
iliaca interna werden Rami spinales zu den Gebilden des Canalis sacralis abgegeben.

Die Venen der Wirbelsäule (Abb. 8 und 9) sammeln das Blut aus dem Rückenmark,
aus den Rückenmarkshäuten, aus der Spongiosa der Wirbelkörper und aus den nächstliegenden Muskeln. Sie sind dünnwandige klappenlose Gefäße und bilden mehr oder
weniger dichte Geflechte, die je nach ihrer Lage als innere oder äußere Plexus venosi
vertebrales bezeichnet werden.

Die dichten Plexus venosi vertebrales interni bestehen aus kranzförmigen Netzen, die
in das Spatium extradurale eingebettet sind und die sich ventral je an die dorsale Fläche
jedes Wirbelkörpers und dorsal an die Wirbelbogen und Ligamenta flava anlegen. Je
zwei benachbarte Wirbelnetze werden durch den an der dorsalen Fläche der Wirbelkörper
rechts und links verlaufenden Sinus longitudinalis vertebralis verbunden. Sie nehmen
die aus der dorsalen Fläche der Wirbelkörper austretenden Venae basivertebrales auf,

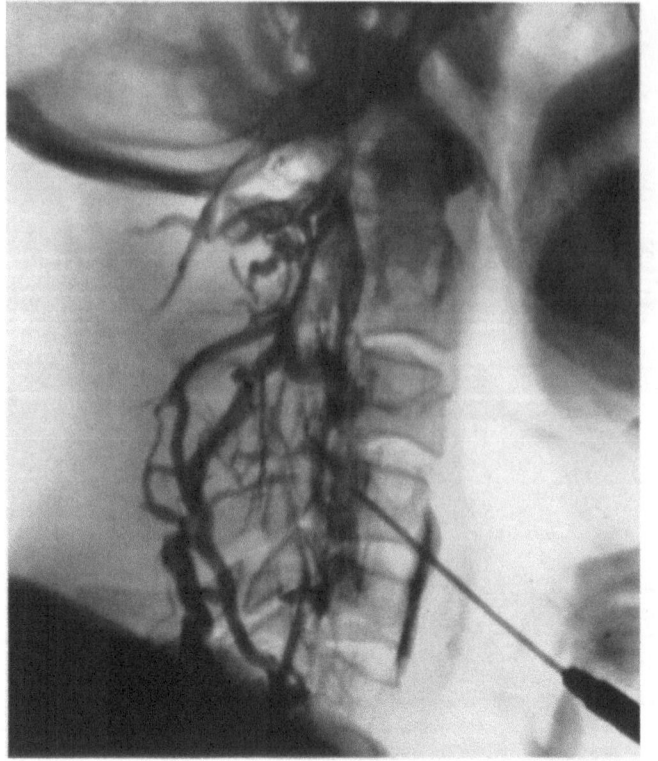
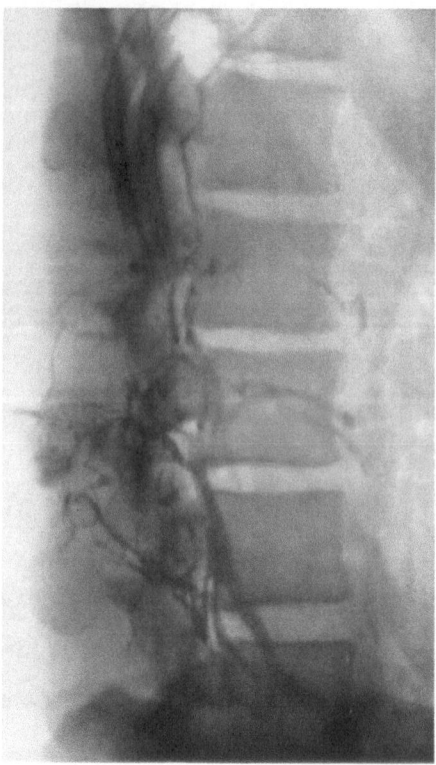

Abb. 8   Abb. 9

Abb. 8. Phlebogramm im Bereich der Halswirbelsäule. Direkte Punktion

Abb. 9. Phlebogramm im Bereich der Lendenwirbelsäule durch Punktion eines Proc. spinalis

welche die Venen des Knochenmarks und der spongiösen Substanz sammeln. Sie haben einen doppelten Abfluß und zwar sowohl in die inneren, als auch in die äußeren Wirbelgeflechte. Sie kommunizieren an den Bogen durch Zweige mit den äußeren Venengeflechten und setzen sich in die Geflechte der Zwischenwirbellöcher entlang der Durascheide um die Nervenwurzel herum fort, wo im Ausgang des Zwischenwirbelloches je ein ableitendes Stämmchen, Vena intervertebralis, hervorgeht, welches entsprechend der Lage in die Vena vertebralis oder in den dorsalen Ast der Vena intercostalis, lumbalis oder sacralis lateralis einmündet.

Die sehr locker angeordneten Plexus venosi vertebrales externi liegen dorsal und ventral von den Wirbeln. Die dorsalen liegen von Muskulatur bedeckt auf den Wirbelbogen und stehen im Nackenbereich mit der Vena cervicalis profunda im Zusammenhang. Die ventralen Plexus venosi vertebrales externi nehmen starke Venen aus den Wirbelkörpern auf.

e) Die Nerven der Wirbelsäule

Der an das spinale Ganglion anschließende Nervus spinalis ist nur einige Millimeter lang und teilt sich in einen ventralen und in einen dorsalen Hauptast. Vom spinalen Nerv oder vom Ganglion spinale aus geht als erster Ast der Ramus meningeus ab, der in den Wirbelkanal zurückzieht und daher Nervus recurrens genannt wird. Er bekommt durch den Ramus communicans vom sympathischen Ganglion einzelne Fasern, wodurch sich Schmerzempfindungen bei den Prozessen in der Umgebung des dorsalen Längsbandes und im Bereich der Zwischenwirbelscheiben erklären lassen. Ein Ast des Ramus dorsalis des Spinalnervs verläuft zur Kapsel der kleinen Wirbelgelenke und teilt sich in zahlreiche kleine Äste auf. Während die Dura, die Bänder und die Knochen nervlich versorgt sind, sind in den Bandscheiben nur in den äußeren Schichten, im Bereich der Einstrahlung des dorsalen Längsbandes Nerven gefunden worden.

f) Die Muskulatur der Wirbelsäule

Die Wirbelsäule ist weitgehend von Muskeln umkleidet, deren Kraft und Gegenkraft für die Beweglichkeit der Wirbelsäule notwendig ist.

Man unterscheidet lange und kurze Rückenmuskeln, wobei besonders der Kopfwender und -dreher, aber auch die Wirbeldreher und der vielgeteilte Musculus multifidus wichtig sind. Sie sind trotz ihrer Masse röntgenologisch nicht zu erkennen, nur der am 12. Brustwirbel beginnende und nach lateral caudal ziehende Musculus psoas kann nach lateral abgegrenzt werden. Formveränderungen desselben oder seine Nichtabgrenzbarkeit können diagnostisch verwertet werden.

Die Muskulatur stellt den aktiven Anteil für die Bewegung der Wirbelsäule dar. Für das Strecken sind die Rückenmuskeln, für das Beugen die Bauchmuskeln verantwortlich. Dabei sind die Strecker viel kräftiger als die Beuger, die die Tendenz des Rumpfes nach ventral zu kippen, bestärken. Die Strecker sind besonders stark in den lordotischen Teilen der Wirbelsäule ausgebildet, also im Bereich der Lendenlordose der Erector trunci und im Bereich der Halslordose die Nackenmuskulatur.

Jede Beugung, ob nach ventral oder nach dorsal, wird durch die entsprechenden Antagonisten gehemmt bzw. gelenkt. Für das Seitbeugen der Wirbelsäule sind die schiefen Bauchmuskeln, der Musculus ileocostalis, die Intercostalmuskeln, der Musculus scalenus und der Musculus quadratus lumborum verantwortlich.

Die Kreiselbewegung in der Wirbelsäule wird durch das Zusammenspiel des Musculus obliquus abdominis externus, des Musculus costotransversus, des Musculus transversospinalis derselben Seite und des Musculus spinotransversalis (Splenius) der Gegenseite erreicht.

g) Die kleinen Wirbelgelenke

Die kleinen Wirbelgelenke sind Schiebegelenke. Bei der Bewegung der Wirbelsäule nach dorsal oder ventral verschieben sich die zueinander gehörigen Gelenkfortsätze zweier benachbarter Wirbel gegeneinander nach cranial und caudal. Beim Beugen nach dorsal wird die Bewegung dadurch aufgehalten, daß die Kante der Gelenkfortsätze auf den Bogen des zugehörigen caudalen Wirbels aufstoßen kann und daß sich die Dornfortsätze berühren. Beim Vorwärtsbeugen ist dagegen eine Luxation möglich (GÜNTZ).

Der Gelenkspalt zeigt durch verschieden dicke Knorpelauflagerungen und zwar in ein und demselben Gelenk, eine andere Form, als sie die knöchernen Gelenkflächen aufweisen.

Die Richtung der Gelenkflächen der kleinen Wirbelgelenke ist in den einzelnen Abschnitten der Wirbelsäule sehr verschieden, doch lassen sich fließende Übergänge feststellen (Abb. 10). Im Bereich der Halswirbelsäule stehen die Gelenkfortsätze in einer gegen die Horizontalebene von ventral cranial nach dorsal caudal um ca. 45° geneigten Ebene. Nur zwischen dem 2. und 3. Halswirbel verhalten sie sich umgekehrt, d.h. sie konvergieren in der Regel nach ventral und werden daher bei sagittalem Strahlengang nicht orthoröntgenograd, sondern von der Fläche getroffen.

Im Bereich der Brustwirbelsäule stehen die Gelenkflächen annähernd frontal von medial dorsal, schräg nach lateral ventral verlaufend. Nur die caudalen Gelenkflächen des 12. Brustwirbels stehen ebenso wie die kleinen Wirbelgelenke der Lendenwirbelsäule sagittal.

Im Bereich der Lendenwirbelsäule liegen die caudalen kleinen Wirbelgelenke enger zusammen als die cranialen. Ihre Gelenkflächen verlaufen gebogen, wobei die konkave Fläche gegen die Basis der Dornfortsätze gerichtet ist. Die caudalen Gelenkfortsätze des

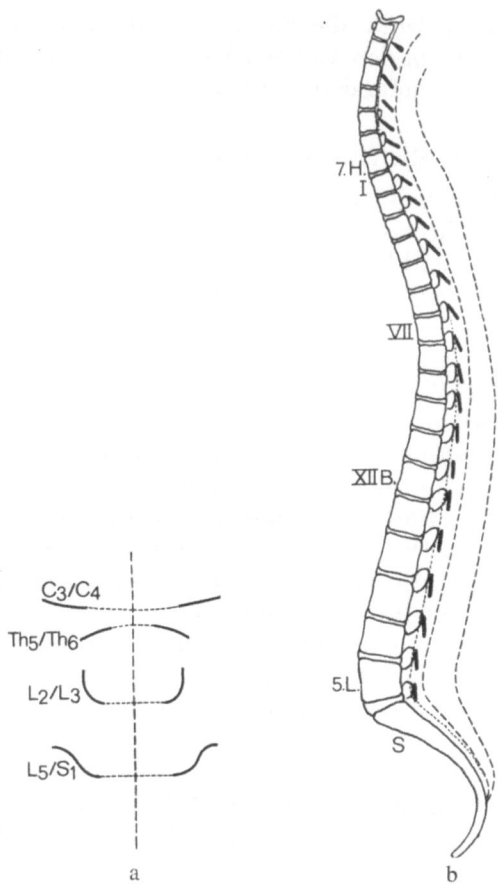

Abb. 10a u. b. Stellung der Gelenkflächen der Zwischenwirbelgelenke. a In Aufsicht; b von der Seite. (Nach STRASSER)

5. Lendenwirbels und die entsprechenden des 1. Kreuzbeinsegmentes stehen nicht sagittal, sondern mehr frontal in nach ventral konvergierenden Ebenen.

Die Gelenkflächen sind haubenartig von einer umfangreichen derben, aber auch mit elastischen Fasern versehenen Kapsel umgeben, wodurch eine verhältnismäßig große Beweglichkeit ermöglicht ist. Von der Kapsel reichen in allen Abschnitten der Wirbelsäule kleine halbmondförmige Scheiben in den Gelenkspalt. Diese Scheiben bestehen aus derbfaserigem Bindegewebe mit knorpelähnlichen Elementen. Diese Zwischenscheiben, Disci articulares, dienen als Puffer in den Gelenken und passen sich der besonderen gebogenen Struktur der kleinen Wirbelgelenke an. Nach ventral enden die Scheiben und man findet hier vor dem Ligamentum flavum, das das kleine Wirbelgelenk in diesem Bereich begrenzt, kleine Fettpolster, die in Form und Größe sehr wechseln. Sie füllen den freien Gelenkraum aus und es soll ihnen ebenfalls eine Pufferwirkung zukommen. Sie schonen die Gelenkflächen der kleinen Wirbelgelenke, da sie eine Überlastung durch Scherung und Drehung verhindern.

Die Disci articulares und die beschriebenen Gelenkpolster können eingeklemmt werden und zu einer Blockierung des Gelenkes führen.

h) Die Zwischenwirbellöcher

Das Zwischenwirbelloch stellt einen Kanal von 12—15 mm Länge dar. Seine craniale Begrenzung wird durch die tiefere Incisura caudalis des Wirbelbogens, seine caudale Begrenzung durch die etwas flachere Incisura cranialis des caudal anschließenden Wirbels gebildet.

Die Form und die Größe der Zwischenwirbellöcher ist in den einzelnen Abschnitten der Wirbelsäule verschieden. Im Bereich der Halswirbelsäule haben sie eine mehr ovale, seltener eine bis rundliche Form, wobei das größte Foramen intervertebrale zwischen dem 2. und 3. Halswirbel liegt (Abb. 34). Die Achse verläuft senkrecht.

Im Bereich der Brustwirbelsäule haben die Zwischenwirbellöcher Eiform mit der Achse von dorsal cranial nach ventral caudal, wobei der caudale Anteil des Foramen durch das Rippenköpfchen bzw. den Rippenhals überdeckt wird (Abb. 37). Da im Bereich der Brustwirbelsäule die Incisura vertebralis superior nur wenig ausgeprägt ist, liegt das Foramen intervertebrale fast nur im Bereiche des zugehörigen Wirbels.

Die Zwischenwirbellöcher der Lendenwirbelsäule haben Ohrmuschelform (Abb. 42), die dadurch zustandekommt, daß die Incisura vertebralis superior wesentlich tiefer ist und daß die Gelenkfortsätze sagittal stehen. Die Achse der Zwischenwirbellöcher ist im Bereich der Lendenwirbelsäule steilgestellt. Dem letzten Foramen intervertebrale zwischen dem 5. Lendenwirbel und dem Kreuzbein fehlt die Ohrmuschelform, da die Incisura vertebralis superior des Kreuzbeins nicht ausgeprägt ist, außerdem geht der Bogen des 5. Lendenwirbels vom Wirbelkörper wesentlich steiler ab, als im Bereich der anderen Lendenwirbel. Ein weiterer Grund hierfür ist, daß die caudalen Gelenkfortsätze des 5. Lendenwirbels ebenso wie die entsprechenden Gelenkfortsätze des Kreuzbeins mehr frontal in nach ventral konvergierenden Ebenen verlaufen.

Die verschiedenen Formen der Zwischenwirbellöcher in den einzelnen Abschnitten der Wirbelsäule gehen immer allmählich ineinander über.

Inhalt des Foramen intervertebrale ist der Spinalnerv mit dem Spinalganglion und der rücklaufende Nervus recurrens, außerdem zahlreiche kleinste Venenäste und auch arterielle Gefäße. Der noch freibleibende Raum wird durch lockeres Bindegewebe ausgefüllt.

Das Spinalganglion liegt im Halsbereich zentral, während es im Bereich der Brust- und Lendenwirbelsäule exzentrisch in der cranialen Hälfte des Kanals liegt (ZUK-SCHWERDT).

Das Foramen intervertebrale wird ventral und lateral durch die gering vorspringende Bandscheibe und dorsal durch das Ligamentum flavum, welches sich zu beiden Seiten zwischen den Wirbelbogen erstreckt, begrenzt.

Im Bereich der Halswirbelsäule wird der Spinalnerv bzw. das Ganglion durch die Arteria vertebralis, die sich von ventral her dem Foramen intervertebrale anlegt, etwas nach dorsal verlagert.

Im Bereich der Brustwirbelsäule drängen nach ZUKSCHWERDT die caudal außen den Kanal begrenzenden Rippenansätze den Spinalnerv nach cranial, der 10—12 mm höher als die Bandscheibe liegt, so daß diese daher keine engere Lagebeziehung zum nervösen Inhalt des Foramen intervertebrale besitzt.

Die Größe der Zwischenwirbellöcher bzw. der schräge und steile Verlauf des Kanals in der Lendenwirbelsäule, läßt dem Spinalnerv und dem Ganglion weite Ausweichmöglichkeiten. Nur das letzte Zwischenwirbelloch zeigt ein anderes Verhalten, da es keine Ohrmuschelform besitzt und daher wesentlich kleiner ist, wodurch die Bandscheibe in nahe Beziehung zum Kanal kommt, der länger als die übrigen Zwischenwirbelkanäle angelegt ist und fast quergestellt verläuft, so daß der Nerv und das Ganglion auf eine längere Strecke keine Ausweichmöglichkeiten haben.

3. Aufnahmetechnik

Der komplizierte Aufbau der Wirbelsäule erfordert leistungsfähige Röntgenapparate, die es ermöglichen, mit Hilfe von Blendensystemen die Streustrahlung herabzusetzen, durch Vergrößerung der Aufnahmedistanz (Fernaufnahme) eine Bildunschärfe, die sich aus der Vergrößerung des Film-Objekt-Abstandes — speziell bei den seitlichen Wirbelsäulenaufnahmen — ergibt, andererseits auch eine Vergrößerung des Objektes, die mit Verzerrungen einhergeht, zum Wegfall zu bringen und schließlich durch kurzzeitige Exposition eine Bewegungsunschärfe zu vermeiden, wodurch auch die Strahlenbelastung bei den einzelnen Aufnahmen für den Patienten geringer wird.

Zur röntgenologischen Darstellung der einzelnen Abschnitte der Wirbelsäule, also der Hals-, der Brust- und der Lendenwirbelsäule können Übersichtsaufnahmen, Spezialaufnahmen, Schichtaufnahmen, Ganzaufnahmen und Aufnahmen zur Funktionsprüfung herangezogen werden.

Zur Herstellung von Übersichtsaufnahmen ist es angezeigt, eine Bucky-Blende mit einem Film-Focus-Abstand von wenigstens 150 cm zu wählen, um zu gewährleisten, daß die Deckplatten der Wirbel möglichst tangential getroffen werden. Wenn die Aufnahme eines gekrümmten Wirbelsäulenabschnittes durchgeführt wird, so soll der Zentralstrahl auf den Krümmungsscheitel eingestellt werden.

a) Übersichts- und Spezialaufnahmen der einzelnen Abschnitte der Wirbelsäule

α) Halswirbelsäule

αα) Übersichtsaufnahmen

Die sagittale Aufnahme wird in der Regel im anterior-posteriorem Strahlengang durchgeführt (Abb. 11). Wenn es die Umstände erfordern, kann sie auch posterior-anterior bei entsprechender Richtung des Zentralstrahls vorgenommen werden und zwar entweder am stehenden oder auch am liegenden Patienten.

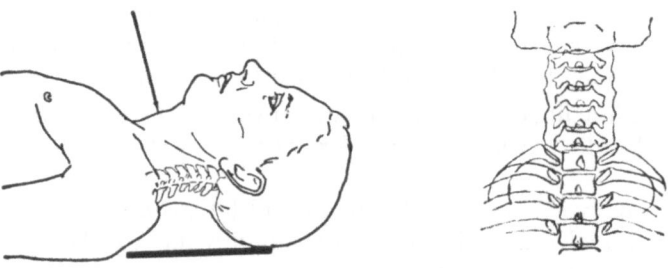

Abb. 11. Mittlere und untere Halswirbelsäule, anterior-posterior

Nach BUETTI gelangen wichtige Haltungsänderungen der Halswirbelsäule in der Frontalebene und Rotationsbewegungen bzw. Dislokationen auch bei liegenden Patienten in gleicher Art und gleicher Intensität wie bei stehenden Patienten zur Darstellung. BROCHER lehnt dagegen eine sagittale Aufnahme im Liegen ab, da die Lordose der Halswirbelsäule vermehrt wird, wodurch die Wirbelbogenanteile auf Kosten der Wirbelkörper stärker hervortreten.

Bei der sagittalen Aufnahme soll eine so harte Strahlung verwendet werden, daß auch Atlas und Axis hervortreten, da diese vom Corpus mandibulae verdeckt werden. Wird der Unterkiefer während der Aufnahme bewegt, kommen die beiden obersten Halswirbel gut zur Darstellung, da durch die Bewegung eine Verwischung des Unterkieferschattens bewirkt wird. Der Kopf muß in diesem Fall besonders gut fixiert werden, um eine Bewegung der Halswirbelsäule zu verhindern. Der Zentralstrahl verläuft in der Medianlinie und ist auf den 5. Halswirbel gerichtet, wobei er mit der Raumsenkrechten einen distal offenen Winkel von 10° bildet.

Die Profilaufnahme. Allgemein wird empfohlen, die frontale Aufnahme nur im Stehen durchzuführen (Abb. 12); dabei soll die Kopfhaltung immer die gleiche sein und zwar derart, daß die Bißebene horizontal gestellt ist (Mittlere Haltung). Der Patient steht senkrecht zur Kassette, die Schultern möglichst gesenkt. Der Zentralstrahl verläuft 2 Querfinger dorsal und caudal vom Kieferwinkel senkrecht zur Medianlinie.

Wenn bei Schwerkranken die Aufnahme im Liegen durchgeführt werden muß, ist es angezeigt, den Patienten die für ihn angenehme Rückenlage einnehmen zu lassen und die

Aufnahme im horizontalen Strahlengang auszuführen, zumal es bei der für den Patienten unbequemeren lateralen Lagerung durch die Vergrößerung des Objekt-Bild-Abstandes auch zu Projektionsfehlern kommen kann.

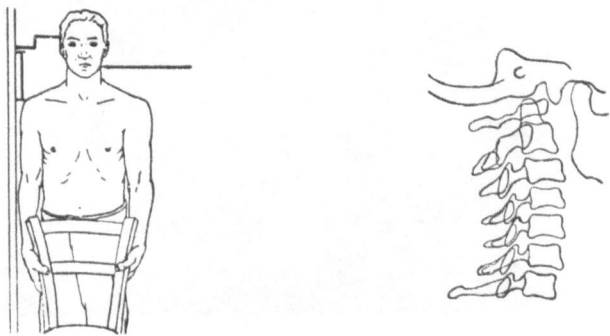

Abb. 12. Halswirbelsäule seitlich

ββ) Spezialaufnahmen

Aufnahmen zur Darstellung der obersten Halswirbel. Aufnahmen in sagittaler Richtung durch den geöffneten Mund zur Darstellung der obersten Halswirbel (Abb. 13): Da auf der normalen Übersichtsaufnahme die beiden obersten Halswirbel meist ungenügend zu erkennen sind, wird diese Aufnahme durchgeführt, wobei der Mund maximal geöffnet

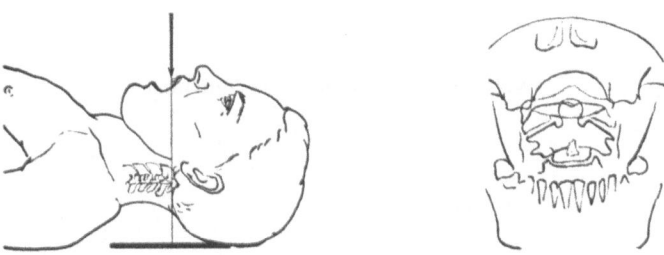

Abb. 13. Obere Halswirbelsäule, anterior-posterior

werden muß. Die deutsche Horizontale (Linea horizontalis auriculoorbitalis zieht vom Margo infraorbitalis bis zum cranialen Rand des Porus acusticus externus) steht senkrecht zur Kassette. Der Zentralstrahl verläuft in der Medianlinie durch die Kante der oberen Schneidezähne ebenfalls senkrecht auf die Kassette. Schon eine geringe Ventralneigung des Kopfes bedingt eine Projektion der oberen Zähne, eine geringe Dorsalflexion, eine Projektion des Os occipitale auf die cranialen Halswirbel.

Zur Darstellung der obersten Halswirbel kann man auch von der Möglichkeit der Nahaufnahme Gebrauch machen: So führt PLAUT nach vorheriger Anaesthesie einen Film in den Mesopharynx ein, der Strahlengang verläuft dorso-ventral und kommt zu einer besonders guten Darstellung des Dens und seiner Umgebung (heute wird man wohl nurmehr Schichtaufnahmen zur Darstellung dieser Gegend durchführen).

R. KRIEG empfiehlt für den Routinebetrieb eine Aufnahme, wobei der Zentralstrahl senkrecht auf einen Punkt 2 Querfinger breit oberhalb der Nasenwurzel bei angezogenem Kinn zielt, wodurch das Atlanto-occipital-Gelenk in die Kieferhöhlen bzw. in die lufthaltigen Räume der Nase projiziert wird.

SCHÖN führt bei ängstlichen und unruhigen Patienten eine Kontaktaufnahme durch, bei der das Röhrenfenster auf den Nasenrücken aufgesetzt wird.

Zusätzliche Projektionen zur Darstellung des Atlas bzw. des Atlanto-occipital-Gelenkes. Aufnahmen zur Darstellung der Schädelbasis im axialen Strahlengang. Man kann bei dieser Aufnahmerichtung das Foramen occipitale magnum, den Atlas und den Dens in

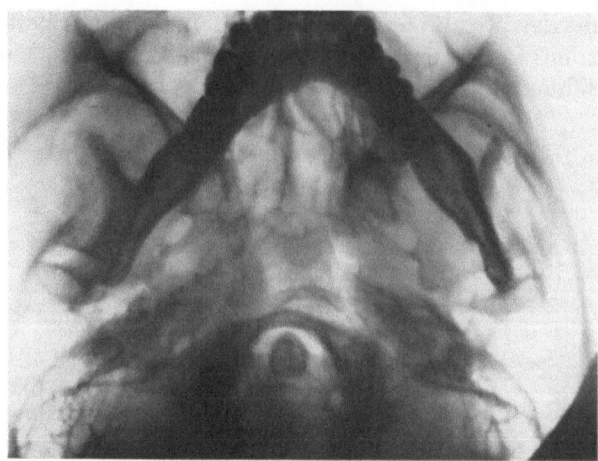

Abb. 14. Ventraler Atlasbogen

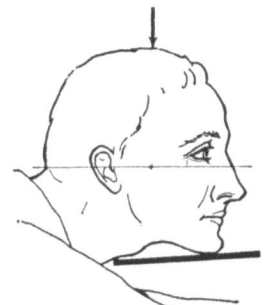 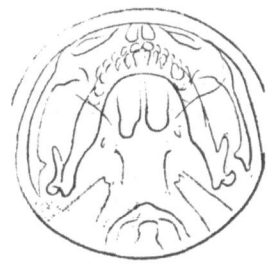

Abb. 15. Verticosubmentale Aufnahme

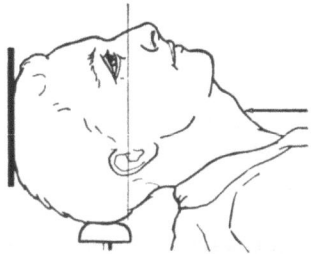 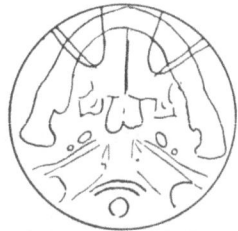

Abb. 16. Submentovertikale Aufnahme

Aufsicht darstellen und dadurch die Beziehung des Dens zum ventralen Atlasbogen, der auf den Anterior-Posterior-Aufnahmen nicht zu sehen ist, gut beurteilen. Der dorsale Atlasbogen ist dagegen nicht genügend sichtbar (Abb. 14). Die Aufnahme kann auf 2 Arten durchgeführt werden.

1. Vertico-submentale Aufnahme (Abb. 15). Die Aufnahme kann man im Sitzen oder in Bauchlage ausführen, wobei das Kinn in stärkster Streckstellung, also fast parallel zur Kassette aufliegt. Im Sitzen werden die Arme ventral gestreckt und liegen dem Tisch auf, im Liegen stützt sich der Oberkörper auf die Ellbogen, die Arme liegen rechts und links von der Kassette auf dem Tisch. Der Zentralstrahl verläuft senkrecht zur Kassette in der Schnittlinie der Medianebene mit einer senkrecht zur deutschen Horizontalen durch die Mitte der beiderseitigen Verbindungslinien zwischen äußeren Orbitalrand und äußeren Gehörgang gelegten Ebene.

2. Submento-verticale Aufnahme (Abb. 16). Der Patient sitzt und neigt seinen Kopf maximal nach dorsal, so daß die deutsche Horizontale womöglich senkrecht steht.

Die Aufnahme kann auch im Liegen durchgeführt werden und zwar in Rückenlage bei maximal nach dorsal überhängendem Kopf. Der Zentralstrahl verläuft in der Schnittlinie der Medianebene mit einer senkrecht zur deutschen Horizontalen durch die Mitte der beiderseitigen Verbindungslinien zwischen äußeren Orbitalrand und äußeren Gehörgang gelegten Ebene.

Zur Darstellung der Atlanto-epistropheal-Gelenke bzw. der Processus transversi atlantis et axis gibt BUETTI folgende Einstelltechnik an: In Rückenlage dreht der Patient den Kopf nach der einen bzw. anderen Seite, bis die sagittale Mittellinie des Kopfes einen Winkel von 45—50° mit der Tischebene einschließt. Das Kinn wird dabei angezogen, um den störenden Schatten der Schädelbasis auszuschalten. Der Mund wird maximal geöffnet. Der Zentralstrahl verläuft senkrecht zur Kassette durch den der darzustellenden Partie entgegengesetzten Mundwinkel und tritt in der Spitze des Warzenfortsatzes der darzustellenden Seite aus.

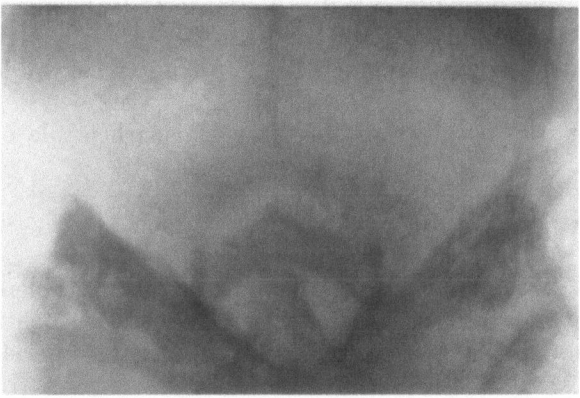

Abb. 17. Dorsaler Atlasbogen

Der dorsale Atlasbogen (Abb. 17) wird am besten durch eine bregmatico-occipitale Aufnahme des Os occipitale sichtbar gemacht. Der Patient befindet sich in Rückenlage, das Kinn ist stark angezogen, der Kopf wird durch ein Keilpolster gestützt, so daß die darauf liegende Kassette entsprechend dem Keil schräggelagert ist. Der Zentralstrahl verläuft in der Medianebene und zielt auf das Foramen occipitale magnum. Er bildet mit der deutschen Horizontalen einen nach ventral cranial offenen Winkel von 35°.

Nur die eine Hälfte des dorsalen Atlasbogens wird herausgestellt, wenn man nach BROCHER ähnlich wie bei der Aufnahme nach SCHÜLLER knapp handbreit oberhalb des Meatus acusticus externus zentriert und das Gesicht nach der zu untersuchenden Seite wendet. Die Kassette ist etwas tiefer gelagert als bei der Aufnahme nach SCHÜLLER. Diese Aufnahme kann im Sitzen oder in Rückenlage ohne stärkere Verdrehung des Kopfes durchgeführt werden und ist daher der im Prinzip gleichen Projektion von KULKA und BARBARA, die Bauchlage und umständlichere Einstellung erfordert, vorzuziehen.

Zur Darstellung des seitlichen Atlasbogenanteiles nach WALTER muß der Patient in die für ihn unbequeme Bauchlage gebracht und der Kopf in einem Winkel von 12° geneigt werden; der Zentralstrahl ist in einem Winkel von 23° auf einen Punkt 5 cm dorsal und cranial vom Meatus acusticus externus gerichtet.

Eine Übersicht über die eine Hälfte des Atlas sowie die angrenzenden Atlanto-occipital- bzw. Atlanto-epistropheal-Gelenke, wobei es zu einer besonders guten Darstellung des Dens kommt, ergibt die Aufnahmerichtung nach KASABACH. Der Patient befindet sich in Rückenlage, der Kopf ist um 45° gedreht, der Zentralstrahl 10—15° caudal gesenkt und auf die Mitte des röhrennahen Jochbogens eingestellt.

Das gleiche Gebiet wird durch die Schrägaufnahme nach CLARK ermittelt.

Aufnahmen zur Darstellung der Foramina intervertebralia und der kleinen Wirbelgelenke. Schrägaufnahme der Halswirbelsäule nach BARSONY und KOPPENSTEIN zur Darstellung der Foramina intervertebralia: Der Patient wird aus der seitlichen Stellung um ca. 45° gegen den Film gedreht, wodurch man in die anliegenden Foramina intervertebralia Einblick bekommt. Dreht man den Patienten um ca. 45° vom Film weg, so kommen die plattenfernen Foramina intervertebralia zur Darstellung. Der Zentralstrahl verläuft

6*

2 Querfinger breit dorsal und caudal vom Unterkieferwinkel unter einem Winkel von ca. 45° zur Medianebene.

Nagy empfiehlt zur Darstellung der Foramina intervertebralia folgende Einstellung: Der Patient befindet sich rein seitlich zur Kassette, der Zentralstrahl ist auf die Sella gerichtet, also auf den Punkt, der 2 Querfinger breit oberhalb der Mitte der den äußeren Gehörgang mit dem äußeren Augenwinkel verbindenden Linie liegt. Es ist dies eine exzentrische Projektion, bei der die Foramina intervertebralia durch die Randstrahlen dargestellt werden.

Schrägaufnahme zur Darstellung der Intervertebralgelenke: Dreht man den Patienten aus der seitlichen Stellung nur um ca. 10—20° gegen den Film, werden die gleichseitigen Intervertebralgelenke tangential getroffen mit Ausnahme der kleinen Wirbelgelenke zwischen 2. und 3. Halswirbel, da deren Gelenkflächen im Gegensatz zu den übrigen kleinen Wirbelgelenken im Bereich der Halswirbelsäule nach ventral zu konvergieren und daher bei dieser Aufnahmerichtung nicht orthoröntgenograd, sondern von der Fläche her getroffen werden. Teilweise läßt sich das filmferne Gelenk erkennen, obwohl es sich nach ventral auf den dazugehörigen Wirbel projiziert.

Die filmfernen kleinen Wirbelgelenke der übrigen Halswirbel werden dargestellt, wenn man den Patienten um 10—20° vom Film wegdreht.

Duus empfiehlt für die Schrägeinstellung der Halswirbelsäule eine Einstellung mit einem Winkel von 32,5°.

β) Brustwirbelsäule
αα) Übersichtsaufnahmen

Die sagittale Aufnahme wird im anterior-posterioren Strahlengang durchgeführt (Abb. 18) und zwar entweder im Stehen, oder im Liegen. Der Zentralstrahl ist auf die Mitte des Brustbeins in der Medianlinie senkrecht zur Kassette gerichtet. Es kommt die

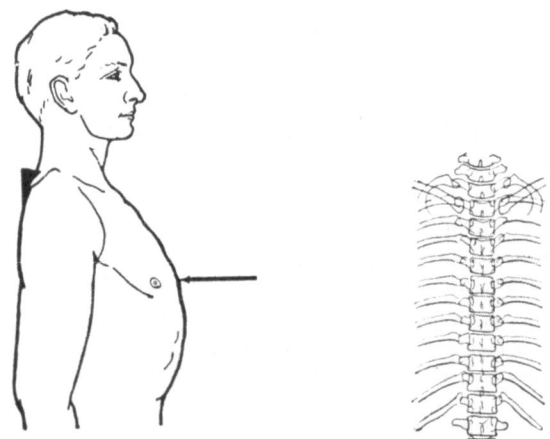

Abb. 18. Brustwirbelsäule, sagittale Aufnahme

ganze Brustwirbelsäule dank der geringen physiologischen Krümmung übersichtlich zur Ansicht, wobei allerdings die Deckplatten nicht ganz tangential getroffen werden.

Bei vermehrter Krümmung der Brustwirbelsäule sind eventuell 2 Aufnahmen notwendig, wobei der Zentralstrahl für die craniale Brustwirbelsäule mehr kopfwärts, für die caudale Brustwirbelsäule mehr fußwärts zielt.

Die Profilaufnahme. Der Patient steht bei der rein seitlichen Aufnahme der Brustwirbelsäule (Abb. 19) mit über den Kopf gehobenen Armen senkrecht zur Kassette, der Zentralstrahl verläuft in Höhe des 6. Brustwirbels senkrecht zur Kassette, 3 Querfinger breit vor der dorsalen Hautgrenze. Bei dieser Aufnahme werden mit Ausnahme der beiden obersten Brustwirbel, die durch die Schultern verdeckt werden, die Brustwirbelkörper und zugleich die Foramina intervertebralia am besten dargestellt.

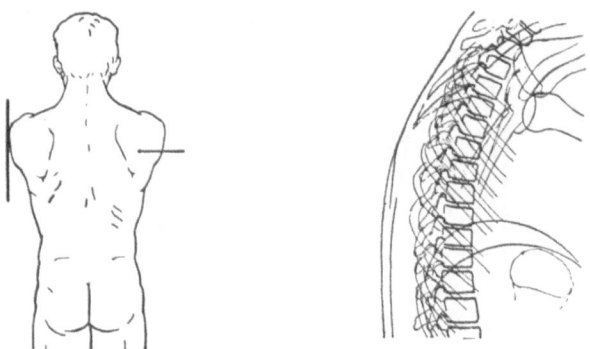

Abb. 19. Brustwirbelsäule, Profilaufnahme

ββ) Spezialaufnahmen

Darstellung der beiden obersten Brustwirbel. Der Patient steht senkrecht zur Kassette, wobei der Körper bis zu 10° gedreht sein kann, die filmnahe Schulter liegt in der Mittellinie, der nach ventral genommene Arm wird gehoben und im Ellbogengelenk gebeugt, so daß die Hand auf dem Kopf ruht. Die filmferne Schulter wird nach dorsal genommen und gesenkt. Wird die Aufnahme im Liegen durchgeführt, so wird der filmnahe Arm nach ventral cranial herausgezogen, der filmferne Arm nach dorsal gelagert, so daß sich der Patient an der Tischkante festhalten kann. Das Gesäß wird durch ein Keilpolster gestützt, der Zentralstrahl wird auf die filmnahe Achselhöhle gerichtet, die Röhre kann bis ca. 10° nach caudal gekippt werden (Abb. 38).

Darstellung der kleinen Wirbelgelenke. Bei der Lagerung des Patienten wie bei a) werden auch die kleinen Wirbelgelenke jeder Seite dargestellt. Bei Drehung des Rumpfes aus der seitlichen Lage um 10—20° nach dorsal kommen die plattenfernen, bei Drehung nach ventral die plattennahen kleinen Wirbelgelenke der Brustwirbelsäule zur Ansicht. Einfacher ist die Darstellung der plattenfernen kleinen Wirbelgelenke, da der Rumpf eher die Tendenz hat, sich nach dorsal zu neigen.

Veratmungsaufnahme nach Barsony *und* Winkler *und nach* Weiser. Die Autoren schlagen vor, während der Aufnahme atmen zu lassen, da dann die störenden Rippen ähnlich wie bei der Schichtaufnahme verwischt werden. Allerdings ist damit eine größere Strahlenbelastung für den Patienten verbunden, da nach Quereiro 50 kV, 50 mA und 15 sec Belichtung bei 2 m Distanz als günstigste Daten für diese Aufnahme genannt werden.

γ) Lendenwirbelsäule

αα) Übersichtsaufnahmen

Die sagittale Aufnahme. Die Aufnahme wird womöglich im Stehen, aber auch im Liegen durchgeführt. Der Patient findet sich parallel zur Kassette. Um die Lendenlordose auszugleichen, werden beim liegenden Patienten die Beine im Hüft- und Kniegelenk gebeugt. Der Zentralstrahl ist in der Medianlinie senkrecht auf die Mitte der Kassette gerichtet (Abb. 20).

Samuel und Warner geben unabhängig voneinander folgende Technik an, um die Lendenlordose *vollkommen* auszugleichen: Der Patient findet sich in Rückenlage auf dem Bucky-Tisch. Ein am Kopfende des Patienten befindlicher Gehilfe zieht die in den Kniekehlen abgewinkelten Beine, die außerdem gespreizt sind, nicht nur in maximale Hüftbeugung, sondern so weit, bis sich das Becken etwas vom Tisch abhebt, so daß die Lendenwirbelsäule kyphosiert wird. Dies ist notwendig, damit die Divergenz der Röntgenstrahlen parallel ist zur Divergenz der Wirbeldeckplatten. Der Zentralstrahl wird senkrecht auf die Mitte zwischen Nabel und Symphyse gerichtet. Durch diese Aufnahmerichtung lassen sich die zahlreichen Varietäten des Lendenkreuzbeinüberganges, aber auch eventuelle Spaltbildungen in den Wirbelbogen und die Sacroiliacalgelenke besonders gut darstellen.

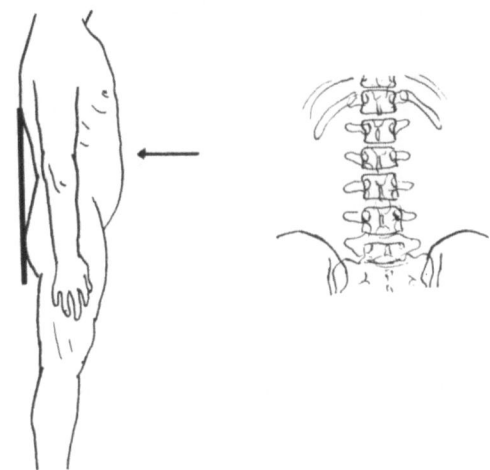

Abb. 20. Lendenwirbelsäule, sagittale Aufnahme

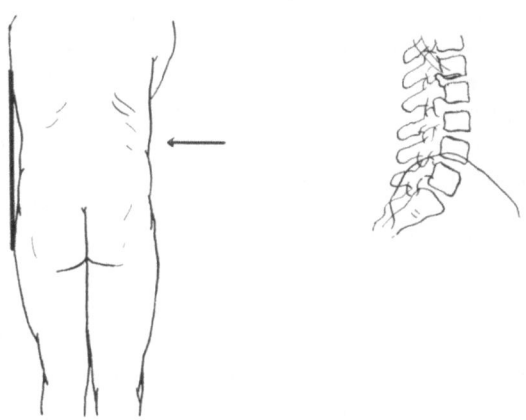

Abb. 21. Lendenwirbelsäule, Profilaufnahme

Den gleichen Effekt erzielt man nach Barsony durch eine caudocraniale Aufnahme bei a.p. Strahlengang oder durch eine dorsoventrale Aufnahme in Bauchlage, worauf auch Teschendorf und Bernstein hingewiesen haben.

Die Profilaufnahme. Die Aufnahme soll womöglich im Stehen durchgeführt werden. Der Patient befindet sich rein seitlich zur Kassette, der Zentralstrahl wird auf die mutmaßliche Höhe des Lendenkreuzbeinüberganges zentriert und zwar 3 Querfinger breit vor der dorsalen Hautgrenze (Abb. 21).

ββ) Spezialaufnahmen

Aufnahmen zur Darstellung der kleinen Wirbelgelenke. Die kleinen Wirbelgelenke stehen im Bereich der Lendenwirbelsäule ungefähr in einer Ebene von 45°. Es kommen häufig Asymmetrien der Intervertebralgelenke vor, so daß zu ihrer orthoröntgenograden Darstellung eine Drehung des Patienten um 35—45° nach dorsal notwendig ist. Für die Darstellung der kleinen Wirbelgelenke der caudalen Lendenwirbel soll der Zentralstrahl etwas von cranial nach caudal geneigt werden.

b) Schichtaufnahmen der Wirbelsäule

Das Schichtverfahren kann gerade bei Untersuchungen der Wirbelsäule sehr wertvolle diagnostische Ergebnisse zeitigen, wenn es sinnvoll angewendet wird. Voraussetzung sind

Übersichtsaufnahmen (Summationsbild) in frontaler und sagittaler Richtung, dazu kommen noch gezielte Schrägaufnahmen und besonders im Bereich der Lendenwirbelsäule mit dem Kompressionstubus ausgeblendete Aufnahmen, da diese oft sehr aufschlußreiche Details erkennen lassen.

Erst auf Grund dieser Aufnahmen wird man die Indikation für Schichtbilder stellen, denn ein wahlloses Schichten ist unwirtschaftlich und stellt auch oft eine unnötige Strahlenbelastung für den Patienten dar.

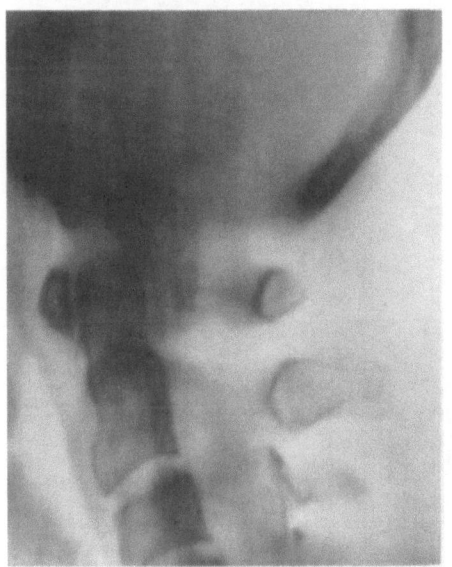 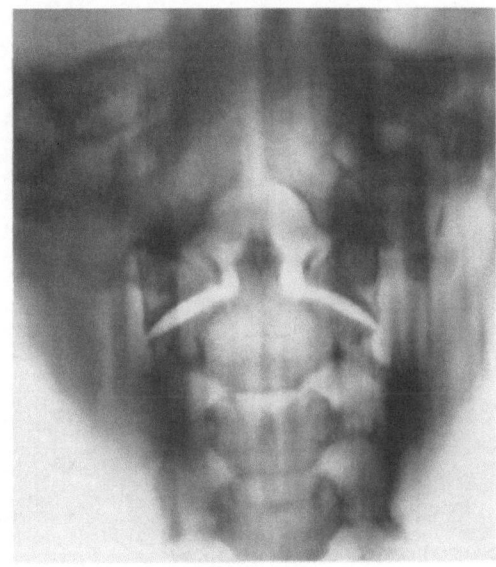

Abb. 22   Abb. 23

Abb. 22. Schichtaufnahme zur Darstellung des Dens, seitlich

Abb. 23. Schichtaufnahme anterior-posterior zur Darstellung des Dens und der Atlanto-Axis-Gelenke

Nach BOKSTRÖM beträgt die Hautbelastung ungefähr 3 R bei jeder Aufnahme, nur bei der seitlichen Aufnahme der Lendenwirbelsäule 8 R und zwar bei 86,5 cm Focusdrehpunkt und 1 mm Al-Filter. Da in der Regel ein größerer Focusdrehpunkt verwendet wird, ist die Strahlenbelastung eine geringere.

Beim Schichtverfahren genügen meist Schichten in einer Höhendifferenz von 1 cm und nur selten wird sich die Notwendigkeit ergeben, die Untersuchung in $1/_2$ cm Abstand durchzuführen.

Die häufigste Indikation zur Anwendung des Schichtverfahrens ist die Darstellung von Gebilden, die bei den Übersichtsaufnahmen durch irgendwelche Überlagerungen nur undeutlich zu erkennen sind, also die Darstellung topographischer Verhältnisse oder von Zerstörungsherden bzw. Trennung von in verschiedenen Schichten gelegenen Prozessen oder von kongenitalen Fehlbildungen und von Verletzungsfolgen. In diesem Abschnitt ist nur über die Darstellung topographischer Verhältnisse zu sprechen.

Immer wieder gibt es Schwierigkeiten in der einwandfreien Darstellung des Atlas und des Axis, die aber durch das Schichtverfahren weitgehend überwunden werden können. Durch eine seitliche Schichtaufnahme in der Medianlinie wird der Dens und zwar auch in seiner cranialen Begrenzung, in idealer Weise dargestellt (Abb. 22). Wenn man 2 cm lateral von der Medianlinie schichtet, wird das Atlanto-occipital-Gelenk dieser Seite wiedergegeben.

Im anterior-posteriorem Strahlengang kann man — wenn es gelingt, die Halslordose auszugleichen — meist mit 2 im Abstand von 2 cm hergestellten Schichtaufnahmen den

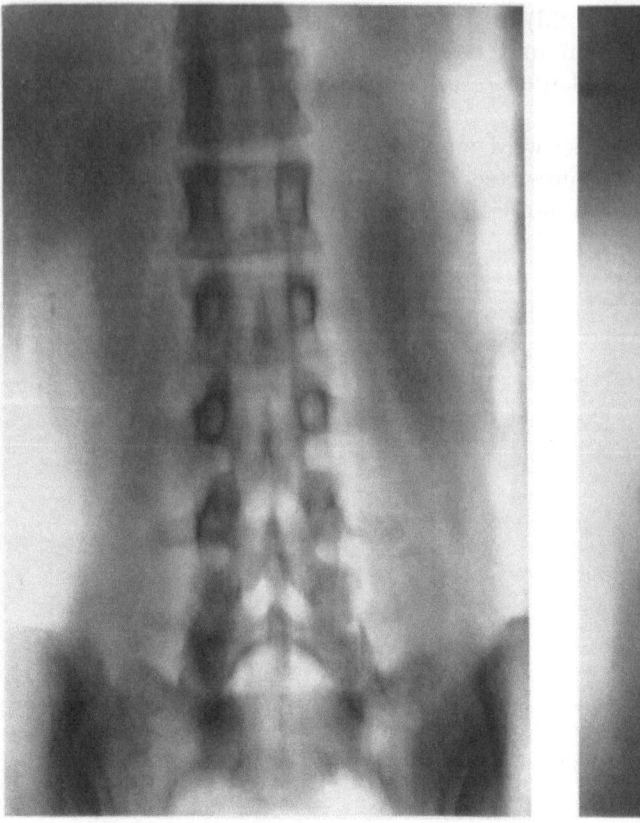 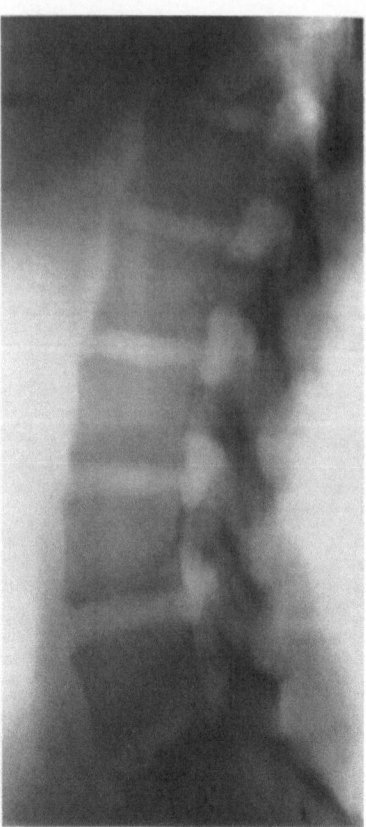

Abb. 24   Abb. 25

Abb. 24. Schichtaufnahme anterior-posterior der Lendenwirbelsäule. Entsprechend der Lordose kommen an den oberen Lendenwirbeln die Körper, an den mittleren die Bogenwurzeln und an den unteren die Wirbelbogen zur Darstellung

Abb. 25. Schichtaufnahme der Lendenwirbelsäule, seitlich. Es kommen die Wirbelkörper und die Foramina intervertebralia einer Seite zur Darstellung

Dens, die Atlanto-occipital- und Atlanto-Axis-Gelenke darstellen (Abb. 23). Die optimale Schichttiefe liegt 1 cm ventral von den Spitzen der Warzenfortsätze.

Auf der seitlichen Übersichtsaufnahme der Brustwirbelsäule ist der 1. und 2. Brustwirbel durch den Schatten des breiten Schultergürtels überdeckt und daher nicht zu erkennen. Kann durch eine Schrägaufnahme dieser Gegend keine einwandfreie Beurteilung erreicht werden, was dann zutreffen wird, wenn diese Gegend außerdem durch vermehrt schattengebendes pathologisches Gewebe überdeckt ist, wird das Schichtverfahren herangezogen.

Störende Darmgasüberlagerungen im Bereich der Lendenwirbelsäule und des Kreuzbeins können ebenfalls durch das Schichtverfahren ausgeschaltet werden, obwohl gerade in diesem Bereich durch Aufnahmen mit dem Kompressionstubus allein meist Klärung geschaffen werden kann.

Auf den Übersichtsaufnahmen kann man die Wirbelbogen nur unvollkommen erkennen, da sie auf der sagittalen Aufnahme vom Wirbelkörper überlagert werden, während sich auf der frontalen Aufnahme die beiden Wirbelbogenhälften überdecken. Auch die kleinen Wirbelgelenke, die Wirbelrippengelenke und die größere Zahl der Wirbellöcher werden auf den Übersichtsaufnahmen nur unvollkommen zur Ansicht gebracht. Alle diese Gebilde lassen sich bei entsprechender Lagerung durch das Schichtverfahren einwandfrei herausstellen.

Während sagittale Schichten am besten die Spongiosa, die seitliche Begrenzung und die Schlußplatten der Wirbelkörper (Abb. 24), die Schrägschichten auch Wirbelbogen und -fortsätze wiedergeben, eignen sich seitliche Schichten zur Darstellung der Schlußplatten, der ventralen und dorsalen Corticalis der Wirbelkörper, der dorsalen Begrenzung des Wirbelkanals, der Zwischenwirbellöcher (Abb. 25) und im Bereich der Brustwirbelsäule auch zur Darstellung der kleinen Wirbelgelenke.

Durch Schrägaufnahmen, wobei die Körperachse des Patienten mit der Pendelebene einen Winkel von 45° bildet, wozu aber ein Zusatztisch notwendig ist, werden am besten die Wirbelbogen, im Bereich der Lendenwirbelsäule die kleinen Wirbelgelenke und im Bereich der Brustwirbelsäule die Wirbelrippengelenke dargestellt. Wenn dabei die Pendelebene von ventral rechts nach dorsal links verläuft, werden der linke ventrale Wirbelbogen, der rechte dorsale Wirbelbogen, im Bereich der Brustwirbelsäule das linke Costo-vertebral-Gelenk, das rechte Costo-transveral-Gelenk und im Bereich der Lendenwirbelsäule die linken Intervertebrallöcher und die rechten kleinen Wirbelgelenke im Querschnitt getroffen. Längs- oder tangential werden der rechte ventrale und dorsale Wirbelbogen, das rechte Costo-vertebral-Gelenk, das linke Costo-transversal-Gelenk im Bereich der Brustwirbelsäule und im Bereich der Lendenwirbelsäule die rechten Intervertebrallöcher und die linken kleinen Wirbelgelenke getroffen.

Betont muß werden, daß das Schichtverfahren dem gewöhnlichen Übersichtsbild unterlegen ist, wenn Feinheiten der Knochenstruktur im Wirbelkörper darzustellen sind, da die Knochenbälkchen durch die beim Schichtverfahren notwendige Bewegung in einer Richtung ausgelöscht werden.

c) Röntgenganzaufnahme der Wirbelsäule

Die Röntgenganzaufnahmen der Wirbelsäule werden in frontaler und sagittaler Richtung durchgeführt.

GAJEWSKY u. Mitarb. haben ein Spezialgerät geschaffen, dessen besondere Merkmale ein motorisch bewegtes Streustrahlenraster und eine an der Tiefenblende angeordnete rotierende Ausgleichsblende zur Berücksichtigung der unterschiedlichen Absorption in den einzelnen Wirbelsäulenabschnitten sind.

Die 3-Phasen-Technik von RASPE ist durch die besondere Aufnahme jeweils von Lenden-, Brust- und Halswirbelsäule auf einem Film gekennzeichnet. Es wird dabei zum üblichen 4—6 Ventilapparat als Zusatzgerät lediglich eine Schwingblende an der Röhre benützt, die einerseits zur Einstellung der Einzelaufnahme dient, andererseits durch Schwingbewegungen den stufenlosen Übergang zwischen den Einzelaufnahmen ermöglicht. Voraussetzung für ein einwandfreies Bildresultat ist, daß während der 3-Phasenaufnahme Patient und Film nicht bewegt werden.

SCHLEGEL erreicht mit mehreren Bleischürzen, die am Patienten ventral und lateral angebracht werden, eine Abblendung der Nutz- und eine Verringerung der Streustrahlen.

Schließlich haben VIERNSTEIN und HIPP eine Verlaufsfolie entwickelt, bei der an Körperstellen mit verminderter Strahlendurchlässigkeit eine Folie mit größerem Verstärkungsfaktor verwendet wird. Der Verlaufsfolie ist eine Feinrasterblende vorgelegt. Die Belichtungsdaten liegen für 3 m Focus-Film-Abstand bei 80—110 kV und bei 300 bis 500 MAS.

4. Normale Röntgenanatomie
a) Ganzaufnahme der Wirbelsäule

Bei der Ganzaufnahme der Wirbelsäule lassen sich angeborene und funktionelle Skoliosen deutlicher erkennen und beurteilen. Auch Veränderungen in bezug auf die vertikale Achse, die durch den 12. Brustwirbel gehen sollte, sind besser festzustellen (Abb. 26, 27).

Ein Nachteil der Ganzaufnahme ist es, daß trotz der großen Entfernung (3 m) zwischen Röhre und Film, die craniale Halswirbelsäule und die Lumbosacralgegend, also

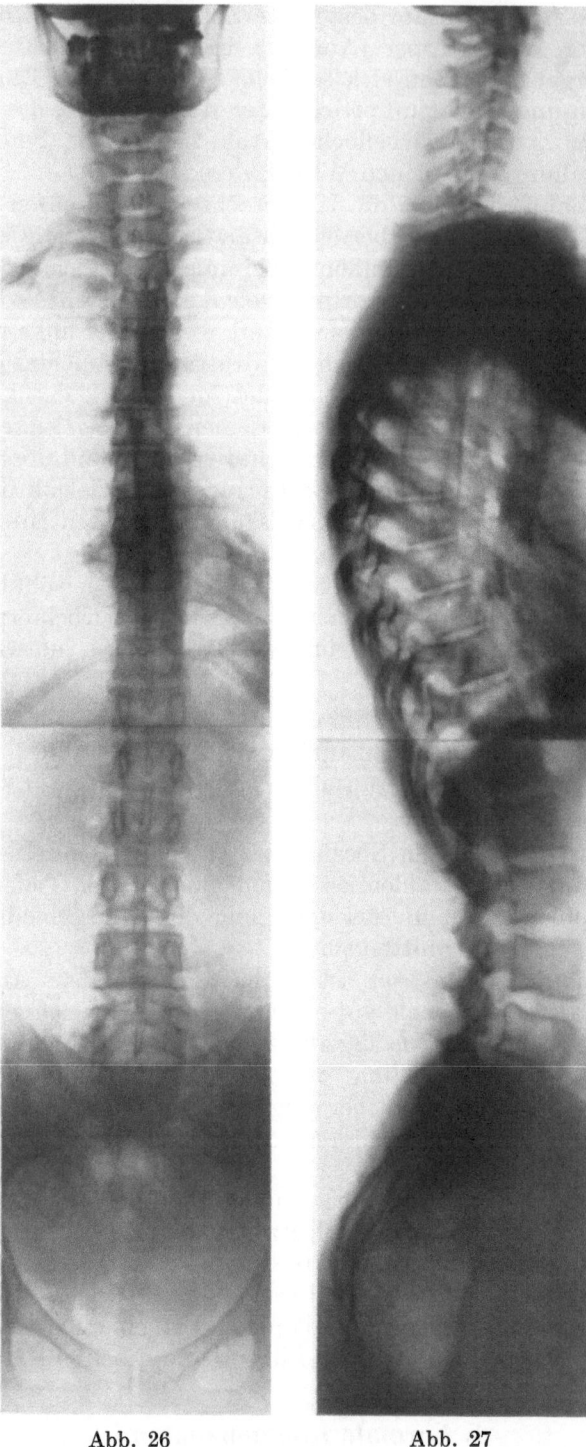

Abb. 26   Abb. 27

Abb. 26. Ganzaufnahme der Wirbelsäule, sagittal

Abb. 27. Ganzaufnahme der Wirbelsäule, frontal

zwei diagnostisch besonders wichtige Abschnitte nur verzerrt zur Abbildung kommen.
Auch ist die Struktur im allgemeinen wesentlich schlechter zu beurteilen als auf den
Standardaufnahmen, und zwar besonders im Bereich der Halswirbelsäule. Es müssen
nämlich zur Durchdringung anderer Wirbelsäulengegenden sehr harte Strahlen verwendet

werden, so daß die Halswirbelsäule trotz geringerer Belichtung durch Einschaltung von Filtern überstrahlt wird. Es wird sich daher oft bei Ganzaufnahmen die Notwendigkeit ergeben, durch gezielte Aufnahmen einzelne Wirbelsäulenabschnitte zu ergänzen.

b) Das Röntgenbild der Halswirbelsäule

α) Die sagittale Aufnahme

Bei der sagittalen Übersichtsaufnahme der Halswirbelsäule (Abb. 28) gelangen nur die Wirbel vom 3. Halswirbel abwärts einwandfrei zur Darstellung. Normalerweise soll

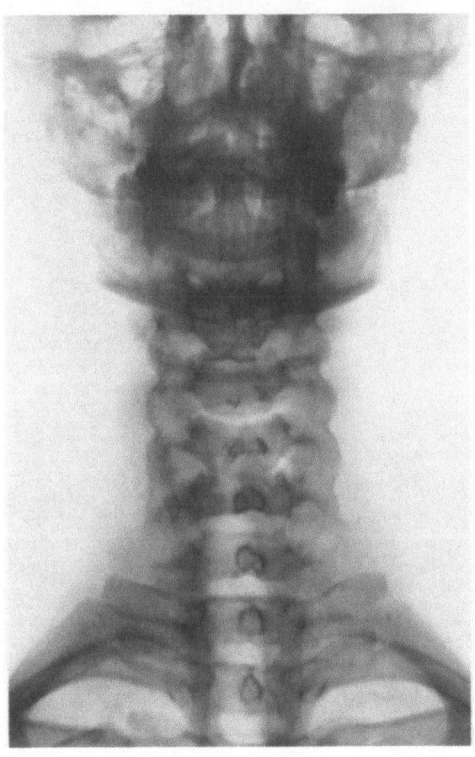

Abb. 28. Sagittale Aufnahme der Halswirbelsäule

die Halswirbelsäule gerade verlaufen. Die Dornfortsätze sind mit Ausnahme des 1. und 7. in zwei meist verschieden große Höcker geteilt. Diese sollen in einer vertikalen Reihe verlaufen, wobei die Bogenmittellinie mit der der Halswirbelsäule übereinstimmen soll. Durch die normale Lordose der Halswirbelsäule werden im sagittalen Bild die Wirbelkörper ineinanderprojiziert und es kommt zu zahlreichen Überschneidungen. Wenn sich daher der Zwischenwirbelraum frei von Bogenüberlagerungen darstellt, so kann man bei normaler Einstellung des Zentralstrahls auf eine kyphotische Haltung der Halswirbelsäule schließen.

Der laterale Rand der Halswirbelsäule, der durch die sich aufeinanderprojizierenden cranialen und caudalen Gelenkfortsätze der einzelnen Wirbel gebildet wird, ist scharf konturiert und zeigt einen regelmäßigen ununterbrochenen Verlauf. Die Querfortsätze des Atlas springen stark vor, ebenso sind die Querfortsätze des 7. Halswirbels in der Regel verlängert.

Die beiden Ansätze der Bogenwurzel sind in den lateralen Anteilen der Wirbelkörper als kreisrunde Ringe dargestellt. Sie können. aber auch die Form länglicher Ovale, ja sogar Dreiecksform aufweisen.

Am cranialen Rand der Wirbelkörperecken treten die Processus uncinati als dornförmige Vorsprünge hervor.

Die bandförmige Aufhellung in der Mitte der Halswirbelsäule wird durch den Kehlkopf und die Trachea gebildet, wobei die Stimmritze in Höhe des 4. Halswirbels als schmale längsverlaufende Aufhellung hervortreten und zu Täuschungen (Spaltbildung) Anlaß geben kann (Abb. 29). Etwas lateral von der Trachealaufhellung finden sich im mittleren Drittel der Halswirbelsäule öfter längsverlaufende Verdichtungsstreifen, die den verkalkten Schildknorpelplatten entsprechen.

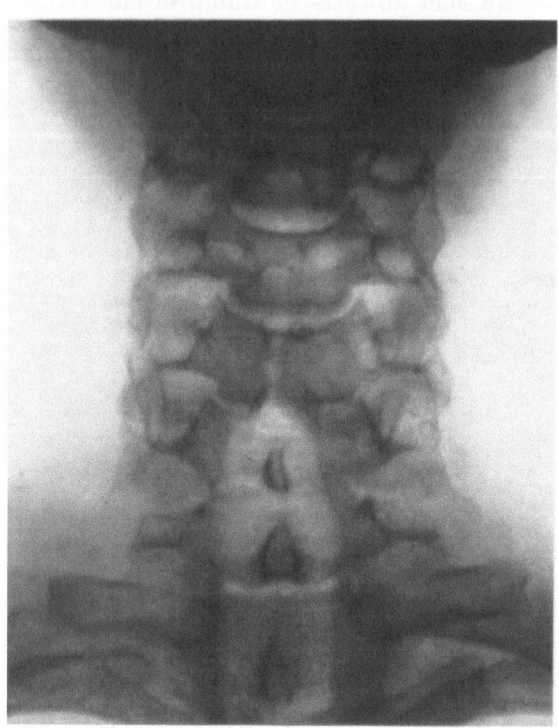

Abb. 29. Darstellung von Trachea, Stimmritze und verkalkten Schildknorpelplatten

β) Darstellung der beiden obersten Halswirbel durch den geöffneten Mund

Bei dieser Aufnahme kann es durch den caudalen Rand des Os occipitale, durch den Rand der Zähne, aber auch durch die Zunge zu störenden Überlagerungen kommen. Der ventrale Atlasbogen ist so zart gebaut, daß er meist keinen Schatten verursacht. Der dorsale Atlasbogen tritt dagegen als querverlaufendes dichtes Band hervor. Der Dens wird gut abgebildet. Während die Atlanto-Axis-Gelenke meist gut zu sehen sind, kann man die Atlanto-occipital-Gelenke häufig nur undeutlich erkennen (Abb. 30).

Nach Schön lassen sich in 60% der Fälle bei Aufnahmen durch den geöffneten Mund quer zur Achse des Dens verlaufende Aufhellungslinien feststellen, die durch den Machschen Effekt an horizontalverlaufenden Konturen durch den Grenzkontakt hervorgerufen werden und die eine Fraktur vortäuschen können. Folgende Konturen können hierfür die Ursache sein: a) Der craniale Kontur des dorsalen Atlasbogens, aber auch der caudale Kontur des ventralen Atlasbogens, wobei die Aufhellungslinie besonders intensiv wird, wenn es zur Summation beider Grenzkontaktlinien kommt. Wenn sich der ventrale und der dorsale Atlasbogen überschneiden, können 2 annähernd parallel verlaufende Aufhellungslinien entstehen. b) Der caudale Kontur des dorsalen Atlasbogens. c) Die caudale Begrenzung der Hinterhauptsschuppe bei Vorliegen einer starken Lordose der Halswirbelsäule. d) Der obere Zungenrand.

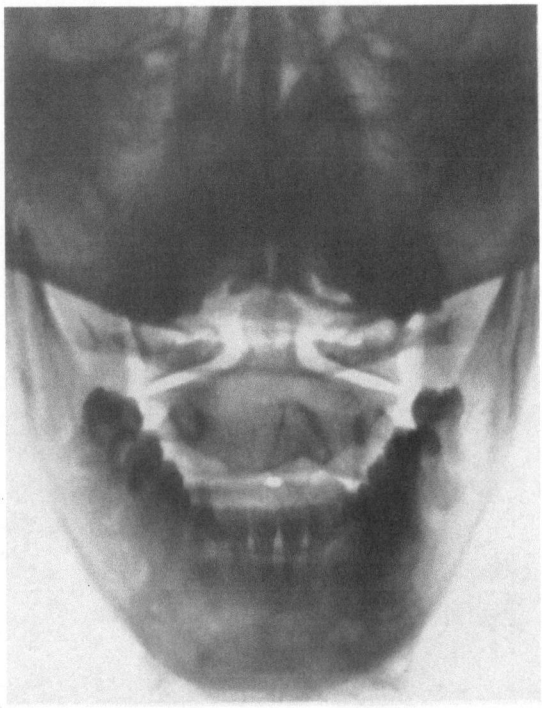

Abb. 30. 1. und 2. Halswirbel. Aufnahme durch den Mund

γ) Die Profilaufnahme

Bei der seitlichen Übersichtsaufnahme kann man aus der exakten Übereinander-projektion der Processus articulares beider Seiten feststellen, daß die Halswirbelsäule frontal durch den Strahlengang getroffen wurde. Die Aufhellungslinie der Gelenkspalte verläuft dabei von cranial ventral nach caudal dorsal (Abb. 31). Schon die geringste Drehung des Halses verursacht eine Auseinanderprojektion der Processus articulares beider Seiten. Es treten dadurch Doppelkonturen in den Wirbelgelenken auf. Wie schon erwähnt, konvergieren die Gelenkfortsätze des 2. und 3. Halswirbels im Gegensatz zu den übrigen der Halswirbelsäule nach ventral, ihr Gelenkspalt wird dadurch von der Fläche her getroffen und ist meist nicht zu sehen. Dieses Verhalten wurde oft fälschlich als Ankylose gedeutet. Das Gelenk zwischen dem 7. Hals- und 1. Brustwirbel liegt weiter dorsal als die Gelenke der übrigen Halswirbel.

Die Halswirbelsäule weist eine mehr oder minder ausgeprägte Lordose auf, wobei der Scheitelpunkt der Krümmung in Höhe des 4. Zwischenwirbelraumes liegt. Dem bogigen Verlauf der Halswirbelsäule entsprechend zeigen die Bandscheiben eine geringe Keilform, dadurch erscheint der Zwischenwirbelraum nach ventral angedeutet offen. Die Höhe der Bandscheibe nimmt von cranial nach caudal zu. Bei Beurteilung der Höhe der Zwischen-wirbelräume ist zu beachten, daß die Bandscheibe am Übergang von der Hals- zur Brust-wirbelsäule niedriger ist als die darüber befindlichen Bandscheiben der Halswirbelsäule.

Da normalerweise die Halswirbelkörper und die Bandscheiben genau übereinander-stehen, kann man entsprechend der Lordose der Halswirbelsäule entlang des dorsalen Randes der Wirbelkörper eine bogig verlaufende harmonische Linie ziehen.

Ein 2. Bogen, der aber nicht parallel zu dem erstbeschriebenen verläuft, sondern nach cranial zu stärker nach dorsal abweicht, entsteht, wenn man die dorsale Begrenzung des Rückenmarkraumes eines Wirbelbogens jeweils mit der des benachbarten verbindet. Dieser Bogen endet am dorsalen Rand des Foramen occipitale magnum und muß auch normalerweise harmonisch, d.h. ohne Knickbildung verlaufen (Abb. 32).

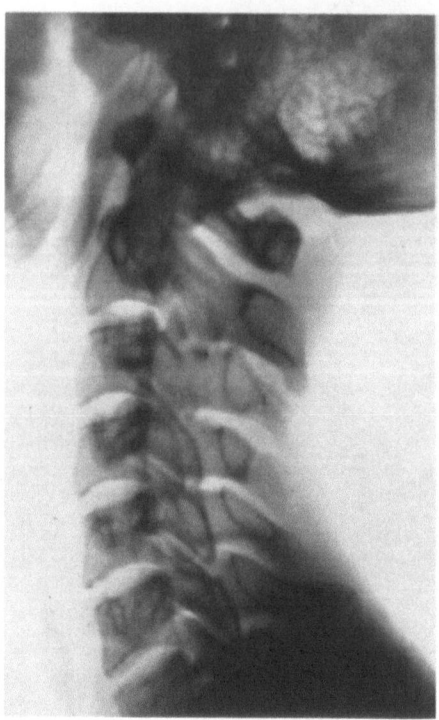 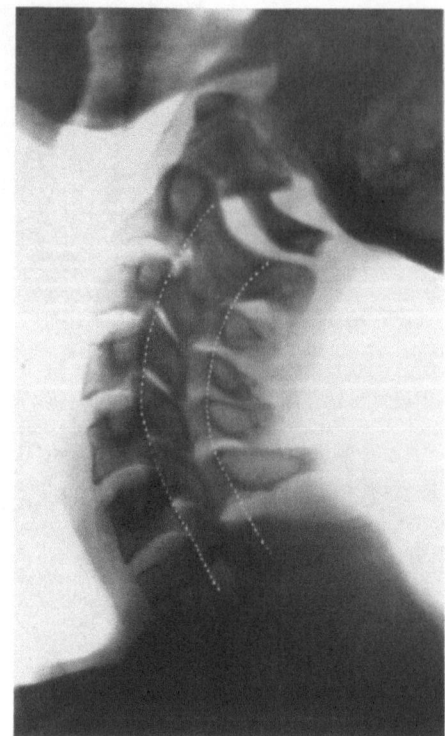

Abb. 31   Abb. 32

Abb. 31. Profilaufnahme der Halswirbelsäule

Abb. 32. Verlauf der dorsalen Wirbelkörperbegrenzung und der dorsalen Begrenzung des Rückenmarkraumes

Der Processus transversus mit dem Tuberculum anterius und posterius und dem Sulcus projiziert sich jeweils in den Wirbelkörper, wodurch eine von einem Verdichtungssaum umgebene rinnenförmige Aufhellung zu erkennen ist.

Der Atlas hat als einziger Wirbel keinen Körper. Ventral findet sich das Tuberculum anterius, das deutlich über die ventrale Begrenzungslinie der übrigen Halswirbel vorspringt. Es kann schon normalerweise exostosenartige Vorsprünge zeigen, außerdem projiziert sich der Processus styloideus capitis auf das Tuberculum anterius und kann es auch bisweilen überragen. Der dorsale Bogen des Atlas ist unter dem Os occipitale gut zu erkennen.

Das Ligamentum atlanto-occipitale, das den Sulcus arteriae vertebralis überbrückt, neigt in ca. 10% der Fälle zu Verkalkungen, wodurch es zur Bildung des Foramen arcuale oder retroarticulare kommt (Abb. 33). Bei unvollständiger Überbrückung kann ein exostosenartiger Dorn, aber auch ein freies Knochenstück in dieser Gegend beobachtet werden.

Der Wirbelkörper des Axis ist besonders hoch und setzt sich in den Dens fort, der bisweilen schräggestellt sein kann.

Der normale Abstand zwischen dem dorsalen Rand des ventralen Atlasbogens und dem ventralen Rand des Dens beträgt bei 150 cm Focus-Film-Abstand beim Erwachsenen höchstens 2,5 mm (beim Kind bis zu 5 mm). Die Spitze des Dens reicht bis unterhalb des ventralen Randes des Foramen occipitale magnum.

Die Wirbelkörper der übrigen Halswirbel zeigen keine wesentlichen Unterschiede untereinander. Sie erscheinen auf der seitlichen Aufnahme als Rechtecke, die etwas höher als breit sind. Nur der 5. Halswirbelkörper, seltener auch der 6., kann seine kindliche Form bewahren; er ist dann ventral etwas niedriger.

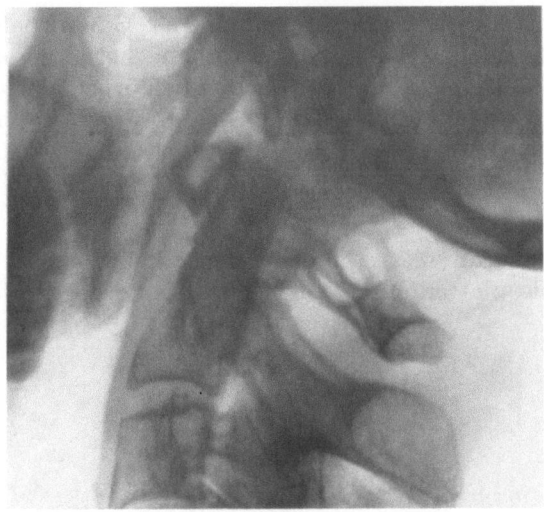

Abb. 33. Foramen arcuale oder retroarticulare

δ) Schrägaufnahme der Halswirbelsäule zur Darstellung der Foramina intervertebralia

Bei dieser Aufnahmeanordnung kommen die Foramina intervertebralia einer Seite zur Abbildung (Abb. 34), dagegen lassen sich die Intervertebralgelenke nicht beurteilen.

Das größte Foramen intervertebrale befindet sich zwischen dem 2. und 3. Halswirbel. Sie besitzen eine rundliche, bis ovale Form, sie sind glatt und ohne Stufenbildung begrenzt und werden von der cranialen und caudalen Incisur der dazugehörigen Bogenwurzel gebildet. Zwischen dem 3. und 5. Halswirbel nehmen die Foramina etwas an Größe ab, um dann wieder allmählich an Ausdehnung zuzunehmen. Da die Processus spinales des 3.—5. Halswirbels kürzer sind, werden sie bei dieser Aufnahmerichtung meist nicht herausprojiziert.

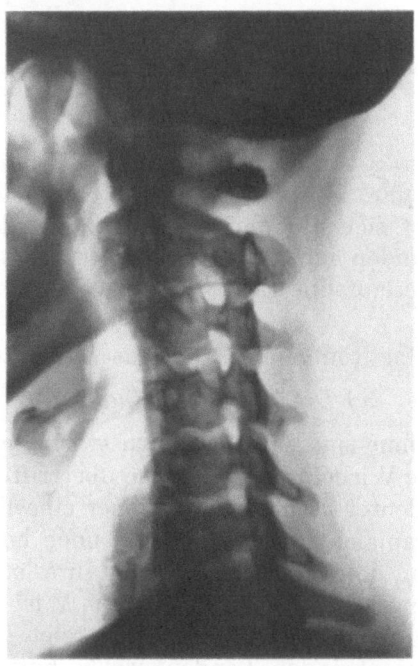

Abb. 34. Schrägaufnahme der Halswirbelsäule zur Darstellung der Foramina intervertebralia

Ähnlich wie bei der rein seitlichen Darstellung der Halswirbelsäule kann man auch bei der Schrägaufnahme mehrere nicht unterbrochene bogig verlaufende Linien ziehen und zwar entlang der dorsalen Begrenzung der Wirbelkörper, der orthoröntgenograd getroffenen Wand des Rückenmarkkanals und der Processus articulares superiores et inferiores aller Halswirbel.

ε) Darstellung der Intervertebralgelenke

Bei dieser Aufnahmeanordnung treten die plattennahen Intervertebralgelenke deutlich hervor, während sich die plattenfernen auf die Wirbelkörper projizieren (Abb. 35). Die

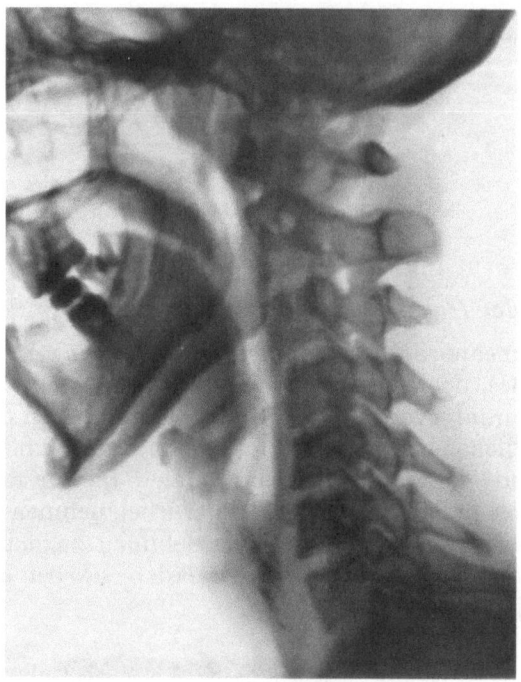

Abb. 35. Schrägaufnahme der Halswirbelsäule zur Darstellung der kleinen Wirbelgelenke

Gelenkspalten verlaufen schräg von ventral cranial nach dorsal caudal. Alle Processus stellen sich normalerweise dar. Die orthoröntgenograd getroffene dorsale Wand des Rückenmarkkanals projiziert sich auf den dorsalen Rand des entsprechenden Gelenkfortsatzes und bildet, verbunden mit der der übrigen Halswirbel, normalerweise eine nicht unterbrochene bogig verlaufende Linie.

c) Das Röntgenbild der Brustwirbelsäule

α) Die sagittale Aufnahme

Bei der sagittalen Aufnahme sind sämtliche Brustwirbel gut zu unterscheiden, wobei man feststellen kann, daß die Wirbelbreite die Höhe übertrifft (Abb. 36). In der Mehrzahl der Fälle besteht eine angedeutet rechts- und seltener eine linkskonvexe Skoliose.

Die Dornfortsätze der cranialen Brustwirbel sind noch horizontal gestellt und treten als rundliche Schatten hervor, dann reichen sie wegen ihres steilen Verlaufes nach caudal über den Zwischenwirbelraum bis in den nachfolgenden Wirbelkörper und stellen sich als längliche scharf abgegrenzte Schatten dar. Erst im Bereich der letzten Brustwirbel sind die Dornfortsätze ähnlich wie bei den Lendenwirbeln horizontal gestellt. Als häufige Anomalie können einzelne Dornfortsätze schräggestellt sein und dadurch von der Mittel·

linie abweichen. Die Querfortsätze werden von den Rippen überlagert und sind dadurch nur unvollkommen zu sehen.

Die 1., 11. und 12. Rippe steht nur mit einem Wirbel in gelenkiger Verbindung, die 2.—9. Rippe ist mit je 2 Wirbelkörpern gelenkig verbunden. Das Verhalten der 10. Rippe ist nicht konstant. Sie kann mit einem, aber auch mit 2 Wirbelkörpern artikulieren.

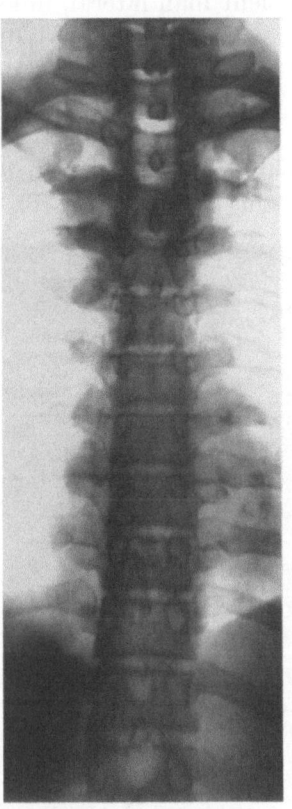

Abb. 36. Sagittale Aufnahme der Brustwirbelsäule

Von den beiden mit dem Rippenköpfchen in gelenkiger Verbindung stehenden Wirbeln artikuliert das Tuberculum costae immer mit dem Querfortsatz des caudalen Wirbels. Es wird immer der Wirbel zu der oberhalb von ihm stehenden Rippe gezählt. Der 12.Brustwirbel kann bisweilen nur eine rudimentäre Rippe tragen, die vereinzelt auch ganz fehlen kann.

An den Querfortsätzen der ersten 10 Brustwirbel finden sich Gelenkflächen für die artikulierenden Rippen.

Die ventralen Teile des Wirbelbogens bilden mit der Sagittalebene einen nach dorsal offenen Winkel, der an den cranialen Brustwirbeln 40°, an den caudalen 10° beträgt, während an den mittleren Brustwirbeln Zwischenwerte festgestellt werden. Die dorsalen Bogenanteile bilden überall mit der frontalen und sagittalen Ebene einen Winkel von ungefähr 45°.

Die Radix arcus tritt als rundlicher bzw. längsovaler scharf abgegrenzter Schatten hervor. Im cranialen Teil der Brustwirbelsäule ist der Schatten der Radix kreisrund bis oval, im caudalen Anteil kann er Nierenform annehmen und zwar dadurch, daß der laterale Rand eine kleine Eindellung aufweist. Diese verschiedenen Formen können aber auch durchlaufend im Bereich der ganzen Brustwirbelsäule beobachtet werden. RAUTEN-BERG berichtet, daß es auch halbmondförmige, fächer- oder kreissektorähnliche, aber auch ganz unregelmäßig gestaltete Formen der Radix gibt. Immer soll die Begrenzung nach innen konvex sein. Eine konkave Begrenzung der Radix nach innen wurde normalerweise beim Erwachsenen im Bereich der cranialen Hälfte der Brustwirbelsäule nie gefunden, dagegen aber nach Lindgren bei Kindern.

Im Bereich der caudalen Hälfte der Brustwirbelsäule können eine oder auch mehrere Bogenwurzeln als Variante eine platte oder sogar eine konkave Innenkontur bieten.

Entlang den Wirbelkörpern sieht man lateral, links deutlicher als rechts, einen längsverlaufenden Weichteilschatten, der dem lateralen Längsband der Wirbelsäule entspricht. Etwa 1 Querfinger breit lateral findet sich links die Aorta descendens als weichteildichtes Schattenbild.

β) Die Profilaufnahme

Bei der rein seitlichen Aufnahme der Brustwirbelsäule kommen die beiden obersten Wirbel nicht oder nur schlecht zur Darstellung (Abb. 37). Bei dieser Aufnahmerichtung

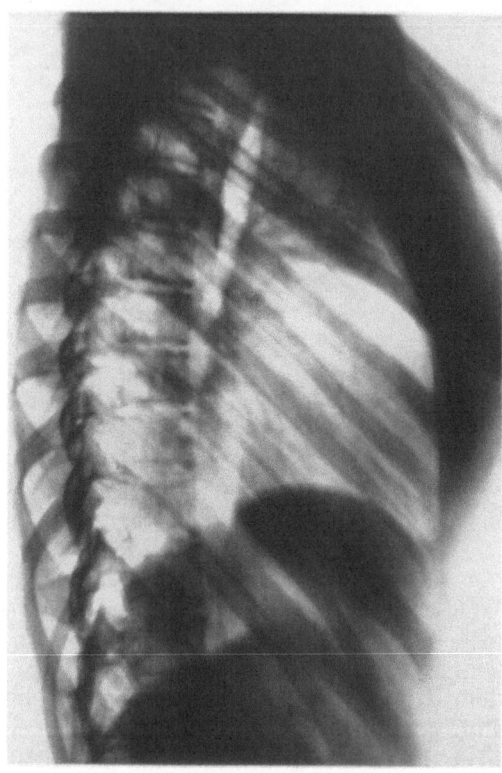

Abb. 37. Profilaufnahme der Brustwirbelsäule

kann sich das Schultergelenk auf die Wirbelsäule projizieren und dadurch einen Keilwirbel vortäuschen. Die Brustwirbelsäule zeigt normalerweise eine geringe Kyphose, dadurch sollen die Brustwirbelkörper angedeutete Keilform (Jacoby) aufweisen, ein Befund, der weniger deutlich zu erkennen ist, als die ganz geringe Keilform der Zwischenwirbelscheiben, die im ventralen Anteil etwas niedriger sind. Die Dornfortsätze mit Ausnahme der cranialen und caudalen Brustwirbel sind steil nach caudal gerichtet und werden häufig überstrahlt, so daß sie dann schlecht zu beurteilen sind.

Die Wirbelkörper können gut abgegrenzt werden, obwohl sich die Rippen hineinprojizieren (eventuell Veratmungsaufnahme). Werden die Wirbel richtig, also tangential, von den Strahlen getroffen, dann werden die craniale und die caudale Deckplatte als scharfe Linien dargestellt und es lassen sich die Zwischenwirbelräume, die im Bereich der ganzen Brustwirbelsäule nur unbedeutend von cranial nach caudal an Größe zunehmen, gut beurteilen. Häufig werden aber die Wirbelkörper schräg getroffen, so daß es zu einer Aufsicht auf die craniale und caudale Wirbelkörperfläche kommt, die dann mehr oder weniger ausgeprägt als ovaler Schatten erkennbar ist. Jedes Oval ist von einem dünnen und einem dicken bogenförmigen Strich begrenzt, der dem ventralen bzw. dem dorsalen Rand der entsprechenden Wirbelkörperdeckfläche entspricht. Nach NEGRU hängt das Zustandekommen einer dicken oder einer dünnen Begrenzungslinie davon ab, ob die Strahlen bei Projektion des Wirbelkörperrandes den Wirbelkörper selbst passieren müssen oder nicht. Wenn die Strahlen durch den Wirbelkörper gehen, werden dabei Knochenbälkchen getroffen, deren Schatten sich durch einen Summationseffekt mehr oder weniger genau dem Schatten des Wirbelkörperrandes hinzufügen. Passieren die Strahlen nur den Zwischenwirbelraum, so geben die Wirbelränder nur ihren eigenen Schatten und es entsteht eine dünne Begrenzungslinie.

Wenn die Wirbelkörper schräggetroffen werden, wird die Beurteilung der Bandscheibenhöhe ungenau.

Da sich die Rippen auf die Processus spinosi und auf die Processus articulares projizieren, sind diese nicht sicher zu beurteilen.

Die Foramina intervertebralia sind gut abzugrenzen, sie sind kleiner als im Bereich der Hals- und Lendenwirbelsäule, allerdings überdeckt sich bei der rein seitlichen Aufnahme das rechte und das linke jedes Wirbels.

Das Collum und das Capitulum costae projizieren sich auf die Wurzeln der Wirbelbogen, sie sind trotzdem gut zu erkennen. In der Mitte der Wirbelkörper kann man vereinzelt spaltförmige Buchten bzw. horizontal verlaufende Kerben beobachten, die Gefäßkanälen entsprechen und als Hahnsche Spalten bezeichnet werden.

Die Gelenkflächen der kleinen Wirbelgelenke sind nach dorsal dachziegelartig gegeneinander geneigt, divergieren nach caudal und zeigen eine geringe ventrale Neigung. Nur die caudalen kleinen Wirbelgelenke des 12. Brustwirbels sind schon sagittal wie die der Lendenwirbel angeordnet.

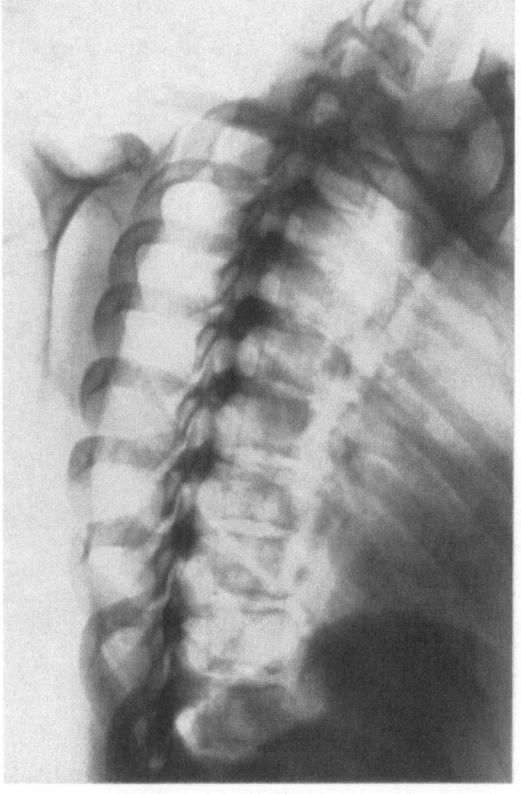

Abb. 38. Schrägaufnahme der Brustwirbelsäule

γ) Die Schrägaufnahme

Bei der Schrägaufnahme der Brustwirbelsäule lassen sich die Wirbelkörper der ganzen Brustwirbelsäule, also auch die der beiden obersten Brustwirbel gut beurteilen. Es kommen auch die kleinen Wirbelgelenke einer Seite zur Ansicht und auch die Dornfortsätze sind gut zu erkennen (Abb. 38).

Bei dieser Aufnahmerichtung kann man bei höherer Lagerung des Films die caudalen Halswirbel bzw. ihre Zwischenwirbelscheiben gut beurteilen, was dann von Vorteil ist, wenn es sich um hochschultrige Patienten bzw. um solche mit „kurzem Hals" handelt.

d) Das Röntgenbild der Lendenwirbelsäule

α) Die sagittale Aufnahme

Da normalerweise eine geringe Lordose der Lendenwirbelsäule besteht, sind auf der sagittalen Aufnahme die cranialen Lendenwirbel scharf abgegrenzt zu erkennen, während die caudalen durch die Lordose bedingt, verzerrt erscheinen. Die Wirbelkörper sind im Bereich der Lendenwirbelsäule wesentlich größer, als die der übrigen Wirbelsäule. Der 3. Lendenwirbel besitzt in der Regel den längsten Querfortsatz, der Querfortsatz des 4. Lendenwirbels steigt nach lateral und cranial an, während die übrigen Querfortsätze der Lendenwirbel horizontal gestellt sind (Abb. 39). Wenn das Ligamentum ileolumbale verknöchert ist, ein Befund, der nicht als pathologisch gilt, wird der Querfortsatz des 4. Lendenwirbels beträchtlich verlängert, so daß er mit dem Darmbein pseudoartikulieren bzw. auch knöchern verbunden sein kann (Abb. 40).

Die Dornfortsätze sind kräftig ausgebildet und verlaufen horizontal, wobei sie sich zum Teil auf den Wirbelkörper, zum Teil auf den Zwischenwirbelraum projizieren.

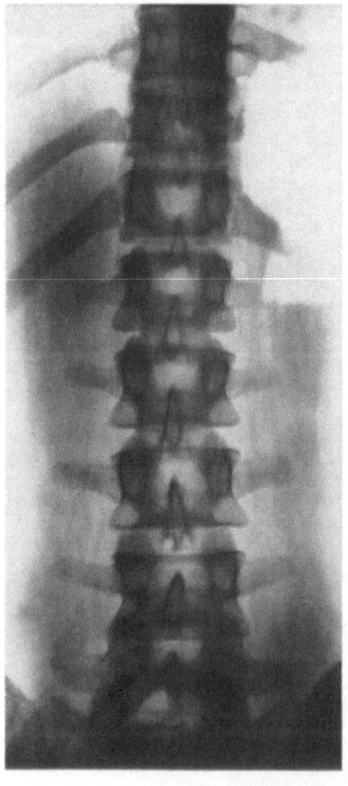 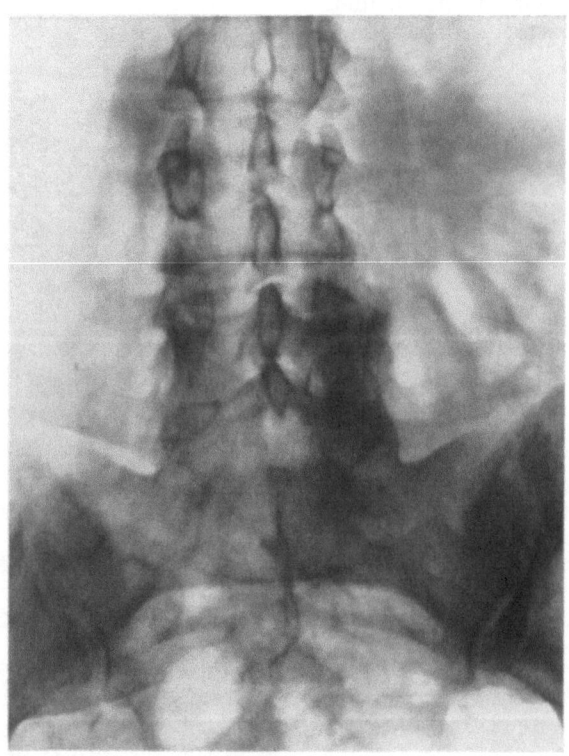

Abb. 39   Abb. 40

Abb. 39. Sagittale Aufnahme der Lendenwirbelsäule

Abb. 40. Verknöchertes Ligamentum ileolumbale

Die kleinen Wirbelgelenke werden auf der Sagittalaufnahme nur zum Teil dargestellt, da sie meist durch die Strahlen schräggetroffen werden. Der eine oder andere Gelenkspalt ist aber gut zu erkennen und tritt als Aufhellung zwischen zwei senkrecht verlaufenden Linien, die durch die cranialen und caudalen Gelenkfortsätze gebildet werden, hervor. Bisweilen kann sich der Gelenkspalt eines kleinen Wirbelgelenkes in den Schatten der Bogenwurzel projizieren, wodurch dann die Wirbelbogenwurzel vertikal halbiert erscheint. Dies kommt häufiger vor, wenn ganz geringe Krümmungen der Wirbelsäule bestehen.

Gelegentlich kann sich der craniale Rand des Wirbelbogens in den Bogenansatz projizieren, wodurch eine annähernd horizontale Unterbrechung desselben entstehen kann.

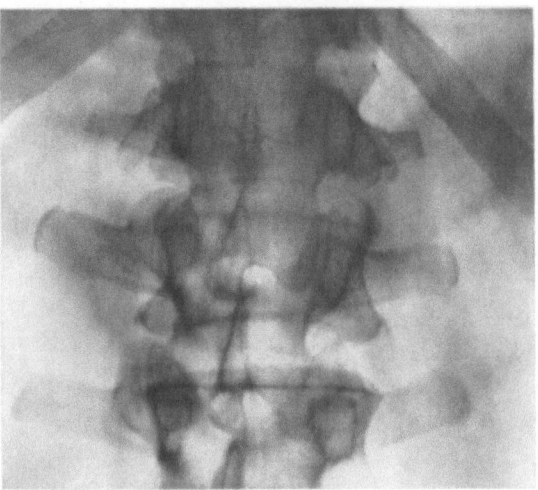

Abb. 41. Processus styloideus des 1. Lendenwirbels

Wenn sich der Ansatz des cranialen Gelenkfortsatzes oder auch des Querfortsatzes in die Bogenwurzel projiziert, so kann eine teilweise oder eine vollkommene Verdoppelung der Kontur der Bogenwurzel hervorgerufen werden (KOPPENSTEIN).

Die vom Wirbelbogen nicht gedeckten Teile des Wirbelkörpers treten als scheinbare Aufhellungen hervor.

Die Bogenwurzelschatten sind im Bereich der Lendenwirbelsäule groß, meist kreisrund, sie können aber auch normalerweise unregelmäßige, dreieckige, ovale oder nierenähnliche Form zeigen, sie können auch abgeplattet gefunden werden, wobei ihre Achsenrichtung schräg nach caudal konvergiert. Als Variante kann man im Bereich der cranialen Lendenwirbel ebenso wie an den caudalen Brustwirbeln Bogenwurzelschatten beobachten, die nach innen zu konkav begrenzt sind. Nach RAUTENBERG können die Pedikel in ca. 20% der Fälle im Bereich des 11. Brustwirbels bis 2. Lendenwirbels normalerweise sehr schmal sein.

Wenn der Processus accessorius besonders stark ausgeprägt ist, wird er als Processus styloideus bezeichnet, er zieht auf der sagittalen Aufnahme vom Processus articularis superior schräg nach lateral caudal und überdeckt zum Teil den Querfortsatz (Abb. 41).

β) Die frontale Aufnahme

Bei der frontalen Aufnahme der Lendenwirbelsäule (Abb. 42) sind vor allem die Wirbelkörper und die Zwischenwirbelscheiben gut zu beurteilen. Der 5. Lendenwirbel und die letzte Zwischenwirbelscheibe zeigen Keilform, und zwar sind sie beide dorsal niedriger. Am 5. Lendenwirbelkörper kann die Differenz zwischen ventraler und dorsaler Kante noch normalerweise bis zu 6 mm betragen. Die Basis des 5. Lendenwirbels ist durch

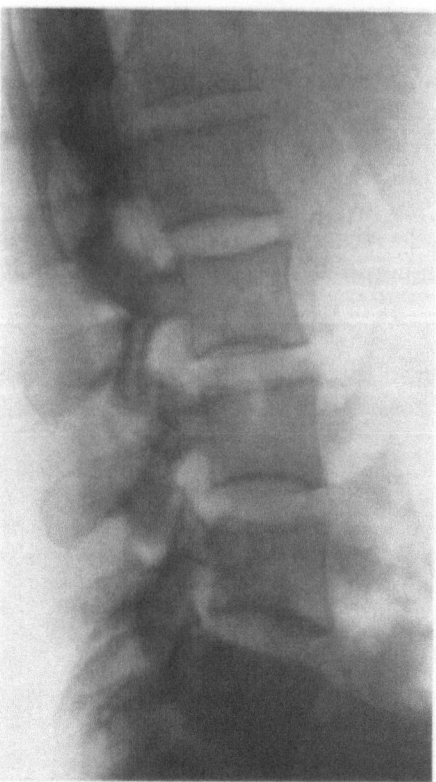

Abb. 42. Frontale Aufnahme der Lendenwirbelsäule

die Bandscheibe flachbogig eingedellt. Der letzte Zwischenwirbelraum ist in der Regel niedriger als die darüberliegenden.

Die dorsalen Ränder der Lendenwirbelkörper untereinander verbunden ergeben eine gering bogig verlaufende harmonische, also nicht unterbrochene Linie. Nur am Lenden-Kreuzbein-Übergang kann auch normalerweise eine Stufe bestehen.

Sehr gut zu beurteilen sind die Dornfortsätze und die Wirbelbogen mit den von ihnen gebildeten Foramina intervertebralia. Diese haben Ohrmuschelform, nur das 5. ist kleiner und zwar ist es nach caudal verkürzt, bedingt durch das praktische Fehlen einer Incisura cranialis am Kreuzbein. Die Intervertebralgelenke sind nur unvollkommen zu sehen. Die Querfortsätze projizieren sich als ovale Schatten auf den Bogenteil.

Im Bereich der Wirbelkörper kann man vereinzelt innerhalb der Deck- und Schluß-platten, parallel zu diesen verlaufend, schmale Verdichtungsstreifen beobachten, die als verdoppelte Schlußplatte oder als Wachstumsstreifen bezeichnet werden (Abb. 43). Diese Verdichtungsstreifen sollen nach Böhmig bei jüngeren Leuten nur nahe der Grund-, bei älteren auch nahe der Deckplatte auftreten. Selten kann man innerhalb des Wirbelkörpers den Umriß eines wesentlich kleineren Wirbelkörpers beobachten. Allen diesen Verände-rungen kommt anscheinend keine klinische Bedeutung zu.

Meschan hat eine Methode entwickelt, durch verschiedene Hilfslinien die normale Begrenzung der Wirbelkörper dorsal festzustellen (Abb. 44). Eine Linie A—B verbindet die dorsale caudale Kante des 4. Lendenwirbels mit der dorsalen cranialen Kante des 1. Kreuzbeinsegments. Eine weitere Linie C—D verbindet die beiden dorsalen Kanten des 5. Lendenwirbels.

Beide Linien dienen zur Darstellung der 6 normalen Arten des lumbosacralen Über-ganges:

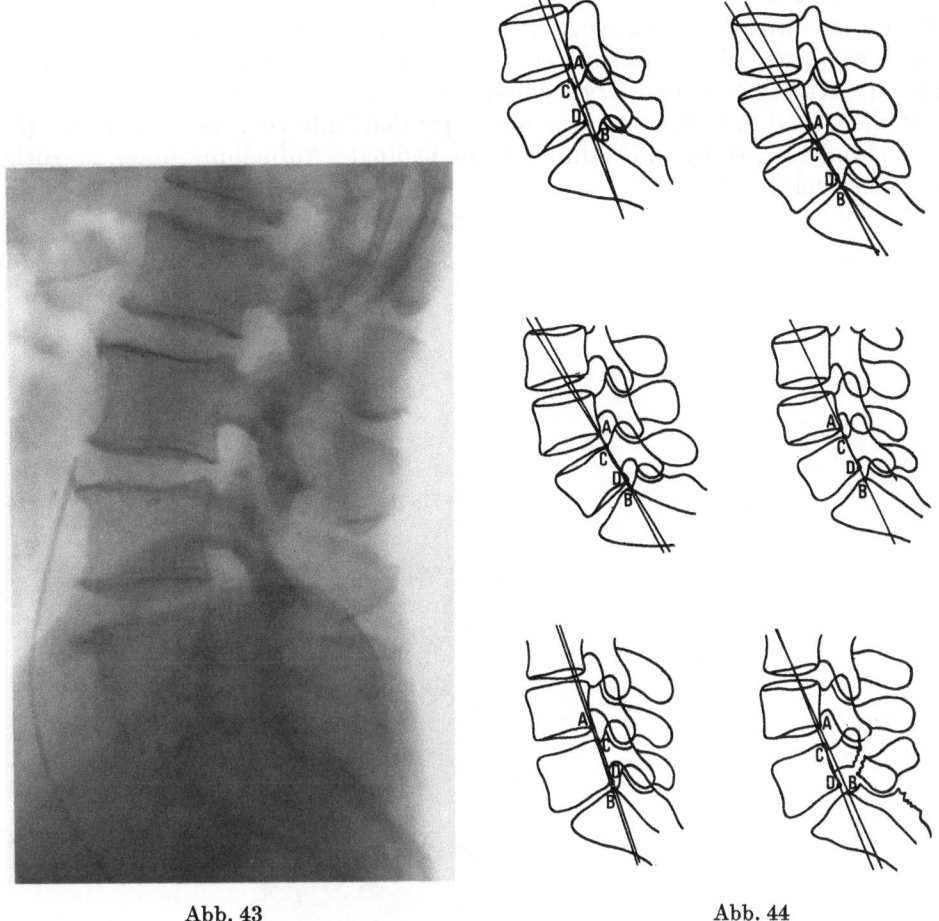

Abb. 43   Abb. 44

Abb. 43. Wachstumsstreifen

Abb. 44. Hilfslinien zur Erfassung von Unterschieden am lumbosacralen Übergang in der Seitenansicht. (Nach MESCHAN aus „Das Röntgenbild des normalen Menschen". Stuttgart-Wien-Zürich: Medica-Verlag 1958)

1. Die Hilfslinien kreuzen sich unterhalb des 5. Lendenwirbels.

2. Die beiden Hilfslinien kreuzen sich an der dorsalen caudalen Kante des 5. Lendenwirbels.

3. Die beiden Hilfslinien kreuzen sich an der dorsalen cranialen Kante des 5. Lendenwirbels, wobei ihr Winkel nicht mehr als 3° betragen darf.

4. Die Hilfslinien fallen zusammen.

5. Die Hilfslinien verlaufen parallel in einem Maximalabstand von 3 mm.

6. Die Hilfslinien kreuzen sich oberhalb des 5. Lendenwirbels, wobei ihr Winkel nicht mehr als 3° betragen darf.

Ein Abweichen von diesen normalen Möglichkeiten spricht für ein Wirbelgleiten.

γ) Die Schrägaufnahme

Bei dieser Aufnahmerichtung werden die kleinen Wirbelgelenke, da sie sagittal stehen, tangential getroffen, wodurch der Intervertebralgelenkspalt gut zu erkennen ist. Die caudalen kleinen Wirbelgelenke stehen enger zusammen als die cranialen. Die caudalen Gelenkfortsätze des 5. Lendenwirbels und die zugehörigen des 1. Kreuzbeinsegments verlaufen nicht sagittal, sondern horizontal in nach ventral konvergierenden Ebenen (Abb.45).

Nach LACHAPELE tritt bei der Schrägaufnahme das Bild eines Hundes hervor: Der Querfortsatz entspricht der Schnauze, die Bogenwurzel dem Auge, die cranialen Gelenk-fortsätze den Ohren, die caudalen den Vorderpfoten, das Interarticularsegment bildet den Hals, der Wirbelbogen den Körper und zum Teil die dorsale Partie, die zum anderen Teil durch die Gelenkfortsätze der gegenüberliegenden Seite vervollständigt wird (Abb.45). Trägt der Hund ein „Halsband" (durch Spalt bedingte Aufhellungslinie), so spricht dies für eine Spondylolyse.

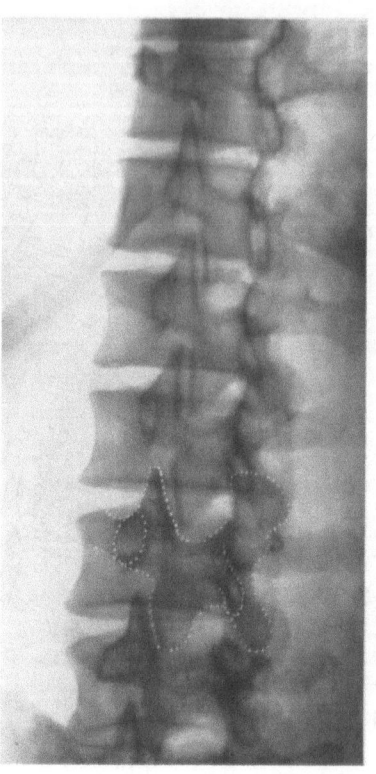

Abb. 45. Darstellung der kleinen Wirbelgelenke der Lendenwirbelsäule mit Einbeziehung des „Hundes". (Nach LACHAPELE)

e) Messungen des Bogenwurzelabstandes

Auf den sagittalen Aufnahmen der Wirbelsäule kann man den orthoröntgenograd getroffenen Abgang der Wirbelbogen, also die Bogenwurzel deutlich sehen und kann aus ihrer Form und aus ihrem Abstand voneinander Rückschlüsse auf die Form des Wirbel-kanals ziehen. ELSBERG und DYKE haben gezeigt, daß der Abstand zwischen der medialen Begrenzung der Bogenwurzel (Interpedunkularabstand) ein brauchbares Maß für die Weite des Wirbelkanals im Seitdurchmesser darstellt (Abb. 46). BUSCH und SCHEUER-MANN, LINDGREN, RAUTERBERG et al. fanden im großen ähnliche Werte, nur konnten sie die geringe Steigerung in Höhe des 8.—10. Brustwirbels nicht bestätigen. Der Inter-pedunkularabstand ist in den verschiedenen Abschnitten der Wirbelsäule verschieden weit. Im Bereich der Halswirbelsäule ist der Abstand zwischen den Bogenwurzeln ziemlich groß, im cranialen Anteil der Brustwirbelsäule wird er wesentlich kleiner, dann liegen zwischen dem 4.—10. Brustwirbel nur geringe Weitenschwankungen vor, vom 10. Brust-wirbel ab nimmt dann der Interpedunkularabstand rasch an Größe bis zum 5. Lenden-wirbel zu.

Die exakten Maße besitzen nach LINDGREN nicht allzu großen Wert, da sie einerseits von Fall zu Fall variieren, andererseits auch von Untersuchungsbedingungen. wie Film-

Patient-Abstand oder Film-Röhren-Abstand usw. abhängig sind. Jedenfalls ist bei der Röntgenuntersuchung auf eine genaue symmetrische Lagerung des Patienten zu achten, um Fehlbeurteilungen zu vermeiden.

LINDGREN erwartet sich mehr Hilfe von dem Verhältnis zwischen den einzelnen Bogenwurzelabständen, da dieses Verhältnis normalerweise nur in geringen Grenzen

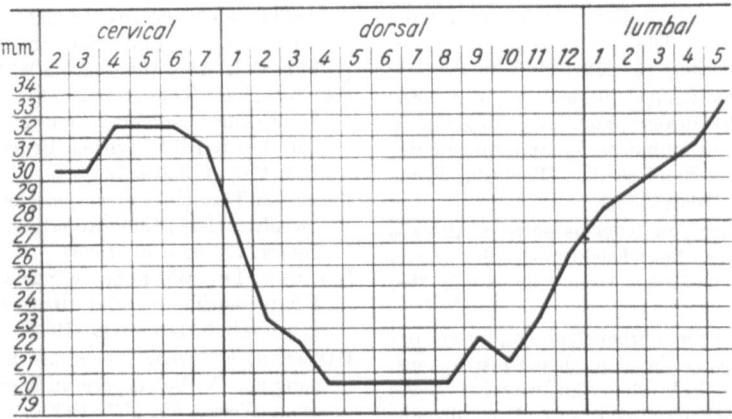

Abb. 46. Normalkurve nach ELSBERG und DYKE

variiert. Er gibt daher die folgende Tabelle 1 an, die das Verhältnis der Interpedunkularabstände zueinander zeigt. Die Variationsbreite liegt zwischen den angegebenen Zahlen, so daß z.B. der Interpedunkularabstand des 6. Brustwirbels um 1 mm größer, gleichgroß oder um 1 mm kleiner sein kann, als der des 7. Brustwirbels. Im Bereich der caudalen Brustwirbelsäule und im Bereich der Lendenwirbelsäule werden die Interpedunkularabstände nach caudal zu immer weiter, d.h die Bogenwurzelabstände sind normalerweise nie kleiner als die des oberhalb liegenden Wirbels.

Tabelle 1. Verhalten der interpedunkulären Abstände zueinander (Nach LINDGREN)

C.	IV	$+2 \atop -2$	C. V	Th. IV	$+2 \atop 0$	Th. V	Th. XI	$-2 \atop -5$	Th. XII
	V	$+2 \atop -2$	VI	V	$+1 \atop -1$	VI	XII	$-1 \atop -4$	L. I
	VI	$+3 \atop -3$	VII	VI	$+1 \atop -1$	VII	L. I	$0 \atop -3$	II
	VII	$+5 \atop +3$	Th. I	VII	$+1 \atop -1$	VIII	II	$0 \atop -3$	III
Th.	I	$+4 \atop +1$	II	VII	$0 \atop -2$	IX	III	$0 \atop -3$	IV
	II	$+3 \atop +1$	III	IX	$0 \atop -3$	X	IV	$0 \atop -5$	V
	III	$+2 \atop +1$	IV	X	$0 \atop -3$	XI			

+ bedeutet: größer als; — bedeutet: kleiner als.

Literatur

ADAMS, L. A., EDDY, S.: Comparative Anatomy. An introduction to the vertebrates. New York: John Wiley and Sons 1949.

AICHEL: Über Lendenwirbel und lumbodorsale Übergangswirbel. Verh. anat. Ges. 1922, Anat. Anz. 55 (angeführt bei W. MÜLLER).

ALBERTI: Tecnica radiografica per la proiezione esattamente laterale delle prime vertebre dorsali. Radiol. med. (Torino) 13, 212—214 (1926).

ALBRECHT, K.: Die Kontrastdarstellung des Periduralraumes (Peridurographie). Eine Möglichkeit zur Erkennung krankhafter Veränderungen der Wirbelkörper und Bandscheiben. Fortschr. Röntgenstr. 72, 703—708 (1950).

ALBRECHT, K.: Über den Nucleus-pulposus-prolaps unter besonderer Berücksichtigung der Spätergebnisse. Langenbecks Arch. klin. Chir. 268, 462—474 (1951).

ALBRECHT, P.: Über die Wirbelkörperepiphysen und Wirbelkörpergelenke zwischen dem Epistropheus, Atlas und Occipitale der Säugetiere. Congrès internat. des Sciences medicales. Kopenhagen: Compte rendu I. 1884.

ALEXANDER, B.: Die Entwicklung der knöchernen Wirbelsäule. Fortschr. Röntgenstr., Erg.-Bd. 13 (1906).

ANSEROFF, N.: Die Arterien der Wirbelsäule des Menschen. Z. Anat. Entwickl.-Gesch. 105, 562—569 (1936).

ANNOVAZZI, G., GIRAUDI, G.: I processi mammillari nell'immagine Röntgen. Riv. Radiol. e Fisica med., 5 Festschr. Busi 1, 641 (1931).

ARGUELLES, R.: La radiografia de la columna vertebral. Ref. Zbl. Chir. 888 (1927).

ARKUSSY, J.: Über eine vereinfachte Methode der Röntgenaufnahme der oberen Halswirbel. Zugleich ein Beitrag zur Spina bifida des Atlas. Röntgenpraxis 3, 953—957 (1931).

BAASTRUP, CH.: Proc. spin. vert. lumb. und einige zwischen diesen liegende Gelenkbildungen mit pathologischen Prozessen in dieser Region. Fortschr. Röntgenstr. 48, 430—435 (1933).

BABAIANTZ, L., PERROT, A.: Le disque intervertebral en radiologie. Rev. méd. Suisse rom. 54, 742—769 (1934).

BARGMANN, W.: Histologische und mikroskopische Anatomie des Menschen. Stuttgart: Thieme 1948.

BARSONY, TH., KOPPENSTEIN, E.: Eine neue Methode zur Röntgenuntersuchung der Halswirbelsäule. Fortschr. Röntgenstr. 35, 593—594 (1926).

BARSONY, TH., KOPPENSTEIN, E.: Röntgenaufnahmetechnik der unteren Halswirbel und der oberen Rückenwirbel. Orv. Hetil. 71, 617—619 (1927).

BARSONY, TH., KOPPENSTEIN, E.: Eine neue Methode zur Röntgenuntersuchung der oberen Brustwirbelsäule (frontale Aufnahme). Fortschr. Röntgenstr. 36, 338—341 (1927).

BARSONY, TH., KOPPENSTEIN, E.: Beitrag zur Aufnahmetechnik der Halswirbelsäule. Darstellung der Foramina intervertebralia. Röntgenpraxis 1, 245—249 (1929).

BARSONY, TH., KOPPENSTEIN, E.: Das Frontalbild der Brustwirbelsäule als Wegweiser in der Diagnostik gewisser pulmonaler und paravertebraler Prozesse. Röntgenpraxis 4, 106—111 (1932).

BARSONY, TH., KOPPENSTEIN, E.: Beitrag zur sagittalen Darstellung der unteren Halswirbel- und der oberen Brustwirbelsäule im Röntgenbild. Die cervicodorsale Einblicksaufnahme. Bruns' Beitr. klin. Chir. 157, 166—172 (1933).

BARSONY, TH., KOPPENSTEIN, E.: Ein Hilfsmittel zur Röntgenuntersuchung der Halswirbelsäule und der obersten Brustwirbel. Bruns' Beitr. klin. Chir. 159, 170—173 (1934).

BARSONY, TH.: Über eine typische Form der lumbosacralen Osteo-Chondropathie. Fortschr. Röntgenstr. 38, 92—96 (1928).

BARSONY, TH., WINKLER, K.: Die „elektive" Profil-Röntgenaufnahme der Brustwirbelsäule. Röntgenpraxis 9, 601—608 (1937).

BAUMANN, E.: Über scheinbare horizontale Halbierung von Wirbelkörpern im Röntgenbild. Schweiz. med. Wschr. 60, 267 (1930/I).

BEADLE, O.: The intervertebral discs. Spec. Rep. Ser. med. Res. Counc. (Lond.) 161 (1931).

BENNINGHOFF, A.: Lehrbuch der Anatomie des Menschen. München-Berlin: J. F. Lehmann 1949.

BERNSTEIN, A.: Zbl. Chir. 57, 246 (1930).

BETTIG, E.: Bemerkungen zur Arbeit von L. LEHMANN: Die Spezialeinstellung des 1. und 2. Halswirbels. Röntgen- u. Lab.-Prax. 11, R 168 (1958).

BEVILACQUE, L.: L'indagine radiologica delle artodie vertebrali nella colonna cervicale. Arch. Radiol. (Napoli) 10, 182 (1934).

BÖHMIG, R.: Die Degeneration der Wirbelbandscheiben und ihre Bedeutung für die Klinik. Münch. med. Wschr. 76, 1318—1319 (1929).

BÖHMIG, R.: Die Blutgefäßversorgung der Wirbelbandscheiben, das Verhalten des intervertebralen Chordasegmentes und die Bedeutung beider für die Bandscheibendegeneration. Langenbecks Arch. klin. Chir. 158, 374—424 (1930).

BOHART, W.: Anatomic variations and anomalies of the spine. J. Amer. med. Ass. 92, 698—701 (1929).

BOIJSEN, E.: The cervical spinalcanal in intraspinal expansiv-processes. Acta radiol. (Stockh.) 42, 101—115 (1954).

BOKA, G.: Tomographische Untersuchungen der Foramina intervertebralia. Orv. Hetil. 49, 1644—1646 (1958).

BOKA, G., GEIZLER, G.: Tomographie der Foramina intervertebralia der Halswirbelsäule als Routinemethode. Z. ärztl. Fortbild. 50, 934—935 (1956).

BOKSTRÖM, I.: Principles of Vertebral Tomography. Acta radiol. (Stockh.), Suppl. 103 (1953).

BRADFORD, F. K., SPURLING, R. L.: Die Bandscheibe unter besonderer Berücksichtigung der Ruptur des Anulus mit Prolaps des Nucleus pulposus. Dtsch. Ausg. Stuttgart: Enke 1950.

BRAILSFORD, F. J.: The radiology of bones and joints, 3. ed. London: Churchill 1945.

BRANDT, K.: Über die konstante Form der Lendenwirbelquerfortsätze 3 und 4. Arch. orthop. Unfall-Chir. **34**, 445—450 (1934).

BRAUS, H., ELZE, C.: Anatomie des Menschen. Berlin-Göttingen-Heidelberg: Springer 1954/56.

BROCHER, W.: Die Occipito-Cervical-Gegend. Stuttgart: Thieme 1955.

BROMAN, J.: Wirbelsäule und Brustkorb, Grundriß der Entwicklungsgeschichte des Menschen. München-Wiesbaden 1921.

BRÜSSOVAU, SANTOCKIJ: Zur Klinik und Pathologie der Zwischenwirbelscheiben. Ref. Zentr.-Org. ges. Chir. **59**, 27 (1932).

BUCHHOLZ, LESSE: Anatomisch-physikalische Untersuchungen des Periduralraumes. Chirurg **21**, 135—139 (1950).

BUETTI, C.: Zur Darstellung der Atlanto-epistropheal-Gelenke bzw. der Processi transversi atlantis und epistrophei. Radiol. clin. (Basel) **20**, 168—173 (1951).

BULLO, E., D'ALO, R.: Elementi di anatomia stratigraphica dello scheletro. Milano: Ambrosiana: 1949.

CAESAR, H.: Historische Daten aus dem Schrifttum über die Nucleus pulposus-Hernie. Med. Klin. **1948**, 263.

CALVE, J., GALLAND, M.: Intervertebral nucleus pulposus, its anatomy, its physiology, its pathology. J. Bone Jt. Surg. **12**, 555—578 (1930).

CHASIN, A.: Die Dimensionen der destruktiven Veränderungen in den Wirbelkörpern, die röntgenographisch bestimmt werden können. Fortschr. Röntgenstr. **37**, 529—535 (1928).

CIULLA, A.: Sullo sviluppo dell' angolo sacro-vertebrale. Fol. gyn. Genova (1936).

CLARC, K. C.: Positioning in radiography. London: Heinemann 1945.

COMPERE, E., KEYES, D. C.: Roentgenological studies of the intervertebral disc. A discussion of the embryology, anatomy, physiology, clinical and experimental pathology. Amer. J. Roentgenol. **29**, 774—797 (1933).

COVENTRY, M. B., CHORMLEY, R. K., KERNOHAN, J. W.: The intervertebral disc.: its microscopic anatomy and pathology. I. Anatomy, development and physiology. J. Bone Jt. Surg. **27**, 105—112 (1945).

DANKÖ, L.: Eine neue röntgenographische Darstellungsmethode des Atlas und des Epistropheus. Fortschr. Röntgenstr. **65**, 250 (1942).

DAVIS, G. G.: Applied anatomy, sixth ed. Revised by G. P. MÜLLER. Philadelphia 1924.

DELHERM, L. J., BERNHARD, J., LEFEBRE, PROUX, CH.: Coupes radiographiques de la colonne vertebrale. Bull. Soc. franç. Electrotechn. et Radiol. **47**, 258 (1938).

DEUTSCHMANN, W.: Das Wesen und der Wert der Tomographie. Leipzig Thieme 1939.

DIETHELM, L.: Die Frühossifikation der Wirbelkörper. Fortschr. Röntgenstr. **68**, 16—25 (1943).

DISSE, J.: Wirbelsäule. In BARDELEBEN: Handbuch der Anatomie der Menschen, Bd. 1. Jena 1896.

DITTMAR, O.: Halbseitige Aufnahme des Lendenwirbel-Kreuzbein-Abschnittes. Fortschr. Röntgenstr. **40**, 99—107 (1929).

DITTMAR, O.: Weitere Mitteilungen über Schrägaufnahmen von Knochen und Gelenken. Röntgenpraxis **2**, 1022—1029 (1930).

DÖRFEL, E.: Zur Standardisierung der Halswirbelaufnahmen. Röntgen-Lab.-Prax. **8**, 306 (1955).

DORLAND, P., FRÈMONT, J.: Aspect radiologique normal du rachis postérior cervicodorsal (vue postérieur assendente). Sem. Hôp. Paris **1957**, 1457—1464.

DORLAND, P., FRÈMONT, J., PARER, PEREZ, J.: Techniques d'examen radiologique de l'arc postérieur des vertébres cervico-dorsales. J. Radiol. Électrol. **39**, 509—519 (1958).

DUBREUIL-CHAMBARDEL: L'atlas. Paris: Vigot 1921.

DUBS, R.: Beitrag zur Anatomie der Lumbosacralregion unter Berücksichtigung der Diskushernie. Zürich: Diss. 1948.

DUENO, F.: Zum Studium des Nucleus pulposus intervertebralis. Ref. Zentr. Org. ges. Chir. **56**, 151 (1931).

DUKELSLY, R.: Die Röntgenographie des lumbosacralen Abschnittes der Wirbelsäule in Dreiviertelstellung. Vestn. Rentgenol. Radiol. **8**, 345 (1930).

DUUS, P.: Die Einengung der Foramina intervertebralia infolge degenerativer Wirbelsäulenprozesse als Ursache von neuralgischen Schmerzen im Bereich des Schulter- und Beckengürtels sowie der Extremitäten. Nervenarzt **19**, 489—503 (1948).

DUUS, P.: Zur neurologischen Differentialdiagnose der Wirbelsäulenerkrankungen. Allg. Z. Psychiat. **124**, 188—217 (1949).

DUUS, P.: Die neurologische Untersuchung bei Ischias als Grundlage der Therapie. Therapiewoche 450 (1952).

DUUS, P., KAHLAU, G.: Welche pathologische Bedeutung hat der Bandscheibenvorfall im Bereich der Lendenwirbelsäule? Bruns' Beitr. klin. Chir. **180**, 1—26 (1950).

DUUS, P., KAHLAU, G., KRÜCKE: Allgemeinpathologische Betrachtungen über die Einengung der Foramina intervertebralia. Langenbecks Arch. klin. Chir. **268**, 341—362 (1951).

DYES, O.: Sagittalbild der Wirbelsäule. Münch. med. Wschr. **2**, 2148—2149 (1931).

DYES, O.: Die Wirbelsäule im Wachstumsalter. Verh. dtsch. Röntg. Ges. **23**, 40—42 (1931).

EDINGER, A., GAJEWSKI, H., GEPP, H.: Röntgen-Ganzaufnahmen der Wirbelsäule. Fortschr. Röntgenstr. **83**, 365—371 (1956).

EGGLI, A.: Zur Tomographie der Wirbelsäule. Radiol. clin. (Basel) **1561**, 24 (1946).

ELLMER, G.: Beiträge zur Röntgendiagnostik der Wirbelsäule. Chirurg **2**, 308—314 (1930).

ELSBERG, C. A., DYKE, C. G.: Diagnosis and localization of tumors of spinal cord by means of measurements made on X-ray films of vertebrae and correlation of clinical an X-ray findings. Bull. neurol. Inst. N. Y. **3**, 359—394 (1934).

EMMINGER, E.: In: ZUKSCHWERDT, L., EMMINGER, E., BIEDERMANN, F., ZETTEL, H.: Wirbelgelenk und Bandscheibe. Stuttgart: Hippokrates 1955.

Erdelyi, J.: Neues Verfahren zur seitlichen Aufnahme der Halswirbel. Röntgenpraxis 1, 138—140 (1929).

Erdmann, H.: Die Knochenleeraufnahme des letzten Bandscheibenraumes. Chirurg 22, 68—73 (1951).

Erdmann, H.: Die Verspannung des Wirbelsäulensockels im Beckenring. Die Wirbelsäule. In: Fortschritt und Praxis, Bd. 1, S. 51—62. Stuttgart: Hippokrates 1956.

Erlacher, P. H.: Klinische und diagnostische Bedeutung der Nucleographie. Z. Orthop. 79, 273—278 (1950).

Erlacher, P. H.: Direkte Kontrastdarstellung des Nucleus pulposus, zugleich ein Beitrag zur Pathologie der Bandscheibe. Z. Orthop. 80, 40—57 (1951).

Farkas, A.: Über Bedingungen und auslösende Momente bei der Skolioseentstehung. Stuttgart: Enke 1925.

Farmer, H.: Accessory articular processes in the lumbar spine. Amer. J. Roentgenol. 36, 763—767 (1936).

Fawcett, E.: A note on the identification of the lumbar vertebrae of man. J. Anat. (Lond.) 66, 384—386 (1932).

Fazzini, M.: Note sul metodo stratigrafico nell' indagine della colonna vertebrale. Radiol. med. (Torino) 40, 1176—1192 (1954).

Fick, R.: Handbuch der Anatomie und Mechanik der Gelenke. Jena: Fischer 1911.

Fineschi, G., Kirchmair, H.: Die klinischen Syndrome der „lumbalen Discushernien" in ihren anatomischen Beziehungen. Z. Orthop. 80, 444—464 (1951).

Fischedick, O.: Die Schichtbilduntersuchung von Atlas und Epistropheus beim Gesunden. — Die Wirbelsäule in Forschung und Praxis-Röntgenkunde und Klinik vertebragener Krankheiten, Bd. I, S. 63—69. Stuttgart: Hippokrates 1956.

Fischgold, H., David, M., Bregeat, P.: La tomographie de la base du crane. Paris: Masson & Cie. 1952.

Fletcher: Angeführt bei Schlüter.

Foa, A.: Contributo alla tecnica radiographica della colonna vertebrale. Med. contemp. 3, 467 (1937).

Franceschelli, N.: Sistema articolare intersomatico della rachide e sue funzioni. Boll. Accad. med. Roma 60, 63 (1934).

Franz, H.: Halswirbelsäulenaufnahmen. Röntgen- u. Lab.-Prax. 6, 174 (1953).

Freedmann, A. O.: Anatomical note on a possible source of error in X-rays findings of the normal vertebral column. Canad. med. Ass. J. 16, 44—47 (1926).

Frey, H.: Zur Frage der Varationen der Wirbelsäule als Ursache klinischer Erscheinungen. Zbl. Chir. 2898—2903 (1930).

Frey, E.: Untersuchungen über das Rumpfskelet. Gegenbauers morph. Jb. 62, 355 (1929).

Friedl, E.: Ist die Form der Lendenwirbelquerfortsätze 3 und 4 konstant (Brandt) usw. Arch. orthop. Unfall-Chir. 37, 471—477 (1937).

Fulton, Kalbfleisch: Acessory articular processes of the lumbar vertebrae. Arch. Surg. 29, 42 (1934).

Fürmaier, A.: Technik der Röntgenuntersuchung. Handbuch der Orthop., Bd. I, S. 828—877. Stuttgart: Thieme 1957.

Galeazzi: Über den Aufbau der Zwischenwirbelscheiben und ihre Pathologie. Arch. Ortop. (Milano) 5, 217—232 (1935).

Garland, Thomas: Angeführt bei Schlüter.

Gally, Bernard: Technique particuliére pour la radiographie de profil de la colonne cervicale. Bull. Soc. Radiol. med. France 17, 288—289 (1929).

Gebauer, A., Muntean, E., Stutz, E., Vieten, H.: Das Röntgenschichtverfahren. Stuttgart: Thieme 1959.

Gebauer, A., Schaner, A.: Das transversale Schichtverfahren. Stuttgart: Thieme 1955.

Gegenbauer: Lehrbuch der Anatomie des Menschen. Leipzig 1899.

Geist, E.: The intervertebral disk. J. Amer. med. Ass. 96, 1676—1679 (1931).

George, Leonhard: The vertebrae. Roentgenologically considered. Ann. Roentgenol. 8 (1929).

Gerin, C.: Rilievi sull' esplorazione radiologica della colonna cervicale. Riv. radiol. fisica med. 4, 217 (1932).

Gersch, M., Vincent, P. J.: Anterior posterior projection of the cervical vertebrae on one film. Med. Radiogr. Photogr. 33, 2—3 (1957).

Giraudi, G.: Contributo anatomico e radiologico alla conoscenza delle „articolazioni" sacro-iliache acessorie. Radiol. med. (Torino) 23, 987—993 (1936).

Göcke, C.: Beiträge zur Druckfestigkeit des spongiösen Knochens. Bruns' Beitr. klin. Chir. 143, 539—566 (1928).

Goldhammer, K.: Beitrag zur röntgenolographischen Darstellung des Atlas und der Pars lateralis occipitis. Fortschr. Röntgenstr. 35, 627—629 (1926).

Gray, H.: Anatomie, 11. Ausg. London 1887.

Grashey: Processus transversus der Halswirbelsäule. Röntgenpraxis 5, 314 (1933).

Grazianski, W.: Zur Frage über frühe und abnorme Verknöcherung der Wirbelkörperrandleisten bei Kranken mit Tbc. Spondylitis. Röntgenpraxis 5, 329—331 (1933).

Güntz, E.: Über die Zwischenwirbelgelenke. Verh. Dtsch. Orthop. Ges. 28. Kongr. 1933, S. 163—164.

Güntz, E.: Schmerzen und Leistungsstörungen bei Erkrankungen der Wirbelsäule. Stuttgart: Enke 1937.

Güntz, E.: Die klinische Untersuchung der Wirbelsäule. Handbuch der Orthopädie, II, S. 35—50. Stuttgart: Thieme 1950.

Guttmann, G.: Der I. und II. Halswirbel. Therapeutische Möglichkeiten und Gefahren. Erf. Heilk. Nr 11 (1954).

Gutzeit: Aufnahmetechnik der oberen Brustwirbelsäule in frontaler Richtung. Fortschr. Röntgenstr. 37, 400 (1928).

HADLEY, L. A.: The spine. Anatomic radiographic studies. Development and the cervical region. Springfield, Illinois U.S.A.: Charles C. Thomas Publisher 1956.

HAGELSTAMM, L.: Retroposition of lumbar vertebrae. Acta chir. scand., Suppl. 143 (1947).

HAGLUND, F.: Die Bedeutung der zervicalen Discusdegeneration für die Entstehung von Verengerungen der Foramina intervertebralia. Acta radiol. (Stockh.) 23, 568—580 (1942).

HAHN, O.: Scheinbare Spaltbildung der Wirbelkörper in der Adolescenz. Fortschr. Röntgenstr. 29, 211 (1922).

HAMMES, L.: Über die Technik und den Wert seitlicher Wirbelaufnahmen. Fortschr. Röntgenstr. 25, 1—13 (1917/18).

HARRENSTEIN, R. J.: Über einige vom diagnostischen Gesichtspunkt aus irreführende Variationen in der Entwicklung der Wirbelsäule. Z. orthop. Chir. 49, 568—581 (1928).

HARTMANN, F.: Bau und Eigenschaften der Zwischenwirbelscheibe unter krankhaften Bedingungen. Die Wirbelsäule in Forschung und Praxis, Ergebnisse der Wirbelsäulenforschung, Bd. 15, S. 53—59. Stuttgart: Hippokrates 1960.

HARTUNG, H.: Zur Technik der Röntgenaufnahme der Lendenwirbelsäule. Zbl. Chir. 799—800 (1931).

HASELWANDER: Die Röntgenstrahlen in der Anatomie. Leipzig: J. A. Barth 1924.

HAYEK, H.: Untersuchungen über Epistropheus, Atlas und Hinterhauptsbein. Morph. Jb. 56, H. 2—3 (1927).

HEINE, R. H., RASPE, R.: Zur Auswertung der Röntgen-Ganzaufnahme der Wirbelsäule. Dtsch. med. J. 10, 150—156 (1959).

HELLMER, H.: Some views on the technique of Roentgen examination of the spine. Acta orthop. scand. 6, 275 (1935).

HERZOG, W.: Zur Morphologie und Pathologie des Ligamentum flavum. Frankfurt. Z. Path. 61, 250—267 (1949).

HOFFMANN, H.: Studie über die Bauchmuskulatur. Z. orthop. Chir. 62, 129—149 (1934).

HOHL, K.: Die Abnützung der Wirbelsäule. Beitrag zur Reduktion der Patientendosis. Radiol. clin. (Basel) 27, 365—372 (1958).

HORTON, W. L.: Biologische und biochemische Betrachtungen an der menschlichen Zwischenwirbelscheibe. Die Wirbelsäule in Forschung und Praxis, Bd. 15, S. 69—82. Stuttgart: Hippokrates 1960.

HORWITZ, T., SMITH, R. M.: Anatomical, pathological and roentgenological study of intervertebral joints of the lumbar spine and sacroiliacal joints. Amer. J. Roentgenol. 43, 173—186 (1940).

HOVELAQUE, A.: Osteologie, Colonne vertébrale. Paris: Doin 1937.

HUBENY, M. J.: The oblique projection in examination of the lumbar spine. Radiology 16, 720—724 (1931).

HUNT, A. D., PENDERGRASS, E. P., WAGONER, G. W.: Study of the relative importance of the cortex and spongiosa in the production of the roentgenogram of the normal vertebral body. Amer. J. Roentgenol. 53, 40—48 (1945).

JAEGER, W.: Über Fernaufnahmen der Wirbelsäule. Röntgenpraxis 4, 193—209 (1932).

JAEGER, W.: Über die Technik der Wirbelaufnahmen. Schweiz. med. Wschr. 14, 1292—1293 (1933).

JANKER, R.: Röntgenaufnahmetechnik. Leipzig: J. A. Barth 1945.

JONES, A.: The role of anatomy in the radiological study of the spine. Canad. med. Ass. J. 34, 265—269 (1936).

JOPLIN, R.: The intervertebral disk. Embryology, anatomy, physiology and pathology. Surg. 61, 591—599 (1935).

JORDAN, H.: Roentgen analysis of the spine, with description of some new technical instruments. Radiology 28, 714—724 (1932).

JUNGE, H.: Anatomie des Ligamentum flavum. 62. Tagg Nordw. Chir. 1948.

JUNGHANNS, H.: Die Randleisten der Wirbelkörper. Fortschr. Röntgenstr. 42, 333—342 (1930).

JUNGHANNS, H.: Gibt es persistierende Wirbelkörperepiphysen? Fortschr. Röntgenstr. 42, 704—714 (1930).

JUNGHANNS, H.: Die Zwischenwirbelscheiben im Röntgenbild. Ihre Umbildung während des Wachstums und ihre krankhaften Veränderungen. Fortschr. Röntgenstr. 43, 275—305 (1931).

JUNGHANNS, H.: Die anatomischen Besonderheiten des 5. Lendenwirbels und der letzten Lendenbandscheibe. Arch. orthop. Unfall-Chir. 33, 260—278 (1933).

JUNGHANNS, H.: Der anatomische Bau und die krankhaften Veränderungen der Wirbelkörperrandleisten ("Epiphysen") während des Wachstumsalters. La Cure marine 18 (1933).

JUNGHANNS, H.: Die Zwischenwirbelscheiben. Chirurg 6, 213—215 (1934).

JUNGHANNS, H.: Klinische Bedeutung der Nebenknochenkerne an Dornfortsätzen der Lendenwirbelsäule. Röntgenpraxis 10, 571—572 (1938).

JUNGHANNS, H.: Pathologie der Wirbelsäule. In: HENKE-LUBARSCH, Handbuch der pathologischen Anatomie, Bd. 9/4. Berlin: Springer 1939.

JUNGHANNS, H.: Pathologisch-anatomische Grundlagen für die Röntgendiagnostik der Wirbelsäulenleiden. Therapiewoche, 272 (1952).

KASABACH, H. H.: Roentgengraphic method for study of second cervical vertebra. Amer. J. Roentgenol. 42, 782—785 (1939).

KAUFMANN, W.: Aufnahmetechnisches über den 5. Lendenwirbel und das Kreuzbein, sowie vorläufige Mitteilungen über exakt einblendbare Bucky-Fernaufnahmen. Röntgenpraxis 5, 536—542 (1933).

KEYES, D. C., COMPERE, E. J.: The normal and pathological physiology of the nucleus pulposus of the intervertebral disc. J. Bone Jt. Surg. 14, 897—938 (1932).

KLOIBER, H.: Fehlerquelle bei Röntgenaufnahmen der Wirbelsule.ä Fortschr. Röntgenstr. 35, 451—454 (1926).

KNIRSCH, E.: Eine Hilfsmethode zur röntgenologischen Darstellung des Dens epistropheus. Chirurg 8, 694—696 (1936).

Knutson, F.: Volumen- und Formvariationen des Wirbelkanals bei Lordosierung bzw. Kyphosierung und ihre Bedeutung für die myelographische Diagnostik. Acta radiol. (Stockh.) **23**, 431—443 (1942).

Köhler, A., Zimmer, A. E.: Grenzen des Normalen und Anfänge des Pathologischen im Röntgenbild des Skelets. Stuttgart: Thieme 1953.

Koppenstein, E.: Zur Röntgenanatomie und -pathologie der Wirbelbogenwurzel. Fortschr. Röntgenstr. **89**, 702—707 (1958).

Kovacs, A.: Röntgendarstellung und Diagnostik der cervicalen Zwischenwirbellöcher. Röntgenpraxis **10**, 479—484 (1938).

Kovacs, A.: Praktische Bewertung der Schrägaufnahmen in der Wirbelsäulenröntgenologie. Röntgenpraxis **13**, 287—295 (1941).

Krieg, R.: Zur Einstellung des Atlanto-occipital-Gelenkes für die orientierende Untersuchung im Routinebetrieb. Röntgen- u. Lab.-Prax. **11**, 91 (1958).

Krogdahl, T., Torgersen, O.: Die „Uncovertebralgelenke" und die „Arthrosis deformans uncovertebralis". Acta radiol. (Stockh.) **21**, 231—262 (1940).

Lacapère, J.: Le disque intervertébrale. Rev. Rhum. **5**, 428 (1953).

Lachapele, A. P.: Un moyen simple pour faciliter la lecture des radiographies vertébrales obliques de la région lumbosacrée. Bull. Soc. electro-radiol. France **27**, 175—176 (1939).

Lackum, V. H.: The lumbosacral region. J. Amer. med. Ass. **82**, 1109—1114 (1924).

Landoldt: Beitrag zur Kenntnis der Zwischenwirbellöcher und ihrer Entwicklung (Diss. Zürich 1947).

Lange, M.: Die Wirbelgelenke. Stuttgart: Enke 1936.

Laquerière, A., Leonard, D.: Deux curieuses radiographies de la colonne vertébrale. J. belge Radiol. **17**, 377 (1933).

Lauber, H. S.: Vorgetäuschte Fraktur des 5. und 6. Halswirbels. Zbl. Chir., 244—247 (1936).

Lauber, Ramm: Über röntgenologische Veränderungen an der Wirbelsäule ohne klinischen Befund. Dtsch. Z. Chir. **214**, 329—334 (1929).

Ledda, G.: Processus styloideus der Lendenwirbelsäule. Ref. Zentr.-Org. ges. Chir. **71**, 268 (1935).

Leger, W.: Zum Problem der Wirbelsäulenganzaufnahme. Z. Orthop. **88**, 145—151 (1956).

Lehmann, L.: Spezialdarstellung des 1. und 2. Halswirbels. Röntgen- u. Lab.-Prax. **11**, R. 73 (1958).

Lewis, W. H.: Editor. Gray's anatomy of the human body. Philadelphia 1936.

Liechti, A.: Die Röntgendiagnostik der Wirbelsäule und ihre Grundlagen, 2. Aufl. Wien: Springer 1948.

Lieck, E.: Anatomische Abweichungen im Bereich der unteren Wirbelsäule. Münch. med. Wschr. **1928**, 1448—1450.

Lindblom, K.: Diagnostic puncture of intervertebral discs in sciatica. Acta orthop. scand. **17**, 232 (1948).

Lindblom, K.: Eine anatomische Studie über lumbale Zwischenwirbelscheibenprotrusionen und Zwischenwirbelscheibenbrüche in die Foramina intervertebralia hinein. Acta radiol. (Stockh.) **22**, 711—721 (1941).

Lindblom, K.: Technique and results in myelography and disc puncture. Acta radiol. (Stockh.) **34**, 321—330 (1950).

Lindgren, E.: Handbuch der Neurochirurgie. Röntgenologie. Berlin-Göttingen-Heidelberg: Springer 1954.

Luschka, H.: Die Nerven des menschlichen Wirbelkanals. Tübingen 1850.

Luschka, H.: Die Halbgelenke des menschlichen Körpers. Berlin: Georg Reimer 1858.

Lyon, E.: Über horizontale Verdichtungen in den Wirbelkörpern. Fortschr. Röntgenstr. **45**, 592—595 (1921).

Lyon, E.: Über horizontale Aufhellungen in den Röntgenbildern von Wirbelkörpern. Zbl. Chir. **59**, 1845—1849 (1932).

Mandruzzato, F.: Anatomia radiografica normale delle due prime vertebre cervicali. Chir. Organi Mov. **13**, 229 (1929).

Marcus, H.: Die Darstellung der Brustkorb- und Wirbelsäulenformen. Angabe eines neuen Zeichenapparates. Arch. orthop. Unfall-Chir. **34**, 24—35 (1933).

Mardersteig, K.: Zur Frage der persistierenden Wirbelkörperapophysen. Fortschr. Röntgenstr. **46**, 441—449 (1932).

Mardersteig, K.: Spaltbildungen in den Zwischenwirbelscheiben im Röntgenbild. Fortschr. Röntgenstr. **52**, 279—283 (1935).

Mascherpa, F.: Tecnica radiologica per l'esame della colonna vertebrale, p. 51. Milano: Rag. Santo Vanasia 1932.

Maurice, G.: Le disque intervertebral. Physiologie-pathologie et indications therapeutiques. Tome 12. Ref. Chirurg **5**, 675 (1933).

Mayer, E. G., Zakovsky, J.: Anordnung der normalisierten Röntgenaufnahmen. Wien: Urban & Schwarzenberg 1946.

Meghrouni, V., Jacobson, G.: The pseudonotch of the atlas. Radiology **72**, 260—262 (1954).

Melamed, A.: Some anatomical and roentgenologic considerations with respect to the lumbosacral spine, with special reference to retrodisplacement. Radiology **71**, 548—552 (1958).

Meschan, J.: Spondylolisthesis: A commentary on etiology and improved method of roentgenographic mensuration and detection of instability. Amer. J. Roentgenol. **53**, 230—243 (1945).

Meschan, J.: A radiographic study of spondylolisthesis with special reference to stability determination. Radiology **47**, 244—263 (1946).

Meschan, Farrer, Presker: Das Röntgenbild des normalen Menschen. Stuttgart: Media - Verlag 1958.

Middlemiss, J. H.: Tomography and its application to investigations of the spine. J. Fac. Radiol. (Lond.) **1**, 273 (1950).

Mollier, S.: Plastische Anatomie. München: Bergmann 1938.

Morris, H.: The anatomy of the joints of man. London 1879.

Mosenthal: Die Bedeutung von seitlichen Wirbelsäulenaufnahmen für die Erkennung von Erkrankungen und Verletzungen. Chirurg **2**, 314—315 (1930).

MOSER, L.: Schonende Aufnahmetechnik zur seitlichen Darstellung der unteren Hals- und oberen Brustwirbelsäule. Röntgenprax. 9, 488—490 (1937).

MOSER, L.: Über die Bedeutung der Strahlenrichtung bei Herstellung und Begutachtung seitlicher Wirbelaufnahmen. Röntgen- u. Lab.-Prax. 5, 275 (1952).

MÜLLER, CH.: Zur Entwicklung des menschlichen Brustkorbes. Morph. Jb. 35, 591 (1906).

MÜLLER, W.: Röntgenologische Untersuchungen in der Lumbosacralgegend. Zbl. Chir. 57, 233—234 (1930).

MÜLLER, W.: Beobachtungen auf dem Gebiet der Wirbelsäulenanomalien. Zbl. Chir. 58, 2833 (1931).

MÜLLER, W.: Pathologische Physiologie der Wirbelsäule. Leipzig: J. A. Barth 1932.

MUSCA, L.: La radiografia per inspiratoria del rachide dorsale di profilo. Tecnica di Barsony, modifica di Djion. Reumatismo 7, 56 (1955).

NAGY, D.: Röntgenanatomie. Verlag d. ungar. Akademie der Wisshnsceaften 1959.

NEGRU, D.: Über einige Besonderheiten der normalen Wirbelkörper im Röntgenbild und ihre Erklärung. Fortschr. Röntgenstr. 68, 73—75 (1943).

NIEDNER, F.: Zur Kenntnis der normalen und pathologischen Anatomie der Wirbelkörperrandleiste. Fortschr. Röntgenstr. 46, 628—662 (1932).

NUVOLI, TATA: Studio radiologico sull' ossificazione della colonna vertebrale nel feto umano. Ann. Radio fisica. Med. 9 (1935).

OLIVA, L.: La stratigraphia in rilievo nello studio della colonna vertebrale. Minerva med., 739 (1955).

OPPENHEIMER, A.: Diseases affecting the intervertebral foramina. Radiology 28, 582—592 (1937).

OTTONELLO: Nuovo methodo per la radiografia della colonna cervicale completa in proezione sagittale ventro-dorsale. Riv. Radiol. fisica med. 2, 291 (1930).

OTTONELLO: Au sujet de la radiographie de face de la colonne cervicale dans son ensemble. Technique nouvelle. Bull. Soc. Radiol. med. France 20, 183—184 (1932).

OVERTON, L., GROSSMAN, J. W.: Anatomische Veränderungen in der Gelenkbildung zwischen dem 2. und 3. Halswirbel. J. Bone Jt. Surg. 34, 155—161 (1952).

PAWLOW, M. K.: Zur Frage über die seitliche Strahlenrichtung bei den Aufnahmen der unteren Hals- und der oberen Brustwirbel. Röntgenpraxis 1, 285—288 (1929).

PELISSIER, G.: Radiographie de face de la colonne cervicale dans son ensemble. Technique nouvelle. Bull. Soc. Radiol. med. France 19, 360—361 (1931).

PEROTTI, D.: Su alcune formazioni lacunari osservabili radiograficamente nei corpi vertebrali. Arch. Radiol. (Napoli) 9, 552 (1933).

PERSON, B.: Technic for the use of a small come in check radiograph of the spine. Radiology 24, 601—606 (1935).

PERUSSIA, F.: La tomografia de la colonna vertebrale. J. belge Radiol. 39, 221 (1956).

PFLEIDERER, H.: Bau und Altersveränderungen der Zwischenwirbelscheiben. Tübingen: Diss. 1936.

PICHLER, A.: Anatom. und röntgenolog. Studien über die Intervertebralkanäle der Halswirbelsäule. Fortschr. Röntgenstr. 83, 638—649 (1955).

PIRON, P.: La cinquíeme vertébre. Combaire Atlas radiol. chir. Presse méd. 81, 1 (1953).

PITZEN, P.: Horizontale Aufhellungen in den Wirbelkörpern. Röntgenpraxis 2, 1123—1130 (1930).

PÜSCHEL, J.: Der Wassergehalt normaler und degenerierter Zwischenwirbelscheiben. Beitr. path. Anat. 84, 123—130 (1930).

PUTTI, V.: Lombartrite e sciatica vertebrale. Bologna: Cappali 1936.

PUTTI, V., SCADLIETTI: Tecnica dell'apofisectomia nella sacralizzazione della quinta vertebra lombare. Ref. Zbl. ges. Radiol. 13, 683 (1932).

QUEREIRO, C.: Anais 1a. J. Brasilena de radiologica, 231 (1950). Zit. bei KÖHLER-ZIMMER.

RASPE, R.: Technik der Röntgenganzaufnahme der Wirbelsäule (3-Phasen-Aufnahme). Die Wirbelsäule in Forschung u. Praxis. Röntgenkunde u. Klinik vertebragener Krankheiten. Bd. I, S. 83—88. Stuttgart: Hippokrates 1956.

RASPE, R.: Ein neues Verfahren zur Herstellung von Röntgenganzaufnahmen der Wirbelsäule. Fortschr. Röntgenstr. 85, 106—110 (1956).

RATHCKE: Zur normalen und pathologischen Anatomie der Halswirbelsäule. Dtsch. Z. Chir. 242, 122—137 (1933).

RAUBERT-KOPSCH: Lehrbuch und Atlas der Anatomie des Menschen. Leipzig: Thieme 1952.

RAUTENBERG, W.: Wie weit kann man auf sagittalen Röntgenaufnahmen der Wirbelsäule die Gestaltung des Spinalkanals erkennen und beurteilen? Diss. Kiel 1948.

REINHARDT, K.: Das anatomische Substrat lochförmiger Aufhellungen in den unteren Wirbelkörpern und ihre klinische Bedeutung. Fortschr. Röntgenstr. 86, 222—225 (1957).

REISNER, A.: Unterscheidungsmerkmale normaler, entzündlicher und posttraumatischer Zustände an der Wirbelsäule. Fortschr. Röntgenstr. 44, 726—751 (1931).

RESKE, W.: Der paravertebrale Weichteilschatten im Brustwirbelsäulenbereich, seine Ursache und seine Bedeutung. Z. Orthop. 86, 489—539 (1954).

RETTIG, E.: Die Spezialeinstellung des 1. und 2. Halswirbels. Röntgen- u. Lab.-Prax. 11, R 168 (1958).

ROHRBACH, A.: Die Bedeutung des 5. Lendenwirbels. Münch. med. Wschr. 1929, 592—593.

ROTENBERG, J.: Die chir. Anatomie der spongiosen Substanz der Wirbelknochen und die Pathogenese der Wirbelsäulenosteomyelitis. Ref. Zbl. Chir. 1919 (1927).

RUBASCHEWA, A.: Über den Processus lateralis der Lendenwirbel und speciell über den Processus styloideus (im Röntgenbild). Fortschr. Röntgenstr. 47, 183—188 (1933).

RUCKENSTEINER, E.: Die normale Entwicklung des Knochensystems im Röntgenbild. Radiol. Prakt. 15. Leipzig: 1931.

SAMUEL, M.: Der diagnostische Wert von Röntgenaufnahmen des Beckens, zugleich ein Beitrag zur Diagnostik der Kreuzschmerzen und zur Hysterosalpingographie. Fortschr. Röntgenstr. 38, 49—53 (1928).

SAMUEL, M.: Technisches zur Röntgenaufnahme des Lenden-Kreuzbeinwinkels. Zbl. Chir. **59** (1), 661 (1932).

SANDBERG, L.: Atlas und Axis. Stuttgart: Hippokrates 1955.

SANDER, D.: Die Wichtigkeit der Schichtaufnahmeuntersuchung zur Darstellung von Veränderungen der obersten Halswirbel. Ref. Fortschr. Röntgenstr. **81**, 247 (1954).

SANTO, E.: Zur Entwicklungsgeschichte und Histologie der Zwischenwirbelscheiben in den kleinen Gelenken. Z. Anat. Entwickl.-Gesch. **104**, 623—634 (1935).

SANTO, E.: Die Zwischenscheiben in den kleinen Gelenken. Anat. Anz. **85**, 223—229 (1937).

SAVES: Appareil simple pour radiographie en position oblique de la colonne dorsale. Arch. med. nav. **117**, Nr 4 (1927).

SCHANZ, A.: Zur Anatomie und Physiologie der Wirbelsäule. Z. orthop. Chir. **55**, 549—566 (1931).

SCHEDE, F.: Der 5. Lendenwirbel im Röntgenbild. Fortschr. Röntgenstr. **17**, 355—360 (1911).

SCHELLENBERG, R.: Beitrag zur Gefäßversorgung der Bandscheiben. Arch. orthop. Unfall.-Chir. **47**, 573—582 (1933).

SCHEUERMANN, H.: Die Intervertebralscheiben. Ref. Z. org. Chir. **62**, 516 (1933).

SCHINZ, H.: Fortschritte in der Röntgendiagnostik der Wirbelsäule. Wien. klin. Wschr. **1935 I**, 321.

SCHINZ, H. R., BAENSCH, W. E., FRIEDL, D., UEHLINGER, E.: Lehrbuch der Röntgendiagnostik. Stuttgart: Thieme 1952.

SCHLUNGBAUM, W.: Die Einstelltechnik bei Röntgenaufnahmen der Lendenwirbelsäule. Röntgen- u. Lab.-Prax. **5**, 191, 221 (1952).

SCHMINK, D.: Zur normalen und pathologischen Anatomie der Halswirbelsäule. Zbl. Path. **55**, 369 (1932).

SCHMINCKE, SANTO: Zur normalen und pathologischen Anatomie der Halswirbelsäule. Zbl. Path. **55**, 369—372 (1932).

SCHMORL, G.: Über bisher nur wenig beachtete Eigenschaften ausgewachsener und kindlicher Wirbel. Arch. klin. Chir. **150**, 420—442 (1928).

SCHMORL, G.: Zur pathologischen Anatomie der Wirbelsäule. Klin. Wschr. 1243—1244 (1929).

SCHMORL, G.: Über die gesunde und kranke Wirbelsäule mit besonderer Berücksichtigung der Bandscheiben. Genesk. Bl. **30**, 181—210 (1932).

SCHMORL, G., JUNGHANNS, H.: Die gesunde und kranke Wirbelsäule im Röntgenbild. Stuttgart: Thieme 1954.

SCHOEN, H.: Medizinische Röntgentechnik. Stuttgart: Thieme 1951.

SCHOEN, H.: Über eine vorgetäuschte Frakturlinie im Dens epistropheus. Fortschr. Röntgenstr. **82**, 52—54 (1955).

SCHREDL, L.: Röntgenologische Studien über die Verknöcherung der Bänder unter besonderer Berücksichtigung des Ligamentum ileolumbale. Arch. orthop. Unfall-Chir. **31**, 301—315 (1932).

SCHÜMMELFEDER, W.: Lebensalter und Wasserhaushalt der Zwischenwirbelscheiben. Chirurg 395—397 (1949).

SGALITZER, M.: Zur Technik der Röntgenuntersuchung der 4 obersten Brustwirbel in seitlicher Richtung. Fortschr. Röntgenstr. **40**, 267—271 (1929).

SIEGLBAUER: Lehrbuch der normalen Anatomie des Menschen. Wien: Urban & Schwarzenberg 1947.

SIMONS, B.: Röntgendiagnostik der Wirbelsäule. Jena: Gustav Fischer 1951.

SIMON, M.: Über die Röntgenanatomie der Wirbelsäule und die Röntgendiagnose von Wirbelverletzungen. Fortschr. Röntgenstr. **14**, 353—418 (1909).

SINDING-LARSEN: A contribution of the diagnosis of the vertebral column. Ref. Zbl. Chir., 439 (1927).

SNAPPER, J.: Medical clinics on bone diseases. A text and atlas. New York: Interscience Publishers 1943.

SOLLMANN, A. H.: Röntgenganzaufnahmen der Wirbelsäule. Münch. med. Wschr. **97**, 1365—1366 (1955).

SMITH, A.: Posterior displacement of the 5 lumbar vertebra: An optical illusion. Amer. J. Roentgenol. **34**, 93—95 (1935).

SOLOTUSCHIEN, A. S.: Die Blutversorgung der Wirbelsäule des Menschen. Fortschr. Röntgenstr. **47**, 175—182 (1933).

SORGE, F.: Der 5. Lendenwirbel. Eine anatomischröntgenologische Studie. Arch. orthop. Unfall-Chir. **32**, 72—83 (1932).

SORREL, E., DELAHAYE, A., THOYER, P. ROGAT: Tomographie de la colonne vertebrale. Mem. Acad. Chir. **65**, 638—640 (1939).

SOURICE: Le rayon horizontal. Arch. Élect. med. **40**, 441 (1932).

STABERT, CH., JAVALETA: A propos de la tomographie vertébrale. J. Radiol. Électrol. **36**, 244—245 (1955).

STEINER: Knorpelknoten. Verh. dtsch. Röntg.-Ges. 21 (1930).

STRASSER, H.: Lehrbuch der Muskel- und Gelenksmechanik. Berlin: Springer 1908.

STÜCK, F.: Bemerkung zu der Arbeit von Dr. HARTUNG in Zbl. Chir. Nr 8 (1931). Technisches zur Röntgenaufnahme des Lendenkreuzbeinwinkels. Zbl. Chir., 1320 (1931).

STUTZE: II. Übriges Skelet. Das Röntgenschichtbild. Stuttgart: Thieme 1959.

SYLVEN, B.: On the biology of nucleus pulposus. Acta orthop. scand. **20**, 275 (1951).

TENEFF, S., BRUNI, L.: Röntgendiagnostica nella proiezione laterale in piedi delle affezioni della colonna lumbosacrale. Minerva orthop. **2**, 403 (1951).

TESCHENDORF, W.: Doppelschlitzaufnahme der Wirbelsäule. Röntgen-Bl. **10**, 21—27 (1957).

TESCHENDORF, W.: Röntgenologie der Wirbelsäule. Zbl. Chir. **57**, 245—246 (1930).

TESCHENDORF, W.: Zbl. Chir. **57**, 245—246 (1930).

THOMA, E.: Die Zwischenwirbellöcher im Röntgenbild, ihre normale und pathologische Anatomie. Zbl. Orthop. **55**, 115—136 (1931).

TILLIER: Position de choix pour l'examen de la colonne cervicale de profil. Bull. Soc. Radiol. med. France **21**, 619—623 (1933).

TÖNDURY, G.: Die Anatomie der Halswirbelsäule. Z. Anat. Entwickl.-Gesch. **112**, 448—459 (1943).

TÖNDURY, G.: Beitrag zur Kenntnis der kleinen Wirbelgelenke. Z. Anat. Entwickl.-Gesch. **110**, 568—575 (1940).

TÖNDURY, G.: Neuere Ergebnisse über die Entwicklungsphysiologie der Wirbelsäule. Arch. orthop. Unfall.-Chir. **45**, 313—322 (1952).

TOLD, C., HOCHSTETTER: Anatomischer Atlas Berlin-Wien: Urban & Schwarzenberg 1940.

TUDYKA, J.: Maße und Proportionen an den normalen Wirbelkörper der Brust- und Lendenwirbelsäule. Diss. Breslau 1933.

UEBERMUTH, H.: Die Bedeutung der Altersveränderungen der menschlichen Bandscheibe für die Pathologie der Wirbelsäule. Langenbecks Arch. klin. Chir. **156**, 567—577 (1930).

VALLEBONA, A.: Die Stratigraphie. Fortschr. Röntgenstr. **56**, Beiheft 2, 34 (1937).

VERAGUTH, O.: Zur Physiologie der Rückgratmuskeln. Schweiz. med. Wschr. **71**, 416—417 (1941).

VIEHWEGER, G.: Die Darstellung des medialen Randes der cranialen Gelenkfläche des Atlas auf den Übersichtsaufnahmen der Halswirbelsäule im v. d. Strahlengang. Fortschr. Röntgenstr. **84**, 492—493 (1956).

VIERNSTEINER, K.: Ein neues Verfahren zur Anfertigung von Wirbelsäulenganzaufnahmen. Z. Orthop. **89**, 188—193 (1957).

VIERNSTEINER, K., HIPPE, E.: Wirbelsäulenganzaufnahmen mit der Verlaufsfolie. Röntgen-Bl. **11**, 74—81 (1958).

VOLKMANN, J.: Über den Processus styloideus der Wirbel. Zbl. Chir., 1340—1342 (1934).

WALTERS, B.: Die röntgenologische Darstellung des 1. Halswirbels. Amer. J. Roentgenol. **63**, 739—740 (1950).

WARNER: Der 5. Lendenwirbel. Arch. orthop. Unfall-Chir. **33**, 279—306 (1933).

WEINBREN, M.: Tomographie of the spine and the sternum. Brit. J. Radiol. **13**, 325 (1940).

WEISER, M.: Tomographie ohne Tomographen. Bemerkung zum Artikel BARSONY-WINKLER: Die elektive Profil-Röntgenaufnahme der Brustwirbelsäule. Röntgenpraxis **10**, 28 (1938).

WEISZ, O.: Über die Anatomie der Übergangswirbel an der Grenze von Lendenwirbelsäule und Kreuzbein und ihre klinische Bedeutung. Z. Anat. Entwickl.-Gesch. **92**, 533—550 (1930).

WHOLEY, M. H., BRUVER, A. J., BAKER, H. J.: The lateral roentgenogramm of the neck. Radiology **71**, 350—356 (1958).

WITT, A. N.: Praktische Erfahrungen mit der Nucleographie. Z. Orthop. **80**, 57—71 (1950).

WITTIG, H. J.: Röntgenologisch aufnahmetechnische Möglichkeiten für Standard- und Spezialaufnahmen der Halswirbelsäule und der Atlanto-occipital-Gelenke. Diss. 1958, 82, S. Halle/S., aus Zbl. ges. Radiol. **61**, 264 (1958).

WITZLER, H.: Die Lage der Rippenachsen an der Brustwirbelsäule in ihrer Abhängigkeit von den Krümmungen der Wirbelsäule und dem Bau der einzelnen Wirbel. Z. orthop. Chir. **58**, 309—354 (1933).

ZAUNBAUER, W.: Röntgenanatomische und funktionelle Untersuchungen der Lendenwirbelsäule. Klin. Med. **11**, 256—271 (1956).

ZIEDSES DES PLANTES: Eine besondere Methode der Aufnahme von Röntgenphotos von Schädel und Wirbelsäule. Ned. T. Geneesk. 5218—5222 (1931/IV).

ZIMMERN, A., CHAVANY: Nécessité du double profil vertébral en spondylographie. Presse med. **1**, 836—837 (1934).

ZUKSCHWERDT, L., EMMINGER, E., BIEDERMANN, F., ZETTEL, H.: Wirbelgelenk und Bandscheibe. Stuttgart: Hippokrates 1955.

IV. Normale Haltung und normale Beweglichkeit der Wirbelsäule

Von

W. Zaunbauer

Mit 21 Abbildungen

1. Normale Haltung der Wirbelsäule

a) Die Entwicklung der Wirbelsäulenhaltung

Die Wirbelsäule, die beim Embryo eine einfache kyphotische Krümmung zeigt, verläuft bei der Geburt nahezu gerade, nur ist die nach dorsal konvexe Krümmung des Kreuzbeins bereits deutlich ausgeprägt.

Im Laufe der Entwicklung, allmählich beeinflußt durch das Heben des Kopfes, durch das Aufsetzen und vor allem durch das aufrechte Stehen und Gehen, nimmt die Wirbelsäule eine Form an, die im Profil zwei ineinander übergehenden flachen „S" entspricht. Das sicher laufende Kind kann bereits eine Form der Wirbelsäule zeigen, die weitgehend der eines Erwachsenen gleichkommt.

Am Übergang zum aufrechten Gang wird die Stellung des Körpers zu den unteren Extremitäten um ca. 90° geändert. Diese Stellungsänderung wird einesteils im Hüftgelenk, anderenteils in der Lumbosacralregion erreicht. Es werden die Oberschenkel im Hüftgelenk nach dorsal überstreckt, wobei sich das Ligamentum ileofemorale dieser Stellung anpassen muß. In der Lumbosacralgegend tritt eine Knickbildung unter Bildung eines Promontorium ein, wodurch sich die Lordose der Lendenwirbelsäule ausbildet. Durch diese Entwicklung entsteht die für den aufrechten Gang notwendige Beckenneigung, die aber keine konstante Größe darstellt, da sie sich bei Bewegungen, im Sitzen und im Liegen dauernd ändert und da sie außerdem nach Rasse und Geschlecht verschieden ist.

Die Beckenneigung entspricht dem Winkel, der von der Horizontalen über dem cranialen Rand der Schambeinfuge und von der Verbindungslinie zwischen cranialem Symphysenrand und ventraler Oberkante des 1. Kreuzbeinwirbels gebildet wird.

Entsprechend der S-Form der Wirbelsäule besteht im Bereich der Hals- und Lendenwirbelsäule je eine kurze geringe Lordose, im Bereich der Brustwirbelsäule ebenfalls eine nur ganz geringe, aber entsprechend der größeren Wirbelzahl auf eine längere Strecke verteilte Kyphose.

Eine aufgehobene Lordose im Bereich der Halswirbelsäule, also eine Geradestellung derselben, ist im Gegensatz zu einer Streckstellung im Bereich der Lendenwirbelsäule nicht als pathologisch zu werten, da sich nach ALBERS eine Streckstellung der Halswirbelsäule bei 41% der Gesunden, vor allem bei Jugendlichen (BUETTI) nachweisen läßt.

b) Die Eigenhaltung der Wirbelsäule

Nach DITTMAR und BROCHER gibt es keine normale Wirbelsäulenhaltung, sondern eine Vielzahl von Formen, die im Bereich der physiologischen Schwankungen liegen, wobei aber auch der Übergang zur pathologischen Fehlhaltung ein fließender ist.

Es verläuft daher in der Frontalansicht praktisch keine Wirbelsäule vollkommen gerade, sondern man kann ganz geringe Skoliosen feststellen, die nach Beobachtungen von FARKAS bei 80% der Menschen im Bereich der Hals- und der cranialen Brustwirbelsäule, aber auch im Bereich der Lendenwirbelsäule ganz gering nach links, im Bereich der caudalen Brustwirbelsäule ganz gering nach rechts verlaufen. Bei den übrigen 20% sollen umgekehrte Verhältnisse vorliegen.

Während diese geringen Skoliosen im Laufe des Lebens entsprechend der Rechts- und Linkshändigkeit durch die dadurch stärker entwickelte Rumpfmuskulatur entstehen sollen, ist für die physiologischen Krümmungen der Wirbelsäule die Form der Wirbelkörper, die Lage und Richtung der Wirbelbogen und Dornfortsätze zum Wirbelkörper, die Stellung und Form der Gelenkfortsätze und vor allem die Form und Höhe der Bandscheiben und die Spannung des Bandapparates von Bedeutung.

Die Zwischenwirbelscheiben sind im Bereich der Hals- und Lendenwirbelsäule dorsal, im Bereich der Brustwirbelsäule ventral angedeutet niedriger. Bandscheiben mit großem Durchmesser und geringer Höhe sind weniger beweglich als solche mit kleinem Durchmesser und größerer Höhe.

Die Haltung der Wirbelsäule, die der aufrecht stehende Mensch bei entspannter Muskulatur einnimmt, wird auch beibehalten, wenn man eine Wirbelsäule aus einer Leiche herausnimmt und von Muskeln und Rippen befreit (Eigenhaltung). Wirkt auf eine derart gewonnene Wirbelsäule eine Kraft im Sinne des Beugens nach ventral oder dorsal ein, so merkt man einen elastischen Widerstand, und eine normale Wirbelsäule kehrt bei Beendigung der Krafteinwirkung wieder in ihre ursprüngliche Haltung zurück.

Die Haltung der Wirbelsäule ist nicht nur ein statisches Problem, das vorwiegend anatomisch durch die Formelemente der Wirbelsäule festgelegt ist und durch die jeweilige Lage, wie Stehen, Sitzen oder Liegen beeinflußt wird, sondern es spielen auch dynamische Momente eine besondere Rolle.

Die Wirbelsäule ist im Zustand der scheinbaren Ruhe in Funktion, denn für die Erhaltung des Gleichgewichtes ist die Muskelkraft bzw. der Spannungszustand der Muskulatur von größter Bedeutung. Ein Nachlassen der Muskelspannung bewirkt ein Vorwärtsneigen der Wirbelsäule, da die Schwerlinie des Körpers vor der Wirbelsäule verläuft, so daß die Schwerkraft gegen die Eigenhaltung der Wirbelsäule wirkt.

Charakteristisch für jede Haltung ist daher der Gleichgewichtszustand zwischen Schwerkraft und den eigenen Haltekräften. Die Ruhehaltung ist deshalb der für jedes Individuum gleichbleibende Gleichgewichtszustand. Der Körper trachtet dauernd unbewußt, die von der Muskulatur durch die Schwerkraftwirkung geförderte statische Arbeit möglichst zu verringern, indem die Ruhehaltung so gestaltet wird, daß die Drehmomente der Schwere in den wichtigsten Gelenkachsen möglichst klein sind (THOMSEN).

Die Haltung der Wirbelsäule wird durch die Kopfhaltung beeinflußt, da nicht nur die Halswirbelsäule, sondern der ganze Körper in den Dienst der Kopfhaltung treten soll. Außerdem spielen für die Haltung der Wirbelsäule auch das Alter und die „innere Haltung" eine Rolle.

c) Der Lendenkreuzbeinübergang

Für die Haltung und Belastungsfähigkeit der Wirbelsäule haben der Winkel am Lenden-Kreuzbein-Übergang, die Gestalt des Kreuzbeins bzw. die Stellung des Kreuzbeins und des 5. Lendenwirbels zum Becken eine große Bedeutung.

Der Winkel, der die Stellung des 5. Lendenwirbels zum Kreuzbein angibt, kann auf verschiedene Arten gemessen werden: 1. Man trägt tangential an die Ventralfläche des 5. Lendenwirbelkörpers und des 1. Kreuzbeinsegmentes Hilfslinien auf und mißt den nach dorsal offenen Winkel, der nach JUNGHANNS dem Promontoriumwinkel (Abb. 1) entspricht. 2. Man mißt den Winkel, den die verlängerte Achse des 5. Lendenwirbelkörpers und des 1. Kreuzbeinsegments miteinander bilden. Es handelt sich dabei ebenfalls um einen nach dorsal offenen stumpfen Winkel. Diesem Winkel soll nach JUNGHANNS der Name „Lenden-Kreuzbein-Winkel" oder „Lumbosacralwinkel" (Abb. 1) vorbehalten sein. 3. Als Lumbosacralwinkel (Abb. 2) wird von FERGUSON derjenige Winkel bezeichnet, der von einer durch die Basis des Kreuzbeins gelegten Linie mit der Horizontalen gebildet wird. Wenn dieser Winkel 34° überschreitet, sollen nach FERGUSON die

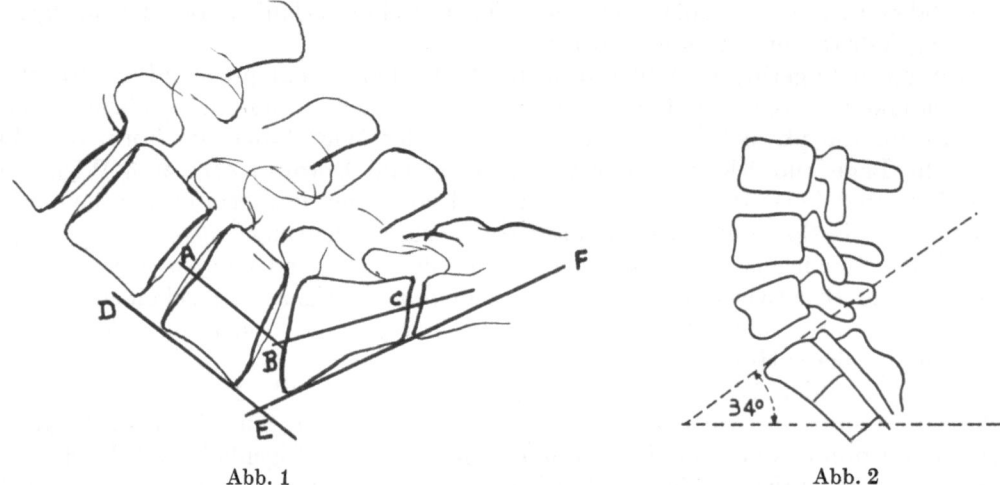

Abb. 1   Abb. 2

Abb. 1. Lenden-Kreuzbein-Übergang. *A*, *B*, *C* Lenden-Kreuzbein-Winkel; *D*, *E*, *F* Promontoriumwinkel

Abb. 2. Lumbosacralwinkel nach Ferguson

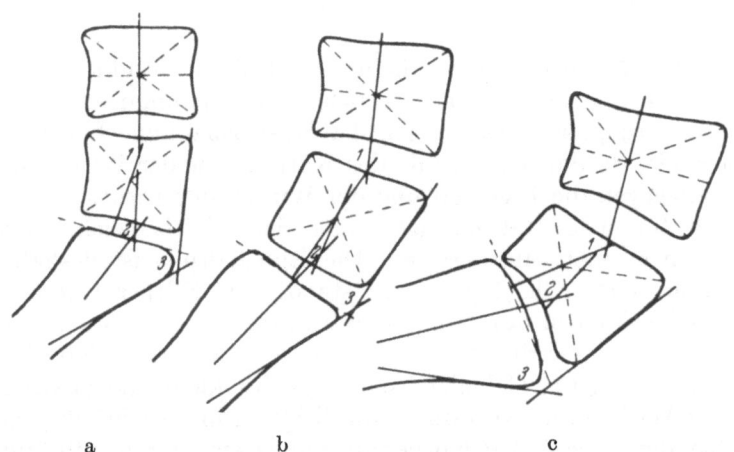

a   b   c

Abb. 3 a—c. Vergleich der verschiedenen Winkelmaße. a 1 Neigungswinkel 160°, 2 Kreuzbein-Lenden-Winkel 143°, 3 Promontoriumwinkel 125°; b 1 Neigungswinkel 150°, 2 Kreuzbein-Lenden-Winkel 160°, 3 Promontoriumwinkel 156°; c 1 Neigungswinkel 127°, 2 Kreuzbein-Lenden-Winkel 146°, 3 Promontoriumwinkel 135°. (Nach K. Albrecht)

Stabilitätsverhältnisse der Wirbelsäule nicht mehr normal sein. 4. Albrecht führt noch den „Neigungswinkel" (Abb. 3) ein, wobei er darunter einen nach dorsal offenen Winkel versteht, „der durch die aus dem Schnittpunkt des vorletzten Wirbelkörpers gefällte Senkrechte und die auf der Kreuzbein-Tragfläche aufgesetzte durch den Schnittpunkt des präsacralen Wirbels gelegte Senkrechte gebildet wird".

Nach Junghanns beträgt der aus 115 anatomischen Untersuchungen gewonnene Durchschnittswert des Promontoriumwinkels 129°, wobei die äußersten Grenzwerte zwischen 112° und 156° schwanken.

Als Durchschnittswert für den Lumbosacralwinkel fand er 143° bei Schwankungen zwischen 123—164°. Der Unterschied zwischen Promontorium- und Lendenkreuzbeinwinkel beträgt somit im Durchschnitt 14°. Er konnte keine wesentlichen Unterschiede bei Jugendlichen und Erwachsenen oder bei Frauen und Männern feststellen.

Der Promontoriumwinkel wird nach RAUBER-KOPSCH mit 90°, nach HUMPHRY mit 120°, nach CHAPRY mit 108°, also niedriger angegeben, während FICK und BRAUS ungefähr die gleichen Werte (120—135°) fanden.

ROBINSON und GRIMM geben mit 155° einen höheren, WYNEN mit 135° einen geringeren Durchschnittswert für den Lenden-Kreuzbein-Winkel an als JUNGHANNS.

Als Ursache für die Winkeländerung in der Lenden-Kreuzbein-Gegend kommen die verschiedenen möglichen Formen des 5. Lendenwirbelkörpers und noch mehr die der letzten Bandscheibe in Frage. Der 5. Lendenwirbelkörper ist nicht rechteckig geformt, sondern mehr oder minder ausgeprägt keilförmig und zwar ist er dorsal etwas niedriger als ventral. Die letzte Zwischenwirbelscheibe besitzt ebenfalls Keilform, auch sie ist dorsal niedriger als ventral. Die Höhe der letzten Zwischenwirbelscheibe weist bei den

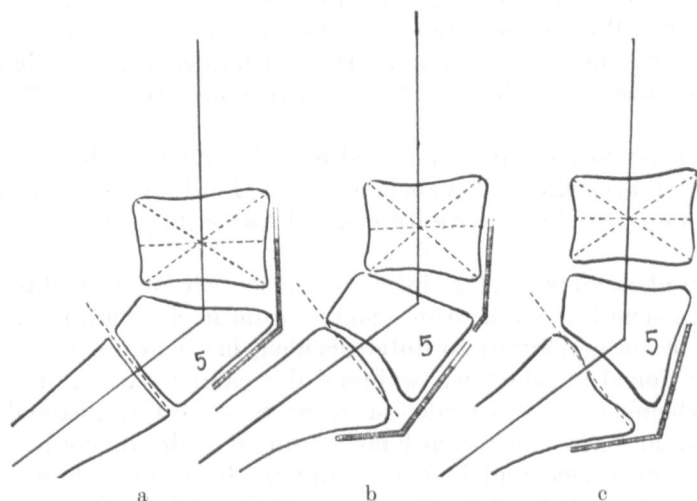

Abb. 4a—c. Verschiedene Wirbelkörperformen von L5 bei gleichem Neigungswinkel (130°). Die schraffierte Winkelleiste soll jeweils die Segmenthöhe markieren, auf welcher der Lendenkreuzbeinknick zustande kommt. [Mit Genehmigung des Hippokrates-Verlages, Stuttgart aus der Reihe „Die Wirbelsäule in Forschung und Praxis", I, 56 (1956), Beitrag ERDMANN, S. 52, Abb. 1—3]

verschiedenen Menschen beträchtliche Schwankungen auf, ist aber in der Regel niedriger als die darüber befindliche Bandscheibe zwischen dem 4. und 5. Lendenwirbel.

Auch eine verstärkte Beckenkippung führt zu einer Abnahme des Lenden-Kreuzbein-Winkels.

Messungen des Winkels der letzten Bandscheibe, also des nach ventral offenen spitzen Winkels, den die Basis des 5. Lendenwirbelkörpers mit der Oberfläche des Kreuzbeins bildet, ergeben nach BERRY 10°, WYNEN stellt Schwankungen zwischen 10° und 40° fest, JUNGHANNS findet bei Jugendlichen Werte zwischen 10° und 27°, im Durchschnitt 17°, beim Erwachsenen Werte zwischen 6° und 29°, durchschnittlich 16°. JUNGHANNS stellt bei Berechnung der Durchschnittswerte beim Jugendlichen und beim Erwachsenen keine wesentlichen Unterschiede fest, d.h. es besteht in allen seinen Fällen kein ungewöhnlicher Lenden-Kreuzbein-Winkel.

ALBRECHTs Neigungswinkel zeigt beträchtliche Abweichungen vom Lenden-Kreuzbein-Winkel und auch vom Promontoriumwinkel, so daß ein von ihm als pathologisch beurteilter, also verkleinerter Neigungswinkel, noch einem normalen Lenden-Kreuzbein-Winkel entsprechen kann. ERDMANN lehnt die Bedeutung eines verkleinerten Neigungswinkels nach ALBRECHT ab, weil die Schenkel dieses Winkels sich nur auf die Lage des 4. Lendenwirbels zum 1. Kreuzbeinsegment stützen und die Form des 5. Lendenwirbelkörpers, der wie schon erwähnt, beträchtliche Schwankungen aufweisen kann, unberücksichtigt bleibt (Abb. 4).

Die Beurteilung der Stellung der Lenden-Kreuzbein-Gegend ist nicht einheitlich: Liechti bezeichnet den zur Horizontalen schräggestellten letzten Zwischenwirbelraum als ungünstig, im gleichen Sinne spricht Albrecht von Fehlstellung und Brocher von Kippstellung der letzten Bandscheibe. Junghanns lehnt es dagegen ab, daß ein kleiner Lenden-Kreuzbein-Winkel zu Beschwerden führen könne. Erdmann bezeichnet die Schrägstellung der letzten Bandscheibe als statisch sinnvolle Einrichtung und eine beträchtliche Kippstellung des 5. Lendenwirbels als geradezu notwendig, „da die Befestigung einer ausgerichteten, S-förmigen elastischen Feder (Wirbelsäule) in einem starren Sockel (Kreuzbein), die Schrägstellung dieses Sockels oder wenigstens seiner freien Oberfläche geradezu verlangt".

Das Promontorium soll normalerweise in Höhe der Beckeneingangsebene stehen. Erdmann sieht einen Promontoriumhochstand als ungünstig an, da eine zuggerechte Verspannung zum Becken nicht mehr gewährleistet ist und er führt als Beweis die auffällige Häufung der Osteochondrose beim 5. Lendenwirbel an, wenn ein Promontoriumhochstand vorliegt.

Die Form des Kreuzbeins bzw. die Haltung des Beckens beeinflussen die Wirbelsäulenachse. Ein steilgestelltes Kreuzbein hebt die Lordose der Lendenwirbelsäule fast vollständig auf, wogegen ein nach ventral gesenktes Becken eine vermehrte Lordose im Gefolge hat.

Wenn der Lumbosacralwinkel kleiner wird, also sich einem rechten Winkel nähert, spricht man von einem Sacrum acutum (Spitzsacrum nach Scherb). Von diesem ist das Bogensacrum (Sacrum arcuatum) zu unterscheiden, bei dem nur der craniale Anteil des Kreuzbeins nach dorsal gerichtet ist, während der caudale Anteil steil nach caudal abbiegt. Die Kreuzbeinbasis ist bei beiden stark nach ventral und caudal gerichtet.

Das Becken stellt einen sehr festen Knochenring dar, der dadurch elastisch wird, daß in den Kreuzdarmbeinfugen und in der Symphyse beim Erwachsenen nur eine eingeschränkte Bewegungsmöglichkeit im Sinne von Pufferwirkung besteht. Die Facies auricularis des Kreuzbeins ist beim Erwachsenen eine überknorpelte, aber unebene Gelenkfläche (Unterschied zum Kind). Die knöcherne Hauptverstrebung des Beckenringes findet sich auf der Höhe der Beckeneingangsebene, entlang der Linea terminalis, von Erdmann als Belastungsring bezeichnet. Das Becken stellt die Verspannungsbasis für die Wirbelsäule dar, wodurch nicht nur das Gewicht des Körpers auf das Becken übertragen wird, sondern auch die viel größere dynamische Belastung, die bei den verschiedenen Bewegungen der Wirbelsäule ausgelöst wird.

Matthiash hat die Belastung der Lumbosacralbandscheibe eingehend untersucht. Bei einem 184 cm großen und 93 kg schweren Mann in aufrechter Haltung berechnet er die Bandscheibenbelastung mit 61 kg, die durch das Gewicht des Kopfes, des Rumpfes und der oberen Gliedmaßen sowie durch die Einwirkung des Muskeltonus zustandekommt. Beim Beugen des Rumpfes um 90° nach ventral erhöht sich der Druck auf die Lumbosacralbandscheibe auf 422 kg. Die Belastung steigt auf 727 kg, wenn man an den herunterhängenden Armen ein Gewicht von nur 10 kg hält.

d) Die Wirbelsäule als Funktionsorgan

Durch das feste Ineinanderfügen von Kreuzbein und Becken, durch die feste Verbindung der Wirbel untereinander machen sich kleinste Bewegungen im Kreuzbein bzw. im caudalen Wirbelsäulenabschnitt bis in die Halswirbelsäule bemerkbar. Der Kopf dagegen behauptet seine Eigenbalance, da er durch echte Gelenke (Atlas und Axis) mit der Wirbelsäule in Verbindung steht. Andererseits aber kann die Kopfhaltung, wie schon erwähnt, die Haltung der Wirbelsäule beeinflussen.

Die Wirbelsäule kann man, wenn man Bogen und Dornfortsätze wegläßt, mit einem elastischen Stab vergleichen, der aus starren Anteilen, den knöchernen Wirbelkörpern und dazwischen eingeschaltet aus formbaren elastischen Elementen, den Zwischenwirbelscheiben, besteht.

Die Beweglichkeit der Wirbelsäule beruht darauf, daß sich der Nucleus pulposus innerhalb der Bandscheibe verschieben kann, d.h. er weicht nach der weniger belasteten Seite aus, so daß die Zwischenwirbelscheibe beim Beugen, Strecken oder Seitwärtsneigen auf der belasteten Seite niedriger, auf der entlasteten Seite höher wird. Bei der Drehbewegung verschiebt sich der Nucleus pulposus nur unwesentlich. Durch die spiralige Anordnung der Fasern des Anulus fibrosus wird die Drehbewegung erleichtert.

Die Bewegungsmöglichkeit hängt von der Höhe der Zwischenwirbelscheibe ab und wird durch den dicken Faserring eingeschränkt. Der Gallertkern besitzt durch sein großes Wasseraufnahmevermögen einen hohen Innendruck, so daß schon im unbelasteten Zustand ein Druck auf den Anulus fibrosus ausgeübt wird, da er sich an die anliegenden Lamellen desselben anpreßt. Dieser schon vorhandene Druck wird dadurch vermehrt, daß die Deckplatten der Wirbelkörper und der feste Faserring, zum Teil durch die Schwerkraft bedingt, vor allem aber bei Bewegung durch die lebendige Kraft der verspannenden Muskeln, die Bandscheibe zusammendrücken, wodurch sie ihre Funktion als Pufferorgan entfaltet. Nach JUNGHANNS ist der Gallertkern als lastauffangender und lastverteilender Abschnitt der Bandscheibe als die funktionelle Kraftquelle aufzufassen. Die Spann-, Zug- und Druckkräfte, die sich aus dem Zusammenspiel zwischen Faserring und Gallertkern ergeben, helfen beim Aufbau und Erhalten der Wirbelsäulenform mit und wirken gleichzeitig unregelmäßigen und übermäßigen Scher- und Zugkräften entgegen, die die Bewegungen der Wirbelsäule mit sich bringen.

Im Alter wird der abnehmende Turgor des Gallertkerns durch eine Parallelordnung der Fibrillen des Anulus ausgeglichen, so daß die Elastizität der Bandscheibe zwar nachläßt, nicht aber die Festigkeit (HARTMANN).

Der segmentäre Aufbau der Wirbelsäule, also der Wechsel zwischen starrem Knochen und elastischen Zwischenwirbelscheiben schafft die Voraussetzung für die Bewegungsfähigkeit der Wirbelsäule, und zwar auch im Sinne der Verdrehung, für die größtmögliche Festigkeit, da die Faserringkonstruktion die straffe Verspannung zwischen Bandscheibengewebe und Wirbelkörperknochen allen abscheuernden Kräften erfolgreich entgegen wirkt, und für eine abstufende Pufferwirkung im Hinblick auf die Dauerbelastung von cranial nach caudal, vor allem im Hinblick auf plötzliche axiale Drucksteigerung, da diese von Segment zu Segment aufgefangen wird.

Die S-förmige Krümmung der Wirbelsäule in sagittaler Ebene ergibt die Möglichkeit, bei vertikalen Stößen und Belastungen den Druck wie eine elastische Feder aufzufangen bzw. nachzugeben, wodurch sie als Ganzes zu einem federnden Puffer wird. Begünstigend kommt für diese Pufferwirkung hinzu, daß die Wirbelgröße, also Querschnitt und Gewicht, von cranial nach caudal zunimmt, wodurch sich die tragende Fläche von Wirbel zu Wirbel ebenfalls vergrößert. Diese Art der Größenzunahme der Wirbel von cranial nach caudal ist offensichtlich durch den aufrechten Gang des Menschen bedingt, da bei den Vierfüßern die Brustwirbel am kleinsten sind, während die Hals- und Lendenwirbelquerschnitte wesentlich größer ausgebildet erscheinen. Der aufrechte Gang des Menschen bewirkt eine erhöhte dauernde Belastung der Wirbelsäule durch die Gewichtszunahme der nunmehr zu tragenden Körperteile. Von noch größerer Bedeutung als die Schwerkraft dürfte für diese Entwicklung der menschlichen Wirbelsäule die lebendige Kraft der ausgedehnten Rückenmuskulatur sein, die nicht nur zur Ausführung gewollter Bewegungen, sondern auch zur Aufrechterhaltung der Wirbelsäulenform dient.

Die S-förmige Krümmung der Wirbelsäule, die es ihr — wie schon erwähnt — ermöglicht, axialen Krafteinwirkungen wie eine wippende Feder auszuweichen, erfordert eine wesentlich stärkere Verbindung der einzelnen Segmente der Wirbelsäule als sie durch die Bandscheiben gewährleistet ist. Es müssen daher andere Elemente hinzukommen, die eine erhöhte Sicherung bewirken. Es sind dies die Bänder, die Intervertebralgelenke und vor allem die Muskeln. Muskeln und Bänder haben auch die Aufgabe, die Wirbelsäule an das Becken zu verspannen, eine Aufgabe, die normalerweise vor allem der Muskulatur zufällt, während es den Bändern obliegt, bei Impulsbewegungen, also bei heftigen kurzdauernden Stößen, Extrembewegungen zu bremsen. Diese elastischen Stützfaktoren (Muskeln und Bänder) übernehmen zum Teil die Stützfunktion der Wirbelkörper, also des starren Knochens. Der Knochen wird dadurch auf Kosten der Gelenke, Bänder und Muskeln entlastet. Die Wirbelsäule aber wird in ihrer Beweglichkeit anpassungsfähiger. Prinzipiell wird die Bewegungsmöglichkeit der Wirbelsäule durch den Bandapparat und durch die Intervertebralgelenke eingeschränkt bzw. in bestimmte Bahnen gelenkt, die durch Form und Stellung der Gelenkflächen gegeben sind.

2. Die normale Beweglichkeit der Wirbelsäule

Es sind 2 Arten von Bewegungen der Wirbelsäule zu unterscheiden: 1. Die aktive gewollte Bewegung in gezielter Richtung. 2. Die passiven Impulsbewegungen, wie sie im täglichen Leben immer wieder auftreten, durch Stoß, Erschütterungen usw. bedingt. Diese ungewollten Bewegungen stellen an die Bandscheiben viel höhere Anforderungen als die aktiven gewollten, harmonischen Bewegungen.

Wirbelkörper, Gelenke, Bandapparat und Zwischenwirbelscheiben sind für die Beweglichkeit der Wirbelsäule von großer Bedeutung. Sie stellen aber Faktoren für die passive Beweglichkeit dar. Die aktive Bewegung der Wirbelsäule wird durch die Muskulatur durchgeführt. Die Muskulatur ermöglicht, die Wirbelsäule als ganzes oder einzelne Abschnitte derselben zu bewegen, sie ermöglicht es, die Wirbelsäule in den verschiedenen Stellungen zu fixieren, wie sie sich beim Stehen, Gehen, Sitzen, Liegen und Beugen ergeben. Man kann die Wirbelsäule strecken und beugen, neigen und drehen.

Die Schwerkraft hat die Neigung, alle bestehenden Krümmungen der Wirbelsäule zu vermehren, auch die Lordose, doch ist vor allem die ausgedehnte Kyphose der Brustwirbelsäule den Beugebestrebungen der Schwerkraft ausgesetzt. Die Rückenstrecker wirken dieser Tendenz entgegen und werden dabei durch ventrale Muskelzüge im Bereich der physiologischen Lordosen, also im Bereich der Hals- und Lendenwirbelsäule, unterstützt. Im Bereich der Brustwirbelsäule fehlen diese ventralen Muskelzüge, da sie nicht notwendig sind. Die ventralen Muskelzüge im Bereich der Hals- und Lendenwirbelsäule haben die Aufgabe, die Lordose zu strecken, bzw. zu verhindern, daß sie vermehrt wird. Diese Aufgabe erfüllt im Bereich der Lendenwirbelsäule der M. psoas, er wird dabei durch die ventralen und lateralen Bauchmuskeln (M. rectus abdominis) durch Übertragung von der Wirbelsäule her unterstützt. Die ventralen Muskelzüge fixieren das Becken, wodurch sich erst die Rückenstrecker wirkungsvoll betätigen können.

Der ventrale Strecker der Halslordose ist der M. longus colli, der ebenfalls durch weiter entfernt liegende Muskeln — ventrale Halsmuskeln, die vom Kopf und Thorax her auf die Wirbelsäule wirken — unterstützt wird.

Die langen Rückenstrecker können die Wirbelsäule strecken bzw. in ihrer Gesamtheit bewegen. Die verschiedene Lage der Muskeln, ihr Ansatz im Bereich der Dornfortsätze, der Querfortsätze und der Rippen, ermöglicht Bewegungen der Wirbelsäule in großen und auch in kleinen Abschnitten. Das feine Zusammenspiel der einzelnen Bewegungssegmente bewirken die kleinen Muskeln, die direkt an den Fortsätzen der Wirbelsäule ansetzen und in den Bewegungsphasen die einzelnen Bewegungssegmente unwillkürlich reflektorisch leiten.

Junghanns versteht unter Bewegungssegment, die je zwischen zwei Wirbeln bestehende Bewegungsmöglichkeit. Die Bewegungsmöglichkeit der Wirbelsäule ergibt sich aus dem Zusammenwirken von Wirbelkörper, Zwischenwirbelscheibe (Gallertkern, Anulus fibrosus und Knorpelplatte), Bändern (Lig. longitudinale ventrale et dorsale, Lig. flavum, zahlreiche Bänder zwischen den Wirbelbogenfortsätzen), Intervertebralgelenken (verschiedene Stellung in den einzelnen Wirbelsäulenabschnitten) und Muskulatur (Beuger, Strecker, Dreher). Die Muskulatur bewirkt die Bewegung, die durch Form und Stellung der Gelenkflächen der Intervertebralgelenke eingeschränkt wird.

Entsprechend der physiologischen Bewegungsmöglichkeiten der Wirbelsäule unterscheidet man 1. Die Bewegung der Wirbelsäule bzw. ihrer einzelnen Abschnitte nach ventral (Flexion) und nach dorsal (Extension). 2. Die Seitwärtsneigung nach rechts und links lateral und 3. Die Drehung (Rotation) nach rechts und links.

Die Beweglichkeit im einzelnen Bewegungssegment ist nicht sehr groß, die Summierung dieser kleinen Bewegungsausschläge ergibt für die ganze Wirbelsäule ein beträchtliches Bewegungsausmaß. BAKKE fand bei seinen Röntgenuntersuchungen am Lebenden einen Bewegungsausschlag der ganzen Wirbelsäule nach dorsal und ventral von 219°, für die seitliche Bewegung von 70—80°.

Die Vergleichsresultate der Anatomen sind wesentlich größer, da es sich bei diesen um Untersuchungen an der aus der Leiche herausgenommenen Wirbelsäule handelt, wobei auch die Rippen entfernt wurden. So fand FICK einen Gesamtausschlag nach dorsal und ventral von 428°, WEBER von 334°. Die seitliche Neigung ergab nach FICK 165°.

Jede Wirbelsäulengegend besitzt eine in einer Richtung besonders ausgebildete Beweglichkeit. Im Bereich der Lendenwirbelsäule überwiegt die Möglichkeit der Streckung das Beugungsvermögen um das Drei- bis Vierfache. Im Bereich der Brustwirbelsäule ist die Beweglichkeit an und für sich sehr gering, doch steht die Streck- gegenüber der Beugungsmöglichkeit zurück. Im Bereich der Halswirbelsäule liegen die Verhältnisse anders, da zwei entgegengesetzte maximale Bewegungsmöglichkeiten vorliegen: Zwischen 3.—7. Halswirbel ist die Möglichkeit der Streckung um das Drei- bis Vierfache größer als die der Beugung. Oberhalb des 3. Halswirbels, also im Bereich der beiden obersten Halswirbel überwiegt die Beugung (Kopfneigen).

Ausführliche Untersuchungen über die Bewegungsmöglichkeiten der Wirbelsäule stammen von BAKKE und von DITTMAR, aber auch andere Autoren wie ALBERS, BALDINI und GUARESCHI, BUETTI, BEGG und FALCONER, ELWARD, HASNER, SCHALIMTZEK und SNORRASON, HUSSER, LEGER, RAUSCH, SCHLÜTER, DE SÈZE und DJIAN und ABDELMOULA, SNORASSON, TANZ usw. haben ähnliche Untersuchungen durchgeführt.

3. Die Funktionsprüfung der Wirbelsäule

Zweck der Funktionsprüfung ist es, festzustellen, ob die Wirbelsäule als Ganzes oder einzelne Segmente derselben in der Lage sind, Bewegungen im Sinne der Beugung nach ventral und dorsal, der Seitneigung nach rechts und links und der Rotation nach rechts und links normal durchzuführen.

a) Die Bewegungsmöglichkeiten der Halswirbelsäule

Im Bereich der Halswirbelsäule liegen 2 entgegengesetzte maximale Beweglichkeiten vor, und zwar in der Occipitocervicalgegend (Neigung) und in der übrigen Halswirbelsäule (Streckung).

α) Occipitocervicalgegend

Es sind 3 Arten von Beweglichkeit möglich: a) Beugung, b) Drehung, c) seitliche Bewegung.

αα) Beugung

Die Untersuchung wird im Stehen oder Sitzen durchgeführt. Der Patient soll das Kinn, ohne den Kopf nach ventral und lateral zu verschieben, dem Manubrium nähern. Auch in der Extensionsstellung soll der Hals gerade bleiben und nur der Kopf nach dorsal gebogen werden. Der Zentralstrahl ist auf den Atlas gerichtet.

BROCHER, der diese Untersuchungen durchführte, empfiehlt, Kopien herzustellen und auf diesen vergleichbare Punkte mit Lineal und Zirkel zu verbinden, wodurch man die besten Bestimmungsmöglichkeiten erhält. Er fand in Übereinstimmung mit MOLLIER, der allerdings nur 3 gesunde Patienten untersuchte, daß die Gesamtbeweglichkeit zwischen dem Os occipitale und dem 1. und 2. Halswirbel etwa 30° beträgt. Es ergab sich bei seinen Messungen der Beweglichkeit in der sagittalen Ebene zwischen Os occipitale und Atlas ein Durchschnittswert von 15,6° mit bemerkenswert großer physiologischer Schwankungsbreite zwischen 0 und 31°.

Die Beweglichkeit in der sagittalen Ebene zwischen Atlas und Axis beträgt nach Brocher 14,3°, nach Bakke 11,7°. Auch in diesem Gelenk beobachtete Brocher eine physiologische Schwankungsbreite zwischen 6 und 23°. Da es sich um echte Gelenke handelt, waren die Ergebnisse unabhängig vom Alter der Patienten.

Das Röntgenbild bei der Beugung. Offenbar begünstigt durch den ungleichen Durchmesser der Gelenkflächen des Os occipitale und des Atlas gleiten die Condylen des Occi-

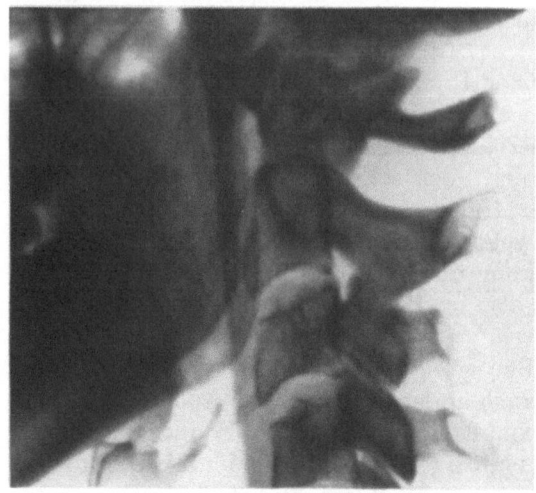

Abb. 5. Kopfneigen nach ventral

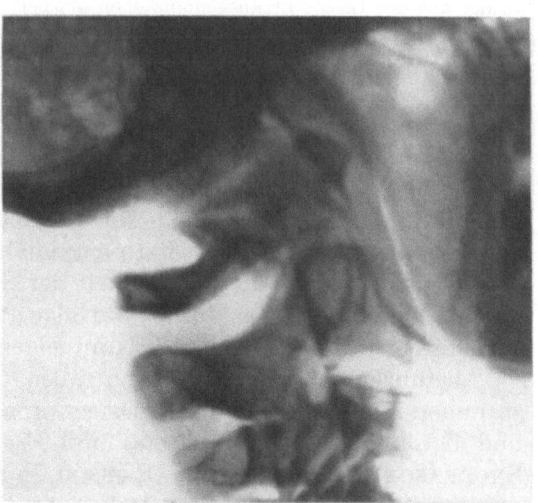

Abb. 6. Kopfneigen nach dorsal

pitale bei Beugung gegenüber denen des Atlas nach dorsal (Abb. 5), bei Streckung, also bei Heben des Kopfes nach ventral (Abb. 6). Das Ausmaß dieses Gleitvorganges soll 2—4 mm betragen. Neben dieser Gleitbewegung findet zugleich eine Vertikalverschiebung zwischen dem Dens und dem ventralen Atlasbogen statt, die 1—4 mm beträgt, so daß beim Beugen der Dens gegenüber dem cranialen Pol des ventralen Atlasbogens höher, beim Strecken tiefer tritt (Abb. 5 und 6). In Flexionstellung verengt sich der caudale Abschnitt des Atlasbogens — Axiszahngelenkes und es vergrößert sich der Abstand zwischen der Hinterhauptsschuppe, dem dorsalen Atlasbogen und dem Proc. spinalis der Axis. Beim Strecken wird der Abstand kleiner.

ββ) Drehung

Der Patient soll im Stehen oder auch im Liegen den Kopf möglichst allein maximal drehen, ohne ihn dabei zu senken. Unwillkürlich kommt es dabei zu einer Mitbeteiligung der Halswirbel an der Drehbewegung.

Während von anatomischer Seite angenommen wurde, daß der Dens bei Drehbewegungen zwischen dem 1. und 2. Halswirbel die Achse bildet, wobei sich die Massae laterales des Atlas auf den lateral etwas abfallenden Gelenkflächen der Axis in einer Schraubenlinie bewegen sollen, geben Boever und Hennebert an, daß bei maximaler Drehung der nach ventral geschobene laterale Atlasteil seinen physiologischen Kontakt mit dem Dens verliert, so daß nicht mehr dieser der Drehpunkt ist, sondern das der Drehung gegenüberliegende Atlanto-Axis-Gelenk. Während Boever und Hennebert diesen Vorgang nur bei maximaler Drehung annehmen, glaubt Brocher, daß zwischen mäßiger und maximaler Bewegung kein prinzipieller Unterschied bestehe.

Das Röntgenbild bei Drehung. Bei maximaler Drehung sieht man, daß sich die eine Seite des Atlas, die sich ausgiebig in der Drehrichtung bewegt, der Axis nähert, bzw. sie überlagert, wobei die angehörige craniale Gelenkfläche der Axis weit über den entsprechenden lateralen caudalen Atlasteil hinausragt, da es zu einer projektionsbedingten Verkürzung des Atlas kommt (Abb. 7). Bei geringerer Rotation findet sich der Dens in der Mitte der Wirbelsäule, man sieht die ziemlich parallel begrenzten Gelenkspalten und

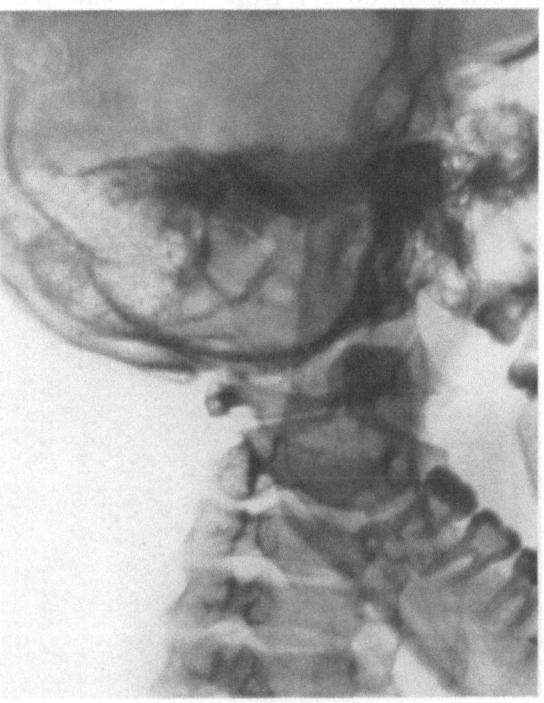

Abb. 7. Kopfdrehen

es läßt sich noch keine Überlagerung des Dens durch die nach dorsal gedrehte Massa lateralis erkennen. Das Gelenk, in welchem die Drehung nach dorsal durchgeführt wurde, kommt frei zur Darstellung, während sich das Gelenk der Gegenseite auf den aufsteigenden Unterkieferast projiziert, aber noch gut zu beurteilen ist. Bei jeder stärkeren Drehung des Kopfes bewegen sich unwillkürlich die cranialen Halswirbel mit, so daß ihre Dornfortsätze in entgegengesetzter Richtung zum Unterkiefer gestellt sind.

γγ) Seitliche Bewegung

Die seitliche Kopfneigung wird in der mittleren und unteren Halswirbelsäule durchgeführt, im Atlanto-Occipital-Gelenk ist eine seitliche Neigung nur gering möglich. Nach BAKKE beträgt sie 0—2°, nur selten soll eine Neigung zwischen 2—4° möglich sein.

Der Patient versucht den Kopf ohne Mitbeteiligung der Halswirbelsäule lateral zu neigen.

DANKMEYER und RETHMEIER gelang es, am anatomischen Präparat nachzuweisen, daß zwischen Atlas und Axis eine rein seitliche Bewegung möglich ist, die von ihnen als Abduktion bezeichnet wurde. Durch die Abduktion entsteht eine asymmetrische Stellung des Dens zu den Massae laterales und es kommt zu einer seitlichen Verschiebung der Atlanto-Occipital-Gelenkflächen mit einem Überragen des Gelenkrandes (Abb. 8).

PAUL und MOIR konnten bei einem Drittel von 36 gesunden Patienten eine derartige Verschiebung im Atlanto-Occipital-Gelenk feststellen. FISCHEDICK bestätigte dieses Ergebnis, da er bei 150 Gesunden in 51% eine seitliche Verschiebung zwischen Atlas und Axis aufdeckte, wobei in 31% der Fälle die Verschiebung wenigstens 2 mm und mehr betrug.

Nach Paul und Moir wird die Verschiebung bei Neigung des Kopfes in der gleichen Richtung verstärkt, wobei auch die asymmetrische Stellung des Dens zu den Massae laterales zunimmt, bei Neigung in der Gegenrichtung wird die Verschiebung aufgehoben, so daß auch der Dens wieder eine symmetrische Stellung zu den Massae laterales einnimmt.

Brocher demonstriert einen Fall, bei dem es zu einer seitlichen Verschiebung zwischen Atlas und Axis kam, je nach dem, ob der Kopf nach rechts oder links geneigt wurde.

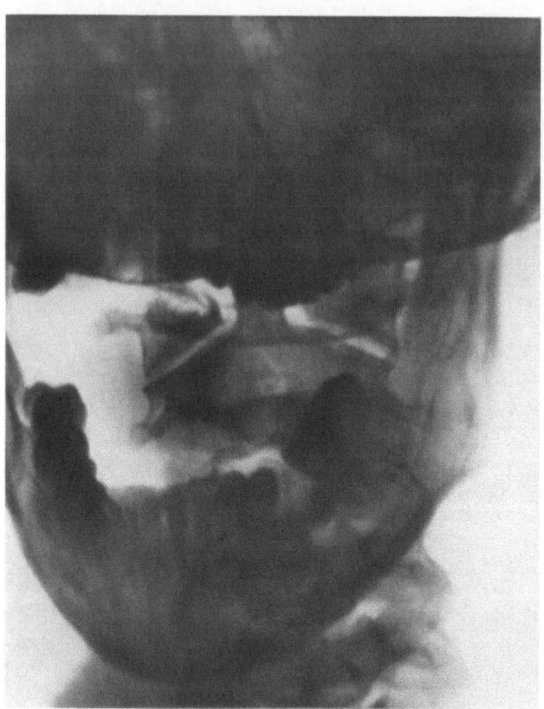

Abb. 8. Kopfneigen nach lateral

Paul und Moir nehmen für diese Fälle eine anatomische Variante an, die auf Asymmetrien im Bereich der Massae laterales oder auf Ligamenterschlaffung zurückzuführen ist. Es ist zu betonen, daß der Dens als Anomalie (physiologische Variante) asymmetrisch stehen kann, ohne daß eine Verschiebung in den Atlanto-Occipital-Gelenken vorliegt, andererseits kann auch eine Verschiebung in den Atlanto-Occipital-Gelenken beobachtet werden, ohne daß der Dens asymmetrisch zu den Massae laterales steht. Außerdem kann nach Buetti eine geringe Abduktionsstellung des Atlas, die durch eine geringe Seitneigung des Kopfes hervorgerufen wird, auch bei Gesunden zu einer asymmetrischen Lage des Atlas zum Dens führen.

Bei allen diesen Stellungen handelt es sich um Dreh- oder Endstellungen eines normalen reversiblen Drehvorganges, die aber röntgenologisch von der blockierten nicht reversiblen Drehstellung nicht zu unterscheiden sind (Brocher, Zukschwerdt).

β) Die übrige Halswirbelsäule
αα) Beugung

Die Dorsalbeweglichkeit der ganzen Halswirbelsäule vom 1. Hals- bis zum 1. Brustwirbel beträgt nach Bakke ca. 70°.

Die Anatomen geben höhere Werte an, so Weber 76°, Fick 90°, da bei ihnen die Prüfung an anatomischen Präparaten durchgeführt wurde, bei denen der Zusammenhang mit der Muskulatur gelöst war.

Die Ventralbewegung beträgt nach BAKKE 32°, auch hier geben die Anatomen höhere Werte an (WEBER 76,5°, FICK 90°).

Der Gesamtbewegungsausschlag beträgt nach BAKKE 102°, nach WEBER ca. 153° und nach FICK 180°. Die größte Beweglichkeit besteht zwischen 5. und 6. Halswirbel, dann zwischen 6. und 7. Halswirbel, es folgen der 3. und 4. Halswirbel und der 4. und 5. Halswirbel (Tabelle 1). Ähnliche Untersuchungen wurden von BUETTI (Tabelle 2) durchgeführt, die in der Gesamtbewegung annähernd die gleichen Werte ergeben, wobei bei den Untersuchungen von BUETTI die große individuelle Variationsbreite der Beweglichkeit gezeigt wurde. Differenzen bestehen dagegen im Verhältnis der Extension zur Flexion: Bei BAKKE überwiegt die Extension durchwegs die Flexion um wenigstens das Vierfache. Bei BUETTI und bei anderen Autoren aber nur um das Doppelte. BROCHER zieht zur Erklärung dieser Differenz die Möglichkeit einer abweichenden Annahme der Ruhestellung in Betracht.

Tabelle 1. Winkelgrade der zwischen den einzelnen Halswirbeln möglichen Bewegungen. (Nach BAKKE)

	Dorsal	Ventral	Sagittal	Lateral total
C1	0,0	11,9	11,7	1,3
C2	9,6	3,0	12,6	3,5
C3	12,3	3,1	15,4	4,8
C4	12,3	2,8	15,1	4,5
C5	16,6	3,8	20,4	5,0
C6	13,4	3,6	17,0	4,0
C7	6,2	4,0	10,2	2,8
Th1				
	70,4	32,0	102,4	25,9

Tabelle 2. Werte der Gesamtbeweglichkeit der Halswirbelsäule. (Nach BUETTI)

BUETTI fand als Werte der	Gesamtbeweglichkeit
C2/C3	5—18°
C3/C4	18—23°
C4/C5	16—28°
C5/C6	18—28°
C6/C7	13—25°

Die Funktion der Halswirbelsäule wird in maximaler Flexion und maximaler Extension untersucht. Man kann dabei die Beweglichkeit der einzelnen Wirbelkörper (BAKKE, BUETTI u.a.) oder man kann die Beugungsmöglichkeit der Halswirbelsäule in ihrer Gesamtheit nach Untersuchungsverfahren von ALBERS, BAKKE, BALDINI und GUARESCHI, BUETTI und OTTO prüfen.

BAKKE bestimmt den Lagewechsel der Deckplatte des Wirbelkörpers in Flexions- und Extensionstellung, der als Winkelgröße angegeben wird.

BUETTI führt das Bewegungsdiagramm ein, um die Exkursionen der einzelnen Segmente messen zu können, da mit dem Augenmaß eine Schätzung der Beweglichkeit der einzelnen Segmente nicht möglich war.

Es werden die einzelnen Wirbelkörper in Flexionsstellung genau auf Pauspapier durchgezeichnet. Diese Pause wird auf den Film in Extensionstellung gelegt und zwar wird z.B. der auf der Pause genau umgrenzte 3. Halswirbelkörper auf den 3. Halswirbelkörper des Extensionsbildes gelegt und dann die jetzt an anderer Stelle befindliche Hinterkante des 2. Halswirbelkörpers durchgepaust. Der gleiche Vorgang wird an allen

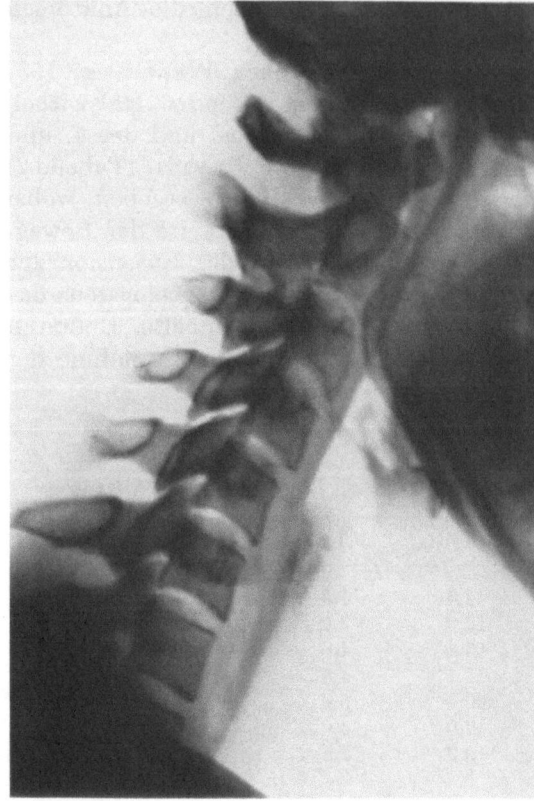
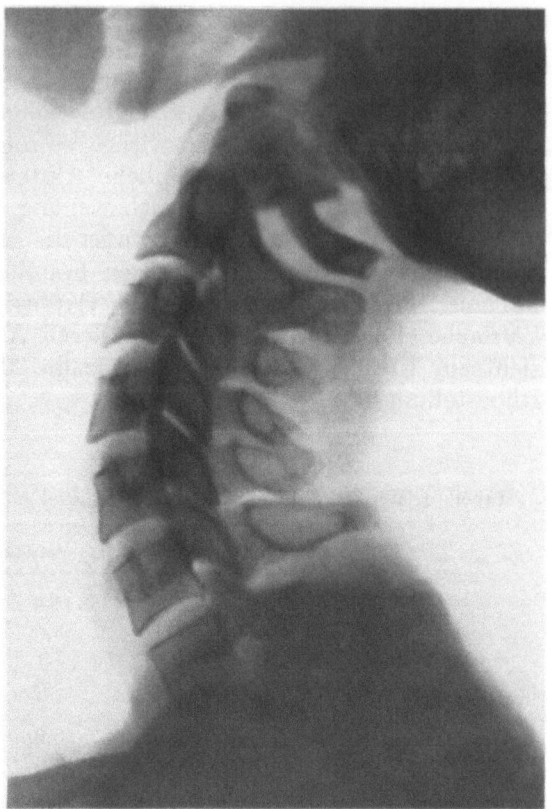

Abb. 9. Flexion der Halswirbelsäule   Abb. 10. Extension der Halswirbelsäule

Wirbelkörpern immer derart wiederholt, daß der jeweils caudal stehende zur Deckung gebracht, als Fixpunkt genommen und die Dorsalkante des darüberliegenden Wirbels in ihrer neuen Lage durchgepaust wird. Der meßbare Winkel zwischen den Dorsalkanten in Extensions- und Flexionsstellung entspricht dem Excursionswinkel eines Wirbels zwischen Extension und Flexion.

BAKKE und BUETTI summieren dann die funktionelle Winkelgröße der einzelnen Halswirbelkörper vom 2.—7. Halswirbel.

ALBERS verbindet den Mittelpunkt des 2. und des 7. Halswirbels in maximaler Flexion und dann in maximaler Extension, wobei die Flexion, die Extension und der Summenwert beider Winkel angegeben werden.

BALDINI und GUARESCHI verbinden die ventrale Fläche des 2. und des 7. Wirbelkörpers in maximaler Flexion und maximaler Extension und bestimmen den dabei entstandenen Winkel.

OTTO mißt den Abstand zwischen dem Proc. spinalis des 2. und des 7. Halswirbels ebenfalls in maximaler Flexion und maximaler Extension und gibt den Unterschied der beiden Werte an.

BUGYI hat auf mathematischer Basis die verschiedenen Verfahren verglichen und festgestellt, daß sie alle als gleichwertig gut anzusehen sind.

Das Röntgenbild der Halswirbelsäule bei Beugung. a) Die maximal nach *ventral* flektierte Halswirbelsäule. Der Patient versucht mit seinem Kinn das Brustbein zu berühren, dadurch kommt es zu einer isolierten Bewegung der Halswirbelsäule, die in Höhe zwischen 7. Hals- und 1. Brustwirbel endet, wenn der Thorax des Patienten fixiert wird, um eine unwillkürliche Mitbewegung der Brustwirbelsäule zu verhindern.

Die Halswirbelsäule zeigt in ihrem ganzen Verlauf einen flachen, nach dorsal konvexen Bogen, der seinen Scheitel in Höhe zwischen dem 4.—5. Halswirbel besitzt (Abb. 9). Jeder Wirbelkörper verschiebt sich gegenüber dem darunter befindlichen nach ventral und erfährt zugleich eine geringe Kippung nach ventral, wodurch einerseits die Zwischen-wirbelscheibe ventral schmäler und dorsal weiter wird — zumeist kommt es aber nur zu einer Parallelstellung der Deckplatten —, andererseits wird der Abstand zwischen den Dornfortsätzen vergrößert. Die Kantenverschiebung kann bei maximaler Flexion 2 bis 3 mm betragen, die Wirbel nehmen eine physiologische Subluxationsstellung an (FÜR-MAIER).

Die Gelenkfortsätze schieben sich etwas übereinander und es kommen insbesondere die Intervertebralgelenke der mittleren Halswirbel deutlich zur Ansicht, wobei sich die Gelenkflächen nur zur Hälfte decken.

b) Die maximal nach *dorsal* flektierte Halswirbelsäule. Der Hals soll soweit als mög-lich nach dorsal gebeugt werden. Auch diese Bewegung endet zwischen 7. Hals- und 1. Brust-wirbel, wenn der Thorax bzw. die Brustwirbelsäule fixiert wird.

Die Halswirbelsäule bildet einen nach dorsal offenen Bogen, dessen Scheitel in Höhe des 5.—6. Halswirbels liegt. Die Wirbelkörper verschieben sich etwas nach dorsal, wobei die Kantenverschiebung bei maximaler Extension 1—2 mm betragen kann. Die Zwischen-wirbelscheiben werden ventral weiter und dorsal schmäler, die Dornfortsatzspitzen nähern sich einander und zwar besonders im mittleren Abschnitt der Halswirbelsäule. Bei der Extension decken sich die Gelenkflächen vollständig (Abb. 10). Wie schon erwähnt, ist das Ausmaß der Flexion gegenüber der Extension viel geringer.

$\beta\beta$) Drehung

Die Drehbewegung im Bereich der Halswirbelsäule ist nur eingeschränkt möglich, da die Intervertebralgelenke weit abstehen und fast in einer Ebene liegen, so daß der Dreh-punkt weit nach ventral zu liegen kommt.

Das Röntgenbild der Halswirbelsäule bei Drehung. Thorax und Schultern des Patienten werden fixiert. Er soll eine Drehbewegung des Halses und Kopfes ohne willkürliche

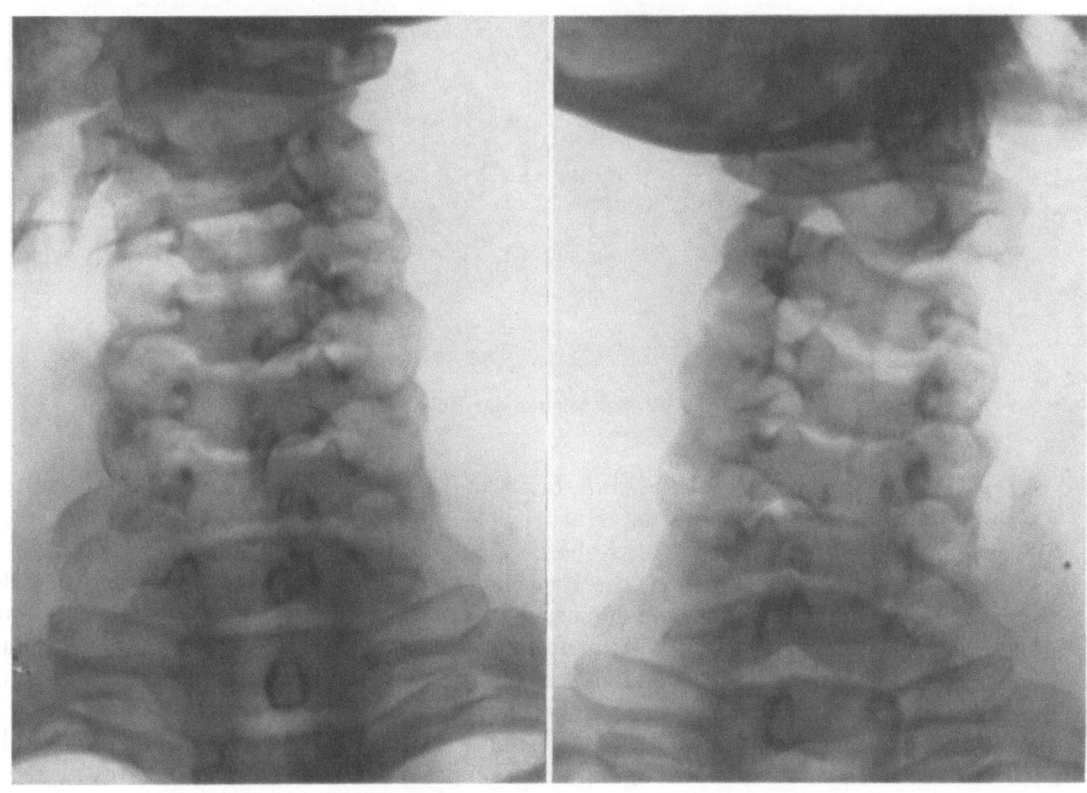

a   b
Abb. 11a u. b. Drehung der Halswirbelsäule. a Nach links, b nach rechts

Neigung durchführen, da jede stärkere Rotation an und für sich mit einer Seitneigung verbunden ist und umgekehrt jede Seitneigung der Halswirbelsäule mit einer Rotation. Bei dieser Bewegung stellt der 1. Brustwirbel einen Fixpunkt dar, gegen den die Halswirbel nach cranial zu immer schräger durch den Strahlengang getroffen werden, wodurch die Dornfortsätze allmählich immer weiter von der scheinbaren Mittellinie der Halswirbelsäule wegprojiziert werden. Eine Verbindungslinie, durch die Mitte der Dornfortsätze gelegt, soll bei normalen Verhältnissen einen harmonischen Bogen bilden. Für die Beurteilung des Umfanges der Drehbewegung ist eine Vergleichsaufnahme mit Drehung nach der anderen Seite von Vorteil (Abb. 11a und b).

γγ) Seitliche Neigung

Die seitliche Neigung ist im Bereich der Halswirbelsäule nicht sehr ausgiebig. Der Gesamtausschlag beträgt nach BAKKE (s. Tabelle 1) 25,9°. Die größte seitliche Biegung ist zwischen dem 3.—5. Halswirbel möglich.

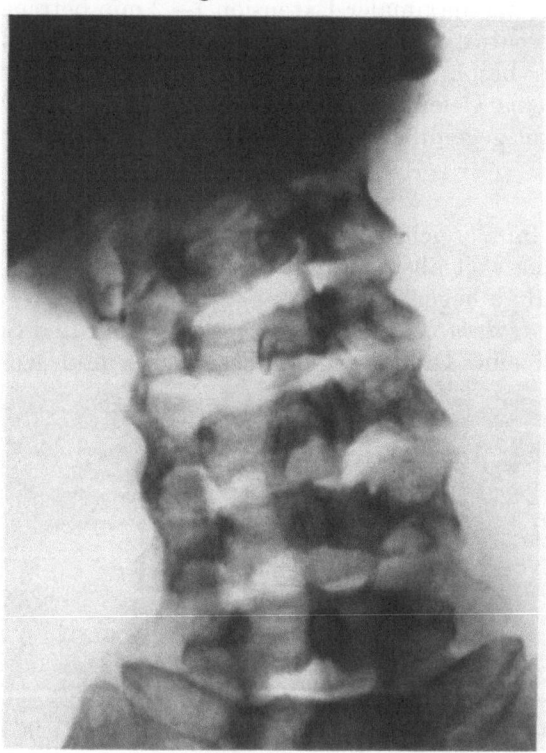

Abb. 12. Seitneigung der Halswirbelsäule

Das Röntgenbild der Halswirbelsäule bei Seit-Neigung. Bei fixiertem Thorax soll der Patient eine Neigungsbewegung der Halswirbelsäule nach rechts oder nach links durchführen, ohne dabei den Kopf zu verdrehen.

Durch diese Bewegung werden die Zwischenwirbelräume an der Innenseite der Beugung schmäler, an der Außenseite höher, d.h. daß die Wirbelkörper zueinander schräg stehen. Es verschieben sich an der Außenseite des Bogens die Gelenkflächen des cranialen Wirbels gegenüber denen des caudalen Wirbels nach cranial, wobei es neben der Beugung zugleich zu einer Drehung in den Zwischenwirbelgelenken kommt, ein Vorgang, der dadurch erkennbar wird, daß eine Verbindungslinie durch die Dornfortsatzmitte allmählich nach cranial zu nach der der Bewegung entgegengesetzten Seite abweicht (BUETTI). Eine Verbindungslinie an die Außenränder der Gelenkfortsätze gelegt, stellt normalerweise einen ungeknickten Bogen dar (Abb. 12).

b) Die Bewegungsmöglichkeiten der Brustwirbelsäule

Die Brustwirbelsäule stellt den größten Einzelabschnitt der Wirbelsäule dar, da sie aus 12 Bewegungssegmenten besteht. Im Bereich der Brustwirbelsäule sind die 3 Bewegungsarten, Beugung bzw. Streckung, Drehung und Seitwärtsneigung möglich. Die Beurteilung der verschiedenen Bewegungsmöglichkeiten ist aber sehr unterschiedlich. Nach BAKKE ist die Beweglichkeit der Brustwirbelsäule an und für sich nur gering, die dorsale Beweglichkeit (Extension) der gesamten Brustwirbelsäule beträgt 15,8°, die Flexion 41,9°, somit die Gesamtbeweglichkeit 57,7° (Tabelle 3).

Tabelle 3. Winkelgrade der zwischen den einzelnen Brustwirbeln möglichen Bewegungen. (Nach BAKKE)

	Dorsal	Ventral	Sagittal	Lateral total
Th 1	4,8	5,0	9,8	2,0
Th 2	0,8	3,7	4,5	3,5
Th 3	0,1	3,5	3,6	3,3
Th 4	0,7	4,3	5,0	3,3
Th 5	0,4	4,2	4,6	2,3
Th 6	0,9	4,2	5,1	2,5
Th 7	1,1	4,3	5,4	2,3
Th 8	1,2	3,7	4,9	2,3
Th 9	1,6	3,5	5,1	2,3
Th 10	1,5	2,7	4,2	2,4
Th 11	2,7	2,8	5,5	2,6
Th 12 L 1	—	—	—	3,5
	15,8	41,9	57,7	32,3

Die Vergleichszahlen nach FICK am anatomischen Präparat sind entsprechend größer, er gibt für die Extension 45°, für die Flexion 90° und für die Gesamtbeweglichkeit 135° an.

Die geringste Beweglichkeit besteht zwischen dem 3.—5. Brustwirbel, so daß in diesem Abschnitt eine Extension praktisch undurchführbar ist. Die größte Beweglichkeit der Brustwirbelsäule in dorsaler und ventraler Richtung ist im Bereich der beiden obersten Brustwirbel möglich, sie beträgt 9,8°.

Die Lateral-Flexion ist in der ganzen Brustwirbelsäule gleichmäßig und beträgt 32,3° (Tabelle 3), wobei wegen der Stellung der Gelenkfortsätze die Seitneigung die ideale Bewegung darstellen soll. KAMIETH fand eine Lateralneigung von 20—25° im Durchschnitt für jede Seite. LEGER gibt höhere Werte an: für die Ventralbeugung 58°, die dorsale Beugung 35,5°, die Gesamtbeweglichkeit 93,5°.

Nach LIECHTI ist eine Ventral- und Dorsalflexion der Brustwirbelsäule ausgiebig möglich, eine Rotation und eine Lateralflexion nur gering durchführbar.

Nach DITTMAR ist das Beugen und Strecken der Brustwirbelsäule in einem Gesamtausschlag von 20° möglich, dabei soll es zu einer Abscherung der 3 letzten Brustwirbel und zwar beim Beugen nach ventral, beim Strecken nach dorsal kommen. Eine Seitneigung der Brustwirbelsäule ist am ausgiebigsten zwischen dem 9. und 10. und zwischen den beiden letzten Brustwirbeln durchführbar mit einem Gesamtausschlag von je 25° nach rechts und links. Dabei konnte DITTMAR im Gegensatz zu LOVETT keine Abscherung nach der Seite feststellen. Bei der Seitbeugung soll immer eine Rotationsbewegung hinzukommen, und zwar zur Konkavseite der Beugeskoliose. Die Rotationsbewegung ist um so stärker, je stärker eine Skoliose ausgebildet ist.

BENNINGHOFF stellte die geringste Beweglichkeit der Brustwirbelsäule im caudalen Abschnitt derselben fest.

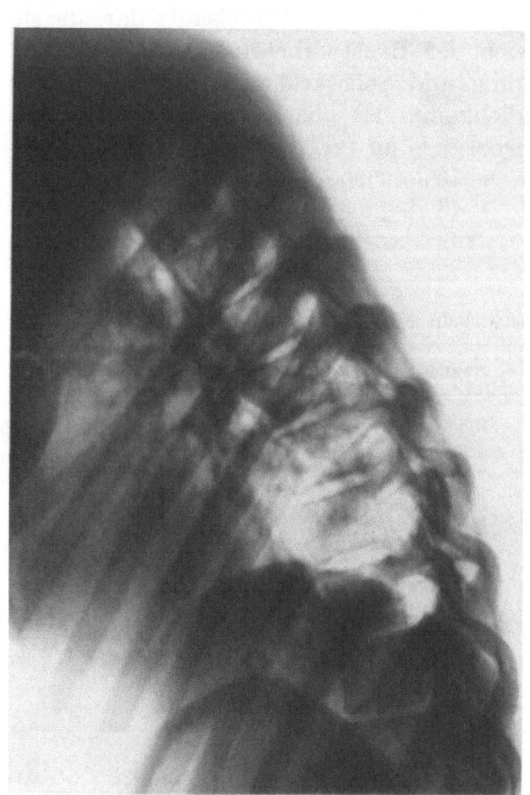

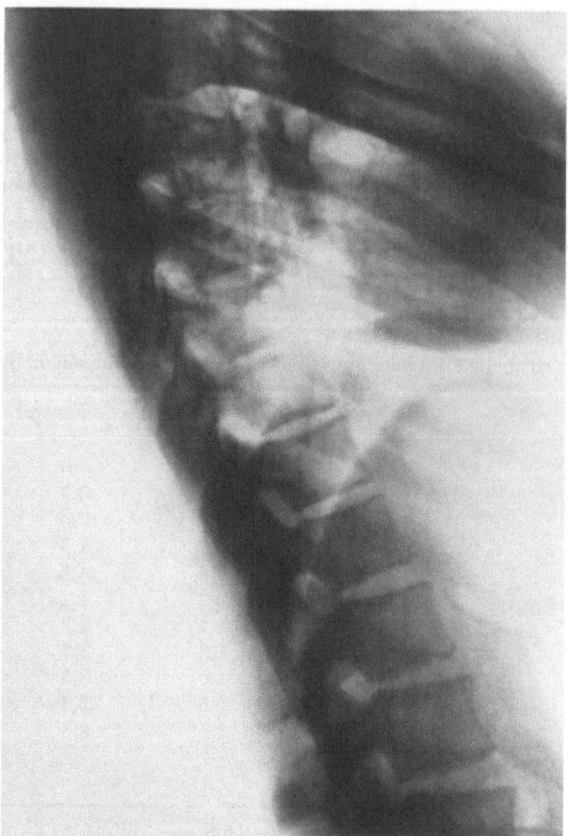

Abb. 13. Ventralflexion der Brustwirbelsäule   Abb. 14. Dorsalflexion der Brustwirbelsäule

Nach Braus soll sie abhängig sein vom gleichzeitigen Bestehen einer Kyphose und davon ob die die Lateralflexion begleitende Skoliose zur Konkavität oder zur Konvexität der Beugeskoliose erfolgt.

Nach Güntz kommt es bei der Beugung einer normalen Wirbelsäule zu keiner Rotation der Wirbel, ein Befund, der von Kamieth bestätigt wurde. Tritt aber bei Seitbeugung eine Rotation auf, so spricht das für das Vorliegen einer in Ruhestellung skoliotischen Wirbelsäule.

Schon viel früher zeigte Schulthess an der Leiche, daß bei einer normalen Wirbelsäule bei der Seitneigung eine begleitende Rotation nicht erfolgen muß.

Im Bereich der Brustwirbelsäule sind die Gelenkflächen nach dorsal dachziegelartig gegeneinander geneigt, wobei sie nach caudal divergieren und auch etwas ventral geneigt sind. Die Gelenkflächen eines Brustwirbels liegen in der Aufsicht auf der Peripherie eines Kreises, der seinen Mittelpunkt in Höhe des ventralen Längsbandes hat und der den Drehpunkt für die Wirbelrotation darstellt (Kamieth). Nach Güntz liegt der Drehpunkt der Brustwirbelrotation in der Mitte des Brustwirbelkörpers, so daß die Bandscheiben bei dieser Bewegung nur gering beansprucht werden, während der Bogenteil des Wirbels eine größere Bewegung ausführen kann. Wegen der caudalen Neigung der Gelenkflächen liegt die Rotationsebene nicht parallel zum cranialen Wirbelrand, sondern ist zu diesem etwas geneigt. Die ideale Bewegungsmöglichkeit für die Brustwirbelsäule stellt entsprechend der Stellung der Gelenkflächen der kleinen Wirbelgelenke die Rotation bzw. eine kombinierte Bewegung, zusammengesetzt aus einer geringen lateralen Neigung und einer stärkeren Rotation dar. Die Stellung der Gelenkfortsätze wirkt der rein lateralen Beugebewegung entgegen, außerdem ist auch der Thorax bewegungshemmend. Das Beugen

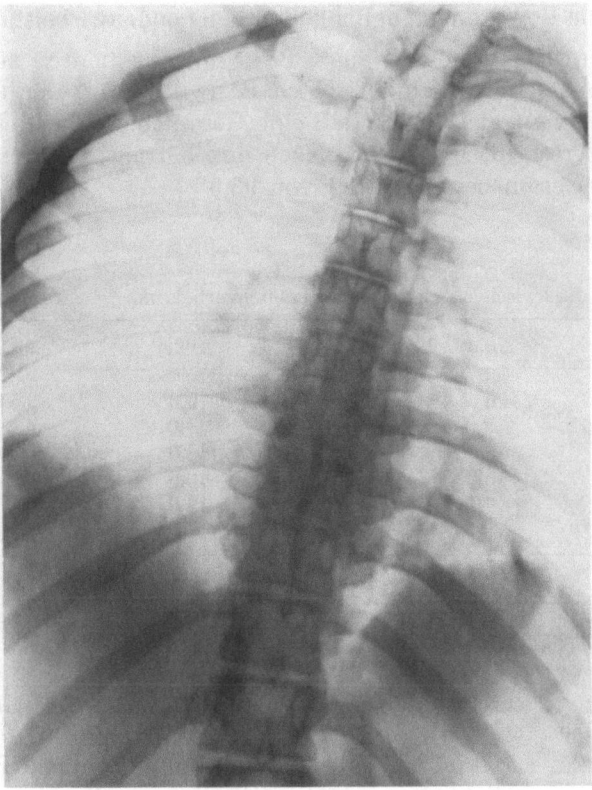

Abb. 15. Lateralneigen der Brustwirbelsäule

und Strecken behindert der Thorax am geringsten, da die Drehachse der Wirbel frontal und die der Rippen schräg frontal verläuft. Die beiden kleinen Wirbelgelenksteile verschieben sich dabei gegeneinander.

Die Beweglichkeit der Brustwirbelsäule ist relativ gering, obwohl der Gesamtausschlag hoch und bei der lateralen Neigung sogar ausgiebiger als im Bereich der Hals- und Lendenwirbelsäule ist. Begünstigend hierfür ist der Umstand, daß die Brustwirbelsäule mehr als doppelt so viele Bewegungssegmente besitzt, als jeder der beiden anderen Wirbelsäulenabschnitte. Bei jeder Bewegung der Brustwirbelsäule beteiligen sich die Hals- und die Lendenwirbelsäule mit.

Das Röntgenbild der Brustwirbelsäule bei Bewegung. Bei jedem Bewegungsausschlag der Brustwirbelsäule, ob nach ventral, dorsal oder lateral, kann man die Wirbel normalerweise durch eine harmonisch verlaufende Linie miteinander verbinden.

Bei der *Ventralflexion* (Abb. 13) entfernen sich die dorsalen Kanten der Wirbelkörper voneinander. Die nahezu frontal gestellten Gelenkspalten der kleinen Wirbelgelenke sind nach dorsal und caudal zu gespreizt. Die Spitze des cranialen Gelenkfortsatzes tritt tiefer, die Foramina intervertebralia werden größer.

Bei der *Dorsalflexion* (Abb. 14) öffnen sich die Gelenkspalten nach cranial und ventral, die Spitze des cranialen Gelenkfortsatzes schiebt sich über den caudalen des darüberliegenden Wirbels hinauf, die dorsalen Wirbelkörperkanten nähern sich. Die Foramina intervertebralia werden kleiner.

Bei der *Beugung nach lateral* (Abb. 15) heben sich die Rippen an der Konvexseite und senken sich an der Konkavseite der Beugekrümmung, wodurch das jeweilige Rippenköpfchen vom Querfortsatz überdeckt wird. Die Zwischenwirbelscheiben werden an der Innenseite der Beugung angedeutet schmäler, an der Außenseite angedeutet weiter.

c) Die Bewegungsmöglichkeiten der Lendenwirbelsäule

Obwohl die Lendenwirbelsäule nur aus 5 Bewegungssegmenten zusammengesetzt ist, besitzt sie eine ausgiebige Beweglichkeit. Nach Bakke beträgt der Bewegungsausschlag nach dorsal 50,2°, nach ventral 13,9°, so daß eine Gesamtbeweglichkeit von 64,1° vorliegt (Tabelle 4). Höhere Werte gibt Leger an: Nach ihm beträgt die Flexion 58°, die Extension 35,5°, somit eine Gesamtbeweglichkeit von 93,5°.

Tabelle 4. Winkelgrade der zwischen den einzelnen Lendenwirbeln möglichen Bewegungen (nach Bakke)

	70,4	32,0	102,4	25,9
L1	6,6	2,0	8,6	3,5
L2	8,0	30	11,0	4,0
L3	9,0	3,0	12,0	5,4
L4	10,2	3,7	13,9	4,7
L5	16,4	2,2	18,6	3,4
S1				
	50,2	13,9	64,1	21,0

Bei den Messungen der Anatomen ist die Gesamtbeweglichkeit entsprechend größer, und zwar beträgt sie nach Weber 84°, nach Fick 113°.

Die von Schlüter an 10 gesunden jungen Patienten gewonnene Beweglichkeitskurve stimmt in der Gesamtbeweglichkeit ungefähr mit der von Bakke ermittelten überein (Abb. 16). Allerdings zeigt seine Kurve ebenso wie bei Leger eine größere Beweglichkeit bei der Flexion, während Bakke durchweg eine größere dorsale Beweglichkeit feststellte. Ein wesentlicher Unterschied besteht aber bei den 3 Untersuchungen in der Beweglichkeit zwischen 5. Lendenwirbel und 1. Kreuzbeinsegment und zwar wird diese von Bakke wesentlich höher angegeben als von Schlüter und Leger. Es finden sich aber gerade in der Lumbosacralgegend große individuelle Schwankungen in bezug auf die Höhe der Bandscheibe, auf die Stellung von Kreuzbein und 5. Lendenwirbel zum Becken, auf die Größe des Lendenkreuzbeinwinkels, Schwankungen, die zu Änderungen in der Funktionsbreite führen. Eine Bewegungseinschränkung zwischen dem 5. Lendenwirbel und 1. Kreuzbeinsegment ist dadurch gegeben, daß die 5. Lendenbandscheibe, die beim stehenden Erwachsenen Keilform einnimmt, ihre volle Deformierungsspanne fast vollständig erschöpft hat (Erdmann). Außerdem ist die Beweglichkeit zwischen 5. Lendenwirbel und dem Kreuzbein dann besonders eingeschränkt, wenn der 5. Lendenwirbel Anzeichen eines Übergangswirbels bietet.

Der 5. Lendenwirbel ist beim normalen Becken durch direkte Bandverbindungen in den Beckenring einbezogen, so daß die Beweglichkeit des 5. Lendenwirbels eingeschränkt sein muß und zwar vor allem für die seitliche Beugung, an der sich der 5. Lendenwirbel fast gar nicht beteiligt. Es ist aber auch die Extension und die Flexion deutlich geringer als beim 4. Lendenwirbel. Nach Erdmann wird der 5. Lendenwirbel durch die Bandverbindungen zum Bremswirbel und das Bewegungssegment des 5. Lendenwirbels erhält die Rolle einer Puffereinrichtung.

Die größte Beweglichkeit der Lendenwirbelsäule liegt zwischen dem 4. und 5. Lendenwirbel.

Eine seitliche Beugung ist in der Lendenwirbelsäule ebenfalls möglich, wobei der Gesamtausschlag nach Bakke 21°, nach Leger 35° beträgt. Tanz findet, daß die seitliche Neigung durchschnittlich ²/₃ der dorsalen und ventralen Beugung ausmacht. Der 5. Lendenwirbel beteiligt sich fast nicht an dieser Bewegung.

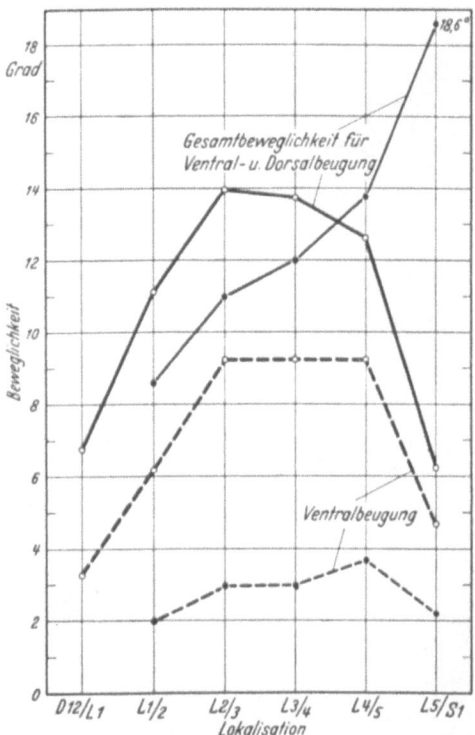

Abb. 16. Funktionskurve der Lendenwirbelsäule nach SCHLÜTER (stark ausgezogene Kurve) und BAKKE (schmal ausgezogen). [Mit Genehmigung des Hippokrates-Verlages, Stuttgart, aus der Reihe „Die Wirbelsäule in Forschung und Praxis", I, 56 (1956), Beitrag SCHLÜTER, S. 109]

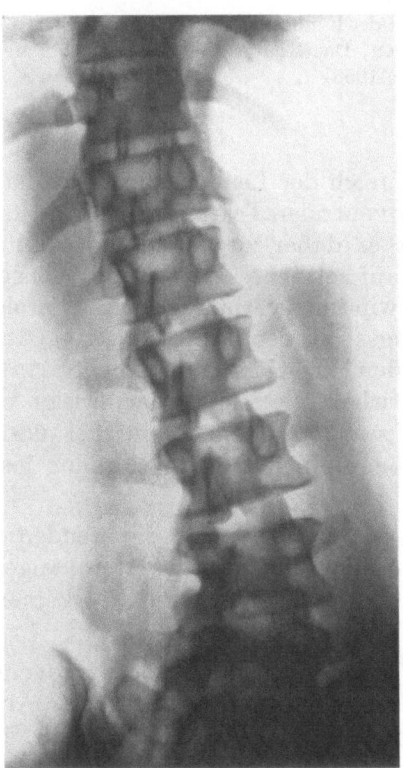

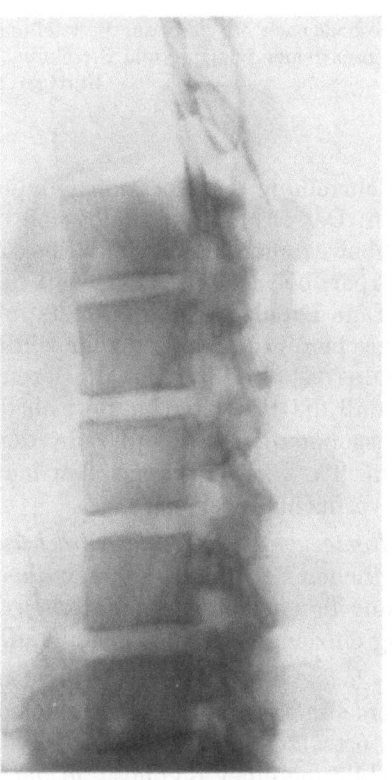

Abb. 17. Rotationsbewegung der Lendenwirbelsäule   Abb. 18. Flexion der Lendenwirbelsäule

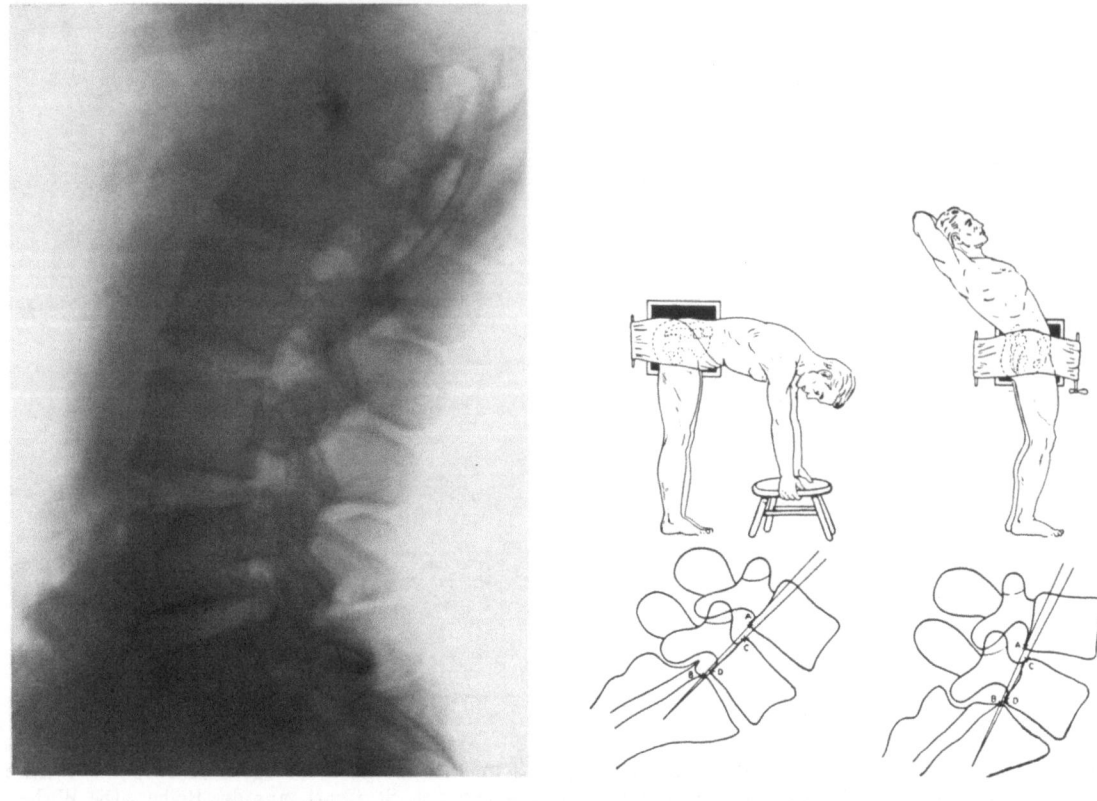

Abb. 19   Abb. 20

Abb. 19. Extension der Lendenwirbelsäule

Abb. 20. Methode nach Meschan zur Feststellung der Festigkeit des lumbosacralen Segments mittels seitlicher Aufnahme in extremer Beugung und Streckung. (Nach Meschan: Das Röntgenbild des normalen Menschen. Stuttgart: Medica-Verlag 1958)

Die Beurteilung der Rotationsmöglichkeit im Bereich der Lendenwirbelsäule ist nicht einheitlich. Der Drehpunkt findet sich ungefähr im ventralen Drittel des Dornfortsatzes. Bei Drehbewegung der Lendenwirbelsäule kommt es daher zu einer Schwenkung der Wirbelkörper, bei der die Bandscheiben besonders auf seitliche Zugwirkung beansprucht werden. Eine Drehbewegung ist stets mit einer Verwindung verbunden, da es infolge der physiologischen Krümmungen keine einheitliche Längsachse der Wirbelsäule gibt (Abb. 17). Nach Liechti ist eine Rotation im Bereich der caudalen Wirbel fast unmöglich. Steindler gibt an, daß die Rotation im Bereich der Lendenwirbelsäule fast vernachlässigt werden kann, ausgenommen einige Grade der Drehung zwischen 5. Lendenwirbel und dem Kreuzbein. Tanz stellt dagegen bei manchen Personen einen Drehungsumfang fest, der nicht zu vernachlässigen sei.

Das Röntgenbild der Lendenwirbelsäule bei Bewegung. Bei allen in der Lendenwirbelsäule möglichen Bewegungen bilden die an die Wirbelkörper dorsal bzw. lateral angelegten Verbindungslinien einen harmonischen Bogen. Es kommt normalerweise zu keiner Verschiebung einzelner Wirbel gegeneinander.

Beim *Beugen nach ventral* (Abb. 18) wird die Zwischenwirbelscheibe im ventralen Anteil verschmälert und in ihrem dorsalen Anteil erweitert, zugleich wird der Abstand der Dornfortsätze untereinander vergrößert. Es kommt nur in einem Teil der Fälle zu einer Ausbildung einer Kyphose, in der Mehrzahl erfolgt bei der Ventralneigung nur eine Streckung der Lendenwirbelsäule.

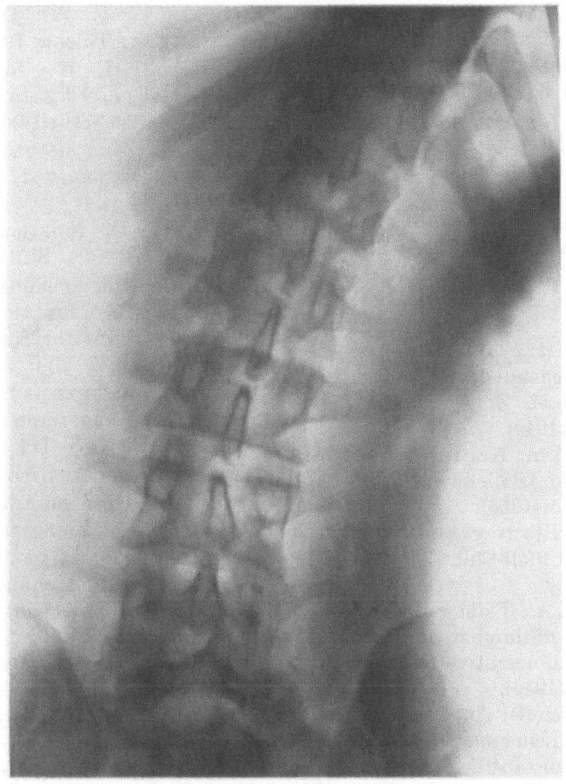

Abb. 21. Seitliche Neigung der Lendenwirbelsäule

Bei der *Beugung nach dorsal* (Abb. 19) wird die Zwischenwirbelscheibe ventral weit und im dorsalen Anteil schmäler. Die Dornfortsätze nähern sich einander. Die von MESCHAN entwickelte Methode, durch verschiedene Hilfslinien die normale Begrenzung der Wirbelkörper nach dorsal am lumbosacralen Übergang festzustellen, kann man auch beim Beugen und Strecken anwenden (Abb. 20).

Beim *seitlichen Beugen* (Abb. 21) verschmälert sich die Bandscheibe an der Innenseite der Beugebewegung und wird an der Außenseite entsprechend weiter.

Bei allen Bewegungen wird der Gelenkspalt im Bereich der kleinen Wirbelgelenke entsprechend der Bewegungsrichtung keilförmig gestaltet. Bei der seitlichen Bewegung tritt eine Verkantung der Gelenkflächen auf, so daß die Gelenkspalten auf der Konkavseite caudal weiter werden, während sie sich cranial keilförmig verjüngen, umgekehrt werden sie auf der Konvexseite cranial weiter und caudal schmäler.

Literatur

AHO, A., VARTIAINEN, O., SALO, O.: Segmentary mobility of the lumbar spine in anterior, posterior flexion. Amer. med. int. **44**, 275—285 (1950).

ALBANESE, A.: Über die Abweichungen des Sacrums im seitlichen Bild. (Sacrum acutum, Sacrum arcuatum.) Ref. Zbl. ges. Radiol. **13**, 774 (1932).

ALBERS, D.: Eine Studie über die Funktion der Halswirbelsäule bei dorsaler und ventraler Flexion. Fortschr. Röntgenstr. **81**, 605—615 (1954).

ALBRECHT, K.: Die Bedeutung der röntgenologisch feststellbaren Fehlstellung des präsacralen Wirbels bei Begutachtung von Patienten mit Kreuzschmerzen und Ischias. Mschr. Unfallheilk. **56**, 365—370 (1953).

ALBRECHT, K.: Die Fehlstellung des präsacralen Wirbels und ihre Bedeutung bei der Diagnose des Bandscheibenprolapses. Fortschr. Röntgenstr. **79**, 461—468 (1953).

Arkin, A. M.: The mechanism of rotation in combination with lateral deviation in the normal spine. J. Bone Jt Surg. **32**, 180—188 (1950).

Arx, V. v.: Ursachen und Folgen des Lendenknicks. Z. Geburtsh. Gynäk. **79**, 187—210 (1915).

Bakke, S. N.: Röntgenologische Beobachtungen über die Beweglichkeit der Wirbelsäule. Acta radiol. (Stockh.), Suppl. XIII (1931).

Bakke, S. N.: Weitere röntgenologische Beobachtungen über die Bewegungen der Wirbelsäule. Verh. 4. intern. Kongr. Radiol. 197 (1934).

Baldini, G., Guareschi, B.: Rilievi sull'esame radiologico funzionale del rachide cervicale. Minerva med. **49**, 117—122 (1958/I).

Bayer, H. v.: Über Bewegung des Menschen. Zur Lehre von der Synapsis. Z. Anat. Entwickl.-Gesch. **110**, 645—708 (1940).

Bayer, H. v.: Mit welchen Kräften wirken die Rückenstrecker auf die Lendenwirbelsäule ein? Z. Orthop. **84**, 607—615 (1954).

Bayer, L.: Der Bauch als Hilfstragorgan der Wirbelsäule. Arch. orthop. Unfall-Chir. **30**, 245—247 (1931).

Begg, Ch., Falconer, M. A.: Plain radiography in intraspinal protrusion of lumbar intervertebral discs: A correlation with operative findings. Brit. J. Surg. **36**, 225—239 (1949).

Benninghoff, A.: Lehrbuch der Anatomie des Menschen. München: J. F. Lehmanns 1949.

Berry, J.: Painful conditions in the lumbar, lumbosacral and sacroiliac regions. Arch. Surg. **11**, 883—910 (1925).

Bishop: Researches into strength, flexibility and curvatures of the vertebral column. Lancet **1859 II**, 470.

Blumenthal: Eine einfache Methode zur Darstellung und Messung von Körperbewegungen, insbesondere der Wirbelsäule. Verh. dtsch. orthop. Ges. **11**, 107—127 (1912).

Blumensaat, Clasing: Anatomie und Klinik der lumbosacralen Übergangswirbel. (Sacralisation u. Lumbalisation.) Ergebn. Chir. Orthop. **25**, 1—59 (1932).

Böhm, M.: Über die Form der Wirbelsäule. Münch. med. Wschr. **56**, 2609 (1909).

Böhmig, R., Prevot, R.: Vergleichende Untersuchungen zur Pathologie der Wirbelsäule. Fortschr. Röntgenstr. **43**, 541—575 (1931).

Boever, F., Hennebert, P.: Les dislocations non traumatiques de la colonne cervicale. Rev. Chir. orthop. **39**, 24—69 (1953).

Bradford, D.: Spinal flexibility. J. Med. Surg. (Boston) **187**, 785—788 (1922).

Brailsford, J.: Radiographic investigation of lumbar and sciatic pain. Brit. med. J. **1932 II** 827—830.

Braune, W., Fischer, O.: Über den Schwerpunkt des menschlichen Körpers. Abh. K. sächs. Ges. d. Wiss. (1889).

Braus, H., Elze, C.: Anatomie des Menschen. Berlin-Göttingen-Heidelberg: Springer 1954/56.

Brocher, J. E. W.: Die Myelographie in der Lumbago- und Ischiasforschung. Fortschr. Röntgenstr. **65**, 1—22 (1942).

Brocher, J. E. W.: Die Occipitocervical-Gegend. Stuttgart: Thieme 1955.

Brocher, J. E. W.: Neue Ergebnisse der Wirbelsäulendiagnostik. In: Röntgendiagn. Ergebnis 1952—1956. Stuttgart: Thieme 1957.

Brown, L.: The mechanics of the lumbosacral and sacro-iliaca joints. J. Bone Jt Surg. **19**, 770—775 (1937).

Buetti, C.: Die funktionelle Röntgendiagnostik der Halswirbelsäule. Stuttgart: Thieme 1954.

Bugyi, B.: Untersuchungen zum Vergleich der röntgenologischen funktionellen Halswirbelsäulenmethoden. Die Wirbelsäule in Forschung und Praxis, Bd. 15, S. 137—140. Stuttgart: Hippokrates 1960.

Busch, E., Scheuermann, H.: Die Röntgendiagnose der Rückenmarksgeschwülste. Fortschr. Röntgenstr. **53**, 107—114 (1936).

Chapry: Angeführt nach Fick.

Ciulla, U.: Über die Entwicklung des Lumbosacralwinkels. Ref. Zbl. ges. Radiol. **24**, 495 (1937).

Cramer, A.: Funktionelle Merkmale statischer Störungen im Röntgenbild der Wirbelsäule. Die Wirbelsäule in Forschung und Praxis, die Röntgenkunde und Klinik vertebragener Krankheiten, Bd. 1, S. 73—82. Stuttgart: Hippokrates 1956.

Crow, N. E., Brogdon, B. G.: The normal lumbosacral spine. Radiology **72**, 97 (1959).

Cyriax, E. F.: An apparatus for estimating degree of rotation in the spinal column. Brit. med. J. **1924 II**, 958 and Lancet **1924**, 207, 1024.

Dankmeyer, J., Rethmeier, B. J.: Lateral movements in the atlanto-axial joints and its clinical significance. Acta radiol. (Stockh.) **24**, 55—66 (1943).

Dariaux: Radiographie de face de la colonne cervicale en incidence anterieure. J. belge Radiol. **25**, 28 (1942).

Dittmar, O.: Die sagittal- und lateralflexorische Bewegung der menschlichen Wirbelsäule im Röntgenbild. Zur Mechanologie der Wirbelsäule. Z. Anat. Entwickl.-Gesch. **92**, 644—667 (1930).

Dittmar, O.: Beobachtungen an den Gelenkfortsätzen der Lendenwirbel bei sagittal- und lateralflexorischer Bewegung. Z. Anat. Entwickl.-Gesch. **93**, 4477—4483 (1930).

Dittmar, O.: Die Vor- und Rückwärtsbeugung der normalen Wirbelsäule. Z. orthop. Chir. **53**, 245—248 (1931).

Dittmar, O.: Röntgenstudium der Mechanologie der Wirbelsäule. Z. Orthop. **55**, 321—351 (1931).

Dittmar, O.: Röntgenstudien zur Mechanopathologie der Wirbelsäule. Z. orthop. Chir. **55**, 509—548 (1931).

Dubois, M.: Prinzipielle Fragen aus der Pathologie und Therapie der sagittalen und frontalen Verkrümmungen der Wirbelsäule. Schweiz. med. Wschr. **55**, 867—873 und 890—896 (1925).

Elward, J. F.: Motion in the vertebral column. Amer. J. Roentgenol. **42**, 91—99 (1939).

Engelhard, W.: Die Haltung, Form und Beweglichkeit der Wirbelsäule in der sagittalen Ebene. Z. orthop. Chir. **27**, 1—16 (1910).

ERDMANN, H.: Zur Statik des symmetrischen Assimilationsbeckens. Die Wirbelsäule in Forschung und Praxis, Bd. 15, S. 103—130. Ergebnisse der Wirbelsäulenforschung. Stuttgart: Hippokrates

ERDMANN, H.: Die Verspannung des Wirbelsäulensockels im Beckenring. Die Wirbelsäule in Forschung und Praxis, Bd. 1, S. 51—62. Röntgenkunde und Klinik vertebragener Krankheiten, Stuttgart: Hippokrates 1960.

ERDMANN, H.: Die Belastungsverhältnisse in der unteren Lendenwirbelsäule. Fortschr. Röntgenstr. Beih. zu 84 (1956).

EXNER, G.: Die Halswirbelsäule, Pathologie und Klinik. Stuttgart: Thieme 1954.

EXNER, G.: Pathol.-anatomische und röntgenologische Vorbemerkungen zur Wirbelsäulenpathologie. Verh. dtsch. Orthop. Ges., Beilagen. Z. Orthop. 87, 203—208 (1956).

FARKAS, A.: Über Bedingungen und auslösende Momente bei der Skolioseentstehung. Stuttgart: Enke 1925.

FERGUSON, A. B.: The clinical and roentgenographic interpretation of lumbosacral anomalies. Radiology 22, 548—558 (1934).

FICK, R.: Handbuch der Anatomie und Mechanik der Gelenke. Jena: S. Fischer 1911.

FIELDING, J. W.: Cineradiographie of the normal cervical spine. N. Y. St. J. Med. 56, 2984 (1956).

FIELDING, J. W.: Cineroentgenography of the normal cervical spine. J. Bone Jt Surg. A 39, 1280—1288 (1957).

FISCHEDICK, O.: Die Schichtbilduntersuchung von Atlas und Epistropheus beim Gesunden. Röntgenkunde und Klinik vertebragener Krankheiten. Die Wirbelsäule in Forschung und Praxis, Bd. I, S. 63—69. Stuttgart: Hippokrates 1956.

FISCHER, K.: Neue Methode zur Darstellung von Bandscheibenveränderungen bei Lumbago und Ischias. Schweiz. med. Wschr. 79, 213—217 (1949).

FRIBERG, ST., HIRSCH, C.: Anatomical and clinical studies on lumbar disc degeneration. Acta orthop. scand. 19, 222 (1949).

FÜRMAIER, A.: Technik der Röntgenuntersuchung. Handbuch der Orthopädie I, 828—877. Stuttgart: Thieme 1957.

GIANTURCO, C.: Roentgen analysis of motion of lower lumbar vertebrae in normal individuals and in patients with lowback pain. Amer. J. Roentgenol. 52, 261 (1944).

GRANSMAN, R. J., SUTRO, CH. J.: Comparative radiologic and anatomic study of vertebral columns. Amer. J. Surg., N. S. 30, 551—554 (1935).

GRASSBERGER, A., SEYSS, R.: Die Nucleographie als funktionelle Untersuchungsmethode. Z. Orthop. 87, 205—209 (1957).

GÜNTZ, E.: Haltungsveränderungen der Wirbelsäule bei Erkrankung der Zwischenwirbelscheiben und ihre Beziehung zu Rückenschmerzen. Röntgenpraxis 8, 73—87 (1936).

GÜNTZ, E.: Die Kyphose im Jugendalter. Die Wirbelsäule in Forschung und Praxis. Stuttgart: Hippokrates 1957.

GÜNTZ, E.: Wirbelsäule und Becken in Ruhe und Bewegung. Handbuch der Orthopädie II, S. 1—26. Stuttgart: Thieme 1958.

GÜNTZ, E.: Die normale Haltung und ihre Abweichungen. Handbuch der Orthopädie II, S. 27—34. Stuttgart: Thieme 1958.

GÜNTZ, E.: Die klinische Untersuchung der Wirbelsäule. Handbuch der Orthopädie II, S. 35—50. Stuttgart: Thieme 1958.

GUÉRIN, J.: Mémoire sur les mouvements de flexion et d'inclinaison de la colonne vertébrale. Bull. Acad. méd. (Paris) 5, 935 (1876), 6, 155—187 (1877).

GUTMANN, G.: Einführung in die statisch funktionelle Röntgendiagnostik der Wirbelsäule unter besonderer Berücksichtigung der Kopfgelenke und Halswirbelsäule. Die Wirbelsäule in Forschung und Praxis. Röntgenkunde und Klinik vertebragener Krankheiten I, S. 70—72. Stuttgart: Hippokrates 1956.

GUTMANN, G., RÖLLER, H.: Quantitative Untersuchungen zum Problem der Röntgendiagnostik im Bereich der Suboccipitalregion. Die Wirbelsäule in Forschung und Praxis, Röntgenkunde und Klinik vertebragener Krankheiten. I, S. 96—106. Stuttgart: Hippokrates 1956.

HADLEY, L.: Roentgenographic studies of cervical spine. Amer. J. Roentgenol. 52, 173—195 (1944).

HADLEY, L.: Intervertebral foramen studies. I. Foramen encroachment associated with disc herniation. J. Neurosurg. 7, 347—351 (1950).

HALL, H. J.: Mobility of the normal spine in recumbency. Trans. Amer. orthop. Ass. 9, 190—194 (1896).

HARTMANN, F.: Bau und Eigenschaften der Zwischenwirbelscheibe unter krankhaften Bedingungen. Die Wirbelsäule in Forschung und Praxis, Ergebnisse der Wirbelsäulenforschung, Bd. 15, S. 53—59. Stuttgart: Hippokrates 1960.

HARRENSTEIN, R. J.: Die Minderwertigkeit unseres Organismus infolge des aufrechten Ganges. Mitt. Grenzgeb. Med. Chir. 39, 163—184 (1926).

HARTTUNG, H.: Berichtigung zu meiner Arbeit ,,Über Veränderungen im Lendenkreuzbeinwinkel". Bruns' Beitr. kl. Chir. 152, 431—438 (1931).

HASNER, E., SCHALIMTZEK, M., SNORRASON, E.: Roentgenological examination of the function of lumbar spine. Acta radiol. (Stockh.) 37, 141—149 (1952).

HEIDENHOFFER, J.: Ursächliches zum Lumbagoproblem. Z. Orthop. 78, 279—292 (1949).

HEINE, K. H., RASPE, R.: Methodisches zur Anfertigung und Ausweitung von Röntgenganzaufnahmen der Wirbelsäule unter Berücksichtigung statischer Gesichtspunkte. Dtsch. med. J., 198—203 (1957).

HEUER, F.: Die Vor- und Rückwärtsbewegung der normalen Wirbelsäule unter besonderer Berücksichtigung der Änderung, die der Bewegungsumfang der einzelnen Wirbelsäule erleidet. Z. orthop. Chir. 52, 374—387 (1929).

HEUER, F.: Die physiologische und skoliotische Drehung der Wirbelsäule. Z. orthop. Chir. 52, 513—553 (1929).

HOFFMANN, H.: Studie über die Bauchmuskulatur. Z. orthop. Chir. 62, 129—149 (1934).

HOLLYE, W., WEINGARTNER, G.: Oblique latero-posterior radiography of the lumbosacralfunction. Med. Radiogr. Photogr. **29**, 91 (1953).

HORTON, W. G.: Biologische und biochemische Beobachtungen an der menschlichen Zwischenwirbelscheibe. Die Wirbelsäule in Forschung und Praxis, Bd. 15, S. 69—82. Stuttgart: Hippokrates 1960.

HUGHES, W. A.: Die Drehbewegungen der menschlichen Wirbelsäule und die sogenannten Musculi rotatores (Theile). Arch. Anat. Entwickl.-Gesch. 165—280 (1892).

HUMPHRY: Angeführt nach FICK.

HUSSER, F.: Studien und Bewegungen der Brust- und Lendenwirbelsäule bei Ausübung verschiedener Berufe unter Berücksichtigung der Berufsfürsorge für Körperbehinderte. Arch. orthop. Unfall-Chir. **44**, 473—487 (1951).

ILLI, F. W.: The vertebral column, lifeline of the body. Chicago: National College of Chiropractic 1951.

ILLI, F. W.: Chiropathique, locomotion, statique vertebrale. Genf: Selbstverlag 1952.

ILLI, F. W.: Wirbelsäule, Becken und Chiropraktik. Saulgau: K. F. Haug, 1953.

ITO, K.: Über die gegeneinander wirkenden Eigenspannungen der Zwischenwirbelscheiben und der Bänder. Ähnliche Beziehungen zwischen Gelenkknorpel und Bänder [jap.]. Ref. Jap. J. med. Sci. (1924). I. Anat. **4**, 56 (1927).

ITO, K.: Über die physiologische Krümmung der Wirbelsäule in dynamischer Betrachtung. Vergleichendes Studium über die Trägheitsmomente einiger Abschnitte der Wirbelsäule gegen die Quer- und Längsachse [jap.] (1924). Ref. Jap. J. med. Sci., I. Anat. **4** (1927).

JACOBI, H.: Messungen der Brust- und oberen Lendenwirbel unter Berücksichtigung von Veränderungen an Bandscheiben und Wirbelkörpern. Beitr. path. Anat. **78**, 303—314 (1927).

JACOBSON, G., ADLER, D. C.: An evaluation of lateral atlanto-axial displacement in injuries of the cervical spine. Radiology **61**, 355—362 (1953).

JAEGER, W.: Beitrag zur funktionellen Röntgenuntersuchung der Halswirbelsäule unter besonderer Berücksichtigung der Durchleuchtung. Die Medizin. **14**, 496—498 (1955).

JAEGER, W.: Beobachtungen über den Achsenverlauf der Wirbelsäule. Fortschr. Röntgenstr. **47**, 299—312 (1933).

JAEGER, W.: Teleradiographie de la colonne vertebrale et ses résultats. Bull. Soc. Radiol. med. France **20**, 495—499 (1932).

JIROUT, J.: Studies in the dynamics of the spine. Acta radiol. (Stockh.) **46**, 55—60 (1956).

JUNGE, H.: Osteochondrosis vertebrae, hinterer Bandscheibenvorfall und Lumbago-ischias-syndrom. Ergebn. Chir. Orthop. **36**, 223—360 (1950).

JUNGE, H.: Ursachen und Behandlung von Fehlergebnissen bei lumbalen Bandscheibenoperationen. Langenbecks Arch. klin. Chir. **267**, 473—478 (1951).

JUNGHANNS, H.: Der Lumbosacralwinkel. Dtsch. Z. Chir. **213**, 322—340 (1929).

JUNGHANNS, H.: Pathologisch-anatomische Grundlagen für die Röntgendiagnostik der Wirbelsäulenleiden. Therapiewoche 272 (1951).

JUNGHANNS, H.: Die funktionelle Pathologie der Zwischenwirbelscheiben als Grundlage für klinische Betrachtungen (Kongreßreferat). Langenbecks Arch. klin. Chir. **267**, 393—417 (1951).

JUNGHANNS, H.: Die „funktionelle Röntgenuntersuchung" der Halswirbelsäule. Fortschr. Röntgenstr. **76**, 591—594 (1952).

JUNGHANNS, H.: Fortschritte in Erforschung, Erkennung und Behandlung und Begutachtung der Wirbelsäulenleiden und der spondylogenen Symptome. Chir. Praxis 79—88 (1958).

KAMIETH, H.: Funktionelle Untersuchung der Brustwirbelsäule und ihre klinische Bedeutung. Arch. orthop. Unfall-Chir. **49**, 196—206 (1952).

KELLER, H.: Mobility of human spine. Arch. Surg. **8**, 627—657 (1924).

KELLOGG, L. C.: Impossibility of moving vertebrae. J. Amer. med. Ass. **81**, 233 (1923).

KENDALL, H. V.: Posture and pain. Williams & Wilkins Co. 1952.

KENNE, C. W.: Some experiments on mechanical rotation of the normal spine. Amer. J. orthop. Surg. **4**, 69—79 (1906—1907).

KEYES, D. C., COMPERE, E. J.: Normal and pathological physiology of the nucleus pulposus of the invertebral disc. J. Bone Jt Surg. **14**, 897—938 (1932).

KIRCHHOFF, H.: Das lange Becken. Stuttgart: Thieme 1949.

KNESE, K. H.: Kopfgelenk. Kopfhaltung und Kopfbewegung des Menschen. Z. Anat. Entwickl.-Gesch. **114** (1948).

KÖNIGSWIESER: Die aktive Streckfähigkeit der Wirbelsäule. Verh. dtsch. orthop. Ges., 478—486 (1926).

KUHLENDAHL, H.: Über die Beziehungen zwischen anatomischer und funktioneller Läsion der lumbalen Zwischenwirbelscheiben und den klinischen Erscheinungsbildern der Kreuzschmerzen und Ischialgie. Ärztl. Wschr. **1950**, 281—284.

KUHLENDAHL, H., RICHTER, H.: Morphologie und funktionelle Pathologie der Lendenbandscheiben. Dtsch. Z. Chir. **272**, 519—547 (1952).

KUHNS, J.: Development of changes in the vertebral articular facets. Radiology **25**, 498—502 (1935).

KUNERT, W.: Klinische Betrachtungen auf Grund topographisch-anatomischer und röntgenologischer Studien an der Brustwirbelsäule. Dtsch. Arch. klin. Med. **203**, 217—233 (1951).

LAURENT, Y., DIJAN, A.: L'image en coupe oblique de la charnière cervico-occipitale. Étude anatomique et functionelle. J. belge Radiol. **41**, 127—151 (1958).

LEGER, W.: Röntgenologische Bewegungsstudien an der Lendenwirbelsäule. Verh. dtsch. orthop. Ges. Beilageh. 2, Orthop. **87**, 211—215 (1956).

LEGER, W.: Schwerpunkt, Wirbelsäule und Becken auf Röntgenganzaufnahmen. Beil. H. Z. Orthop. **88**, 446—451 (1956).

LEGER, W.: Die Form der Wirbelsäule usw. Beih. Z. Orthop. **91** (1959).

LEWIN, PH.: Head sling traction technic in cervical spine roentgenography. Amer. J. Surg., N. S. 8, 434—436 (1930).

LEWIS, R. W.: Certain aspects of roentgenology of the spine from the orthopedic view point. Amer. J. Roentgenol. **33**, 491—503 (1935).

LIECHTI, A.: Die Röntgendiagnostik der Wirbelsäule und ihre Grundlagen, 2. Aufl. Wien: Springer 1948.

LÖHR, C.: Untersuchungen über die Bewegungen der Wirbelsäule nach vorne und hinten (nach einer neuen Methode am Lebenden). Münch. med. Wschr. **37**, 73—97 (1890).

LOVETT, R. W.: Die Mechanik der normalen Wirbelsäule und ihr Verhältnis zur Skoliose. Z. orthop. Chir. **14**, 399—445 (1890).

LUDLOFF: Exakte Meßvorrichtung der Beweglichkeit der Wirbelsäule und des Kopfes. Verh. dtsch. orthop. Ges. 4 (1905).

MANDERSTEIG, K.: Funktionelle Röntgendiagnostik der Lendenwirbelsäule. Vortrag im ärztlichen Verein, Hamburg 1952.

MATTHIASH, A. H.: Funktionelle und mechanische Probleme beim lumbalen und cervicalen Bandscheibenschaden und seine klinischen Folgen. Fortschr. Neurol. Psychiat. **24**, 397 (1956).

MATZNER, R.: Die Röntgenfunktionsdiagnostik der Brust- und Lendenwirbelsäule. Röntgen-Bl. **11**, 105—112 (1958).

MAYER, E. G.: Röntgenologische Bemerkungen zur Chiropraktik. Wien. med. Wschr. **1957**, 147—150.

MITCHELL, G. A.: The lumbosacraljunction. J. Bone Jt Surg. **16**, 233—254 (1934).

MOLLIER: Angeführt bei BROCHER.

MORTON, S. A.: The value of the oblique view in the radiographic examination of the lumbar spine. Radiology **29**, 568—573 (1937).

MÜLLER, W., ZWERG, H.: Röntgenologisch-metrische Untersuchungen über Form und Stellung des Kreuzbeins mit Beobachtungen über die Entstehung der Spondylolisthesis. Bruns' Beitr. klin. Chir. **149**, 155—170 (1929).

MUNTEAN, E.: Zur Frühdiagnose der Lockerung im zervicalen Bewegungssegment. Fortschr. Röntgenstr. **77**, 553—651 (1952).

MUNTEAN, E.: Die Bedeutung der funktionellen Röntgendiagnose und die Röntgentherapie bei der cervicalen Osteochondrose. Fortschr. Röntgenstr. **84**, Beih. 38, 62 (1950).

NAUCK, E.: Die funktionelle Gestalt der Brustwirbelkörper. Morph. Jb. **70**, 443—471 (1932).

NITSCHE, F.: Drehgleiten der nichtskoliotischen Wirbelsäule. Arch. orthop. Unfall-Chir. **36**, 86—90 (1935).

NOVOBRADSKY, M.: Die Bewegungsmöglichkeit in der menschlichen Wirbelsäule. Dissertation, Bern 1911.

OLSSON, O.: Roentgendiagnostic points of view on spinal tumours in children. Acta radiol. (Stockh.) **29**, 279—293 (1948).

OPPENHEIMER, A.: The apophyseal intervertebral articulations roentgenologically considered. Radiology **30**, 724—740 (1938).

OTTO, W.: Zur Röntgenfunktionsdiagnose der Halswirbelsäule in der Praxis. Fortschr. Röntgenstr. **83**, 834—839 (1955).

PAUL, W. L., MOIR, W. W.: Non-pathologic variations in relationship of the upper cervical vertebrae. Amer. J. Roentgenol. **62**, 519—524 (1949).

PFAHLER, G. E.: A head-holding device for the examination of the cervical spine. Amer. J. Roentgenol. **22**, 71 (1929).

PITKIN, H. C., PHEASANT: Darm-Kreuzbeinschmerzen. Eine Untersuchung der Beweglichkeit des Kreuzbeins. J. Bone Jt Surg. **18**, 365—374 (1936).

PUTTI, V.: Lombartrite e sciatica vertebrale. Bologna: Cappali 1936.

RAMERT, W.: Röntgenologische Bewegungsstudien der Wirbelsäule. Verh. dtsch. orthop. Ges. Beilageh. 2, Orthop. **87**, 211 (1956).

RANEY, R.: Gedanken über die unteren Rückenabschnitte. Arch. Surg. **58**, 352—372 (1949).

RATOH, D., KOBAYOSHI, B. M. F.: The x-ray researches concerning movements of the vertebral column. Rep. 1 Scripta Soc. radiol. jap. **7**, 505 (1939).

RAUBER-KOPSCH: Lehrbuch und Atlas der Anatomie des Menschen. Leipzig: Thieme 1952.

RAUSCH, N.: Veränderungen am unteren Nackengelenk und ihre klinische Bedeutung. Fortschr. Röntgenstr. **76**, 595—600 (1952).

RAUSCH, N.: Zur funktionellen Röntgendiagnostik der Wirbelsäule. Die Wirbelsäule in Forschung, Praxis. Röntgenkunde und Klinik vertebragener Krankheiten I, S. 89—95. Stuttgart: Hippokrates 1956.

ROBINSON, GRIMM: The sacrovertebral angle, its measurement and the clinical significance of its variations. Arch. Surg. **11**, 911—916 (1925).

RÖSSLER, H.: Ein Beitrag zur Pathologie und Diagnostik der Kreuzschmerzen. Arch. orthop. Unfall-Chir. **44**, 633—644 (1951).

ROSENBERG, E.: Die verschiedenen Formen der menschlichen Wirbelsäule und ihre Bedeutung. Jena: G. Fischer 1920.

ROSTOCK, P.: Objektive Untersuchungsmethode zur Feststellung der Bewegungsmöglichkeit der Wirbelsäule. Arch. orthop. Unfall-Chir. **38**, 263—268 (1937).

ROTTHAUS, E.: Die aufrechte Haltung des Menschen. Arzt u. Patient H. 2/3 (1950).

RUNGE, C. F.: Roentgenographic examination of the lumbosacral spine in routine, pre-employment examinations. J. Bone Jt Surg A **36**, 75—84 (1954).

SCHALIMTZEK: Functional roentgen examination of degenerated and normal intervertebrals disks of the lumbar spine. Seventh internat. Congress of radiology. Acta radiol. (Stockh.), Suppl. **116**, 300—306 (1954).

SCHANZ, A.: Zur Anatomie und Physiologie der Wirbelsäule. Z. orthop. Chir. **55**, 549—566 (1931).

SCHANZ, A.: Die statischen Belastungsdeformitäten der Wirbelsäule. Stuttgart: Enke 1904.

SCHEDE, F.: Grundlagen der körperlichen Erziehung. Stuttgart: Enke 1952.

SCHERB, R.: Spondylolisthesis, sacrum acutum, sacrum arcuatum, regio lumbalis fixa als häufige Ursache von Kreuzschmerzen. Z. orthop. Chir. **50**, 304—320 (1928).

SCHINZ, H. R., BAENSCH, W. E., FRIEDL, E., UEHLINGER, E.: Lehrbuch der Röntgendiagnostik. Stuttgart: Thieme 1952.

Schlegel, K.: Die praktische Bedeutung der Funktionsdiagnose der Wirbelsäule im Röntgenbild. Med. Klin. **1956**, 1595—1596 u. 1601—1605.

Schlegel, K. F., Diers, M.: Haltungsforschung im Röntgenbild. Beziehung zwischen Kopfhaltung und Wirbelsäulenachse sowie Beckenneigungswinkel und Promontoriumswinkel. Z. Orthop. **88**, 451—462 (1957).

Schlüter, K.: Über Wirbelverschiebung in der Lendengegend. Die Wirbelsäule in Forschung und Praxis I, S. 107—121. Stuttgart: Hippokrates 1956.

Schmorl, G.: Über die gesunde und kranke Wirbelsäule mit besonderer Berücksichtigung der Bandscheiben. Geneesk. Bl. **30**, 181—210 (1932).

Schmorl, G., Junghans, H.: Die gesunde und kranke Wirbelsäule im Röntgenbild. Stuttgart: Thieme 1954.

Schöler, G.: Zur Genese der Herniation des Nucleus pulposus. Wien. klin. Wschr. **62**, 298—301 (1950).

Schöler, G.: Die Herniation des Nucleus pulposus. Wien. klin. Wschr. **60**, 315—319 und 337—341 (1948).

Schoen, D.: Röntgenuntersuchung über die Morbidität der Halswirbelsäule und deren klinische Wertigkeit. Klin. Wschr. 897 (1956).

Schrader, E.: Neue Erkenntnis im Aufbau und in der Funktion der Zwischenwirbelscheiben. Z. orthop. Chir. **58**, 148—154 (1932).

Schrader, E.: Die Rolle des Bandscheibenprolapses in der Pathogenese der zur Obliteration führenden arteriellen Erkrankungen. Dtsch. Z., 358—363 (1952).

Schulthess, W.: Über die Lehre des Zusammenhanges der physiologischen Torsion der Wirbelsäule mit lateraler Biegung und ihre Beziehung zur Skoliose unter Berücksichtigung der Lovettschen Experimente. Z. orthop. Chir. **10**, 455—494 (1902).

Seze de, Djian, A., Abdelmoula, M.: Röntgenologische Untersuchungen der Dynamik der Halswirbelsäule in der Sagittalebene. Rev. Rhum. **18**, 111—116 (1951).

Smith, A. de F.: Posterior displacement of the 5 lumbar vertebra. An optical illusion. Amer. J. Roentgenol. **34**, 93—95 (1935).

Sollmann, A.: Die autonome Bewegungsganzheit der Wirbelsäule. Münch. med. Wschr. **1954**, 162—165.

Steindler, A.: Krankheiten und Deformierungen der Wirbelsäule und des Thorax. St. Louis: 1929.

Steindler, A.: Mechanik der normalen und pathologischen Bewegungsmöglichkeiten beim Menschen. Springfield 1935.

Stolte, K.: Studien über den runden Rücken und über die Trichterbrust. Mschr. Kinderheilk. **75**, 358—363 (1938).

Storck, H.: Anatomische Grundlagen für Beschwerden im Abschnitt Kreuzbein-Lendenwirbelsäule. Fortschr. Röntgenstr. **25**, Kongreß H. 51 (1935).

Storck, H.: Über statische Muskeln. Beil. H. Z. Orthop. **67**, 11—119 (1937).

Storck, H.: Die Anwendung der Statik auf den menschlichen Bewegungsapparat. Beil. H. Z. Orthop. **81**, (1951).

Stumpf, P., Grasser, H.: Die Erfassung von Wirbelbewegungen im Flächenkymogramm. Fortschr. Röntgenstr. **80**, 598—602 (1954).

Tanz, S. St.: Motion of the lumbar spine. A roentgen study. Amer. J. Roentgenol. **69**, 399—412 (1953).

Thomsen, W.: Über die Haltungsschwächen und Haltungsschäden der Jugend und ihre Bekämpfung. Verhandl. dtsch. orthop. Ges. **43**, Kongr. 272—286 (1956).

Thomsen, W.: Über die Bedeutung der Rumpfmuskulatur für Statik und Mechanik der Hüftgelenke. Z. orthop. Chir. **62**, 21—64 (1934).

Todd, T., Wingate, Idell Pyle: A quantitative study of the vertebral column by direct and roentgenoscopic methods. Amer. J. physic. Antrop. **12**, 321 (1928).

Veer, A. de: Wirbelverschiebung nach hinten unter dem Bilde schwerer Ischias. Röntgenpraxis **7**, 27—31 (1935).

Veraguth, O.: Zur Physiologie der Rückgratmuskeln. Schweiz. med. Wschr. **71**, 416—417 (1941).

Virchow, H.: Die sagittal-flexorische Bewegung der menschlichen Halswirbelsäule. Arch. orthop. Chir. **26**, 1—42 (1928).

Virchow, H.: Über die sagittalflexorisches Bewegung im Atlas-Epistropheusgelenk des Menschen. Arch. Anat. Entwickl.-Gesch., 294—299 (1909).

Volkmann, A. W.: Von der Drehbewegung des Körpers. Virchows Arch. path. Anat. **56**, 467—504 (1872).

Voszschulte, Börger: Anatomische und funktionelle Untersuchungen über den Bandscheibenprolaps. Langenbecks Arch. klin. Chir. **265**, 329—355 (1950).

Weber, E. H.: Anatomisch-physiologische Untersuchung über einige Einrichtungen im Mechanismus der menschlichen Wirbelsäule. Arch. Anat. u. Physiol., 240—271 (1872).

Wiles, P.: Movements of lumbar vertebrae during flexion and extension. Proc. roy. Soc. Med. **28**, 647—651 (1935).

Willis, Th. A.: The lumbosacral vertebral column in man, its stability of form. Diss. West. reserve Univ., June 1922.

Wilson, P. D., Cochrane, W. A.: Fractures and dislocations. Second edition. Philadelphia 1928.

Winslow, J. B.: Sur les mouvements de la tête, du col et du rest de l'épine du dos. Hist. Acad. roy. Sci (de Paris) 1730, Amst. 1733, Mém. 492—508.

Wynen, W.: Die Bedeutung der Bandscheibe für die Differentialdiagnose bei traumatischen, entzündlichen und congenitalen Wirbelerkrankungen. Bruns' Beitr. klin. Chir. **142**, 322—335 (1928).

Zaunbauer, W.: Röntgenanatomische und funktionelle Untersuchungen der Lendenwirbelsäule. Klin. Med. H. **6**, 11 (1956).

Zeitler, E., Markuske, H.: Röntgenologische Bewegungsanalysen der Halswirbelsäule bei gesunden Kindern und Jugendlichen. Fortschr. Röntgenstr. **96**, 87 (1962).

V. Resistance and compression of the lumbar vertebrae

By

Olof Perey

With 12 figures

In these days when greater requirements are made on individual achievements and when private and public insurance against sickness and accidents becomes more general, greater demands are also made upon the diagnostic resources of the physician. The physician may be engaged full time or as consultant in preventive and social medicine. Biomechanical investigations of the lumbar spine are therefore of great medical interest. Manual labour in general has become easier with mechanization but, on the other hand, seemingly easy work may, through its repetition and disproportion, put greater strain on a separate part of the body, such as the back. It is not unusual that the machinery at our service exposes our body to great mechanical strain. The modern physician must be familiar with the injuries that may occur from particular mechanical strains and should be aware of the force which may be allowed when the body is consciously exposed to mechanical strain. These problems have been discussed previously but their practical significance has not been sufficient to justify systematic investigations.

1. Historical survey

Few investigations have been performed upon the biomechanics of the human vertebrae. The first investigation on this topic was made by ROBERT (1855). He subjected spine specimens to the effect of great force, and found that the arch and articula were the strongest parts of the vertebra. He made no specific measurements. RAUBER (1876) and MESSERER (1880) both made measurements of the resistance of the vertebra but after these no publications appeared on this subject until 1902. LANGE then published results of his measurements of the elasticity of the disc. Similar investigations were published by GÖCKE in 1925 and 1931. GÖCKE showed, among other things, that the strength of the vertebra was less in children and old people than in persons of middle age. This is of much social importance when considering the working capacity of young people, particularly with regard to heavy work. The youth are no longer compelled to do heavy work at an early age but, on the other hand, they are more interested in athletics. Sports achievements have become greater and they strive to win top results. Thus young people may be injured by excessive strain.

Studies of the elastic properties of the intervertebral disc were undertaken by VIRGIN in 1951 and by HIRSCH and NACHEMSON in 1954. Investigations of the strength and the elasticity of the vertebrae and discs of the lumbar spine, employing essentially the same methods, were published by PEREY in 1957, BROWN, HANSEN and YORRA in 1957, and by DECOULX and RIEUNAU in 1958, ROAF (1960). The fact that within two years three great works have appeared concerning these problems, compared to the few investigations made earlier, shows that it was realized in different parts of the world at the same time that increased knowledge in this field is necessary.

A very interesting clinical-pathological observation was published by PUTSCHAR and by SCHMORL, working independently, in 1927. PUTSCHAR described herniations between the disc and the vertebral body in 54 cases out of 72 examined. 18 of the herniations observed were of microscopic size. In the same year, SCHMORL published his observations from autopsies in which he described herniations of the vertebral bodies. Nucleus pulposus was pressed into the vertebral body through a hole in the end-plate whereby the sac-like fibro-cartilaginous tissue was surrounded by sclerotic borders. He called this "Knorpelknötchen". During the years 1925 to 1930 the vertebral column was examined at all autopsies performed at the Friedrichstädter Hospital in Dresden, a total of 7000 cases. Prolapse of the nucleus pulposus into the spongiosa of the vertebral body was found in this series in 38%. SCHMORL, a pathologist, never formed a theory as to the origin of these formations or their clinical importance in the discussions which followed. The discussions, however, were animated and several theories were presented. Below are given a few examples from the literature:

SCHANTZ maintained that trauma is the cause of intraspongious disc herniation as an effect from a pressure wave.

BEADLE was of the opinion that „light physiologic traumata" played a decisive role in fractures of the end-plate. SCHANTZ did not define the word "trauma" more closely. The opinion about the cause of trauma is greatly variant. Many authors maintain that an accident must have occurred, others that any form of mechanical strain, including those of the common routines of life, is "trauma". Thus SCHANTZ and BEADLE may mean the same thing.

PUTSCHAR thought that injuries of the end-plate occur in each individual. These injuries give rise to an increased vascularization which, in turn, leads to resorption of the end-plate. From his results, PUTSCHAR could not decide whether the nucleus pulposus was pressed through the weak end-plate or grew into it.

ÜBERMUTH considered that the degenerative changes are the basic cause of intraspongious disc herniation. He was of the opinion that degeneration is a physiological phenomenon and that, the greater the demands made on a back, the earlier the degenerative changes appear. It has long been a prevailing opinion that heavy work "wears out the spine." If one believes that the radiologic findings of vacuum phenomena, instability, collapsed discs, and spondylosis deformans are signs of degeneration, ones opinion has to be reconsidered after the investigations by HULT in 1954. In a field investigation he found that the radiologic changes were the same in persons engaged in light and in heavy work and, therefore, these changes were not related to the mechanical strain on the spine.

BÖHMIG and PRÉVOT maintained that persistent blood vessel channels in the osseous plate form weak points through which the nucleus pulposus may be pressed.

CALVÉ and GALLAND were of the opinion that a weakness in the endplate exists at the site of the notochord. They believed that intraspongious disc herniation in children is a particular form of developmental error.

These were examples of different views expressed about 1930 and in the following years. In order to get a clinical appraisal of SCHMORL's "Knorpelknötchen," several radiologic investigations were made. BRANDES, for instance, compared the intraspongious disc herniations in different regions of the vertebral column and found, that the most commonly affected region is between Th_{12} and L_3. Fractures of the vertebrae are also most frequently encountered in this region. But when examining his material on herniations in relation to trauma he found a lack of correlation. WISSING examined more than 400 persons divided in two groups. One group had been exposed to trauma and roentgenologically demonstrated intraspongious disc herniation in 13.5%. In the control group, consisting of healthy individuals with no trauma, roentgenologic herniations were found in 16%. On roentgen films he found intraspongious disc herniation in persons who absolutely denied trauma. ROSE and v. METZINGEN examined a series of roentgen films of which one tenth showed fractures of the vertebrae. Intraspongious disc herniation was found in 0.5%. They reported four cases who had been involved in accidents and in whome the roentgen films made at the time of the accidents showed no changes, but the control films made 2 to 5 months later showed distinct intraspongious disc herniation. They did not comment on this very important fact but rather pointed out the lack of correlation between trauma and roentgenologic changes. In fact, the intraspongious disc herniation first becomes roentgenologically visible when a sclerotic border is formed about the pressed down nucleus pulposus. JOPLIN and BUISSON have described similar cases.

As seen from the above review, the roentgenologic investigations have not yielded similar results and, therefore, have confused rather than clarified the clinical interpretation of intraspongious disc herniation. It was later agreed that SCHMORL's "Knorpelknötchen" had no clinical significance and the interest for these formations declined. Many radiologists no longer note these formations as pathological changes.

PEREY has shown that lifting heavy weights, as well as accidents, may cause fractures of the end-plate and give rise to formations that very much resemble intraspongious disc herniation. It can, however, not be concluded whether or not all intraspongious disc herniations result from trauma.

2. Investigations on the physiological properties of the intervertebral disc

During the period 1930 to 1950, several valuable clinical investigations clarified the physiology of the spine and the aetiology of back pain, but no biomechanical investigations were made. Disc degeneration, instability (KNUTSSON), and herniation were found to be the most common causes for back pain.

It was therefore only appropriate that the first biomechanical work that appeared in 1951 (VIRGIN), dealt with the physical properties of the intervertebral disc. The experiments were made with a compression-testing apparatus and the specimens consisted of intervertebral discs obtained at autopsies. The vertebrae were sawn off in such a manner that a thin slice of bone was included at each end of the disc. The specimens were kept in RINGER's solution before and during the experiments. Seven different series were made to clarify the elasticity and hysteresis of the disc.

Elasticity is the property of a body by which internal forces tend to cause the deformed body to recover its original shape and size after the deforming forces are removed. The elastic strength or limit of such a body is the stress beyond which the deformation becomes permanent.

Hysteresis is the phenomenon whereby less energy is given out by a body in recovering from compression than is spent in its deformation, and results in a "set" of varying degree.

The *limit of elasticity* is very marked in the disc and its value depends to a great extent on the ability of the disc to absorb and emit moisture. There thus exists a kind of viscous elasticity. No exact values are given of the limits of elasticity obtained.

To obtain a curve of *hysteresis*, the specimens were loaded with 500 lb. (226.5 kg) and then decreased to 50 lb. (22.6 kg). In a normal disc, there was a hysteresis of 0.02 inch. (0.51 mm). The time of recovery of the specimen was not given. The hysteresis was greater in degenerated discs and in discs having SCHMORL's "Knorpelknötchen." If two tests were made in succession, the hysteresis was less in the second test. In other words, the mechanical efficiency of the disc decreases with use, and the energy lost during recovery becomes less. This is probably of significance for men doing heavy work and provides a theoretical basis for the custom of "taking a strain" before a heavy load is lifted. "Taking a strain" is a physiological method of bringing the spine into an optimal state for severe stress.

Cracks and splits in the annulus fibrosus appear under maximal loading. They go from above downward in the disc but are usually not connected with herniations within the disc. VIRGIN found that herniations were relatively unusual phenomena also under heavy loads.

Presupposing that the disc is an elastic body undergoing biological changes it seems important, in discussions about the pathological mechanism causing back pains, to know the physical properties of the disc. To contribute a piece to this great puzzle, HIRSCH in 1955, BROWN, HANSEN and YORRA in 1957, have tested the reaction of the intervertebral disc to compression forces.

Instead of testing the specimens in a material-testing apparatus as VIRGIN did, HIRSCH, as well as BROWN and coworkers, used very sensitive pick-ups whose small movements via measuring bridges were recorded on an oscillographic screen. The specimens that consisted of fresh human lumbar spines, were placed into a specially constructed apparatus in which some of the specimens were exposed to static stress, some to dynamic stress, and others to a combination of static and dynamic stress. The pick-ups could be applied in such a manner that the compression and also the lateral expansion of the disc could be registered.

HIRSCH found that if a disc was loaded with relatively small weights, equilibrium was established between the forces after only 5 minutes. The deformation depends not only upon the magnitude of the load but also upon the duration of the loading. A 100 kp load was applied to a normal disc and the compression was 1.6 mm. The curve is slightly steeper in the beginning but the deviation from a straight line is small. Bulging of the disc under the same load was measured at a point on the dorsal surface of the disc. It bulged 0.6 mm under a 100 kp load. This curve, however, looks different. It rose steeply in the beginning and at 30 kp the bulging was 0.4 mm, after which it rose slowly along a straight line.

This measurement of the disc bulging is very interesting as it is often asserted that the disc under load bulges dorsally so much that a mechanical irritation of the nerve roots may occur. A bulging of 0.6 mm at a 100 kp load is small. It is now known that through the lever effect a 100 kp load on the lumbar spine is not great. But, on the other hand, it is theoretically possible to continue the curve when the bulging becomes smaller than generally expected. This in striking contrast to roentgen plates sometimes seen in which the disc bulges strongly dorsally.

Hirsch also exposed the discs to dynamic force and found that the disc starts vibrating. The amplitude of the vibrations is greatest during the first few hundredths of a second and then decreases progressively. The greater the load applied before the disc is hit by the dynamic force, the smaller becomes the vibration amplitude.

Thus, generally speaking, a disc has mechanical properties similar to many other elastic or semi-elastic systems. A loaded spine does not have the same ability as an unloaded one to compensate for even a minor sudden extra strain. If a person, not bearing an extra burden, falls down or if he is hit by a falling object, the intervertebral disc will "absorb" the strain easily, since the demands on the elasticity of the disc are less in an individual bearing only the weight of his own body. If, on the other hand, the spine is under pressure (if, for example, the person is carrying a heavy burden), the disc is compressed closer to its elastic limit. A sudden impulse will cause additional compression, which may at its maximum amplitude exceed the elastic limits of the collagen system somewhere in the annulus of the cartilaginous plate, or of the attachment of the collagen to bone with the result that rupture may occur.

Brown, Hansen and Yorra (1957) made mechanical investigations of lumbar intervertebral discs using the same technique as Hirsch, and arrived at approximately similar results. They also made draw-tests, combined axial loads and bending tests, as well as exhaustion tests upon the discs. At compression tests the expansion of the disc was measured in six different directions and the curves obtained agree with those of Hirsch's, showing that the greatest expansion occurs at the lowest compression load and the modulus of elasticity (spring constant or stiffness values) becomes considerably greater at greater compression. When the loading begins, they found constants changing from 475 to 8.250 lbs/in. (85 kg/cm² to 462 kg/cm²) and at a load of 200 to 400 lbs (90 to 180 kg) the stiffness values are 12.000 to 20.000 lbs/in. (3.050 kg/cm² to 3.570 kg/cm²). Volume determinations of the disc shows that the volume increases with increasing load. The only mechanical strain at which damage was caused to the annulus fibrosus was at extremely rapid cyclic bending combined with mild axial compression. During these tests, however, while protrusion occurred in the disc material, a linear horizontal tear appeared through all but the most peripheral fibres which still remained intact. It was notable that the bulging of the disc at axial compression was greater in its ventral portion, where the annulus fibrosus is thickest and strongest. The behaviour of the disc may vary with age. The more fluid nucleus of the child may displace more during bending than the relatively fibrotic and fragmented nucleus of the adult.

In 1960, Nachemson, with a new method, has experimentally investigated the intradiscal pressure in lumbar discs. With a specially constructed needle the intradiscal pressure was measured at different loads and in discs in different states of degeneration. He showed that the vertical pressure in the nucleus is 1.5 times the loading pressure and in the annulus 0.5 times the loading pressure. The vertical pressure of the annulus increases with increasing degeneration. Important conclusions can be drawn from this with regard to end-plate fractures. With decreasing tangential stress in the annulus, the stress upon the end-plate increases.

A very interesting investigation, from a practical point of view, is that of the significance of the pedicle and joint processes as force-bearing structures. The intradiscal pressure was measured at a certain load and the experiment was made again but with the arches sawn off. The intradiscal pressure increased with 20 %. It is thus nicely proven that the intervertebral joints transfer 20 % of the vertical pressure. (Nachemson 1960).

In numerous experiments on specimens from human spines, Rolander performed extensometric studies which were based on a differentialtransformer. The measurements were made with eccentric loading of the specimens. Many fresh and useful clinical aspects are illuminated by his results.

By making measurements on vertebrae and discs at several points simultaneously, Rolander observed that the discs absorbed minor force and that during increasing compression they presented a rising resistance to deformation. The vertebral bodies, by contrast, absorbed major force, since they were insignificantly deformed by slight stress but were increasingly deformed by heavier loads.

ROLANDER also found that the bulging of the disc in response to stress was about 1 mm and that the deformity of the vertebral bodies and arches was remarkably severe. The constituents of the skeleton have earlier been regarded as fairly firm. Because of this deformability (elasticity), however, the vertebral arch regions do not prevent stress distortion of the disc even if posterior fusion has been carried out. Fusion done to relieve strain on the disc thus is ineffectual, although fusion of two vertebrae has some immobilizing effect. ROLANDER's studies further showed that the intervertebral joints in the lumbar spine have no weight-bearing function, but serve only to hinder movements of torsion. Another clinically important observation in these studies was that the interspinal ligaments do not hinder normal forward bending, but are of major importance in backward bending, when the ligament between the interspinal processes is compressed.

3. Biomechanical investigations of the lumbar vertebrae

In the beginning of the fifties a team in the USA, under the supervision of EVANS and LISSNER, started investigations on the mechanical resistance and breaking-points of bone. The method employed had been developed previously. At first, sawn off pieces of exact size of the corticalis from different tubular bones were tested in a material-testing apparatus. They then proceeded to compress the whole bones. The bones were treated with the "stresscoat" technique by which cracks appeared on the bend and stretch sides. "Stresscoat" is the trade name for a brittle resinous lacquer originally developed for locating sites of tensile strain and failure in aircraft structures (DE FOREST and ELLIS 1940). It was thus possible to see where on the bone strains had occurred and where they were the most pronounced. A few years later, HIRSCH began investigating tubular bones, principally the femur and the collum femoris, by applying small strain gauges on the bend and stretch sides, and obtained compression curves by which the elasticity and also the breaking-points of the bone could be registered. Neither of these two methods, however, were applicable on backs, as the mechanical conditions were entirely changed if the ligaments were removed, and with the ligaments intact such strain gauges or "stresscoat" could not be applied.

a) Dynamic stress

PEREY, therefore, proceeded to test the resistance at dynamic stress by cutting out spinal specimens, untreated and in most cases fresh, and to excise them of musculature, but otherwise to avoid damaging them. He would then test them in an apparatus constructed for the purpose. Before testing, some of the elasticity of the specimens was eliminated by placing them under static load. Lumbar discs in vivo are constantly exposed to a certain load. Discography was carried out to visualize the interior of the disc (LINDBLOM 1948, 1950; PEREY 1951) and, in order to register the rapid changes, roentgen films were taken with a rate of 48 per second. The exposure time was 1/96 second and the film was made with a 35 mm camera and a Philips image intensifer. Through a series of experiments with different weight combinations, he concluded that dynamic stress between 1000 and 1400 kp during 6/1000 sec. was the limit for compression fractures, but also that other forms of damage were caused to the vertebrae and intervening disc. If, on the other hand, smaller weights were employed, no damage was caused to vertebrae or disc. 76 experiments were carried out on pairs of vertebrae in different combinations from Th_{12} to and including L_5. The age of the subjects was between 22 and 70 years; most of the specimens were obtained from individuals between 30 and 50 years old. After the experiments were completed, a thorough inspection of the specimens was made. The arches were removed and the vertebrae and discs were sawn into slices 1 cm thick.

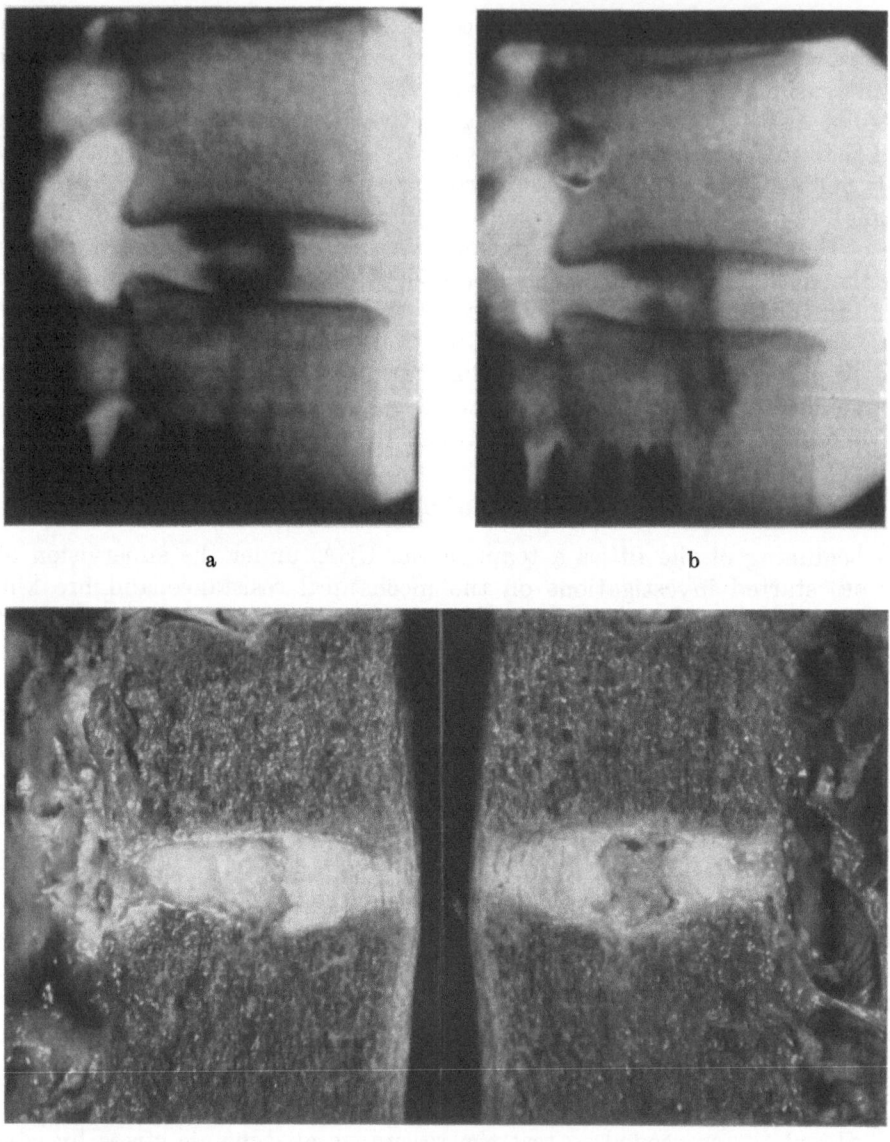

a   b

c

Fig. 1a—c. L₃—L₄: Male, 59 years. Röntgen films taken with a Philips camera at the rate of 48 per sec.
a Appearance of the specimen before the experiment showing a normal discographic picture. b Film taken
after the experiment in which no fracture of the vertebral bodies or end-plates can be detected. Some of the
contrast medium appears in the spongiosa of the vertebral body as a sign of end-plate fracture. c Specimen
sawn longitudinally through the centre of the vertebral bodies. The portion of the lower end-plate which
borders onto the nucleus bulges downwards and the end-plate is fractured in one place allowing the disc pulp
to form a small intraspongious herniation

Special attention was directed toward the usual sites of disc herniation. No macroscopic
lesions were detected after these experiments. In 6 cases, there were compression fractures
of the familiar type. In 20 cases, however, there were endplate fractures without compression of the vertebral body or changes of the outer dimensions of the vertebra. These
fractures were observed during discography and it was possible to see them appear during
the experiment. In most cases of end-plate fractures, it was possible to measure roentgenologically an instantaneous reduction in height of the disc after the experiment. In
some cases this reduction was in only one part, but in most cases there was a total collapse

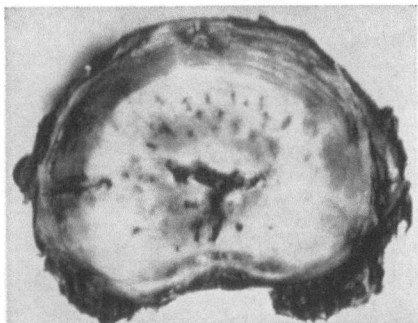

Fig. 2. Disc tissue removed to expose the cartilage-plate. A small fracture caused by the blow is seen centrally

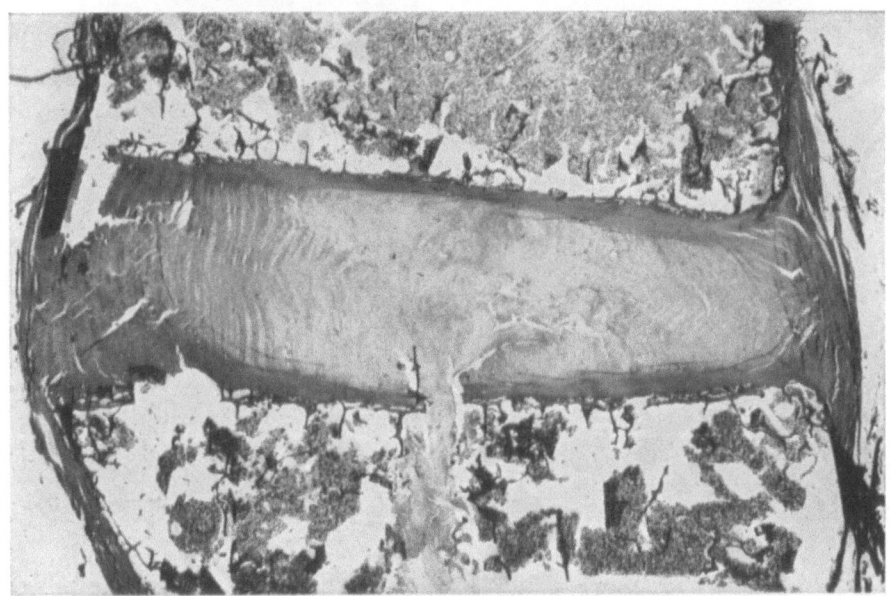

Fig. 3. A centrally situated traumatic fracture of the end-plate

of the disc. Three types of fractures were observed, each well distinguished from the others, but all of them concerned the end-plate and were very difficult to detect radiologically without visualization by contrast medium. The fractures are classified into three types:

1. Fractures situated centrally in the end-plate, in which a portion of the end-plate is pressed downward or in which the end-plate is deflected downward into the spongiosa on one or both sides of the fracture without compression of the vertebral body. Type I is seen in Fig. 1—5.

2. Fractures of the end-plate which are situated so far peripherally that a corner of the vertebral body is torn loose with or without displacement. Type II is depicted in Fig. 6.

3. Fissures extending across the entire end-plate which, when deepened to involve the vertebral body, divide it into two parts. There is usually little or no displacement between the fragments. Typical compression fractures are not included in this group. Type III may be seen in Fig. 7.

The clinical question of these investigations is the mechanisms of damage to the back from an accident as, for instance, when one slips and sits down hard, as beside a chair. An aviator ejected in a catapult seat is exposed to the same kind of force (see later).

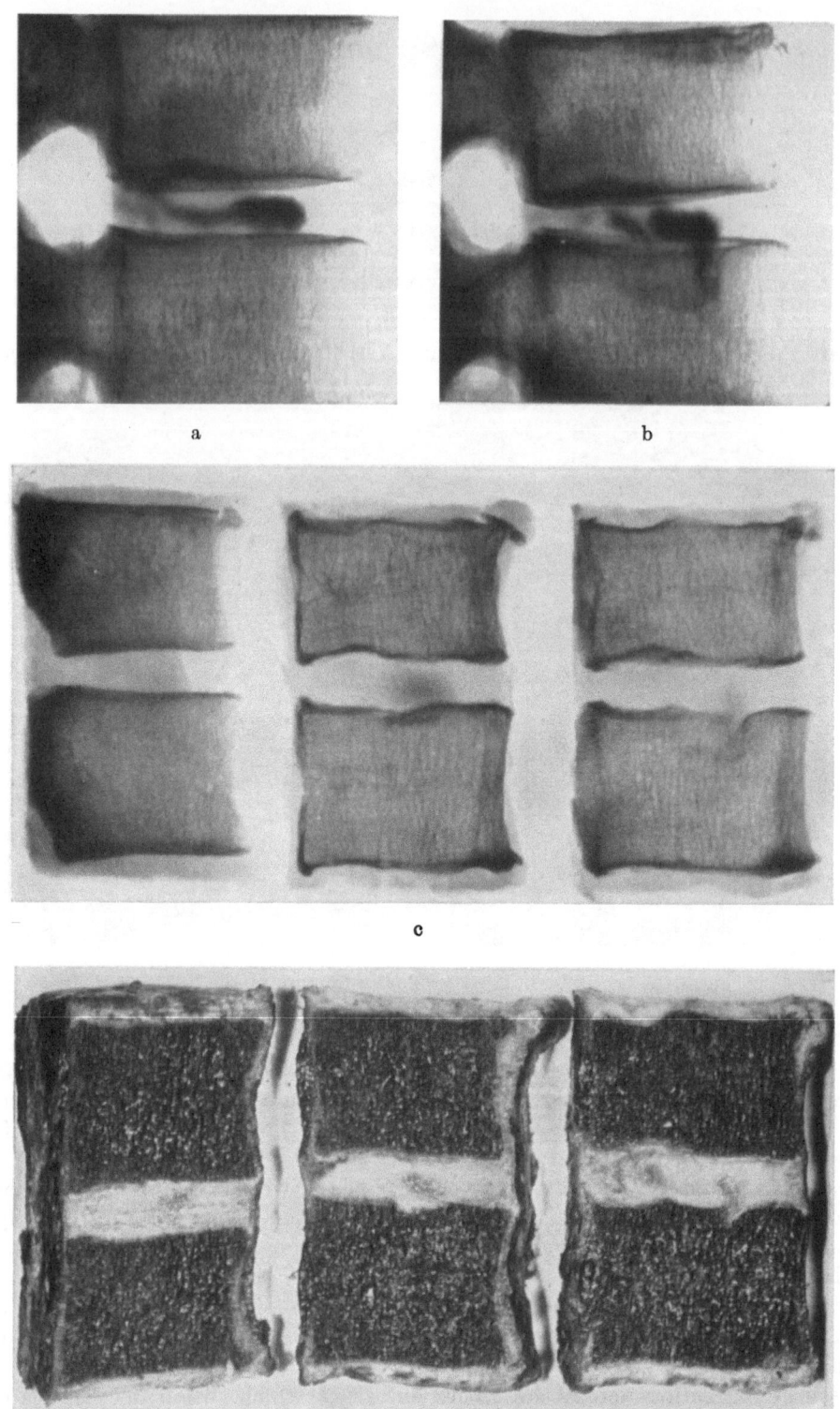

Fig. 4a—d. Th$_{12}$—L$_1$. Female, 46 years. a and b Before and after the blow. b Shows the contrast medium pressed down into the anterior third of the spongiosa of the vertebral body but no fracture can be seen. c Röntgen film of three slices of the specimen. The left slice, no visible fracture. The middle slice, fracture in the centre of the end-plate. The right slice, fracture in the anterior third. d Photographs of the slices described in c

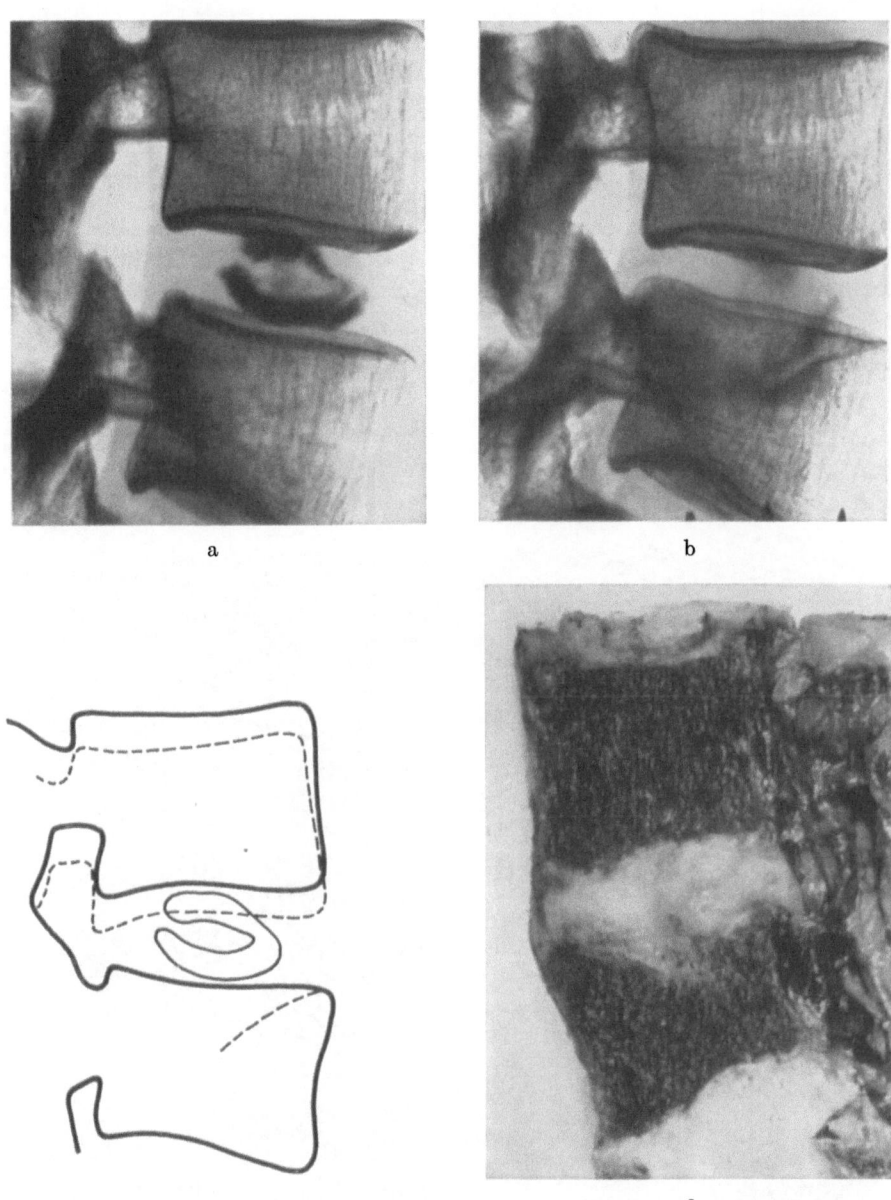

Fig. 5a—d. L$_4$—L$_5$. Male, 32 years. a Before the experiment. The disc has been considered to be moderately degenerated. b After the blow. The contrast medium has practically completely pressed down into the spongiosa of the vertebral body. A denser part can be seen forming a line extending from the ventral portion of the fractured end-plate to approximately the centre of the vertebral body. If the picture b was taken without contrast and with the specimen in a phantom as a substitute for the body it would be difficult to see the big fracture in the central party of the vertebral body. c The heavy line traces the contours of the vertebral body before the experiment and the interumped line the contours after the blow. The height of the disc has been reduced by 30%. d Specimen sawn longitudinally through the centre revealing the changes which have occured

b) Static stress

We know, that dynamic and static forces mechanically work in the same manner but that the stress is in correlation to the duration of the force. At static stress, one must deal with considerably smaller force than at dynamic stress. These experiments have been carried out with a material-testing apparatus in which the specimens were slowly compressed while the pressure at the same time was registered. The degree of com-

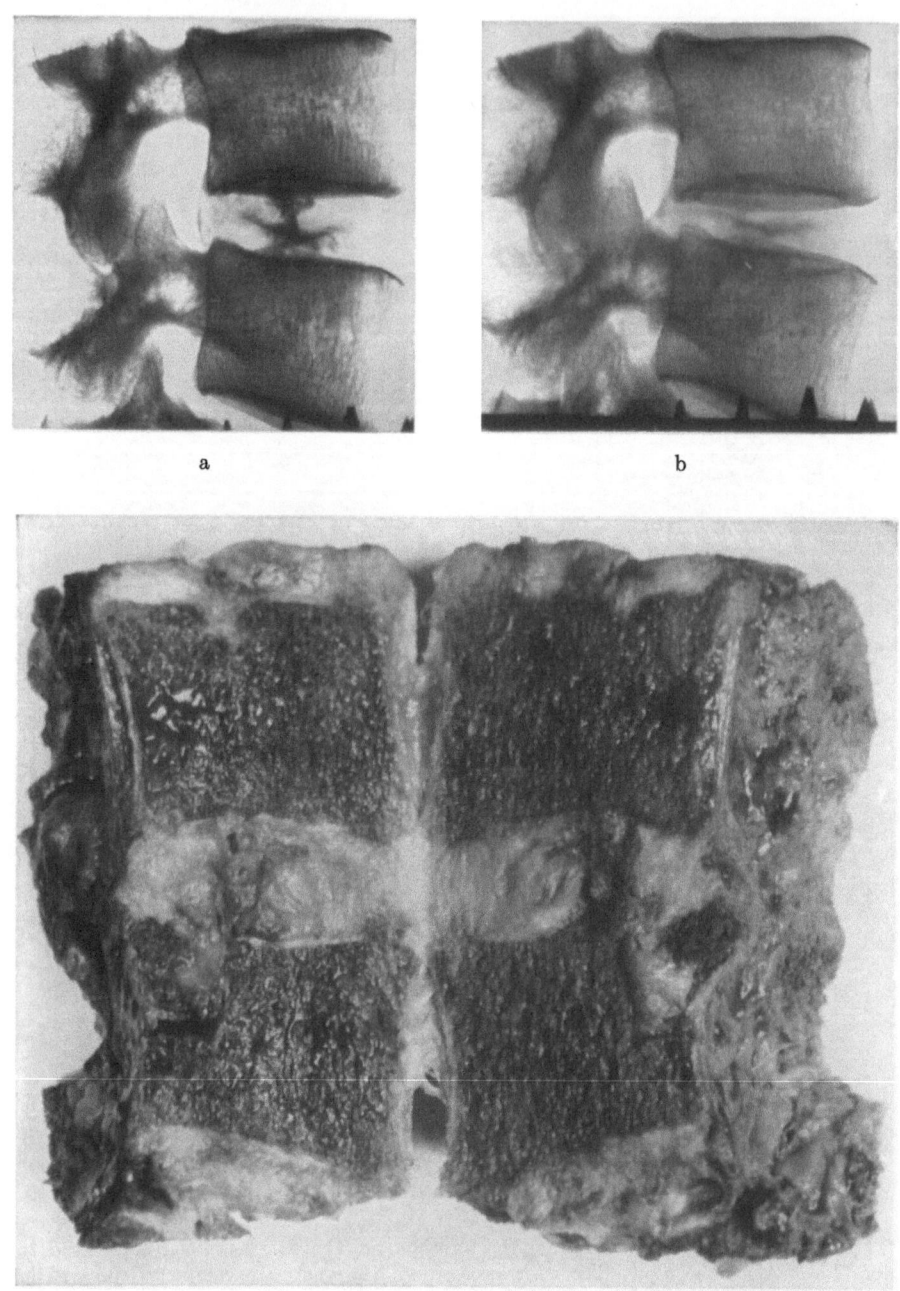

a   b

c

Fig. 6a—c. L_3—L_4. Male, 40 years. a Before the experiment. Discography gives a star-shaped appearance as a sign of moderate degeneration. b After the blow. The height of the disc has been reduced by the same amount (21%) in both the ventral and the dorsal portion. The contrast medium has lost its density. An area of cloudiness which may be caused by the contrast medium can be seen in the dorsal portion of the lower vertebra. c Specimen sawn longitudinally through the centre of the vertebrae. Dorsally in L_4 can be seen a bean-sized displaced fragment which has been pressed dorsally allowing the nucleus to be interposed. The upper dorsal portion of the vertebral body and the dorsal longitudinal ligament produce a distinct bulge into the vertebral canal

pression or, in other words, the elasticity of the specimen, can be determined from the same record. As soon as a portion in the specimen breaks, this is shown by the falling pressure. By utilizing only the elasticity of the specimen the normal curve breaks off

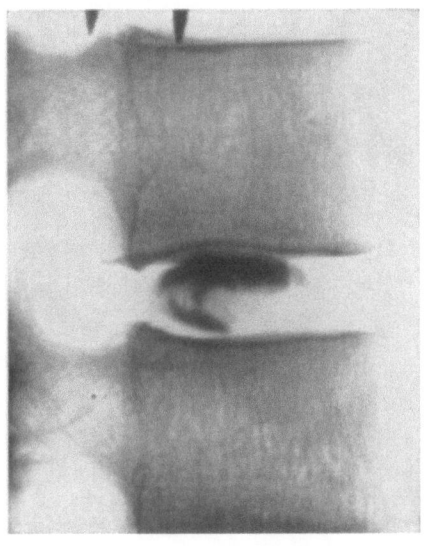
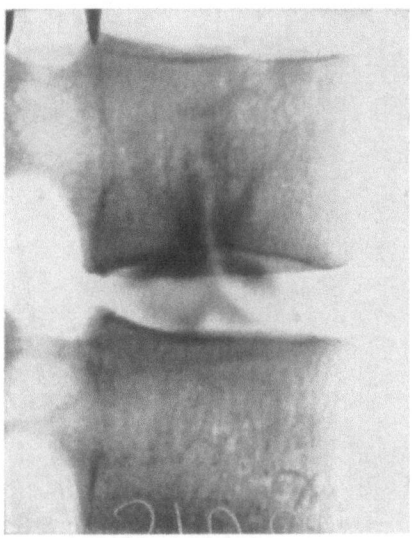

a   b

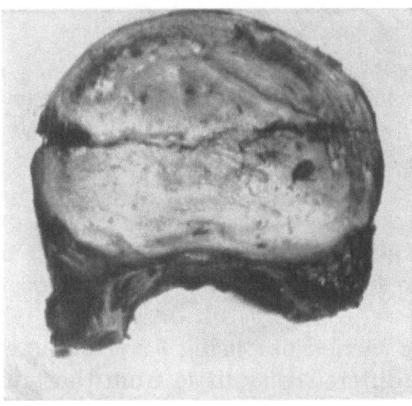

c

Fig. 7a—c. L₁—L₂. Female, 46 years. a Before the blow. Normal disc. b The blow has caused a fissure in L_1 which extends through the entire vertebral body without altering the essential form of the body. (Plates a and b are not taken from exactly the same position). c The fissure divides the cartilage-plate into a dorsal and a ventral portion without any displacement between the fragments

when the pressure is slowly increased. When such a deflection appears on the curve the experiment is discontinued and a thorough inspection of the specimen is made to determine the site of the breaking-point (Fig. 8). In some of these cases discography was performed to observe the interior of the disc on roentgen film. In most cases, discography was not carried out to avoid a possible source of error, caused by an increased amount of fluid added to the disc through the injection of contrast medium.

Two vertebrae and the intervening disc were used for these experiments in the study of resistance. For the group "over sixty years," the breaking-point varies between 290 and 530 kp with an average of 425 kp. For the group "under forty," the values were higher on the whole and ranged between 510 and 1100 kp with an average of 780 kp. Fracture of the end-plate occurred in 32% of the specimens examined. Most of the fractures were seen among younger persons, and more often in specimens from the upper lumbar region than from the lower. This is in agreement with earlier clinical observations

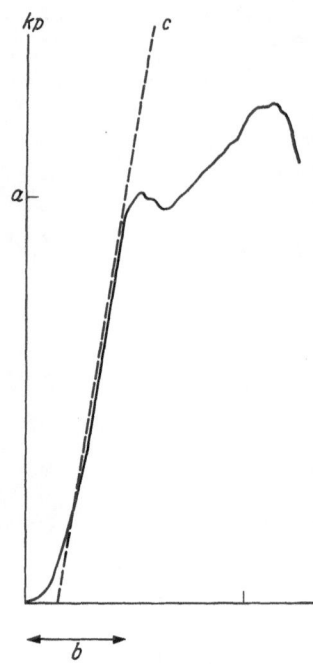

Fig. 8. A typical pressure curve for a vertebral body. The curve is registrated in a compression testing machine. a resistance (in this case 460 kp), the point where the curve leaves the dotted line is the breaking point. b Maximum compressibility. c The leaning of the dotted line is the spring constant. In this case 240 kp/mm

that fractures of the vertebrae occur in the lower thoracic and the upper lumbar spine. At static stress, most of the fractures of the end-plate occurred in the central portion of the end-plate.

Similar experiments were carried out using 3 vertebrae and 2 intervening discs. The results of these experiments differed very little from those in which 2 vertebrae and one disc were used (Fig. 9).

A sub-finding also was noted, namely, that if large spondylosis deformans protrusions occurred, they were generally more brittle and were fractured between 100 and 300 kp. These fractures were readily registered and were visible macroscopically. On the other hand, they were not detectable on roentgen films, and this also is a valuable clinical observation.

For analysis of the above experiments, the resistance of the vertebral body and end-plate has to be known. In addition, the surface of the end-plate and the area occupied by nucleus pulposus must be known. Such investigations have previously been made by several authors and the results correspond entirely with those of Perey's. Therefore, the studies by the latter will be reported here.

A series of fresh vertebrae were examined in a mechanical compression apparatus. In these experiments, the arches were sawn off and the disc tissues were excised from the end-plates. Only vertebrae in which both end-plates were parallel have been used. 81 vertebral bodies were thus examined. They were taken from different individuals. Appropriate to variation in biological material, the resistance varied and breaking-points between 150 and 1000 kp were registered. There was, however, no marked difference between the different vertebrae form the same individual. On the other hand, there was much difference in resistance of the vertebral bodies taken from individuals over or under 60 years of age. Thus only 8 % of the vertebrae taken from persons "under 60" showed a resistance less than 400 kp. In the group "over 60 years," only 5 % had a resistance

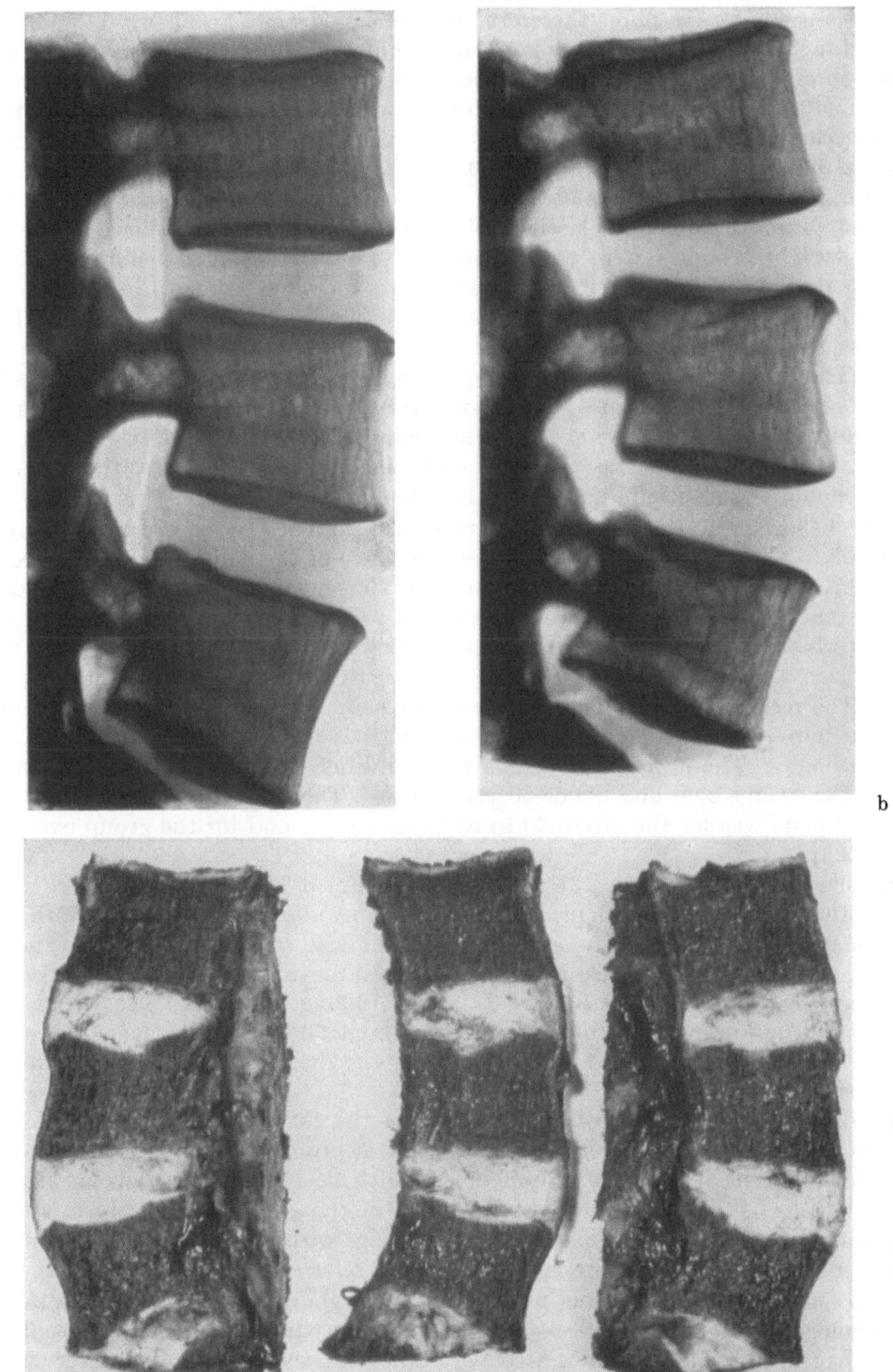

Fig. 9a—c. L_3—L_5. Female, 41 years. Breaking-point 350 kp. a Röntgen film of the specimen before the experiment. b Röntgen film after the experiment. In comparison with a it is possible to see that the cranial end-plate of L_4 has a central depression and a sharp contour has appeared. The L_5 end-plate is also fractured but shows another appearance with an interruption of continuity as the chief finding. c Photograph of the sawn specimen. The depressed portion of the L_4 end-plate is clearly seen in the centre slice. The slice to the right shows a depression of the L_5 end-plate giving an appearance similar to that of a fish vertebra. The spongiosa under the end-plate is fractured

greater than 400 kp. It may, therefore, be concluded that at about 60 years of age, the resistance of the skeleton changes considerably. This observation concerns not only the vertebral body, as HIRSCH made the same finding in the collum femoris in man. FRANKEL (1960) also showed that the collum femoris was stronger in men than in women over 50 years old. In these experiments, the resistance of the vertebral bodies on the average is 600 kp for the group "under 60 years" and 260 kp for the older group. Here, as in other experiments, a curve is obtained that follows a straight line as long as they are continued within the limits of elasticity of the specimen. From this curve it can be seen that the vertebral bodies were compressed 16% on the average before the breaking-point was reached. This figure is surprisingly high and shows that the vertebrae have an exceptionally high elasticity. These values were similar in all age groups. The curve gives, in addition, a value of the spring constant; in these experiments expressed in kp/mm. The average value for the spring constant in the younger age group was 220 and for that over sixty, 100. Since the elasticity in both groups was identical, a similar relationship should exist between the spring constant and the breaking-force in the two groups. It can be said that as the values obtained agree so closely, the material examined should be sufficient and the values be taken as correct.

Many believe that the vertebral fractures appear because of a central weakness of the end-plate. For comparison of the total resistance of the end-plate with the resistance of different portions of the end-plate, more than 200 end-plates from different individuals and different lumbar vertebrae were examined. The results supported the assumption that there is no difference in the resistance offered by the various portions of the end-plate. Three sites of the end-plate were investigated—the ventral, the lateral, and the central. The resistance of the end-plate was the same for all the lumbar vertebrae from the same individual, but there was great biological variation in the resistance of the vertebral bodies. There was, of course, a marked difference in resistance of the end-plate between the groups over and under 60 years of age. The value for the median per sq. cm. of the end-plate was for the group 20 to 59 years 109 kp and for the group over 60 years of age 43 kp.

The size of the end-plate and the portion occupied by the nucleus were measured both photographically and with planigraphy by PEREY and by NACHEMSON. Both achieved approximately the same results, showing that the size of the end-plate in the lumbar spine is decreasing from below upwards. The mean value for 190 discs shows that L_4 and L_5 were about 18 sq. cm., L_3 about 16.3 sq. cm., L_2 15.8 sq. cm., and L_1 was 14.3 sq. cm. The nucleus was found to occupy about 26% of the surface on the average, but the size of the nucleus at cross-section of the disc is considerably greater—up to 50% of the surface.

The different mechanisms of development of the three types of vertebral fractures are apparent from the above investigations. It is probable that fractures of the end-plate which are situated centrally and those which lie peripherally develop in different ways. Fractures situated in the central portion of the end-plate arise from an increase of pressure within the disc. That a pressure occurs within the disc has been shown by NACHEMSON and also by compression experiments referred to earlier. When an injection canal was made, the nucleus was pressed out through the canal. It is also possible to roentgenologically follow the pressure increase in a disc in chondrodystrophic dogs. OLSSON has demonstrated that if two vertebrae and the degenerated intervening disc from such a dog are compressed, the interior of this degenerated disc can be followed by reason of calcification of the disc in these types of dogs, but that the calcium finely dispersed precipitates forming a gelatinous mass. If there is a rupture of the disc, the nucleus is slowly pressed out through the rupture and disc herniation occurs.

A normal disc transfers pressure partly by the annulus and partly by the nucleus to the underlying vertebra. The nucleus is enclosed within a space, the annulus and the bordering end-plates forming the walls (see Fig. 10). It has been experimentally demonstrated that the annulus does not rupture following the application of force but, rather, that it is the end-plate which forms the weakest point of this wall. In 9 experiments in which central end-plate fractures were elicited under static force, the resistance per sq. cm. of the end-plate, as well as the surface area of the disc and the nucleus were measured. In all but one of the cases the deviation between the real and the theoretical pressure was less than 10 %.

Peripheral fractures, on the other hand, arise by quite other means. When the nucleus is degenerated, no pressure is transferred by the nucleus but the entire pressure is trans-

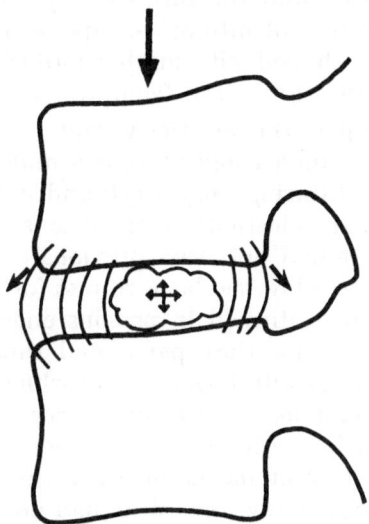

Fig. 10. In a normal disc pressure is transferred from the upper vertebra to the lower partly by the annulus and partly by the nucleus. The internal disc pressure is distributed hydrostatically to the annulus and end-plate. In a degenerated disc, the moisture content has decreased and consequently a greater proportion of the pressure is taken up by the annulus

ferred by the annulus via SHARPEY's fibres so that strain occurs in the periphery of the vertebral body. If the strain becomes too great, the portion of osseous tissue which serves as anchorage for the fibres is torn loose.

The central fracture of the end-plate is most likely to arise when the disc is normal and the resistance of the vertebral body greater than the maximal pressure within the disc. Peripheral fractures, however, arise when the disc is degenerated.

4. Clinical interpretations from the experimental investigations

Different investigators during the 1950's have made biomechanical investigations on vertebrae and discs which, in many respects, have clarified the clinical picture of many problems. The moisture content of the disc decreases with increasing age and the changes following this should be considered as normal signs of ageing. If, on the other hand, the interior of the disc is well lacquered and the annulus ruptured, the changes should be recognized as pathologic. As the borderline between these two states is diffuse, I will not differentiate between them in the following discussion. Both conditions will be termed "disc degeneration."

A degenerated disc bulges under stress and bulging dorsally may produce strain in the longitudinal ligaments, causing pain or irritation of the nerve roots. That is, however, less usual, as the bulging of the disc is less than the extradural space. A relatively small load on the spine causes a bulging of the disc. The curve on the bulging of the disc increases rapidly at lesser force and decreases when greater force is applied.

No one has succeeded in eliciting ruptures or herniation through vertical loading of the disc. It is vitally important from the insurance point of view that disc herniation in most cases is not caused by trauma. On the other hand, extreme rotations may cause horizontal ruptures. Such rotations, however, cannot be performed in living subjects by reason of the position of the intervertebral joints. That the spine still has such a good rotation, is due to a very interesting mechanical phenomenon, as shown by TIDE-STRÖM. He has compared each segment of movement in the back to a universal joint. In such joints, there is movement only in two planes and no rotation at all. If a whole series of such are bound together and the series is kept in a straight line, no rotation occurs but, if the whole system is bent into an s-shape, considerable rotation may occur. Therefore, the spine should be s-shaped with lumbar lordosis and thoracic kyphosis. Too straight a back prevents rotation and may facilitate fracture of the back.

Investigations performed upon the elasticity and hysteresis of the intervertebral discs show that the disc becomes increasingly fatigued under strain during the day. The elasticity of the disc is exploited during busy work and it has no opportunity to regain its normal state. When part of the elasticity of the disc is expended, the disc is mechanically more vulnerable than if it had not been previously strained. From this point of view it should be of advantage to allow the back to rest for 5 to 10 minutes several times a day; this advantage has been confirmed in persons engaged in heavy work. For instance, before lifting a heavy weight, they pause and thus the tissues become a little stronger. A back which is mechanically fatigued and which is exposed to great strain is the more easily injured. For instance, if two men carry a heavy burden and exert all their strength and one of them looses his grip, the other one is exposed to heavy force which he, in his present state, cannot mechanically withstand without injury. But his tissues could have sustained this heavy force if he had not already used a great portion of the elasticity of his spine.

Severe back strain may cause fracture of the end-plate. Through the haemorrhage associated with the fracture, severe back pain may develop. Of greater importance, particularly in youth, are the physiological changes taking place in the disc with fracture of the end-plate. In the perspective of the system: vertebra-disc-vertebra as a unity of movement, one vertebra moves in relation to the other with the nucleus of the disc as the center of movement. But if the space in which the nucleus is enclosed is suddenly enlarged, so that the nuclear pulp no longer is capable of sustaining mechanical weight, the load will be borne by the annulus alone. The movements will occur above the annulus only, wherefore the annulus which thus performs as an elastic tube joining the two vertebrae. The fracture thus results in an instantaneous disc degeneration. When this occurs suddenly in a young person, an instability occurs between the two vertebrae. This instability weakens the back and, by overexertion, occasions severe low back pain. When fracture of the end-plate occurs, the lesion is not temporary but causes a lifelong "degeneration" of that segment of the spine.

The further conclusion could be made that young people, who have a lower mechanical resistance than adults, and in whom the disc has a higher moisture content, are more vulnerable than adults to fractures of the end-plate at severe mechanical strain. Children, therefore, should not do heavy work, nor should they indulge in unsuitable athletics, such as weight-lifting, putting the shot, or similar activities. Likewise, persons over sixty years of age, should avoid excessive strain, as their skeleton has become more brittle. In these older people, the risk of central fractures of the end-plate is not as great as that of peripheral fractures of the vertebral bodies. In instances in which disc degeneration has led to formations of osteophytes, these will easily fracture, their resistance being much less than that of the vertebral bodies themselves.

The first biomechanical investigations of the spinal vertebrae showed that the pedicle and joint processes were the stronger parts of the vertebrae. Later investigations have shown that these parts sustain only 0%—20% of the total load. It is evident, therefore, that isolated fractures in these regions seldom occur as an effect of vertical load. Injuries may occur, however, from bending or rotation.

All measurements considered above are experimental and no experiments have been made *in vivo*. Of the methods used previously, only that of measurement of the intradiscal pressure is applicable in practice. This method provides an indication of the forces affecting the lumbar spine. Many authors have attempted to measure the strain upo- the lumbar vertebrae under different positions and loads. They have all arrived surprisingly high values. No one, however, has considered the force-bearing role of the intra-abdominal pressure. EIE, BARTELINK and later MORRIS, LUCAS and BRESLER have

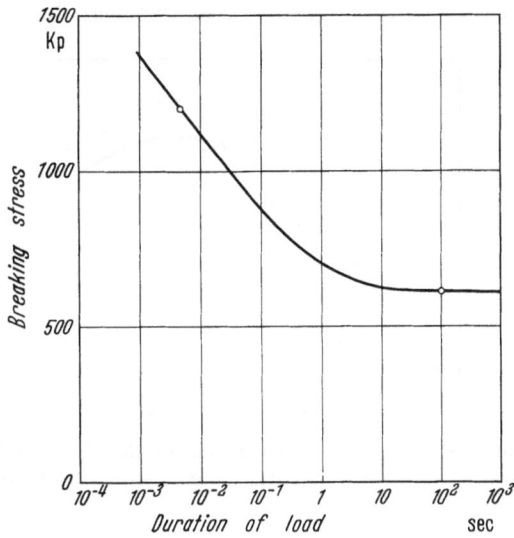

Fig. 11. Approximate resistance of the vertebral body shown in relationships to the duration of the force applied. The formula for the curve is

$$\sigma_B = \sigma_\infty + \sigma_o \log\left(1 + \frac{t_o}{t_B}\right)$$

in which σ_B = breaking-stress under load-time t_B
$\quad\sigma_\infty$ = breaking-stress under load-time t_∞
and σ_o and t_o are constants for the materials in question

shown that the abdominal musculature, acting through abdominal pressure, can perform much of the work earlier attributed to the long back musculature.

Among subsequent observations on the importance of the intra-abdominal and intra-thoracic pressure in weight-bearing may be mentioned the clinical studies made by DALÉN on a large group of military conscripts. DALÉN showed that weak abdominal musculature is an important cause of spinal insufficiency and that the symptoms can be alleviated by strengthening of the abdominal muscles. This contradicts the old belief that a spinal belt must be fitted with firm dorsal supports. The role of the intra-abdominal pressure indicates that the effect of the belt is to strengthen weak abdominal musculature and that the dorsal supports as such have little significance.

In general, dynamic forces upon the lumbar column cause exactly the same injuries as do static forces. The difference lies only in the strength of the forces applied. There is a very definite relationship between the duration of the force and the strength of the force. Thus, it has been shown that twice the static force causing fractures can be tolerated if it is applied for only a few thousands of a second (Fig. 11).

A very interesting application of studies of dynamic stress upon the lumbar spine is that of ejection in a catapult seat from an aircraft. Here, a life-saving apparatus has been constructed in which the body is exposed to very great mechanical strain. The faster the aircraft, the more quickly the flyer must be ejected to avoid being hit by a part of the plane. Already at an early stage, the charges that accelerate the catapult seat have been divided. Currently the acceleration in a modern aircraft is 0 to 60 km/hr over a distance of 90 cm, resulting in more than 20 g for the flyer (Fig. 12). In attempts to reduce the strain, various methods are deviced through construction of the seat, the size of the charges, etc.

From a radiological point of view, these spinal fractures are difficult to evaluate insofar as they are hard to detect on the roentgen films. They are well visible by discography but, in practice, it is difficult to perform discography of a whole series of discs for diagnosis. Body section roentgenogram, of course, can be made if such a fracture is

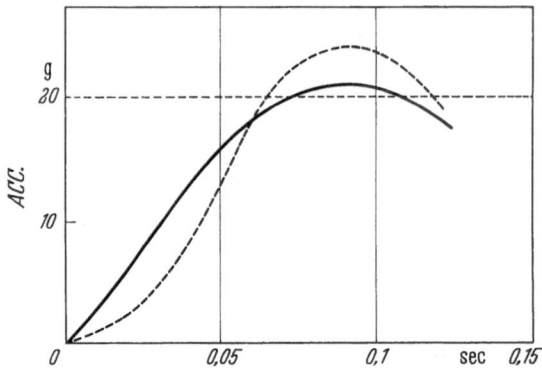

Fig. 12. Approximate relationship between the acceleration of the flyer (broken line) and seat (solid line during ejection in a catapult seat from an aercraft

suspected, affording greater possibilities of detecting fractures of the end-plate. But in many cases it is easy to see the fracture on the roentgen film if the existence of the fracture is known and the roentgenogram correctly interpreted. When these fractures of the end-plate are healed, they should appear like SCHMORL's "Knorpelknötchen," wherefore these should have been called fractures from the beginning but were not detected until the sclerotic borders around the compressed nuclear tissue had occurred. Roentgenologically, it is practically impossible to diagnose fractures in the formations of osteophytes. Likewise, it is practically impossible to detect dorsal displaced fragments by reason of the kidney shape of the vertebral body but, if clinical symptoms occur later, it should be easy to see the impression of the spinal canal on a myelogram.

References

BARTELINK, D. L.: The role of abdominal pressure in relieving the pressure on the lumbar intervertebral discs. J. Bone Jt Surg. **39**, 718 (1957).

BEADLE, O. A.: The intervertebral discs. Observations on their normal and morbid anatomy in relation to certain deformities. Med. Research Council Special Report Series No 161, London 1931.

BÖHMIG, R.: Die Blutgefäßversorgung der Wirbelbandscheiben, das Verhalten des intervertebralen Chordasegments und die Bedeutung beider für die Bandscheibendegeneration, zugleich ein Beitrag zur enchondralen Ossification der Wirbelkörper. Langenbecks Arch. klin. Chir. **158**, 374 (1930).

BRANDES, K.: Über die Bedeutung der Schmorlschen Knorpelknötchen und ihren röntgenologischen Nachweis. Dtsch. Z. Chir. **231**, 361 (1931).

BROWN, TH., R. HANSEN and A. YORRA: Some mechanical tests on the lumbosacral spine with particular reference to the intervertebral discs. J. Bone Jt Surg. **39**, 1135 (1957).

BUISSON, MARIE: Un caso di ernie discal intraspongiose multiple. Boll. Soc. piemont. Chir. **4**, 245 (1934). Ref. Zbl. ges. Chir. **66**, 671 (1934).

CALVÉ, J., et M. GALLAND: Le nucleus pulposus intervertébral, son anatomie, sa physiologie, sa pathologie. Presse méd. **38**, 520 (1930).

Dalèn, Å.: Paper read at Nordisk Militär Congress Oslo, Juni (1965).

Decoulx, P., et G. Rieunau: Les fractures du rachis dorso-lombaire sans troubles nerveux. Rev. chir. orthop. **44**, 254 (1958).

Eie, N., Wehm, P.: Measurements of the intraabdominal pressure in relation to weight bearing of the lumbar spine. Oslo City Hospital J., 12—205 (1962).

Evans, G.: Stress and strain in the long bones of the lower extremity. Amer. Acad. orthop. Surg. Instruct. Course lect. **9**, 264 (1952).

— Methods of studying the biomechanical significance of bone form. Amer. J. physic. Anthrop. **11**, 413 (1953).

— Studies in human biomechanism. Ann. N.Y. Acad. Sci. **63**, 586 (1955).

—, and M. Lebow: The strength of human compact bone as revealed by engineering technics. Amer. J. Surg. **83**, 326 (1952).

—, and H. R. Lissner: Studies on pelvis deformations and fractures. Anat. Rec. **121**, 141 (1955).

— — Biomechanical studies on the lumbar spine and pelvis. J. Bone Jt Surg. **41**, 278 (1959).

Evans, G. F.: Corne Basic Aspects of Biomechanics of the Spine. Zsch. Physical Medicin and Rehabilitation, vol. 51, p. 214 (1970).

Fick, R.: Handbuch der Anatomie und Mechanik der Gelenke. Jena: G. Fischer 1911.

Forest, A. V. de, and G. Ellis: Brittle lacquer as an aid to stress analysis. J. Aeronaut Sci. **7**, 205 (1940).

Frankel, V.: The formal neck. Uppsala: Almqvist och Wiksell 1960.

Göcke, C.: Beitrag zur Druckfestigkeit des spongiösen Knochens. Beitr. klin. Chir. **143**, 539 (1928).

Hansen, H. J., and S. E. Olsson: The effect of a single violent trauma on the spine of the dog. Acta orthop. scand. **24**, 1 (1954).

Hardy, W. G., H. R. Lissner, J. E. Webster and E. S. Gurdjian: Repeated loading tests of the lumbar spine. Surg. Forum. **9**, 690 (1959).

Hirsch, C.: The reaction of intervertebral discs to compression forces. J. Bone Jt Surg. **37**, 1188 (1955).

—, and A. Nachemson: A new observation on the mechanical behavior of lumbar discs. Acta orthop. scand. **23**, 254 (1954).

Hult, L.: Cervical, dorsal and lumbar spinal syndromes. Acta orthop. scand. Suppl. **17** (1954).

Joplin, R.: The intervertebral disc. Embryology, anatomy, physiology and pathology. Surg. Gynec. Obstet. **61**, 591 (1935).

Knutsson, F.: Experiences with epidural contrast investigation of the lumbo-sacral canal in disc prolapse. Acta radiol. (Stockh.) **22**, 694 (1941).

— The vacuum phenomen in the intervertebral disc. Acta radiol. (Stockh.) **23**, 173 (1942).

— The instability associated with disc degeneration in the lumbar spine. Acta radiol. (Stockh.) **25**, 593 (1944).

Lange, Ch.: Untersuchungen über Elastizitätsverhältnisse in den menschlichen Rückenwirbeln mit Bemerkungen über die Pathogenese der Deformitäten. Z. orthop. Chir. **10**, 47 (1902).

Lindblom, K.: Diagnostic puncture of intervertebral discs in sciatica. Acta orthop scand. **17**, 231 (1948).

— Technique and results in myelography and disc puncture. Acta radiol. (Stockh.) **34**, 321 (1950).

Messerer, O.: Über Elastizität und Festigkeit der menschlichen Knochen. Stuttgart 1880.

Morris, J. M., Lucas, D. B., and B. Bresler: Role of the trunk in stability of the spine. Journal Bone Jt Surg. **43** A, 327 (1961).

Nachemson, A.: Lumbar intervertebral pressure. Acta orthop. scand. Suppl. **43** (1960).

Olsson, S. E.: The dynamic factor in spinal cord compression. A study on dogs with special reference to cervical disc protrusions. J. Neurosurg. **15**, 308 (1958).

Perey, O.: Contrast medium examination of intervertebral discs of lower lumbar spine. Acta orthop. scand. **20**, 327 (1951).

— Fracture of the vertebral end-plate in the lumbar spine. Acta orthop. scand. Suppl. **25** (1957).

Putschar, W.: Zur Kenntnis der Knorpelinseln in den Wirbelkörpern. Beitr. path. Anat. **79**, 150 (1927 a).

— Über Knorpelinseln in den Wirbelkörpern Verh. dtsch. path. Ges. **22**, 262 (1927 b).

Rauber, A. A.: Elastizität und Festigkeit der Knochen. Leipzig: Wilhelm Engelmann 1876.

Roaf, R.: A study of the mechanics of spinal injuries. Journal Bone Jt Surg. **42**B, 810 (1960).

Robert: Eine eigentümliche, angeborene Lordose, wahrscheinlich bedingt durch eine Verschiebung des Körpers des letzten Lendenwirbels auf die vordere Fläche des ersten Kreuzbeinwirbels (Spondylolisthesis Kilian) nebst Bemerkungen über die Mechanik dieser Beckenformation. Mschr. Geburtsh. Gynäk. **5**, 81 (1855).

Rolander, S.: Acta orthop. scand. Suppl. **90** (1966).

Rose, G., u. A. v. Mentzingen: Knorpelknoten im Wirbelkörper und Trauma. Chirurg **2**, 418 (1930).

Schantz, A.: Krankenvorstellungen. Münch. med. Wschr. **48**, 553 (1910).

— Wirbelsäule und Trauma. Langenbecks Arch. klin. Chir. **148**, 187 (1927).

Schmorl, G.: Über die an den Wirbelbandscheiben vorkommenden Ausdehnungs- und Zerreißungsvorgänge und die dadurch an ihnen und der Wirbelspongiosa hervorgerufenen Veränderungen. Verh. dtsch. path. Ges. **22**, 250 (1927).

—, u. H. Junghanns: Die gesunde und die kranke Wirbelsäule in Röntgenbild und Klinik, 3. Aufl. Stuttgart: Georg Thieme 1953.

Severin, E.: Ryggradens rörelseformer. Helse og Arbete **3**, 131 (1957).

Tideström, F.: Om ryggradens vridningsrörlighet — analys med modellförsök. Nord. Med. **59**, 967 (1958).

Virgin, W. J.: Experimental investigations into the physical properties of the intervertebral disc. J. Bone Jt Surg. B **33**, 607 (1951).

Wissing, O.: Über Knorpelknötchen in der Columna. Acta path. microbiol. scand. Suppl. **3**, 499 (1930).

Wogt-Lorentsen, F.: Paper read at Nordisk Militär Congress Oslo, Juni (1965).

VI. Variationen

Von

M. Erdélyi

Mit 33 Abbildungen

Der allgemein anerkannten Betrachtungsweise entsprechend, gilt die Wirbelsäule des Menschen dann als normal, wenn die Gesamtwirbelzahl 33 beträgt. Dem von Rosenberg (1920) aufgestellten Schema gemäß entfallen davon auf den cervicalen Abschnitt $\frac{1-7}{7}$, auf den dorsalen $\frac{8-19}{12}$, auf den lumbalen $\frac{20-24}{5}$, auf den sacralen $\frac{25-29}{5}$, auf den caudalen $\frac{30-33}{4}$ Wirbel. Abweichungen von dieser normalen Formel der Wirbelsäule sind häufig zu finden. Entweder ändert sich die absolute Zahl der Wirbel, sie kann größer oder kleiner als 33 sein. Es kann sich jedoch die Wirbelzahl auch innerhalb der einzelnen Wirbelsäulenabschnitte ändern, und zwar so, daß eine Verminderung oder Vermehrung der Wirbelzahl einzelner Abschnitte auf Kosten der Nachbarabschnitte auftritt, während die Gesamtwirbelzahl unverändert bleibt. Durch die Untersuchungen von Frey (1930) wurde geklärt, daß die normale Formel der Wirbelsäule nur bei etwa ³/₄, nach den Untersuchungen von Rosenberg (1920) und Simons (1951) dagegen nur bei etwa ²/₃ der Menschen vorkommt.

Die Änderungen in der Wirbelzahl werden als Variationen bezeichnet, dabei kommt die Änderung der Gesamtwirbelzahl wesentlich seltener vor und manifestiert sich in einer bestimmten Anzahl der Fälle nur als Teilsymptom ausgedehnter Entwicklungsanomalien, wie dies bereits im vorangehenden Kapitel eingehend behandelt wurde.

Über die Häufigkeit der Variationen innerhalb der einzelnen Wirbelsäulensegmente sind in der Literatur stark abweichende Angaben zu finden, die mit den oben genannten Daten nicht mehr übereinstimmen. Der Grund dafür liegt darin, daß von bestimmten Autoren selbst die feineren Zeichen der eventuellen Variationen positiv bewertet wurden. So fanden in ihrem Beobachtungsgut z. B. Kühne (1931) in 7%, Friedl (1937) in 39%, Illchmann-Christ und Diethelm (1953) in 42,6% normale Wirbelsäulen. In dem übrig bleibenden Prozentsatz waren an den einzelnen Regionengrenzen kraniale oder caudale Verschiebungen festzustellen.

Man kann folgende regionale Grenzen unterscheiden:

1. Occipito-cervicale, 2. cervico-thorakale, 3. dorso-lumbale, 4. lumbo-sacrale, 5. sacrocaudale. Der entstandenen Umgestaltung gemäß sprechen wir von einem Kranialtyp oder Caudaltyp der Wirbelsäule. Der sog. Mischtyp, bei dem an der einen Regionengrenze kranialgerichtete, an der anderen caudalgerichtete Variationen vorkommen, ist relativ sehr selten.

Bezüglich der Kausalgenese dieser Wirbelvariationen basiert unsere Auffassung heute auf der grundlegenden Forschung von Kühne (1931, 1936). Aus diesen Untersuchungen geht hervor, daß bei derselben Person die Variationen eine gesetzmäßige kranial- oder caudalgerichtete Umgestaltung zu zeigen pflegen. Der Typ der Variationen vererbt sich, die kraniale Variationsrichtung ist dominant, die caudale recessiv. Der Typ der Vererbung wird durch das Allelenpaar Cr,cr pleiotroper oder polyphener Wirkungsweise bestimmt. Die Rattenexperimente von Kühne weisen darauf hin, daß die Variationstendenz sich über die Wirbelsäule hinaus auch auf die Nerven und Muskeln ausdehnt. Er stellte fest, daß sich nicht die einzelnen Variationen, sondern die Variationstypen

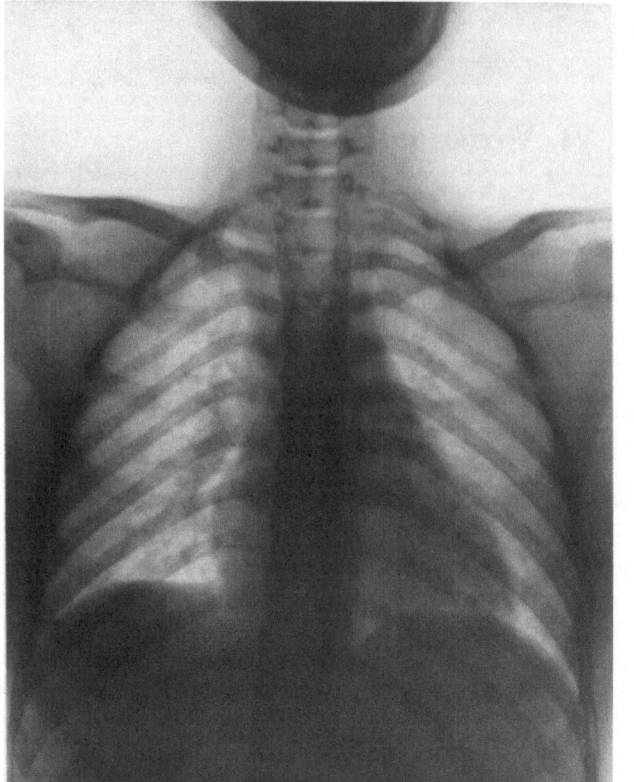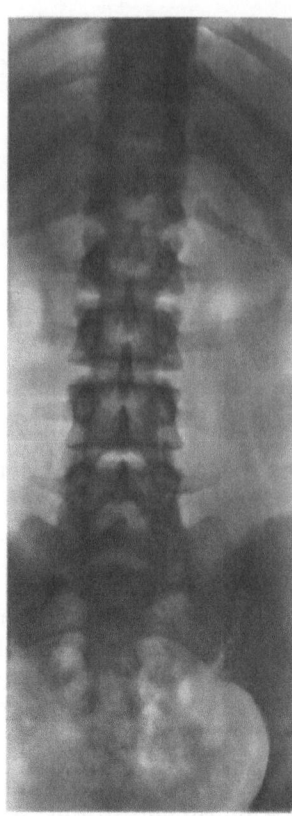

Abb. 1   Abb. 2

Abb. 1 u. 2. 17jähriges Mädchen. Kranialer Typ der Variation, doppelseitige Halsrippe. Das 12. Rippenpaar
kurz. Lendenwirbelzahl 4. Der 5. Lendenwirbel bildet einen Übergangswirbel sacralen Typs

vererben. Seine Zwillingsuntersuchungen lieferten einen Beweis dafür, daß der Mani-
festationsgrad, Verteilung und Zahl der Variationen außer dem obengenannten Allelenpaar auch durch verschiedene andere modifizierende Gene und Milieufaktoren beeinflußt
werden können. Kühne glaubt die Wirkungsweise des Allelenpaars Cr,cr in dem Umstand zu finden, daß sie eine accelerierende oder retardierende Wirkung auf den Entwicklungsprozeß ausüben können, während Reiter (1949) die Rolle des Allelenpaars
eher in der Förderung bzw. Hinderung der frühembryonalen Caudalverschiebung der
Extremitätenanlagen zu sehen glaubt. Durch die Beschleunigung wird eine Caudalverschiebung, durch die Verlangsamung eine Kranialverschiebung an den Regionengrenzen der Wirbelsäule bedingt.

Auf Grund der Untersuchungen von Kühne scheint der Umstand, daß die sog.
normale Formel der Wirbelsäule durch den Penetrationsmangel oder durch die Manifestation einer geringfügigen, kaum wahrnehmbaren Variationstendenz charakterisiert
wird, gesichert zu sein.

Die Charakteristika der *Kranialvariationen* (Abb. 1 und 2) sind wie folgt:
1. Halsrippe oder Verlängerung der Querfortsätze des 7. Halswirbels infolge Verschmelzung der
   Rippenanlagen,
2. kurze 12. Rippen oder das Fehlen der 12. Rippe,
3. kurze Querfortsätze am 4. Lendenwirbel,
4. die Sacralisierung des 5. Lendenwirbelkörpers,
5. die caudalgerichtete Verschiebung des letzten sacralen Segmentes.

Die Haupterscheinungsformen der *Caudalvariationen* (Abb. 3) sind:
1. Kurze Querfortsätze des 7. Halswirbels,
2. lange 12. Rippen,

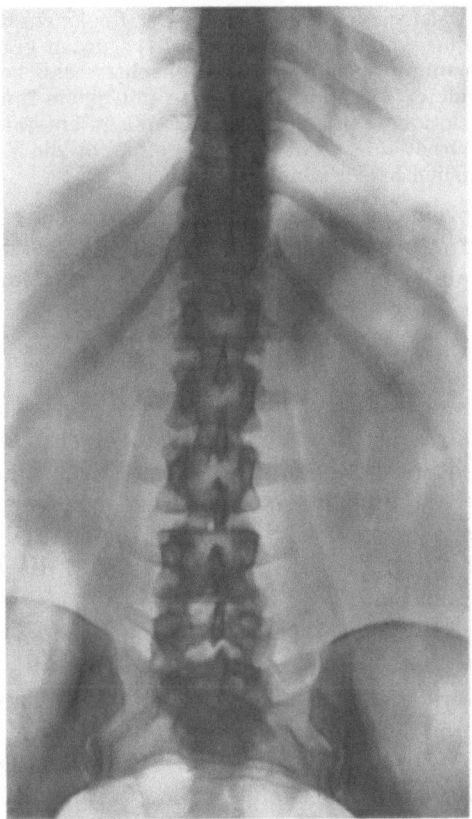

Abb. 3. 27jährige Frau. Caudaler Typ der Variation, das 12. Rippenpaar ist lang. Der 1. Kreuzbeinwirbel
bildet einen teilweisen lumbalen Übergangswirbel

3. Rippenbogen am 1. Lendenwirbel,
4. lange Querfortsätze am 4. Lendenwirbel,
5. Lumbalisierung des 1. Sacralsegmentes,
6. die sacrale Angleichung des 1. Steißwirbels.

Über die erwähnten Charakteristika hinaus verdient noch die Stellung der Gelenkfortsätze ein besonderes Interesse, hauptsächlich an der thorako-lumbalen Grenze.

Die Verteilung der einzelnen Variationstypen ist je nach den verschiedenen Autoren
ganz verschiedenartig, sie hängt — abgesehen von der Uneinheitlichkeit der Beurteilung —
wahrscheinlich damit zusammen, daß sich innerhalb der einzelnen Arten und Völker-
gruppen Häufigkeitsdifferenzen zeigen können (HASEBE, 1912).

KÜHNE (1931) hat in seinem Material in 58,8% kraniale, in 34,2% caudale Variationen und in
7,25% eine normale Formel gefunden. FRIEDL (1937) hat dagegen in 24,5% kraniale, in 32% caudale
Verschiebungen, in 39% normale Wirbelsäulen und in 4,5% einen Mischtyp beschrieben. ILLCHMANN-
CHRIST und DIETHELM (1953) berichten in 41,2% über kraniale, in 15,9% über caudale Variationen,
in 42,6% über eine normale Formel und in 0,3% über das Vorkommen eines Mischtyps.

Die Variationen dürfen nach der Auffassung mancher Autoren (H. FREY, 1930; SIMONS,
1951; SCHINZ, 1966) nicht als degenerative oder pathologische Veränderungen oder als
Entwicklungsanomalien gedeutet werden. Nach SCHINZ vermag die Variation etwas
Normales zu sein. Nach SIMONS darf man in den Wirbelsäulenvariationen nur den Ausdruck einer fortschreitenden Umgestaltung unserer Wirbelsäule sehen.

Die Versuche von L. B. RUSSELL (1956), in denen sie gravide Mäuse einer Röntgenbestrahlung
unterworfen hat, stimmen mit den oben genannten Auffassungen nicht überein. Es wurde nämlich
anhand dieser Untersuchungen geklärt, daß die Bestrahlung von graviden Mäusen mit 200 R
Einzeldosis bei den lebendigen Keimlingen eine ganze Reihe von Entwicklungsanomalien der Wirbel-

säule bedingt hat, unter welchen die Verschiebung der Regionengrenzen ebenfalls eine Rolle spielte. Im Rahmen der Experimente von DEGENHARDT (1954) wurden gravide Kaninchen in einem Milieu von niedriger Sauerstoffspannung gehalten und beobachtet, daß bei den Keimlingen unter anderen die Kombination fehlgebildeter Brustwirbelsegmente mit einem lumbo-sacralen Übergangswirbel zu finden war. Da diese Variationen auf derselben Grundlage entstanden sind wie die sonstigen Entwicklungsanomalien der Wirbelsäule, steht die Frage offen, ob die Variationen eventuell Beziehungen zu den Entwicklungsanomalien haben könnten.

Mit den occipito-cervicalen Variationen befaßt sich ein Kapitel im Schädelband, wir beginnen also unsere Besprechungen erst mit der cervico-dorsalen Grenze und befassen uns mit den caudal von ihr vorkommenden Variationsmöglichkeiten.

1. Variationen an der cervico-dorsalen Grenze

Unter den Variationen der cervico-dorsalen Grenze ist am häufigsten das Auftreten *freier Rippen am 7. Halswirbel* bzw. eines verlängerten Querfortsatzes zu beobachten; gleichzeitig ist es von größter Bedeutung. Sein Vorkommen wird von WANKE (1937) auf 14% geschätzt, 8% davon fallen auf die Hypertrophie des Querfortsatzes und 6% auf die echte Halsrippe. KNOBLAUCH (1957) hat die kraniale Variationstendenz in 7,9% beobachtet, während FISCHEL (1910) und TODD (1922) die Häufigkeit der beobachteten Halsrippen auf 1—2% schätzen.

Ich neige dazu, die zweifellosen Unterschiede unter den einzelnen Angaben dadurch zu erklären, daß aus unterschiedlichen Gründen hergestellte verschiedenartige Röntgenaufnahmen analysiert wurden. Im eigenen Beobachtungsmaterial habe ich unter 500 Thoraxaufnahmen in 17 Fällen Halsrippen beobachtet, und dies entspricht einem Prozentsatz von 3,4. Gleichzeitig gelang es mir, unter 500 Dorsalwirbelsäulenaufnahmen — die Aufnahmen, die wegen Verdachts auf *Halsrippe* aus speziellem Zweck gemacht wurden, mitberechnet — 28 Halsrippen zu entdecken, welche Zahl 5,6% entspricht.

Die obenerwähnten 500 Thoraxaufnahmen wurden in 250 Fällen von Tuberkulosekranken, die übrigen 250 von Personen ohne jegliche Lungenveränderung bzw. ohne solche spezifischen Charakters gemacht. In der ersten Gruppe machte die Zahl der Halsrippen 8 (3,2%), in der zweiten 9 (3,6%) aus. Die Analyse des Materials läßt die Feststellung zu, daß sich bezüglich der Häufigkeitszahl der Halsrippen — auf Grund des eigenen Materials — kein wahrnehmbarer Unterschied zwischen den Tuberkulosekranken und Nichttuberkulösen gezeigt hat.

Diese Variation, die Halsrippe, wurde von HÜSSELRATH (1930) als Dorsalisation bezeichnet. Rippenrudimente am 6. oder 5. Halswirbel gehören zu den Seltenheiten. REINHARDT hat im Jahre 1956 über die Hypertrophie der Querfortsatzstummel im Halsabschnitt hinaus, am 5. und 6. Halswirbel Halsrippen unregelmäßigen Verlaufs beschrieben. BRAUN hat (1955) an den 2.—7. Halswirbeln längere Processus costo-transversarii beobachtet, welche zum Teil knöcherne, zum Teil knorpelige Verbindungen hatten.

Gemäß GRUBER (1869) zeigen die Halsrippen folgende Erscheinungsformen:
1. Tuberkulare Form (Capitulum, Collum und Tuberculum) (Abb. 4),
2. eine sich dem Querfortsatz anschließende Rippe mit knöcherner oder ligamentöser Verbindung zur 1. Rippe (Abb. 5),
3. verlängerte knöcherne Rippe mit ligamentöser oder gelenkiger Verbindung zur 1. Rippe (Abb. 6),
4. eine echte Rippe, welche formgemäß der 1. Rippe entspricht (s. Abb. 1, rechte Seite).

Von WANKE (1937) wird die Hypertrophie des Querfortsatzes des 7. Halswirbels als eine minimale Veränderung mitberechnet; in dieser Hinsicht stimmt er mit KÜHNE vollkommen überein.

Das Fehlen der 1. Rippe ist in meinem Material nicht vorgekommen, und ich fand selbst in der Literatur keinen Hinweis darauf. ANDERSEN (1926) hat eine unterentwickelte 1. Rippe, die gegenüber der Norm dünner, kürzer und steileren Verlaufs war, beschrieben. Das Fehlen der 1. Rippe, zu anderen schweren Entwicklungsanomalien gesellt, wird von FELLER und STERNBERG (1930) erwähnt;

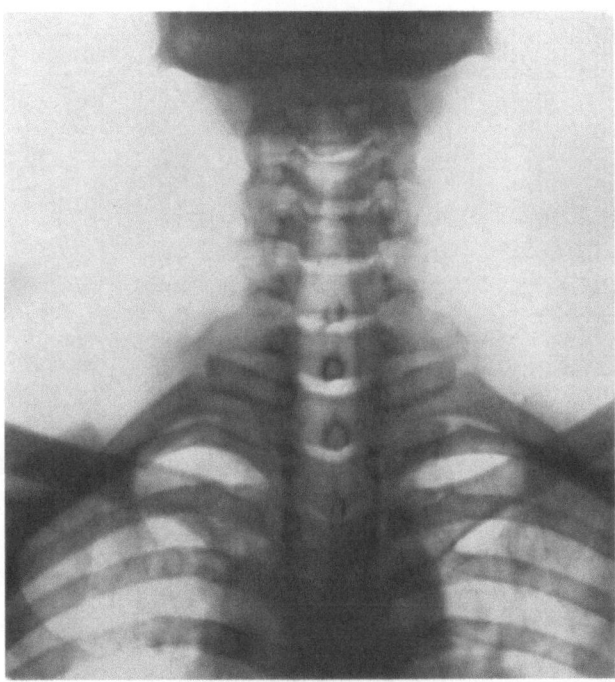

Abb. 4. 32jähriger Mann. Tuberculare Form der Halsrippe beiderseits

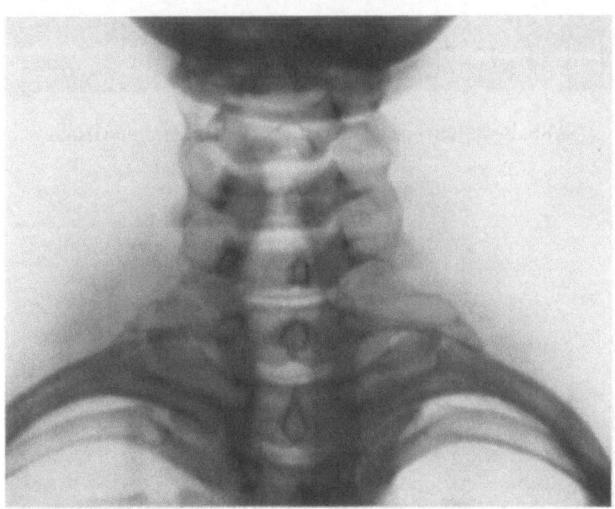

Abb. 5. 18jähriger Mann. Den Querfortsatz überragende Halsrippen beiderseits

neben fünf Halswirbeln hatte der erste Dorsalwirbelkörper in Form eines Rippenköpfchens nur an der rechten Seite einen Fortsatz, an der linken Seite war sogar dieser nicht mehr vorhanden. Diese Beobachtung kann selbstverständlich nicht mehr zu den Variationen gezählt werden.

Die sich neben einer gut entwickelten 1. Rippe zeigenden Foramina transversaria können als Zeichen der cervicalen Umgestaltung des 1. Dorsalwirbelkörpers gedeutet werden.

Bei der Röntgenuntersuchung der Halsrippe stoßen wir auf keine differential-diagnostischen Schwierigkeiten. Gelegentlich besteht die Halsrippe aus zwei gesonderten knöchernen Abschnitten, die eine pseudoartikuläre oder eine knorpelige Verbindung

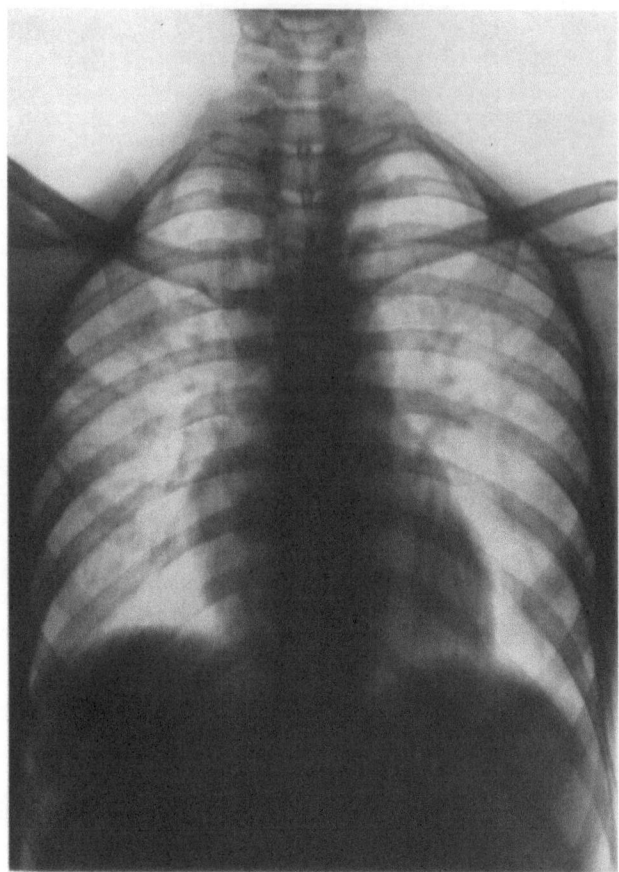

Abb. 6. 39jährige Frau. Halsrippen mittlerer Größe

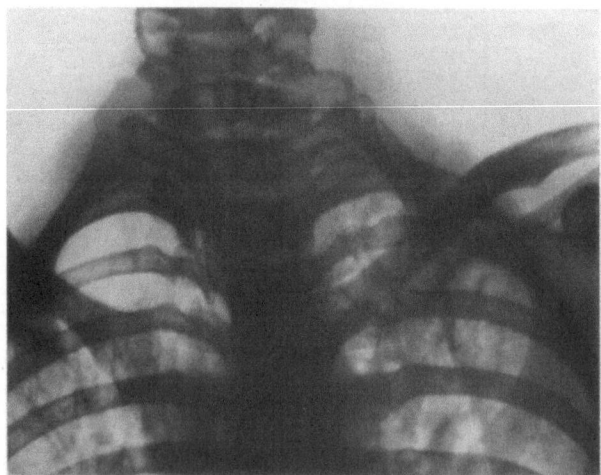

Abb. 7. 29jährige Frau. Linke Halsrippe mit Pseudoartikulation

haben können. Der Umstand, daß die Rippenenden eine glatte Oberfläche zeigen und die gegenüberliegenden Oberflächen verbreitert und verdickt sind, erleichtert die Differenzierung von einer Fraktur (Abb. 7—9).

Die Halsrippe kann mit verschiedenen sonstigen Entwicklungsanomalien, wie z. B. Bogenspalten, einhergehen.

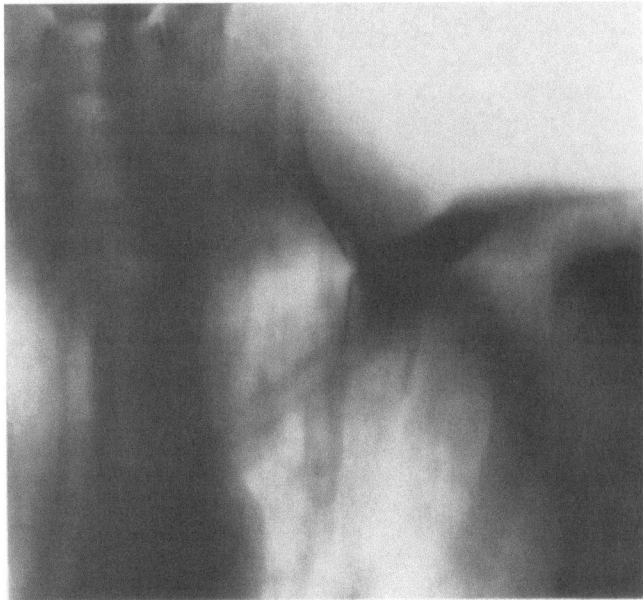

Abb. 8

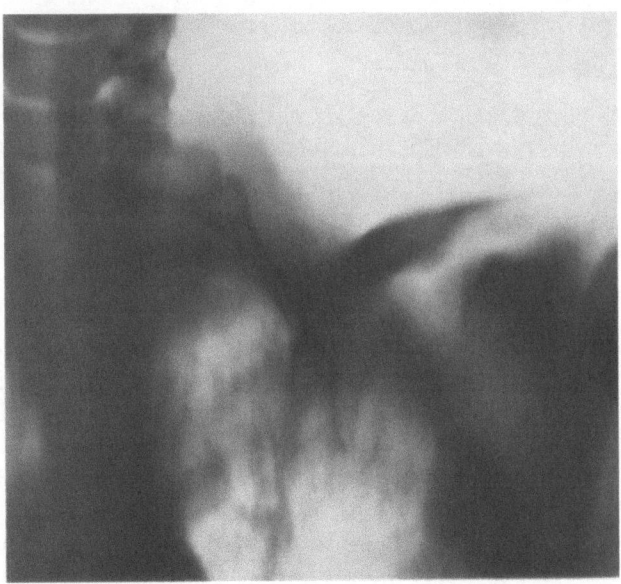

Abb. 9

Abb. 8 u. 9. Die Schichtaufnahme zeigt, daß der distale Anteil der Halsrippe eine knöcherne Verbindung mit der 1. Rippe hat

2. Variationen an der dorso-lumbalen Grenze

An der dorso-lumbalen Grenze manifestieren sich die Variationen zum Teil an den Rippen, zum Teil in der Stellung der Intervertebralgelenke. Es handelt sich um eine kraniale Variation, falls die zu den 18.—19. Wirbeln gehörenden Rippen auffallend kurz sind oder die Rippe des 19. Wirbelkörpers völlig fehlt. Die auffallende Verlängerung der Rippe des 19. Wirbels repräsentiert schon einen caudalen Variationstyp. Die Definition einer kurzen oder langen Rippe schwankt in breiten Grenzen und kann nach SCHINZ

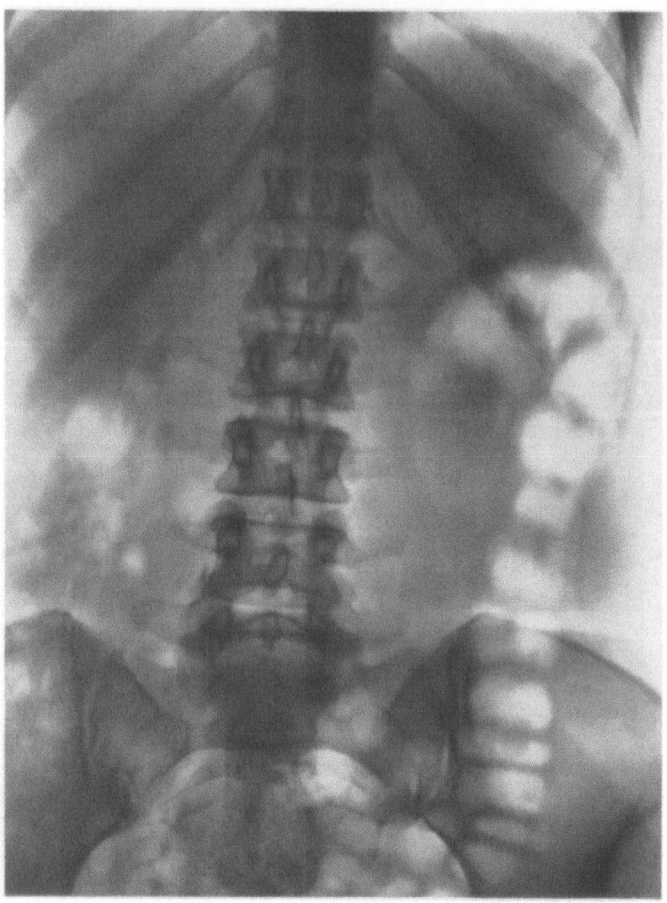

Abb. 10. 21jähriger Mann. Der Größenindex der zum 19. Wirbel gehörenden linksseitigen Rippe macht 320 aus

(1966) mit folgenden Zahlenangaben determiniert werden. Falls es sich um Erwachsene handelt, gelten Rippen zwischen 1—7 cm als kurz, andere, die eine Länge von 14—16 cm zeigen, als lang. Adolphi (1905) hat den Durchschnittswert bei Männern mit 11,5 bis 15,5 cm, bei Frauen mit 9,0—13,5 cm angegeben.

Kühne (1936) versucht, den Größenindex der Rippe des 19. Wirbels mit Hilfe der folgenden Gleichung auszudrücken:

$$\text{G. I.} = \frac{\text{Länge der Rippe des 19. Wirbels in mm} \times 1000}{\text{Länge der fünfgliedrigen Lendenwirbelsäule in mm}} \cdot$$

Nach seinen Berechnungen fällt der Normalwert zwischen die Quotienten 601—750. Ist der Größenindex niedriger als 600, so spricht er von einer cranialen, falls er 750 überschreitet, von einer caudalen Variation (Abb. 10).

Auch der erste Lendenwirbel kann eine Rippe besitzen oder ein Rippenrudiment aufweisen; beides gehört ebenfalls zu den caudalen Variationen. Die Häufigkeit dieser Variation wird von Hueck (1930) auf 7,75%, von Albanese (1932) dagegen auf 4,3% geschätzt. Schertlein (1928) hat die Rippenrudimente an der thorako-lumbalen Grenze in vier Gruppen eingeteilt, es können aber auch Abweichungen davon bestehen.

Bei der 1. Lendenrippe unterscheidet Meyer-Burgdorff (1931) eine thorakale und eine lumbale Form. Er spricht von einer thorakalen Form, falls Form und Lage der Lendenrippe den Eindruck einer echten Rippe machen und der Querfortsatz des 1. Lendenwirbels kurz ist (Abb. 11). Bei der lumbalen Form hat ein kleines Rippenrudiment eine gelenkige Verbindung mit der Spitze des gut entwickelten Querfortsatzes (Abb. 12

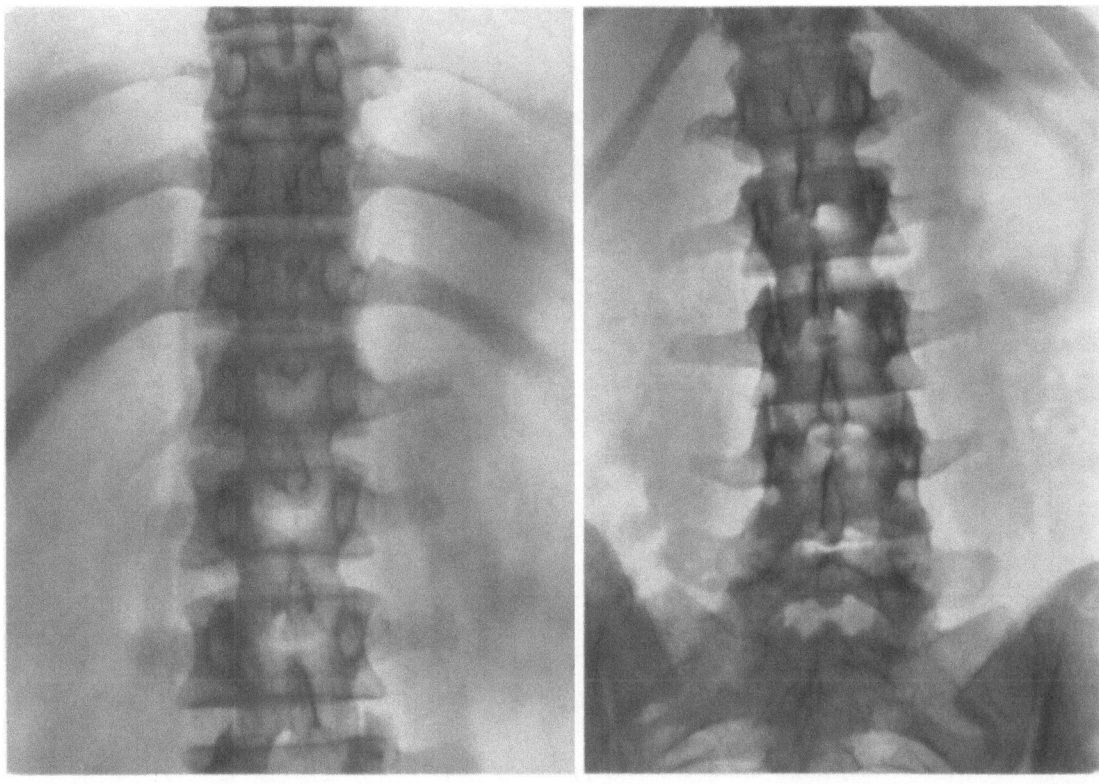

Abb. 11   Abb. 12

Abb. 11. 40jährige Frau. Am L1 rechtsseitige Lendenrippe thorakalen Typs. Linksseitiger Querfortsatz
unregelmäßig geformt

Abb. 12. 28jährige Frau. Am L1 kurze doppelseitige Lendenrippe lumbalen Typs

und 13). Nach H. MEYER (1929) kann während der embryonalen Entwicklung jeder Querfortsatz im Lumbalabschnitt eine Rippenanlage haben, welche dann im Laufe der Entwicklung mit dem Querfortsatz und dem Wirbelkörper verschmilzt. Die embryologischen
Untersuchungen von HAYEK (1932) lassen die Folgerung zu, daß in dieser Hinsicht der
erste Lendenwirbel eine ganz besondere Stellung einzunehmen vermag, weil hier die
Rippenanlage mit dem ventro-lateralen Höcker des Querfortsatzes zu verschmelzen
pflegt, und zwar derart, daß sich Rippenköpfchen und -hals zurückentwickeln. Aus dem
erwähnten Gang der embryonalen Entwicklung geht klar hervor, daß im Falle, daß sich
Rippenköpfchen und -hals zurückentwickeln, die anderen Partien der Rippenanlage
jedoch nicht verschmelzen, sich eine Rippe lumbalen Typs entwickeln muß. Entwickeln
sich Rippenköpfchen und -hals nicht zurück, so bildet die Rippe mit dem Wirbelkörper
eine artikuläre Verbindung, der Querfortsatz bleibt relativ klein, und es entsteht so eine
thorakale Form.

Eine dritte Möglichkeit wurde von AICHEL (1922) derart vorgestellt, daß trotz
Verschmelzung von Rippe und Querfortsatz dieser letztere keine knöcherne Verbindung
zum Bogen besitzt und demgemäß die Querfortsatzmasse von dem Wirbel durch eine
Spalte getrennt ist (Abb. 14).

Während das Rippenrudiment am 20. Wirbel relativ häufig ist, kommt es am 21.
nur als Seltenheit vor. So hat z. B. ALBANESE (1932) in seinem Beobachtungsgut Rippenrudimente am 2. Lendenwirbel in nur 0,4% beobachtet.

Die klinische Bedeutung der Lendenrippe ist belanglos. Vom Standpunkte der
Differentialdiagnostik aus kommt höchstens die Abgrenzung von einem Querfortsatz-

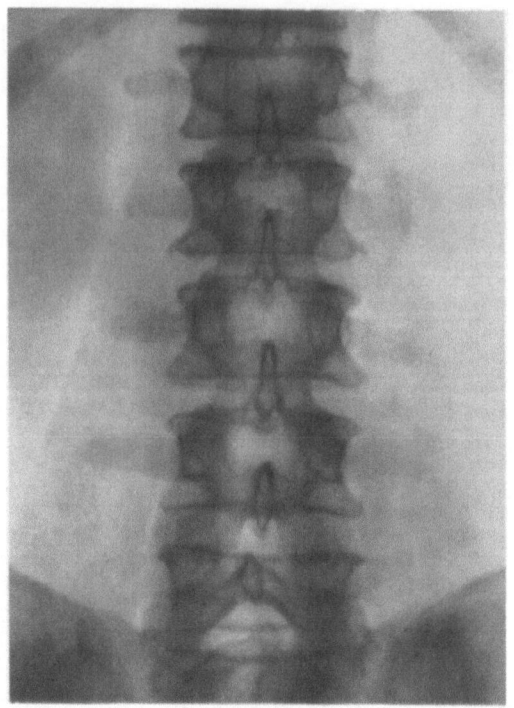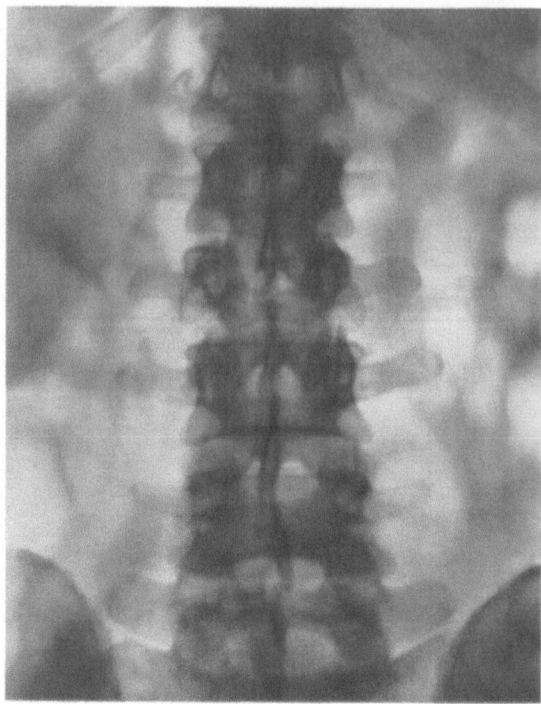

Abb. 13   Abb. 14

Abb. 13. 23jähriger Mann. An L1 doppelseitige lange Lendenrippe lumbalen Typs

Abb. 14. 32jährige Frau. Sechs Lendenwirbel. Sagittale Wirbelkörperspalte an L3 (Schmetterlingswirbel).
Der rechtsseitige Querfortsatz des L1 zeigt keine knöcherne Verbindung mit dem Bogen

bruch in Frage. Der grundlegende Unterschied zum Bruch liegt darin, daß die Oberfläche flach ist und medialwärts eine leichte konkave Biegung zeigt; die Konturen sind
einheitlich und scharf.

An der dorso-lumbalen Grenze deuten auch die Veränderungen im Niveau der Gelenkfortsätze auf Variationen hin. Der Übergang liegt in der Norm beim 19. Wirbel, und
zwar derart, daß die obere Gelenkebene eher eine frontale Stellung, die untere dagegen
eine sagittale Stellung zeigt. Diese sagittale Stellung kann gegebenenfalls auch zwischen
dem 18. und 19. Wirbel in Erscheinung treten oder eventuell zwischen dem 20. und 21.

Auch einseitige Veränderungen sind möglich (SCHERTLEIN, 1928) (s. Abb. 11). SIMONS
(1951) wies darauf hin, daß diese Variationen eigentlich mehr Interesse verdienen müßten,
da die Ursache unklarer Lendenschmerzen nicht selten in den Veränderungen der kleinen
Gelenke steckt.

3. Variationen am Lenden-Kreuzbein-Übergang

Variationen manifestieren sich häufig am Lenden-Kreuzbein-Übergang. Die bekannte,
ältere Bezeichnung für diesen Variationstyp, die *Lumbalisation* und *Sacralisation*, hat
ihre Gültigkeit bis heute bewahrt. In der Mehrzahl der Veröffentlichungen sprechen sich
die Autoren für die Bezeichnung „*lumbo-sacrale Übergangswirbel*" aus, nachdem in der
Vielzahl der Fälle nicht mit Sicherheit entschieden werden kann, ob es sich um eine
Lumbalisation oder Sacralisation handelt. Der Grund liegt wohl darin, daß zu einer
sicheren Entscheidung die röntgenologische Abbildung der ganzen Wirbelsäule benötigt
wird und diese meist unterlassen wird. Mangels einer genauen Abzählungsmöglichkeit
der Gesamtwirbelzahl versuchte man solche Charakteristika zu finden, durch welche
die Bestimmung der Wirbelzahl ermöglicht werden könnte. Ein solches Zeichen wäre

z. B. die Tatsache, daß der Querfortsatz des 4. Lendenwirbels gewöhnlich kürzer und dünner ist, als derjenige des darüber- oder darunterliegenden Wirbels. Nach Schinz, Baensch, Friedl (1966) ist dieser in mehr als 80 % der normalen Wirbelsäule, in mehr als 70 % beim Cranialtyp und in mehr als 60 % beim Caudaltyp klein. Die Feststellungen von Holitsch (1930) basieren ebenfalls auf dem 4. Lendenwirbel, dessen Querfortsatz kürzer, dünner und kranialgerichtet ist und am caudalen Rand des medialen Drittels eine leichte Vorwölbung zeigt. Aus den Angaben von Schinz (1966) geht hervor, daß zwar die erwähnten Charakteristika in der Mehrzahl der Fälle auffindbar sind, sie aber keineswegs als zweifelsfreie Anhaltspunkte benutzt werden dürfen. Die Abzählung der Kreuzbeinlöcher ist auch nicht zuverlässiger, nachdem Lübke (1931) bereits in 31 % sechs Kreuzbeinsegmente gefunden hat und die Angleichung des ersten Steißbeinsegmentes an die Kreuzbeinform schon eine Änderung in der Wirbellöcherzahl zur Folge haben kann.

Die Angaben über die beobachtete Häufigkeit der Übergangswirbel an der lumbosacralen Grenze sind stark abweichend. Wie bereits erwähnt, gibt dafür der Umstand, daß nur in seltenen Fällen die Wirbelsäule in ihrer Gesamtheit abgebildet wird, eine Erklärung, andererseits werden die Kriterien, nach welchen die Variationen von der Norm getrennt werden können, verschiedenartig bestimmt. Das Vorkommen der lumbosacralen Übergangswirbel wird von Martius (1928) mit 20 %, von Willis (1929) mit 11,5 %, von Blumensaat und Clasing (1932) mit 5 %, von Reisner (1933) mit 4,9 %, von Imhäuser (1952) mit 5,5 %, von Stinckfield und Sinton (1955) mit 10,6 % angegeben. Innerhalb dieser Zahlenangaben weist das Verhältnis zwischen Lumbalisation und Sacralisation auch erhebliche Differenzen auf:

	Sacralisation %	Lumbalisation %
Blumensaat, Clasing	2,8	2,2
Willis	6,2	5,3
Martius	12,0	8,0
Lübke	1,0	9,0

Imhäuser (1952) hat anhand der Kontrolle von Hüftveränderungen im Kindesalter dem Problem der lumbo-sacralen Übergangswirbel große Aufmerksamkeit geschenkt. Er stellte fest, daß gewisse Zeichen, die später auf eine Sacralisation oder Lumbalisation hinweisen können, schon im Laufe der ersten Lebensjahre zu erkennen sind. So entwickelt sich z. B. aus einem in der Nähe des Querfortsatzes des 5. Lendenwirbels vorhandenen rundlichen Knochenkern die gelenkige Sacralisation, während aus dem dreieckigen Knochenkern, vor und neben dem Querfortsatz liegend, eine knöcherne Assimilation zur Zeit der Pubertät entsteht. Das Fehlen des kranio-lateralen Knochenkerns des ersten Sacralwirbels weist auf eine Lumbalisation hin.

Große Standardwerke (Simons, 1951; Schmorl und Junghanns, 1957) bedienen sich bei der Unterscheidung der einzelnen lumbo-sacralen Variationen der von Blumensaat und Clasing (1932) empfohlenen Gruppierung, welche den klinischen und röntgenologischen Gesichtspunkten am meisten zu entsprechen scheint.

Gruppe I. Totale, symmetrische Sacralisation und Lumbalisation:
a) Vollkommene Synostose des 24. Wirbels mit dem 1. Kreuzwirbel (Abb. 15).
b) Vollkommene Loslösung des 1. Kreuzbeinwirbels vom Kreuzbein und dadurch Bildung eines 6. Lendenwirbels (Abb. 16 und 17).

Gruppe II. Teilweise Sacralisation und Lumbalisation:
a) Doppelseitige Übergangsform mit ungleichmäßiger Seitenassimilation und teilweiser beiderseitiger oder nur einseitiger Verbindung mit dem Nachbarwirbel (Abb. 18 und 19).
b) Einseitige Übergangsform mit einseitiger Verbindung (Abb. 20).
c) Gleichzeitige Kombination von teilweiser Sacralisation und teilweiser Lumbalisation.

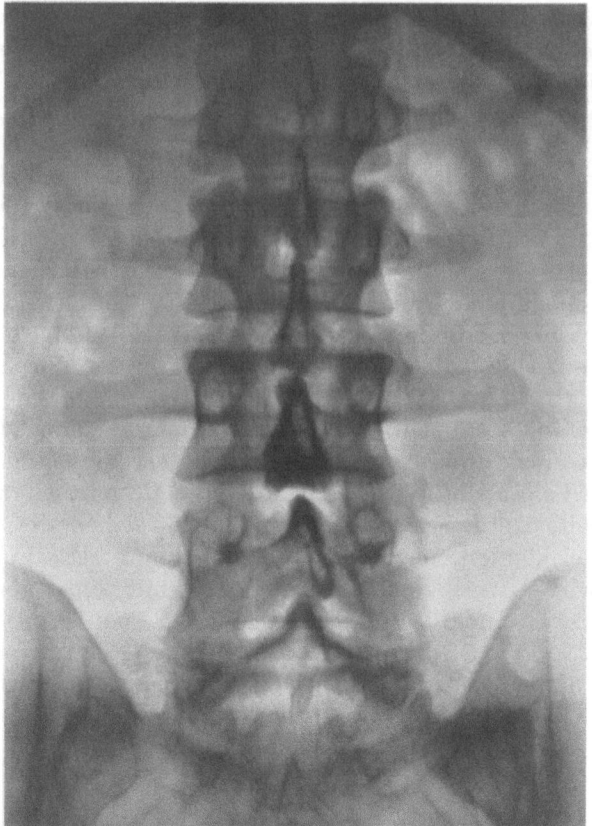

Abb. 15. Totale symmetrische Sacralisation

Gruppe III. Übergangsformen der Querfortsätze durch Hyperplasie von Costalfortsätzen ohne Verbindung mit dem Kreuzbein (Abb. 21 und 22).

In der Klassifikation von BLUMENSAAT und CLASING (1932) gilt die am Querfortsatz des 5. Lendenwirbels sichtbare, tropfenförmig herabhängende Rippenanlage für die primitivste Erscheinungsform des lumbo-sacralen Übergangswirbels. Die Verbreiterung des Querfortsatzendes, das auf einer mit falscher Technik hergestellten Röntgenaufnahme mit dem Kreuzbeinseitenflügel in einem scheinbaren Kontakt sein oder die Darmbeinschaufel erreichen kann, muß natürlich von dem lumbo-sacralen Übergangswirbel abgegrenzt werden. Es ist daher empfehlenswert, die Aufnahme in Steinschnittlage unter Ausgleich der Lendenlordose anzufertigen. In fraglichen Fällen kann die Röntgenschichtaufnahme zur Klärung beitragen (ERDÉLYI, 1943) (Abb. 23 und 24).

Die beiden übrigen Gruppen der lumbo-sacralen Übergangswirbel bedeuten für die Röntgenuntersuchung keine besonderen Schwierigkeiten, weder im Falle einer Sacralisation noch einer Lumbalisation. Über diese Feststellung hinaus kann jedoch die Identifizierung sekundärer Veränderungen, welche im Falle einer gelenkigen Verbindung sich in Form einer sekundären Arthrose manifestieren und derart eine Schmerzursache bilden können, röntgenologisch von Bedeutung sein. Die Unebenheit der Gelenkoberflächen, Anlagerungen, Verdickungen, Sklerose oder eventuelle freie Körper im Gelenk, sind die meist sichtbaren Zeichen. Die Röntgenschichtuntersuchung kann die Klärung dieser Umstände fördern (Abb. 25 und 26).

Es kann sich gelegentlich die Form des Wirbelkörpers selbst ändern, er kann niedriger sein. Im Falle eines einseitigen Übergangswirbels kann nur die eine Seite des Wirbels niedriger sein. Dieser Umstand beeinflußt die Achsenstellung der Wirbelsäule und führt zur Bildung einer Skoliose. Die

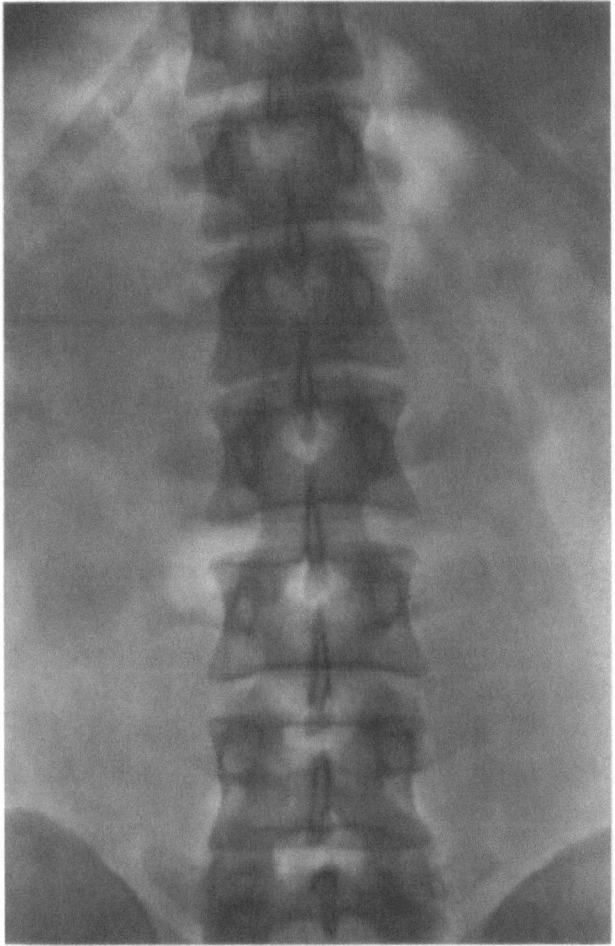

Abb. 16. Totale symmetrische Lumbalisation

Variation kann in diesem Wirbelsäulenabschnitt auch mit Bogenanomalien einhergehen, die sich dann als Bogenasymmetrie oder Bogenspalte manifestieren.

Veränderungen, die sich auf mehrere Lendenwirbelfortsätze ausdehnen, wurden von RÖVEKAMP (1935), GYÖRGYI (1936), LÖHR (1938), MEVES (1939), DE CUVELAND (1956) RADKE (1959) JOSLOW und BECKER (1968) und STRAUCH (1969) beschrieben.

Vom differentialdiagnostischen Standpunkte aus muß die sog. *Pseudosacralisation* von den erwähnten Variationen getrennt werden. Es handelt sich bei dieser um eine erworbene Veränderung, um eine Berührung zwischen dem Querfortsatz des letzten Lendenwirbels und der Kreuzbeinseitenmasse, welche infolge eines pathologischen Prozesses näher aneinanderrücken und zu Falschgelenkbildungen führen. Die Degeneration der Zwischenwirbelscheiben oder die Höhenabnahme des 5. Lendenwirbels infolge von Verletzungen oder pathologischen Veränderungen, welche die Festigkeit des Knochens beeinträchtigen — am häufigsten durch Osteoporose — kommen als auslösende Faktoren in Betracht.

Vom Standpunkte der Differentialdiagnose aus ist weiterhin noch die Ossifikation des Ligamentum ileolumbale und ileosacrale erwähnenswert. Dieses Krankheitsbild hat keine Beziehungen zu den Wirbelvariationen, die erwähnten Bänder ziehen von der Querfortsatzspitze des präsacralen Wirbels zum Darmbeinkamm, zu dessen Innenfläche bzw. zur Oberfläche der Kreuzbeinflügel (REISNER, 1931). Diese verkalkten Bänder

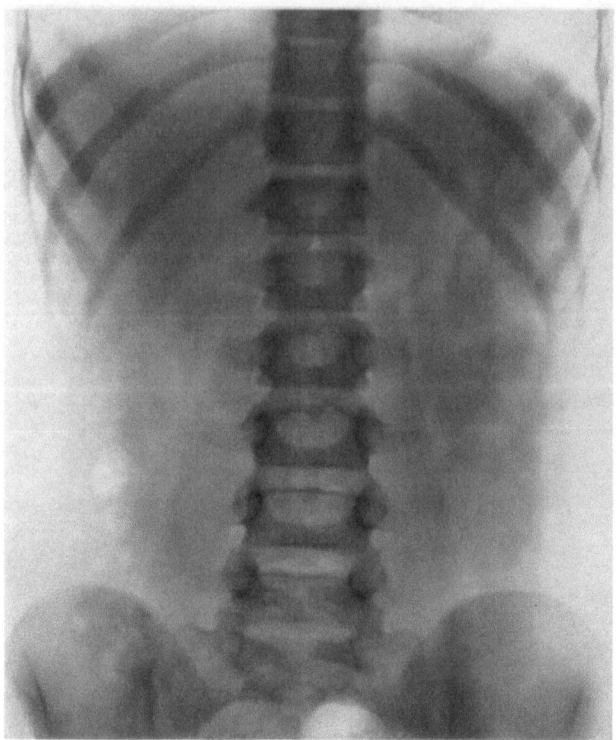

Abb. 17. Totale symmetrische Lumbalisation mit Bogenspalte

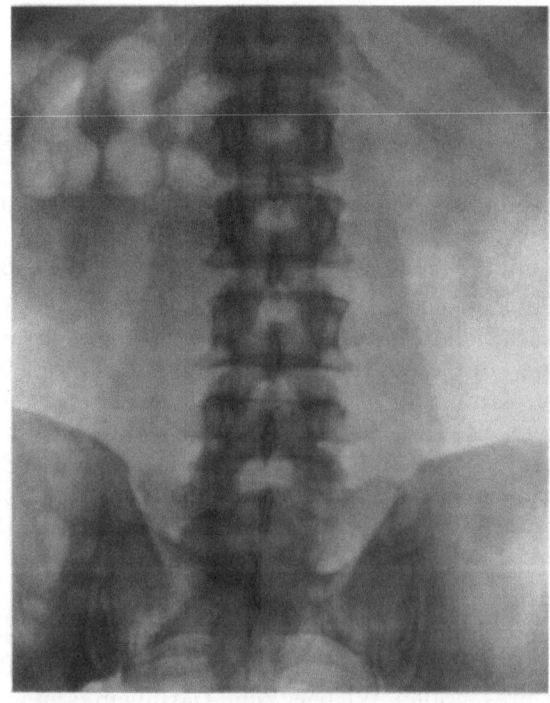

Abb. 18. Teilweise Sacralisation

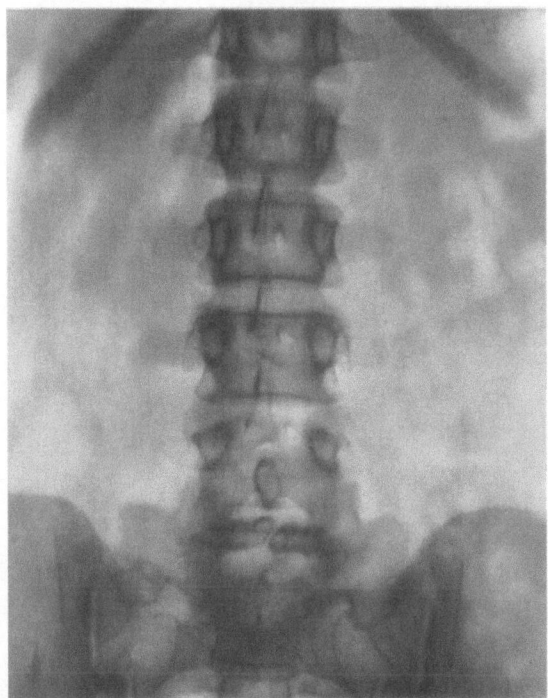

Abb. 19. Teilweise Lumbalisation

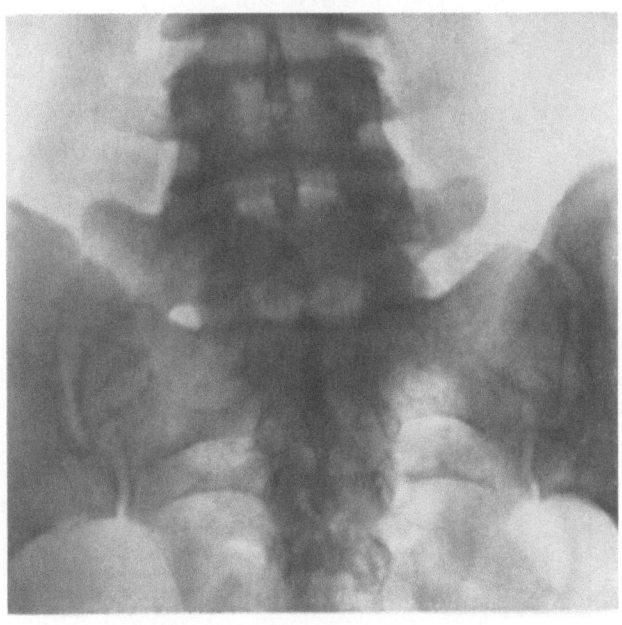

Abb. 20. Einseitige Übergangsform

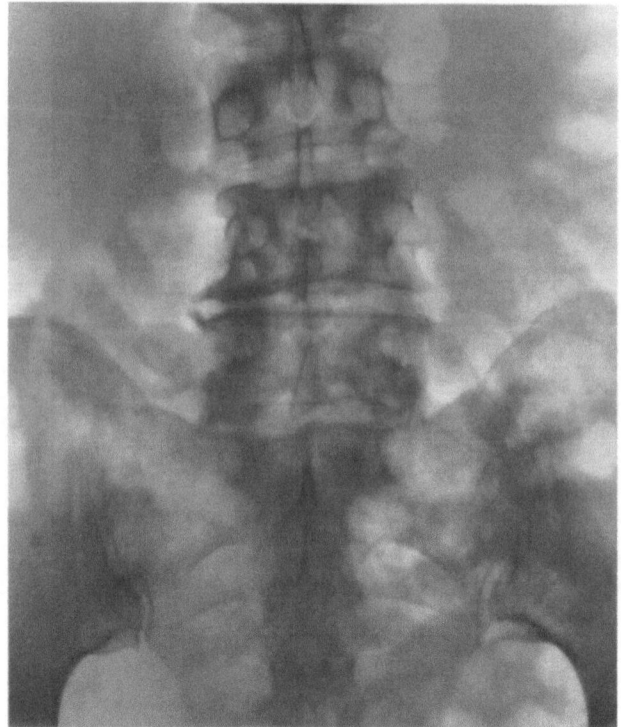

Abb. 21. Hyperplasie des Kostalfortsatzes rechts

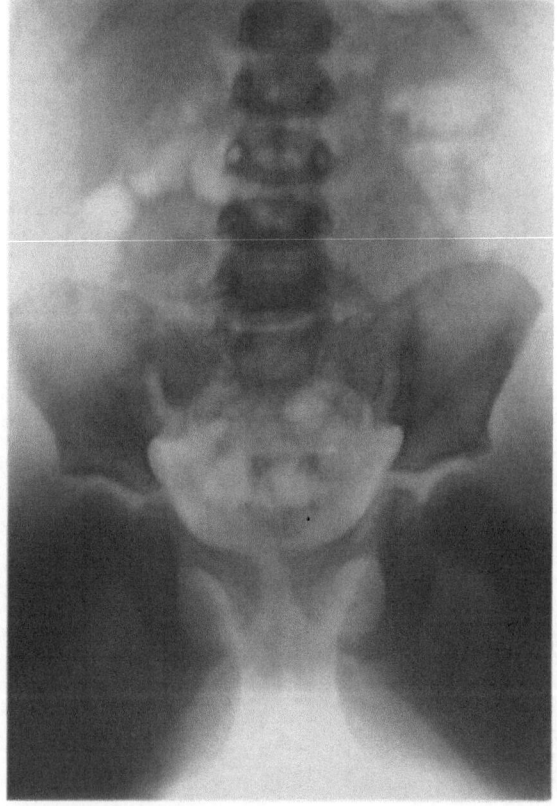

Abb. 22. Übergangsform links bei einem 6jährigen Kinde

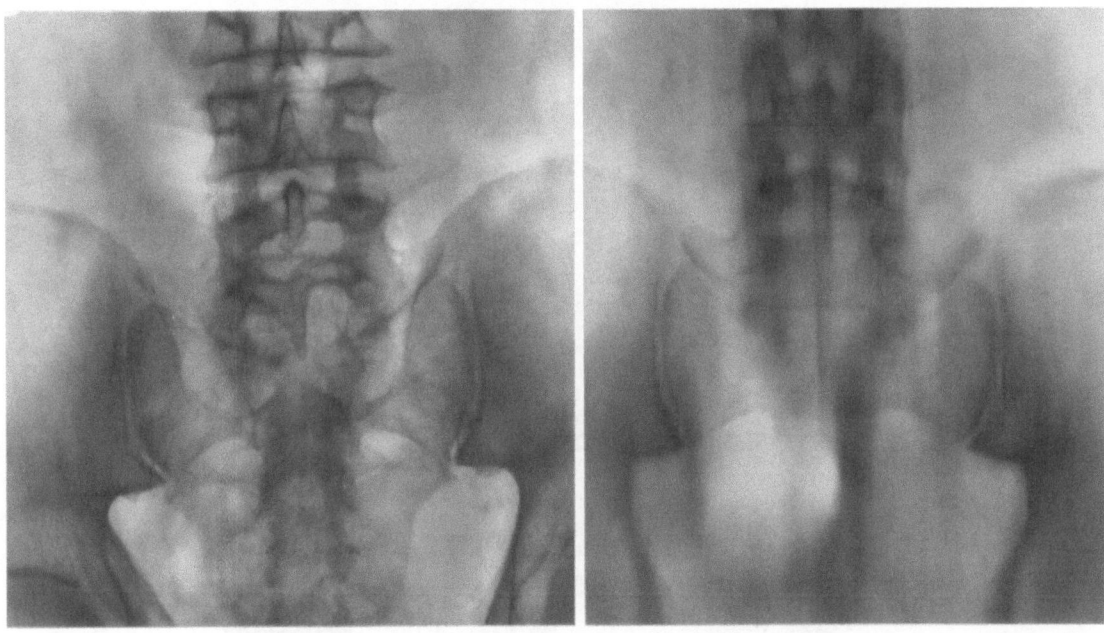

Abb. 23   Abb. 24

Abb. 23. 52jähriger Mann. Der linke Querfortsatz des L5 steht mit der Massa lateralis des Kreuzbeins in Kontakt, der S1-Bogen ist offen

Abb. 24. Der gleiche Patient wie Abb. 23. Nach der Schichtaufnahme ist nur eine scheinbare Berührung vorhanden

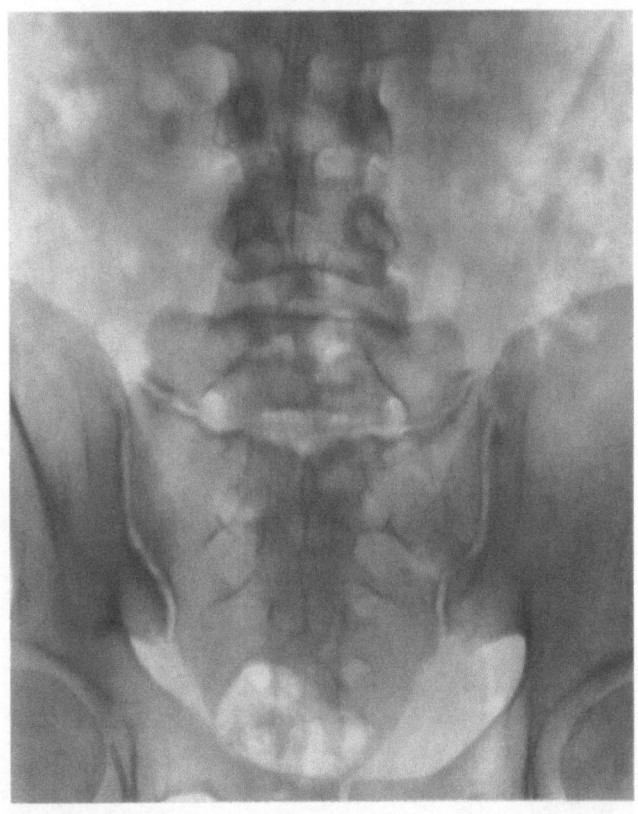

Abb. 25. Übergangswirbel mit doppelseitiger gelenkiger Verbindung zum Kreuzbein. Die Aufnahme wurde mit 40gradiger kaudo-kranialer Kippung des Strahlenganges angefertigt

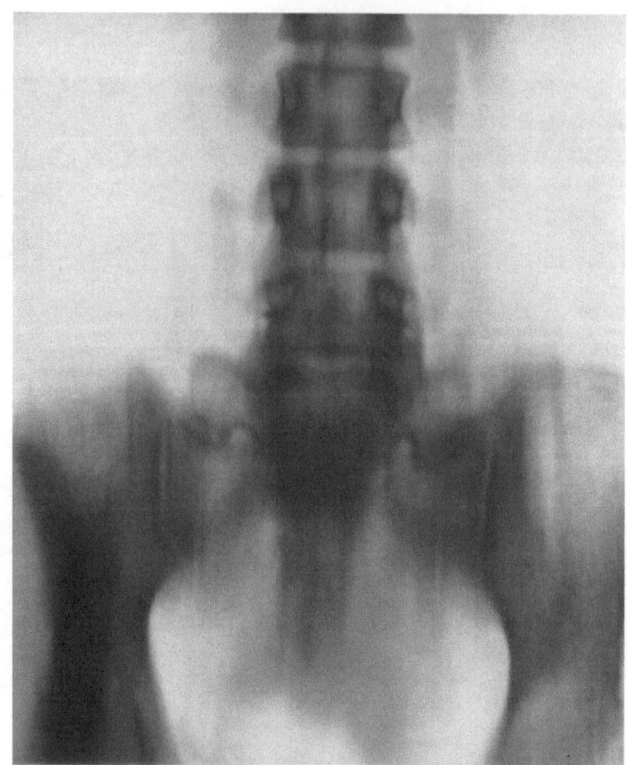

Abb. 26. Auf der Schichtaufnahme zeigen sich unregelmäßige sklerotische Gelenkoberflächen, rechts Verkalkungen innerhalb des Gelenkes

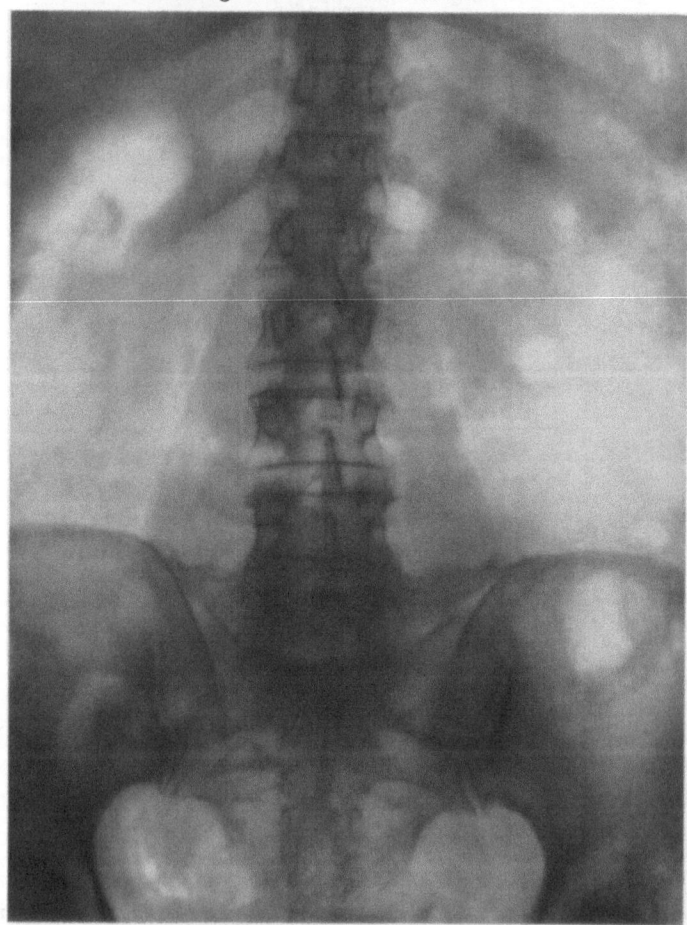

Abb. 27. Doppelseitige Verkalkung des Ligamentum ileo-lumbale (56jährige Frau)

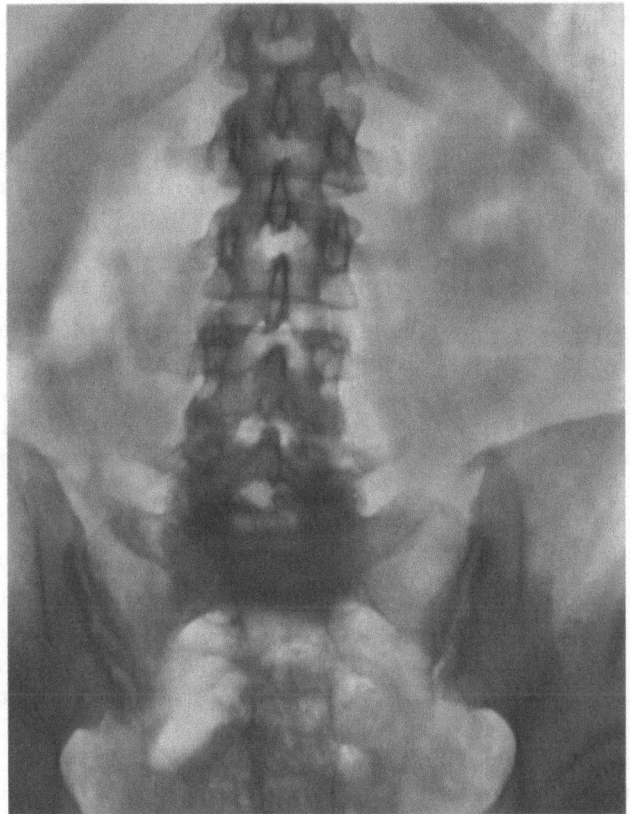

Abb. 28

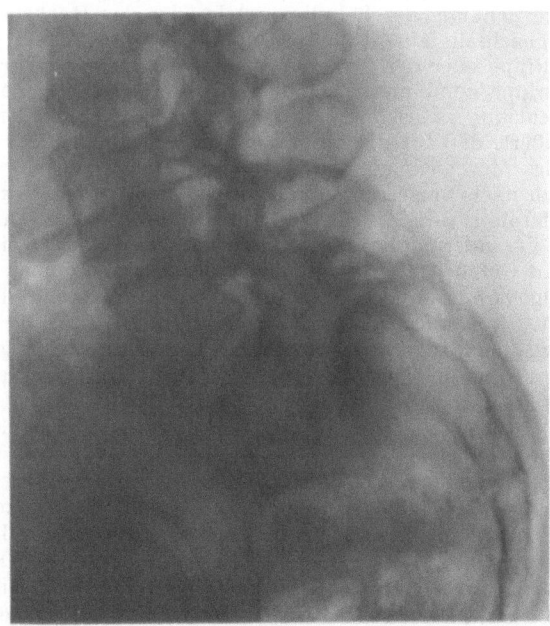

Abb. 29

Abb. 28 u. 29. 30jährige Frau. Spondylolisthese, teilweise Verkalkung des Ligamentum ileo-lumbale und
ileo-sacrale

vermögen in der Röntgenaufnahme das Bild eines Übergangswirbels nachzuahmen, ihre Verlaufsrichtung, Ursprungsstelle und Schattendichte sind uns jedoch in der Identifizierung behilflich (Abb. 27).

Eine Änderung im gegenseitigen Verhältnis zwischen dem letzten Präsacralwirbel und Kreuzbein kann als die Ursache der Ossifikation betrachtet werden, durch die der Organismus das Vorwärtsschieben des Präsacralwirbels zu verhindern versucht. Solche Beobachtungen habe ich bei der Spondylolisthesis gemacht (Abb. 28 und 29).

4. Variationen am Übergang vom Kreuzbein zum Steißbein

Variationen an der sacro-caudalen Grenze kommen gleichfalls häufig vor, ihre praktische Bedeutung ist aber gering. Beim Kranialtyp erhält der letzte Sacralwirbelkörper caudalen Charakter, während beim Caudaltyp der erste Steißbeinwirbel sich dem Sacraltyp nähert. Im ersten Fall fehlt das geschlossene Foramen sacrale, im letzteren zeigt sich infolge des verschmolzenen ersten Caudalwirbels und des Kreuzbeins eine einseitige oder doppelseitige Öffnung.

5. Die Rolle der Variationen bei pathologischen Prozessen

Den in den vorangehenden Kapiteln behandelten Variationen fällt außer der röntgenologisch-differentialdiagnostischen manchmal auch eine klinische Bedeutung zu.

Die Halsrippe, das Charakteristikum des cervicalen Übergangswirbels, war den Anatomen seit langem bekannt. Diese Variationsform wurde erstmalig von HUNAULD im Jahre 1742 beschrieben und am Lebenden von COOPER 1818 nachgeprüft; COOTE hat 1861 schon eine Halsrippe entfernt. Von diesem Zeitpunkt an ist die Halsrippe als ein Gebilde, das ein pathologisches Syndrom aufrechtzuerhalten vermag, bekannt. Unter *Halsrippensyndrom* werden meist ein- oder doppelseitige Motilitäts- und Sensibilitätsstörungen verstanden, welche die Nervenwurzel C5 bis C8 und D1 ergreifen. Vasomotorische Störungen, Cyanose, Anämie der Finger, trophische Ulcera am Ulnarrand, vasculäre Symptome, Pulsveränderungen gehören außerdem zu diesem Syndrom.

Die Zunahme der Beobachtungen führte zur Behauptung, daß über die Halsrippe hinaus auch andere Faktoren ein ähnliches Syndrom hervorzurufen vermögen. So vertrat z. B. TODD (1910) den Standpunkt, daß die Senkung des Schultergürtels oder der Hochstand des Sternums und der sternalen Rippenenden gleichfalls zur Kompression der Nervenwurzeln führen könnten, falls der Plexus über der ersten Rippe oder der eventuellen Halsrippe gespannt wird. J. B. MURPHY (1905) versuchte, eine mit Halsrippe kombinierte Gefäßveränderung durch einen auf die A. subclavia ausgeübten Druck des M. scalenus zu erklären. Im Jahre 1925 hat sich BERTELSMANN anhand eines Falles dahingehend geäußert, daß für die eventuellen Beschwerden nicht so sehr die Halsrippe als vielmehr die Myositis des M. scalenus anterior verantwortlich gemacht werden könnte. Die Beschwerden hörten nämlich nach Entfernung der Halsrippe nicht auf, Plexus und Gefäße waren erst durch die teilweise Entfernung des M. scalenus anterior zu befreien. ADSON und COFFEY (1927) glauben die Ursache der Veränderung darin zu finden, daß im Winkel zwischen M. scalenus anterior und Halsrippe Plexus und Gefäße durch den steifen Muskel umklammert und komprimiert werden. Aus diesem Gedankengange heraus haben erwähnte Verfasser die Scalenotomie empfohlen. HENSCHEN teilte 1924 mit, daß die 1. Rippe ohne das Vorhandensein einer Halsrippe einem Druckmechanismus zufolge ähnliche Symptome hervorzurufen vermag, und zwar so, daß die caudalen Wurzeln entweder durch den Hochstand der Rippe oder durch die Senkung des Schultergürtels oder sogar durch den allzu tiefen Ursprung des Plexus, gegen die 1. Rippe gedrückt werden.

Von OCHSNER (1935) wurde das Krankheitsbild unter dem Namen Scalenus anticus-Syndrom zusammengefaßt und festgestellt, daß in seinem Beobachtungsgut stets ein der Norm gegenüber mehr entwickelter, spastischer, steifer Scalenus anterior vorzufinden war und durch Scalenotomie eine sofortige Senkung der 1. Rippe und Heilung zu erzielen waren. HENSCHEN und HEUSSER (1937) weisen darauf hin, daß die Reizung des M. scalenus anterior sowohl durch eine spezifische als auch durch eine unspezifische Entzündung heraufbeschworen werden kann. WANKE (1937) besteht darauf, daß der Symptomenkomplex nicht unbedingt mit dem Vorhandensein einer Halsrippe zusammenhängen muß und selbst die Rippenanomalie nicht immer zur Krankheit gehört. Nach WANKE wird durch die Bezeichnung „Scalenus anticus-Syndrom" das Wesen der Veränderung nicht ausgedrückt, da daran der Scalenus medius und die tiefe Seitenmuskulatur ebenfalls beteiligt sind. Es wäre daher mehr angezeigt, sich auf die Bezeichnung „*Scalenussyndrom*" zu beschränken. Es wird ferner von ihm betont, daß die anatomischen Variationen der cervico-dorsalen Grenze häufige Begleitsymptome machen; Verfasser vertritt jedoch den Standpunkt, daß das Scalenussyndrom dem Halsrippensyndrom übergeordnet ist, obwohl die Symptomatologie nicht erweitert wurde.

KLIMKÓS Beobachtung (1938) weist auf den komplexen Charakter der Veränderung hin; in seinem Falle verursachte die rechtsseitige Halsrippe erst dann Beschwerden, als die spezifische Veränderung der rechten Lungenhälfte, d. h. eine damit einhergehende supraclaviculäre Lymphknotenentzündung, sich auch auf den M. scalenus anterior ausgedehnt hatte, so daß dieser verbreitert wurde und schrumpfte. Auf diese Weise wurde die Halsrippe kranialwärts gezogen, gebrochen; die erwähnten Faktoren haben insgesamt das Scalenussyndrom verursacht. FISCHER (1949) hat zwei Fälle operiert, bei denen keine Halsrippe vorhanden war und die Veränderung allein durch die entzündliche Veränderung des M. scalenus anterior — bedingt durch einen entzündlichen Lymphknoten — aufrechterhalten wurde. KIRGIS und REED (1948) bemühten sich in Fällen, in denen keine Halsrippe vorhanden war, mit Hilfe einer eingehenden anatomischen Forschungsarbeit das Scalenussyndrom klarzulegen. Sie kamen zur Schlußfolgerung, daß es durch verschiedene Faktoren bewirkt werden kann; es vermögen jedoch anatomische Ursachen allein ohne funktionelle Veränderungen das Syndrom nur sehr selten herbeizuführen.

WOODS, SHEA (1955) berichten über 90 Operationsfälle, bei denen durch Scalenotomie in 78% eine Heilung bzw. eine Besserung erzielt wurde. KOTHE (1956) betont ausdrücklich, daß die einzelnen Fälle individuell ausgewertet und die zu befolgenden Therapiemöglichkeiten bzw. die Art des operativen Eingriffs stets individuell ausgewählt werden sollten. Eine kurze Halsrippe kann ähnliche Symptome herbeiführen, indem sie die Nervenwurzeln sozusagen anspießt. Von einer kleinen Halsrippe aus können bindegewebige Stränge zur 1. Rippe ziehen und Beschwerden verursachen und umgekehrt kann eine gut entwickelte Halsrippe an den Symptomen unbeteiligt sein, falls diese durch die Myositis der Scalenusmuskulatur bewirkt werden. KNOBLAUCH (1957), der bei 17 Fällen, die jeder konservativen Therapie trotzten, in 4 Fällen eine Scalenotomie, in 5 eine Halsrippenentfernung, in 8 eine Scalenotomie und Halsrippenentfernung, in 2 eine Scalenotomie und Querfortsatzentfernung durchgeführt hat, vertritt einen ähnlichen Standpunkt.

In dem Beobachtungsgut von HOLDEN, MURPHY und PORTMANN (1951) konnten die Beschwerden bei 42 Fällen neunmal auf eine Halsrippe oder auf die Verbreiterung des Querfortsatzes zurückgeführt werden. SEMMES und MURPHEY (1943) lenken in ihrer Arbeit die Aufmerksamkeit auf den Umstand hin, daß die Symptome einer Bandscheibenhernie von C 6 diejenigen des Scalenussyndroms haargenau nachahmen können.

Auch durch die Veröffentlichung von KAWAMURA und HOSONO (1958) wird die Frage noch nicht geklärt. Nach ihrem Vorschlag wäre auf Grund eigener, bei 56 Patienten gewonnener Erfahrungen die Bezeichnung Cervico-omo-brachial-Syndrom angezeigter. In 28 Fällen haben die Autoren Halsrippen beobachtet. Dem Spasmus des Scalenus möchten sie keine besondere Bedeutung beimessen, sie neigen eher dazu, die Veränderungen der Plexus und Gefäße auf Adhäsionen entzündlichen Charakters in der Scalenuslücke zurückzuführen. In ihrem Material handelte es sich in einer Anzahl der Fälle um Osteochondrose der Halswirbel, tuberkulöse Blockwirbel, Klippel-Feil-Syndrom oder um eine Periarthritis humero-scapularis. Es versteht sich demnach von selbst, daß die Autoren sich dem operativen Eingriff gegenüber relativ zurückhaltend zeigen.

Aus dem vorher Gesagten folgt, daß das Problem des Scalenussyndroms im Hinblick auf die klinische Beurteilung und Therapie noch nicht zu den abgeschlossenen Kapiteln gehört. Es steht allerdings fest, daß in der Mehrzahl der Fälle für die Entstehung des Krankheitsbildes die Halsrippe gleichfalls verantwortlich gemacht werden kann, so daß wir auf die Röntgenuntersuchung nicht verzichten dürfen. Dem Röntgenologen wird die Aufgabe gestellt, das Vorhandensein, die Größe einer eventuellen Halsrippe klarzulegen, zu klären, aus wieviel Segmenten sie besteht, die eventuelle gelenkige Knickung und die Beziehungen zur ersten Rippe festzustellen, um derart dem Kliniker brauchbare Hilfsmittel hinsichtlich der röntgenologisch klärbaren Komponente dieser komplexen Erkrankung zu geben. Die Beurteilung des Syndroms als Ganzes, die Entscheidung über die zu befolgende Therapie und die Art der operativen Behandlung ist — schon im Besitze sämtlicher Untersuchungsergebnisse — die Aufgabe des Klinikers.

Den Übergangswirbeln der dorso-lumbalen Grenze fällt keine besondere praktische Bedeutung zu. Demgegenüber repräsentiert die lumbo-sacrale Grenze ein wesentlich interessanteres Gebiet, das mehrere, für die ärztliche Praxis bedeutungsvolle Fragen aufwirft. Die chirurgische und orthopädische Literatur der dreißiger Jahre widmet der Rolle der sog. *Lumbalisation* und *Sacralisation* bei Rückenschmerzen großes Interesse; im Interesse einer erfolgreichen Therapie versuchen diese Mitteilungen die Forschungsarbeit in neue Bahnen zu lenken.

Die sog. Lumbalisation allein, d. h. die Tatsache, daß die Röntgenuntersuchung sechs Lendenwirbel zu entdecken vermag, ist für den Kliniker von nicht allzu großem Interesse. Solange diese nicht mit Rückenschmerzen einhergeht, handelt es sich nur um die Feststellung einer vorliegenden Variation. Falls diese Variation in Verbindung mit Rückenschmerzen entdeckt wird, bleibt noch immer die Frage offen, ob sie als Schmerzursache gedeutet werden soll. Martius (1928) wies darauf hin, daß ein verlängertes lumbales Wirbelsäulensegment bei Frauen statische Beschwerden hervorzurufen vermag, weil die relative Verlängerung die statische Leistungsfähigkeit des Stützapparates zweifellos beeinträchtigt. Brocher (1938) betont, daß eine Muskelentkräftung, zu einem sechswirbeligen lumbalen Segment gesellt, eben wegen der Verlängerung dieses Abschnittes eine gesteigerte Lordose und damit Beschwerden verursachen kann. Es wird von ihm hervorgehoben, daß in einem solchen Falle das gegenseitige Verhältnis von Lendenwirbel und Kreuzbein entscheidend wird.

Die sacrale Angleichung des 5. Lendenwirbels und die damit einhergehenden Beschwerden haben schon breite Diskussionen angeregt.

Bertolotti hat im Jahre 1917 das Syndrom der schmerzhaften Sacralisation beschrieben, und eine ganze Reihe der Veröffentlichungen folgte ihm. (Rossi, 1918; Tanaka, 1921; Schüller, 1924; Léri, 1926; Martius, 1928; Böhm, 1931; Lefort und Ingelrans, 1931; Buto, 1932; Fauereisen, 1932; Blumensaat und Clasing, 1932; Putti und Scaglietti, 1932; Ingebrigsten, 1933; Weil und van Dam, 1934; Heidsieck, 1935; Ettore, 1935; Alexandrow, 1936; Wenzl, 1937; Brocher, 1938.)

Bei der weiteren Klärung von Rückenschmerzen ist man zu Beginn oft auf verschiedene Abwege geraten. Technische Fehler bei der Anfertigung von Röntgenaufnahmen oder die Überschätzung geringfügiger Veränderungen führten dazu, daß Liek im Jahre 1928 in der Beurteilung von Röntgensymptomen zur Vorsicht gemahnt und gleichzeitig in Abrede gestellt hat, daß die Sacralisation überhaupt als Schmerzursache gelten könnte. Man dachte anfangs an Wurzelkompressionen; Lübke (1931), Putti und Scaglietti (1932), Blumensaat und Clasing (1932) gelang es jedoch nicht, einen anatomischen Beweis dafür zu finden, daß die Kompression des ventralen Lendennerves V auf diese Weise verursacht werden könnte.

Später haben die Forscher und Kliniker den chronisch-entzündlichen Veränderungen der Gelenkverbindung zwischen dem sacralisierten Querfortsatz und dem Kreuzbein ein erneutes Interesse geschenkt. Brailsford (1928), Meyer-Borstel (1931), Putti und Scaglietti (1932), Ettore (1935) u. a. neigen dazu, die Schmerzursache hierin zu finden. Die Beurteilung wurde nun noch dadurch erschwert, daß im Falle einer einseitigen Sacralisation — in einer gewissen Anzahl der Fälle — die Beschwerden sich auf die Gegenseite lokalisiert hatten.

Brocher hat sich über die möglichen Entstehungsursachen (1938) folgenderweise geäußert. Die Annäherung des sacralisierten Querfortsatzes an das Ileum ruft eine Reibung und dadurch periostale Schmerzen hervor, es entsteht eine Nearthrose, eventuell auch Schleimbeutelbildung. Unter Normalverhältnissen erfolgt die Bewegung zwischen Lendenwirbelsäule und Kreuzbein um eine Medianachse. Ist die Bewegung bei asymmetrischer Sacralisation des 5. Lendenwirbels an der einen Seite behindert, so kommt die Bewegung nur durch eine aphysiologische Torsion zustande. Auf diesem Wege entsteht in den Intervertebralgelenken der Gegenseite eine schwere Arthrose, welche als Schmerzursache in Erwägung gezogen werden kann.

Man bemühte sich, die unstillbaren Schmerzen auf operativem Wege zu lösen. Die Resultate der Operationen (Ettore, 1935; Ingebrigsten, 1933 usw.) zeugen davon, daß durch die Entfernung des hypertrophischen Querfortsatzes eine Heilung erzielt werden kann. Die ganze Frage wird durch die Angaben von Reisner (1933) ins rechte Licht gerückt. Von 222 Patienten mit Übergangswirbeln — die Hälfte davon beschwerdefrei — konnten die Kreuzschmerzen nur bei 20 mit dem sichtbaren Übergangswirbel in Verbindung gebracht werden. Ein operativer Eingriff erfolgte in zwei Fällen, und zwar mit Erfolg, obwohl bei dem ersten Patienten das arthrotische Gelenk nicht entfernt wurde.

Aus dem Vorangehenden geht deutlich hervor, daß in manchen Fällen die Sacralisation im Hintergrund der Beschwerden stehen kann. Die Röntgenuntersuchung ist imstande, wertvolle Angaben zur Beurteilung zu liefern. Das Vorhandensein der Sacralisation darf aber noch nicht mit der Schmerzursache identifiziert werden, es müssen alle möglichen Gründe abgewogen und erst nach Ausschaltung aller anderen möglichen Ursachen dürfen die Schmerzen auf die Sacralisation zurückgeführt werden.

6. Über die Bedeutung der Variationen in der gerichtlich-medizinischen Praxis

Die Erblichkeit der Variationstendenz führte zum Gedanken, diese Tatsache eventuell auch in der gerichtlich-medizinischen Praxis zu berücksichtigen. BICKENBACH (1946) inaugurierte diesen Gedanken, so daß die vergleichenden Wirbelsäulenuntersuchungen — insbesondere in Deutschland — anhand der Vaterschaftsklagen eine Überprüfung gefunden haben. In der Beurteilung von Wert und Brauchbarkeit dieser Methode weichen jedoch die Auffassungen stark voneinander ab.

Der Standpunkt von E. FISCHER (1938), nach welchem die Zuverlässigkeit der Wirbelsäulenuntersuchung zwar nicht in der Breite, aber doch in der Tiefe von gleichem Wert wie die Methode der Blutgruppenbestimmung sein sollte, wurde von anderen Forschern nicht anerkannt. LENZ (1949) äußerte sich derart, daß die Vergleichsmethode in Anbetracht ihrer geringen Brauchbarkeit nicht einmal im Rahmen der erbbiologischen Untersuchungen als lohnend anzusehen wäre. Anthropologen und Humangenetiker vertreten einen ähnlichen Standpunkt. HERRASSER (1950) schreibt in der Beurteilung der Vaterschaftsklage den genetischen Verhältnissen der Wirbelsäule keine besondere Bedeutung zu. Er erkennt aber dafür an, daß sie — als selbständiges Verfahren zwar nicht, aber mit anderen anthropologischen und erbbiologischen Faktoren zusammen — als Ergänzungsmethode von Wert sein kann.

1952 haben ILLCHMANN-CHRIST und DIETHELM ihre Ergebnisse aus einem relativ umfangreichen Beobachtungsgut bekanntgegeben. Die Verfasser haben anhand von 113 Vaterschaftsklagen 371 Wirbelsäulen kontrolliert und mehr als 1100 Wirbelsäulen-Röntgenaufnahmen analysiert. Von 151 Männern vermochten sie in sieben Fällen das Vorliegen einer Vaterschaft zweifellos auszuschließen, Zahlenangaben, welche von einer Treffsicherheit von 4,6% zeugen. Daraus folgt, daß ein jeder 20.—22. Mann, der unter falscher Annahme in Verdacht kommt, sich mit Hilfe dieser Untersuchungsmethode rechtfertigen kann. Die veröffentlichten Untersuchungsergebnisse standen im Einklang mit den übrigen erbbiologischen und anthropologischen Resultaten. Abgesehen von dieser Tatsache betonen Verfasser, daß die durch diese Untersuchungsmethode gewonnenen Ergebnisse zum Ausschluß der Vaterschaft unter der Bezeichnung „offensichtlich unmöglich" ungeeignet sind. Man kann nur von einer Wahrscheinlichkeit sprechen, zum selbständigen Untersuchungsverfahren tauge diese Methode nicht.

Laut FEHÉR und FARKAS (1956) ist es wohl berechtigt, im Falle einer vorhandenen Variation, einer Abweichung in der Vererbungsregel, auf Grund dieser Vergleichsmethode der vermuteten Vaterschaft gegenüber die Bezeichnung „äußerst unwahrscheinlich" zu gebrauchen.

KÜHNEs Untersuchungen (1931) kommen zu dem Ergebnis, daß das Vorhandensein einer caudalen Variation bei Vater und Mutter die Möglichkeit einer kranialen Variation beim Kinde ausschließt bzw. die kraniale Variation des Kindes ein Beweis dafür ist, daß keiner der vermutlichen Eltern der echte Elter des Kindes sein kann. Anhand eines einzigen Falles, bei dem auf Grund der Beurteilung von Fachkundigen dies behauptet wurde, hat sich STERN (1956) dahingehend geäußert, daß der Umstand, daß beide Eltern eine caudale Variation, das Kind dagegen eine kraniale Variation zeigen, noch keinen Beweis dafür liefert, daß das Kind nicht der Nachkömmling der betreffenden Eltern sei. Seiner Auffassung nach zeugen nämlich die Zwillingsuntersuchungen von KÜHNE (1936), die familiären Erblichkeitsuntersuchungen und die Rattenexperimente nicht eindeutig davon, daß ein ähnlicher Fall nicht vorkommen könnte. Dieser Umstand zeigt, daß das Problem noch nicht endgültig abgeschlossen ist und eine Entscheidung nur aus der Summierung der Gesamtbeobachtungen gefällt werden kann.

7. Abweichungen in der absoluten Wirbelzahl

Die Änderungen in der Gesamtwirbelzahl gehören zu den Seltenheiten, abgesehen von Fällen, wo die Reduktion der Wirbelzahl mit weiteren Entwicklungsanomalien der Wirbelsäule, wie Wirbelkörperspaltung, Wirbelbogenspalte oder Halbwirbel usw., einhergehen. Die zahlenmäßige Schwankung ergreift meist den caudalen Abschnitt der Wirbelsäule, so daß anstelle von vier Caudalwirbeln 6—8 vorkommen können, wodurch

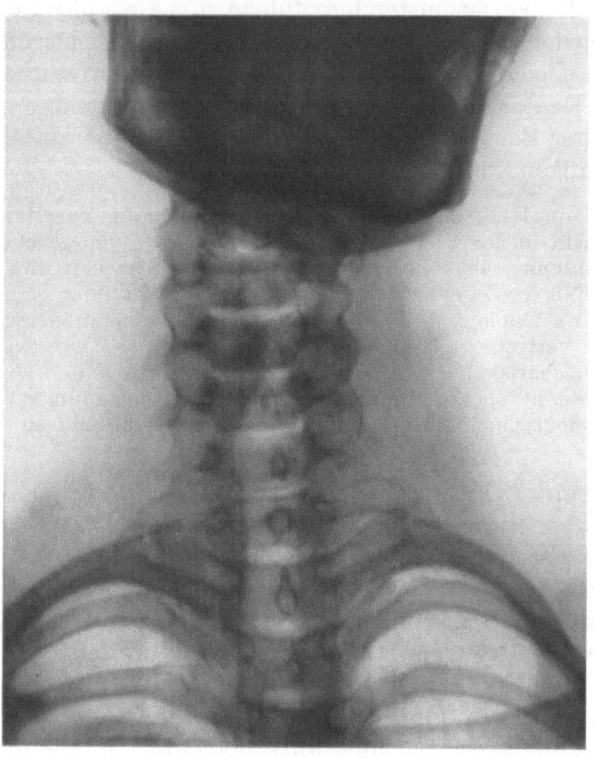

Abb. 30. 18jähriger Mann. Acht Halswirbel. Der Querfortsatz des 8. Halswirbels setzt sich beiderseits in eine kurze Halsrippe fort

die Gesamtzahl schon nicht mehr 33, sondern 36—38 beträgt. Diese Erscheinung versuchte Töndury dadurch zu erklären (1958), daß sich beim menschlichen Embryo, in einer bestimmten Entwicklungsphase, eine echte Schwanzanlage entwickelt mit primitiven Wirbeln, Chorda, Rückenmark und Blutgefäßen.

Nach diesem Entwicklungsstadium beginnt die Verschmelzung der Sklerotome, wodurch der Schwanz immer mehr verkürzt wird. Das sekundäre Verschwinden dieser Schwanzpartie bedeutet unter physiologischen Verhältnissen die Rückbildung eines angelegt gewesenen und im Wachstum begriffenen Abschnittes des embryonalen Körpers. Diese Symptome ähneln im großen und ganzen denjenigen, welche bei den Heterozygoten der „short tail"-Mäuse zu registrieren waren. Die normale Schwanzknospe entwickelt sich nämlich bei diesen ebenfalls, durch Chordaanomalien, Sklerotomverschmelzungen und Rückenmarkabnormitäten verkürzt sich jedoch der Schwanz. Nach Töndurys Auffassung wird dies durch einen Erbfaktor bedingt; beim Menschen durch den Rückbildungsfaktor des Schwanzes, bei der Maus dagegen durch die Mutante T, die spezifisch für eine bestimmte Entwicklungsphase und eine bestimmte Körperregion ist. Sie ist also organ- und phasenspezifisch; während jedoch beim Menschen durch den Erbfaktor nur die Rückbildung des Schwanzes bedingt wird, entstehen bei der Maus simultan auch

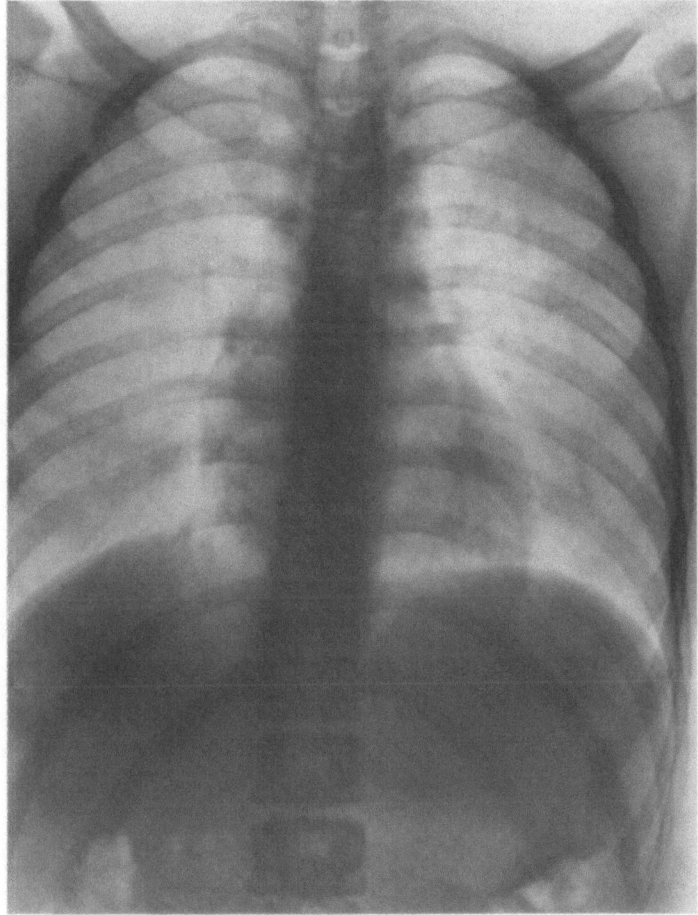

Abb. 31. Zwölf Brustwirbel, das 12. Rippenpaar ist kurz

weitere Anomalien an anderen Organen. Unterbleibt beim Menschen die Wirkung des Erbfaktors, so findet auch die Rückbildung der Caudalwirbel nicht statt. Eine solche Beobachtung wurde von Chernov (1954) mitgeteilt.

Ich selbst habe die Zunahme der absoluten Wirbelzahl, im cervicalen Abschnitt, in einem Falle beobachtet, wo neben einer sonst normalen Wirbelsäule acht Halswirbel zu finden waren. Ein junger Mann von 18 Jahren stürzt beim Turnen auf den Kopf und hält seinen Hals seither etwas schief; die Ausführung von Bewegungen ist ziemlich schmerzhaft und behindert. Bei der Röntgenuntersuchung können traumatische Veränderungen der Halswirbelsäule nicht entdeckt werden; der 6. Halswirbel ist etwas niedriger, die Knochenstruktur und die Deckplatten sind normal. Die Wirbelzahl des Halsabschnittes beträgt jedoch 8, beiderseits sind am 8. Wirbel Rippenrudimente zu sehen. Die Röntgenaufnahme der Gesamtwirbelsäule zeigt, daß die absolute Zahl der Dorsal-, Lenden-Kreuzbein- und Caudalwirbel der Norm entspricht (Abb. 30—32).

Die zahlenmäßige Variationstendenz in Form einer Verminderung manifestiert sich am häufigsten im caudalen Abschnitt, insofern als sich die Zahl der Caudalwirbel auf zwei bis drei reduziert. Die Beurteilung der einzelnen Caudalwirbel kann manchmal kompliziert sein.

Bei einem 5jährigen Mädchen, dessen Wirbelsäule wegen nächtlichen Bettnässens untersucht wurde, fehlte das Steißbein als Ganzes und die 3., 4., 5. Kreuzbeinwirbel völlig. Die Lendenwirbelbögen zeigten normale Verbindungen, die Kreuzbeinwirbelbögen dagegen Spaltungen. Die vorhandene Hälfte des Kreuzbeins erscheint der Norm gegenüber dünner, die beiden Darmbeinschaufeln sind näher zueinander gelagert (Abb. 33). Wo das Kreuzbein endet, ist eine konkave Delle an der Haut zu sehen. Sonstige Entwicklungsanomalien konnten nicht entdeckt werden. Dieser Befund

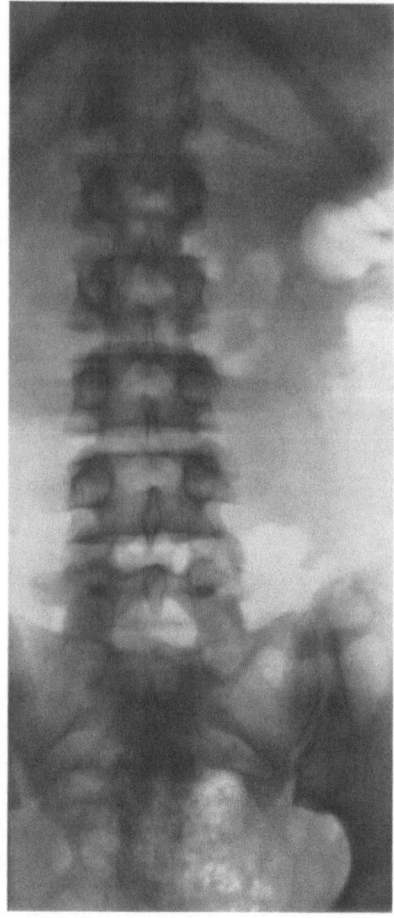 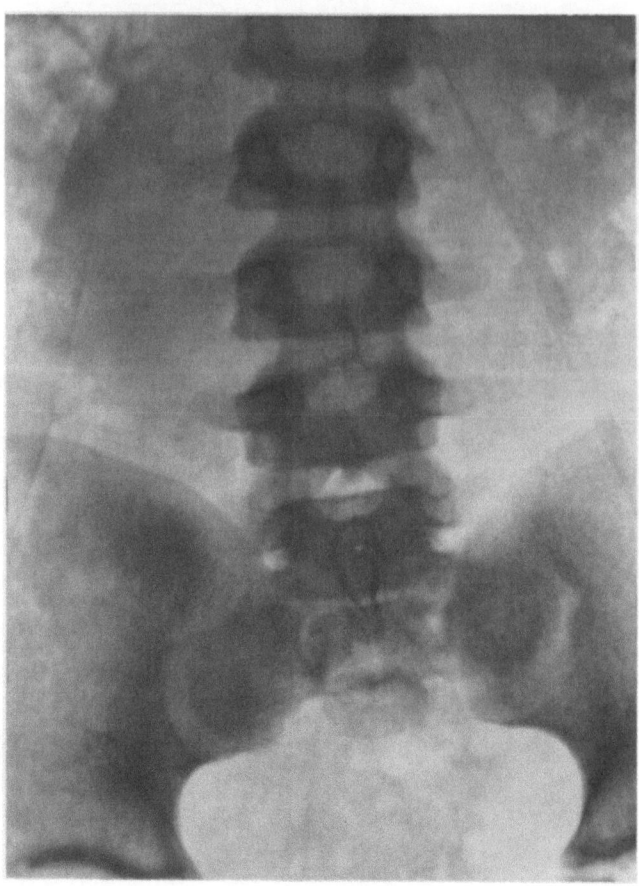

Abb. 32   Abb. 33

Abb. 32. Die Zahl der Lenden- und Kreuzbeinwirbel ist normal

Abb. 33. Fünfjähriges Mädchen, es fehlen die 3.—5. Kreuzbeinwirbel und das Steißbein, die Darmbeinschaufeln stehen nahe beieinander

gehört bis zu einem gewissen Grade zu den Variationen, die Veränderung bildet jedoch schon einen
Übergang zu den Wirbeldefekten und repräsentiert damit die primitivste Erscheinungsform dieser
Entwicklungsanomalie.

Für die Vermehrung der absoluten Wirbelzahl konnte noch keine ausreichende Erklärung gefunden werden. Anscheinend vereinigen sich die Sklerotome nicht, und es
entwickelt sich aus jeder Partie ein selbständiger Wirbelkörper (Törö 1942).

Literatur

ADOLPHI, H.: Über die Variationen des Brustkorbes und der Wirbelsäule des Menschen.
Gegenbaurs morph. Jb. **33**, 39—86 (1905).

ADSON, A. W., and J. R. COFFEY: Cervical rib;
a method of anterior approach for relief of
symptoms by division of the scalenus anticus.
Ann. Surg. **85**, 839—857 (1927).

AICHEL, O.: Zur Topographie der Halsrippen.
Bruns' Beitr. klin. Chir. **126**, 248—257 (1922a).

AICHEL, O.: Über Lendenwirbel und lumbodorsale Übergangswirbel. Verh. Anat. Ges. **55**,
227—242 (1922). Zit. nach HUECK.

ALBANESE, A.: Per la conoscensa della sindrome
del Bertolotti-Richerche cliniche ed anatomiche.
Chir. Organi Mov. **5**, 577—608 (1921).

ALBANESE, A.: Sulle cosi dette "coste lombari".
Ortop. Traum. Appar. mot. **4**, 350—378 (1932).
Ref. Zentr.-Org. ges. Chir. **60**, 35—36 (1933).

ALEXANDROW, A.: Anomalien des lumbosacralen
Abschnittes der Wirbelsäule bei Frauen und
ihre klinische Bedeutung. Ref. Zbl. ges. Radiol.
24, 29 (1936).

ANDERSEN, E.: Über Anomalien der Wirbelsäule
und der Rippen. Fortschr. Röntgenstr. **34**,
491—499 (1926).

BERTELSMANN, R.: Zur Ursache der Beschwerden bei Halsrippen. Zbl. Chir. 52, 1298—1299 (1925).

BERTOLOTTI, M.: Sacralisation de la 5. lombaire. Rif. med. 1917, Zit. nach SCHMORL- JUNG-HANNS.

BICKENBACH, W.: Der genetische Wirbelsäulen-vergleich. Klin. Wschr. 1947, 406—408.

BLUMENSAAT, C., u. C. CLASING: Anatomie und Klinik der lumbosacralen Übergangswirbel. Ergebn. Chir. Orthop. 25, 1—59 (1932).

BÖHM, M.: Variationen des Rumpfskeletts und ihre klinischen Erscheinungen. Zbl. Chir. 58, 401—405 (1931).

BRAILSFORD, J. F.: Deformities of the lumbo-sacral region of the spine. Surgery 16, 562—627 (1928/29).

BRAUN, H.: Seltene Anomalien der Wirbelsäule. Fortschr. Röntgenstr. 82, 126—127 (1955).

BROCHER, J. E. W.: Der Kreuzschmerz in seiner Beziehung zur Wirbelsäule. Leipzig: Georg Thieme 1938.

BUTO, J.: Über einige Formverhältnisse bei den Sacralisationsvorgängen im Japaner-Kreuzbein. Ref. Zbl. ges. Radiol. 13, 111—112 (1932).

CHERNOV, E.: Khvostovidnyi pridatok u.rebenka. Khir. Moskva 9, 74 (1954).

COOPER, S.: Surg. essays 1, 171 (1818). Zit. nach STREISSLER.

COOTE, H.: Med. Times and Gazette 1, 108 (1861). Zit. nach STREISSLER.

CUVELAND, E. DE, u. M. MÖCKEL: Abnormer Verlauf einer Rippe bei Mißbildungen der Wirbelsäule und des Brustkorbes. Fortschr. Röntgenstr. 85, 112—115 (1956).

DAHMEN, G.: Brückenbildungen zwischen den Querfortsätzen der Lendenwirbelsäule, angeboren oder erworben. Z. Orthop. 104, 38—43 (1967).

DEGENHARDT, K. H.: Phasenspezifität durch O$_2$-Mangel induzierter Wirbelsäulenmißbildungen bei Kaninchen. Acta genet. (Basel) 6, 246—252 (1956/57).

ERDÉLYI, M.: Röntgenrétegvizsgálatok. Egyetemi Nyomda. Budapest 1943.

ETTORE, E.: Sulla cura chirurgica della sacralizzazione della 5. vertebra lomb. Atti Mem. Soc. lomb. Chir. 3, 609—619 (1935). Ref. Zentr.-Org. ges. Chir. 73, 29—30 (1935).

FAUEREISEN, W.: Über neurologische Symptome bei Mißbildungen der Wirbelsäule. Nervenarzt 5, 237—239 (1932).

FEHÉR, M., u. J. FARKAS: Szakértöi bizonyitás a származásmegállapitási és a gyermektartási perekben. Közgazdasági és Jogi Könyvkiadó. Budapest 1956.

FELLER, A., u. H. STERNBERG: Über vollständigen und halbseitigen Mangel von Wirbelkörpern. Virchows Arch. path. Anat. 278, 556—609 (1930).

FINESCHI, G., u. H. KIRCHMAIR: Die klinischen Syndrome der „lumbaren Discushernien" in ihren anatomischen Beziehungen. Z. Orthop. 80, 444—464 (1951).

FISCHEL: Über Anomalien des Knochensystems, insbesondere des Extremitätenskelets. Anat. H. 47, 1—7 (1910).

FISCHER, E.: Ber. über die 13. Jverslg. der Dtsch. Ges. für Vererbungswiss. 1938. Zit. nach ILLCHMANN-CHRIST und DIETHELM.

FISCHER, J.: Beitrag zum sogenannten Scalenus-Syndrom. Dtsch. med. Wschr. 1949, 56—57.

FOLEY, W. J., and W. M. WHITEHOUSE: Supernumerary Thoracic Ribs. Radiology 93, 1333—1334 (1969).

FREY, H.: Zur Frage der Variationen der Wirbelsäule als Ursache klinischer Erscheinungen. Zbl. Chir. 57, 2898—2901 (1930).

FRIEDL, E.: Ist die Form der Lendenwirbelquerfortsätze 3 und 4 konstant? Bemerkungen zur Wirbeltheorie von KÜHNE. Arch. orthop. Unfall-Chir. 37, 471—477 (1937).

GRASSMÜCK, A.: Eine seltene Anomalie im Bereich der Lendenwirbelsäule. Zbl. Chir. 68, 903—905 (1941).

GRUBER, H.: Über die Halsrippen des Menschen. Mem. Acad. Sci. St. Pétersbourg 7, 2—5 (1869).

GÜNSEL, E.: Ein großer Processus styloideus an der Lendenwirbelsäule. Fortschr. Röntgenstr. 79, 245—246 (1953).

GYÖRGYI, G.: Beitrag zur Pathogenese der Spondylosis deformans. (Rechtsseitige knöcherne Verbindung der Lendenwirbelquerfortsätze.) Röntgenpraxis 8, 687—690 (1936).

HASEBE, K.: Die Wirbelsäule der Japaner. Z. Morph. Anthrop. 15, 259—380 (1912).

HASNER, E., H. H. JACOBSEN, M. SCHALIMTZEK, and E. SNORRASON: Lumbosacral transitional vertebrae. Acta radiol. 39, 225—230 (1953).

HAYEK, H. v.: Über Lendenrippen. Fortschr. Röntgenstr. 45, 582—592 (1932).

HEIDSIECK, E.: Der Nervus obturatorius bei Sacralisation des 5. Lendenwirbels. Z. orthop. Chir. 63, 163—165 (1935).

HENSCHEN, C., u. H. HEUSSER: Über das sog. Scalenus anticus-Syndrom und seine Behandlung durch Scalenotomie. Chirurg 9, 266—274 (1937).

HERRASSER, A.: Jur. Ztg 1950, 60 Zit. nach ILLCHMANN-CHRIST u. DIETHELM.

HIRSCH, R.: Zur Frage der Sacralisation. Fortschr. Röntgenstr. 44, 215—226 (1931).

HOLDEN, W. D., J. A. MURPHY and A. PORTMANN: Scalenus anticus syndrome. Unusual diagnostic and therapeutic aspects. Amer. J. Surg. 81, 411—416 (1951).

HOLITSCH, R.: Typische Anomalien an dem 5. Hals- und 4. Lendenwirbel. Fortschr. Röntgenstr. 42, 784—786 (1930).

HUECK, H.: Über Anomalien der Lendenwirbelsäule, insonderheit die verschiedenen Formen der Lendenrippen. Langenbecks Arch. klin. Chir. 162, 58—60 (1930).

HÜSSELRATH, G.: Die Pathogenese und neurologische Bedeutung des Halsrippensyndroms, Diss. München 1930.

Hunauld: Sur le nombre des côtes moins ou plus grandes qu'à l'ordinaire. Mém. Acad. roy. Sci. Paris 1742, 377

Illchmann-Christ, A., u. L. Diethelm: Eine Studie über den sog. genetischen Wirbelsäulenvergleich. Z. menschl. Vererb.- u. Konstit.-Lehre 31, 431—462 (1953).

Imhäuser, G.: Die morphologische Entwicklung des lumbosacralen Übergangswirbels und seine Beziehungen zu Hüftgelenk und Wirbelsäule. Fortschr. Röntgenstr. 76, 770—774 (1952).

Ingebrigsten, R.: Zur pathologischen Bedeutung der asymmetrischen Sakralisation des 5. Lendenwirbels. Zbl. Chir. 60, 2368—2371 (1933).

Kawamura, B., and S. Hosono: Scalenus syndrome and its causation. J. Jap. orthop. surg. Soc. 31, 1045—1056 (1958). Ref. Zentr.-Org. ges. Chir. 151, 269 (1958).

Kirgis, H. D., and A. F. Reed: Significant anatomic relations in the syndrome of scalenus muscles. Ann. Surg. 127, 1182—1202 (1948).

Klimkó, D.: Adatok a "nyakiborda syndroma" kérdéséhez. Orv. Hetil. 1938, 653—657.

Knoblauch, H.: Operative Behandlungsergebnisse beim Scalenussyndrom. Chirurg 28, 292—295 (1957).

Kothe, W.: Ätiologie und Therapie des Scalenussyndroms und der Halsrippe. Zbl. Chir. 81, 826—832 (1956).

Kühne, K.: Die Vererbung der Variationen der menschlichen Wirbelsäule. Z. Morph. Anthrop. 30, 1—221 (1931).

Kühne, K.: Die Zwillingswirbelsäule. Z. Morph. Anthrop. 35, 1—376 (1936).

Lefort, H., u. P. Ingelrans: Sacralisation und Kreuzschmerz. Ref. Zbl. Chir. 58, 420 (1931).

Lenz, F.: Z. Morph. Anthrop. 43, 9 (1951). Zit. nach Illchmann-Christ u. Diethelm.

Léri, A.: Études sur les affections de la colonne vertebrale. Paris: Masson & Cie. 1926.

Liek, E.: Anatomische Abweichungen im Bereich der unteren Wirbelsäule. Münch. med. Wschr. 1928, 1448—1450.

Löhr, R.: Mißbildungen oder spondylotische Spangen der Lendenwirbelsäule. Röntgenpraxis 10, 761—762 (1938).

Lübke, P.: Das Kreuzbein und die Lumbosacralgegend. Langenbecks Arch. klin. Chir. 163, 707—727 (1931).

Martius, H.: Sacralisation des 5. Lendenwirbels als Ursache von Rückenschmerzen. Münch. med. Wschr. 1928, 345—346.

Martius, H.: Klinik und Pathologie der Lumbosacralregion. Zbl. Chir. 58, 2518—2525 (1931).

Meves, F.: Angeborene Mißbildung der Lendenwirbelsäule. Röntgenpraxis 11, 628—630 (1939).

Meyer, H.: Mschr. Unfallheilk. 36 (1929). Zit. nach Hueck.

Meyer-Borstel, H.: Die verschiedenen Sacralisationsformen des 5. Lendenwirbels in ihren Beziehungen zu Kreuzschmerzen. Bruns' Beitr. klin. Chir. 153, 12—46 (1931).

Meyer-Burgdorff, H.: Örtlich konstitutionell bedingte Wirbelsäulenveränderungen. Verh. dtsch. Röntg.-Ges. 23, 11—12 (1931).

Müller, Ch.: Zur Entwicklung des menschlichen Brustkorbes. Gegenbaurs morph. Jb. 35, 591—696 (1906).

Murphy, J. B.: A case of cervical rib with symptoms resembling subclavian aneurysm. Ann. Surg. 41, 399—406 (1905).

Naylor, A.: Two cases of subclavian aneurysma associated with cervical rib. Brit. med. J. 1958 5089, 142—143.

Ochsenschläger, A.: Angeborene oder erworbene Querfortsatzdeformität. Z. Orthop. 104, 398 (1968).

Ochsner, A., M. Gage and M. de Bakey: Scalenus anticus syndrome. Amer. J. Surg. 28, 669—695 (1935).

Oleaga Alarcon, F.: Die Knochenanomalien des lumbosacralen Segmentes. Ref. Zbl. ges. Radiol. 23, 25 (1936).

Putti, V., e O. Scaglietti: Tecnica dell'apofisectomia nella sacralizzazione della quinta vertebra lombare. Chir. Organi Mov. 17, 32—54 (1932).

Radke, H.: Zur Sacralisation der Lendenwirbelsäule. Z. orthop. Chir. 91, 153—155 (1959).

Razowa-Muchina, Z.: Ein Fall kombinierter Wirbelsäulenanomalien. Ref. Zentr.-Org. ges. Chir. 57, 245 (1932).

Reinhardt, K.: Eine ungewöhnliche Anomalie an den Dornfortsätzen des 5., 6. und 7. Halswirbels. Fortschr. Röntgenstr. 85, 253—255 (1956).

Reisner, A.: Kreuzschmerzen und lumbosacraler Übergangswirbel. Fortschr. Röntgenstr. 48, Kongreßh. 46—48 (1933).

Reisner, A.: Die Verknöcherung des Ligamentum ileolumbale und ileosacrale. Röntgenpraxis 3, 1026—1034 (1931).

Reiter, A.: Z. menschl. Vererb.- u. Konstit.-Lehre 29, 199 (1949). Zit. nach Illchmann-Christ u. Diethelm.

Robinson, S. C., S. Stone jr. and A. Elliot: Cervical Ribs. West. J. Surg. 43, 295—304 (1935).

Rövekamp, Th.: Einseitige Sakralisation der gesamten Lendenwirbelsäule. Röntgenpraxis 7, 542—543 (1935).

Rohrbach, A.: Die Bedeutung des 5. Lendenwirbels. Münch. med. Wschr. 1929, 592—593.

Rosenberg, E.: Die verschiedenen Formen der menschlichen Wirbelsäule und ihre Bedeutung. Jena: Gustav Fischer 1920.

Rossi, de: Sacralisation de la 5. lombaire. Chir. Organi Mov. (1918). Zit. nach Schmorl-Junghanns.

Russell, L. B.: X-ray induced developmental abnormalities in the mouse and their use in the analysis of embryological patterns. II. Abnormalities of the vertebral column and thorax. J. exp. Zool. 131, 329—395 (1956).

Schertlein, A.: Über die häufigsten Anomalien der Brustlendenwirbelsäulengrenze. Fortschr. Röntgenstr. 38, 478—488 (1932).

SCHINZ, H. R., W. E. BAENSCH, E. FRIEDL u. E. UEHLINGER: Lehrbuch der Röntgendiagnostik. Stuttgart: Georg Thieme 1966.

SCHMORL, G., u. H. JUNGHANNS: Die gesunde und kranke Wirbelsäule in Röntgenbild und Klinik. Stuttgart: Georg Thieme 1951.

SCHÜLLER, M. P.: Die Sacralisation des 5. Lendenwirbels mit besonderer Berücksichtigung ihrer klinischen Bewertung. Bruns' Beitr. klin. Chir. **131**, 281—299 (1924).

SEMMES, R. E., and F. MURPHEY: The syndrome of unilateral rupture of the sixth cervical intervertebral disk, with compression of the seventh cervical nerve root: report of 4 cases with symptoms simulating coronary disease. J. Amer. med. Ass. **121**, 1209—1214 (1943).

SIMONS, B.: Röntgendiagnostik der Wirbelsäule. Jena: Gustav Fischer 1951.

STERN, C.: Die Bedeutung der „Wirbelsäulenmethode nach KÜHNE" für den Vaterschaftsausschluß. Ein Gutachten. Acta genet. (Basel) **6**, 92—102 (1956/57).

STINCKFIELD, F. E., and W. SINTON: Clinical significance of the transitional lumbosacral vertebra. Relationship to back pain, disk disease, and sciatica. J. Amer. med. Ass. **157**, 1107—1109 (1955).

STRAUCH, W.: Knochenspangen an den Querfortsätzen von Lendenwirbeln. Der Radiologe **9**, 220—222 (1969).

STREISSLER, E.: Die Halsrippen. Ergebn. Chir. Orthop. **5**, 280—360 (1913).

TALIA, F.: Emisacralizzazione dolorosa d'una sesta vertebra lombare. Arch. Radiol. (Napoli) **7**, 56—61 (1931). Ref. Zentr.-Org. ges. Chir. **54**, 353—354 (1931).

TANAKA, Y.: Klinische Bedeutung der Wachstumanomalie des 5. Lendenwirbelquerfortsatzes. Ijishimbun **1921**, 1075—1078. Ref. Zentr.-Org. ges. Chir. **16**, 207 (1921).

TODD, T. W.: The relations of the thoracic operculum considered in reference to the anatomy of cervical ribs of surgical importante. J. Anat. Physiol. **45**, 2922—3004 (1910).

TODD, T. W.: Posture and the cervical rib syndrome. Ann. Surg. **75**, 105—109 (1922).

TÖNDURY, G.: Entwicklungsgeschichte und Fehlbildungen der Wirbelsäule. Stuttgart: Hippokrates-Verlag 1958.

TÖRÖ, J.: Az ember fejlödése. Debreceni Tudományegyetem Nyomda. Debrecen 1942.

TORELLI, G.: Osservazioni sopra 100 casi di costa cervicali. Policlinico Sez. chir. **40**, 399—420 (1933).

WANKE, R.: Scalenussyndrom und Hals-Brust-Übergangswirbel. Langenbecks Arch. klin. Chir. **189**, 512—528 (1937).

WEIL, M. P., et G. VAN DAM: L'hypertransition douloureuse lombosacrée. Presse med. **1934**, 1919—1922.

WENZL, O.: Die Sacralisation des 5. Lendenwirbels und ihre klinische Bedeutung. Langenbecks Arch. klin. Chir. **188**, 493—508 (1937).

WESTON, W. J.: Genetically determined cervical ribs. A family study. Brit. J. Radiol. **29**, 455—456 (1956).

WILLIS, T.: An analysis of vertebral anomalies. Amer. J. Surg. **6**, 163—177 (1929).

WOODS, W. W., and P. A. SHEA: The anterior scalenus syndrome. A reevaluation of signs, symptoms and treatment. West. J. Surg. **63**, 682—685 (1955).

YOSLOW, W., BECKER, M. H.: Osseous Bridges between the Transverse Processes of the Lumbar Spine. Report of Three Cases and Review of the Literature. J. Bone Jt. Surg. **50A**, 513—520 (1968).

B. Mißbildungen

I. Fehlbildungen des Corpus vertebrae

Von

L. Diethelm

Mit 66 Abbildungen

1. Einleitung

Unsere heutigen Kenntnisse über die Fehlbildungen des Corpus vertebrae basieren auf den Arbeiten der Anatomen und Anthropologen, die zunächst vergleichend die normale Wirbelform und ihre Entwicklung beim Menschen und den Vertebraten studierten und die Fehlbildungen als Störungen der Entwicklungsregeln erkannten. Die mit der Anwendung der Röntgendiagnostik am Lebenden stark angewachsenen Befunde förderten in vermehrtem Umfang auch solche Fehlbildungen zu Tage, die bis dahin gar nicht oder wenig bekannt waren.

Das große Verdienst, die Fehlbildungen des Corpus vertebrae in ein System eingeordnet und eine eindeutige Nomenklatur geschaffen zu haben, gebührt PUTTI, dem großen italienischen Orthopäden. Er erkannte klar, daß die Fehlbildungen des Wirbelkörpers keine zufälligen Bildungen sind, sondern typische, immer wiederkehrende Anomalien, die sich entwicklungsgeschichtlich ableiten lassen. In der von ihm aufgestellten „Elementarform des Wirbels" veranschaulichte er den gleichzeitigen formellen Ausdruck verschiedener Entwicklungsstadien, die in Wirklichkeit zeitlich aufeinanderfolgen, um so die verschiedenen Formen des Wirbels in seinen ontogenetischen Anomalien dem Verständnis näherzubringen. Diese „Elementarform" des Wirbels muß, wie wir heute wissen, um die Chorda dorsalis und die sog. frontale Spalte erweitert werden.

Durch entwicklungsphysiologische Studien war es wahrscheinlich gemacht worden, daß die Induktion zur Differenzierung des ursprünglichen Blastems im Knorpelgewebe von der Chorda dorsalis gesteuert wird. So erschien es nur folgerichtig, daß bestimmte vererbbare Mißbildungen auf „Chordagene" zurückgeführt wurden und daß verschiedene „Gene" für die primäre Entwicklungsstörung des Nervenrohres (THEILER, GLÜCKSOHN-WAELSCH, GRÜNEBERG) und des Mesenchyms (GRÜNEBERG) angenommen wurden. Vom Standpunkt der Fehlbildungsforschung interessierte besonders der Faktor „undulated" (un) (WRIGHT, 1947), bei welchem die Spaltbildung in zwei Hälften entsteht, wobei die beiden Hälften durch eine Membran verbunden sind und die Chorda dorsalis vollständig normal erscheint. Es interessierte auch der Faktor „Congenital hydrocephalus" (ch) (GRÜNEBERG, 1953), bei dem die knorpelig gebliebenen Wirbelkörper sogar noch bei der Geburt paarig erscheinen und noch die Chorda dorsalis enthalten — die Reduktion der Chorda dorsalis also durch eine mangelnde Vereinigung der Knorpelkerne verzögert wird (eine Bestätigung übrigens für die alte Hypothese von KÖLLIKER, daß die Chorda dorsalis im Wirbelkörper durch die Knorpelzellen zusammengepreßt und in Richtung auf die Bandscheiben abgedrängt wird). Und es interessierte schließlich der Faktor „screw tail" (sc) (Mc DOWELL, POTTER et al., 1942), bei dem vorzugsweise paarige Knochenkerne in der Lendenregion auftreten.

1955 konnte BÜCHNER Differenzierungsstörungen im hinteren Körperdrittel des Hühnchens nach experimentellem Sauerstoffmangel in der Frühentwicklung beobachten. Damit wurde eine neue Forschungsrichtung eingeleitet, die den Nachweis führte, daß lokale

Fehlbildungen am Achsenorgan durch die verschiedensten peristatischen Einflüsse auf den Keimling möglich sind, wobei dem Zeitpunkt der Schädigung (Alter des Keimlings) eine überragende Bedeutung zukommt.

Neben dem *Sauerstoffmangel* (BÜCHNER) der 1959 von DEGENHARDT, 1961 von HICKLIN *et al.* 1963, von MURAKAMI u. KAMEYAMA bestätigt wurde, erzeugten Röntgenstrahlen (RUSSEL, 1956), Plasmaentzug (GROTE, 1969), mütterlicher Blutverlust (GONZALO-SANZ, 1968; GROTE, 1969), künstliche Hyperthermie und Hypothermie (LECYK, 1965; GROTE und LENNARTZ, 1968) und Hypoglykämie (SMITHBERG und RUNNER, 1963) Halb-, Spalt- und Blockwirbelbildungen am Achsenskelet der verschiedenen Versuchstiere. Damit sind diese neuen Umwelteinflüsse neben die schon früher diskutierten der *Raumbeengung*, des *Fruchtwassermangels*, des *Amniondruckes*, der *Erhitzung* getreten und rufen die Erinnerung an GÜNTHER und OSKAR HERTWIG wach, denen es schon früher gelang, Mißbildungen durch Strahlen zu erzeugen und an Froscheiern durch verschiedene Eingriffe (z.B. Zusatz von physiologischer Kochsalzlösung zum Leitungswasser) fast regelmäßig Spaltbildungen der Wirbelsäule hervorzurufen.

JULIUS BAUER hat die hier vorliegende Situation folgendermaßen formuliert: „Phänotypische Resultate, also das, was wir an normalen und pathologischen Merkmalen, Eigenschaften und Vorgängen bemerken, entstehen aufgrund erbanlagemäßiger, idio- oder genotypischer *konstitutioneller* Bedingungen, der Determinationsfaktoren im Sinne ROUXs, sowie von Einwirkungen der Außenwelt, welche die gegebenen Anlagen zur Entfaltung bringen helfen, den sog. *konditionellen*, paratypischen Bedingungen oder den Realisationsfaktoren ROUXs. Zwischen jenen Grenzfällen, in denen die genotypische Konstitution oder aber die äußeren ätiologischen Momente alles bedeuten, gibt es alle erdenklichen Übergänge".

Zur Klärung der pathogenetischen Verhältnisse am Menschen wurden auch die Beobachtungen familiären Vorkommens von Halbwirbeln und Spaltbildungen (DREHMANN, 1906) von angeborenen Kyphosen (WOLLENBERG, 1922), von Klippel-Feil-Syndrom (SICARD und LERMOYEZ, FEIL, KALLIUS, 1930; DEMELER, 1933; LEWIN, 1938; SCHWARZWELLER, 1939; ROTERING, 1939) herangezogen.

Schließlich lieferte auch die Zwillingsforschung eine Reihe von Beobachtungen, die sowohl durch Konkordanz als auch durch Diskordanz ausgezeichnet sind (PUTTI; BUDDE; HAFFNER; JOACHIMSTAL; DREHMANN; FABER; FRÄDRICH). Auch ich beobachtete eine Diskordanz bei einem Pyopagenpaar, analog den Beobachtungen von FABER und FRÄDRICH; bei dem einen Paarling waren neben Fußdeformitäten 2 Blockwirbelbildungen im Bereich der Brustwirbelsäule und des Kreuzbeins vorhanden, während der andere ein unauffälliges Achsenskelet aufwies.

Danach erscheint die Schlußfolgerung begründet, sowohl eine Fehlbildungstendenz als endogenen Faktor in Rechnung zu stellen, als auch peristatische Einflüsse als Ursache von Fehlbildungen anzuerkennen.

2. Spaltbildungen
a) Sagittale Wirbelkörperspalten

Unter dem Begriff der sagittalen Wirbelkörperspalte (Synonym mit „Spina bifida anterior", Somatoschisis, Rachischisis anterior) verstehen wir eine „Spaltbildung" eines oder mehrerer Wirbel*körper* in der Medianebene, die in den verschiedensten Ausprägungsgraden von der gerade erst angedeuteten Spaltung mit Furchen an der Ober- und Unterfläche, die wir als „unvollkommene" Spalten bezeichnen können, bis zur voll ausgeprägten Form der zwei nebeneinander gelegenen Körperhälften, ihrer „vollkommenen" Spaltung, beobachtet werden kann.

Es ist HARTMANN natürlich darin zuzustimmen, daß in den geringen Ausprägungsgraden von einer eigentlichen Spaltbildung des Körpers noch keine Rede sein kann — er spricht in diesen Fällen daher auch nur von binuclearen Wirbelkörpern —, als Fehlbildungstypus gehört aber auch die gerade erst angedeutete Form, wie wir sie schon in einigen Beobachtungen von Putti z.B. finden, bereits in diese Gruppe hinein.

Entwicklungsgeschichtlich besteht dreimal die Möglichkeit zur Ausbildung einer solchen Fehlbildung und es kann keinem Zweifel unterliegen, daß die Ausdehnung und die Stärke der Ausprägung um so größer sein werden, je früher die teratogenetische Determinationsperiode anzusetzen ist. So werden die schwersten Spaltbildungen wohl schon zur Zeit des Primitivstreifens und der Primitivrinne entstehen, entsprechend den

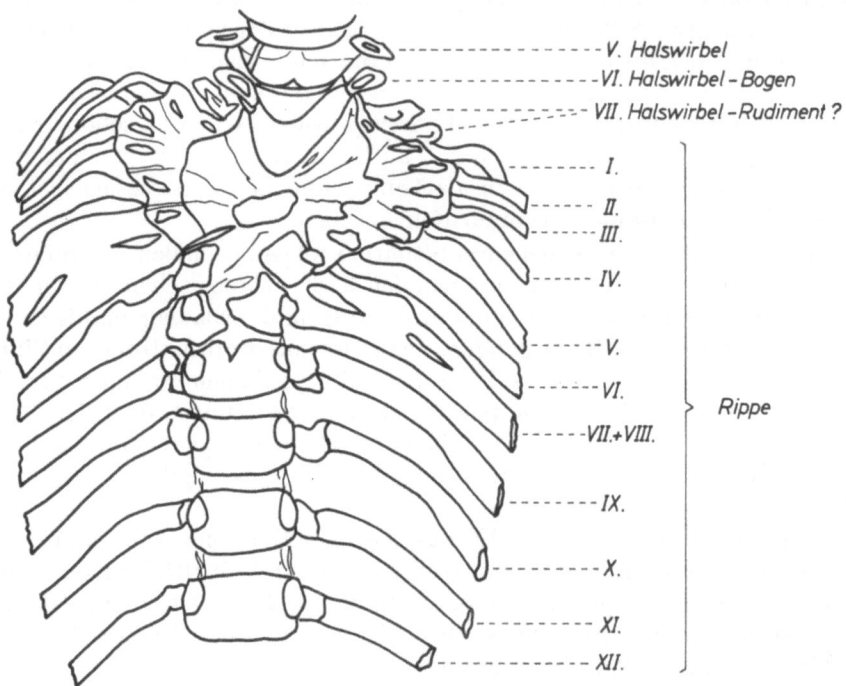

V. Halswirbel
VI. Halswirbel - Bogen
VII. Halswirbel - Rudiment ?
I.
II.
III.
IV.
V.
VI.
VII.+VIII. } Rippe
IX.
X.
XI.
XII.

Abb. 1. Ausgedehnte Spaltbildungen der oberen Brustwirbelkörper mit Wirbelbogen- und Rippenfehlbildungen. (Nach Oehlecker)

Befunden von Hertwig bei seinen Experimenten an Froschembryonen. Meist wird es sich bei diesen hochgradigen Spaltbildungen nur um lebensunfähige Mißbildungen, zum Teil mit gleichzeitigen Schädelmißbildungen handeln, die im Schrifttum häufig beschrieben worden sind. Doch zeigen die Beobachtungen von Oehlecker, W. Müller, Chakar und Alpsoy, Brocher, Rathke, Schlegel, Weigel und Bach, Roggatz und Zwicker, sowie eine eigene Beobachtung, daß sehr hochgradige und ausgedehnte Spaltbildungen der Wirbelsäule durchaus noch mit Lebensfähigkeit vereinbar sein können (Abb. 1).

α) Totale sagittale Wirbelkörperspalte

Als besonders typisches Beispiel einer nur auf einen Wirbelkörper beschränkten, vollkommenen Sagittalspalte wird im Schrifttum das anatomische Präparat von Frets häufig zitiert (Abb. 2 und 3), bei welchem man etwa in der Mitte des Spaltes eine Erweiterung desselben nach beiden Seiten erkennen kann. Diese Erweiterung ist ohne Zweifel mit der bei dieser Spaltbildung regelmäßig anzutreffenden „Chorda dorsalis persistens" in Zusammenhang zu bringen, welche in entsprechenden Fällen von Feller und Sternberg, sowie von Hartmann histologisch nachgewiesen werden konnte (Abb. 4a und b). Nach Hartmann ergab sich dabei die Feststellung, daß die Chorda in den Fällen fehlte, in denen die beiden nebeneinander gelegenen Knochenkerne sehr eng zusammen lagen, daß sie aber vorhanden war, wenn dieser Zwischenraum ihr genügend Platz bot (Abb. 5).

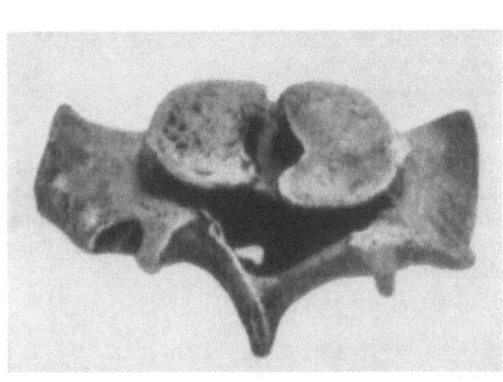

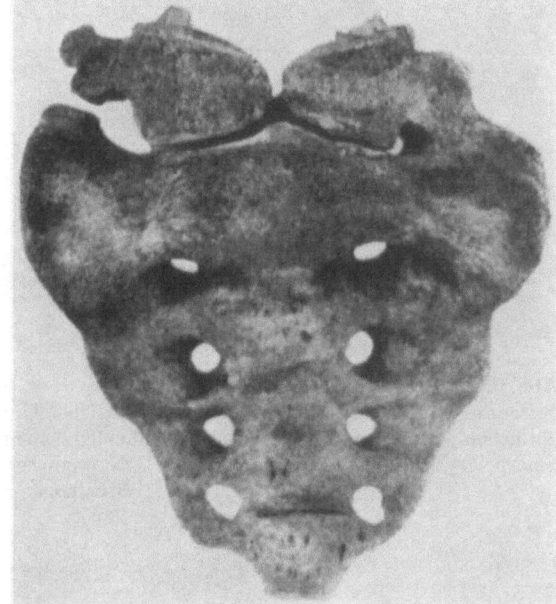

Abb. 2   Abb. 3

Abb. 2. Sagittale Wirbelkörperspalte von L 5 mit Erweiterung des Spaltes im ehemaligen Chordabereich. (Nach FRETS)

Abb. 3. Sagittale Wirbelkörperspalte von L 5. Sacralisation der linken Wirbelkörperhälfte. Unvollständige Sacralisation der rechten Wirbelkörperhälfte. (Nach FRETS)

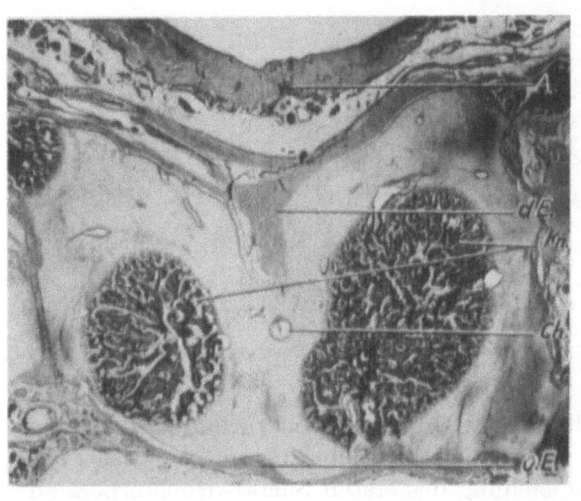

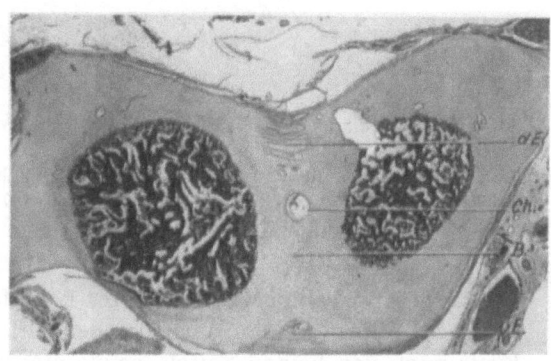

a   b

Abb. 4. a Querschnitt durch den 5. Brustwirbelkörper. *A* Area medullovasculosa, *d.E.* dorsale Einkerbung, *v.E.* ventrale Einkerbung des Wirbelkörpers, *Kn* Knochenkerne des Wirbelkörpers, *Ch* Chorda dorsalis (H.E.-Färbung). b Querschnitt durch den 7. Brustwirbelkörper. *d.E.* dorsale Einkerbung, *v.E.* ventrale Einkerbung des Wirbelkörpers, *Ch* Chorda dorsalis, *B* bandscheibenähnliches Gewebe zwischen den beiden Knochenkernen des Wirbelkörpers (H.E.-Färbung). (Nach HARTMANN)

Da es sich bei dem Untersuchungsmaterial von HARTMANN um Feten handelte, bei welchem man über den endgültigen Ausprägungsgrad des Fehlbildungstypus noch nichts Sicheres aussagen kann, erscheint es mir wahrscheinlich, daß in den Fällen mit fehlender Chorda dorsalis auch nur eine unvollkommene Spaltbildung resultieren würde.

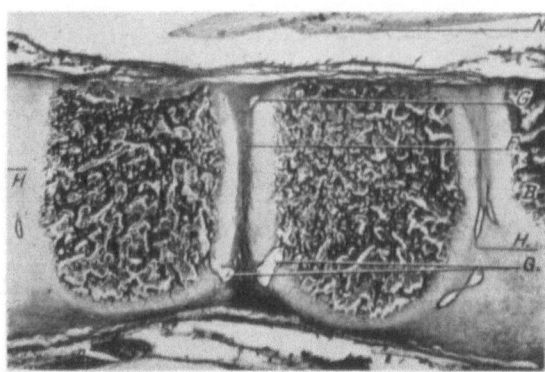

Abb. 5. Querschnitt durch den 3. Halswirbelkörper (van Gieson-Färbung). Enges Zusammenliegen beider getrennter Wirbelkörper-Knochenkerne. Deutlicher Unterschied im färberischen Verhalten des bandscheibenähnlichen Faserknorpels (*F*) zwischen beiden Knochenkernen, in dem ein Chordarest fehlt, zu dem hyalinen Knorpelgewebe (*H*) des Wirbelkörpers. *N* Nervenfasern der Area medullovasculosa, *G* Blutgefäße, *B* linker Wirbelbogen-Knochenkern

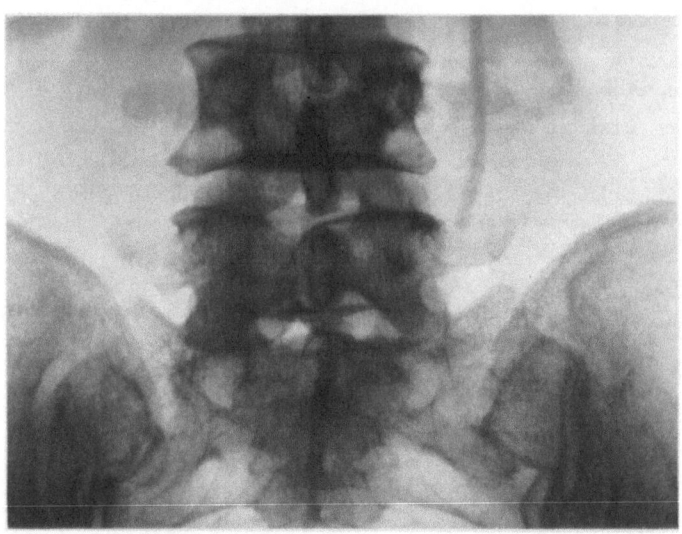

Abb. 6. Unvollkommene sagittale Wirbelkörperspalte an L 5. Nachbarwirbel unauffällig. (E. K., 18. 10. 52, 87, 96/52)

An der Wirbelkörperspalte von FRETS fällt auf der Abbildung von vorn außerdem eine leichte Keilform beider Wirbelkörperhälften zur Medianebene hin auf, mit der Basis des Keils nach den beiden Seiten, sowie eine Angleichung des ersten Sacralwirbelkörpers an diese Keilform durch Erhöhung in der Medianebene. Diese Keilform ist bei allen ausgeprägten Formen geradezu typisch (REISNER), aber auch bei den angedeuteten Spalten schon sichtbar. Wir finden sie an mehreren Wirbeln der von SCHMORL-JUNGHANNS abgebildeten Beobachtung von BLOUNT und auch beim Schmetterlingswirbel von SHEREGI.

Weniger ausgeprägt ist sie bei nur unvollkommener Spaltbildung, wobei dann auch die sonst fast regelmäßig anzutreffende Verformung an den Nachbarwirbeln fehlen kann (Abb. 6).

Das Präparat von FRETS wurde bei Aufräumungsarbeiten auf einem Friedhof aufgefunden, so daß nähere Daten über den Träger dieser Fehlbildung fehlen. Eine beinahe identische Beobachtung von REISNER — ebenfalls am 5. Lendenwirbel — füllt jedoch diese Lücke aus, wobei lediglich die im Falle FRETS vorhandene linksseitige Sacralisation fehlt. Klinisch bestanden bei dem 32jährigen Mann von REISNER keinerlei Hinweise auf eine derartige Fehlbildung, sie wurde lediglich als Nebenbefund bei der Suche nach Metastasen gefunden. Eine Kyphose oder eine Keilform des Wirbels nach vorn bestand nicht.

Die Zahl der diagnostizierten Fälle von sagittaler Spaltbildung ist besonders als Folge der sich ausbreitenden Röntgendiagnostik in den letzten Jahrzehnten stark angewachsen, doch waren sie auch schon vorher beobachtet worden (MARCHAND, PUPOVAC, NEU-GEBAUER, CRUVEILHIER *et al.*). Bevorzugt sind die BWS und LWS, gelegentlich ist einmal auch die HWS betroffen.

Neben diesen, den Wirbelkörper von ventral bis dorsal durchsetzenden „totalen" Wirbelkörperspalten kann man gelegentlich eigenartige Spaltbildungen finden, die mit gleichzeitiger Gibbusbildung und Keilform des Wirbelkörpers nach vorn zu vergesell-schaftet sind. Kyphosen mit gleichzeitigen Spaltbildungen waren von DELAHAYE, LANCE, HANSON, RENANDER, VAN ASSEN und W. MÜLLER schon besonders beachtet worden und wurden wegen der Spaltbildung als gesicherte angeborene Kyphosen angesprochen.

β) Partielle sagittale Wirbelkörperspalte mit nur ventraler Spalte

Gelegentlich einer einschlägigen Beobachtung bei einem 32jährigen Manne konnte DIETHELM feststellen, daß die Spaltbildung nur die ventralen Partien des 10. Brust-wirbelkörpers, einschließlich des Chordakanals, betraf, daß aber die hinteren Partien eine normale Höhe aufwiesen und nur eine geringe Eindellung in der Medianebene bestand. Es handelt sich also um eine partielle sagittale Wirbelkörperspalte mit ventraler Spalte. Die Richtigkeit dieser Annahme ließ sich leicht mit Hilfe eines Wachsmodells nach dem Röntgenbild und durch den Vergleich der Röntgenaufnahmen des Wachsmodells mit den Originalaufnahmen nachweisen.

Auch bei dieser nur partiellen Spaltbildung beobachtet man an den Nachbarwirbeln deutliche Erhöhungen an der Ventralseite, besonders in der Medianebene. Die ventralen Partien bestehen aus zwei keilförmigen Hälften, deren Basis lateral liegt und es findet sich im Frontalbild als hintere Begrenzung des persistierenden Chordakanals eine nach ventral konvex gebogene Verdichtungslinie, die von Deckplatte zu Deckplatte durch den Wirbelkörper verläuft (Abb. 7a und b).

Es ist so gut wie sicher, daß auch in den Beobachtungen von HANSON und W. MÜLLER ganz gleichartige partielle Sagittalspalten vorliegen. Dagegen lassen die Abbildungen von HINZE sowohl die Keilform des vorderen Anteils zur Medianebene hin, als auch den Zu-wachs an den Nachbarwirbeln vermissen, wodurch es daher wenig wahrscheinlich ist, daß es sich in seinem Falle tatsächlich um eine partielle Sagittalspalte handelt.

Ein ausgebildetes *anatomisches Paradigma* eines derartigen Wirbelkörpers, der in der Aufsicht von oben „hufeisenförmig" gestaltet sein müßte, habe ich nicht finden können. Doch läßt eine Beobachtung von NEUGEBAUER an einer toten Frucht mit Nabel-schnurbruch mit großer Wahrscheinlichkeit die Annahme zu, daß es sich dort um eine ganz gleichartige Fehlbildung gehandelt hat. Die Wirbelsäule zeigte eine spitzwinklige Knickung des Dorsalteils und es bestand an dem Dorsalwirbel im Scheitel der Knickung eine unvollständige Spaltung an der Vorderfläche. Dieser Fall ist noch in einer weiteren Beziehung besonders lehrreich, als er uns zeigt, daß die Keilform bei der partiellen Sagittalspalte nicht erst im Laufe des späteren Lebens als Folge der Belastung zu ent-stehen braucht, sondern schon bei der Geburt vorhanden sein kann. Damit wird es sehr wahrscheinlich, daß auch die Erhöhung der Nachbarwirbel an der Vorderseite, die in meinen Beobachtungen, aber auch in den Fällen von HANSON und W. MÜLLER ganz deutlich ist, ebenfalls eine Bildung primae formationis ist und nicht als Ausgleichs-wachstum angesehen werden kann.

13*

196

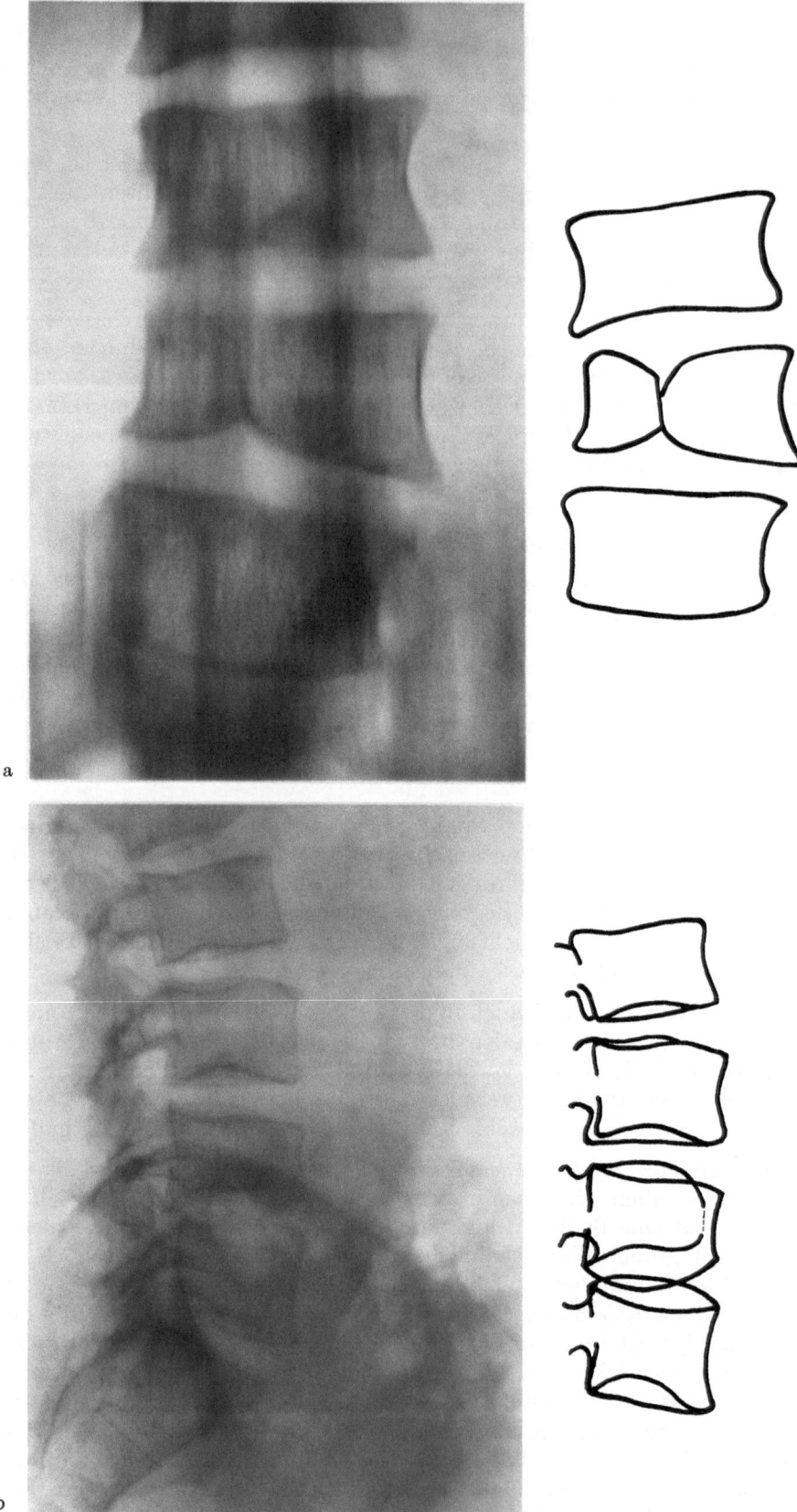

Abb. 7. a Unvollkommene partielle sagittale Wirbelkörperspalte an L 4. Nachbarwirbel unauffällig (K. R., 18. 10. 58, 10286/58, 32 Jahre). b Nur ventral gelegene unvollkommene sagittale Wirbelkörperspalte an L 4 (K. R., 13. 10. 58, 10005/58, 32 Jahre)

γ) Partielle sagittale Wirbelkörperspalte mit nur dorsaler Spalte

Nach der Entdeckung des Vorkommens derartiger, nur ventral gelegener und bis zur Chorda dorsalis einschließlich reichender Spaltbildungen lag die Vermutung nahe, daß es ebenfalls ganz gleichartige, jedoch dorsal gelegene Spaltbildungen geben müsse. Auf der Suche nach röntgenologisch und anatomisch festgestellten Beispielen für derartige, nur dorsal gelegene Spaltbildungen stieß DIETHELM auf die Mitteilung von SIMONS, der in der 1. Auflage seines ausgezeichneten Buches eine eigenartige Fehlbildung als „persistierende Chorda" beschreibt und mit dem klassischen Bild der persistierenden Chorda von SCHMORL-JUNGHANNS in Parallele setzt. Das Studium seiner Fehlbildung, insbesondere mit dem Wachsmodell zeigte, daß es sich um eine Spaltbildung in der Medianebene handeln mußte, die nur im dorsalen Anteil und dann auch noch unvollkommen ausgebildet war.

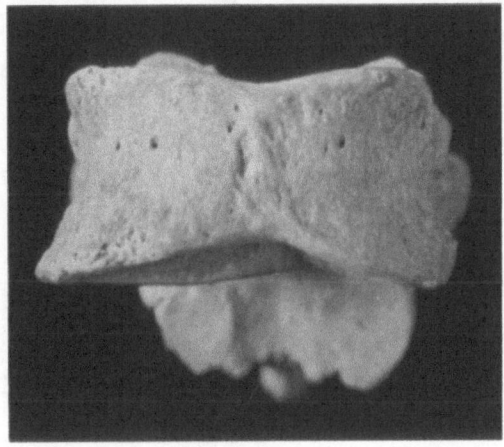

a

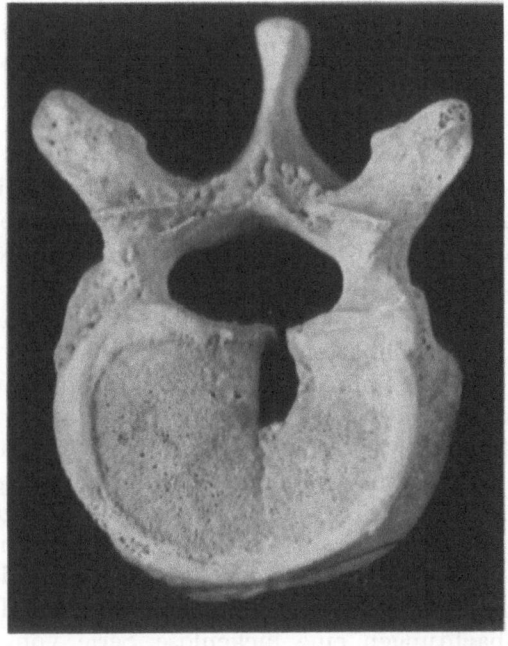

b

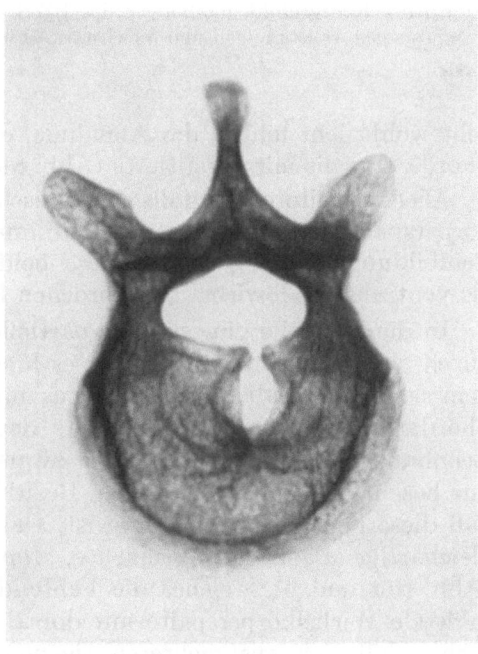

c

Abb. 8a—c. Partielle sagittale Wirbelkörperspalte mit nur dorsaler Spalte; a von vorn gesehen — angedeutete Keilform zur Medianebene hin, b Aufsicht von oben; c Aufsichtsröntgenbild. (Beobachtung von ROCHLIN, Leningrad)

In der 2. Auflage seines Werkes hat sich Simons dieser neuen Deutung seiner Fehlbildung von Diethelm angeschlossen.

Eine eindrucksvolle pathologisch-anatomische Beobachtung einer derartigen partiellen sagittalen Wirbelkörperspalte im dorsalen Wirbelkörperabschnitt mit nur angedeuteter unvollkommener Spaltbildung im ventralen Bereich hat Rochlin in seinem Buche „Die Krankheiten der Vorahnen" 1965 publiziert. Die Röntgenaufnahme dieses Wirbels von oben zeigt eine kanalartige Ausweitung dieser dorsal gelegenen Spaltbildung und man

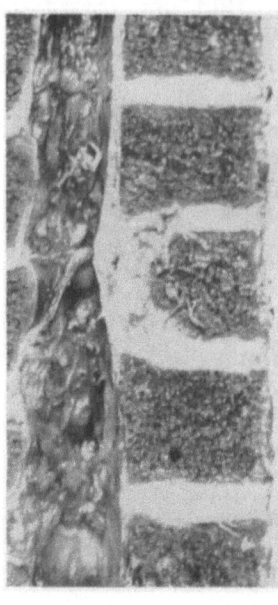 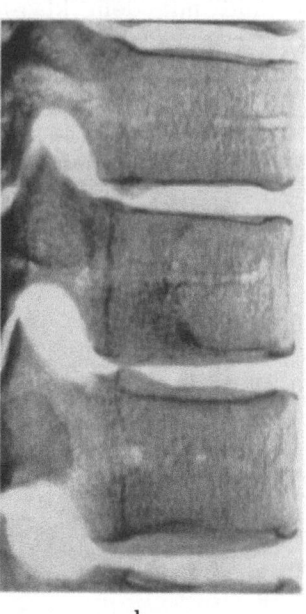

a   b

Abb. 9a u. b. Unvollkommene partielle sagittale Wirbelkörperspalte mit nur dorsaler Spalte. a Präparat; b seitliches Röntgenbild, im Bereich der BWS. Die seitliche Röntgenaufnahme beweist das Vorhandensein eines sonst vollständigen und gleichstark absorbierenden Wirbelkörpers. (Nach Schmorl-Junghanns)

geht wohl nicht fehl in der Annahme, daß neben dem trennenden Septum hier auch die Chorda dorsalis mit persistierte (Abb. 8a—c)[1].

Als eine weitere, ebenfalls anatomische Beobachtung einer partiellen sagittalen Wirbelkörperspalte mit nur dorsaler Spalte muß man die von Schmorl-Junghanns mitgeteilte Fehlbildung ansehen, welche diese beiden Autoren, und vor allem später Junghanns, als ventralen Halbwirbel angesprochen haben (Abb. 9a und b).

In diesem Falle ging die nur partielle Spalte ebenfalls von Deckplatte zu Deckplatte durch, war also vollkommen und es hingen die benachbarten Zwischenwirbelscheiben in dem schmalen Spalt miteinander zusammen. Außerdem ließen sich in diesem Spalt auch Chordareste nachweisen. Besonders deutlich sieht man auch hier wieder eine gewisse Erhöhung der Nachbarwirbel und zwar der Spalte entsprechend an der Dorsalseite und nur beschränkt auf einen kleinen Bezirk. Es kann kaum noch einem Zweifel unterliegen, daß diese neue Deutung richtig ist. Dafür spricht auch der Umstand, daß ich eine ganz gleichartige Beobachtung machte, von der auch das sagittale Röntgenbild vorliegt (Abb. 10a und b), welches die Fehlbildung einwandfrei als eine vollkommene partielle sagittale Wirbelkörperspalte mit dorsal gelegener Spaltbildung ausweist, sowie die Tatsache, daß sich aus mehreren eigenen Beobachtungen eine lückenlose Serie von der „unvollkommenen" bis zur „vollkommenen partiellen Spaltbildung sowohl mit ventraler

---

[1] Herrn Prof. Rochlin, Leningrad, sei an dieser Stelle herzlich für die Überlassung dieser seltenen Beobachtung für das Handbuch gedankt.

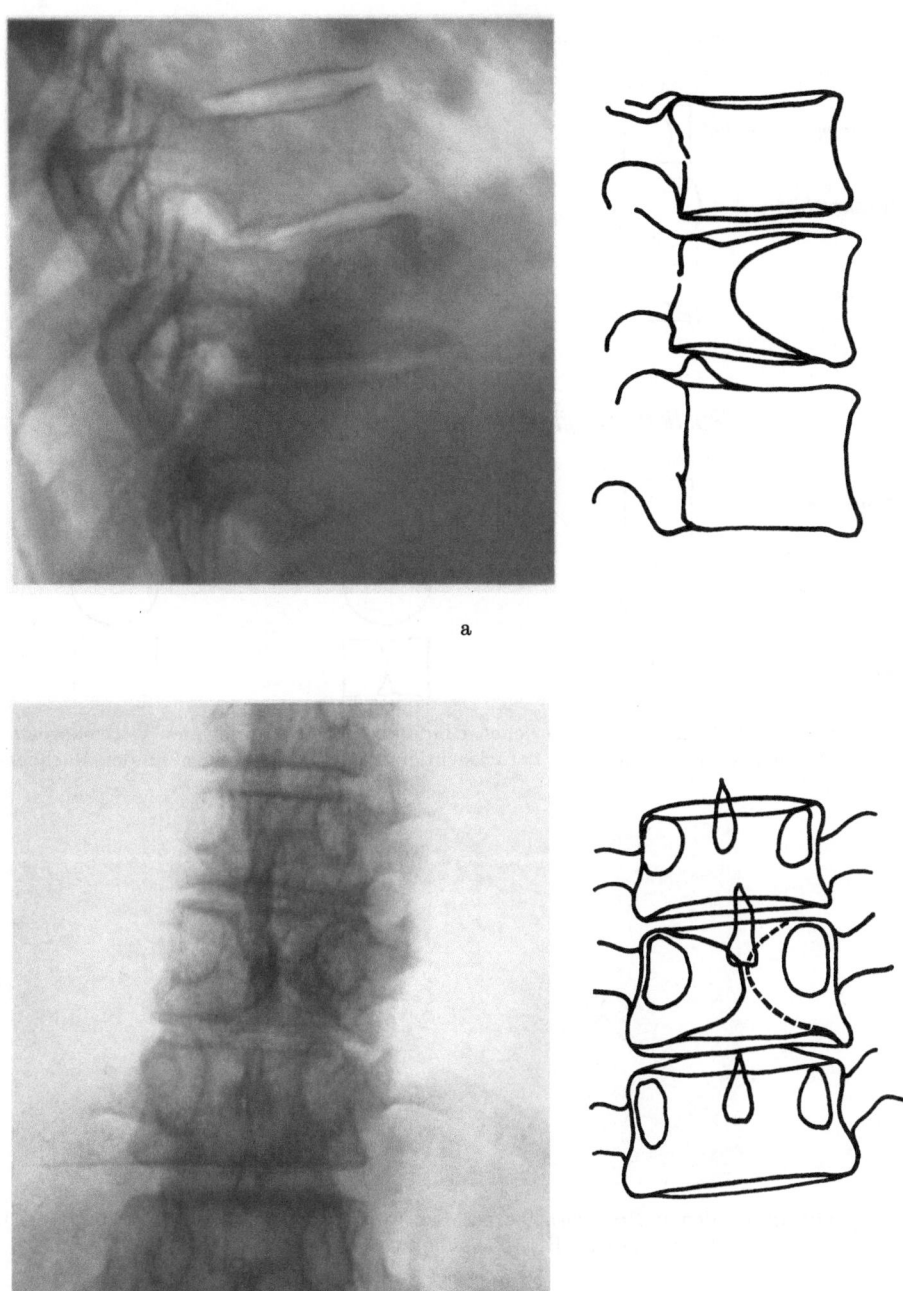

a

b

Abb. 10. a Partielle sagittale Wirbelkörperspalte an Th 10 mit nur dorsal gelegener Spalte. Man beachte die dorsal-konvexe bogenförmige Verdichtungslinie und die leichte Erhöhung an den Nachbarwirbeln. b Partielle sagittale Wirbelkörperspalte mit nur dorsaler Spalte

als auch mit dorsaler Spalte" aufstellen läßt (Abb. 11). Beweisend ist auch in diesen Fällen die keilförmige Gestaltung zur Mitte hin auch der Nachbarwirbel, die bei den dorsalen Spalten nur hinten, bei den ventralen Spalten nur vorn ausgebildet ist.

In allen diesen Fällen stellt diese Fehlbildung einen Befund dar, der bei stärkerer Keilform zwar zu statischen Beschwerden Anlaß geben kann, aber sonst nur diagnostische und differentialdiagnostische Bedeutung besitzt.

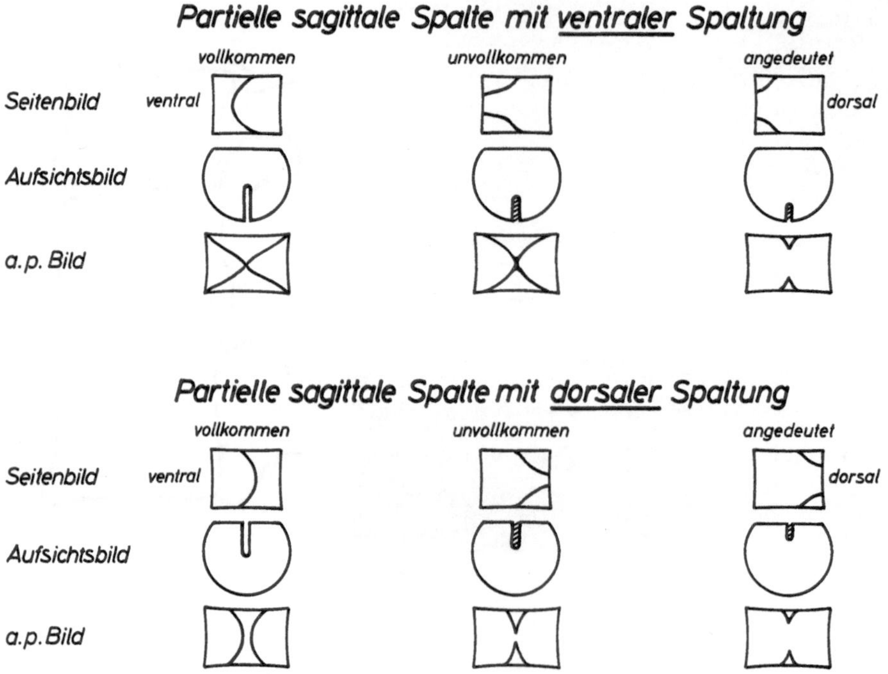

Partielle sagittale Spalte mit _ventraler_ Spaltung

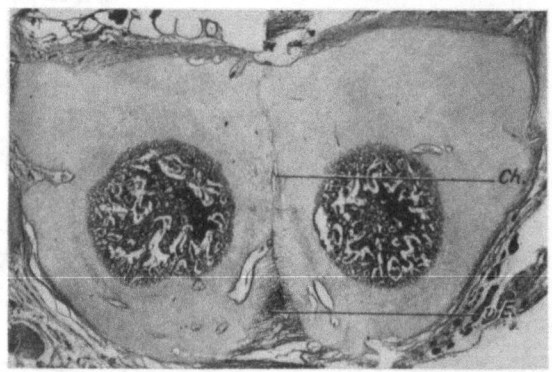

Abb. 11. Schematische Darstellung der verschiedenen Grade der partiellen sagittalen Wirbelkörperspalten im Seitenbild, in Aufsicht und in a.p. Bild ohne Berücksichtigung der Veränderungen an den Nachbarwirbeln

Abb. 12. Querschnitt durch den 9. Brustwirbelkörper. _Ch_ Chorda dorsalis, _v.E._ ventrale Einkerbung des Wirbelkörpers (H.E.-Färbung). (Nach Hartmann)

Für die Richtigkeit dieser neuen Deutung des Falles von Schmorl-Junghanns sprechen auch die histologischen Befunde von Hartmann, der sowohl ventrale als auch dorsale Einkerbungen bei nebeneinander gelegenen Wirbelkörperkernen hat finden können (Abb. 4a und b, 12), die ich als partielle sagittale Wirbelkörperspalten mit ventraler oder dorsaler Spalte anspreche, wobei zwischen den Knochenkernen auch noch eine Persistenz der Chorda dorsalis nachweisbar ist, sowie eine ähnliche Beobachtung von Theiler (Fall Egli-Haubensack).

Gelegentlich sind mit der sagittalen Wirbelkörperspalte, vor allem im Gebiet des Sacrum, Cystenbildungen bzw. Meningocelen kombiniert, die als Tumoren im kleinen Becken gefunden werden können (Hydromeningocele sacralis anterior). Diese Bildungen sind bisher so gut wie ausschließlich beim weiblichen Geschlecht beobachtet worden. Die Diagnose stützt sich auf den Nachweis der Spaltbildung, die ziemlich hochgradig sein kann und dem Kreuzbein gelegentlich das Aussehen einer zweigefiederten Schwanzflosse verleiht. Auf eine weitere diagnostische Möglichkeit hat EICHLER hingewiesen, dem es gelang, bei einem solchen Falle durch Füllung des Rückenmarkkanals mit einem schattengebenden Kontrastmittel die Meningocele direkt zu füllen und dadurch den Zusammenhang mit dem Duralraum darzustellen.

Solche Cystenbildungen kommen jedoch nicht nur bei der sagittalen Wirbelkörperspalte vor, JACHENS sah sie auch bei einem Asoma im Gebiet der Brustwirbelsäule (Abb. 24), hielt sie aber in vivo für Senkungsabscesse bei einer Spondylitis tbc. Erst die Sektion deckte die tatsächlichen Verhältnisse auf.

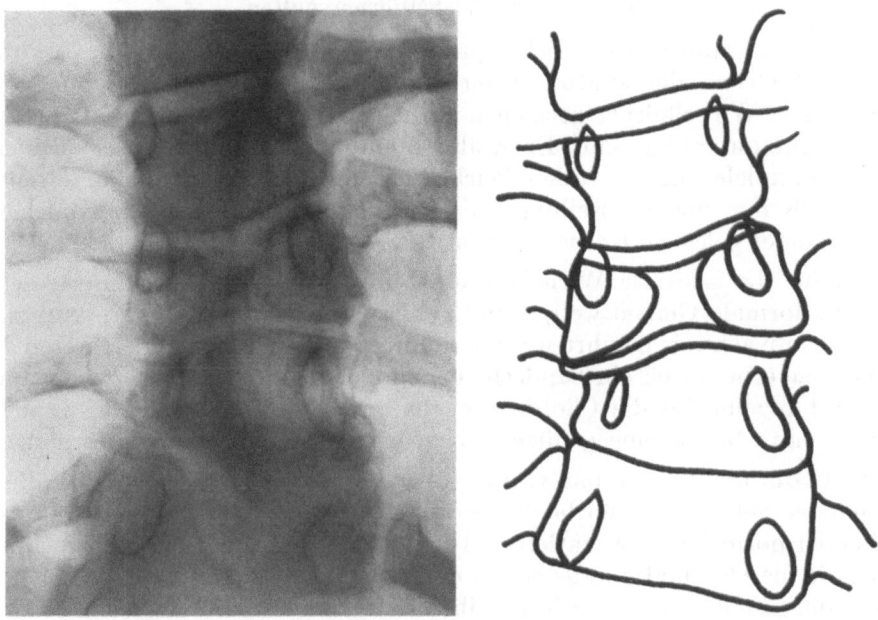

Abb. 13. Sagittale Wirbelkörperspalte mit breitem Spalt und Verbreiterung des Wirbelkörpers. Ausgleichsveränderungen an den Nachbarwirbeln (U. F., 12 Jahre, — 4510/48, 17. 8. 48)

Der röntgenologische Nachweis der medianen Spaltbildung ist leicht, wenn die typischen Besonderheiten dieser Fehlbildung vorhanden sind. Je nach der Ausprägung der Spaltbildung sind es im Sagittalbild die Kerben und Furchen sowie schließlich die Spaltbildungen in der Medianebene mit einer leichten Verschmälerung der beiden Wirbelkörperhälften zur Mitte hin. Es ist die leichte Verbreiterung dieser Wirbelkörper, die um so ausgesprochener wird, je ausgeprägter der Grad der Spaltbildung ist (Abb. 13). Schließlich ist es die leichte typische Vergrößerung der Nachbarwirbel, die entsprechend der Keilform des in der Mitte gespaltenen Wirbels eine leichte Erhöhung zur Mitte hin erkennen lassen, ein Befund, der nicht nur im anatomischen Präparat von FRETS, sondern auch in den röntgenologischen Darstellungen beobachtet werden kann.

Darüber hinaus findet sich bei nur ventraler Spalte eine typische Keilform nur der vorderen Partien, während die hinteren oberen und unteren Kanten glatt durchlaufen, und das Seitenbild zeigt in diesen Fällen die typischen Verdichtungslinien, die den ehemaligen Chordakanal nach hinten zu begrenzen.

Bei nur dorsaler Spalte beobachtet man gewöhnlich keine Keilbildung, doch ist eine leichte Vergrößerung der Nachbarwirbel im Gebiet der Spalte auch bei diesen Fällen nachweisbar. Die Verdichtungslinie ist auch bei dieser Spalte ausgesprochen und begrenzt hier die ventrale Partie des Chordakanals.

Bei Beachtung dieser Charakteristika, die sich im Schichtbild noch deutlicher darstellen lassen, wird eine Verwechslung mit andersartigen destruktiven pathologischen

Veränderungen nicht eintreten, aber es wird sich auch vermeiden lassen, destruktive Prozesse fälschlicherweise als Spaltbildungen anzusehen.

Auch die sagittale Spaltbildung wird gelegentlich kombiniert mit gleichzeitigen segmentären Anomalien angetroffen, sei es, daß beide Wirbelkörperhälften, oder nur die eine mit einem oder beiden Nachbarwirbeln verschmolzen sind. Beispiele für derartige progressive Kombinationen zeigt sehr anschaulich eine Skizze von Putti (Abb. 16b) Gerade diese Fälle sind es aber auch, die uns die frühe Entstehungsmöglichkeit dieser Fehlbildung vor Augen führen.

b) Frontale Wirbelkörperspalten

Der Begriff der „frontalen Wirbelkörperspalte" wurde erstmalig von Junghanns im Jahre 1938 auf Grund der anatomischen und röntgenologischen Befunde von hintereinander in einem Wirbelkörper gelegenen Knochenkernen (Lossen, Meyer-Burgdorff und Klose-Gerlich) aufgestellt. Er wollte offenbar schon mit dieser Namensgebung bewußt eine Parallele zur sagittalen Wirbelkörperspalte ziehen, die in ihren geringen Graden ebenfalls nur eine Zweiteilung des normalerweise einheitlichen Knochenkerns in zwei nebeneinander gelegene Kerne aufweist.

Während für die sagittale Wirbelkörperspalte durch die entwicklungsgeschichtliche Forschung die formale Genese weitgehend geklärt ist und insbesondere von Hartmann der histologische Nachweis geführt werden konnte, daß auch in den leichteren Fällen die beiden Knochenkerne durch ein bandscheibenähnliches Knorpelgewebe getrennt sind, in dem auch fast regelmäßig die Chorda dorsalis nachzuweisen ist, fehlt für die frontale Wirbelkörperspalte bisher eine genügend begründete Erklärung ihrer formalen Genese.

Meyer-Burgdorff und Klose-Gerlich studierten ihren histologischen Befund von 2 hintereinander gelegenen Knochenkernen ebenso wie ihre Vorgänger unter dem Gesichtswinkel der normalen Ossifikation und schlossen daraus, daß die Lehrmeinung falsch sein müsse, die die Ossifikation aus einem einheitlichen Wirbelkörper beginnen läßt. Die Möglichkeit einer Fehlbildung wurde von ihnen zwar in Betracht gezogen, jedoch nur als Ausdruck einer Verzögerung einer an sich normalen Entwicklungsphase. Diese auf der Annahme zweier hintereinander gelegener Knochenkerne im Beginn der Ossifikation basierende Auffassung wurde auch von Junghanns zur Erklärung der von ihm aufgestellten frontalen Wirbelkörperspalte übernommen. Die frontale Wirbelkörperspalte stelle danach nur eine *Störung im zeitlichen Ablauf der sonst völlig normalen Ossifikation* dar.

Dieser Auffassung wurde von Schinz und Töndury auf Grund sehr sorgfältiger Untersuchungen entsprechender Wirbelkörper mit Schnittserien und Wachsplattenmodellen der Wirbelkörper widersprochen. Sie sehen im Kalkknorpelkern ein Bindeglied zwischen den Ossifikationszentren und in den frontalen Spalten lediglich Formvarianten eines einheitlichen Knochenkernes.

Demgegenüber beobachtete Rowley 1955 bei 13 totgeborenen Kindern auch histologisch ganz klare Trennungen des ventralen und dorsalen Knochenkerns. In seinem Gesamtmaterial von 28 Beobachtungen überwiegt mit 25 Fällen das männliche Geschlecht bei weitem. Bevorzugt ist die Lendenwirbelsäule (25mal), 6mal ist auch die Brustwirbelsäule betroffen. In einem Falle beobachtete er eine sehr langsame Rückbildung: nach 2 Jahren und 9 Monaten war noch eine feine Spaltlinie nachweisbar.

Rettig berichtete 1958 über anatomische Untersuchungen von 50 Wirbelsäulenpräparaten im Alter vom 5. Fetalmonat bis zum Abschluß des 1. Lebensjahres, bei denen sich 13mal frontale Wirbelkörperspalten oder histologisch Reste solcher Spalten nachweisen ließen. Auch partielle halbseitige Spalten wurden beobachtet. Von diesen 13 Fällen konnte 4mal die Spaltbildung nicht auf Grund des Röntgenbildes, sondern erst durch die makroskopische und mikroskopische anatomische Untersuchung erkannt werden. Als Gründe hierfür werden angegeben, daß sich

1. partielle Spalten und Reste von Spalten aus Gründen des Summationseffektes dem Nachweis entziehen und daß

2. die Spalten einen zum Wirbelkanal offenen stumpfen Winkel bilden können und durch Überprojektion dem Nachweis entgehen.

In Einzelfällen konnten Spalten nur noch in Form restierender Knorpelinseln an typischer Stelle nachgewiesen werden. Chordareste wurden nur in 2 Fällen gefunden, einmal bei einer partiellen frontalen Spalte, das zweite Mal ohne Spaltbildung. In dem häufigen Vorkommen der frontalen Spalten, sowie in ihrer regelmäßigen Anordnung und Ausbildung sieht RETTIG eine Hemmungsmißbildung mit einer Art „Septum" aus paraplastischem bandscheibenähnlichem Gewebe im Spalt.

In über 50 % der Fälle ist mehr als ein Wirbelkörper betroffen (ROWLEY). Das Röntgenbild zeichnet sich durch eine Vergrößerung des antero-posterioren Durchmessers des betroffenen Wirbelkörpers gegenüber seinen Nachbarwirbeln aus, sowie durch ein linienförmiges oder ovales Aussehen des Spaltes.

1956 berichteten COHEN, CURRANINO und NEUHAUSER auf Grund des Studiums von 17 röntgenologisch und 3 weiteren histologisch beobachteten Fällen über ihre Befunde, die sie an 2 Serien von Kindern erhoben haben. Die erste Serie von 200 Kindern umfaßte solche mit kongenitalen Anomalien wie Tracheo-Oesophageal-Fisteln, Analatresie oder Intestinalatresie etc., die zweite Gruppe von 200 Kindern solche mit pulmonalen Störungen ohne Fehlbildungsursache. In der 1. Gruppe hatten 13 Fälle frontale Spalten, in der 2. nur 4. Die 3 Sektionsfälle zeigten übereinstimmend hyalinen Knorpel als Grundlage, der in den meisten Fällen ein komplettes Septum repräsentierte, mit enchondraler Ossifikation an den gegenüberliegenden Flächen. Es erscheint ihrer Meinung nach wahrscheinlich, daß die Chorda dorsalis bei der dorso-ventralen Verdoppelung eine Rolle spielt. Obwohl sie die Spaltbildung nur für eine vorübergehende, harmlose Variante halten, verdient die signifikante Zunahme ihres Vorkommens bei anderen Anomalien Beachtung. Hier steht vor allem die „generalisierte Chondrodystrophie calcificans congenita" (MOSEKILDE) im Vordergrund.

Über 2 weitere Fälle von frontalen Wirbelkörperspalten berichtete SWOBODA 1954, von denen die eine bei einem mongoloiden Kinde, die andere bei einer Frühgeburt beobachtet wurde. Die letztere ist nun dadurch besonders interessant, daß die durch eine systematisierte Osteopathie und durch die Vitamin D-Verabreichung bedingte Rahmenbildung innerhalb der Wirbelkörper auch die beiden Hälften des gespaltenen Wirbelkörpers genau einhält — ohne Brückenbildung zwischen den beiden Hälften, obwohl dieselben später zu einem gemeinsamen Knochen verschmelzen. Das Röntgenbild illustriert damit eindrucksvoll die Tatsache, daß an den einander gegenüberliegenden Flächen der Wirbelkörperkerne Wachstumszonen vorliegen (Abb. 14).

WOLLIN und ELLIOT untersuchten 1961 2 von 3 Fällen mit frontaler Spaltung ebenfalls histologisch und konnten sogar Chordareste nachweisen. Sie weisen darauf hin, daß diese Spalten nur beim Fetus oder in den ersten Lebenswochen zu finden und manchmal mit anderen Fehlbildungen vergesellschaftet sind. Es seien fast nur Jungen betroffen. Gelegentlich kann diese Spaltbildung schon auf Röntgenaufnahmen während der Schwangerschaft erkannt werden.

Diese Möglichkeit der Erkennung von Spaltbildungen schon in utero wird von MÜLLER, DELLENBACH, MEYER, BOURYAL und WALTER 1968 bestätigt.

α) Echte frontale Spalte

Einen weiteren Fall einer frontalen Wirbelkörperspalte, und zwar bei einem Erwachsenen im Alter von 26 Jahren, beobachteten LINDEMANN und RATHKE. Die Autoren führen diese echte frontale Spalte auf ein echtes trennendes Element zwischen den Knochenkernen — wahrscheinlich bandscheibenähnlich — zurück, welches möglicherweise von einem frontalen Septum gebildet wird.

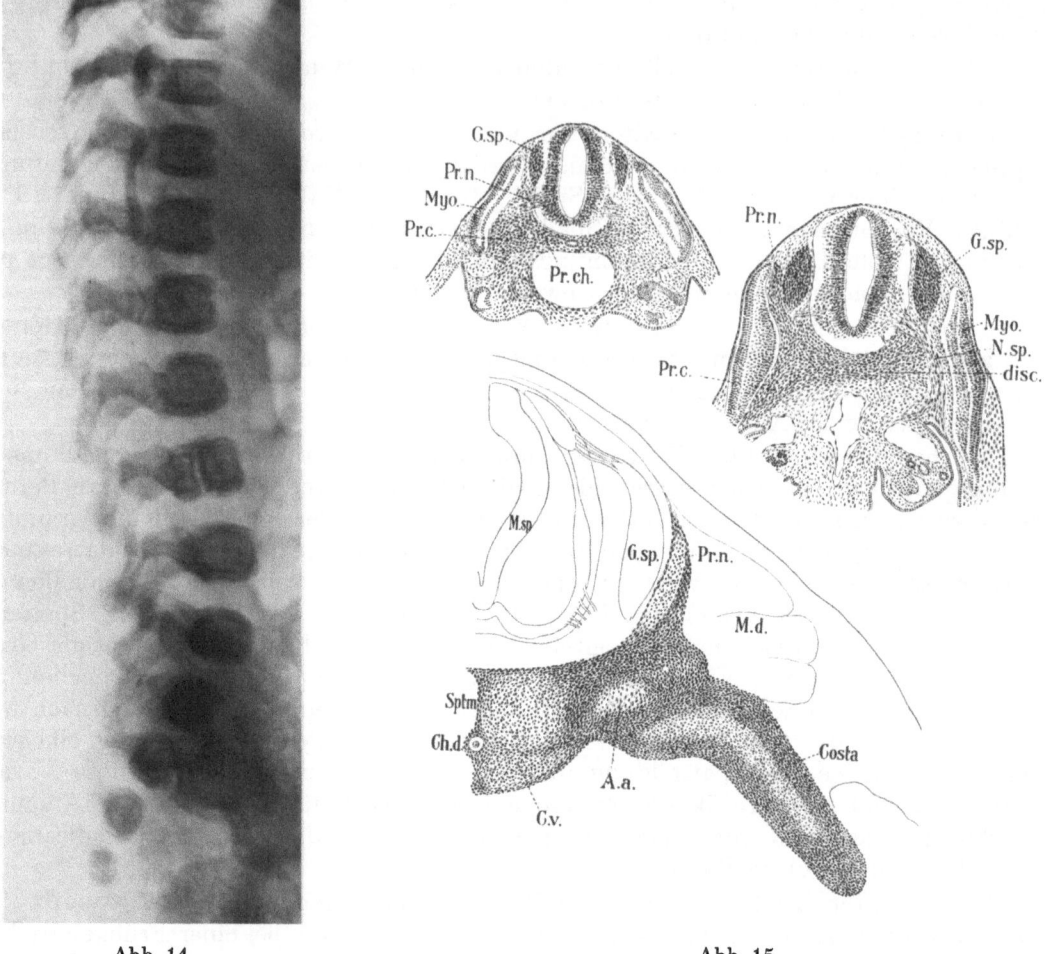

Abb. 14   Abb. 15

Abb. 14. Frontale Wirbelkörperspalte an L 4 mit gleichzeitiger Osteopathie. Die durch Vitamin D-Verabreichung in den Wirbelkörpern aufgetretene, leicht sklerotische Rahmenbildung findet sich auch an den
Rändern der frontalen Spalten als Ausdruck von Wachstumszonen (Swoboda, Wien). (R.W., 8 M.,)

Abb. 15. Querschnitte durch mittlere Thorakalsegmente, während der blastematischen Periode der Wirbel-
entwicklung. Vergr. 55:1. Embryo LXXVI, Länge 4,5 mm. Die rechte Seite des Schnittes geht durch die
Mitte, die linke durch das hintere Drittel des 5. Segments. Embryo II, Länge 7 mm. 5. Thorakalsegment.
Die rechte Seite der Zeichnung zeigt einen Schnitt vor dem auf der linken Seite dargestellten. Embryo CLXXV,
Länge 13 mm. Die linke Hälfte des 6. Wirbelkörpers, der Neuralfortsatz und die Rippe sind ausgezeichnet,
die Körperwand, das Rückenmark und das Spinalganglion sind im Umriß gegeben. *A.a.* Stelle der Anastomose
zweier aufeinander folgender Intersegmentalarterien, *C.v.* Wirbelkörper, *Costa* Rippe, *Ch.d.* Chorda dorsalis,
Disc. Intervertebralscheibe, *G.sp.* Spinalganglion, *M.d.* dorsale Muskulatur, *M.sp.* Rückenmark, *Myo.* Myotom,
N.sp. Spinalnerv, *Pr.n.* Processus neuralis, *Pr.c.* Processus costalis, *Pr.ch.* Processus chordalis, *Sptm.* Perichordalseptum. (Nach Bardeen, Amer. Journ. of Anat., Vol. 4, 1905)

Über eine fast totale frontale Spalte bei einem 19jährigen Manne berichten Blauth
und Hopf (1960) und führen den Befund auf eine Rückbildungsstörung der Chorda
dorsalis zurück. Dieser Fall darf auch deshalb größeres Interesse beanspruchen, weil der
Zustand nach einem Trauma zunächst als Fraktur gedeutet wurde und damit die Kenntnis
derartiger Fehlbildungen auch ein sehr erhebliches praktisches Interesse gewinnt.

Es besteht heute Übereinstimmung bei allen Forschern, daß die auch bei Erwachsenen
vorkommende sagittale Wirbelkörperspalte formalgenetisch auf einer Persistenz eines im
Beginn des Verknorpelungsstadiums in der Medianebene durch den Wirbelkörper ver-

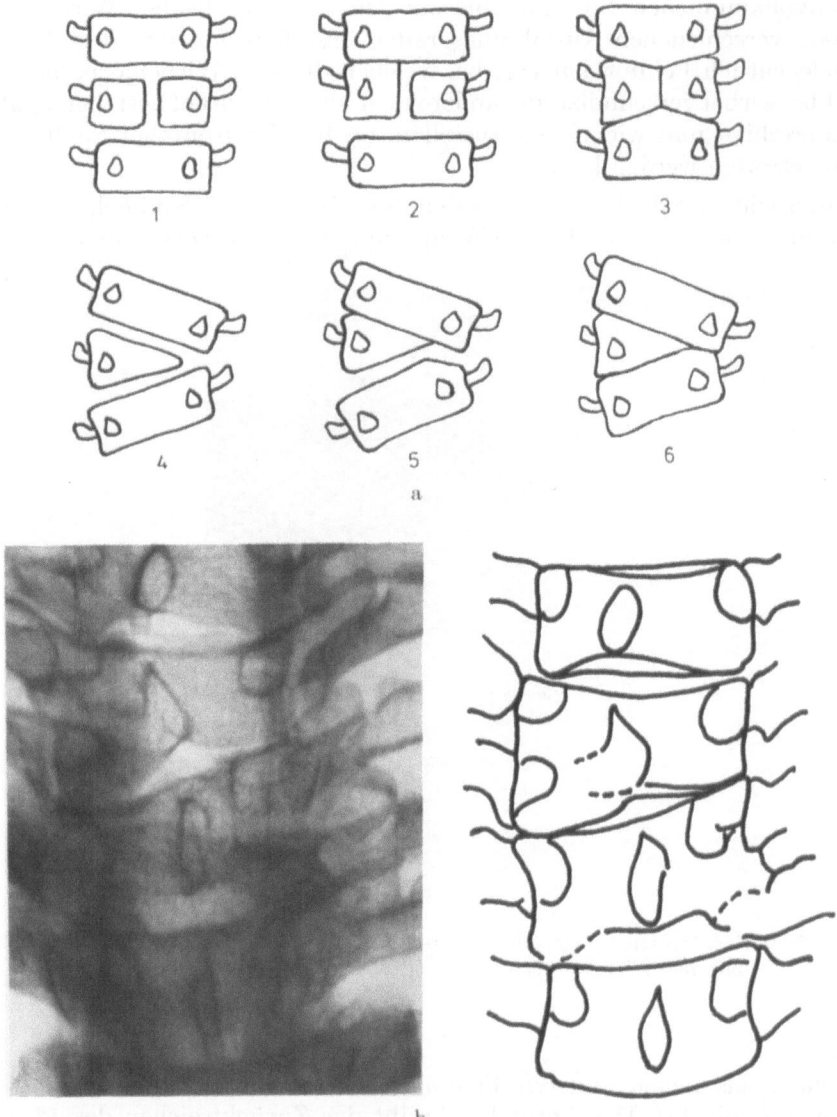

Abb. 16. a Schematische Darstellung von Halbwirbel- und Spaltbildungen mit gleichzeitigen segmentären Anomalien: *1* reine Spaltbildung, *2* einseitige segmentäre Anomalie bei Spaltbildung, *3* Spaltbildung und vollständige Blockwirbelbildung, *4* Hemispondylus, *5* Hemispondylus mit Blockbildung zu einem Nachbarwirbel, *6* Hemispondylus mit vollständiger Blockwirbelbildung. b Halbwirbelbildung von Th 3 auf beiden Seiten, wobei der rechten Hemispondylus mit Th 2, der linke Hemispondylus mit Th 4 zu einem Blockwirbel verschmolzen ist. (W.J., 49 Jahre, 9780/53)

laufenden perichordalen Septums basiert (Abb. 15). Ein solches Septum konnte unter anderen von BARDEEN in der beginnenden Verknorpelungsphase und von HARTMANN bei der ausgebildeten Fehlbildung zwischen den bilateral angelegten Knochenkernen durch ihr besonderes färberisches Verhalten nachgewiesen werden. Es wird heute niemand mehr auf den Gedanken kommen, aus einer derartigen Fehlbildung den Schluß zu ziehen, daß die normale Ossifikation von bilateral angelegten Knochenkernen ihren Ausgang nehme. Wir wissen heute vielmehr, daß die Ausbildung eines einheitlichen Knochenkernes durch das sagittale Perichordalseptum verhindert wird, wenn dasselbe persistiert.

Die Verselbständigung der bilateral gelegenen Knochenkerne kann hierbei ganz verschiedene Grade erreichen und es gibt alle fließenden Übergänge von der eben angedeuteten unvollkommenen Spaltung bis zur Diastase der beiden Wirbelkörperhälften. Neben diesen verschiedenen Ausbildungsgraden innerhalb ein und desselben Segmentes kommen gelegentlich Fehlformen vor, bei welchen die eine Wirbelkörperhälfte allein mit einem Nachbarwirbel verschmilzt, die andere aber als Halbwirbel bestehen bleibt (Abb. 16a und b). Es erschien nun wichtig festzustellen, ob bei der frontalen Spalte analoge Verhältnisse angetroffen werden können.

Bei Durchsicht des bisher vorliegenden Schrifttums im Hinblick auf diese Fragestellung stößt man auf eine Beobachtung von Harrenstein bei einem 13 Monate

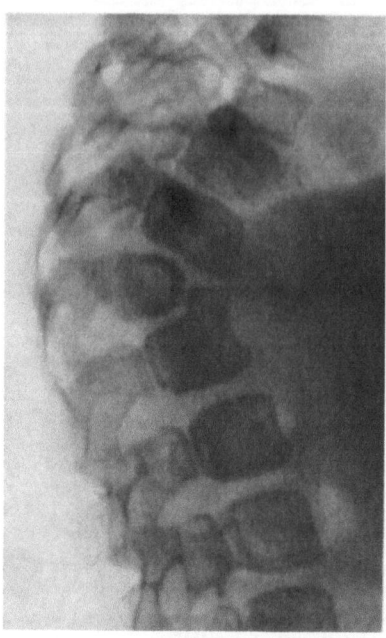

Abb. 17. Frontale Wirbelkörperspalte von Th 12. Verschmelzung der ventralen Wirbelkörperhälfte von Th 12 mit dem Wirbelkörper von L 1. (Beobachtung von Harrenstein)

alten Mädchen, das neben anderen Fehlbildungen seiner Wirbelsäule eine angeborene Kyphose hatte (Abb. 17). Der Autor beschreibt das Zurückweichen des 12. Brustwirbelkörpers, seine abgeplattete, abgerundete Form an der Vorderseite sowie die Tatsache, „daß der offene Raum zwischen dem 11. Brust- und 1. Lendenwirbel mit einer schattengebenden Masse ausgefüllt ist, die mit dem 1. Lendenwirbel ein Ganzes bildete, von dem 12. Brustwirbel jedoch getrennt war". Er deutet den Befund als eine Störung der Segmentation mit einer in einer sehr frühen Entwicklungsphase erfolgten Verlagerung des 12. Brustwirbelkörpers nach hinten. — Diese Deutung bedarf ohne jeden Zweifel einer Revision: Die von Harrenstein nicht erklärte „schattengebende Masse" entspricht der vorderen Hälfte des 12. Brustwirbelkörpers, die mit dem 1. Lendenwirbelkörper segmentär verschmolzen ist, während die dorsale Wirbelkörperhälfte des 12. Brustwirbels zusammen mit dessen Bogen etwas nach dorsal verschoben ist und sowohl in ihrer Form, wie in ihrer Größe und Stellung wie ein Hemisoma dorsale (s. Kap. 6, S. 223) imponiert. Man muß also hier den höchsten Grad der denkbaren Verselbständigung der ventralen und dorsalen Wirbelkörperhälfte durch eine frontale Wirbelkörperspalte annehmen, der in der Verschmelzung einer Hälfte mit einem Nachbarwirbel zum Ausdruck kommt, und für den man das Vorhandensein eines frontalen bandscheibenähnlichen Gewebes unbedingt postulieren muß. Auch spricht die gleichzeitige Verschmelzung mit dem Nachbarwirbel für eine Entstehung der Fehlbildung in der präossalen Entwicklungsphase. Darüber hinaus lehrt auch diese Beobachtung, daß frontale Wirbelkörperspalten nicht nur bei Neugeborenen, sondern als echte Spalten in späterem Alter beobachtet werden können.

Eine andere Eigentümlichkeit der Beobachtung HARRENSTEINs bedarf noch eines besonderen Hinweises, das ist die Verlängerung des Wirbelkörpers in der Sagittalrichtung etwa um den Betrag der frontalen Spalte. Ein ganz gleichartiger Befund ist ja auch bei der sagittalen Spalte — hier in querer Richtung — ganz regelmäßig anzutreffen und auch in den anderen Beobachtungen von frontalen Spalten regelmäßig vorhanden.

Abschließend können wir feststellen, daß in den Beobachtungen von LINDEMANN und RATHKE, von BLAUTH und HOPF und von HARRENSTEIN echte frontale Spalten vorliegen, und zwar in verschiedenen Ausprägungsgraden bis zu vollständig selbständig gewordenen Wirbelkörperhälften.

β) Vorübergehende, sog. frontale Spalte

Zwei Fragen bedürfen noch der Klärung:

Welche Ursachen liegen bei den gelegentlich gefundenen sog. frontalen Spalten Neugeborener vor, von denen wir seit KNUTSSON wissen, daß sie in der Regel nach 2 bis 4 Monaten verknöchern?

Finden sich im Beginn des Verknorpelungsstadiums irgendwelche Anhaltspunkte, die die Annahme eines frontalen Perichordalseptums rechtfertigen?

Zur Beantwortung der 1. Frage habe ich selbst ebenfalls die Wirbelsäulen von zur Sektion gekommenen Neugeborenen röntgenologisch durchgemustert, auch von Frühgeburten, und die hierbei gefundenen Spalten histologisch untersucht.

Die feingewebliche Untersuchung ergab in den Spalten lediglich hyalinen Knorpel, der zum Knochen hin deutliche Säulenstellung erkennen ließ. In den zentralen Partien fand sich an einigen Stellen kernarmes Gewebe, das teilweise eine gewisse Ähnlichkeit mit dem Nucleus pulposus aufwies. Sichere Chordazellen wurden nicht gefunden, auch ist es mir bisher nicht gelungen, bandscheibenähnliches Gewebe darzustellen. Dagegen fand sich bei einem L 2 über die erwarteten 2 hintereinander gelegenen Knochenkerne hinaus noch ein weiterer kleiner Knochenkern an der lateralen Seite, der ebenfalls von hyalinem Knorpel mit Säulenstellungen umgeben war. Diese Beobachtung ist geeignet, das vorliegende Problem noch weiter zu komplizieren — eine Erklärung ist zur Zeit noch nicht möglich (Abb. 18).

Die 2. Frage veranlaßte mich zu einer Durchsicht von publizierten Bildern früherer Entwicklungsstadien, wobei mir in einer Abbildung von BARDEEN (Abb. 15) auch ein frontales Perichordalseptum dargestellt zu sein schien. Die Durchsicht früher Entwicklungsstadien durch Herrn Prof. THEILER im anatomischen Institut Zürich ergab jedoch keine Bestätigung für das Vorliegen derartiger frontaler Perichordalsepten als Regelfall. Ob sie ausnahmsweise vorkommen können, muß zunächst noch dahingestellt bleiben. Das Vorkommen von nur in der dorsalen Hälfte vorhandenen Wirbelkörpern, von $^1/_4$ und $^3/_4$ Wirbeln gibt hier zweifellos schon gewisse Anhaltspunkte.

Fassen wir noch einmal unsere bisherigen Kenntnisse bezüglich der sog. frontalen Spalten zusammen:

1. Bei Neugeborenen lassen sich, vor allem bei anderweitigen Fehlbildungen, in einem gewissen Prozentsatz sog. frontale Wirbelkörperspalten nachweisen, bei denen es sich um hintereinander gelegene und mehr oder weniger getrennte Knochenkerne handelt. Gelegentlich treten noch weitere seitlich gelegene Knochenkerne auf.

2. Diese frontalen Spalten werden fast ausschließlich im Bereich der unteren BWS und der LWS, nur gelegentlich auch in der HWS gefunden. In 50% der Fälle sind mehr als ein Wirbel betroffen.

3. Sie sitzen mit absoluter Regelmäßigkeit an der Stelle der Wirbelsäule, an welcher normalerweise die Chorda dorsalis gelegen ist, meist an der Grenze des hinteren zum mittleren Drittel. Mit besonderer Deutlichkeit geht dies aus den Beobachtungen hervor,

in welcher mehrere Wirbelkörper beteiligt sind (Lossen, Rowley, Cohen, Curranino und Neuhauser, Blauth und Hopf), in denen sich die Spaltbildungen kontinuierlich fortzusetzen scheinen.

4. Die betroffenen Wirbelkörper sind gegenüber den benachbarten Wirbelkörpern deutlich verlängert und zwar um die Breite des frontalen Spaltes.

5. Histologisch findet sich zwischen den beiden Knochenkernen regelmäßig hyaliner Knorpel mit Säulenstellungen, im zentralen Gebiet mit kernarmen Zonen. Bandscheiben-ähnliches Gewebe wurde als trennendes Element bisher nur von Rettig nachgewiesen.

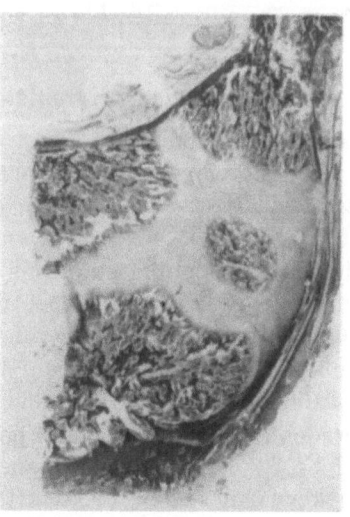

Abb. 18. Querschnitt eines Lendenwirbelkörpers mit frontaler Wirbelkörperspalte eines Feten. Neben dem ventralen und dorsalen Knochenkern findet sich noch ein weiterer kleiner Knochenkern zwischen Bogenwurzel und ventralem Knochenkern

6. Gelegentlich kann zwischen den Knochenkernen ein Rest von Chordagewebe nach-gewiesen werden (Meyer-Burgdorff und Klose-Gerlich, Probst, Wollin und Elliot), doch erscheint ein Nichtgelingen dieses Nachweises um so leichter verständlich, wenn wir daran denken, daß sogar bei der Chorda dorsalis persistens ein solcher Nachweis unter Umständen nicht geführt werden kann (Putschar).

3. Persistierende Chorda und Chordarückbildungsstörung

Die Chorda dorsalis als ältester und ursprünglichster Teil des axialen Skelets erfährt im Laufe der Ontogenese eine typische Veränderung. Nach dem Auftreten der Knorpel-kerne und ihrer Vereinigung — also nach dem Verschwinden des sagittalen Perichordal-septum beginnt auch die Chorda dorsalis im Innern des Wirbelkörpers durch den Wachs-tumsdruck des Knorpels zu verkümmern, während sie in den Zwischenwirbelscheiben und den angrenzenden Knorpelpartien noch erhalten bleibt. Dieser, der Rückbildung der Perichordalsepten analoge Vorgang kann in genau der gleichen Weise zu verschiedenen Zeiten einer Störung unterliegen und es resultieren daraus sodann die verschiedenen Ausbildungsgrade einer typischen Fehlbildung: *der persistierenden Chorda dorsalis.*

Der extremste Grad der völligen Persistenz des Chordakanals ist sehr selten. Die erste Beobachtung stammt von Musgrove. Hier verlief mitten durch einen Wirbelkörper in der Kopf-Steiß-Richtung ein zylinderartiger Hohlraum. Einen weiteren Fall publizierten Schmorl und Junghanns: Bei einem 22jährigen Mann fand sich eine Vereinigung der 8. und 9. Brustbandscheibe in einem röhrenförmigen Hohlraum mitten im 9. Brustwirbel (in einem persistierenden Chordakanal). Der betreffende Wirbelkörper ist niedriger als seine Nachbarn und leicht keilförmig nach vorn verschmälert, so daß hieraus eine leichte Kyphose resultierte (Abb. 19 und 20). Allerdings scheinen mir, soweit man dies aus der Abbildung von nur 3 Wirbelkörpern sagen kann, die benachbarten Wirbelkörper an der Vorderseite etwas höher zu sein als normal, so daß die keilförmige Verschmälerung hierdurch wieder ein wenig ausgeglichen sein dürfte, eine Erscheinung, die wir ja auch bei anderen Fehlbildungstypen, insbesondere bei der partiellen sagittalen Wirbelkörperspalte beobachten können (Abb. 10a und b). Die dritte hierher gehörige gesicherte Beobachtung verdanken wir PUTSCHAR. Es handelte sich um ein altes Sammlungspräparat der Krüppel-

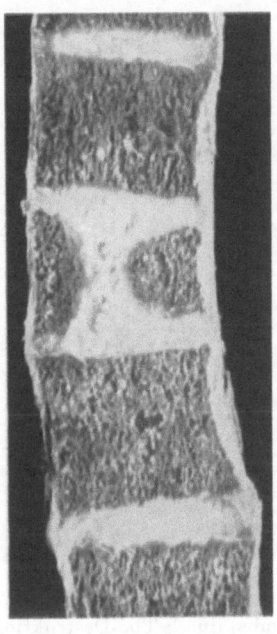 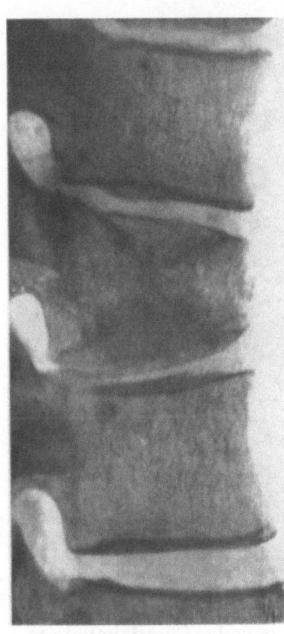

Abb. 19   Abb. 20

Abb. 19. Lichtbild der Sagittalschnittfläche der Brustwirbelsäule eines 22jährigen Mannes. ,,Persistierender Chordakanal". (Nach SCHMORL-JUNGHANNS)

Abb. 20. Röntgenaufnahme des Präparates von Abb. 19. ,,Keilform des Wirbels, in den Wirbelkörper hineingebogene Grund- und Deckplatten". Die sklerotischen Verdichtungslinien markieren die vordere und hintere Begrenzung des persistierenden Chordakanals. (Nach SCHMORL-JUNGHANNS)

Heil- und -Pflegeanstalt Annastift in Hannover-Kleefeld, von einem etwa 7—11jährigen Kind, bei welchem der 1. Lendenwirbelkörper keilförmig mit Verschmälerung nach vorn zu gestaltet war und eine breite knorpelige Verbindung der beiden angrenzenden Bandscheiben etwas vor dem Zentrum des Wirbelkörpers bestand. Histologisch ließen sich in diesem Falle im Gegensatz zur Beobachtung von SCHMORL-JUNGHANNS keine Chordareste nachweisen, es lagen allerdings auch keine Schnittserien vor. Trotzdem faßt PUTSCHAR seine Beobachtung mit Recht als persistierende Chorda dorsalis auf.

Neben dieser reinen, *nur* die Chorda dorsalis und das sie umhüllende bandscheibenähnliche Gewebe betreffenden Rückbildungsstörung, pflegt die Chorda dorsalis in allen den Fällen gleichzeitig mitzupersistieren, in denen das sagittale Perichordalseptum erhalten bleibt. Das gilt auch für die partielle Sagittalspalte, sei es mit ventraler oder dorsaler Spalte, bei welcher die Chorda dorsalis mit dem vorderen oder hinteren Teil des Perichordalseptum persistiert. So konnten SCHMORL und JUNGHANNS in ihrem von mir als partielle Sagittalspalte gedeuteten Fall Chordareste nachweisen und auch in den entsprechenden Frühbefunden von HARTMANN, die ich ebenfalls als partielle Sagittalspalten

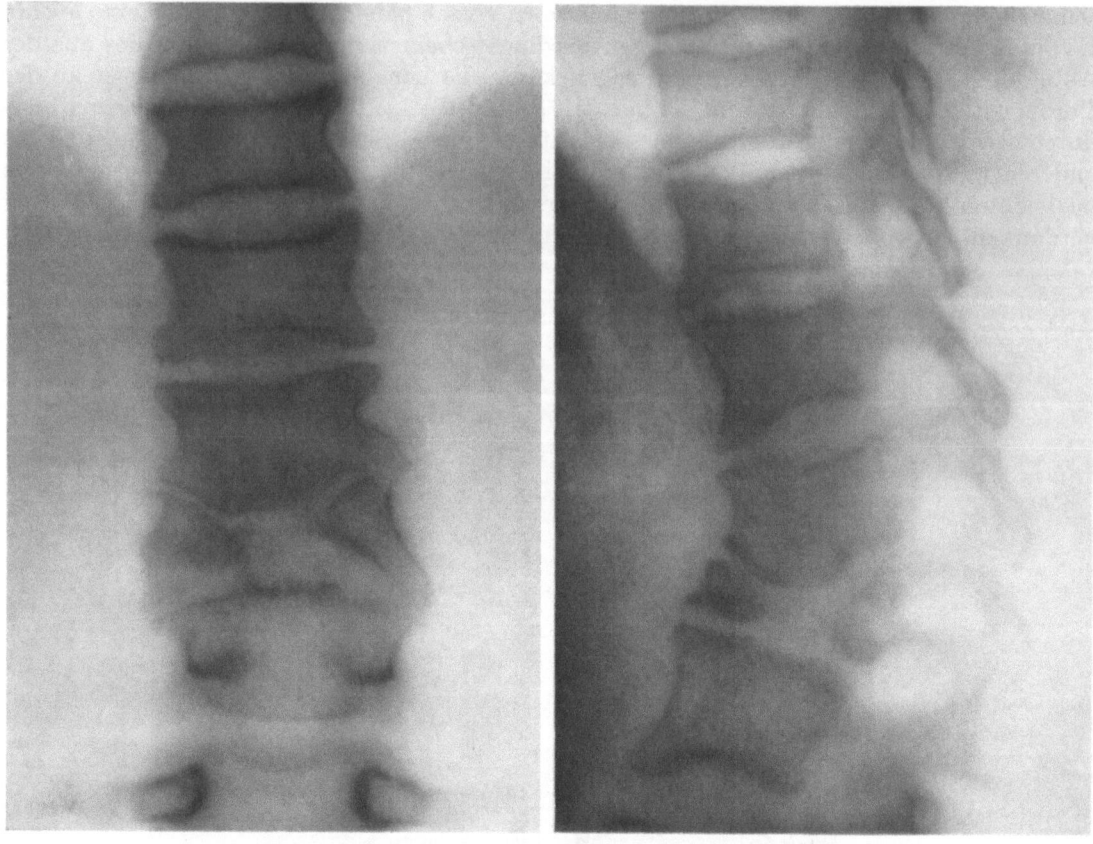

a   b

Abb. 21. Persistierender Chordakanal am Lebenden durch Tbc-Destruktion vorgetäuscht

ansehe, findet sich neben der partiellen Spaltung die Persistenz der Chorda dorsalis
(Abb. 4a und b).

Wir wären demnach berechtigt, alle diese Beobachtungen mit Spaltbildungen auch
noch einmal im Hinblick auf die Persistenz der Chorda dorsalis hier heranzuziehen. Da es
jedoch darauf ankommt, die typischen reinen Fehlbildungsformen des Corpus vertebrae
aufzuzeigen, müssen wir die reine, nur die Chorda dorsalis betreffende Fehlbildungsform
als Sonderform herausheben. Denn bei diesem Fehlbildungstypus und nur bei ihm, bildet
sich bei stärkstem Ausprägungsgrad ein ringförmiger, den ehemaligen Chordakanal um-
schließender Wirbelkörper, der vergleichend-anatomisch einem perforat amphicoelen oder
notochordalen Wirbeltypus entspricht.

Differentialdiagnostisch müssen derartige vollkommene Chordarückbildungsstörungen
gegenüber meist leicht zu erkennenden posttraumatischen Veränderungen mit Band-
scheibenherniierung und dadurch verhinderter knöcherner Heilung, sowie gegenüber
postinfektiösen Zuständen, etwa nach einer Wirbeltuberkulose abgegrenzt werden. Daß
gerade die letztere Abgrenzung ohne Heranziehung von Vorbefunden sehr schwierig und
voller Probleme sein kann, konnten Diethelm und Kutzner an einer einschlägigen,
eigenen Beobachtung (Abb. 21a und b) demonstrieren.

Neben diesem extrem seltenen stärksten Ausbildungsgrad des völlig persistierenden
Chordakanals kommen geringere Ausbildungsgrade des gleichen Fehlbildungstypus häufiger vor. Es sind dies die Beobachtungen von mehr oder weniger tiefen grubenförmigen
Vertiefungen der oberen und unteren Deckplatten eines oder meist mehrerer Wirbelkörper
übereinander, die etwa in der Mitte der Wirbelkörper oder mehr nach hinten zur Grenze

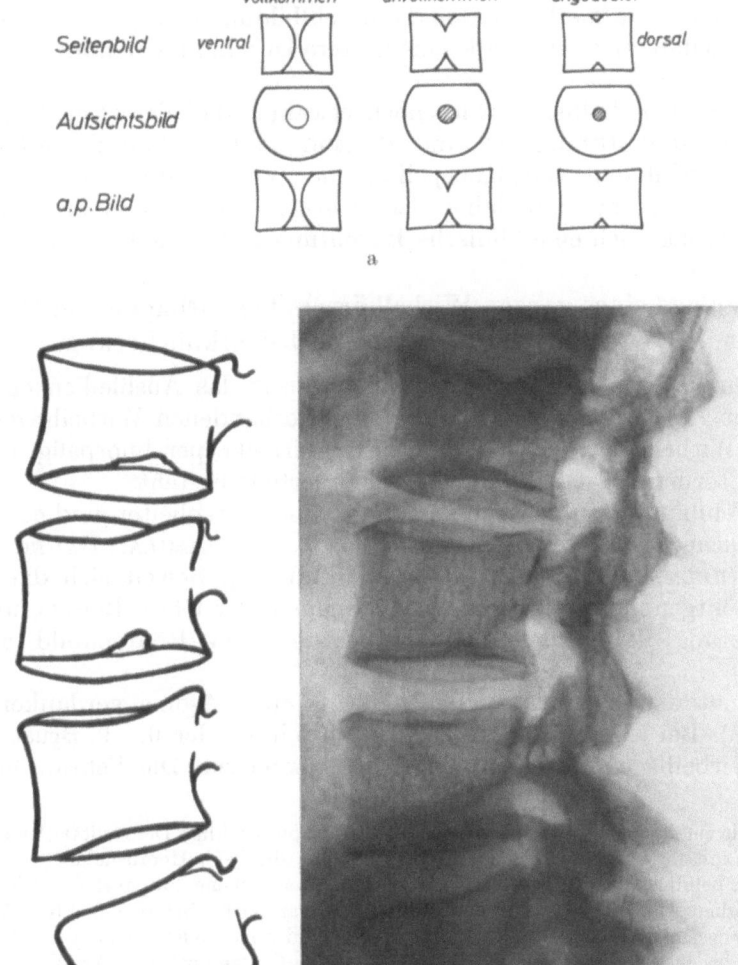

Abb. 22. a Schematische Darstellung der Ausprägungsgrade; b Chordarückbildungsstörung, kenntlich an grubenförmigen Einsenkungen der Deckplatten an den ehemaligen Chorda-Durchtrittsstellen. (Th.R., 30 Jahre, 8508/59)

zwischen dem mittleren und hinteren Wirbelkörperdrittel zu gelegen sind und sich dadurch auszeichnen, daß eine durch sie gezogene Linie etwa dem Verlauf des ehemaligen Chordakanals entspricht (Abb. 22a und b). Auch hier gibt es alle fließenden Übergänge vom stärksten Ausbildungsgrad bis zu den kleinen umschriebenen grubenförmigen Einsenkungen der Deckplatten.

Diese Einsenkungen finden sich nach SCHMORL-JUNGHANNS und BÖHMIG gerade in der Gegend des Gallertkernes — dem Überrest der Chorda dorsalis innerhalb der ehemaligen Zwischenwirbelscheibe. An diesen Stellen ist die hyaline Knorpelendplatte des Wirbelkörpers meistens auch etwas dünner als an den Nachbarwirbeln. Wir haben es hier also mit geringeren Graden der gleichen Chordarückbildungsstörung zu tun und müssen diesen geringeren Grad des gleichen Fehlbildungstypus daher als „unvollkommene Persistenz der Chorda dorsalis" bezeichnen.

14*

Derartige Beobachtungen von „unvollkommener Persistenz der Chorda dorsalis" wurden von LINDEMANN, RATHKE, MAU und JUNGHANNS mitgeteilt. MAU und JUNG-HANNS machen darauf aufmerksam, daß diese Fehlbildung häufig mit weiteren Dysostosen kombiniert ist, so daß im Zweifelsfalle eine weitere Durchuntersuchung des Skelets ratsam erscheint.

Der Vollständigkeit halber sei hier noch erwähnt, daß derartige Wirbelsäulen nach Ansicht von SCHMORL-JUNGHANNS und BÖHMIG zu krankhaften Veränderungen, insbesondere zur Ausbildung von Knorpelknötchen an der dünnen Stelle der hyalinen Knorpelplatte neigen und daß daher der richtigen Deutung einer solchen, auch nur geringen Fehlbildung auch eine klinische Bedeutung zukommen kann.

4. Nichtanlage eines ganzen Wirbelkörpers bei vorhandenem Wirbelbogen (Asoma) und fehlende Wirbelverknöcherung

Unter einem „Asoma" verstehen wir nach PUTTI das Ausbleiben einer knöchernen und knorpeligen Anlage eines Wirbelkörpers bei vorhandenen Wirbelbögen, während bei der fehlenden Wirbelkörperverknöcherung der Wirbelkörper knorpelig angelegt ist und lediglich eine Störung der Ossifikation des Körperteils besteht.

Derartige Fehlbindungen gehören zu den größten Seltenheiten und es sind im Schrifttum nur spärliche Beobachtungen niedergelegt (GHIULAMILA, BAUER, VAN SCHRICK, JACHENS, DIETHELM, HÖFFKEN, CHAKAR und ALPSOY). Soweit sich diese Mitteilungen lediglich auf Röntgenbilder stützen, ermangelt ihnen der letzte Beweis, um so mehr, als die Differenzierung der beiden Fehlbildungstypen im Röntgenbild außerordentlich schwierig ist.

Die erste anatomisch gesicherte Beobachtung eines Asoma verdanken wir JACHENS (1933) (Abb. 23). Bei einem 5½jährigen Jungen fehlten der 6.—9. Brustwirbel, die entsprechenden Wirbelbögen waren miteinander verwachsen. Die Sektion ergab folgenden Befund:

Die Wirbelsäule zeigt in Höhe der Brustwirbelsäule eine spitzwinklige Deformität. Im spitzen Winkel der Wirbelsäule liegen mit ihr verankert 2 hühnereigroße Cysten, die beim Herausnehmen geöffnet werden und einen zähflüssigen, gelblichen Inhalt entleerten. Das herausgenommene Präparat der Wirbelsäule (Abb. 24) zeigt eine hochgradige Abknickung der Wirbelsäule, und zwar noch über den rechten Winkel hinaus. Die beiden der Knickungsstelle nächstliegenden Wirbelkörper sind abgerundet. Dazwischen liegt ein Gang, der für einen Bleistift durchgängig ist, der den Stiel zu den beiden Cysten enthielt. Der Wirbelkanal ist erheblich verbreitert, die aus der Medulla heraustretenden Nerven müssen teilweise eine mehrere Zentimeter lange Strecke im Wirbelkanal zurücklegen, bis sie ihr Foramen erreichen. Die Außenseite des Wirbelkanals an der Biegung ist von dünnen Knochenplatten ausgekleidet, die die stark abgeplatteten und miteinander verwachsenen Wirbelbögen darstellen. An Hand der rekonstruierten Intervertebrallöcher und der abgehenden Rippen läßt sich schließen, daß 4 Wirbelkörper fehlen, und zwar der 6.—9. Brustwirbelkörper. Nur durch das Verwachsensein der Bögen hat die Wirbelsäule einen gewissen Halt gehabt. Die Cysten haben anscheinend keine offene Verbindung mit dem Wirbelkanal mehr gehabt, da sie eine gelbliche, gallertartige Flüssigkeit enthalten haben.

Die Diagnose am Lebenden war erschwert durch das Vorhandensein der beiden großen Cysten, die zur Annahme von Senkungsabscessen verleiteten.

DIETHELM hatte Gelegenheit, bei einem Kinde eine solche Fehlbildung klinisch und röntgenologisch zu beobachten und seinen Röntgenbefund durch das anatomische Präparat zu kontrollieren und zu ergänzen. Darüber hinaus war es ihm möglich, durch die zwischen den Untersuchungen liegende Zeit von 2 Jahren den Einfluß der Belastung festzustellen.

Das 6 Monate alte Mädchen Chr. B. wird von der Mutter zur Untersuchung gebracht, weil sie beim Kinde in der letzten Zeit, seitdem es zu sitzen beginnt, eine leichte Verkrümmung der Wirbelsäule im Lendenteil bemerkt hat, die auf Druck etwas schmerzhaft ist. Das einzige Geschwister ist gesund, auch sonst in der Familienanamnese keine Besonderheiten.

Äußerlich sieht man bei dem Kind nur eine leichte Gibbusbildung im Bereich der Lendenwirbelsäule. Die Röntgenuntersuchung vom 28. 3. 40 ergab folgenden Befund:

„Es sind beiderseits nur 11 ausgebildete Rippen vorhanden, die 12. Rippe ist nur links als rudimentäres Gebilde angelegt, der dazu gehörige Wirbel also offenbar der 12. Brustwirbel. Sein Wirbelbogen ist hinten nicht

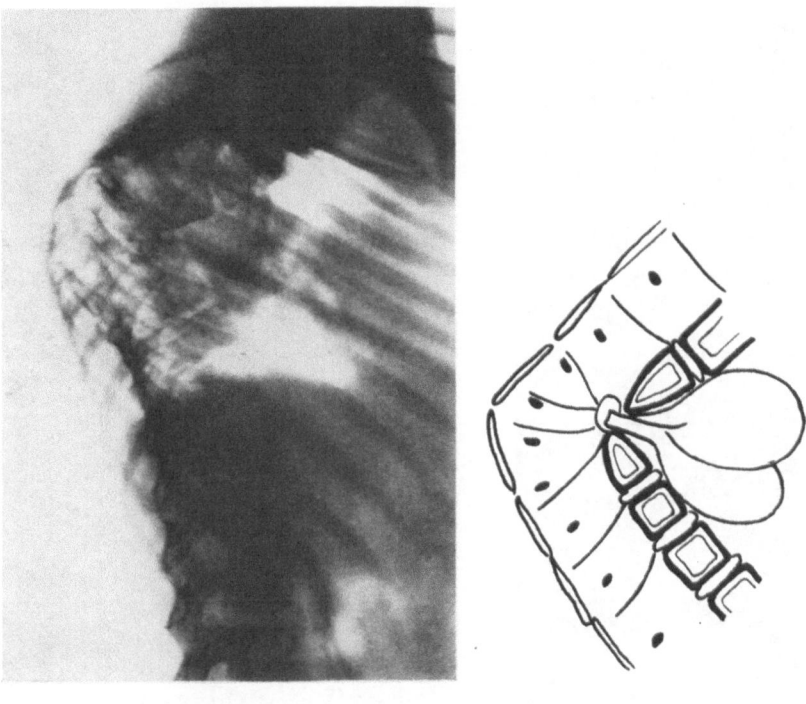

Abb. 23   Abb. 24

Abb. 23. Spitzwinkelige Gibbusbildung in der mittleren BWS mit Cysten, die zur Annahme von Senkungsabscessen verleiten. (Nach JACHENS)

Abb. 24. Die 6.—9. Brustwirbelkörper fehlen. Die Außenseite des Wirbelkanals ist von dünnen Knochenplatten
ausgekleidet. 2 Cysten stehen über einem Stiel mit dem Wirbelkanal in Verbindung. (Nach JACHENS)

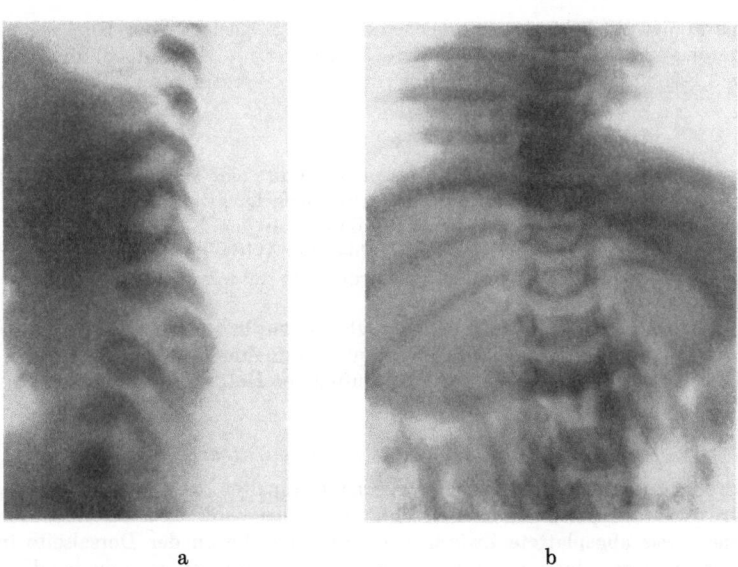

a   b

Abb. 25a u. b. Bogenschlußanomalie an Th 1—8. Fehlende Lendenwirbelkörper oder Ossifikationsstörungen
mit Kyphose

geschlossen, ebenso nicht die Wirbelbögen des 1.—8. Brustwirbels. Der 2. und 3. Lendenwirbelkörper sind
weder im Seitenbild noch im Sagittalbild sichtbar. Der Spalt zwischen dem 1. und 4. Lendenwirbelkörper
erreicht noch nicht einmal die Höhe eines Lendenwirbelkörpers. Dagegen sind vom 2. und 3. Lendenwirbel
die Wirbelbögen erhalten und in den Seitenpartien segmentär miteinander verschmolzen. Die Bögen sind

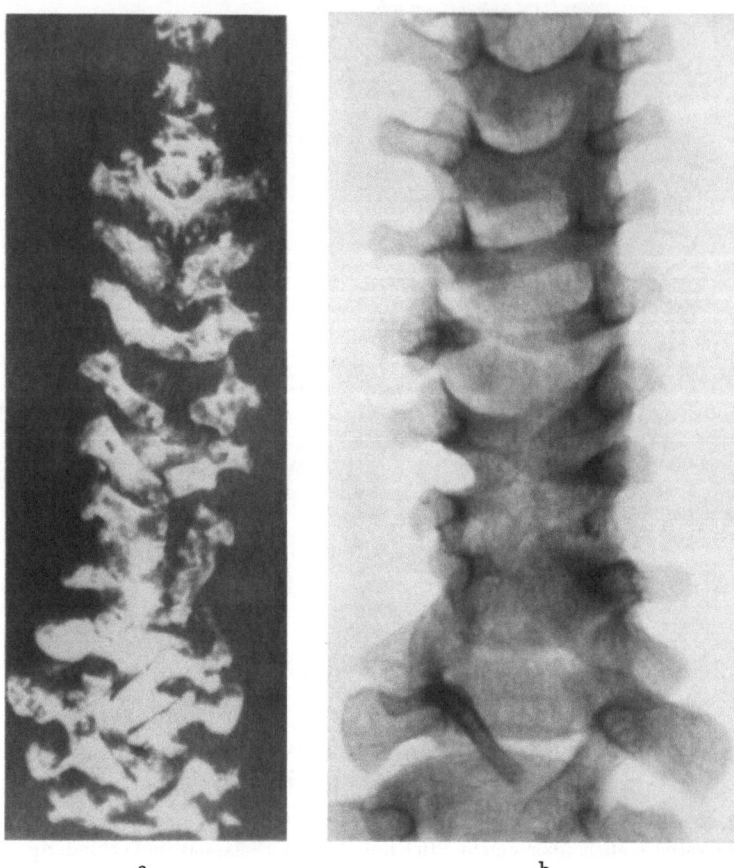

a　　　　　　　　　　　　　　　　　b

Abb. 26a u. b. Präparat der Wirbelsäule des gleichen Kindes. a Ansicht vom Rücken: zu breiten Platten
umgeformte und miteinander verschmolzene hintere Bogenpartien; b Röntgenaufnahme a.p.: Rechts 2,
links 3 Bogenhälften, die mittlere nur rudimentär. Verschmolzene Bogenanteile

etwas nach hinten ausgewichen und es besteht in diesem Abschnitt eine leichte Kyphose. Die Nachbarwirbelkörper sind völlig normal, insbesondere sind keine Destruktionen nachweisbar. Dieser letztere Befund, sowie
das Verschmolzensein der Wirbelbögen und die Spaltbildung an den Nachbarwirbelbögen spricht für eine
Fehlbildung, und zwar entweder für ein angeborenes Fehlen der Wirbelkörper 2 und 3, oder eine angeborene
Ossifikationsstörung beider Wirbelkörper mit Deformierung des zu wenig widerstandsfähigen Knorpels und
sekundärer Gibbusbildung (Abb. 25a und b).‟

　　Das Präparat der Lendenwirbelsäule und des Kreuzbeins wurde zunächst mit einer geringeren Gibbusbildung aufgebaut, um klarere sagittale Photo- und Röntgenaufnahmen herzustellen (Abb. 26a und b), und
sodann erst die Gibbusbildung etwa dem Zustand bei aufrechter Haltung und im Sitzen am lebenden Kind
angeglichen (Abb. 27a und b).

Beschreibung des Präparates

　　Der 12. Brustwirbelkörper ist normal, seine Bögen sind gespalten. Der 1. Lendenwirbelkörper ist etwas
kleiner als der 12. Brustwirbelkörper durch eine Abschrägung seiner vorderen unteren Kante. An seiner Unterfläche sieht man eine etwas abgeplattete Zwischenwirbelscheibe, die an der Dorsalseite in Zusammenhang
steht mit der noch stärker abgeplatteten und etwas aufgefaserten Zwischenwirbelscheibe, die auf dem nächsten,
wieder normalen Wirbel gelegen ist. Diese Zwischenwirbelscheibenverbindung läuft an der dorsalen Seite
entlang einer Brücke, die von den Wirbelbögen hier gebildet wird. Sonst ist hier weder ein knorpliger noch ein
knöcherner Wirbelkörper nachweisbar. Die Brücke wird gebildet durch die sich an der Ventralseite berührenden,
aber nicht verschmolzenen, umgebildeten vorderen Partien zweier Wirbelbögen sowie aus einer dritten, nur
einseitig auf der linken Seite angelegten, kräftig entwickelten Bogenhälfte. Die Bogenhälften jeder Seite sind
dabei in ihren hinteren Partien miteinander verschmolzen, während sie in ihren vorderen Partien frei sind.
Der mittlere linke Bogen ist schwächer ausgebildet als seine Nachbarn und zeigt nur einen schwach angedeuteten Querfortsatz. In diesem Bezirk ist — wie schon oben gesagt — kein Wirbelkörper vorhanden. Der
nächste Wirbel entspricht dem 5. Lendenwirbel. Das geht einwandfrei aus den folgenden Kreuzbeinwirbeln

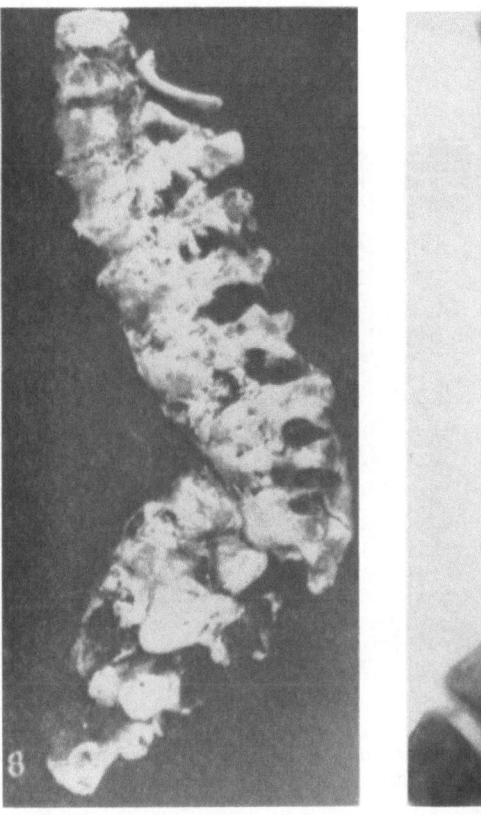
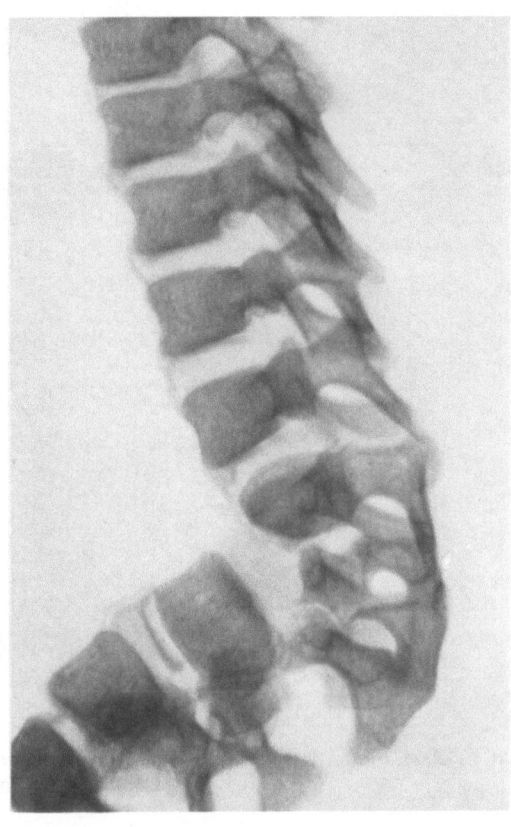

a   b

Abb. 27a u. b. Präparat der Wirbelsäule des gleichen Kindes. a Ansicht von der Seite: Rechtwinkelige Gibbusbildung, 3 fehlende Wirbelkörper, vordere Bogenhälften um den Wirbelkanal zur Medianebene vorgewachsen.
b Seitliche Röntgenaufnahme: Abschrägung des oberhalb gelegenen WK L 1 mit glatten Konturen. Verschmelzung der dorsalen Bogenanteile

hervor. Daraus folgt, daß drei Wirbelkörper fehlen, wobei beim dritten gleichzeitig auch die Anlage der rechten
Bogenhälfte fehlt (vgl. Abb. 26b). Der 5. Lendenwirbelkörper ist normal. Auf der linken Seite fehlt bei diesem
Wirbel die hintere Hälfte seines Bogens, während die vordere Hälfte desselben auffallend plump ist und der
Massa lateralis des darunterliegenden 1. Kreuzbeinwirbels im Aussehen beinahe entspricht. Man gewinnt aus
seinem Bau den Eindruck, daß hier eine partielle Sacralisation vorliegt. Der 1., 2. und 3. Sacralwirbel zeigen
eine Spaltbildung ihrer Wirbelbögen, sonst ist an ihnen nichts Auffälliges.

Diese Beobachtung ist demnach als ein völliges Fehlen der Wirbelkörperanlage an
2 Wirbeln bei erhaltenen Wirbelbögen = *Asoma* und als Fehlen des Wirbelkörpers und
einer Bogenhälfte bei einem Wirbel = *Epitritospondylus* (nach Putti) zu deuten. Gleichzeitig bestehen neben diesen, die einzelnen Metameren betreffenden, morphologischen
Anomalien noch segmentäre Anomalien in Gestalt von Verschmelzungen der hinteren
Bögen miteinander. Diese Kombination von morphologischen und segmentären Anomalien
tritt uns auch in der Beobachtung von Jachens entgegen und ist auch sonst im Schrifttum
bei anderen morphologischen Fehlbildungen nichts Ungewöhnliches, Putti hält sie sogar
für häufiger als die reine morphologische Anomalie. Besonders bemerkenswert ist dabei
bei beiden Fällen die Tatsache, daß der chordale *und* neurale Anteil der Wirbelsäule
betroffen ist, eine Erscheinung, die für eine besonders frühe teratogenetische Terminations-
periode beider Fehlbildungen spricht und daher schon aus diesem Grunde den Zeitpunkt
der Entstehung dieser Fehlbildung vor die Ossifikationsphase zu verlegen erlaubt. Durch
die Feststellung der segmentären Bogenfehlbildung wird es möglich, schon rein röntgenologisch mit großer Wahrscheinlichkeit einen „Asoma" zu diagnostizieren.

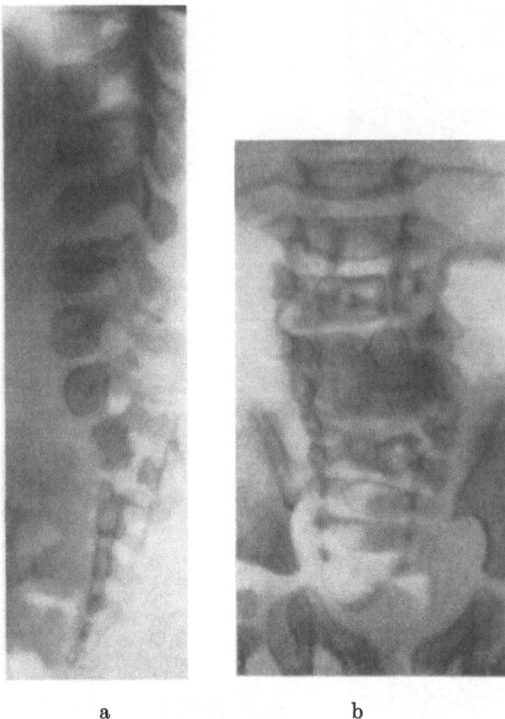

a   b

Abb. 28a u. b. Nach hinten verlagerter 5. Lendenwirbelbogen mit nicht sichtbarem Körper (Asoma?) (Nach
van Schrick)

Für diese Diagnose gibt es noch ein weiteres Hilfsmittel. Die bisherigen anatomischen
Beobachtungen von völligem Wirbelkörpermangel (Asoma) von Feller und Sternberg,
Chr. Braun, Jachens und Diethelm zeigen übereinstimmend ein vermehrtes Wachstum
der vorderen Bogenwurzeln bis zur Mittellinie, in den Fällen von Feller und Sternberg
und Chr. Braun sind sie sogar an der Vorderseite verwachsen. Chr. Braun deutet das
Zustandekommen ihrer Verlagerung dadurch, daß infolge ausgebliebenen Vordringens der
Processus chordales die Zellströme der Processus neurales vikariierend sich mehr der
Mittellinie nähern können. Durch das Fehlen der Wirbelkörper gelingt es unter günstigen
Umständen, eventuell auf Schichtaufnahmen, die Vergrößerung der Bogenwurzeln im
Röntgenbild darzustellen und dadurch das völlige Fehlen der Wirbelkörperanlage wahr-
scheinlich zu machen (Diethelm, Hoeffken). Denn im Gegensatz hierzu schließen sich
nach den bisherigen Beobachtungen von fehlender Wirbelkörperverknöcherung die
Wirbelbögen seitlich an die knorpelig gebliebenen Wirbelkörper an (Feller und Sternberg). Gesicherte röntgenologische Beobachtungen einer fehlenden Wirbelkörperverknöcherung am Lebenden stehen bisher noch aus.

In der Beobachtung van Schricks (Abb. 28a und b) handelt es sich um ein Nicht-
sichtbarsein des Körpers von L 5, dessen Bogen nach dorsal verlagert ist. Daneben sind
weitere Fehlbildungen an Nachbarwirbeln vorhanden (Sagittalspalte), die eine frühe Ent-
stehungszeit erscheinen lassen. Es besteht aber keine Vergrößerung der vorderen Bogenwurzeln und so bleibt es unentschieden, ob ein völliges Fehlen der Wirbelkörperanlage
oder eine fehlende Wirbelkörperverknöcherung vorliegt. Dagegen läßt die Beobachtung
Bauers (Abb. 29) die segmentäre Verschmelzung der Bögen und das vergrößerte vordere
Bogenstück mit einiger Wahrscheinlichkeit die Annahme einer fehlenden Körperanlage,
also eines *Asoma* zu. Die beiden Beobachtungen von Reinhardt und Verhaak von überzähligen Bogenelementen besitzen zwar ebenfalls keinen Wirbelkörper, werden aber von
den Autoren selbst entwicklungsgeschichtlich anders gedeutet, nämlich als partielle

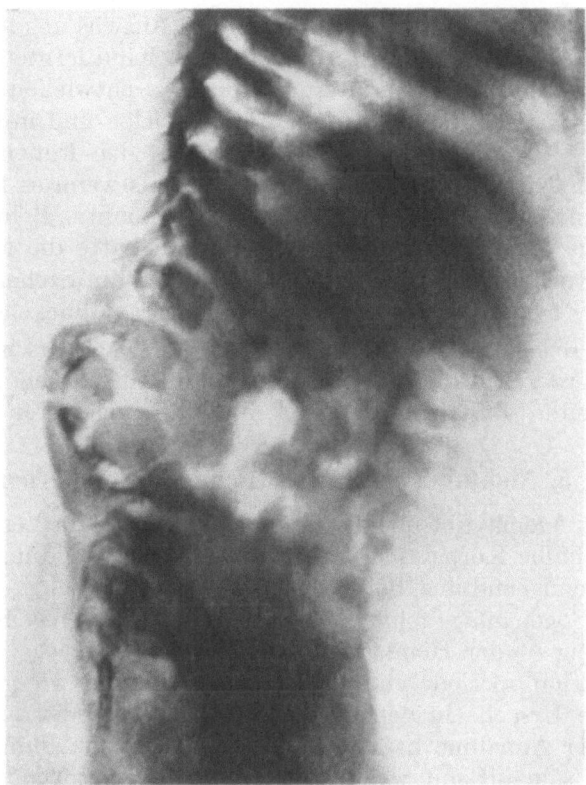

Abb. 29. Vergrößertes Bogenstück. Segmentäre Verschmelzung der Bögen. Fehlender Wirbelkörper (Asoma ?)
(Nach BAUER)

Horizontalsegmentierung im Bogenteil. Man wird sie wohl nicht hierher rechnen dürfen. Das gleiche gilt von der Beobachtung von DAHLEN.

REINHARDT hat Zweifel gegenüber der Deutung der Beobachtung von HOEFFKEN angemeldet:

1. Der Patient sei längere Zeit wegen einer angeblichen Wirbelfraktur behandelt worden, 2. erscheine die Knochenstruktur im Bereich der wirbelkörperlosen Bögen L 4 und L 5 verdichtet, 3. der den geschwundenen Wirbelkörpern entsprechende Zwischenraum sei zwar verbreitert, jedoch habe man den Eindruck, daß der bis zur Wirbelkörperreihe reichende Bogen L 4 ein Herabsinken des 3. LW auf den Kreuzbeinkörper verhindert, 4. sei die Oberfläche des Kreuzbeinkörpers unregelmäßig begrenzt, verdichtet und nach ventral abgeschrägt. HOEFFKEN stütze seine Diagnose auf eine rudimentäre Ausbildung der Querfortsätze — er habe eine ganz ähnliche Beobachtung als Folge einer Spondylitis tuberculosa — ebenfalls mit hypoplastischen Querfortsätzen.

Diese Diskussion unterstreicht die Notwendigkeit eingehender Kenntnisse auch über diesen Fehlbildungstypus, da es sich im Falle von HOEFFKEN um eine Begutachtung eines 39jährigen Mannes handelte, der im Alter von 29 Jahren durch Sturz von einem Pferdewagen einen verhältnismäßig leichten Unfall erlitten hatte. Er war damals als „Wirbelsäulenverletzter" mehrere Monate in Lazarettbehandlung und dann wegen „Zustandes nach Wirbelfraktur" aus dem Wehrdienst entlassen worden. Wegen zunehmender Beschwerden beanspruchte er eine Erhöhung der Rente.

Die Röntgenuntersuchung ergab, daß bei einem Fehlen des 4. und 5. Lendenwirbel*körpers* die Bögenteile vollständig vorhanden waren, jedoch waren die Querfortsätze des 4. und 5. Lendenwirbels rudimentär geblieben. Die Bogenwurzeln sind vorne zusammengewachsen, jedoch ist diese Partie so klein geblieben, daß eine Verwechslung mit einem dorsalen Halbwirbel ausschied.

HOEFFKEN schloß auf eine angeborene Fehlbildung im Sinne eines Asoma, da einerseits eine so vollständige Kompression von 2 Wirbelkörpern als Traumafolge undenkbar ist und andererseits eine Größenrückbildung normaler Querfortsätze nach einem Trauma nicht vorkommt.

Für die Klinik derartiger Fehlbildungen ist die Auswirkung auf die Entwicklung von größtem Interesse. Das von Diethelm beobachtete Kind lernte das Gehen im Alter von 14 Monaten, etwas früher als der ältere Bruder. Es entwickelte sich normal und war, seitdem es gehen konnte, immer sehr lebhaft im Spielen und in seinen Bewegungen und war nach Aussagen der Mutter den ganzen Tag auf den Füßen. Das Kind konnte Bewegungen mit dem Körper nach hinten ausführen, als wenn es keine Wirbelsäule hätte, so daß es mit dem Kopf fast das Gesäß erreichen konnte. Behinderungen beim Gehen oder eine auffällige Schmerzhaftigkeit beim Bücken hatte die Mutter nie bemerkt. Die Auswölbung des Rückens war verschieden ausgebildet. Im Stehen war sie manchmal fast gar nicht sichtbar, beim Sitzen oder Bücken ausgeprägt buckelartig.

Als Folge der Belastung entwickelte sich an den Nachbarwirbeln eine deutliche Abschrägung ihrer vorderen Kanten und es ist wohl damit zu rechnen, daß bei fortgesetzter Belastung eine weitere Zunahme der Buckelbildung eingetreten wäre.

5. Nichtanlage einer seitlichen Wirbelkörperhälfte

Die Genese des Asoma gibt uns die Grundlagen auch zum Verständnis des Hemisoma, bei dem nur eine halbe Körperanlage bei voller Bogenausbildung vorhanden ist, und sie leitet über zum Hemispondylus, bei welchem neben einer halben Körperanlage auch noch die dazugehörige Bogenanlage fehlt. Es dürfte kaum einem Zweifel unterliegen, daß diese letztere Fehlbildung — der Hemispondylus — schon in einer vor dem Knorpelstadium gelegenen Entwicklungsperiode entstanden sein muß und wir gehen wohl nicht fehl in der Annahme, die Ursache in dem Fehlen eines halben Metameren auf einer Seite zu erblicken. In dieser Annahme kann uns die häufige Feststellung bestärken, daß gerade diese Fehlbildung sehr oft mit weiteren Segmentierungsstörungen verbunden ist, sei es in Gestalt von Blockwirbelbildungen mit Nachbarwirbeln, sei es in Gestalt von abnorm eingetretenen Verschmelzungen der Wirbelkörperhälften bei der sog. „hemimetameren Segmentverschiebung". Beim Hemisoma ist dagegen ähnlich wie beim Asoma ein Teil des Metameren, und zwar der neurale und costale Anteil vorhanden und nur die Anlage einer Wirbelkörperhälfte ausgeblieben. Hierzu ist einmal die Möglichkeit gegeben in dem Ausbleiben des Vorwachsens des Processus chordalis einer Seite, ein zweites Mal jedoch noch bei der Anlage des knorpeligen Wirbelkörpers, da wir heute als gesichert annehmen können, daß die Knorpelanlage bilateral beginnt.

Darüber hinaus ist die theoretische Möglichkeit zuzugeben, daß bei sagittaler Wirbelkörperspalte durch Ausbleiben eines Knochenkerns in einer Seite auch noch in dieser Phase nur eine Hälfte des Wirbelkörpers verknöchert wird, dem wir die Bezeichnung seitlicher Halbwirbel reservieren wollen, um hiermit auszudrücken, daß wir es mit einer ausgebliebenen Ossifikation zu tun haben, obwohl eigentlich dieser Fehlbildungstyp wohl in die Gruppe der sagittalen Spaltbildung hineingehören würde. Nach anatomischen Untersuchungen kann das Vorkommen von Ossifikationsstörungen wohl als gesichert angesehen werden, doch habe ich in dem mir zugänglichen Schrifttum für diesen Fehlbildungstypus kein Beispiel finden können.

Ich kann mich daher auf die bisher bekannt gewordenen Fehlbildungen des Hemispondylus und des Hemisoma beschränken. Für den letzteren Fehlbildungstyp habe ich ein Beispiel in der Arbeit von Putti aufgefunden, doch ist dieses nicht zu einem Referat geeignet. Beiden Fehlbildungen ist gemeinsam das Fehlen einer Wirbelkörperhälfte, sie unterscheiden sich aber durch das Vorhandensein beider Bogenhälften beim Hemisoma. Dieser an sich geringfügig anmutende Unterschied gewinnt Bedeutung durch den Hinweis auf die formale Genese, darüber hinaus wahrscheinlich auch durch die Verschiedenartigkeit der an der Wirbelsäule hervorgerufenen Stellungs- und Haltungsänderungen. Denn wie beim Asoma ist auch bei diesen Fehlformen sehr häufig eine Verbiegung der Wirbelsäule vorhanden, nämlich immer dann, wenn nicht in einem anderen Segment durch eine entgegengesetzt eingeschaltete, im übrigen gleichartige Fehlbildung die Verbiegung wieder

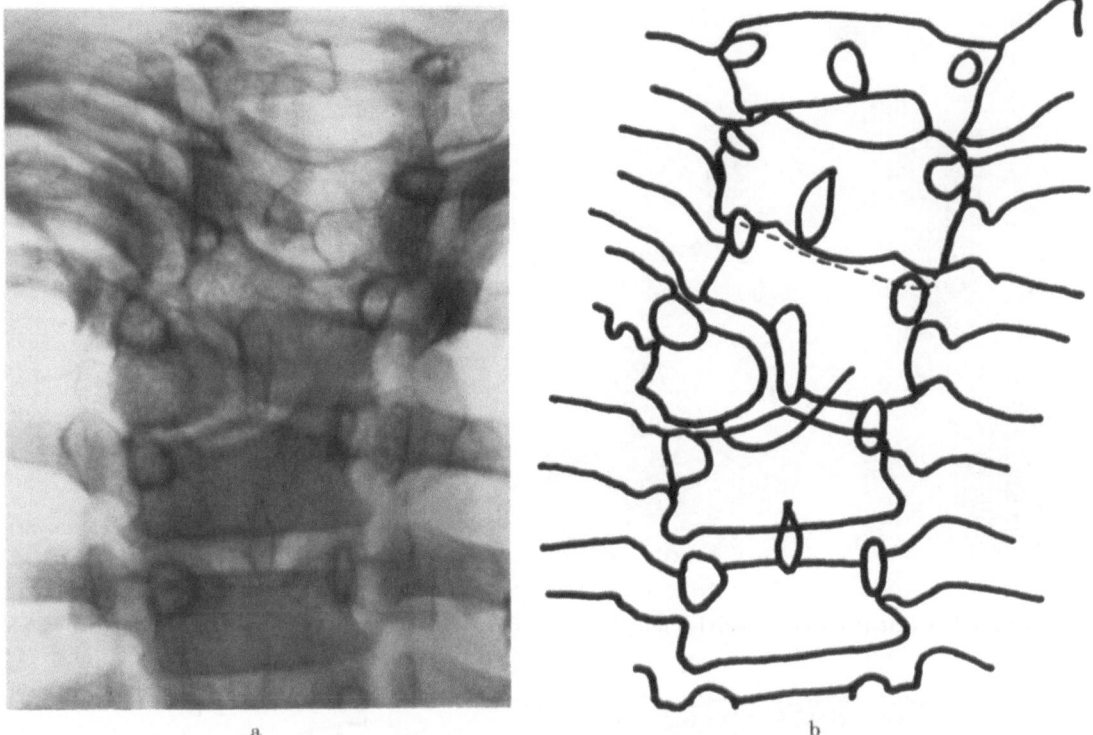

Abb. 30a u. b. Interpolierter rechtsseitiger Hemispondylus, ohne segmentäre Verschmelzung, mit gut ausgebildeter Rippe. Leichte Skoliose und Thoraxdeformität. (Chr. H., 8 Jahre, 4104/57, 11. 6. 57)

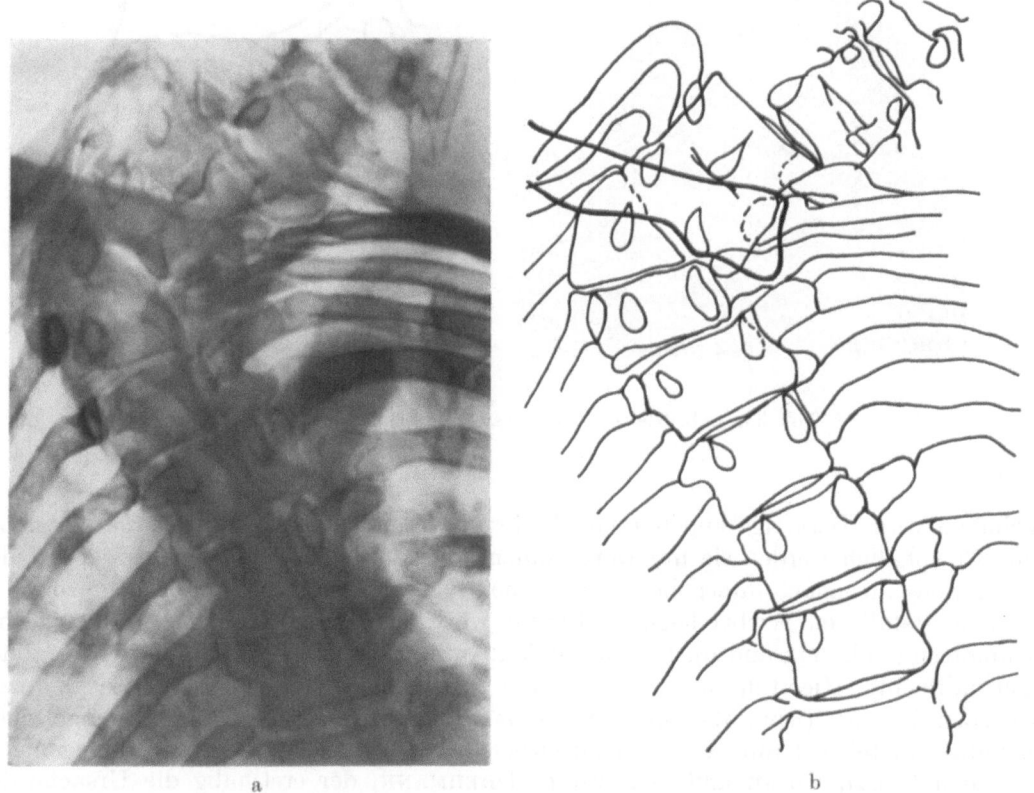

Abb. 31a u. b. Interpolierter rechtsseitiger Hemispondylus ohne segmentäre Verschmelzung mit starker Thoraxdeformität. (H. W., 26 Jahre, 7258/46, 19. 12. 46)

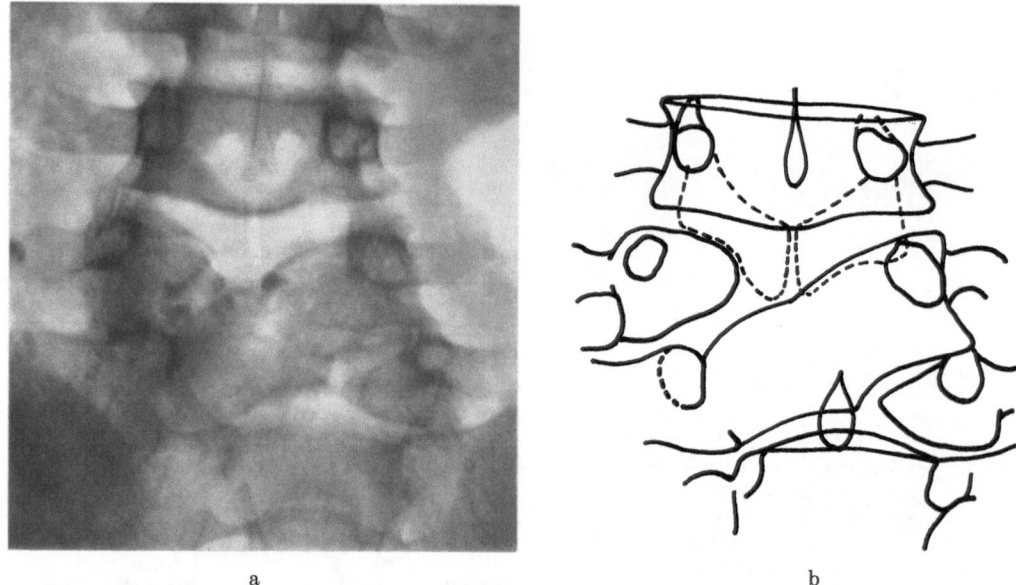

a   b

Abb. 32a u. b. Gekreuzte Hemispondylen und diagonale Blockwirbelbildung. Sacralisation rechts. (Schw. 5 M.)

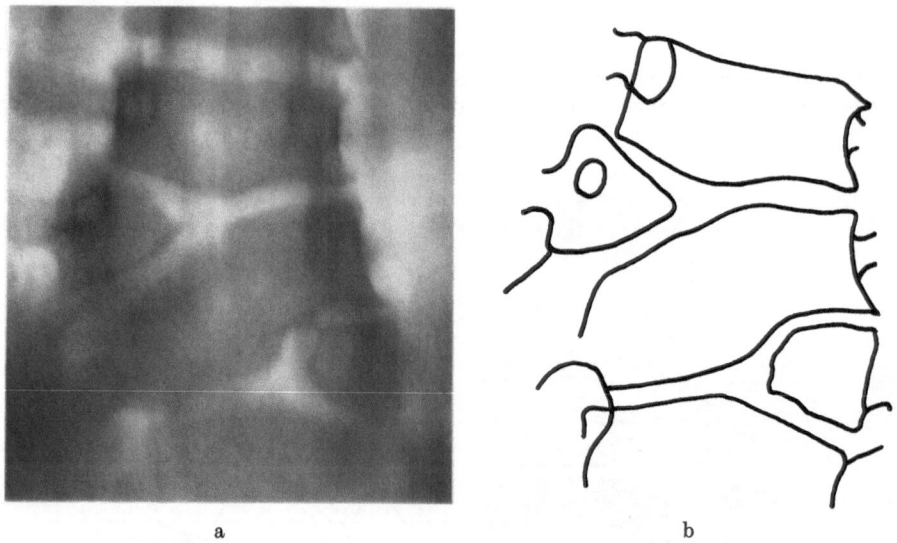

a   b

Abb. 33a u. b. Gleiches Kind. Sagittale Schichtaufnahmen

aufgehoben wird. Derartige angeborene Skoliosen waren schon den alten Anatomen bekannt. Gewöhnlich werden sie nur durch einen, gelegentlich einmal durch zwei auf der
gleichen Seite liegende, interpolierte Hemispondylen hervorgerufen. Diese gewöhnlich
keilförmig gestalteten Wirbel liegen entweder frei oder sind mit einem Nachbarwirbel
verschmolzen (Abb. 30a und b). Im thorakalen Anteil tragen sie gewöhnlich Rippen oder
Rippenrudimente. Hier führen sie auch häufig zu stärkeren Deformierungen des ganzen
knöchernen Thorax (Abb. 31a und b), so daß das klinische Bild der Sprengelschen
Deformität entstehen kann. An der Halswirbelsäule trifft man sie ebenfalls gelegentlich
mit kleinen Halsrippen an und hier war es DREHMANN, der erstmalig die Ursache der
sog. Halsrippenskoliose erkannte und auf einen interpolierten Hemispondylus zurückführen konnte.

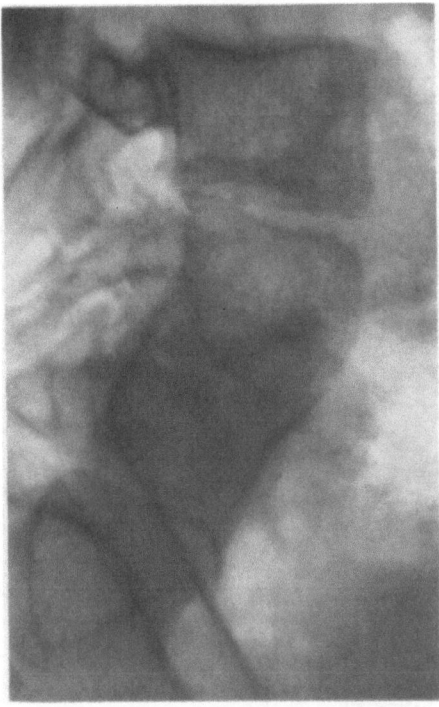

Abb. 34. Gleiches Kind. Frontalaufnahme: Verringung des sagittalen Durchmessers von L 4 und L 5, etwas geringere Ausbildung der Wirbelbögen. Zwischenwirbelräume L 3/L 4 und L 5/S 1 erniedrigt

Die Ursache für die seitlichen Hemispondylen ist von einigen Autoren in mechanischen Einwirkungen, wie Zwangshaltungen, erblickt worden. Die fehlende Seite soll in ihrer Entwicklung durch den starken Biegungsdruck unterdrückt worden sein. Ohne an dieser Stelle auf die Beobachtungen von familiärem Vorkommen, vor allem bei Zwillingen, einzugehen, die gegen eine solche Annahme als einziger oder wesentlicher Ursache sprechen, ist es eine andere morphologische Beobachtung, die gegen rein mechanische Ursachen angeführt werden kann. Schon den alten Anatomen war es bekannt, daß sich gelegentlich bei einseitigen Wirbelrudimenten an anderer Stelle auf der entgegengesetzten Seite gewissermaßen kompensierende Wirbelrudimente vorfinden. Diese inzwischen wieder in Vergessenheit geratenen Feststellungen wurden von DREHMANN nach Einführung der Röntgenologie in die Wirbelsäulendiagnostik am Lebenden neu entdeckt. Er gab auch schon eine Erklärung für die eigenartige Erscheinung, die heute im Schrifttum gewöhnlich als sog. „hemimetamere Segmentverschiebung" bezeichnet und mit dem Namen Lehmann-Facius in Verbindung gebracht wird.

Derartige gekreuzte Hemispondylen mit diagonalen Blockwirbeln kann man in den verschiedensten Ausbildungsgraden antreffen. Zum geringsten Grade müssen wenigstens 2 Segmente gehören. Eine eigene Beobachtung bei einem 5 Monate alten Säugling zeigt den hierbei anzutreffenden Zustand sehr deutlich (Abb. 32a und b und Abb. 33a und b). Die Lendenwirbelsäule besteht in diesem Falle aus 6 Segmenten, von denen die beiden letzten betroffen sind. Die linke Wirbelkörperhälfte von L 5 ist mit der rechten Wirbelkörperhälfte von L 6 verschmolzen, während die rechte Körperhälfte von L 5 und die linke Körperhälfte von L 6 isoliert geblieben sind. Die beiden freien Hälften liegen deutlich weiter lateral als die miteinander verschmolzenen Hälften und man hat nach der sagittalen Röntgenaufnahme auch den Eindruck, daß nicht nur die Wirbelkörperhälften schräg miteinander verschmolzen sind, sondern auch die dazu gehörigen Wirbelbögen. Dann würden also auch die Halbbögen der freien Körperhälften frei geblieben sein. Im

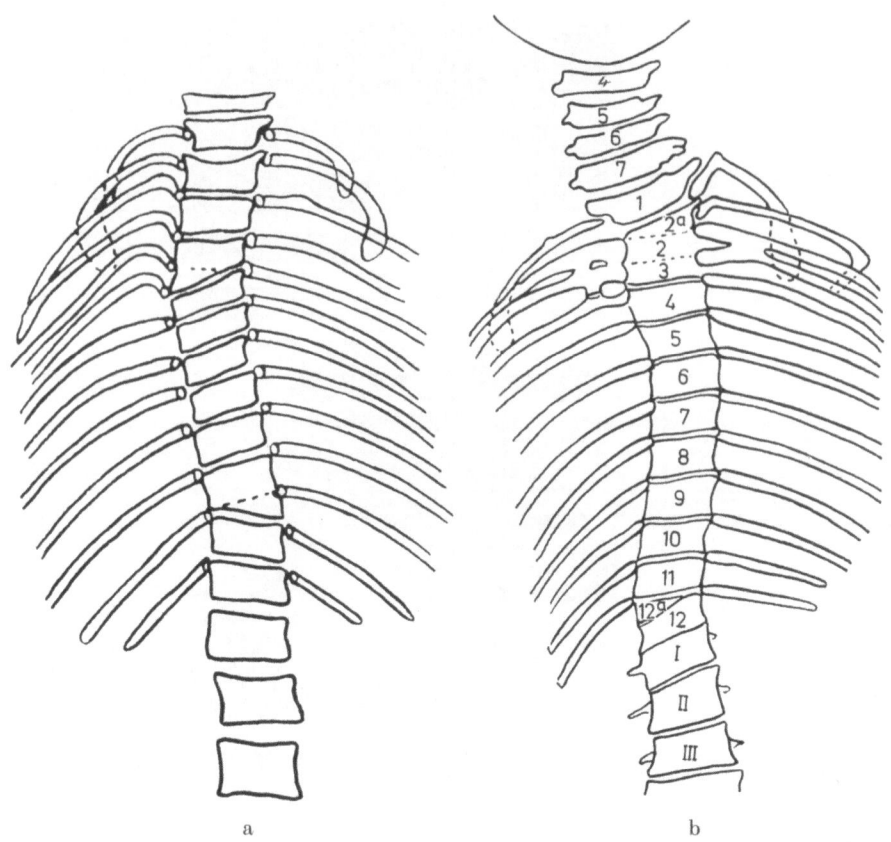

a   b

Abb. 35a u. b. Beispiele von Halb- und Blockwirbelbildung, a mit, b ohne hemimetamere Segmentverschiebung.
(Nach Drehmann)

Seitenbild erscheinen die Wirbelbögen auch etwas geringer ausgebildet als die der Nachbarwirbel (Abb. 34). Eine seitliche Verbiegung der Wirbelsäule ist nicht vorhanden, so daß
mechanische Momente für die Entstehung der Verschiebung und damit auch der Hemispondylen und für die gekreuzte Verschmelzung von vornherein entfallen. Es liegt auch
beiderseits eine völlige Gleichzahl der Segmente vor. Die Ursache der Fehlbildung kann
in einer fehlerhaften Verschmelzung der beiden Hälften oder in einem Fehler der Bandscheibendifferenzierung gelegen sein. Wenn wir daher von sog. „hemimetamerer Segmentverschiebung" sprechen, so müssen wir uns darüber klar sein, daß mit diesem Begriff
nichts über eine mechanische Genese ausgesagt sein darf.

Solche „Segmentverschiebungen" kommen auch über zahlreiche Segmente ausgedehnt
zur Beobachtung. In diesen Fällen finden sich gekreuzte Hemispondylen in Abständen von
vielen Wirbeln, entweder frei oder mit einem Nachbarwirbel verschmolzen. Besonders
eindrucksvolle Beispiele hierfür verdanken wir Drehmann (Abb. 35a und b). Man muß
mit diesem Autor wohl annehmen, daß alle zwischen den Hemispondylen gelegenen
Wirbel durch eine fehlerhafte Verschmelzung oder Differenzierung entstanden sind, so
daß die gekreuzten Hemispondylen von den betroffenen Metameren gewissermaßen übrig
geblieben sind. Diese Entstehungsweise kann man gelegentlich den Wirbelkörpern und
ihrer etwas geneigten Stellung sogar direkt ansehen (Abb. 36). Außerdem spricht in
anderen Fällen die daneben gefundene Spaltbildung an einigen Wirbeln noch für eine
derartige Annahme. Den letzten Beweis für eine Entstehung durch fehlerhafte Verschmelzung erblicke ich in den nur um ein *halbes* Segment gegeneinander verschobenen
Blockwirbelbildungen, an deren Enden gelegentlich Hemispondylen beobachtet werden

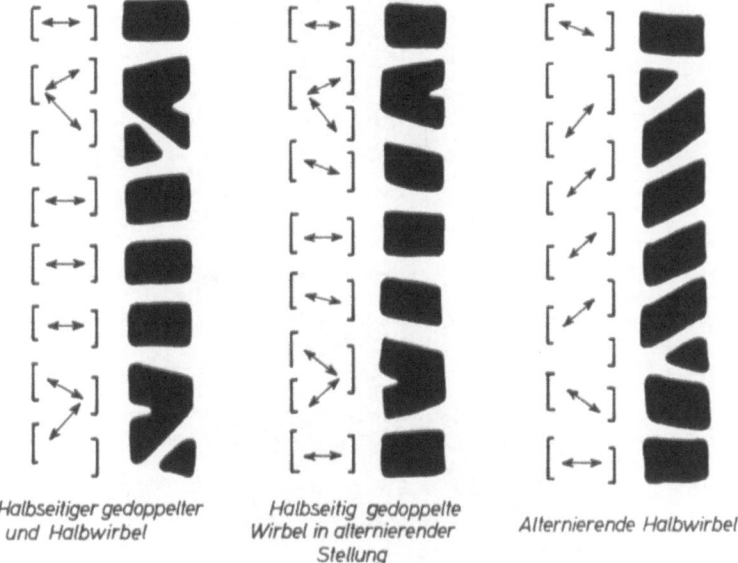

Halbseitiger gedoppelter   Halbseitig gedoppelte   Alternierende Halbwirbel
und Halbwirbel   Wirbel in alternierender
                           Stellung

Abb. 36. Schematische Darstellung verschiedener Formen von alternierenden Halbwirbeln mit und ohne Blockwirbelbildung — ohne und mit Segmentverschiebung. (Nach W. Muller)

können und bei denen sämtliche Zwischenglieder um ein halbes Segment verlagert sind. Ein besonders eindrucksvolles Beispiel aus der Sammlung von Prof. Güntz und eine eigene Beobachtung habe ich im Kapitel über die Blockwirbelbildungen ausführlicher beschrieben (Abb. 63 und 64).

Gleichgültig, ob die *Hemispondylen* frei oder mit einem Nachbarwirbel verschmolzen, gleichgültig ob sie einzeln interpoliert oder kompensatorisch gekreuzt angetroffen werden, immer besitzen sie eine ausgesprochene Keilform mit Basis des Keils an der Seite und Spitze zur Medianebene. Sie zeigen damit das gleiche Verhalten wie die beiden Hälften der sagittalen Wirbelkörperspalte. Sie besitzen immer nur einen halben Bogen und im thorakalen Bereich meistens eine dazugehörige Rippe. Die Beobachtung dieser Charakteristika ist ein sicherer Schutz vor einer Fehldeutung, wenn auch im Einzelfall bei sehr hochgradiger Verbiegung der Wirbelsäule die Befunderhebung einige Schwierigkeiten bereiten kann.

6. Nichtanlage der vorderen Wirbelkörperhälfte

Wollenberg war wohl der erste, der eine einschlägige Beobachtung im Jahre 1922 unter der Bezeichnung „angeborene Kyphose" veröffentlicht hat. Die seitliche Aufnahme zeigte eine starke winklige Gibbusbildung. „Der 2. Lendenwirbelkörper ist kleiner als seine Nachbarn und erscheint nach hinten disloziert. Die Mutter und die Schwester des Patienten zeigen genau den gleichen Röntgenbefund, nur daß besonders bei ersterer dieser Wirbelkörper nach vorn keilförmig zugespitzt ist. Alle haben diese Erscheinungen von Geburt an, ohne je eine spondylitische Erkrankung gehabt zu haben". Über das Zustandekommen dieser Fehlbildung hat sich Wollenberg nicht ausgesprochen. Unter der Bezeichnung als angeborene Kyphose wurden noch weitere, ganz gleichartige Beobachtungen mitgeteilt, doch wurden ihnen auch andere Namen gegeben: Hemispondylus posterior (Bakke), Hemispondylia sagittale (Nowak), dorsaler Halbwirbel (Junghanns). Schon Lindemann machte den Versuch einer entwicklungsgeschichtlichen Deutung und sah in dieser Fehlbildung einen fließenden Übergang zum Asoma. Van Schrick stellte sie auf die gleiche Stufe mit den seitlich gelegenen Hemispondylen und nahm damit ebenfalls einen sehr frühen Entstehungszeitpunkt für ihre Genese an. Schließlich kon-

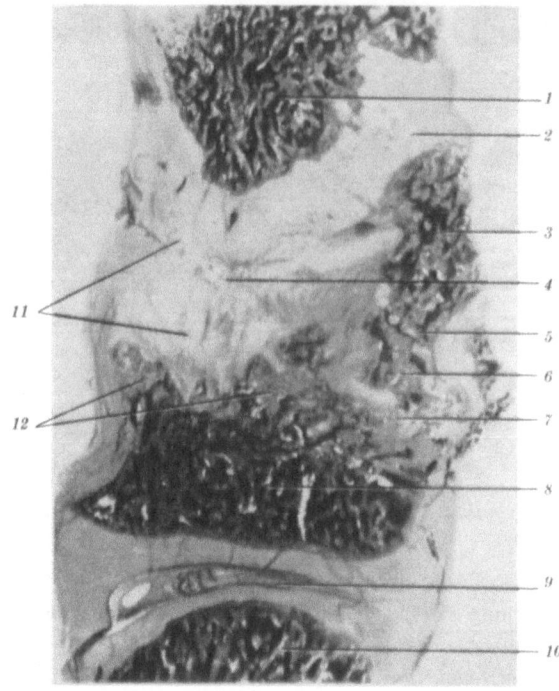

Abb. 37. Übersichtsbild eines paramedianen Sagittalabschnitts im Bereich der dorsalen Halbwirbel des Falles 1.
1 10. Brustwirbelkörper, *2* Bandscheibe zwischen 10. und 11. Brustwirbelkörper, *3* Knochenkern des 11. Brustwirbels, *4* gallertkernartige Erweichung, *5* durch eine Reihe von Knorpelinseln markierter Fugenrest zwischen
dem Knochenkern des 11. und 12. Brustwirbels, *6* Knochenkern des 12. Brustwirbels, *7* Bandscheibe zwischen
12. Brust- und 1. Lendenwirbel, *8* Körper des 1. Lendenwirbels, *9* Bandscheibe zwischen 1. und 2. Lendenwirbel, *10* 2. Lendenwirbel, *11* unverknöcherte Knorpelmasse entsprechend den vorderen Abschnitten des
11. und 12. Brustwirbelkörpers, *12* Spongiosaverdichtung an der oberen Grenzplatte des 1. Lendenwirbels
(2¹/₂fache Vergrößerung). (Nach VALENTIN und PUTSCHAR)

struierte JUNGHANNS sein bekanntes Entwicklungsschema und rubrizierte die dorsalen
Halbwirbel unter die Fehlbildungen, die erst im Ossifikationsstadium durch Ausbleiben
des ventralen Knochenkerns entstehen sollen.

Die einzige von mir gefundene *anatomische* Beobachtung stammt von VALENTIN und
PUTSCHAR, die bei einem sog. „dorsalen Halbwirbel" die ventralen Partien als aus einer
breiten Knorpelmasse bestehend fanden. Daneben fanden sich Differenzierungsstörungen
der Bögen des 10., 11. und 12. Brustwirbels, die die Entstehung der Fehlbildung in einer
sehr frühen Entwicklungsstufe wahrscheinlich erscheinen lassen. Die histologische Untersuchung des Knorpels wird von den beiden Autoren folgendermaßen beschrieben:

„Die große Knorpelmasse, die den vorderen Teil dieser beiden Wirbel bildet, besteht aus Faserknorpel
und zeigt durchaus organischen Zusammenhang. Nur in der Mitte findet sich eine kleine Erweichungsstelle,
ähnlich einem Gallertkern, jedoch nur gering ausgebildet und ohne Einschluß von Chordazellen. Vom 10. Brustwirbel her dringen nahe seiner vorderen Grenze 2 Gefäßbündel eine Strecke weit in den Knorpel ein. Das
Knorpelgewebe teilt sich nach hinten zu in eine obere und untere Bandscheibe, die beide ungefähr die Breite
einer normalen Bandscheibe aufweisen. Der obere Bandscheibenanteil zeigt gegen den 10. Brustwirbel zu die
beschriebene Unregelmäßigkeit, gegen den 11. verläuft die Grenze ziemlich glatt. Die Wucherungszone ist
sehr schmal und schräg verzogen. Die Knorpelknochengrenze ist größtenteils knöchern verschlossen. Der
untere Schenkel ist in den seitlichen Abschnitten schmäler, verläuft etwas winkli geknickt und ist von dichten
Knochenbälkchen begleitet. Parallel zu dieser Bandscheibenzone findet sich zwischen den Kernen des 11. und
12. Brustwirbels an manchen Stellen eine schmale Knorpelfuge, an anderen Stellen eine Reihe von Knorpel-
nestern, die aus wucherndem Knorpel bestehen und in fibrinoid zerfallende Grundsubstanz eingelagert sind.
Entzündliche Veränderungen oder Fasermarkherde sind nirgends zu sehen (Abb. 37).

Dieses histologische Bild faßt PUTSCHAR selbst als eine „knorpelige bandscheibenähnliche Gewebsmasse" auf. Das berechtigt uns, für diesen Fall eine Ossifikationsstörung

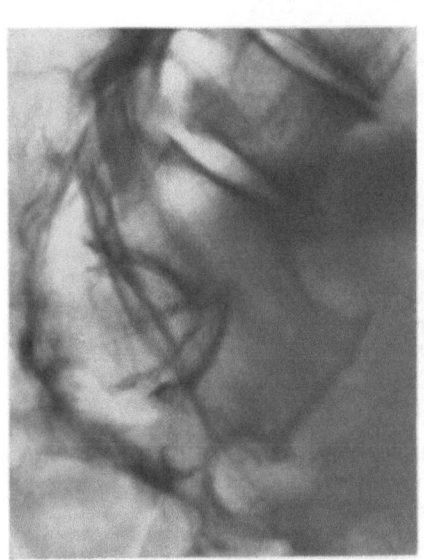 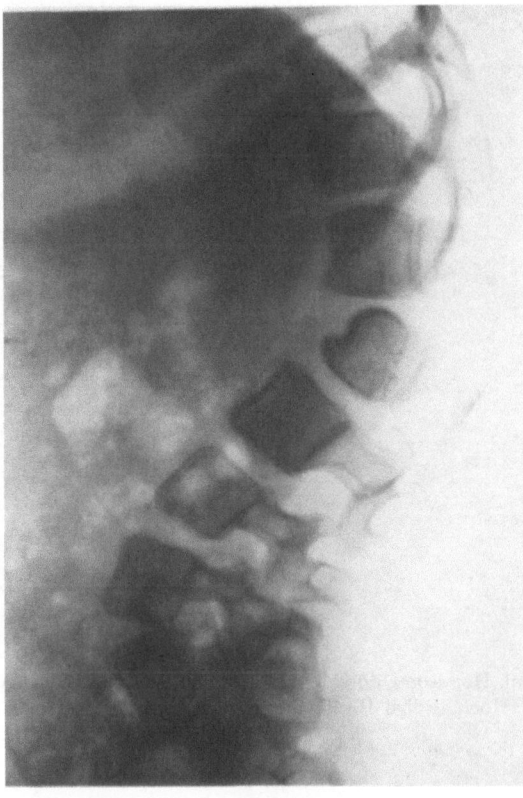

Abb. 38   Abb. 39

Abb. 38. Hemisoma dorsale von L 1. Th 12 und L 2 in den ventralen Abschnitten zu einem Blockwirbel verschmolzen (Beobachtung von Herrn Dr. SCHÖNEICH, Cottbus). (M. D., 57 Jahre, 15723, 7. 7. 54)

Abb. 39. Hemisoma dorsale von L 2. Kleine Kerbe in der Mitte der Vorderfläche. (K. O., 9370/53)

als Ursache abzulehnen, denn dann müßten wir in der ventralen Wirbelhälfte einen knorpelig gebildeten, aus hyalinem Knorpel bestehenden Wirbelkörperteil vorfinden. Der Befund von PUTSCHAR spricht vielmehr *im Zusammenhang mit den gleichzeitigen Segmentierungsstörungen* für eine sehr frühe Entstehung *auch der Wirbelkörperfehlbildung*, auf jeden Fall vor der Ossifikationsphase.

Entwicklungsgeschichtlich erscheint die Möglichkeit der Entstehung derartiger Fehlbildungen gegeben einmal zur Zeit des Vorwachsens der Processus chordales. Unterbleibt zu dieser Zeit die Umwachsung der Chorda dorsalis und vereinigen sich die Processus chordales nur hinter der Chorda dorsalis, so ist die Voraussetzung für die Entstehung eines nur dorsal gelegenen halben Wirbelkörpers gegeben. Damit wäre dann in der Tat diese Fehlbildung auf die gleiche Entwicklungsphase zurückgeführt wie der Asoma oder der Hemispondylus und es ist den Gedankengängen von LINDEMANN und VAN SCHRICK zuzustimmen. Um diese Fehlbildung in die gleiche Nomenklatur hineinzubringen wie diese beiden ebengenannten, von PUTTI aufgestellten Fehlbildungstypen, wäre die Bezeichnung „Hemisoma dorsale"[1] angebracht.

Wenn sich die Vermutung bestätigen sollte, daß im beginnenden Verknorpelungsstadium nicht nur zu beiden Seiten der Chorda dorsalis je ein, sondern zwei hintereinander gelegene Knorpelzentren gebildet werden, die zunächst durch perichordale, sagittal und

---

1 Die Bezeichnung „posterior" wurde vom Lateiner gewöhnlich zeitlich gebraucht und stellt auch keinen einwandfreien anatomischen Begriff dar. Ich habe sie aus diesem Grunde zu Gunsten der besseren Bezeichnung „dorsale" fallen gelassen.

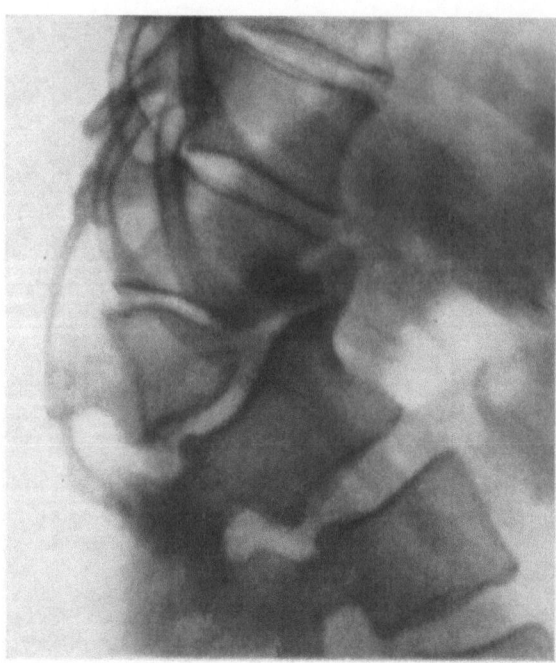

Abb. 40. Hemisoma dorsale von L 1 mit deutlicher Kerbe und keilförmiger Umformung des WK nach vorn zu. Hochgradige Randwulstbildung an den ventralen Kanten. Dorsaldislokation des Keilwirbels.
(Nach Junghanns)

frontal gelegene Septen getrennt sind, dann würde sich noch eine weitere Entstehungsmöglichkeit für diesen Fehlbildungstypus durch das Ausbleiben der ventralen Wirbelkörperverknorpelung ergeben. Die Tatsache, daß der ventrale Raum von bandscheibenähnlichem Gewebe eingenommen, scheint mir durchaus dafür zu sprechen, indem sie uns zeigt, daß das Bandscheibenursprungsgewebe mit den Prozessus chordales auch an der ventralen Seite vorgewachsen sein muß. Wir hätten in diesem Falle eine Knorpelbildungsstörung vor uns und könnten um so eher die häufige Kombination dieser Fehlbildung mit der Chondrodystrophie verstehen, die unter anderen Fr. Drehmann bei chondrodystrophischen Geschwistern gesehen hat.

Die im frontalen Röntgenbild in Erscheinung tretende Form des Hemisoma dorsale wechselt von der beim Wirbelkörper üblichen Quadratform bis zu ausgesprochenen keilförmigen Verschmälerungen nach vorn zu und es kann nach der Verlaufsbeobachtung von Brocher über 10 Jahre bei einem 14jährigen Jungen kein Zweifel daran bestehen, daß sich die Keilform aus der Quadratform durch die Belastung im Laufe des Lebens entwickeln kann. Derartige Wirbelkörper können gegenüber der normalen Belastung des täglichen Lebens also eine geringere Widerstandsfähigkeit besitzen. Diese Tatsache ist für die klinische Bewertung dieser Fehlbildung und für die Frage einer eventuellen Berufswahl unter Umständen von großer Bedeutung.

Sicherlich ist aber auch eine primäre Keilform als angeborene Fehlbildung möglich. Dies geht sehr eindrucksvoll aus der Beobachtung von Schöneich bei einem 57jährigen Manne hervor, bei welchem L 1 als Hemisoma dorsale angelegt ist und Th 12 und L 2 zu einem Blockwirbel miteinander verschmolzen sind (Abb. 38).

Einen noch quadratischen Wirbel bei schon vorhandener Kyphose zeigt die schöne Beobachtung von Junghanns bei einem 15jährigen Jüngling. Die hier schon fast gerade verlaufende Vorderfläche des leicht nach dorsal verlagerten Wirbelkörpers läßt dicht unterhalb ihrer Mitte eine kleine Kerbe erkennen, die auch in einer eigenen Beobachtung vorliegt (Abb. 39).

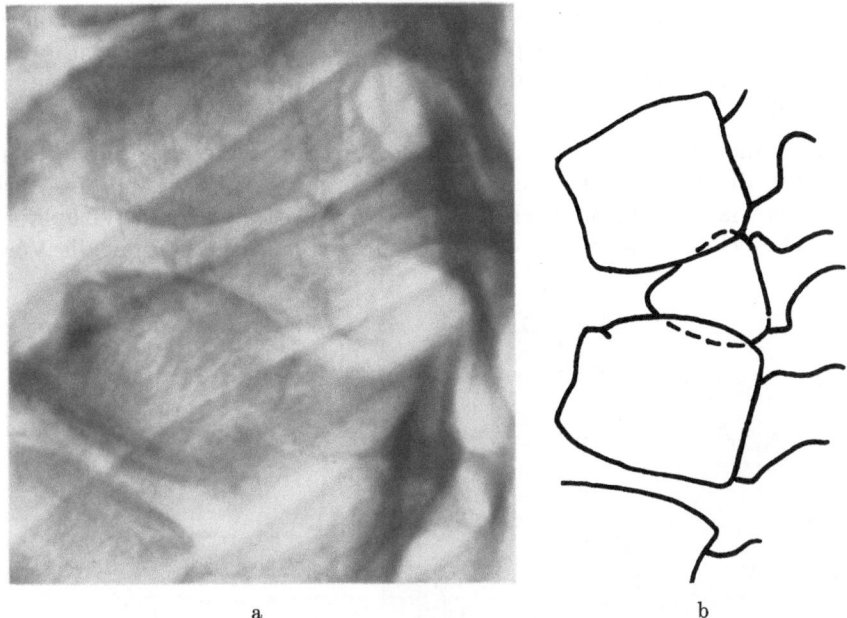

a   b

Abb. 41a u. b. Hemisoma dorsale eines mittleren Brustwirbelkörpers mit keilförmiger Verschmälerung nach ventral. (W. Sp., 17 Jahre, 21. 1. 53, 12844/52)

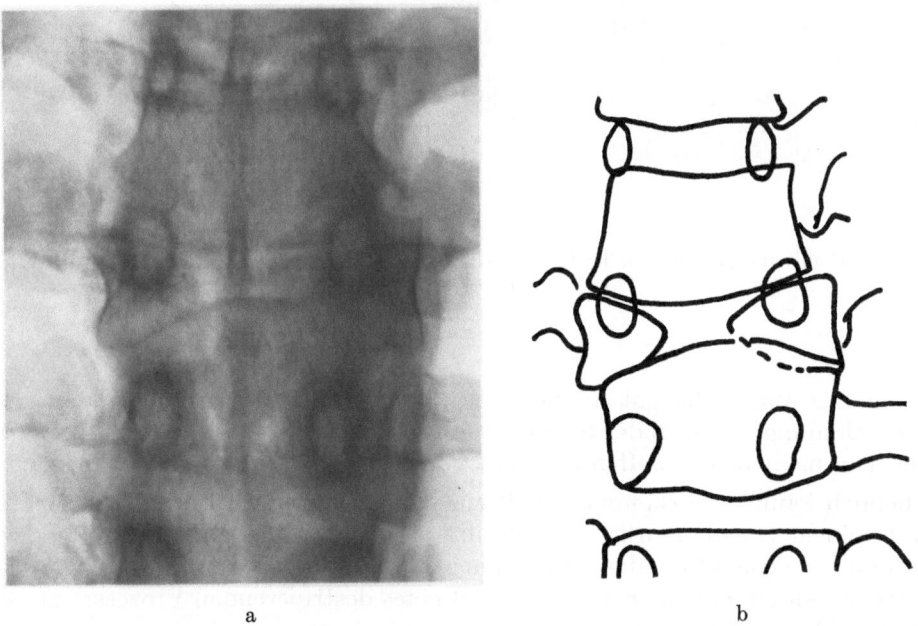

a   b

Abb. 42a u. b. Sagittale Aufnahme zeigt Vergrößerung des Bogenwurzelabstandes am Hemisoma dorsale und eine Verbreiterung des Wirbelkörpers mit sagittaler Wirbelkörperspalte und typischer Form der beiden Wirbelkörperhälften. (W. Sp., 17 Jahre, 21. 1. 53, 12844/52)

Etwas stärkere Keilwirbelbildung besteht schon in den beiden Fällen von LINDE-MANN, doch ist bei ihnen noch keine Berührung zwischen den vorderen Kanten der Nachbarwirbel eingetreten. Unter dem Einfluß der Belastung kommt es bei weiterer fortschreitender Keilwirbelbildung in der Regel zu einem etwas stärkeren Ausweichen des fehlgebildeten Wirbelkörpers nach hinten und zu einer derart starken Annäherung der beiden Nachbarwirbelkörper, daß dieselben sich beinahe berühren und unter gleichzeitiger

15*

Vorpressung von Bandscheibengewebe an ihren Vorderkanten starke, henkelartige Rand, wülste ausbilden. Ein schönes Beispiel hierfür verdanken wir wiederum Junghanns, welcher derartig hochgradige Veränderungen bei einem 45jährigen Manne beobachten konnte (Abb. 40).

In seltenen Fällen besitzt der Hemisoma dorsale noch eine zusätzliche Sagittalspalte (Abb. 41 und 42), die wieder in typischer Weise zu einer Verbreiterung des Wirbelkörpers um Spaltbreite sowie zu einer deutlichen dreieckigen Gestaltung der Wirbelkörperhälften mit Basis der Dreiecke an den Seiten führt. In meiner Beobachtung ist die Verbreiterung

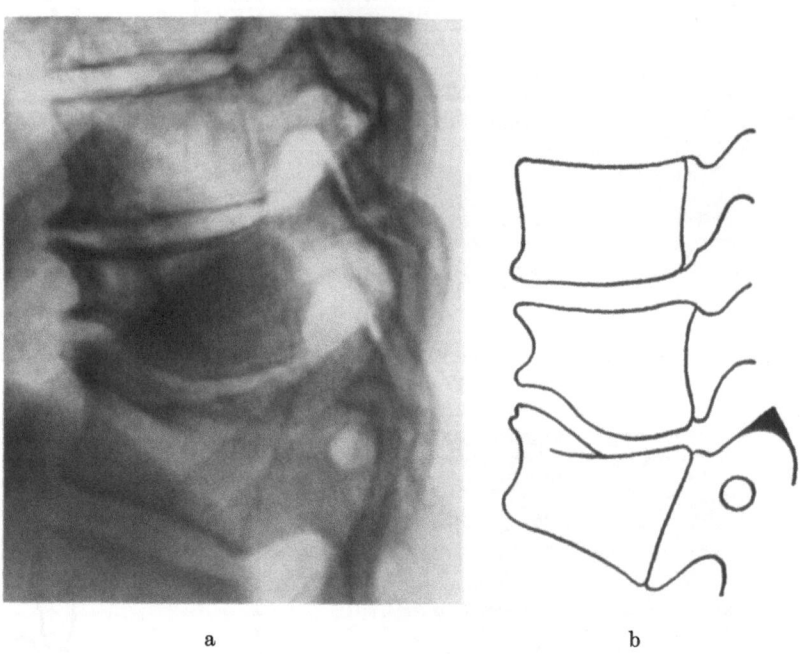

a   b

Abb. 43a u. b. Hemisoma dorsale von Th 12 und dem 1. LWK verschmolzen. Fehlbildung der Wirbelkörper.
(J. G., 30 Jahre, 4272/52, 9. 7. 52)

darüber hinaus auch sehr gut an den vergrößerten Bogenwurzelabständen erkennbar. Eine Cystenbildung — wie in der Beobachtung des Asoma von Jachens — in der Sagittalspalte liegt in meinem Falle offenbar nicht vor.

Schließlich kann es vorkommen, daß ein solcher, nur dorsal entwickelter Hemisoma auch mit seinem Nachbarwirbel verschmilzt. Die gleichzeitige Fehlbildung der Bogenwurzeln und der Gelenkfortsätze wird immer den richtigen Weg in der Diagnostik zeigen und davor bewahren, etwa den Folgezustand eines destruierenden Prozesses zu diagnostizieren (Abb. 43a und b).

Ein nur ventral ausgebildeter Halbwirbel ist bisher als alleinige Fehlbildung noch nicht beschrieben worden. Die von Schmorl-Junghanns als ein solcher ventraler Halbwirbel angesprochene Fehlbildung kann mit fast an Sicherheit grenzender Wahrscheinlichkeit nicht als ein solcher Halbwirbel angesehen werden, sondern muß als eine partielle sagittale Wirbelkörperspalte gedeutet werden (s. dort!). Die Beobachtung von Harrenstein zeigte eine echte frontale Spalte, bei welcher der ventrale Teil des Wirbelkörpers mit dem nächsthöheren Wirbelkörper verschmolzen war, so daß neben der morphologischen Fehlbildung also auch noch eine Segmentierungsstörung vorlag. Diese Beobachtung kann jedoch auch deswegen nicht herangezogen werden, weil in diesem Falle auch die dorsale Hälfte des Wirbelkörpers vorhanden war.

7. Anlage nur eines Viertelwirbelkörpers und Dreiviertelwirbelkörpers

Mit dem Nachweis *echter* Frontalspalten waren auch Wirbelkörper zu erwarten, bei denen nur $^1/_4$ oder $^3/_4$ des normalen Wirbelkörpers angelegt wurden. In der Tat konnte DIETHELM seine erste derartige Beobachtung eines $^3/_4$ Wirbels im Rahmen eines Vortrages in Erlangen 1949 vorweisen (Abb. 44a und b). Unabhängig davon beschrieb RATHKE

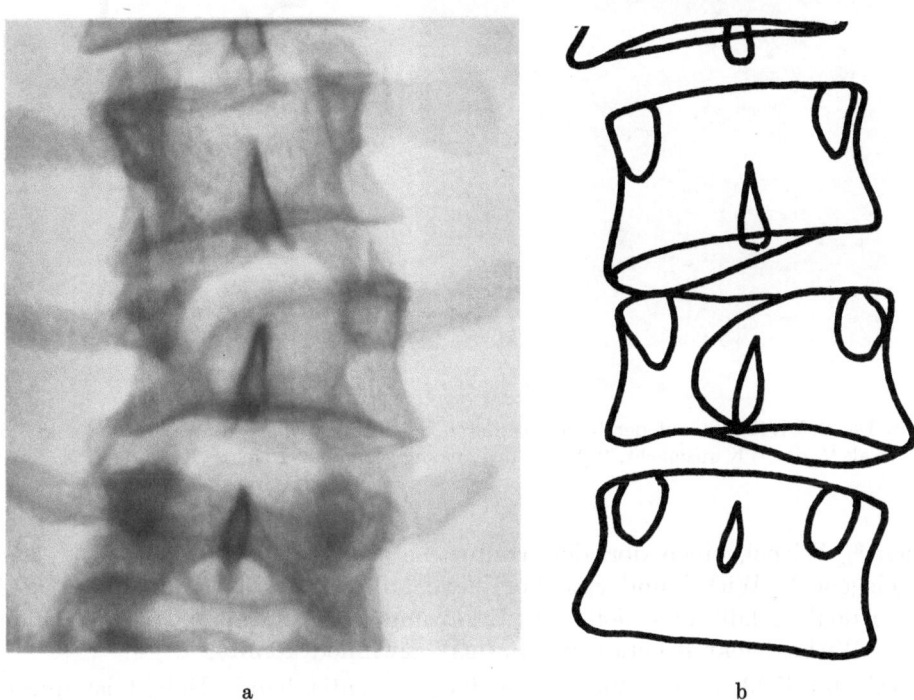

a   b

Abb. 44a u. b. Der 3. LWK läßt auf der rechten Seite einen dorsal gelegenen Defekt erkennen. Regelmäßig konvexe Begrenzung gegen den Defekt. Ausgleich an L 2. (A. G., 26. 10. 48, 6705/48)

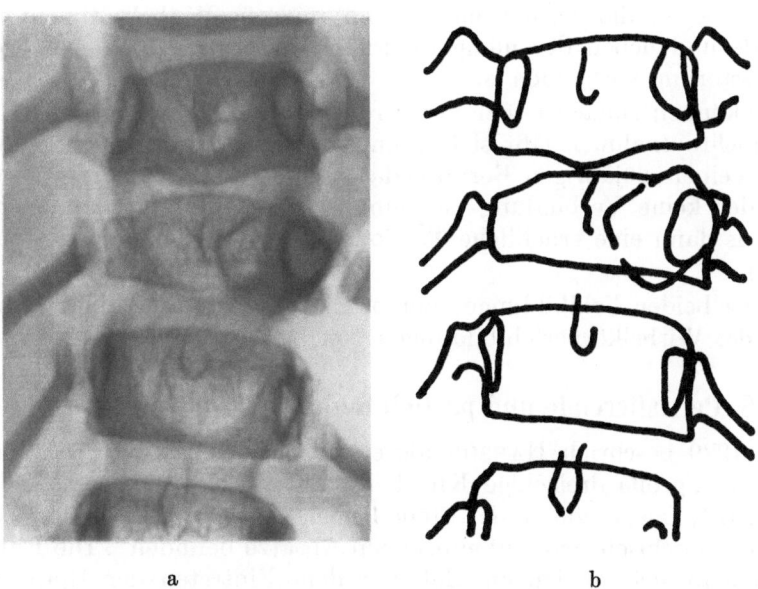

a   b

Abb. 45a u. b. Dreiviertelwirbel. Wirbel von Th 11. Defekt in dem rechten dorsalen Viertel. Typische Begrenzung. (S. G., 4 Jahre, 8. 2. 62)

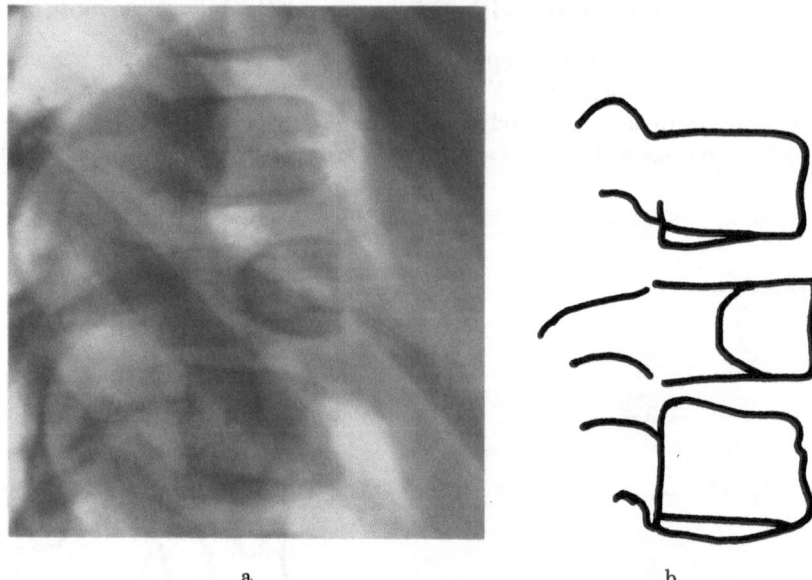

a   b

Abb. 46a u. b. Der 2. LWK läßt auf der linken vorderen Seite einen scharf konturierten Defekt erkennen, der weniger als $^1/_4$ des WK ausmacht, typische Begrenzung gegen den Defekt. (K.M., 9. 2. 24, 2. 1. 69)

(1955) einen $^3/_4$ Wirbel, einen dorsalen Halbwirbel mit Sagittalspalte — also 2 nebeneinander gelegene $^1/_4$ Wirbel und eine komplexe Mißbildung, die ebenfalls an derartige Viertelwirbel denken läßt und zieht zur Erklärung auch die histologischen Bilder von kongenitalen Wirbeldefekten heran, die Probst gewinnen konnte.

Der durch das Fehlen eines Viertelwirbelkörpers entstehende Defekt ist durch seine Begrenzung, sowohl in sagittaler als auch in seitlicher Richtung, leicht zu erkennen, da die vorhandenen Partien gegen den Defekt hin bogenförmig begrenzt sind. Man darf wohl annehmen, daß der Defekt ausgefüllt ist mit Bandscheibengewebe, welches mit den angrenzenden Bandscheiben in Zusammenhang steht (Abb. 45 und 46).

Schwieriger liegen die Verhältnisse, wenn nur ein Wirbelrudiment von $^1/_4$ Wirbel angelegt wurde und neben der mangelhaften Ausbildung des Wirbelkörpers noch eine Segmentationsstörung vorhanden ist.

Die Bilder können zunächst sehr verwirrend sein und erst bei näherem Studium mit Hilfe von Schichtaufnahmen läßt sich dann der wahre vorliegende Sachverhalt klären. So fand ich bei einem 20jährigen Berufssoldaten einen $^1/_4$ Wirbelkörper an der linken vorderen Seite, der keine Verbindung zu dem in diesem Fall vorhandenen Wirbelbogen aufwies, woraus dann eine erhebliche Torsionsskoliose der Lendenwirbelsäule resultierte (Abb. 47 a—c).

Die erste der beiden Fehlbildungen entspricht dem Typus m, die zweite dem Typus g des Schemas der Wirbelkörperfehlbildungen von Diethelm u. Rathke (Abb. 48).

8. Persistierende und partiell fehlende Wirbelkörperepiphyse

Im Jahre 1929 beschrieb Hanson als erster die Beobachtung bei einer 45jährigen Frau, bei der er „große dreieckige Knochenschatten" fand, „die am oberen vorderen Rand des L 3, L 4, L 5 gerade an der Stelle liegen, wo sich während der späteren Kinderjahre die soeben beschriebenen stufenförmigen Absätze befinden". Die Entstehung dieses Bildes „kann man sich so denken, daß vor dem Eintreten der Epiphysenverkalkung stufenförmige Absätze am oberen Rande des L 3 bis L 5 vorhanden waren und daß die aus diesen verkalkten Epiphysenknorpeln gebildete Knochensubstanz keine knöcherne

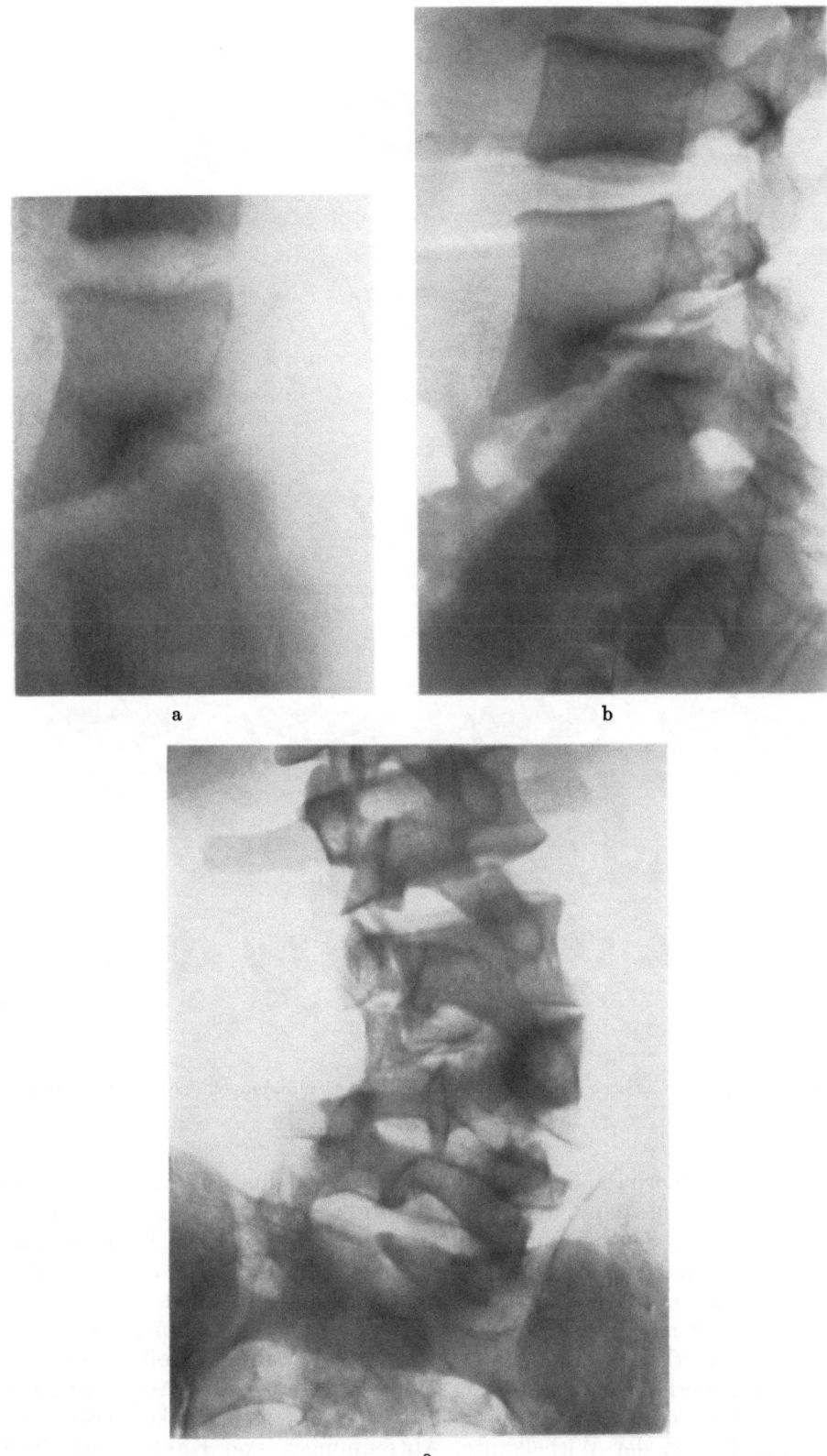

Abb. 47. a Viertelwirbel mit L 3, an dessen rechter unterer Kante verblockt. b Im Frontalsummationsbild L 4 als Hemispondylus auf der linken Seite interponiert. c Im Sagittalbild füllt der Viertelwirbel den ventralen Raum zwischen L 3, dem Hemispondylus L 4 und L 5 zum Teil aus. (E. M., 20 Jahre, 10. 9. 58, 8216/58)

Partielle sagittale Wirbelkörperspalte

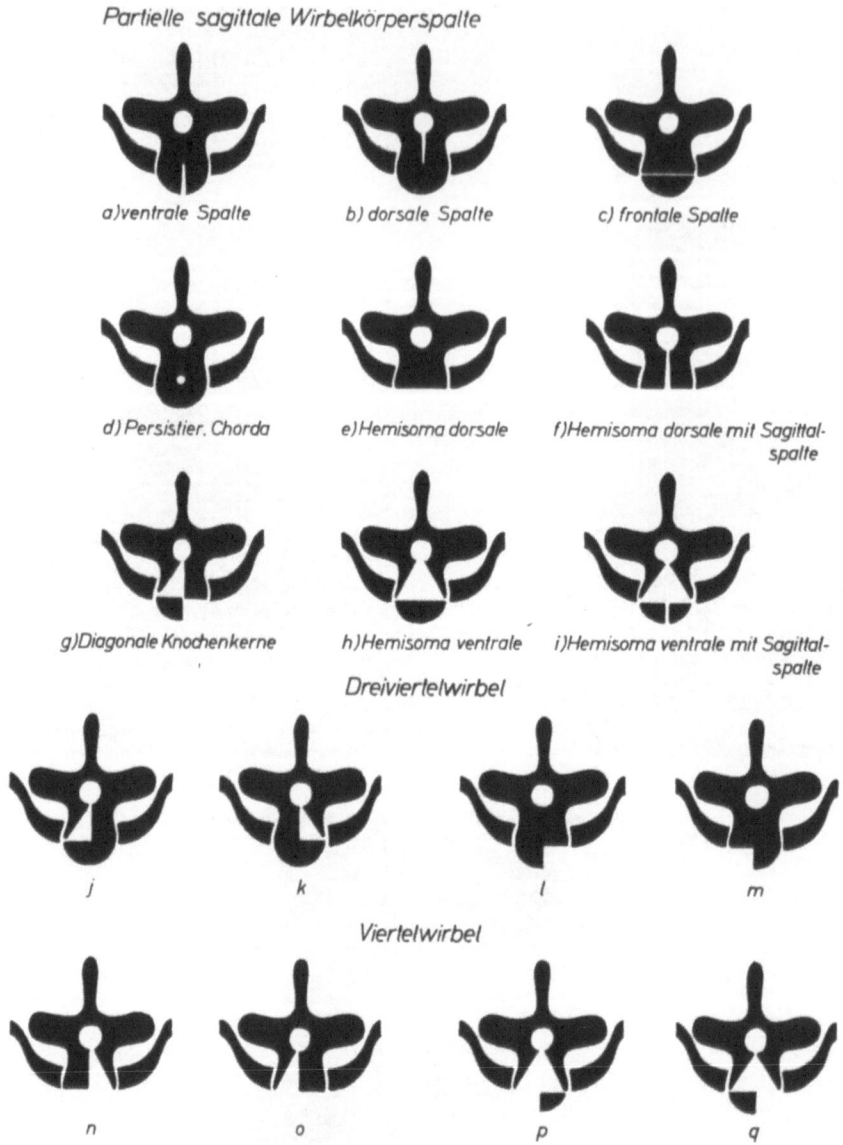

a) ventrale Spalte   b) dorsale Spalte   c) frontale Spalte

d) Persistier. Chorda   e) Hemisoma dorsale   f) Hemisoma dorsale mit Sagittalspalte

g) Diagonale Knochenkerne   h) Hemisoma ventrale   i) Hemisoma ventrale mit Sagittalspalte

Dreiviertelwirbel

j   k   l   m

Viertelwirbel

n   o   p   q

Abb. 48a—q. Schematische Übersicht der Wirbelkörperfehlbildungen (excl. Epiphysenring)

Vereinigung mit der Korpusanlage erhielt". Dieser Mitteilung schlossen sich weitere von anderen Autoren (Michajlow und Tscherepnina, Janker, Joisten, Reisner und Lyon und Marum) an. Schmorl und Junghanns unterzogen diese Beobachtungen einer kritischen Prüfung und kamen zu der Schlußfolgerung, daß z.B. im Falle Michajlow und Tscherepnina sicher keine „persistierende Epiphyse" vorliegt — was schon Hellmer als richtig anerkannt —, daß darüber hinaus aber das Vorkommen von „persistierenden Epiphysen" überhaupt zweifelhaft sei, da sie bei ihrem großen Material keinen solchen Fall einer Verknöcherungsstörung gesehen hätten. Dieser Auffassung haben sich auch Niedner, Mau u.a. angeschlossen. Die kleinen Knochenstücke werden von diesen Autoren als Frakturen der Wirbelkante, Abtrennungen von Kanten auf Grund eines langsam verlaufenden Abtrennungsvorganges — für den traumatische Einwirkungen von untergeordneter Bedeutung sind —, Knochenbildungen in der Bandscheibe, Schaltknochen und anderes mehr angesehen.

Immerhin hat auch JUNGHANNS die Möglichkeit von Verknöcherungsstörungen der Wirbelkörperepiphyse nicht völlig von der Hand gewiesen: „Es soll nicht völlig abgelehnt werden, daß Verknöcherungsstörungen bei der Wirbelkörperrandleiste vorkommen können, die dann vielleicht ähnliche Bilder erzeugen, wie die Knocheneinlagerungen im Faserring", und hat an die Mitteilung von LOOSER erinnert, der bei einer 58jährigen Frau ein völliges Ausbleiben der Verknöcherung der Epiphysen, die nur als spangenförmige Verkalkungsstreifen angelegt und als solche im Röntgenbild zu sehen waren, gefunden hatte. Die gleiche Beobachtung konnte LOOSER auch bei anderen Personen mit endemischem Kretinismus machen.

LYON wies darauf hin, daß „überall da, wo eine normale Entwicklung stattfindet, auch eine Störung dieser Entwicklung unter Umständen eintreten kann". REISNER zog als Beispiel von Verknöcherungsstörungen, die an vielen anderen Nebenkernen des Skelets beobachtet werden, das Os trigonum an und fand „persistierende Epiphysen" in 0,34% seines Materials. RUNGE verweist in diesem Zusammenhang auf eine Mitteilung KÖHLERS, der solche persistierenden Epiphysenfugen am distalen Radius- und Ulnaende sowie am Calcaneus fand, und auf die Annahme einer Spaltbildung bei der Spondylosis durch JUNGHANNS und bringt selbst einen schönen Fall von „persistierender Wirbelkörperepiphyse" am 4. und 5. Lendenwirbel bei einem 23jährigen Mann. Daß bei zahlreichen endokrinen Störungen alle Wirbelepiphysen persistieren können, sei hier nur noch einmal erwähnt: so beim Morbus Froehlich (PAAS), beim hypophysären Zwergwuchs (PALTAUF, ERDHEIM, ECKE, RUNGE), beim Kretinismus (LOOSER, RUNGE).

Von pathologisch-anatomischer Seite ist mir nur eine einzige, hierher gehörige Mitteilung bekannt geworden. BÖHMIG und PRÉVÔT haben 3 Fälle zwischen 18 und 20 Jahren erwähnt, „wo die Wirbelkörperepiphyse in continuo als ringförmige Randleiste nur einseitig zur Ausbildung gelangt war. Bei dem an der anderen Seite der gleichen Bandscheibe angrenzenden Wirbelkörper war die Randleiste noch unterbrochen, bestand aus mehreren einzelnen Knochenspangenstücken, wie das sonst nur im jüngeren Entwicklungsstadium die Regel ist". Die mikroskopische Untersuchung ergibt, daß die Rückbildung des betreffenden Bandscheibengefäßes an dieser Stelle, wo der Einbau der knöchernen Epiphyse zu erfolgen hat, fehlt".

Auf Grund eigener anatomischer Untersuchungen im Institut SCHMORLs hat NIEDNER die Auffassung der Schmorlschen Schule dahingehend modifiziert, daß es sich bei den in Rede stehenden Gebilden nicht um „persistierende Epiphysen", sondern um Kantenabtrennungen auf Grund eines langsam verlaufenden Abtrennungsvorganges infolge Einpressung von Bandscheibengewebe handelt.

LINDBLOM studierte diese Bildungen pathologisch-anatomisch und mit Hilfe der Discographie und konnte zeigen, daß in allen untersuchten Fällen eine Fissurlinie vorlag, die ununterbrochen mit einer Discusruptur in Verbindung stand, so daß das Kontrastmittel in diese Fissurlinie austreten konnte, und schließt sich ebenfalls der Meinung der Schmorlschen Schule an.

GRASSBERGER und SEYSS haben in einem ähnlich gelagerten Falle jedoch keine Rißbildung nachweisen können, auch zeigte der isolierte Knochenkern Unregelmäßigkeiten und eine Fragmentierung, in einem anderen Falle waren neben einer solchen Störung auch dysplastische Veränderungen am Hüftgelenk nachweisbar. Sie halten es für möglich, daß es in derartigen Fällen sekundär in solchen Bandscheiben zu Degenerationen mit der Ausbildung eines vorderen Prolapses kommt und halten damit an der Verknöcherungsstörung fest.

Eine Verlaufsbeobachtung von EKENGREN und LINDBLOM bei einem Kind, welches von seinem 1.—8. Jahre mehrfach untersucht werden konnte und bei dem die ersten Erscheinungen im 4. Lebensjahr auftraten, konnte den Abtrennungsvorgang an der vorderen oberen Kante von L 4 zu einer Zeit nachweisen, zu dem noch gar kein Knochenkern angelegt ist, so daß an der Möglichkeit derartiger Abtrennungsvorgänge nicht gezweifelt werden kann. Doch ist in diesem Falle das abgetrennte Knochenstück viel größer

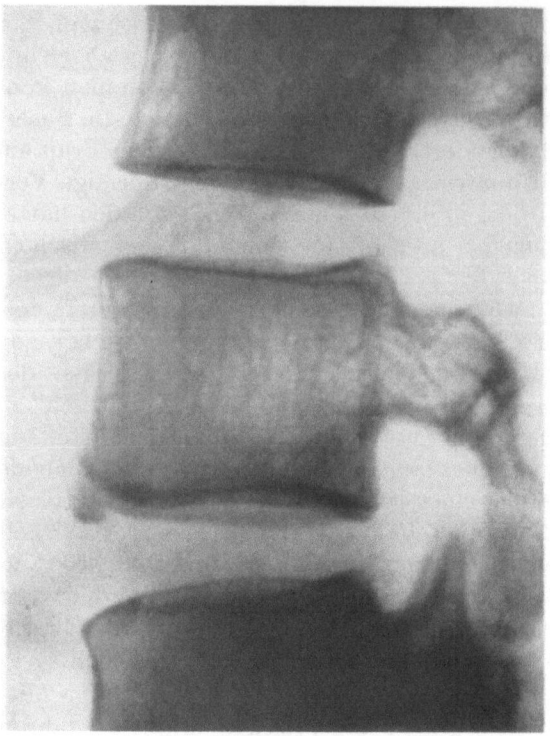

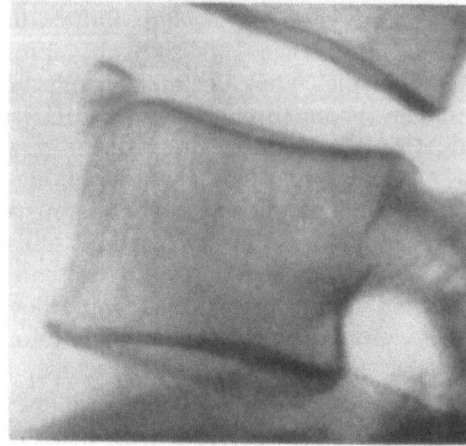

Abb. 49   Abb. 50

Abb. 49. Typischer persistierender Wirbelkörperepiphysen-Knochenkern an der Unterkante. (H. H., 33 Jahre, 10. 8. 48, 4299/48)

Abb. 50. Typischer persistierender Wirbelkörperepiphysen-Knochenkern, der die Wirbelkörperform zur Normalform ergänzt. (H. E., 49 Jahre, 26. 10. 55, 9955/55)

als die Epiphyse und es findet sich eine starke Sklerose der angrenzenden Wirbelkörperfläche, die keinen Zweifel mehr an der erworbenen Natur dieser Bildung aufkommen läßt. Es darf nicht verkannt werden, daß bei den als persistierende Epiphysenkerne angesprochenen Veränderungen derartige reaktive Sklerosen ausnahmslos vermißt werden.

Es scheint doch wohl so zu sein, daß hier nicht ein entweder-oder, sondern ein sowohl-als-auch vorliegt, daß es sowohl langsame Kantenabtrennungen — mehr oder weniger zum Formenkreis des Morbus Scheuermann gehörig — als auch Fehlbildungen im Sinne einer persistierenden Epiphyse gibt (Abb. 49 und 50).

Obwohl man Niedner darin beistimmen muß, daß man logischerweise wohl besser von „persistierenden Epiphysenfugen" sprechen müßte, ist eine Änderung des nun schon einmal in das Schrifttum eingegangenen Namens nicht unbedingt nötig, wenn man nur darunter die fehlende Verschmelzung eines Epiphysenstückes mit dem übrigen Epiphysenring und mit dem übrigen Wirbelkörper versteht. Eine Unklarheit des Begriffes wird schon aus dem Grunde nicht eintreten, weil das Bild der endokrin bedingten, generalisierten Ossifikationsstörungen völlig eindeutig ist.

In einer größeren Studie hat sich Hellmer der Aufgabe unterzogen, die Differentialdiagnose zwischen dieser Fehlbildung und den anderen ähnlichen, oben schon skizzierten Zuständen herauszuarbeiten. Die Bedeutung einer solchen Unterscheidung kann unter Umständen z. B. bei Begutachtung von Unfallfolgen usw. sehr groß sein und darf daher gar nicht unterschätzt werden. Als erste Voraussetzung hebt er für die Differentialdiagnose ein gutes Bildmaterial mit deutlich hervortretender Struktur der Skeletteile und Spezialaufnahmen zur Darstellung der Ausdehnung des Knochenstücks hervor.

Diese Aufnahmen werden in Seitenlage des Patienten mit schräg gegen die Horizontal-ebene des Wirbelkörpers einfallenden Strahlengang angefertigt; sehr geeignet sind auch frontale Schichtaufnahmen. Bei einiger Ausdehnung zeigt dann das Knochenstück „ein sichel- oder segmentförmiges Aussehen, wodurch sein Charakter als ein zum Limbus vertebrae gehöriger Teil stark hervorgehoben wird. Auf solchen seitlichen Bildern kann man auch die außerordentlich große Ähnlichkeit zwischen dem Fragment und dem ent-sprechenden Teil des Epiphysenringes beobachten". Bei genau seitlichem Strahlengang „überschreitet die Größe des Fragmentes zusammen mit derjenigen der kalkfreien Zone nur wenig die Größe des Defektes". „In sämtlichen Fällen fehlt ein Teil des Limbus vertebrae". Häufig kann man eine unebene wellige Begrenzung der Diaphyse unter dem Knochenkern als Ausdruck der Leistenbildung bei entsprechender Projektion erkennen. Die Höhe des Zwischenwirbelraumes ist in der Regel normal. Für die Kerne in der Epi-physe gilt, „daß die horizontalen und vertikalen Fragmentflächen mit den entsprechenden Flächen des Wirbelkörpers zusammenfallen, oder sich nur unbedeutend über sie erheben". Diese Voraussetzungen treffen für die Kalkeinlagerungen und Knochenbildungen in der Bandscheibe nicht zu. Frakturen haben in größerem oder geringerem Grade unebene Frakturflächen und lassen sich hierdurch ebenfalls ohne größere Schwierigkeiten ab-grenzen, meistens aber besteht daneben noch eine gewisse Verschiebung nach vorn und unten und eine geringe Kompression. Da auch Hyperextensionsfrakturen vorkommen können mit Abriß eines Stückes des vorderen Epiphysenringes, rät HELLMER zur Vor-sicht bei Patienten im Beginn der 20er Jahre. In einem solchen Fall kann eine fort-laufende Röntgenkontrolle durch den Nachweis von sekundären (reparativen) Verände-rungen am Fragment eventuell eine Klärung herbeiführen.

Da sich die Ossifikationsstörung nicht nur auf die mangelnde Verschmelzung der Epi-physe mit dem Wirbelkörper zu beschränken braucht, sondern auch die Größe des Kerns an sich betreffen kann, die Abschrägung des Wirbelkörpers unter der Epiphyse aber als gegebene Größe angesehen werden kann, wird man auch Fälle zu erwarten haben, in denen die Größe des Kerns dem Defekt nicht entspricht, sondern wesentlich kleiner sein kann (GRASSBERGER und SEYSS).

In diesen Ossifikationsstörungen können wir wohl schon die Übergänge erblicken zu Fehlbildungen, die darin bestehen, daß Teile der Epiphyse überhaupt nicht im Röntgen-bild sichtbar werden. Daß hier fließende Übergänge bestehen, zeigt uns sehr schön die Gegenüberstellung der Mitteilung LOOSERs, der bei endemischen Kretinismus ein Aus-bleiben der Verknöcherung der Epiphysen und statt dessen nur spangenförmige Ver-kalkungsstreifen gesehen hatte, mit der Veröffentlichung von ERDHEIM, der bei einem 38jährigen Zwerg persistierende verknöcherte Epiphysen am Wirbel nachweisen konnte. Auch in den Beobachtungen MARDERSTEIGs finden sich deutliche Größenunterschiede zwischen den Wirbelkörperepiphysen der einzelnen Wirbelkörper. Aus dem Schrifttum habe ich nur einen Hinweis in einer Arbeit von MEYER und RODIER gefunden, glaube aber, daß hierher gehörige Befunde auch schon von LINDEMANN und SIMONS beobachtet worden sind. Pathologisch lassen sich die oben schon zitierten Fälle von BÖHMIG und PRÉVÓT auch noch einmal für ein partielles Fehlen der Epiphyse heranziehen.

Im Röntgenbild deckt sich die Wirbelkörperform mit der Form des Körperkerns, die wir bei der persistierenden Epiphyse zu sehen gewohnt sind. Die Form ist so charak-teristisch, daß wir sogar in Fällen, in denen gleichzeitig z.B. Frakturen an anderen Stellen vorliegen, keine nennenswerten differentialdiagnostischen Schwierigkeiten haben. Eine eigene Beobachtung mag dies erläutern (Abb. 51). Man erkennt hier deutlich neben einer Kompressionsfraktur von L 1 eine partiell fehlende Epiphyse an der vorderen unteren Kante von L 2.

Man kann die partiell fehlende Wirbelkörperepiphyse in Parallele setzen zu den hoch-gradigen Störungen von völligem Fehlen der Wirbelkörperepiphysen, wie sie bei der sog. „Achondroplasia atypica" (Morbus SILFVERSKIÖLD) — im Schrifttum auch als Morbus MORQUIO bezeichnet — von DALE, MARQUARDT u.a. beschrieben worden sind. So be-

richtet Dale über eine 25jährige Frau, bei der neben anderen schweren Epiphysenstörungen die Wirbelkörperepiphysen völlig fehlten, wodurch es zu einer Kyphose gekommen war. Bei dem 12¹/₂jährigen Jungen von Campbell fehlten neben den Wirbelkörperepiphysen sogar noch die Epiphysen des Femurkopfes. Auch Bracher fand ähnliche Veränderungen.

Die Achondroplasia atypica wurde mehrfach familiär beobachtet, so schon von
Silfverskiöld, dann auch von Dale, Nilsonne, Bracher, Volhard und v. Drigalski,

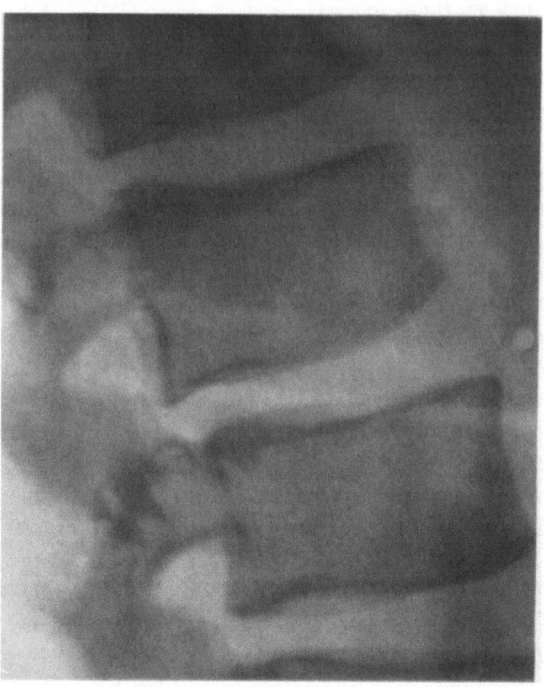

Abb. 51. Partiell fehlende Epiphyse an der vorderen unteren Kante von L 2. (H.-H. C., 27 Jahre, 6. 12. 57,
13576/57)

Morquio et al. Gelegentlich ließ sich auch Vererbung nachweisen (Silfverskiöld)
Grudzinski und Morquio). Man kann sie von der Chondrodystrophie (Achondroplasie,
recht gut abgrenzen und hat sie daher entweder als eine Sonderform derselben (Schinz
und Uehlinger et al.) oder als eine völlig getrennte, aber ebenfalls angeborene Krankheit,
die zu den „hereditären multiplen Epiphysenstörungen (Ribbing) gehört (Assmann),
aufgefaßt. Diese Epiphysenstörungen werden heute ebenso wie die Chondrodystrophie
als angeborene, erbliche Leiden aufgefaßt, also als Fehlbildungen, und es ist wohl kein
Zufall, daß sowohl in dem Stammbaum von Saller bei einem chondrodystrophischen
Zwerg und in dem Stammbaum der hereditären multiplen Epiphysenstörungen von
Ribbing Verwandtschaft in der Ascendenz, also Inzucht vorlag. Die von mir selbst und
im Schrifttum (Lindemann, Simons) gefundenen Fälle stellen gewissermaßen nur den
leichtesten Grad einer Achondroplasia atypica — also „une forme partielle“ (Lériche) —
dar, deren Lokalisation an der Wirbelkörperepiphyse uns leichter verständlich ist, wenn
wir daran denken, daß gerade diese Nebenknochenkerne als rudimentäre Organe zu betrachten (Mau) und als solche bedeutenden Variationen unterworfen sind (Hellmer).

Eine klinische Bedeutung dürfte weder den persistierenden noch den partiell fehlenden
Wirbelkörperepiphysen zukommen. Nur bei sekundärer Spaltbildung in der Epiphysen-
fuge und sekundärer Sklerose des angrenzenden Wirbelkörpers und der Epiphyse sind
eventuell gewisse Beschwerden zu erwarten (Lindblom).

9. Blockwirbelbildungen

Eine Übersicht über die Fehlbildungen des Corpus vertebrae kann sich nicht auf die morphologischen Fehlbildungen des einzelnen Wirbelkörpers allein beschränken. Denn schon bei ihnen muß man häufig die Feststellung treffen, daß im Einzelfalle Kombinationen von morphologischen mit segmentären Anomalien vorliegen. Im Beispiel der sog. „hemimetameren Segmentverschiebung", der sog. „frontalen Spalte" oder der unvollkommenen Persistenz der Chorda dorsalis kann die Störung sogar über mehrere Segmente

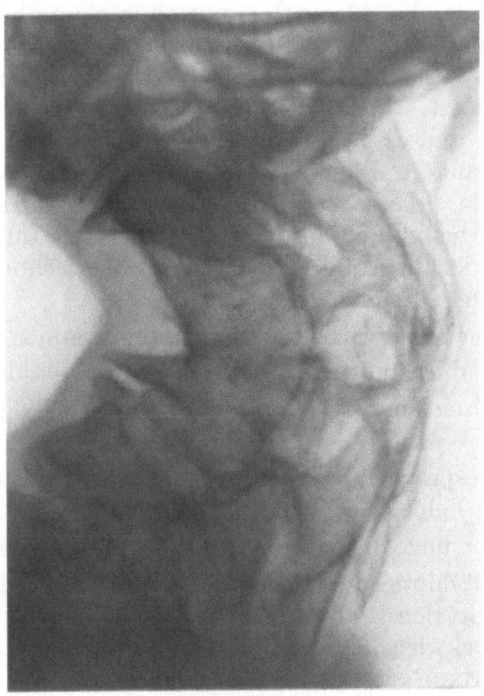

Abb. 52. Klippelteil der HWS mit dysontogenetischer Blockwirbelbildung. (H. K., 37 Jahre, 15. 2. 46, 13436/45)

hinweggehen. Es ist daher unbedingt notwendig, auch die Beziehungen des Einzelwirbels zu seiner Umgebung, insbesondere zu seinen Nachbarwirbeln, und die hierbei auftretenden Fehlbildungen in den Kreis unserer Betrachtung einzubeziehen. Soweit hierbei *gleichzeitig morphologische* Anomalien am Wirbelkörper vorkommen, betrachten wir die segmentäre Anomalie nur als einen Teilfaktor des Fehlbildungskomplexes, der uns in dem hier gewählten Zusammenhang nicht besonders interessieren soll. Wir beschränken uns vielmehr bewußt auf die reinen segmentären Fehlformen zweier oder mehrerer Segmente.

Diese segmentären Fehlbildungen treten in 2 grundsätzlich verschiedenen Formen auf, 1. als Blockwirbelbildungen und 2. als Agenesien. Während sich die letzteren ohne weiteres als Fehlbildung darbieten, ergibt bei den Blockwirbelbildungen die von uns oben gewählte Beschränkung auf die reinen segmentären Fehlformen nur eine scheinbare Vereinfachung. Denn es gibt an der Wirbelsäule auch Blockwirbelbildungen, die in ihrem röntgenologischen Erscheinungsbild gelegentlich von Blockwirbeln durch Entwicklungsstörung nicht zu trennen sind, von denen wir aber wissen oder nachweisen können, daß sie im Laufe des Lebens durch eine Erkrankung der Bandscheibe oder der angrenzenden Wirbelkörperabschnitte erworben worden sind: Die Blockwirbelbildungen bei der Scheuermannschen Erkrankung, der Alterskyphose und bei der Spondylitis infectiosa.

Zu den klassischen Fehlbildungsformen zählt die von KLIPPEL und FEIL als Sonderform herausgehobene Blockwirbelbildung der Halswirbelsäule (Abb. 52), die in ihrem stärksten Ausbildungsgrad bis zur Lendenwirbelsäule reichen kann (Fälle VOLTZ und DREHANN). Ihre klinischen Charakteristiken sind nach FEIL:

1. Das Fehlen des Halses, so daß der Kopf direkt am Thorax zu sitzen scheint („les hommes sans cou").
2. Eine eingeschränkte Beweglichkeit des Kopfes, besonders für seitliche Bewegungen.
3. Der Tiefstand der unteren Haargrenze.
4. Eine Skoliose oder Kyphoskoliose.

Die anatomische Grundlage dieses klinischen Bildes beruht auf einer Blockwirbelbildung der Halswirbelsäule, die gelegentlich mit einer Spina bifida der Wirbelbögen, mit Ausbildung von Halsrippen, mit einer numerischen Reduktion der Halswirbelsäule, mit einer Occipitalisation des Atlas oder auch mit morphologischen Fehlbildungen einzelner Wirbelkörper kombiniert ist. Die Lokalisation und die Ausdehnung der Blockwirbelbildung können wechseln und es bestehen durchaus fließende Übergänge zu den nur auf wenige Segmente beschränkten Blockwirbelbildungen der Halswirbelsäule, deren klinisches Erscheinungsbild das klassische Klippel-Feilsche Syndrom vermissen lassen. Die Lokalisation der Blockwirbelbildung an der Halswirbelsäule führt in ausgeprägten Fällen zu einer frühzeitigen Entdeckung und läßt dadurch allein schon an der Natur der Blockwirbelbildung keine Zweifel entstehen.

Als Charakteristika der Blockwirbelbildung sind zusammenzufassen:

1. Eine Blockbildung der Wirbelkörper unter völligem Fehlen der Zwischenwirbelräume.
2. Eine segmentäre Verschmelzung der dazugehörigen Wirbelbögen, jedoch nicht in ganzer Ausdehnung.
3. Gelegentlich eine ausgesprochene Kyphose, welche möglicherweise in Zusammenhang steht mit dem völligen Fehlen der Bandscheiben.
4. Eine Konkavität an der ungegliederten Vorderfläche des Wirbelblocks.

Derartige Blockwirbelbildungen können wir nach der Ausdehnung der segmentären Verschmelzung in der sagittalen Richtung als „totale Blockwirbel" bezeichnen. Gelegentlich sind bei totalen Blockwirbeln die Bögen in ganzer Ausdehnung miteinander verschmolzen (SCHMORL u. JUNGHANNS), so daß ein solcher etwa aus 2 Segmenten bestehender Block wie ein doppelt großer Wirbel imponiert (Abb. 53), meist ist aber ein foramen intervertebrale vorhanden, wenn auch gegenüber den übrigen foramina deutlich verkleinert. Solche totalen Blockwirbelbildungen können an allen Abschnitten der Wirbelsäule angetroffen werden (Abb. 54).

Ihnen gegenüber stehen die „partiellen Blockwirbel", bei denen die Blockbildung nur einen Teilabschnitt betrifft, also entweder nur den Wirbelkörper oder sogar nur einen Teil desselben, oder aber nur die Wirbelbögen, ja eventuell sogar nur einen Teil derselben wie in der Beobachtung von KIENBÖCK. Auch SCHMORL und JUNGHANNS betonen, daß das Fehlen der segmentären Bogenverschmelzung die Annahme eines angeborenen Wirbelblocks nicht in Frage stellt, stimmen also grundsätzlich der Annahme von partiellen Blockwirbeln durch Entwicklungsstörung zu. Aber gerade diese partiellen Blockwirbelbildungen sind es, die uns differentialdiagnostisch Schwierigkeiten machen, weil auch die durch pathologische Prozesse erworbene Blockwirbelbildung eine nur partielle zu sein pflegt, und es erscheint daher notwendig, ihnen unsere besondere Aufmerksamkeit zu schenken.

Hierbei können wir feststellen, daß sich die partiellen Blockwirbelbildungen immer wieder in ganz bestimmten Typen darstellen:

Typus A. Vorderes Wirbelkörperdrittel verschmolzen, übrige Teile getrennt (Abb. 55 und 56).

Dieser Typus ist gekennzeichnet durch eine Verschmelzung der Wirbelkörper im vorderen Drittel des Körperteils mit immer vorhandener leichter keilförmiger Verschmälerung des Blockwirbels und konkaver Vorderfläche desselben. Bandscheibenzwischenräume sind in den hinteren zwei Dritteln vorhanden, aber schmaler als an den

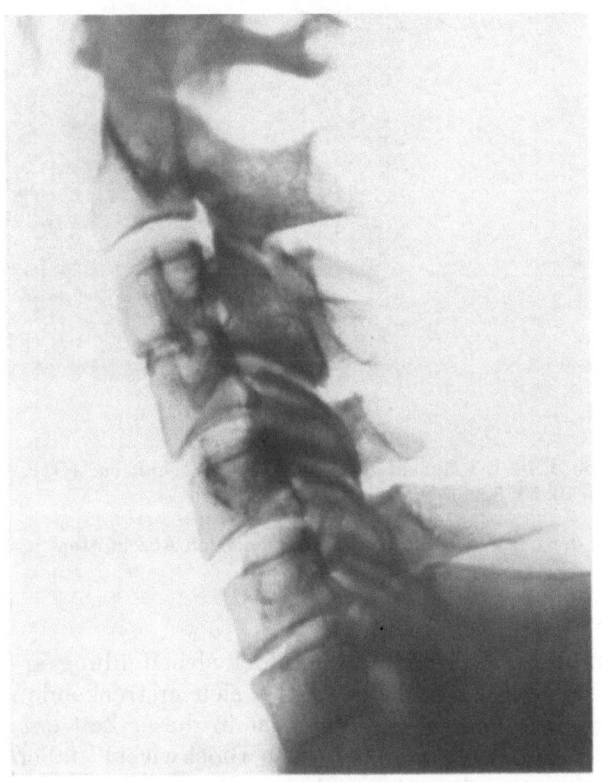

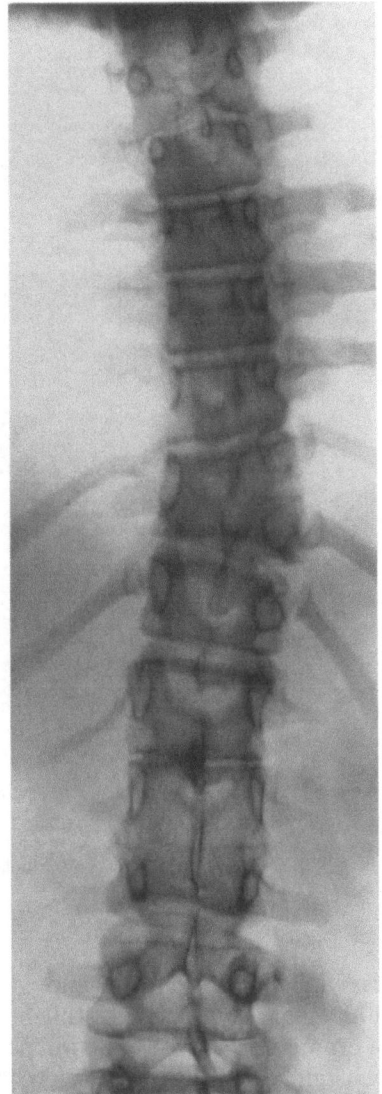

Abb. 53   Abb. 54

Abb. 53. Dysontogenetische Blockwirbelbildung von C 3 und C 4 mit Verschmelzung der Gelenke und Einengung des Foramen intervertebrale. (R. v. K., 47 Jahre, 3293/54)

Abb. 54. Dysontogenetische Blockwirbelbildung von Th 12/L 2 mit partiell erhaltener Bandscheibe und ohne
Taillenbildung der WK im Gebiet der erhaltenen Bandscheiben. Zusätzlicher Hemispondylus mit Blockwirbelbildung an Th 10 und zusätzliche Sagittalspalte an Th 4. (J. R., 19 Jahre, 20. 1. 52, 11266/51)

Nachbarwirbeln. Im Bereich der Wirbelbögen besteht keine Verschmelzung. Ganz gleichartige Blockwirbel wurden von HUECK, MOSENTHAL, LINDEMANN, VALTENTIN und
PUTSCHAR, SIMONS et al. beobachtet.

Über diese Form von Blockwirbeln liegen feingewebliche Untersuchungen von VALEN-
TIN und PUTSCHAR vor. Nach diesen beiden Autoren wird zwar eine Bandscheibe mit
ihrer komplizierten Spezialstruktur angelegt, aber es findet infolge einer Entwicklungsstörung ein langsamerer oder rascherer Abbau und eine schließliche Zerstörung der Bandscheibe statt. PUTSCHAR sieht in der Umwandlung der Kreuzbeinwirbel zum Kreuzbein
das physiologische Gegenstück zu diesen Störungen im normalen Entwicklungsablauf
und sein Schüler SCHWABE konnte in eingehenden systematischen Untersuchungen am

240   L. Diethelm: Fehlbildungen des Corpus vertebrae

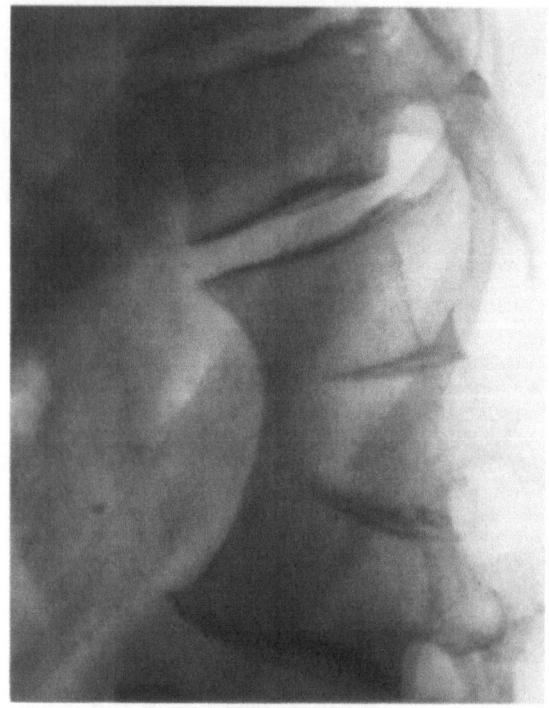 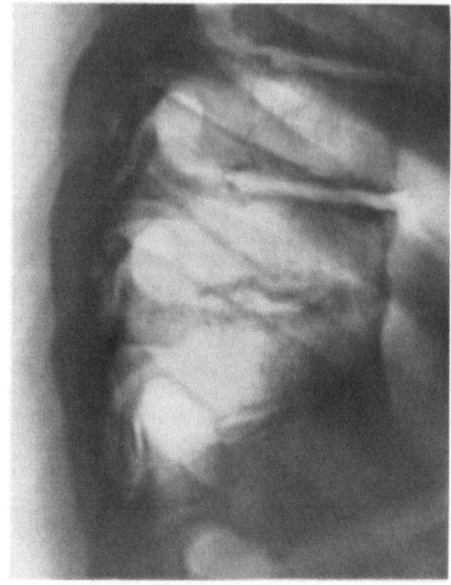

Abb. 55   Abb. 56

Abb. 55. Dysontogenetische Blockwirbelbildung von L 1—L 3 nur in den ventralen Abschnitten. (G. K., 44 Jahre, 6. 10. 53, 8208/53)

Abb. 56. Dysontogenetische Blockwirbelbildung der unteren BWS, nur in den ventralen Abschnitten

Kreuzbein eine weitgehende Übereinstimmung mit den bei der Blockwirbelbildung erhobenen Befunden feststellen. Da diese, über Jahre bis Jahrzehnte sich erstreckenden Vorgänge eventuell erst im postfetalen Leben beginnen und sich erst in dieser Zeit entwickeln, hat Putschar vorgeschlagen, die Bezeichnung „angeborene Blockwirbel" fallen zu lassen und durch die richtigere Bezeichnung „dysontogenetische Blockwirbel" oder „Blockwirbel durch Entwicklungsstörung" zu ersetzen.

Diese Auffassung von Valentin und Putschar steht in guter Übereinstimmung mit klinischen und röntgenologischen Beobachtungen über die Entwicklung dieser Blockwirbelbildungen im Kindesalter. So fand Hueck in seiner Beobachtung schon im Alter von $1^1/_2$ Jahren eine starke Annäherung der Lendenwirbel aneinander, die 10 Jahre später in den vorderen Abschnitten, und zwar hier in den vorderen 2 Dritteln, miteinander verschmolzen waren. Wenn es noch in diesem Fall offen bleiben muß, ob diese Verschmelzung vielleicht schon knorpelig im Alter von $1^1/_2$ Jahren bestand, so besteht in der Beobachtung von Lindemann kein Zweifel, daß die Verschmelzung an einer Stelle im Verlaufe von 6 Jahren eingetreten ist, an welcher vorher im Röntgenbild ein Zwischenwirbelraum erkennbar war.

Zwischen der Beobachtung von Hueck und den von einer großen Anzahl von Beobachtern und auch von mir festgestellten, ausgebildeten Fehlbildungsformen dieses Typus fehlt bisher noch das Zwischenglied, das Stadium der sich erst anbahnenden, aber noch nicht eingetretenen Verschmelzung.

Diese Lücke vermag eine Beobachtung zu schließen, die ich Herrn Prof. Güntz verdanke:

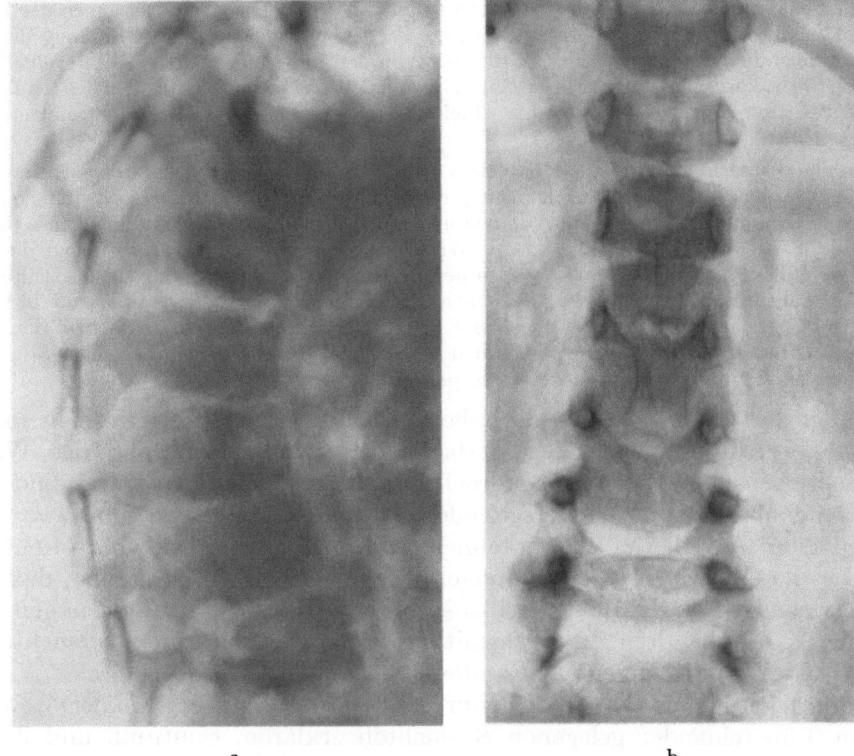

a   b

Abb. 57a u. b. Beginnende dysontogenetische Blockwirbelbildung im Bereich der LWS. (M. K., 2 Jahre, 15. 1. 47, 8553/46)

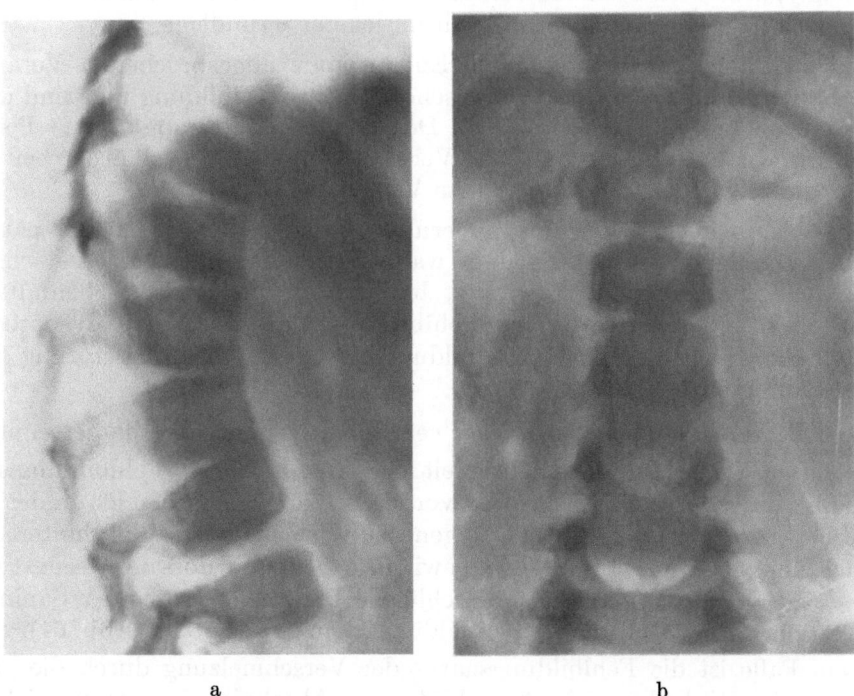

a   b

Abb. 58a u. b. Zunahme der Blockwirbelbildung. (M. K., 2 Jahre, 8. 5. 47, 1073/47)

Bei einem nicht ganz 2jährigen Kind finden sich bereits hochgradige Verschmälerungen der Bandscheiben zwischen Th 11 und L 4, vor allem in den vordersten Partien mit gleichzeitiger Erhöhung der betroffenen Wirbelkörper, wobei die Begrenzungen der Wirbelkörper in den hinteren Partien völlig regelmäßig sind. Die ersten 3 Lendenwirbelkörper berühren sich in den vorderen Dritteln bereits und man hat nach dem Röntgenbild den unmittelbaren Eindruck einer bei fortschreitender Entwicklung mit Sicherheit eintretenden Blockwirbelbildung (Abb. 57—60).

Die Beurteilung wird in diesem Falle kompliziert durch die bei dem Kinde zur Beobachtung gelangenden Temperatursteigerungen, denen eine Beschleunigung der Blutkörperchen-Senkungsgeschwindigkeit entspricht. Das Röntgenbild erlaubt jedoch nicht, die Veränderungen an der Wirbelsäule mit diesem fieberhaften Infekt in Zusammenhang zu bringen. Denn die an der Wirbelsäule erkennbaren Vergrößerungen der betroffenen Wirbelkörper und ihre regelmäßige Begrenzung in den hinteren Partien lassen eine solche Deutung nicht zu. Weder bei der Tuberkulose noch bei unspezifischen Entzündungen der Wirbelsäule sind bisher derartige Bilder beobachtet worden, bei ihnen steht vielmehr die mehr oder weniger starke Destruktion und die Erniedrigung der Wirbelkörper im Vordergrund. Einen Hinweis auf die Art der vorliegenden Störung gibt uns jedoch schon die an L 4 bis S 1 vorhandene Bogenspaltbildung.

Außerordentlich ähnliche Befunde haben Schmorl und Junghanns in ihrer Monographie als „Zertrümmerungen der Wirbelkörperrandleiste während des Wachstumsalters" beschrieben. Die von ihnen gebrachte Abbildung des Präparates und das dazugehörige Röntgenbild lassen die Verschmälerung der Bandscheiben, und zwar besonders in den vordersten Anteilen ebenso erkennen wie die Erhöhung der betroffenen Wirbelkörper und es kann nach ihren Abbildungen kein Zweifel daran bestehen, daß nicht nur Randleisten, sondern auch Bandscheiben- und Wirbelkörperveränderungen bestehen. Auch ist die 8. Brustbandscheibe noch mitbetroffen. Die von ihnen versuchte Deutung als traumatische Veränderungen der Randleisten läßt die Vergrößerung der Wirbelkörper völlig unberücksichtigt, sie kann auch nur sehr schwer die Verschmälerung der Bandscheiben an 3 übereinander gelegenen Segmenten erklären. Schmorl und Junghanns setzen diese Veränderungen in Parallele zu 2 von ihnen festgestellten, partiellen Blockwirbeln im vorderen Drittel, in denen sie einen weiter fortgeschrittenen Zustand der oben zitierten Veränderungen erblicken. Bei einer dieser beiden Frauen fehlte in der Vorgeschichte jegliches Trauma und die beiden Autoren konnten auch für eine entzündliche Genese im histologischen Bild keinen Anhalt gewinnen. Ein Zusammenhang mit der Adoleszentenkyphose wird ebenfalls von ihnen abgelehnt. Ihre Deutung als traumatische Veränderung steht in diesem Falle auf noch unsicherer Grundlage.

Dagegen sprechen die von ihnen als Endzustände angesprochenen Veränderungen genau den Befunden bei der dysontogenetischen Blockwirbelbildung und sind daher wohl als Fehlbildungen anzusehen. Diese neue Deutung erklärt zwanglos das Fehlen eines Traumas in der Anamnese, aber auch die Vergrößerung der Wirbelkörper bei den Frühformen und das Fehlen von destruierenden Veränderungen.

Die große Ähnlichkeit mit ihren Bildern läßt eine ganz gleichartige pathologisch-anatomische Grundlage in höchstem Maße wahrscheinlich erscheinen. Es erscheint daher berechtigt, auch in meiner Beobachtung, bei welcher im übrigen ebenfalls jegliches Trauma in der Anamnese fehlt, eine Fehlbildung, und zwar eine dysontogenetische Blockwirbelbildung — eine Blockwirbelbildung durch Entwicklungsstörung — im beginnenden Stadium anzunehmen.

Typus B. Hinteres Wirbelkörperdrittel verschmolzen, übrige Teile getrennt.

Eine wichtige Stütze für die Richtigkeit der Annahme von Fehlbildungen bei den Verschmelzungen der Wirbelkörper in den vorderen Dritteln erblicke ich in der Tatsache, daß in seltenen Fällen auch Verschmelzungen der Wirbelkörper in den hinteren Dritteln zur Beobachtung gelangen. Sie stellen gewissermaßen das dorsale Gegenstück dieser Wirbelkörperverschmelzung dar. Eine einschlägige Beobachtung aus der Sammlung von Güntz möge einen Eindruck dieses Fehlbildungstypus vermitteln (Abb. 61).

In diesem Falle ist die Fehlbildungsnatur der Verschmelzung durch die gleichzeitig vorhandene zweier Wirbelbögen in ihren hintersten Abschnitten eindeutig sichergestellt.

Typus C. Wirbelkörper verschmolzen, Wirbelbögen getrennt.

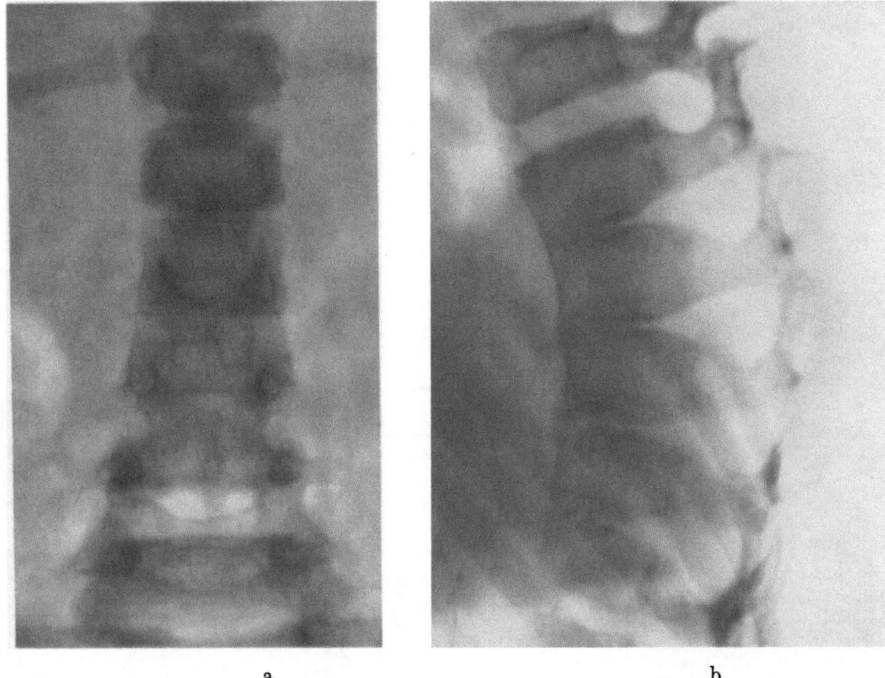

a   b

Abb. 59a u. b. Weitere Progredienz. (M. K., 5 Jahre, 5. 7. 50, 3056/50)

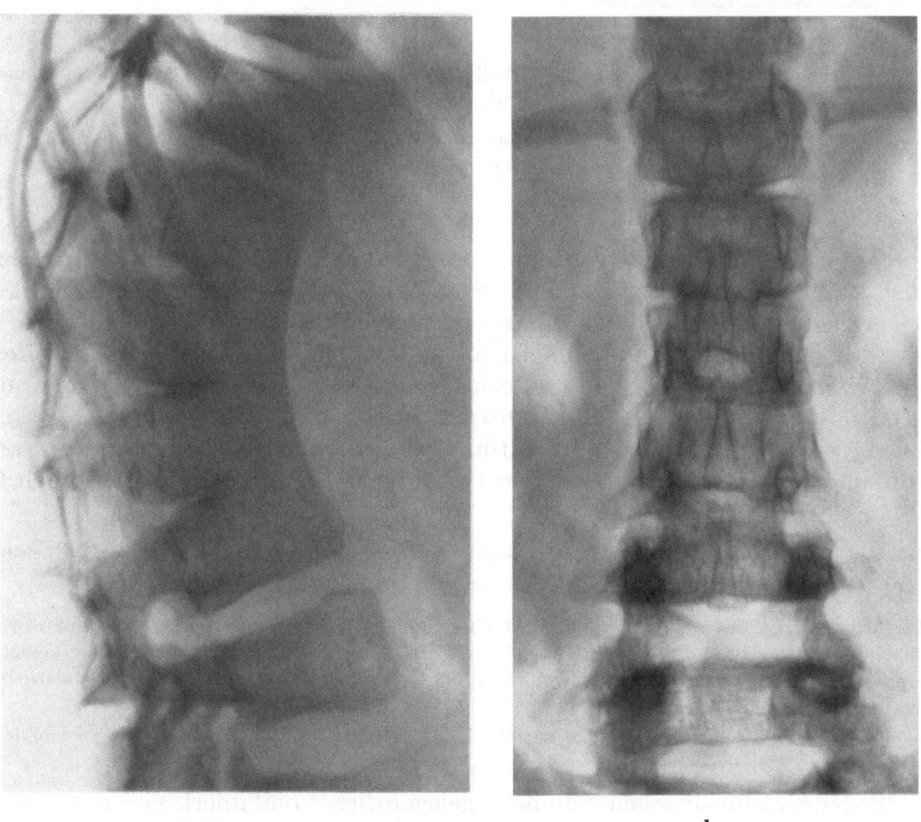

a   b

Abb. 60a u. b. Blockwirbelbildung weitgehend abgeschlossen. (M. K., 9 Jahre, 8. 3. 54, 15527/53)

16*

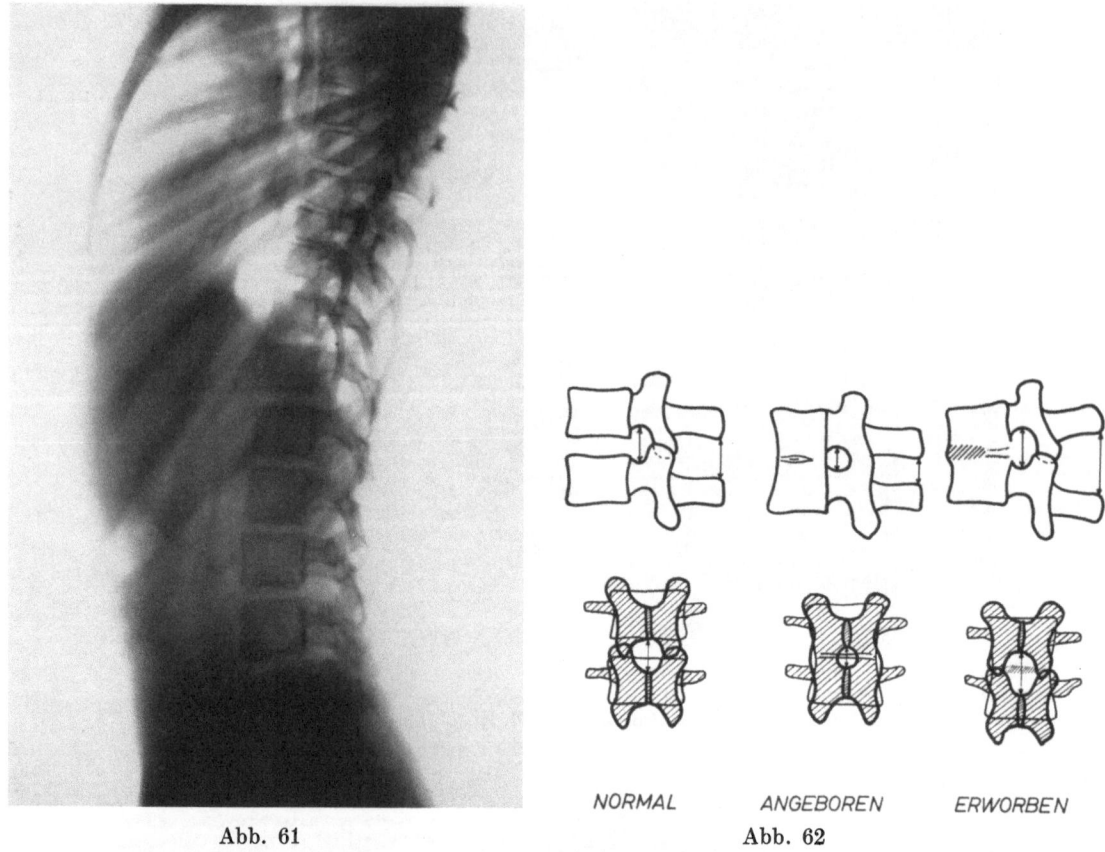

NORMAL   ANGEBOREN   ERWORBEN

Abb. 61   Abb. 62

Abb. 61. Blockwirbelbildung in den hinteren Wirbelkörperabschnitten von Th 9—Th 11. (Beobachtung von Prof. GÜNTZ)

Abb. 62. Differentialdiagnose zwischen angeborenen und erworbenen Blockwirbeln. (Nach DE SEZE und LE BANDOUR)

Dieser Typus ist so bekannt, von ihm sind so zahlreiche Publikationen im Schrifttum vorhanden, daß auf die Wiedergabe eines Paradigma verzichtet werden kann. Trotzdem verlangt gerade dieser Fehlbildungstypus besondere Aufmerksamkeit, weil auch bei den erworbenen Blockwirbeln die Wirbelbögen getrennt zu bleiben pflegen. Dieser Differentialdiagnose zwischen erworbenen und dysontogenetischen Blockwirbeln haben DE SÈZE und LE BANDOUR sowie LAYANI, und LEHMANN kritische Studien gewidmet. Der ersteren habe ich eine einprägsame Zeichnung entnommen, die die Verhältnisse gut veranschaulicht (Abb. 62). In leicht veränderter Form gilt die B—B'-Reihe natürlich auch für den Typus C.

Typus D. Hintere und mittlere Bogenpartien verschmolzen, Wirbelkörper getrennt. Ein schönes Beispiel für diesen Typus wurde von KIENBÖCK publiziert.

Ein 13jähriger Junge hat seit früher Kindheit eine Steifigkeit des Halses. Der Kopf wird etwas schief, und zwar nach rechts gedreht und rechts gesenkt gehalten. Die Röntgenuntersuchung ergibt eine Verschmelzung der mittleren und hinteren Teile der Wirbelbögen samt den Gelenkfortsätzen am 2., 3. und 4. Halswirbelkörper. Bogenwurzeln und Wirbelkörper erscheinen normal.

Wie schon KIENBÖCK selbst hervorhebt, besteht keine Klippel-Feilsche Anomalie. Die normale Lordose fehlt.

Diese Bogenverschmelzungen kommen gelegentlich kombiniert vor mit Anlagefehlbildungen im Sinne der Agenesie der Wirbelkörper, wie dies von JACHENS und DIETHELM beschrieben worden ist (s. auch Kap. 4. a, S. 212). Hierbei können sie ebenfalls ver-

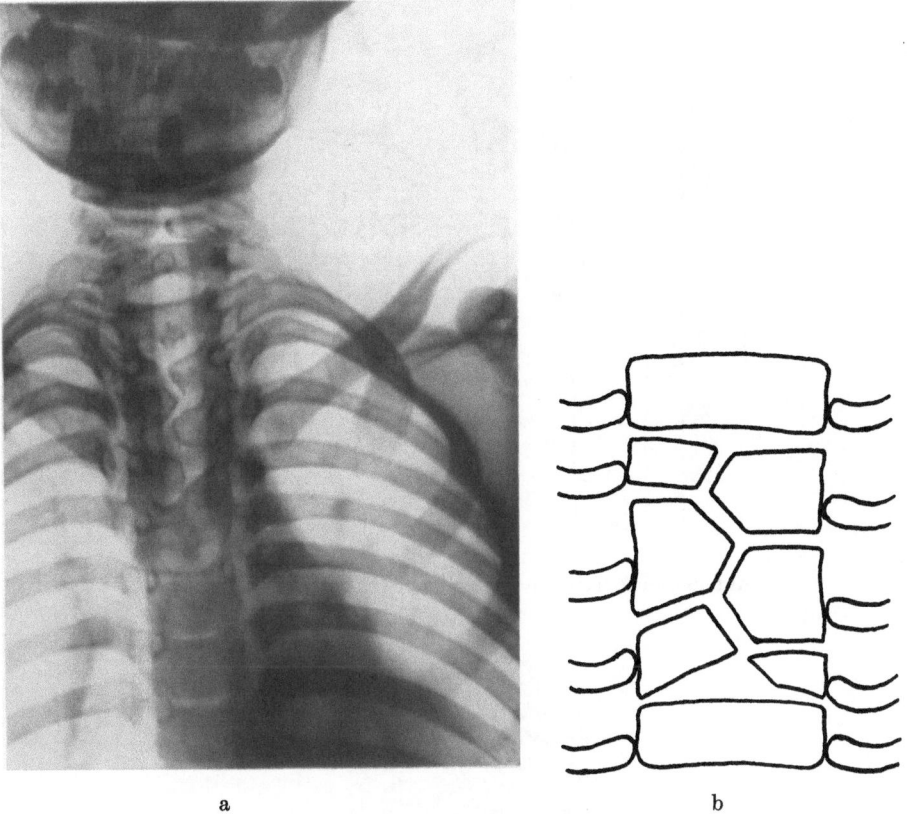

a   b

Abb. 63a u. b. Beginnende Blockwirbelbildung mit gleichzeitiger hemimetamerer Segmentverschiebung um ein halbes Segment (Beobachtung von Prof. GÜNTZ). (L. H., 8 Jahre, 16. 10. 36)

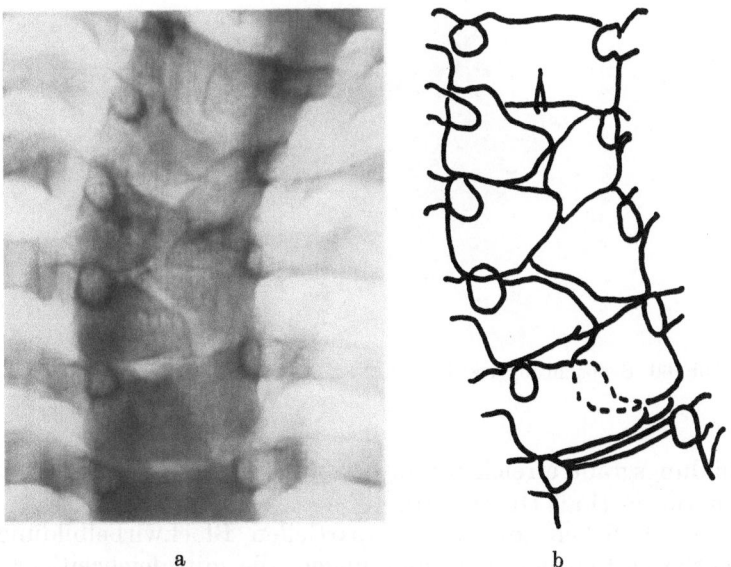

a   b

Abb. 64a u. b. Beginnende Blockwirbelbildung mit gleichzeitiger hemimetamerer) Segmentverschiebung um ein halbes Segment. (K. F., 5 Jahre, 16. 6. 49, 2334/49

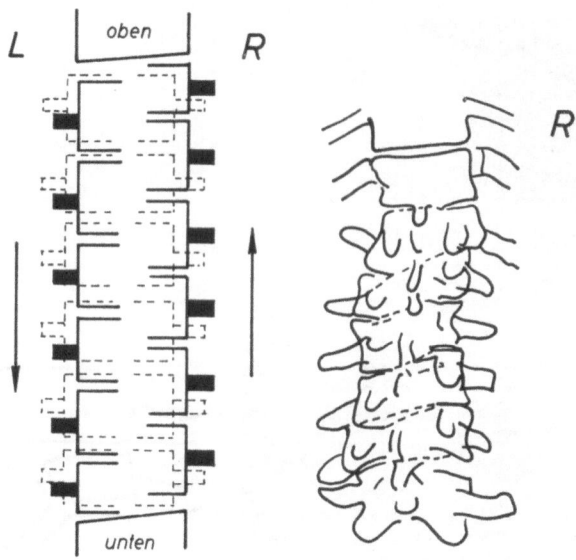

Abb. 65. Schematische Darstellung. (Nach W. Müller)

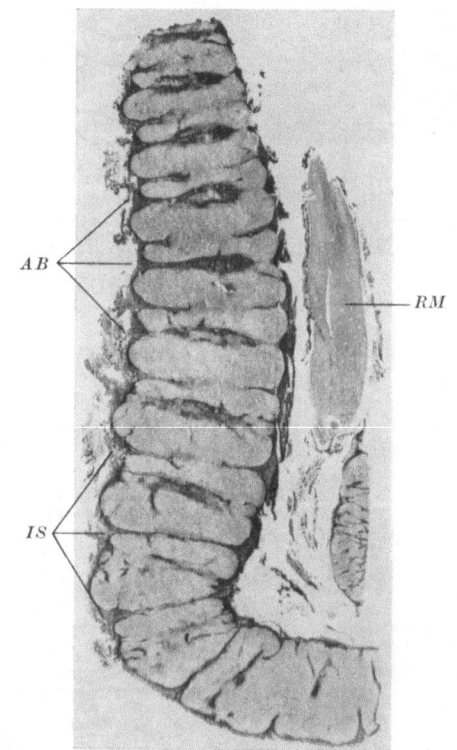

Abb. 66. Beobachtung von Remagen, Hienz und Wiedemann (s. Text)

schiedene Ausbildungsgrade erreichen und betreffen entweder den ganzen Bogenteil oder nur die hinteren Bögen (Fall Diethelm).

Neben den gewöhnlichen totalen und partiellen Blockwirbelbildungen finden sich ganz außerordentlich selten noch Blockbildungen, die mit gleichzeitiger hemimetamerer Segmentverschiebung um ein *halbes* Segment einhergehen. Ihr genaueres Studium verdanken wir W. Müller. Eine noch nicht ganz als Block ausgebildete, aber doch schon in diese Gruppe hineingehörende Beobachtung aus der Sammlung von GÜNTZ läßt gerade wegen des noch nicht erreichten Endzustandes die zugrunde liegende Entwicklung, wie sie von W. MÜLLER schon ganz richtig erkannt worden ist, gut erkennen.

Der 8jährige Junge L.A. kommt wegen Schiefhals links mit Drehung des Kopfes nach rechts zur Untersuchung. Dabei findet sich eine erhebliche Fehlbildung von Th 2—5 neben anderen Fehlbildungen wie Halsrippen und Spina bifida (Abb. 63a und b). Die Wirbelkörper von Th 2—4 sind in der Medianebene gespalten, die einzelnen Hälften alternieren in ihrer Höhenlage um ein halbes Segment und sind untereinander noch nicht knöchern verschmolzen. Lediglich die linke Hälfte von Th 4, die ebenfalls um ein halbes Segment verschoben ist, ist bereits mit einem Nachbarwirbel, und zwar mit Th 5 zu einem Block verschmolzen. Es erscheint nicht ausgeschlossen, daß auch die übrigen Hälften bei weiter fortschreitender Entwicklung noch eine knöcherne Verbindung untereinander eingehen. Eine knorpelige Verbindung der einzelnen Hälften untereinander im Sinne einer Blockwirbelbildung erscheint nach der Stellung der Hälften durchaus möglich. Ähnliche Verhältnisse liegen in einem weiteren Fall vor (Abb. 64a und b).

In den stärker ausgeprägten Fällen von W. MÜLLER ist auch eine knöcherne Verschmelzung der Wirbelkörper vorhanden (Abb. 65).

Eine äußerst bemerkenswerte Beobachtung einer Entwicklungshemmung einer menschlichen Wirbelsäule wurde 1970 von REMAGEN, HIENZ und WIEDEMANN publiziert. Der totgeborene Knabe von 28 cm Länge und 1900 g Gewicht zeigte schwere Störungen der Skeletentwicklung mit Turmschädelbildung und Verkürzung der Wirbelsäule. In der aus einem primitiven mesenchymalen Gewebe anstatt normalem Knorpelgewebe bestehenden Wirbelsäulenanlage zeigten die Wirbelkörper zwischen den Bandscheibenanlagen zu diesen parallel laufende Septen, die von den Autoren als pathologische Fortentwicklung einer persistierenden primären Gliederung der Sklerotome, der Intravertebralsepten, angesehen werden. Dieser Befund ist in der Lage, die alten Ansichten von REMAK (1855) und v. EBNER (1889) und die neueren Feststellungen von PRADER (1947) und von SENSENIG (1949) von der Neugliederung der Wirbelsäule mit Rückbildung der ursprünglichen Sklerotomgliederung zu stützen.

Die Bandscheibenanlagen bestehen ebenso wie die Sklerotomsepten aus einem dichten straffen kollagenen Bindegewebe. Zwischen ihnen hat sich nur eine knorpelähnliche Blastembildung entwickelt, dessen geringer Wachstumsdruck die Septen überleben ließ. Die Autoren betonen das Fehlen einer deutlichen Gliederung der Bandscheibenanlagen in Nucleus pulposus und Annulus fibrosus. Aus der Beschreibung und den Abbildungen geht nicht hervor, ob überhaupt eine Chorda dorsalis angelegt war (Abb. 66).

Man würde in diesem Stadium der Entwicklung, etwa dem Vorknorpelstadium, neben der Chorda dorsalis auch noch das sagittale Perichordalseptum erwarten, das dem noch sehr weichen Achsenorgan eine zusätzliche Stabilität verleihen würde und zu einer Vergrößerung der Verankerungsfläche beitragen könnte, zumal gerade diese Septen-Persistenz bei den experimentellen Entwicklungsstörungen bevorzugt beobachtet wird.

Versuchen wir zusammenfassend unser heutiges Wissen über die Blockwirbel zu sichten, so gelangen wir auch bei ihnen zu der gleichen Feststellung, die wir auch bei den Fehlbildungen des einzelnen Wirbelkörpers haben treffen können: auch bei ihnen gibt es fließende Übergänge zwischen den einzelnen Fehlbildungstypen sowohl in der Ausdehnung der Verschmelzung in Richtung der Wirbelsäulenachse, als auch in der Sagittalrichtung. Und gerade hierin — in den fließenden Übergängen — können wir das Gesetzmäßige erkennen, das uns in der Natur auch sonst so oft in gleicher Form entgegentritt.

Literatur

ACKERMANN, R., WOLFF, H.: Neurologische Störungen bei Mißbildungen am Schädel-Hals-Übergang (Basale Impression). Dtsch. Z. Nervenheilk. 171, 47—61 (1953).

AHLGREN, P., MYGIND, TH.: Fraktur im Arcus Epistrophei durch Erhängen ohne tödlichen Verlauf. Fortschr. Röntgenstr. 97, 655—657 (1962).

ALSLEV, I.: Eine seltene Fehlbildung des Atlas. Fortschr. Röntgenstr. 81, 411—473 (1954).

BACIOCCO, A., CAMMISA, M.: La radiologia clinica nelle malformazioni della cerniera atlo-occipitale. Nunt. radiol. (Firenze) 27, 219—237 (1961).

BARDEEN, CH. R.: Development of thoracic vertebrae in man. Amer. J. Anat. 4, 163—174 (1905).

BARDEEN, CH. R.: Die Entwicklung des Skelets und Bindegewebes im Handbuch der Entwicklungsgeschichte des Menschen von KEIBEL-MALL. Leipzig 1910.

248　　　　　　　　　L. Diethelm: Fehlbildungen des Corpus vertebrae

Baruch, R.: Kongenitale Halswirbelsynostase (Klippel-Feilsches Syndrom) mit spastischer Teleplagie. Z. ges. Neurol. u. Psychiat. 139, 462—476 (1932).

Baur, R.: Zum Problem der Neugliederung der Wirbelsäule, Bd. 72, S. 321—356. Basel: Acta anat. 1969.

Beadle, O.: Vergleichende Untersuchungen über die Wirbelkörperepiphyses beim Menschen und beim Tier. Beitr. path. Anat. 88, 101—112 (1931/32).

Bergerhoff, W.: Über die meßtechnische Beurteilung der basilaren Impression im Röntgenbild. Zbl. Neurochir. 18, 149—162 (1958).

Bergmann, C.: Einige Beobachtungen und Reflexionen über die Skelettsysteme der Wirbeltiere. Göttinger Studien 191—254 (1845).

Bernasconi, V., Migliore, A.: Contributo alla conoscenza delle displasie dell'osso occipitale nell' impressione basilare primaria. Radiol. med. (Torino) 46, 855—864 (1960).

Bézi, J.: Assimilation of atlas and compression of medulla. Arch. Path. 12, 333—357 (1931).

Blasio, U. di: La schisi sagittale del corpo vertebrale. Nunt. radiol. (Firence) 32, 746—755 (1967).

Blauth, W., Hopf, A.: Ein Beitrag zur frontalen Wirbelkörperspalte. Z. Orthop. 93, 494—502 (1960).

Blechschmidt, E.: Die Entwicklungsbewegungen der Somiten und ihre Bedeutung für die Gliederung der Wirbelsäule. Z. Anat. Entwickl.-Gesch. 120, 150—172 (1957).

Bloch, S., Movson, I. J., Seedat, Y. K.: Unusual skeletal manifestations in a case of sareoidosis. Clin. Radiol. 19, 226—228 (1968).

Blumel, J., Evans, E. B., Haanott, J. L., Eggers, N. G. W.: Congenital skeletal anomalies of the spine: an analysis of the charts and roentgenogramms of 264 patients. Amer. Surg. 28, 501—509 (1962).

Bochmann, G. von: Die Entwicklung der Säugetierwirbel der hinteren Körperregionen. Morph. Jb. 79, 1 (1937).

Bock, L.: Zur Frage der Assimilation des Atlas beim Menschen. Anat. Anz. 28, 497—506 (1906).

Böhm, M.: Die numerische Variation des menschlichen Rumpfskeletts. Stuttgart: F. Enke 1907.

Böhm, M.: Über den congenitalen ossären Schiefhals. Z. orthop. Chir. 13, 57—81 (1909).

Böhm, M.: Beiträge zur Pathologie und Ätiologie der „Haltungstypen" der menschlichen Wirbelsäule. Z. orthop. Chir. 13, 81—87 (1909).

Böhm, M.: Variationen des Rumpfskeletts und ihre klinischen Erscheinungen. Zbl. Chir. 58 (I), 401—405 (1931).

Böhm, M.: Die Varietäten der Wirbelsäule. Röntgenpraxis 5, 81—84 (1933).

Böhmig, R.: Die Blutgefäßversorgung der Wirbelbandscheiben, das Verhalten des intervertebralen Chordasegmentes und die Bedeutung beider für die Bandscheibendegeneration. Zugleich ein Beitrag zur enchondralen Ossifikation der Wirbelkörper. Langenbecks Arch. klin. Chir. 158, 374—424 (1930).

Böhmig, R., Prévôt, R.: Vergleichende Untersuchungen zur Pathologie und Röntgenologie der Wirbelsäule. Fortschr. Röntgenstr. 43, 541—575 (1931).

Boerhave: Zit. nach Lange.

Bohlig, H.: Ankylose des Atlanto-Epistropheal-Gelenkes. Fortschr. Röntgenstr. 81, 216—218 (1954).

Bohlig, H., Siemon, E.: Ankylose von Atlas und Epistropheus (Bericht über 1 Fall). Z. orthop. 85, 231—236 (1956).

Boisot, I., Lagarde, C., Laurens, G.: Apophyse articulaire accessoire des vertébres lombaires. J. Radiol. Électrol. 43, 470—477 (1962).

Bonte, G., Niquet, G., Caron, J.: Ètude tomographique et pneumomyélographique d'un bloc vertébral cervical associé à une malformation de la charnière cranio-rachidienne. J. Radiol. Électrol. 38, 806—810 (1957).

Boos, O.: Zur Genese der Wirbelsäulendefekte. Ein weiterer klinischer Beitrag zur Kenntnis der Defektbildungen an den kaudalen Wirbelsäulenabschnitten. Dtsch. med. Wschr. 78, 485—487 (1953).

Borsay, J., Nyúl-Tóth, P., Moritz, P.: Über einige pathologische Veränderungen und Komplikationen der atlanto-occipitalen Region. Radiol. diagn. (Berl.) 3, 275—285 (1962).

Bourdiol, R., Porot, J.: Radiographie verticale du bloc atlas-axis an position physiologique. Presse méd. 76, 1234—1235 (1968).

Bracher, M.: Chondrodystrophia congenita tarda. Z. orthop. Chir. 58, 503—518 (1933).

Brack, E.: Über das Kreuzbein. Virchows Arch. path. Anat. 272, 295—304 (1929).

Brailsford, J. F.: Deformities of the lumbosacral region of the spine. Brit. J. Surg. 16, 562—627 (1929).

Braun, Ch.: Angeborene Anomalien der Wirbelsäule, insbesondere der Wirbelkörperreihe. Frankfurt. Z. Path. 46, 163—184 (1933).

Brocher, J. E. W.: Unvollständige Blockwirbelbildung in der oberen Brustwirbelsäule. Röntgenpraxis 8, 380—381 (1936).

Brocher, J. E. W.: Mehrfache angeborene Fehlbildungen der Wirbelsäule. Fortschr. Röntgenstr. 58, 440—447 (1938).

Brocher, J. E. W.: Die Occipito-Cervical-Gegend. Stuttgart: Thieme 1955.

Brocher, J. E. W.: Die Prognose der Wirbelsäulenleiden. Stuttgart: Georg Thieme 1957.

Brocher, J. E. W.: Die Untersuchung der Occipitocervicalgegend im Röntgenbild. Röntgen-Bl. 13, 233—238 (1960).

Brocher, J. E. W.: Die Wirbelsäulenleiden und ihre Differentialdiagnose. Stuttgart: Thieme 1966.

Brocher, J. E. W., Masset, A.: Die Aplasie des vorderen Atlasbogens. Fortschr. Röntgenstr. 102, 465—467 (1965).

Brown, M. W., Pempleton, A. W., Hodges, F. J., III: The incidence of acquired and congenital fusions in the cervical spine. Amer. J. Roentgenol. 92, 1255—1259 (1964).

Brunner-Ferré, R., Bernon, J., Janissier, Epstein,: À propos d'un cas d'impression basilaire. J. Radiol. Électrol. 37, 703—705 (1956).

Budde, M.: Beitrag zur Kenntnis der angeborenen Lumbosacralskoliose. Dtsch. Z. Chir. 151, 417—447 (1919).

Literatur 249

BUDIN, E., SONDHEIMER, F.: Lateral spread of the atlas without fracture. Radiology 87, 1095—1098 (1966).

BÜCHNER, F.: Die angeborenen Mißbildungen des Menschen in der Sicht der modernen Pathologie. Dtsch. med. Wschr. 81, 1341—1345 (1956).

BÜCHNER, F.: Differenzierungsstörungen im hinteren Körperdrittel des Hühnchens nach experimentellem Sauerstoffmangel in der Frühentwicklung. Beitr. path. Anal. 115, 616—643 (1955).

BUETTI, C.: Zur Röntgendiagnostik seltener Fehlbildungen der Halswirbelsäule. Radiol. clin. (Basel) 22, 141—161 (1953).

BUTTENBERG, H.: Fehlbildungen am lumbosacralen Übergang bei Urolithiasis. Fortschr. Röntgenstr. 89, 197—201 (1958).

BYSTROW, A.: Assimilation des Atlas und Manifestation des Proatlas. Z. ges. Anat. 95, 210—242 (1931).

BYSTROW, A. P.: Morphologische Untersuchungen über die Occipitalregion und die ersten Halswirbel der Säugetiere und des Menschen. I. Mitt. Z. Anat. Entwickl.-Gesch. 100, 362 (1933).

BYSTROW, A. P.: Morphologische Untersuchungen über die Occipitalregion und die ersten Halswirbel der Säugetiere und des Menschen. II. Mitteilung. Die Assimilation des Atlas und deren phylogenetische Bedeutung. 3. Anat. Entwickl.-Gesch. 102, 307—334 (1934).

CALANDRIELLO, B.: Le cifosi congenite da emisoma dorsale. Arch. Putti Chir. Organi Mov. 3, 350—367 (1953).

CALANDRIELLO, B.: Sui distacchi angolari dei corpi vertebrali (Le cosidette epifisi persistenti di JANKER). Arch. Putti Chir. Organi Mov. 6, 89—108 (1955).

CALANDRIELLO, B., TRAVAGLINI, F.: Ricerche anatomiche e radiografiche sulla ossificazione del corpo vertebrale. Arch. Putti Chir. Organi Mov. 9, 57—72 (1957).

CALLIN, L. R., FORREST, M. E.: Congenital absence of the 4th and 5th lumbor vertebral bodies. Med. Radiogr. Photogr. 29, 104—106 (1953).

CALORI: Zit. nach SAUSER.

CAMPBELL, D.: Über eine typische Form des Zwergwuchses infolge gestörter enchondraler Ossifikation und die Frage ihrer Verwandtschaft mit der Chondrodystrophie. Röntgenpraxis 3, 751—759 (1931).

CARUSO, A. C., JUÁREZ ORELLANA, L. B., HARÁN, J. H.: Impresión basilar. Diagnostico clinico-radiológico. Arch. argent. Reum. 25, 92—98 (1962).

CASTRONOVA, E.: Agenesie des Kreuzbeines und Mißbildungen der Harnwege. Riv. Radiol. Fis. med. 5, 200—209 (1931).

CATALDO, C.: Rara anomalia congenita del rachide. Arch. Med. e Chir. 3, 99—103 (1934).

CAVE, A. J. E.: Fusion of the atlas and axis vertebrale. J. Anat. (Lond.) 64, 337—343 (1930).

CHAKAR, A. CH., ALPSOY, C.: Au sujet de certaines anomalies rares de la colonne vertébrale. Rev. Chir. orthop. 41, 748—762 (1955).

CHIARUGI: Il terzo condylo e i processi basilari umano. Monit. zool. ital. (1895).

CHRIST, B.: Die Knorpelentstehung in den Wirbelanlagen. Z. Anat. Entwickl.-Gesch. 129, 177—194 (1969).

CHRIST, W.: Zur Frage der Begutachtung von Halswirbelsäulenverletzungen unter Berücksichtigung angeborener Anomalien. Mschr. Unfallheilk. 62, 379—383 (1959).

CLARA, M.: Entwicklungsgeschichte des Menschen. Leipzig 1940.

CLEMESSEN, V.: Congenital cervical synostosis Klippel-Feil' syndrom. Four cases. Acta radiol. (Stockh.) 17, 480—490 (1936).

COHEN, J., CURRANINO, G., NEUHAUSER, E.: A significant variant in the ossification centers of the vertebral bodies. Amer. J. Roentgenol. 76, 469—475 (1956).

COHEN, L., MACRAE, D.: Tumors in the region of the foramen magnum. J. Neurosurg. 19, 462—469 (1962).

COSTA-BERTANI, G.: Técnica para la obtención des radiografías de las regiones occipito-atloidea-axoidea. Rev. argent. Reum. 24, 102—104 (1959).

COTTA, H., LUTHER, R.: Zur Differentialdiagnose keilförmig veränderter Wirbelkörper im Röntgenbild. Dtsch. med. J. 19, 231—240 (1968).

COULTER, E. B.: Prevention of back disability through pre-employment X-Rays. Industr. Med. Surg. 25, 523—524 (1956).

COWIE, T. N.: Congenital spinal deformities of surgical importance. Acta radiol. (Stockh.) 46, 38—47 (1956).

CRAMER, A., LADENDORF, M.: Entwicklungsstörungen am Dens epistrophei. Fortschr. Röntgenstr. 99, 250—251 (1963).

CRUVEILHIER: Zit. nach ALTSCHUL.

CSAKANY, G., ALMOS, S.: Echte Spondylisthese der Halswirbelsäule (C 6-Symptomenkomplex). Fortschr. Röntgenstr. 91, 277—280 (1959).

CSÁKÁNY, G., SZABÓ, M.: Eine seltsame Fehlbildung der Halswirbelsäule. Fortschr. Röntgenstr. 98, 106—107 (1963).

CUEVILLAS, A. R. L.: Luxación patologica del atlas. Rev. Ortop. Traum., Ed. ibér. 6, 39—76 (1961).

CUVELAND, E. DE: Beitrag zum angeborenen Kreuz- und Steißbeindefekt und zum angeborenen Wirbelgleiten. Fortschr. Röntgenstr. 87, 134—135 (1957).

CUVELAND, E. DE: Beitrag zum Thema: Unvollständiger Wirbelkörpersagittalspalt. Fortschr. Röntgenstr. 98, 364 (1963).

DAHMEN, G.: Über die Doppelanlage eines Dornfortsatzes. Z. Orthop. 102, 621—622 (1967).

DALE, T.: Unusual forms of familial osteochondrodystrophie. Acta radiol. (Stockh.) 12, 337—358 (1931).

DEBRUNNER, H.: Einige Ergebnisse aus experimentellen Untersuchungen über Mißbildungsentstehungen. Z. orthop. Chir. 52, 370—374 (1930).

DEBRUNNER, H.: Vom Wesen der angeborenen Mißbildungen. Arch. orthop. Unfall-Chir. 34, 657—708 (1934).

DECKER, K., FISCHGOLD, H., HACKER, H., METZKER, J.: Entwicklungsstörungen am Atlantookzipitalen Übergang. Fortschr. Röntgenstr. 84, 47—57 (1956).

Degenhardt, K. H.: Die genetische und morphologische Analyse spezieller Entwicklungsstörungen in einem Stamm in gezüchteter Hermelinkaninchen. Mainz: Abhdlg Nr. 12 der Akademie der Wissenschaften und der Literatur (1960).

Degenhardt, K. H.: Mißbildungen des Kopfes und der Wirbelsäule. In: Humangenetik, Bd. II, herausgeg. von P. E. Becker. Stuttgart: Thieme 1964.

Degenhardt, K. H., Kladetzky, J.: Wirbelsäulenmißbildung und Chordaanlage. Z. menschl. Vererb.- u. Konstit.-Lehre 33, 151—192 (1955).

Degenhardt, K. H., Knoche, E.: Analysis of intrauterine malformations of the vertebral column induced by oxygen defrequency. Canad. med. Ass. J. 80, 441—445 (1959).

Delvigne, J.: Une malformation rare de l'apophyse odontoide de l'axis. J. belge Radiol. 46, 427—429 (1963).

Demel, R.: Meningocele sacralis anterior. Dtsch. Z. Chir. 209, 90—97 (1928).

Demeler : Zit. nach Schwarze.

Dempwolf, L., Hülshoff, Th.: Beitrag zum Thema der Occipito-cervical-Region und neurologische Symptomatik. Nervenarzt 30, 351—353 (1959).

Deutschländer: Zit. nach Kiewe.

Diaz, E. L.: Mangelhafte Entwicklung der Sacral- und Steißgegend. Rev. Ortop. Traum. (Madr.) 7, 231—237 (1938).

Dieckmann, H.: Frühdiagnose basilarer Impression und Atlasassimilation aus dem klinischen Erscheinungsbild. Dtsch. Z. Nervenheilk. 174, 525—540 (1956).

Diensberg, F.-J., Fuest, H.: Zur Pathogenese der multiplen epiphysären Wachstumsstörungen. Z. Orthop. 91, 239—251 (1959).

Diethelm, L.: Angeborene Kyphose auf der Grundlage eines doppelten Asoma und Epitritospondylus mit ausgebliebener Differenzierung der Neuralbögen und Spaltbildungen der Dornfortsätze. Fortschr. Röntgenstr. 68, 16—25 (1943).

Diethelm, L.: Zur formalen Genese der frontalen Wirbelkörperspalte und des ventralen und dorsalen Halbwirbels. Fortschr. Röntgenstr. 68, 53—62 (1943).

Diethelm, L.: Die Frühossifikation der Wirbelkörper. Bemerkungen zu der gleichnamigen Arbeit von Schinz und Töndury. Fortschr. Röntgenstr. 68, 62—68 (1943).

Diethelm, L.: Die Bedeutung der sagittalen Wirbelkörperspalte beim sogenannten ventralen und dorsalen Halbwirbel und die „partielle sagittale Wirbelkörperspalte". Fortschr. Röntgenstr. 68, 135—146 (1943).

Diethelm, L.: Die sogenannte persistierende und die partiell fehlende Wirbelkörperepiphyse. Fortschr. Röntgenstr. 68, 209—223 (1943).

Diethelm, L.: Die Agenesie der kaudalen Wirbelsäulenabschnitte und ihre Beziehungen zu den Mißbildungen des hinteren Körperendes. Fortschr. Röntgenstr. 69, 143—150 (1944).

Diethelm, L.: Fehlbildungen des Corpus vertebrae. J. belge Radiol. 51, 167—171 (1968).

Diethelm, L., Drigalski, W., von: Regressive Skelettveränderungen bei hypophysärem Hochwuchs. Klin. Wschr. 16, 628—630 (1937).

Dietrich, H.: Halsmarkschädigungen nach Bagatelltraumen bei kongenitaler Blockwirbelbildung der HWS (Klippel-Feilsches Syndrom). Mschr. Unfallheilk. 61, 330—334 (1958).

Dodds, G. S.: Anterior and posterior rhachischisis. Amer. J. Path. 17, 861—872 (1941).

Doerr, W.: Über die Anatomie der Wirbelgelenke. Arch. orthop. Chir. 50, 222—234 (1958).

Dorello, .: Zit. nach Sauser.

Drehmann, G.: Zur Anatomie der sogenannten Halsrippenskoliose. Z. orthop. Chir. 16, 12—27 (1906).

Drehmann, G.: Über angeborene Wirbeldefekte. Bruns' Beitr. klin. Chir. 139, 191—196 (1927).

Drehmann, F.: Die angeborene Kyphose. Bruns' Beitr. klin. Chir. 165, 595—606 (1937).

Dreifuss, A.: Ein Fall von angeborener Skoliose. Fortschr. Röntgenstr. 11, 196—198 (1907).

v. Drigalski, W., Diethelm, C.: Regressive Skelettveränderungen bei hypophysärem Hochwuchs. Klin. Wschr., N. F. 16, 628—632 (1937).

Duclos, H.: Soudure congénitale des deux vertèbres cervicales. Bull. Soc. Eletroradiol. med. France 26, 165—166 (1938).

Dwight, T.: Diagnosis of anatomical anomalies causing halposition of the head and distorsion of the face. J. med. Res. 12, 17—40 (1904).

Dzenitis, J. A.: Spontaneous atlanto-axial dislocation in a mongoloid child with spinal cord compression. Case report. J. Neurosurg. 25, 458—460 (1966).

Eben, A. Jr., Blaine, S. N.: Agenesis of the sacrococcygeal region. J. Neurosurg. 13, 507—513 (1956).

Eberhardt, K.: Vergleich der chromosomenauslösenden Wirkungen von Röntgenstrahlen und Neutronenstrahlen bei Drosophila melanogaster. Naturwissenschaften 31, 23 (1943).

Ebermaier, K.: Über ein seltenes klinisches Symptom bei Blockwirbelbildungen in der Halswirbelsäule. Röntgenpraxis 10, 667—669 (1938).

Ebner, V. v.: Urwirbel und Neugliederung der Wirbelsäule. S.-B. Akad. Wiss. Wien II, 97, 194—206 (1889).

Ecke, W.: Zur Morphologie des Zwergwuchses. Untersuchungen an Liliputanern. Fortschr. Röntgenstr. 60, 107—134 (1939).

Eckinger, W.: Halbseitiges Fehlen des Kreuzbeines, verbunden mit cystischer Bauchgeschwulst. Dtsch. med. Wschr. 1, 411—413 (1939).

Ehrlich, K.: Die Abnormitäten und Varietäten der Wirbelsäule und ihre Bedeutung für den Gutachter. Hefte Unfallheilk. 8, 71—78 (1931).

Eichler, P.: Zur Diagnose der Spina bifida anterior. Fortschr. Röntgenstr. 36, 776—777 (1927).

Ekengren, K., Lindblom, K.: Dissecting diesc herniation on a 4-year-old Child. Acta radiol. (Stockh.) 48, 156—158 (1957).

Ellenberger, W., Baum, H.: Handbuch der vergleichenden Anatomie der Haustiere. Bearbeitet von Zietschmann, o. 18. Aufl. 1943.

ELLIOT, B., TREDWELL, S. J., ELLIOT, K. A.: The notochord as an abnormal organized in production of congenital intestinal defekt. Amer. J. Roentgenol. **110**, 628—634 (1970).

ENGELHARD, E., PICHINGER, A.: Über eine durch Röntgenstrahlen verursachte menschliche Mißbildung. Münch. med. Wschr. II, 1315—1316 (1939).

ENGLÄNDER, O.: Über spaltförmige Defekte bzw. persistierende Knorpelfugen im vorderen Atlasbogen. Fortschr. Röntgenstr. **49**, 403—406 (1934).

ERDHEIM, J.: Zit. nach RUNGE.

ERDHEIM, J.: Die pathologisch-anatomischen Grundlagen der hypophysären Skelettveränderungen (Zwergwuchs, Typus Fröhlich, Akromegalie, Riesenwuchs). Fortschr. Röntgenstr. **52**, 234—245 (1935).

ERHART, O.: Atypische nicht angeborene Blockwirbelbildung in der Halswirbelsäule. Z. Orthop. **97**, 118—120 (1962).

D'ESHOUGUES, J. R., SMADJA, A.: Les formes douloureuses des malformations congénitales de la charnière occipito-cervicale. Rev. Rhum. **29**, 737—742 (1962).

FABER, A.: Untersuchungen über die Erblichkeit der Skoliose. Arch. orthop. Unfall-Chir. **36**, 217—296 (1936).

FALK, E.: Fötale Entwicklungsstörungen am Becken und an der Wirbelsäule als Ursache von Deformitäten, insbesondere von Skoliosen und angeborener Hüftlucation. Z. orthop. Chir. **31**, 545—566 (1913).

FALK, E.: Über angeborene Wirbelsäulenverkrümmungen. Stud. Path. Entwickl.-Gesch. II, 211—404 (1914).

FAURE-BEAULIEU, SCHAEFFER, SALOFF: Malformations congénitales complexes du rachis cervical avec neurologique associé. Rev. neurol. **73**, 642—647 (1941). Zbl. Rad. **35**, 355 (1942).

FAWITT, J.: Some radiological aspects of congenital anomalies of the spine in childhood and infancy. Proc. roy. Soc. Med. **52**, 331—333 (1959).

FEIL : Zit. nach SCHWARZE.

FELLER, A., STERNBERG, H.: Zur Kenntnis der Fehlbildungen der Wirbelsäule. I. Mitt. Die Wirbelkörperspalte und ihre formale Genese. Virchows Arch. path. Anat. **272**, 613—640 (1929).

FELLER, A., STERNBERG, H.: Zur Kenntnis der Fehlbildungen der Wirbelsäule. II. Mitt. Über vollständigen und halbseitigen Mangel von Wirbelkörpern. Virchows Arch. path. Anat. **278**, 566—609 (1930).

FELLER, A., STERNBERG, H.: Zur Kenntnis der Fehlbildungen der Wirbelsäule. III. Mitt. Über den vollständigen Mangel der unteren Wirbelsäulenabschnitte und seine Bedeutung für die formale Genese der Defektbildungen des hinteren Körperendes. Virchows Arch. path. Anat. **280**, 649—692 (1931).

FELLER, A., STERNBERG, H.: Zur Kenntnis der Fehlbildungen der Wirbelsäule. IV. Mitt. Die anatomischen Grundlagen des Kurzhalses (Klippel-Feilscher Syndrom). Virchows Arch. path. Anat. **285**, 112—139 (1932).

FELLER, A., STERNBERG, H.: Zur Kenntnis der Fehlbildungen der Wirbelsäule. V. Mitt. Über Fehlbildungen der Wirbelkörper bei Spaltbildungen des Zentralnervensystems und ihre formale Genese. Z. Anat. Entwickl.-Gesch. **103**, 609—633 (1934).

FELLER, A., STERNBERG, H.: Zur Kenntnis der Fehlbildungen der Wirbelsäule. Weitere Untersuchungen über Defektbildungen des hinteren Körperendes. Z. Anat. Entwickl.-Gesch. **108**, 283—310 (1938).

FELTEN, H.: Über Atlasluxationen. Z. Orthop. **89**, 293—309 (1957).

FISCHER, E.: Akzessorische freie Knochenelemente in der Umgebung des Foramen occipitale Magnum. Fortschr. Röntgenstr. **91**, 638—642 (1959).

FISCHER, E.: Neue Befunde am Vorderrand des Foramen occipitale Magnum. Fortschr. Röntgenstr. **99**, 805—808 (1963).

FISCHER, E., SCHMIDT, H.: Über partielle einseitige Synostosen zwischen Atlas und Axis. Fortschr. Röntgenstr. **92**, 381—384 (1960).

FISCHER, E., SCHMIDT, H.: Die degenerativen Veränderungen des vorderen Atlanto dentalen Gelenkes. Fortschr. Röntgenstr. **111**, 512—558 (1969).

FISCHER, F. J., VANDERMARK, R. E.: Sagittal cleft (butterfly) vertebra. J. Bone Jt Surg. **27**, 695—698 (1945).

FISCHGOLD, H., METZGER, J.: Liques et angles de Repérage dans les malformations de la charnière occipito-cervicale (Coc). V. Congr. des Médicins Radiologie et Electrologie de Culture latino, Paris, Juli 1961.

FOGGIE, W. E.: Case of congenital short neek showing Klippel-Feil syndrome. Edinb. med. J. **42**, 421—428 (1935).

FOURNIER, A., RAYMOND, J., DENEPOOR, R., JACQUEMIN, M.: Quadriplagic cérébellospastique. Secondair à une dislocation aro-atlordenne avec odontolyse (densaplasie) méconnue pendant dix-huit ans. Presse méd. **72**, 887—890 (1964).

FRÄDRICH, G.: Ein menschlicher Pygopygus. Beitr. path. Anat. **97**, 233—246 (1936).

FRANCHINI, M.: Ein seltener Fall von Nichtverknöcherung der hinteren Bögen des Atlas. Radiographica (Hamburg) **11**, 275—276 (1965).

FRANK, A., KNOFLACH, J. G.: Knochenveränderungen bei Caisson-Krankheit. Röntgenpraxis **10**, 102—104 (1938).

FREEDMAN, B.: Congenital absence of the sacrum and coccyx. Report of a case and review of the literature. Brit. J. Surg. **37**, 299—303 (1950).

FRETS, G. P.: Variabilität der Wirbelsäule. Morph. Jb. Anat. Entwickl.-Gesch. **43** B, 449—475 (1911).

FRETS, G. P.: Das menschliche Sacrum. Morph. Jb. **48**, 365 (1914).

FRIED, K., CHVÁLOVÁ, M., STARTLOVA, F.: Blockwirbelbildung und juvenile Osteochondrose der Halswirbelsäule. Radiol. clin. (Basel) **36**, 365—371 (1968).

FRIEDEL, G.: Defekt der Wirbelsäule vom 10. Brustwirbel an abwärts bei einem Neugeborenen. Langenbecks Arch. klin. Chir. **93**, 944—958 (1910).

FULLENLOVE, T. M.: Congenital absence of the odontoidprozess. Report of a case. Radiology **63**, 72—73 (1954).

Gabrielsen, P. O.: Roentgenographic examination of foramen transversalium of axis. Amer. J. Roentgenol. 105, 361—364 (1969).

Galeazzi, R.: Sulla struttura dei dischi intervertebrali e loro patologia. Arch. Ortop. (Milano) 51, 217—232 (1935).

Galeazzi, R.: Contributo allo studio delle cifose congenita. Arch. ital. Chir. 52, 223—261 (1938).

Gardner, W. J.: Embryologic origin of spinal malformations. Acta radiol. (Stockh.) 5, 1013—1023 (1966).

Gaupp, E.: Morphologie der Wirbeltiere. Die Kultur der Gegenwart, Teil 3, Abt. 4, Bd. 2, S. 399. Berlin-Leipzig 1913.

Gazda, E.: Die Platybasie und die basiläre Impression. Magy. Radiol. 8, 81—89 (1956), dtsch. Zus.fass. S. 89 [Ungarisch]. Zbl. ges. Radiol. 53, 232 (1957).

Gebhardt, T.: 2 Fälle von angeborener Kyphose. Arch. orthop. Unfall-Chir. 8, 321—328 (1910).

Geipel, R., Saupe, E.: Zur Kenntnis der Sirenenbildung. Fortschr. Röntgenstr. 34, 623—633 (1926).

Geipel, P.: Zur Kenntnis der Spina bifida des Atlas. Fortschr. Röntgenstr. 42, 583—589 (1930).

Geipel, P.: Zur Kenntnis der Spaltbildung des Atlas und Epistropheus. Fortschr. Röntgenstr. 46, 373—402 (1932).

Geipel, P.: Zur Kenntnis der Spaltbildung des Atlas und Epistropheus. Fortschr. Röntgenstr. 52, 533—570 (1935).

Geipel, P.: Zur Kenntnis der Spaltbildungen des Atlas und Epistropheus. Teil IV. Zbl. allg. Path. path. Anat. 94, 19—84 (1955).

Geissler, E.: Otologische Leitsymptome und Diagnostik der basilären Impression. Z. Laryng. Rhinol. 41, 249—259 (1962).

Gentaz, R., Grellet, J.: Les atlasics de l'arc anterieur de l'atlas. A propos d'un cas d'aplasie partiello. Ann. Radiol. 12, 681—687 (1969). Zbl. ges. Radiol. 98, 357 (1970).

George, A. W.: A method for more accurate study of injuries to the atlas and axis. New Engl. J. Med. 181, 395—398 (1919).

Ghiulamila, J. D.: Kasuistische Mitteilungen. Z. orthop. Chir. 18, 177—189 (1907).

Giacomini, C.: Sull esistenza dell' "os odontoideum" nell uomo. G. Accad. Med. Porino 49, 24—28 (1886).

Giannini, M. J., Borrelli, F. J., Greenberg, W. B.: Agenesis of the vertebral Bodies — A cause of Dwarfism. Amer. J. Roentgenol. 59, 705—711 (1948).

Gillmann, E. L.: Congenital absence of odontoid process: report of case. J. Bone Jt Surg. A 41, 345—348 (1959).

Girard, P. M.: Congenital absence of the sacrum. J. Bone Jt Surg. 17, 1062—1064 (1935).

Gladstone, R. J., Erickson-Dowell, W.: Manifestations of occipital vertebrae and fusion of atlas with occipital bone. J. Anat. (Lond.) 49, 190—209 (1914/15).

Gladstone, R. J., Wakeley, C. P. G.: Variations of occipito-atlantal joint in relation to metameric structure cranio-vertebral region. J. Anat. (Lond.) 59, 195—216 (1924/1925).

Goecke, H.: Zur Diagnose der hinteren Wirbelkantenabtrennungen. Fortschr. Röntgenstr. 89, 719—722 (1958).

Goettsch, H. B.: Radiology of the cranio-cervical region. J. belge Radiol. 40, 739—762 (1957).

Götz, F.: Zur Frage der Fehlbildungen. Mitteilung über 645 Fälle. Med. Klin. 55, 577—582 (1960).

Gold, E.: Die Chirurgie der Wirbelsäule. Neue Deutsche Chirurgie, Sonderbd. 54 (1933).

Goldhamer, K.: Kongenitale Entwicklungsanomalien. Wien. med. Wschr. 84, 331 (1934).

Goldhammer, K.: Beitrag zur Agenesie der kaudalen Wirbelsäulenabschnitte. Mschr. Kinderheilk. 60 B, 269—281 (1934).

Gonzalo-Sanz, L. M.: Blutungsanämie als Ursache embryonaler Mißbildungen. Z. Anat. Entwickl.-Gesch. 126, 355 (1968).

Gonzalo-Sanz, L. M.: Entstehungsmechanismus von Mißbildungen bei Hühnerembryonen mit experimenteller Blutungsanamie. Z. Anat. Entwickl.-Gesch. 129, 102—108 (1969).

Grashey, R., Birkner, R.: Atlas typischer Röntgenbilder vom normalen Menschen, 10. Aufl. München u. Berlin: Urban & Schwarzenberg 1964.

Grassberger, A., Seyss, R.: Verknöcherungsstörungen an den vorderen Wirbelkörperkanten. Zbl. Chir. 84, 526—529 (1959).

Green, H. L.: Unusual case of atlanto-occipital fusion. J. Anat. (Lond.) 65, 140—144 (1930).

Greenfield, J. G.: Malformations et degenerescence des disques intervertebraux de la region cervicale. Rev. méd. Suisse rom. 73, 229—250 (1953).

Grimme, H.: Anomalien der HWS. Inaug.-Diss. Göttingen 1904.

Grossi-Blanchi, M. L., Bruni, R.: Una nouva sindrome di malformazioni multiple. Malformazioni scheletriche della colonna cervicale e delle mani, e rene solitario distipico. Minerva pediat. 10, 1457—1463 (1958).

Grossiord, A., Guiot, G., Held, J. R., Tournahac, M., Besson, J.: Lésions médullaires dans l'achondroplasie rôle des anomalies vertebrales. Rev. neurol. 94, 329—334 (1956).

Grote, M.: Störung der Embryonalentwicklung bei erhöhtem CO_2- und O_2-Partialdruck und bei Unterdruck. Z. Morph. Anthrop. 56, 165 (1965).

Grote, W.: Embryonale Fehlentwicklungen bei Kaninchen nach mütterlichem Blutverlust. Dtsch. med. Wschr. 94, 1120—1121 (1969).

Grote, W.: Verhütung von Skelettfehlbildungen nach mütterlichem Blutverlust durch Elektrolytersatz. Dtsch. med. Wschr. 94, 2342—2344 (1969).

Grote, W.: Mißbildungen des Rumpfskelets nach mütterlichem Blutverlust bei Kaninchen. Z. Anat. Entwickl.-Gesch. 128, 66—74 (1969).

Grote, W.: Embryonale Skeletmißbildungen nach Plasmaentzug bei graviden Kaninchen. Z. Anat. Entwickl.-Gesch. 129, 346—352 (1969).

Grote, W., Lennartz, H.: Teratogene Wirkung von Hypothermie im Tierversuch. Dtsch. med. Wschr. 93, 1527—1529 (1968).

Grote, W., Lennartz, H.: Embryonale Fehlentwicklung bei Kaninchen nach künstlicher Hypothermie. Z. Anat. Entwickl.-Gesch. 126, 342—354 (1968).

GRÜNEBERG, H.: The genetics of the mouse. Martinus Nijhoff 1952 in Bibliogr. genet. **15**.

GRUENEBERG, H.: Genetical studies on the skeleton of the mouse. XVII. Bent-tail. J. Genet. **53**, 551—562 (1955). Mutante "Bent-tail". (2) XXIX. Pudgy. Genet. Res. **2**, 384—393 (1961).

GRUBER, G. B.: Sirenoide Fehlbildungen. In: Schwalbe-Gruber, Morphologie der Mißbildungen. III. Teil, 1., 7., 1, Jena: VEB Fischer 1958.

GRUBER, G. B.: Zur Kenntnis diastomatischer Fehler bei Spaltwirbelsäulen einschließlich Notomelie und Pygomelie. Beitr. path. Anat. **109**, 1—28 (1944).

GRUDZINSKI, Z.: Über eine neue mit Achondroplasie (Chondrodystrophie) verwandte Krankheitsform. Fortschr. Röntgenstr. **38**, 873—882 (1928).

GÜNTZ, E.: Eine seltene Mißbildung des Lenden-Kreuzbein-Überganges. Röntgenpraxis **6**, 224—228 (1934).

GÜNTZ, E.: Haltungsveränderungen der Wirbelsäule bei Erkrankungen der Zwischenwirbelscheiben und ihre Beziehungen zu Rückenschmerzen. Röntgenpraxis 8, 73—87 (1936).

GÜNTZ, E.: Rückenschmerzen in ihren Beziehungen zu Haltungsveränderungen der Wirbelsäule. Z. Orthop. **66**, 245—257 (1937).

GÜNTZ, E.: Schmerzen und Leistungsstörungen bei Erkrankungen der Wirbelsäule. Stuttgart: Ferd. Enke 1937.

GUILLAIN, G., MOLLARET, P.: Syndrome de Klippel-Feil avec quadriplégiè spasmodique. Rev. neurol. I, 436—444 (1933).

GUILLEMINET, M.: Agénésie subtotale du sacrum et du coccyx. Lyon chir. **35**, 369—370 (1938).

GVOZDANOVIĆ, V., DOGAN, S.: The significance of the clivus-odontoid process angle for the clinical manifestation of the basilar impression. Rad. med. Fak. Zagrebu 8, 171—172 mit engl. Zus.fass. (1960) [Serbo-kroatisch].

GWINN, J. L., SMITH, J. L.: Acquired and congenital absence of the odontoid process. Amer. J. Roentgenol. **88**, 424—431 (1962).

HADLEY, H. G.: Klippel-Feil syndrome. Virginia med. Mth. **67**, 421—424 (1940).

HADLEY, H. G.: A case of fusion of the third and fourth lumbar vertebrae. Radiology **36**, 108 (1941).

HADLEY, L. A.: Roentgenographie studies of the cervical spine. Amer. J. Roentgenol. **52**, 173—195 (1944).

HADLEY, L. A.: Atlanto-occipital-fusion, ossiculum terminale and occipital vertebra as related to Basslar impression with neurological symptoms. Amer. J. Roentgenol. **59**, 511—524 (1948).

HADLEY, L. A.: Secondary ossification centers and the intra-articular ossicle. Amer. J. Roentgenol. **76**, 1095—1101 (1956).

HADLEY, L. A.: Anatomico-roentgenographic studies of the spine. Springfield, Ill.: Charles C. Thomas 1964.

HAEBEL, E.: Zur Kenntnis der Klippel-Feilschen Krankheit. Verh. orthop. Ges. **20**, 399—400 (1925).

HAECKEL, E.: Entwicklungsgeschichte des Menschen. Leipzig 1874.

HAFFNER, J.: Eineiige Zwillinge mit symmetrischer Wirbelsäulendeformität. Keilwirbel. Acta radiol. (Stockh.) **17**, 529—541 (1936).

HAHN, O.: Scheinbare Spaltbildung der Wirbelkörper in der Adoleszenz. Fortschr. Röntgenstr. **29**, 211 (1922).

HAMMERBECK, W.: Angeborene Spaltbildung an den Bogenwurzeln des vierten Lendenwirbels (mit besonderer Berücksichtigung der Spondylolisthese. Fortschr. Röntgenstr. **54**, 144—154 (1936).

HAMSA, W. R.: Congenital absence of the sacrum. Arch. Surg. **30**, 657—666 (1935).

HAMSON, R.: Einige Röntgenstudien über „Normal"-Rücken während der Wachstumsjahre. Fortschr. Röntgenstr. **39**, 1079—1081 (1929).

HANSON, R.: Ein Fall von diagnostisch interessanter Spina bifida anterior thoracalis. Röntgenpraxis **1**, 233—237 (1929).

HANSOTI, R. C.: Neurological complications of craniovertebral anomalies. Report on a case submitted to surgery. Indian J. med. Sci. **13**, 21—26 (1959).

HARENKO, A., PIHKANEN, T.: Developmental anomalies of the region of the foramen magnum and associated neurological symptoms. Duodecim (Helsinki) **76**, 467—486 (1960).

HARRENSTEIN, R. J.: Angeborene Kyphose mit Gibbus infolge Wirbelmißbildung. Z. orthop. Chir. **52**, 332—339 (1930).

HARROWER, G.: Variations in region of foramen magnum. J. Anal. (Lond.) **57**, 178—192 (1922/1923).

HARTMANN, K.: Zur Pathologie der bilateralen Wirbelkörperfehlbildungen und zur normalen Entwicklung der Wirbelkörper. Fortschr. Röntgenstr. **55**, 531—557 (1937).

HAYEK, H. v.: Über den Proatlas und über die Entwicklung der Kopfgelenke beim Menschen und bei einigen Säugetieren. S.-B. Akad. Wiss. Wien, math.-nat. Kl. **25**, 130/131 (1923).

HAYEK, H. v.: Untersuchungen über Epistropheus. Atlas und Hinterhauptsbein. Morph. Jb. Anat-Entwickl.-Gesch. **58** B, 269—347 (1927).

HEIDEKER, H.: Klippel-Feilsches Krankheitsbild. Bruns' Beitr. klin. Chir. **144**, 303—306 (1928).

HEIDSIECK, E.: Jugendkyphose mit Wirbelverschmelzung. Z. Orthop. **69**, 369—372, Beiheft (1939).

HEIPERTZ, W., RATHKE, F. W.: Ergebnisse konservativer und operativer Behandlung beim lumbalen Bandscheibensyndrom. Z. Orthop. **4**, 575—604 (1956).

HELLMER, H.: Röntgenologische Beobachtungen über Ossifikationsstörungen im Limbus vertebrae (die sogenannten persistierenden Wirbelkörperepiphysen). Acta radiol. (Stockh.) **13**, 483—517 (1932).

HENRY, W., LASSEN, J., STEWART, S. F.: The roentgenologc criteria for appraising the human back as an economic asset or liability. Amer. J. Roentgenol. **79**, 658—672 (1958).

HERLYN, K. E.: Über Fehldiagnose bei Spondylitis unter Berücksichtigung atypischen Sitzes, der Blockwirbelbildung und der Spondylitis luica. Fortschr. Röntgenstr. **51**, 521—527 (1935).

HERRMANN, E., STENDER, H. S.: Eine einfache Aufnahmetechnik zur Darstellung des Dens axis. Fortschr. Röntgenstr. **96**, 115—119 (1962).

HERTWIG, O.: Die Radiumkrankheit tierischer Keimzellen. Arch. Anat. **77**, 97—164 (1911).

HERTWIG, G.: Radiumbestrahlung unbefruchteter Froscheier und ihre Entwicklung nach Befruchtung mit normalen Samen. Arch. mikr. Anat. **77**, 165 (1911).

HIBBY, J. B., LAMBERT, C. H., REMINGTON, S. S.: Possible role of macrophage mediated nonspecific cytotoxicity in Tumour resistance. Nature (Lond.) Neer Biol. **235**, 48—50 (1972).

HICKLIN, A.: Die Wirkung des kurzfristigen Sauerstoffmangels auf 72stündige Hühnerembryonen. Wilhelm Roux' Arch. Entwickl.-Mech. Org. **153**, 262—282 (1961).

HILGENREINER, H.: Ein Fall von Anchipodie. Beitrag zum vollständigen Kreuzbeindefekt. Z. orthop. Chir. **66**, 224—232 (1937).

HILL, T.: Persistierende Apophysen am ersten Kreuzbeinwirbel. Beitrag zur Röntgenanatomie der Wirbelsäule. Röntgenpraxis **12**, 292—294 (1940).

HINCK, V. C., HOPKINS, C. E.: Measurement of the altlanto-dental interval in the adult. Amer. J. Roentgenol. **84**, 945—951 (1960).

HINCK, V. C., HOPKINS, C. E., SAVARA, B. S.: Diagnostic criteria of basilar impression. Radiology **76**, 572—585 (1961).

HINZE, R.: Über einen Fall von ventraler Wirbelspalte. Röntgenpraxis **15**, 113—116 (1943).

HIPPS, H. E.: Fissure formation in articular facets of the lumbar spine. Operative findings in on case. J. Bone Jt Surg. **21**, 289—303 (1939).

HÖFFKEN, W.: Das Wirbel-Asoma. (Eine seltene Wirbelmißbildung.) Fortschr. Röntgenstr. **84**, 483—487 (1956).

HOFFMANN : Zit. nach PUTTI.

HOHL, K.: Das Os odontoideum (partielle Densaplasie). Fortschr. Röntgenstr. **91**, 518—521 (1959).

HOLFELDER, H.: Kasuistisches aus der Röntgenphotographie der Wirbelsäule. Zbl. Chir. 55—57 (1930).

HOLMDAHL, D. E.: Die erste Entwicklung des Körpers bei den Vögeln und Säugetieren, inclusive dem Menschen usw. Gegenbaurs morph. Jb. **54**, 333—385 (1925). Anat. Entwickl.-Gesch.

HOLST, L. VON: Die Spondylitis nach Fleck- und Rückfallfieber im Röntgenbild. Z. orthop. Chir. **46**, 321—372 (1925).

HONKOMP, J., SCHNEIDER, V.: Vollständige Fusion von Atlas und Epistropheus. Z. Osthop. **100**, 183—186 (1965).

HOUDART, R., VERLEY, R., MAMO, H.: Malformations congénitales de la charnière cranio-rachidienne associé à des malformations de la face, de l'oeil, de l'omoplate et du membre supérieur. Presse méd. **69**, 1127—1129 (1961).

HUECK, H.: Ein Fall von eigenartiger Synostose der Lendenwirbelsäule. Arch. orthop. Unfall-Chir. **29**, 128—132 (1931).

HUNTER, H.: An abnormal atlas. J. Anal. (Lond.) **58**, 140—141 (1923/24).

HUSER, R.: Zur Anatomie des Wildschweines. Diss. Zürich 1930.

IRSIGLER, F. J.: Über Dornfortsatzmißbildungen. Arch. orthop. Chir. **38**, 593—598 (1938).

IVIE, J. MC.: Congenital absence of the odontoid process. Report of a case. Radiology **46**, 268—269 (1946).

JACHENS, M.: Seltene Mißbildungen der Wirbelsäule und ihre Fehldiagnosen. Arch. Kinderheilk. **100**, 98—106 (1933).

JÄGER, M., REFIOR, H. J., ZENKER, H.: Vergleichende Untersuchungen zur Frage der Fortentwicklungsstörung der Wirbelsäule bei Kindern mit Dysmalie-Syndrom und Kindern mit Peromalien. Z. Orthop. **103**, 283—293 (1967).

JASDU, E., KISS, M., LISZKA, G.: Klippel-Feil-Syndrom mit gehäuften Entwicklungsanomalien. Fortschr. Röntgenstr. **102**, 722—723 (1965).

JANKER, R.: Die Apophysen der Wirbelkörper und ihre Veränderungen. Fortschr. Röntgenstr. **41**, 597—606 (1930).

JANKER, R.: Persistierende Apophysen der Querfortsätze der Wirbelsäule, des Beckenkammes und des Trochanter minor. Röntgenpraxis **2**, 501—505 (1930).

JANKER, R.: Resistierende Apophysen der Wirbelsäule. Fortschr. Röntgenstr. **44**, 519—522 (1931).

JANSON: Ein Beitrag zur klinischen Bedeutung von Kreuzbein- und Steißbeindefekten. Röntgenpraxis **8**, 451—453 (1936).

JARCHO, S., LEWIN, P. M.: Heredetary malformation of the vertebral bodies. Bull. Johns Hopk. Hosp. **62**, 216—226 (1938).

JIROUT, J.: Contribution à l'étude pathogénique et diagnostique de la malformation d'Arnold-Chiari. Ann. Radiol. (Paris) **4**, 691—697 (1961).

JIROUT, J.: Neuroradiologie. Berlin: VEB Verlag Volk und Gesundheit 1966.

JIROUT, J.: Die Rolle der Axis bei Seitneigung der Halswirbelsäule und die ,,laterale Skoliose". Fortschr. Röntgenstr. **109**, 74—81 (1968).

JOISTEN, CHR.: Demonstration Kölner Chir. Ver. von 2 Fällen mit persistierenden Wirbelkörperapophysen. Zbl. Chir. **57**, 607 (1930).

JOISTEN, CHR.: Über persistierende Apophysen an der Lendenwirbelsäule. Arch. orthop. Unfall-Chir. **28**, 623—627 (1930).

JONES, M. D.: Cineroentgenographic studies of patients with cervical spine fusion. Amer. J. Roentgenol. **87**, 1054—1057 (1962).

JORGE, J. M., JORGE, H.: Agenesis sycrococcigeas (totale y subtotale). Rev. Asoc. méd. argent. **62**, 389—398 (1948).

JOWIN, J.: Ein Fall von erworbener Pseudo-Pottscher Wirbelsynostose. Röntgenpraxis **13**, 465—468 (1941).

JUNGHANNS, H.: Dorsale Halbwirbel als Ursache für angeborene Kyphosen. Röntgenpraxis **5**, 561—565 (1933).

JUNGHANNS, H.: Die Fehlbildungen der Wirbelkörper. Arch. orthop. Unfall-Chir. **38**, 1—24 (1937).

JUNGHANNS, H.: Dysostosis enchondralis an der Wirbelsäule. Vortr. 85. Tagg, Nordwestdtsch. Chir. Berlin 1960.

KAHLSTRÖM, S. C., BURTON, C. C., PHEMISTER, D. B.: Aseptic necrosis of bone: infarction of bones in caisson disease resulting in encepsulated and calcified areas diaphyses and in arthritis deformans. Surg. Gynec. Obstet. **68**, 129—146 (1939).

KALLIUS, H. V.: Die Mißbildungen der Halswirbelsäule, insbesondere über das sogenannte Klippel-Feilsche Syndrom. Arch. orthop. Unfall-Chir. **29**, 440—466 (1951).

KAMIETH, H.: Ein nicht sicher einzuordnender Knochenteil am Unterrand des Klivus. Fortschr. Röntgenstr. **91**, 334—339 (1959).

KAMIETH, H.: Blockwirbelbildung auf rein degenerativer Grundlage? Arch. orthop. Unfall-Chir. **50**, 529—533 (1959).

KARLEN, A.: Congenital hypoplasia of the odontoid process. J. Bone Jt Surg. A **44**, 567—570 (1962).

KAYSER, P.: Zur Frage der kongenitalen Skoliose. Bruns' Beitr. klin. Chir. **68**, 463—473 (1910).

KEIBEL, F.: Die Entwicklungsgeschichte der Wirbeltiere. Die Kultur der Gegenwart, Teil 3, Abt. 4, Band 2, S. 333. Leipzig-Berlin 1913.

KEIBEL, F., MALL, F. P.: Entwicklungsgeschichte des Menschen. Leipzig 1910.

KEIM, H.: Beitrag zur diagnostischen Verwertung von Abstandsdifferenzen zwischen dem Atlas und dem Dens Epistrophei im Röntgenbild. Fortschr. Röntgenstr. **87**, 488—495 (1957).

KELLER, H. L.: Eine seltene Form der Manifestation des Okzipitalwirbels. Fortschr. Röntgenstr. **93**, 370—372 (1960).

KELLER, H. L.: Formvarianten und Fehlbildungen des Atlas und seiner Umgebung. Fortschr. Röntgenstr. **95**, 361—370 (1961).

KELLER, H. L., NEISS, A.: Abnorme Beweglichkeit der Occipito-Cervicalgegend beim Os odontoideum. Acta radiol. (Stockh.) **57**, 145—155 (1962).

KELLNER, K., LEY, H.: Das klinische Bild der angeborenen Atlasassimilation mit basilarer Impression. Dtsch. Z. Nervenheilk. **173**, 330—342 (1955).

KEMÉNY, P., KÖTELES, G.: Spalten im Röntgenbild des kindlichen Epistropheus. Fortschr. Röntgenstr. **96**, 807—811 (1962).

KERCKHOVE, H. VON, GYSEL, T. CH. VAN, CONTELLIER, P.: La dislocation atloido-axoidienne aigue inflammatoire. Présentation d'un cas personnel. Discussion. J. belge Rhum. Méd. phys. **20**, 185—196 (1965).

KEYL, W., HIPP, E.: Fehlbildungen an Atlas und Axis. Fortschr. Med. **82**, 221—226 (1964).

KIENBÖCK, R.: Das Ellbogengelenk bei chondraler Dysplasie des Skeletts mit multiplen Exostosen. Fortschr. Röntgenstr. **15**, 104—108 (1910).

KIENBÖCK, R.: Mißbildungen der Halswirbelsäule. Bruns' Beitr. klin. Chir. **171**, 508—509 (1941).

KIENBÖCK, R., ZIMMER, A.: Angeborener partieller Kreuz- und Steißbeindefekt. Röntgenpraxis **7**, 111—113 (1935).

KIEWE, L.: Zur Frage der Fruchtschädigung als Ursache angeborener Deformitäten und Krankheiten. Z. orthop. Chir. **59**, 305—333, 345—376, 481—512 (1933).

KIRCHBICHLER, TH.: Die atlanto-occipitale Dysplasie. Entwicklungsgeschichte, Röntgendiagnose und Klinik an Hand eines seltenen Befundes. Fortschr. Röntgenstr. **111**, 674—683 (1969).

KIRCHHOFF, W., ROHWEDDER, H.-J.: Über Mißbildungen der Wirbelsäule des Säuglings. (Ein kasuistischer Beitrag.) Arch. Kinderheilk. **148**, 146—161 (1954).

KLATT, B.: Entstehung der Haustiere. Handbuch der Vererbungswissenschaft, Bd. 3. Berlin: Bornkröger 1927.

KLATT, B.: Erbliche Mißbildungen der Wirbelsäule beim Hund. Zool. Anz. **128**, 225—235 (1939).

KLAUS, E.: Spasmus facialis mit Hochstand der Felsenbeinpyramide im Rahmen basilärer Impressionen. Fortschr. Röntgenstr. **97**, 23—32 (1962).

KLIPPEL, M., FEIL, A.: Anomalie de la colonne vertébrale par absence des vertèbres ceroicales; cage thoracique remontant jasqu'à la basc du crâne. Bull. Mém. Soc. Anat. Paris **87**, 185—188 (1912).

KNUTSSON, F.: Die frontale Wirbelkörperspalte. Acta radiol. (Stockh.) **21**, 597—602 (1940).

KOCHS, J.: Seltenere Röntgenbefunde. Z. Orthop. **66**, 280—284, Beiheft (1937).

KÖLLIKER, A.: Entwicklungsgeschichte des Menschen. Leipzig 1939.

KORSCHELT, E., HEIDER, K.: Vergleichende Entwicklungsgeschichte der Tiere. Jena 1936.

KORVIN, H.: Wirbelkörperspalte am 5. Lendenwirbel (Schmetterlingswirbel). Röntgenpraxis **5**, 389 (1933).

KRATOCHVIL, L., ZDENKOVIC, A.: Kasuistischer Beitrag zur Myelodysplasie mit sakrokokzygealer Agenesie. Zbl. Chir. **45**, 2346—2353 (1956).

KRAUS, R.: Zur „infantilen Form" der Scheuermannschen Kyphose. Bruns' Beitr. klin. Chir. **188**, 499—503 (1954).

KRIEG: Ein Fall von angeborener Kyphose. Münch. med. Wschr. I, 390 (1907).

KRIEG, R.: Zur Einstellung des Atlanto-Occipital-Gelenkes für die orientierende Untersuchung im Routinebetrieb. Röntgen- u. Lab.-Prax. **11**, R91—R92 (1958).

KRONER, TR., MARCHAND, F.: Meningocele sacralis anterior. Arch. Gynäk. **17**, 444—474 (1881).

KÜHNE, K.: Die Zwillingswirbelsäule. Stuttgart 1936.

KULIGA, P.: Über Sirenenmißbildungen und ihre Genese. Mschr. Geburtsh. **27**, 296—321, 468—490 (1908).

KUNERT, W.: Blockwirbelbildungen der Halswirbelsäule, mit einem Beitrag zur Klippel-Feilschen Krankheit. Ärztl. Wschr. **1955**, 922—924.

KVASNICKA, J.: Processus paramastoideus als Ursache einer schiefen Kopfhaltung. Fortschr. Röntgenstr. **88**, 744—746 (1958).

LACHI : Zit. nach SAUSER.

LACZAY, A., WEISENBACH, J.: Über das gemeinsame Auftreten von Wirbel- und Harnorganmißbildungen. Röntgen-Bl. **25**, 515—521 (1972).

LAMBERTZ, K.: Spondylosis deformans als Folge angeborener Wirbelsäulenmißbildung. Röntgenpraxis **12**, 150—152 (1940).

LAME, E. L., REDICK, TH. J.: Autotomography applied to the pharynx and dens. Amer. J. Roentgenol. **105**, 359—360 (1969).

LAMOOT, GRAUX: Zit. nach SINCLAIR, DUREN u. RUDE.

LANCE, M.: Deux cas de cyphose avec gibbosité par anomalies osseuses congénitales. Rev. Orthop. **10**, 55—60 (1923). Zit. nach HARRENSTEIN.

LANG, F.: Seltene Spaltbildung an den unteren Gelenkfortsätzen der Lendenwirbelsäule. Mschr. Unfallheilk. **43**, 569—573 (1936).

Lange, E.: Über eine Sirenenmißbildung, insbesondere das Urogenitalsystem der Sirenen. Stud. Path. Entw. 2, 467—526 (1920).

Lanier, R. R.: An anomalons cervico-occipital skeleton in han. Anat. Rec. 73, 189—201 (1939).

Lapayowker, M. S.: An unusual variant of the cervical spine. Amer. J. Roentgenol. 83, 656—659 (1960).

Lausecker, H.: Beitrag zu den Mißbildungen des Kreuzbeines. Virchows Arch. path. Anat. 322 119—129 (1952).

Layani, F., Lehmann, C.: Le bloc vertébral congénital. Étude critique à propos de dix cas. Rev. Rhum. 22, 310—317 (1955).

Lecyk, M.: The effect of hypothermia applied in the giren stages of prequancy on the number and form of vertebrae in the offspring of white mice. Experientia (Basel) 21, 452—453 (1965).

Lecyk, M.: (2) The effect of hyperthermia applied in the given stages of pregnancy on the number and form of vertebrae in the offspring of white mice. Experientia (Basel) 22, 254—255 (1966).

Le Double, A. F.: Praité des variations des os du crâne de l'homme et de leur signification au point de vice de l'Anthropologie zoologique. Paris: Vigot Frères 1903 u. 1912.

Legré, J.: Les malformations congénitales et les fractures-luxations de la charnière cranio-cervicale. J. Radiol. Électrol. 39, 124—133 (1958).

Le Guiffant, M., Gilly, R., Larroque, C. H., Bernard, P.: Un syndrome de Klippel-Feil, assez exceptionnel. J. Radiol. Électrol. 44, 563—564 (1963).

Lehmann, R.: Neuroradiologische-klinische Gesichtspunkte zum os odontoideum. Radiol. diagn. (Berl.) 5, 299—308 (1964).

Lehmann-Facius, H.: Die Keilwirbelbildung bei der kongenitalen Skoliose. Frankfurt. Z. Path. 31, 489—499 (1925).

Lehmann-Facius, M.: Die Entstehung der Wirbelsäulenverkrümmung bei Rachischisis. Frankfurt. Z. Path. 33, 478—500 (1926).

Lenarduzzi, G.: Sul distacco parcellare dei bordi anteriori dei corpi vertebrali. Atti 11. Congr. ital. Radiolmed. Pte 2, 42—44 (1934).

Léri, Linossier: Zit. nach Hamsa.

Lériche: Zit. nach Bracher.

Liliequist, B.: Diastematomyelia. Report of a case examined by gas myelography. Acta radiol. (Stockh.), N. S. Diagn. 3, 497—502 (1965).

Liliequist, B.: Encephalography in the Arnold-Chiari malformation. Acta radiol. (Stockh.) 53, 17—32 (1960).

Limburg, D.: Cineradiographie bei Atlanto-Occipitalassimilation u. basilärer Impression. J. belge Radiol. 45, 355—361 (1962), mit dtsch. Zus.fass [Holländisch].

Lindblom, K.: Discographie of dissecting transosseous ruptures of intervertebral discs in the lumbar region. Acta radiol. (Stockh.) 36, 12—16 (1951).

Lindeboom, G. A.: Angeborene Blockwirbelbildung. Ned. T. Geneesk. 82, 721—726 (1938).

Lindemann, K.: Zur Kasuistik der angeborenen Kyphosen. Arch. orthop. Chir. 30, 27—33 (1931).

Lindemann, K.: Über eine eigenartige Form der Wirbelsynostose bei Kyphose im Wachstumsalter. Röntgenpraxis 3, 267—272 (1931).

Lindemann, K.: Die lumbale Kyphose im Adoleszentenalter. Z. orthop. Chir. 58, 54—65 (1933).

Lindemann, K.: Bandscheibenverknöcherung bei juvenilen Kyphosen. Verh. orthop. Ges. 1935, 64, 143—150 (1936).

Lindemann, K.: Aussprachebemerkung 32. Tagg d. Dtsch. Orthop. Ges., 27.—29. 8. 1937. Verh. Z. Orthop. 67, 246—247 (1938).

Lindemann, K., Rathke, F. W.: Kongenitale Formstörungen bei juvenilen Kyphosen. Arch. orthop. Unfall-Chir. 48, 422—432 (1956).

Lindgren, E.: Roentgenological oders ou basilar impression. Acta radiol. (Stockh.) 22, 297—302 (1941).

Lissner, J.: Spondylisthesis der Halswirbelsäule. Fortschr. Röntgenstr. 84, 626—628 (1956).

List, C. F.: Neurological syndromes associated with developmental anomalies of occiput, atlas and axis. Univ. Hosp. Bull. Ann. Arbor 5, 57 (1939).

List, C. F.: Neurologie syndromes accompanying developmental anomalies of occipital bone, atlas and axis. Arch. Neurol. Psychiat. (Chic.) 45, 577—696 (1941).

Litzmann, H.: Kreuzbeinmangel. Arch. Gynäk. 25, 31 (1885).

Locke, G. R., Gardner, J. J., Epps, E. F. van: Atlas-Dens interval (ADI) in children. A survey based on 200 normal cervical spines. Amer. J. Roentgenol. 97, 135—140 (1966).

Lohmüller, W.: Zur Frage angeborener Wirbelsynostosen und „primärer" angeborener Skoliosen". Dtsch. Z. Chir. 242, 714—722 (1934).

Lombard, P., Munera, G., Blanc, Y.: Luxation atloïdo-axoïdienne pure de nature traumatique liée à l'absence de la dent de l'axis. Rev. Orthop. 179—188 (1945).

Lombardi, G.: The occipital vertebra. Amer. J. Roentgenol. 86, 260—269 (1961).

Lomardi, G., Morello, G.: Congenital cysts of the spinal membranes and roots. Brit. J. Radiol. 36, 197—205 (1963).

Looser, E.: Verh. Dtsch. Path. Ges. 24. Tagg 1929.

Lossen, H.: Chorda dorsalis im Röntgenbild. Anat. Anz. 73, 168—172 (1931).

Lucarelli, V., Martellacci, O., Rossi, F.: Cansiderazioni su quattro casi di blocco vertebrale congenito a localizzazione cervicale. Nunt. radiol. (Firence) 31, 714—729 (1965).

Ludwig, K. S.: Die Frühentwicklung des Atlas und der Occipitalwirbel beim Menschen. Acta anat. (Basel) 30, 444—461 (1957).

Lupatelli, M., Gallina, F.: Contributo allo studio della schisi sagittale del corpo vertebrale. Radiologia (Roma) 10, 123—129 (1954).

Luschka, H.: Die Halbgelenke des menschlichen Körpers. Berlin 1858.

Lutz, G.: Die Entwicklung der kleinen Wirbelgelenke. Z. orthop. 104, 19—28 (1967).

Lyon, E.: Die Krankheiten der Zwischenwirbelscheiben. Arch. orthop. Unfall-Chir. 26, 295—301 (1927).

LYON, E., MARUM, G.: Krankheiten der Wirbelkörperepiphysen. Fortschr. Röntgenstr. **44**, 498—507 (1931).

MACALISTER, A.: Notes on development and variations of the atlas. J. Anat. Physiol. **27**, 519—542 (1893).

MACGOWAN, T. J. B. A.: Ossification of the vertebral body. Lancet **1939** I, 258.

MALIS, L. I.: The myelographic examination of the foramen magnum. Radiology **70**, 196—221 (1958).

MALKIN, S. A. S.: Fusion of lumbar vertebrae. Proc. roy. Soc. Med. **28**, 1030 (1935).

MANARA, A.: I nuclei epifisari della colonna vertebrale e le loro alterazioni. Atti 11. Congr. ital. Radiol. med. Pte **2**, 25—26 (1934).

MANN, G. T., BATES, H. R. JR., KARNITSCHNIG, H. H.: Absence of odontoid process. New Engl. J. Med. **263**, 1300—1302 (1960).

MARCER, E.: Sinostosi vertebrale congenita. Arch. ital. Chir. **52**, 802—818 (1938).

MARCHI, C. DE: Nuclei juxta-apofisari inferiori nel tratto lombare del rachide. Chir. Organi Mov. **25**, 35—52 (1939).

MARDERSTEIG, K.: Zur Frage der persistierenden Wirbelkörperapophysen. Fortschr. Röntgenstr. **46**, 441—449 (1932).

MARQUARDT, W.: Ein Beitrag zur Frage der Vererbbarkeit schwerster Wirbelsäulenmißbildungen. Arch. orthop. Chir. **38**, 382—385 (1937).

MARQUARDT, W.: Zur Klinik und Röntgenologie der atypischen chondrodystrophischen Wachstumsstörungen. Arch. orthop. Unfall-Chir. **38**, 711—725 (1938).

MARSICO, G., GUARINI, A.: Applicazione del metodo "cranio-metro-localizzatore" di L. Martino allo studio roentgenstratigrafico delle articolazioni occipito-atlo-epistrofiche, in soggetti aventi indice cranico diverso: sua importanza clinico-radiologica. Minerva ortop. **11**, 461—469 (1960).

MARTEL, W., PISHLER, S. M.: Observations on the spine in mongoloidism. Amer. J. Roentgenol. **97**, 630—638 (1966).

MATRONOLA, I.: Considerazioni su alcuni casi di malformazioni associate renali, genitali e vertebrali. Chir. nool. (Firence) **6**, 450—470 (1964).

MAU, C.: Das angeborene Fehlen des Halses. Z. orthop. Chir. **43**, 608—619 (1924).

MAU, C.: Nochmals zur Frage der Pathogenese bzw. der pathologischen Anatomie der Adoleszentenkyphose. Z. orthop. Chir. **55**, 62—75 (1931).

MAU, C.: Beitrag zu der Frage: Gibt es persistierende Wirbelkörperepiphysen? Röntgenpraxis **4**, 649—659 (1932).

MAURER, H.-J.: Zur Frage einer Apophyse an der Spitze des Dens axis. Fortschr. Röntgenstr. **87**, 127—128 (1957).

McCOLL, J. D., GLOBUS, M., ROBINSON, S.: Drug induced skelatal malformations in the rat. Experientia (Basel) **19**, 183—184 (1963).

McGREGOR, M.: The significance of certain measurements of the skull in diagnosis of Basilar impression. Brit. J. Radiol. **21**, 171—181 (1948).

McRAE, D. L.: Bony abnormalities in the region of the foramen magnum: Correlation of the anatomie and neurologic findings. Acta radiol. (Stockh.) **40**, 335—354 (1953).

McRAE, D. L.: The significance of abnormalities of the cervical spine. Amer. J. Roentgenol. **84**, 3—25 (1960).

McRAE, D. L., BARNUM, A. S.: Occipitalisation of the atlas. Amer. S. Roentgenol. **70**, 23—46 (1953).

MERKI, A.: Einseitige retrosomatische Wirbelbogenspalte L 4 kombiniert mit Spondylolisthesis L 5. Z. Orthop. **104**, 394—398 (1968).

MESCHAN, I., FARRER-MESCHAN, R. M. F.: Important aspects in the roentgen study of the normal lumbosacral spine. Radiology **70**, 637—648 (1958).

MEYER, M., RODIER, P.: Essai de classification des affections de l'épiphyse vertébrale. Paris mèd. **II**, 545—550 (1933).

MEYER-BURGDORFF, H., KLOSE-GERLICH, J.: Hemmungsbildungen im Ablauf der Wirbelsäulenverknöcherung. Langenbecks Arch. klin. Chir. **182**, 220—230 (1935).

MICHAJLOW, M., TSCHEREPNINA, M.: Über die Wirbelknorpelinseln und deren Röntgenbild. Fortschr. Röntgenstr. **40**, 1061—1069 (1929).

MITCHELL, H. S.: Klippel-Feil syndrome (congenital wabbed verte). Arch. Dis. Childh. **9**, 213—218 (1934).

MIYAKAWA, C.: Congenital absence of odontoid process: case report. J. Bone Jt Surg. **34 A**, 676—677 (1952).

MIZZAU, M.: Sulla sublussazione patologica dell' atlante. Ann. ital. Chir. **40**, 489—498 (1963).

MOORE, SH.: Body section roentgenography. Roentgenography with a laminagraph. Amer. J. Roentgenol. **39**, 514—522 (1938).

MORALES, J. L.: Ein Fall von Mißbildung der Lendenwirbelsäule und des Kreuzbeines. Medicina (Madr.) **10**, 469—482 (1942) [Spanisch].

MORMILE, G.: Osservazioni su di un caso di doppia "vertebra a farfalla" nel tratto dorsale della colonna. Radiologia (Roma) **7**, 633—644 (1951).

MORQUIO, L.: Sur une forme de dystrophie osseuse familiale. Arch. méd. Enf. **32**, 129—140 (1929).

MORQUIO, L.: Sur une forme de dystrophic osseuse familiale. Bull Soc. Pédiat. Paris **27**, 145—153 (1929).

MOSENTHAL: Angeborene Kyphose. Z. orthop. Chir. **53**, 111—113 (1931).

MÜLLER, J. H.: Ein Fall von Aplasie des Sacrums. Röntgenpraxis **8**, 105—106 (1936).

MÜLLER, P., DELLENBACH, P., MEYER, CH., BOURYAL, P., WALTER, S. P.: Étude radiologique de la colonne vertébrale "in utéro". Contribution an diagnostic des malformations rachidiennes. J. Radiol. Électrol. **49**, 929—932 (1968).

MÜLLER, W.: Über die Beziehungen zwischen intrauterinen Wirbelsäulenverbiegungen und Defektbildungen am Wirbelkörper. Arch. orthop. Unfall-Chir. **20**, 345—354 (1922).

MÜLLER, W.: Die angeborene Gibbusbildung mit Wirbelkörperspaltung an der unteren Brustwirbelsäule. Arch. orthop. Chir. **30**, 319—330 (1931).

MÜLLER, W.: Angeborene Wirbelblockbildungen der Lendenwirbelsäule auf Grund von Längsverschiebungen der Wirbelanlage. Bruns' Beitr. klin. Chir. **152**, 1—8 (1931).

Müller, W.: Die pathologische Physiologie der Wirbelsäule. Leipzig 1932.

Müller, W.: Untersuchungen zur Biologie der Wirbelsäulenmißbildungen. Dtsch. Z. Chir. **242**, 94—121 (1933).

Müller, W.: Über Wirbelkörperspalten und andere angeborene Mißbildungen der Wirbelsäule. Zbl. Chir. **60** (3), 2403 (1933).

Mumenthaler, M., Eichenberger, M.: Skeletmißbildungen am cranio-cervicalen Übergang. Klinik, Diagnose, Differentialdiagnose und Therapie an Hand von 14 eigenen Beobachtungen mit neurologischen Symptomen. Schweiz. med. Wschr. **93**, 1795—1803, 1830—1836 (1963).

Murakami, U., Kameyama, Y.: Vertebral malformations in the mouse fetus caused by maternal hypoxia during early stages of pregnancy. J. Embryol. exp. Morph. **11**, 107—118 (1963).

Murk-Jansen, M.: Über atypische Chondrodystrophie und über eine angeborene, noch nicht beschriebene Wachstumsstörung des Knochensystems: Metaphysäre Dysplasie. Z. orthop. Chir. **61**, 253—286 (1934).

Musgrowe: Persistence of the notochord in the human subject. J. Anat. Physiol. (Lond.) **25**. Zit. nach Schmorl-Junghanns.

Musumeci: Zit. nach Sauser.

Nachtwey, W., Schliak, H.: Zur Kenntnis neurologischer Syndrome bei Skeletmißbildungen der Occipito-Cervicalgegend. Nervenarzt **27**, 165—173 (1956).

Nagel, A.: Über angeborene und erworbene Synostosen der Wirbelsäule. Diss. Münster 1933.

Nau: Zit. nach Putti.

Neiss, A.: Nachweis der Foveola pharyngea occipitalis im Röntgenbild und ihre Beziehung zum Canalis basilaris medianus. Fortschr. Röntgenstr. **86**, 343—345 (1957).

Neugebauer, F. v.: Drei seltene Beobachtungen analoger Hemmungsmißbildungen von Hernia funiculi umbilicalis. Mschr. Geburtsh. Gynäk. **20**, 1219—1238 (1904).

Nichnes, H.: Beitrag zur Entwicklung des angeborenen Keilwirbels. Diss. Münster 1931.

Niedner, F.: Zur Kenntnis der normalen und pathologischen Anatomie der Wirbelkörperrandleiste. Fortschr. Röntgenstr. **46**, 628—662 (1932).

Niedner, F.: Schaltknochen in den Zwischenwirbelscheiben. Fortschr. Röntgenstr. **47**, 70—76 (1933).

Nievergelt, K.: Luxatio atlanto-epistrophica bei Aplasie des Dens epistrophei. Schweiz. med. Wschr. **78**, 653—657 (1948).

Nilsonne, H.: Eigentümliche Wirbelkörperveränderungen mit familiärem Auftreten. Acta chir. scand. **62**, 550 (1927).

Nöller, F.: Über Spaltbildungen an den Gelenkfortsätzen der Lendenwirbelsäule. Langenbecks Arch. klin. Chir. **191**, 703—709 (1938).

Nowak, C.: Emispondylia sagittale. Arch. Med. e. Chir. **1**, 79—83 (1932).

Nowakowski, H., Gadermann, E.: Regressive Wirbelsäulenveränderungen bei doppelseitiger Hodenatrophie und Anorchie. Verh. dtsch. Ges. inn. Med. **58**, 400—405 (1952).

Oblu, N., Banu, Th., Dobrescu, G., Voiculescu, P.: Cisti aneurysmatica dell'arco posteriore dell' atlante. Nunt. radiol. (Firenze) **31**, 28—34 (1965).

Oehlecker, F.: Eine congenitale Verkrümmung der Wirbelsäule infolge Spaltung von Wirbelkörpern. (Spina bifida anterior.) Bruns' Beitr. klin. Chir. **61**, 570—592 (1909).

Oestreich, A. E., Young, L. W.: The absent cervical pedicle syndrome; a case in childhood. Amer. J. Roentgenol. **107**, 505—510 (1969).

Oettingen, E. N. v.: Zwei angeborene Wirbelsäulenveränderungen. Röntgenpraxis **4**, 969—971 (1932).

Oppenheimer, H.: Supernumerary assicle at the isthmus of the neural arch. Radiology **39**, 98—100 (1942).

Ostendorff, A.: Über Wirbelkörperspalten. Diss. Königsberg 1934.

Overgard, K.: Über Blockwirbel. Nord. Med. **1942**, 2445—2448, Dänisch mit engl. Zus.fass.

Overton, L. M., Ghormley, R. K.: Congenital fusion of the spine. J. Bone Jt Surg. **16**, 929—934 (1934).

Paas: Zit. nach Runge.

Pässler: Zit. nach Hammerbeck.

Páez-Rios, J.: Agenesia sacro-coxigea subtotal. Minerva urol. **4**, 8—9 (1952).

Palmieri, G. G.: Classivicazione di alcune dismorfie (displasie) dei corpi vertebrali sella scorta di documenti radiografici, con speziale riguardo alle influence ipofisare. Radiol. med. (Torino) **29**, 1—14 (1942).

Palten, V.: Zit. nach Runge.

Panzironi, P. E.: La vertebra a farfalla. Radiol. med. (Torino) **34**, 164 (1948).

Partsch, F.: Beitrag zum Krankheitsbild der kongenitalen Halswirbelsynostose (Kurzhals). Arch. orthop. Unfall-Chir. **24**, 199—208 (1927).

Penners, R.: Durch Röntgenstrahlen verursachte Mißbildungen an der Wirbelsäule. Verh. Dtsch. Orthop. Ges. Z. orthop. Chir. **87**, 115—116 (1956).

Peyton, W. T., Peterson, H. O.: Congenital deformities in region of foramen magnum; basilar impression. Radiology **38**, 131—144 (1942).

Pfändler, U., Gloor, R. D.: Une famille avec syndrome de Klippel-Feil el autres malformations de la colonne vertébrale. J. Génét. hum. **15**, 103—120 (1966).

Pinet, F., D'Eshougues, J. R., Garchon, G., Clerget, O., Smadja, A., Barriere, J.: Les malformations de la charnière cranio-rachidienne. A propos de 24 observations personnelles. Ann. Radiol. (Paris) **4**, 43—66 (1961).

Pirkey, E. L., Purcell, J. H.: Agenesis of lumbosacral vertebrae. A report of two cases in living infants. Radiology **69**, 726—729 (1957).

Pisaneschi, M., Farrugia, C.: Su un caso di sindrome di Klippel-Feil. Minerva med. **58**, 310—315 (1967).

Pizon, P.: Les anomalies vertébrales lombo-sacrées d'origine ostéogénétique. J. Radiol. Électrol. **43**, 32—44 (1962).

Planz, J.: Ein Fall von angeborener Keilwirbelbildung. Diss. Bonn 1929.

PRADER, A.: Die frühembryonale Entwicklung der menschlichen Zwischenwirbelscheibe. Acta anat. (Basel) 3, 68—83 (1947).

PROBST, J.: Isolierte Interartikulärspaltbildung am Brustwirbel und ihre Darstellung im Röntgenbild. Fortschr. Röntgenstr. 86, 762—766 (1957).

PUPOVAC, .: Zur Kenntnis der pathologischen Anatomie und Genese der Hydromeningocele sacralis anterior. Zit. nach ALTSCHUL.

PURRUCKER, K.: Knochensyphilis und Trauma. Arch. orthop. Unfall-Chir. 28, 46—55 (1930).

PUTTI, V.: Beitrag zur Ätiologie, Pathogenese und Behandlung des angeborenen Hochstandes des Schulterblattes. Fortschr. Röntgenstr. 12, 328—349 (1908).

PUTTI, V.: Die angeborenen Deformitäten der Wirbelsäule. Fortschr. Röntgenstr. 14, 285—313 (1909); 15, 65—92, 243—292 (1910).

PUTTI, V.: Aspetti clinici della degenerazione del disco intervertebrale. Chir. Organi Mov. 18, 1—21 (1933).

RAMBAUD, A., RENAULT, CH.: Origine et developpement des os. Paris 1864.

RANIERI, L.: Le agenesie vertebrali. Considerazioni su due casi assenza del rachide lombare. Arch. Ortop. (Milano) 75, 431—443 (1962).

RATHKE, F. W.: Kongenitale Wirbelkörperspalten und Wirbelkörperdefekte. Z. Orthop. 87, 118—147 (1955).

RATHKE, F. W.: Sagittale und frontale Wirbelkörperspalten. Zur formalen Gesetzmäßigkeit kongenitaler Wirbelkörperfehlbildungen. Arch. orthop. Unfall-Chir. 50, 618—629 (1959).

RATHKE, F. W.: Die juvenilen Rückgratverkrümmungen. Stuttgart: Thieme 1961.

RECHTMANN, A. M., THOMAS HORWITZ, M.: Congenital synostosis of the cervice thoracic vertebrae (The Klippel-Feil-Syndrome). Amer. J. Roentgenol. 43, 66—73 (1940).

REGENSBURGER, K.: Über Spaltbildungen und freie Knochenschatten an den Gelenkfortsätzen der Lendenwirbelsäule. Bruns' Beitr. klin. Chir. 167, 622—640 (1938).

REINHARDT, K.: Frakturen und Luxationen des 1. und 2. Halswirbels. Radiol. Austriaca 10, 185—201 (1960).

REINHARDT, K.: Asome an der Lendenwirbelsäule. Fortschr. Röntgenstr. 99, 197—203 (1963).

REINHARDT, K.: Der Processus paracondyloideus sen paramastoideus seu paroenzitalis und der Processus supratransversalias des Atlas. Fortschr. Röntgenstr. 102, 507—573 (1965).

REINHOLD, H., SAUERBREY, R.: Beitrag zur angeborenen Blockwirbelbildung und zur Schipperkrankheit der Halswirbelsäule. Fortschr. Röntgenstr. 91, 643—648 (1959).

REISNER, A.: Unterscheidungsmerkmale normaler, entzündlicher und posttraumatischer Zustände an der Wirbelsäule. Fortschr. Röntgenstr. 44, 726—751 (1931).

REISNER, A.: Vollkommene Spaltbildung am 5. Lendenwirbelkörper. Röntgenpraxis 3, 937—942 (1931).

REISNER, A.: Unfallfolge oder Entwicklungsstörung der obersten Halswirbel? Röntgenpraxis 5, 157 (1933).

REITER, A.: Die Frühentwicklung der menschlichen Wirbelsäule. Z. Anat. Entwickl.-Gesch. 112, 185 (1942).

REMAGEN, W., HIENZ, H. A., WIEDEMANN, H. R.: Zum Problem der Frühentwicklung der Wirbelsäule. Z. Anat. Entwickl.-Gesch. 131, 39—44 (1970).

REMAK, R.: Untersuchungen über die Entwicklung der Wirbeltiere. Berlin: Reimer 1955.

REMANE, A.: Wirbelsäule und ihre Abkömmlinge. In: Handbuch der vergleichenden Anatomie der Wirbeltiere. Berlin:Urban& Schwarzenberg 1936.

REMPE, W.: Über sagittale Lateralisationszustände an den unteren Lendenwirbeln und ihre Bedeutung für die Entstehung von Spondylolyse und Spondylolisthesis. Z. Orthop. 85, 237—252 (1955).

RENANDER, A.: Entwicklungsstörungen der Wirbel. Sometoschisis. Hemispondylus. Acta radiol. (Stockh.) 10, 588—597 (1929).

RENDICH, R. A., HARRINGTON, L. A.: Roentgen findings in caisson disease of bone. Radiology 35, 439—448 (1940).

RETTIG, H.: Ein Beitrag zur formalen Genese frontaler Wirbelkörperspalten. Arch. orthop. Unfall-Chir. 50, 269—285 (1958).

RIBBING, S.: Familiäre multiple Epiphysenstörungen und ossale aseptische Nekrosen. Upsala Läk.-Fören. Förh., N. F. 39, 433—448 (1934). Ref. Zbl. ges. Radiol. 18, 612 (1934).

RIBBING, S.: Studien über hereditäre, multiple Epiphysenstörungen. Acta radiol. (Stockh.) Suppl. XXXIV (1937).

RICHTER: Über die experimentelle Darstellung der Spina bifida. Anat. Anz. 3, 686—697 (1888)

RISOLIA, A. A., CUEVILLAS, A. L.: Persistencia de los núcleos epifisario de los cuerpos vertebrales. J. méd. (B. Aires) 9, 595—597 (1956).

ROBERTS, S. M.: Congenital absence of the odontoid process. Resulting in dislocation of the atlas on the axis. J. Bone Jt Surg. 15, 988—989 (1933).

ROBINSON: Röntgenologische Analyse der Spaltbildungen des Kreuzbeines bei Myelodysplasie. Wien. med. Wschr. 1933, 1910.

ROCHER, H. L., PONYANNE, L.: Un cas de cyphose congénitale par malformation vertébrale. Chir. Narzad. Ruchu 7, 5—9 (1934).

ROCHER, H. L., ROUDIL, G.: Malformations du sacrococcyx. Etude anatomoclinique et essai de classification. Rev. Chir. (Paris) 50, 299—339 (1931).

ROCHER, H. L., ROUDIL, G.: Contribution à l'étude des malformations du sacrococcyx. Bordeaux chir. 4, 315—325 (1931).

ROEDERER, C., SERRAUD: Une forme rare d'anomalie vertébrale congénitale. Bull. Soc. Radiol. méd. France 24, 188—190 (1936).

ROGGATZ, J., ZWICKER, H.: Die Rhachischisis anterior. Z. Orthop. 107, 610—620 (1970).

ROHR, H.: Die angeborenen knöchernen Fehlbildungen in der Occipito-Cervikal-Gegend und ihre Behandlung. Zbl. Neurochir. 16, 276—292 (1956).

ROKITANSKY: Zit. nach SCHMORL-JUNGHANNS.

ROSENKRANZ, A.: Eine seltene Wirbelsäulenmißbildung. Zum Problem des dorsalen Halbwirbels. Öst. Z. Kinderheilk. 8, 291—294 (1953).

17*

Rosenkranz, A.: Eine seltene Wirbelsäulenmißbildung. Wien. med. Wschr. **103**, 192 (1953).

Rosenthal, H.: Über die Bedeutung kleiner, an den Wirbelkanten gelegener Knochenschatten. Dtsch. Z. Chir. **251**, 463—478 (1939).

Rotering, F.: Ein ungewöhnlicher Fall von Wirbelsäulenmißbildung. Diss. Münster 1939.

Rousseau, F., Desproges-Gotteron, R., Dany, A., Valegeas, A., Bourdeau, J. J.: Étude radioclinique de 16 cas de malformations congénitales de la charnière cervico-occipitale. Ann. Radiol. **12**, 499—521 (1969).

Roux, J. L.: L'impression basilaire au cours de l'ostéite déformante de Paget. Rev. méd. Suisse rom. **77**, 436—448 (1957).

Rowland, L. P., Shapiro, J. H., Jacobson, H. G.: Neurological syndromes associated with congenital absence of odontoid process. Arch. Neurol. Psychiat. (Chic.) **80**, 286—291 (1958).

Rowley, K. A.: Coronal cleft vertebra. J. Fac. Radiol. (Lond.) **6**, 267—274 (1955).

Rübsamen, H.: Über die teratogenetische Wirkung des Sauerstoffmangels in der Frühentwicklung. Ein Beitrag zur Kausalgenese der Mißbildungen bei Mensch und Tier. Beitr. path. Anat. **112**, 336—379 (1952).

Rütt, A., Degenhardt, K.-H.: Beitrag zur Ätiologie und Pathogenese von Wirbelsäulenmißbildungen. Arch. orthop. Unfall-Chir. **51**, 120—139 (1959).

Runge, K.: Über die Nebenknochenkerne der Wirbelkörper. Fortschr. Röntgenstr. **60**, 323—360 (1939).

Russe, Gerhardt, Macharek, Popp: Atlas orthopädischer Erkrankungen. Bern u. Stuttgart: Hans Huber 1964.

Russel, L. B.: X-Ray induced developpemental abnormalities in the mouse and their use in the analysis of embryological pattern. II. Abnormalites of the vertebral column and thorax. J. exp. Zool. **131**, 329—395 (1956).

Russell, L. B.: Abnormalities of the vertebral columne and thorax. S. exp. Zool. **113**, 329—396 (1956).

Saller: Zit. nach Schinz-Baensch-Friedl.

Saul, H.: Röntgenologisch-anatomische Untersuchungen über die Veränderungen der Wirbelsäule bei Craniorhachischisis. Z. Anat. Entwickl.-Gesch. **128**, 350—377 (1969).

Saunders, W. W.: Basilar impression; position of the normal odontoid. Radiology **41**, 589—590 (1943).

Sauser, G.: Manifestation der Occipitalplatte an einem menschlichen Schädel. Z. Anat. Entwickl.-Gesch. **102**, 51—56 (1934).

Scannel, R. C.: Congenital absence of the odontoid process. A case report. J. Bone Jt Surg. **27**, 714—715 (1945).

Schapira, C.: Su alcune forme rare di malformazioni congenital del rachide (sinostosi vertebrali. Cifosi congenite). Chir. Organi Mov. **22**, 39—57 (1936).

Scheuermann, H.: Kyphosis dorsalis juvenilis. Z. orthop. Chir. **41**, 305—317 (1921).

Scheuermann, H.: Zur Röntgensymptomatologie der juvenilen Osteochondritis dorsi. Fortschr. Röntgenstr. **44**, 233—234 (1931).

Scheuermann, H.: Roentgenologic studies of the origin and development of juvenilis kyphosis, together with some investigatione concerning the vertebral epiphyses in man and in animals. Acta orthop. scand. **5**, 161—216 (1934).

Schiffer, K. H.: Klinik und Therapie der Fehlbildungen im Bereich des Schädel-Wirbelsäulen-Übergangs. Fortschr. Röntgenstr., Beih. 1964, 71—80.

Schiller, F., Nieda, J.: Malformations of odontoid process: report of case and clinical survey. Calif. Med. **86**, 394—398 (1957).

Schinz, H. R.: Fortschritte in der Röntgendiagnostik der Wirbelsäule. Wien. klin. Wschr. **1**, 321—325 (1935).

Schinz, H. H., Baensch, W., Friedl, E., Uehlinger, E.: Lehrbuch der Röntgendiagnostik. Stuttgart: Georg Thieme 1952.

Schinz, H. R., Töndury, G.: Zur Entwicklung der menschlichen Wirbelsäule. Die Frühossifikation der Wirbelkörper. Fortschr. Röntgenstr. **66**, 253—289 (1942).

Schlegel, K. F.: Zervikaler Blockwirbel bei Osteochondrose. Fortschr. Röntgenstr. **83**, 373—377 (1955).

Schlegel, K. F.: Die Spina bifida. Ursachen und Bedeutung. Verh. dtsch. orthop. Ges. **1958**, 175—184.

Schlüter, K.: Über Fehlbeurteilungen von Röntgenbildern der Wirbelsäule. Bruns' Beitr. klin. Chir. **191**, 257—268 (1955).

Schmidt, H.: Okzipitale Dysplasien. I. Manifestation des Okzipitalwirbels im Röntgenbild. Fortschr. Röntgenstr. **90**, 691—704 (1959).

Schmidt, H.: Okzipitale Dysplasien. I. Mitt. Die Manifestation des Okzipitalwirbels im Rö-Bild. Fortschr. Röntgenstr. **90**, 691—704 (1959). II. Mitt.: Die occipitale Hypoplasie. Fortschr. Röntgenstr. **91**, 207—221 (1959). III. Mitt.: Begleitende Entwicklungsstörungen und Folgen der okzipitalen Dysplasie. Fortschr. Röntgenstr. **91**, 221—233 (1959).

Schmidt, H., Fischer, E.: Über zwei verschiedene Formen der primären basilaren Impression. Fortschr. Röntgenstr. **88**, 60—66 (1958).

Schmidt, H., Fischer, E.: Über partielle einseitige Synostosen zwischen Atlas und Axis. Fortschr. Röntgenstr. **92**, 380—384 (1960).

Schmidt, H., Fischer, E.: Über die Bedeutung knöcherner Varianten des okzipitozervikalen Überganges. Zugleich eine Erwiderung auf die Beiträge von Keller, H. L.: Form, Varianten und Fehlbildungen des Atlas und seiner Umgebung und Went, H.: Zur Manifestation eines Proatlas; beide erschienen in dieser Z. **95**, H. 3 (1961). Fortschr. Röntgenstr. **96**, 479—488 (1962).

Schmorl, G.: Über bisher nur wenig beachtete Eigentümlichkeiten ausgewachsener und kindlicher Wirbel. Langenbecks Arch. klin. Chir. **150**, 420—442 (1928).

Schmorl, G.: Chordareste in den Wirbelkörpern. Zbl. Chir. **55**, 3, 2305—2310 (1928).

Schmorl, G., Junghanns, H.: Die gesunde und die kranke Wirbelsäule im Röntgenbild und Klinik, 4. Aufl. Stuttgart: Thieme 1957.

SCHNEIDER, P. W.: Entwicklungsstörungen am Axis-wirbel. Arch. orthop. Unfall-Chir. **55**, 13—19 (1963).

SCHOBER, R.: Die Fehlbildungen der occipito-cervi-calen Übergangsregion. Radiologe **3**, 153—160 (1963).

SCHOBINGER, R.: Intra-osseous venography of the atlas. Angiology 8, 428—432 (1957).

SCHOEN, D.: Über eine vorgetäuschte Frakturlinie im Dens epistrophei. Fortschr. Röntgenstr. **82**, 52—54 (1955).

SCHÖNEICH, R.: Dorsaler Halbwirbel des 1. LWK und Blockwirbelbildung des 12. BWK mit dem 2. LWK. Fortschr. Röntgenstr. **82**, 280 (1955).

SCHRICK, F. G. VAN: Die angeborene Kyphose. Z. orthop. Chir. **56**, 238—259 (1932).

SCHRICK, F. G. VAN: Die Wirbelblockbildung. Z. orthop. Chir. **57**, 35—49 (1932).

SCHRIMPF, H.: Fetale Beckenformen in Abhängigkeit von Mißbildungen der Wirbelsäule. Virchows Arch. path. Anat. **325**, 422—440 (1954).

SCHÜLLER, A.: Zur Röntgen-Diagnose der Basalen Impression des Schädels. Wien. med. Wschr. **61**, 2593—2599 (1911).

SCHÜLLER, A.: Diagnosis of "basilar impression". Radiology **34**, 214—216 (1940).

SCHULTZ, E. H., LEWY, R. W., ROSSO, P.: Agenesis of the odontoid process. Radiology **67**, 102—105 (1952).

SCHULTZE: Zit. nach PUTTI.

SCHULTZE-JENA, E.: Angeborene Mißbildung der Lendenwirbelkörper bei Mutter und Kind. Münch. med. Wschr. **96**, 980—981 (1954).

SCHWABE, R.: Untersuchungen über die Rückbildung der Bandscheiben im menschlichen Kreuzbein. (Mit einem Beitrag zur Frage der Entstehung sacraler Chordome.) Virchows Arch. path. Anat. **287**, 651—713 (1933).

SCHWALBE, E.: Die Morphologie der Mißbildungen des Menschen und der Tiere. Jena 1909.

SCHWARZE, K.: Zur Frage des Klippel-Feilschen Fehlers der Wirbelsäule. Arch. orthop. Chir. **41**, 47 (1941).

SCHWARZWELLER, I.: Familiäres Vorkommen von angeborenen Wirbelsäulenmißbildungen. Arch. orthop. Unfall-Chir. **39**, 694—697 (1939).

SEAMEN, W. B., SCHWARTZ, H. G.: Diastematomyelia in adults. Radiology 70, 692—695 (1958).

SEAR, H. R.: The congenital bone dystrophies and their corelation. J. Fac. Radiol. (Lond.) 4, 221—234 (1953).

SENSENIG, E. C.: The early development of the human vertebral column. Contr. Embryol. Carneg. Justn Publ. No 583, **33**, 21—41 (1949).

SEREGHI, M.: Eine sonderbare congenitale Mißbildung (Schmetterlingsform) des 3. Lumbarwirbels. Ein Beitrag zur Frage der Entwicklung der Wirbel-körper. Fortschr. Röntgenstr. **36**, 353—356 (1927).

SÈZE, S. DE, LE BANDOUR, J.: Étude morphologique et diagnostique des blocs vertébraux d'origine congénital. Rev. Rhum. **22**, 285—309 (1955).

SICARD, J. A., LERMOYEZ, J.: Formes frustes, évolutives familiales du Sýndrôme de Klippel-Feil. Rev. neurol. 70—74 (1923).

SICK, P.: Über angeborenen Schulterblatthochstand. Dtsch. Z. Chir. **67**, 566—577 (1903).

SILFVERSKIÖLD, N.: A "forme fruste" of Chondro-dystrophia with Changes simulating several of the known "local malacias". Acta radiol. (Stockh.) **4**, 44—57 (1925).

SIMONS, B.: Die Röntgendiagnostik der Wirbelsäule. Jena: Gustav Fischer 1951.

SIMRIL, W. A.: Consideration of pre-existing (congenital and acquired) in the preplacement spine examination. Radiology **70**, 654—660 (1958).

SINCLAIR, J. G., DUREN, N., RUDE, C. J.: Congenital lumbosacral defect. Arch. Surg. **43**, 473—478 (1941).

SKOK, P., KAPP, J., TROCAND, CH. E.: Spontaneous dislocation of the atlas. Report of a case simulating syringomyelia with a discussion of etiology and methods of treatment. J. Neurosurg. **20**, 219—222 (1964).

SMITH: Zit. nach CAVE.

SMITHBERG, M.: Peratogenie effects of some hypo-glycemic agents in mice. Anat. Rec. **136**, 280 (1960).

SMITHBERG, M., RUNNER, M. N.: Teratogenic effects of hypoglycemic treatments in inbred strains of mice. Amer. J. Anat. **113**, 479—489 (1963).

SORREL, E., LEGRAUD-LAMBLING, NABERT: Deux cas d'agénesie des disques et des corps verté-braux dorsaux. Bull. Soc. Pédiat. Paris **33**, 557—563 (1935). Zbl. Rad. **23**, 184 (1936).

STANISLAWEGEVIC, ST., ELMER, G. ST. J.: Congenital Fusion of three lumbar vertebral bodies. Radio-logy **71**, 425—427 (1947).

STECHELE, U.: Über das Klippel-Feilsche Syndrom. Kasuistischer Beitrag. Mschr. Kinderheilk. **79**, 406—408 (1939).

STERNBERG, H.: Defekte und Entwicklungsstörungen des kaudalen Wirbelsäulenabschnittes. Arch. orthop. Chir. **30**, 20—26 (1931).

STERNBERG, H.: Zur Prognose angeborener Skoliosen. Arch. orthop. Chir. **31**, 479—485 (1932).

STERNBERG, H.: Die angeborene Kyphose und der angeborene Gibbus, ihre anatomischen Grund-lagen und ihre formale Genese. Arch. orthop. Chir. **31**, 465—478 (1932).

STERNBERG, H.: Malformazioni multiple delle ex-tremità da irradiazione Roentgen durante la gravidanza. Chir. Organi Mov. **24**, 231—239 (1939).

STIEFEL, D. M.: Congenital absence of the odontoid process. Report of a case. J. Bone Jt Surg. A **32**, 946—947 (1950).

STOLZE, TH.: Spalten des vorderen und des hinteren Atlasbogens, seltene für den Atlas typische Fehl-bildungen. Radiologe **9**, 304—306 (1969).

STOLZE, TH., LESSMANN, W.: Über klinisch-röntgeno-logischen Beobachtungen an 1021 Lendenwirbel-säulen unter bes. Hinweis auf Wirbelverschiebun-gen. Z. ges. inn. Med. **11**, 967—972 (1956).

SWOBODA, W.: Frontale Wirbelkörperspalten. Fort-schr. Röntgenstr. **80**, 603—607 (1954).

SWOBODA, W.: Grenzen des Normalen und Anfänge des pathologischen im Röntgenbild des kindlichen Skeletes. 57. Tagg. Dtsch. Ges. f. Kinderheilk, Graz, 1959.

TABOR, M. L.: Etude statistique des anomalies du rachis lombaire et lombo-sacré costatations radiologiques sou 7500 malades orthopédiques. J. Radiol. Électrol. **49**, 713—718 (1968).

TACKE, H. G.: Zum Problem der schwanzlosen Katzen. Z. Anat. Entwickl.-Gesch. **106**, 343 (1936).

TÄNZER, A.: Die basiläre Impression. Radiol. clin. (Basel) **25**, 135—152 (1956).

TÄNZER, A.: Durch Spalt im vorderen Bogen des Atlas vorgetäuschte Fraktur des Dens epistrophei. Fortschr. Röntgenstr. **86**, 138—139 (1957).

TAILLARD, W.: Kongenitale Mißbildungen und Orthopädie. Schweiz. med. Wschr. **37**, 949—953 (1959).

TAILOR, H. K.: Aseltic necrosis in adults: caisson workers and others. Radiology **42**, 550—569 (1944).

TENTI, L., CAVAGNA, C.: A proposito della "impressione basilare". Radiol. prat. **10**, 466—485 (1960).

TEPLICK, J. G., STEINBERG, S., ADELMANN, B. P.: Congenital absence of odontoid process; report of case. Amer. J. Roentgenol. **83**, 653—655 (1960).

THEILER, K.: Blockwirbelbildung bei Infekten des hinteren Körperendes. Arch. Klaus-Stift. Vererb.-Forsch. **3/4**, 343—373 (1950).

THEILER, K.: Beitrag zur Analyse von Wirbelkörperfehlbildungen: Experiment, Genetik und Entwicklung. Z. menschl. Vererb. u. Konstit.-Lehre **31**, 271—322 (1953).

THEILER, K.: Die Entstehung von Spaltwirbeln bei Danforth's Short-Tail Maus. Acta anat. (Basel) **21**, 259—283 (1954).

THEILER, K.: Störungen der Ursegmentbildung durch mutierte Gene bei der Hausmaus. 16. Jahresbericht der Schweiz. Ges. f. Vererbungsforschung S.S.G., Bd. XXXI, **3/4**, 286—290 (1956).

THEILER, K.: Anatomy and development of the "Truncate" (boneless) mutation in the mouse. Amer. J. Anat. **104**, 319—334 (1959).

THEILER, K.: Schwanzmutanten bei Mäusen. Z. Anat. Entwickl.-Gesch. **121**, 155—164 (1959).

THEILER, K.: Metameriestörungen und ihre Konsequenzen im Säugetierexperiment. Z. Anat. Entwickl.-Gesch. **126**, 31—42 (1967).

THEILER, K.: Das Wirbel-Rippen-Syndrom. Schweiz. med. Wschr. **98**, 907—908 (1968).

THIÉBAUF, F., WACKENHEIM, A., VROUSOS, C.: Définition du déplacement antéro-postériour de la dent de l'axis à l'aide de la ligue vasilaire. Acta radiol. (Stockh.) W. S. **1**, 811—813 (1963).

THOMSEN, W.: Die statischen Anomalien der Wirbelsäule und ihre Behandlung. Regensburg. Jb. ärztl. Fortbild. **4**, 240—248 (1955).

THOMSON, J.: Case of Klippel-Feil syndrome. Arch. Dis. Childh. **12**, 127—131 (1937).

THORNE, I. J.: Caisson disease: study based on 300 cases observed at Queens-Midtown Tunnel projekt. Amer. med. Ass. **117**, 585—588 (1941).

TILL, K.: Spinal dysraphism. A study of congenital malformations of the lover back. S. Bone Jt Surg. B **51**, 415—422 (1969).

TIMOFEEFF-RESSOWSKY, N. W.: Ergebnisse der Strahlengenetik als Grundlage für die Schätzung der eventuellen Erbschädigungsgefahr durch Strahlen. Dtsch. Röntgen-Kongr. München 1938. Fortschr. Röntgenstr. **38**, 21—23, 33—35 (1938).

TISHLER, J., MARTEL, W.: Dislocation of the atlas in mongolism. Prelim. report. Radiology **84**, 904—906 (1965).

TÖNDURY, G.: Entwicklungsgeschichte und Fehlbildungen der Wirbelsäule. Stuttgart: Hippokrates 1958.

TÖNDURY, G.: Die sensiblen Phasen in der Embryonalentwicklung und ihre Störungen durch chemische Faktoren. Medikament. Pathol. Fal. Mißbild. Symposion Liestal, 4—20 (1963).

TORKLUS, D. v., GEHLE, W.: Das os odontoideum als Occipitalwirbelmanifestation. Radiol. clin. (Basel) **37**, 321—330 (1968).

TORKLUS, D. VON, GEHLE, W.: Die obere Halswirbelsäule. Regionale Morphologie, Pathologie und Traumatologie. Fortschr. Röntgenstr., Erg.-Bd. 101. Stuttgart: Thieme 1970.

THUREL, WOLLIN, BOTTEREL: Zit. nach REINHARDT.

TRAUTMANN, J.: Vorgetäuschte Spaltbildung im Dens epistrophei. Fortschr. Röntgenstr. **75**, 757 (1951).

ÜBERMUTH, H.: Keilwirbel und Unfall. Zbl. Chir. **69**, 373—385 (1942).

UIBE, P.: Zur Begutachtung von Wirbelsäulenschäden. Zbl. Chir. **84**, 1946—1956 (1959).

UMBACH, W., NOETZEL, H.: Klinische Besonderheiten des solitären Plasmocytoms. Dtsch. med. Wschr. **85**, 1375—1385 (1960).

VALENTIN, B.: Über eine eigenartige, bisher unbekannte Form multipler Epiphysenstörungen. Fortschr. Röntgenstr. **29**, 120—125 (1922).

VALENTIN, B.: Klinische Beiträge zum Wesen der Mißbildungen. Arch. orthop. Unfall-Chir. **28**, 385—397 (1930).

VALENTIN, B.: Knochensystemerkrankung (atypische Chondrodystrophie, osteochondropathia multiplex) und sogenannte Platyspondylia generalisata. Bericht über zwei Fälle. Zbl. Chir. **57**, 2038—2050 (1933).

VALENTIN, B., PUTSCHAR, W.: Dysontogenetische Blockwirbel- und Gibbusbildung (klinische und anatomische Untersuchungen). Z. orthop. Chir. **64**, 338—369 (1936).

VEIT: Zit. nach FELLER u. STERNBERG.

VERHAAK, R.: Eine bemerkenswerte Mißbildung der Wirbelsäule: Pseudo-Asoma und Pseudo-Epitritospondylus durch Spaltung in der dorsalen Bogenanlage. Radiologe **7**, 150—152 (1967).

VIEHWEGER, G.: Der Prozessus paratransversarius, eine Varietät des Atlas. Fortschr. Röntgenstr. **83**, 411—472 (1955).

VIRCHOW, H.: „Abwetzung" an den Endflächen der Wirbelkörper. Berl. klin. Wschr. **53**, 1043 (1916).

VIRCHOW, H.: Die sagettal-flexorische Bewegung der menschlichen Halswirbelsäule. Arch. orthop. Unfall-Chir. **26**, 1—42 (1927).

VOLHARD, E., DRIGALSKI, W. VON: Über eine eigenartige familiäre Entwicklungsstörung des Rumpfskeletts. Zbl. inn. Med. **58**, 243—252 (1937).

VRITSIOS, A.: Kongenitale Aplasie des Zahnfortsatzes des zweiten Halswirbels. Radiographica (Hamburg). Nr 6, 129—131 (1963).

WACKENHEIM, A.: Neuroradiologie. Radio-anatomie normale et pathologique du crâne. Paris: G. Doin & Cie. 1960. 392 S. u. 122 Abb.

WACKENHEIM, A.: La dislocazione trasversale della cerniera occipito-cervicale: una cansa della nevralgia cervico-occipitale. Radiol. med. (Torino) **52**, 1254—1259 (1966).

WACKENHEIM, A.: La dislocation transversale de la chamière cervico-occipitale. Rev. Oto-neuro-ophtal. **39**, 364—374 (1967).

WACKENHEIM, A.: Problèmes radiographiques pour l'étude rhumatologique de la charnière cervics-occipitale. J. Radiol. Électrol. **49**, 215—225 (1968).

WACKENHEIM, A.: Les développements compensateurs an niveau des ares de l'atlas. Hun. Radiol. **12**, 689—691 (1969).

WACKENHEIM, A., BRAUN, J. P.: Weichteile, Stenose und Erweiterung am Atlas. (Rö.-Kongr. Baden-Baden 1967.) Fortschr. Röntgenstr., Beiheft **1968**, 127—131.

WACKENHEIM, A., BRAUN, J. P.: Weichteile, Stenose und Erweiterung am Atlas. Fortschr. Röntgenstr., Beiheft **1968**, 127—131.

WALLGREEN, A.: Eine seltene Halswirbelanomalie. Zbl. Chir. **49/2**, 1578—1583 (1922).

WALTER, H.: Angeborene Synostose der Lendenwirbelsäule. Arch. orthop. Chir. **29**, 255—262 (1931).

WALTER, R., WENT, H.: Zum röntgenologischen Nachweis der Atlasbogendefektbildungen. Fortschr. Röntgenstr. **87**, 496—498 (1957).

WEIGEL, H., BACH, H.: Röntgenologischer Beitrag zu seltenen Mißbildungen der Wirbelsäule. Fortschr. Röntgenstr. **84**, 331—335 (1956).

WEIGERT, C.: Zwei Fälle von Mißbildung eines Ureters und einer Samenblase mit Bemerkungen über einfache Nabelarterien. Virchows Arch. path. Anat. **104**, 10—20 (1886).

WEISHAAR, J.: Beitrag zur partiellen Blockwirbelbildung nach isolierter Bandscheibenverletzung. Fortschr. Röntgenstr. **87**, 129—130 (1957).

WEISS, R.: Zur röntgenologischen Begutachtung der Occipito-zervikal-Gegend in der Versorgungsmedizin. Fortschr. Röntgenstr. **89**, 53—59 (1958).

WEILER, A. G.: Congenital absence of odontoid process of the axis with atlanto-axial dislocation. J. Bone Jt Surg. **24**, 161—165 (1942).

WENT, H.: Zum klinischen Bild der Atlasassimilation. Fortschr. Röntgenstr. **89**, 213—219 (1958).

WENT, H.: Atlasassimilation und basiläre Impression. Zbl. Chir. **84**, 1956—1960 (1959).

WENT, H.: Zur Manifestation eines Proatlas. Fortschr. Röntgenstr. **95**, 370—374 (1961).

WERENSKIOLD, B.: Über einen Fall von Wirbelmißbildungen. Keilwirbel, Spiralwirbel. Acta radiol. (Stockh.) **18**, 775—797 (1937).

WERNER, A.: La luxation atloíde-axoídienne non traumatique de l'adulte. Techniques de réduction et d'ostéosythèse. Neuro-chirurgie **6**, 205—215 (1960).

WESTON, W. J., GOODSON, G. M.: Vertebra plana (Calvé). J. Bone Jt Surg. B **41**, 477—485 (1959).

WIEDEMANN, H. R.: Ausgedehnte und allgemeine erblich bedingte Bildungs- und Entwicklungsfehler des Knochengerüstes. Mschr. Kinderheilk. **102**, 136—148 (1954).

WIERZEJEWSKI, J.: Über angeborene knöcherne Veränderungen der Wirbelsäule. Z. orthop. Chir. **50**, 603—655 (1929).

WILLARD, DE F. P., NICHOLSON, J. T.: Klippel-Feil syndrome. Ann. Surg. **99**, 561—567 (1934).

WILLEMIN: Zit. nach SINCLAIR, DUREN u. RUDE.

WILLEMIN, F., CANTAGRILL, M.: Anomalies des apophyses articulaires vertébrales. J. Radiol. Électrol. **22**, 490—494 (1938).

WISE, I. M.: An unusual congenital anomaly of the spine. Radiology **29**, 497—498 (1937).

WITTIG, H.-J.: Röntgenologisch-aufnahmetechnische Möglichkeiten für Standard- und Spezialaufnahmen der Halswirbelsäule und der Atlanto-Okzipital-Gelenke. Diss. Halle/S. 1958. 82 S. u. 12 Abb.

WOLEY, M., NRUWER, H. J., BAKER, H. L.: The lateral roentgenogramm of the neck (with comment on the atlanto-odontoid-basion relationship. Radiology **71**, 350—356 (1958).

WOLFF: Zit. nach FELLER u. STERNBERG.

WOLLENBERG, A.: Röntgenologie der Deformitäten. In: Gerhartz, Leitfaden der Röntgenologie.

WOLLIN, D. G.: The os odontoideum. Separate odontoid process. J. Bone Jt Surg. A **45**, 1458—1471, 1484 (1963).

WOLLIN, D. G., ELLIOT, G. B.: Coronal cleft vertebrae and persistent notochordal derivatives of infancy. S. Canad. Ass. Radiol. **12**, 78—81 (1961).

WORTZMAN, G., DEWAR, F. P.: Rotary fixation of the atlanto-axial joint: Rotational atlantoaxial subluxation. Radiology **90**, 479—487 (1968).

YANAGISAWA, R. K.: Vergleichende röntgenologische Untersuchungen über die Wirbelkörperepiphyse beim Menschen und Säugetier. Diss. Bern 1939.

ZACKS, A.: Atlanto-occipital fusion, basilar impression, and block vertebrae associated with intraspinal neurofibroma, meningocele, and von Recklinghausen's disease. Radiology **75**, 223—231 (1960).

ZAFFARONI, A., RUFFONI, R.: Le sin ostosi congenite del rachide cervicale. G. ital. Chir. **18**, 813—828 (1962).

ZANOLI, R.: Cifosi congenite. Arch. Med. e. Chir. **5**, 3—15 (1936).

ZDRYLUK, S. J.: Ein Fall von angeborener Abwesenheit des Kreuz- und Steißbeines in Kombination mit anderen angeborenen Mißbildungen des Gerüstes der Bewegungs- und Sitzorgane mit Erscheinungen vollständiger unwillkürlicher Harn- und Kotinkontinenz. Ref. Zentr.-Org. ges. Chir. **91**, 76 (1939).

ZELIGS, J. M.: The absence of the sacrum. Arch. Surg. **41**, 1220—1228 (1940).

ZIEGLER, H.: Dens-epistrophei-Fraktur. Langenbecks Arch. klin. Chir. **288**, 443—445 (1958).

ZIMMER, E. A.: Die röntgenologische Untersuchung der Atlasspaltbildung. Acta radiol. (Stockh.) **18**, 842—850 (1937).

ZOJA: Zit. nach SAUSER.

ZSEBÖK, Z.: Ein „Röntgenkind". Zbl. Gynäk. **66**,2, 1325 (1942).

ZUR VERTH, M.: Lumbago und Lumbago ossea unter besonderer Berücksichtigung der Unfallentstehung. Hefte Unfallheilk. **4**, 1—72 (1930).

II. Fehlbildungen der Wirbelbögen*

Von

H. Wolfers und W. Hoeffken

Mit 228 Abbildungen

1. Einleitung

Die Besprechung der Wirbelbogenfehlbildungen kann nur in einer Sichtung und geordneten Zusammenstellung des reichlich vorhandenen kasuistischen Materials unter Hinweis auf vermutete entwicklungsgeschichtliche Entstehungsmöglichkeiten bestehen.

Der Begriff der Fehlbildung als Folge einer Entwicklungshemmung oder einer Hemmungsmißbildung (s. S. 271) und der Variation ist nicht fest umrissen. Es gibt keine sichere Grenze zwischen dem „Normalzustand", der „Variation" und der „Fehlbildung". Die Übergänge von der Entwicklungshemmung bis zur Defektbildung sind fließend und werden in der Beurteilung dadurch kompliziert, daß „Anomalien des Knochens mit großer Regelmäßigkeit auch mit Anomalien auf dem Gebiet der Muskel- und Sehnenansätze sowie des Nerven- und Gefäßverlaufes" (MEYER-BURGDORF) einhergehen. Schließlich scheint der Hinweis wichtig, daß *eine Fehlbildung klinisch bedeutungslos* sein und die *Variation klinische Symptome* machen kann.

In der folgenden Systematik, die nach der Lokalisation der Fehlbildungen zusammengestellt ist, müssen Überschneidungen und Wiederholungen auftreten, da nicht selten verschiedene Fehlbildungen an einem Wirbelbogen oder an mehreren Wirbelbögen einer Wirbelsäule auftreten.

Erschwert wird eine Systematik dadurch, daß nicht das Wirbelsäulensegment sondern die Wirbelbogenreihe eine entwicklungsmechanische Einheit darstellt, die zudem noch unter dem Einfluß der Wirbelkörperentwicklung steht.

Nicht besprochen und in gesonderten Abschnitten dieses Handbuches sind nachzulesen:

die typischen Variationen einschließlich der Assimilationsstörungen am cervico-thorakalen und lumbo-sacralen Übergang,

die Entwicklungsstörungen am atlanto-occipitalen Übergang,

die Spondylolisthesis und Pseudospondylolisthesis,

die Fehlbildungen des Kreuzbeines,

die Bogenfehlbildungen bei Klippel-Feil-Syndrom und anderer Systemerkrankungen, die allerdings teilweise erwähnt werden müssen.

2. Untersuchungstechnik und Bildwiedergabe

Infolge der Überlagerung der Wirbelbögen und der Fortsätze mit dem Wirbelkörper auf der Sagittalaufnahme bzw. der Aufeinanderprojektion der beiden Hälften auf der

---

* Dieser Beitrag wurde in den Jahren 1961/62 zusammengestellt. Wir hatten uns bemüht, die gesamte Literatur im Original einzusehen und zu verwerten, wozu wir als Assistenten in der Röntgenabteilung des ehemaligen Bürgerhospitals, Köln, noch Zeit hatten. In 10 Jahren sind — für uns erfreulicherweise — keine wesentlichen neuen Erkenntnisse auf dem Gebiet der „Wirbelbogen-Fehlbildungen" berichtet worden. Gleichwohl war eine Überarbeitung bei der jetzigen Drucklegung erforderlich. Herr Kollege Dr. SCHREINER, Köln, hat liebenswürdigerweise das Zbl. f. Rad. auf neuere Beobachtungen durchgesehen, die wir größtenteils noch einarbeiten konnten. Leider fehlte es jetzt an Zeit, die gesamte Literatur von 1963—1973 in extenso (LANGE und HIPP, BLUMEL u.a., TABOR) zu referieren, weswegen wir um Hinweise und Nachsicht bitten. Die Verfasser.

Frontalaufnahme ist die Feststellung und die Lokalisation einer Fehlbildung oft recht schwierig und nur unter Zuhilfenahme halbschräger oder gezielter Aufnahmen (Bildverstärker) möglich. Eine besondere Bedeutung kommt der Stereoaufnahme zu, da sie besonders in der Differentialdiagnose Spaltbildung: Fraktur oft noch Aussagen zuläßt, die mit keiner anderen Methode zu erreichen sind. Der so nach Form und Lage lokalisierte Befund kann dann durch Schichtaufnahmen in den entsprechenden Ebenen dargestellt werden.

Die Durchsicht der Hand- und Lehrbücher sowie insbesondere der Zeitschriften läßt erkennen, daß die Reproduktion der Röntgenaufnahmen von Wirbelbogenfehlbildungen sehr unergiebig ist. Erfreulicherweise hat ein Teil der Autoren die Bilder mit einer zusätzlichen Skizze versehen, in anderen Fällen ist man auf die z.T. recht schwierige Beschreibung des Röntgenbildes angewiesen. Um eine bessere und schnellere Orientierung zu ermöglichen, haben wir uns bei der Fülle des Materials zur Wiedergabe der Röntgenbilder in Röntgenpausen, Strichskizzen und Halbtonzeichnungen entschlossen, für deren ausgezeichnete Ausführung wir Herrn H. Brandt (Hamburg) zu Dank verpflichtet sind. Im Einzelfall ist es für den Interessierten oft nicht zu umgehen, den Originaltext einzusehen. Bei mehrfacher Beschreibung mußten wir uns weniger von der Priorität, als vielmehr von der Güte der Abbildungen leiten lassen, wodurch zwangsläufig den Abbildungen der neueren Literatur der Vorzug gegeben wurde.

3. Entwicklungsgeschichte

a) Normale Entwicklungsgeschichte

Zum besseren Verständnis der Wirbelbogenfehlbildung ist ein kurzer Hinweis auf die Entwicklungsgeschichte der Wirbelsäule erforderlich.

Wie a.a.O.[1] dargestellt, entwickeln sich Wirbelkörper und Wirbelbögen unter dem formbestimmenden Einfluß der Chorda dorsalis bzw. der Medullarplatte (Neuralrohr) weitgehend autonom voneinander, so daß wir uns auf die Entwicklung des Neuralrohres und der Wirbelbögen beschränken können. So finden sich bei fehlendem Wirbelkörper (Wirbelasoma: Diethelm, Hoeffken), bei völliger Spaltbildung der Wirbelkörper (Somatoschisis: Reisner) und bei Halbwirbeln (Feller und Sternberg) vollkommen und normal ausgebildete Wirbelbögen (s. auch Chakar und Alpsoy). Andererseits besteht bei Störungen in der frühesten Embryonalphase jedoch keine völlige Unabhängigkeit zwischen Wirbelkörper und Wirbelbogenreihe, wie die häufig kombinierten Mißbildungen bei frühembryonaler Entwicklungsstörung des Neuralrohres und/oder der Chorda dorsalis zeigen. v. Recklinghausen hat schon 1886 anatomische Beobachtungen von Rückenmarksmißbildungen mit Fehlbildungen der Wirbelkörper *und* der Wirbelbögen beschrieben. Töndury berichtet über experimentelle Untersuchungen: nach Entfernung des Neuralrohres am Hühnchenkeim entwickeln sich weder Neuralbögen (Wirbelbögen) noch Wirbelkörper, sondern lediglich eine zylindrische Knorpelmanschette um die Chorda dorsalis.

Aus der *Phylogenese* der Wirbelbögen wird an die Untersuchungen von Poirier und le Double erinnert, auf die wir im Rahmen der Spaltbildung in der Interarticularportion bei der Spondylolisthesis (S. 319) ausführlicher eingegangen sind. Die Autoren fanden bei den Cetaceen (Walen) angeblich eine Teilung des Wirbelbogens in einen vorderen und einen hinteren Abschnitt. Nach Klose-Gerlich soll dieser Befund aber bei einer Nachuntersuchung nicht bestätigt worden sein. — Phylogenetisch interessant sind noch die Angaben von Hintze und Müller, daß sagittale Bogenspalten (,,Dornfortsatzspalten") bei Tieren, selbst bei der jugendlichen Affenwirbelsäule, erst recht bei niederen Tierreihen nicht vorkommen (s. auch S. 300ff. und 333).

Phylogenetische Untersuchungen und Angaben zur Entwicklung der Wirbelbogenfortsätze (v. Eggeling, Saturnin, Poirier, le Double, Putti, Hintze, Müller) haben wir in den entsprechenden Abschnitten angeführt, soweit sie zum Verständnis notwendig sind.

Die *ontogenetischen* Untersuchungen beschränken sich leider meist auf die Verknöcherungsstadien der knorpeligen Wirbelbögen (Albrecht, Broman, Corning, Farabeuf, Fischer, Friberg, v. Hayek, Mutch, Rambaud, Renault, v. Recklinghausen, Schwegel, Willis). Aber bereits Putti hat darauf hingewiesen, daß die Fehlbildungen der Wirbelsäule (Aplasien und Dysplasien, Fugenbildungen und Verschmelzungen) aus den präostalen Entwicklungsstadien abgeleitet werden müssen.

Während die Knorpel- und Vorknorpelstadien der Wirbel*körper* genauer untersucht sind, haben sich nur wenige Autoren mit der mesenchymalen und frühknorpeligen Phase der Wirbel*bogen*bildung beschäftigt (Bardeen, Feller und Sternberg, Töndury* und seine Schule: Larcher und Schiet) (s. Bd. VI).

---

1 s. Töndury: ds. Bd. S. 18ff.

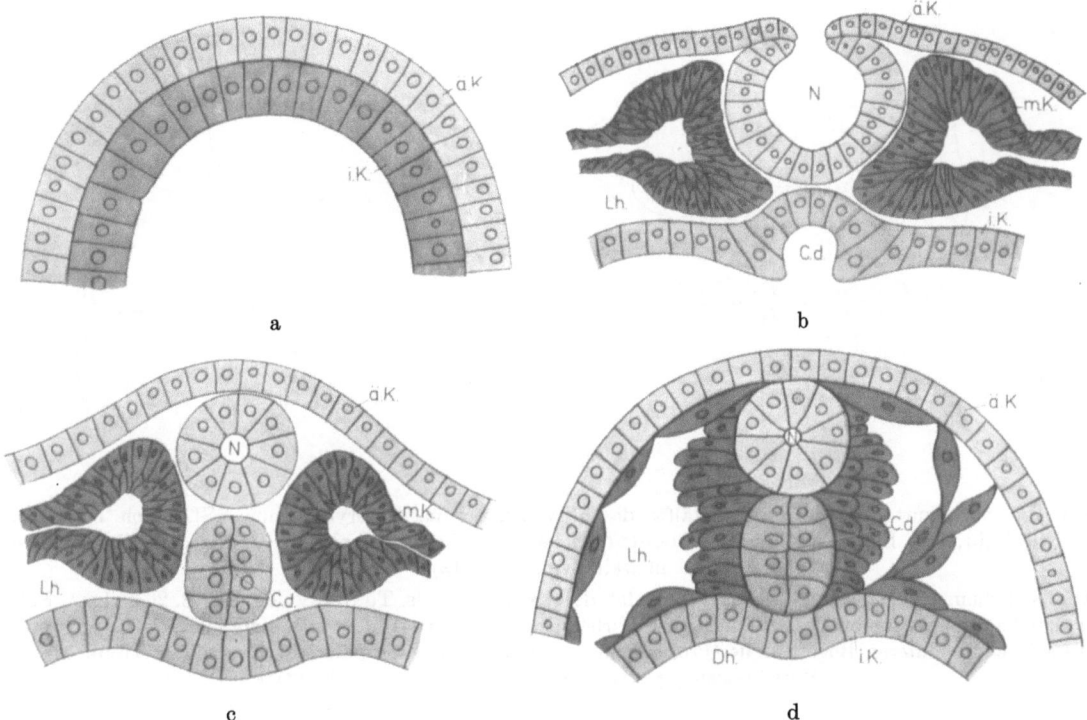

a   b

c   d

Abb. 1a—d. Schematische Darstellung des Gastrula- und Neurulastadiums mit Ausbildung des Neuralrohres (*N*) aus dem äußeren Keimblatt (*ä.K.*), der Chorda dorsalis (*C.d.*) aus dem inneren Keimblatt (*i.K.*), und der Entwicklung des mittleren Keimblattes (*m.K.*). *Lh.* Leibeshöhle. *Dh.* Darmhöhle

Die erste Anlage des Wirbelbogens ist bereits im Neurulastadium nachweisbar. Nach dem Gastrulastadium hat sich aus dem Ektoderm die Medullarplatte abgegliedert und zum Neuralrohr geschlossen (2.—3. Embryonalwoche: 2—3 mm). Aus dem Entoderm hat sich die Chorda dorsalis abgezweigt. Gleichzeitig ist das mittlere Keimblatt durch Abschnürung aus dem Urdarm entstanden (Abb. 1a—d). In der 3. Embryonalwoche (etwa 5 mm) finden sich beiderseits der Chorda dorsalis segmental angeordnete Verdichtungszonen des Mesoderms, die Ursegmente. Von diesen Ursegmenten wachsen nun Fortsätze mit verdichtetem Zellmaterial um die Darmhöhle (Proc. costales: spätere Rippen), um die Chorda dorsalis (Proc. chordales: spätere unpaare Wirbelkörperanlage) und nach dorsal zwischen das Neuralrohr und die Hautplatte die Proc. neurales (Embryonen von 10—11 mm) (Abb. 2). Die beidseitigen Proc. neurales sind später im dorsalen Abschnitt durch dichtes embryonales Bindegewebe, die Membrana reuniens zum primären mesodermalen, membranösen Wirbelbogen verbunden.

Im Stadium cartilagineum (2. Fetalmonat: 12 mm) finden sich paarige Knorpelkerne[2] beidseitig der Chorda dorsalis sowie in den Proc. costales und in den Proc. neurales beidseitig des Neuralrohres. Diese vergrößern sich langsam und im weiteren Verlauf verknorpeln auch die zapfenartigen Auswüchse, die späteren Quer- und Gelenkfortsätze der Wirbelbögen. Die dorsale Verschmelzung der knorpeligen Neuralfortsätze im Bereich des späteren Dornfortsatzes erfolgt erst relativ spät (Embryonen von 30—40 mm).

Schon gegen Ende des 2. Fetalmonates (35 mm) beginnt die Verknöcherung der Wirbelbögen im Atlas und schreitet cranio-caudal fort. Die verschiedenen Theorien über die Art der Verknöcherung durch enchondrale Ossifikation mit einem oder zwei Knochenkernen je Wirbelbogenhälfte bzw. durch perichondrale Ossifikation haben wir bei der Besprechung der Entstehungsursache der Spondylolisthesis dargelegt. Die Tatsache, daß ein Knochenspalt einmal im vorderen und einmal im hinteren Bogenabschnitt auftritt,

---

2 s. TÖNDURY: ds. Bd. S. 19 bzw. 26ff.

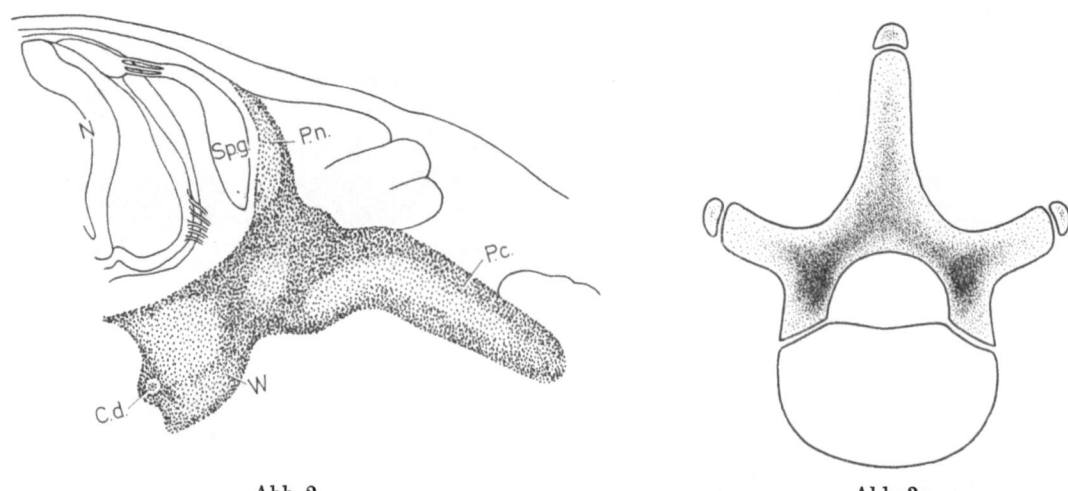

Abb. 2   Abb. 3

Abb. 2. Querschnitt durch die linke Hälfte des 6. Wirbelkörpers, Embryo 13 mm SSL (nach BARDEEN): *N* Neuralrohr, *Sp.g.* Spinalganglion, *C.d.* Chorda dorsalis, *W* Wirbelkörperanlage, *P.c.* Proc. costalis, *P.n.* Proc. neuralis (vgl. Abb. 113)

Abb. 3. Schematische Darstellung des Verlaufes der Ossifikation (s. TÖNDURY: ds. Bd. S. 26ff. bzw. S. 28) in den knorpelig vorgebildeten Bahnen des Wirbelbogens nach ventral, dorsal und in die Bogenfortsätze. Die seitlichen, hinteren Bogenanteile (Proc. uncinati: Abb. 115) werden vom Bogen gebildet: Trennungsfuge — Wirbelbogenepiphyse — vgl. Abb. 4, 7, 48—52, S. 325ff.

kann durch keine der Theorien befriedigend erklärt werden. So ist die Vermutung nahe-liegend, daß auch die einfachen Spaltbildungen bereits im Knorpelstadium vorhanden und bereits in der mesenchymalen Phase* angelegt sind (möglicherweise mit Ausnahme sagittaler Bogenspalten).

Die Ossifikation verläuft in den knorpelig vorgebildeten Bahnen des Bogens nach ventral und dorsal und in die Bogenfortsätze (Abb. 3).

Dorsal schließen sich die Wirbelbögen erst post partum (Abb. 4) im Bereich des Dorn-fortsatzes von C2 beginnend in cranio-caudaler Richtung durch Synostosierung der beiden Bogenhälften (s. HINTZE: S. 303), die im Verlauf des 1. Lebensjahres etwa bis zur Mitte der Lendenwirbelsäule fortschreitet.

Im 2. Lebensjahr reicht der Schluß bis zur unteren Lendenwirbelsäule; zu diesem Zeitpunkt erkennt man die ersten röntgenologischen Andeutungen einzelner Dornfort-sätze. Unter Überspringen eines oder mehrerer Wirbelbögen schließen sich dann zunächst die caudalen Kreuzbeinbögen und zuletzt die Wirbelbögen am lumbosacralen Übergang innerhalb individueller Schwankungen im 4.—6. Lebensjahr (Abb. 5).

Auf diesen Zeitplan und dem Zusammentreffen mit dem beginnenden aufrechten Stand bauen MÜLLER und A. HINTZE ihre Überlegungen hinsichtlich des häufigen unvoll-ständigen Bogenschlusses am lumbosacralen Übergang auf (s. S. 303).

Ventral bilden die Wirbelbögen die seitlichen hinteren Anteile des Wirbelkörpers (Abb. 3) und die Proc. uncinati auf den Deckplattenkanten der Halswirbelkörper. Die Lage der Knorpelfuge zwischen Bogen und Körper (Abb. 3, 4, 6, 7, 9, 11, 13, 48—52, 111, 117, 118), die sog. *Wirbelbogenepiphyse* [Synonyma: Intermediärknorpel, Intermediärfuge: ZELLWEGER, Zwischenknorpel: JUNGHANNS] verschiebt sich in den einzelnen Wirbel-säulenabschnitten im Laufe des Wachstums aus einer frontalen in eine schräge, mehr sagittale Richtung. Hierdurch ist sie auf der seitlichen Röntgenaufnahme nicht in ihrer ganzen Ausdehnung abgebildet (s. aber MARCH: S. 327). Diese Knorpelfugen schließen sich knöchern zwischen dem 3. und 6. Lebensjahr (S. 325).

Bei fehlendem Wirbelbogen (Aplasie: Abb. 33) ist der Wirbelkörper im dorsalen Ab-schnitt verkürzt und konkav begrenzt.

Bei fehlender Wirbelkörperanlage, dem sog. echten Wirbelasoma, nähern sich die beidseitigen ventralen Bogenfortsätze in der Mittellinie ventral des Rückenmarkes offen-

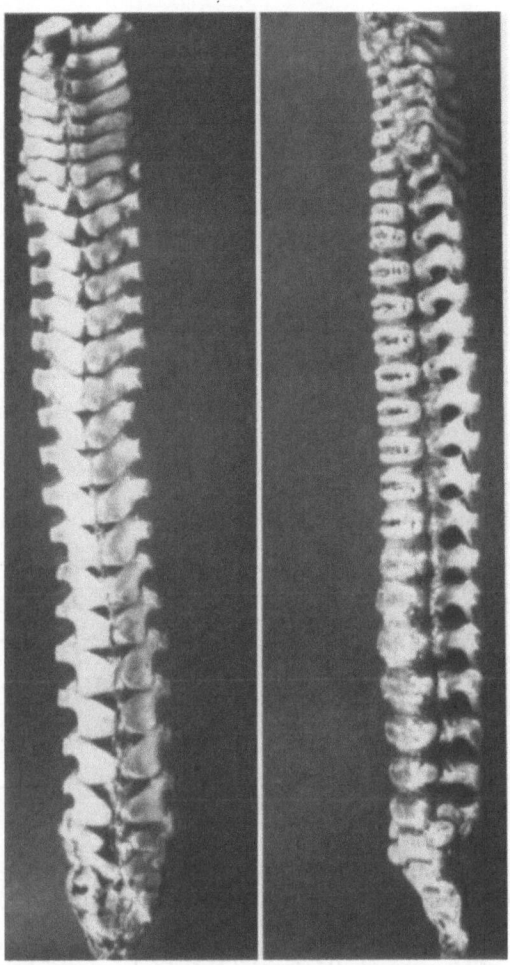

Abb. 4. Seitliche und hintere Ansicht einer Neugeborenen-Wirbelsäule. Wirbelbögen nicht geschlossen. Auf der seitlichen Aufnahme sind die Wirbelbogenepiphysen gut zu erkennen (HADLEY) (vgl. Abb. 3 und 6)

bar vikariierend soweit, daß später eine Verschmelzung mit knöchern geschlossenem Wirbelkanal vorliegt (DIETHELM, HOEFFKEN). Die Vereinigung der Bogenfortsätze im Bereich der ventralen Wand des Rückenmarkes kommt im Gegensatz hierzu nicht zustande, wenn der Wirbelkörper knorpelig angelegt ist (unechtes Wirbelasoma, ventraler Halbwirbel).

Etwa im Pubertätsalter werden in den knorpeligen Spitzen der Bogenfortsätze im Bereich der Ansatzstellen von Sehnen, Muskeln und Bändern (SCHWEGEL, VESAL, WINSLOW) kappenförmige Nebenknochenkerne (Spätapophysen) (Abb. 8, 14, 67, 84, 140—152, 162, 171, 198, 199, 203, 204, 215ff.) sichtbar: S. 339, 363 u. 373.

Als auslösende Ursache hierfür sieht EXNER die Beanspruchung der Quer- und Dornfortsatzspitzen auf Zug- und Querdruck an, etwa in Analogie zur physiologischen Dornfortsatzgabelung der Halswirbelsäule (s. S. 333). Inwieweit sich diese teleologische Anschauung auch auf die Apophysen der Proc. accessorii und mamillares und auf die der Gelenkfortsätze übertragen läßt, ist schwer zu entscheiden (S. 365). Letztere müssen nach RUNGE richtig als Epiphysen angesprochen werden, da sie gelenkwärts einen Knorpelüberzug tragen (s. MÜLLER: S. 374).

Die Apophysen verschmelzen mit Beendigung des Wirbelsäulenwachstums bis etwa zur Mitte der 3. Lebensdekade knöchern mit den Wirbelbogenfortsätzen.

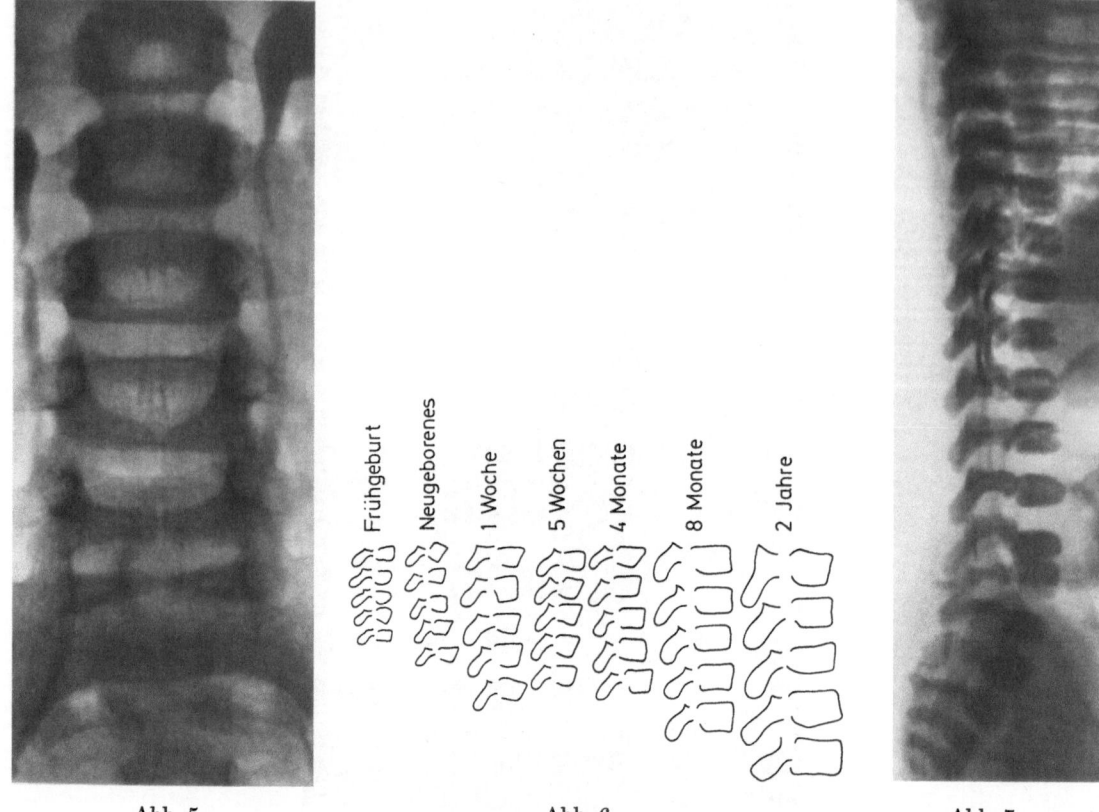

Abb. 5   Abb. 6   Abb. 7

Abb. 5. 5jähriges ♀ (Pyelogramm). Wirbelbögen bis L3 und im Kreuzbeinbereich knöchern geschlossen, Dornfortsätze abgrenzbar. Noch unvollständiger knöcherner Bogenschluß L4, L5 und S1

Abb. 6. Wirbelbogenepiphysen: Die Knorpelfugen zwischen Wirbelkörper und -bogen in verschiedenen Altersstufen: Skizzen nach Röntgenbildern der Lendenwirbelsäule (SEYSS)

Abb. 7. Wirbelbogenepiphysen: Knorpelfugen zwischen Wirbelkörper und -bogen in verschiedenen Wirbelsäulenabschnitten: Neugeborenes mit einzelnen Wirbelkörpermißbildungen

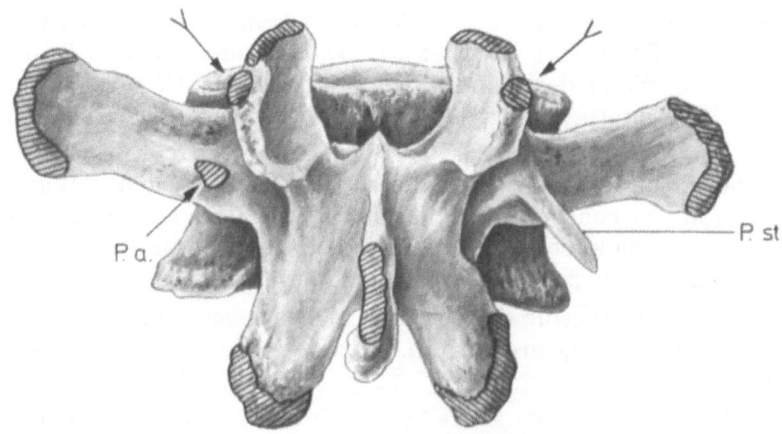

Abb. 8. Nebenknochenkerne (Spätapophysen) schematisch eingezeichnet am Dornfortsatz, an den Querfortsätzen sowie den oberen und unteren Gelenkfortsätzen, an den Proc. mamillares (>→), links am Proc. accessorius (*P.a.*), während rechts ein Proc. styloides (*P.st.*) dargestellt ist

b) Entwicklung der Fehlbildungen (Hemmungsmißbildung und Entwicklungshemmung)

α) Kausale Genese

Über die kausale Genese der Wirbelbogen-Fehlbildungen wissen wir nur wenig. Die frühere Einteilung in exogene und endogene Faktoren (Tabelle 1) kann nicht aufrecht erhalten werden, da ein Teil der „endogenen Faktoren" exogen bedingt ist, wie die tierexperimentellen Untersuchungen von TÖNDURY und seiner Schule über Fruchtschädigungen nach Einwirkung von Röntgenstrahlen oder Hypoxie zeigen. Im übrigen werden die genannten „exogenen Faktoren" von der Mehrzahl der Autoren abgelehnt. (Literatur bei BROCHER, FELLER, STERNBERG, HESSE, JUNGHANNS, KALLIUS, LITTEN, PUTTI, RATHKE, v. RECKLINGHAUSEN, TÖNDURY.)

Tabelle 1

Exogene Faktoren	Endogene Faktoren
Einwirkung äußerer Kräfte auf die Anlage des Körpers durch die Uteruswandung und die Fruchthüllen (MÜLLER):	Innere, im Keim selbst gelegene Ursachen (FELLER u. STERNBERG):
Fruchtwassermangel (HEDFELD)	Keimvariationen — Mutationen
Uterusfehlbildung (WERNER)	Störung der Befruchtungsvorgänge
Skoliose der Mutter (HACKENBROCH, HESSE)	abnormes Verhalten von Sperma und Ei
Ammnionstränge (HESSE)	toxische, chemische, mechanische und thermische Reize (MÜLLER)
	Bildungsmangel des Mesoblast (HESSE)
	innersekretorische Dysregulation und Störungen des Mineralstoffwechsels (RATHKE)

β) Formale Genese

Eine formal-genetische Trennung der Wirbelbogenfehlbildungen stößt auf erhebliche Schwierigkeiten (JUNGHANNS). Wenn im Einzelfall eine Differenzierung

in früh-embryonale Störungen des mesenchymalen Stadiums,

in Störungen des Stadium cartilagineum und

in reine Ossifikationsstörungen

selbst am anatomischen und histologischen Präparat nicht eindeutig möglich ist (TÖNDURY), so können derartige Einteilungen erst recht nur spekulativer Natur sein, wenn sie sich lediglich auf das Röntgenbild stützen. Häufiger ist ein gröberes Einteilungsschema anzutreffen, das zwischen *Hemmungsmißbildungen* und *Entwicklungshemmungen* (Synonyma: s. Tabelle 2) unterscheidet.

Entwicklungshemmungen des Wirbelbogens sind Folgen einer mangelhaften oder fehlerhaften Differenzierung. Die Form der Fehlbildung stimmt mit früheren oder späteren Entwicklungsphasen der Wirbelbogenanlage überein oder ist ihr zumindest sehr ähnlich. Die auftretende Störung geht von der Wirbelbogenanlage selbst aus und als Zeitpunkt der teratogenetischen Determination wird der 4. Fetalmonat und später angenommen. Den Entwicklungshemmungen kann ein großer Teil der Variationen und Hypoplasien der Bogenfortsätze zugerechnet werden. Das Hauptkontingent stellen aber die sagittalen Spaltbildungen des Wirbelbogens als „Persistenz fetal vorhandener Spalten".

Während TÖNDURY[3] die kritische Phase bereits im mesenchymalen Stadium der Wirbelbogenentwicklung sucht, geht die allgemeine Ansicht dahin, daß die zur Entwicklungshemmung führenden Störungen erst später nach der vollständigen Differenzierung des Neuralrohres aufzutreten pflegen und deshalb nicht mehr mit Anomalien des Rückenmarkes oder der Spinalnerven einhergehen (KIRCHHOFF und ROHWEDDER).

---

3 s. ds. Bd. S. 28.

Im Stadium cartilagineum kann der knorpelige Bogenschluß im Bereich der Membrana reuniens ausbleiben, wenn das Knorpelwachstum unzureichend ist. Häufiger erfolgt ein asymmetrisches Knorpelwachstum mit mehr cranial gerichtetem Verschieben einer Bogenhälfte, so daß das mehr caudal gelegene dorsale Bogenende der Gegenseite nicht erreicht wird. In diesen Fällen liegt der Bogenspalt nach Abschluß der Verknöcherung schräg oder quer neben der Medianlinie, da die Ossifikation den vorgebildeten Bahnen folgt (S. 289, 301, 304, 338). — Zeitlich letzte Stufe einer Entwicklungshemmung ist die post partum auftretende Ossifikationsstörung (Unterentwicklung eines Ossifikationskernes: KÖHLER-ZIMMER) mit einer Verzögerung und schließlich einem Ausbleiben des knöchernen Bogenschlusses bei normal angelegtem knorpeligen Wirbelbogen (s. S. 300ff). Die gleichen Hemmungsmechanismen sind beim Auftreten persistierender Apophysen anzunehmen.

Hemmungsmißbildungen des Wirbelbogens stehen in ihrer Formgestaltung nicht mehr im Zusammenhang mit den Entwicklungsvorgängen. Sie sind Folge von Fehlbildungen außerhalb des Wirbelbogens, die im allgemeinen mechanisch auf die Wirbelbogenanlage einwirken. Ursachen sind primäre Entwicklungsstörungen des Neuralrohres und der Chorda dorsalis.

Bei groben Fehlentwicklungen des Neuralrohres ist der Störungszeitpunkt bereits in der zweiten Embryonalwoche (Übergang vom Gastrula- zum Neurula-Stadium) anzusetzen, da nach vorheriger Abtrennung der Medullarplatte vom Ektoderm (HESSE) der Verschluß des Neuralrohres etwa am Ende der dritten Embryonalwoche erfolgt (HIS). Die teratogenetische Determinationsperiode der Hemmungsmißbildung des Wirbelbogens liegt in diesen Fällen bereits in der membranösen Phase und entsprechend wird auch die Fehl- und Defektbildung extreme Formen annehmen können. Später auftretende Fehlbildungen des Neuralrohres werden die Wirbelbögen weniger in Mitleidenschaft ziehen. Der Zeitpunkt des Störungsbeginnes entscheidet über die Größe des Defektes und ist ausschlaggebend, ob eine Cranio-rachischisis oder eine Spina bifida occulta entsteht. Für letztere nimmt STERNBERGER z.B. erst eine Störung der Bildung des Zentralnervensystems im zweiten Embryonalmonat an. Rachischisis und Spina bifida occulta (nicht aber der unvollständige knöcherne Bogenschluß: s. S. 276 und 300ff) stehen also in einem direkten genetischen Zusammenhang, sie sind Spielarten derselben Hemmungsmißbildung (v. RECKLINGHAUSEN).

Die Hemmungsmißbildungen des Wirbelbogens infolge primär von der Chorda dorsalis induzierter Fehlbildungen der Wirbelsäule bei intaktem oder fehlentwickeltem Neuralrohr stehen ebenfalls in Abhängigkeit vom Zeitpunkt des Störungsbeginnes. So beruhen z.B. sagittale Wirbelkörperfugen auf einer Spaltung der Chorda dorsalis und nehmen ihren Ursprung schon in sehr frühen Entwicklungsstufen (JUNGHANNS).

Diese Definition der Hemmungsmißbildung und der Entwicklungshemmung mit prinzipiellen kausal-genetischen und formal-genetischen Unterschieden schält sich aus der Literatur der Wirbelbogenfehlbildungen z.T. unter mehr oder weniger ähnlichen Synonyma (Tabelle 2) heraus und erscheint als Arbeitshypothese für viele typische Fehlbildungen ausreichend und als Hinweis für die Pathogenese sinnvoll.

Tabelle 2

Hemmungsmißbildungen (EXNER, GEIPEL, MÜLLER)
„Synonyma": Defekt- und Fehlbildungen bzw. Wirbelsäulendysraphismus (im Sinne einer abwegigen Differenzierung) (BROCHER)
Bildungsfehler (Defekt) (HESSE)
Genuine Mißbildung (KÖHLER, ZIMMER u. LINDEMANN)
Mißbildungen (SCHINZ, MEYER-BURGDORF, KUHLENDAHL, SCHMID und WEBER)
Fehlbildung (LIECHTI)
Entwicklungshemmung als Mißbildung — Defektbildung (MÜLLER)
Entwicklungsdefekte (RATHKE)
„Grobe und einfache" Mißbildung (SIMONS)

Entwicklungshemmungen (GEIPEL, MEYER-BURGDORF, MÜLLER, RATHKE)
„Synonyma": Differenzierungsfehler (Bildungshemmung) (BROCHER)
Einfache Hemmungsbildung (GEIPEL, HEURITSCH, MEYER-BURGDORF, MÜLLER, SCHINZ)
Hemmung (LIECHTI)
Hemmungsfehlbildung (SCHMID und WEBER)
Anomalien und Variationen (!) (SIMONS)

Andererseits kann nicht verschwiegen werden, daß die Definition problematisch wird, wenn Autoren die Wirbelsäule als Ganzes sehen und die Wirbelkörper- und Wirbelbogenfehlbildungen infolge Störungen des Neuralrohres zwar als Hemmungsmißbildung anerkennen, aber einen Teil der Wirbelkörperfehlbildungen infolge Entwicklungsstörungen der Chorda dorsalis als Entwicklungshemmung bezeichnen und diese Bezeichnung dann auf die sekundären Wirbelbogenveränderungen übertragen. — Erwähnt werden muß außerdem, daß diese Definition nicht auf alle Fehlbildungen anwendbar ist. So werden z. B. die metamerischen Anomalien (Blockwirbel, Halbwirbel mit entsprechenden Wirbelbogenfehlbildungen), die nach PUTTI auf Störungen in der 3. Embryonalwoche zurückzuführen sind, nicht berücksichtigt. — Erschwert wird die Einteilung auch in den Fällen, die sowohl eine Hemmungsmißbildung als auch eine „Entwicklungshemmung" (?) aufweisen (v. RECKLINGHAUSEN, RATHKE); als einfachste Kombination sei an eine Myelocele mit Wirbelbogenfehlbildung (Hemmungsmißbildung) an umschriebener Stelle erinnert, in deren weiterer Nachbarschaft wohlgebildete Wirbelbögen mit schmalem Dornfortsatzspalt (Ossifikationsstörung: Entwicklungshemmung) vorliegen. In einem solchen Fall kann das Vorliegen gradueller Unterschiede *eines* Primärvorganges kaum bezweifelt werden. Andererseits darf hieraus aber keinesfalls geschlossen werden, daß jeder sagittale Bogenspalt insbesondere auch der isolierte, unvollständige knöcherne Bogenschluß einen leichten Grad der Neuralrohrfehlbildung darstellt (s. Spina bifida S. 300ff.).

4. Systemerkrankungen

Bei den Systemerkrankungen handelt es sich in der Regel um Entwicklungshemmungen mit Störungen der Knorpel- oder Knochenbildung:

Chondrodystrophia foetalis. Dem Handbuchbeitrag von WEIL entnehmen wir folgende Wirbelbogenveränderungen: verfrühte Verknöcherung hypoplastisch angelegter, verkürzter und plumper (vorderer) Bogenanteile mit kurzen Bogenfortsätzen; Abbiegung der Lendenwirbel-Querfortsätze; plumpe, pilzförmig umgewandelte Gelenkfortsätze. Frühzeitige Verschmelzung des Wirbelbogens mit dem Wirbelkörper. Geschlossener Knochenring um den Wirbelkanal schon beim Neugeborenen. Enger Wirbelkanal mit Frontalstenose (DIETERLE) (Abb. 9).

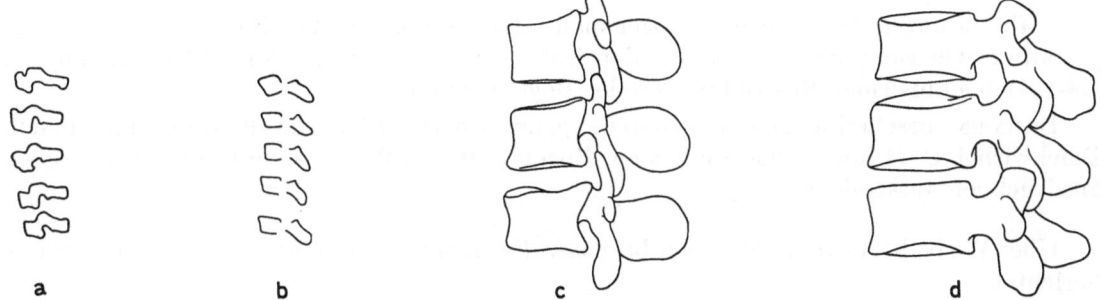

a   b   c   d

Abb. 9a—d. Chondrodystrophie bei einer Totgeburt (a) und einem 53jährigen Mann (c) nach BROCHER im Vergleich mit Wirbelsäulen gleichaltriger gesunder Individuen (b und d). a Bereits verknöcherte Wirbelbogenepiphysen mit kurzer Bogenwurzel und niedrige Wirbelkörper. c Kurze Bogenwurzel, beachte insbesondere die Stellung der oberen Gelenkfortsätze

Zum chondrodystrophischen Formenkreis rechnet man — z. T. wegen fehlender pathologisch-anatomischer Abgrenzungsmöglichkeiten — die *Dysostosis enchondralis* einschließlich der *Platyspondylia generalisata* oder *chondrodystrophica* (Morbus Morquio). LINDEMANN-KUHLENDAHL bilden die Wirbelsäule eines 9jährigen Mädchens mit Platyspondylie (Abb. 10) und Blockwirbelbildung ab, deren Wirbelbogenreihe eine Fülle

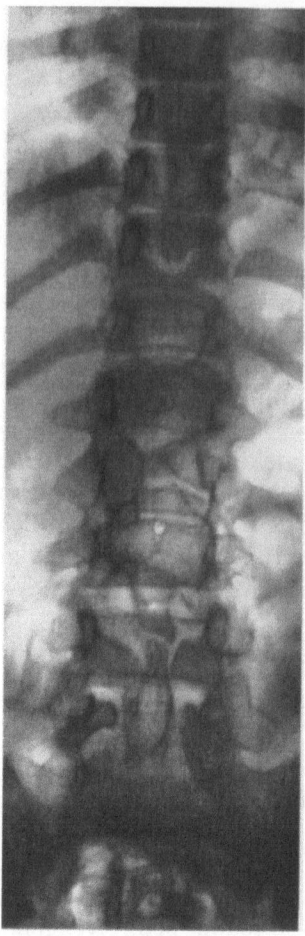

Abb. 10. Wirbelbogenfehlbildungen bei Platyspondylie (aus LINDEMANN und KUHLENDAHL) (s. Text)

von Mißbildungen zeigt: Breite Bogenspalte L 2, Synostose der Bögen L 2/3, abnorm gestaltete Querfortsätze, Synostose der isoliert verknöcherten Dornfortsatzapophysen L 4—S 1 bei abnormen Spaltbildungen der Bogenpartien.

DAHMEN beschreibt eine angeborene generalisierte Plattwirbelbildung mit einem Blockwirbel C 3/4 und einer sagittalen Bogenspalte, wobei er eine Chondrodystrophie ausdrücklich ausschließt.

Über Wirbelbogenveränderungen bei *generalisierten Ossifikationsstörungen* hat RATHKE berichtet.

Die Beobachtung eines 4jährigen Knaben mit sagittalen Bogenspalten und breiterhaltenen Knorpelfugen zwischen Wirbelkörper und Wirbelbogen (Wirbelbogenepiphyse: Abb. 11) zählt RATHKE zum chondrodystrophischen Formenkreis, da zusätzlich entsprechende klinische und röntgenologische Skeletveränderungen vorlagen. — Abb. 12 zeigt breit offene hintere Bogenspalten mit verkümmerten hypoplastischen Wirbelbögen bei einer weiteren generalisierten (familiären) *Ossifikationsstörung* des Skelets mit Störung der Knorpelverknöcherung (u.a. sagittale Wirbelkörperspalten, Persistenz der Wirbelbogenepiphyse und multiple Fehlbildungen des Beckens und der Extremitäten: 7j. ♀).

Dysostosis cleidocranialis. Im Vergleich zum Normalkind längeres Bestehenbleiben der Wirbelbogenepiphyse (Intermediärfuge: ZELLWEGER) und weniger kräftige Gelenk- und

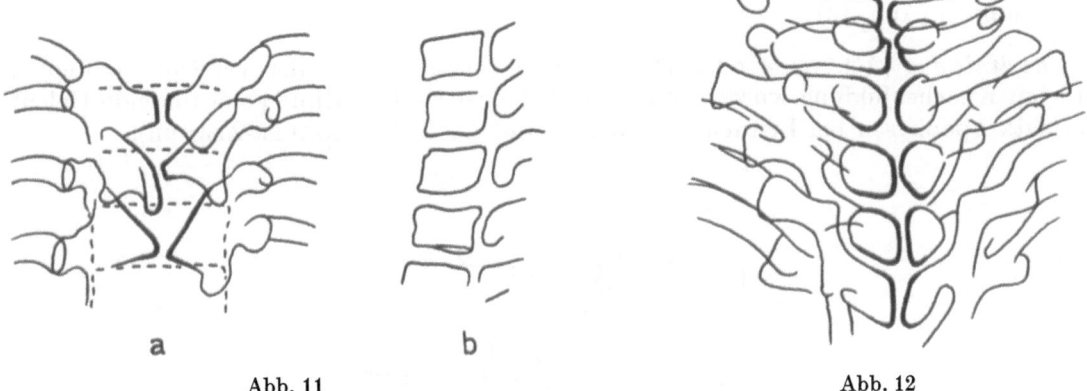

a   b

Abb. 11   Abb. 12

Abb. 11a u. b. Röntgenpausen (Ausschnitte) einer generalisierten Ossifikationsstörung der Wirbelsäule mit sagittalen Bogenspalten (a 1.—3. Brustwirbel) und breit erhaltenen Wirbelbogenepiphysen bzw. „Zwischen-knorpelfugen" (b mittlere Brustwirbel) nach RATHKE (s. Text)

Abb. 12. Ossifikationsstörung des Wirbelskeletes mit Störung der Knorpelverknöcherung: Persistenz der Wirbelbogenepiphysen. Verkümmerte hypoplastische Bögen mit Spaltbildungen. Ausschnitt HWS/BWS nach RATHKE (s. Text)

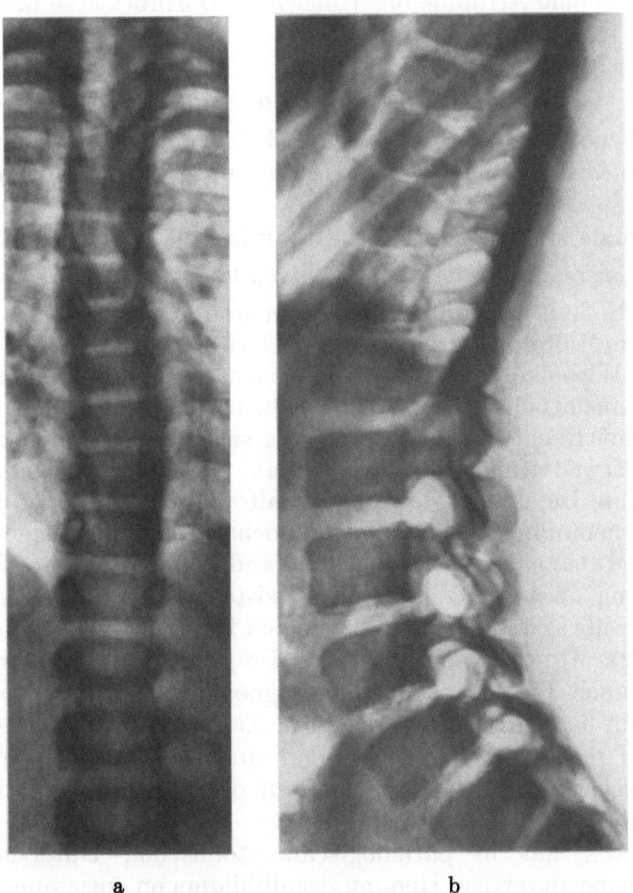

a   b

Abb. 13a u. b. Dysostosis cleidocranialis: Fehlende oder hypoplastische Dornfortsätze, stellenweise unvoll-ständiger knöcherner Bogenschluß, kurze, wenig ausgebildete Gelenkfortsätze, persistierende Wirbelbogen-epiphysen (BROCHER)

18*

Dornfortsätze, mangelhafter Bogenschluß im Bereich der gesamten Wirbelsäule, Schlüssel-beinstummel (Abb. 13).

Kretinismus (Athyreose oder Dysthyreose). Als Ausdruck der verzögerten und ge-störten Knochenbildung wurden offene Wirbelbögen und multiple persistierende Gelenk-fortsatz-Apophysen bei Erwachsenen beobachtet (Abb. 14, Köhler-Zimmer).

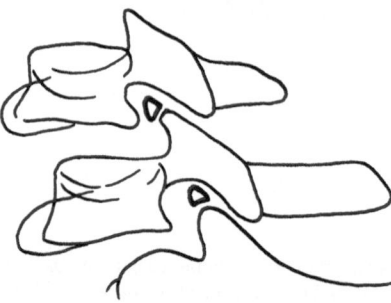

Abb. 14. Ausschnitt einer Halswirbelsäule eines 42jährigen Kretins (Köhler-Zimmer). Persistierende Apophysen an den oberen Gelenkfortsätzen C6 und C7 (s. Text)

Unklar ist die Einordnung einer Knochendystrophie auf angeborener Grundlage, einer Beobachtung von Marie u. Mitarb. Diese fanden bei einem Kind im Rahmen einer progressiven Osteolyse eine Atrophie der Halswirbel-Dornfortsätze und eine Hyper- bzw. Atrophie der Brustwirbel- und Lendenwirbel-Querfortsätze.

5. Fehlbildungen der Bogenabschnitte

Aplasien und Hypoplasien mit breiten Wirbelbogendefekten oder schmalen Spalt-und Fugenbildungen (s. S. 297) stellen das Hauptkontingent der Bogenfehlbildungen dar.

a) Totale und partielle Aplasien, hinterer Wirbelbogendefekt

α) Als zusammengesetzte Fehlbildung bei Mißbildungen des Zentralnervensystems

Spina bifida (s. S. 300). Zusammen mit primären Fehlbildungen des Rückenmarks (und oft zusätzlichen Mißbildungen des Magen-Darm-Kanales) finden sich Aplasien und grobe Defekte der Wirbelkörper und Wirbelbögen als echte Hemmungsmißbildungen vornehmlich bei lebensuntüchtigen Kindern (Abb. 15—20).

Rathke weist mit Recht darauf hin, daß es sich bei Bogendefekten als Folge von Meningocelen mit Erweiterung des Wirbelkanals nicht immer um „echte Aplasien" handelt. Er zählt diese Defekte zu den Bogenspalten und faßt sie lediglich als Ausdruck „einer Entwicklungshemmung im Schluß der knöchernen Bogenanlagen" auf. Im Gegen-satz hierzu nimmt Müller bei Wirbelbogenveränderungen infolge Myelodysplasie eine Hemmungsmißbildung an und nicht „eine Persistenz fetal vorhandener Spalten". Er differenziert andererseits aber noch einmal zwischen Hemmungsmißbildungen und Defekt-bildungen (Tabelle 2). Junghanns läßt diese Fragen offen und fordert histologische Untersuchungen (s. auch Töndury). — Die Diagnose einer echten Aplasie einer Bogen-hälfte erscheint dann berechtigt, wenn die Bogenhälften der Gegenseite verbreitert und abgeplattet sind und mit ihren dorsalen Enden einen gehörigen Anteil zur Bildung des Dornfortsatzes beitragen und darüber hinaus auf die offene Seite (vikariierend?) über-greifen (Hesse; vgl. S. 285, 289, 304, 345, 372).

v. Recklinghausen hat in pathologisch-anatomischen Untersuchungen vor der Röntgen-Ära zahlreiche derartige Hemmungsmißbildungen zusammengestellt und eine völlige Aplasie von Wirbelbogenhälften, offenbar auch eines ganzen Wirbelbogens sowie Defekte mit nur flachen rudimentären Wirbelbogen-Anlagen bei Feten mit Status dys-raphicus beobachtet. Die zugehörigen Wirbelkörper zeigten bei diesen höheren Graden

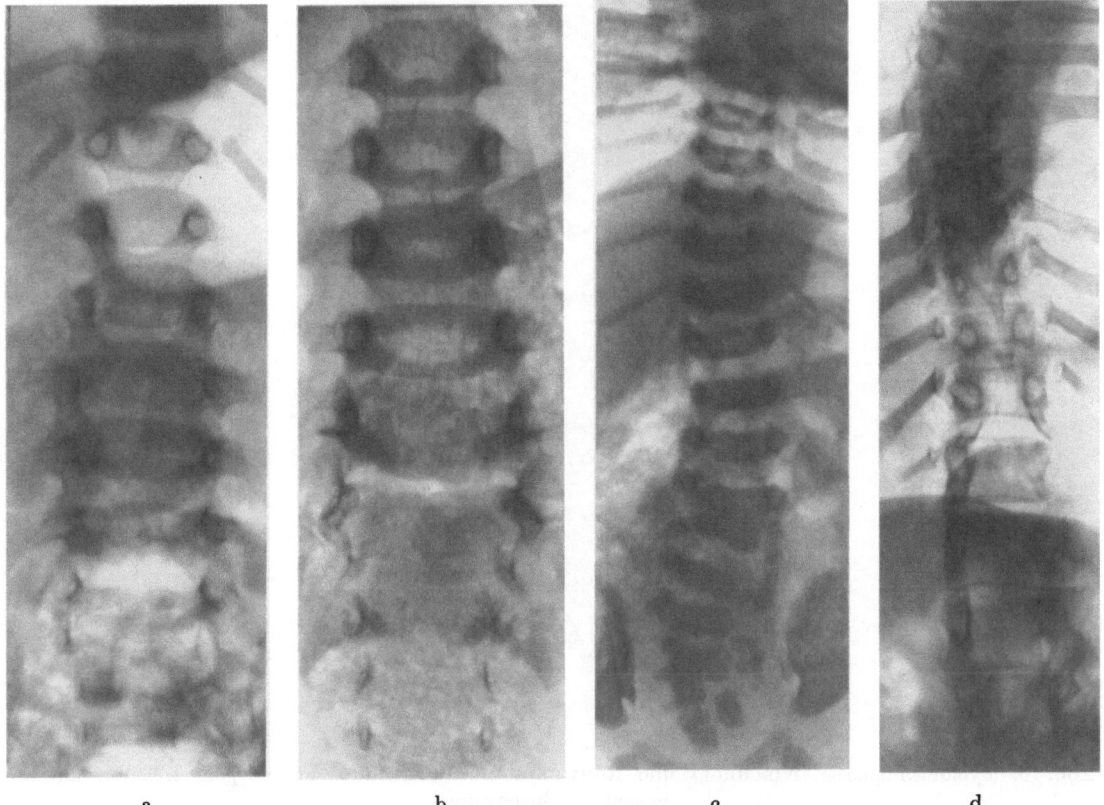

a   b   c   d

Abb. 15a—d. Grobe Wirbelbogenfehlbildungen i. S. von Aplasien und Defekten bei Myelomeningocelen bzw. Meningocelen

von Rachischisis Halbwirbel, Blockwirbel, aber auch normale Wirbelkörperanlagen. — Gleichzeitig berichtet er über eine fehlende Verknöcherung der knorpelig angelegten Wirbelbögen in der Nachbarschaft der Spina bifida, die dann röntgenologisch als Aplasie imponiert hätten!

Als *Araphie* hat HADLEY bei einem 6 Monate alten acephalen Fetus einen „komplett offenen Spinalkanal" mit weit auseinander getretenen Bogenhälften beschrieben, in dem das Rückenmark als dünne flache Platte von Neuralgewebe vorlag, von dem die Spinalnerven nach lateral durch die Intervertebrallöcher abgingen.

β) In Kombination mit Fehlbildungen der Wirbelkörperreihe

Röntgenbilder von Skeletpräparaten erwachsener Individuen bei Hemispondylus-Dimerspondylus-Fällen, teilweise mit histologischen Untersuchungen des Bogendefektes stammen von PUTTI (Abb. 46).

Eine interessante Beobachtung aplastischer Bogenhälften beschreibt er als Folge einer metamerischen Anomalie (Determinations-Zeitpunkt: 3. Embryonalwoche): Abb. 21. Die zugehörigen Wirbelkörper der Halswirbelsäule bilden einen knöchernen Block, darin liegt C6 nur als ventraler Halbwirbel vor. Von C2—C6 fehlt abwechselnd rechts und links eine Bogenhälfte. Der breite linke Bogen von C5 ist vermutlich durch die Verschmelzung zweier Wirbelbögen (C4 und C5) entstanden. C2-rechts und C3-links bilden einen gemeinsamen Dornfortsatz. — Bei einem anderen Präparat (Abb. 22) sind die Wirbelkörper D2 und D3 zu einem Blockwirbel verschmolzen und enthalten auf der rechten Seite noch einen kleinen Keilwirbel. Die rechte Wirbelbogenhälfte von D1 fehlt, von D2 ist

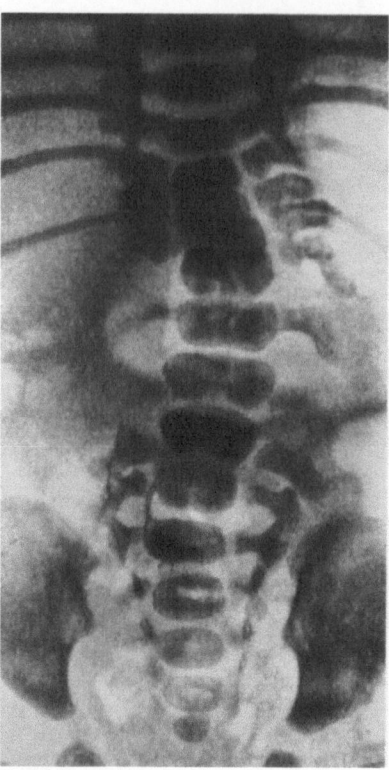

Abb. 16. Myelomeningocele (KIRCHHOFF und ROHWEDDER). Rudimentäre Wirbelbögen, z.T. nur mit angedeuteter Bogenwurzel

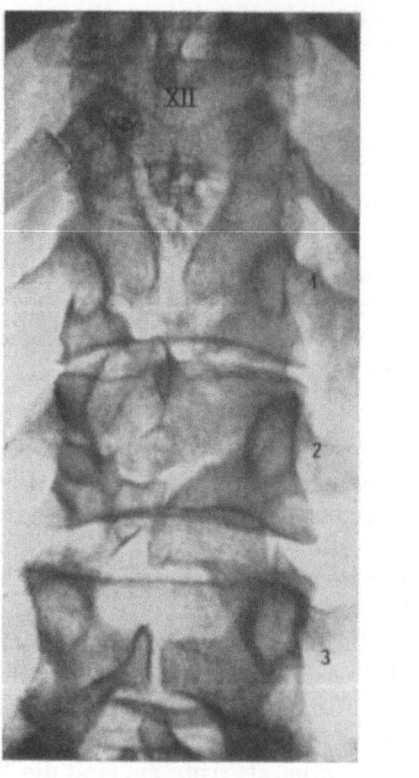

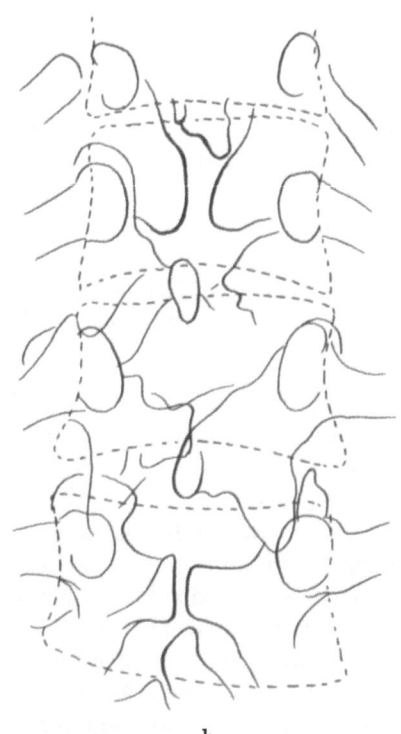

a   b

Abb. 17a u. b. Rachischisis posterior (REISNER) mit nachgezeichneter Skizze: Bogendefekte der verschiedensten Art und Richtung von D12—L5

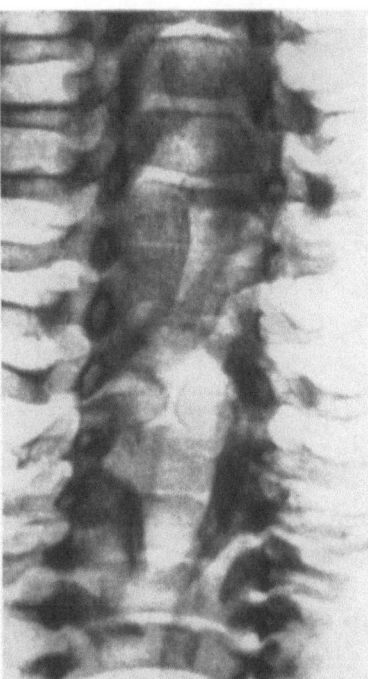

Abb. 18. Meningocele im Nacken (operiert) nach BROCHER: breiter Wirbelbogendefekt von D1—D6 (Schmetterlingswirbel D3)

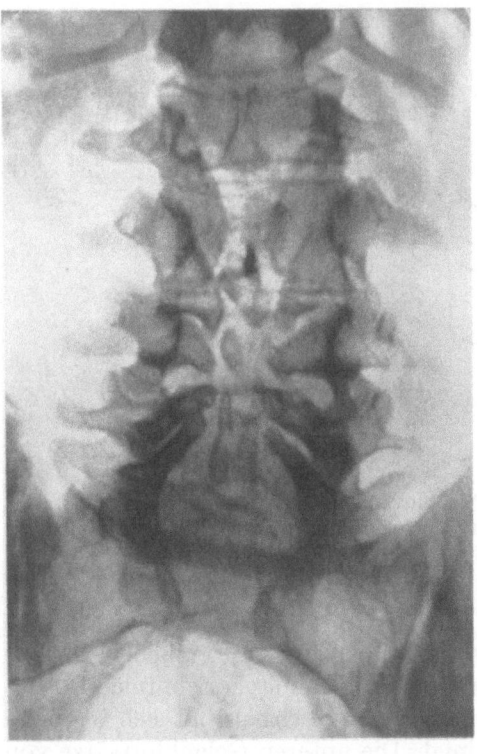

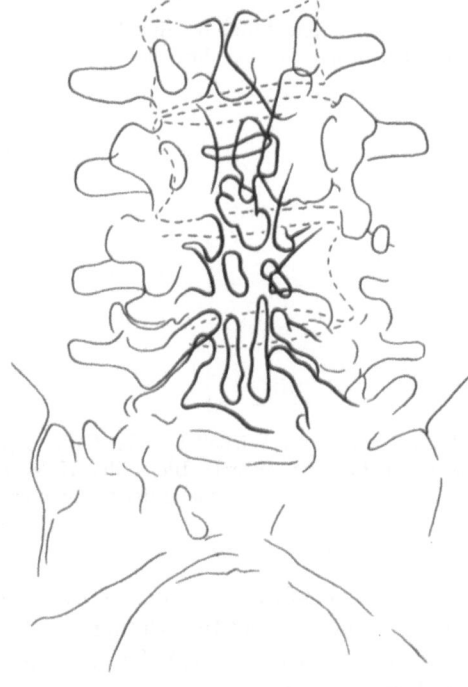

a

b

Abb. 19a u. b. Spina bifida occulta (nach MÜLLER) mit nachgezeichneter Skizze: breite Bogenspalten der Lendenwirbelsäule und des gesamten Kreuzbeines. Die Bogenrudimente konvergieren in ihrer Achse gegen einen Punkt in Höhe des 4. LW. „Isolierte Dornfortsatzspitzen" als freie Knochenschatten in der Mitte des Spaltes

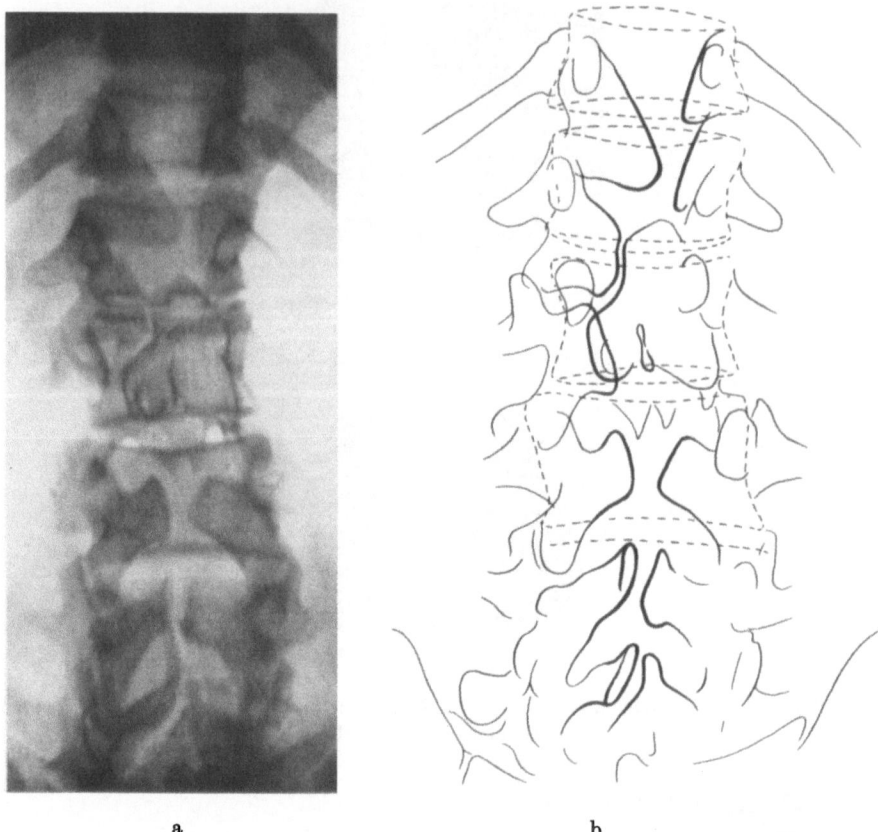

a   b

Abb. 20a u. b. Spina bifida occulta (MÜLLER) mit nachgezeichneter Skizze: weitgehende Spaltung der hinteren Lendenwirbelbögen bis einschließlich des 12. Brustwirbels. Aplasie und Hypoplasie der Gelenkfortsätze

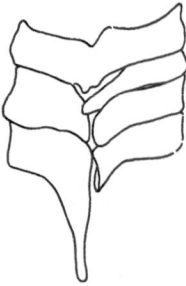

Abb. 21. Nach PUTTI: Wirbelbögen der HWS. 56jähriger ♂ mit Situs inversus aller thoraco-abdominalen Organe, Exitus an Tbc. Knöcherner Block der Halswirbelkörper mit ventralem Halbwirbel bei C6. Metamerische Anomalie der Wirbelbögen (s. Text: S. 277). Rippenanomalien

sie rechts verkümmert und steht fingerförmig isoliert über dem zusätzlichen breiten Wirbelbogen des rechten kleinen Keilwirbels, so daß das ,,Bild" eines horizontalen Bogenspaltes entsteht (s. S. 314). Dieser Wirbelbogen des rechten Keilwirbels hat sich in einem Dornfortsatz mit dem linken Wirbelbogen D2 vereinigt. Die unteren Gelenkfortsätze von D1 und D2 fehlen rechts, außerdem ist eine zusätzliche Rippe des Keilwirbels mit der rechten Rippe von D2 verschmolzen.

Zusammen mit Blockwirbeln, Schmetterlingswirbeln sowie (seitlichen, dorsalen und ventralen) Halbwirbeln finden sich unterschiedliche Fehlbildungen der Wirbelbögen von

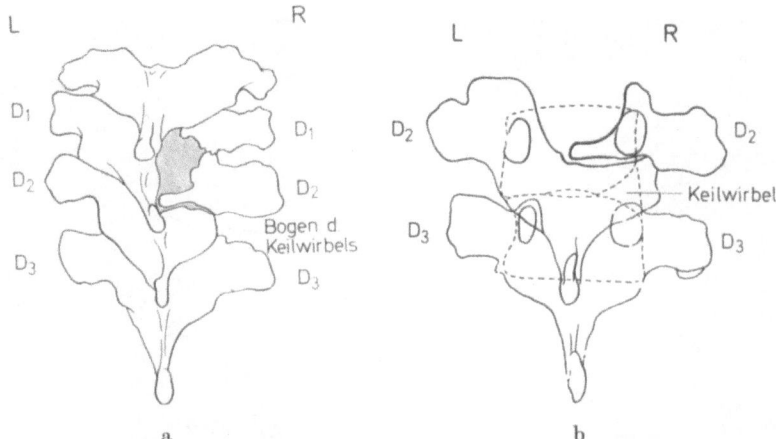

Abb. 22a u. b. Skizzen nach einem anatomischen Präparat (a) und einem Röntgenbild (b) (PUTTI): Blockwirbel D2/3 mit eingeschobenem Keilwirbelrudiment rechts. Fehlender Wirbelbogen D1 rechts. Rudimentärer
Wirbelbogen D2 rechts ohne Gelenkfortsatz. Verschmelzung des linken Wirbelbogens D2 mit dem Wirbelbogen
des rechtsseitigen Keilwirbels in einem Dornfortsatz (s. Text: S. 277ff.)

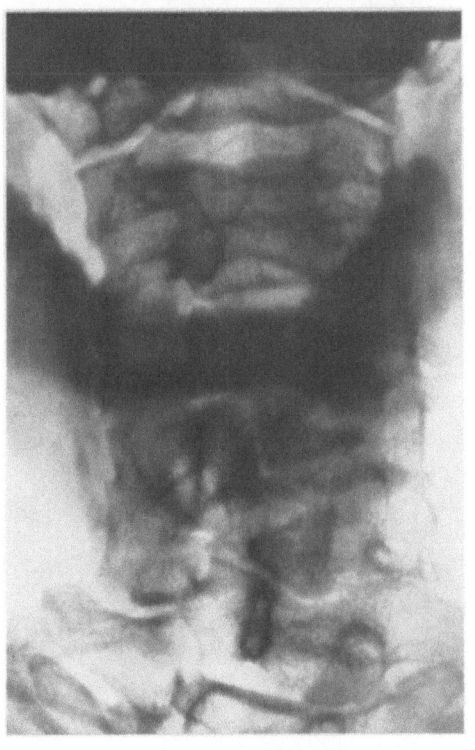

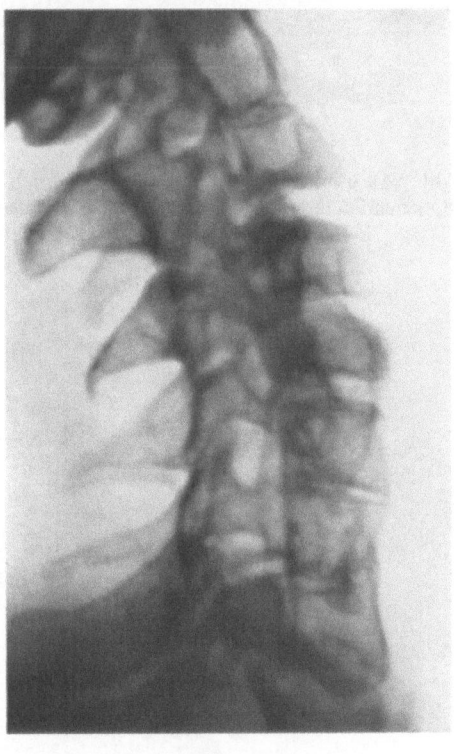

a   b

Abb. 23a u. b. Morbus Klippel-Feil mit Wirbelblock C2/3 und C6/C7/D1 und unterschiedlichen Graden der
Bogenverschmelzung sowie sagittalen Bogenspalten

der völligen Aplasie (WEHNER: L1—L3 bei 3jährigem Jungen), über Teildefekte (REX,
GRIMME), Bogenspalten (s. S. 297), Wirbelbogenverschmelzungen (s. S. 291) bis zu unauffälligen Bogenabschnitten.

Im *HWS-Bereich* sind unterschiedliche Bogenfehlbildungen in Kombination mit Blockwirbelbildung ein geläufiges Bild bei Morbus Klippel-Feil (Abb. 23, 24, 139).

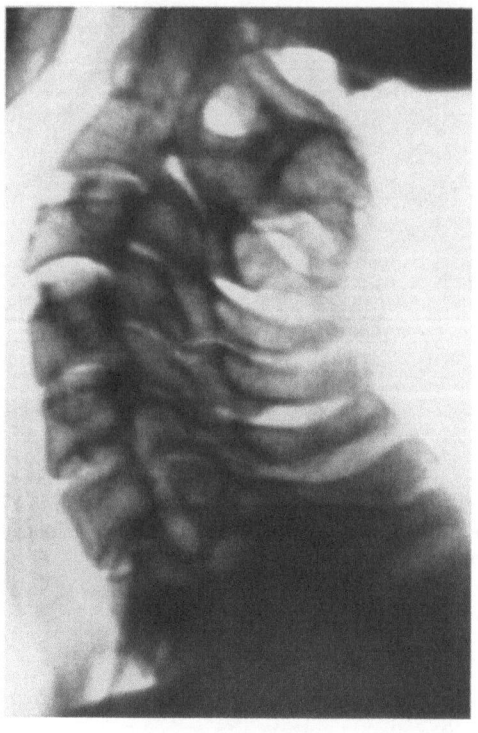
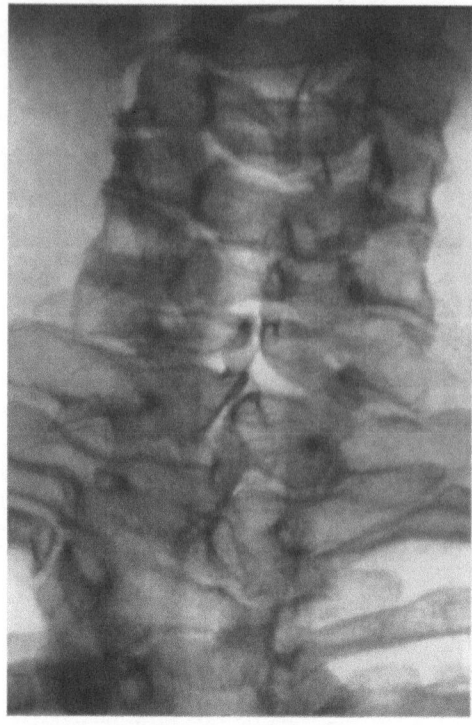

a　　　　　　　　　　　　　　　　　　b

Abb. 24a u. b. Morbus Klippel-Feil: ähnlich Abb. 23, jedoch nur Blockwirbel C2/3. Die isolierten hinteren
Bogenenden im unteren HWS-Bereich zeigen auf der seitlichen Aufnahme eine „Doppelung" des Dornfortsatzes,
keine „horizontale" Dornfortsatzspalte (s. S. 272, 289, 304, 336, 338/9 — Skizze Abb. 137a)

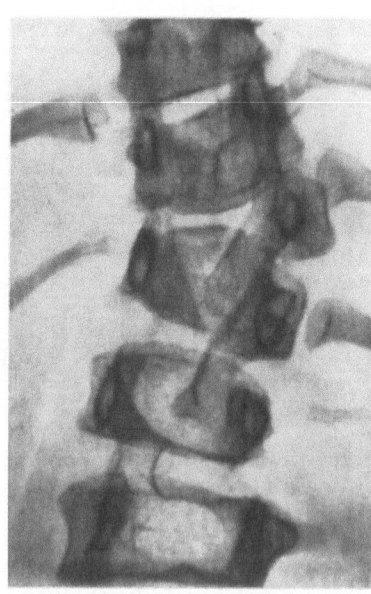
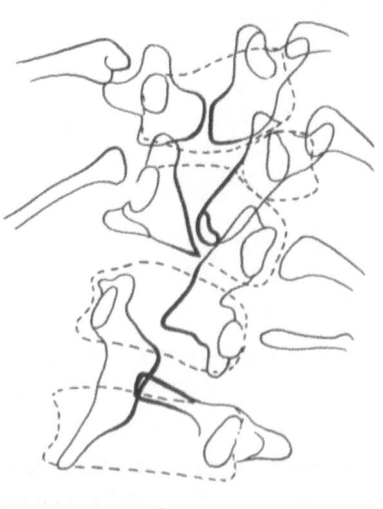

a　　　　　　　　　　　　　　　　　　b

Abb. 25a u. b. Seitlicher Keilwirbel (BROCHER) mit nachgezeichneter Skizze: seitlicher Gibbus. Halbwirbel
mit zusätzlicher Rippe und zusätzlichem Bogenabschnitt bei unvollständigem knöchernen Bogenschluß der
deformierten Wirbelbogenhälften in der Nachbarschaft

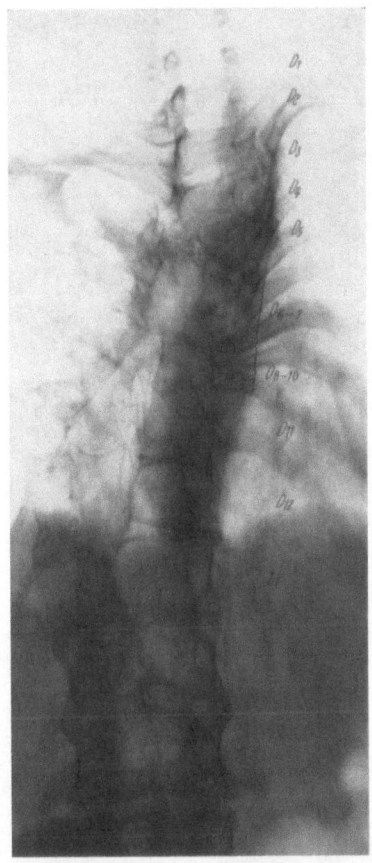

Abb. 26. Breite Wirbelkörperspalten, Halbwirbel und Blockwirbel, Rippenanomalien:
die Bogenanteile der HWS fehlen und sind
auch an der BWS nicht zu erkennen

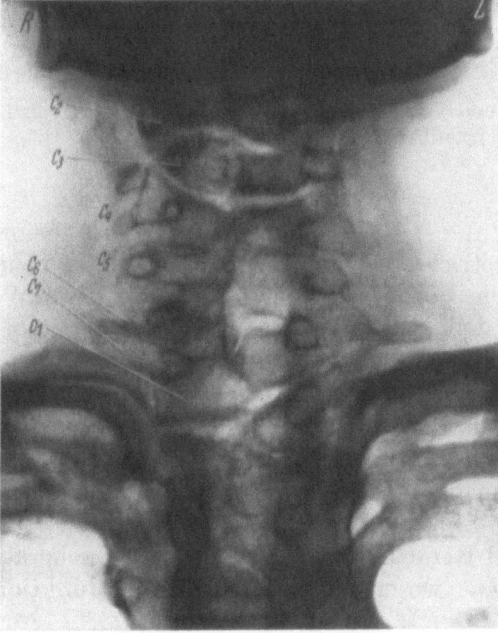

a

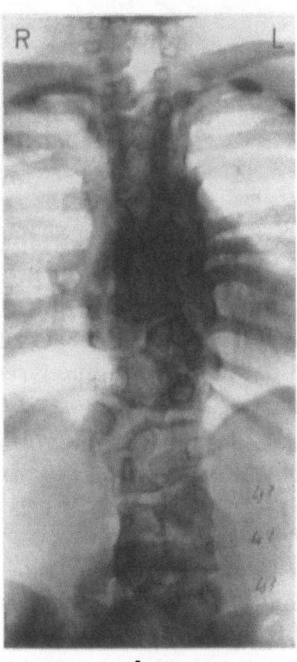

b

Abb. 27a u. b. Wirbelkörpermißbildungen mit unvollständigem Schluß der völlig deformierten und unvollständigen Wirbelbögen, Verschmelzungen des Querfortsatzmaterials bei L4/5 mit gelenkiger Verbindung

Abb. 26 u. 27. Hochgradige Hemmungsmißbildungen bei Erwachsenen ohne wesentliche statische oder funktionelle Störungen (WEIGEL und BACH, s. Text: S. 284)

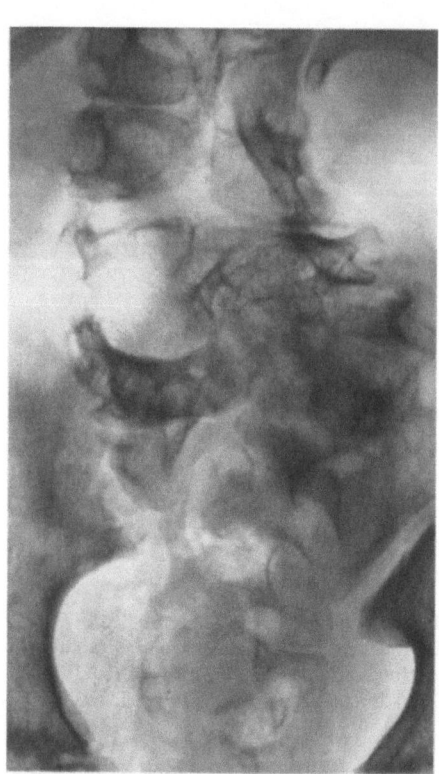 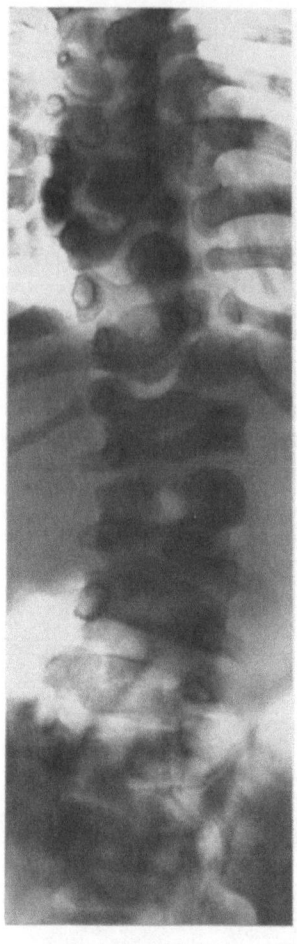 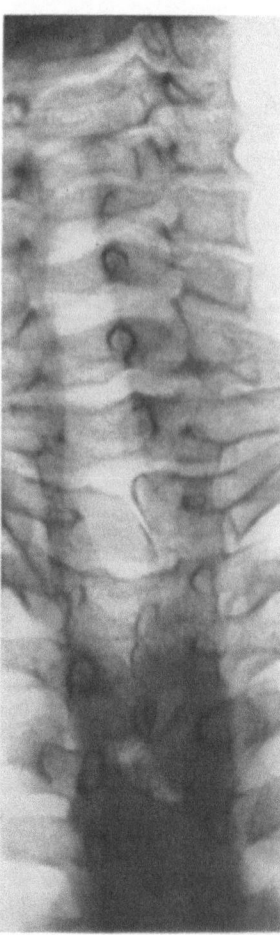

Abb. 28   Abb. 29   Abb. 30

Abb. 28—30. Wirbelbogenaplasien, Hypoplasien und Verschmelzungen bei leichten und extremen Graden von
Wirbelkörpermißbildungen bei jugendlichen Patienten

Bei Vorliegen seitlicher Halbwirbel der *BWS* (Abb. 22 und 25) erscheint die entsprechende Bogenhälfte meist hypoplastisch; Verschmelzungen mit den benachbarten Wirbelbögen sind möglich (Abb. 45). Die Bogenhälfte der Gegenseite fehlt. Wenn diese — mitunter in rudimentärer Form — doch vorhanden ist, lehnt SCHINZ die Annahme einer hemimetameren Segmentverschiebung ab und nimmt ein überzähliges Wirbelsegment an, dessen Wirbelkörper unter Belastung Keilform angenommen hat.

Prinzipiell ähnliche Bogenfehlbildungen finden sich auch im *LWS-Bereich.* Interessant ist eine Beobachtung von BROCHER (1938), die einen dorsalen Halbwirbel L2 mit ausgebildeten Gelenkfortsätzen aber Fehlen des hinteren Bogenabschnittes und der Querfortsätze zeigt (Abb. 170).

Als Rarität beschreiben WEIGEL und BACH bei zwei Erwachsenen hochgradige Hemmungsmißbildungen der Wirbelsäule *ohne* wesentliche statische oder funktionelle Störungen (Abb. 26 u. 27).

Formal-genetisch werden eine Spaltbildung der Chorda dorsalis sowie Segmentationsstörungen angenommen, die nach den Autoren nach der 4. Embryonalwoche anzusetzen sind. (Ein Naevus vasculosus über dem dorsolumbalen Übergang erweckt den Verdacht auf eine übergeordnete oder gleichzeitige [?] Störung des Zentralnervensystems bzw. seiner Hüllen im Sinne einer echten Spina bifida occulta.) Außer den entsprechenden Wirbelkörper-Veränderungen mit einer breiten Spaltbildung von D7—D12, Halb- und Blockwirbel sowie Rippenanomalien „fehlen die Bogenanteile der Halswirbelsäule, die auch an der Brustwirbelsäule nicht zu erkennen sind". — Im 2. Fall ebenfalls mit Wirbelkörper-Mißbildungen ist der Schluß der völlig deformierten und unvollständigen Wirbelbögen ausgeblieben; interessant für die später zu besprechenden Querfortsatz-Fehlbildungen sind die Verschmelzungen des Querfortsatzmaterials von 2 und 3 Wirbelsegmenten sowie eine gelenkige Verbindung zweier Querfortsätze (Abb. 27b).

Ähnliche Wirbelbogen-Aplasien, Hypoplasien und Verschmelzungen bei Wirbelkörper-Mißbildungen bieten unsere Abb. 28—30 von jugendlichen Patienten.

γ) Als isolierte Fehlbildung

Isolierte Bogenaplasien und gröbere Bogendefekte bei intakten Wirbelkörpern und normalem Zentralnervensystem sind seltener beschrieben (s. aber Bogenaplasien des Atlas: DISSE, SCHINZ, GEIPEL, BROCHER, v. TORKLUS u. GEHLE). Dabei zählt RATHKE „echte Aplasien" zu den Hemmungsmißbildungen, eine lediglich unvollständige Verknorpelung und Verknöcherung dagegen zu den Entwicklungshemmungen (Tabelle 2). DISSE bildet das anatomische Präparat eines Halswirbels ab, dem eine Bogenhälfte mit

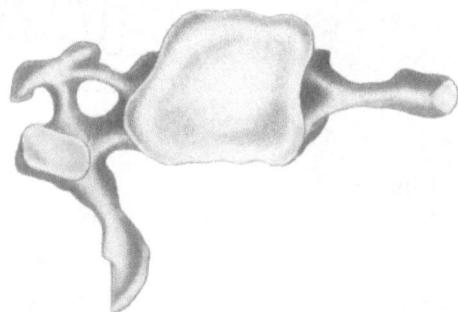

Abb. 31. Halswirbel, nach DISSE. Eine Bogenhälfte fehlt, die Rippenanlage (Proc. costalis), die unabhängig vom Bogen (Proc. neuralis) auftritt, ist erhalten und sogar stärker entwickelt (vgl. Abb. 2)

Fortsätzen fehlt. Jedoch ist auf dieser Seite die Rippenanlage erhalten und sogar besser entwickelt als die der Gegenseite, da sie unabhängig vom Bogen auftritt (Abb. 31). Dieser Befund entspricht der Feststellung von LE DOUBLE, daß die Aplasie oder Hypoplasie eines Skeletabschnittes eine Hyperplasie eines anliegenden begünstigen kann, worauf wir noch zurückkommen werden (S. 276, 289, 345, 372).

WALTER berichtet ohne Abbildungen über das angeborene Fehlen nur einer Bogenhälfte des 6. Halswirbelkörpers. Der Defekt sei durch die Nachbarwirbel so vollständig ausgeglichen worden, „daß er weder klinisch noch röntgenologisch nachgewiesen werden" konnte und erst im Präpariersaal zufällig gefunden wurde.

Im Bereich der Brustwirbelsäule demonstriert SIMONS unauffällige Wirbelkörper mit einem völligen Fehlen der knöchernen Wirbelbögen und -fortsätze von D1—8 auf der Sagittalaufnahme eines 32jährigen Mannes (Abb. 32). Ohne anamnestische und klinische Angaben und ohne seitliches Röntgenbild ist der Befund nicht einzuordnen. Der Autor hat offenbar weniger an eine echte Aplasie (Hemmungsmißbildung) als vielmehr an eine Entwicklungshemmung mit fehlender Ossifikation knorpelig vorhandener Wirbelbögen (von D1—D8 [!]) gedacht. — Es muß hier auf die Ausführungen (S. 301) von MÜLLER, A. HINTZE u.v.a. hingewiesen werden, die ausdrücklich betonen, daß *die Größe des röntgenologisch nachweisbaren (knöchernen) Defektes für die Zurechnung zur Hemmungsmißbildung oder Entwicklungshemmung nicht ausschlaggebend ist.*

Im Gegensatz zu der Beobachtung von SIMONS kann RATHKE eine isolierte echte Wirbelbogen-Aplasie als Hemmungsmißbildung einleuchtend begründen (Abb. 33). Der sonst normal geformte Wirbelkörper L2 ist in seinem dorsalen Abschnitt entsprechend dem Fehlen seines Bogenabschnittes konkav begrenzt und verkürzt. Die vorhandene „Lücke" in der Wirbelbogenreihe wird durch ein Massiv aus den caudalen Gelenkfortsätzen und dem vergrößerten Dornfortsatz von L1 einerseits und den cranialen Gelenkfortsätzen von L3 überbrückt.

Es erscheint hiernach wenig wahrscheinlich, daß Bogen- und Gelenkfortsätze von L 2 knorpelig vorhanden sind. — Allerdings schließt R. aus dem Vorhandensein einer isolierten, verkümmerten Querfortsatz-Anlage rechts, daß außer der Anlagestörung im Entwicklungsvorgang (Hemmungsmißbildung mit weiteren Wirbel-körpermißbildungen der HWS) noch eine Entwicklungshemmung (Ossifikationsstörung des knorpelig angelegten Querfortsatzes [?]) vorliegt. Die Möglichkeit, daß ein unabhängiger Nebenknochenkern im Bindegewebe ent-standen ist, wie es JUNGHANNS für isolierte Apophysen an der Dornfortsatzspitze bei fehlendem Bogenschluß beschrieben hat, oder daß es sich um eine rudimentäre Lendenrippenanlage als Rest des vom Wirbelbogen unabhängigen Proc. costalis handelt, die normalerweise mit dem Querfortsatz verschmilzt (s. S. 349ff.), wird nicht diskutiert.

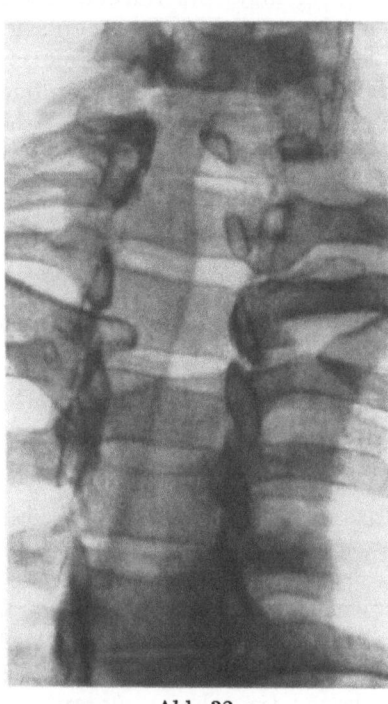

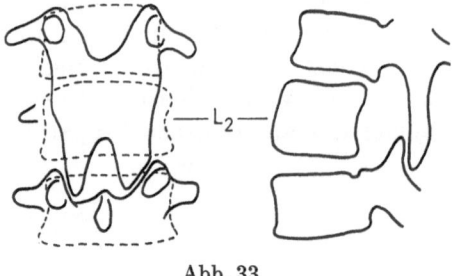

Abb. 33

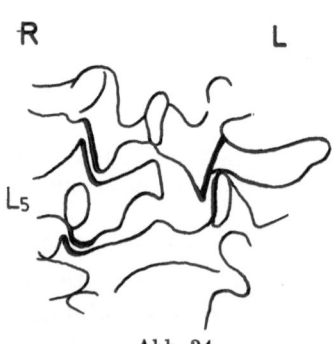

Abb. 32

Abb. 34

Abb. 32. Völliges Fehlen der knöchernen Wirbelbogen und ihrer Fortsätze (s. Text: S. 285) (SIMONS)

Abb. 33. Aplasie des Wirbelbogens und der Bogenfortsätze L2. Dorsal konkave Abrundung des Wirbelkörpers L2 entsprechend dem fehlenden Bogenanteil (RATHKE) (s. Text: S. 325). Ein Massiv der caudalen Gelenk-fortsätze L1 mit dem Dornfortsatz L1 artikuliert mit den cranialen Gelenkfortsätzen L3 und überbrückt den Defekt. Verkümmert angelegter rechter Querfortsatz: Proc. costalis-Rudiment? Nebenknochenkern des Querfortsatzes?

Abb. 34. Aplasie des linken hinteren Bogenabschnittes L5. Die gleichseitigen Bogenhälften L4 und S1 sind hyperplastisch und überbrücken den Defekt, der dolchartig ausgezogene untere Gelenkfortsatz L4 artikuliert mit dem oberen Gelenkfortsatz S1. Rudimentärer Querfortsatz L5 links bei vermutlich verschmolzenen vorderen Bogenabschnitten L4/5 links (Strichzeichnung nach Rö-Film: J. HINTZE)

Eine Aplasie des linken hinteren Bogenabschnittes einschließlich der Gelenkfortsätze bei L5 wird in einer Beobachtung von J. HINTZE in ähnlicher Weise überbrückt (Abb. 34). Die gleichseitigen Bogenhälften L4 und S1 und ihre hyperplastischen Gelenkfortsätze stehen in gelenkiger Verbindung. Der linke vordere Bogenabschnitt von L5 ist vermutlich zusammen mit einem oberen Gelenkfortsatzrudiment L5 mit dem Wirbelbogen L4 ver-schmolzen.

Auch halbseitige Bogendefekte mit rudimentären Stümpfen (BROCHER: halbseitige partielle Bogenagenesie, Abb. 35) und Teil-Defekte des Wirbelbogens (MÜLLER, Abb. 209) gehen vielfach mit einer Aplasie oder Fehlentwicklung der (unteren) Gelenkfortsätze einher (LOSSEN, 1933; RAVELLI, Abb. 205; ROTHE, Abb. 208), wie es auch unsere Beob-achtung zeigt (Abb. 36).

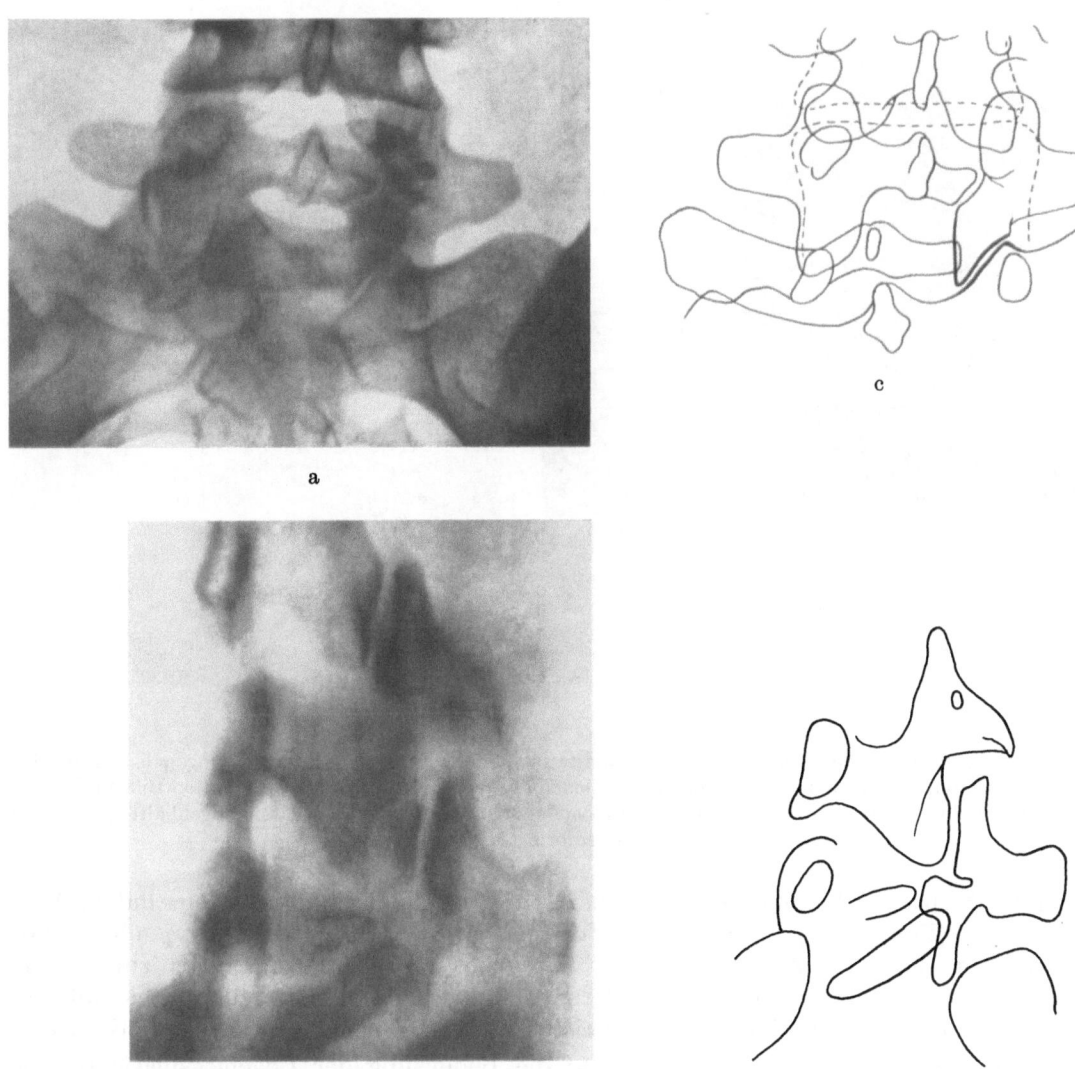

Abb. 35a—d. Partielle einseitige Bogenangenesie L5 und S1 und hochgradige Asymmetrie der Lumbo-Sacral-
gelenke (BROCHER) mit nachgezeichneter Skizze: der hintere Anteil des Bogens L5 und S1 ist links von einer
gemeinsamen Spaltlinie begrenzt. Fehlen des linksseitigen Lumbo-Sacralgelenkes (Schrägbild-Tomogramm).
Der linke Bogen endet mit lanzenartiger Form vor einer breiten Spalte, auf die auch das kolbig endende
Bogengebiet S1 hinzielt

Ohne weitere Fehlbildungen zeigt Abb. 151 eine halbseitige Bogenaplasie S1.

Isolierte Bogenaplasien, Hypoplasien und Defekte können eine differentialdiagnostische
Bedeutung erlangen nach Traumen sowie bei lokalisierten destruierenden Wirbelbogen-
Veränderungen (Metastasen, brauner Tumor, Hämangiom: Abbildungen und Literatur
bei BROCHER, 1957—1960).

b) Dysplasien: Hyperplasie und Hypoplasie (Asymmetrie) des Wirbelbogens

Als *Dysplasie* des Wirbelbogens bezeichnet BROCHER (in Analogie zur Dysplasia coxae
luxans) Veränderungen im Bogengebiet, die anlagemäßig bedingt sind, sich durchweg
aber erst fakultativ im postnatalen Leben infolge einer abwegigen Entwicklungstendenz
differenzieren. Das abnorm gebildete „dysplastische" Gewebe soll zu vorzeitigem Abbau
neigen (Abiotrophie).

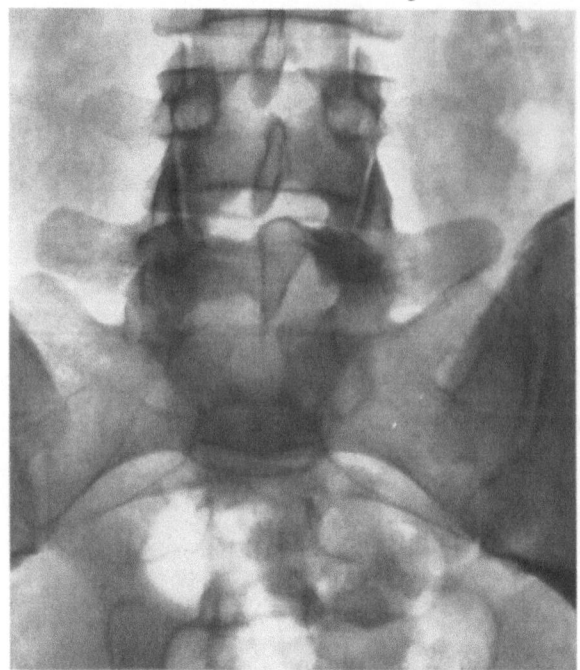
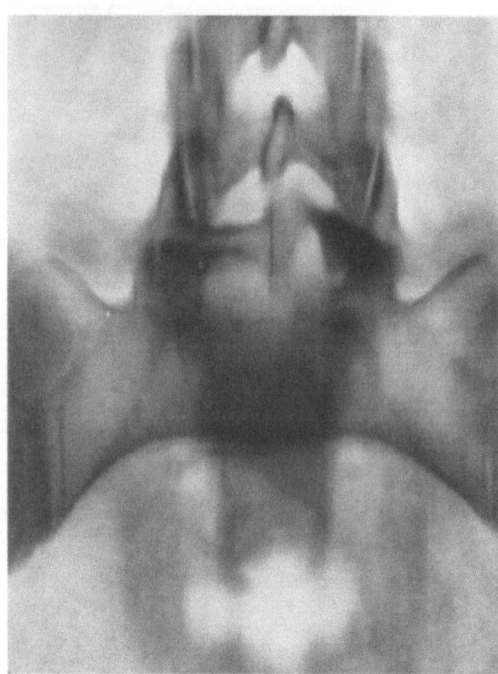

a   b

Abb. 36a u. b. Rudimentäre Anlage eines deformierten und fehlgerichteten hinteren Bogenabschnittes L5 links, die Gelenkfortsätze sind erhalten, der untere jedoch grob deformiert. Nach dem Stereo-Bild findet sich ein Spalt zwischen der rudimentären hinteren Bogenspange und dem von der rechten Bogenhälfte gebildeten Dornfortsatz

Diese Dysplasien kommen ein- und beidseitig vor und bestehen wechselnd in Verlängerungen (Elongation), Verdickung (Hyperplasie), Verschmälerung (Hypoplasie) des Wirbelbogens und des Zwischengelenksstücks, hier mit Abknickung bis zur Unterbrechung (Spondylolyse). Diese Veränderungen sind häufig vergesellschaftet mit abnormer Stellung und Fehlbildungen der meist hypoplastischen Gelenkfortsätze (S. 370/1).

Wir sind an anderer Stelle (S. 319) auf die Bedeutung der Bogendysplasie für die Spondylolyse und Spondylolisthesis ausführlich eingegangen, dort finden sich auch weitere Abbildungen.

Eine Hypoplasie des Zwischengelenkstückes, aber auch des ganzen Bogengebietes von der Bogenwurzel bis zum Proc. spinosus kann als Teilbefund einer Bogendysplasie nachweisbar sein.

Symmetrische Hyper- und Hypoplasien des Wirbelbogens (ohne sonstige Fehlbildungen) sind eher selten. — Reisner hat als isolierte Hyperplasie ein „riesiges Bogenmassiv am zweiten Lendenwirbelkörper mit Spaltung in zwei Dornfortsätze" beschrieben.

Von diesem „hyperplastischen" Wachstum zu trennen sind Verschiebungen einer Bogenhälfte nach cranial und Verschmelzungen mit den darüberliegenden Bogenabschnitten, wie wir es bei hemimetameren Segmentverschiebungen finden (Abb. 21 und S. 296).

Symmetrisch hyperplastisch entwickeln sich nach Diethelm vikariierend die Bogenwurzeln und vereinigen sich ventral des Wirbelkanals, wenn der Wirbelkörper fehlt (echtes Wirbelasoma), während die Bogenwurzeln nur normale Größe annehmen und sich nicht vereinigen, wenn der Wirbelkörper nur „röntgenologisch" fehlt, aber als Knorpelplatte vorhanden ist. Im Gegensatz hierzu zeigt der eigentliche Wirbelbogen bei Wirbelasoma im betroffenen Segment und häufig auch in der Nachbarschaft eine (symmetrische) Hypoplasie ((Hoeffken).

Symmetrische und/oder *asymmetrische* Fehlbildungen der Wirbelbögen finden sich als Ausdruck einer unterschiedlichen Entwicklung bei Fehlbildungen der Wirbelkörperreihe (S. 277ff.) und in den benachbarten Segmenten von totalen und partiellen Wirbelbogen-aplasien (s. S. 276ff.) (Abb. 23, 24, 33).

Einzelne *asymmetrische* Hyper- und Hypoplasien in der Wirbelbogenreihe sind so häufig, daß sie im täglichen Routinebetrieb erst dann näher analysiert werden, wenn zusätzlich Asymmetrien der Bogenfortsätze (s. S. 287) oder Spaltbildungen (S. 297ff.) hinzukommen. Isolierte Asymmetrien lediglich mit hyperplastischer Form einer Bogen-hälfte bei hypoplastischer oder rudimentärer Bogenhälfte der Gegenseite zeigt in mehr oder minder ausgeprägtem Maße jede 2. oder 3. Wirbelsäule am lumbo-sacralen Übergang (TABOR). Die Asymmetrien dieser „Kümmerformen" erstrecken sich auf die unterschied-liche Länge und ungleiches Kaliber der Bogenhälften. Dieses typische Nebeneinander von Hyperplasie und Hypoplasie ist sicher nicht zufällig. Die Hyperplasie entwickelt sich offensichtlich postnatal vikariierend in den „leeren Raum" hinein bei einer Entwicklungs-störung mit Hypoplasie des gegenseitigen oder des benachbarten Bogenabschnittes. GEIPEL spricht direkt von der Möglichkeit einer einseitigen Wachstumshemmung und vikariie-render Hypertrophie der anderen Seite als Ersatzbildung: Abb. 31, 33, 34, 134, 151, 207, 208 (S. 276 (!), 285ff., 304, 345, 372).

Die *Asymmetrie* wird auffälliger, wenn zusätzlich eine Bogenhälfte eine falsche Wachs-tumsrichtung einschlägt und die dorsale Synostose „schräg liegt", wenn ein unvoll-ständiger knöcherner Bogenschluß mit median oder paramedian gelegenem Bogenspalt (S. 272, 301 u. 304, Abb. 24, 85—96) vorliegt und erst recht, wenn der Dornfortsatz mit verschmolzener (Abb. 70, 96) oder isolierter (Abb. 151) Dornfortsatzapophyse (S. 339ff.) nur von einer Bogenhälfte gebildet wird oder wenn Verschmelzungen der benachbarten Wirbelbogenabschnitte eintreten (Abb. 42a).

Auf das kompensatorische Wachstum des auch dem Bogen angehörenden Proc. uncinatus bei einem Bogenwurzeldefekt in einer Beobachtung von HADLEY haben wir an anderer Stelle hingewiesen (Abb. 115).

c) Doppelung des Wirbelbogens

Als Rarität, die wir in der Literatur[4] bisher nicht gefunden haben, können wir eine Doppelung einer Wirbelbogenhälfte demonstrieren, und zwar der Bogenwurzel, des Quer-fortsatzes und des eigentlichen Bogens einschließlich der Dornfortsatzspitze. Die obere Bogenhälfte trägt den oberen, die untere den unteren Gelenkfortsatz. Nur als „Schön-heitsfehler" unserer Beobachtung (48jähriger Mann) muß ein Trauma mit Kompressions-fraktur des 1. Lendenwirbelkörpers mit Höhenverminderung und Keilform im Jahre 1945 angesehen werden. Die damaligen, infolge unzureichender Fixierung inzwischen verdorbenen Filme lassen außer der Wirbelkörperfraktur bereits ein glatt begrenztes, regelmäßig geformtes Oval im rechten Querfortsatz erkennen.

Die 22 Jahre später angefertigten Aufnahmen (Abb. 37) geben keinen Hinweis für Frakturfolgen im Bereich des Wirbelbogens. Die von KÖHLER-ZIMMER gebrachte Skizze einer Flexionsfraktur nach CHANCE entspricht nicht unserer Beobachtung.

Darüber hinaus spricht — analog ähnlichen Überlegungen anderer Lokalisation — gegen eine Spaltung im Sinne eines Bruches und für eine echte Doppelung die Tatsache, das bei „Zusammenfügen" der jeweiligen Hälften der entsprechende Abschnitt größer ist als der der Gegenseite oder benachbarter Wirbel-Segmente. Dies gilt insbesondere für die gut zu beurteilende, orthograd getroffene, doppelt angelegte Bogenwurzel und Dorn-fortsatzspitze.

Die Doppelung des eigentlichen Bogenabschnittes ist nicht identisch mit der „hori-zontalen Bogenspalte" (S. 312).

---

[4] RATHKE (1956) hat bei einem $^3/_4$-Wirbel lediglich eine Doppelung eines *Querfortsatzes* beobachtet.

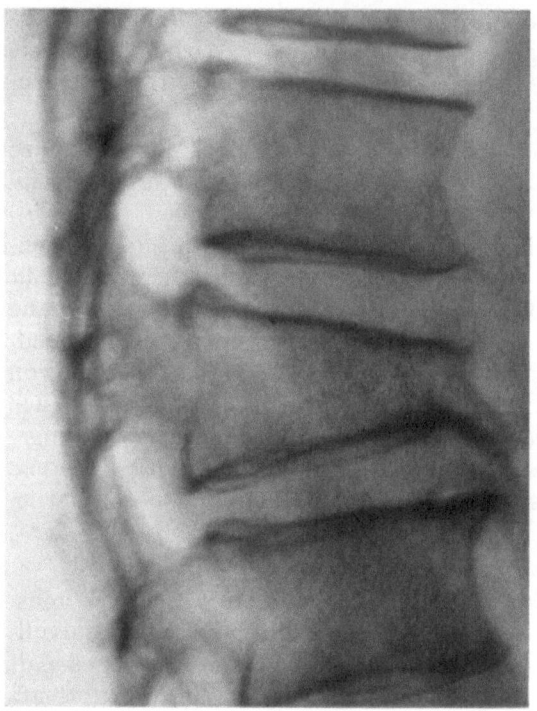

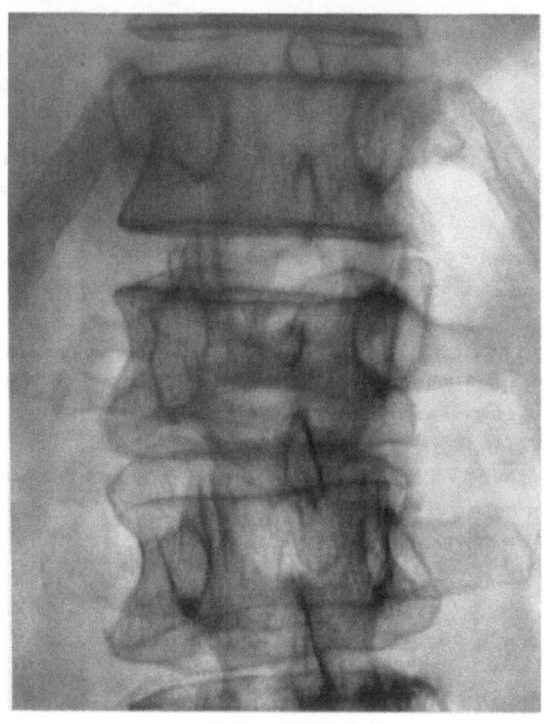

a   b

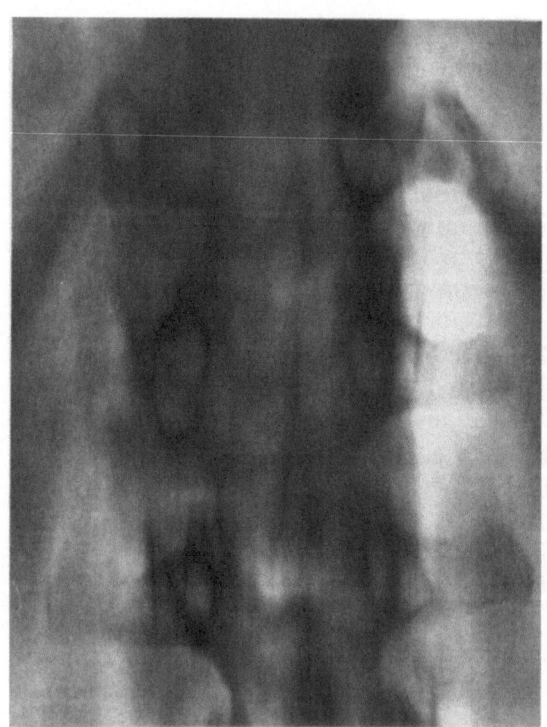

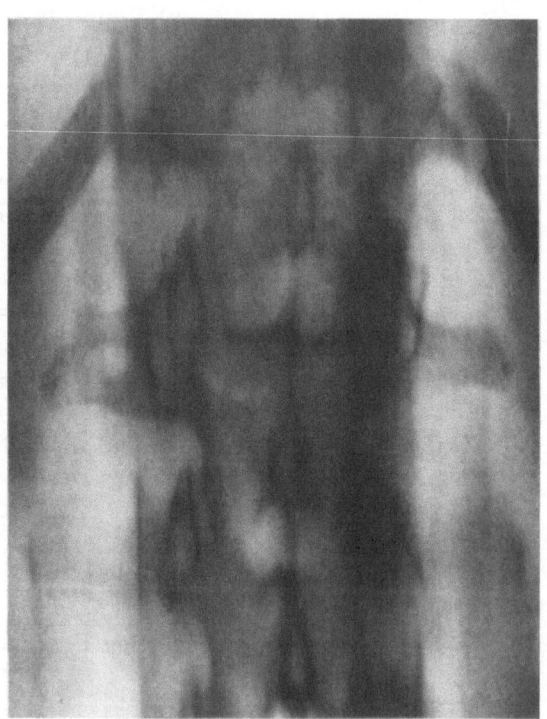

c   Abb. 37   d

Abb. 37a—e. 45jähriger Mann. Kompressionsbruch L1. Unabhängig einseitige Doppelung der Bogenwurzel (Tomogramm c), des Querfortsatzes (d), des eigentlichen Bogens (d und e) sowie der Dornfortsatzspitze (Tomogramm e) (s. Text: S. 289)

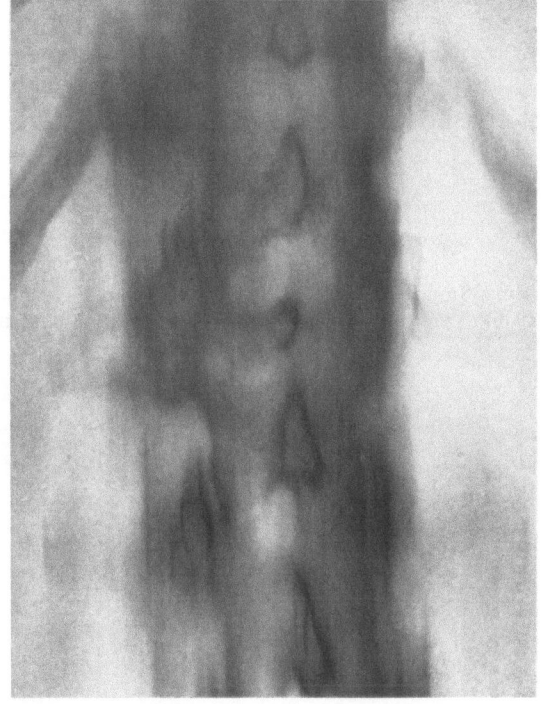

e

d) Verschmelzungen der Wirbelbögen

Einfache Formen der *isolierten* Verschmelzung der hinteren Bogenabschnitte beschreibt PUTTI als „nicht seltenen Befund" an anatomischen Präparaten. KIENBÖCK hat eine Synostosierung der hinteren Wirbelbögen von C2—C4 bei völlig normalen Wirbelkörpern abgebildet. Abb. 38 zeigt eine röntgenologische Beobachtung (BROCHER) verschmolzener Wirbelbögen an der Brustwirbelsäule, wobei der verschmälerte Zwischenwirbelraum — wie weiter angeführt — verschiedene Deutungen zuläßt.

Im Rahmen *kombinierter* Fehlbildungen beobachteten BAUER, DIETHELM, JACHENS eine Synostosierung der hinteren Bogenabschnitte bei Wirbelasoma.

Am häufigsten finden sich vollständige und unvollständige Verschmelzungen der Wirbelbögen *kombiniert* mit Blockwirbelbildungen (Abb. 10, 21—24, 38, 40 u. 153—154) (schöne Abbildungen bei TORKLUS und GEHLE). Sie treten mit und ohne Beteiligung der Bogenfortsätze (s. S. 345, 354, 369) auf und sind Folge einer Verknöcherung der Membrana interdorsalis als geschlossenes Ganzes (GRIMME, HADLEY, JUNGHANNS: Abb. 39). JUNGHANNS (1936) hat hierzu die Frage aufgeworfen, ob bei der relativen ontogenetischen Selbständigkeit der Wirbelbögen gegenüber den Wirbelkörpern nicht ein primärer Wirbelbogenprozeß vorliegen und die Blockwirbelbildung erst sekundär als Folge der Unbeweglichkeit eintreten könne (s. Abb. 38 u. S. 369).

Zur Differentialdiagnose demonstriert EXNER „einen cervicalen Blockwirbel, Körper und Bogen betreffend", wo nur die „typische Verdrängung der Trachea durch einen alten Senkungsabsceß auf die richtige Diagnose des Restzustandes nach Spondylitis tuberculosa hinweist" (Abb. 41). Im allgemeinen sind die Wirbelbögen bei der Tuberkulose (im Gegensatz zur Spondylitis typhosa) nicht betroffen, auch wird man meist einen Substanzverlust der Wirbelkörper erwarten dürfen.

HADLEY weist auf die häufig „verdrehten oder verzerrten Intervertebrallöcher" dieser Wirbelbögen bei aquirierter Fusion hin und beschreibt ein kleines oder schmales und ovales Foramen als charakteristisch für die kongenitale Synostose. Bei der eingeschränkten

19*

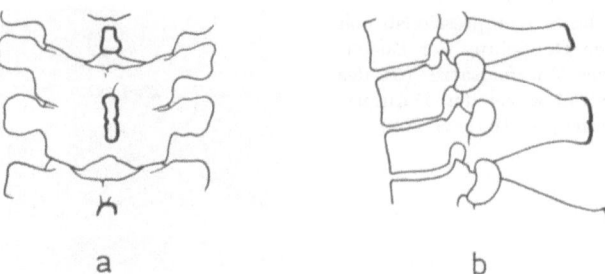

a   b

Abb. 38a u. b. Verschmelzung der hinteren Bogenabschnitte und der Dornfortsätze D2 und D3 (BROCHER, 1936). Verschmälerter Zwischenwirbelraum und kleines Foramen intervertebrale (s. Text, S. 291/2 und 369)

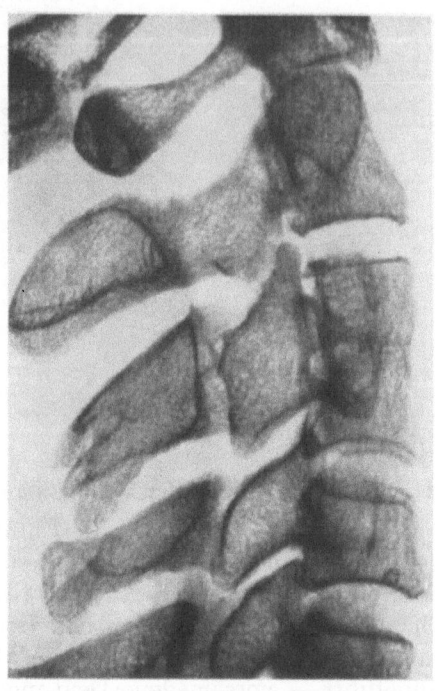

Abb. 39. Seitliche Röntgenaufnahme einer Hälfte der in der Sagittalebene durchsägten Halswirbelsäule (SCHMORL-JUNGHANNS). 45jähriger ♂, angeborene knöcherne Verschmelzung des 3. und 4. Halswirbelkörpers, der zugehörigen Wirbelbögen sowie der Dorn- undenk Gelfortsätze. Intervertebralloch eingeengt

bzw. aufgehobenen Bewegungsmöglichkeit sei hier ein größeres Intervertebralloch für den Nerven auch nicht erforderlich im Gegensatz zu den größer geformten Intervertebrallöchern im beweglichen Abschnitt (Abb. 23, 38, 39, 40a—b u. g—l, 41 [?], 56, 139 — S. 369 [!]).

Die Abb. 24, 40c und d zeigen aber im Gegensatz zu dieser Ansicht eher große Foramina intervertebralia bzw. sogar eine unterschiedliche Größe zwischen rechts und links (Abb. 40e—f).

Über Wirbelbogenverschmelzungen bei *defekten* Bogenhälften berichten GRASHEY-SCHWEGEL sowie LINDEMANN und KUHLENDAHL (Abb. 10) und RAVELLI (Abb. 205).

Auch Verschmelzungen bei sagittalem Bogenspalt gehören zu dieser Gruppe, wobei unsere Abb. 42 der Mitteilung von LIECHTI (Abb. 43a) ähnelt (vgl. Abb. 43b, 44).

Ebenso können bei seitlichen Halbwirbeln die einseitigen Bogenhälften mit den Nachbarbögen verschmelzen (REX), wie wir es bei einem aus Halbwirbeln zusammengesetzten Blockwirbel beobachtet haben (Abb. 45).

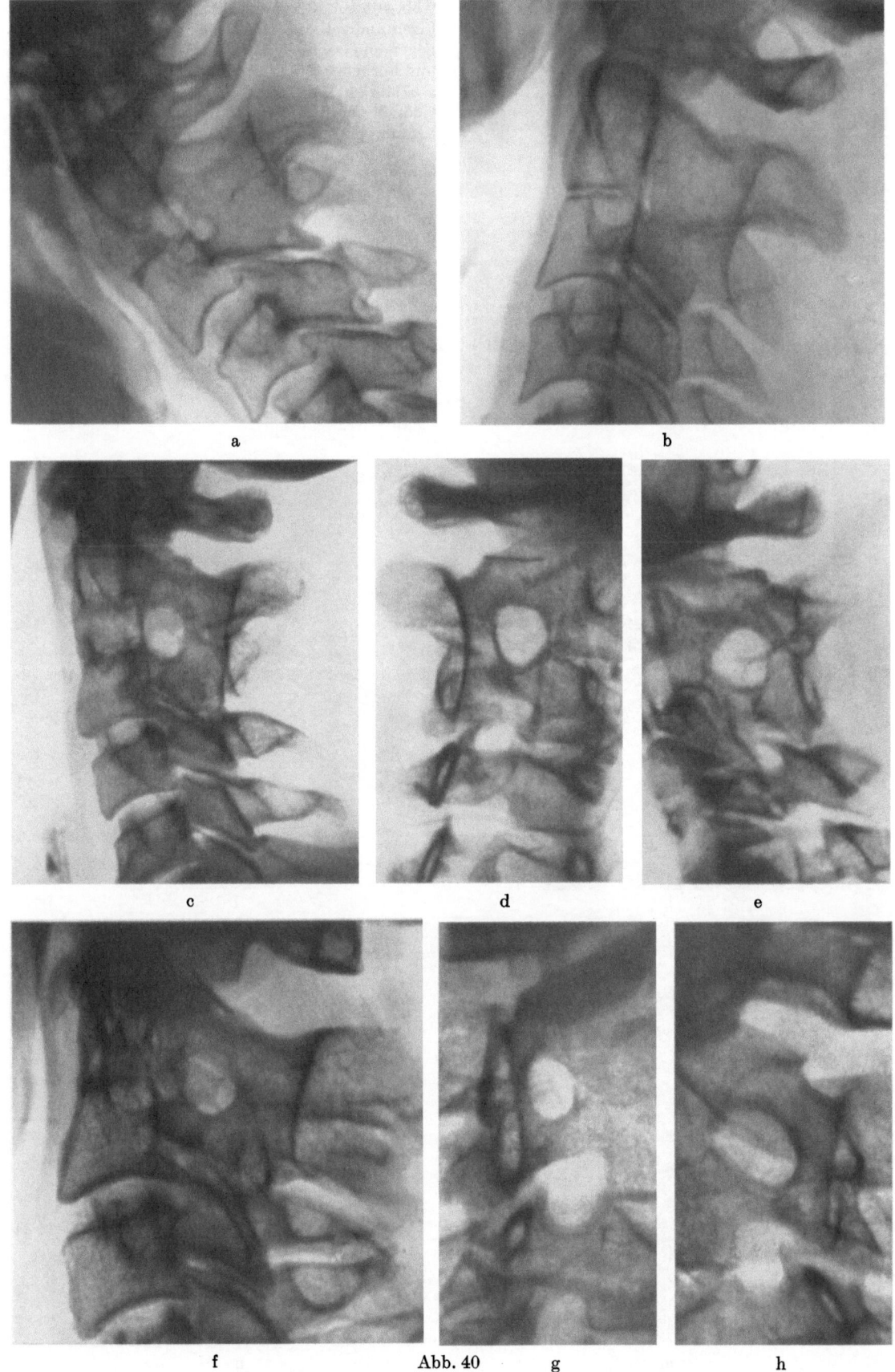

a

b

c

d

e

f

Abb. 40

g

h

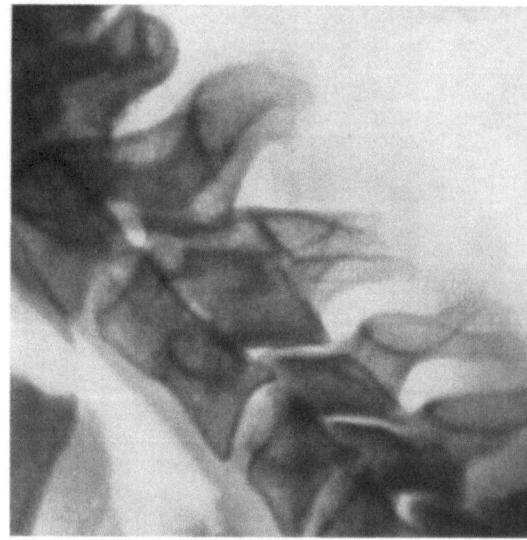

i

Abb. 40a—n. Cervicale Blockwirbel mit unvollständigen und vollständigen Verschmelzungen der Wirbelbögen und der Bogenfortsätze. Unterschiedliche Größe und Form der Intervertebrallöcher (s. Text, S. 291/2).
a 57jährige ♀ C2/3.
b 45jähriger ♂ C2/3.
c, d und e 51jährige ♀ C2/3.
f, g und h 57jähriger ♂ C2/3.
i 39jährige ♀ C3/4.
k und l 53jährige ♀ C3/4.
m 31jährige ♀ C6/7.
n 44jähriger ♂ C6/7

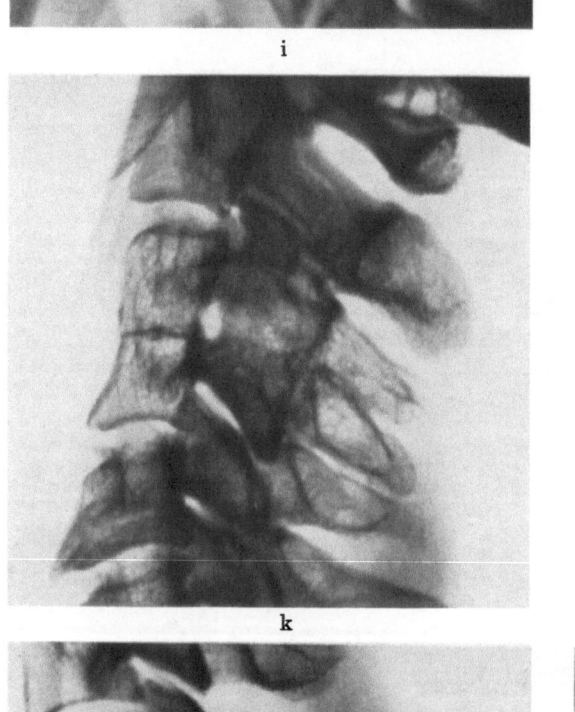

k

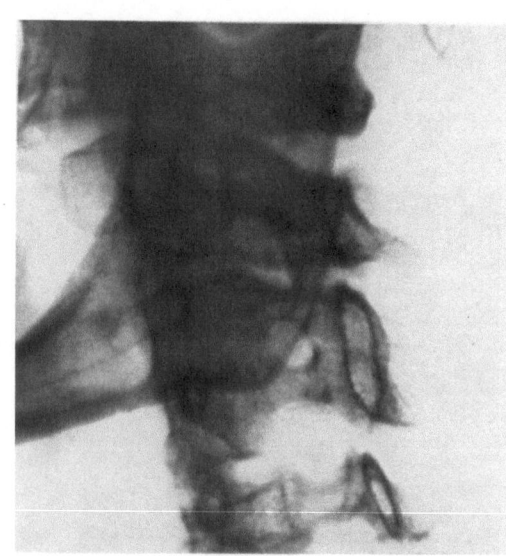

l

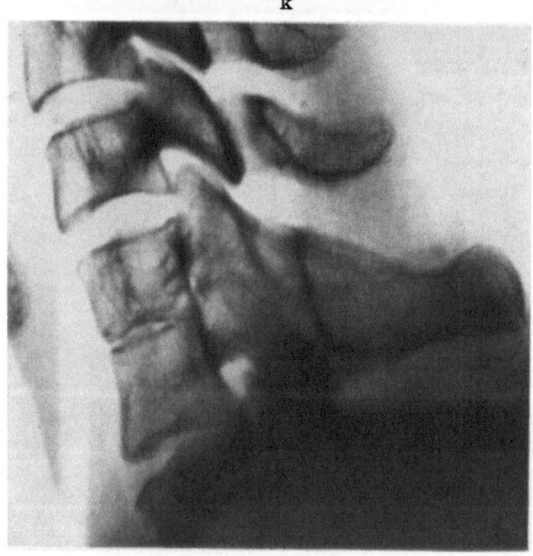

m

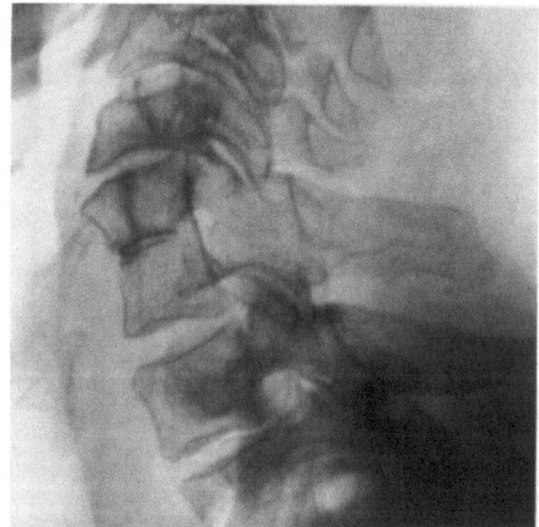

n

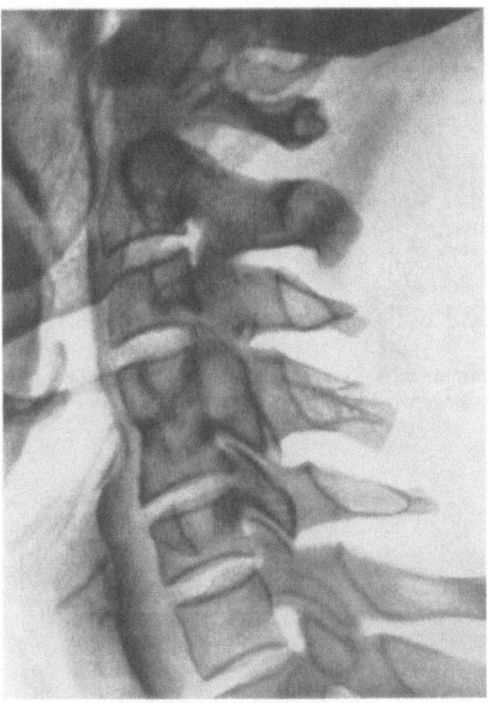

Abb. 41. EXNER: Erworbene Verschmelzung von Wirbelkörper und Wirbelbogen (s. Text: S. 291)

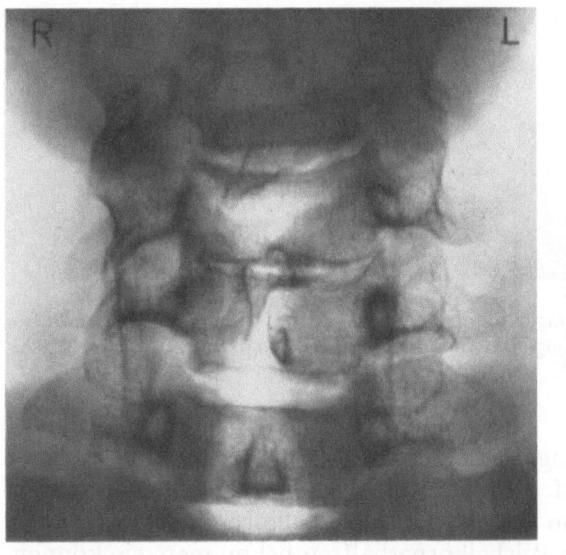 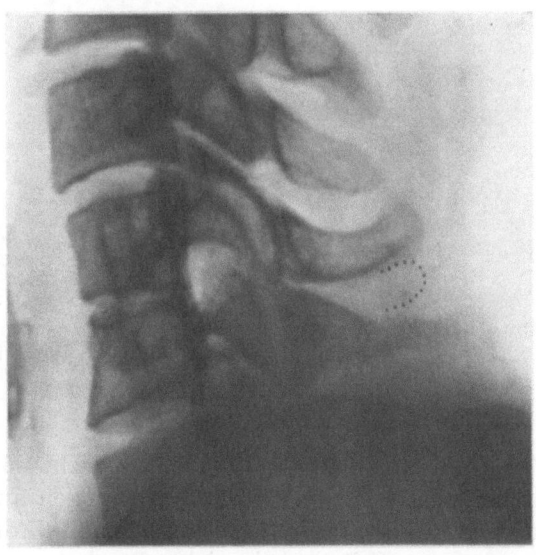

a   b

Abb. 42a u. b. 29jähriger ♂. Unvollständiger Blockwirbel C5/6. Bei sagittalem Bogenspalt sind die rechten Bogenhälften des Blockwirbels verschmolzen und in einem Dornfortsatz vereinigt, die hyperplastischen linken Bogenhälften sind genähert, tragen aber zwei Dornfortsatzspitzen. Die seitliche Aufnahme zeigt eine bogige Form des linken Dornfortsatzes C5 und einen deformierten linken Dornfortsatz C6; auf den Zwischenraum projiziert sich der verschmolzene Dornfortsatz C5/6 rechts

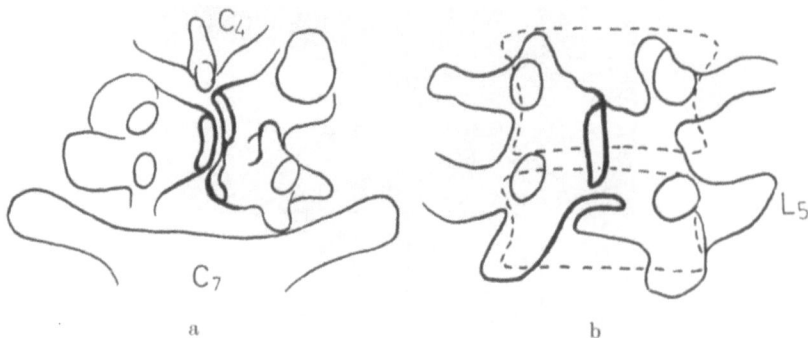

Abb. 43a u. b. LIECHTI. a Asymmetrische Verschmelzung der Wirbelbögen C5 und C6 mit sagittalem Bogen-
und Dornfortsatzspalt. b Bogenspalte L5 mit Verschmelzung der benachbarten Bogenabschnitte

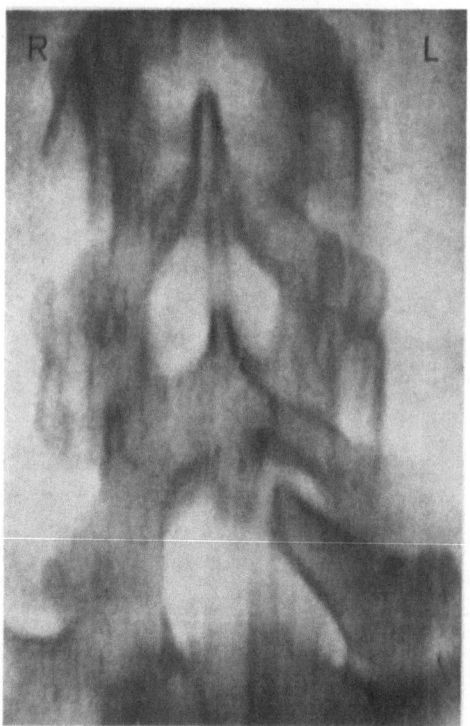

Abb. 44. Exzentrisch gelegener Bogenspalt L5. Verschmelzung der rechten Wirbelbogenhälfte und der Dornfortsätze L4/5 (links getrennte Wirbelbögen). (Nach BROCHER: Tomogramm)

„Bei hemimetameren Segmentverschiebungen (LEHMANN-FACIUS) treten verschiedenartige Verschmelzungen der Wirbelbögen auf. Die Wirbelbogen und Wirbelbogenhälften
können dabei auf einer Seite Anschluß an die verschobenen Wirbelkörperhälften und auf
der anderen Seite an die nicht verschobenen Wirbelkörperhälften bekommen, sie können
aber auch mit verschoben werden. Inwieweit den Wirbelbogenhälften gegenüber den
Wirbelkörpern bei dieser Segmentverschiebung eine Selbständigkeit zukommt, muß noch
geklärt werden" (JUNGHANNS, 1936). Verschmelzungen verschiedener Bogensegmente in
der Medianlinie sind selten (PUTTI: Abb. 21).

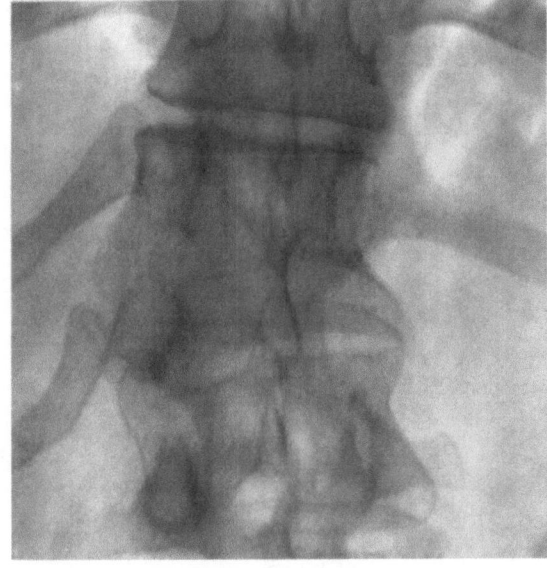

a

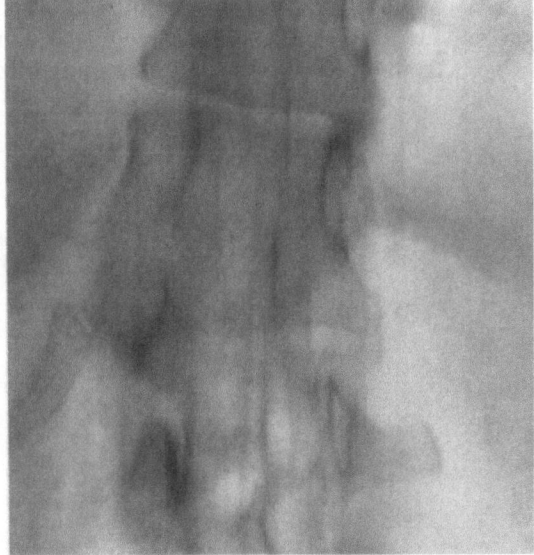

b

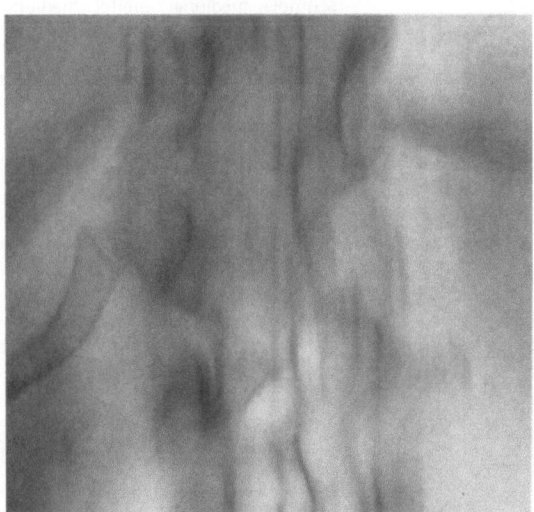

c

Abb. 45a—c. 54jährige ♀, seitlicher Halbwirbel zwischen D12 und L1 rechts mit halbseitigem Wirbelbogen (und zusätzlicher Rippe). Halb-Wirbelkörper und -bogen sind mit D12 verschmolzen (Tomogramm b und c)

e) Wirbelbogenspalten

Für eine Kontinuitätsunterbrechung des knöchernen Wirbelbogens hat sich der Begriff der Bogen„spalte" eingebürgert und wird allgemein verwandt.

Dabei sind die Autoren sich darüber im klaren, daß man streng genommen nur dann von Spalten sprechen kann, wenn einwandfrei feststeht, daß eine nachträgliche Trennung durch eine von außen angreifende Gewalt verursacht wurde. Für die Bezeichnungen „Spaltbildungen" oder „Spaltungen" gelten die gleichen Einschränkungen. Gegen die rein beschreibende Anordnung der „spaltartigen Aufhellung" oder „Spaltlinie" kann weniger eingewendet werden. Dabei gibt das Röntgenbild keine Auskunft darüber, ob wirklich ein freier Raum zwischen den beiden Grenzlinien liegt, oder ob eine mit Knorpel oder Bindegewebe ausgefüllte „Fuge" vorliegt. Das letzte dürfte die Regel sein und die Bezeichnung Fuge wäre deshalb richtiger (JUNGHANNS, LOB, REISNER).

Hinsichtlich der Lokalisation der Bogenspalten findet sich in der Literatur eine unterschiedliche z.T. gegensätzliche Nomenklatur (Abb. 46—50). Dies hat uns dazu bewogen, rein beschreibende, nichts präjudizierende Bezeichnungen zu benutzen (Abb. 51 u. 52).

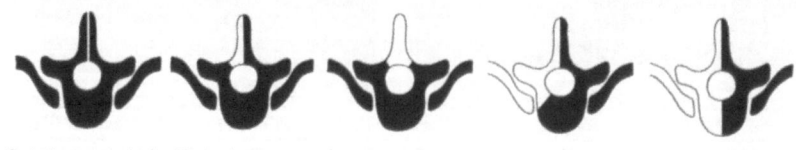

Opisthotoxoschisis Emiopisthotoxon Anopisthotoxon Dimerospondylus Hemispondylus

Abb. 46. Nomenklatur nach Putti

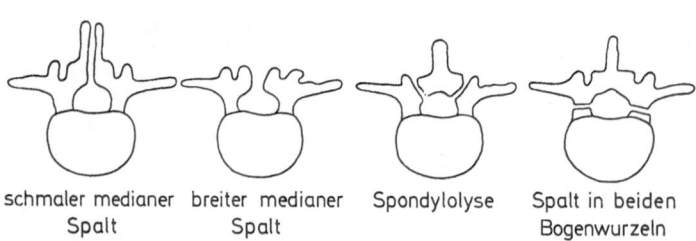

schmaler medianer   breiter medianer   Spondylolyse   Spalt in beiden
     Spalt   Spalt   Bogenwurzeln

Abb. 47. Nomenklatur nach Schinz-Baensch-Friedel-Uehlinger

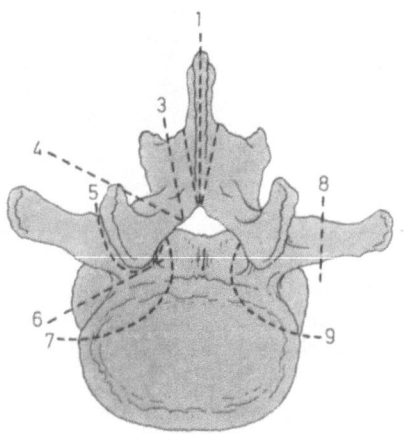

Abb. 48. Nomenklatur nach

Willis	Taillard	Töndury
1 Zentrale typische Spina bifida	*1* Spina bifida	*1* Spina bifida
3 Azentrische Spina bifida	*3* Spina bifida, retroisthmische	*3* retroisthmisch
4 Normale interartikuläre Spaltbildung	*4* Spondylolyse	*4* interartikulär
5 Sitz eines Defektes (Spaltes) an Skelet Nr.899 (Abb. 117)	*5*	*5*
6 Wie *4*a	*6* Spalte im Bereich der Bogenwurzel (Hammerbeck, Olsson)	*6* retrosomatisch
7 Lokalisation der Verschmelzungslinie zwischen Bogenwurzel und Wirbelkörper	*7* Kontinuitätsunterbrechung an der Nahtstelle zwischen Bogenwurzel und dem Wirbelkörpermassiv (Neugebauer)	*7* Unterbruch innerhalb der Bogenepiphyse
8 Wie *4*a	*8* Spalte, die den Querfortsatz unterteilt	*8* Unterbruch am Abgang des Proc. costarius

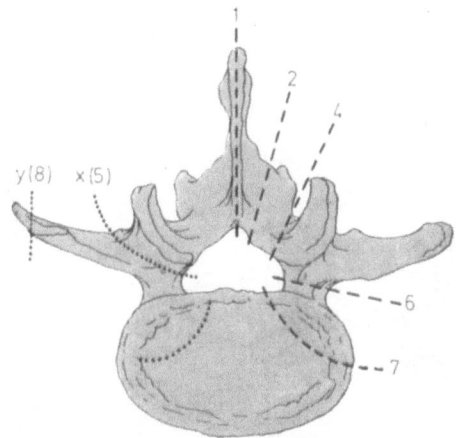

Abb. 49. Nomenklatur nach:

LIECHTI

1 Sagittale mediane Dornfortsatzspalte
2 Spalte neben dem Dorn

4 Spalte der Interartikularportion
x5 Beobachtung von WILLIS
6 Spalte in der Wirbelbogenwurzel
7 Grenze zwischen Wirbelbogenwurzel und Wirbelkörper
y8 Beobachtung von WILLIS

SCHMORL-JUNGHANNS

1 Sagittale Dornfortsatzfuge

4 Fuge im Zwischengelenkstück (Spondylolyse)

6 Fuge in der Wirbelbogenwurzel

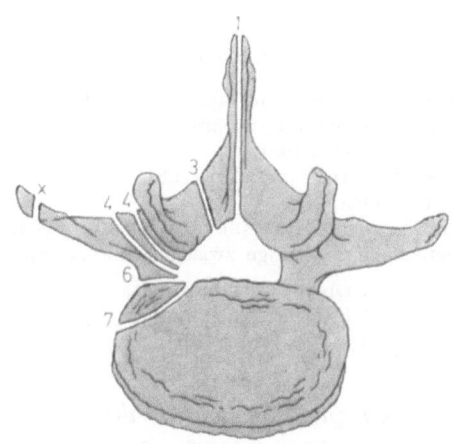

Abb. 50. Nomenklatur nach:

KÖHLER-ZIMMER

1 Dornfortsatzspalte

3 Retroisthmische Spalte
4⎫ Spalten im Zwischengelenks-
5⎭ teil
6 Bogenwurzelspalte
7 Retrosomatische Spalte (!!)
x Persistierende Querfortsatzapophyse

EXNER

3 Retroisthmische Spalte
4⎫ Spalte(n) im Zwischengelenks-
5⎭ teil
6 Bogenwurzelspalte

BROCHER

1 Spina bifida medialis

3 Retroisthmische Spalte
4⎫ Spalte im Zwischengelenks-
5⎭ stück, Spondylolyse
6 Retrosomatische Spalte

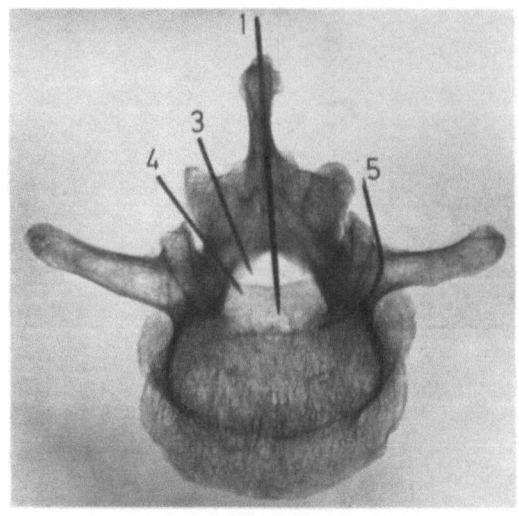

Abb. 51a

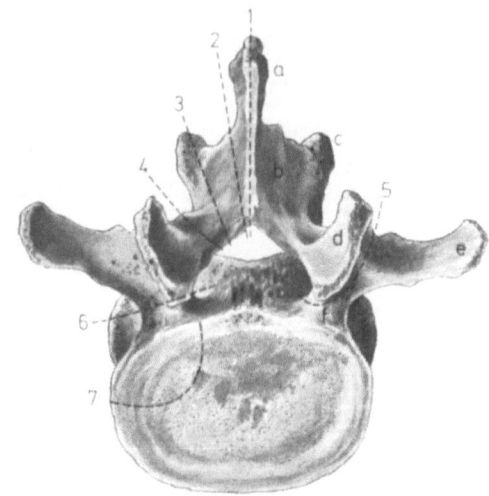

Abb. 52a

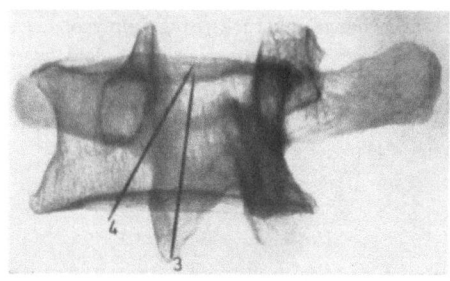

Abb. 51b

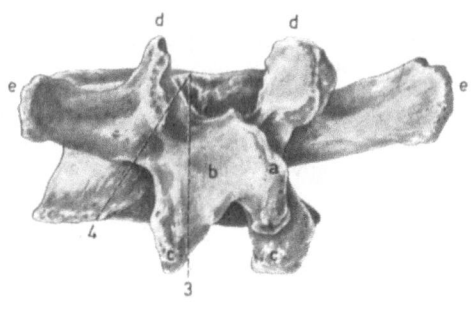

Abb. 52b

Abb. 51a u. b und 52a u. b

1 Sagittale mediane Bogenspalte (bei normalem oder aplastischem Dornfortsatz);
2 Sagittale, paramedian (auch schräg) gelegene Bogenspalte;
3 Retroisthmische Spalte (BROCHER) (vgl. Abb. 108);
4 Spondylolyse: Spalte im Zwischengelenkstück (vgl. Abb. 108);
5 Spalte in der Bogenwurzel (WILLIS-STEWART);
6 Retrosmatische Spalte in der Bogenwurzel (HAMMERBECK, OLSSON, WILLIS, WOLFERS und HOEFFKEN);
7 Wirbelbogenepiphyse = persistierende Knorpelfuge zwischen Wirbelkörper und Wirbelbogen.

a Dornfortsatz,	*c* Oberer Gelenkfortsatz,	*e* Querfortsatz,
b Lamina,	*d* Unterer Gelenkfortsatz,	*f* Bogenwurzel

α) Sagittale Bogenspalten

Die häufigen sagittalen Bogendefekte in der Größenordnung von Spalten (oder Fugen) werden nur aus didaktischen Gründen gesondert besprochen. Die Ausführungen überschneiden sich teilweise mit den hinteren Wirbelbogendefekten (S. 276ff.) und den Dornfortsatzfehlbildungen (S. 333ff.). — Unter Berücksichtigung der embryologischen Entwicklung ist verständlich, daß es sowohl im Rahmen einer Hemmungsmißbildung als auch einer Entwicklungshemmung fließende Übergänge zwischen haardünnen Spaltlinien und breiten Defektmulden (BROCHER, 1960) gibt (S. 271—273, 285).

Spina bifida, Spina bifida occulta oder sagittale Bogenspalte?

Die Beschreibung des zweigeteilten Dorns als Spina bifida (TULPIUS, 1641) ist nach den grundlegenden Arbeiten von v. RECKLINGHAUSEN und HESSE zu einer pathologisch-anatomischen bzw. klinischen Krankheitsbezeichnung erhoben worden. — *Unter der Diagnose: Spina bifida* werden „Bildungsfehler zusammengefaßt, die durch einen Defekt der Wirbelbögen gekennzeichnet sind *und* gleichzeitig mehr oder weniger ausgedehnte Defekte am Rückenmark oder/und seinen Häuten" aufweisen, die hernienartig aus dem Wirbelbogen-Kanal herausgetreten sind. Besteht ein Rückenmarksdefekt *und* ein Defekt oder Spalt der Wirbelbögen, *ohne* daß sich der Inhalt des Wirbelbogenkanals hervorstülpt, so liegt eine *Spina bifida occulta*, eine verborgene Spina bifida vor (HESSE, HENLE), häufig begleitet von charakteristischen Hautveränderungen oder Tumoren im Bereich des Spaltes (GROTE). — JAROSCHY hat bei einer derartigen Spina bifida occulta mit röntgenologisch nachweisbaren Bogendefekten und Bogenspalten und einer koordinierten Entwicklungsstörung des Rückenmarkes bzw. seiner Hüllen (11jähriger ♂ mit schwerem linksseitigen Klumpfuß und ausgedehnter Lähmung der Fußmuskulatur) eine Myelographie durchgeführt und Kontrastmittel dorsal außerhalb des knöchernen Wirbelkanals nachgewiesen. — SCHLEGEL hat den progredienten Klauenhohlfuß bei „echter" Spina bifida occulta erfolgreich durch Laminektomie und Revision des (rudimentären) Rückenmarksbruches angehen können.

Die *Spina bifida (occulta)* ist kein bedeutungsloser Nebenbefund im Gegensatz zur Röntgendiagnose „*Sagittaler Bogenspalt*" oder *unvollständiger knöcherner* Bogenschluß, also einer Ossifikationsstörung, bei der der Wirbelbogen knorpelig geschlossen ist.

Es ist deshalb unzulässig, jede röntgenologisch nachgewiesene Spaltbildung des Wirbelbogens mit der pathologisch-anatomischen oder klinischen Diagnose Spina bifida (occulta) zu belegen, wie es leider in namhaften Fachbüchern zu finden ist. Statt dessen hat schon

GRASHEY: den Terminus „unvollständiger knöcherner Bogenschluß" eingeführt,

JUNGHANNS: Dornfortsatzspalten oder offener Wirbelbogen,

SCHINZ: Hiatus cervicalis persistens,

HINTZE: Fontanella lumbosacralis oder Hiatus sacralis intermedius,

LIECHTI: Sagittale (mediane) Dornfortsatzspalte.

Nur Verwirrung schaffen Unterscheidungen durch zusätzliche Benennungen, so die Einteilung nach KALLIUS:

autochtone Spina bif. ohne andere Wirbelanomalien und ohne klinische Symptome,

symptomatische Spina bif. mit weiteren Wirbelanomalien infolge einer primären Myelodysplasie,

coordinierte Spina bif. als Teilerscheinung bei Umformungsvarianten mit nur formaler Bedeutung.

Es muß zugegeben werden, daß die Entscheidung, ob ein röntgenologisch nachgewiesener sagittaler Bogenspalt als Spina bifida occulta (Hemmungsmißbildung) oder als unvollständiger knöcherner Bogenschluß (Entwicklungshemmung) zu werten sind, schwer sein kann.

Dabei können fragliche neurologische Ausfälle das Bild verwirren. In den meisten Fällen wird aber das Lebensalter, die Anamnese und das klinische Bild (neurologische Veränderungen, Hypertrichose sowie Hautveränderungen mit Pigmentflecken, Fettansammlungen im Unterhautzellgewebe, Narben; Fußdeformitäten oder trophische Störungen) eine Aussage zulassen. Es gibt aber sicher Fälle, die nur durch die klinische und röntgenologische Untersuchung nicht einzuordnen sind (FINCK, BECK). Trotzdem hat sich auch SCHLEGEL kürzlich im Handbuch der Neurochirurgie ganz klar für eine Abgrenzung der Spina bifida occulta gegenüber der dorsalen Wirbelspalte ausgesprochen.

Weder die Größe noch die Form oder die mediane oder paramediane Lokalisation der Spaltbildung lassen einen Schluß darauf zu, ob eine einfache, rein knöcherne Entwicklungshemmung oder ob eine pathologische Form mit Rückenmarks- und Nervenbeteiligung vorliegt (MÜLLER). Auch Abweichungen der Bogenenden gegeneinander oder das Abwärtsgebogensein eines oder beider Bogenstümpfe sind nach A. HINTZE nicht pathognomisch für eine Myelodysplasie und deshalb auch differentialdiagnostisch nicht verwertbar. Nach diesem Autor können lediglich Bogenstümpfe, die mehr oder weniger nach hinten aufgebogen sind, in fraglichen Fällen den Verdacht auf einen „rudimentären Rückenmarksbruch" lenken, ebenso wie eine niedrigere oder breitere Form des Gesamtwirbels („platte Spondyli"), worauf PUTTI hingewiesen hat. Ein solcher Befund sei lumbo-sacral nur mit Einschränkung zu verwerten, am 3. und 4. Lendenwirbelkörper jedoch wieder verdächtig auf eine pathologische Rachischisis (A. HINTZE). — Aus den verschiedenen Formen der sagittalen Bogenspalten grundsätzliche Unterschiede abzuleiten (WILLIS), wird auch von JUNGHANNS (ebenso HEURITSCH, s. Abb. 57) ausdrücklich abgelehnt.

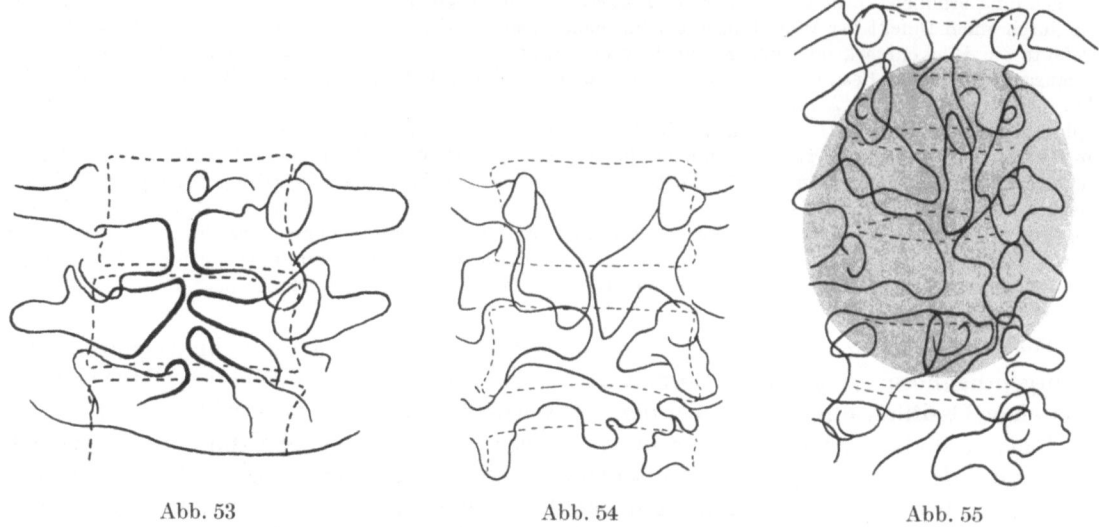

Abb. 53   Abb. 54   Abb. 55

Abb. 53. Sagittale Bogenspalten L3—L5 bei Spina bifida (LIECHTI)

Abb. 54. Spina bifida L4—S1 (PREVOT)

Abb. 55. Kombinationen von Myelo-Meningocele mit Wirbelkörper und Wirbelbogenfehlbildungen: sagittale Bogenspalten D12—L5. Am Wirbelbogen des Blockwirbels D12/L1 „isolierte Dornfortsatzspitze"
(v. OETTINGEN)

BROCHER (1960) betont, daß das Zusammentreffen der häufigen sagittalen Bogenspalten mit anderen gleichfalls häufigen Wirbelsäulenfehlbildungen insbesondere mit Spaltbildungen in anderen Bogenabschnitten (S. 312—319) (BROCHER, CHARRY, DIESZL, JUNGHANNS, MICHAELIS, PANNHORST, ROCHER, ROUDIL und WILLIS) nicht zur Aufstellung gewagter pathogenetischer Deduktionen verleiten darf.

Schmale, sagittale Bogenspalten ohne knöchernen und ohne knorpeligen Abschluß finden sich an der oberen oder unteren *Begrenzung* einer Rachischisis posterior oder auch isoliert als „echte" Spina bifida occulta mit bindegewebig ausgefüllter Fuge (Abb. 17, 19, 20, 53—55). Diese Hemmungsmißbildungen sind im Bereich der ganzen Wirbelsäule anzutreffen.

Auch die sagittalen Bogenspalten in *Kombination* mit Wirbelkörperspalten und anderen Wirbelkörper-Fehlbildungen (Blockwirbel, Halbwirbel, Klippel-Feil-Syndrom, Wirbelasoma, Hemmungsmißbildungen infolge gestörter Chorda-Entwicklung und metamerischer Anomalie [PUTTI], Systemerkrankungen) sind nicht an besondere Wirbelsäulenregionen gebunden (Abb. 10—12, 21, 22, 24, 27—29, 56, 139).

Dagegen ist der knorpelig abgeschlossene, unvollständige knöcherne Bogenschluß als *isolierte* Entwicklungshemmung häufig in Kombination mit Cranial- und Caudalvariationen meist auf den Übergang zweier angrenzender Wirbelsäulenabschnitte, insbesondere den lumbosacralen Übergang begrenzt: „Dornfortsatzspalte" nach JUNGHANNS. — Hiatus cervicalis persistens nach SCHINZ. — Fontanella lumbosacralis nach HINTZE (S. 301).

Die Häufigkeit des isolierten, unvollständigen Bogenschlusses wird bei Erwachsenen für

den Atlas	mit 3%	GEIPEL (bis zum 7. Lebensjahr 33%, ZIMMER)
die HWS	mit 0,069%	GOLONSKO
den 5. LW-Körper	mit 1,2%	WILLIS (10% bei Patienten mit Rückenschmerzen)
	1,5%	LÜBKE
	6%	BRAILSFORD
den 1. Sacralwirbel	mit 50%	WILLIS (von LIECHTI bezweifelt)

angegeben.

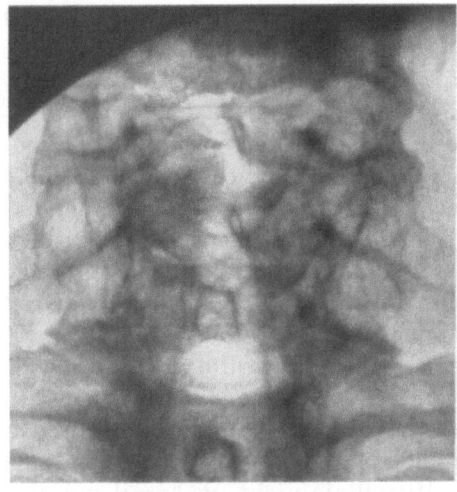
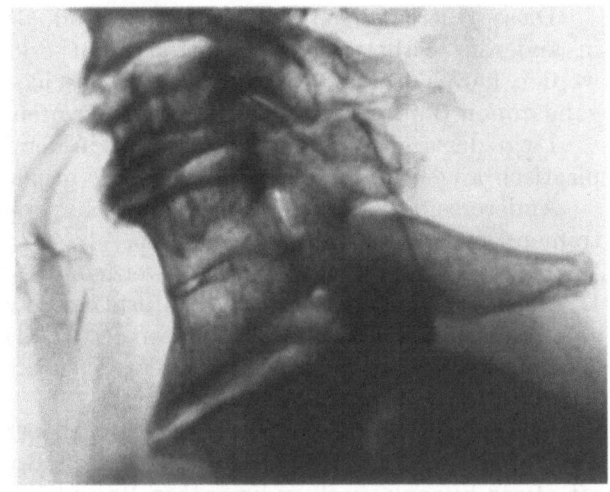

a   b

Abb. 56a u. b. Kombinierte Fehlbildung: Blockwirbel mit sagittaler Bogenspalte

Die Zahlen im Gesamtbereich der lumbosacralen und sacralen Wirbelbögen schwanken zwischen:

16% (GRÄSSNER)	20—24% (EXNER)
18% (LIECHTI)	23% (HEISE, SCHUPPLER)
20% (SCHINZ, KÖHLER-ZIMMER)	24% (LÜBKE, MEYER)

Aufgeschlüsselte Angaben stammen von

NEUBERT: 23% ♂ und 14% ♀.

GILLESPIE: 18% bei Laminektomierten wegen Bandscheibenvorfall gegenüber 4,8% im Vergleichsmaterial.

HINTZE: 100% in früher Kindheit (s. S. 268)	KAMMEL:	50—95% bis zum 10. Lebensjahr
81% im 5. Lebensjahr		22% nach dem 18. Lebensjahr
44% im 15. Lebensjahr	MEYERDING:	35% bei Spondylolisthesis (S. 319)
10% im 50. Lebensjahr		

Diesen Aufstellungen kann infolge der verschiedenartigen Auswahl der Patienten beim Anatomen, Röntgenologen oder Orthopäden nur ein relativer Wert zugemessen werden.

Die Tatsache, daß die Lokalisationsfrequenz cranial im Bereich des Atlas und caudal am lumbo-sacralen Übergang am höchsten ist, weist nach SCHMIDT und WEBER auf den Charakter einer echten *Entwicklungshemmung* hin, da die terminalen (S. 268) Verknöcherungsprozesse am häufigsten unvollständig ablaufen.

Die häufigste Lokalisation am lumbo-sacralen Übergang begründen auch MÜLLER und A. HINTZE mit den früher angeführten Feststellungen (S. 268), daß sich bereits normalerweise eine Verzögerung des knöchernen Verschlusses am lumbo-sacralen Übergang finde, der bei einem großen Prozentsatz dann auch ausbleiben könne. — Ursache dieser offenbar nur beim Menschen (s. S. 266) vorhandenen persistierenden Spaltbildung soll die Kreuzbeinabknickung infolge des aufrechten Standes sein. SPERANSKI hat sich ebenfalls mit dieser Frage befaßt und eine Anomalie abgelehnt. Auch er betrachtet diese Lieblingslokalisation des unvollständigen Bogenschlusses am lumbo-sacralen Übergang als Folge der Wirbelsäulen-Aufrichtung und macht auf den Parallelismus zwischen dem dorsalen Bogenwinkel einzelner Sacralwirbelbögen und den Spalten in ihren Dornfortsätzen aufmerksam. Zum anderen glaubt SPERANSKI, daß auch das Fehlen des Rückenmarkes im lumbo-sacralen Wirbelsäulenabschnitt des Menschen eine Rolle spielt und im Verlauf der weiteren Entwicklungsgeschichte der Sacral-Kanal sogar völlig schwinden und durch eine Rinne ersetzt werden könne.

Diese Überlegungen sind unbefriedigend, da sie einen unvollständigen Bogenschluß in anderen Wirbelsäulenabschnitten nicht erklären, wobei jedoch nochmals vermerkt werden kann, daß auch hier meist die cervico-thorakalen und thorako-lumbalen Übergangszonen (mit veränderter Statik ?) betroffen sind.

Liegt der sagittale Bogenspalt genau in der Medianlinie, so ist der normal oder hypoplastisch angelegte Dornfortsatz ebenfalls gespalten, häufig fehlt er völlig: Abb. 58, 59.

Andererseits muß eine röntgenologisch vorgetäuschte Spaltbildung infolge einer extremen Dornfortsatzgabelung (Abb. 65, 71, 127, 152) bei noch knöchern geschlossenem Wirbelbogen in Erwägung gezogen werden. Müller fragt hierzu mit Recht, ob derartige Dornfortsatzgabelungen bzw. Dornfortsatz-,,Zweiteilungen" nicht den leichtesten Grad einer Spaltbildung darstellen könnten (S. 333/4).

Als Folge einer Nebenknochenkernanlage kann eine isolierte Dornfortsatz-Apophyse im Spalt liegen (s. S. 339).

Schräge und paramedian gelegene Bogenspalten findet man in Kombination mit Abweichungen und Asymmetrien der dorsalen Bogenenden. Manchmal erreicht dabei eine oft etwas hypoplastisch-rudimentäre Bogenhälfte die Mittellinie nicht, während von der Gegenseite her die andere Bogenhälfte nicht nur den gesamten Dornfortsatz, sondern darüber hinaus auch noch ein Stück der anderen Bogenhälfte bildet (Junghanns: S. 276, 285, 289, 372, 378).

Das Ausbleiben der knöchernen Vereinigung des linken und rechten Wirbelbogens kann sich aber auch so abspielen, daß die hinteren Enden der Wirbelbögen sich zwar eng berühren, aber sozusagen aneinander vorbeiwachsen, oder vorbeischieben und zwar der eine Knochenfortsatz nach cranial und der andere nach caudal. Bei dieser Form der sagittalen Spaltbildung können die beiden Bogenenden nahezu genau in der Medianebene liegen (Schröder), wobei auf der seitlichen Aufnahme der Eindruck eines ,,horizontalen Dornfortsatzspaltes" (Bogenspaltes) entsteht (s. S. 282, 289 (!), 336ff., 338 u. Abb. 24, 135—138, 208).

Stehen bei annähernd symmetrischen Bogenhälften die dorsalen Enden übereinander, so soll in der Mehrzahl der Fälle, nämlich bei Rechtshändern, der linke Bogen höher als der rechte stehen, was A. Hintze auf Drehungen der Wirbelsäule im Zusammenhang mit der aufrechten Haltung und der Bevorzugung einer Körperhälfte zurückführen möchte. Die Durchsicht der Abbildungen in der Literatur sowie unseres eigenen Materials ergibt unter Berücksichtigung des gesamten lumbo-sacralen Überganges keine verwertbaren zahlenmäßigen Unterschiede zwischen höher stehenden Bogenhälften links bzw. rechts. Bei einer Aufteilung unserer Beobachtungen kommt für den 5. Lendenwirbelbogen ein Verhältnis links höher als rechts von 1:3 und für den 1. Sacralwirbelbogen ein umgekehrtes Verhältnis von 3:1 zustande.

Der enge Zusammenhang all dieser Entwicklungshemmungen wird sehr schön durch die Abbildungen von Heuritsch (Abb. 57) dargelegt, der an *einer* Wirbelsäule eine gradmäßige Zunahme der Entwicklungshemmung, ausgehend vom normalen Wirbelbogen über verschiedene Grade der Verkümmerung und Hypoplasie von Bogen und Dornfortsatz bis zum median und paramedian gelegenen Spalt demonstriert; ähnlich unsere Abb. 74 127, 132 (Abb. 129, 130, 135, 137).

Eine klinische Bedeutung spricht Schinz (Abb. 61) dem unvollständigen Bogenschluß im Bereich der *Halswirbelsäule* (Abb. 43a, 58—65)[5] ab und verweist auf die Beschwerdefreiheit laminektomierter Patienten. Anderer Meinung ist Golonsko, der in 4 Fällen immer eine ,,Cervicobrachialneuralgie" mit Hyperhidrosis und Schmerzempfindungen am Hals und den oberen Extremitäten sowie Sensibilitätsstörungen von trophoneurotischem Charakter beobachtet hat. Der Fall von Backmund (Abb. 65) war z.Z. der Untersuchung beschwerdefrei und ohne neurologische Symptome, anamnestisch hatten aber 13 Jahre vorher monatelange neuralgische Beschwerden, eine Unbeweglichkeit des

---

5 Abb.-Legenden übernommen: Spina bifida = unvollständiger knöcherner Bogenschluß (?).

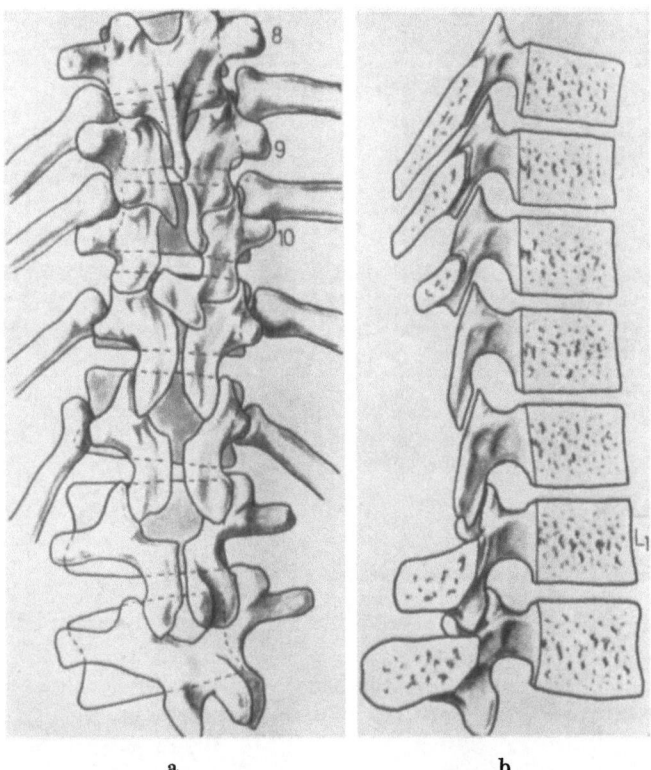

a   b

Abb. 57a u. b. Sagittale Bogenspalten, median und paramedian gelegen bei aplastischen und hypoplastischen
Dornfortsätzen (HEURITSCH) (vgl. Abb. 136 u. 137)

Halses und zeitweise Lähmungen der Arme vorgelegen. KÖHLER-ZIMMER (Abb. 63[6]) äußern
sich dahingehend, daß sagittale Bogenspalten in diesem (dafür) atypischen Bereich gelegentlich Anlaß zu klinischen Symptomen geben könnten, während KALLIUS annimmt, daß
sagittale Bogenspalten der Halswirbelsäule stets von typischen Krankheitsbildern begleitet seien. Die Beobachtung eines Wirbelbogenspaltes C7 von SIMONS (Abb. 62) ist
in dieser Hinsicht nicht zu verwerten, da ausgeprägte klinische Erscheinungen von
seiten des Plexus und der Gefäße mit größerer Wahrscheinlichkeit durch die doppelseitige Halsrippe bedingt sind; auch der Patient von BLOCH wies zusätzlich eine Halsrippe
auf.

Die selteneren isolierten Spaltbildungen des ersten *Brustwirbelbogens* (Abb. 66—73[6])
sowie des *thorako-lumbalen* Überganges (Abb. 57, 74—84[1], 132) wurden meist als Zufallsbefunde entdeckt, lediglich KÖHLER-ZIMMER berichten über ,,klinische Symptome mit
leichten uncharakteristischen Schmerzzuständen, die allerdings bei beiden Patienten erst
nach einem relativ geringfügigen Trauma in Erscheinung traten'' (s. Dornfortsatzaplasie:
S. 335/6).

Über die Bedeutung der sagittalen Bogenspalten im *lumbo-sacralen Bereich* (Abb. 85 bis
96, 128, 133, 146—150, 166) existiert ein ausgedehntes Schrifttum. Die frühere Meinung, daß
alle sagittalen Bogenspalten Begleiterscheinungen einer Rückenmarksfehlbildung wären und
daß sie besonders bei der Enuresis nocturna und dem angeborenen Klumpfuß vorkämen,
hat sich nicht bestätigt (SCHINZ, vgl. S. 300ff). Isolierte, schmale Spaltbildungen werden
als harmlose Anomalien (SCHINZ), lediglich als bedeutungslose Nebenbefunde (EXNER,
JUNGHANNS, LIECHTI) beschrieben. Nennenswerte Störungen oder sonstige Begleit-

---

6 Abb.-Legenden übernommen: Spina bifida = unvollständiger knöcherner Bogenschluß (?).

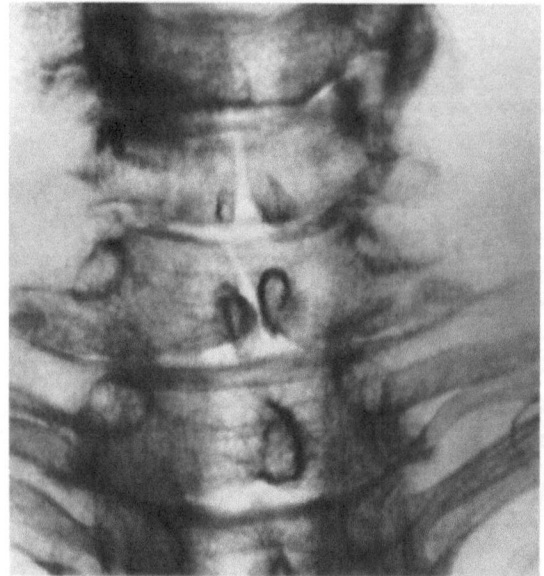
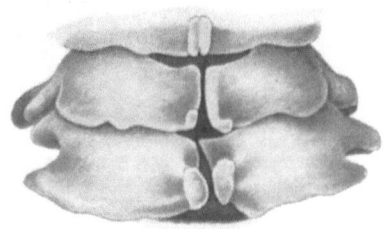

b

a   Abb. 58

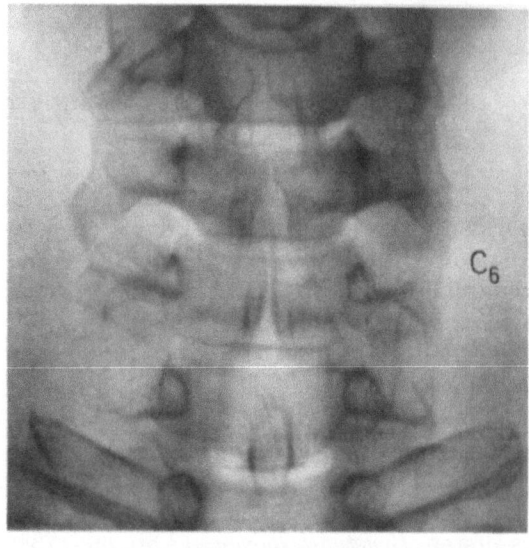
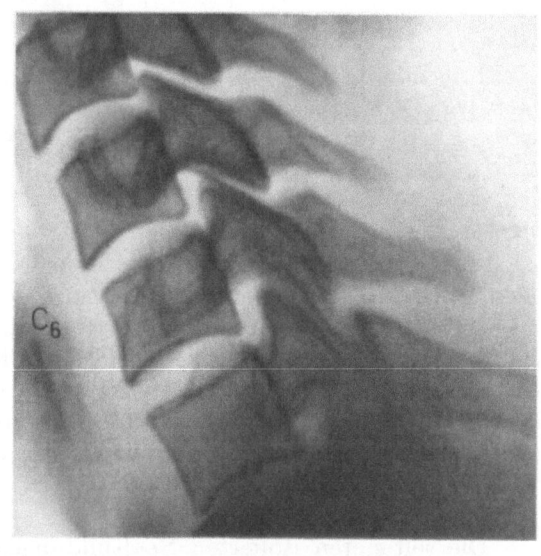

a   Abb. 59   b

Abb. 58 u. 59. Symmetrische sagittale Bogenspalten der Halswirbelsäule:
C6 und C7 bei hypoplastischen Dornfortsätzen (Abb. 58a u. b)
(C4)—C5—C6 bei praktischen unauffälligen Dornfortsatzspitzen auf dem Seitbild (Abb. 59a u. b)

erscheinungen (Müller) oder Störungen der Statik (Brügger) müssen diesen Befunden
nicht zukommen. Brocher mißt auch den verschiedenen Lokalisationen und Lindemann-
Kuhlendahl dem einfachen und mehrfachen Vorkommen keine Bedeutung zu. Im
Gegensatz hierzu führt Exner aus, daß man bei sagittalen Spaltbildungen an mehreren
Wirbelbögen eine gewisse qualitative Minderwertigkeit in der Festigkeit des Gefüges
annehmen dürfe und daß diese Befunde bei Kreuzschmerz-Patienten häufiger anzutreffen
seien als bei Normalpersonen.

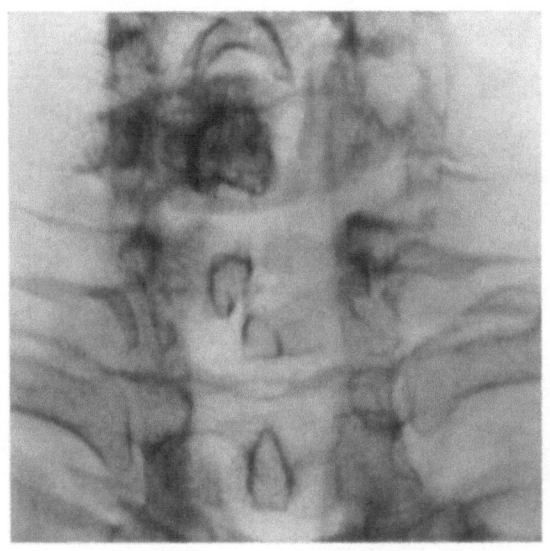 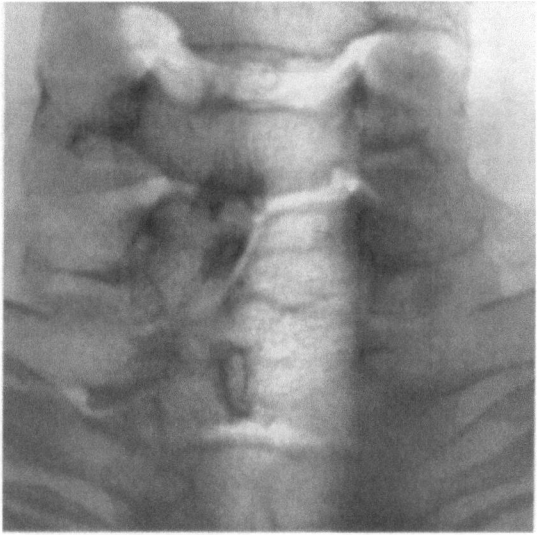

a   b

Abb. 60a u. b. Asymmetrische sagittale Bogenspalten C7

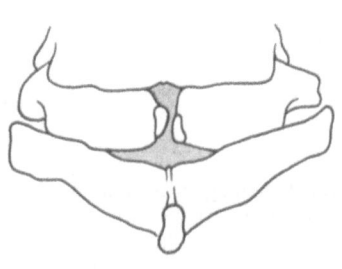 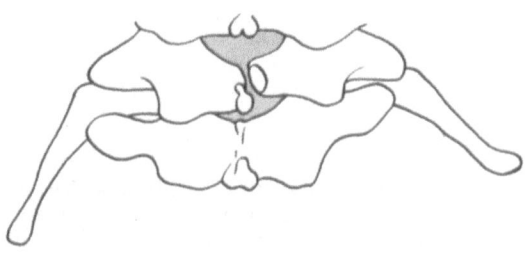

Abb. 61   Abb. 62

Abb. 61. Hiatus cervicalis persistens (C7) (SCHINZ, 1923)

Abb. 62. Asymmetrischer, sagittaler Bogenspalt C7 mit doppelseitiger Halsrippe (SIMONS)

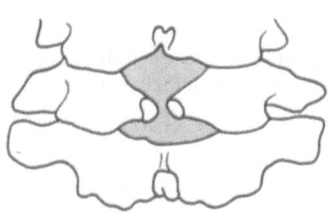 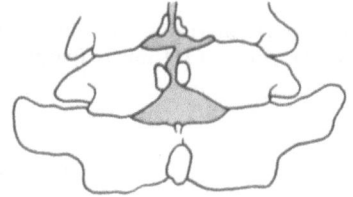 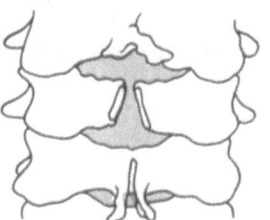

Abb. 63   Abb. 64   Abb. 65

Abb. 63. Spina bifida (?) C7 mit nebeneinander liegendem Bogen (KÖHLER-ZIMMER)[7]

Abb. 64. Spina bifida (?) C6 und C7 (ASKEY und COLLINS)[1]

Abb. 65. Hiatus cervicalis persistens C4 und weitgehende Spaltung des Dornfortsatzes C5 (dünne, hintere Knochenbrücke?) (BACKMUND)

---

7 Abb.-Legenden übernommen: Spina bifida = unvollständiger knöcherner Bogenschluß (?).

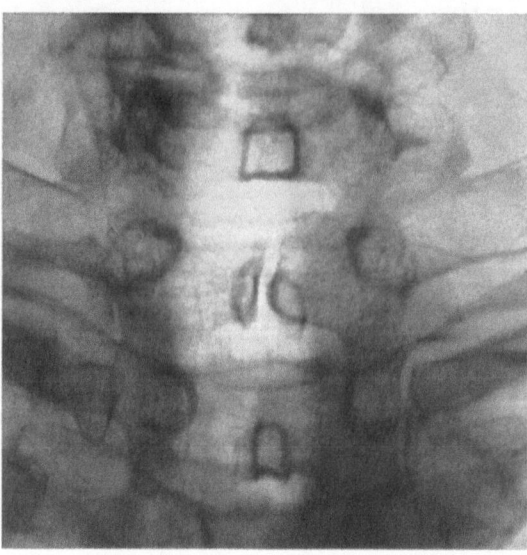

Abb. 66. Sagittaler Bogenspalt D 1

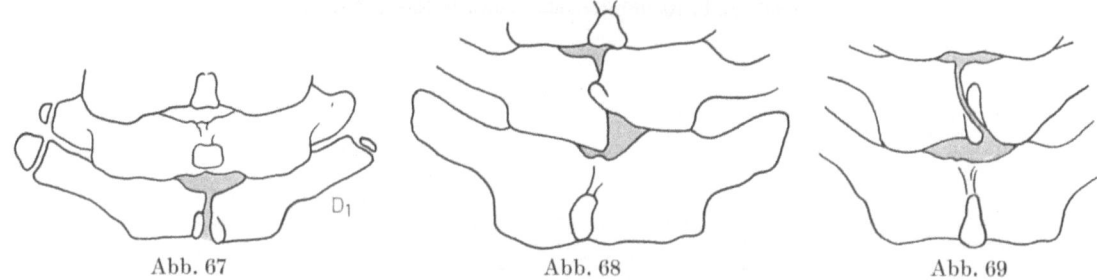

Abb. 67   Abb. 68   Abb. 69

Abb. 67. Bogen und Dornfortsatzspalt am 1. Brustwirbel. Nebenknochenanlagen an den Querfortsätzen des
7. Halswirbels und 1. Brustwirbels. (Nach Simons)
Abb. 68 u. 69. Asymmetrische Bogenspalten des 1. BW (Spina bifida occulta ?) (Schuppler)[8]

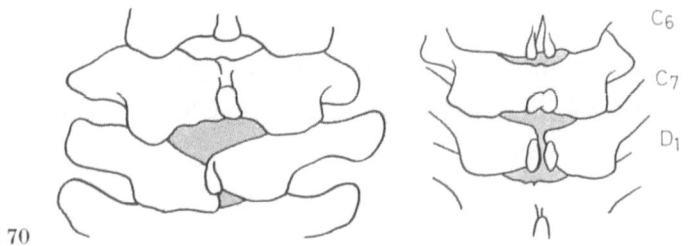

Abb. 70   Abb. 71

Abb. 70. Mediane Bogenspalte D 1, der Dornfortsatz wird nur von einer Bogenhälfte gebildet (Müller)
Abb. 71. Mediane Sagittalspalte des Bogens D 1 mit tiefgespaltenem Proc. spinosus C 6 (Liechti)

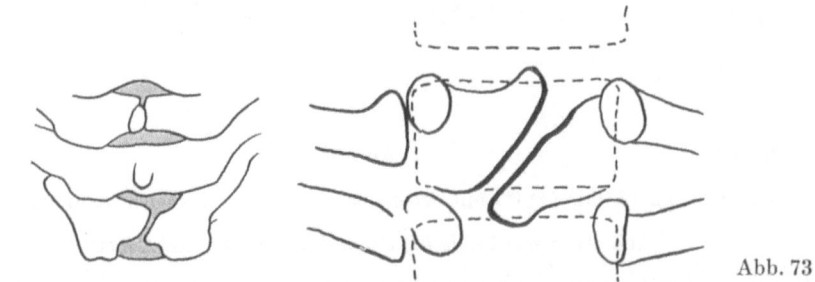

Abb. 72   Abb. 73

Abb. 72. Spalten in den Wirbelbögen D 1 und D 3 mit hypoplastischen bzw. aplastischen Dornfortsätzen
Abb. 73. Spina bifida (?)[8] D 1 mit übereinander stehenden Bogenhälften (Köhler-Zimmer)

8 Abb.-Legenden übernommen: Spina bifida = unvollständiger knöcherner Bogenschluß (?).

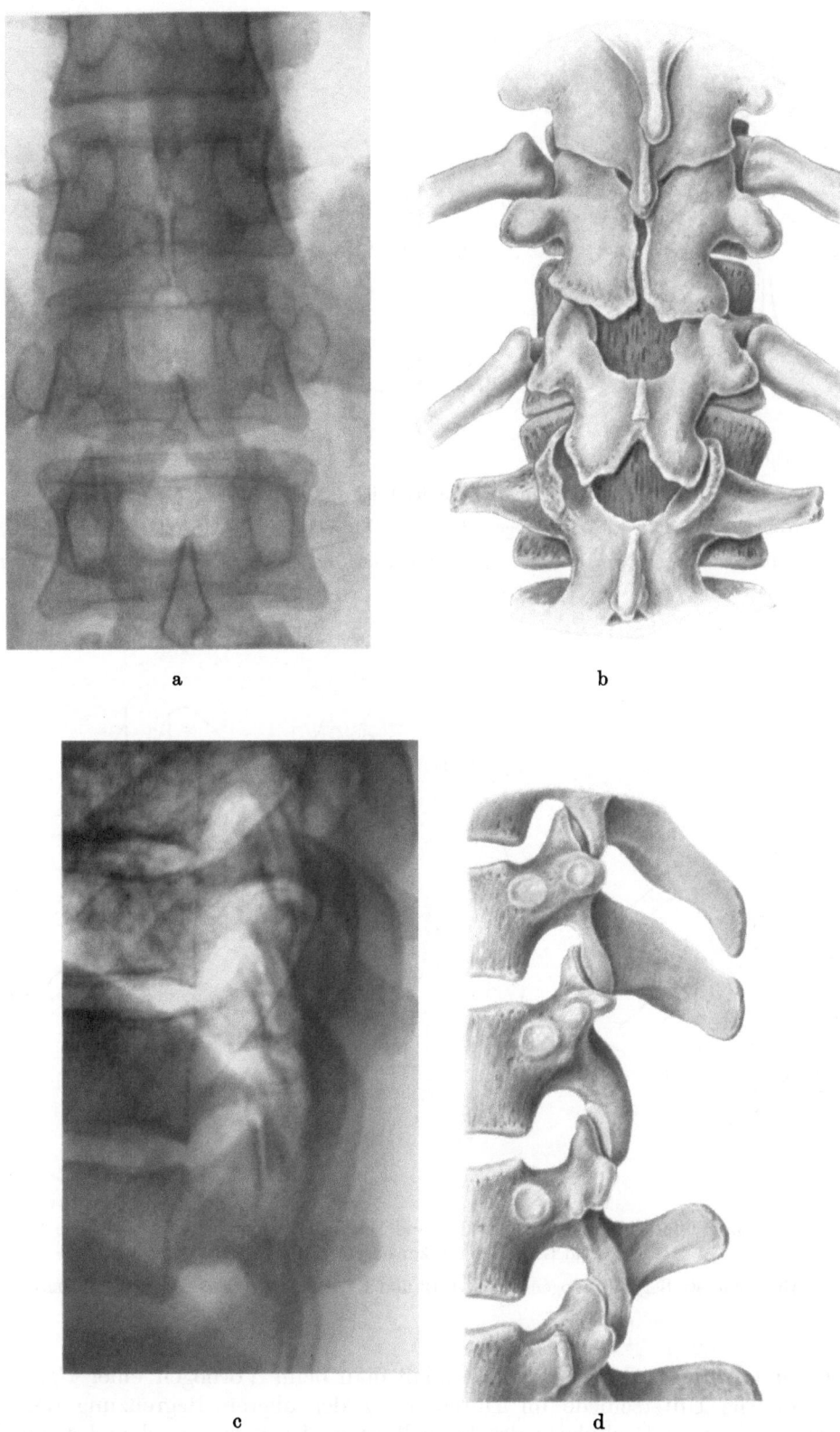

a   b

c   d

Abb. 74a—d. Sagittaler Bogenspalt D11 bei Dornfortsatzaplasie. Dornfortsatzrichtungen von D10 und D12 leicht konvergierend

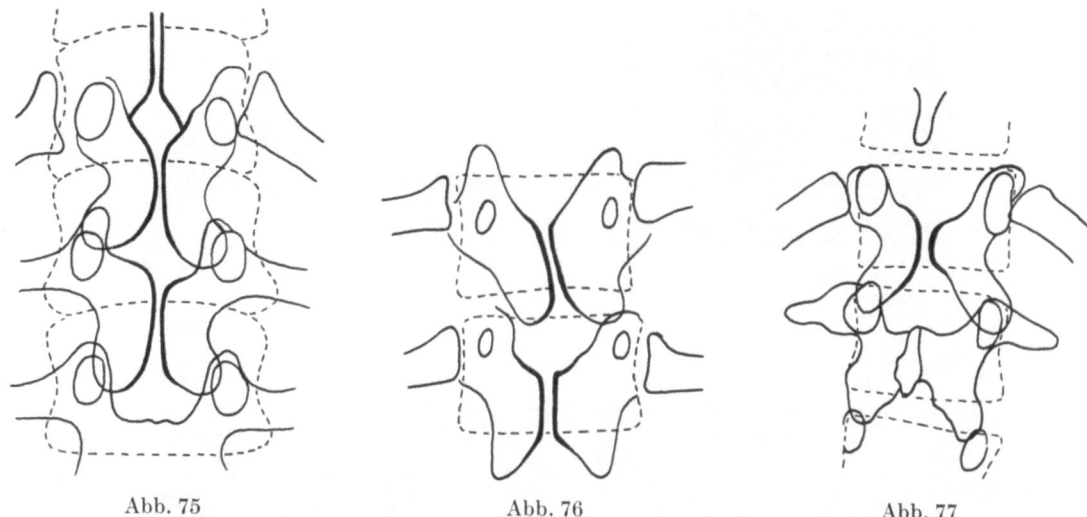

Abb. 75   Abb. 76   Abb. 77

Abb. 75. Fugen in der Pfeilnahtebene der Wirbelbögen D11—L1 (Junghanns)

Abb. 76. Spaltung des Wirbelbogens D11 und D12 bei Dornfortsatzaplasie (Schinz)

Abb. 77. Offener Wirbelbogen D12. Der Spalt sitzt streng median, der Dornfortsatz fehlt (Liechti)

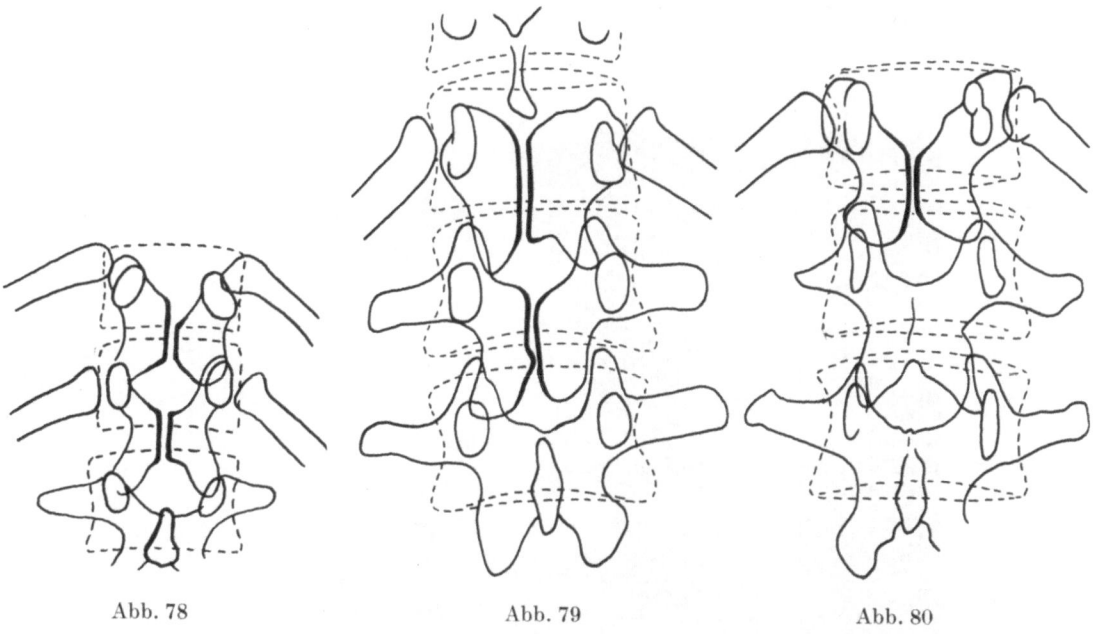

Abb. 78   Abb. 79   Abb. 80

Abb. 78. Mediane Spaltung der hinteren Bögen D11 und D12. Fehlen der Dornfortsätze. Die Dornfortsätze
D10 und L1 treten stärker hervor (Müller-Erp)

Abb. 79 u. 80. Sagittale Bogenspalten D12 und L1 bei Dornfortsatzaplasie (Müller)

Brocher (1970) erwähnt zusätzlich, „daß man beim Vorliegen einer *Spina bifida*[9]
häufig erhebliche Unterschiede im Durchmesser der oberen Begrenzung des Sacrum
gegenüber der unteren Deckplatte des Wirbelkörpers L5 bzw. zwischen L4 und L5 an
treffen kann. Diese Unterschiede, welche häufig 3 mm, manchmal auch mehr ausmachen.

---

9 Abb.-Legenden übernommen: Spina bifida = unvollständiger knöcherner Bogenschluß (?).

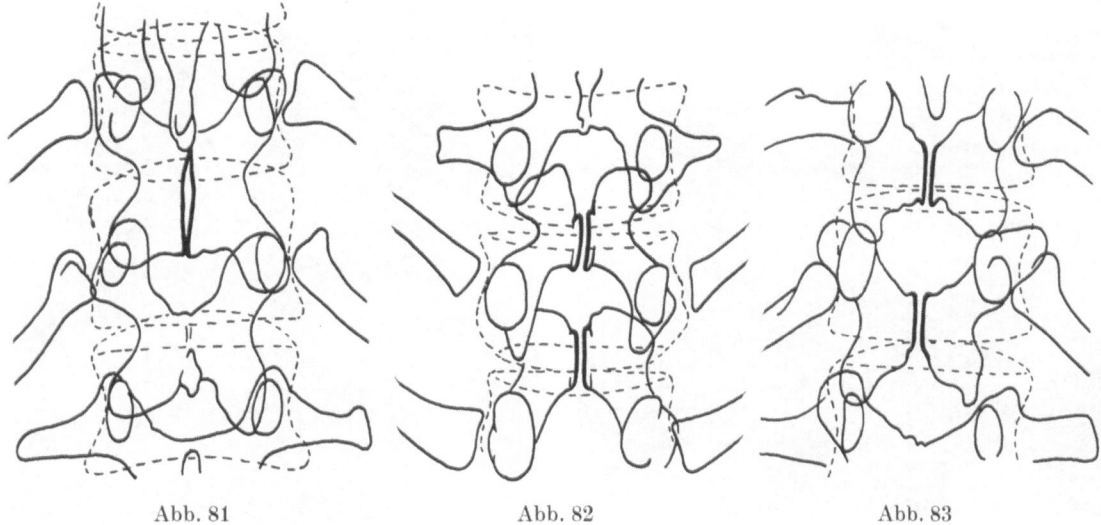

Abb. 81   Abb. 82   Abb. 83

Abb. 81. Spina bifida occulta (?)[10] D11 (ZIMMER)

Abb. 82 u. 83. Mediane Bogenspalten D11 und D12 (SIMONS)

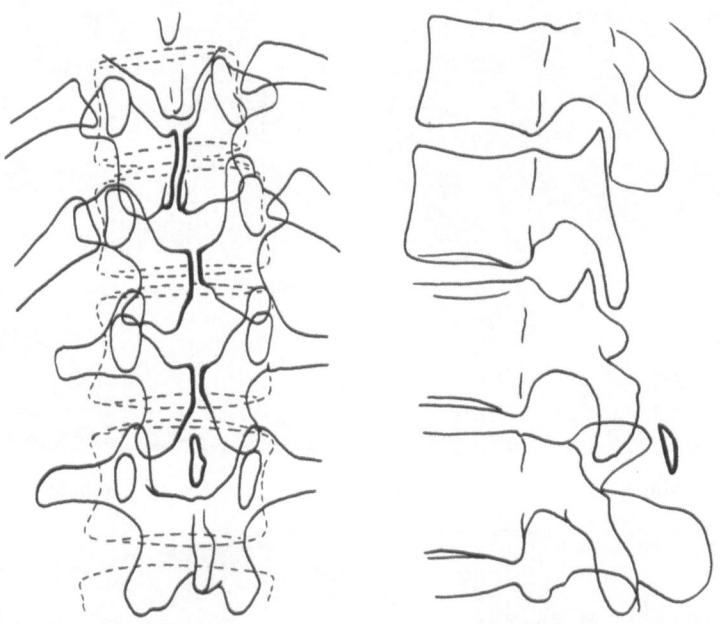

Abb. 84. Mediale Bogenspalten D11—L1 bei hypoplastischem Dornfortsatz D11 und Dornfortsatzaplasie D12 und L1. Auf den Wirbelkörper L2 projiziert sich ein Knochenstück, das wahrscheinlich den Dornfortsatz L1 bilden sollte („isolierte Dornfortsatzspitze") (BROCHER)

begünstigen eine Retroposition von L5 bzw. von L4, sie schädigen die zugehörige Bandscheibe und können zu allen Auswirkungen der Bandscheibenschädigung führen".

GILLESPIE beobachtete unter 500 Patienten, die er wegen einer Protrusio des Discus intervertebralis laminektomiert hat, einen unvollständigen Bogenschluß in 18,2% gegenüber 4,8% in einer normalen Vergleichserie.

---

10 Abb.-Legenden übernommen: Spina bifida = unvollständiger knöcherner Bogenschluß (?).

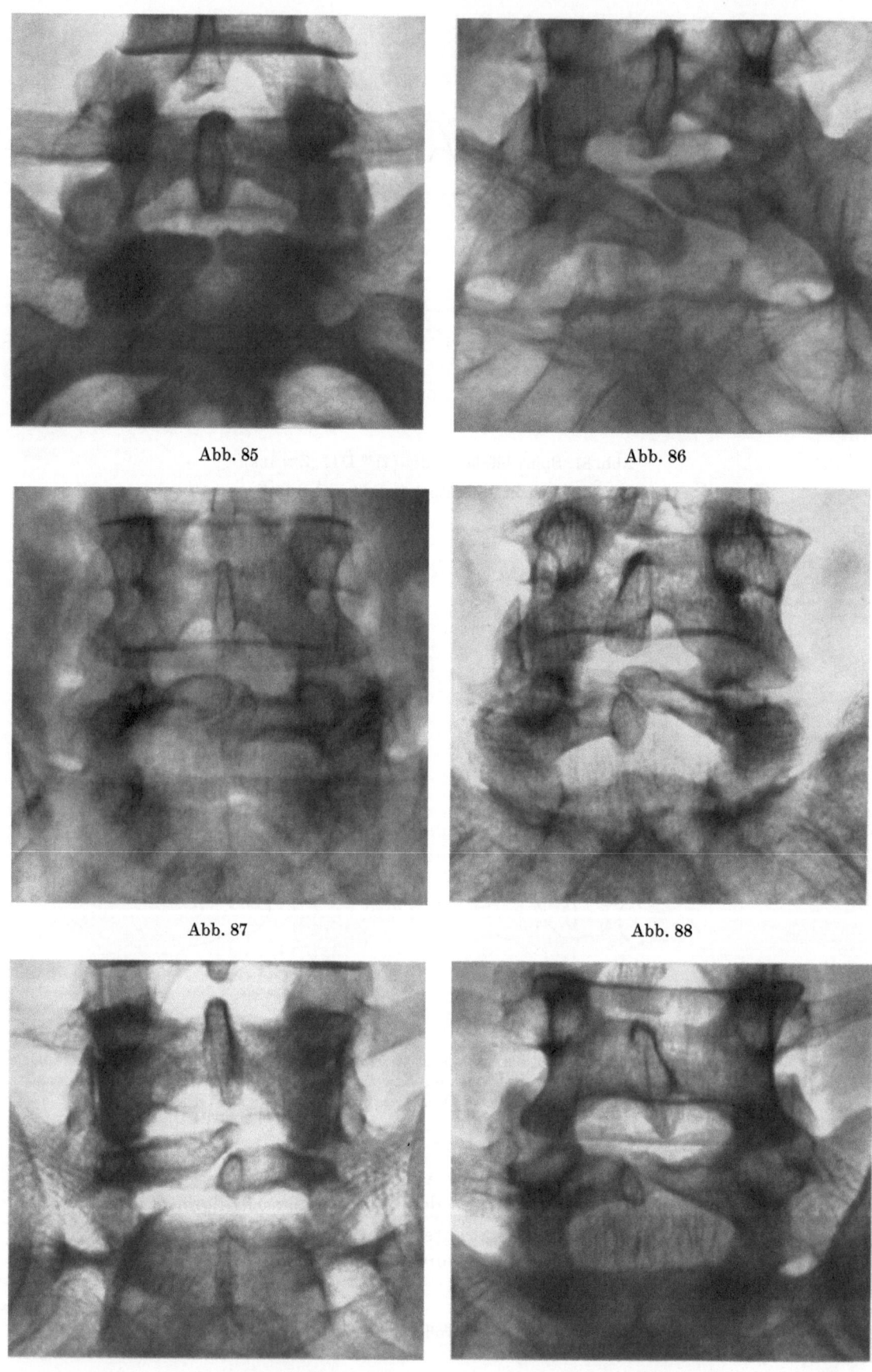

Abb. 85   Abb. 86

Abb. 87   Abb. 88

Abb. 89   Abb. 90

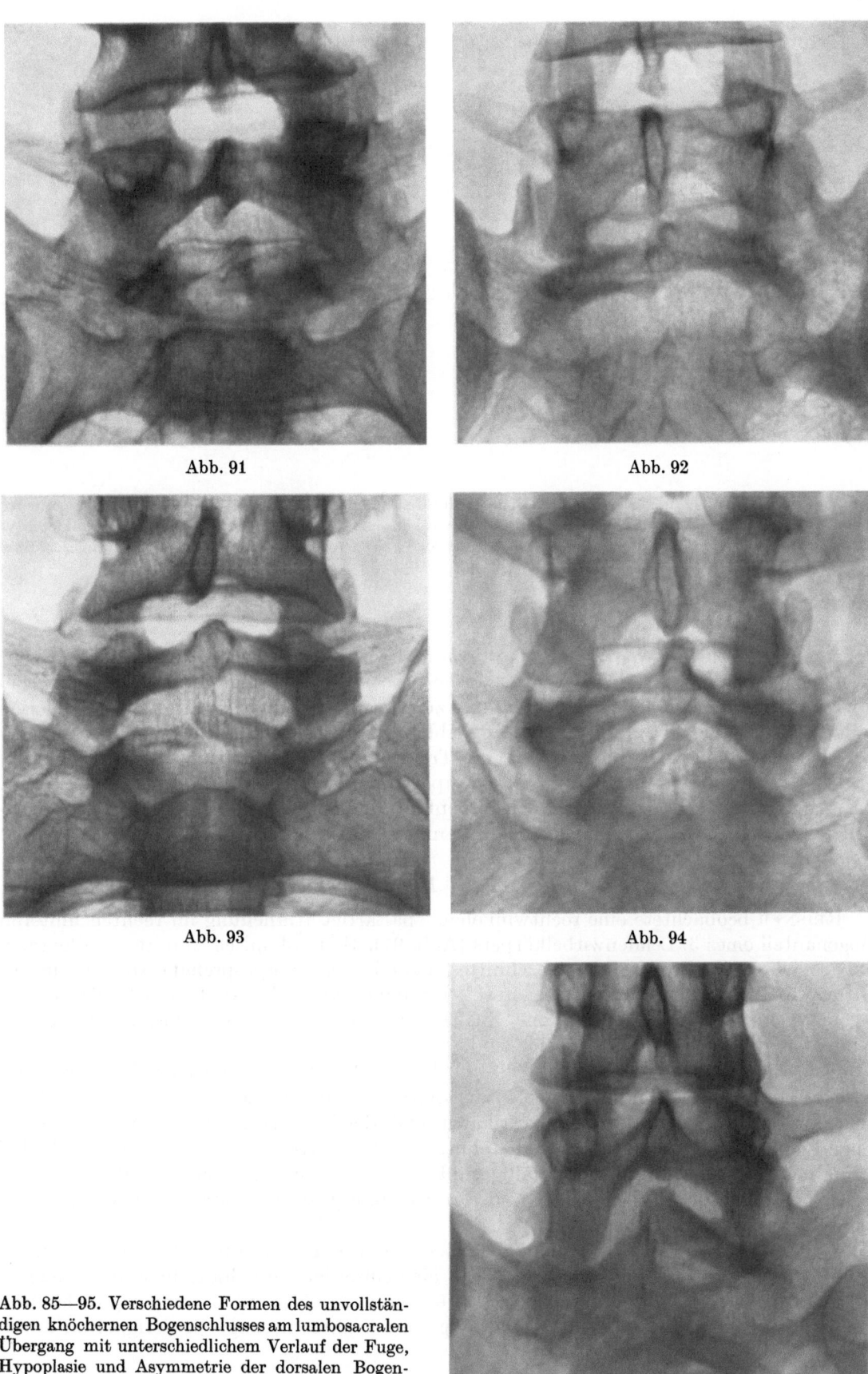

Abb. 91

Abb. 92

Abb. 93

Abb. 94

Abb. 85—95. Verschiedene Formen des unvollständigen knöchernen Bogenschlusses am lumbosacralen
Übergang mit unterschiedlichem Verlauf der Fuge,
Hypoplasie und Asymmetrie der dorsalen Bogenabschnitte sowie aplastischen, hypoplastischen und
geteilten Dornfortsatzspitzen

Abb. 95

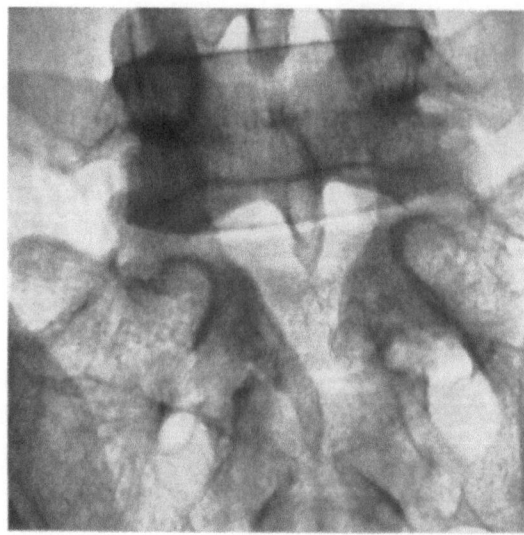 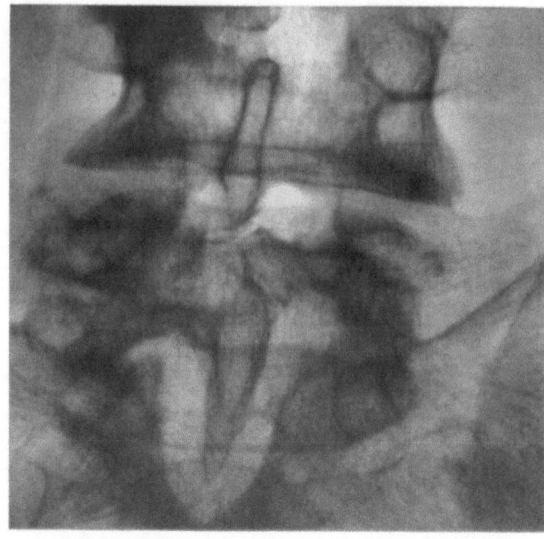

a   b

Abb. 96a u. b. Unvollständiger knöcherner Bogenschluß bzw. breiter Bogenspalt lumbosacral mit asymmetrischen dorsalen Bogenabschnitten. Der Dornfortsatz wird jeweils von der rechten Bogenhälfte gebildet bzw. haben sich die „späten" Dornfortsatzapophysen L5 und S1 dem rechten hinteren Bogenende angeschlossen

Auf gelegentliche *differentialdiagnostische* Schwierigkeiten gegenüber Frakturen geht Lob ein. Letztere seien lumbo-sacral ausgesprochen selten und die unregelmäßig begrenzten Bruchlücken ließen eine Trennung zu. — Grashey und Köhler-Zimmer weisen mit eindrucksvollen Bildern auf die Möglichkeit einer Täuschung im Bereich der Halswirbelsäule durch das Aufhellungsband der Trachea mit der Stimmritze (Abb. 126) hin. — Müller demonstriert ein anatomisches Präparat mit einer Spaltung des Dornfortsatzes bei ungespaltenem Bogen, dessen Röntgenbild durchaus den Eindruck eines durchgehenden, sagittalen Bogenspaltes bieten kann (S. 304, Abb. 65, 71, 127 u. 152).

β) „Horizontale" Bogenspalten (?)

Reisner beobachtete eine rechtwinkelige, spaltartige Aufhellung im rechten hinteren Bogenanteil eines 3. Lendenwirbelkörpers (Abb. 97). Stereoskopisch konnte er erkennen, daß die obere Hälfte des Bogenabschnittes nicht isoliert (ausgesprengt), sondern in der Gegend des Zwischengelenkstückes fest verbunden war. Reisner beschreibt diesen eigenartigen Befund als angeborene Spaltbildung, da die einander parallel laufenden Konturen glatt, scharf und kalkreich sind.

Eine eigene Beobachtung (Abb. 98—99) ließ nach der Übersichtsaufnahme zunächst an eine ähnliche Spaltbildung denken; die Stereoaufnahmen zeigten aber, daß der horizontale Bogenspalt lateral in einen vertikalen Spalt der Interartikularportion als atypische Spondylolyse überging. Der Befund konnte durch sagittale und halbschräge Schichtaufnahmen gesichert werden. Auffällig sind die konkaven (sklerosierten) Begrenzungslinien der Spondylolyse, vergleichbar der retroisthmischen und retrosomatischen Spaltbegrenzung (Wolfers und Hoeffken).

Möglicherweise ist hier auch eine Beobachtung von Reinhardt (1964) einzuordnen. Eine a.p.-Röntgenaufnahme zeigt am 3. LW eine einseitige Aufhellungslinie, die zunächst als *Spalt im Wirbelbogen* gedeutet wurde. Die weitere Analyse anhand von sagittalen und halbschrägen Schichtaufnahmen — allerdings mit Differenzierungsschwierigkeiten durch

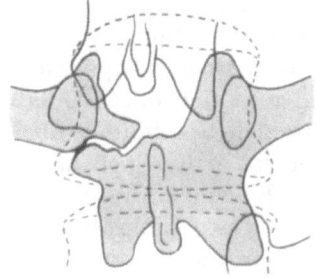

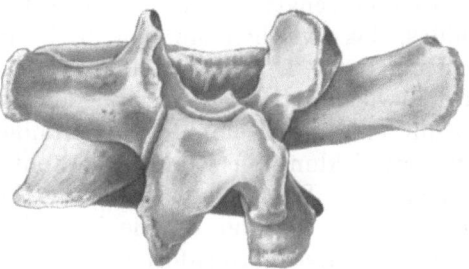

Abb. 97   Abb. 99

Abb. 97. Eigenartige, rechtwinklige Spaltbildung im rechten hinteren Bogenanteil des 3. Lendenwirbels:
REISNER (Röntgenpause nach einer Sagittalaufnahme, s. Text)

Abb. 99. „Horizontaler" Bogenspalt (?) bei Spondylolyse entsprechend Abb. 98

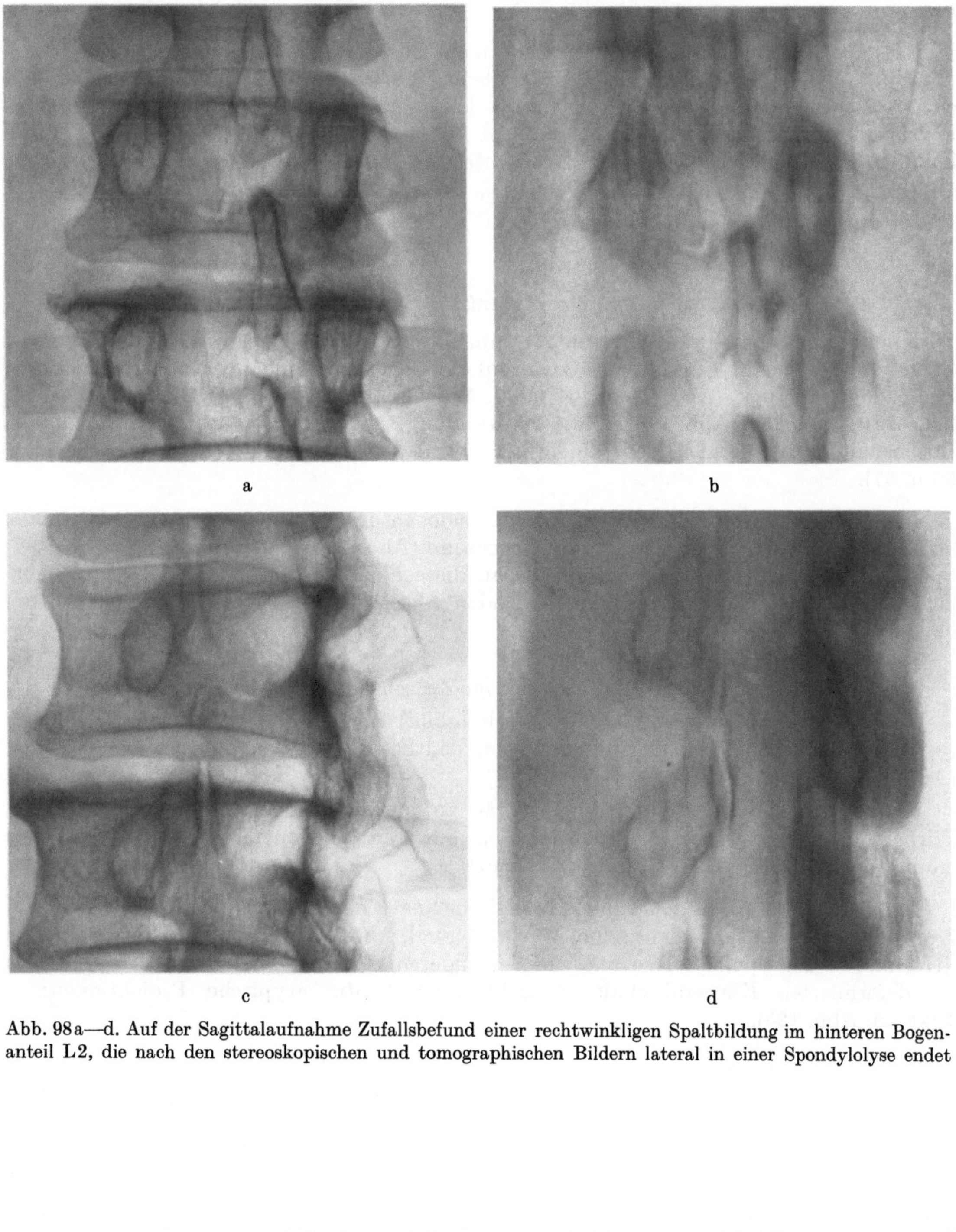

a   b

c   d

Abb. 98a—d. Auf der Sagittalaufnahme Zufallsbefund einer rechtwinkligen Spaltbildung im hinteren Bogenanteil L2, die nach den stereoskopischen und tomographischen Bildern lateral in einer Spondylolyse endet

Verwischungsschatten — führt den Autor zu der Annahme eines akzessorischen Knochen-
gebildes, das zwischen die Bogenhälften des 2. und 3. LW eingeschaltet zu einer Ausbuchtung des 3. LW-Bogens und so zu einer Deformierung bzw. einer „Anpassung der
Formentwicklung" des 3. LW-Bogens geführt habe. Reinhardt ist sich bewußt, daß die
Deutung eines solch einmaligen Befundes nicht mit der „geltenden Vorstellung über die
Wirbelentwicklung in Einklang" steht. — Wahrscheinlicher ist u. E. doch wohl ein
„horizontaler" Bogenspalt, zumal das Auftreten akzessorischer Knochen an dieser Stelle
nicht bekannt ist und da die Theorie von Goljanitzki (aktives „Eingraben" eines
Knochenfortsatzes [Dornfortsatz-Spitze : Apophyse] in den darunterliegenden Bogen
[S. 343]) mit Recht abgelehnt wird.

Als Exostose hat Köhler-Zimmer ein pilzförmiges Knochengebilde beschrieben, dessen Stiel mit schmalem Spalt parallel zur oberen Wirbelbogenkontur verläuft (ähnlich Abb. 97) und dessen „Pilzhut" in einer
Ausbuchtung des Wirbelbogens liegt: ähnlich Fall Reinhardt (s. oben).

Überzählige rudimentäre Bogenstummel können auf dem Röntgenbild einen horizontalen Spalt vortäuschen: s. Abb. 22 bei Keilwirbel.

Ob es sich bei obigen Beobachtungen eines „horizontalen Bogenspaltes" tatsächlich
um eine Sonderform handelt, ist u. E. zweifelhaft. Wir neigen eher zu der Ansicht, daß
ein atypischer Verlauf einer Spondylolyse aus der Interartikular-Portion bzw. eine Spondylolyse mit zusätzlicher Spaltbildung vorliegt und verweisen auf unseren späteren Kurz-
kommentar zu den *Spaltbildungen im Zwischengelenkstück (Spondylolyse)* (S. 319).

Die Befunde sind abzugrenzen gegenüber der *Doppelung einer Wirbelbogenhälfte*, wie
wir sie auf S. 289 beschrieben haben.

γ) Retroisthmische Spalten

Neugebauer hat 1881 bei seinen Studien über die Spondylolisthesis neben einer
Spondylolyse einer Bogenseite zusätzlich auf der Gegenseite einen Spalt dicht *hinter* dem
Zwischengelenkstück (Abb. 48, 50, 51 u. 52, Linie 3) beschrieben und ein anatomisches
Präparat abgebildet (Abb. 100). Diese Spaltbildung ist von den sagittalen paramedianen
Bogenspalten zu unterscheiden, die weiter dorsal gelegen sind (Linie 2 in Abb. 49, 51,
52 u. 57).

Es sind zwei weitere derartige Röntgenbeobachtungen von Brocher — ebenfalls
kombiniert mit einer Spondylolyse der Gegenseite (Abb. 101 u. 102) — als *retroisthmische*
Spalte bekannt. Brocher knüpft gerade an diese Kombination entwicklungsgeschichtliche Überlegungen, die wir im nachfolgenden Abschnitt *(Spondylolyse)* angeschnitten
haben.

Brochers Abbildungen zeigen eine

a) einseitige Spondylolyse loco classico, im Zwischengelenkstück gelegen;

b) auf der Gegenseite eine (auf dem Schrägbild) fast parallel zur Wirbelsäulenachse
gerichtete glattrandige Spaltlinie im Bogen, deutlich hinter dem Zwischengelenkstück
(Abb. 101 b u. c, 102—104);

c) eine auf der Sagittalaufnahme schräg auf den Dornfortsatz des nächsthöheren
Wirbelbogens konvergierende Spaltlinie im hinteren Bogenbereich (Abb. 101 a) (von
cranial-medial nach caudal-lateral verlaufend!).

Auf den Schrägbildern zeigt die „Hundefigur" nach der originellen Interpretation von
Lachapele (Köhler-Zimmer) (Abb. 103 u. 104, vgl. Abb. 51 b u. 52 b) auf einer Seite das
„Halsband" der Spondylolyse und auf der anderen Seite ein „Bauchband" (Wolfers)
im deformierten Körperabschnitt (Lumbo-sacral häufig atypische Projektionen: s.
Text zu Abb. 125).

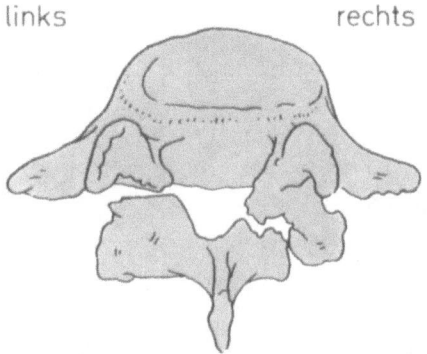

Abb. 100. Spondylolysis links nach NEUGEBAUER (aus MEYER-BURGDORF). Zusätzlich retroisthmischer Spalt rechts dorsal der Interarticularportion

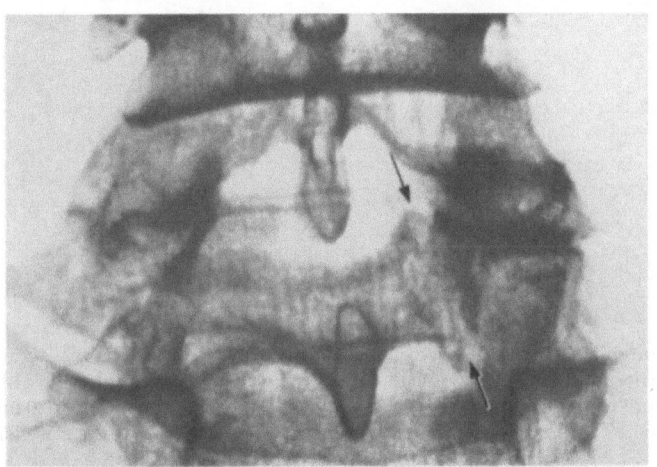

a

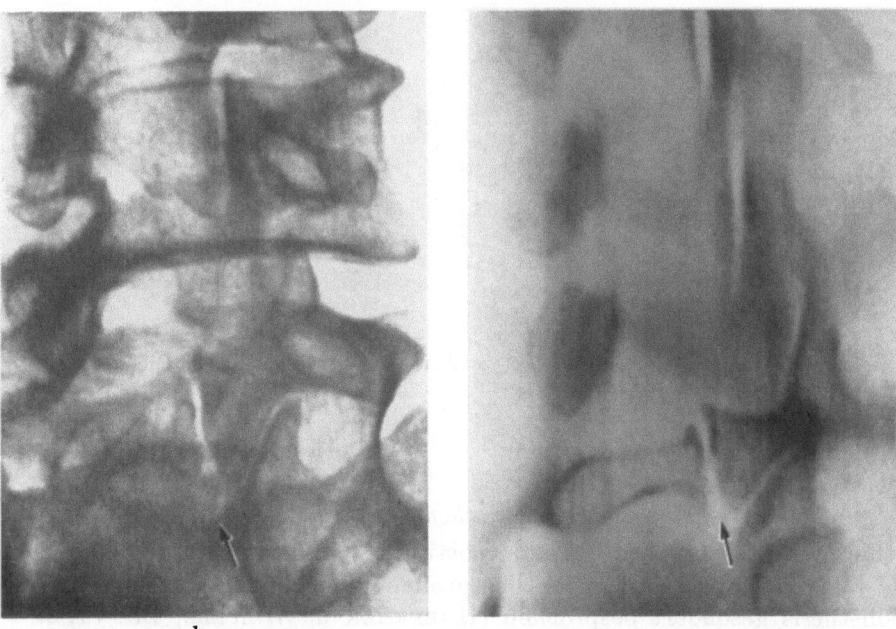

b   c

Abb. 101a—c. Retroisthmische Spalte (BROCHER, Fall 1). Im Vorderbild (a) leicht schräg gestellte Spaltlinie welche auf den Dornfortsatz L4 konvergiert. Linkes Schrägbild (b) und Tomogramm (c): retroisthmische Spaltlinie hinter dem Zwischengelenkstück (Spondylolyse der Gegenseite nicht abgebildet)

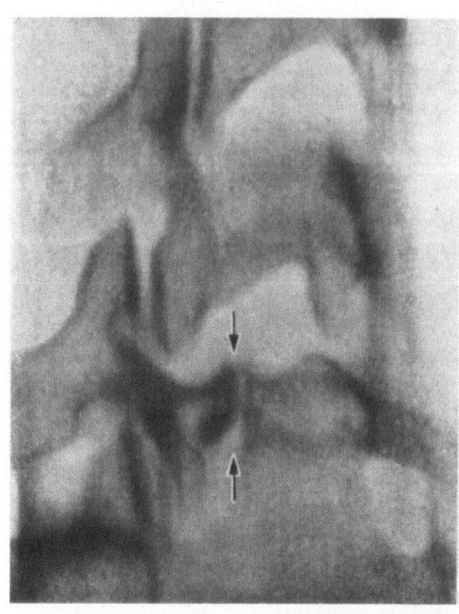

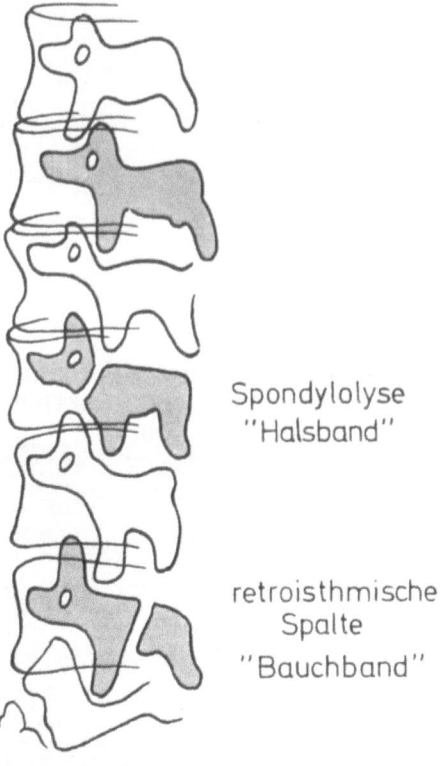

Abb. 102. Rechtes Schrägbild mit verlängertem
und sklerosierten Zwischengelenkstück und
retroisthmischer Spalte (Tomogramm) (Spondylolyse auf der Gegenseite) (BROCHER, Fall 2)

Abb. 103. ,,Hundefiguren'' nach LACHAPELE
(Erklärung vgl. Abb. 51 b u. 52 b, 104) mit ,,Hals-
band'' (Spondylolyse) und ,,Bauchband'' (retroisthmischer Spalt)

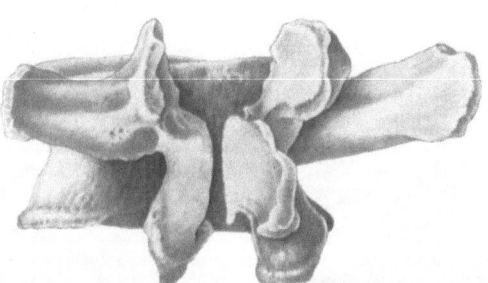

Abb. 104. ,,Retroisthmischer'' Spalt in ein Wirbelmodell eingezeichnet

δ) Spaltbildungen im Zwischengelenkstück (Spondylolyse)

Spaltbildungen in der Interartikularportion (Abb. 51—52, 98—100, 103, 104, 109,
112, 125 u. 223, 224) werden wegen der großen klinischen Bedeutung der sekundären
Spondylolisthesis gesondert besprochen (HOEFFKEN u. WOLFERS, Bd. VI, 2).

In diesem Zusammenhang soll nur auf die Kombination der Spondylolyse mit anderen
Bogenspalten (BROCHER, CONGDON, DIESZL, FRANCILLON, JUNGHANNS, MICHAELIS,

ROCHER und ROUDIL, SCHMORL, WILLIS u.v.a.) und mit persistierenden Gelenkfortsatz-Apophysen (S. 373) sowie mit Isthmusknöchelchen (Abb. 223—226) hingewiesen werden.

Bei der Häufigkeit sagittaler Bogenspalten (S. 302ff.) könnte es sich zwar noch um ein zufälliges Zusammentreffen handeln (MEYER-BURGDORF), obwohl eine Zahl von 35% (MEYERDING) sagittaler Bogenspalten bei Spondylolisthesis auffällig erscheint gegenüber 16—24% in unausgewählten Wirbelsäulensammlungen.

Die Kombination der 3 bekannten retroisthmischen Bogenspalten (NEUGEBAUER, BROCHER, Abb. 100—104) mit einer Spondylolyse in allen Fällen ist wohl kaum zufallsbedingt (S. 315ff.).

In dem Fall der einseitigen retrosomatischen Spaltbildung von HAMMERBECK lag ebenfalls eine Spondylolyse der Gegenseite und eine Spondylolisthesis des nächsttieferen Lendenwirbel-Körpers vor (Abb. 109). Auch die Beobachtungen von STEWART (Abb. 112) und WILLIS mit Bogenwurzelspalten sowohl vor als auch hinter dem Querfortsatz zeigen zusätzlich eine Spondylolyse (S. 321, 322).

Letztlich sei unsere Beobachtung eines „horizontalen Bogenspaltes" kombiniert mit einer Spondylolyse erwähnt (Abb. 98, 99).

BROCHER sieht hiernach in diesen Kombinationen eine wichtige Stütze für die Annahme einer anlagemäßigen Disposition und konstitutionell bedingten Ursache der Spondylolisthesis (s. Bogendysplasie: S. 287). Er wertet den retroisthmischen und den retrosomatischen Sitz der Spaltlinie im Sinne einer seltenen Variante einer Spondylolyse.

ε) Spaltbildungen in der Bogenwurzel (retrosomatisch) und Bogenwurzeldefekte

Bei den hier zu beschreibenden Spaltbildungen handelt es sich um Einzelfälle. Den Beobachtungen von HAMMERBECK, OLSSON und STEWART hat BROCHER die Bezeichnung „retrosomatische Spalte" gegeben. Diese ist in der Bogenwurzel wenige Millimeter dorsal des Wirbelkörpers und damit sicher dorsal der fetalen Knorpelfuge zwischen Wirbelbogen und Wirbelkörper (=Wirbelbogenepiphyse) zu lokalisieren.

Sie kann ventral und offenbar auch dorsal des Querfortsatzes (s. Fall HENZE) gelegen sein (Schema Abb. 48—52, Linien 5 u. 6).

Die Schwierigkeit der Abgrenzung eines schmalen retrosomatischen Spaltes im normalen Seitenbild zeigt sehr schön der mit anderer Fragestellung durchgeführte Modell-Versuch von DIETHELM und KÖSTNER (Abb. 105).

Unsere Beobachtung konnte auch erst im Schichtbild gesichert werden: Zufallsbefund bei einer 50jährigen Frau (HOEFFKEN und WOLFERS, Abb. 106).

Bereits 1924 hatte WILLIS an einem 3. LW-Bogen einen Spalt in der Bogenwurzel zwischen Querfortsatz und oberem Gelenkfortsatz (Abb. 48—49 u. 51, 52, Linie 5) und einen weiteren Spalt ventral des Querfortsatzes beschrieben (Abb. 48—52, Linie 6). Letztere grenzte er sicher gegen die Verbindungslinie zwischen Wirbelkörper und Wirbelbogen ab (Wirbelbogenepiphyse: Linie 7). Zur Erklärung dieser ungewöhnlichen Spaltbildungen demonstriert er Wirbel von Embryonen mit überzähligen Knochenzentren (Abb. 107). Außerdem fand er einen Spalt in der Wurzel des Querfortsatzes (Abb. 48, 49, Linie 8), eine abnorme Stellung der Gelenkfortsätze L4/S1 links und eine Aplasie der Gelenkfortsätze L4/S1 rechts. — Wegen dieser Kombination von Fehlbildungen lehnt HAMMERBECK (und JUNGHANNS) einen Vergleich mit seinen Fällen (unverständlicherweise) ab, da nicht die Gewähr gegeben sei, daß die Spalten angeboren seien.

HAMMERBECK beschrieb 1936 am anatomischen Präparat eine isolierte, etwa 1 mm breite Spaltbildung beiderseits an L4 (Abb. 108), die er als persistierende Epiphyse auf dem Boden einer überzähligen Knochenkernanlage oder einer Knochenkernspaltung ansprach. Der Bogenabschnitt war pathologisch beweglich und nur der 4. LW-Körper war

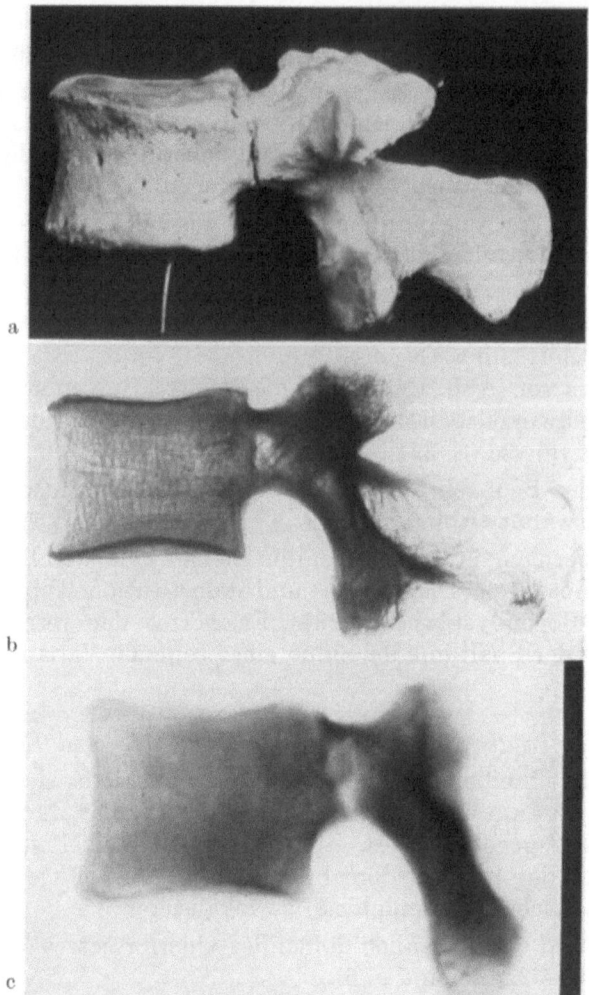

Abb. 105a—c. Modell-Versuch nach Diethelm und Köstner: Sägespalt an der Bogenwurzel (a), im Summationsbild (b) kaum erkennbar, gut sichtbar im Schichtbild (c)

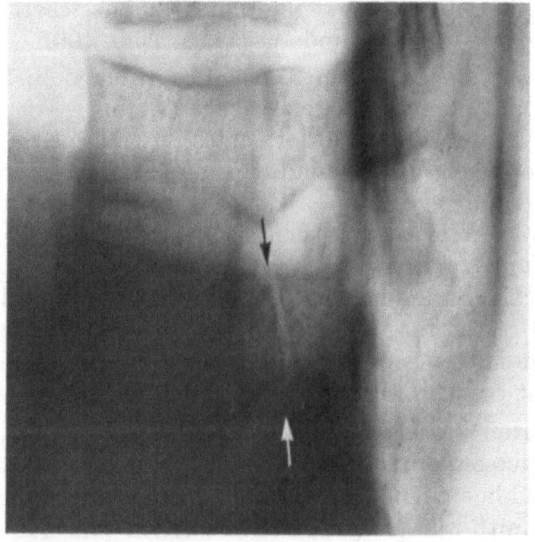

Abb. 106. Zufallsbefund (Tomogramm) einer retrosomatischen Spaltbildung bei einer 50jährigen Frau

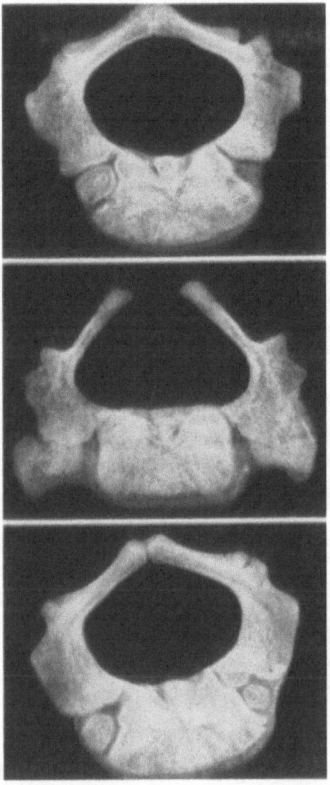

Abb. 107. Radiogramm von embryonalen Wirbeln: Der 1. Sacralwirbel (Mitte) zeigt besondere Ossifikationszentren für die Massae laterales. Die oberste und unterste Abbildung zeigt bilaterale bzw. unilaterale annormale
Ossifikationszentren L5, die typischerweise nicht vorhanden sind (WILLIS)

bei auffallend großem Längsdurchmesser der Bogenwurzel (Elongation) angedeutet nach
ventral disloziert, nicht aber im Gegensatz zur Spondylolisthesis der auf L4 ruhende
craniale Wirbelsäulenabschnitt. — Die Fuge war von einer bindegewebigen Kapsel mit
straff gespannten Fasern überdeckt, so daß sich die Knochenenden nur bei Gewaltanwendung etwas verschieben oder auseinander biegen ließen. Nach einer Teilentfernung
der Kapsel trat ein schmaler Spalt beim Auseinanderbiegen zutage. Histologisch ergab
sich das Bild einer Synchondrose mit bandscheibenartigem Gewebe. — 1941 konnte
HAMMERBECK nochmals eine einseitige retrosomatische Spaltbildung kombiniert mit einer
typischen Spondylolysis interarticularis der Gegenseite am 3. LW und eine Spondylolisthesis des 4. LW beobachten (Abb. 109).

OLSSON bildete 1948 einen bilateralen 1—2 mm breiten Spalt in der Bogenwurzel
eines 2. LW, direkt am Übergang von der Wurzel zum Wirbelkörper ab (Abb. 110). Der
Autor glaubt, daß es sich um eine Ossifikationsstörung zwischen Wirbelkörper und
Wirbelbogenanlage mit persistierender Knorpelfuge (keine Histologie) handelt und zieht
zum Beweis Radiogramme von Neugeborenen-Wirbeln heran (Abb. 111). BROCHER weist
aber mit Recht darauf hin, daß eine derartige persistierende Spaltbildung (Wirbelbogenepiphyse) bei Erwachsenen im hinteren Drittel des Wirbelkörpers und nicht in der Bogenwurzel liegen müßte: S. 268, 274, 365ff., Abb. 3ff. und 48—51, Linie 6.

Nach JUNGHANNS hat auch ASSEN eine Röntgenaufnahme vom Lebenden mit einer
Spaltung in der Bogenwurzel des 2. LW beschrieben. Seine Erklärung, es handele sich
um ein Bestehenbleiben der sog. Wirbelbogenepiphyse scheint auch JUNGHANNS nicht
stichhaltig, er fordert weitere Beobachtungen zur Klärung.

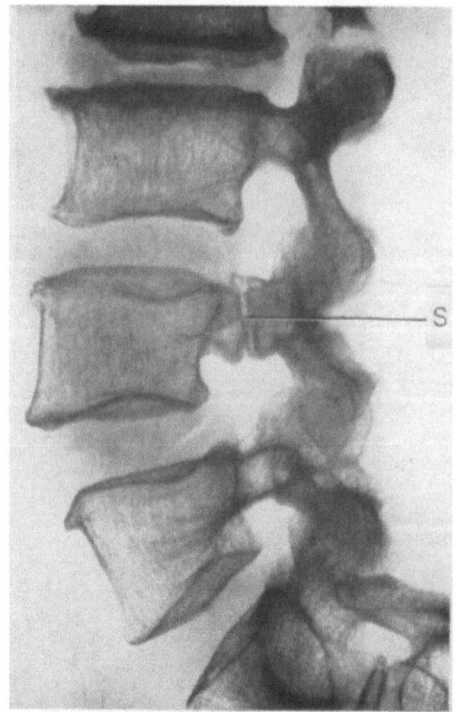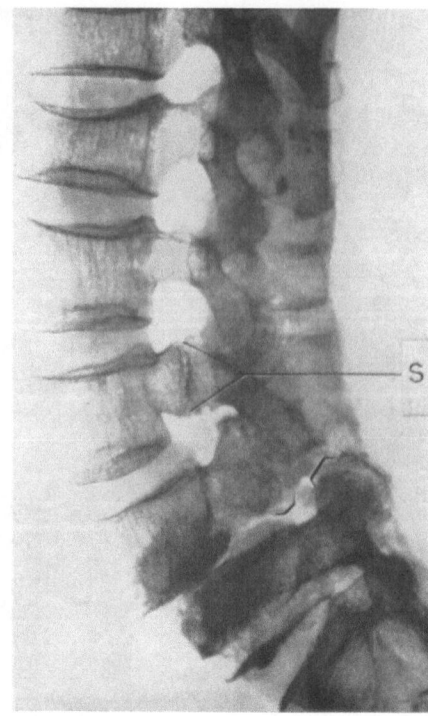

Abb. 108   Abb. 109

Abb. 108. Röntgenaufnahmen einer rechtsseitigen Lendenwirbelsäulenhälfte (Hammerbeck). *S* Synchondrose der Bogenwurzel L4 (beidseitig) (retrosomatische Spalte)

Abb. 109. Röntgenaufnahmen der rechten Hälfte der sagittal durchsägten Lendenwirbelsäule. *S* Synchondrose der Bogenwurzel des 3. Lendenwirbels (retrosomatische Spalte). — Spondylolisthese des 4. Lendenwirbels mit Spalt in der Interarticularportion, deren stark gegeneinander verschobene Enden eingeklammert sind (Hammerbeck)

Stewart untersuchte 148 Wirbelsäulen von Eskimos mit 286 „Wirbelbogen-Defekten" und fand 271 Spondylolysen und 7mal eine Spaltbildung in der Bogenwurzel und zwar sowohl ventral vor dem Ansatz des Querfortsatzes (entsprechend Hammerbeck-Olsson: Linie 6 in Abb. 48—52) als auch hinter (dorsal) der Querfortsatzwurzel also zwischen ihm und dem oberen Gelenkfortsatz (Abb. 112), entsprechend der Linie 5 (Abb. 49, 51, 52) von Willis.

In einer weiteren Sammlung von 23 Wirbelsäulen mit 44 „Defekten" darunter 42 Spondylolysen fand er nochmals die gleiche retrosomatische Spaltbildung. — Auch Congdon beobachtete eine derartige Spaltbildung zwischen Querfortsatz und oberem Gelenkfortsatz bei typischer Spondylolyse der Gegenseite.

Töndury hat einseitige, retrosomatische Spalten in den unteren Hals-, den Brust- und den oberen Lendenwirbel-Abschnitten einer in Verknorpelung begriffenen Wirbelsäule bei einem Embryo von 14 mm Scheitel-Steißlänge nachgewiesen (Abb. 113). Er legt den teratogenetischen Determinationspunkt für diese Spaltbildung in die frühmesenchymale Phase. Diskussionen über die Entstehung als Pseudarthrose (Schinz), Umbauzonen, Epiphysenfugen und Verknöcherungsanomalien (Hammerbeck, Klose-Gerlich, Diethelm, Meyer-Burgdorf) sieht er nach diesem Befund als erledigt an.

Henze beschreibt eine einseitige senkrechte Spaltbildung im Wirbelbogen L3, welche unmittelbar hinter der verkürzten Bogenwurzel L3 liegt, ein Fall, der nach Brocher

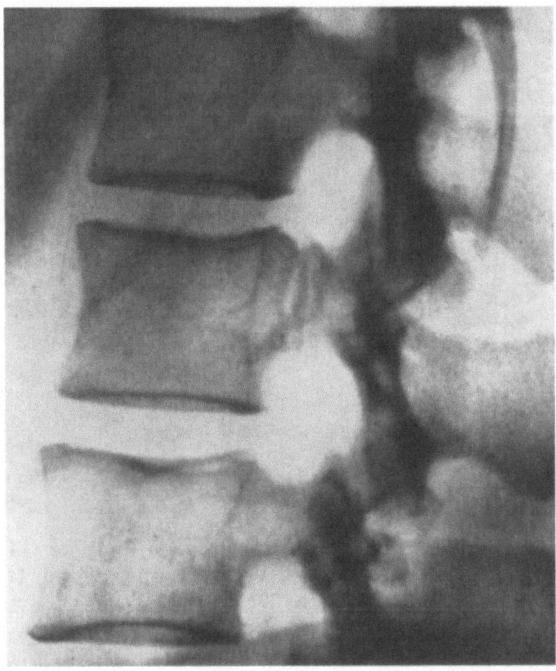

Abb. 110. Bilaterale Spaltbildung im vorderen Teil der Basis der Bögen (OLSSON)

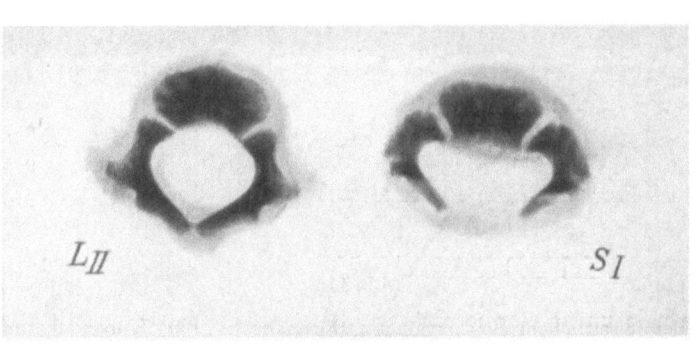

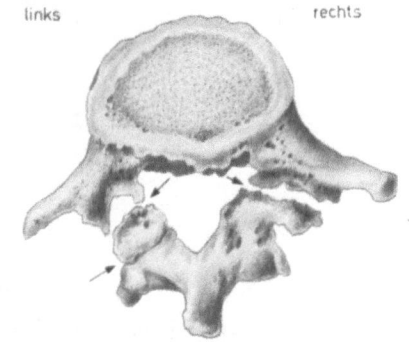

Abb. 111   Abb. 112

Abb. 111. Radiogramm eines Wirbelpräparates eines Neugeborenen (OLSSON). Die Knorpelfuge zwischen Bogen und Wirbelkörper (Wirbelbogen-Epiphyse) verläuft bei S1 fast sagittal, während sie an L2 wesentlich stärker frontal gerichtet ist: S. 268 und 325ff.

Abb. 112. STEWART: Wirbelkörper L5. Spaltbildung durch beide Bogenwurzeln zwischen Querfortsatz und oberem Gelenkfortsatz ( ). Zusätzlich Spalt in der Interartikularportion links ( ), so daß der obere Gelenkfortsatz ein isolierter Knochen ist

bisher vereinzelt im medizinischen Schrifttum steht. Ein kleines Oval in der Mitte der Bogenwurzel soll dem orthograd getroffenen und nach ventral gerücktem Querfortsatz entsprechen, so daß der Spalt dorsal des Querfortsatzes liegt. Anhand der vorliegenden Filme dürfte aber die Basis des Querfortsatzes (Sagittal-Aufnahme) größer und an typischer Stelle weiter dorsal zu lokalisieren sein. Außerdem zeigt ein Vergleich mit dem oben erwähnten Modell-Versuch von DIETHELM und KÖSTNER (Abb. 105), daß die ovale Figur auch durch andere Überschneidungen erklärt werden kann (bei normal stehenden Querfortsätzen).

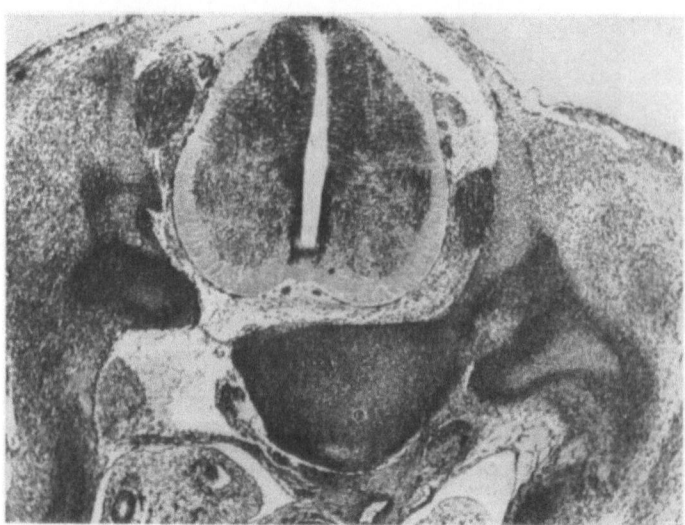

Abb. 113. Querschnitt durch den 5. Brustwirbel eines menschlichen Embryos (14 mm SSL). Retrosomatische Spalte des in Verknorpelung begriffenen Wirbels mit 2 Verknöcherungszentren (vgl. Abb. 2 u. 3) (Töndury, s. ds. Bd. S. 29: Abb. 20)

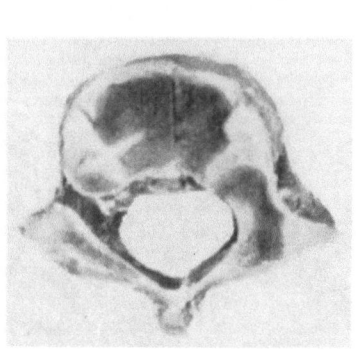
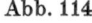
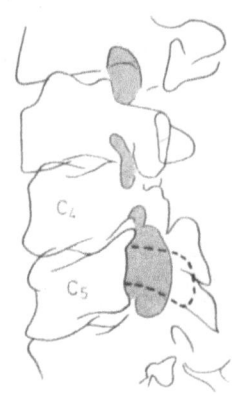

Abb. 114   Abb. 115

Abb. 114. Sacralwirbel eines Neugeborenen mit seitlichem Bogenspalt am Bogenansatz links. Knochenkerne dunkel (Meyer-Burgdorf und Klose-Gerlich)

Abb. 115. Röntgenpausen nach Hadley: kongenitale Agenesie der Bogenwurzel C5. Wirbelbogen nach dorsal verlagert mit vergrößertem Intervertebralloch. Der hyperplastische, der Wirbelbogenwurzel angehörende Proc. uncinatus artikuliert kompensatorisch mit dem 4. Halswirbelkörper. Atypische Artikulation zwischen 4. und 5. Wirbelbogen. (Die normale Lage der Bogenwurzel C5 ist punktiert)

Gröbere *Defekte der Wirbelbogenwurzel* fanden Meyer-Burgdorf und Klose-Gerlich bei zwei Neugeborenen (Abb. 114).

In einem Fall bestand eine hochgradige Rachischisis von D11—L4. Am rechten Bogen des 6. LW ist die Wurzel zwischen Wirbelkörper und Querfortsatz nicht knorpelig und knöchern, sondern nur bindegewebig angelegt. — Im zweiten Fall lag ein Spalt am 1. und 2. Sacralwirbel zwischen Wirbelkörper mit Kreuzbeinflügel (rudimentäre costale Elemente) einerseits und dem Bogen mit dem Querfortsatz und oberen Gelenkfortsatz andererseits ohne bindegewebige Vereinigung vor. Die Autoren nehmen eine Entwicklungshemmung (Hemmungsbildung) in der knorpeligen Periode bzw. im blastematösen Stadium an.

Histologische Untersuchungen von Baumann zeigten an einem menschlichen Embryo von 14 mm Scheitel-Steiß-Länge ein einseitiges Fehlen der Bogenwurzel C6—L3, welches

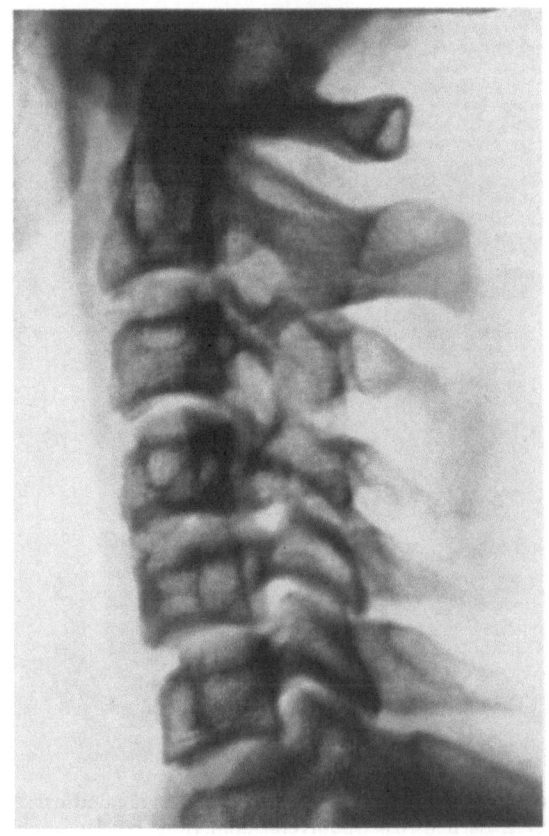 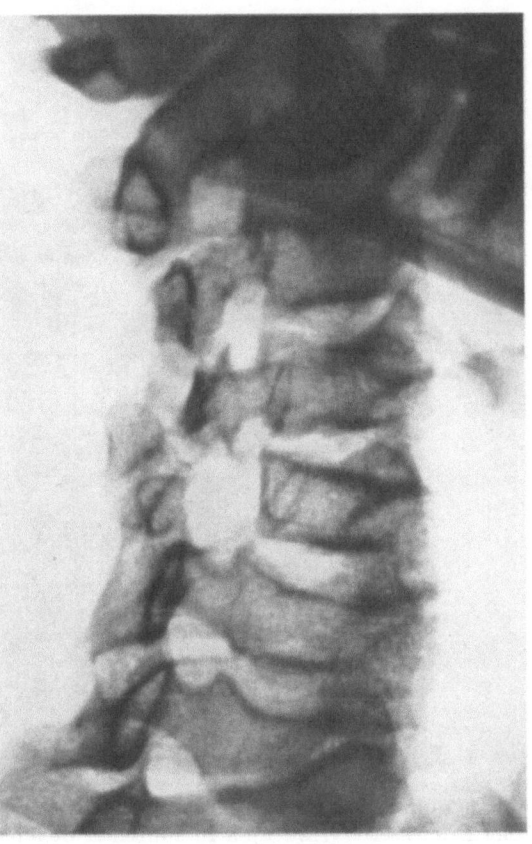

a b

Abb. 116a u. b. HOLLAND und STOLLE: Seltene einseitige Bogenwurzel-Aplasie C5, die auf dem Seitenbild nicht erkennbar ist (s. Text)

auf sekundäre Zerstörungen im Bereich der Bogenwurzel zurückgeführt wurde. BROCHER weist darauf hin, daß diese Wirbelbogenunterbrüche nicht als Erklärung der Spondylolyse herangezogen werden dürften, obwohl diese Verwechslung öfters im Schrifttum anzutreffen sei.

Fehlende Bogenwurzeln mit einem großen durchgehenden Intervertralloch bildet HADLEY ab.

In beiden Fällen handelt es sich um den 5. Halswirbelkörper. Der hintere Bogenabschnitt ist verlagert. Der vordere Bogenabschnitt, der am Wirbelkörperaufbau beteiligt ist, ist vorhanden und in einem Fall hat eine Hyperplasie der Proc. uncinati die kompensatorische Stabilisierung auf gelenkartiger Basis gegenüber dem 4. Halswirbelkörper übernommen (Abb. 115).

Beidseitiges Fehlen der Bogenwurzeln bei Aplasie des gesamten Wirbelbogens haben wir bereits früher erwähnt: s. Text zu Abb. 33.

GAIZLER und GAIZLER berichten über das einseitige Fehlen der Bogenwurzel C5 und HOLLAND und STOLLE wiederum über die gleiche Lokalisation bei einem 14jährigen Jungen mit Aplasie des Querfortsatzes und Gelenkfortsatzes und sagittalem Bogenspalt (Abb. 116).

ζ) Wirbelbogenepiphysen: Persistierende Knorpelfugen zwischen Wirbelbogen und Wirbelkörper

Knorpelfugen zwischen Wirbelkörper und Wirbelbogen sind bei Kindern normalerweise noch bis zum 5.—6. Lebensjahr nachweisbar (*Wirbelbogenepiphysen*, Intermediär-

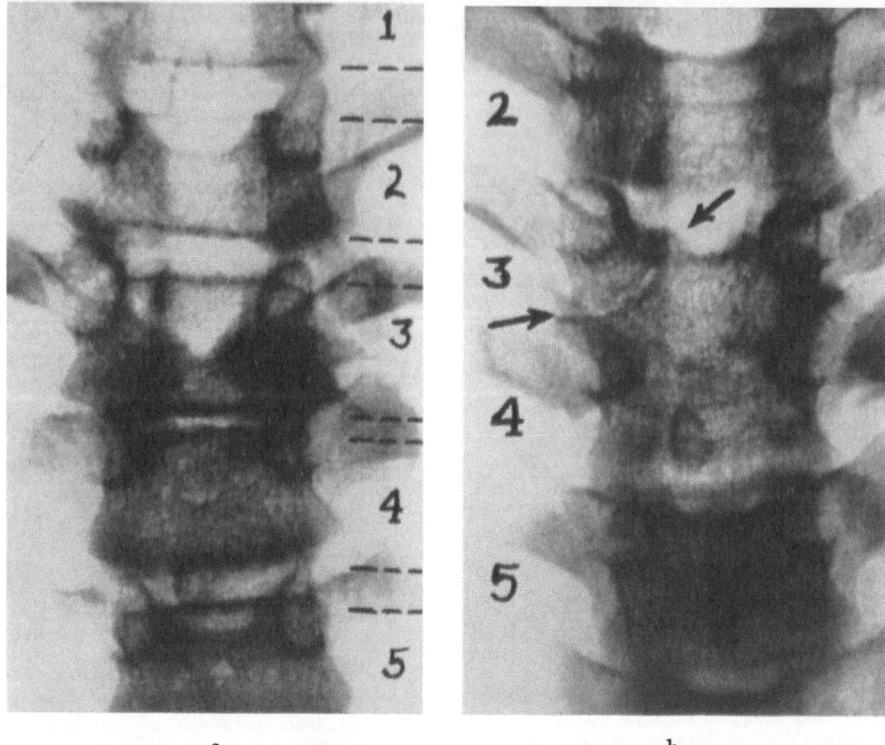

a   b

Abb. 117a u. b. Verdacht auf persistierende Knorpelfuge („probable persistent neurozentral synchondrosis")
beim Erwachsenen (MARCH). a In aufrechter Stellung nur Zwischenwirbelraumverschmälerung D3/D4 nachweisbar. b Bei etwa 10° fußwärts gekippter Röhre Nachweis einer diagonalen Aufhellungslinie, die den oberen
Rand des 3. Brustwirbels schneidet (s. Text)

knorpel, Intermediärfuge, Zwischenknorpel, s. S. 268, 319 und Abb. 3, 4, 6, 7, 9b, 48—52,
Linie 7, 107 (?), 111 (!)).

RATHKE hat eine Persistenz dieser fetalen Spalte im Rahmen von generalisierten
Ossifikationsverzögerungen bei Störung der Knorpelverknöcherung (zusammen mit
anderen Fehlbildungen) bei einem 4jährigen ♂ und einem 7jährigen ♀ beschrieben
(Abb. 11 u. 12).

Persistierende Knorpelfugen zwischen Wirbelkörper und Wirbelbogen bei Erwachsenen
wären röntgenologisch schon deshalb kaum faßbar, da man sich an einem Wirbelmodell
davon überzeugen kann, daß die Fuge weder sagittal noch frontal (und auch nicht horizontal), sondern schräg im Raum liegen muß.

Die als persistierende Knorpelfuge interpretierte Beobachtung von OLSSON (S. 321)
wird als Bogenwurzelspalt (retrosomatischer Spalt) aufgefaßt, auch die Defektbildungen
der Bogenwurzel von MEYER-BURGDORF und KLOSE-GERLICH gehören zu dieser Gruppe.
In den Abbildungen von HADLEY (Abb. 115) sprechen die vergrößerten Processi uncinati
ebenfalls für den retrosomatischen Sitz des Bogendefektes, da die Processi uncinati dem
Bogen angehören.

Nach TÖNDURY ist ein „Unterbruch" (Spaltbildung) an der Nahtstelle zwischen
Wirbelkörper und Wirbelbogen beim Erwachsenen mit unseren heutigen Kenntnissen
über die Wirbelentwicklung kaum zu vereinbaren. — JUNGHANNS betont, daß in der
umfangreichen Wirbelsäulensammlung des Schmorlschen Institutes niemals eine solche
Fuge beim Erwachsenen beobachtet wurde. Häufiger wurden allerdings kleinste Knorpelinseln oder Knorpelzapfen an dieser Stelle mit Verbindung zur Zwischenwirbelscheibe im
anatomischen Präparat nachgewiesen.

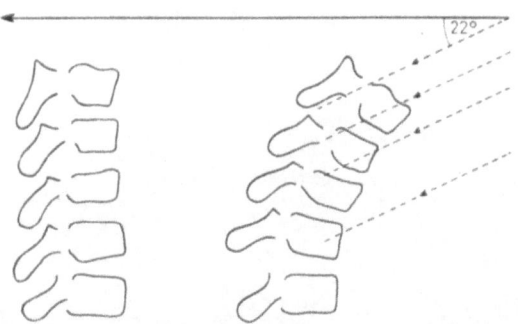

Abb. 118a u. b. Schematische Zeichnung einer Wirbelsäule eines 2jährigen Kindes mit offenen Knorpelfugen zwischen Wirbelkörper und Wirbelbogen. In b ist der Strahlengang nach den Angaben von MARCH bei leicht vorgeneigter Wirbelsäule und schrägem Strahleneinfall (10—25°) dargestellt (s. Text und Abb. 117)

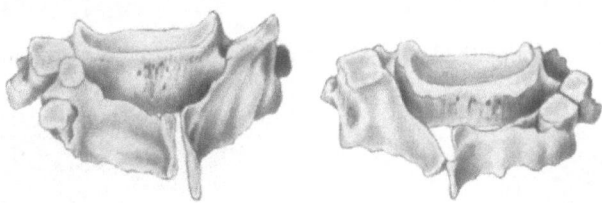

Abb. 119. GRUBER: sagittaler Bogenspalt C5 und C6. Zusätzlich einmalige Beobachtung einer durchgehenden atypischen Spaltbildung durch den rechten bzw. linken Gelenkfortsatz mit isolierten (nur synchondrotisch verbundenen) hinteren Bogenspangen (s. Text)

Aus dem amerikanischen Schrifttum ist aber die Beschreibung einer „neurozentralen Synchondrosis" als persistierende Knorpelfuge zwischen Wirbelbogen und Wirbelkörper zu erwähnen, die MARCH in 2 Fällen auf der Sagittalaufnahme differenziert haben will. Bei leicht schrägem Strahleneinfall (10—25°) und leicht vorwärts gebeugter Wirbelsäule werde diese Fuge orthograd getroffen und bilde sich als diagonale Linie ab (Abb. 117). Das gleiche Bild erhalte man bei entsprechend eingestellten Aufnahmen von Kleinkindern mit noch physiologischerweise offenen Knorpelfugen. (Mehrfache eigene Versuche, die offenen Knorpelfugen bei einem verstorbenen 3jährigen ♀ auf Sagittalaufnahmen nach den Angaben von MARCH darzustellen, waren ergebnislos. Die vorliegenden geometrischen Verhältnisse (Abb. 118) lassen u. E. eine derartige Darstellung der Knorpelfuge kaum zu, wenn nicht in Ausnahmefällen besondere Bedingungen vorliegen.)

η) Spalten an ungewöhnlicher Stelle und scheinbare Bogenspalten

Als Rarität von Wirbelbogenspalten an ungewöhnlicher Stelle muß das anatomische Präparat von GRUBER (1876) erwähnt werden, der außer sagittalen Bogenspalten C5 und C6 je eine zusätzliche durchgehende Spaltbildung durch den rechten bzw. linken Gelenkfortsatz mit Isolierung je einer Wirbelbogenhälfte (Synchondrose) beobachtete (Abb. 119).

Röntgenologisch wird der Nachweis solcher unerwarteter Spalten infolge der vielfältigen Überlagerungen schwierig oder unmöglich sein. Aus demselben Grund sind aber scheinbare Bogenspalten oft schwer zu analysieren. — Wenn der klinische Befund es fordert, sind unterschiedliche Projektionsrichtungen, Schichtaufnahmen in verschiedenen Ebenen und stereoskopische Bilder zu Hilfe zu nehmen, wenn nicht — wie in vielen Fällen — bereits eine ausgeblendete Aufnahme nur mit geändertem Zentralstrahl den „Spalt" erklärt oder verschwinden läßt.

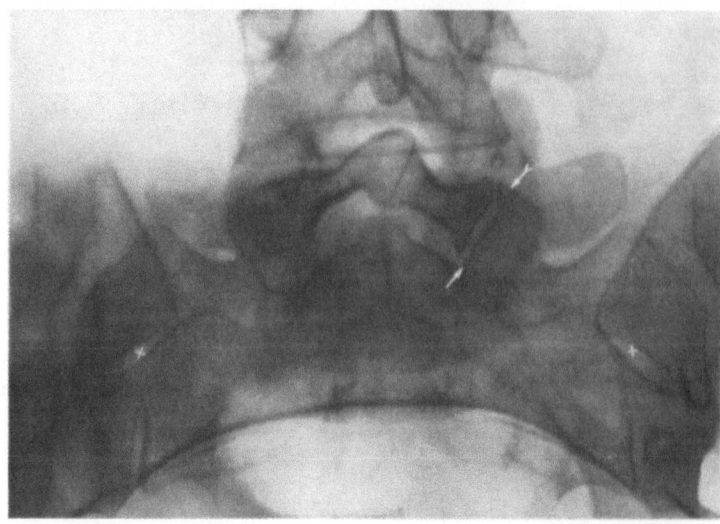

Abb. 120. KÖHLER-ZIMMER: Spaltbildung (→) „an der Bogenwurzel" von L5, mit isoliertem Kern (↠)

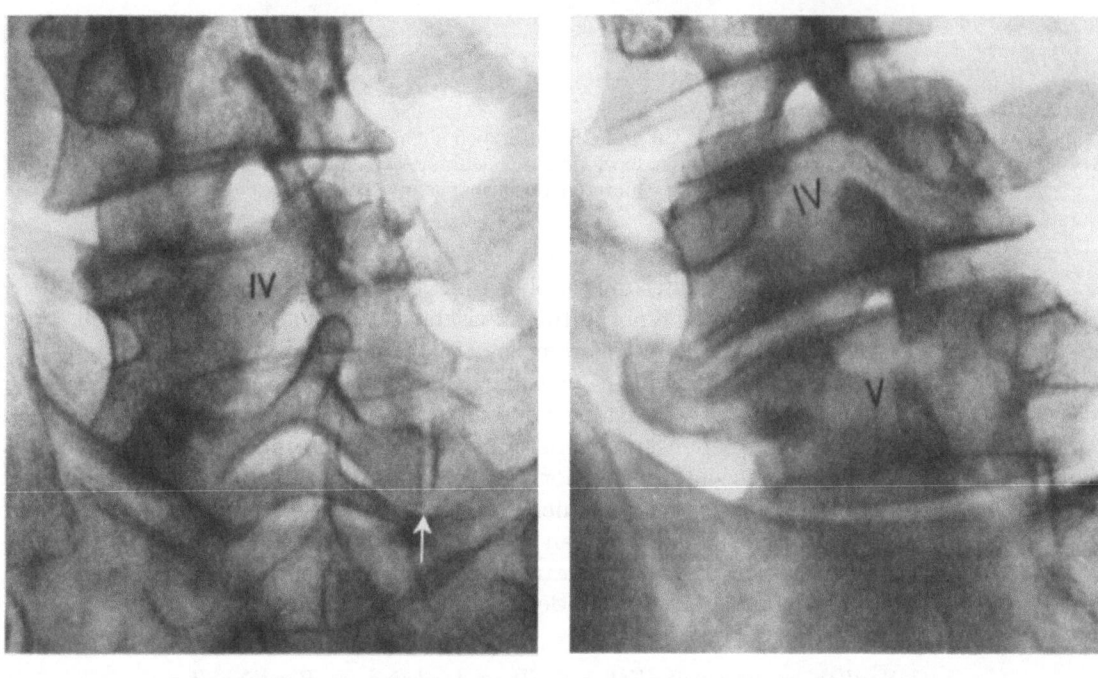

a   b

Abb. 121a u. b. Sagittalaufnahme in Normallage und in Samuel-Teschendorfscher (Warnerscher-)Lage: die senkrechte Aufhellungslinie in Projektion auf die rechte Bogenwurzel entpuppt sich bei Lagekorrektur als normales Zwischenwirbelgelenk (Aufnahmen in REISNER, 1931)

KÖHLER-ZIMMER haben in den letzten Auflagen ihres Buches „eine häufige Form der Spaltbildung an der Bogenwurzel" abgebildet (Abb. 120), allerdings ohne sie zu lokalisieren oder zu bezeichnen, obwohl sich an gleicher Stelle eine Zeichnung (entsprechend Abb. 50) mit den „verschiedenen Möglichkeiten von Wirbelspalten" und eine ausführliche „Übersicht über Spalten und Defekte im Wirbelbogen" findet.

Der gleiche „Spalt" findet sich zuletzt mehrmals auf schönen Übersichts- und Schichtaufnahmen bei HORVATH und MASSANYI. Obwohl die Autoren „diagnostisch

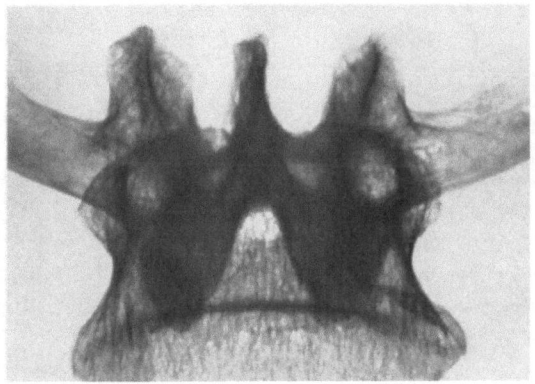

a

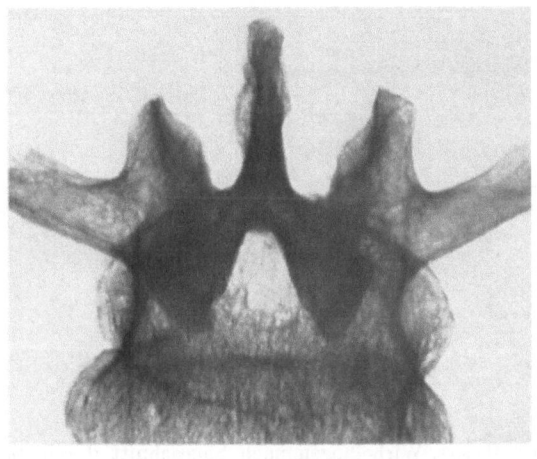

b

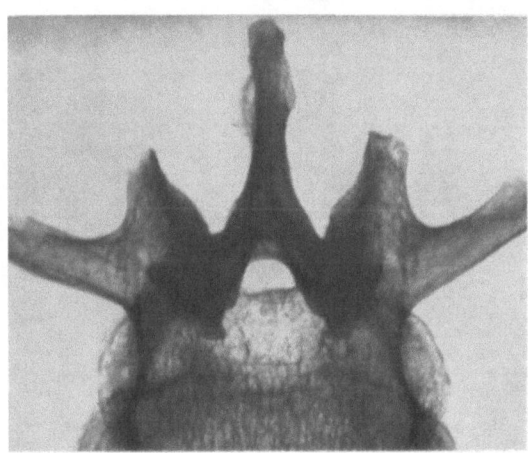

c

Abb. 122 u. 123. Modell-Versuche

Abb. 122a—c. 5. Lendenwirbel fixiert, leicht nach ventral gekippt entsprechend einer verstärkten Lordose
lumbosacral. — Aufnahmen mit unterschiedlichem Zentralstrahl von L5 stufenweise bis D12 verschoben:
Die unteren Gelenkfortsätze „wandern" nach cranial (s. Text)

schwierige Formveränderungen" an den benachbarten Gelenkfortsätzen besprechen, erwähnen sie den „Spalt" nicht, die Erklärung als Überlagerung erscheint ihnen wohl
selbstverständlich.

Ohne weitere Angaben und nur mit einer Sagittalaufnahme zeigt Lob an ähnlicher
Stelle eine doppelseitige Spaltbildung „an der Bogenwurzel". Derartige Aufhellungsfiguren beobachtet man tatsächlich sehr häufig und sie entsprechen dem Befund von
Reisner, der auf einer „unübersichtlichen ventro-dorsalen Aufnahme" in Projektion auf
den nach cranial weisenden lateralen Bogenabschnitt eine senkrechte „Spaltlinie" zeigt,
die sich bei der Wiederholung der Aufnahme in Samuel-Teschendorfscher Lage deutlich
als der normale Spalt der Wirbelgelenke entpuppt (Abb. 121).

Den besprochenen Beobachtungen gemeinsam ist der nach cranial gerichtete Dornfortsatz L5 (einschließlich Bogen), so daß man bei p.a.-Blickrichtung gleichsam von
unten auf Wirbelbogen und Dornfortsatz sieht. Die schräg von medio-caudal nach latero-
cranial divergierende „Spalte" ist nicht zu lokalisieren: Spondylolyse und retroisthmische
Spalten verlaufen entgegengesetzt in cranialer Richtung konvergierend!

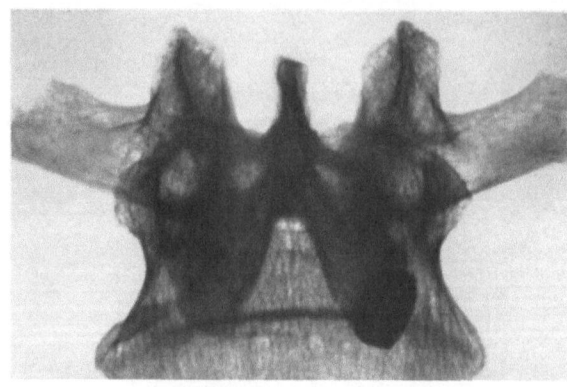

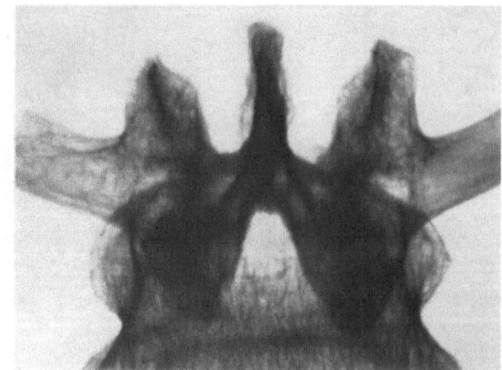

a

b

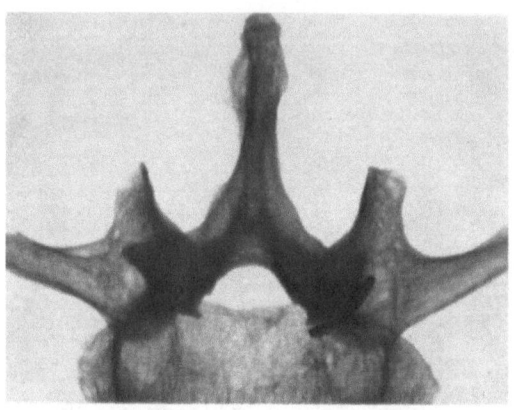

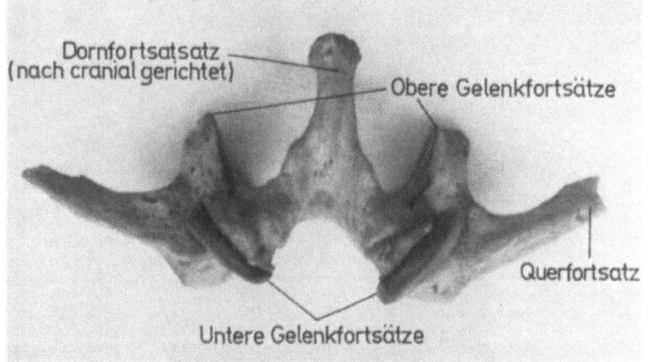

c

Abb. 124

Abb. 123a—c. Zentralstrahl feststehend! Wirbelkörper L5 fixiert. Wirbelbogen nach Sägeschnitt durch die Bogenwurzel („retrosomatisch") beweglich. In der Aufnahmereihe wird der Wirbelbogen gegenüber dem Wirbelkörper stufenweise nach cranial abgewinkelt. — Wiederum „wandern die unteren Gelenkfortsätze nach cranial und projizieren sich auf die lateralen Bogenabschnitte (Gelenkflächen des unteren Gelenkfortsatzes mit Blei markiert)

Abb. 124. Blickrichtung entsprechend Zentralstrahl Abb. 122c und 123c (von dorsal: Bauchlage) (Gelenkfläche markiert)

Wir haben zunächst versucht am anatomischen Präparat die schräge Aufhellungsfigur zu reproduzieren. Trotz Hilfe des anatomischen Institutes haben wir kein entsprechendes Skelet gefunden, dessen Dornfortsatz L5 nach cranial gerichtet war und dessen Wirbelgelenke L5/Sa. in weitgehend sagittaler Stellung standen.

Wir haben uns mit unserem Wirbelmodell beholfen und können folgendes demonstrieren:

a) Bei fixiertem 5. Lendenwirbel (leicht nach ventral gekippt) und Zentralstrahl über dem Wirbel projizieren sich die unteren Gelenkfortsatzspitzen auf die Wirbelkörper-Hinterkante (Abb. 122a). Bei stufenweiser Verschiebung des Zentralstrahles nach cranial verschiebt sich die Projektion der unteren Gelenkfortsätze nach cranial (Abb. 122b und c) bis auf den lateralen Bogenabschnitt, etwa in den Bereich der Interartikularportion. Die Gelenkfläche verläuft latero-cranial divergierend.

b) Nach einem Sägeschnitt durch die Bogenwurzel („retrosomatisch") haben wir den Wirbelbogen beweglich mit dem Wirbelkörper verbunden und die Gelenkfläche des unteren Gelenkfortsatzes mit Blei belegt. Bei fixiertem Zentralstrahl über dem fixiertem 5. Wirbel*körper* — wie oben leicht ventral gekippt — haben wir den Wirbelbogen mit Dornfortsatz stufenweise nach cranial abgewinkelt. Der zunächst fast orthograd abgebildete Dornfortsatz (Abb. 123a) wird wie in Versuch a) zunehmend „länger" von schrägcaudal abgebildet und die unteren Gelenkfortsätze „wandern" wiederum nach cranial (Abb. 123b und c). Die Bleimarkierung, die etwa der Gelenkhöhle L5/Sa. entspricht, liegt als „Spalt" auf dem lateralen Bogenabschnitt „an der Bogenwurzel"!

Jede unserer Aufnahmereihen demonstriert zwar den Extremfall [im Versuch a) wurde der Zentralstrahl um 32 cm nach cranial verlegt und im Versuch b) wurde der Bogen deutlich nach cranial abgewinkelt], aber bei einer Kombination beider Veränderungen [a) Zentralstrahl über L2/3 *und* b) Dornfortsatzanhebung infolge Wirbelkörperkippung (Hyperlordose) oder Bogenanomalie (Abb. 120)] ist diese Projektion des Wirbelbogengelenkes leicht und einleuchtend zu erklären (Abb. 124).

Eine Spaltbildung wird nur vorgetäuscht! — Hierbei sind Seitendifferenzen und unterschiedliche Figuren möglich je nach Stellung, Größe und Form der gerade lumbosacral wechselnden Ausbildung der beteiligten Gelenkfortsätze.

Nach dem umfangreichen anatomischen und röntgenologischen Schrifttum wäre es verwunderlich, wenn heute noch unbekannte Bogenspalten entdeckt würden.

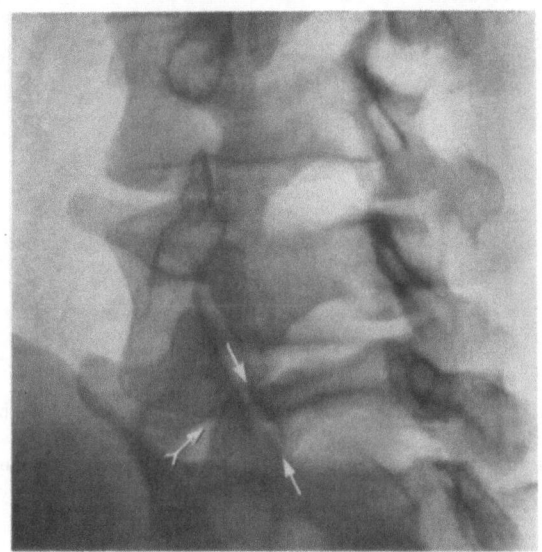

a

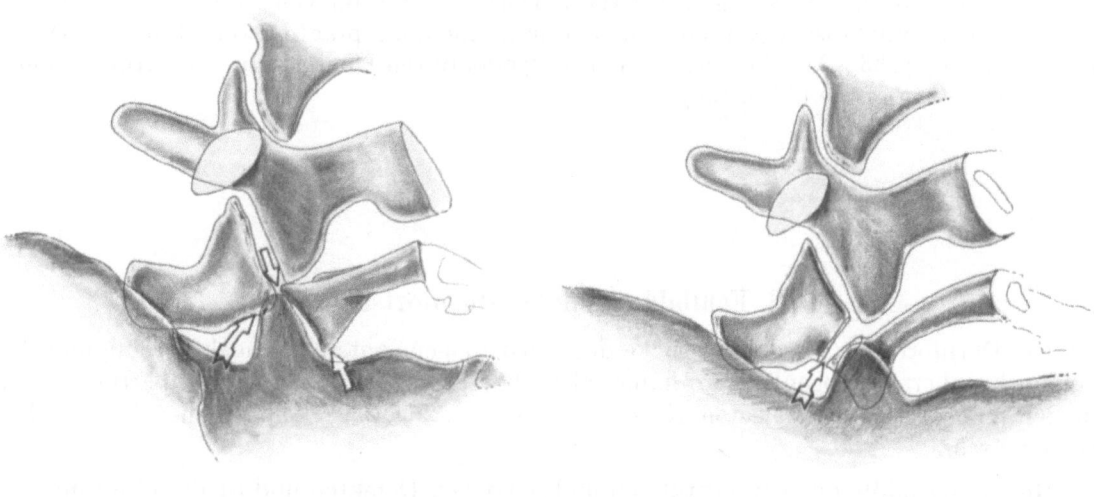

b   c

Abb. 125a—c. („Schrägaufnahmen".) a und b Spondylolyse (⇥) mit Verschiebung in der Interartikularportion Orthograde spaltähnliche Projektion des fast sagittal gestellten Wirbelgelenkes L5/S1 (→ ←) (s. Text). c Spondylolyse (⇥) L5/S1 ohne Verschiebung. Die Gelenkfortsätze L5 und S1 stehen in der vorliegenden Projektion frontal (s. S. 368)

So klärte sich auch ein andernorts diagnostizierter atypischer Spalt auf einer Schrägaufnahme durch weitere Untersuchungen und eine nachgezeichnete Analyse des Films (Abb. 125). Es handelte sich um eine Spondylolyse (bds.) mit leichter Verschiebung der vorderen Abschnitte rechts bei einer 31jährigen Patientin. Der „atypische Spalt" wurde durch die orthograde Projektion des schräg stehenden Wirbelgelenkes bei hypoplastischem unteren Gelenkfortsatz L5 nur vorgetäuscht (vgl. BROCHER, 1970: Abb. 295a).

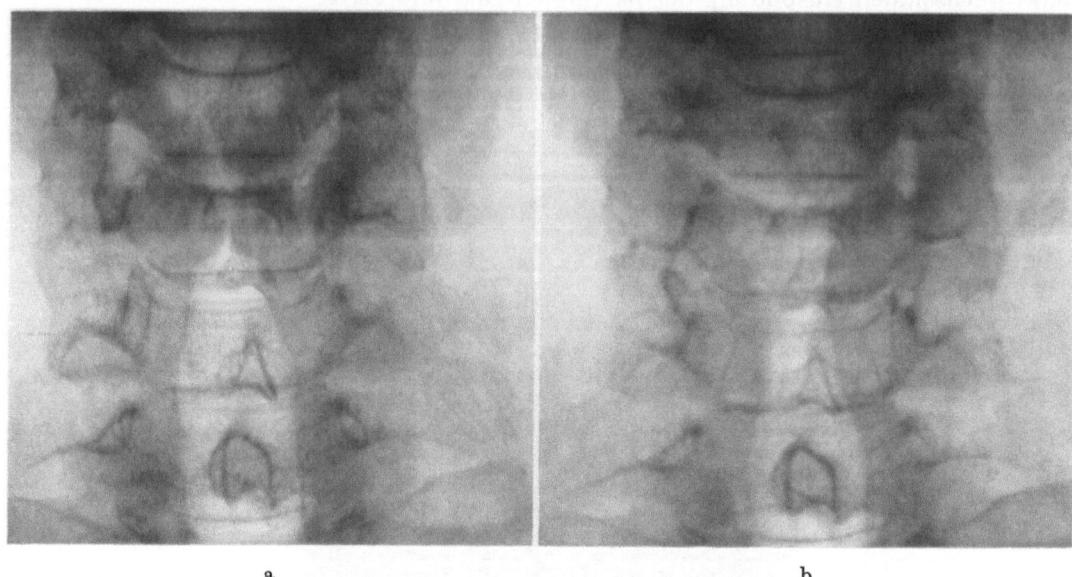

a   b

Abb. 126a u. b. Das Aufhellungsband der geschlossenen Stimmritze kann einen Bogenspalt vortäuschen. a Stimmritze geschlossen, b offene Stimmritze

Durchgehende Spaltbildungen der HWS-Dornfortsätze im ventro-dorsalen Strahlengang können vorgetäuscht werden einmal durch eine ausgeprägte Zweiteilung der Dornfortsatzspitze (S. 333, 334, Abb. 65, 71, 127, 152) oder durch Überlagerung des Aufhellungsbandes der Stimmritze (Abb. 126).

6. Fehlbildungen der Dornfortsätze

Die Dornfortsätze als Schlußstücke des Wirbelbogens entstehen nach Vereinigung der beiden knöchernen Bogenhälften, haben also abgesehen von den in der Pubertät isoliert in der Knorpelspitze angelegten Knochenkernen (S. 269, 339) kein eigenes Verknöcherungszentrum.

Hemmungsmißbildungen mit totalen und partiellen Defekten und Spalten im hinteren Bogenabschnitt sowie Entwicklungshemmungen des knöchernen Bogenschlusses mit allen Stadien der Hypoplasie, Aplasie und Zweiteilung bestimmen das Bild des Dornfortsatzes.

Den Begriff der Dornfortsatzspalte bzw. -fuge nach JUNGHANNS vermeiden wir mit Absicht, da er als Sammelbegriff zusätzlich den nicht obligaten unvollständigen Bogenschluß beinhaltet (s. S. 299, 301).

Wenn in der Literatur über Dornfortsatz-Fehlbildungen nicht so häufig berichtet wird, so liegt das einmal an der geringen klinischen Bedeutung dieses Befundes, zum anderen auch an unzureichender Technik der seitlichen Wirbelsäulen-Aufnahmen, bei welcher die Dornfortsätze zugunsten der Darstellung der Wirbelkörper und Wirbelbögen überstrahlt werden bzw. im Bereich der BWS von den hinteren Rippenbogen überlagert werden (Abb. 132b). Vielleicht liegt hierin auch die Erklärung dafür, daß persistierende Apophysen bei sonst normal ausgebildetem Dornfortsatz nur an der günstiger darstellbaren HWS, nie an der BWS und selten an der LWS beschrieben werden. Die Beurteilung auf der Sagittalaufnahme ist wegen der vielen Überschneidungslinien und des unterschiedlichen Strahlengangs bei horizontal stehenden oder mehr vertikal gerichteten Dornfortsätzen erschwert.

a) Gabelungen im Bereich der Halswirbelsäule

Die Muskeltätigkeit löst an der Ansatzstelle am Knochen einen osteophytischen Wachstumsvorgang aus (vgl. S. 365), der zur Bildung eines Knochenvorsprunges, eines Hökkers, einer Zacke oder einer Leiste führt (anlaog der Bildung spondylotischer Kantenausziehungen durch Zerrungen des Längsbandes). Von EGGELING unterscheidet innerhalb der Sehnen- bzw. Muskelansatzhöcker zwischen solchen, die schon so früh im Fetalleben nachweisbar sind, daß von Muskeltätigkeit noch keine Rede sein kann (z.B. dem Trochanter major und minor), gegenüber den Ansatzhöckern, die sich erst im postnatalen Leben entwickeln, wie die Linea glutaea. Die Gabelungen der Halswirbelsäulen-Dornfortsätze gehören zur ersten Gruppe. Der Autor demonstriert bereits bei einer Halswirbelsäule eines Fetus von 30 Wochen *zwei* deutliche Höcker der knöchernen Bogenenden, die nur knorpelig verbunden sind und erst später zu den Gabelzinken auswachsen. Es müsse sich also wohl um eine „altererbte Anlage" handeln. Hierbei ist bemerkenswert, daß es sich um eine fast ausschließlich menschliche Eigenschaft handelt, wobei die Einschränkung interessant ist, daß die Halswirbelsäule bestimmter Populationen, vorwiegend der Naturvölker (MARTIN: Hereros, Australier, Buschmänner, Hottentotten, Andamanen; NEISS: Pygmäen), weniger oder kleinere Gabelzinken oder einen einspitzigen Dornfortsatz tragen. Diese Unterentwicklung betrifft vornehmlich den 3. und 4. Halswirbel-Dornfortsatz.

Bei niederen Affen finden sich einzelne flache Höcker, bei Menschenaffen eine eben angedeutete Gabelung der sonst langen und starken Dornfortsätze; lediglich der Schimpanse zeigt nur am Epistropheus eine Dornfortsatzgabelung.

An den Dornfortsätzen setzen beidseitig die Mm. spinales, Mm. interspinales und Mm. semispinales an, die als tiefste Schicht des Erector trunci die segmentäre Anordnung der ursprünglichen metamer angeordneten Muskelanlagen beibehalten haben. Die genannten Muskelgruppen zeigen an den verschiedenen Wirbelsäulenabschnitten eine große Variabilität und eine unterschiedliche Ausbildung sowie auch unterschiedliche Ansatzpunkte am Dornfortsatz. Inwieweit hierbei die dachziegelartige Stellung der Brustwirbeldorne eine Rolle spielt, kann dahingestellt bleiben. Jedenfalls ist die Bedeutung der beidseitigen Mm. interspinales als Strecker und der Mm. semispinales als Drehmuskel für die menschliche Halswirbelsäule mit ihrem hohen Grad von Beweglichkeit so evident, daß die physiologische Bifurkation der Halswirbeldorne erklärt scheint (von EGGELING).

Die Gabelungen gehen mit einer Verkürzung des Längsdurchmessers des Dornfortsatzes einher. Sie sind am Epistropheus (= Axis) mit den hier ansetzenden kräftigen Drehmuskeln am stärksten entwickelt, weniger an C3 und C4 und erstrecken sich normalerweise bis C5/C6. Ein gelegentlicher Nachweis an C7, D1 sowie sehr selten an D2 und D3 sind ohne Schwierigkeiten als Segmentverschiebung im Sinne einer Caudalvariation zu erklären (vgl. S. 334: „zweigeteilter" Dornfortsatz, und Gabelungen bei sagittalem Bogenspalt).

Die physiologische Gabelung der Dornfortsätze schließt eine Entwicklungshemmung mit zusätzlichem unvollständigem Bogenschluß nicht aus (Abb. 58ff., S. 304 u. 334).

Eine Gabelung in drei Zacken hat GRIMME beschrieben. Diese ist durch eine halbseitige mit einer kleinen Furche abgrenzbare Bogenverschmelzung zustande gekommen. Die getrennten, übereinanderliegenden Dornfortsatzenden der einen Seite bilden zusammen mit dem normalen Dornfortsatzanteil der Gegenseite den hinteren Abschluß des Wirbelbogens (s. auch unsere Abb. 139).

b) Gabelungen an anderen Wirbelsäulenabschnitten: „Zweiteilung"

HUMPHRY hat erstmalig auf Dornfortsatz-Gabelungen am thoraco-lumbalen Übergang hingewiesen. GUNDERMANN fand sie bei 20% seiner Patienten am 12. Brustwirbelbogen, mehrmals am 11. und 10. Brustwirbeldorn und einmal am 1. LW. — MÜLLER bildet einen zweigeteilten Dornfortsatz an S1 ab, REISNER eine Dornfortsatzgabelung an L2, ebenso RAVELLI kombiniert mit anderen Fehlbildungen der benachbarten Wirbelbogen und der Gelenkfortsätze (Abb. 205). Alle Autoren grenzen diesen Befund des *zweigeteilten* Dornfortsatzes pathogenetisch scharf gegen die physiologische Dornfortsatz-Gabelung der Halswirbelsäule ab, wenn auch der Oberbegriff der Dornfortsatzgabelung (an anderen Wirbelsäulenabschnitten) beibehalten wird.

MÜLLER diskutiert Dornfortsatzgabelungen im Brust- und Lendenwirbelbereich als leichtesten Grad einer sagittalen Spaltbildung. WILLIS spricht sich eindeutig für „a imperfect form of spina bifida" aus. Auch IRSIGLER stellt den Dornfortsatz-Gabelungen der Halswirbel die „echte Zweiteilung" der Dornfortsätze der Brust- und Lendenwirbelsäule gegenüber. Diese Ansicht wird durch die oben genannte Beobachtung von RAVELLI (Abb. 205) unterstützt, der verschiedene Bogenspalten in der Nachbarschaft der Dornfortsatzgabelung beobachtete; ein ähnlicher Befund wird von CYRIAX beschrieben.

c) Gabelungen bei sagittalem Bogenspalt

Röntgenologisch ist nicht immer zu entscheiden, ob nur eine ausgeprägte Gabelung oder Zweiteilung der Dornfortsatzspitze oder ein durchgehender Bogenspalt vorliegt (Abb. 65, 71, 128—130, 152).

Als Übergangsbefund zwischen einer Dornfortsatzgabelung und einem durchgehenden Spalt hat MÜLLER eine asymmetrische Spaltbildung des Dornfortsatzes mit einer deutlichen Einkerbung im dorsalen Bogenschluß S1 abgebildet.

Die vor allem lumbo-sacral häufigen, aber auch an anderen Wirbelsäulenabschnitten gar nicht so seltenen Spaltbildungen durch Dornfortsatz und Wirbelbogen in symmetri-

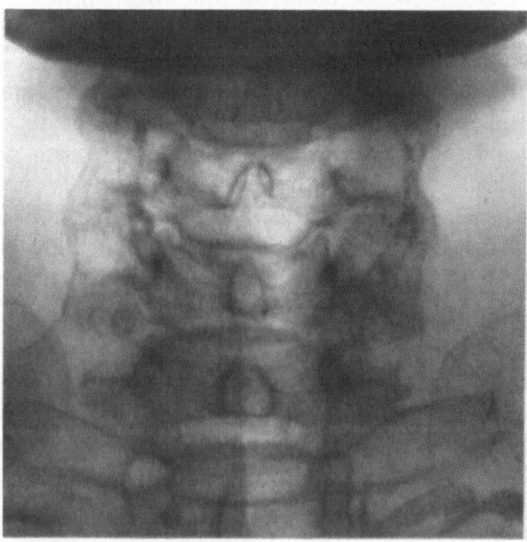

Abb. 127. Ausgeprägte Dornfortsatzgabelung oder durchgehender Spalt?

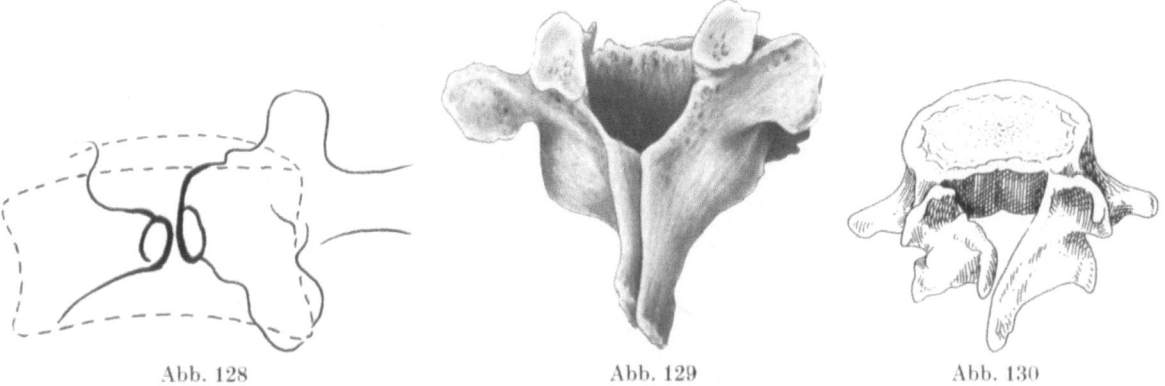

Abb. 128   Abb. 129   Abb. 130

Abb. 128. Mediane Spaltung von Dornfortsatz und Bogen L5 (MÜLLER)

Abb. 129. PUTTI: komplette Trennung der Bögen, so daß der Dornfortsatz gedoppelt ist

Abb. 130. WILLIS, 1924: asymmetrische Entwicklung und Formierung des Dornfortsatzes von einer Bogenhälfte

scher und asymmetrischer, schräger oder querer Form wurden bereits bei den sagittalen
Bogenspalten besprochen (Abb. 24, 58—71, 85—95, 135, 137, 139).

Bei paramedian gelegenen sagittalen Bogenspalten sitzt der Dornfortsatz, wenn
vorhanden, der längeren Bogenhälfte auf (Abb. 11a, 17, 21, 54, 55, 57, 70, 96, 130 u. 135,
s. S. 289, 304, 338).

Die Skizzen und Legenden zeigen, daß die röntgenologische Form und Lage der fehlgebildeten Dornfortsätze keinen Rückschluß auf die Pathogenese als Hemmungsmißbildung bei Myelodysplasie oder als Entwicklungshemmung bei unvollständigem knöchernen Bogenschluß als Folge einer Ossifikationsstörung zuläßt: vgl. S. 301.

Die von HEEREN beschriebenen (im Seitenbild) horizontal verlaufenden „Dornfortsatzspalten" zeigen im a.p. Strahlengang asymmetrische oder quere Spalten (Abb. 24, 135—139,
208; S. 336).

d) Hypoplasien und Aplasien am geschlossenen und offenen Wirbelbogen

Die eindrucksvollen Abbildungen von HEURITSCH zeigen an *einer* Wirbelsäule praktisch alle Stadien einer Entwicklungshemmung, von der mäßigen Höhenverminderung
des Dornfortsatzes über die mehr oder minder starke Hypoplasie mit rudimentären
Knochenhöckern bis zur völligen Aplasie des Dornfortsatzes (Abb. 131), ähnlich auch
Abb. 57 einschließlich sagittaler Bogenspalten. Einer Kombination dieser beiden anatomischen Abbildungen entspricht etwa unser Röntgenbild Abb. 132. Derartige Hypoplasien
und Aplasien einzelner oder weniger Dornfortsätze sind im Bereich der Brustwirbelsäule
gar nicht so selten, fallen aber hier aus bekannten Gründen (S. 333) wenig ins Auge.
Auffällig wird der fehlende Dornfortsatz, wenn gleichzeitig ein Bogenspalt vorliegt.

Einzelbeobachtungen wurden beschrieben von BARSONY und WINKLER, IRSIGLER,
JUNGHANNS, KÖHLER (Abb. 133), SCHLÜZEN, TAVERNIER. Die benachbarten Dornfortsätze können vergrößert und nach caudal oder cranial auf die Lücke gerichtet sein (s. auch
Abb. 74 und Hyperplasie der Dornfortsätze: S. 345). Sie stehen gegenüber der Mulde
relativ prominent, so daß vor allem der nächsthöhere Dornfortsatz einen Gibbus vortäuschen
kann (BROCHER). Der Erfahrene kann jedoch bereits aufgrund des Tastbefundes die
Anatomie klären (Abb. 134, IRSIGLER).

Kombinationen einer Dornfortsatz-Aplasie oder -Hypoplasie mit einem sagittalen
Bogenspalt: s. Abb. 13, 17, 19, 20, 54, 55, 72, 74, 76—81, 84—95, 148, 166, 209.

Im Bereich breiterer hinterer Bogendefekte kann es naturgemäß nicht zu einer Dorn-
fortsatzbildung kommen, allerdings können hier sog. „isolierte Dornfortsatzspitzen"
entstehen (S. 343).

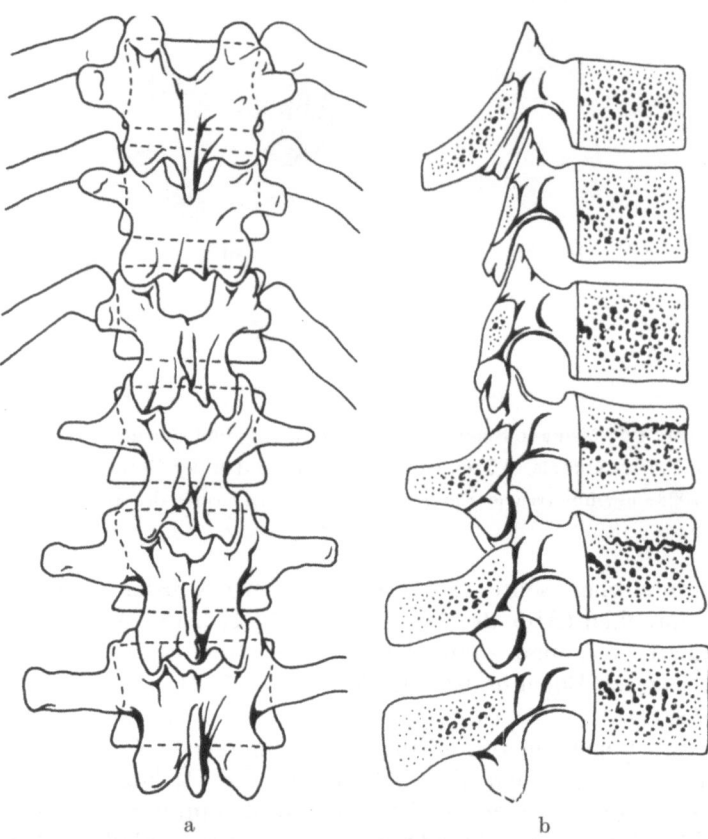

a   b

Abb. 131a u. b. Heuritsch: Hemmungsbildung (Entwicklungshemmung) der Dornfortsätze, die an L2 beginnt und an jedem nächst höher gelegenen Wirbel gradmäßig zunimmt bis zur völligen Aplasie des Dornfortsatzes an D11. Geringe Kompression der Wirbelkörper L1 und L2

Eine Hypoplasie bzw. Aplasie der Dornfortsätze stellt nach Brocher in der Regel einen für die Klinik bedeutungslosen Formfehler dar: s. klinische Befunde bei sagittalen Bogenspalten (S. 304—306) und schiefstehenden Dornfortsätzen (S. 374ff.).

Der Patient von Irsigler war voll leistungsfähig, klinisch gesund und anamnestisch immer ohne Beschwerden.

Nach Barsony und Winkler, Junghanns, Schlützen und Tavernier sind solche unterentwickelten Dornfortsätze Ursache von Beschwerden infolge falscher Belastung fehlerhaft ansetzender Muskulatur mit periostalen Reizungen.

Diesen Überlegungen widerspricht (für die BWS) Pfeiffer mit einer eigenen Theorie. In einem pathogenetischen Deutungsversuch nimmt er als Folge der Verkürzung der Hebelarme eine funktionelle Schwäche der Haltemuskulatur (Erektor trunci) an. Das relative Überwiegen der antagonistischen ventralen Muskulatur soll dann zu einem dauernden passiven Dehnungsreiz der kleinen dorsalen Haltemuskulatur mit nachfolgenden Muskelspasmen führen.

Francillon bestätigt einen Lokalschmerz, wenn Patienten sich mit diesem aplastischen Wirbelbogenbereich an eine harte Kante (Stuhlkante) anlehnen.

e) Die sog. „horizontale" Dornfortsatzspalte

Die Beschreibung einer „horizontalen Spaltbildung im Wirbelkörper-Dornfortsatz" (Abb. 135, 136) stammt von Heeren.

Seine Reproduktion lassen zwar eine Doppelung der Dornfortsatzkonturen des 1. Brustwirbels auf der sagittalen Aufnahme erkennen, jedoch ist der Befund durch das Tracheal-

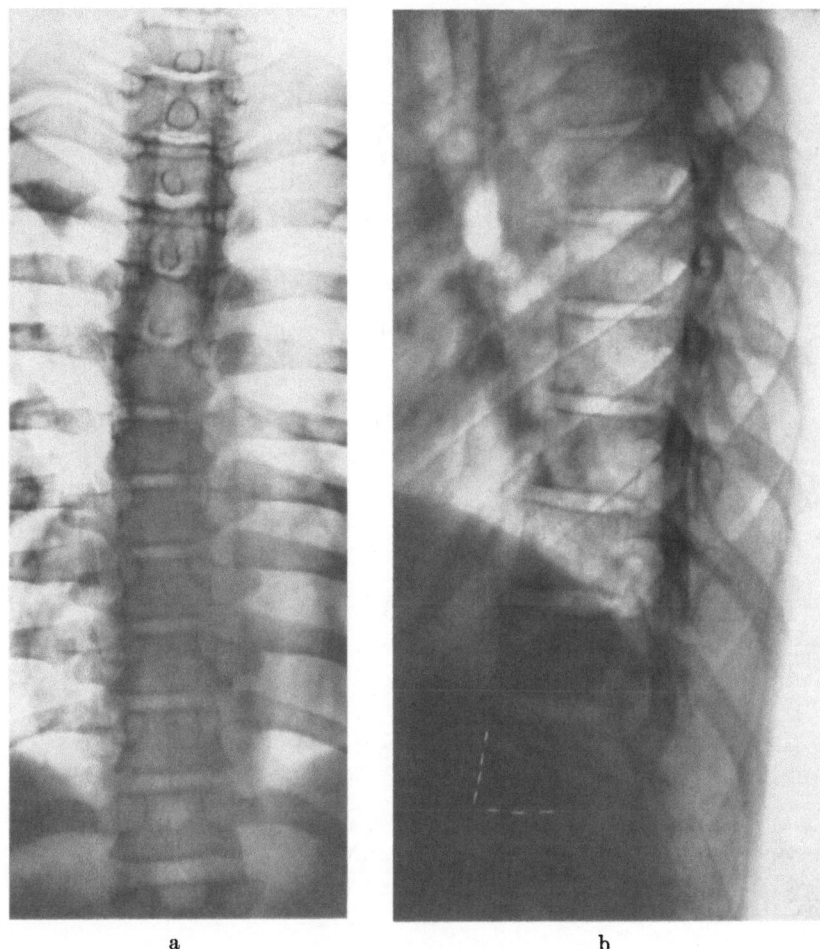

a   b

Abb. 132a u. b. Zunehmende Hypoplasie der Dornfortsätze ab D4 bis zur Aplasie und bei D11 mit zusätzlichem Bogenspalt (vgl. Skizze Abb. 74)

band überlagert, so daß der Verlauf des Spaltes nur unzureichend zu übersehen ist,
u.E. scheint er schräg durch den Dornfortsatz zu verlaufen (Abb. 135a). Auf einer seitlichen Zielaufnahme können wir uns von einer „durchgehenden Spaltbildung in der
Mitte" nicht überzeugen (Abb. 135b). — Zu einer ebenfalls unzulänglichen Reproduktion
eines 5. Halswirbels vermerkt HEEREN, daß „die Begrenzung des Spaltes auf der Sagittalaufnahme übereinander angeordnet sei und nicht nebeneinander. Es müsse sich also um
eine horizontale Spaltbildung handeln". Die seitliche Aufnahme (Abb. 136) zeigt u.E. den
nicht seltenen Befund eines unvollständigen Bogenschlusses mit einer unterschiedlichen
Wachstumsrichtung der dorsalen Wirbelbogenenden, wie wir sie S. 272, 289 und 304 beschrieben haben.

    HEEREN stützt sich auf v. HAYEK, der nach phylogenetischen Studien bei Reptilien
eine Wirbelbogenbildung „aus 2 übereinandergelagerten Semisegmenten" annimmt. Bei
unvollständiger Verknöcherung könne deshalb ein horizontaler Spalt entstehen.

    Bei BARDEEN, TÖNDURY, PRADER und SENSENIG finden sich jedoch für die mensch-
liche Entwicklungsgeschichte keine Hinweise eines derartigen Entstehungsmodus der
Wirbelbögen.

    Die Aufnahmen erinnern vielmehr an die Beobachtungen von SCHRÖDER (Abb. 137),
LOB (Abb. 138) und ROTHE (Abb. 208). Hier wird eine horizontale Spaltbildung im
Dornfortsatzbereich nur durch Projektion vorgetäuscht. Es liegt eine sagittale Bogen-
spalte vor und die gabelförmigen Zinken der beiden dorsalen Bogenhälften sind aneinander

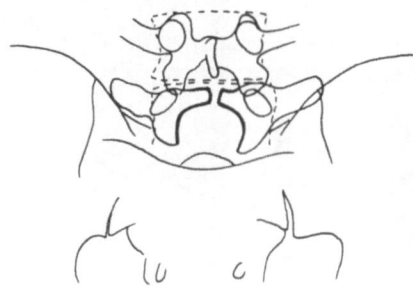

Abb. 133. Dornfortsatzaplasie bei sagittalem Bogenspalt (KÖHLER-ZIMMER)

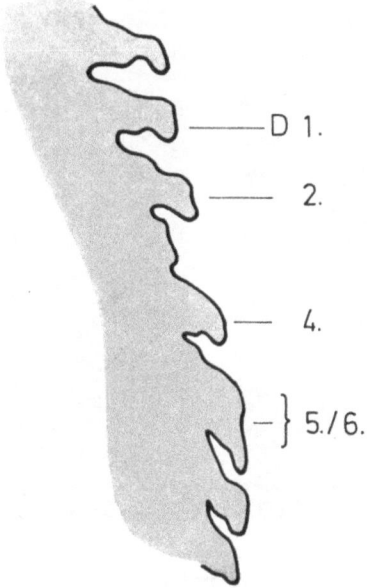

D 1.

2.

4.

} 5./6.

Abb. 134. IRSIGLER: Skizze des Dornfortsatzprofils nach dem Tastbefund. Fehlen des 3. Dornfortsatzes, dadurch relativ starkes Vorspringen des 2. Dornfortsatzes. Verschmelzung des 5. und 6. Brustwirbel-Dornes bei unvollständigem Blockwirbel

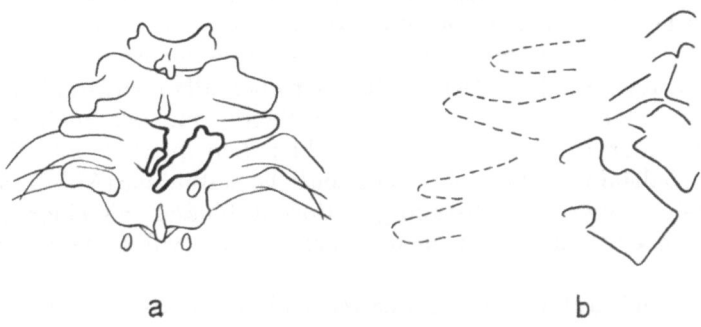

a   b

Abb. 135a u. b. „Horizontale Dornfortsatzspalte": Röntgenpause nach HEEREN (gestrichelte Linien im Röntgenbild eingezeichnet, s. Text)

vorbeigewachsen und zwar eine nach cranial und die andere nach caudal (vgl. Abb. 24 und S. 272, 289 und 304).

Aber bereits ohne Bogenspalt genügt eine unterschiedliche Ausbildung gegabelter Dornfortsatzspitzen, um auf dem Seitbild einen „horizontalen" Dornfortsatzspalt vorzu-

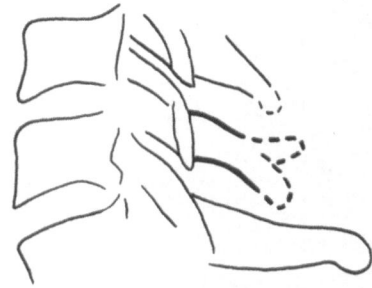

Abb. 136. „Horizontale Spaltbildung im 5. Halswirbel-Dornfortsatz": Röntgenpause nach HEEREN (s. Abb. 135)

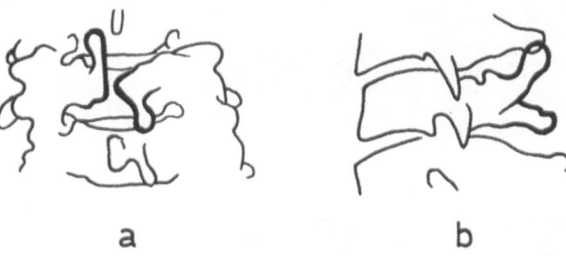

a   b

Abb. 137a u. b. Skizze nach dem Röntgenbild eines Macerationspräparates: atypische Gabelbildung ohne knöchernen Bogenschluß mit cranial- und caudalwärts auseinander strebendem Zinken bei D1 (SCHRÖDER)

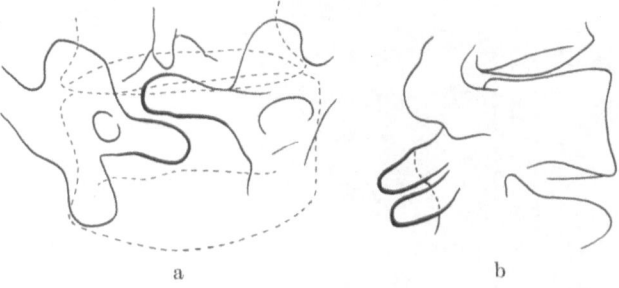

a   b

Abb. 138a u. b. Dornfortsatzbogenspalte L5 (LOB), die auf der seitlichen Aufnahme das Bild einer horizontalen Dornfortsatzspalte vortäuscht (vgl. Abb. 24)

täuschen (Abb. 139). — Auch JUNGHANNS weist auf diese Täuschung durch übereinander stehende Spitzen der dorsalen Bogenhälften hin, eine Möglichkeit, die HEEREN für seine beiden Fälle einer „echten horizontalen Spaltbildung" aber ablehnt.

LOB, EXNER und HEEREN verweisen differentialdiagnostisch, z. T. mit entsprechenden Bildern, auf die nicht sehr häufigen horizontal verlaufenden Frakturen im Bogenbereich (MÜLLER) und SCHRÖDER auf die schwierig zu analysierenden Röntgenaufnahmen, wenn abnorm gestaltete Dornfortsätze von Abrissen (Schipperkrankheit) betroffen werden.

Diese sog. „horizontale" Dornfortsatzspalte ist nicht identisch mit dem Bild der Doppelung des Wirbelbogens und des Dornfortsatzes (Abb. 37).

f) Persistierende Apophysen und „isolierte Dornfortsatzspitzen"

Die im Pubertätsalter in der knorpeligen Dornfortsatzspitze auftretenden Nebenknochenkerne (Spät-Apophysen) (s. S. 269) vereinigen sich normalerweise bis zum Abschluß des Wachstums knöchern mit den Dornfortsätzen. Nach den Angaben von JUNGHANNS

22*

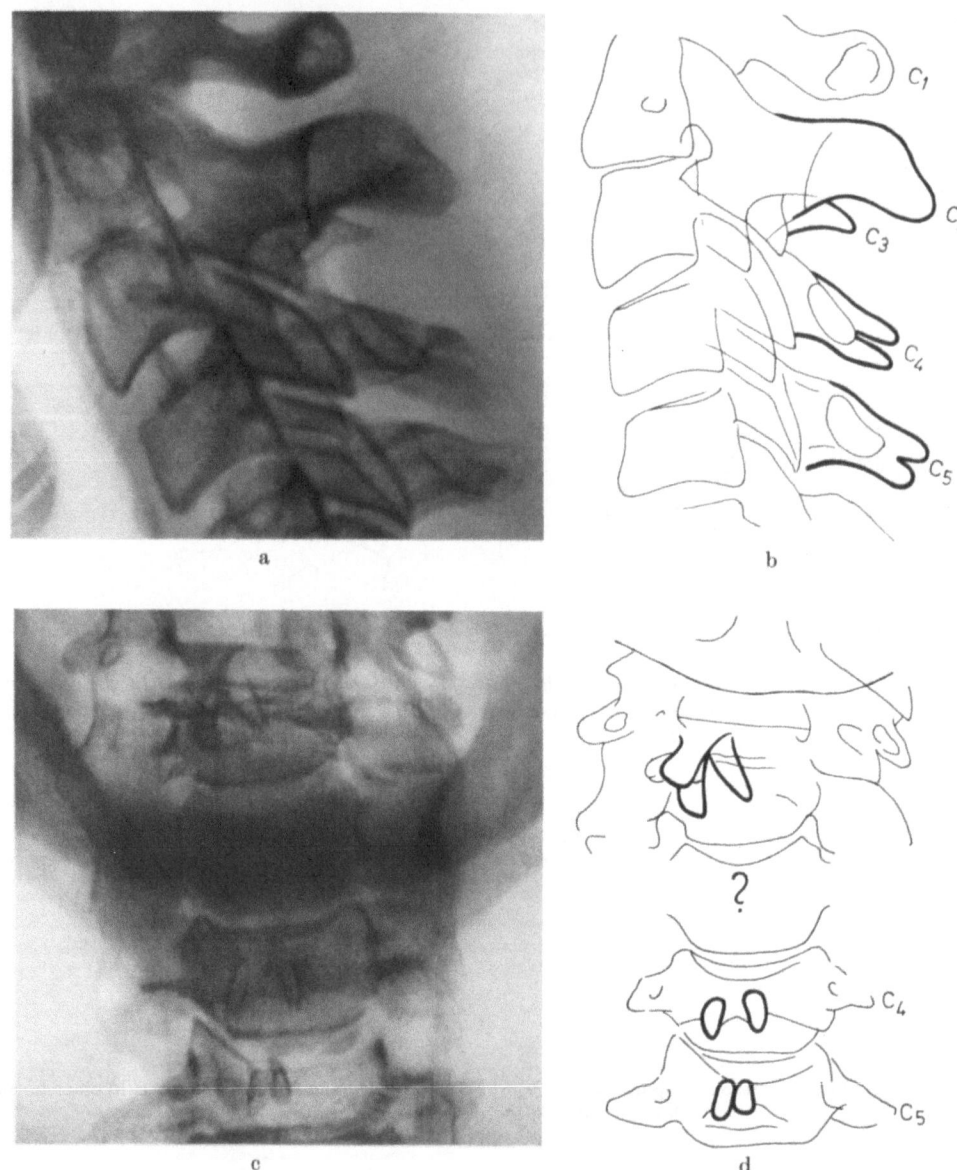

Abb. 139a—d. Keine „horizontalen Dornfortsatzspalten": Morbus Klippel-Feil mit unvollständiger Verschmelzung C2/3, wahrscheinlich hypoplastischer Dornfortsatz C3 (oder Gabelung?). — Die gegabelten
Dornfortsatzspitzen C4 und C5 stehen auf der seitlichen Aufnahme „übereinander"

tragen die Halswirbeldorne je einen gesonderten Kern für jede Gabelzacke (s. auch
Hadley, Abb. 141).

STRUTHERS hat vor der Röntgenära offenbar erstmalig eine persistierende Apophyse
beim Erwachsenen am 3. Halswirbel beschrieben und als solche erkannt. — Röntgenologisch werden persistierende Dornfortsatz-Apophysen an der Halswirbelsäule im seitlichen Strahlengang (Abb. 8, 140—144, 152) und an der Lendenwirbelsäule im sagittalen
Strahlengang (Abb. 145, 151) beobachtet. Wie auf S. 333 ausgeführt, kann der fehlende
röntgenologische Nachweis im Bereich der Brustwirbelsäule technisch bedingt sein, andererseits kann mangels gezielter Untersuchungen nicht entschieden werden, ob nicht
die muskelmechanische Bedeutung der nach caudal gerichteten Brustwirbel-Dornfortsatz-
spitzen gegenüber denen der Hals- und Lendenwirbelsäule so unterschiedlich ist, daß es

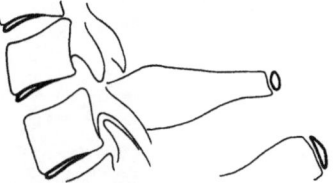

Abb. 140. Köhler-Zimmer: Dornfortsatzapophysen am 6. und 7. Halswirbel. Wirbelkörperrandleisten. 16jähriger ♂

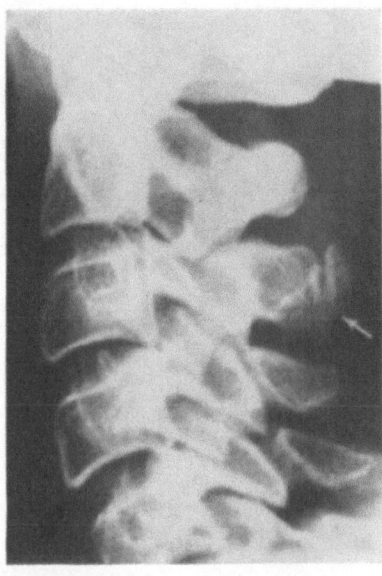
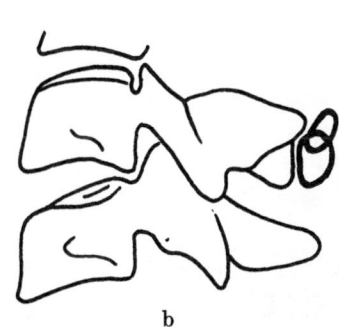

a   b

Abb. 141a u. b. Gegabelter Halswirbel-Dornfortsatz mit je einer Apophyse (Hadley). Skizze z.T. nach Beschreibung

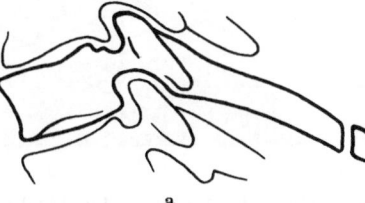
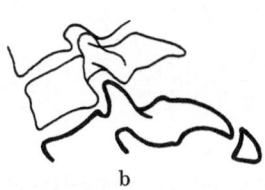

a   b

Abb. 142a u. b. Müller: persistierende Apophysen am 6. bzw. 7. Halswirbel-Dornfortsatz, 1931 zunächst als Umbauzonen aufgefaßt

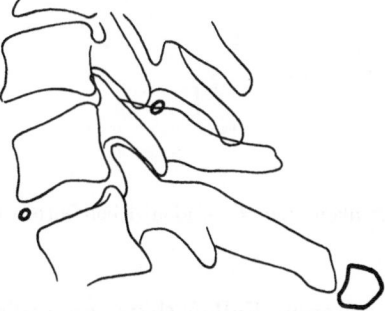

Abb. 143. Köhler-Zimmer: Alter Dornfortsatz-Abriß an C7 ? Wahrscheinlich aber persistierende Dornfortsatz-Spitze infolge eines Traumas (Frakturen bevorzugen die mittleren und die Basispartien des Dornfortsatzes). Zusätzlich isolierte persistierende Apophyse am unteren Gelenkfortsatz von C5. Kalkeinlagerung im vorderen Längsband

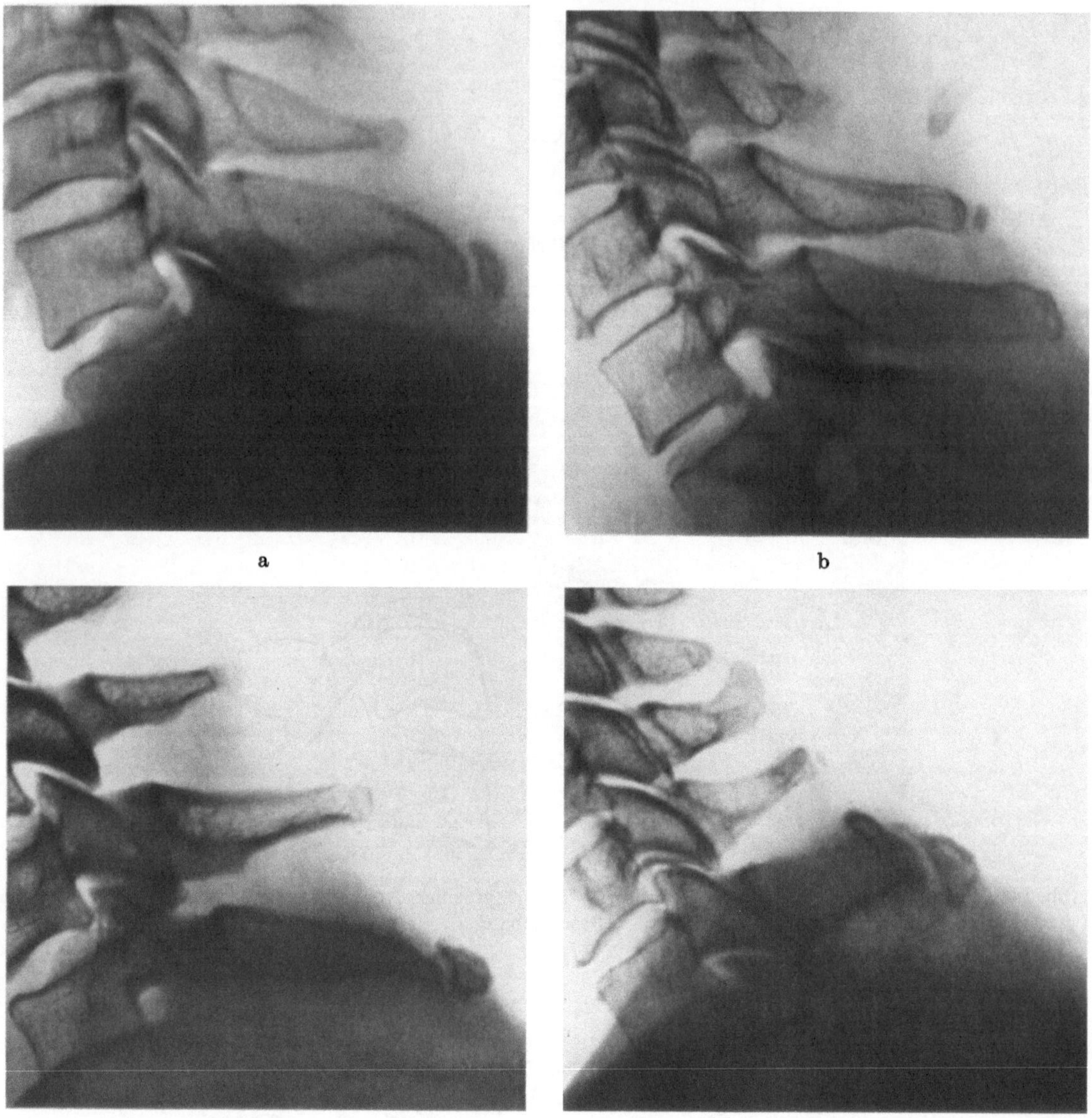

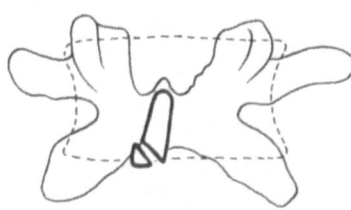

Abb. 144a—d. Persistierende Dornfortsatzapophysen an C6 und C7, wobei Abb. 144d ähnliche Überlegungen zuläßt wie Legende zu Abb. 143

Abb. 145. Dreieckige Nebenknochenanlage am 4. Lendenwirbel-Dornfortsatz bei 45jährigem ♂ (Reisner)

überhaupt nicht oder nur in seltenen Fällen (bzw. an anderen Stellen) zur Ausbildung von (persistierenden) Apophysen kommt (vgl. aber unsere Abb. 148!!).

Nach den vorliegenden Berichten handelt es sich um zufällig entdeckte Befunde ohne klinische Symptome, lediglich Gazotti beschrieb sie als „schmerzhafte Knochenkerne über dem Dornfortsatz".

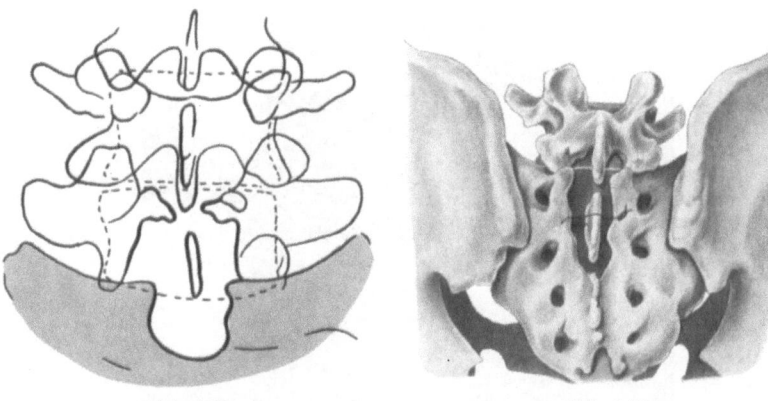

Abb. 146   Abb. 147

Abb. 146. SCHINZ: Spalt im Bogen von L5 und S1. Selbständige Apophyse des Dornfortsatzes von S1, während die Apophyse des Dornfortsatzes L5 mit dem Dornfortsatz L4 verschmolzen ist. 33jährige ♀

Abb. 147. Im Zentrum des Hiatus sacralis leistenförmig verschmolzene, isolierte Dornfortsatzapophysen. Verschmelzung der Dornfortsatzapophyse S1 mit der Dornfortsatzspitze L5

Differentialdiagnostisch kann der Knorpelfuge zwischen persistierender Apophyse und Dornfortsatz eine gewisse Bedeutung im Zusammenhang mit einem Trauma zukommen. Frische Frakturlinien sind durch ihren gezackten Verlauf, durch ihre Lokalisation an der Basis oder wenigstens in der Mitte des Dornfortsatzes und vielfach durch eine Stufenbildung abgrenzbar (METGE) gegenüber der persistierenden Apophyse mit glattrandiger Begrenzung und runden Flächen, dem Sitz an der Dornfortsatzspitze und der kappenförmig aufsitzenden Figur ohne Seitenverschiebung (EXNER, KÖHLER-ZIMMER, LOB, REISNER, SIMRIL). — Schwieriger kann die Unterscheidung gegenüber alten oder schleichenden Frakturen (Abb. 143 u. 144d) sein, wobei der Schipperkrankheit bei Jugendlichen möglicherweise eine Sonderstellung im Sinne von aseptischen Apophysennekrosen (SCHMIDT und WISSER) zukommt. — Andererseits diskutieren KÖHLER-ZIMMER eine traumatische Genese als Ursache der Apophysen-Persistenz. — MÜLLER spricht sich nach seinen Beobachtungen an der HWS (Abb. 142) zunächst (1931) für mechanisch bedingte Umbauzonen aus und beschreibt einen ähnlichen Befund der BWS mit einer tuberkulösen Gibbusbildung am anatomischen Präparat, allerdings mit gut erkennbaren reaktiven Knochenveränderungen. — SCHMITT beobachtete das Auftreten eines relativ großen apophysenähnlichen Spitzenkernes 7 Monate nach Beginn eines entzündlichen Prozesses in der Dornfortsatzspitze von C7, der sich nach weiteren 11 Monaten mit dem Dornfortsatz vereinigte und denkt an einen atypischen Überlastungsschaden.

Die Dornfortsatz-Apophyse wird auch bei fehlendem knöchernen Bogenschluß angelegt und liegt entweder in der Knorpelspitze oder bei fehlendem knorpeligen Bogenschluß, durch Bindegewebe festgehalten, als kleiner Knochenkörper in der Lücke zwischen den nicht vereinigten Bogenhälften (JUNGHANNS). So erscheint röntgenologisch eine „freischwebende" (REISNER) oder „isolierte Dornfortsatzspitze" (LÖHR) sowohl bei der echten Spina bifida (occulta) (Abb. 19, 55) als auch beim unvollständigen knöchernen Bogenschluß infolge einer Ossifikationsstörung (Abb. 84, 146, 147). Selten ist die Beobachtung isolierter Apophysen der Brustwirbelsäule (Abb. 148), die u.W. „mit" Dornfortsatz nirgends abgebildet sind: s.o.

Mehrere „isolierte" Apophysen können zu einer spanartigen Leiste (Abb. 10, 147, 149b) verschmelzen oder sich mit dem darüberliegenden Dornfortsatz knöchern (Abb. 146, 149) oder „gelenkig" vereinigen (Abb. 150, vgl. auch Abb. 151) und dann zapfenförmig in den Bogenspalt hineinragen.

Der Vollständigkeit halber sei noch GOLJANITZKI erwähnt, der einen umgekehrten Vorgang angenommen hat. Er glaubte nämlich, daß der Dornfortsatz L5 sich bei einer angeborenen Hyperplasie infolge einer vermehrten Lendenlordose senken könne und sich dann immer stärker auf dem Bogen des 1. Sacralwirbels abstütze (Stadium 1). Er grabe sich dann langsam in den Wirbelbogen ein (2. Stadium), bis dieser durchtrennt

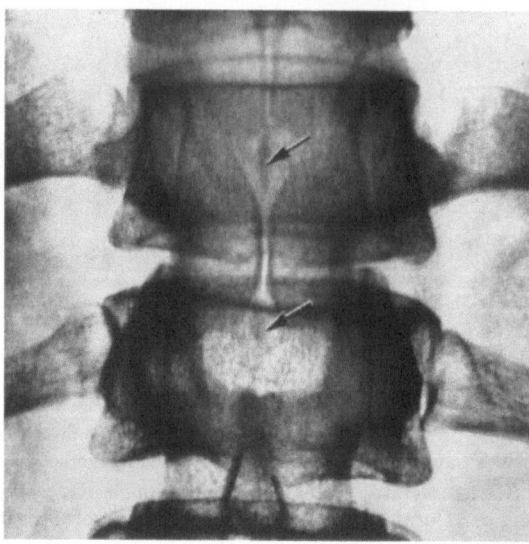

Abb. 148. „Isolierte Dornfortsatzspitzen" und Dornfortsatz-Aplasie D 11 und D 12 bei sagittalem Bogenspalt

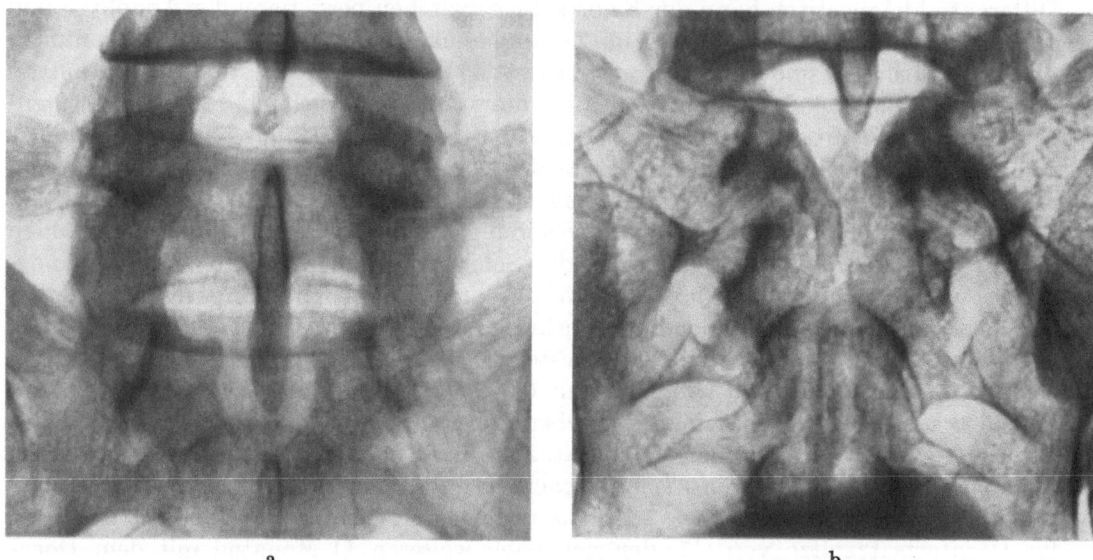

a   b

Abb. 149. a Offener Wirbelbogen S 1. — Die Dornfortsatz-Apophyse S 1 ist mit Dornfortsatz L 5 verschmolzen.
b Hiatus sacralis: Die Dornfortsatzapophyse von S 2 ist mit dem rechtsseitigen Dornfortsatzanteil von S 1
verschmolzen. Leistenförmige verschmolzene isolierte Dornfortsatzapophysen S 3—S 5

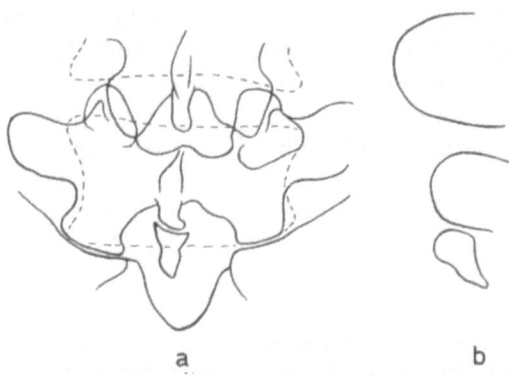

a   b

Abb. 150a u. b. Offener 1. Sacralwirbelbogen. „Nearthrose" zwischen Dornfortsatzspitze L 5 und isoliertem
Sacralwirbeldornfortsatz (persistierende Apophyse) bei 30jährigem ♂ (Skizze nach LÖHR)

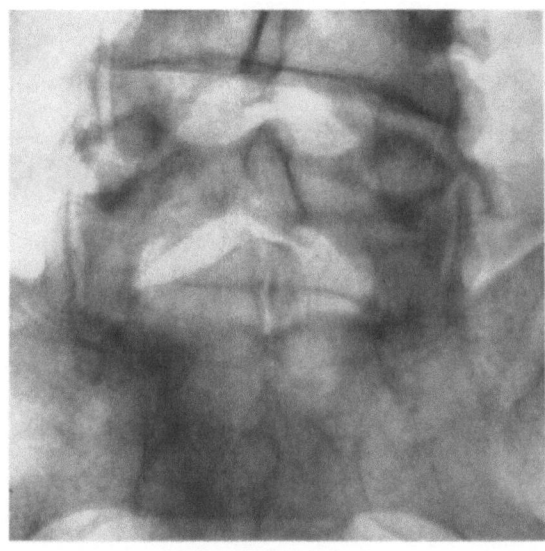
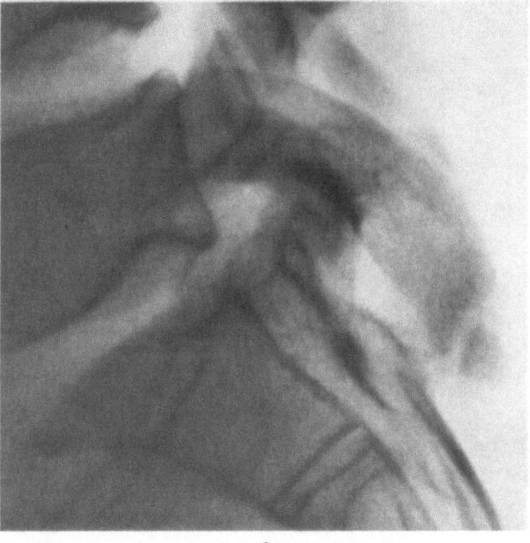

a   b

Abb. 151a u. b. Linksseitige Bogenaplasie S1. Isolierte Dornfortsatzapophyse „am" hyperplastischen rechten
Bogenabschnitt

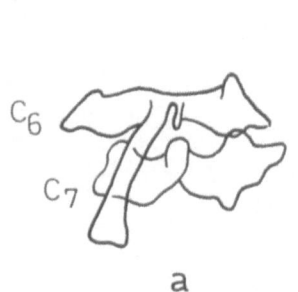
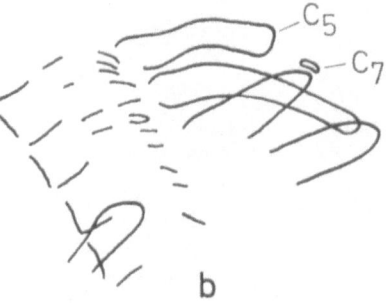

a   b

Abb. 152a u. b. Skizze nach REINHARDT: Monströse, einseitige Hyperplasie der gegabelten Dornfortsätze C5
(nicht skizziert) und C6: einseitig fehlentwickelte Apophysen? — Persistierende Apophyse am ungegabelten
Dornfortsatz C7. — Durchgehende sagittale Bogenspalte C6?

sei und einen tiefen nischenartigen Spalt aufweise, in dem der Dornfortsatz von L5 liege (Stadium 3).
GOLJANITZKI nimmt an, daß es sich hierbei um eine Berufserkrankung mit wiederholter lokalisierter Traumatisierung, Entzündung und Knochenregeneration handele. — MEYER-BURGDORF, der das „Einschneiden des
5. Lendendornes in den 1. Sacralbogen oft beobachtet" hat, findet GOLJANITZKIS Schilderung zwar „überzeugend klingend", weist aber darauf hin, daß er trotz größten Materials die Bindegliedsymptome, nämlich
den Beginn des Eindringens, die frischen Veränderungen im Sinne des Um- und Abbaus mit der pathologischen
Regeneration im Sinne der Ostitis nie gesehen habe. — JUNGHANNS lehnt GOLJANITZKIS Schilderung als Fehldeutung ab, verweisend auf die oben gegebene Deutung der isoliert im Bogenspalt angelegten Dornfortsatz-
apophyse, die sich mit dem darüberliegenden Dornfortsatz vereinigt hat (Abb. 146, 149).

g) Hyperplasien und Verschmelzungen

In der Nachbarschaft unterentwickelter oder fehlender Dornfortsätze finden sich
manchmal stärker ausgebildete, ungewöhnlich entwickelte Dornfortsätze (TOWBIN und
JALIN), die „gleichsam kompensatorisch vergrößert sind" (IRSIGLER: Abb. 134, ERB,
MÜLLER), s. S. 276, 289 u. 372.

Eine „monströse halbseitige Dornfortsatz-Hyperplasie" mit bogenförmigem nach caudal gerichtetem Verlauf am 5. und 6. Halswirbel rechts beschreibt REINHARDT (Abb. 152), die linken Anteile der Dornfortsatz-
gabeln waren normal ausgebildet. Der 7. ungegabelte Halswirbeldorn zeigt an der Spitze einen halbmond-
förmigen isolierten Knochenkern im Sinne einer typischen persistierenden Apophyse, so daß die Annahme

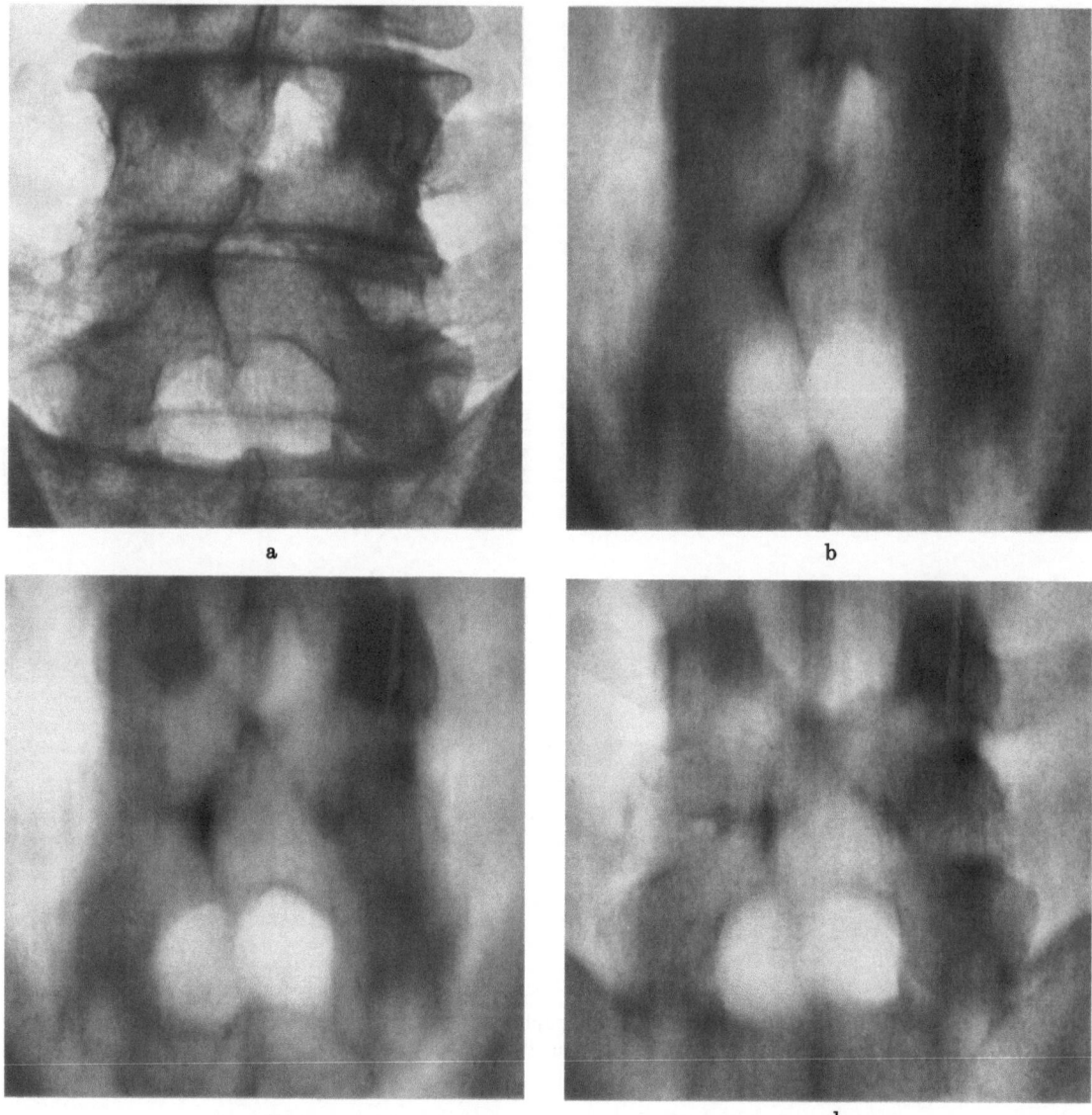

Abb. 153a—d. Verschmelzung der Dornfortsätze und der hinteren Bogenabschnitte L4/5 bei unvollständigem Wirbelkörperblock. Schichtuntersuchung in b 4 cm, c 5 cm und d 6 cm

einer einseitig fehlentwickelten hyperplastischen Apophysenanlage am 5. und 6. Halswirbeldorn naheliegt. — Die Existenz zweier Apophysen an gegabelten Halswirbeldornfortsätzen hat Hadley (Abb. 141) nachgewiesen.

Bei einer Beobachtung von Brack zur Verth muß ebenfalls an eine unterschiedliche (Fehl)-Entwicklung zweier Dornfortsatzapophysen gedacht werden. Hier zeigt der Dornfortsatz von L5 außer einem nach dorsalcranial gerichteten Stachel noch einen langen nach caudal verlaufenden dornartigen Fortsatz, der in den oberen Abschnitt einer Rachischisis sacralis hineinragt. In diesem Fall wäre aber auch die Verschmelzung mehrerer „isolierter" Dornfortsatzapophysen der Sacralwirbel mit Anschluß an den gespaltenen Dornfortsatz L5 zu erwägen (vgl. Abb. 149).

Die Verschmelzung der Dornfortsätze mit Verschmelzung der übrigen Wirbelbogenabschnitte und der Wirbelkörper ist normal im Bereich der synostosierten Kreuzbeinwirbel und führt zur Ausbildung der Crista sacralis media (Thomson). — Entsprechend gehen kongenitale Blockwirbel anderer Wirbelsäulen-Abschnitte häufig mit Bogen-Dornfortsatzverschmelzungen einher (Abb. 38—43, 45, 134, 153). Letztlich finden sich Dornfortsatzverschmelzungen auch *isoliert* bei doppelseitiger oder einseitiger Verschmelzung nur der hinteren Bogenabschnitte: Hinterer Wirbelblock (Abb. 44, 154).

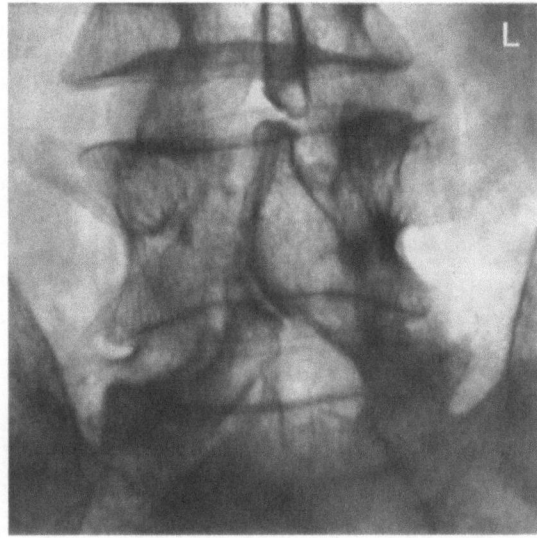

Abb. 154. Das cranialwärts gerichtete Dornfortsatzmassiv L4 ist durch Verschmelzung mit dem nach cranial verlagerten linksseitigen Bogengebiet L5 entstanden (ähnlich auch BROCHER L5/S1)

h) Atypische Gelenkbildungen, schiefstehende Dornfortsätze und sonstige Fehlbildungen

Die von BAASTRUP im Bereich der Lendenwirbelsäule beschriebenen Interspinalartikulationen (kissing spine: BRAILSFORD) werden im allgemeinen als erworbene Falschgelenkbildung infolge Fehlhaltung der Wirbelsäule aufgefaßt.

SALVINI nimmt (ohne ein entsprechendes Bild zu demonstrieren) als erbliche Anomalie ein kongenitales Gelenk an und die Baastrupsche Erkrankung lediglich als Arthrose dieses Gelenkes.

Bei einer der Baastrupschen Krankheit (der LWS) ähnlichen „Bildungs-Anomalie" im Bereich der *Halswirbelsäule* glaubt auch KREMSER an „eine kongenitale Störung mit echter Gelenkbildung" bei 2 eigenen Beobachtungen. Er beruft sich hierbei auf die Beschreibung echter Gelenke zwischen den Dornfortsätzen durch den Anatomen MAYER (1824): Diarthroses interspinales Mayeri.

BOGSCH hat eine gelenkige Verbindung zwischen Atlas und Axis beobachtet; dabei lag allerdings eine im Vergleich zu normalen Verhältnissen abnorme Zunahme des vertikalen Durchmessers der Dorne mit klotzartiger Verbreiterung vor, möglicherweise als Folge einer Myositis ossificans.

Ähnlich BOGSCH aber ohne Hinweis für verknöchernde Weichteilprozesse haben wir gelenkartige Konturen zwischen den „Dornfortsatzabschnitten" von Atlas und Axis beobachtet, offenbar auf dem Boden einer Formanomalie (Abb. 155).

Eher an eine Myositis ossificans — als an eine angeborene Anomalie — läßt die Beobachtung von SCHUMANN und TRAUTMANN mit hochgradig nach cranial und caudal ausgezogenen Dornfortsätzen (Abb. 156) denken, zumal wenn berichtet wird, daß ein Streifschuß längs über die Wirbelsäule zu einer Weichteilverletzung geführt hat. Hier ergeben sich Parallelen zu den a.a.O. beschriebenen Querfortsatzspangen (s. S. 354ff.).

Die gelenkige Verbindung zwischen einem Dornfortsatz und einer „isolierten Dornfortsatzspitze" (LÖHR, Abb. 150) sei nur der Vollständigkeit halber nochmals erwähnt.

Schließlich bildet BROCHER (1970, Abb. 238) artikulierende Auswüchse der Dornfortsätze C7 und D1 ab.

Abweichungen des Dornfortsatzes aus der Sagittalebene ohne Vorliegen einer Skoliose sind im Gebiet der Halswirbelsäule als physiologische Variante bedeutungslos (EXNER). Beschwerden sollen schiefstehende Dornfortsätze durch fehlerhafte Belastung der ansetzenden Muskulatur verursachen (TAVERNIER, SCHLÜZEN, JUNGHANNS, EXNER).

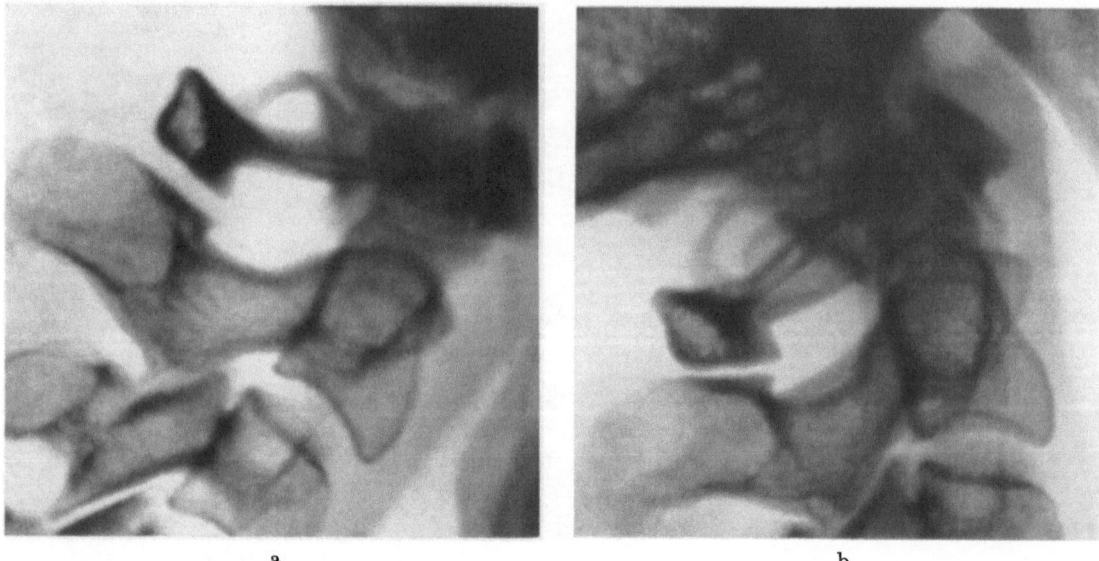

a   b

Abb. 155a u. b. Gelenkartige Verbindung zwischen den klotzartig verbreiterten Dornfortsätzen von Altas und Axis (s. Text S. 343)

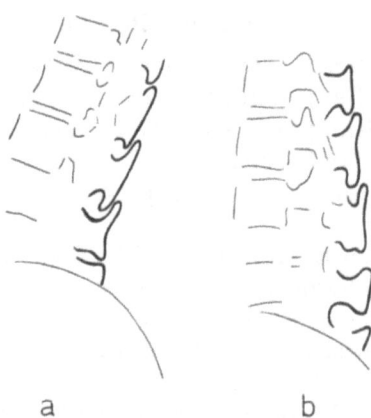

a   b

Abb. 156a u. b. SCHUMANN und TRAUTMANN, Skizzen nach Röntgenbild: Nearthrosen zwischen den nach cranial und caudal ausgezogenen Dornfortsätzen. Angeborene Anomalie wenig wahrscheinlich; traumatische Myositis ossificans nach Weichteilstreifschuß in cranio-caudaler Richtung über die Wirbelsäule?!

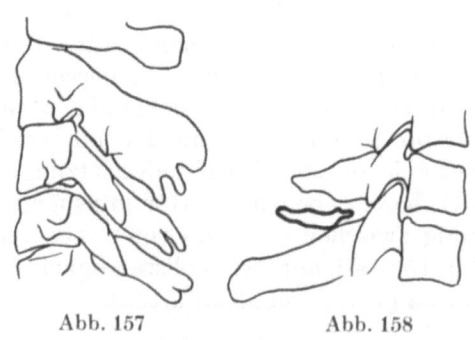

Abb. 157   Abb. 158

Abb. 157. Röntgenpause nach HEEREN (s. Text)

Abb. 158. KÖHLER-ZIMMER, Skizze nach Röntgenbild: isolierte, dornfortsatzähnliche Knochenplatte zwischen den Dornfortsätzen C6 und C7

SCHLEIPEN hat in 4 derartigen Fällen eine operative Korrektur am 4. bzw. 5. Brustwirbel-dorn ausgeführt.

REISNER weist bei einem seitlich abgewichenen, etwas verkümmerten 3. Brustwirbel-dorn auf differentialdiagnostische Schwierigkeiten gegenüber einem Abriß hin; auf der Sagittalaufnahme fehlte die linke Hälfte des „Ovals", bei nicht ganz orthograd ge-troffenem Dornfortsatz.

Abschließend sind zwei Dornfortsatzfehlbildungen (?) der Halswirbelsäule zu er-wähnen: ein „dreizackiges Dornfortsatzbild" von HEEREN (Abb. 157) und eine isolierte „dornfortsatzähnliche Knochenplatte" zwischen den Dornfortsätzen C6 und C7 von KÖHLER-ZIMMER (Abb. 158), Befunde die offenbar nicht weiter zu klären waren.

7. Fehlbildungen der Querfortsätze

Zwischen Querfortsatz-Fehlbildungen und -variationen ist die Abgrenzung oft schwie-rig, da die Querfortsätze (Proc. transversi, Proc. costo-transversarii, Proc. laterales) sich im Bereich der Halswirbelsäule, der Lendenwirbelsäule und des Kreuzbeines aus den Anteilen des Wirbelbogenfortsatzes und aus den rudimentären Rippen zusammensetzen (BARDEEN, DWIGHT, HAYEK: Abb. 159). Nach TÖNDURY beginnen bei Embryonen von 20 mm die Lendenrippen mit den Basen der Neuralbogen und den Proc. transversi zu verschmelzen, wobei der costale Anteil von L1 nach L5 an Länge zunimmt, während der eigentliche Querfortsatzanteil im unteren Lendenwirbelsäulen-Bereich kürzer und un-scheinbarer wird. Beide Anteile können vor der Verschmelzung beim Segmentierungs-vorgang gleichsinnigen oder gegensätzlichen Entwicklungstendenzen unterworfen sein. Der Grad der Entwicklung des Bogenfortsatzes und der Rippenanlage variiert von Wirbelkörper zu Wirbelkörper (ausführliche Literatur bei RUBASCHEWA); außerdem gehen auch die Meinungen über den Grad und die Art der Beteiligung der costalen und neuralen Anteile bis zur endgültigen Verschmelzung zum Querfortsatz auseinander. Bei der Besprechung des Proc. accessorius bzw. styloides, der den Anteil des Bogenfortsatzes im unteren Lendenwirbelsäulen-Bereich repräsentieren soll, während der eigentliche Quer-fortsatz durch die Rippenanlage erstellt werde, werden wir nochmals hierauf zurück-kommen.

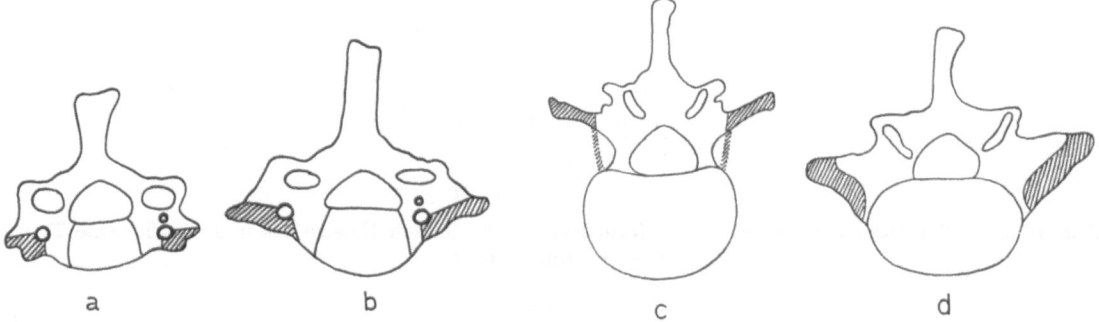

Abb. 159a—d. Schemata des 5. und 7. Hals- und des 1. und 5. Lendenwirbels nach HAYEK. Der aus der Rippenanlage entstandene Querfortsatzanteil ist schraffiert (Lage des rückgebildeten Collum punktiert)

a) Variationen

Aus der Vielfalt der Variationen (s. S. 265), die im Extremfall als Fehlbildung ange-sprochen werden, soll als Ausgangsbasis für unsere Besprechung an folgende atypische Formen erinnert werden:

a) Reste der zweiteiligen Querfortsatzanlage in Form von durchgehenden Spalten (SCHERTLEIN). — Ver-schiedene Formen des Foramen costo-transversarium, das im Bereich der Halswirbelsäule in 97—99% der

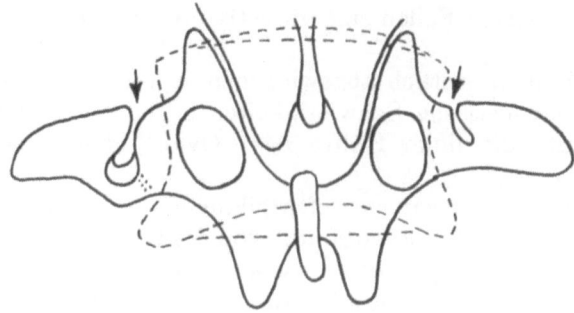

Abb. 160. Kanalartiges Foramen costo-transversarium als Überbleibsel der Querfortsatzanlage aus 2 Anteilen
(s. Text): RUBASCHEWA

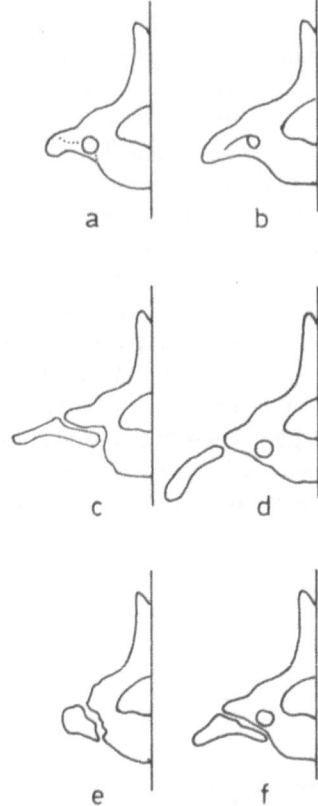

Abb. 161a—f. STREISSLER (nach MÜLLER): Normaltyp (a) des letzten Halswirbels und verschiedene Typen
von Halsrippen (b—f)

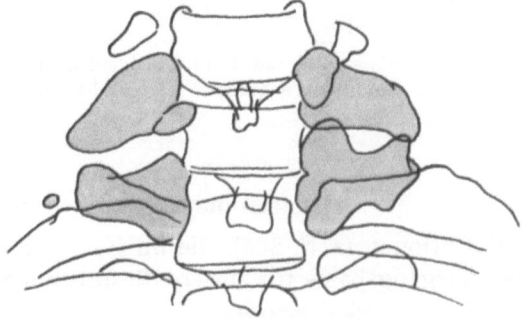

Abb. 162. Röntgenskizze hypertrophischer Querfortsätze (s. Text). Persistierende Querfortsatzapophyse
(WANKE)

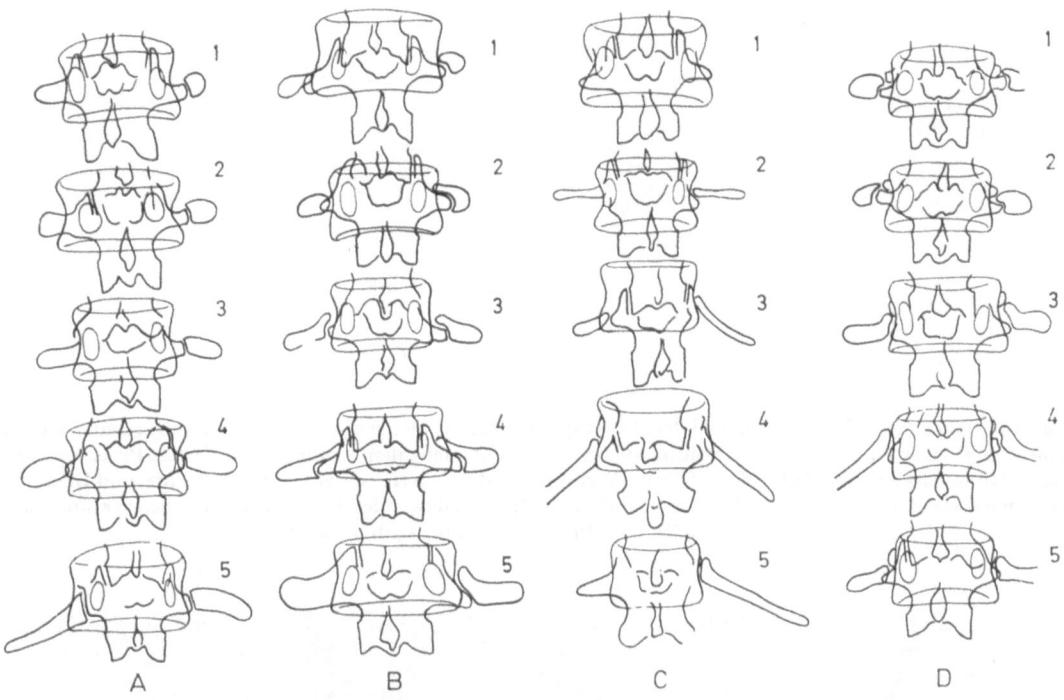

Abb. 163 A—D. Schertlein:

A Primitivste Rippenbildung durch einfache Teilung des Querfortsatzes. Verschmälerung des festen Querfortsatzstückes und allmähliches Kürzerwerden desselben bei Größerwerden des Rippenrudimentes. Letzteres ist bei Wirbel 5 bereits beträchtlich länger als der Querfortsatz, der Abgang vom Querfortsatz ist aber eindeutig. Gelenkstellung 3mal lumbal, 2mal dorsal.

B Verschiedene Größenstadien von Formen, bei denen das gelenkig verbundene Rippenstück einen Fortsatz gegen die Bogenbasis entsendet. Die Ähnlichkeit, die der feste Fortsatz zusammen mit der kleinen Rippe mit einem normalen Querfortsatz bietet, ist hier sehr groß. Lumbale Gelenkstellung. Ohne Zweifel ursprünglich Lendenwirbel, bei denen sich eine kleine Rippe aufgelöst hat, die ihrer Form nach einer Vollrippe entspricht.

C Richtige Brustwirbelrippen, die verkümmert sind und am Wirbelkörper oder an der vorderen Hälfte des Wirbelbogens bindegewebig oder gelenkig ansitzen und mit dem verjüngten Querfortsatz keine oder nur bindegewebige Verbindungen eingehen. Also Verkümmerung einer Rippe eines ursprünglichen Brustwirbels, die offenbar bis zum völligen Schwund der Rippe führen kann. Lendengelenke sprechen nicht gegen diese Annahme, da ja auch an D12 verhältnismäßig oft Lendengelenke gefunden werden.

D Besonderheit, da Deutung der ursprünglichen Zugehörigkeit sehr schwierig ist.

[Gruppe *A* und *B* entstehen aus Lendenwirbeln, *D* aus Brustwirbeln. Gruppe *C* Deutung der ursprünglichen Zugehörigkeit sehr schwierig. Übergangsformen, wahrscheinlich Brustwirbel (Brustwirbelgelenke und Reduktion von Rippen)]

Fälle nachweisbar ist (LOTH, NIEMIERYCZ), am ersten Brustwirbel (EXNER) und im Bereich der Lendenwirbelsäule als kanalartige Öffnung in seltenen Fällen nachgewiesen wurde (LE DOUBLE, DWIGHT, VON HAYEK, RUBASCHEWA: Abb. 160, RETTIG).

b) Form und Größenschwankungen der Halswirbelquerfortsätze, insbesondere die Variationen am cervicodorsalen Übergang mit einer ausgeprägten Halsrippe (Abb. 62, 161) oder der abortiven Halsrippenform, die zu einem hypertrophischen Querfortsatz (Abb. 162) verschmilzt (Cranialverschiebung) und der Kümmerform an C7 (Caudalverschiebung) (EXNER, GRIMME, GRUBER, HADLEY, JUNGE, SCHINZ, 1931).

Extrem lange rippenähnliche Querfortsätze isoliert einmal an C2 und einmal an C3 bildet PICKHAN ab. — Rippenähnliche Gebilde einseitig und beidseitig an C4 wurden von FISCHEL bzw. SZAWSLOWSKI, an C5 von VÖLKER beschrieben. — Als Rippenrudimente spricht auch BRAUN (1955) eine Beobachtung von langen und breiten Querfortsätzen C2—C7 an, die teilweise knöchern bzw. gelenkig verbunden sind. Wir verfügen über eine ähnliche Beobachtung (Abb. 197), auf die wir bei der Besprechung der Querfortsatzspangen (S. 363) zurückkommen.

c) Variationen nach Form und Größe am dorso-lumbalen Übergang mit articulierenden Querfortsätzen, Lendenrippen u.ä. (DISSE, HAYEK, SCHERTLEIN: Abb. 163).

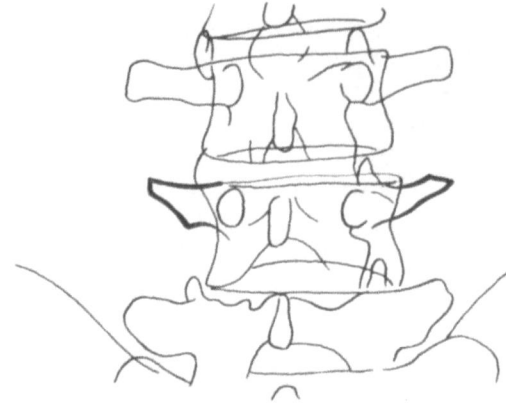

Abb. 164. HOLITSCH: Kurze, schmale, lateral zugespitzte Querfortsätze des 4. Lendenwirbels, rechts mit einem typischen Höcker an der caudalen Kontur [dieser entspricht nicht dem caudal gewanderten Proc. accessorius (HUG, RUBASCHEWA, vgl. Abb. 165 u. 200)]. Asymmetrie der Querfortsätze zwischen rechts und links, beide etwas nach cranial gerichtet („heben die Hände hoch"). — Diese oder ähnliche Querfortsatzveränderungen finden sich in 95% einzeln oder zusammen am 4. Lendenwirbel

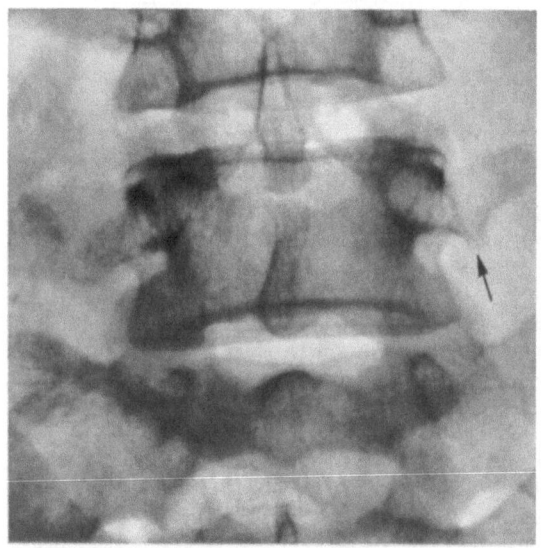

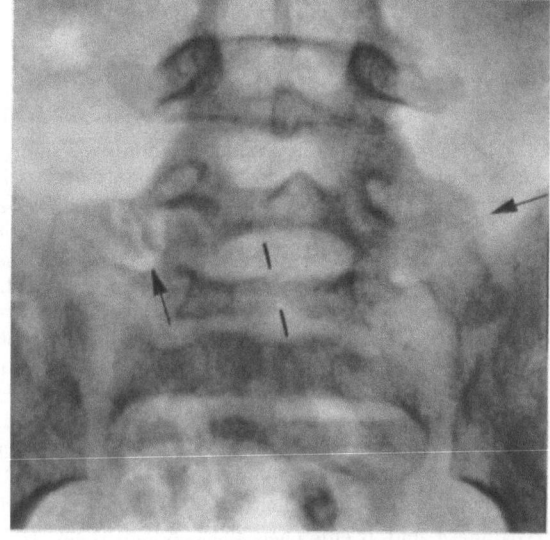

Abb. 165   Abb. 166

Abb. 165. „Typischer" Höcker an der unteren Querfortsatzkontur L4 (vgl. Legende Abb. 164)

Abb. 166. Sacralisationsform der letzten Querfortsätze mit atypischen Knorpelfugen (s. Text)
(Dornfortsatz-Aplasie und sagittaler Spalt)

d) Asymmetrische und oft (75%) rudimentäre Formen (kürzer, schmäler, transparenter) der Querfortsätze L4 und deren nach cranial gerichtete Stellung, die nur in seltenen Fällen an L2 und L3 nachweisbar ist (HOLITSCH, Abb. 164, BRANDT, s. auch FRIEDL): „heben die Hände hoch". Typischer Höcker an Querfortsatz L4 (Abb. 164—165).

e) Sacralisation- und Lumbalisationsformen der letzten präsacralen Querfortsätze mit abnormer Breite, Größe und Form (BLUMENSAAT und CLASING, JUNGHANNS, KIENBÖCK, LACKUM, WILLIS), auch mit abnormen Fugen (Abb. 166: vgl. Abb. 48, Linie 8 von WILLIS).

f) Form- und Richtungsänderung (WANKE) der Querfortsätze (Abb. 167), häufiger bei angeborener Skoliose auch ohne Wirbelkörperfehlbildungen (KIENBÖCK) und schließlich auch

g) Die normalen Formen der Proc. mamillares und assessorii bzw. styloides (s. S. 364 ff.).

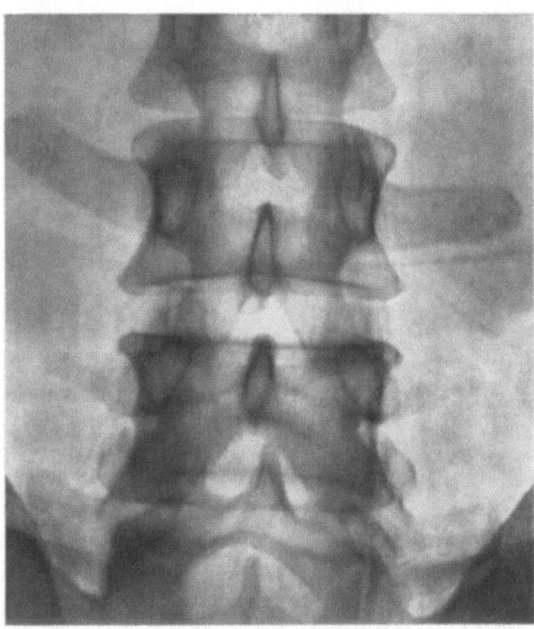

Abb. 167. Unterschiedliche Richtung und Größe der Querfortsätze L3. (Typische) rudimentäre Form bei L4

b) Aplasie, Hypoplasie, Hypertrophie und Doppelungen

Fehlende Querfortsätze oder kleinste rudimentäre Formen ohne sonstige Wirbelbogen- oder Wirbelkörperfehlbildungen hat SCHERTLEIN als Anomalie beschrieben, DE CUVELAND faßt eine solche angeborene „Fehlbildung" als Minusvariante auf (Abb. 168).

Ursächlich sollen Aplasien und Doppelung der Querfortsätze Folge partieller Segmentverschiebungen sein (FELLER und STERNBERG), andererseits beobachteten diese anatomischen Autoren Querfortsatzaplasien auch bei primären Mißbildungen des Neuralrohres (Craniorachischisis).

Zusammen mit Wirbelkörper-Fehlbildungen wird über differente Beobachtungen berichtet:

Unvollständige Blockwirbelbildung L1/2 mit weitausladenden Querfortsätzen L1 und Aplasie des rechten sowie Hypoplasie des linken Querfortsatzes L2 (FUCHS: Abb. 169).

Dorsaler Halbwirbel L2 mit fehlendem Bogen und fehlenden Querfortsätzen auch bei L1 (BROCHER, 1938: Abb. 170).

Keilwirbel L4 mit rudimentärem Querfortsatz (v. OETTINGEN: Abb. 207). Dreiviertel-Wirbel D11 mit Doppelung eines Querfortsatzes (RATHKE, 1956).

Als echte Querfortsatzdoppelung möchten wir auch die Veränderungen auf unserer Abb. 37 ansehen.

Wirbelasoma mit hypoplastischem Querfortsatz (HOEFFKEN)

Platyspondylie sowie Bogenspalten und Bogenverschmelzungen mit verunstalteten Querfortsätzen (Abb. 10, 27ff.).

Bei isolierten Bogenaplasien kann der Querfortsatz fehlen, allerdings kann sich im Bereich der Halswirbelsäule und der Lendenwirbelsäule aus dem normalen oder hyperplastischen costalen Anteil ein querfortsatzartiges Gebilde entwickeln (DISSE: Abb. 31, LE DOUBLE, GRIMME, RATHKE: Abb. 33, WEHNER), das aber bei der isolierten Aplasie von DE CUVELAND fehlt (Abb. 168).

Ein vergrößerter Querfortsatz ohne Lendenrippenbildung wurde von MORANDI beobachtet.

Eine ausführliche Literaturzusammenstellung über verschiedene Formen, Größen, Anordnung und Richtung hypertrophischer Querfortsätze findet sich bei WANKE (vgl. auch Abb. 167).

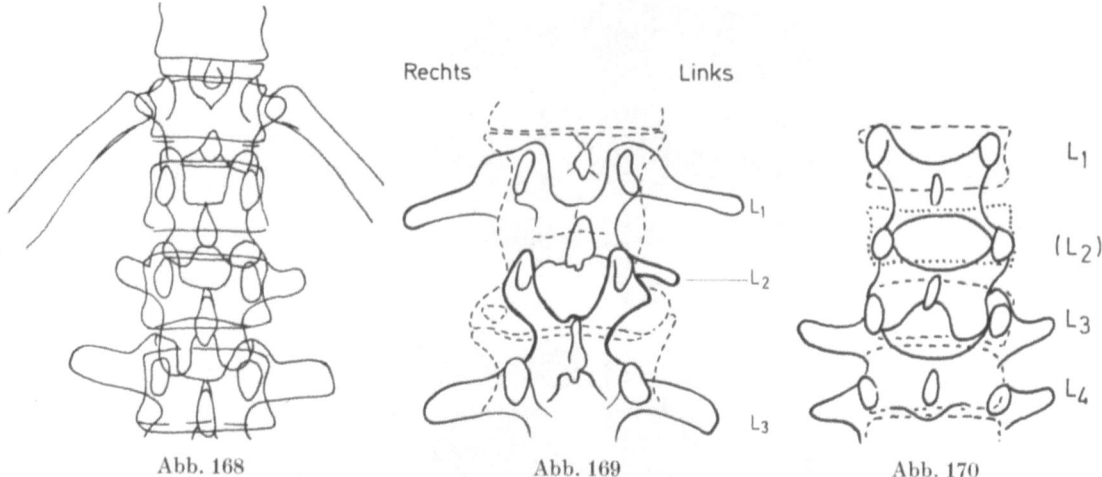

Abb. 168   Abb. 169   Abb. 170

Abb. 168. Querfortsatzdefekt am ersten von 6 Lendenwirbeln (DE CUVELAND)

Abb. 169. FUCHS: Wirbelblock L1/2. Querfortsätze L1 laden weit aus, L2 rechts fehlend, links rudimentär

Abb. 170. BROCHER: Dorsaler Halbwirbel L2 (punktiert), Gelenkfortsätze vorhanden, Aplasie der Querfortsätze und Fehlen der hinteren Bogenabschnitte. Querfortsatzaplasie auch bei L1

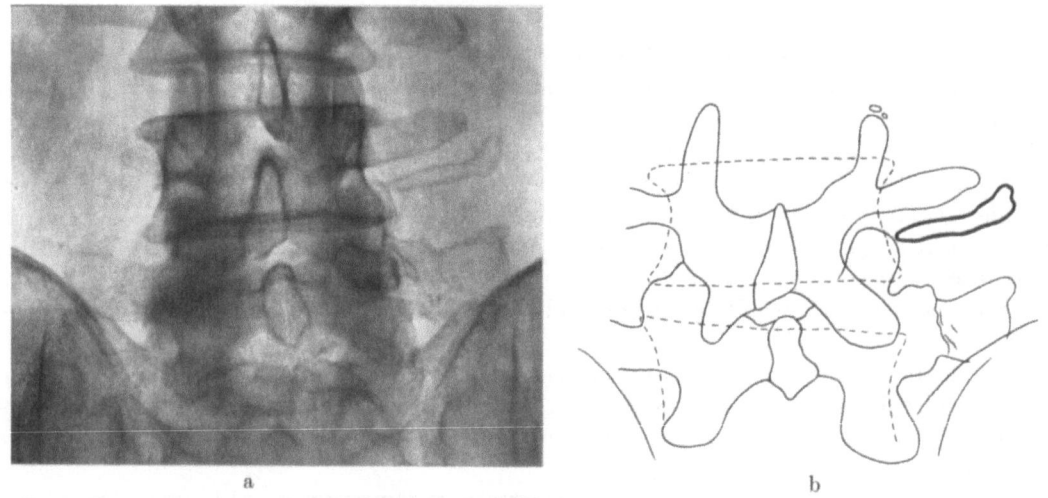

a   b

Abb. 171 a u. b. PORTMANN (s. Text)

Abgesehen von den bereits oben erwähnten Doppelungen der Querfortsätze hat PORTMANN einen „zusätzlichen, rippenähnlichen Querfortsatz" zwischen L4 und L5 beschrieben (Abb. 171). Nach den Schichtaufnahmen ist das $2^1/_2$ cm lange knöcherne Gebilde etwa 1 cm *dorsal* der wirklichen Querfortsatzebene zu lokalisieren, so daß „rippenähnlich" sich nur auf die Form beziehen kann. Auch der Ansatz am oberen Gelenkfortsatz L5 (in der Gegend des Proc. mamillaris? s. S. 365ff) mit einer Pseudogelenkfläche läßt bei dem atypischen Gebilde keine weitere Aussage zu. — Im Zusammenhang mit dem einseitig deformierten Querfortsatz L5, der eine (inzwischen abgerundete?) Stufenbildung an der Ober- und Unterkante mit einer verbindenden Sklerosierungslinie zeigt, wäre höchstens noch eine Verletzungsfolge (alte Querfortsatzfraktur und Myositis ossificans: s. 355 u. 356) in Erwägung zu ziehen.

c) Knöcherne oder gelenkige Verbindungen im Bereich der Lendenwirbelsäule und der Halswirbelsäule: Querfortsatzspangen

Bei knöchernen oder gelenkigen Querfortsatzverbindungen erscheint nach den vorliegenden Einzelbeobachtungen eine morphologische Einteilung noch wenig sinnvoll, da hierdurch keine sicheren Hinweise für die Pathogenese gewonnen werden können.

Beschrieben wurden Querfortsatzverschmelzungen und Querfortsatzverbindungen durch fehlstehende, konvergierende Querfortsätze, durch extreme Verbreiterung von Querfortsätzen oder Verbindungen durch vielgestaltige Knochenbrücken, wobei wieder unterschieden werden kann, ob die zugehörigen Querfortsätze durch Deformierungen oder sonstige Veränderungen beteiligt oder unbeteiligt sind. Die Ansatzpunkte der zuletzt genannten spangenartigen Knochenbrücken liegen entweder lateral im Bereich der Querfortsatzspitze oder mehr im Bereich der Querfortsatzwurzel im Gebiet des Proc. accessorius oder sie sitzen breitbasig dem gesamten Querfortsatz auf. — Die Knochenspangen, die von GRASSMÜCK analog den Rippenverschmelzungen als Querfortsatz-Verschmelzung angesprochen wurden, können in einer festen knöchernen Überbrückung bestehen oder auch in gelenkigen Verbindungen, die ebenfalls zwischen einzelnen oder mehreren Rippen beobachtet wurden (HOLLAND und KÖHLER-ZIMMER).

Gelenkartige Nearthrosen bzw. ,,echte Gelenke" innerhalb der Querfortsatz-Spangen sollen nach früherer Auffassung Ausdruck einer kongenitalen Störung sein, ein Argument das spätestens nach der Beobachtung von REINERMANN widerlegt ist (Abb. 174).

Erwähnt werden soll noch die Feststellung von HOLLAND, daß sich unter bisher etwa 50 Beobachtungen nur 3 Frauen finden.

Lendenwirbelsäule. ,,Über die Frage, welche Entstehung diesen nicht sehr häufigen, sehr merkwürdigen Knochenbildungen zwischen den Querfortsätzen der Lendenwirbelsäule zuzuschreiben ist, äußert sich das einschlägige Schrifttum uneinheitlich. Immer handelt es sich bei den Mitteilungen um Einzelbeobachtungen, deren Deutungen im allgemeinen auf der Anamnese beruht und letztlich nur die Ansicht des betreffenden Autors wiedergibt. Aus dieser oder jener Beobachtung werden manchmal Folgerungen gezogen, für welche die vorgebrachten Gesichtspunkte nicht ausreichen, so daß die Kommentierungen keineswegs immer überzeugend sind" (ESSER).

Nach Durchsicht der Literatur, die 1968 erstmals ausführlicher von YOSLOW und BECKER gesichtet wurde, muß man den letzten Satz des Zitates von ESSER unterstreichen, denn auch seine Beweisführung wird angezweifelt (HOLLAND) und seine Folgerungen für fremde Beobachtungen scheinen zu weitgehend.

Grundsätzlich ist vorauszustellen, daß Knochenspangen zwischen den Querfortsätzen sowohl als kongenitale Fehlbildungen als auch posttraumatisch auf dem Boden einer Myositis ossificans entstehen können. — Die Frage cartilaginärer Exostosen wurde u.W. für den Querfortsatz noch nicht angeschnitten (s. S. 381).

Zur Differentialdiagnose Trauma: Fehlbildung, die gutachtlich wichtig sein kann (DAHMEN, HOLLAND, OCHSENSCHLÄGER, RETTIG, WENZ und WERLICH), wurden folgende Kriterien aufgestellt:

Kongenitale Fehlbildung:

1. Querfortsatzverbindungen mit *breiter Kontinuität* im Sinne einer Verschmelzung oder gelenkigen Verbindungen durch Verbreiterung und Annäherung der Querfortsätze *ohne echte Spangenbildung (?)*.
2. *Doppelseitigkeit* der Querfortsatzveränderungen.
3. *Zusätzliche Fehlbildungen* der Gelenkfortsätze oder anderer Bogenabschnitte.
4. *Zusätzliche Wirbelkörperfehlbildungen* wie Blockwirbel und insbesondere sagittale Wirbelkörperspalten.
5. *Fehlen* von Achsenknickungen oder Stufenbildungen der Querfortsatzkonturen als eventuelle *Frakturfolge*.

Traumatisch erworbene Querfortsatzspangen:

1. Nachweis der *Entstehung* (Röntgen-Verlaufsserie).
2. *Einseitiger* bzw. isolierter Befund.
3. Beteiligung der Querfortsätze mit *Deformierung*, *Verplumpung* und Achsenabknickung (auch in der Nachbarschaft).

4. Querfortsatz in der Brückenbildung noch gut abgrenzbar.

5. Fehlen anderer Anomalien an Wirbelkörper und Wirbelbogen.

Mit *Sicherheit* bewiesen ist die traumatische Ätiologie lediglich bei den Beobachtungen von Lob (Abb. 172), Molineus (Abb. 173) und Reinermann (Abb. 174), die Röntgenfilme vor dem Unfall bzw. vom Unfalltag ohne Querfortsatzspange und später die ausgebildete Spange vorweisen können.

Mit an *Sicherheit grenzender Wahrscheinlichkeit* liegt eine traumatische Ätiologie auf Grund eines entsprechenden Unfalles und zusätzlich nachweisbarer Begleitverletzungen (Fraktur am Querfortsatz und/oder in der Nachbarschaft, bedeutsame Weichteilverletzung mit nachfolgender Eiterung an entsprechender Stelle) bei den einseitigen Befunden von Braun (1956), Lossen (Abb. 175), Ochsenschläger (Fall 1), Rettig (Fall 1

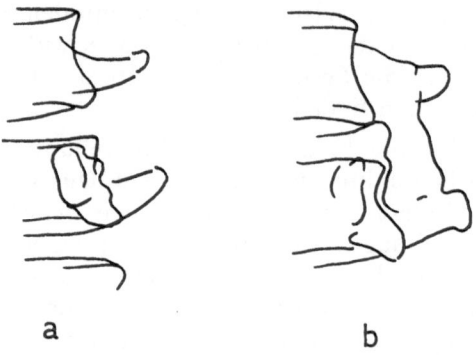

a   b

Abb. 172a u. b. Unfalltag: Stauchungsbruch des 1. und 3. Lendenwirbelkörpers mit Konturunterbrechung der linken Wirbelkörperbegrenzung und Querfortsatzfrakturen. b 1³/₄ Jahre später: breite, knöcherne Brücke (Lob)

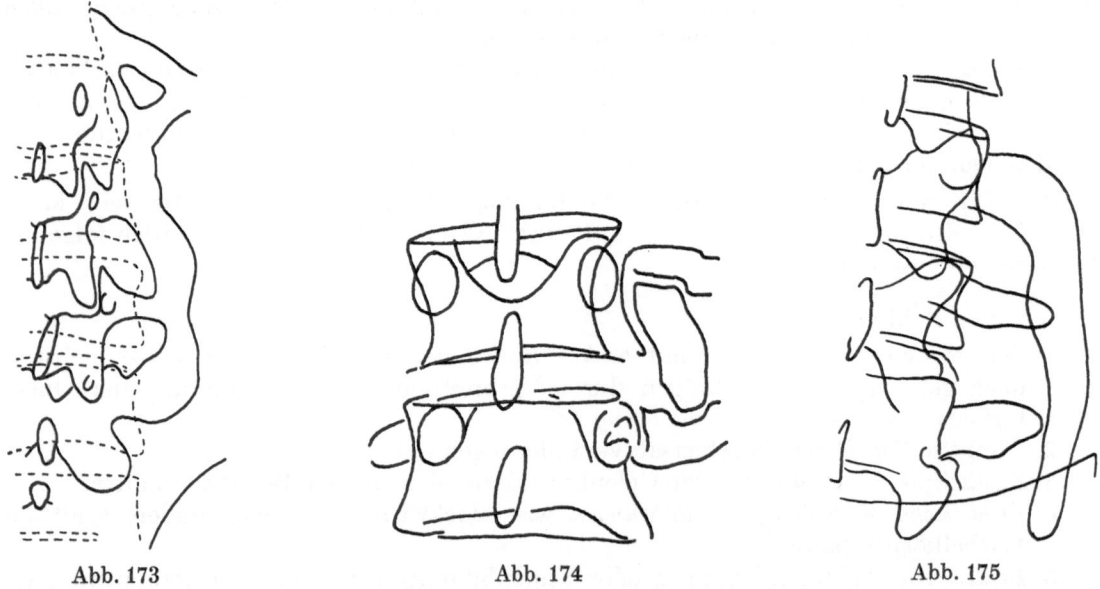

Abb. 173   Abb. 174   Abb. 175

Abb. 173. Röntgenaufnahme vom Unfalltag mit frischen Querfortsatzfrakturen von Molineus beschrieben, aber nicht abgebildet. 3 Monate später durch Callusmassen verbundene Querfortsätze mit Brückenbildung. Schrägaufnahme: helle, lückenhafte Knochenleiste

Abb. 174. Röntgenaufnahme der LWS am Unfalltag ohne Nachweis einer Fraktur und ohne sonstige Veränderungen. — 9 Jahre später „gelenkähnlich verbundene Knochenbrücke" zwischen L 3/4 (Reinermann)

Abb. 175. Knochenspange nach Granatsplitterverletzung und folgender Eiterung an entsprechender Stelle (Lossen)

und 2) vor, wobei letzterer betont, daß zwar die Rarität einer angeborenen Störung und einer Verletzung auch einmal zufällig miteinander zusammentreffen könnten, daß dieses Ereignis aber nur wenig wahrscheinlich sei.

Wahrscheinlich ist eine traumatische Genese auch bei den Beobachtungen von Rettig (Fall 3), Györgyi und Esser:

Rettig (Fall 3): Anamnese! Einseitigkeit! Fehlen anderer Anomalien! Im Verlauf des Musc. iliopsoas breiter werdende Brücke mit Hüftbeugekontraktur. (Der orthopädische Autor bespricht als einziger die Klinik der Querfortsatz-Brücken ausführlicher!)

Györgyi (Abb. 176): Anamnese! Einseitigkeit! Fehlen anderer Anomalien! Querfortsatz allerdings in die grobfaserige Knochenspange einbezogen.

Esser (Abb. 177): Anamnese! Einseitigkeit! Fehlen anderer Anomalien! — Eine Bandscheibenschädigung mit reaktiver Spondylose in dem durch breite Verklammerung ruhig gestellten Segment L3/L4 müßte vor der Ruhigstellung entstanden sein, so daß die Annahme einer erworbenen traumatischen Spangenbildung zwingend wäre. — Hiergegen wendet sich Holland, der auch Degenerationserscheinungen im einseitig verklammerten Segment für möglich hält und reaktive spondylotische Veränderungen sogar bei beidseitiger Verklammerung der Querfortsätze am anatomischen Präparat eines Übergangswirbels abbildet. — Zu wenig beachtet hat u. E. Holland aber die Tatsache, daß das „bradytrophe Gewebe" der benachbarten Bandscheiben nicht die von ihm postulierten Alterserscheinungen zeigt und daß bei der vorliegenden breiten Verklammerung die erwartete Ermüdungsfraktur fehlt, da sich die Spangen eben erst nach der bereits vollendeten Fehlstellung von L3 gebildet haben.

Abschließend möchten wir uns allerdings der Kritik an den Folgerungen Essers anschließen, der bei Fehlen eines echten Traumas in der Anamnese einfach unbemerkt gebliebene Querfortsatzfrakturen nach „leichten Traumen", z.B. einer abrupten Körperbewegung annehmen möchte.

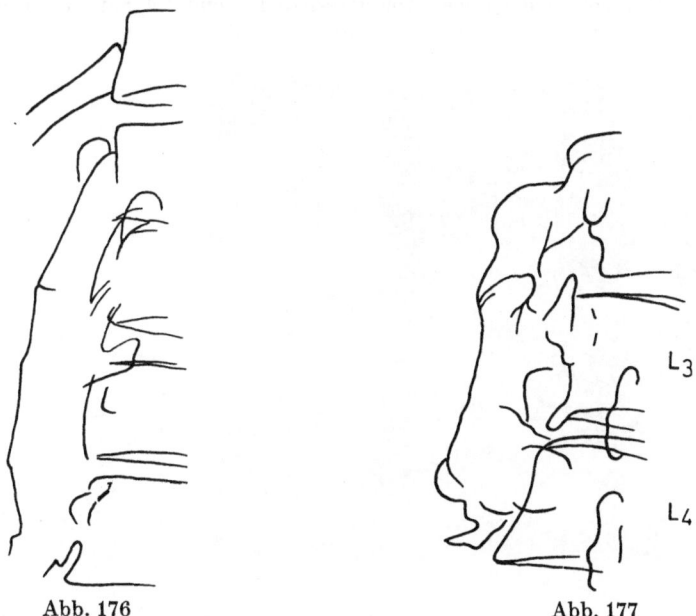

Abb. 176   Abb. 177

Abb. 176. Knöcherne Verbindung der Lendenwirbelquerfortsätze bei einem 67jährigen Mann, der im 4. Lebensjahr einen Sturz aus dem 1. Stock erlitten hat (Györgyi). Querfortsätze in die grobfaserige Knochenspange einbezogen

Abb. 177. Knochenspange 11 Jahre nach direkter Gewalteinwirkung. Die Bandscheibendegeneration L3/4 mit seitlichem Wirbelgleiten und reaktiven spondylotischen Veränderungen muß vor der Ausbildung der Knochenspange abgelaufen sein, so daß eine kongenitale Querfortsatz-Fehlbildung unwahrscheinlich ist (Esser)

Am anderen Ende der Beobachtungsreihe stehen die sicher kongenitalen Querfortsatz-Brücken, die ohne Trauma im Rahmen weiterer Wirbelkörper- und Wirbelbogenfehlbildungen beobachtet wurden:

Weigel und Bach (Abb. 27b): „Leistenförmige Verschmelzung von Querfortsatzmaterial mehrerer Segmente und gelenkige Verbindung zweier Querfortsätze" bei groben Fehlbildungen der Wirbelkörper- und Wirbelbogenreihe (vgl. auch Abb. 25, 28).

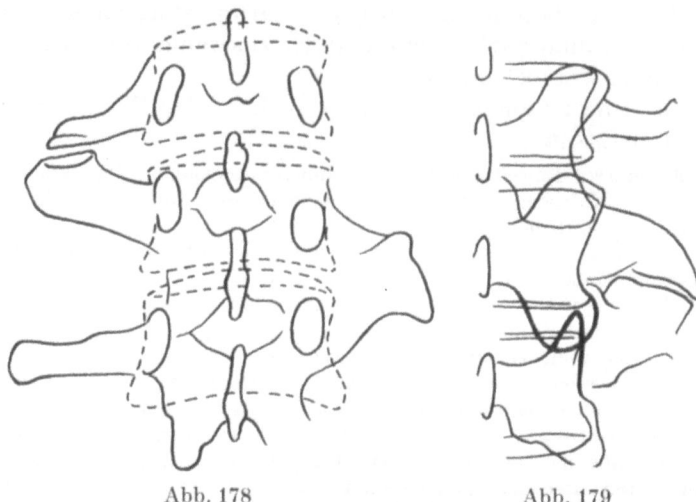

Abb. 178   Abb. 179

Abb. 178. Angeborene Querfortsatzanomalien (SCHMITZ-DRÄGER, Skizze nach Röntgenbild): Doppelseitigkeit,
Verschmelzung bzw. gelenkige Verbindung der Querfortsätze ohne Achsenabknickung oder Knochenunter-
brechung und ohne Spangenbildung. Zusätzliche Hypoplasie und Fehlstellung der kleinen Wirbelgelenke
(Schrägbild nicht nachgezeichnet)

Abb. 179. Angeborene Hyperplasie der linken Querfortsätze L3 und L4 mit Fehlgelenksbildung (MEVES,
Skizze nach Röntgenbild)

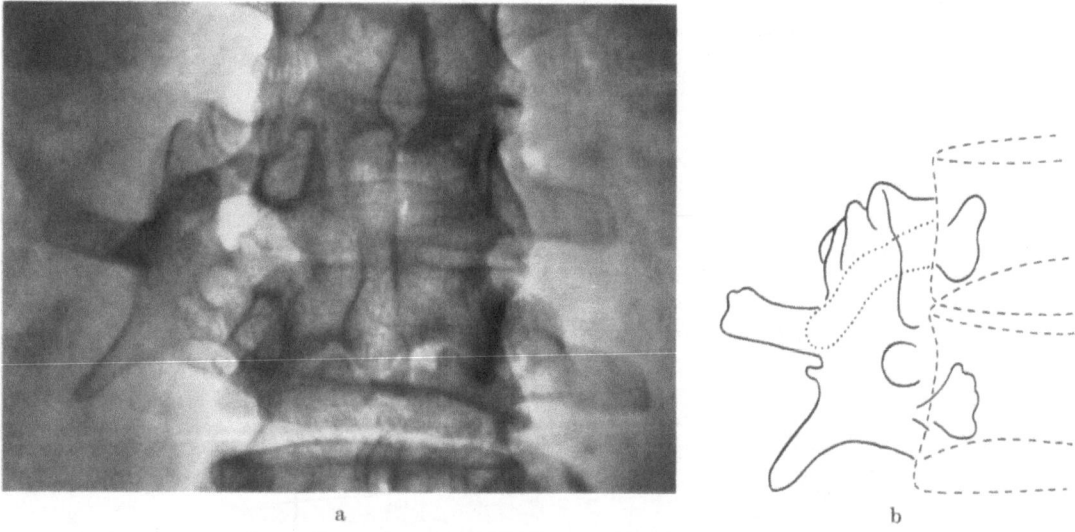

a   b

Abb. 180a u. b. Seitenfortsatzmißbildungen in Kombination mit unvollständigem Wirbelblock L1/2; sagittalen
paramedianen (L2) und medianen (L3, S1) Bogenspalten. Der lange Proc. styloides von L2 (punktiert)
liegt im Schichtbild 5—10 mm dorsal der Querfortsätze und -spangen (SCHNEIDER)

CATALIOTTI's, CATALDO's vergleichbare Beobachtungen bespricht und ergänzt mit einem weiteren Fall
SCHMITZ-DRÄGER (Abb. 178): Neben zusätzlichen Fehlbildungen der Gelenkfortsätze sowie Wirbelkörper-
Spalten und Blockwirbel wird eine breite Kontinuität der Querfortsätze durch Annäherung (ohne echte Spangen)
demonstriert, wobei sich die Veränderungen zweimal (doppelseitig und in unterschiedlicher Höhe) nachweisen
ließen. Kein Trauma in der Anamnese!

   MEVES (Abb. 179): Ohne Trauma. Kombination mehrfacher Gelenkfortsatzveränderungen und eines
sagittalen Bogenspaltes mit einer einseitigen „bedeutenden Hyperplasie der Querfortsätze L3/4 mit Fehl-
gelenkbildung". Persistierende Membrana interdorsalis am knorpeligen Neuralbogen?

   SCHNEIDER (Abb. 180): Unvollständiger Wirbelblock L1/2, mediane und paramediane Bogenspalten,
abnormer Proc. styloides mit „kongenitaler Seitenfortsatzmißbildung".

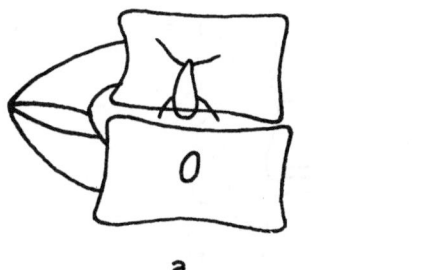 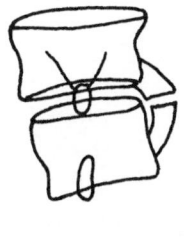

a   b

Abb. 181a u. b. „Korbhenkelartig abgebogene, hyperplastische Querfortsätze mit Scheingelenksbildung" (a Fall 1: L4/5; b Fall 2: L1/2). — Weitere Bogenfehlbildungen (WENZ und WERLICH, Skizze nach Röntgenbild) (s. Text)

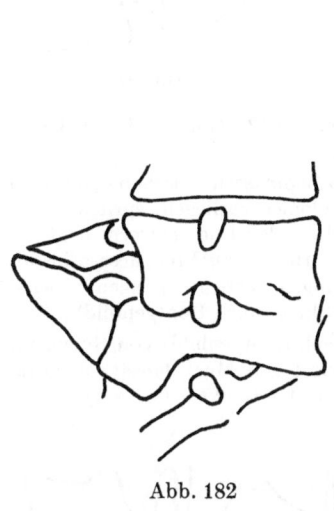 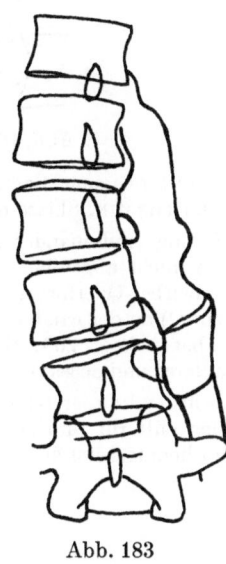 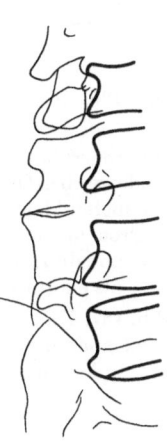

Abb. 182   Abb. 183   Abb. 184

Abb. 182. 6 LWK. Übergangswirbel mit einseitiger Assimilation und Verlagerung des Bogens. „Hyperplasie des Querfortsatzes L5 und gelenkige Verbindung mit Querfortsatz L4 (RETTIG, Skizze nach Röntgenbild)

Abb. 183. „Ausgedehnte knöcherne Querfortsatz-Verbindungen einseitig L1—L4 mit 2 gelenkartigen Verbindungen". — Eine leere Anamnese — trotz eines Befundes über 4 Segmente — spräche für eine kongenitale Fehlbildung, zumal die Veränderungen nach Form und Struktur der Skoliose bereits vor dem Wachstumsalter bestanden haben müßten. Andererseits könnten die innerhalb der Knochen-Brücken abgrenzbaren Querfortsätze und die Lage der Verknöcherung im Bereich des Musc. iliopsoas (seitliche Aufnahme) als Hinweis für eine traumatische Genese (Myositis ossificans) gelten, da außerdem keine weiteren Anomalien an der Wirbelsäule nachweisbar waren (HOLLAND und KEITEL, Skizze nach Röntgenbild) (vgl. Abb. 177!): s. Text

Abb. 184. „Einseitige Sacralisation der Lendenwirbelsäule", anamnestisch ohne Trauma (RÖVEKAMP, Skizze nach Röntgenbild). Die serienartigen Knochenspangen entsprechen nach ihrer Form den Mm. intertransversarii lat. (ESSER)

Die Fallbeschreibungen 1 und 2 von WENZ und WERLICH (Abb. 181) mit „Hyperplasie und knöcherner Vereinigung unter Scheingelenksbildung" gehören mit Blockwirbelbildung, Bogenspalten und weiteren Querfortsatzanomalien zu den kongenitalen Querfortsatz-Brücken, letztlich auch eine Beobachtung von RETTIG (Abb. 182) bei Übergangswirbel, einseitiger knöcherner Assimilation und Bogenverlagerung sowie ein ganz ähnlicher Befund von OCHSENSCHLÄGER (Fall 2) bei Blockwirbel.

Die Durchsicht dieser ätiologisch gesichert geltenden Abbildungen von Querfortsatz-Verbindungen zeigt in beiden Gruppen so unterschiedliche Formen und Größen, daß von daher eine diagnostische Klärung nicht möglich erscheint. Aber auch die zusätzlichen Kriterien können den Untersucher im Stich lassen. So enthalten sich HOLLAND und KEITEL ausdrücklich einer pathogenetischen Deutung, da ihr Fall (Abb. 183) sowohl Hinweise für eine angeborene Deformität als auch für eine abgelaufene Myositis ossificans bietet.

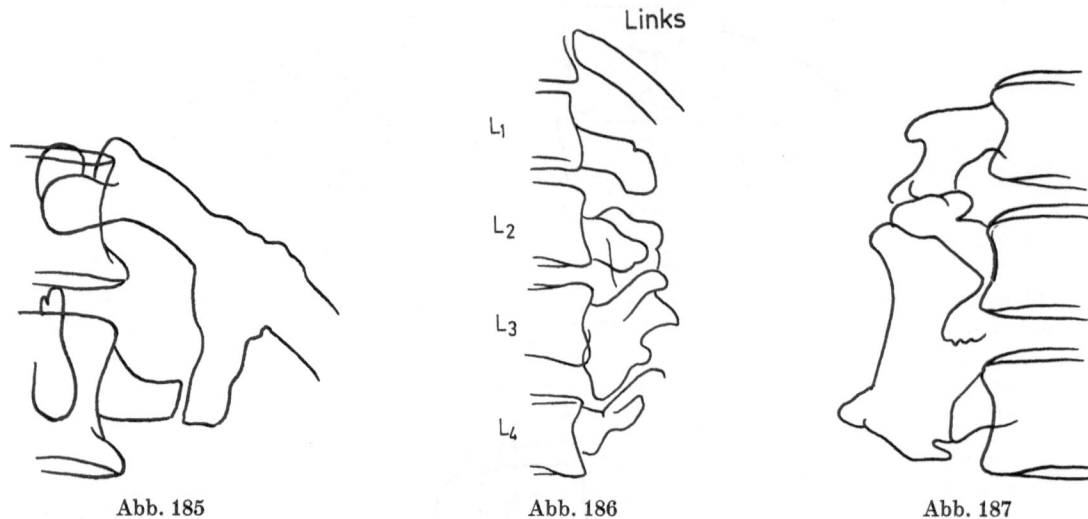

Abb. 185   Abb. 186   Abb. 187

Abb. 185. ,,Gelenkähnliche Verbindung im Sinus einer Sacralisation'' zwischen der 12. Rippe und dem Querfortsatz L1 (Braun, Skizze nach Röntgenbild)

Abb. 186. 6 Jahre nach einem Unfall unförmige, miteinander artikulierende Knochenmassen zwischen den linken
Lendenwirbel-Querfortsätzen. Da rechts (nicht abgebildet) typische Proc. styloides vorliegen, spricht Löhr
den oberen kleinen Höcker des 1. Lendenwirbel-Querfortsatzes, der 1 cm vom lateralen Ende entfernt liegt (!),
als Proc. mammillaris und den gegenüber (!) an der caudalen Kontur liegenden Höcker als Proc. acessorius an
(zur Lokalisation dieser Fortsätze s. aber Abb. 8, 200; S. 364). Die unförmigen Knochenspangen werden
als enorm vergrößerte Proc. mamillares und accessorii aufgefaßt (Löhr, Skizze nach Röntgenbild)

Abb. 187. Die ,,kongenitalen Knochenbrücken'' dieser Beobachtung (Skizze nach Röntgenbild) von Sperling
(nach anamnestischem Trauma!) wurden entfernt und zeigten normales Periost mit Muskelansätzen sowie
Fettmark und blutbildende Knochenmarksinseln bei durchgehender Knochenstruktur (s. Text)

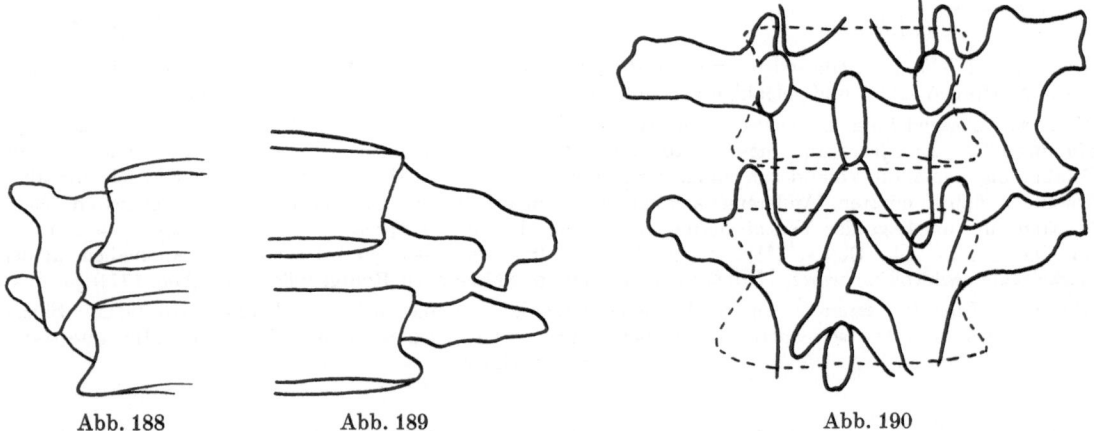

Abb. 188   Abb. 189   Abb. 190

Abb. 188. Querfortsatzbrücke zwischen L3 und L4 rechts (Junghanns, Skizze nach Röntgenbild)

Abb. 189. Brückenbildung zwischen zwei benachbarten Lendenwirbelquerfortsätzen, anamnestisch ohne
Trauma (Kremser-Köhler-Zimmer, Skizze nach Röntgenbild)

Abb. 190. ,,Angeborene Verbindung zwischen den Querfortsätzen L3/4 mit Neugelenkbildung'': Proc. styloides ?
(Kerstner, Skizze nach Röntgenbild: Fall 1). Anamnestisch Wirbelbruch

    Aus welchem Grunde ein Teil der Autoren in ihren Besprechungen die ,,einseitige Sacralisation der Lenden-
wirbelsäule mit monströsen Querfortsatzspangen'' von Rövekamp (Abb. 184) zu den kongenitalen Fehlbildungen zählen, ist unklar.
Unzureichende Kriterien bieten auch die Beobachtungen von:
    Braun, 1955 (Abb. 185): Kein Trauma! Aber Rippendeformierung ?

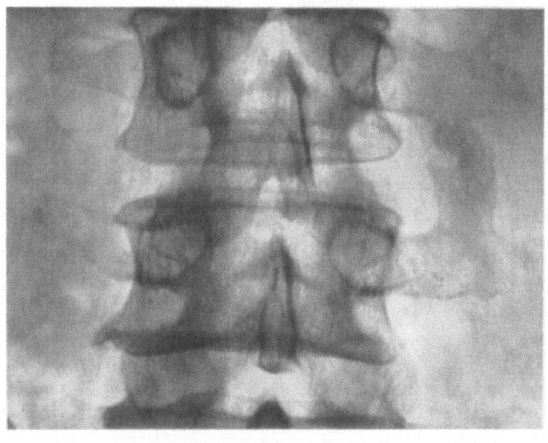
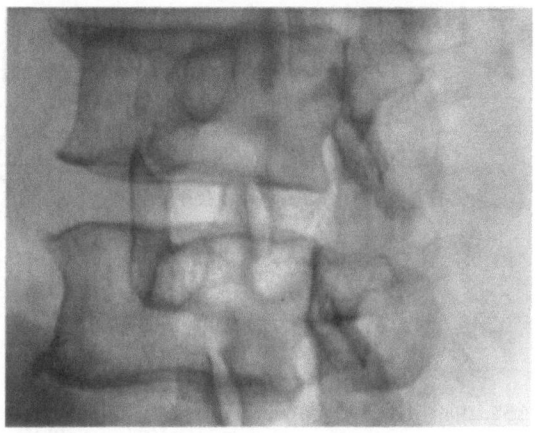

a   b

Abb. 191a u. b. Zufallsbefund, 54jähriger Mann: Kein Trauma erinnerlich. Keine weiteren Fehlbildungen. Querfortsatz-Spange mit Unterbrechung bei sonst unauffälligen Querfortsätzen

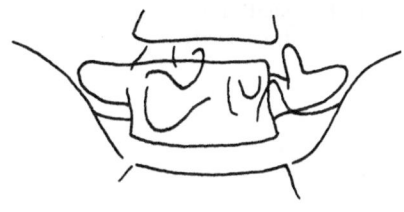

Abb. 192. ,,Gespaltener oberer Gelenkfortsatz L5'' ? ? — Fortsatz (Spange ?) auf dem Querfortsatz ?! — Zusätzlich Spondylolyse, halbseitige Bogenaplasie. Anomalien der Gelenkfortsätze (Rosinger und Lang, Skizze nach Röntgenbild)

LÖHR (Abb. 186): Trauma mit Rippen(!)-Prellung. — 6 Jahre später ,,unförmige Masse gelenkig verbundener Knochenspangen der LWS'' links. Da die rechten Querfortsätze Proc. styloides tragen, werden die linksseitigen Veränderungen als enorm vergrößerte Proc. mamillares (!) und accessorii angesprochen (s. S. 366).

SPERLING (Abb. 187): Entsprechendes Trauma! Trotzdem kongenitale Knochenbrücken angenommen, da nach operativer Entfernung ein normaler Periost mit Muskelansätzen, durchgehende Knochenstruktur, Fettmark und blutbildende Markinseln gefunden wurden. — HOLLAND widerspricht den kritischen Ausführungen von ESSER (der für eine traumatische Genese der SPERLING'schen Beobachtung plädiert) und hält die histologischen Befunde für überzeugend, da sich doch ,,das periostartige Bindegewebe einer Myositis ossificans von normalem Periost unterscheiden lassen müsse''. — Wir können uns dieser Meinung auch nach Rücksprache mit GÖBEL nicht anschließen, zumal die Schwierigkeiten gerade der Knochen-Histologie hinreichend bekannt sind.

Einfachere Spangenbildungen, deren Ätiologie u. E. nicht sicher zu klären ist, zeigen JUNGHANNS (Abb. 188), KREMSER in KÖHLER-ZIMMER (Abb. 189), KERSTNER (Abb. 190), DAHMEN, HOLLAND (Gutachten), WINTERSTEIN und auch ein eigener Fall (Abb. 191).

Unseres Erachtens gehört hierhin auch der schwertartige Fortsatz auf dem Querfortsatz L5 bei ROSINGER und LANG, der als gespaltener Gelenkfortsatz angesprochen wurde (Abb. 192): vgl. auch Abb. 194, 195 mit kritischem Text.

Von den bisher besprochenen Knochenspangen sollen sich abnorm große Proc. styloides (S. 364ff) unterscheiden (BRAUN u.a.). GÜNSEL (Abb. 193) demonstriert einen solchen Fortsatz, der mit ausgesprochen schmalem Ansatz an typischer Stelle (Abb. 200) seinen Ursprung nimmt.

Auch der abnorme Proc. styloides bei SCHNEIDER (Abb. 180) erfüllt diese Voraussetzung, während die Anerkennung der Fortsätze bei NEUMANN (Abb. 194) und DE CUVELAND (Abb. 195) als Proc. styloides problematisch ist. Die Autoren gehen dabei von der Annahme aus, daß der Proc. styloides eine rudimentäre costale Anlage (Lendenrippe) darstelle (S. 349 u. 365).

In der Anamnese der Beobachtung von NEUMANN findet sich ein erheblicheres Verhebetrauma als Lastenträger in Gefangenschaft. — Die operative Entfernung der Knochenspange führte nicht zu einem Erfolg, da

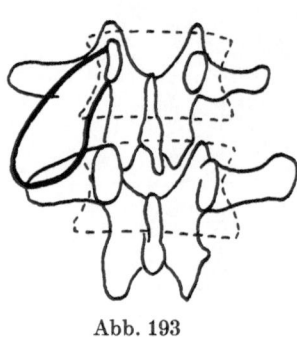

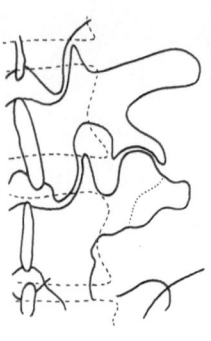

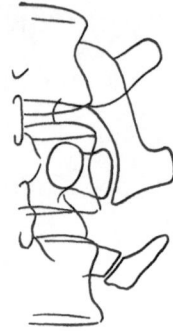

Abb. 193   Abb. 194   Abb. 195

Abb. 193. Enorm vergrößerter Proc. styloides an L1, der schmalbasig im Bereich des Proc. accessorius ansetzt (Günsel, Skizze nach Röntgenbild)

Abb. 194. „Brückenbildung zwischen den Querfortsätzen L3/4" (Neumann, Skizze nach Röntgenbild). Wegen der glatten Kontur und der harmonischen Form wird der Knochenast als Proc. styloides [rudimentäre costale (!) Anlage] angesprochen (s. Text). — Operative Entfernung

Abb. 195. „Lendenrippen" des 2.—4. Lendenwirbels. Die 2. Lendenrippe ist an der Basis nicht durch gelenkigen Spalt isoliert, sondern nur gegabelt (Proc. styloides) und steht in brückenförmiger Verbindung mit der 3. Lendenrippe?? (de Cuveland, Skizze nach Röntgenbild) (s. Text)

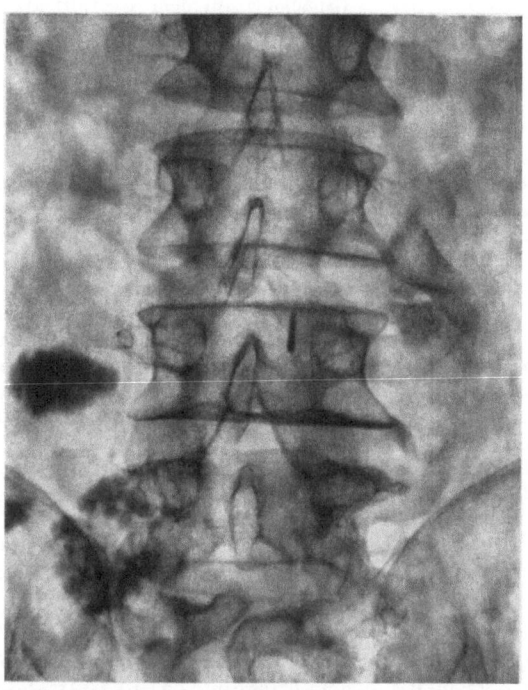

Abb. 196. Proc. styloides? (Kiefer und Emmrich, Skizze nach Röntgenbild) (s. Text)

das Krankheitsgeschehen durch einen Bandscheibenprolaps ausgelöst worden sein soll (Wenz und Werlich). Neumann — wie auch de Cuveland — lehnen wegen der harmonischen und wohlgeformten Ausbildung des Knochenastes eine traumatische Genese von vornherein ab und nehmen eine kongenitale Ätiologie mit einer Fehlbildung in den ersten Fetalwochen während der Gliederung der Wirbelsäulensegmente an.

Kerstner hat übrigens in seinem bereits erwähnten Fall (Abb. 190) später einen verlängerten Styloidfortsatz mit Neugelenkbildung angenommen, nachdem er sich zunächst für eine Verletzungsfolge ausgesprochen hatte.

Als unklar bezeichnen KIEFER und EMMRICH die Ursache für einen extrem angelegten „Proc. styloides" an L3 (Abb. 196), der die Verwechslung mit einer Fraktur nahelege. Der breitbasige Ansatz am Querfortsatz L3 scheint eher gegen einen Proc. styloides zu sprechen, und nicht berücksichtigt haben die Autoren u. E. einen weiteren nach cranial gerichteten Höcker am Querfortsatz L4, der dem „Proc. styloides" entgegen kommt.

Halswirbelsäule. Ausgedehnte Knochenspangen an der Halswirbelsäule soll v. UNVER-RICHTER beschrieben haben (JUNGHANNS, ohne Literaturangabe).

Sicher angeboren sind die Querfortsatzverbindungen der Halswirbelsäule bei einer Blockwirbelbildung C5/6 und einer gänzlichen Verschmelzung der linken sowie einer partiellen Synostose der rechten Querfortsätze und der Dornfortsätze bei KÖHLER-ZIMMER.

Spangenartige knöcherne bzw. gelenkige Verbindungen langer und breiter Halswirbel-Querfortsätze bei BRAUN (S. 351) und einer eigenen Beobachtung (Abb. 197) dürften ebenfalls kongenitaler Natur und als Hyperplasie des costalen Querfortsatzanteiles (Rippenrudiment) zu deuten sein. Andererseits kann als Ursache der von BRAUN zusätzlich beschriebenen intensiven, bandartigen Verschattung, die die Querfortsätze einseitig begleitet und überdeckt, eine Myositis ossificans in Erwägung gezogen werden, da anamnestisch ein Autounfall mit Schleudertrauma vorlag.

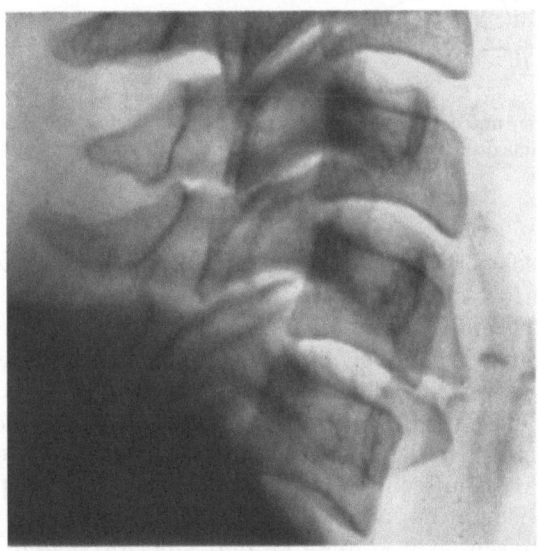

Abb. 197. Hyperplasie des costalen Querfortsatzanteiles C5 und C6 im Sinne von Rippenrudimenten. Die bogenförmig nach ventral gerichteten Knochenspangen konvergieren zueinander und sind nur durch eine Fuge getrennt, in deren Zentrum und Umgebung kleine halbmondförmige Verkalkungen (wie verkalkter Rippenknorpel) nachweisbar sind (Stereoaufnahmen)

d) Persistierende Apophysen

Die offenbar anatomisch schon RAMBEAU und RENAULT (1864) sowie DISSE bekannten Querfortsatzapophysen hat GRASHEY erstmalig röntgenologisch beim Adolescenten (S. 269) am ersten Brustwirbel beschrieben (Abb. 198), nach BERNSTEIN können sie in diesem Alter an fast allen Wirbeln beobachtet werden.

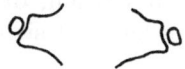

Abb. 198. Querfortsatzapophysen (D1) beim Adoleszenten (GRASHEY)

Persistierende Querfortsatzapophysen (Abb. 8, 67, 162, 199) *nach* Abschluß des Wachstumsalters hat Janker zuerst nachgewiesen und als solche erkannt. Er bildet verschiedene Größen und Formen (rundlich, oval, kernartig oder länglich und kappenartig bzw. schalenförmig) am 6. und 7. Halswirbel sowie an verschiedenen Lendenwirbeln ab. Ausgangspunkt seiner Untersuchungen war ein halbmondförmiger Knochenschatten, der durch einen etwa 10 mm breiten Spalt vom lateralen Querfortsatzende getrennt war (Abb. 199 oben links), ein Befund, der sicher selten ist. Janker schreibt, daß der betroffene Querfortsatz verkürzt war, sich aber „durch den freien Körper etwa zur Länge der übrigen Querfortsätze ergänzen" ließ (ähnlich Bailey).

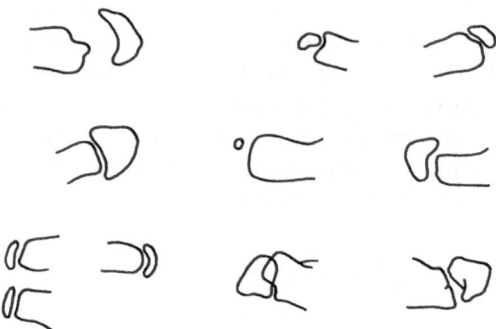

Abb. 199. Verschiedene Formen und Größen persistierender Apophysen der Querfortsätze nach Abschluß des Wachstumsalters. (Nach Hadley, Janker, Reisner, Simons u.a.)

Differentialdiagnostisch erwähnt Janker im Bereich der Lendenwirbelsäule den Ureterstein und die Querfortsatzfraktur. Hiermit hat sich Reisner eingehend beschäftigt und betont die glatte Begrenzung bei guter Knochenstruktur und die meist gerundeten Flächen der persistierenden Apophyse mit der Möglichkeit, diesen Nebenknochenkern mit dem Hauptknochen zu vereinigen. Die Kriterien von Brinck, daß die Fehlbildung fast immer doppelseitig und fast ausschließlich an L1 vorläge und daß der Spalt immer schmal sei, lassen sich nicht bestätigen. Reisner betont, daß bei direkter Traumatisierung der Lendenwirbel-Querfortsätze entweder zackig begrenzte Frakturspalten entstehen oder daß andernfalls eine Dislokation oder Richtungsänderung des Fragmentes gefordert werden müsse. — Apophysenfugen können an den Querfortsätzen L1 und L2 durch den Rand des Psoas-Schattens vorgetäuscht werden („Mach-Effekt"), besonders wenn der weitere Psoas-Verlauf durch Darmluft o.ä. überlagert wird.

Juvenile und persistierende Apophysen der Querfortsätze werden seltener beobachtet als an den Dornfortsätzen. — *Zahlen* über die Häufigkeit liegen mit 0,7% nur für den ersten Brustwirbelquerfortsatz von Hadley und Graberger vor, letzterer bildet zum Vergleich den seltenen Befund einer Querfortsatzfraktur an D1 ab.

Besonders erwähnt werden muß noch eine Apophyse zwischen dem Querfortsatz des 1. Brustwirbels und der 1. Rippe im Rippenwirbelgelenk (Mayoral).

e) Processi accessorii, styloides und mamillares

Die Proc. accessorii bzw. styloides sowie die Proc. mamillares zählen nicht zu den Fehlbildungen, müssen aber besprochen werden, da sie mit Querfortsatz-Fehlbildungen häufig in Zusammenhang gebracht werden und sich offenbar auch selbst fehlerhaft entwickeln können.

Die Proc. accessorii bzw. styloides und die Proc. mamillares des Menschen sind nach Ansicht der meisten Autoren phylogenetisch[11] und ontogenetisch als osteophytisch gewachsene (s. S. 269, 333) Muskelhöcker anzusprechen und zeigen dementsprechend während der Pubertät einen Nebenknochenkern, der später synostosiert (BROCA, DISSE, JUNGHANNS, MÜLLER, RUNGE, VALLOIS) (Abb. 8, 200).

In der umfangreichen älteren anatomischen Literatur (s. bei v. HAYEK und RUBASCHEWA) wurden über die Entstehung der nur an der Lendenwirbelsäule beobachteten kleinen Fortsätze zunächst andere Theorien geäußert. So sollten die Proc. accessorii bzw. styloides und Proc. mamillares der Lendenwirbel-Querfortsätze dem Querfortsatz des

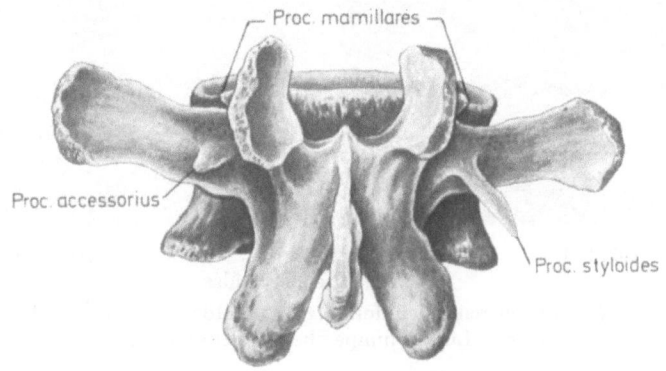

Abb. 200. Die Basis des Proc. accessorius und des verlängerten griffelartigen Proc. styloides liegt dorsal im Winkel zwischen der Basis des Querfortsatzes und der Wurzel des oberen Gelenkfortsatzes. Der Proc. mamillaris sitzt auf der latero-dorsalen Fläche bzw. Kante des oberen Gelenkfortsatzes und wird je nach Stellung des oberen Gelenkfortsatzes (meist) verdeckt

Brustwirbels entsprechen, während der eigentliche Lendenwirbel-Querfortsatz aus dem rudimentären costalen Anteil entstehen sollte, der mit dem Wirbelkörper verwachsen sei. Diese Ansicht wurde auch von PUTTI und MANDRUZZATO vertreten, die die ersten Röntgenbilder des Proc. styloides zeigten, der übrigens zuerst als von der Seitenfläche des Wirbelkörpers abgesprengtes Knochenfragment angesprochen wurde. Die Angabe SCHERTLEINs, daß bei kurzen, kleinen Lendenwirbel-Querfortsätzen mit „artikulierenden" Rippenrudimenten (Abb. 149, Gruppe A) ein Proc. accessorius bzw. styloides röntgenologisch nicht nachweisbar ist, könnte in dieser Richtung verwertet werden. — Im Gegensatz zu diesen theoretischen Überlegungen gibt VALLOIS aber an, daß die genannten kleinen Muskelansatzhöcker in der Phylogenese bei gut entwickelten Rippen und normalen Querfortsätzen sowohl an der Brustwirbelsäule als auch an der Lendenwirbelsäule als zusätzliche Fortsätze nachgewiesen wurden.

Auch der bereits erwähnten gegenteiligen Ansicht von NEUMANN und DE CUVELAND (S. 361/2), daß der Proc. accessorius/styloides und der Proc. mamillares eine rudimentäre costale Anlage (Lendenrippe) darstelle, kann nicht zugestimmt werden. Schließlich sei noch VOLKMANN erwähnt, der die kurzen Fortsätze der Brustwirbel für eine Verschmelzung des Proc. accessorius, eines Proc. mamillares und eines nach seitlich gerichteten Proc. lateralis hält.

Der *Processus accessorius* findet sich normalerweise im Bereich der unteren Brustwirbel- und der Lendenwirbelsäule im Winkel zwischen der Basis des Querfortsatzes und

---

11 Bei Säugetieren mit gut entwickeltem Schwanz finden sich regelmäßig paarig angelegte Proc. styloides als mächtige Knochenvorsprünge an der Lateralseite der oberen Gelenkfortsätze (RUBASCHEWA). Hier setzt der Musculus lumbo-styloides als Teil des Musc. dorsalis longus an. Bei Primaten mit kurzer Pars lumbalis und rudimentären Schwanzwirbeln ist ein Proc. styloides im allgemeinen nicht oder nur als Rudiment nachweisbar (BROCA, SATURNIN, TESTUT).

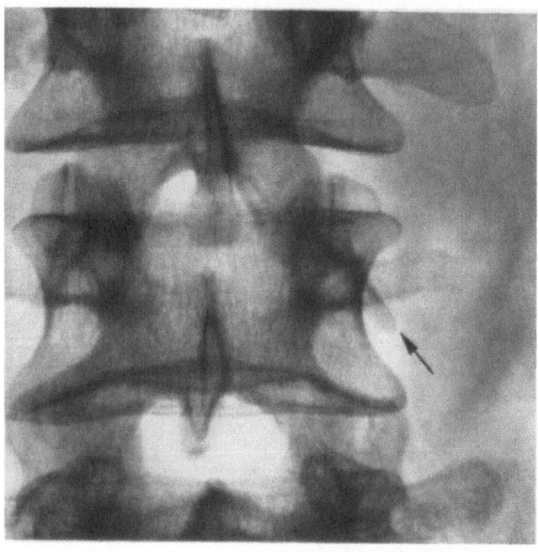 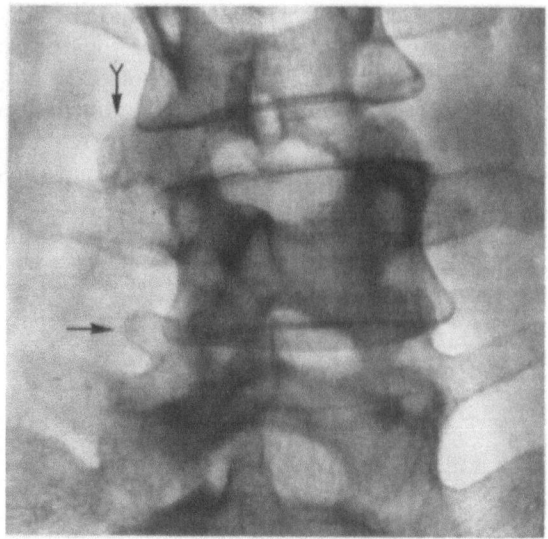

Abb. 201   Abb. 202

Abb. 201. Proc. styloides

Abb. 202. Proc. mamillares (? ?) am oberen Gelenkfortsatz L4 als Höcker (⤳) und an L5 als kleiner Fortsatz (→) rechts. Links plumpe obere Gelenkfortsätze

der Wurzel des oberen Gelenkfortsatzes als erhabene Muskelrauhigkeit oder kleiner Knochenhöcker, der röntgenologisch nicht abzubilden ist (Abb. 8, 200). Eine einzige Darstellung eines kleinsten, spitzen Höckers an der unteren Kontur eines Querfortsatzes L4 findet sich bei RUBASCHEWA (1933).

Dabei ist RUBASCHEWA der (hiermit nicht zu verwechselnde) kleine flügelartige Vorsprung an den unteren Querfortsatzkonturen L4 bekannt, der weiter lateral liegt und der in 3,8% aller Wirbelsäulen an L4 (!) nachweisbar ist (HOLITSCH: Abb. 164 u. 165).

Die prominenten Spitzen der Crista sacralis lateralis an der Dorsalseite des Kreuzbeines entsprechen den Proc. accessorii (TÖNDURY).

CUNNINGHAM hat die Persistenz einer Apophyse am Proc. accessorius D12 und L1 beschrieben.

Entwickelt sich der Proc. accessorius zu einem griffelartigen Fortsatz, so wird er bei einer Länge von über 4—5 mm als *Processus styloides* (Abb. 8, 200, 201) bezeichnet.

Derartige Proc. styloides können ein- und doppelseitig an einem oder mehreren Lendenwirbeln vorkommen (VOLKMANN: HWS [ohne Abbildung]). Längen bis zu 20 mm werden beobachtet.

Angaben über die Häufigkeit und Verteilung der Proc. styloides finden sich bei RUBASCHEWA. — Ein signifikanter Unterschied in der Häufigkeit des Vorkommens bei Männern und Frauen bzw. muskulösen und grazilen Konstitutionen liegt nach RUBASCHEWA nicht vor, so daß die Anlage als ererbt gelten muß. — Auffallend ist eine Differenz zwischen den häufigen anatomischen und den seltenen röntgenologischen (7,9%) Nachweisen eines Proc. styloides. Sie wird durch ungünstige Röntgen-Projektionsbedingungen erklärt (BROCA, DISSE, LE DOUBLE, GRASHEY-VELTMANN, V. HAYEK, KÖHLER-ZIMMER, LEDDA, MEYER-BURGDORF, PUTTI, RAVELLI, SIMONS).

Die diagnostischen Schwierigkeiten bei Beobachtungen von nach Form, Größe und Struktur abnormen Fortsätzen (Proc. styloides ? ?) haben wir im Rahmen der Querfortsatz-Spangen besprochen.

Die meisten Autoren (Abb. 180, 190, 193—196) denken an eine Fehlbildung des Proc. styloides. Wir verweisen auf unseren Kommentar (S. 361).

Eine fehlgesteuerte hyperplastische Entwicklung von 3 Knochenelementen (Proc. laterales, accessorii *und* mamillares) behauptet OCHSENSCHLÄGER für ihren Fall 3. Auch LÖHR (Abb. 186) macht für seine unförmigen Knochenmassen die Proc. accessorii *und* mamillares verantwortlich.

Der *Processus mamillaris* ist ein kleiner flacher, plumper Höcker, der von der (latero-) dorsalen Kante des oberen Gelenkfortsatzes ausgeht (Abb. 8, 200). Ein röntgenologischer Nachweis ist normalerweise nicht möglich und abgesehen von den Bildern von ANNOVAZI und GIRAUDI mit einer unregelmäßigen Vergrößerung der Proc. mamillares haben wir nirgends gesicherte, röntgenologische Abbildungen gefunden.

Bei einer eigenen Beobachtung (Abb. 202) haben wir an Processi mamillares gedacht, die sich möglicherweise ebenfalls infolge einer Vergrößerung und einer Verlagerung und Drehung des Bogenabschnittes dargestellt haben.

Persistierende *Apophysen* am Proc. mamillaris (D 12 und L 1) hat CUNNINGHAM beschrieben; die Abb. 203 (KÖHLER) u. 204 (SCHINZ) zeigen kappenförmige isolierte Knochenkerne an der lateralen Seite des oberen Gelenkfortsatzes S 1 (beiderseits) bzw. L 5, wobei der obere Gelenkfortsatz L 4 zusätzlich noch eine persistierende Apophyse an der Gelenkfortsatzspitze trägt.

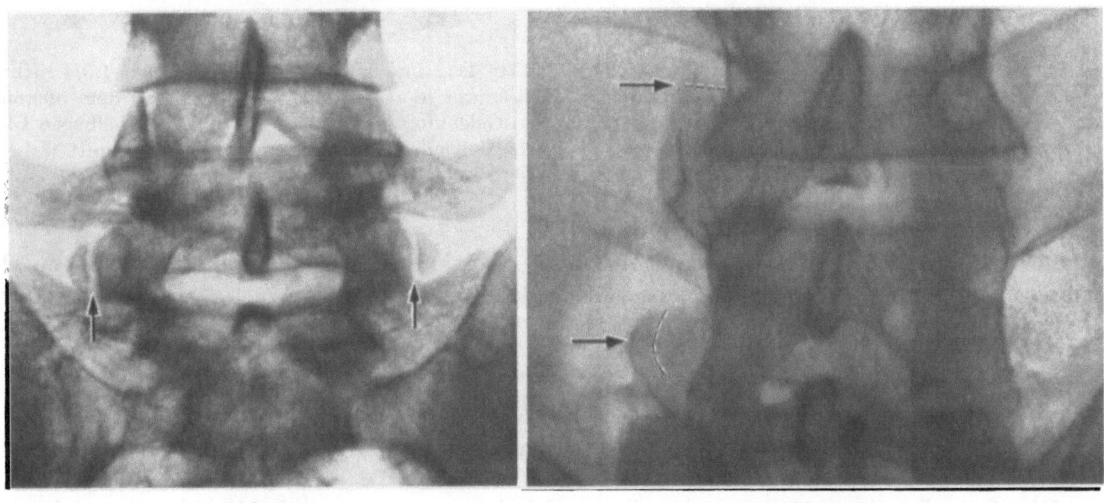

Abb. 203   Abb. 204

Abb. 203. Persistierende Apophysen am Proc. mamillaris der oberen Gelenkfortsätze des ersten Kreuzbein-wirbels (A. KÖHLER)

Abb. 204. Persistierende Apophyse an der Lateralseite des aufsteigenden Gelenkfortsatzes (am Proc. mamillaris) L 5 und an der Spitze des aufsteigenden Gelenkfortsatzes L 4 (SCHINZ)

8. Fehlbildungen der Gelenkfortsätze

Die Gelenkfortsätze erscheinen in der Mitte des 2. Fetalmonates (Embryonen von 16 mm Schädel-Steiß-Länge) und wachsen in die Membrana interdorsalis hinein. Die kleinen Wirbelgelenke entwickeln sich durch „Angliederung"[12], d.h., durch Aneinander-legung ursprünglich getrennter Skeletanteile. An den Berührungsstellen entsteht eine Art Schleimbeutel, der aber rasch alle Eigentümlichkeiten eines echten Gelenkes mit meniskoiden Einlagerungen annimmt (TÖNDURY, PENNING u. TÖNDURY). Die endgültige Richtung und Stellung der Gelenkfortsätze und Gelenkflächen zueinander erfolgt innerhalb der einzelnen Wirbelsäulen-Abschnitte unter dem Einfluß der funktionellen Beanspruchung in der jeweiligen Bewegungsrichtung. — Es bilden sich echte Gelenke mit

---

[12] Gelenke entstehen meist durch „Abgliederung" innerhalb einer einheitlichen Blastemanlage, wobei bereits frühzeitig die Stelle der späteren Gelenkspalte an einer intensiven Zellverdichtung mit anschließender Dehiscenz im mesenchymalen Füllgewebe zu erkennen ist (s. TÖNDURY: ds. Bd. S. 52).

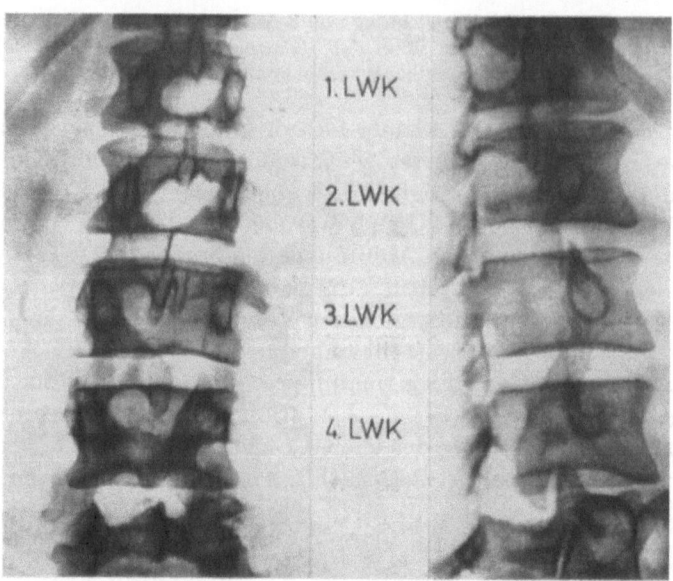

Abb. 205. Ravelli: Hypoplasie der unteren Gelenkfortsätze D12 und L1 links. — Gelenkspalt L3/4 nicht sagittal sondern frontal: unterer Gelenkfortsatz L3 nicht hinter (dorsal) sondern vor (ventral) dem oberen Gelenkfortsatz L4. Mäßige Hypoplasie des rechten unteren Gelenkfortsatzes L4. — Plumper Wirbelbogen L2 mit zweigeteiltem Dornfortsatz. Breiter Defekt in der linken Bogenhälfte L3, fehlender Bogenabschnitt wahrscheinlich in Bogen L2 aufgenommen. Mediane Bogenspalte L3

einem Meniscus und einem gut ausgebildeten Kapselapparat. Von cranial nach caudal wird mit zunehmender Belastung der Wirbel das meniscusartige Polster stärker und der Bandapparat straffer (Töndury).

a) Asymmetrien

Zu den Variationen zählen asymmetrische Gelenkfortsätze, die im Bereich der Lendenwirbelsäule und nach Overton und Grossmann auch am 2. und 3. Halswirbel nicht selten sind.

Die Gelenkspalten sind an der Brustwirbelsäule vorwiegend frontal ausgerichtet, stehen im Lumbalbereich um etwa 45° geneigt (Saidmann) und drehen sich weiter bis zum dorso-lumbalen Übergang, wo eine Stellung fast in der Sagittalebene erreicht werden kann, so daß Junghanns von „typischer Brustgelenk- und Lendenwirbelgelenkstellung" spricht. Schertlein hat eine Parallelität zwischen der Wirbelgelenkstellung D12/L1 und den Querfortsatzanomalien (Abb. 163) nachgewiesen.

Asymmetrien der Gelenkspaltstellung (Goldthwait, Junghanns, Nöller, Schertlein) zwischen rechts und links mit einerseits mehr frontaler und auf der Gegenseite mehr sagittaler Stellung rechnet Junghanns zu den angeborenen Fehlbildungen. Von Lackum, der an 30 Lendenwirbelsäulen nur 6mal eine vollkommene Symmetrie der kleinen Wirbelgelenke fand, während 18 stark und weitere 6 mäßig stark asymmetrisch standen, spricht von morphologischen Variationen der primären Anlage, wobei die Lendenwirbelsäule wegen der „Unruhe in der Entwicklung" vornehmlich betroffen sei.

Die Beobachtung von Holland und Stolle (Abb. 210) zeigt mit anderen Gelenkfortsatz-Veränderungen eine frontale Stellung des Wirbelgelenkes L2/3 links.

Wesentlicher scheint die Fehlbildung eines kleinen Wirbelgelenkes bei Ravelli (Abb. 205) mit frontaler Gelenkspaltstellung (im Sinne eines Brustwirbelgelenkes) zwischen L3 und L4. Der untere Gelenkfortsatz von L3 liegt hier nicht hinter (dorsal), sondern ventral vor dem oberen Gelenkfortsatz von L4.

Fehlstellungen der Gelenkfortsätze mit grober Deformierung bei weiteren Bogenfehlbildungen zeigen Abb. 34, 36, eine Fehlstellung mit Hypoplasie und Querfortsatzanomalie Abb. 178.

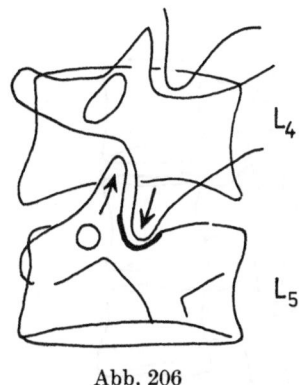 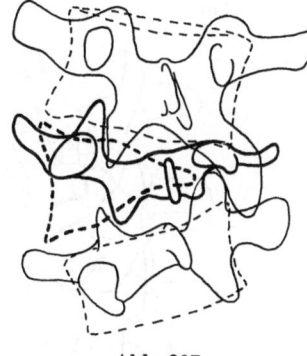

Abb. 206   Abb. 207

Abb. 206. Schematische Skizze nach einem Röntgenbild von BROCHER. Der obere Gelenkfortsatz L5 ist nach cranial ↑, der untere von L4 nach caudal ↓ verschoben. Der Isthmus von L5 zeigt eine napfförmige Mulde mit Sklerosierung: „swayback-Syndrom" (vgl. Abb. 216, Zeile 6)

Abb. 207. v. OETTINGEN, Skizze nach Röntgenbild: Zufallsbefund. Angeborene unvollkommene Keilwirbel-bildung L4 mit rudimentärem Querfortsatz und fehlenden Gelenkfortsätzen. Dornfortsätze vorhanden, an-nähernd normale Stellung. Der Gelenkfortsatz L3 erscheint links zapfenförmig nach seitlich ausgezogen und artikuliert von außen her mit dem oberen Gelenkfortsatz L5. (Es läßt sich nicht sicher erkennen, ob zwischen dem zapfenförmigen zum oberen Gelenkfortsatz des 5. Lendenwirbels hinziehenden hyperplastischen Gelenk-fortsatz L3 und dem Wirbelbogen L4 knöcherne Verbindungen bestehen)

Versetzungen der Gelenkfortsätze gegeneinander — ohne Bandscheibenaffektion —, einmal mit klaffendem Gelenkspalt, häufiger aber mit einer Verschiebung in kranio-caudaler Richtung erwähnt KÖHLER-ZIMMER in seiner neuesten Auflage. Dabei kann der tiefergetretene untere Gelenkfortsatz (Abb. 206) in einer „gletschertopfähnlichen Mulde der Isthmusregion" des darunterliegenden Bogens stehen, deren Kontur sklerosiert erscheint (JACOBSON u.a.: „swayback-Syndrom").

Gleiche Veränderungen der Isthmus-Region — offenbar ohne Kenntnis der Arbeit von JACOBSON — zeigen die Abbildungen von BOISOT u.a. bei Vorliegen großer Apo-physen an den unteren Gelenkfortsätzen (s. Abb. 216, Zeile 6).

Die anatomischen und funktionellen Beziehungen zwischen der Interartikularportion und den darüber stehenden unteren Gelenkfortsätzen im Verband der Wirbelsäule sind unklar und haben bereits früher zu unterschiedlichen Auffassungen geführt. So hat MEYER-BURGDORF u.a. eine scherenartige Druckwirkung der unteren Gelenkfortsatz-spitzen auf die Interartikularportion (mit sekundärer) Spondylolyse angenommen, wäh-rend JAEGER eine derartige Theorie aus anatomischen Gründen für irreal hält (s. Theorie der Spondylolyse und Spondylolisthese: S. 319 und Bd. VI/2).

b) Verschmelzungen

Im Rahmen einer Blockwirbelbildung oder bei seitlichen Keilwirbeln und vollständigen oder halbseitigen Bogenverschmelzungen (GRIMME) kann die Bildung (s. S. 290) der kleinen Wirbelgelenke ausbleiben. JUNGHANNS (1936) diskutiert hierzu eine Differen-zierungsstörung im Bereich der Wirbelbögen mit geschlossener Verknöcherung der Mem-brana interdorsalis und interventralis, wobei die resultierende Bewegungsstarre auch sekundär zu einer allmählichen Verknöcherung der Zwischenwirbelscheibe führen könnte (S. 291/2, Abb. 38ff.).

c) Aplasien und Hypoplasien

Aplasien einzelner Gelenkfortsätze finden sich bei beidseitiger und einseitiger Bogen-aplasie (Abb. 22, 35, 115) oder Bogenhypoplasie (Abb. 207).

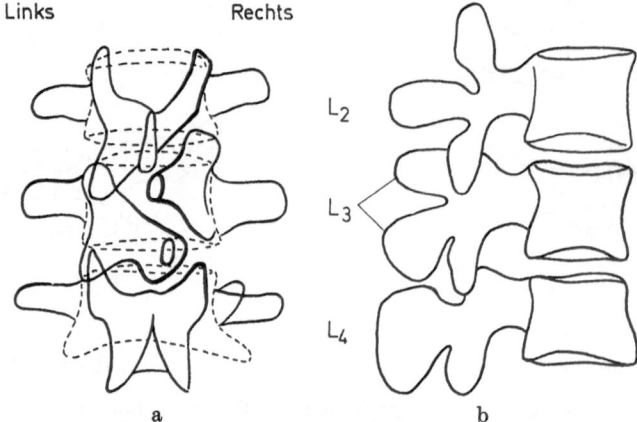

Abb. 208a u. b. Rothe: Aplasie des rechten unteren Gelenkfortsatzes L2 und L3, Hypoplasie des rechten oberen Gelenkfortsatzes L4. — Asymmetrischer Bogenspalt L3 mit zwei übereinanderliegenden Dornfortsatz-zinken (bezeichnet) (s. S. 337—339). Der linke Dornfortsatz L3 stützt sich anscheinend auf dem Bogen L4 ab und ersetzt gewissermaßen vikariierend die fehlende Gelenkverbindung L3/4

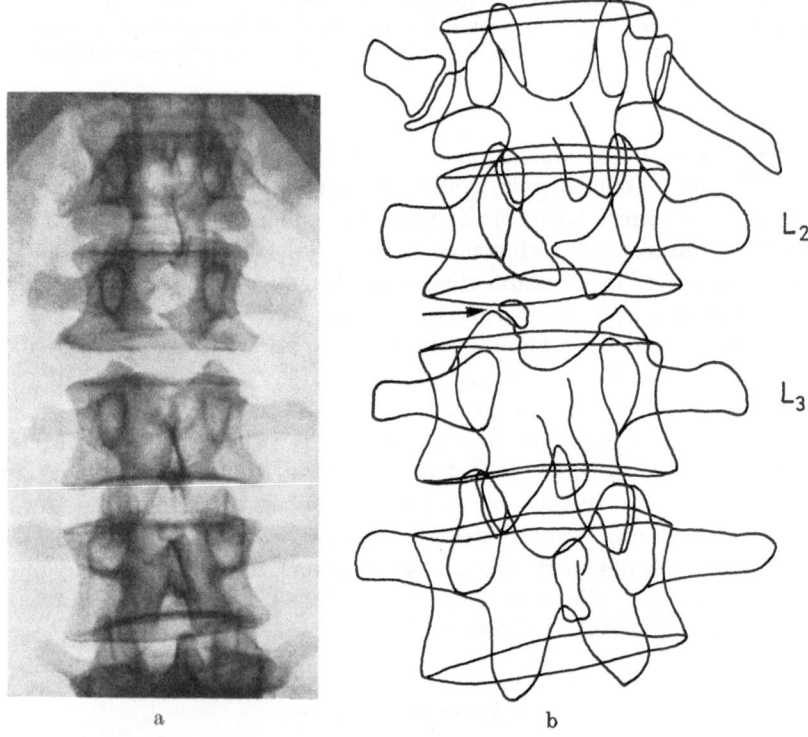

Abb. 209a u. b. Müller: Vollkommener Defekt der unteren Gelenkfortsätze L2. Persistierende Gelenkfortsatz-Apophyse (→) am oberen Gelenkfortsatz L3. — (Keinerlei Kontakt von L2 und L3 durch Gelenkfortsätze.) — Schräg verlaufender, nach caudal breiter werdender Spalt im hinteren Bogenabschnitt. Dornfortsatzaplasie.

Bei Defekten der Bogenabschnitte fehlen nicht selten die Gelenkfortsätze einseitig oder beidseitig oder sie sind hypoplastisch-rudimentär (Abb. 15, 17, 20 (!), 30, 32 ff., 55, 205, 207—209, s. auch Abb. 13; weitere Abbildungen bei Brocher, Kienböck, Michailov, Schwegel, Wehner, Willis).

Auf Gelenkfortsatzaplasien und -hypoplasien bei Fehlbildungen im Sinne von Dysplasien (Brocher, Willis) haben wir auf S. 288 hingewiesen, hierzu zählt auch die

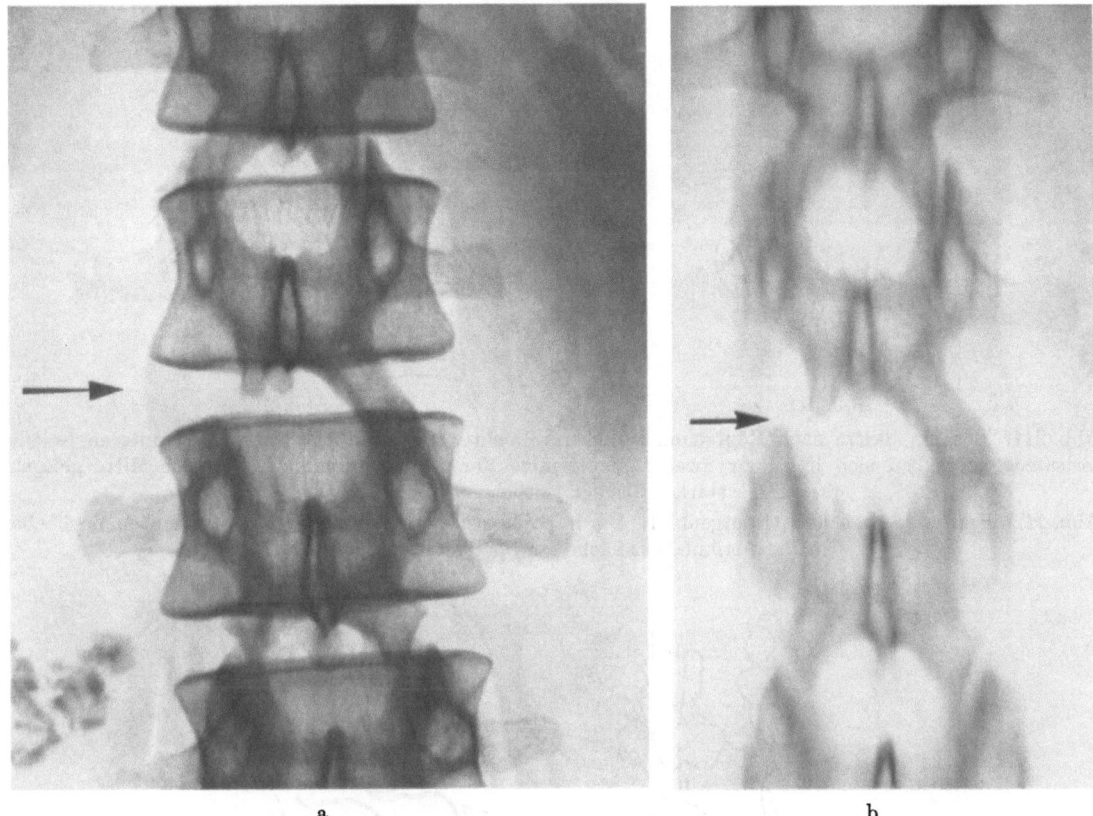

a   b

Abb. 210a u. b. Aplasie des unteren Gelenkfortsatzes L2 rechts →. Links offenbar frontale Stellung des
Wirbelgelenkes L2/3. Untere Gelenkfortsätze L3 beiderseits verkürzt (HOLLAND und STOLLE)

Abbildung von EXNER mit einer vollständigen Aplasie beider oberer Gelenkfortsätze
von S1 mit Bogenelongation und Spondylolisthese von L5 bei einem 13jährigen ♀.

Isolierte Gelenkfortsatz-Aplasien sind oberhalb von L5 bei sonst normalen Wirbelkörpern und Wirbelbögen seltener.

Eine schöne Zufallsbeobachtung verdanken wir HOLLAND und STOLLE (Abb. 210)
mit einseitiger Aplasie eines unteren Gelenkfortsatzes L2 und frontaler Stellung des
kleinen Wirbelgelenkes der Gegenseite sowie Hypoplasie der unteren Gelenkfortsätze L3.

Neuere Veröffentlichungen bringen VERHAAK und TUSZEWSKI. — Die Beobachtungen
von LOSSEN (Abb. 211) und REINHARDT (einseitig: L1 bzw. L3 mit Dornfortsatzverbreite-
rung) zeigen an Stelle der unteren Gelenkfortsätze 1 bzw. 2 dornartige Knochenzapfen,
die vom hinteren Bogenabschnitt ausgehen und einer Hypertrophie einer normalerweise
nur mäßig erhabenen Muskelansatzleiste entsprechen sollen (REINHARDT). — Die hypoplastischen unteren Gelenkfortsätze an D12 beiderseits bei BAILEY können gerade noch
mit den oberen Gelenkfortsätzen L1 artikulieren (Abb. 212).

Aplasien bzw. hochgradige Hypoplasien zweier zusammengehöriger Gelenkfortsätze,
d.h. eines kompletten Wirbelgelenkes wurden von ETTER, KÖHLER-ZIMMER: L4/5 (Abbildung 213), von RUCKENSTEINER: L 3/4 (Abb. 214) demonstriert.

TUSZEWSKI bildet mehrfache Aplasien und Hypoplasien der Gelenkfortsätze einer
Lendenwirbelsäule ab, sogar beidseitig im Segment L2/3 und weist darauf hin, daß die
Wirbelkörper an dieser Stelle nur durch die Bandscheibe und Bänder verbunden waren
und trotzdem keine Verschiebung auftrat! — Ähnliche Überlegungen müßten bei den
Beobachtungen nach Abb. 209 und auch 212 und 214 angestellt werden. — Ersatzweise
können offenbar hyperplastische Verdickungen (und Verdichtungen) der korrespondieren-

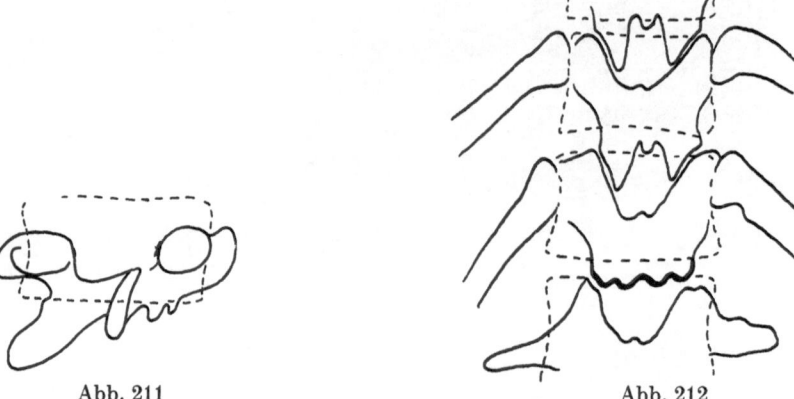

Abb. 211   Abb. 212

Abb. 211. Lossen, Skizze nach Röntgenbild: Bei regelrechter Entwicklung des rechten unteren Gelenkfortsatzes L5 haben sich links nur zwei zapfenförmige Vorsprünge ausgebildet, der zur Mitte gelegene
stärker als der seitliche (s. Text)

Abb. 212. Bailey, Skizze nach Röntgenbild: Die hypoplastischen Gelenkfortsätze D 12 reichen noch eben
an die Artikulationsfläche der oberen Gelenkfortsätze L 1

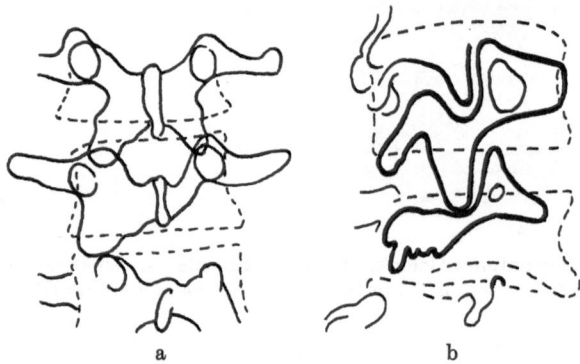

a   b

Abb. 213a u. b. Etter-Köhler-Zimmer, Skizze nach Röntgenbild: Aplasie der Gelenkfortsätze zwischen L4
und L5 links und Hypoplasie rechts

den Gelenkfortsätze o.a. Bogenabschnitte der Nachbarwirbel auftreten. Man darf hier
wohl teleologisch an eine kompensatorische Hyperplasie zur Überbrückung des Defektes
denken, wie sie auch Brocher (Abb. 35), J. Hintze (Abb. 34), Meves, Rathke (Abb. 33),
v. Oettingen (Abb. 207), Litten und Hadley annehmen (vgl. auch Abb. 208). Le Double
und Geipel (S. 285, 289) haben ja schon betont, daß die Aplasie oder Hypoplasie eines
Skeletteiles die Hypertrophie eines anliegenden begünstigen kann: s. auch S. 276, 304
und 345.

Nach Kienböck sind Aplasien, Hypoplasien und gröbere Verunstaltungen der Gelenkfortsätze in der Lumbo-sacralregion, besonders an Übergangswirbeln häufiger nachweisbar: schöne Abbildungen finden sich bei Ruckensteiner (L5/S1 sowie L5/6) und bei
Schinz (L5/Sa). — Horwitz und Smith haben diese Veränderungen ausführlich bearbeitet.

Die Autoren sind sich einig, daß es sich bei den besprochenen Gelenkfortsatz-Aplasien
um kongenitale Fehlbildungen handelt. Mangels anatomischer Untersuchungen ist aber
nicht entschieden, ob eine frühembryonale Störung als Hemmungsmißbildung mit Defekt
auch des knorpeligen Fortsatzes vorliegt, worauf man vielleicht bei den beschriebenen
vikariierenden Überbrückungen rückschließen kann (Abb. 33—35, 207, 208). Andererseits
wird auch eine Ossifikationsstörung nur als Entwicklungshemmung (Büscher, Litten,
Rothe) diskutiert, wobei also *röntgenologisch eine Aplasie vorgetäuscht würde.* Das gleichzeitige Vorkommen eines unvollständigen knöchernen Bogenschlusses und einer derartigen „Aplasie" der Gelenkfortsätze könnte dieser Ansicht entgegen kommen (Müller).

LITTEN glaubt außerdem an die Möglichkeit, daß ein Ossifikationszentrum (Spätapophyse?) in den Gelenkfortsätzen nicht angelegt oder resorbiert werden könnte.

Eine solche Unterscheidung in echte Aplasien und röntgenologisch vorgetäuschte Aplasien bei Ossifikationsstörung des knorpeligen Gelenkfortsatzes wäre für die klinische Beurteilung wichtig. Es ist doch auffallend, daß SCHINZ der Aplasie „keine praktische Bedeutung" zumißt, TUSZEWSKI bei seinem Fall (s. oben) keine Verschiebung beobachtete und MÜLLER eine „offenbar unveränderte Festigkeit der Wirbelreihe" betont, obwohl letzterer auf die besondere Bedeutung der Gelenkfortsatzreihe „als ein wichtiges Moment für die Lageerhaltung der Wirbel und als einen Schutz gegen Abgleiten" hinweist.

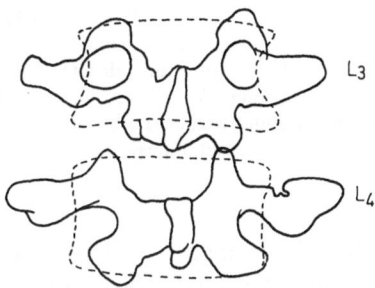

Abb. 214. RUCKENSTEINER: Aplasie der linken und Hypoplasie der rechten Gelenkfortsätze zwischen L3 und L4

Die Erklärung für diese Differenz könnte in der auch von ROTHE diskutierten Voraussetzung zu finden sein, daß in diesen Fällen nur eine Ossifikationsstörung (des knorpelig vorhandenen) Gelenkfortsatzes vorgelegen hat. Damit würde aber der Folgerung, „daß der Zwischenwirbelscheibe für die Stabilität und die Beweglichkeit der Wirbelsäule die entscheidende Bedeutung zukommt", sowohl für das Wirbelgleiten als auch für skoliotische Verbiegungen weniger Gewicht zukommen. In Übereinstimmung hiermit soll nach SCHINZ (und auch MÜLLER) erst die Gelenkfortsatz-Aplasie durch gesteigerte Beanspruchung zu einem vorzeitigen Bandscheibenverschleiß führen. Der Bedeutung einer (echten) Aplasie der Gelenkfortsätze würde eine Beobachtung von RUCKENSTEINER mit Drehverrenkung und starker Dislokation (Aufspreizung) zweier Wirbelkörper eher gerecht werden. Der Autor hat hierzu experimentelle Untersuchungen an der Leichenwirbelsäule angestellt und gelangt zu der Schlußfolgerung, daß der Ausfall eines Zwischengelenkes nicht vollkommen gleichgültig ist, sondern zu morphologischen und dynamischen Störungen im Zusammenspiel mehrerer Wirbel führt. So erhebt sich auch die Frage, ob die ausgeprägten Skoliosen mit seitlichem Wirbelgleiten (es sind nur Sagittalaufnahmen abgebildet) bei KIENBÖCK nicht doch Folgen der fehlenden Gelenkfortsatzverbindungen mit Instabilität und Lockerung des Bewegungssegmentes sind. Auch EXNER weist auf die Gefahr der Wirbelluxation und des Wirbelgleitens bei Gelenkfortsatzaplasie hin, bei seiner Beobachtung lag allerdings gleichzeitig eine Spondylolisthese und eine Bogenelongation vor. WILLIS gibt „a resulting loss of mechanical stability of the column at the point affected" an und erinnert daran, daß bei völligem Fehlen zweier anliegender Gelenkfortsätze der Wirbelkanal an dieser Stelle keine knöcherne Deckung aufweise.

Zur Häufigkeit von Gelenkfortsatzdefekten gibt EXNER nach gezielter Durchsicht von fast 7000 Wirbelsäulen nur eine Gelenkfortsatzaplasie an.

Differentialdiagnostisch weist SCHINZ mit entsprechenden Bildern auf die Osteomyelitis der Gelenkfortsätze und die Gelenkcaries hin.

d) Persistierende Gelenkfortsatzapophysen

Normalerweise enden die Gelenkfortsätze mit einer spitzen Ausziehung. Als Besonderheit bildet (KÖHLER-)ZIMMER als „Spitze" eines oberen Gelenkfortsatzes L4 eine Doppelkuppe mit Mulde ab, ein Befund der von AUFDERMAUR in einer pathologisch-anatomischen Studie besprochen wird.

Rechts   Links   Rechts   Links

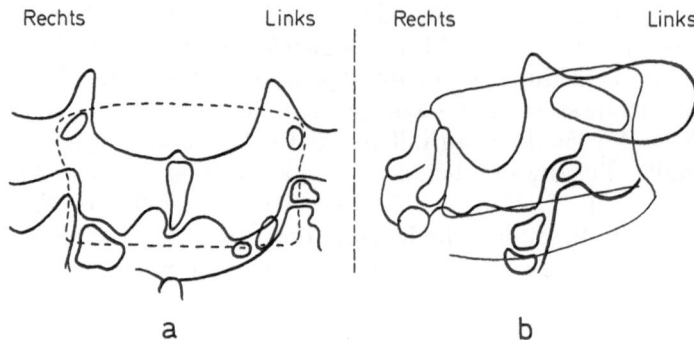

a   b

Abb. 215a u. b. Büscher: Mehrere Knochenkerne an Stelle des Gelenkfortsatzes des letzten Lendenwirbels links (Apophysen ?). Isolierter Knochenkern über der Gelenkfortsatzspitze des 1. Kreuzbeinwirbels links. (Trennung des Gelenkfortsatzes des letzten Lendenwirbels rechts durch eine große spaltartige Aufhellung von seiner Basis)

Über „nichttraumatische Spaltbildungen" in Lendenwirbel-Gelenkfortsätzen haben Mandruzzatto (1929), Grashey und Müller (1931) zuerst berichtet (Abb. 216). Müller nahm zunächst Umbauzonen infolge mechanischer Fehlbelastung an, die er an einem Gibbus-Skelet gesehen hatte, und glaubte in diesen und ähnlichen Fällen persistierende Epiphysen (= Apophysen, s. Runge: S. 269) wegen der Form des isolierten Knochens und des Alters der Patienten ausschließen zu können. Später — nach seiner Beobachtung von Gelenkfortsatz-Aplasien — entschied er sich für eine kongenitale Anomalie, beides sah er als verschiedene Stufen einer Entwicklungshemmung an. Dieser Ansicht schließt sich auch Büscher (Abb. 215) an, der einmal an Stelle eines unteren Gelenkfortsatzes L5 mehrere Knochenkerne und zum anderen Kombinationsformen von hypoplastischen und hyperplastischen Gelenkfortsätzen mit persistierenden Apophysen beobachtete, ähnlich auch Litten, der eine Ossifikationsstörung annimmt.

Regensburger (Abb. 216) lehnt einerseits die Möglichkeit von Umbauzonen als Ursache der Spaltbildung nicht ab, andererseits unterscheidet er zwischen kleinen, freien Spitzen (außergewöhnlich angelegten Apophysen) als harmlose Regelwidrigkeit infolge einer Wachstumsstörung und einer großen abgetrennten Gelenkfortsatzspitze als Miß-bildung.

Schmorl-Junghanns lassen die Frage offen, ob Gelenkfortsatzapophysen regelmäßig in der Jugend als Spätapophysen (Abb. 8) auftreten und mit den Gelenkfortsätzen ver-schmelzen oder ob sie überhaupt nur als Fehlbildungen vorkommen und niemals eine knöcherne Verbindung eingehen.

Die Beurteilung von (Köhler-)Zimmer ist nach Text und Abbildungslegenden diffe-rent. Der Autor berichtet zunächst von horizontal oder schrägverlaufenden Spalten (deren Genese nicht immer klar sei), um sie einige Zeilen weiter als persistierende Apo-physen anzusprechen. In den Abbildungs-Beispielen unterscheidet Zimmer einen steck-nadelkopfgroßen „akzessorischen Kern" gegenüber der kappenförmigen „persistierenden Apophyse" und gegenüber der „Spaltung des unteren Gelenkfortsatzes L4", die basis-nahe durch den Gelenkfortsatz verläuft. Der Autor zitiert den Ossifikationsmodus der Gelenkfortsätze nach Oppenheimer (Abb. 225), mit dem aber die abgebildete „Spaltung" nicht in Einklang zu bringen ist. Dies ist allerdings auch bei den großen persistierenden Apophysen von Büscher (Abb. 215), Regensburger, Simons, Junghanns (alle in Abb. 216) und von Brocher (1966) (Abb. 217) und besonders 1970 nur schwer möglich.

Die Skizzen in Abb. 216 zeigen die nach Form, Größe und Lage unterschiedlichen Gelenkfortsatz-Apophysen verschiedener Autoren.

Röntgenologisch dargestellt werden die persistierenden Apophysen im Bereich der Halswirbelsäule und Brustwirbelsäule im frontalen (Abb. 14, 143), im Bereich der Lenden-

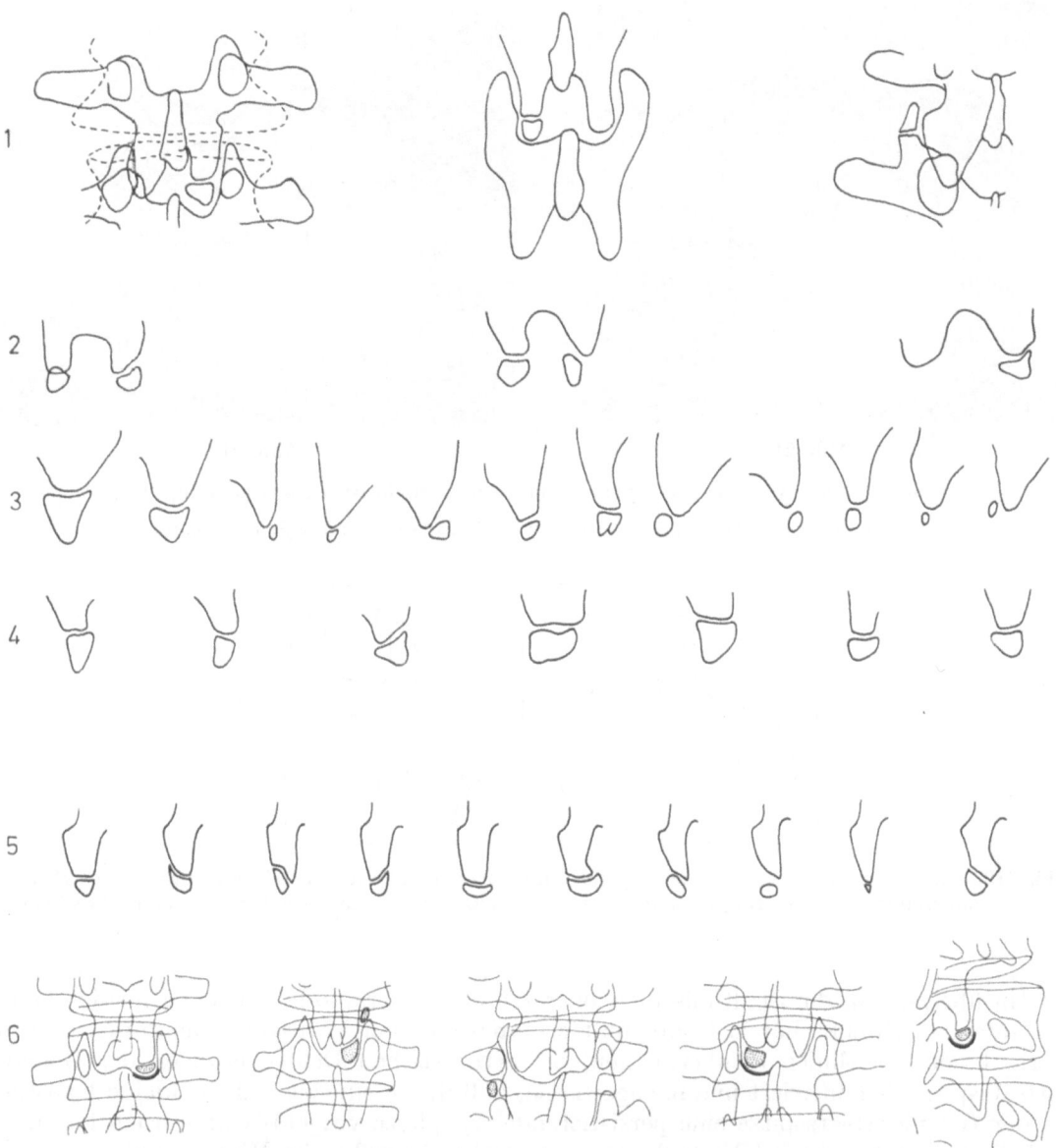

Abb. 216. Sagittalaufnahmen: Beispiele persistierender Gelenkfortsatzapophysen.
Reihe 1 (von links nach rechts): MÜLLER, REISNER, LITTEN.
Reihe 2 untere Gelenkfortsätze: LANG, NÖLLER (2mal).
Reihe 3 REGENSBURGER.
Reihe 4: LITTEN (2mal), SIMONS (2mal), JUNGHANNS, MÜLLER (1931), GRASHEY (1931).
Reihe 5 und 6: BOISOT, LAGARDE und LAURENS: kappenförmige, halbmondförmige, ovale, knotenförmige,
maulbeerförmige dreieckige und nierenförmige Apophysen.
Man beachte die muldenförmige Dysplasie der Isthmusregion (Zeile 6, Fig. 1, 4 und 5) mit deutlicher
Sklerosierung der Kontur „swayback-Syndrom" (vgl. Abb. 206)

wirbelsäule im sagittalen (Abb. 204, 209, 215—218, 222) und schrägen Strahlengang
(Abb. 215, 219, 222), wobei nach KÖHLER-ZIMMER und EXNER die persistierende
Gelenkfortsatzapophyse tiefer bzw. höher als die Spitze des normalen unteren bzw. oberen
Gelenkfortsatzes der Gegenseite steht. Der röntgenologisch nachweisbare Spalt, der ver-
mutlich durch Gewebe bzw. Knorpel ausgefüllt ist, ist scharf begrenzt. Die rudimentäre
Gelenkfortsatzspitze ist oft konvex abgerundet, entsprechend der anliegenden konkaven
Begrenzung der persistierenden Apophyse.

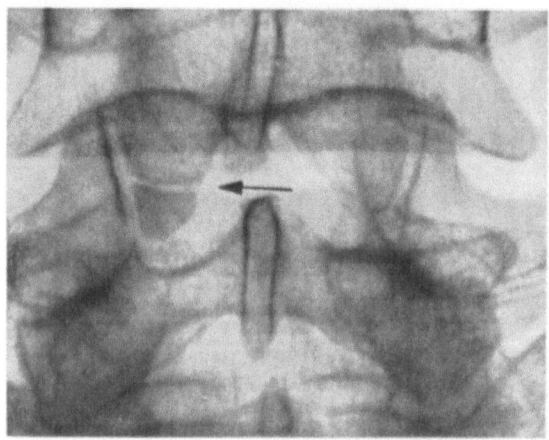
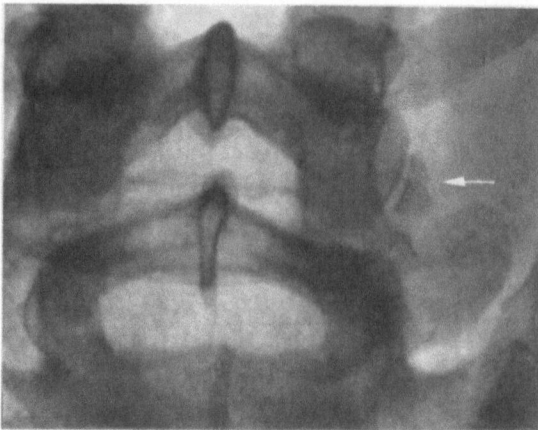

Abb. 217   Abb. 218

Abb. 217. Persistierende Apophysen am unteren Gelenkfortsatz L4 (Brocher, 1966)

Abb. 218. Obere Gelenkfortsatzapophyse L5: Zufallsbefund 35jähriger Mann

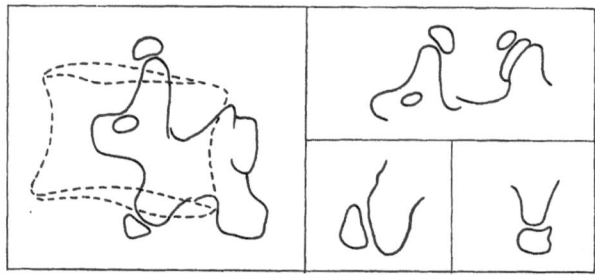

Abb. 219. Schrägaufnahmen: Verschiedene Apophysen an oberen und unteren Gelenkfortsätzen nach Hadley (3mal) und Bailey. — Hadley: „Zwei ungewöhnliche Ereignisse: Oberer Gelenkfortsatz und ♀" (Sektion)

Im übrigen soll die Spaltlinie quer oder schräg von cranio-lateral nach medio-caudal verlaufen. — Nöller hat in Röntgenbildern anatomischer Präparate einen umgekehrten Verlauf von Spaltlinien (Einkerbungen) bei arthrotischen Deformierungen der Gelenkfortsatzspitze demonstriert und nachgewiesen, daß durch eine zusätzliche kleine Exostose an der Gelenkfortsatzspitze eine persistierende Apophyse vorgetäuscht werden kann. — Auf die Verwechslung mit Verkalkungen der Gelenkkapsel weist Büscher hin.

Über die Häufigkeit persistierender Gelenkfortsatzapophysen liegen folgende Angaben vor:

Reisner	0,3⁰/₀₀
Boisot, Lagarde u. Laurens	1,3⁰/₀₀
Farmer	1,5⁰/₀₀ (40 Fälle)
Nöller	2 ⁰/₀₀
Regensburger	9 ⁰/₀₀ (18 Fälle)
Went	13,7⁰/₀₀ (41 Fälle)

Während die ersten Beobachtungen nur an unteren Gelenkfortsätzen der Lendenwirbel gemacht wurden (Mandruzzatto, Grashey, Müller, Brocher, Mainoldi, Palmieri, Schinz, Steiner, Schaukasten), wurden später gehäuft persistierende Apophysen auch an den oberen Gelenkfortsätzen (Abb. 218) [Went 6mal (Abb. 220), Farmer 5mal, Hadley 2mal (Abb. 219) und je einmal von Bailey, Büscher (Abb. 215), Müller (Abb. 209), Schinz (Abb. 204)] nachgewiesen. — Einseitiges, doppelseitiges und multilokuläres Vorkommen wird beschrieben, hinsichtlich der Lokalisation etwa in

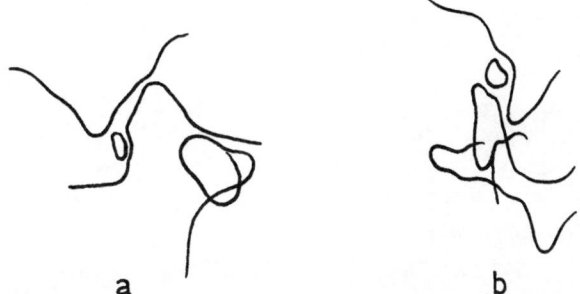

Abb. 220a u. b. Went. a: Lendenwirbelsäule im ersten schrägen Durchmesser: Die persistierende Apophyse bei L4 rechts unten spreizt das kleine Wirbelgelenk auseinander. b: Sagittalaufnahme: Eingeklemmte persistierende Apophyse am rechten oberen Gelenkfortsatz von L2

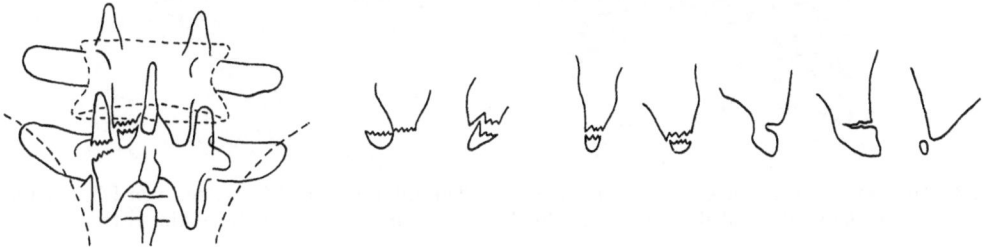

Abb. 221. Von links nach rechts, Litten: Fraktur des unteren Gelenkfortsatzes L4 und des oberen Gelenkfortsatzes L5. — Büscher (2mal) Gelenkfortsatzfrakturen mit Dislokation (Sturz vom Pferd, vollkommene Bewegungsunfähigkeit). — Regensburger (5mal): Erworbene Spaltbildungen (Frakturen, Umbauzonen [?], Osteochondritis dissecans [?])

der Reihenfolge L3, L1, L2, L4 (L5 und D12 je einmal bei Went). (Köhler-Zimmer: C5: Abb. 143 und C5/6: Abb. 14.)

Auffällig erscheint, daß vorwiegend Männer betroffen sind. Das Verhältnis von Männern zu Frauen beträgt in der Zusammenstellung von Boisot, Lagarde und Laurens: 27 ♂:5 ♀ (s. auch Legende zu Abb. 219).

Auf die Kombination mit anderen Fehlbildungen haben Bakke, Regensburger, Lang und Went (Spondylolyse), Boisot u.a. (5mal Spondylolyse, 8mal Bogenspalt), Simons und Oppenheimer (sagittaler Bogenspalt und Spondylolyse) hingewiesen (Abb. 209).

Auf die unterschiedlichen Auffassungen über die anatomischen und funktionellen Beziehungen zwischen dem Isthmusbereich des Wirbelbogens und den darüber stehenden unteren Gelenkfortsatzspitzen haben wir bereits auf S. 369 bei der Verschiebung der Gelenkfortsätze hingewiesen: „swayback-Syndrom" (Abb. 206). Bei den durch persistierende Apophysen üblicherweise verlängerten Gelenkfortsätzen haben Boisot u. Mitarb. in gleicher Weise eine muldenförmige Dysplasie der Isthmusregion und eine „kondensierte Randkontur" beobachtet (Abb. 216, Zeile 6).

Klinisch handelt es sich im allgemeinen um Zufallsbefunde. Regensburger sieht persistierende Apophysen als Hinweis für eine „angeborene Minderwertigkeit und Schwäche des Knochengerüstes" an und erklärt hartnäckige Rückenschmerzen als Insuffizienzerscheinungen des Gelenkapparates. Auch King, der 5mal persistierende Apophysen operativ entfernte, führt Rückenschmerzen auf diesen Befund zurück. Detaillierter sind die Erklärungen von Büscher und Went. Diese Autoren nehmen an, daß die Gewebsverbindungen zwischen Gelenkfortsatzspitze und persistierender Apophyse sich unter der Einwirkung der vielfachen Bewegungen und Belastungen des täglichen Lebens lockern können, wozu eine Sklerosierung der Spaltlinien mit gewissen Abschliff-

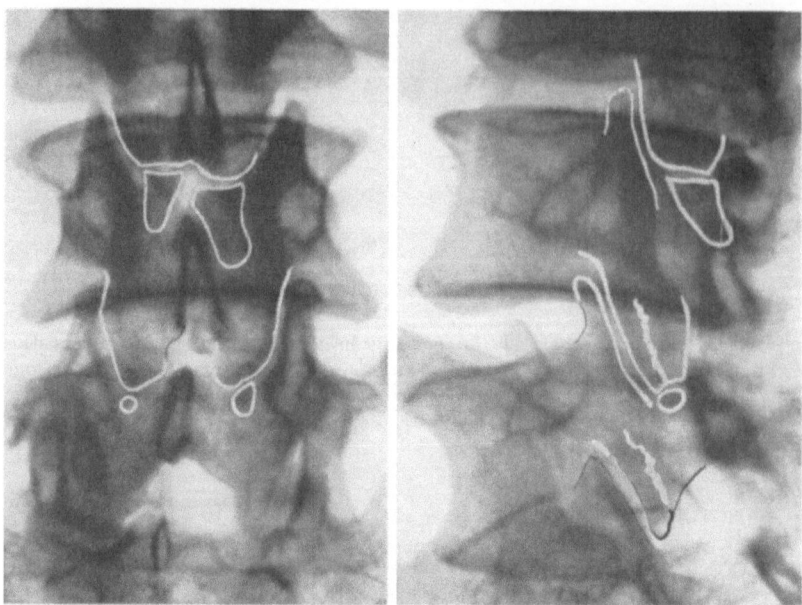

Abb. 222. Oppenheimer[1]: Persistierende Apophysen an den unteren Gelenkfortsätzen von L3 und L4: Längs verlaufende Spaltlinien (,,longitudinal fissures") in den unteren Gelenkfortsätzen

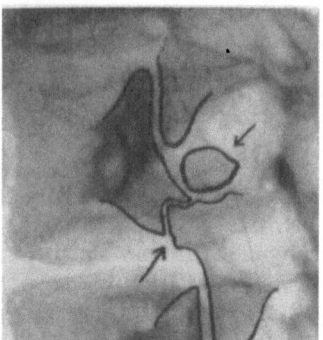

Abb. 223. Oppenheimer[1]: 32jähriger ♂. Schrägaufnahme von L2. Spondylolyse und Isthmusknöchelchen (,,supernumerary ossicle") (s. Text; nachgezeichnete Linien im Original enthalten)

effekten als Beweis herangezogen wird. Bei abnormer Beweglichkeit oder sogar Ablösung der persistierenden Apophyse könne diese einen ,,freien Gelenkkörper" darstellen, der bei einer plötzlichen Drehung oder einem Sprung zu Einklemmungserscheinungen, eventuell mit Spreizung des kleinen Wirbelgelenkes führe (Abb. 220): plötzlicher, heftigster, lokalisierter Schmerz mit ungewöhnlicher sekundärer Starre der Rückenmuskulatur. Dieser Vorgang sei zumindest bei größeren persistierenden Apophysen festzustellen, die infolge des langen Hebelarmes den auf sie einwirkenden dislozierenden Abscherkräften viel mehr ausgesetzt seien als kleine Spitzenapophysen, die infolge des kürzeren angreifenden Hebelarmes den dislozierenden Kräften weniger ausgesetzt seien und immer einen Zufallsbefund ohne klinische Bedeutung darstellten. — Die Warnung vor chiropraktischen Manövern und die Forderung exakter, auch schräger Wirbelsäulenaufnahmen vor jeder Manualtherapie erscheint in diesen Fällen berechtigt.

Auf die Differentialdiagnose gegenüber der Gelenkfortsatzfraktur (Abb. 221) weisen Bailey, Böhler, Büscher, Regensburger, Simril und Went hin. Gelenkfortsatzfrakturen sind selten und treten meist kombiniert mit anderen Wirbelfrakturen auf. Schmorl-Junghanns sahen bei 10000 Sektionen keinen isolierten Gelenkfortsatzabbruch.

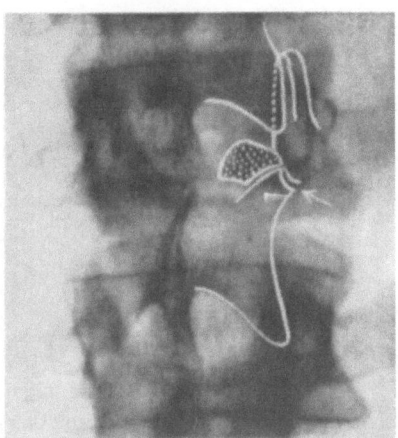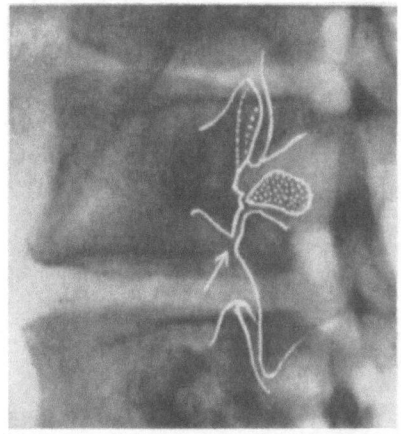

Abb. 224. OPPENHEIMER[1]: 52jähriger ♂. Beide Schrägprojektionen von L2: Spondylolyse und Isthmusknöchelchen

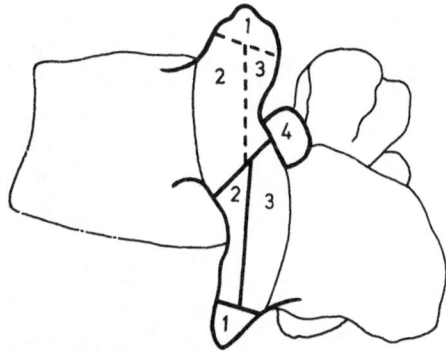

Abb. 225. Ossifikationszentren der Gelenkfortsätze nach OPPENHEIMER: Je Gelenkfortsatz zwei Verknöcherungszentren im Stammabschnitt (2, 3) und eines als Apophyse an der Spitze (1) sowie zusätzlich ein Isthmusknöchelchen (4). (s. Text)

JAKI hat 4 derartige Fälle in der Literatur gefunden, OPPENHEIMER hat 3 Fälle gesehen und gibt zur Diagnose an, daß in allen Fällen ein schweres Trauma vorausgegangen sei und daß erhebliche neurologische Ausfälle vorgelegen hätten.

Für die Diagnose der Fraktur ist außerdem eine unregelmäßige, zackig begrenzte Knochenkontur und eine Verschiebung des isolierten Knochenstückes verwertbar. KING-RAVELLI besprechen die Schwierigkeit der Unterscheidung unter Hinweis auf geringfügige Traumen am „locus minoris resistentiae" nach Discusoperationen mit Schädigung des Gelenkfortsatzbereiches. LOB demonstriert das Röntgenbild eines zweifelhaften Befundes, der bei längerer Beobachtung keine Veränderungen, insbesondere keine Umbauzone zeigte und dann als persistierende Apophyse diagnostiziert wurde. Auf Überlastungsbrüche mit initialer Entkalkung weist ROBERTS auf Umbauzonen und eine Osteochondritis dissecans REGENSBURGER hin.

e) Längsverlaufende Spaltlinien im Gelenkfortsatz und Isthmusknöchelchen

Im Zusammenhang mit persistierenden Gelenkfortsatz-Apophysen beschreibt OPPENHEIMER 4 Fälle mit längs verlaufenden, gezackten Spaltlinien im unteren Gelenkfortsatz, die etwa von der Interartikularportion bis zur Apophysenlinie verliefen (Abb. 222). Es handelte sich um Zufallsbefunde. Anamnestisch und klinisch fanden sich keine Hinweise auf ein Trauma. — In zwei weiteren Fällen (Abb. 223, 224) beobachtete er über und medial einer Spondylolyse ein halbkugeliges, überzähliges Knochenfragment, das er als

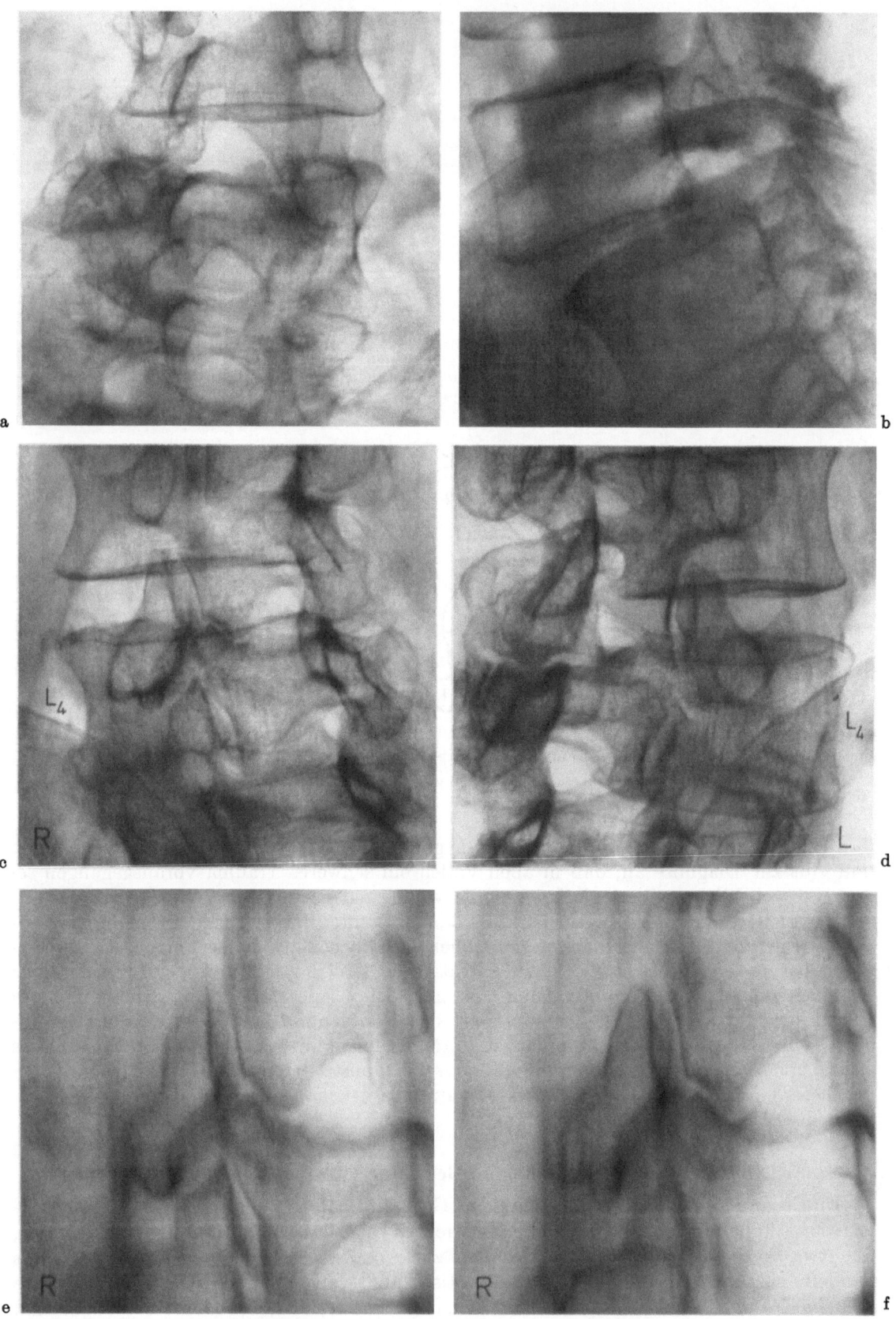

Abb. 226 a—f

Abb. 226a—g. 58jährige ♀. Spondylolisthesis L4. Die Schrägaufnahmen (c und d) zeigen beiderseits eine Spondylolyse an typischer Stelle. Außerdem findet sich beiderseits ein zusätzlicher Knochenkörper (Isthmusknöchelchen?) mit arthrotischen Abschlifferscheinungen auch gegenüber dem unteren Gelenkfortsatz L3 auf der rechten Seite. Nach den Schichtaufnahmen in rechts $6^1/_2$, 7 und $7^1/_2$ cm (e—g) liegt der zusätzliche Knochenkörper in den plattenfernen Schichten, d. h. medial der Interartikularportion (eigene Beobachtung) (s. Text)

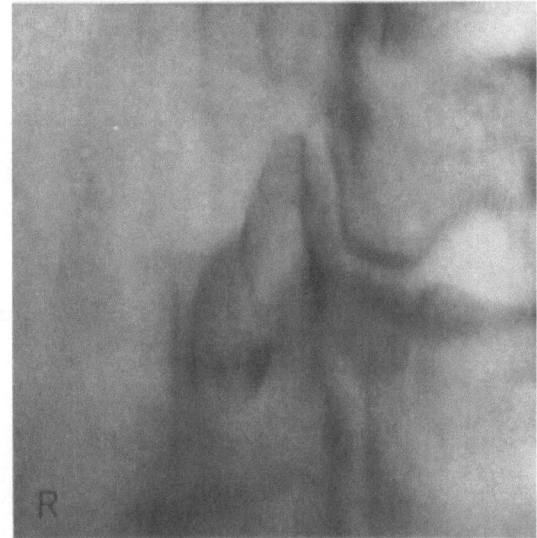

Abb. 226g

inkonstantes Ossifikationszentrum (Nebenknochenkern) mit fehlender Verschmelzung ansah und das von KÖHLER-ZIMMER als *Isthmusknöchelchen* übernommen wurde.

OPPENHEIMER folgert (1942), daß die Gelenkfortsätze je 3 Ossifikationszentren[13] besitzen, 2 im Stammabschnitt und eines an der Spitze (Apophyse) (Abb. 225). Zusätzlich scheine gelegentlich das zuletzt beschriebene Isthmusknöchelchen zu existieren. Die längs verlaufenen Spaltbildungen und die Spalten an der Spitze (persistierende Apophysen) erschienen nur selten an den oberen Gelenkfortsätzen, während das Isthmusknöchelchen offenbar nur bei Spondylolyse nachweisbar sei (= nicht mit dem Bogen verschmelzen könne?).

Weitere Beobachtungen dieser Art haben wir in der Literatur nicht gefunden. — Wir haben selbst gutachtlich eine Patientin (58jährig) untersucht, bei der wir den Verdacht auf ein „Isthmusknöchelchen" geäußert haben (Abb. 226). Beiderseits fand sich in Projektion auf die Spondylolyse ein zusätzlicher eckiger Knochenkörper, rechts mit sklerosierten Randkonturen. Die Schichtuntersuchung rechts zeigt, daß — wie bei den Beobachtungen von OPPENHEIMER — das Isthmusknöchelchen (?) medial der Interartikularportion liegt. Interessant sind die arthrotischen Konturveränderungen gegenüber der Spondylolyse und besonders gegenüber dem unteren Gelenkfortsatz L3, wobei wir differentialdiagnostisch auch eine persistierende Apophyse des unteren Gelenkfortsatzes in Erwägung gezogen haben (leider hat die Patientin weitere Untersuchungen, wie Stereoaufnahmen und eine Schichtuntersuchung der linken Seite abgelehnt).

f) Sonstige Fehlbildungen

Eine klinisch symptomlose Einzelbeobachtung einer atypischen Ausbildung des oberen Gelenkfortsatzes L3 mit erheblicher Vergrößerung, Deformierung und Richtungsänderung nach cranio-lateral auf die Querfortsatzspitze L2 hin findet sich bei KÖHLER-ZIMMER (Beobachtung von RIBBING).

Zwei auf der histologischen Diagnose aufgebaute Beschreibungen von kartilaginären Exostosen „*ausgehend vom Zwischenwirbelgelenk*" beschreiben TORKLUS und BRABAND, wobei die Röntgenfilme einmal eine dorso-lateral gelegene inhomogene Knochenmasse („Exostose") und zum zweiten einen „Verdichtungsbezirk im Zwischenwirbelgelenk" erkennen lassen. — Der histologische Befund der wegen Tumorverdacht entfernten Exostosen ergab Knorpel- und Knochengewebe sowie faserreiches Bindegewebe in unsystematischer Anordnung. Der Knorpel zeigte einen allmählichen Übergang in Knochensubstanz.

---

13 (s. aber TÖNDURY: ds. Bd. S. 25/26).

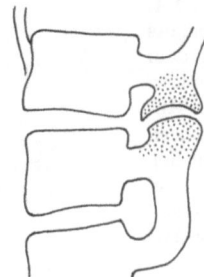

Abb. 227. Horvath und Massanyi: Atypisches Wirbelgelenk (s. Text)

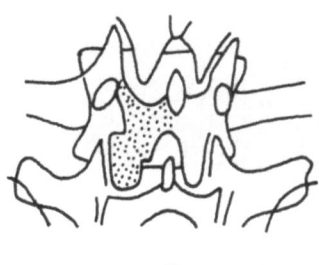 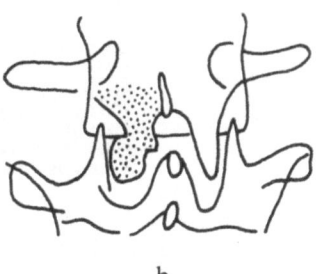 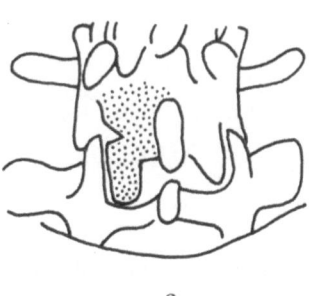

a   b   c

Abb. 228a—c. Horvath und Massanyi: „Winkelbruchartige" Deformität (s. Text)

Röntgenologisch deutlich ist eine pilzförmige Exostose des Wirbelbogens in Höhe der Basis des oberen Gelenkfortsatzes bei Köhler-Zimmer abgebildet, die allerdings nach medial gerichtet ist: s. S. 315.

Außer einem Lochdefekt in einem vergrößerten unteren Gelenkfortsatz L2 beobachteten Horvath und Massanyi ein atypisches Wirbelgelenk L3/4, wobei die horizontalstehende Gelenkfläche des Gelenkfortsatzes L3 einer flachen Pfanne gleicht und der obere Gelenkfortsatz L4 wie ein Gelenkkopf gerundet ist (Abb. 227). Zusätzlich werden als Entwicklungsanomalie 3 Beobachtungen einer „winkelbruchartigen Deformität" jeweils am unteren Gelenkfortsatz L4 demonstriert (Abb. 228).

Literatur

Annovazi, G., Giraudi, G.: I processi mammillari nell' imagine Röntgen. Annali Rev. di radiol. e. fisica med. 5, 1 (1935) und Festschr. Busi Pte. 1, 641—647 (1931).

Askey, S. G., Collins, H. W.: An unusual case of cervical spina bifida. Lancet 1935 I, 26.

Assen, J. van: Zit. nach Schmorl-Junghanns.

Aufdermaur, M.: Orthopädische Erkrankungen der Lendenwirbelsäule. — Pathologische Anatomie. Radiol. clin. (Basel) 30, 350—369 (1961).

Baastrup, C. J.: Proc. spin. vert. lumb. und einige zwischen diesen liegende Gelenkbildungen mit pathologischen Prozessen in dieser Region. Fortschr. Röntgenstr. 48, 430—435 (1933).

Backmund, K. H.: Einige seltenere Krankheitsbilder. Röntgenpraxis 5, 811—816 (1933).

Bailey, W.: Anomalies and fractures of the vertebral articular processes. J. Amer. med. Ass. 108, 266—270 (1937).

Bailey, W.: Persistent vertebral process epiphyses. Amer. J. Roentgenol. 42, 85—90 (1939).

Bakke, S. N.: Mißbildungen und Entwicklungsstörungen in der Wirbelsäule. Bergen: Eides 1935. Ref. in Zentr.-Org. ges. Chir. 1935.

Bardeen, C. R.: In: Keibel, F. und Mall, F. P., Handbuch der Entwicklungsgeschichte des Menschen, Bd. I. Leipzig: Hirzel 1910.

Barsòny, Th., Winkler, K.: Fehlen der Dornfortsätze am Übergang zwischen Brust- und Lendenwirbelsäule. Acta radiol. (Stockh.) 16, 563—570 (1935).

Batts, M.: The etiology of spondylolisthesis. J. Bone Jt. Surg. 21, 879—884 (1939).

Bauer, H.: Über angeborene Wirbelsäulenmißbildungen, insbesondere angeborene Kyphosen. Z. orthop. Chir. 58, 354—381 (1933).

Baumann, J. U.: Wirbelbogenspalten bei einem menschlichen Embryo von 14 mm Scheitel-Steiß-Länge. Z. Orthop. 100, 1 (1965).

Beck, O.: Kritischer Beitrag zur Spina bifida occulta. Z. orthop. Chir. 43, 21—36 (1924).

BERNSTEIN, A.: Arthritis deformans im Rippenquerfortsatzgelenk. Langenbecks Arch. klin. Chir. **141**, 419—439 (1926).

BLOCH, H.: Fontanelle der Halswirbelsäule. Radiol. chin. (Basel) **16**, 203 (1947).

BLUMEL, J., EVANS, E. B., HADNOTT, J. L., EGGERS, G. W. N.: Congenital skeletal anomalies of the spine: an analysis of the charts and the roentgenograms of 264 patients. Amer. Surg. **28**, 501—509 (1962).

BLUMENSAAT, C., CLASING, C.: Anatomie und Klinik der lumbasacralen Übergangswirbel (Sakralisation und Lumbalisation). Ergebn. Chir. Orthop. **25**, 1—59 (1932).

BÖHLER, L.: Wirbelbrüche und Wirbelverrenkungen, Bogenbrüche etc. Chirurg **7**, 444—451, 477—483, 562—564, 643—655, 715—725 (1935).

BOGSCH, A.: Bildung von Baastrupschen Interspinalgelenken an den Halswirbeln. Fortschr. Röntgenstr. **82**, 689—691 (1955).

BOISOT, J., LAGARDE, C., LAURENS, G.: Apophyse articulaire accessoire des vertébres lombaires. J. Radiol. Électrol. **43**, 470—477 (1962).

BRACK, E. (ZUR VERTH): Über das Kreuzbein. Virchows Arch. path. Anat. **272**, 295—304 (1929).

BRAILSFORD, J.: Deformities of the lumbosacral region of the spine. Brit. J. Surg. **16**, 562—627 (1929).

BRAILSFORD, J. F.: The radiology of bones and joints. London: Churchill 1945.

BRANDT, K.: Über die konstante Form der Lendenwirbelquerfortsätze 3 und 4. Arch. orthop. Unfall-Chir. **34**, 445—450 (1934).

BRAUN, H.: Seltene Anomalien der Wirbelsäule. Fortschr. Röntgenstr. **82**, 126—127 (1955).

BRAUN, H.: Ausgedehnte reaktive Knochenveränderungen an der Lendenwirbelsäule. Z. Orthop. **87**, 307—308 (1956).

BRAUS, H.: Anatomie des Menschen. Berlin: Springer 1921. Zit. nach EXNER.

BRINCK, L.: Röntgendiagnostische Irrtümer bei Beurteilung von Wirbelbildern und ihre Auswirkung in der Unfallbegutachtung. Mschr. Unfallheilk. **40**, 220—224 (1933).

BROCA, P. P.: Sur les apophyses styloides lombaires. Rev. d'anthrop. 1877.

BROCHER, J. E. W.: Unvollständige Blockwirbelbildung in der oberen Brustwirbelsäule. Röntgenpraxis **8**, 380—381 (1936).

BROCHER, J. E. W.: Mehrfache angeborene Fehlbildungen der Wirbelsäule. Fortschr. Röntgenstr. **58**, 440—447 (1938).

BROCHER, J. E. W.: Die Dysplasie des Wirbelbogens. Fortschr. Röntgenstr. **73**, 719—726 (1950).

BROCHER, J. E. W.: Die Wirbelsäulenverschiebung in der Lendengegend. Leipzig: Thieme 1951.

BROCHER, J. E. W.: Neuere Ergebnisse der Wirbelsäulendiagnostik. In: SCHINZ-GLAUNER-UEHLINGER, Erg. Röntgendiagnostik 1952—1956, S. 21—72. Stuttgart: Thieme 1957.

BROCHER, J. E. W.: Die Prognose der Wirbelsäulenleiden. Stuttgart: Thieme 1957.

BROCHER, J. E. W.: Konstitutionell bedingte Veränderungen des Wirbelbogens. Fortschr. Röntgenol. **92**, 363—380 (1960).

BROCHER, J. E. W.: Wirbelsäule. In: SCHINZ, H. R., BAENSCH, W. E., FROMMHOLD, W., GLAUNER, R., UEHLINGER, E. und WELLAUER, J., Lehrbuch der Röntgendiagnostik, Bd. III. Stuttgart: Thieme 1966.

BROCHER, J. E. W.: Die Wirbelsäulenleiden und ihre Differentialdiagnose. Stuttgart: Thieme 1959, 1966 und 1970 2., 4. und 5. Aufl.

BRÜGGER, A.: Vertebrale Syndrome. Acta rheumatologica 18. Basel: Geigy 1960.

BÜSCHER, B.: Bruch des Wirbelgelenkfortsatzes oder isolierter Knochenkern. Fortschr. Röntgenstr. **64**, 94—102 (1941).

CATALDO, C.: Seltene angeborene Anomalie der Wirbelsäule. Arch. med. chir. **3**, 99—103 (1934). Ref. in Zbl. Radiol. **19**, 254 (1935).

CATALIOTTI, F.: Über die Frakturen der Querfortsätze der Lendenwirbel. Chir. Organi Mov. **18**, 616—621 (1933). Ref. in Zentr.-Org. ges. Chir. **62**, 762 (1933) und Ref. in Zbl. ges. Radiol. **19**, 31 (1935).

CHAKAR, A. C., ALPSOY, C.: Au sujet de certaines anomalies rares de la colonne vértebrale. Rev. Chir. orthop. **41**, 748—762 (1955).

CHARRY, V.: Spondylolisthesis avec spina bifida. Rev. orthop. **23**, 245—249 (1936).

CONGDON, RUSSEL T.: Spondylolisthesis and vertebral anomalies in skeletons of American aborigines. J. Bone Jt. Surg. **14**, 511—524 (1932).

CORNING, H. K.: Lehrbuch der Entwicklungsgeschichte des Menschen. Berlin: Springer 1925.

CUVELAND, E. DE: Über die Herkunft von Knochenbrüchen zwischen den Lenden-Wirbel-Querfortsätzen. Fortschr. Röntgenstr. **85**, 93—95 (1956).

CUVELAND, E. DE: Beitrag zum angeborenen Kreuz- und Steißbeindefekt und zum angeborenen (?) Wirbelgleiten. Fortschr. Röntgenstr. **87**, 134—135 (1957).

CUVELAND, E. DE: Angeborener Querfortsatzdefekt am 1. von 6 Lendenwirbelkörpern. Ärztl. Forsch. **14**, 103 (1960).

CYRIAX, E. F.: On certain normal irregularities in the vertebral column in its lower dorsal area. J. Anat. (Lond.) **56**, 147—148 (1922).

DAHMEN, G.: Angeborene generalisierte Plattwirbelbildung mit Spina bifida und Blockwirbel im Bereich der Halswirbelsäule. Arch. orthop. Unfall.-Chir. **49**, 610—615 (1958).

DAHMEN, G.: Brückenbildungen zwischen den Querfortsätzen der Lendenwirbelsäule, angeboren oder erworben. Z. Orthop. **104**, 38—43 (1968).

DIESZL, F.: Ein Beitrag zur Spondylolisthesis. Z. orthop. Chir. **51**, 264—268 (1929).

DIETHELM, L.: Zur Kenntnis der Entwicklungsgeschichte der Wirbelsäule und der Wirbelkörperfehlbildungen. Fortschr. Röntgenstr. **68**, 16—25, 53—62, 135—146, 209—223 (1943).

DIETHELM, L., KÖSTNER, P.: Zur Röntgendiagnostik der Wirbelsäule. Radiologe **12**, 281—287 (1972).

DISSE, J.: Skelettlehre. In: BARDELEBEN, K., Handbuch Anatomie, Bd. 1. Jena: Fischer 1896.

DOUBLE, E. LE: Traité des variations de la colonne vertébrale de l'homme et de leurs significations au point de vue de l'anthropologie. Paris: Vigot 1912.

DWIGHT, T.: Zit. nach BARDEEN.

Eggeling, H. von: Die Gabelung der Halswirbeldorne und ihre Ursachen. Anat. Anz. 55, 33—94 (1922).

Erb, K. H.: Seltene Spaltbildungen an der unteren Brustwirbelsäule. Zbl. Chir. 57, 234—235 (1930).

Esser, C.: Über Knochenspangen nach Querfortsatzfrakturen der Lendenwirbelsäule. Fortschr. Röntgenstr. 89, 579—590 (1958).

Etter: Abbildungen in Köhler-Zimmer.

Exner, G.: Die Halswirbelsäule. Stuttgart: Thieme 1954.

Exner, G.: Variationen und Fehlbildungen der Wirbelsäule. Handbuch Orthopädie, Bd. II. Stuttgart: Thieme 1958.

Farabeuf, M.: Spondylolisthesis. Bull. Soc. Chir. 11, 413—418 (1885).

Farmer, H.: Accessory articular processes in the lumbar spine. Amer. J. Roentgenol. 36, 763—767(1936).

Feller, A., Sternberg, H.: Zur Kenntnis der Fehlbildungen der Wirbelsäule I—IV. Virchows Arch. path. Anat. 272, 613—640 (1929), 278, 565—609 (1930), 280, 649—692 (1931), 285, 112—139 (1932).

Feller, A., Sternberg, H.: Über Fehlbildungen der Wirbelkörper bei Spaltbildungen des Zentralnervensystems und ihre formale Genese. Z. Anat. Entwickl.-Gesch. 103, 609—633 (1934).

Fick, R.: Handbuch der Anatomie und Mechanik der Gelenke unter Berücksichtigung der bewegenden Muskeln. Jena: Fischer 1911.

Finck, J. v.: Ein Beitrag zur pathologischen Anatomie und Klinik der Spina bifida occulta auf Grund von Sektionsbefunden an Leichen Neugeborener. Z. orthop. Chir. 42, 65—86 (1921).

Fischel, A.: Über Anomalien des Knochensystems, insbesondere des Extremitätenskelettes. Anat. Hefte (Wiesbaden) 40, 1—45 (1909/10). Zit. nach Müller.

Francillon, M. R.: Wirbelverschiebung in der Lumbalgegend. Handbuch der Orthopädie, Bd. II. Stuttgart: Thieme 1958.

Francillon, M. R.: Beitrag zur Pathologie und Klinik der Thorakolumbalgrenze. Z. Orthop. 104, 153—161 (1968).

Friedl, E.: Ist die Form der Lendenwirbelquerfortsätze 3 und 4 konstant (Brandt)? Arch. orthop. Unfall-Chir. 37, 471—477 (1937).

Fuchs, G.: Ein Fall von Blockbildung in der Lendenwirbelsäule. Röntgenpraxis 10, 104—106 (1938).

Gaizler, G., Sen., Gaizler, G., Jr.: Fehlen einer Bogenwurzel an der Halswirbelsäule. Fortschr. Röntgenstr. 99, 421 (1963).

Gazotti, K.: Schmerzhafte Knochenkerne über den Dornfortsätzen. Ortop. Traum. Appar. mot. 6, 137—144 (1934). Ref. Zentr. Org. ges. Chir. 68, 235 (1934).

Geipel, P.: Zur Kenntnis der Spina bifida des Atlas. Fortschr. Röntgenstr. 42, 583—589 (1930).

Geipel, P.: Zur Kenntnis der Spina bifida des Atlas. Fortschr. Röntgenstr. 52, 533—570 (1935).

Gillespie, H. W.: The significance of congenital lumbo-sacral abnormalities. Brit. J. Radiol. 22, 270—275 (1949).

Goebel, A. (Köln): Persönliche Mitteilung.

Goldthwait, J.: The lumbosacral articulation. Boston med. surg. J. 164, 365—372 (1911).

Goljanitzki, J.: Die gewerblichen Erkrankungen des Kreuzbein-Lendenabschnittes der Wirbelsäule und ihre chirurgische Behandlung. Arch. orthop. Unfall-Chir. 26, 43—72 (1928).

Golonsko, R.: Rhachischisis des Halsteiles der Wirbelsäule und ihr Zusammenhang mit dem cervico-brachialgischen Syndrom. Wiestnik Roentgenol. i. Radiol. 6, 337 (1928). Z. org. Radiol. 6, 680.

Graberger, G.: Beitrag zur Kenntnis der akzessorischen Knochenkerne in den Querfortsätzen der Brustwirbelsäule sowie über die Persistenz solcher Kerne in den Querfortsätzen des ersten Brustwirbels. Acta radiol. (Stockh.) 12, 77—84 (1931). Ref. in Zentr.-Org. ges. Chir. 54, 557 (1931).

Grashey, R.: Atlas typischer Röntgenbilder vom normalen Menschen. München: Lehmann 1912.

Grashey, R.: Aussprache über Wirbelsäule. Verh. dtsch. Röntg.-Ges. 23, 47 (1931), in Fortschr. Röntgenstr. 44, Beiheft (1931).

Grashey, R.: Spaltbildung im unteren Gelenkfortsatz des 2. Lendenwirbels. Röntgenpraxis 5, 387 (1933).

Grassmück, A.: Eine seltene Anomalie im Bereich der Lendenwirbelsäule. Zbl. Chir. 68, 903 (1941).

Grässner, R.: Der röntgenologische Nachweis der Spina bifida occulta. Festschr. z. Feier 10jähriges Bestehen Akademie prakt. Med., Köln 1910. 10. Röntgenkongreß Berlin 1914.

Grimme, H.: Anomalien der Halswirbelsäule nach den in dem anatomischen Institut in Göttingen gesammelten Präparaten (ohne Abb.). Inaug. Diss. Göttingen 1904.

Grote, W.: Zur Klinik und Behandlung von Mißbildungen des Rückenmarks und seiner Häute. Med. Klin. 1964, 536—541.

Gruber, W.: Über die Halsrippe des Menschen. Mém. l'Acad. Sa. St. Petersburg VII, 13 (1869). Zit. nach Wanke.

Gruber, W.: Hinterer Abschnitt der rechtsseitigen Bogenhälfte am 5. Halswirbel und der linksseitigen Bogenhälfte am 6. Halswirbel: Besondere articulierende Knochen. Virchows Arch. path. Anat. 67, 330 (1876).

Gundermann, W.: Über eine häufige Anomalie der unteren Brustwirbelsäule. Münch. med. Wschr. 60, 1878—1880 (1913).

Günsel, E.: Ein großer Processus styloides an der Lendenwirbelsäule. Fortschr. Röntgenstr. 79, 245—246 (1953).

Güntz, E.: Die Erkrankungen der Zwischenwirbelgelenke. Arch. orthop. Unfall-Chir. 34, 333—355 (1934).

Güntz, E.: Eine seltene Mißbildung des Lendenkreuzbeinüberganges. Röntgenpraxis 6, 224—228 (1934).

Güntz, E.: Haltungsveränderungen der Wirbelsäule bei Erkrankungen der Zwischenwirbelscheiben und ihre Beziehungen zu Rückenschmerzen. Röntgenpraxis 8, 73—87 (1936).

Güntz, E.: Schmerzen und Leistungsstörungen bei Erkrankungen der Wirbelsäule. Stuttgart: Enke 1937.

Györgyi, G.: Beitrag zur Pathogenese der Spondylosis deformans (Rechtsseitige knöcherne Verbindung der Lendenwirbelquerfortsätze). Röntgenpraxis 8, 687—690 (1936).

HADLEY, L. A.: The spine. Springfield: C. C. Thomas 1956.

HAMMERBECK, W.: Angeborene Spaltbildung an den Bogenwurzeln des 4. Lendenwirbels (Mit besonderer Berücksichtigung der Spondylolisthese). Fortschr. Röntgenstr. **54**, 144—154 (1936).

HAMMERBECK, W.: Synchondrose der rechten Bogenwurzel und linksseitige Spondylolysis interarticularis des 3. Lendenwirbels neben einer Spondylolisthesis des 4. Lendenwirbels. Fortschr. Röntgenstr. **64**, 72—87 (1941).

HAYEK, H. v.: Über Spondylolysis. Zbl. Gynäk. **39**, 2511—2514 (1928).

HAYEK, H. v.: Über die Querfortsätze und Rippenrudimente in den Hals- und Lendensegmenten. Morph. Jb. **60**, 371—416 (1929).

HAYEK, H. v.: Klinik und Pathologie der Lumbosacralregion. Aussprache 42. Tag. Ver. nordwestdtsch. Chir. 1931. Zbl. Chir. **58**, 2531 (1931).

HAYEK, H. v.: Über Lendenrippen. Fortschr. Röntgenstr. **45**, 582—592 (1932).

HAYEK, H. v.: Persönliche Mitteilung an HEEREN.

HEEREN, I. G.: Horizontale Spaltbildung im Wirbelkörperdornfortsatz. Röntgenpraxis **15**, 18 (1943).

HEISE, H.: Über Anomalien der Lendenwirbelsäule. Dtsch. Z. Chir. **227**, 349—367 (1930).

HENZE, E.: Eine seltene Lokalisation der konstitutionell bedingten Wirbelbogenspalten. Fortschr. Röntgenstr. **95**, 140—141 (1961).

HESSE, F. A.: Spina bifida cystica. Ergebn. Chir. Orthop. **10**, 1197—1388 (1918).

HEURITSCH, J.: Zwei Fälle von Hemmungsbildungen an der Brust-Lendenwirbelgrenze. Röntgenpraxis **6**, 160—163 (1934).

HINTZE, A.: Die Fontanella lumbosacralis und ihr Verhältnis zur Spina bifida occulta. Langenbecks Arch. klin. Chir. **119**, 409—454 (1922).

HINTZE, J.: Angeborener Wirbelbogendefekt mit kompensatorischer Hyperplasie benachbarter Bogenanteile. Arch. orthop. Unfall-Chir. **49**, 607—609 (1958).

HOEFFKEN, W.: Das Wirbel-Asoma. Fortschr. Röntgenstr. **84**, 483—487 (1956).

HOLITSCH, R.: Typische „Anomalien" an dem V. Hals- und IV. Lendenwirbel. 21. Röntgenkongreß. Fortschr. Röntgenstr. **42** (Kongreßheft), 60—62 (1930).

HOLLAND, C.: Einseitige gelenkige lumbale Querfortsatzverbindung. Arch. orthop. Unfall-Chir. **63**, 189—195 (1968).

HOLLAND, C., KEITEL, G.: Beitrag zu den lumbalen Querfortsatzbrücken. Arch. orthop. Unfall-Chir. **66**, 273—276 (1969).

HOLLAND, C., STOLLE, W.: Fehlbildungen der Wirbelbogenreihe. Fortschr. Röntgenstr. **112**, 120—122 (1970).

HORVÁTH, F., MASSÁNYI, L.: Über diagnostische Schwierigkeiten verursachende Formveränderungen der Wirbelgelenkfortsätze. Fortschr. Röntgenstr. **97**, 757—763 (1962).

HORWITZ, R., SMITH, M.: Zit. nach KÖHLER-ZIMMER. Amer. J. Roentgenol. **43**, 173 (1940).

HUC, E.: Contribution à l'étude des apophyses transverses. Ann. Anat. path. **5** (1928). Zit. nach RUBASCHEWA.

HUMPHRY, G. M.: A treatiscon the human skeleton (including the joints). Cambridge: Macmillan & Co. 1858. Zit. nach W. GUNDERMANN.

HYMAN, G.: Case of pseudarthrosis following fractures of lumbar transverse processes. Brit. J. Surg. **32**, 503—505 (1945).

IRSIGLER, F. J.: Über Dornfortsatzmißbildungen. Arch. orthop. Unfall-Chir. **38**, 593—598 (1938).

JAKI, J.: Beiträge zur Lehre von den Wirbelsäulenverletzungen. Arch. orthop. Unfall-Chir. **28**, 640—679 (1930).

JANKER, R.: Persistierende Apophysen der Querfortsätze der Wirbelsäule, des Beckenkammes und des Trochanter minor. Röntgenpraxis **2**, 501—505 (1930).

JAROSCHY, W.: Wirbelsäulenmißbildung. Fortschr. Röntgenstr. **53**, 179—180 (1936).

JUNGE, H.: Scalenotomie bei Scalenussyndrom, ihre Früh- und Spätergebnisse. Bruns' Beitr. klin. Chir. **180**, 79—98 (1950).

JUNGHANNS: siehe SCHMORL-JUNGHANNS.

JUNGHANNS, H.: Offene Fragen aus dem Gebiete der Wirbelsäulenentwicklung und der Wirbelsäulenfehlbildungen. Z. Anat. Entwickl.-Gesch. **106**, 625—636 (1936).

JUNGHANNS, H.: Zusammenvorkommen von angeborenen Spaltbildungen im Zwischengelenkstück und im Dornfortsatz des gleichen Wirbels. Arch. orthop. Unfall-Chir. **37**, 123—125 (1937).

JUNGHANNS, H.: Klinische Bedeutung der Nebenknochenkerne an Dornfortsätzen der Lendenwirbelsäule. Röntgenpraxis **10**, 571—572 (1938).

JUNGHANNS, H.: Die Pathologie der Wirbelsäule. Handbuch der speziellen pathologischen Anatomie und Histologie, Bd. IX, 4. Berlin: Springer 1939.

JUNGHANNS, H.: Pathologisch-anatomische Grundlagen für die Röntgendiagnostik der Wirbelsäulenleiden. Therapiewoche **2**, 272—277 (1952).

JUNGHANNS, H.: Ergebnisse der Wirbelsäulenforschung. Stuttgart: Hippokrates 1960. (Sammlung von Vorträgen der ersten Arbeitstagung der Gesellschaft für Wirbelsäulenforschung in Frankfurt 1959.)

KALLIUS, H. U.: Die Mißbildungen der Halswirbelsäule, insbesondere über das Klippel-Feilsche Syndrom. Arch. orthop. Unfall-Chir. **29**, 440—466 (1931).

KALLIUS, H. U.: Zur Klassifizierung von Wirbelsäulenmißbildungen. Arch. orthop. Unfall-Chir. **31**, 287—300 (1932).

KAMMEL, W.: Häufigkeit und klinische Bedeutung der Spina bifida occulta. Z. Orthop. **92**, 449 (1959).

KAU, R.: Spondylolisthesis der Halswirbelsäule. Arch. orthop. Unfall-Chir. **46**, 502—507 (1953/54).

KERSTNER, G.: Angeborene und traumatische Anomalien der Lendenwirbelsäule. Zbl. Chir. **79**, 380—384 (1954).

KIEFER, H., EMMRICH, J.: Abnorm großer Processus styloides der Lendenwirbelsäule mit reaktiver Pseudarthrosebildung. Fortschr. Röntgenstr. **100**, 280—281 (1964).

KIENBÖCK, R.: Angeborene Skelettanomalien der Lumbosacralgegend bei Kyphoskoliose. Fortschr. Röntgenstr. **60**, 134—144 (1939).

KIENBÖCK, R., ZIMMER, A.: Angeborener partieller Kreuz- und Steißbeindefekt. Röntgenpraxis 7, 111—113 (1935).

KING, A. B.: Back pain due to loose facets of the lower lumbar vertebral. Bull. Johns Hopk. Hosp. 97, 271—283 (1955).

KIRCHHOFF, H. W., ROHWEDDER, H. J.: Über Mißbildungen der Wirbelsäule des Säuglings. Arch. Kinderheilk. 148, 146—161 (1954).

KLOSE-GERLICH, J.: Die angeborenen seitlichen Wirbelspalten in der Lenden-Kreuzbeinregion. Z. orthop. Chir. 63, 31—42 (1935).

KÖHLER, A.: Grenzen des Normalen und Anfänge des Pathologischen im Röntgenbild des Skelettes. Leipzig: Thieme 1931.

KÖHLER, A., ZIMMER, E. A.: Grenzen des Normalen und Anfänge des Pathologischen im Röntgenbild des Skelettes. Stuttgart: Thieme 1953.

KÖHLER, A., ZIMMER, E. A.: Grenzen des Normalen und Anfänge des Pathologischen im Röntgenbild des Skelettes. Stuttgart: Thieme 1967.

KOPSCH, F.: Raubers Lehrbuch der Anatomie des Menschen. Leipzig: Thieme 1914.

KREMSER, K.: Abb. 728 in KÖHLER-ZIMMER, S. 380.

KREMSER, K.: Bildungsanomalie der Halswirbelsäule. Fortschr. Röntgenstr. 78, 216—218 (1953).

KREMSER, K.: Atypische Gelenkbildungen im Bereich der Wirbelsäule. Fortschr. Röntgenstr. 81, 832—833 (1954).

LAARMANN, A.: Ermüdungsbrüche an Querfortsätzen als Berufskrankheit Nr. 25. Mschr. Unfallheilk. 60, 144—148 (1957).

LACHAPÈLE, A. P.: Text und modifizierte Skizze zitiert nach KÖHLER-ZIMMER. Un moyen simple pour faciliter la lecture des radiographies vertébrales obliques de la région lombo-sacrée. Bull. Soc. électroradiol. med. France 27, 175—176, 176—179 (1939).

LACKUM, H. L. VON: The lumbosacral Region. J. Amer. med. Ass. 82, 1109—1114 (1924).

LANG, F.: Seltene Spaltbildungen an den Gelenkfortsätzen der Lendenwirbelsäule. Mschr. Unfallheilk. 43, 569—573 (1936).

LANGE, M., HIPP, E.: Variationen der Wirbelsäule und deren klinische Bedeutung. Med. Klin. 57, 1589—1592 und Bild 1607—1609 (1962).

LEDDA, G. M.: Proc. styloides der Lendenwirbelsäule. Studi sassaresi 12, 553—561 (1934). Ref. Zentr.-Org. ges. Chir. 71, 268 (1935).

LEHMANN-FACIUS, H.: Zit. nach JUNGHANNS 1936.

LINDEMANN, K., KUHLENDAHL, H.: Die Erkrankungen der Wirbelsäule. Stuttgart: Enke 1953.

LITTEN, F.: Über Spaltbildungen an den Gelenkfortsätzen der Wirbelsäule. Röntgenpraxis 4, 1039—1043 (1932).

LOB, A.: Die Wirbelsäulenverletzungen und ihre Ausheilung, II. Aufl. Stuttgart: Thieme 1954.

LÖHR, R.: Nearthrose zwischen Lenden- und Kreuzbeinwirbeldornfortsatz. Röntgenpraxis 10, 356—357 (1938).

LÖHR, R.: Schlußwort. Röntgenpraxis 10, 572 (1938).

LÖHR, R.: Mißbildungen oder spondylotische Spangen der Lendenwirbelsäule. Röntgenpraxis 10, 761—762 (1938).

LOSSEN, H.: Bildungsabweichung am 5. Lendenwirbel. Röntgenpraxis 5, 636—637 (1933).

LOSSEN, H.: Endzustand eines komplizierten Schußbruches von Lendenwirbelquerfortsätzen. Zbl. Chir. 61, 2611—2613 (1934).

LOTH-NIEMIRYCZ: Trav. soc. de sciences Varsovie, 1916. Zit. nach HAYEK.

LÜBKE, P.: Das Kreuzbein und die Lumbosacralgegend. Langenbecks Arch. klin. Chir. 163, 707—727 (1931).

MAINOLDI, P.: Fratture e pseudofratture delle apofisi articolari lombari. Radiol. e. Fis. med. N. s. 1, 70—73 (1934). Ref. Zentr.-Org. ges. Chir. 67, 425 (1934).

MANDRUZZATO, F.: siehe PUTTI, V.

MANDRUZZATO, F.: Ungewöhnliche Wirbelsäulenarticulation. Riv. radiol. e fisica med. 1 (Supplement), 73 (Bologna) (1929). Ref. Fortschr. Röntgenstr. 41, 1013 (1930).

MARCH, H. C.: A vertebral anomaly probable persistent neurocentral synchondrosis. Amer. J. Roentgenol. 52, 408—411 (1944).

MARIE, J., SALET, B., LÉVÊQUE, SAUVEGRAIN, J.: Syndrome ostéodystrophique de nature congenitale probable réalisant l'association d'une ostéolyse essentielle progressive des os des extrémités des membres et d'anomalies malformatives vertébrales et costales. Presse méd. 1956, 2173—2176.

MARTIN, R.: Lehrbuch der Anthropologie. Jena 1928. Zit. nach NEISS, dort weitere Lit.

MAYORAL, A.: Congenital malformation of the transverse processes of the first dorsal vertebra. Radiology 35, 82—83 (1940).

McRAE, D. L.: The significance of abnormalities of the cervical spine. Amer. J. Roentgenol. 84, 3—25 (1960).

METGE, E.: Dornfortsatzabrisse. Röntgenpraxis 6, 97—98 (1934).

MEVES, F.: Angeborene Mißbildung der Lendenwirbelsäule. Röntgenpraxis 11, 628—630 (1939).

MEYER-BURGDORF, H.: Untersuchungen über das Wirbelgleiten. Leipzig: Thieme 1931.

MEYER-BURGDORF, H.: Örtlich konstitutionell bedingte Wirbelsäulenveränderungen. 22. Kongr. dtsch. Röntgenges. 23, 11—26 (1931) in Fortschr. Röntgenstr. 44 (1931).

MEYER-BURGDORF, H., KLOSE-GERLICH, J.: Hemmungsbildungen im Ablauf der Wirbelsäulenverknöcherung. Langenbecks Arch. klin. Chir. 182, 220—230 (1935).

MEYERDING, H.: Low backache and sciatic pain associated with spondylolisthesis and protruded intervertebral disc: incidence, significance and treatment. J. Bone Jt. Surg. 23, 461—470 (1941).

MEYERDING, H. W.: Spondylolisthesis. J. int. Coll. Surg. 26, 566—591 (1956).

MICHAELIS, L.: Zit. nach JUNGHANNS.

MICHAILOV, M.: Anomalie der Wirbelsäule (Demonstration Moskauer Röntgengesellschaft 1929). Fortschr. Röntgenstr. 41, 983 (1930).

MOLINEUS, G.: Ein seltenes Endergebnis nach dem Abbruch mehrerer Querfortsätze im Bereich der Lendenwirbelsäule. Zbl. Chir. 61, 1401—1402 (1934).

MORANDI, G.: Zit. nach JUNGHANNS.

MÜLLER, W.: Spaltbildungen an Gelenk- und Dornfortsätzen der Wirbelsäule auf der Basis von Umbauzonen. Fortschr. Röntgenstr. 44, 644—648 (1931).

MÜLLER, W.: Über eine bemerkenswerte Form von Wirbelsäulenmißbildung. Münch. med. Wschr. 79, 356 (1932).

MÜLLER, W.: Pathologische Physiologie der Wirbelsäule. Leipzig: Barth 1932.

MUZIL, M.: Di una eccezionale anomalia delle apofisi transversarie destre delle vertebre lombari. Riv. radiol. fis. med. 7, 457—462 (1933). Ref. in Zbl. ges. Radiol. 16, 414 (1933).

NEISS, A.: Sind ungespaltene Dornfortsätze der Halswirbelsäule ein Rassenmerkmal der Pygmäen des tropischen Afrikas? Fortschr. Röntgenstr. 101, 322—323 (1964).

NEUGEBAUER, F. L.: Zur Entwicklungsgeschichte des spondylolisthetischen Beckens und seiner Diagnose. Inaug.-Diss. Dorpat 1881.

NEUGEBAUER, F. L.: Ätiologie der sogenannten Spondylolisthesis. Arch. Gynäk. 20, 135 (1882).

NEUGEBAUER, F.: Spondylo-listhesis et Spondylézème. Paris: Steinheil 1892.

NEUMANN, R.: Eine linksseitige Brückenbildung zwischen den Querfortsätzen des 3. und 4. Lendenwirbelbogenkörpers. Arch. orthop. Unfall-Chir. 45, 548—551 (1953).

NICHOLS, B. H., SHIFLETT, E. L.: Überzählige Rippe am 2. Lendenwirbel. Amer. J. Roentgenol. 32, 196 (1932).

NICHOLS, B. H., SHIFLETT, E. L.: Ununited anomalous epiphyses of inferior articular processes of lumbar vertebrae. J. Bone Jt Surg. 15, 591—600 (1933).

NÖLLER, F.: Über Spaltbildungen an den Gelenkfortsätzen der Lendenwirbelsäule. Langenbecks Arch. klin. Chir. 191, 703—709 (1938).

OCHSENSCHLÄGER, A.: Angeborene oder erworbene Querfortsatzdeformität. Z. Orthop. 104, 398—402 (1968).

OETTINGEN, E. N. v.: Zwei angeborene Wirbelsäulenveränderungen. Röntgenpraxis 4, 969—971 (1932).

OLSSON, O.: Über eine Spaltbildung in den Bogenwurzeln des 2. Lendenwirbels. Acta radiol. (Stockh.) 30, 243—248 (1948).

OPPENHEIMER, A.: Longitudinal fissures in the vertebral articular processes. J. Bone Jt Surg. A 23, 280—282 (1941).

OPPENHEIMER, A.: Supernumerary ossicle at the isthmus of the neural arch. Radiology 39, 98—100 (1942).

OVERTON, L. M., GHORMLEY, R. K.: Congenital fusion of the spine. J. bone Jt Surg. 16, 929—934 (1934).

OVERTON, L. M., GROSSMANN, J. W.: Anatomical variations in the articulation between the second and third cervical vertebrae. J. Bone Jt Surg. A 34, 155—161 (1934).

PALMIERI, G. G., PALMIERI, C. A.: Sulla cosidetta „Apofisi articolare accessoria lombare". Radiol. Fis. med., N. S. 1, 74—77 (1934). Ref. Zentr.-Org. ges. Chir. 67, 425 (1934).

PANNHORST: Zit. nach JUNGHANNS.

PENNING, L., TÖNDURY, G.: Entstehung, Bau und Funktion der meniskoiden Strukturen in den Halswirbelgelenken. Z. Orthop. 98, 1—14 (1964).

PFEIFFER: Isolierte Dornfortsatzhypoplasie als Ursache von Rückenschmerzen. Z. Orthop. 97, 11—15 (1963).

PICKHAN, A.: Auffallende Entwicklung der Querfortsätze des 2. Halswirbels. Fortschr. Röntgenstr. 79, 777 (1953).

PICKHAN, A.: Rudimentäre Rippe des 3. Halswirbels. Fortschr. Röntgenstr. 82, 691—692 (1955).

POIRIER, P., CHARPY, A.: Paris: Masson Traité d'anatomie humaine, 2. ed. 1911.

PORTMANN, J.: Ein zusätzlicher rippenähnlicher Querfortsatz. Eine bisher nicht beschriebene Anomalie. Fortschr. Röntgenstr. 95, 856—857 (1961).

PRADER, A.: Die frühembryonale Entwicklung der menschlichen Zwischenwirbelscheibe. Acta anat. (Basel) 3, 68—83 (1947).

PRADER, A.: Die Entwicklung der Zwischenwirbelscheibe beim menschlichen Keimling. Acta anat. (Basel) 3, 115—152 (1947).

PUTTI, V.: Die angeborenen Deformitäten der Wirbelsäule. Fortschr. Röntgenstr. 14, 285—313 (1909/10); 15, 65, 243 (1910).

PUTTI, V., MANDRUZATTO, F.: I processi styloidei delle vertebre lombari. Radiol. med. 15 (1928). Ref. Zbl. ges. Radiol. 7, 811 (1930).

RAMBAUD, A., RENAULT, CH.: Origine et developpement des os. Paris: Chamerot 1864.

RATHKE, F. W.: Über Wirbelbogenaplasie. Arch. orthop. Unfall-Chir. 45, 175—179 (1952).

RATHKE, F. W.: Generalisierte Ossifikationsverzögerung am Wirbelskelett bei allgemeiner Störung der Knorpelverknöcherung. Arch. orthop. Unfallchir. 46, 415—425 (1954).

RATHKE, F. W.: Kongenitale Wirbelkörperspalten und Wirbelkörperdefekte. Z. Orthop. 87, 118 (1956).

RAVELLI, A.: Mehrfache Processus styloidei an der Lendenwirbelsäule. Radiol. clin. (Basel) 23, 57—59 (1954).

RAVELLI, A.: Fehlbildungen an Bogen und Gelenkfortsätzen der Lendenwirbel. Fortschr. Röntgenstr. 82, 826—827 (1955).

RECKLINGHAUSEN, F. VON: Untersuchungen über die Spina bifida. Virchows Arch. path. Anat. 105, 243—330, 373—455 (1886).

REGENSBURGER, K.: Ergebnisse von Röntgenuntersuchungen der Lendenwirbelbögen. (Ein Beitrag zur Frage der Spaltbildungen an den Zwischengelenkstücken und Gelenkfortsätzen der Lendenwirbel.) Langenbecks Arch. klin. Chir. 189, 695—704 (1937).

REGENSBURGER, K.: Über Spaltbildungen und freie Knochenschatten an den Gelenkfortsätzen der Lendenwirbelsäule. Brun's Beitr. klin. Chir. 167, 622—640 (1938).

REINERMANN, TH.: Kongenitale oder traumatische Knochenspangenbildung zwischen Lendenwirbelquerfortsätzen. Fortschr. Röntgenstr. 104, 575—576 (1966).

REINHARDT, K.: Über zwei Fälle einer bisher nicht beobachteten Anomalie am caudalen Gelenkfortsatz eines Lendenwirbels. Fortschr. Röntgenstr. 81, 534—535 (1954).

REINHARDT, K.: Eine ungewöhnliche Anomalie an den Dornfortsätzen des 5., 6. und 7. Halswirbels. Fortschr. Röntgenstr. 85, 253—255 (1956).

Reinhardt, K.: Accessorische Knochenbildung an einem Wirbelbogen. Fortschr. Röntgenstr. 101, 323—324 (1964).

Reisner, A.: Vollkommene Spaltbildung am 5. Lendenwirbelkörper. Röntgenpraxis 3, 937—942 (1931).

Reisner, A.: Dornfortsatzabriß? Arch. orthop. Unfall-Chir. 30, 344—350 (1931).

Reisner, A.: Unterscheidungsmerkmale normaler, entzündlicher und posttraumatischer Zustände an der Wirbelsäule. Fortschr. Röntgenstr. 44, 726—751 (1931).

Reisner, A.: Dornfortsatzanomalie am 2. Lendenwirbel. Röntgenpraxis 5, 636 (1933).

Rettig, H.: Patho-Physiologie angeborener Fehlbildungen der Lendenwirbelsäule. Beilage. Z. Orthop. 91 (1959).

Rex, J.: Prag. Heilk. VI, Heft 2. Zit. nach Grimme.

Roberts, R. A.: The ossification in lumbar transverse process. Brit. J. Radiol. 22, 540—543 (1949).

Roche, M. B.: The pathology of neural-arch defects. J. Bone Jt Surg. A 31, 529—537 (1949).

Roche, M. B., Rowe, G. G.: The incidence of separate neural arch and coincident bone variations. A survey of 4200 skeletons. Anat. Rec. 109, 233—252 (1951).

Rocher, H., Roudil, G.: Spondylolisthesis et lordose essentielle. Paris méd. 1929 II, 65—72. Ref. in Zentr.-Org. ges. Chir. 47, 694—695 (1929).

Rövekamp, T.: Einseitige Sacralisation der gesamten Lendenwirbelsäule. Röntgenpraxis 7, 542—543 (1935).

Romanini, A., Roncoroni, L.: Sui processi intertransversari della colonna vertebrale. Radiol. med. (Torino) 42, 1—8 (1956).

Rosinger, A., Lang, B.: Entwicklungsanomalie des Bogens und des Gelenkfortsatzes an der Lendenwirbelsäule. Fortschr. Röntgenstr. 107, 698—699 (1967).

Rothe, A.: Über eine Beobachtung von Wirbelbogen- und Gelenkfortsatzanomalie. Beitr. Orthop. Traum. 3, 137—142 (1956).

Rowe, G. G., Roche, M. B.: The etiology of separate neural arch. J. Bone Jt Surg. A 35, 102—110 (1953).

Rubaschewa, A.: Über den Processus lateralis der Lendenwirbel und spez. über den Processus styloides (im Röntgenbilde). Fortschr. Röntgenstr. 47, 183—188 (1933).

Ruckensteiner, E.: Beobachtungen bei Aplasie von Zwischengelenken der Lendenwirbelsäule. Fortschr. Röntgenstr. 59, 334—339 (1939).

Rübe, W.: Doppelanlage der letzten Steißbeinwirbel. Fortschr. Röntgenstr. 87, 269—270 (1957).

Runge, K.: Über die Nebenknochenkerne der Wirbelkörper. Fortschr. Röntgenstr. 60, 323—360 (1939).

Saidmann, J.: Maladies de la colonne vertebrale. Paris: Doin 1947.

Salvini, L.: Sulla cosioletta „malattia di Baastrup". (Die sog. Baastrupsche Krankheit.) Radiol. med. (Torino) 40, 653—644 (1954).

Saturnin, L. J.: Zit. nach Rubaschewa.

Schaukasten: Spaltbildung im unteren Gelenkfortsatz des 2. Lendenwirbels. Röntgenpraxis 5, 387 (1933).

Schertlein, A.: Über die häufigsten Anomalien an der Brustlendenwirbelsäulengrenze. Fortschr. Röntgenstr. 38, 478—488 (1928).

Schinz, H. R.: Variationen der Halswirbelsäule und der angrenzenden Gebiete. Fortschr. Röntgenstr. 31, 583—594 (1923/24).

Schinz, H. R., Baensch, W. E., Friedl, E., Uehlinger, E.: Lehrbuch der Röntgendiagnostik. Bd. II. Stuttgart: Thieme 1952.

Schlegel, K. F.: Mißbildungen, Verletzungen und Erkrankungen der Wirbelsäule. Handbuch der Neurochirurgie, Bd. VII. Berlin-Heidelberg-New York: Springer 1969.

Schleipen, C.: Über Wirbelsäulenbeschwerden bei schiefstehendem Dornfortsatz. Langenbecks Arch. klin. Chir. 175, 66—72 (1933).

Schlüzen: Zit. nach Junghanns.

Schmid, F., Weber, G.: Röntgendiagnostik im Kindesalter. München: Bergmann 1955.

Schmidt, H. G., Wisser, P.: Die Schipperkrankheit bei Jugendlichen. Langenbecks Arch. klin. Chir. 268, 333—340 (1951).

Schmitt, H. G.: Entzündlicher Prozeß in der Spitze des Dornfortsatzes des 7. Halswirbels (Atypischer Überlastungsschaden?). Röntgenpraxis 13, 320—322 (1941); 14, 116 (1942).

Schmitz-Dräger, H. G.: Angeborene Querfortsatzanomalien der Lendenwirbelsäule. Fortschr. Röntgenstr. 90, 611—614 (1959).

Schmorl, G., Junghanns, H.: Die gesunde und die kranke Wirbelsäule in Röntgenbild und Klinik. Stuttgart: Thieme 1957.

Schneider, P. W.: Über Seitenfortsatz-Mißbildungen der Lendenwirbelsäule. Arch. orthop. Unfall-Chir. 49, 647—651 (1958).

Schröder, W.: Schipperkrankheit und Dornfortsatzfehlbildungen. Röntgenpraxis 14, 187—190 (1942).

Schumann, W., Trautmann, J.: Über röntgenologisch faßbare Veränderungen an den Lendenwirbeldornfortsätzen und ihre Bedeutung für die Pathogenese des Kreuzschmerzes. Fortschr. Röntgenstr. 76, 579—586 (1952).

Schuppler, H.: Zwei Fälle von Spina bifida occulta des 1. Brustwirbels. Röntgenpraxis 5, 856 (1936).

Schwegel: Zit. nach Grashey und nach Runge.

Sensenig, E. C.: The early development of the human vertebral column. Contr. Embryol. Carneg. Instn. 33, 23—41 (1949).

Seyss, R.: Zur Röntgenologie der kindlichen Wirbelsäule. Fortschr. Röntgenstr. 74, 434—440 (1951).

Simons, B.: Röntgendiagnostik der Wirbelsäule. Jena: Fischer 1939 und 1951.

Simril, W. A.: Pitfalls in the x-ray diagnosis of trauma to the spine. Industr. Med. Surg. 25, 566—572 (1956).

Speransky, A. D.: Die Entstehung der Spina bifida occulta im sacralen Abschnitt der menschlichen Wirbelsäule. Z. Anat. Abt. I, 78, 756—773, C. O. 36, 307.

Sperling, O. K.: Spangenbildung im Bereich der Lendenwirbelsäule und Trauma. Mschr. Unfallheilk. 60, 308—313 (1957).

Steiner, G.: Aussprache Prager Röntgenkongreß. Fortschr. Röntgenstr. 53, 179 (1936).

STERNBERG, H.: Über Spaltbildungen des Medullar-rohres bei jungen menschlichen Embryonen, ein Beitrag zur Entstehung der Anencephalie und der Rachischisis. Virchows Arch. path. Anat. **272**, 325—374 (1929).

STEWART, T. D.: Incidence of separate neural arch in the lumbar vertebral of Eskimos. Amer. J. phys. Anthrop. **16**, 51—62 (1932).

STEWART, T. D.: Spondylolisthesis without separate neural arch. Bone a. Joint **17**, 640—648 (1935).

STEWART, T. D.: The age incidence of neural arch defects in Alaskan natives, considered from the stand-point of etiology. Bone a. Joint A **35**, 937—950 (1953).

STREISSLER, E.: Die Halsrippen. Ergebn. Chir. Orthop. **5**, 280—360 (1913).

STRUTHERS, J.: On variations of the vertebral and ribs in man. J. Anat. and Physiol. **9**, 1874—1875 London (1874).

SZAWLOWSKI, J.: Über einige seltene Variationen an der Wirbelsäule beim Menschen. Anat. Anz. **20**, 305—320 (1902).

TABOR, M. L.: Etùde statistique des anomalies du rachis lombaire et lombo-sacré. Constatations radiologiques sur 7500 malades orthopédiques. J. Radiol. Électrol. **49**, 713—718 (1968).

TAILLARD, W.: Die Spondylolisthesen, deutsch von Dr. H. ERDMANN. Die Wirbelsäule in Forschung und Praxis. Stuttgart: Hippokrates 1957.

TAVERNIER, L.: Schmerzzustände im Bereich der Proc. spinosi. Lyon chir. **44**, 533—538 (1949).

TETSUT, L., JACOB, O.: Traité d' anatomie topographique avec applications medico-chirurgicales. Paris: Doin 1921. Zit. nach RUBASCHEWA.

THOMSON, A.: Osteology in Cunninghams text book of anatomy, 4. ed. 1921. New York: Wood 1913—1921.

TÖNDURY, G.: Entwicklungsgeschichte und Fehlbildungen der Wirbelsäule. Die Wirbelsäule in Forschung und Praxis, hrsg. von H. JUNGHANNS. Stuttgart: Hippokrates 1958.

TORKLUS, D. VON, BRABAND, H.: Kartilaginäre Exostosen kleiner Wirbelgelenke im Lumbalbereich. Fortschr. Röntgenstr. **99**, 682—684 (1963).

TORKLUS, D. VON, GEHLE, W.: Die obere Halswirbelsäule. Stuttgart: Thieme 1970.

TOWBIN, V. L., JALIN, R. I.: Zur Kasuistik der Spina bifida im Bereiche der Brustwirbelsäule und der mit ihr verbundenen Trophoneurosen. Röntgenpraxis **3**, 622—624 (1931).

TUSZEWSKI, F.: Multiple Mißbildungen der Lendenwirbelsäule mit Hypo- und Aplasie zahlreicher Gelenkfortsätze. Fortschr. Röntgenstr. **92**, 462—463 (1960).

VALLOIS, H.: La signification des apophyses mamilaires et accessoires des vertebres lombaires. C. R. Soc. Biol. (Paris) **83**, 113—115 (1920).

VELTMANN: Proc. styloides des 4. Lendenwirbels. Schaukasten Röntgenpr. **5**, 635 (1933).

VERHAAK, R.: Absence of an articular process, a rare expression of dysgenesis of the vertebral arch. Radiol. clin. biol. **38**, 43—48 (1969).

VERTH: Zit. nach BRACK, als röntgenologischer Mitarbeiter.

VESAL: Zit. nach RUNGE.

VÖLKER: Zit. nach MÜLLER.

VOLKMANN, J.: Über den Proc. styloides der Wirbel. Zbl. Chir. **61**, 1340—1342 (1934).

WALTER, H.: Angeborene Synostose der Lendenwirbelsäule. Arch. orthop. Unfall-Chir. **29**, 255—262 (1931).

WALTER, H.: Demonstration Hemiopisthotoxon. Med. Klin. **27**, 1196—1197 (1931).

WALTER, V.: Angeborene Wirbelmißbildungen. Langenbecks Arch. klin. Chir. **162**, 61—63 (1930).

WANKE, R.: Scalenus-Syndrom und Hals-Brust-Übergangswirbel. Langenbecks Arch. klin. Chir. **189**, 513—528 (1937).

WANKE, R.: Das Scalenussyndrom, ein Beitrag zur statischen Pathologie der Wirbelsäule. Erg. Chir. Orthop. **33**, 158—267 (1940).

WEHNER, G.: Ein Fall von angeborener Wirbelsäulenanomalie. Z. orthop. Chir. **43**, 123—126 (1924).

WEIGEL, H., BACH, H.: Röntgenologischer Beitrag zu seltenen Mißbildungen der Wirbelsäule. Fortschr. Röntgenstr. **84**, 331—335 (1956).

WEIL, S.: Die Systemerkrankungen der Wirbelsäule. Handbuch der Orthopädie, Bd. II. Stuttgart: Thieme 1958.

WEINFORTH, J.: Das Scalenus anticus-Syndrom und seine Bedeutung bei Schmerzzuständen der oberen Extremität. Med. Welt **1951**, 1344—1346.

WENT, H.: Zur klinischen Bedeutung persistierender Apophysen an den Gelenkfortsätzen der Lendenwirbelsäule. Arch. orthop. Unfall-Chir. **49**, 568—577 (1958).

WENZ, W., WERLICH, H. D.: Querfortsatzanomalien der Lendenwirbelsäule. Fortschr. Röntgenstr. **93**, 373—375 (1960).

WILLIS, TH. A.: The lumbo-sacral vertebral column in man, its stability of form and function. Amer. J. Anat. **32**, 95—123 (1924).

WILLIS, TH. A.: Backache from vertebral anomaly. Surg. Gynec. Obstet. **38**, 658—665 (1924).

WILLIS, TH. A.: The separate neural arch. J. Bone Jt Surg. **13**, 709—721 (1931).

WILLIS, TH. A.: Backache. J. Bone Jt Surg. **14**, 267—272 (1932).

WINSLOW: Zit. nach RUNGE.

WINTERSTEIN, O.: Über Querfortsatzfrakturen. Schweiz. Z. Unfallmed. **28**, 57—63 (1934).

WYSS, VON: Beitrag zur Kenntnis der Entwicklung des Skelettes von Kretinen und Kretinoiden. Fortschr. Röntgenstr. **3**, 18—27, 48—59, 87—100 (1899/1900).

YOSLOW, W., BECKER, M.: Osseous bridges between the transverse processes of the lumbar spine. J. Bone Jt Surg. A **50**, 513—527 (1968).

ZELLWEGER, H., THEILER, K., LARCHER, F.: Über die Dysostosis cleidocranialis. Helv. paedia. Acta **5**, 264—278 (1950), zit. nach WEIL.

ZIMMER, E. A.: Siehe KÖHLER-ZIMMER.

ZIMMER, E. A.: Spina bifida occulta des 11. Brustwirbels. Röntgenpraxis **7**, 719 (1935).

ZIMMER, E. A.: Die röntgenologische Untersuchung der Atlasspaltbildung. Acta radiol. (Stockh.) **18**, 842—850 (1937).

III. Fehlbildungen am Schädel-Hals-Übergang

Von

A. Wackenheim

Mit 60 Abbildungen

Im cervico-occipitalen Übergangsgebiet besteht die gleiche Situation wie im lumbo-sacralen: an beiden Stellen sind Fehlbildungen häufig und vielgestaltig. Doch sind sie am Schädel-Hals-Übergang von besonderem Interesse für den Radiologen, weil sie dort sehr wichtige neurologische Organe umhüllen und dadurch zu schwerwiegenden diagnostischen Problemen und eventuell zu chirurgischen Eingriffen führen. Bei jeder knöchernen Fehlbildung stellt sich die Frage, inwiefern sie mit einem neurologischen oder neurochirurgischen Krankheitsbild in Zusammenhang steht.

1. Röntgenanatomie

Die normale Röntgenanatomie des Schädel-Hals-Überganges ist aus dem Frontal-, Axial- und Lateralbild nur sehr unvollständig ersichtlich. Die Knocheneinzelheiten, ihre Gelenkflächen und Beziehungen können durch Schichtbilder präzisiert werden (Abb. 1—4), wodurch die exakte Röntgendiagnose dieser Fehlbildung möglich wird (BERGERHOFF). Über Röntgentechnik findet man Erläuterungen bei BROCHER, GOETTSCH, GAZDA und GROS.

Aus den Schichtbildern werden verschiedene Linien und Winkel benutzt. Diese geometrischen Hilfsmittel können zwar keine absoluten Werte ergeben, müssen aber gut bekannt sein, damit sie nicht zu irrtümlichen Schlußfolgerungen führen. Man kann diese „Lineologie" in 2 Gruppen teilen:

1. Die im frontalen Schichtbild gezeichneten Linien und Winkel (Abb. 5). Die bidigastrische Horizontale (FISCHGOLD-METZGER) wird zwischen beiden „rainures digastriques" gezogen. Das Exo-occipital steht parallel oder nach innen und unten in bezug auf diese Horizontale (Abb. 6).

Die bimastoide Horizontale (DAVIS, BOOGAARD, VIRCHOW, FISCHGOLD-METZGER) wird zwischen beiden Mastoidspitzen gezogen. Der Gipfel des Epistropheuszahnes bleibt normalerweise unterhalb dieser Linie, kann aber bis zu 7 mm überragen (FEREY).

Der Condylenwinkel (SCHMIDT und FISCHER). Der artikuläre occipito-atlantoide Zwischenraum kennt eine axiale Linie. Diese linke und rechte Linie treffen sich auf der senkrechten Achse des Epistropheuszahnes und bilden einen nach oben geöffneten Winkel von 124—134°,

Die intervestibuläre Senkrechte (WACKENHEIM). Wir haben diese Senkrechte als Mittellinie des cranio-cervicalen Übergangs vorgeschlagen wegen des anatomisch-physiologischen Wertes der Vestibuli, wenn sie beide im frontalen Schichtbild zur Darstellung kommen (WACKENHEIM). Die Senkrechte wird im Mittelpunkt der Intervestibularlinie errichtet und zieht normalerweise durch die Längsachse des Epistropheuszahnes, also durch die Spitze des Schmidt-Fischer-Winkels (Abb. 7).

2. Die im lateralen Tele- oder Schichtbild gezeichneten Linien (Abb. 8). Die occipito-palatine Horizontale (CHAMBERLAIN) wird vom Gaumenknochenhinterrand zum hinteren Rand des Foramen Magnum gezogen. Die Zahnspitze des Epistropheus tangiert normalerweise diese Linie, kann jedoch bis zu 7 mm überragen, ohne dadurch eine pathologische Bedeutung zu bekommen (BULL).

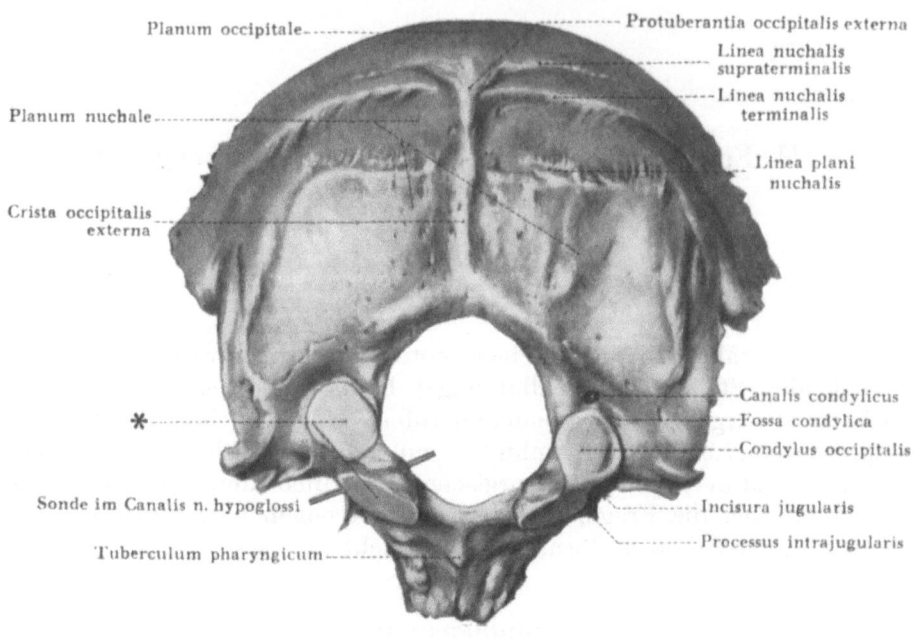

Abb. 1 a—f. Anatomie des Schädel-Hals-Überganges

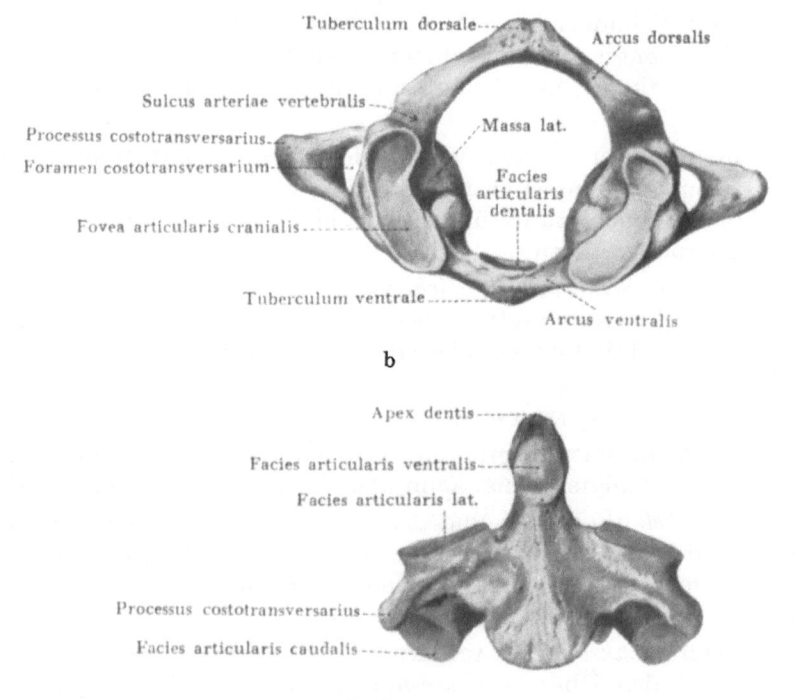

Die suboccipito-palatine Horizontale (McGREGOR) geht vom hinteren Gaumenrand aus wie die Chamberlain-Horizontale, wird aber hinten zum untersten Rand des Hinterhauptes tangential angelegt.

Der interatlanto-temporo-maxilläre Abstand (FISCHGOLD). Der Gelenkschlitz des temporo-maxillären Gelenkes und der obere Rand des vorderen Atlasbogens werden durch Teleradiographie festgelegt und ihr Abstand gemessen. Er mißt im Normalfalle 17—40 mm.

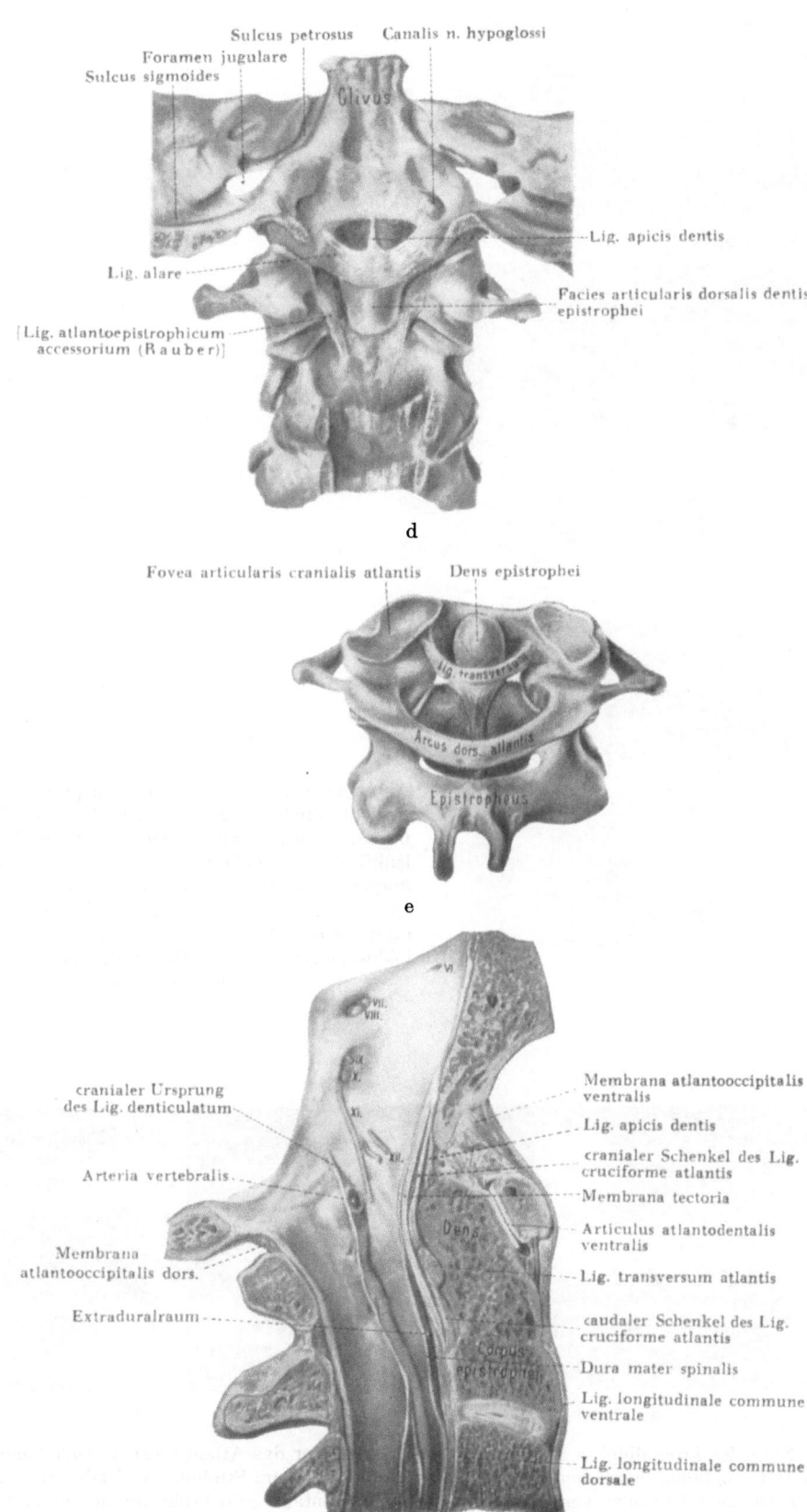

d

e

f

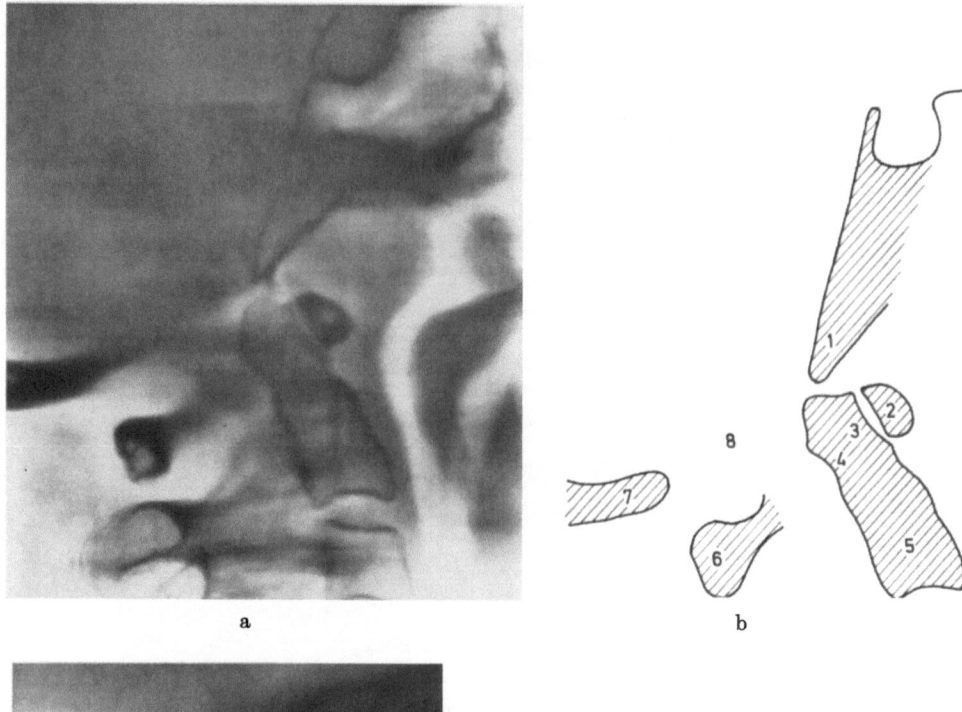

a   b

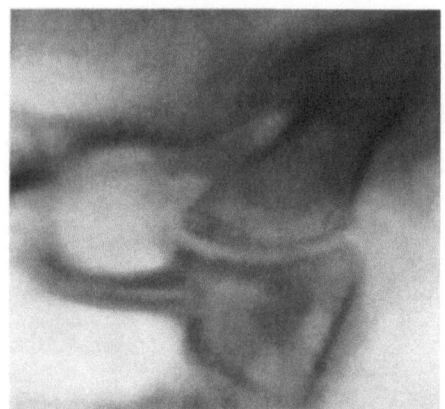

Abb. 2a—c. Normales Lateraltomogramm. a Sagittale
Schichtaufnahme, *1* Pars basilaris, *2* vorderer Atlasbogen, *3* Gelenkfläche des Odonto-atloidgelenkes, *4* Gelenkfläche des Odonto-transversum-Gelenkes, *5* Axiskörper, *6* hinterer Atlasbogen, *7* Occipitalis (Pars squamosa), *8* Foramen magnum. b Schema zu a. c para-
sagittale oder laterale Schichtaufnahme mit dem At-
loido-Condylengelenk. Der Gelenkschlitz ist konvex
nach unten gestaltet

c

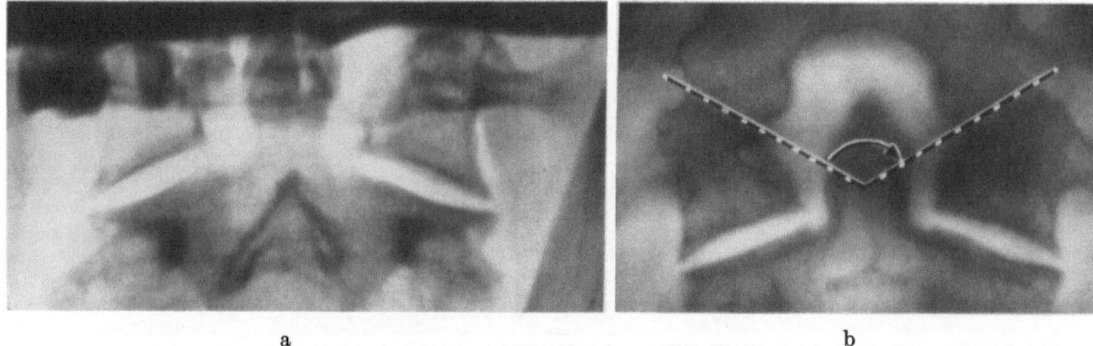

a   b

Abb. 3a—c. Normales Frontalbild. a Transbuccale Projektion. Nur das Atlanto-Axis-Gelenk kommt gut zur
Sicht. b Frontaltomogramm durch den Dens axis. Dieses Bild wird zum Studium der Radio-Anatomie herangezogen. Hier der Condylenwinkel von SCHMIDT-FISCHER. c Frontales Schichtbild durch den hinteren Atlasbogen. Hier erkennt man den hinteren Rand des Foramen magnum und den Schnitt der Pars squamosa inferior
des Occipitale

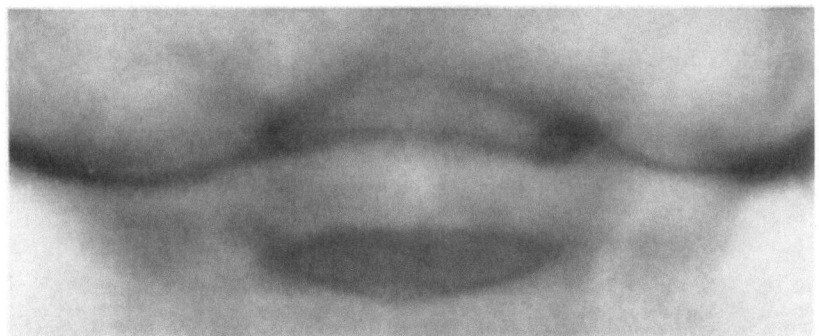

Abb. 3 c

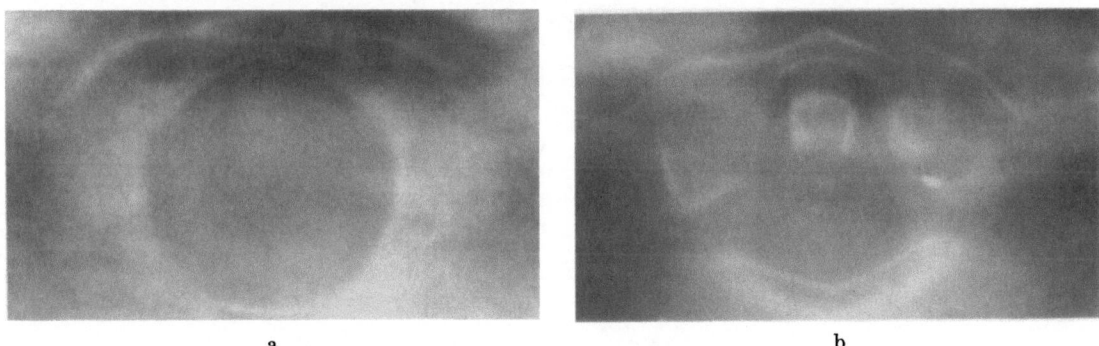

a   b

Abb. 4a u. b. Axiales Normalschichtbild. a Foramen magnum. b Atlas und Dens axis

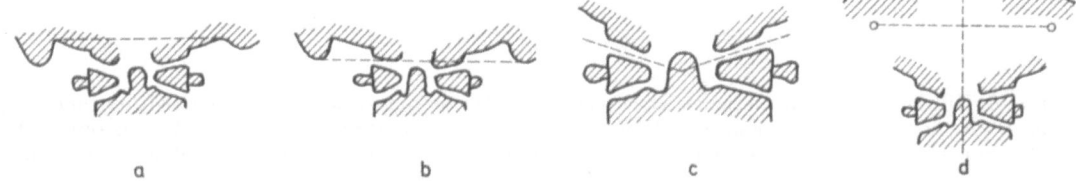

a   b   c   d

Abb. 5a—d. Hilfslinien zur Röntgendiagnose im frontalen Schichtbild. a Bidigastische Horizontale (FISCH-GOLD und METZGER). b Bimastoid-Horizontale (FISCHGOLD und METZGER). c Condylen-Winkel (SCHMIDT und FISCHER). d Intervestibuläre Senkrechte (WACKENHEIM)

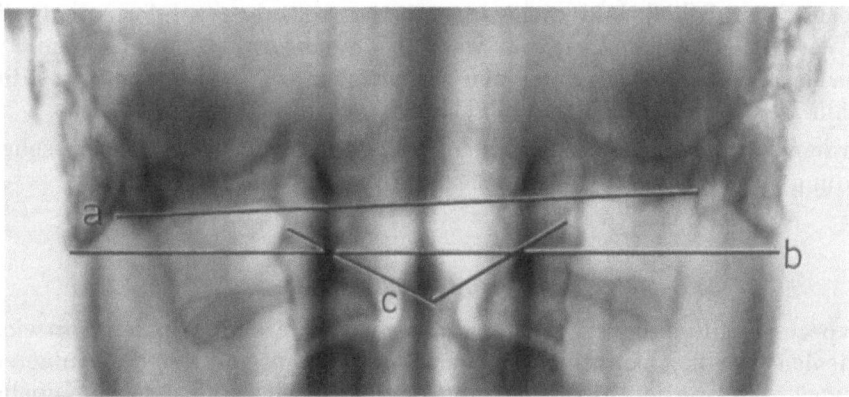

Abb. 6. Frontales Schichtbild mit bidigastrischer Linie (a), Bimastoidlinie (b) und Condylenwinkel (c)

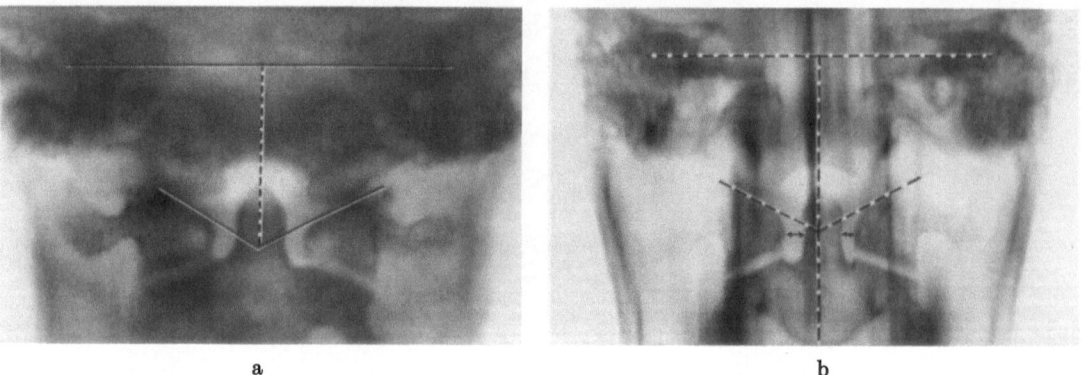

a   b

Abb. 7a u. b. Frontales Schichtbild. a Intervestibuläre Senkrechte und Condylenwinkel befinden sich im Sagittalplan des Dens axis. b Intervestibuläre Senkrechte und Condylenwinkel sind solidar bei leichter Verschiebung des Axiszahnes

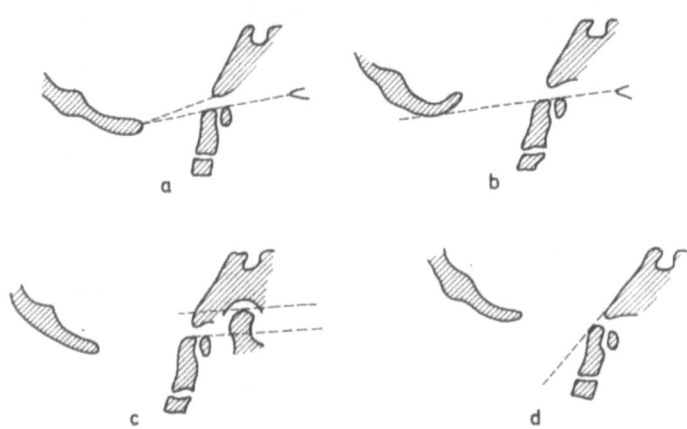

Abb. 8a—d. Hilfslinien im lateralen sagittalen Schichtbild. a Die occipito-palatine Horizontale (CHAMBERLAIN) und die Ebene des Foramen magnum (McRAE). b Die suboccipito-palatine Horizontale (McGREGOR). c Der inter-atloido-temporo-maxilläre Abstand (FISCHGOLD). d Die basilare Linie (THIEBAUT, WACKENHEIM und VROUSOS)

Die basiläre Linie (THIEBAUT, WACKENHEIM und VROUSOS) wurde vorgeschlagen, damit im sagittalen Schichtbild nicht nur die horizontalen, sondern auch die antero-posterioren Verhältnisse gekennzeichnet werden können (Abb. 8d). Diese Linie verlängert die Pars basilaris nach unten, ohne den Sellarücken zu berücksichtigen (dieser kann gegebenenfalls weit von der Basilarlinie abstehen).

Wir werden diese geometrischen Hilfsmittel wiederfinden und werden sehen, wie sie bei Fehlbildung zur Verwendung kommen.

2. Embryologie

Es sei vorgeschickt, daß der Epistropheus nicht zur embryonalen Entwicklung des cranio-cervicalen Gelenkes beiträgt (der Epistropheuszahn geht aus der Anlage des Atlaskörpers hervor). Wir werden also die embryonale Entwicklung zweier Knochen zu betrachten haben: das Os occipitale im cranialen Bereich; den Atlas im Wirbelbereich.

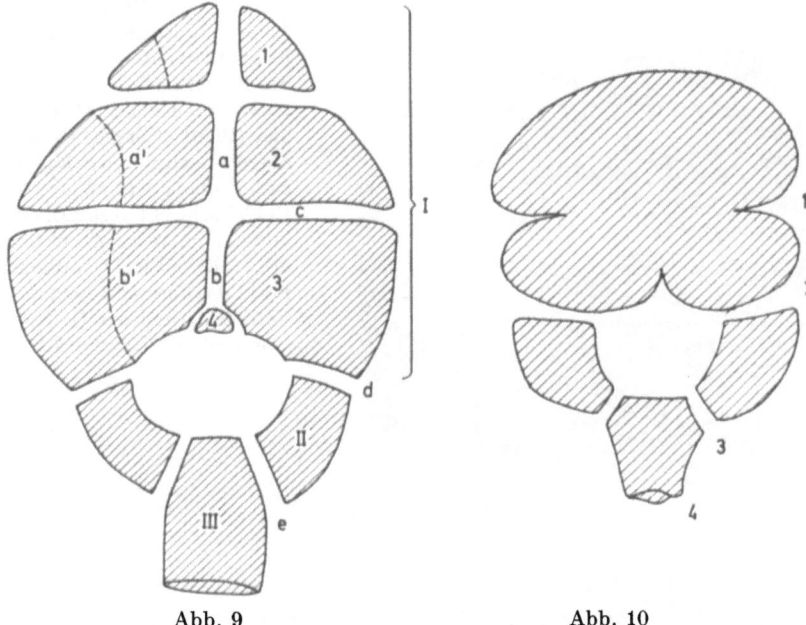

Abb. 9   Abb. 10

Abb. 9. Schema der Entwicklung des Hinterhauptbeines, *I* pars squamosa, *1* os prae-interparietale, *2* pars interparietalis (obere Schuppe), *3* pars supraoccipitalis (untere Schuppe), *4* os Kerkringi, *a* sutura interparietalis sagittalis, *a'* sutura interparietalis lateralis, *b* sutura cerebellaris sagittalis, *b'* sutura cerebellaris lateralis, *c* sutura transversa, *d* synchondrosis intra-occipitalis posterior (hintere Knorpelfuge), *II* pars lateralis, *e* synchondrosis intra-occipitalis anterior (vordere Knorpelfuge), *III* pars basilaris

Abb. 10. Das Hinterhauptbein beim Neugeborenen, *1* Sutura mendosa (lateraler Anteil der Sutura Transversa), *2* Synchondrose intra-occipitalis posterior, *3* Synchondrose intra-occipitalis anterior, *4* Synchondrose spheno-occipitalis

A. Hinterhauptbein (Os occipitale)

Es besteht aus 3 Teilen, die bereits im 2. Fetalmonat erkennbar sind:

1. Die paarige Pars squamosa (superoccipitale).
2. Die paarige Pars lateralis (exo-occipitale).
3. Die unpaarige Pars basilaris (basi-occipitale).

Entwicklung und Fehlbildungen der Pars squamosa des Os occipitale. Zwei embryologisch verschiedene Teile bilden die Pars squamosa und sind beim Neugeborenen schon verschmolzen. Es sind:

Der obere Teil: ein Bindegewebsknochen, der nach unten durch die Sutura occipitalis transversalis begrenzt ist, das heißt beim Erwachsenen durch die Protuberantia occipitalis und den Sinus lateralis. Dieser obere Teil oder die obere Schuppe oder Pars interparietalis bekommt eine stärkere Entwicklung als der untere Teil. Bei Neugeborenen und bei Erwachsenen ist dieser obere Bindegewebsknochen reichlich dicker als der untere Teil, der knorpeliger Herkunft ist.

Mehrere Ossifikationszentren tragen zur Entwicklung dieses oberen Teiles bei. Eine Sutura interparietalis lateralis trennt den lateralen Teil in 2 Entwicklungszentren. Zum oberen Anteil der Pars interparietalis können accessorische Knochenkerne beitragen, die Ossa prae-interparietalia genannt werden (mit einer oder mehreren Unterteilungen). Seltener besteht beim Erwachsenen eine Sutura transversalis, so daß der obere Schuppenknochen isoliert bleibt (Os Incae oder Os interparietale, Abb. 12). Bei hinzukommender Persistenz der Sutura interparietalis lateralis bestehen mehrere Ossa interparietalia (Os incae bi- oder tripartitum). Die Sutura transversa kann nur in ihrem externen Abschnitt

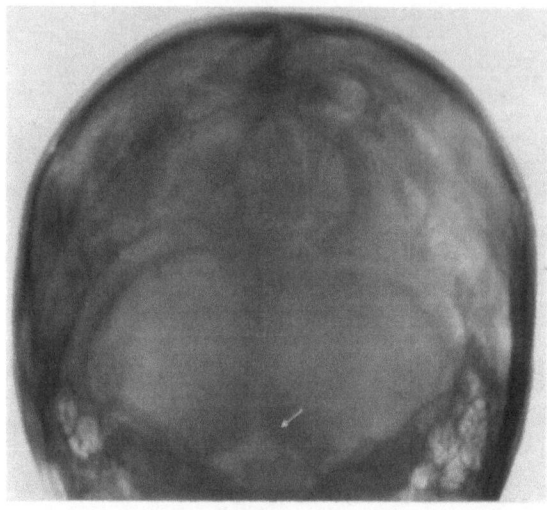

a

Abb. 11a—c. Dysplasien in der Schuppe des Hinterhauptbeines. a Ossifikationsdefekt beim Erwachsenen im medialen Abschnitt des linken oberen Schuppenanteils (Os interparietale). Kleiner Defekt im Kerkringi-Gebiet (Pfeil). b Starke Ossifikationsstörung im oberen und unteren Schuppenanteil. c Schema zu b. *1* obere Schuppe links im parasagittalen Gebiet schlecht verknöchert, *2* große Defektbildung im rechten unteren Schuppenanteil mit sehr schlecht ausgebildetem hinteren Rand des Foramen magnum, *3* unregelmäßige Verknöcherung des Os Kerkringi mit Defekt am hinteren Rand des Foramen magnum

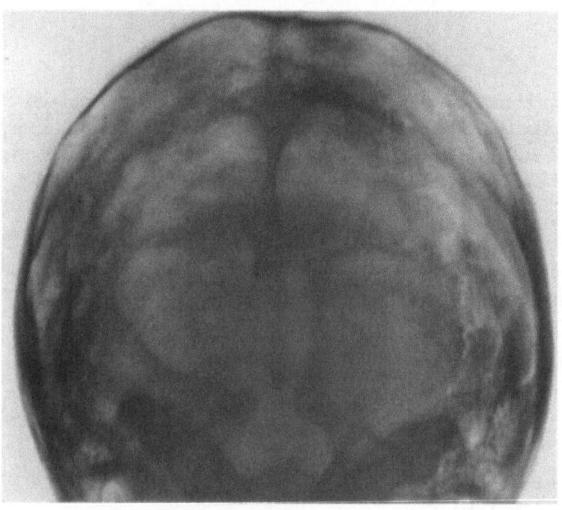

b

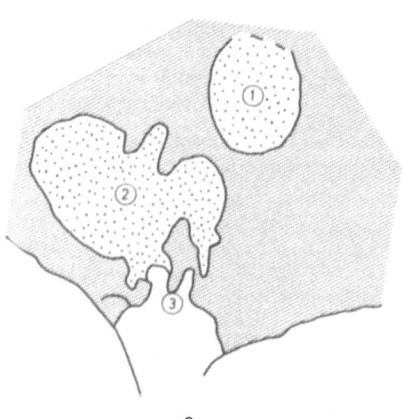

c

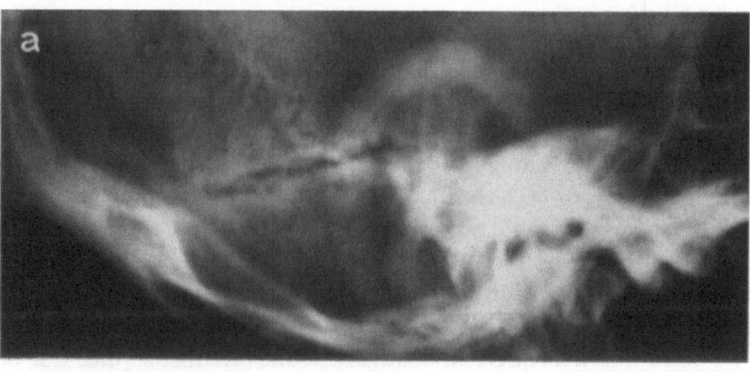

a

Abb. 12a—c. Sutura transversa beim Erwachsenen. a Sutura transversa persistens bei trochocephaler Craniostenose. b Sutura transversa persistens ohne andere Fehlbildung. c Vergrößerung von b

persistieren und wird dann Sutura mendosa genannt. Solch eine Sutura mendosa kann man oft beim Kinde bis zum 10. Lebensjahr röntgenographisch nachweisen.

Im Gebiete des Os interparietale kommt es oft zu einseitigen oder einseitig prädominanten Hypoplasien, die keine besondere klinische Bedeutung haben, jedoch mit anderen Fehlbildungen zusammentreffen können (Abb. 12).

Der untere Teil der Occipitalschuppe ist knorpeliger Herkunft und entwickelt sich mit zwei symmetrischen Knochenkernen. Dieser Teil der Schuppe wird auch Os supraoccipitale oder untere Schuppe genannt. In der Flucht der Sutura interparietalis läuft hier die Sutura cerebellaris mediana. Auch hier kann man eine accessorische Sutur feststellen: die Sutura cerebellaris lateralis. Gelegentlich entwickelt sich am unteren Ende der Sutura cerebellaris mediana ein accessorischer Knochenkern, auch *Os Kerkringi* genannt. Dieser Knochenkern bildet dann den medialen hinteren Rand des Foramen occipitale.

Alle diese Suturen und accessorischen Knochenzentren können beim Neugeborenen bestehen bleiben und erst später verschwinden. Sie können kaum als Fehlbildungen gedeutet werden. Man kennt sehr viele symmetrische und asymmetrische Varianten. Andererseits kommen Nahtknochen vor, speziell, wenn Ossifikationsstörungen allgemeiner Natur vorliegen.

Beide Ossa supra-occipitalia sind nach unten durch die Synchondrosis intra-occipitalis posterior von der Pars lateralis abgetrennt. Diese Synchondrose, auch „charniere occipitale de Budin" genannt, persistiert bei Neugeborenen und verschwindet röntgenographisch in den ersten Lebensjahren (vor dem 10. Lebensjahr). Sie bleibt beim Hydrocephalus ziemlich klaffend offenstehen (Abb. 13).

Bei allgemeinen Ossifikationsstörungen kommt es zu defizitären Erscheinungen im occipitalen Bereich. Diese Störungen sind als sekundäre zu deuten und haben nicht den speziellen Wert einer Fehlbildung (Abb. 15).

Entwicklung und Fehlbildungen der Pars basilaris des Os occipitale. Die prinzipielle Eigentümlichkeit der Entwicklung im oberen chordalen Bereich ist zweifellos die Tatsache, daß zuerst 3 primäre Wirbelanlagen bestehen. Von cranial aus bezeichnet sind es:

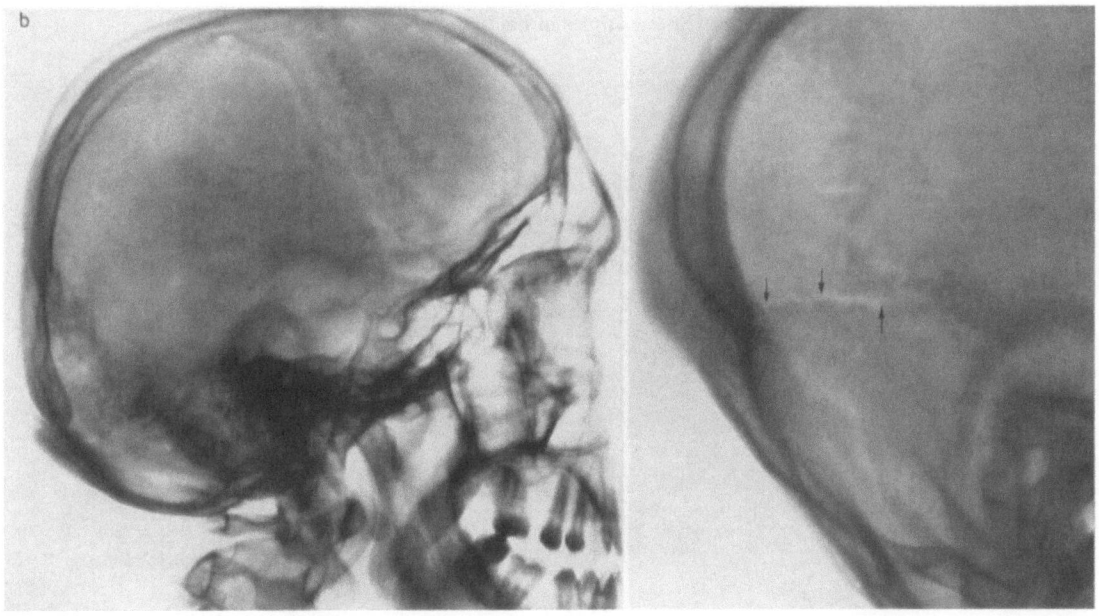

Abb. 12b　　　　　　　　　　Abb. 12c

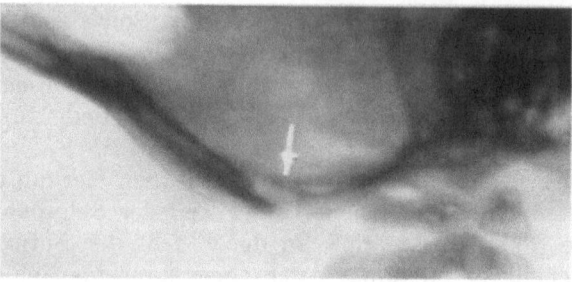

Abb. 13. Synchondrosis intra-occipitalis posterior (Pfeil) bei hydrocephalem 3 Monate altem Kind (charnière intra-occipitale de Budin). Der vordere Atlasbogen ist noch nicht verknöchert

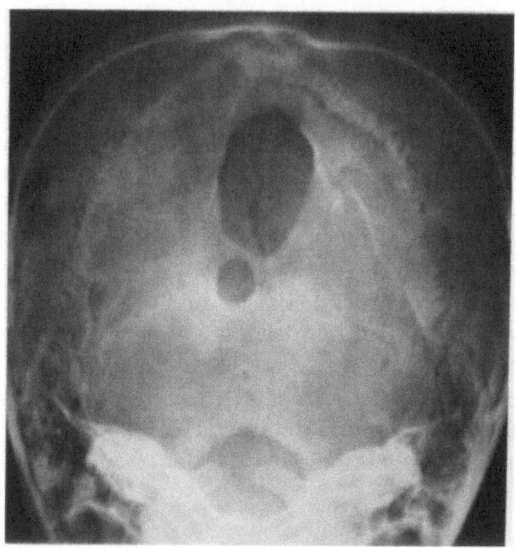

Abb. 14. Defekte im Hinterhauptbein bei Meningocele. Spina bifida C1

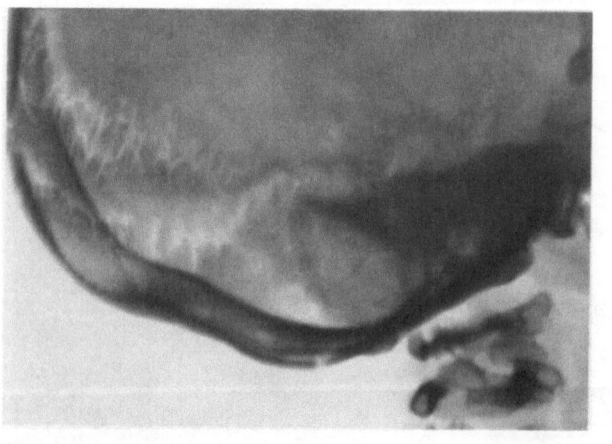 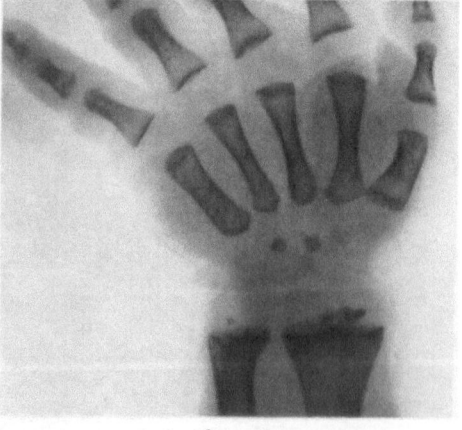

a   b

Abb. 15a u. b. Fehlbildung bei 20jährigem mit Schilddrüsenaplasie. a Sutura transversa persistens, Synchondrosis intra-occipitalis posterior persistens, Condylen- und Densaplasie. b Ossifikationsstörung im Handgelenk

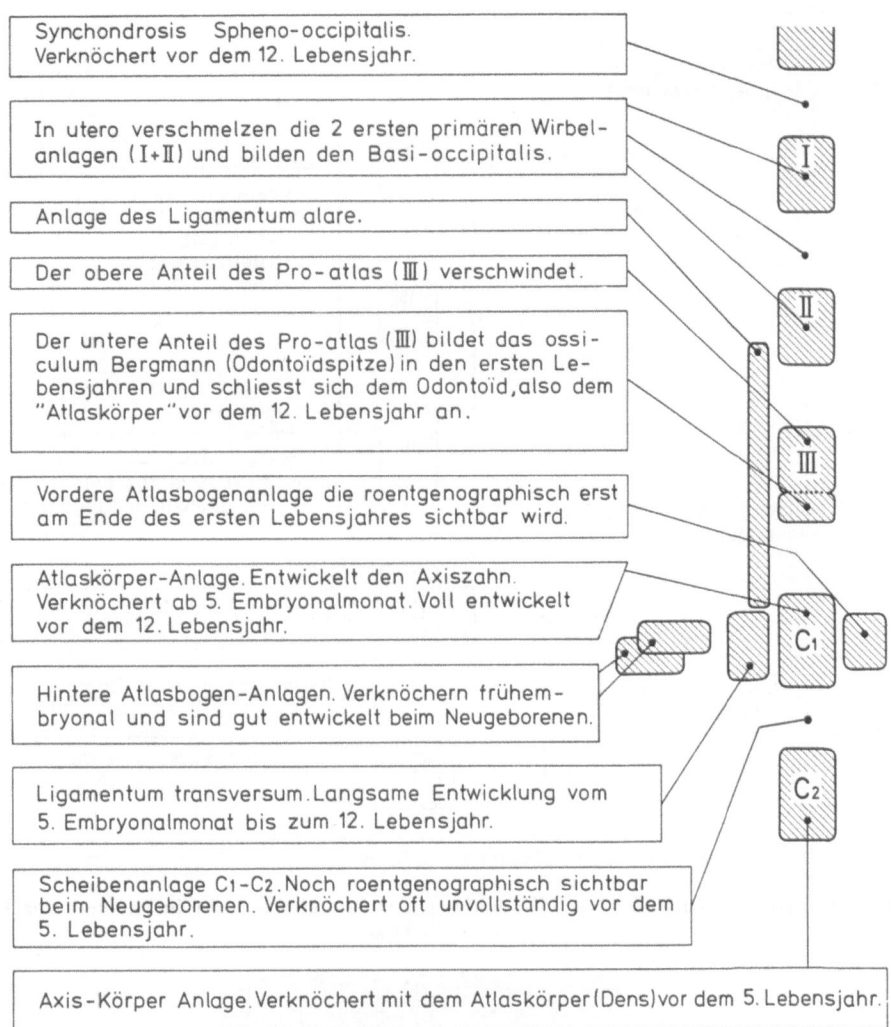

Abb. 16 a. Schematische Entwicklung der Bänder und Knochenanlagen am Schädel-Hals-Übergang im Gebiete der pars basilaris und des Atlas (Lateralansicht)

der 1. primäre Wirbel, der Anteproatlas und der Proatlas. Erster Primärwirbel und Anteproatlas bilden die Pars basilaris des Os occipitale. Dieser Teil eines Schädelknochens geht also aus dem embryonalen Wirbelsäulenanlagegut hervor. Der primäre Proatlas (3. primäre Wirbelanlage) wird regressiv nur zur Entwicklung der Spitze des Dens beitragen. Atlas und Dens gehen aus der Atlasanlage hervor.

Die Pars basilaris bildet den vorderen Rand des Foramen occipitale und wird damit zu einem Hauptbestandteil des Überganges zwischen Schädel- und Halsskelett. Die beiden ersten primären Wirbel verschmelzen vor der Geburt zu einem einzelnen Knochen, der Pars basilaris. Der Verschmelzungsprozeß kann fehlerhaft sein und zu transversalen Spaltbildungen im Clivus führen (Abb. 25). Am cranialen Pol der Pars basilaris befindet sich die Synchondrosis spheno-occipitalis, die bis zum 12. Lebensjahr röntgenographisch bestehen bleiben kann. Die hypoplastische Entwicklung der 2 ersten Wirbelanlagen führt zur Clivushypoplasie oder Hypoplasie basi-occipitalis (vordere basilare Impression). Wenn nur der craniale Teil des Anteproatlas zur Verschmelzung kommt, bleibt der

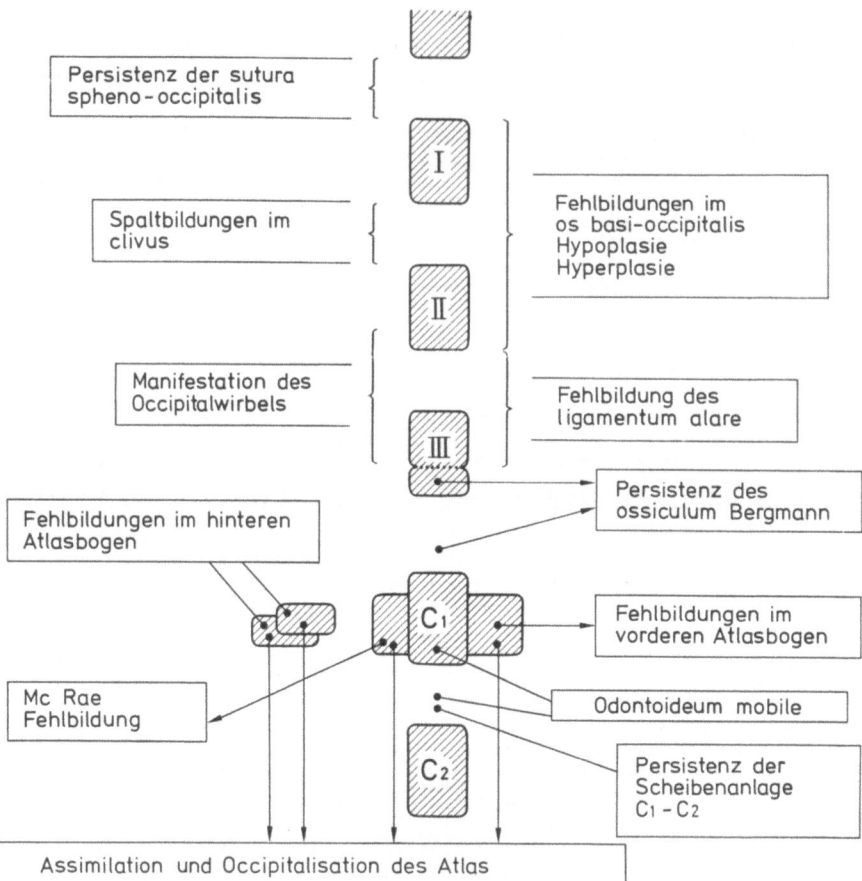

Abb. 16 b. Schematische Darstellung der Fehlbildungen in lateraler Ansicht im Gebiete der Pars basilaris und des Atlas

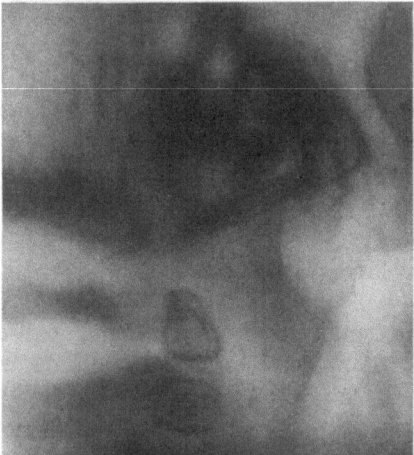

Abb. 17. Zwei Monate altes Kind. Normalbefund im sagittalen Schichtbild: Synchondrosis spheno-occipitalis nicht verknöchert, Axis nur im unteren Anteil entwickelt, vorderer Atlasbogen fehlt vollständig, Bandscheiben-anlage C1—C2 noch gut sichtbar

caudale Anteil selbständig und verknöchert verschiedenartig im atlanto-occipitalen Zwischenraum (Manifestation des Occipitalwirbels). Der Proatlas oder die 3. primäre Wirbelanlage sollen an der Entwicklung der Pars basilaris nicht beteiligt sein.

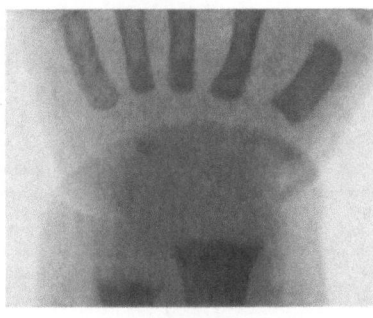 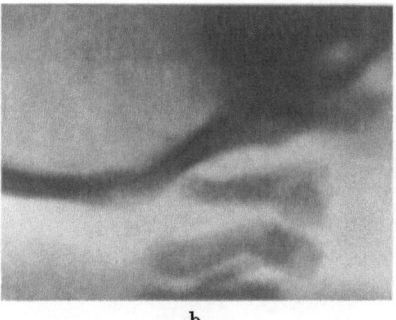

a   b

Abb. 18a u. b. Vier Monate altes Kind. Normalbefund im lateralen Bild. Die Synchondrosis intra-occipitalis posterior ist nicht verknöchert, doch schon sehr eng

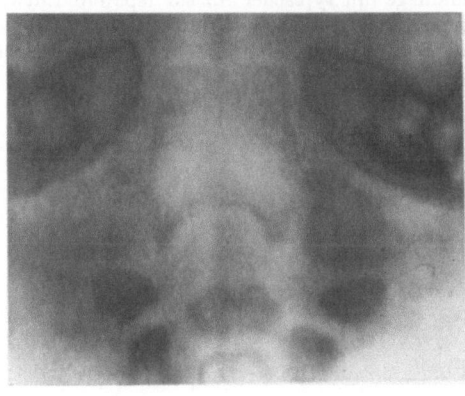 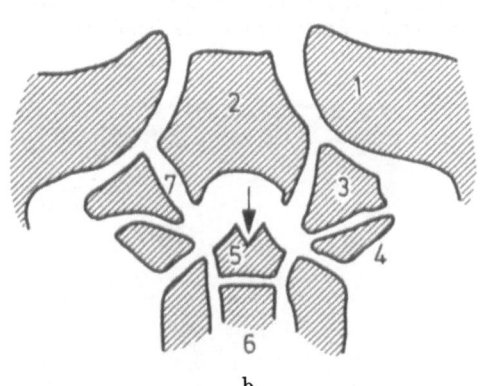

a   b

Abb. 19. a Sechs Monate altes Kind. Semi-axiales Schichtbild (Normalbefund). b Schema zu a, *1* Felsenbein-spitze, *2* Pars basilaris, *3* Pars lateralis, *4* Atlas, *5* Axiszahnanlage mit typischer medialer Inzision (Pfeil), *6* Axisanlage, *7* Synchondrose intra-occipitalis anterior

Beim Menschen kann der Proatlas als Transitionsknöchelchen zwischen Kopf und Hals angesehen werden. Die Proatlasanlage ist an sich schon hypoplastisch und wird nur die Spitze des Dens bilden. Oft bleibt das Proatlasknöchelchen isoliert und verschmilzt nur spät beim Erwachsenen. Die Persistenz wird dann Ossiculum Bergmann genannt. Andere Knochenreste des Proatlas, wenn sie beim Erwachsenen ossifiziert bestehen, werden auch als Manifestation des Occipitalwirbels angesprochen.

Entwicklung und Fehlbildungen der Pars lateralis des Os occipitale. Zwischen beiden intraoccipitalen Synchondrosen befindet sich die Pars lateralis. Die hintere Synchondrose schließt sich zwischen dem 2. und 10. Lebensjahr, kann also bis dahin als Normalbefund auf lateralen Röntgenaufnahmen sichtbar sein. Die vordere intraoccipitale Synchondrose schließt sich etwas später, nach dem 3. Lebensjahr und vor dem 10. Lebensjahr und kann also auch als Normalbefund, jedoch auf axialen Schädelbasisaufnahmen, gefunden werden.

Die Pars lateralis bildet den lateralen Teil des Foramen magnum und trägt durch die Condylen zur Entwicklung des Schädel-Hals-Überganges besonders bei. Einseitige und doppelseitige Dysplasien und Hypoplasien sind nicht selten und werden mit den basilaren Impressionen besprochen werden.

B. Atlas

Der Atlas geht aus der 4. primären Wirbelanlage hervor. Ein lateraler, ein hinterer und ein medialer Knochenkern entwickeln Körper, lateralen und hinteren Atlasbogen.

26*

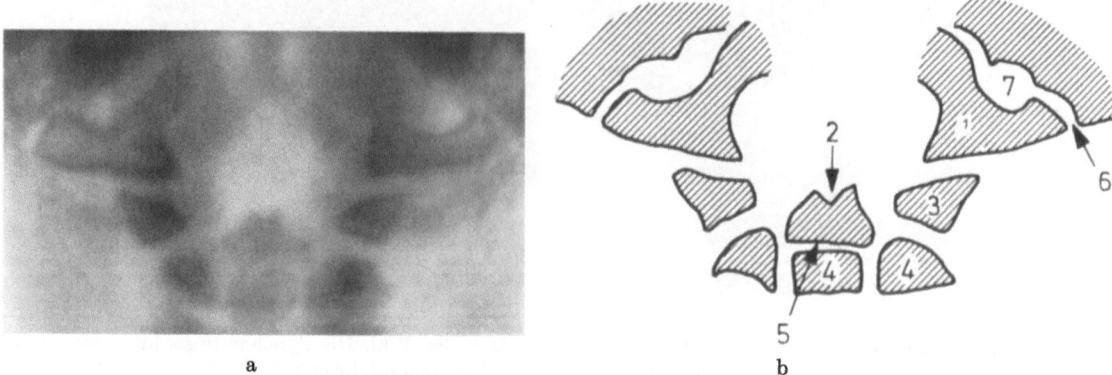

Abb. 20. a Sieben Monate altes Kind. Semi-axiales Schichtbild (Normalbefund). b Schema zu a, *1* Pars lateralis.
Die Condylen sind überhaupt nicht entwickelt. *2* Odontoidanlage mit typischer Inzisur (spätere Entwicklung
des Nucleus apicis-ossiculum BERGMANN), *3* starke Verknöcherung des lateralen Anteiles des Atlas, *4* Axisanlage, *5* enger Spalt der C1—C2 Bandscheibenanlage, *6* Sutura occipito-mastoidea, *7* Foramen lacerum
posterior

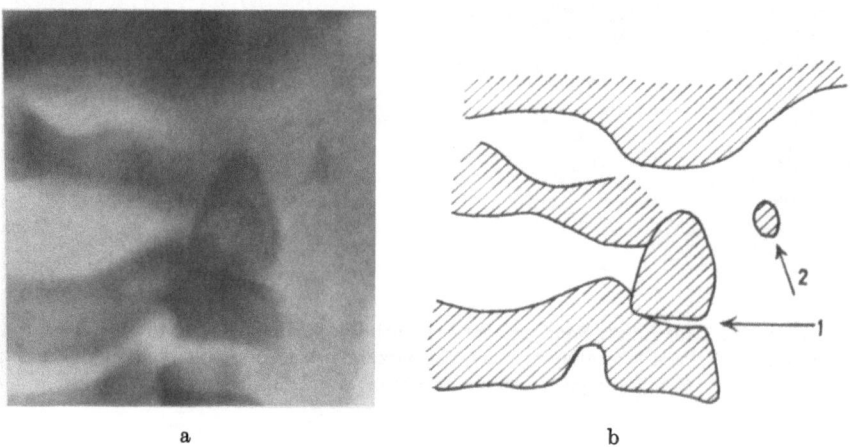

Abb. 21. a Zehn Monate altes Kind. Sagittales Tomogramm (Normalbefund). b Schema zu a, *1* die Bandscheibenanlage C1—C2 verknöchert, *2* die Anlage des vorderen Atlasbogens beginnt erst jetzt zu verknöchern
(am Ende des ersten Lebensjahres)

Diese Entwicklung hat jedoch einen eigenartigen Vorgang. Zwei Eigentümlichkeiten sind
zu bemerken, denn sie erklären Fehlbildungen und erleichtern die Röntgendiagnose:

a) Die Anlage des Atlaskörpers bildet den Hauptteil des Epistropheus-Zahnes.

b) Der vordere Atlasbogen wird erst nach der Geburt, im 2. Lebensjahr durch sekundäre
Ossifikation gebildet.

Schematisch können wir folgende Teile erörtern:

Die Atlaskörperanlage erscheint im 5. Embryonalmonat. Der hintere Teil dieses Gewebes bildet das Ligamentum transversum. Die Anlage selbst bildet den oberen Teil des
Epistropheus-Körpers und unteren Teil des Zahnes. Beim Neugeborenen ist die Anlage
noch selbständig, nach oben ausgespitzt, gut im lateralen Röntgenbild zu sehen. Die
Verschmelzung von Atlaskörperanlage (also Dens epistrophei) und Epistropheuskörper
geschieht im 1. Lebensjahr (meistens vor dem 5. Lebensjahr), bleibt aber lange unvollständig und wird beim Erwachsenen oft als schmale Aufhellung im lateralen Röntgenbild
festgestellt. Diese unvollständige Verschmelzung wird als Persistenz der Scheibenanlage
C1—C2 gedeutet und ist in manchen Fällen bedeutend, wirkt aber nicht dislozierend,
weil der Epistropheuszahn normal entwickelt ist. In anderen Fällen dagegen bleibt die

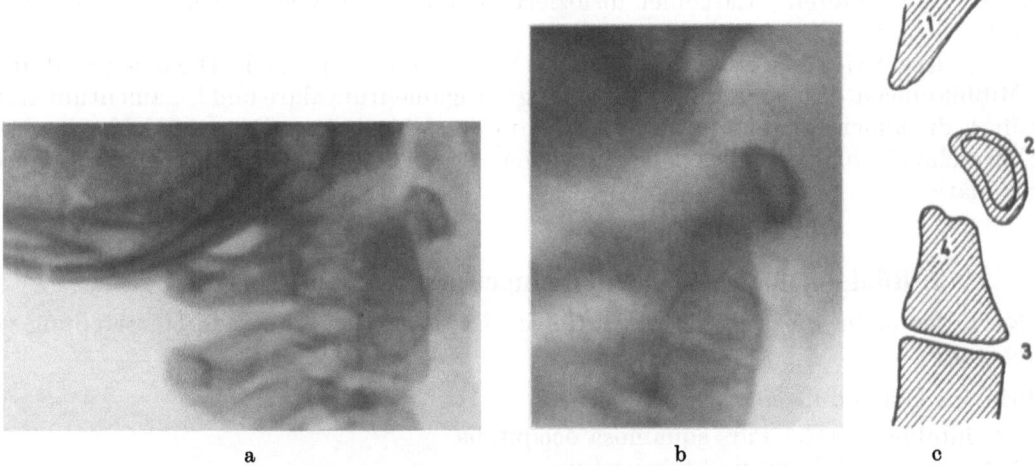

a   b   c

Abb. 22a—c. Zweijähriges Kind. a Standardbild. b Tomogramm (Normalbefund). c Schema zu b. Die Pars basilaris ist beinahe normal entwickelt (*1*). Der vordere Atlasbogen ist vollständig verknöchert mit gut sichtbarer Corticalis (*2*). Die Bandscheibenanlage C1—C2 ist nur noch sehr engspaltig sichtbar (*3*). Der Dens axis ist in seinem oberen Abschnitt noch sehr unterentwickelt (*4*)

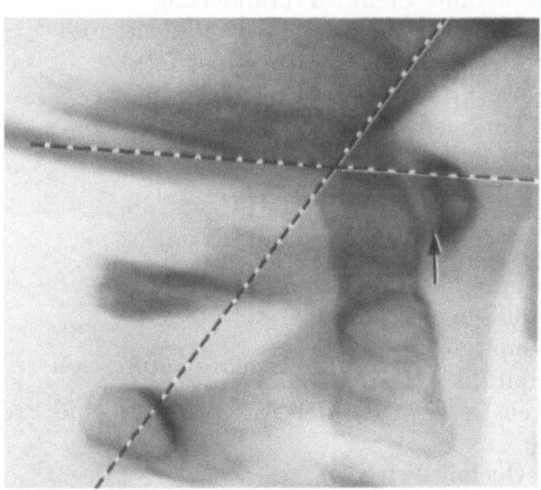

Abb. 23. Sechsjähriges Kind. Es bleibt nur eine normale und leichte Diastase am Odonto-atloid-Gelenk bestehen (Pfeil). Alle anderen Knochenanlagen sind gut entwickelt. Occipito-palatine und Basilarlinie normal

Atlaskörperanlage hypoplastisch und es entwickelt sich dann eine dislozierende Fehlbildung, der Dens mobilis, das heißt ein selbständiger Densknochen. Scheibenpersistenz C1—C2 (Abb. 47) und Dens mobilis (Abb. 48) sind also verschiedenartige Fehlbildungen, haben aber beide den Anschluß der Atlaskörperanlage mit der Epistropheuskörperanlage verpaßt.

Die lateralen und hinteren Anteile des Atlas gehen aus einer paarigen Anlage hervor und sind damit den Spina- bifida- Fehlbildungen ausgesetzt. Seltener findet man Defekte im hinteren Atlasbogen.

Der vordere Atlasbogen wird erst nach der Geburt, am Ende des 1. Lebensjahres, im Röntgenbild erscheinen. Die Ossifikation geht dann aber schnell und ist beim 2jährigen Kinde gut ausgebildet. Zwischen Dens und vorderem Atlasbogen bleibt jedoch ein starker Abstand bestehen, der erst nach dem 10. Lebensjahr vermindert wird.

Der vordere Atlasbogen geht aus dem hypochordalen Gewebe durch sekundäre Ossifikation hervor und ist beim Neugeborenen knorpelig angelegt. Damit können wir im vorderen und hinteren Atlasgebiet dislozierte Fehlbildungen verstehen (hintere Assimilation).

Die Atlasentwicklung zieht verschiedene Fehlbildungen mit sich. Die einen sind durch die Mißbildungen des Bandapparates bedingt (Ligamentum alare und Ligamentum transversum), die anderen haben ihren Ursprung in der fehlerhaften Densentwicklung oder in der Verschmelzung der Atlasanlage mit dem Anteproatlas und dem Hinterhauptbein (Assimilation).

3. Röntgenologie und Fehlbildungen am Schädel-Hals-Übergang

Nach den embryologischen Betrachtungen ist es möglich, folgende Unterteilung vorzunehmen:

a) Primäre Fehlbildungen

   α) Fehlbildungen der Pars squamosa occipitalis
      Os interparietale bi- und tripartitum
      Os incae
      Os kerkringi
      Dysplasie und Hypoplasie
      Einseitige Hypoplasie ohne Strukturveränderung
      Einseitige Hypoplasie durch plagiocephale Craniostenose
      Mediale Defekte über der Sutura sagittalis occipitalis
      Persistenz der Sutura intra-occipitalis posterior

   β) Fehlbildungen des Foramen magnum
      Primäre Stenose und Vergrößerung

   γ) Fehlbildungen der Pars lateralis occipitalis
      Condylendysplasie   } hintere basilare Impression
      Condylenaplasie

   δ) Fehlbildungen der Pars basilaris occipitalis
      Transversale Spaltbildungen
      Hypoplasie basi-occipitalis   } vordere basilare Impression
      Dysplasie basi-occipitalis

   ε) Fehlbildungen durch Ossifikation der Anteproatlas- und Proatlasanlage unter dem Foramen occipitale
      (Manifestation des Occipitalwirbels)

   ζ) Fehlbildungen des Ligamentum alare

   η) Fehlbildung des Ligamentum transversum
      (chronische Odonto-atlantoid-Dislokation McRae)

   ϑ) Fehlbildungen des Dens epistrophei
      Scheibenpersistenz C 1—C 2
      Dens mobile — Denshypoplasie — Densaplasie
      Ossiculum terminale Bergmann
      Densdysplasie

   ι) Fehlbildungen des Atlas
      Atlas-assimilation
      Atlas-dysplasie

b) Sekundäre Fehlbildungen und Fehlstellungen
    Spasmodischer Torticolis
    Einseitige Frühencephalopathie
    Tumoren der hinteren Schädelgrube
    Arnold-Chiari-Fehlbildung
    Meningocelen und Encephalo-Myelo-Meningocelen
    Transversale Dislokation

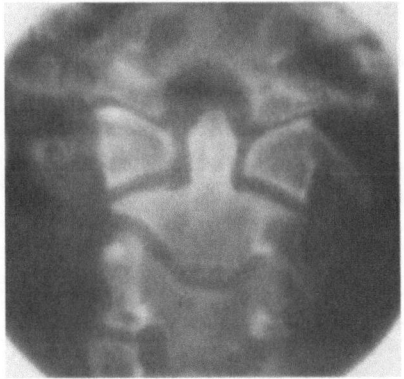

Abb. 24. Craniostenose. Hypoplasie der Condylen, die kompensatorisch nach zervikal ausgestülpt sind. Ossifikationsstörung des Apex dentis durch Hyperostose im Gebiet des Ossiculum BERGMANN

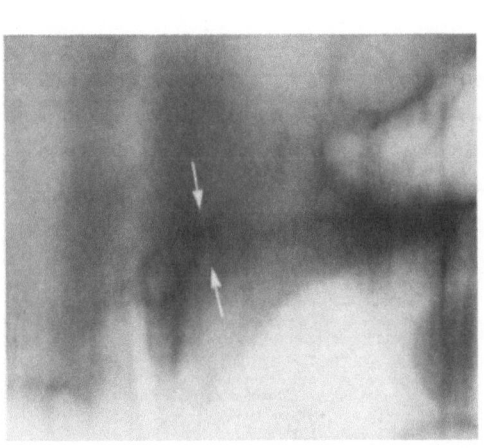

a

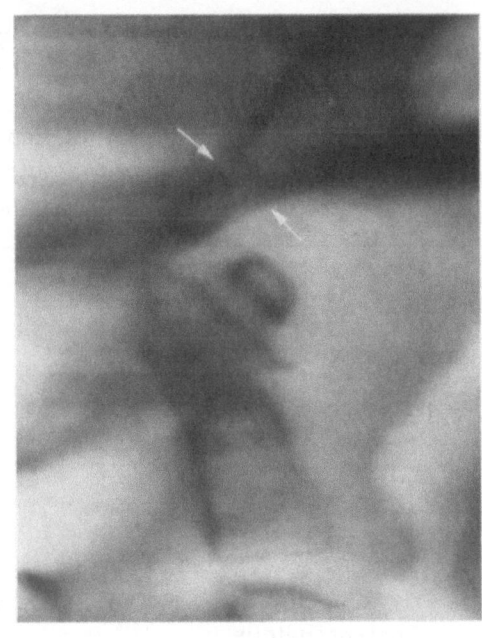

b

Abb. 25a u. b. Spaltbildung im Clivus (1. und 2. Primärwirbel sind nicht verschmolzen)

a) Primäre Fehlbildungen

α) Fehlbildungen der Pars squamosa occipitalis

Os interparietale bi- und tripartitum. Röntgenographisch stellen wir eine Persistenz der Sutura interparietalis lateralis fest, und zwar am besten in fronto-suboccipitaler Einstellung, das heißt im halbaxialen Bild. Diese Suturenpersistenz hat keinen pathogenetischen Wert und kann nur als Fehlbildungstendenz im Schädelbereich gewertet werden. Schöne Bilder findet man bei W. LOEPP und R. LORENZ.

Man hat auch eine Variante beschrieben in Form des Os prae-interparietale. Es sind dies accessorische Schuppenknochen im Lambdawinkel;

Os incae oder Persistenz der Sutura transversa (Abb. 13). Die globale Persistenz der Sutura transversa ist selten und kann auch nur als Fehlbildungstendenz gedeutet werden. Man findet oft, hauptsächlich bei Kindern, eine laterale Persistenz der Sutur und spricht dann von mendosaler Sutur;

Os Kerkringi ist ein unpaariger accessorischer Knochenkern am hinteren Rande des Foramen occipitale. Er darf nicht als pathologisch angesprochen werden;

KONVEXOBASIE
(vordere und postero - laterale basilare Impression)

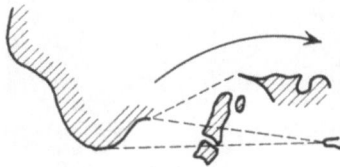

POSTERO - LATERALE BASILARE IMPRESSION

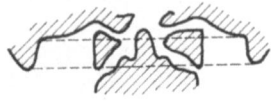
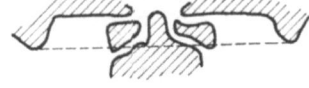

Kondylenaplasie und
Impression

Impression der
lateralen An-
teile

Impression der
Kondylen und
lateralen Anteile

VORDERE BASILARE IMPRESSION

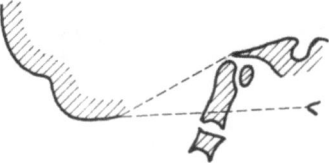

Hypoplasie des
Basi-occipitalis

Hypoplasie des Basi-occi-
pitalis mit Platybasie

ASYMMETRISCHE POSTERO-LATERALE BASILARE IMPRESSION

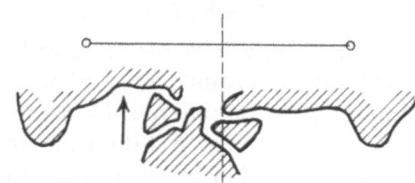

Abb. 26. Basilare Impressionen (schematisch)

Hypoplasie und Dysplasie der Occipitalschuppe sind sehr verbreitet und kommen gut im halbaxialen Röntgenfrontalbild zur Darstellung. Es sind hauptsächlich Verdünnungssektoren des Knochens mit leichter Verdichtung des Randkontrastes, so daß man an einen beginnenden Destruktionsprozeß denken kann. Diese Dysplasie ist einseitig, häufig und hat keinen pathologischen Wert (Abb. 11a). Stärkere Dysplasien, auch einseitig, sind seltener und deformieren dann das Foramen magnum (Abb. 11b). In diesen Fällen kommt es zu differentialdiagnostischen Betrachtungen über Schädeldefekte.

Einseitige Hypoplasie ohne Strukturveränderung. Sie müssen in allen Fällen auf eine Schädelhypotrophie nach einseitiger Encephalopathie orientieren.

Einseitige Hypoplasie durch plagiocephale Craniostenose ist eine generelle Fehlbildung, kommt aber häufig im lambdanahtliegenden Gebiet vor.

Mediale Defekte über der Sutura sagittalis occipitalis gibt es nicht nur bei Meningo- und Encephalocelen, sondern auch isoliert bei sonst normalem Schädel und etwas häufiger bei Craniostenose. Diese Defekte haben dann keinen pathologischen Wert.

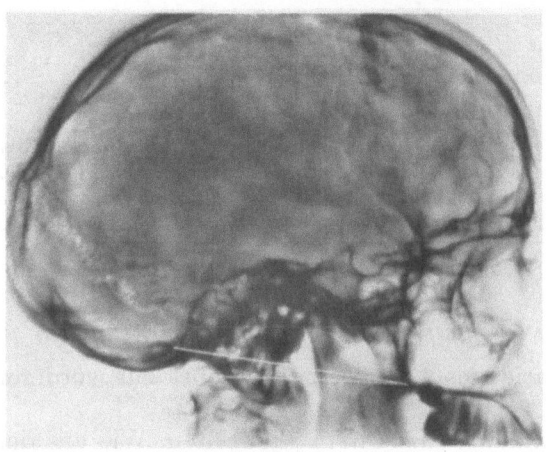

Abb. 27. Konvexobasie. Vordere und postero-laterale Basilarimpression. Occipito-palatine Linien von CHAM-BERLAIN und McGREGOR

Persistenz der Sutura transversalis (auch mendosale genannt) das Ausbleiben dieser Ossifikation kommt beim Erwachsenen als Diagnose bei verschiedenen pathologischen Situationen vor. Wir glauben, daß diese Persistenz besonders bei Craniostenose als Kompensationsphänomen häufiger ist. Bei Hydrocephalie ist diese Sutur gewöhnlich verschlossen.

β) Fehlbildungen des Foramen magnum

Primäre Stenose und Vergrößerung des Foramen magnum scheint eine seltene Fehlbildung zu sein. Der normale antero-posteriore Durchmesser des Foramen magnum kann genau im lateralen Schichtbild berechnet werden und beträgt weniger als 4,5 cm.

Sekundäre Stenose und Vergrößerung sind allgemeine Fehlbildungen. Die Stenosen kommen bei Skeleterkrankungen vor und besonders bei Achondroplasie. Vergrößerung des Foramen magnum ist auch ein Anzeichen von Tumoren oder „Tumor-ähnlichen" Prozessen wie der Chiari-Fehlbildung. In diesem letzten Falle befindet sich eine Masse Gewebe im Foramen, das dadurch weiter offen bleibt.

γ) Fehlbildung der Pars lateralis occipitalis

Diese Fehlbildung der Condylen kann hypoplastisch, aplastisch, einseitig oder beiderseitig vorkommen. Sie ist kompensiert wie bei Craniostenose (Abb. 24) oder nicht kompensiert und führt dann zur postero-lateralen basilaren Impression (S. 408). Man findet Beschreibungen bei WENT.

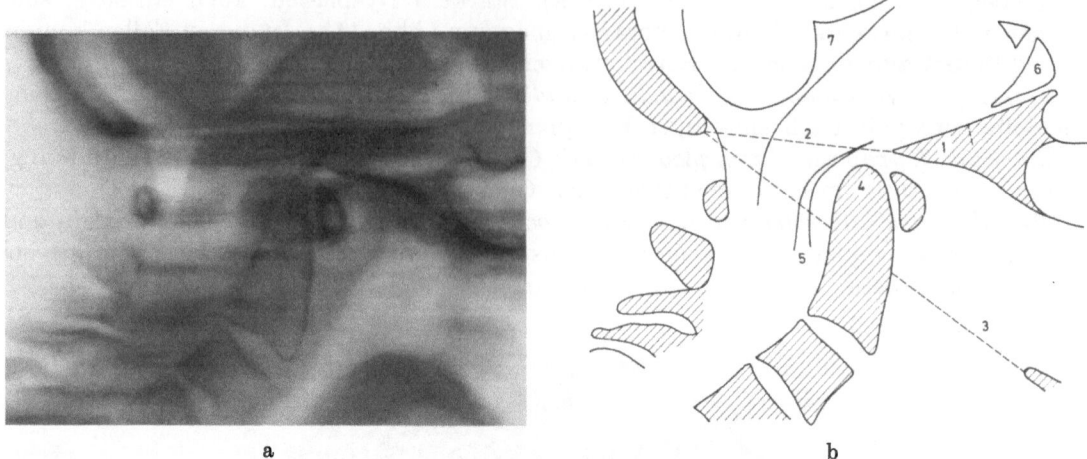

a   b

Abb. 28a u. b. Vordere Basilarimpression durch Hypoplasie des Basi-occipitalis (*1*), aufsteigende Foramen-magnum-Ebene (*2*) in bezug auf die occipito-palatine Chamberlain-Linie (*3*), welche außerdem das Überragen des Dens axis kennzeichnet (*4*). Die Cisterna praeoblongata (*5*) zeigt den Kompressions- und Knickungsgrad der Medulla oblongata. Cisterna praepontis (*6*). IV. Ventrikel (*7*)

δ) Fehlbildungen der Pars basilaris occipitalis

Hypo- und Dysplasie des Basi-occipitalis führt zur vorderen basilaren Impression (s. S. 8).

Transversale Spaltbildungen im Clivus sind selten. Wie aus dem Schema der Abb. 16 hervorgeht, sind diese Spaltbildungen auf die Persistenz des Spaltes zwischen dem 1. und 2. Primärwirbel zurückzuführen. Dieses Abschnüren des unteren Basi-occipitalis kann auch als Manifestation des Occipitalwirbels gedeutet werden (s. S. 413).

Die basilare Impression (BI). Diese Fehlbildung wird im medizinischen Vokabularium als selbständig angesehen, sie ist jedoch, wie wir gesehen haben, embryologisch aus mehreren Knochenfehlbildungen zusammengesetzt. Für die Radiologie ist die BI sehr wichtig, weil sie zu neurologischen Komplikationen führt oder zumindest mit solchen neurologischen Syndromen besteht und entdeckt wird. Es soll hier nicht auf deren Diskussion eingegangen werden.

Die BI wurde schon 1790 von ACKERMANN beobachtet und später von MALACARNE (1792) und VIRCHOW (1875) näher beschrieben. Die erste Röntgendiagnose von BI stammt von SCHÜLLER (1911).

Röntgenographisch können wir 6 Kategorien von Basilarimpressionen unterscheiden. Nur die 5 ersten sind als Fehlbildungen anzusehen.

a) Die große BI oder Konvexobasie (1. Kategorie).

Sie besteht aus einer Hypoplasie aller Bestandteile der hinteren Schädelbasisgrube, das heißt aus der Hypoplasie des Basi-occipitalis (vordere basilare Impression), der Hypoplasie der Pars lateralis (postero-laterale Impression) und sogar aus der Hypoplasie der Pars squamosa, die jedoch nicht mehr zum Impressionsphänomen gehört. In diesem Falle ist die Röntgendiagnose leicht, denn die Schädeldysplasie ist stark.

Im lateralen Schichtbild erkennen wir die vordere Basilarimpression, das heißt die Verkürzung des Basi-occipitalis. SCHMIDT und FISCHER geben als Normalwert der Länge des Basi-occipitalis 3,2 ±0,3 cm an. Es ist jedoch sehr schwer, diesen Wert beim Erwachsenen zu messen. Die Verkürzung geht oft mit Verkrümmung einher. Auch eine Platybasie durch Hochstellung des verkürzten Basi-occipitalis ist hiermit oft assoziiert, so daß die Impression stärker zur Sicht kommt (Basiswinkel von BOOGAARD und WELKER sind dann vergrößert). Eine direkte Folge der Hypoplasie des Basi-occipitalis ist der Hochstand des vorderen Randes des Foramen magnum. Wenn die Hypoplasie als einzige Fehlbildung

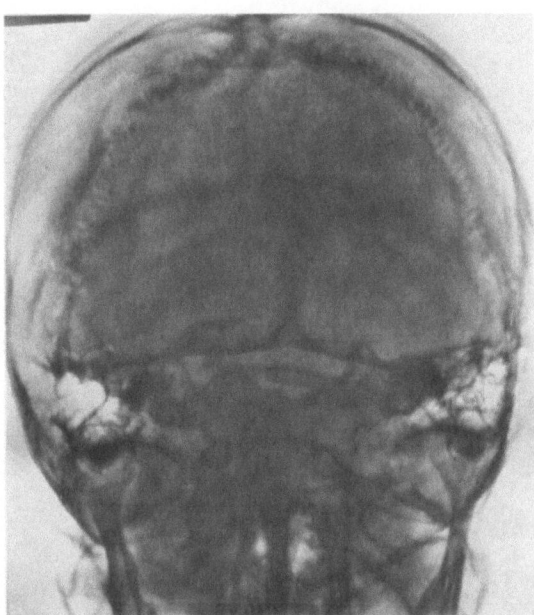

Abb. 29. Starke Impression des hinteren Randes des Foramen magnum. Der Knochenrand ist umgestülpt

besteht, steigt die Foramen-magnum-Ebene nach cranial an (z.B. in bezug auf die Chamberlain- oder McGregor-Linie). Diese Foramen-magnum-Ebene kann jedoch schwer zu bestimmen sein, wenn der hintere Rand des Foramen auch fehlgebildet nach intracranial hochgestülpt ist (man nimmt dann Bezug zur McGregor-Linie).

Die röntgenographisch erkennbaren morphologischen Anomalitäten sollten schon zur Diagnose führen. Daß der Atlas und der Axis in diesen Fällen nach oben gewandert sind, hat nur indirekt mit der Basisfehlbildung zu tun und kann nicht als absolutes Kriterium dienen. Man findet ja solche Atlas-Axis-Hochstellungen auch bei Fehlbildung des Ligamentum transversum oder alare, ohne daß eine basiläre Impression besteht. Die Linien von CHAMBERLAIN und McGREGOR sind also nur als indirekte geometrische Hilfsmittel anzusehen. Atlas und Axis haben keine primären Fehlbildungen bei BI. Ist diese jedoch stark, so werden die beiden ersten Wirbel etwas sekundär verbildet erscheinen (Beispiel: die lordotische Krümmung des Dens axis). Der von FISCHGOLD beschriebene atloido-temporo-maxilläre Abstand hat im lateralen Telebild einen sicheren diagnostischen Wert, weil er den Stellungsvergleich zieht zwischen einem sehr lateralen Punkt (dem Kiefergelenk) und einem medialen Punkt (dem vorderen Atlasbogen). Die von THIEBAUT et al. beschriebene Basilarlinie dient nicht zur Diagnose der Basilarimpression, sondern gibt Aufschluß über die antero-posteriore Stellung von Dens und vorderem Atlasbogen in bezug auf den vorderen Rand des Foramen magnum.

Im frontalen Schichtbild kommt die postero-laterale Impression zum Vorschein. In schweren Fällen ist die Condylengegend sehr hypoplastisch. Der Winkel von SCHMIDT und FISCHER ist dann sehr groß, flach oder sogar umgekehrt. Der absolute Wert der Condylenhöhe ist schwer verwertbar, denn er ist nicht nur schwierig zu messen, sondern hat einen verschiedenen Wert je nach der Lage des Frontalschnittes. Die Hypoplasie ist schon rein morphologisch erkenntlich. Kleine Condylenasymmetrie ist häufig und geht dann mit Kompensationsentwicklung im lateralen Atlas einher (die intervestibuläre Senkrechte bleibt medial). Größere Condylenasymmetrie findet man auch als Kompensationsentwicklung für eine einseitige Impression im paracondylären Gebiet (s. Abb. 32, die außerdem eine Abtrennung des Condylus vom Occipitalis nachweist). Die hinteren und lateralen Anteile der Pars lateralis occipitalis sind bei großer Basilarimpression auch hypo-

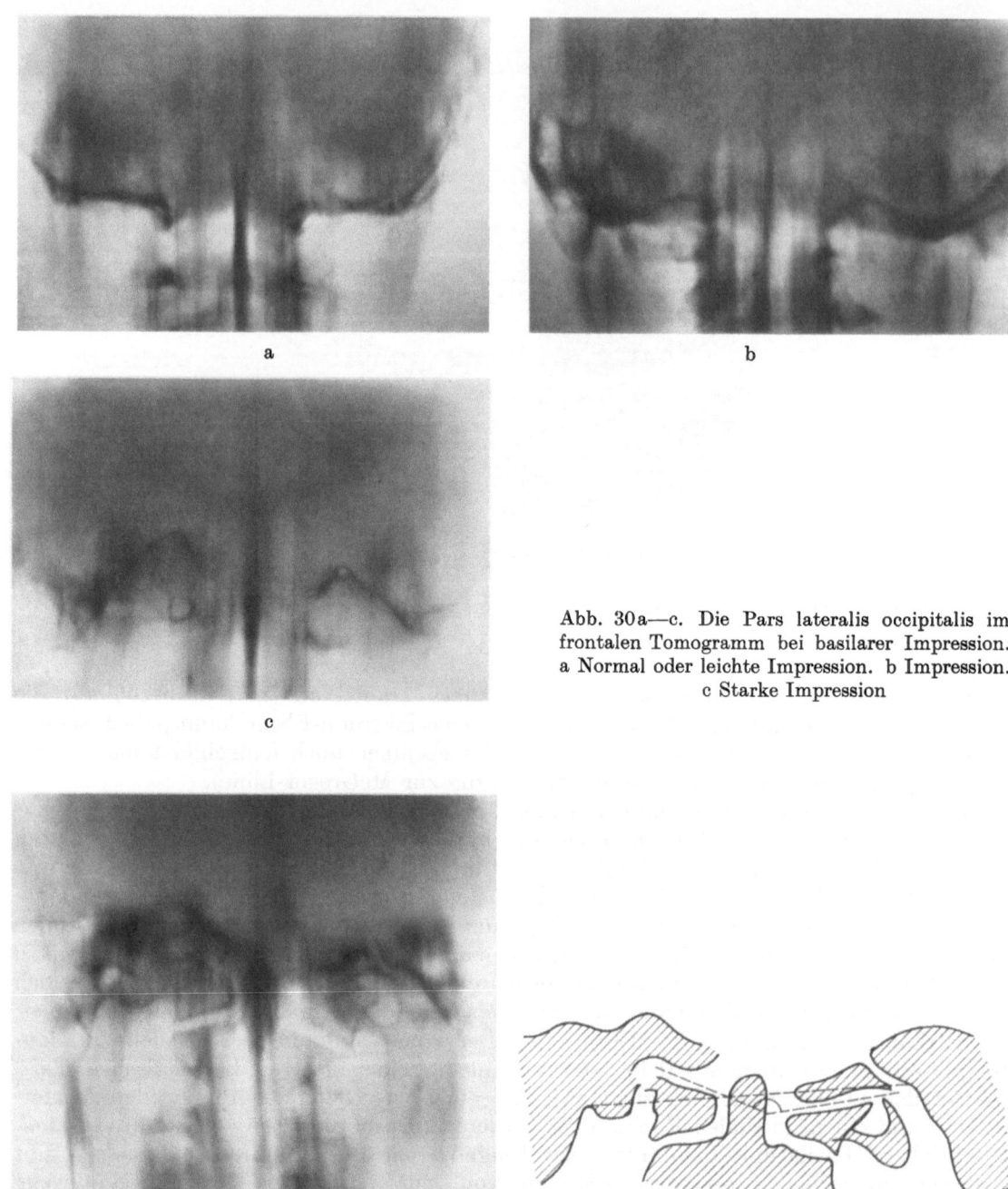

Abb. 30a—c. Die Pars lateralis occipitalis im frontalen Tomogramm bei basilarer Impression. a Normal oder leichte Impression. b Impression. c Starke Impression

Abb. 31. a Postero-laterale basilare Impression vorwiegend rechts mit starker Condylendysplasie (Condylenwinkel von SCHMIDT-FISCHER 148°). Zur bidigastrischen Linie steht die Pars lateralis occipitalis aufsteigend nach oben zur Mittellinie. b Schema zu a

und dysplastisch gestaltet. Eng, dünn, verkrümmt und nach medial aufwärts stehend kommt dann die Schädelbasis im Schichtbild zur Darstellung. Die von FISCHGOLD und METZGER beschriebenen Linien werden hier zur Diagnose herangezogen. Die Bimastoid linie hat wenig Interesse, doch ist die bidigastrische Linie besser verwendbar. Im normalen Schichtbild, das in ventraler Stirn-Nasen Stellung gewonnen wurde, liegt die ganze Pars lateralis occipitalis unterhalb dieser Linie und richtet sich abwärts (manchmal auch parallel) nach medial Bei Basilarimpression steht die Schädelbasis schräg nach oben, medial gerichtet über die bidigastrische Linie. Die Linie hilft also zur Diagnose des Gesamtbildes der Impression im postero-lateralen Anteil des Foramen magnum. Der Schmidt-Fischer Winkel hilft dagegen zum Urteil der Condylenhypoplasie. Die frontale Mittellinie am Schädel-Hals-Übergang ist etwas schwierig zu definieren. Wir haben deshalb die „intervestibuläre Senkrechte" vorgeschlagen weil sie nicht nur ein anatomisch gleichwertiges Interesse bietet wie jedes andere Hilfsmittel, sondern auch eine physiologisch bedingte Stellung einnimmt. Diese Mittellinie kann benutzt werden zur Diagnose der lateralen Dominanz einer Basilarimpression.

Diese Beschreibung des Röntgenbildes einer vollständigen Basilarimpression ist in Einzelfällen oft nicht komplett wiederzufinden. Es gibt alle Stadien zwischen diesen großen Basilarimpressionen und der Fehlbildung einer einzigen Pars des Occipitalis. Diese Einzelfehlbildungen sind häufig vorhanden und oft asymptomatisch. Es sind dies:

b) Die leichten partiellen Basilarimpressionen

1. Vordere basilare Impression (2. Kategorie)
Clivushypoplasie
Clivusdysplasie
Nach cranial aufsteigende Ebene des Foramen magnum
Mit oder ohne Platybasie

2. Postero-laterale Impression (3. Kategorie)
Condylenhypoplasie
Hypoplasie des postero-lateralen Anteils
Condylenhypoplasie und Hypoplasie des postero-lateralen Anteils

c) Die einseitige Basilarimpression (4. Kategorie)
Immer postero-lateral mit oder ohne Kondylenhypoplasie
Mit bidigastrischer Linie und intervestibularer Senkrechte zu analysieren
Als transversale Dislokation anzusehen

d) Die Basilarimpression im Zuge einer weitergehenden Fehlbildung (5. Kategorie) des Schädel-Hals-Überganges (mit Atlasassimilation, Bänderfehlbildung usw.)

e) Die erworbene (nicht fehlgebildete) Basilarimpression des Paget, Recklinghausen, Jaffe-Lichtenstein usw. (6. nicht fehlgebildete Basilarimpression).

Es sei zum Schluß noch erwähnt, daß die Fehlbildung an sich keinen absoluten pathogenen Wert hat. Man kennt starke Impressionen ohne neurologischen Befund und kennt dagegen kleine Dysplasien, die mit großen Fehlbildungen des Nervensystems einhergehen. Die Kompression der Medulla oblongata kann nur sehr schwer aus dem Knochenröntgenbild ersehen werden. Es muß immer Aufschluß gesucht werden in einer Gasmyelographie der Schädel-Hals-Übergangsgegend. BACIOCCO und CAMMISA finden, die basiläre Impression bedinge hauptsächlich Kleinhirnsyndrome und erhöhten Hirndruck. Auch BERNASCONI und MIGLIORE berichten über Liquorsperre durch arachnitische Verwachsungen. Man kann auch Fehlbildungen und Fehlstellungen der Vertebralarterien finden.

ε) Die Manifestation des Occipitalwirbels

Seit ALBRECHT (1878) und FRORIEP (1882) nimmt man an, daß die Pars basilaris aus den drei ersten Wirbelanlagen hervorgeht. Diese Wirbelanlagen, auch Occipitoblasten genannt, werden von cranial nach caudal, erster Primärwirbel, Anteproatlas und Proatlas oder Occipitalwirbel genannt. Die Verschmelzung der drei Wirbelanlagen führt zur Pars basilaris. Sollte die Verschmelzung des dritten, also des Occipitalwirbels, ausbleiben, so entständen selbständige Ossifikationszentren, die man dann als „Manifestation des Occipitalwirbels" bezeichnet und die sich im suboccipitalen Gebiet um das Foramen magnum herum befinden. Diese Pathogenese ist nicht ganz gesichert, wird aber allgemein angenommen (CHIARUGI, 1895; KOLLMANN, 1905). Doch kam es erst spät zur röntgeno-

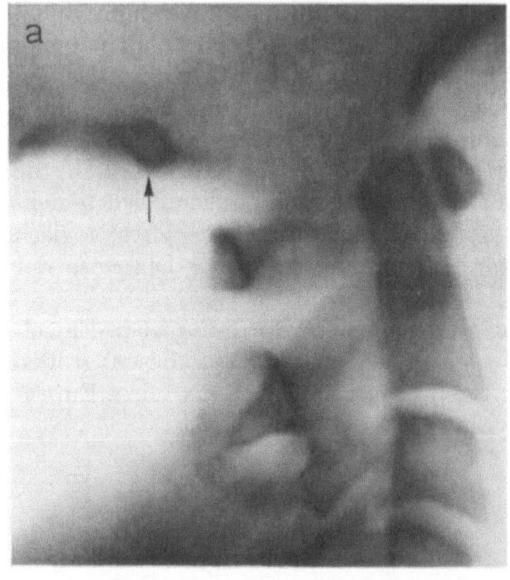

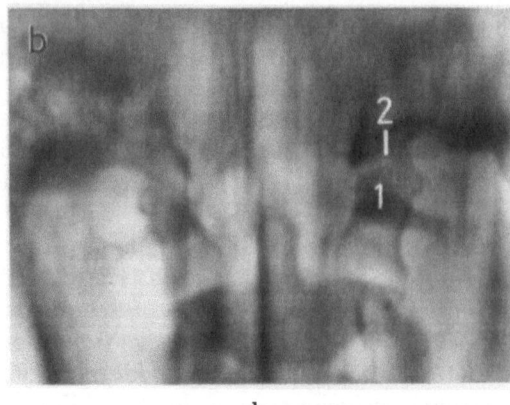

Abb. 32 a u. b. Condylenfehlbildung links = Abtrennung (—) und Hypertrophie des linken Condylus mit basilarer Impression im latero-Condylen-Gebiet

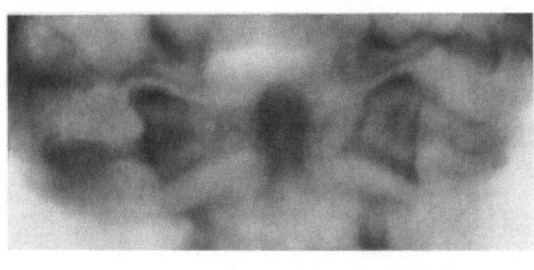

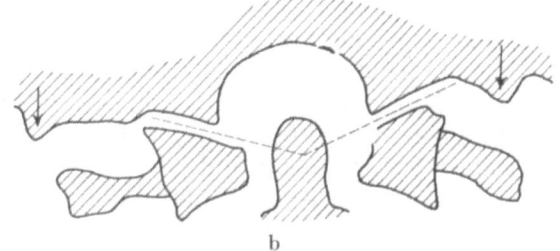

Abb. 33. a Beiderseitige Condylenhypoplasie mit Processus paracondylaris. b Schema zu a

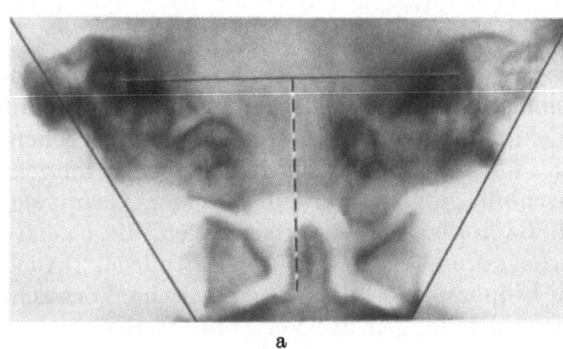

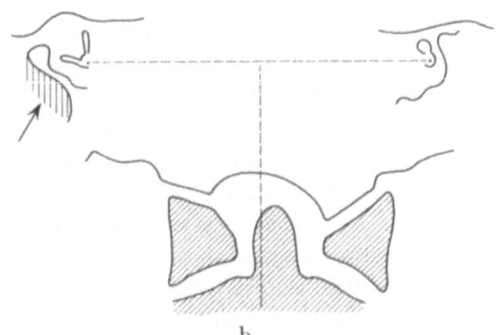

Abb. 34. a Felsenbeindysplasie rechts mit homolateraler Condylenaplasie. Kompensatorische Höhenentwicklung des Atlas. Schiefstand des cranio-cervicalen Übergangs im bezug auf die intervestibuläre Mittellinie. b Schema zu a

graphischen Studie durch HADLEY (1948), McRAE und BARNUM (1953), BROCHER (1955), SCHMIDT und FISCHER (1960), LOMBARDI (1961). Dank dieser Autoren ist die Fehlbildung heute gut bekannt. Sie kann im Röntgenbild hauptsächlich durch Tomogramme studiert werden. Sehr vielfache morphologische Aspekte sind möglich. Das embryologische Anlagematerial kann eben sehr verschiedenartig verwertet werden. Der gemeinsame Zug aller dieser Knochenformationen ist jedenfalls ihre suboccipitale Lokalisation am Rande,

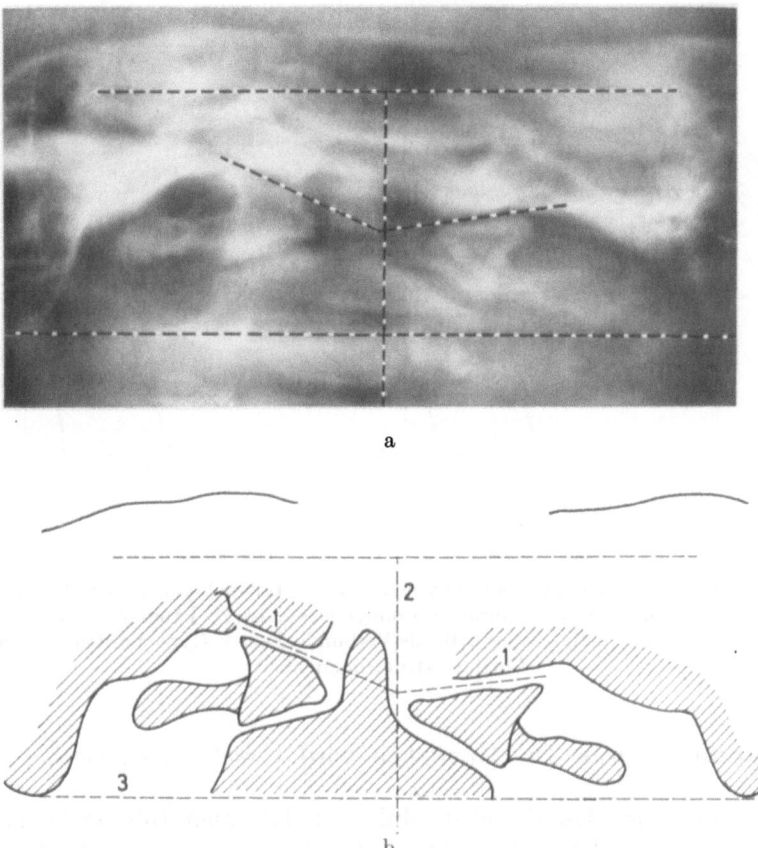

Abb. 35. a Rechts stark überwiegende Basilarimpression. *1* Condylenaplasie mit Schmidt- und Fischer-Winkel von 150°, *2* intervestibuläre Senkrechte, die mit der Spitze des Condylenwinkels zusammenfällt, *3* Bimastoid-spitzenlinie, die parallel verläuft zur bivestibulären Linie und auch den Impressionsgrad verwirklicht. b Schema zu a

und zwar vorwiegend am vorderen Rande des Foramen magnum. Pathologische Auswirkungen einer solchen Fehlbildung ziehen ihren Ursprung nicht nur in statischen Wirbelsäulenkomplikationen, sondern auch in einer eventuellen Einengung des Foramen magnum.

a) Der 3. Condylus (Condylus tertius). Der sog. Condylus tertius von MECKEL (1843) beschrieben, ist ein Knochenappendix am vorderen unteren Rande des Foramen magnum. Die Insertionsfläche am Foramen magnum ist gewöhnlich ziemlich klein im Gegensatz zum unteren Pol, der stärker entwickelt ist. Dieser untere Teil ist mit einer Gelenkfläche versehen für den Axiszahn oder seltener für den vorderen Atlasbogen. LOMBARDI (1961) hat sehr schöne Beispiele publiziert. Andere Exempel findet man bei McRAE, HADLEY (1948), KAMIETH (1959), SCHMIDT und FISCHER (1960), WACKENHEIM (1964).

Zur embryologischen Entwicklung des 3. Condylus sei noch erwähnt, daß BROCHER ihn als Individualisierung der Proatlaskörperanlage betrachtet. Aus der Figur 16 geht hervor, daß dieser Mechanismus möglich ist analog der Entwicklung des Dens aus der Atlaskörperanlage. KOLLMANN sieht dagegen im Condylus tertius eine Knochenentwicklung aus den hypochordalen Bogen des Proatlas, also einen Mechanismus welcher der Entwicklung des vorderen Atlasbogens entsprechen würde. Leider fehlen noch genauere Ergebnisse über diesen Mechanismus. Aus unseren röntgenographischen Ergebnissen glauben wir, daß beide Entwicklungsmöglichkeiten bestehen.

Der 3. Condylus hat an sich keinen pathogenen Wert. Wir haben das Gebilde oft angetroffen, ohne daß die klinische Symptomatologie im geringsten auf die bulbo-cervicale

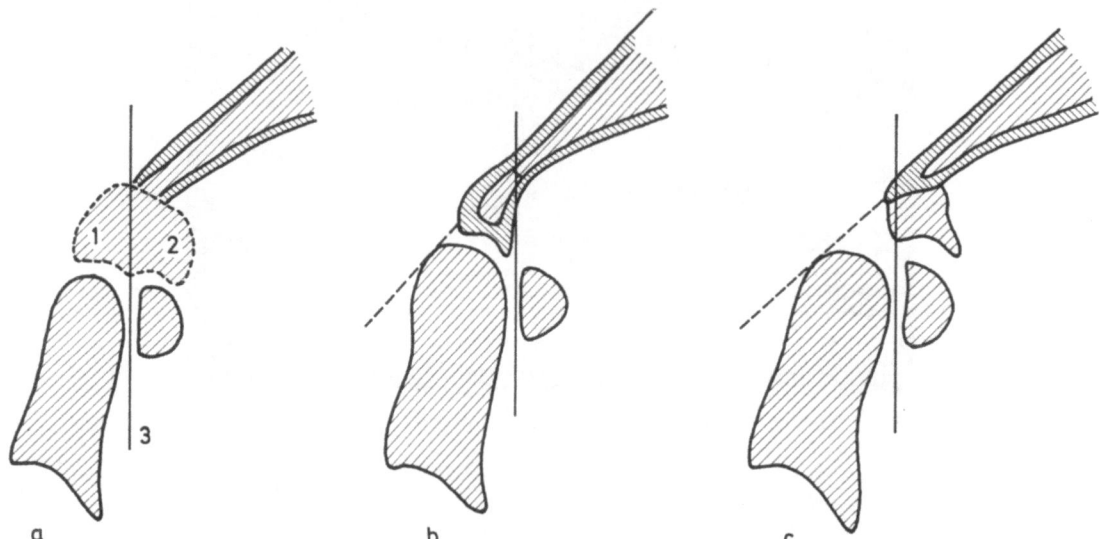

Abb. 36a—c. Schematische Darstellung des Condylus tertius. a Entwicklungsgebiet des chordalen Condylus tertius (*1*), Entwicklungsgebiet des hypochordalen Condylus tertius (*2*), Längsachse des odonto-atloidischen Gelenks. b Chordaler Condylus tertius mit Corticalis-Verbundenheit. c Hypochordaler Condylus tertius mit Corticalis-Unterbundenheit

Gegend zurückzuführen war. Die Häufigkeit wird verschieden zwischen 0,25 und 1 % angegeben.

Röntgenographisch ist das Knochengebilde im lateralen Bild meist schon sichtbar. In seltenen Fällen erreicht der 3. Condylus die Stärke des vorderen Atlasbogens. Gewöhnlich gibt es kleinere 3. Condylen, die dann erst im lateralen sagittalen Tomogramm zu sehen sind. Die Basis des Condylus geht vom vorderen Foramenrand aus. Man unterscheidet gelegentlich eine Linie kompakten Knochens zwischen Pars basilaris und 3. Condylus. Die untere Fläche, die zur Artikulation mit Dens oder Atlasbogen dient, ist breiter und stärker entwickelt als die Basis. In einem unserer Fälle (Abb. 37) hatte der 3. Condylus 2 Gelenkflächen. die eine für den vorderen Atlasbogen, die andere für die Dens axis. In einem anderen unserer Fälle (Abb. 37) hat der 3. Condylus mit einem überzähligen Knochengebilde artikuliert. Dieses Knochengebilde ist auch als Manifestation des Occipitalwirbels zu deuten und scheint in unserem Fall aus topographischen Gründen eher aus prächordalen Anlagen zu stammen, während der 3. Condylus selbst aus der Proatlaskörperanlage hervorgegangen sei. Wir glauben annehmen zu können, daß der 3. Condylus, welcher mit dem Dens artikuliert im chordalen Gebiet entwickelt sei, während der 3. Condylus, welcher mit den vorderen Atlasbogen artikuliert, im prächordalen Gebiet entwickelt wäre. Die Grenze zwischen den beiden Gebieten wäre durch das odontoatloide Gelenk ungefähr angegeben (Abb. 36). Die Corticalis des Basi-occipitalis scheint röntgenographisch verschieden angelegt zu sein: im chordalen 3. Condylus zieht die Corticalis um den Condylus herum: sie bleibt selbständig bei hypochordalem Ossifikationsursprung.

b) Der paracondyle Processus oder Manifestation des Processus transversus proatlantis. Ein zapfenförmiger Knochen vom hinteren Rand der Fossa jugularis ausgehend, und mehr oder weniger vertikal nach dem lateralen Anteil des Atlas entwickelt, wird als paracondyler Processus bezeichnet. Andere Autoren sprechen von Processus jugularis oder Processus paramastoideus. Diese leichte Fehlbildung darf nicht verwechselt werden mit dem epitransversären Processus des Atlas, der in manchen Fällen mit dem Os occipitale verschmolzen ist und damit eine nach innen konkave Brücke bildet zwischen Occipitale und lateralem Anteil des Atlas, ohne breite occipitale Insertionsfläche wie beim Processus paracondylicus.

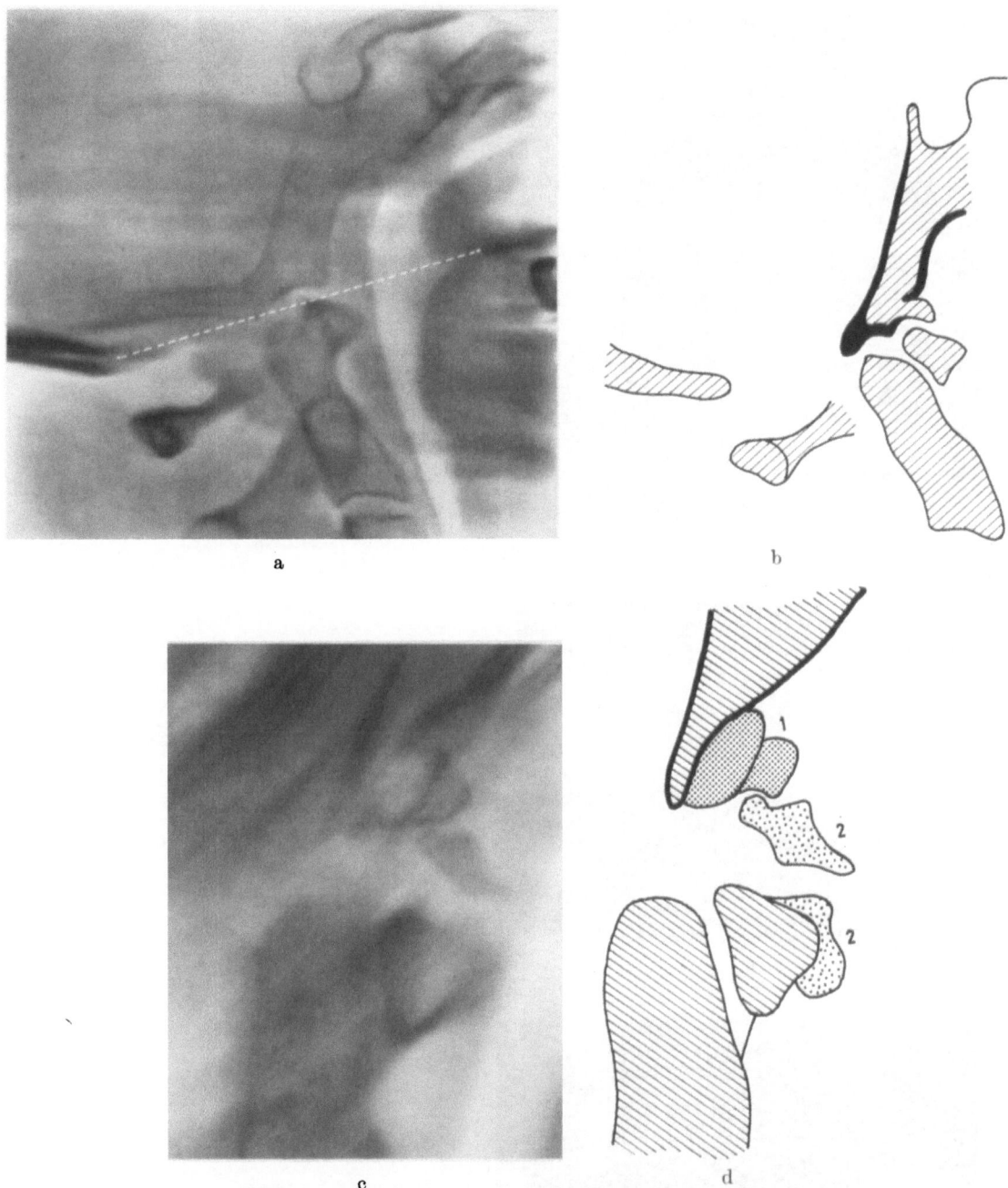

Abb. 37a—d. Condylus tertius. a Condylus von chordaler und hypochordaler Herkunft. Der chordale Teil artikuliert mit dem Dens axis. Der hypochordale Teil artikuliert mit dem vorderen Atlasbogen. b Schema zu a. c Condylus tertius von hypochordaler Herkunft (*1*) artikuliert mit Knöchelchen, die ebenfalls von hypo- chordalem Gewebe des Proatlas entwickelt sind (*2*). d Schema zu c

Die Häufigkeit des Processus paracondylaris ist sehr verschieden gefunden worden. Dazu sei bemerkt, daß man sehr oft kleine Knochengebilde finden kann, welche nicht als richtige paracondyle Knochenmißbildung anzusehen sind.

Röntgenographisch liegen gute Studien von Lombardi, Schmidt und Fischer, Brocher, McRae vor. Die Figur zeigt einen kleinen paracondylen Processus. Es gibt Fälle mit paracondyler Sutur zwischen dem Condylus und dem Processus (Schmidt und

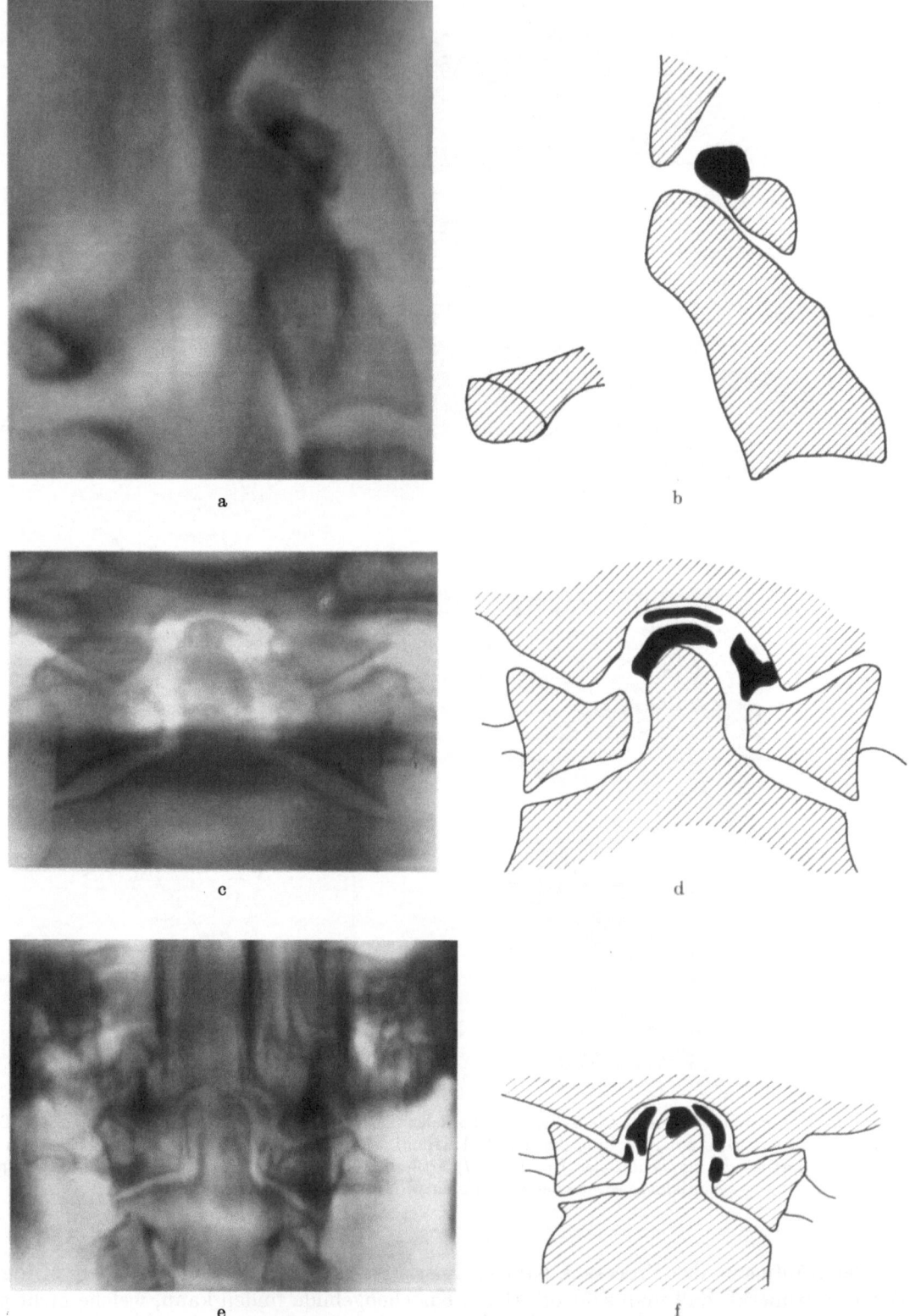

Abb. 38 a—f. Verschiedene Manifestationen des Pro-Atlas oder Occipitalwirbels am vorderen Rand des Foramen magnum. a Knöchelchen wahrscheinlich prächordaler Herkunft, Satellit des vorderen Atlasbogens. b Schema zu a. c Mehrere Knöchelchen am vorderen Rand des Foramen magnum. d Schema zu c. e Mehrere Knöchelchen um den ganzen Rand des Foramen magnum. f Schema zu e

FISCHER). In anderen Fällen findet man pneumatische Zellen im Processus selbst, als Beweis seines cranialen Ursprunges (HYRTL). Diese Zellen erlauben es, die Röntgendiagnose des cranialen Ursprunges besonders dann zu stellen, wenn der paracondyle Processus mit dem Atlas verschmolzen ist und somit einen supratransversären Processus atlantis vortäuschen könnte. Die Abb. 40 zeigt links einen paracondylären Processus und rechts einen epitransversären Processus atlantis beim selben Patienten.

Die Fehlbildung hat keinen klinischen Wert, ist aber sehr oft mit anderen Fehlbildungen des kranio cervicalen Überganges vergesellschaftet.

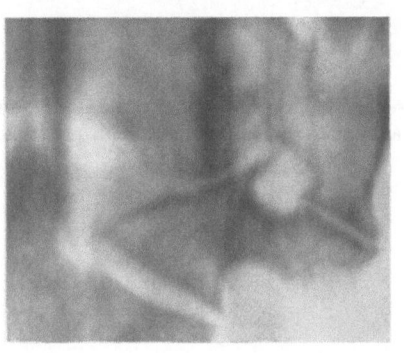 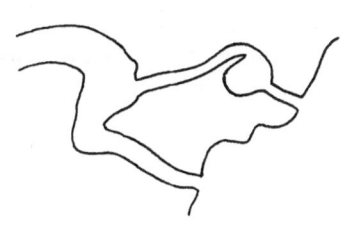

a   b

Abb. 39. a Processus paracondylaris artikuliert mit dem epitransversarius des Atlas. b Schema zu a

c) Akzessorische Knöchelchen am Rande des Foramen magnum. Sie sind frei unter dem Foramen magnum oder mit seinen unteren Lippen verwachsen, hauptsächlich im Sagittalbild zu finden. Sie entwickeln sich auch paramedian. Die Größe dieser Knöchelchen ist sehr verschieden, so daß sie oft nur auf Schichtbildern zu guter Darstellung kommen. Diese Knochenbildungen können klinisch zu schweren Nervenschäden führen, wenn sie — mit dem Foramenrand verschmolzen — zur Einengung des Foramen führen. Diese Stenose prädominiert dann im vorderen Abschnitt des Foramen und führt im axialen Bild zur fahrradsattelförmigen Verbildung, wie sie von HADLEY beschrieben wurde.

d) Processus basilares. Sie wurden röntgenographisch von SCHMIDT (1959) beschrieben. Diese Knöchelchen sind doppelt, symmetrisch paramedian am unteren Rande des Foramen magnum aufzufinden. Sie werden als Reste der hypochordalen Spange aufgefaßt, und zwar im Gebiete des Occipitalwirbels.

Man könnte auch annehmen, es seien hypochordale Ossifikationszentren, deren Entwicklung nicht bis zur Formation eines Condylus tertius fortgeschritten ist. Diese Knöchelchen können auch unter c) klassiert werden. Röntgenographisch kann es schwierig sein solche Processus basilares von einem Condylus tertius zu unterscheiden. Letzterer zeigt jedoch im seitlichen Tomogramm eine Gelenkfläche mit dem Dens axis.

e) Ponticulus atlantis posterior auch Foramen arcuale oder "occasional posterior bridge of bone on the atlas over the groove for the suboccipital nerve and vertebral artery" oder "foramen retroarticulare" genannt. Dieses Röntgenbild ist sehr bekannt. Es sei nur erwähnt, daß HADLEY (1927) annimmt, diese Brückenbildung hätte ihren Ursprung im embryologischen Gewebe des Proatlas. Die ersten röntgenographischen Beobachtungen stammen von KIMMERLE (1930) und von SAUPE (1932).

f) Ponticulus atlantis lateralis. Diese Fehlbildung, röntgenographisch von SCHMIDT (1959) beschrieben, wurde nach HAYEK (1927) als Variante des Processus paracondylaris oder Epitransversarium atlantis angesehen. Statt eines Processus findet man im frontalen Schichtbild eine Brückenbildung am oberen lateralen Atlasrand mit einem Foramen. Die Fehlbildung stellt also eine Brücke her zwischen dem supero-externen Winkel der Massa lateralis atlantis und dem oberen distalen Rand des Processus transversarius.

27*

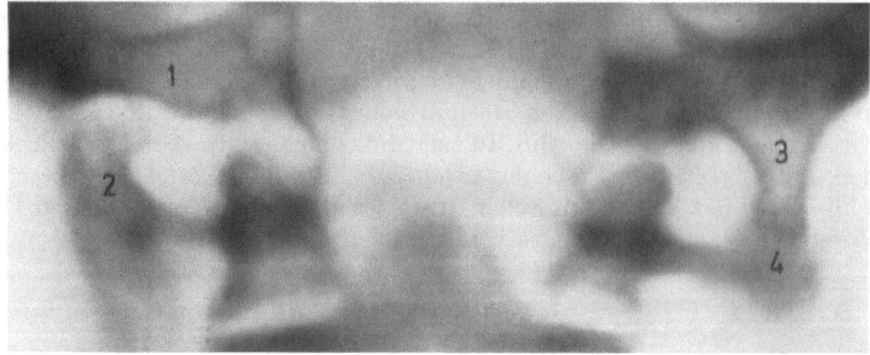

Abb. 40. Processus epitransversarius atlantis rechts (2) mit kleinem Processus paracondylaris (1). Auf der linken Seite besteht ein starker Processus paracondylaris (3) mit schwachem processus epitransversarius (4)

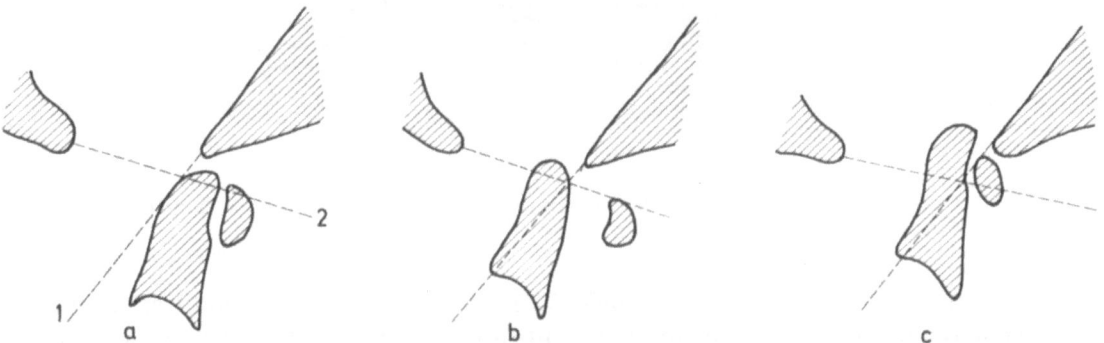

Abb. 41 a—c. Bänderfehlbildung am Schädel-Hals-Übergang. a Normalbefund. b Fehlbildung des Ligamentum transversum (McRae). c Fehlbildung des Ligamentum alare (Wackenheim). 1 Basilarlinie, 2 Occipito-palatine Linie

g) Kanalbildung an den Massae laterales atlantis. Eine knöcherne Brücke am inneren Rande des Atlas führt zur Bildung eines nicht funktionellen Kanals (Wackenheim).

h) Spaltbildung am Clivus. Den Anatomen wohl bekannt (St. Hilaire, 1820), wurde die Fehlbildung erst spät von den Röntgenologen gefunden (List, 1941; Schmidt, 1960; Lombardi, 1961). Die fehlerhafte unvollständige Fusion der beiden ersten Primärwirbel kann zur vollständigen Spaltbildung führen (Abb. 35) oder zu lateralen Fissuren im Clivus basioccipitalis (Schmidt und Fischer, 1960). Röntgenographisch werden diese Spaltbildungen im axialen Bild sichtbar oder besser im axialen und lateralen Schichtbild.

ζ) Fehlbildung des Ligamentum alare

Der kraniovertebrale Bandapparat ist besonders stark entwickelt. Zwei Hauptbänder ziehen vom Apex dentis zum vorderen Rand des Foramen magnum. Das Ligamentum apicis dentis (Spitzenband), ein Überbleibsel der Chorda dorsalis und besonders der Scheibenanlage zwischen Proatlas und Atlas liegt in der Sagittalebene. Das Ligamentum alare ist doppelt angelegt vom hinteren Rande des Dens axis zum paramedialen vorderen Rand des Foramen magnum. Man kennt keine sichere Fehlbildung dieser Bänder. Aus unseren röntgenographischen Studien glauben wir jedoch eine solche Fehlbildung beschreiben zu können. Leider besitzen wir keine anatomische Kontrolle unserer Fälle (Abb. 42/43/48). Es scheint jedoch zweifellos, daß in unseren 2 Fällen eine Fehlbildung des Lig. alare besteht und dadurch der Epistropheuszahn nach hinten und oben verschoben ist, ohne daß eine Fehlbildung des Ligamentum transversum vorliegt. Die Fehlstellung des

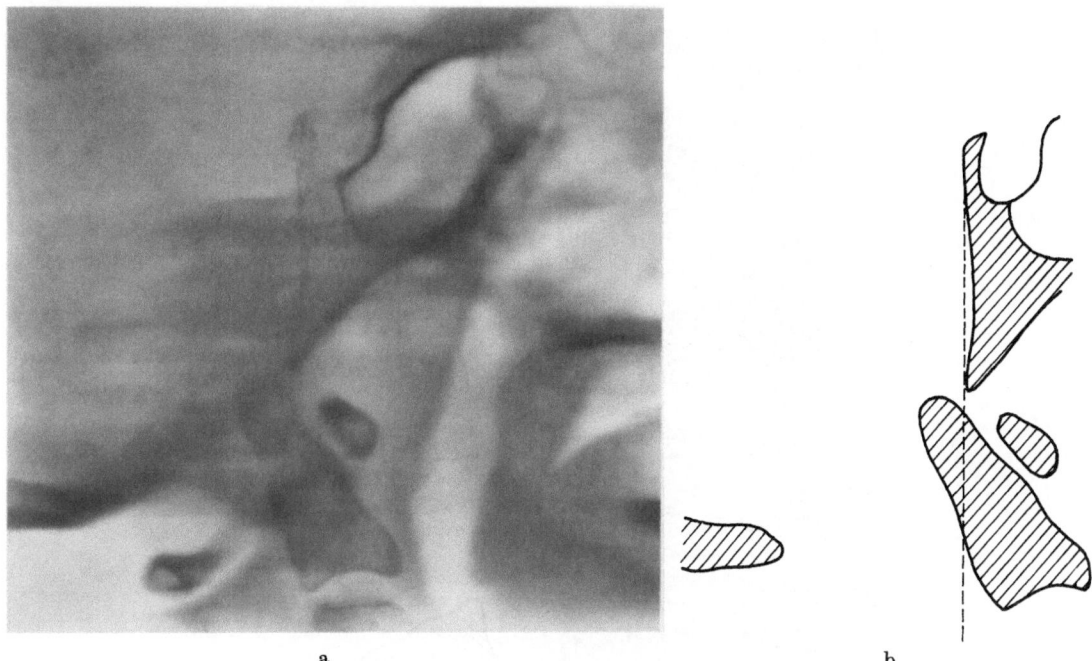

a   b

Abb. 42. a Sehr wahrscheinliche Fehlbildung des Ligamentum alare. b Schema zu a

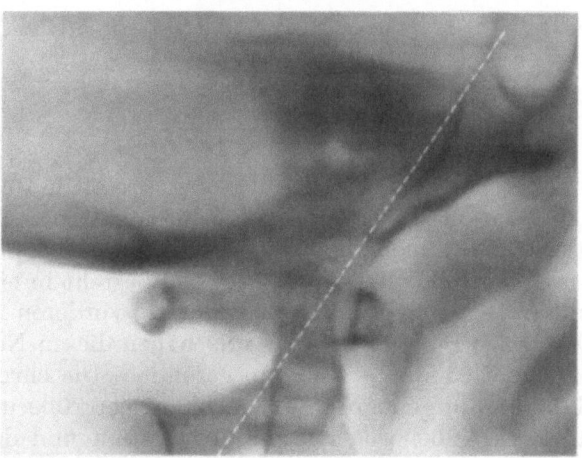

Abb. 43. Sehr wahrscheinliche Fehlbildung des Ligamentum alare

Dens axis wird klar in bezug auf die Basilarlinie und eine horizontale palatino-occipitale Linie. Diese Bänderfehlbildung scheint nicht allzu selten zu sein, da wir 3 solche Röntgenbefunde besitzen.

η) Fehlbildung des Ligamentum transversum (Abb. 44)

Das Ligamentum transversum, auch Querband des Ligamentum cruciforme atlantis genannt, ist am hinteren Rande des Axiszahnes angelegt und zieht von einem knöchernen Höcker am Atlas von einer Seite zu der anderen. Dieser knöcherne Insertionshöcker liegt am medialen Rand der Gelenkfläche des Atlas mit dem Condylus. Das Ligamentum transversum hat damit einen hohen physiologischen Wert. Es hält allein den Axiszahn gegen den vorderen Atlasbogen. FISCHER glaubt eine Verknöcherung des Ligamentum

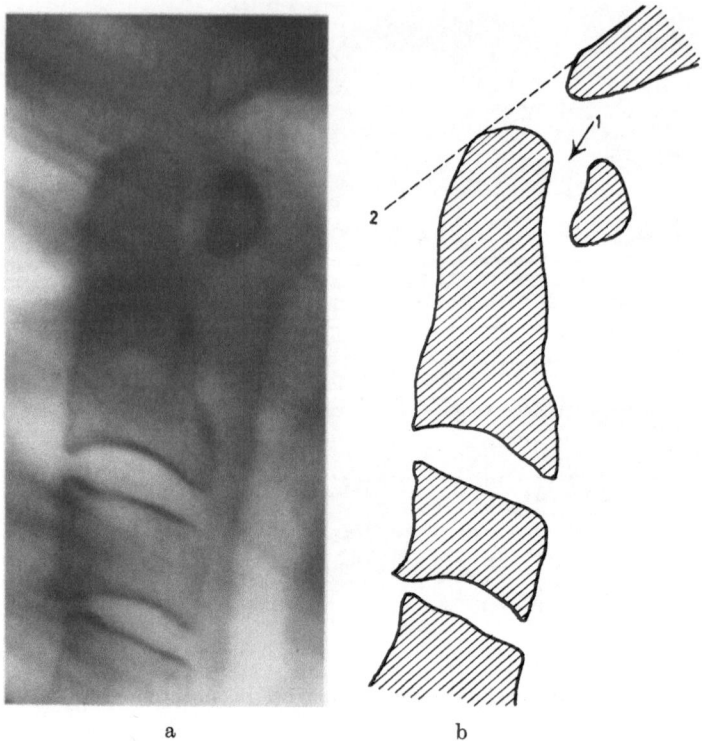

a   b

Abb. 44. a Fehlbildung des Ligamentum transversum (McRae). Diastasis zwischen vorderem Atlasbogen und
Dens (*1*). Basilarlinie (*2*). b Schema zu a

alare röntgenographisch gesehen zu haben. McRae beschreibt im Jahre 1953 eine chronische atlanto-axiale Dislokation durch Transversumfehlbildung. Die Röntgendiagnose
dieser Fehlbildung ist sehr leicht zu stellen, schon im lateralen Projektionsbild und besser
im sagittalen medialen Schichtbild. Beim Erwachsenen besteht in einer lateralen Ansicht
ein Raum von 1—2 mm zwischen dem hinteren Rand des vorderen Atlasbogens und dem
vorderen Rand des Dens axis. Hinck und Hopkins haben diesen Normalwert mit 18 cm
Filmabstand gemessen und 0,93 mm ± 0,36 mm gefunden. Die chronische atlanto-axiale
Dislokation McRae besteht röntgenographisch in einer Vergrößerung dieses Abstandes.
Es sei wiederholt, daß keine knöcherne Fehlbildung besteht und die Anomalität nur in
der Fehlbildung des Ligamentum transversum zu sehen ist. Sollten knöcherne Fehlbildungen assoziiert sein, so besteht eine vielseitigere Fehlbildung des Schädel-Hals-
Überganges.

In seiner Arbeit über 50 Fälle hat McRae 6 solcher Atlanto-Axis-Dislokationen beschrieben. Die Fehlbildung ist also durchaus nicht selten. Röntgenographisch besteht kein
Unterschied zwischen dieser Fehlbildung und derselben traumatischen Dislokation einerseits und der nicht traumatischen Dislokation Hadleys andererseits.

Diese Fehlbildung erlaubt die Medulla-Kompression durch den Dens axis und erzeugt
in vielen Fällen neurologische Komplikationen. Wenn solche Anzeichen nicht bestehen,
wird jedoch die dynamische Röntgenuntersuchung (Radiokinematographie, Schichtaufnahmen in Flexion und Extension usw.) zeigen, daß in manchen Stellungen die Medulla-
Kompression erfolgt. Diese Kompression kommt durch das Vordringen des Dens axis in
den Wirbelkanal zustande. Besser wird natürlich in jedem Falle zur Gasmyelographie
gegriffen, um mit Schichtaufnahmen in den verschiedenen Kopf-Hals-Stellungen ein
Urteil über die mechanischen Bedingungen am Schädel-Hals-Übergang zu fällen.

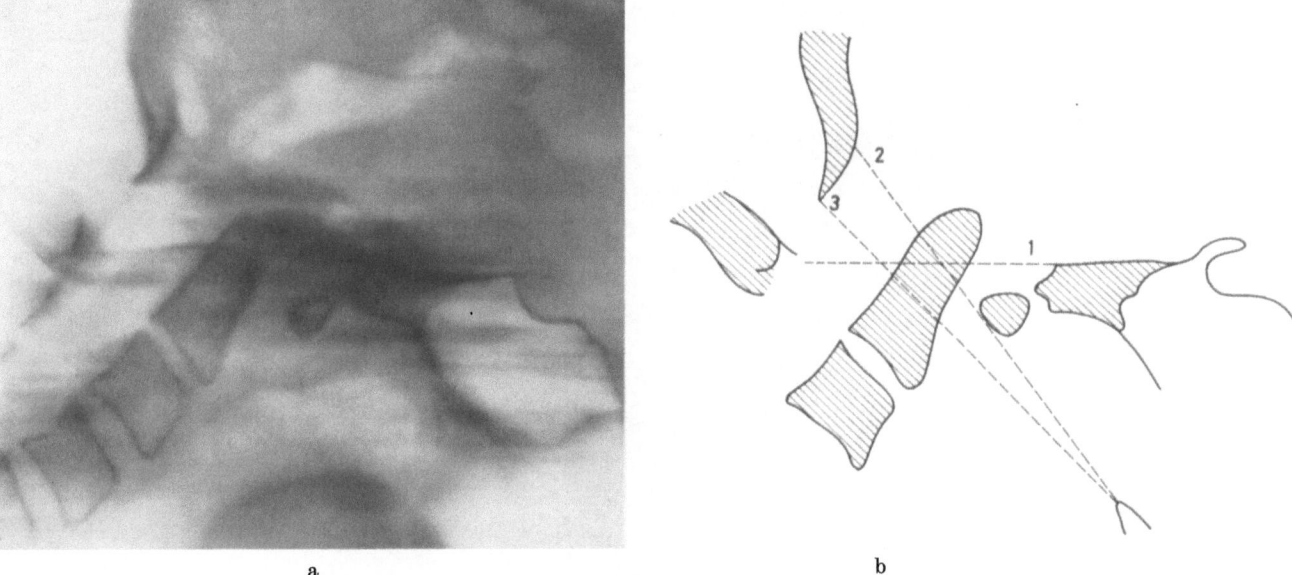

a   b

Abb. 45. a Doppelte Bänderfehlbildung. b Schema zu a, *1* Basilarlinie, *2* Occipito-palatine Linie (CHAMBER-
LAIN), *3* Occipito-palatine Linie (McGREGOR)

ϑ) Fehlbildungen des Dens axis

1. Persistenz der Scheibe C1—C2. Wie wir aus dem Schema der Abb. 16 ersehen,
kann es zur Persistenz der Scheibe C1—C2 kommen, das heißt zur röntgenographischen
Feststellung eines Spaltes zwischen dem Dens axis und dem Axis-Körper. Die Fehlbildung ist oft nur leicht, kann aber (wie in der Abb. 47) zu breiten Spaltbildungen führen.
Dieser Spalt bleibt aber ganz symptomlos, weil er zu keiner Mobilität des Dens führt,
also keine Medullakompression erlaubt.

2. Densaplasie, Denshypoplasie und Odontoideum mobile Bevan (1863). Hier ist nicht
nur der Fusionsprozeß zwischen Atlas und Axiskörper gestört, sondern auch die Entwicklung des Dens axis. Seine Aplasie ist leicht zu erkennen: Es besteht ein Axiskörper
mit oberer hügeliger abgerundeter Fläche. Wenn dieser Hügel etwas stärker entwickelt ist,
spricht man von Denshypoplasie. Diese beiden Fehlbildungen scheinen selten zu sein.
In den meisten Fällen besteht nämlich ein mehr oder weniger gut entwickeltes und selbständiges Densknöchelchen, das vom Axiskörper abgetrennt hinter dem vorderen Atlasbogen liegt. Man spricht dann von Odontoideum mobile BEVAN oder von ,,separate
odontoid process of the axis McRAE". Es ist jedoch sehr schwierig zu sagen, ob diese
Disposition als ,,Fehlbildung" anzusehen ist oder ob es sich um eine post-traumatische
Spätentwicklung handelt. Oft findet man traumatische Anamnesen bei diesen Patienten
(Abb. 48), McRAE beschrieb 17 Fälle und betont, daß die neurologische Symptomatik
mit der chronischen Atlanto-Axis-Dislokation zusammenhängt. Die Fälle sind also röntgenographisch denselben dynamischen Examina zu unterziehen, wie die Patienten mit
chronischer Atlanto-Axis-Dislokation McRAE. Diese Untersuchungen zeigen dann die
gewöhnlich hochgradige Beweglichkeit des Densknöchelchen, so daß Atlas und Axis in
den verschiedenen Flexions- und Extensionsstellungen zu starken Verschiebungen kommen können. Allein die Gasmyelographie kann jedoch genau über den Kompressions-
grad Auskunft geben.

3. Ossiculum terminale Bergmann (Abb. 49). Die Spitze des Dens axis wird vom unteren
Teil der Proatlasanlage gebildet und verschmilzt sekundär vor dem 12. Lebensjahr. Die
Persistenz dieses Ossifikationszentrums an der Spitze des Dens wird dann Ossiculum termi-

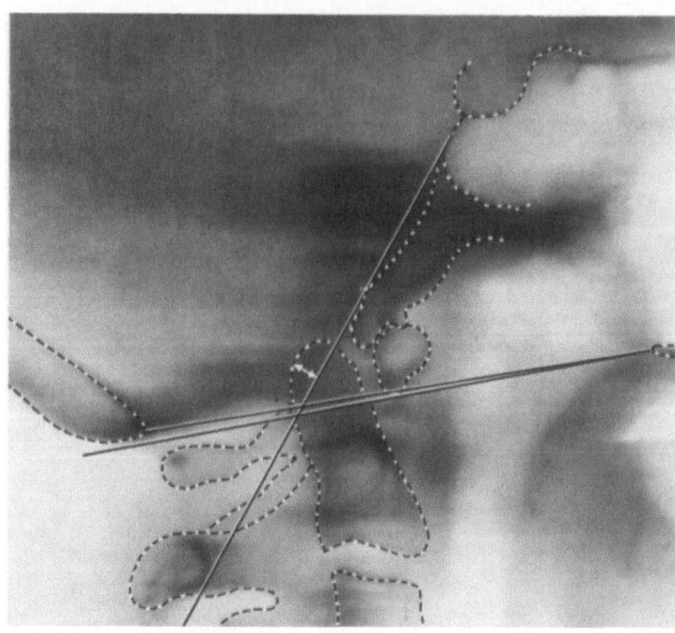

Abb. 46. Doppelte Bänderfehlbildung mit unvollständiger Assimilation des vorderen Atlasbogens

nale BERGMANN genannt. Diese kleine Fehlbildung hat keinen pathologischen Wert, muß aber gut bekannt sein, damit es nicht zu irrtümlichen Fehldiagnosen einer Fraktur kommt.

4. Densdysplasie. Man kennt mehrere Formen von Densdysplasie. Es sind die Hypo- und Hypertrophie, die kyphotische und lordotische Verbildung, die nach oben konkave Densspitze durch Aplasie des Ossiculum BERGMANN, die asymmetrische Ossifikation oder der asymmetrische Aufsatz auf dem Axiskörper, die Spaltbildung, die als Spondyloschisis gedeutet wird usw. Diese Fehlbildungen sind selten oder haben kein pathologisches Interesse.

ι) Fehlbildung des Atlas

1. Atlasassimilation. Auch Occipitalisation oder occipito-atlantoide Synostose genannt, ist die Atlasassimilation eine der schwerstwiegenden Fehlbildungen des Schädel-Hals-Übergangs. Von SCHÜLLER röntgenographisch zum ersten Mal beschrieben (1911) wurde die Atlasassimilation später viel studiert, insbesondere von MCRAE (43 Fälle). Man kann 2 prinzipielle Formen unterscheiden:

a) Die partielle Assimilation:

Einseitig oder asymmetrisch: die Fehlbildung führt zur Schiefstellung des Kopfes (Caput obstipum).

Assimilation des vorderen Bogens mit Persistenz eines hypoplastischen hinteren Bogens.

Assimilation des hinteren Bogens mit unvollständiger Assimilation des vorderen Bogens.

Zur Feststellung dieser partiellen Formen sind natürlich Schichtaufnahmen notwendig.

b) Die totale Assimilation:

Hier finden wir röntgenographisch die Überbleibsel des Atlas in Form von mehr oder weniger starken Knochenwülsten am Rande des Foramen magnum. Es gibt kein

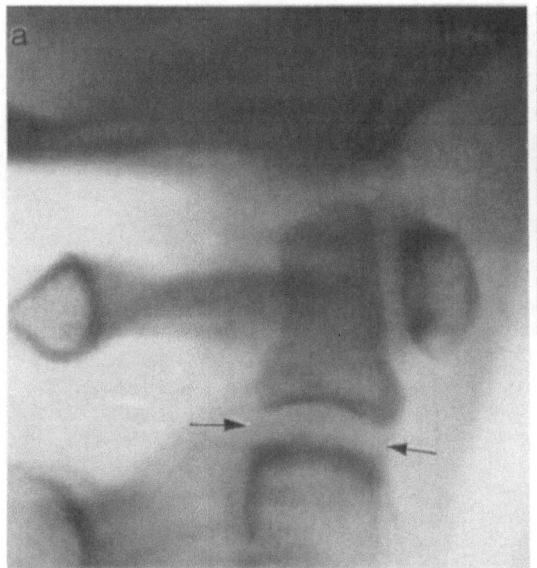
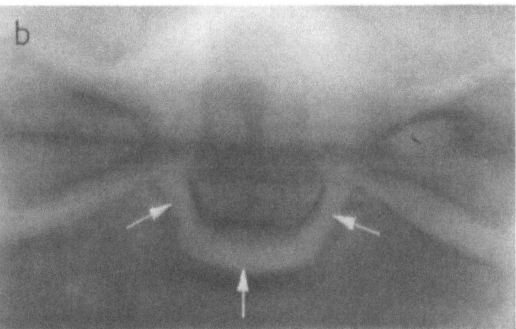

Abb. 47a u. b. Persistenz der Bandscheibenanlage C1—C2

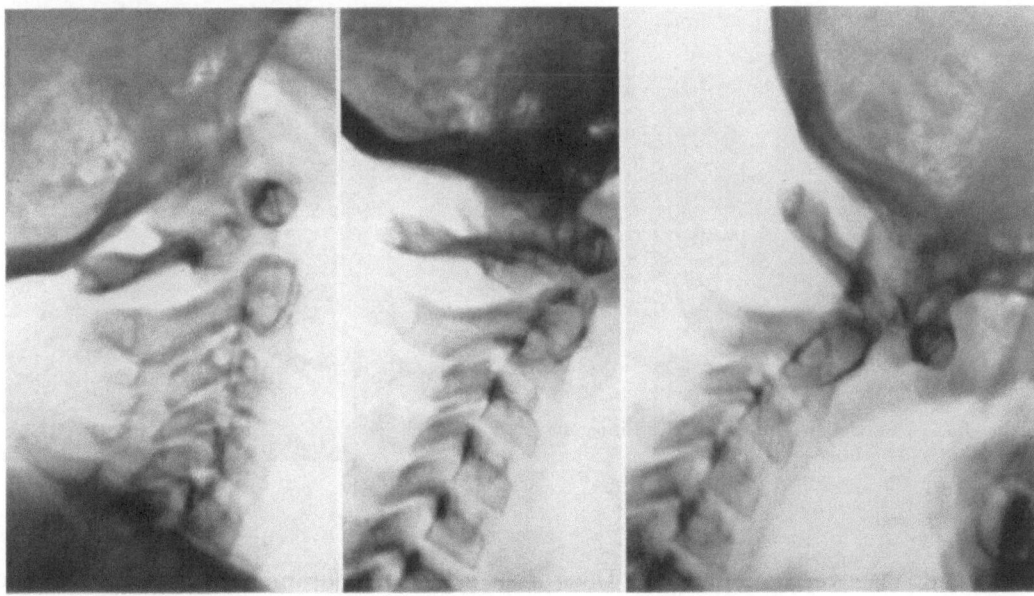

a   b   c

Abb. 48a—c. Freies Odontoid (anamnestisch kein eruierbares Trauma)

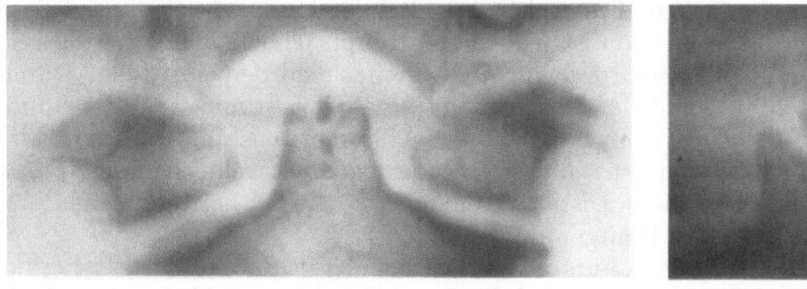

a   b

Abb. 49a u. b. Ossifikation der Densspitze. a Ossifikation beim Kind. b Ossiculum BERGMANN beim
Erwachsenen

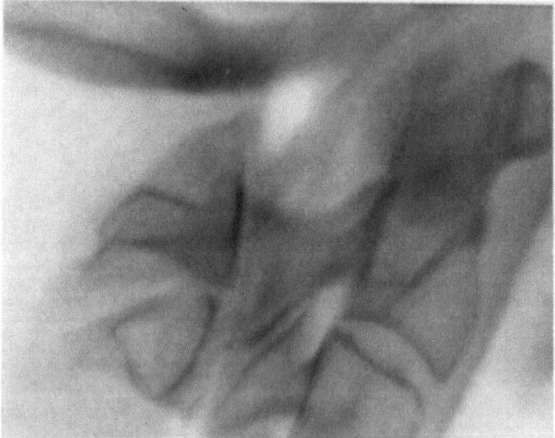

Abb. 50. Fusion am hinteren Bogen von C1 und C2

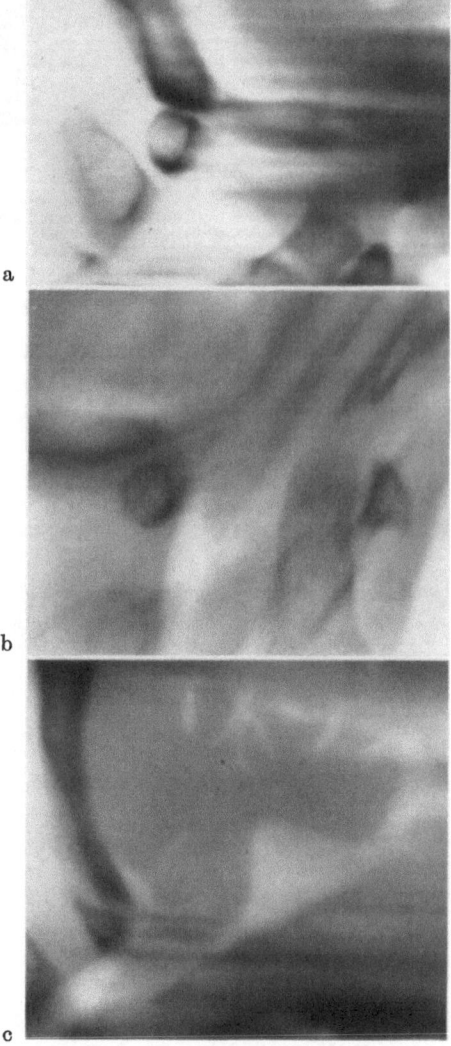

a

b

Abb. 51 a—c. Partielle Assimilation des hinteren
Atlasbogens in 3 Fällen

c

Ligamentum transversum, und der Dens axis steht im Foramen magnum, wo er die
Medulla oblongata sehr stark gefährdet (Abb. 45, 52). Oft geht die Atlasassimilation mit
anderen Fehlbildungen einher: basilarer Impression, Blockbildungen, Schädelfehlbildun-
gen. Die neurologische Schädigung durch Atlasassimilation kann auch auf die Einengung
des Foramen magnum zurückzuführen sein, ohne daß der Dens axis eine spezielle Kompression ausübt. Diese Kompression ist jedoch das Hauptsächliche bei der Atlasassimilation. Man wird daher zu genauer Röntgenanalyse greifen und den sagittalen Durchmesser des Foramen occipitale und des Wirbelkanals am Axis bestimmen. McRae mißt den
Kanal im lateralen Röntgenogramm zwischen dem hinteren Densrand und dem hinteren
Rande des Foramen magnum oder hinteren Atlasbogen. In seinen Fällen bestanden
Kompressionszeichen, wenn diese Distanz weniger wie 9 mm betrug (absoluter Wert
auf konventionellem lateralen Röntgenfilm).

Die Varianten dieses Durchmessers müssen dann festgelegt werden in bezug zu verschiedenen Schädelstellungen. Man wird dann feststellen können, ob in physiologischen
Flexions- oder Extensionsgraden der Durchmesser sehr reduziert wird, das heißt inwiefern
die Medullakompression repetitiv zustande kommt.

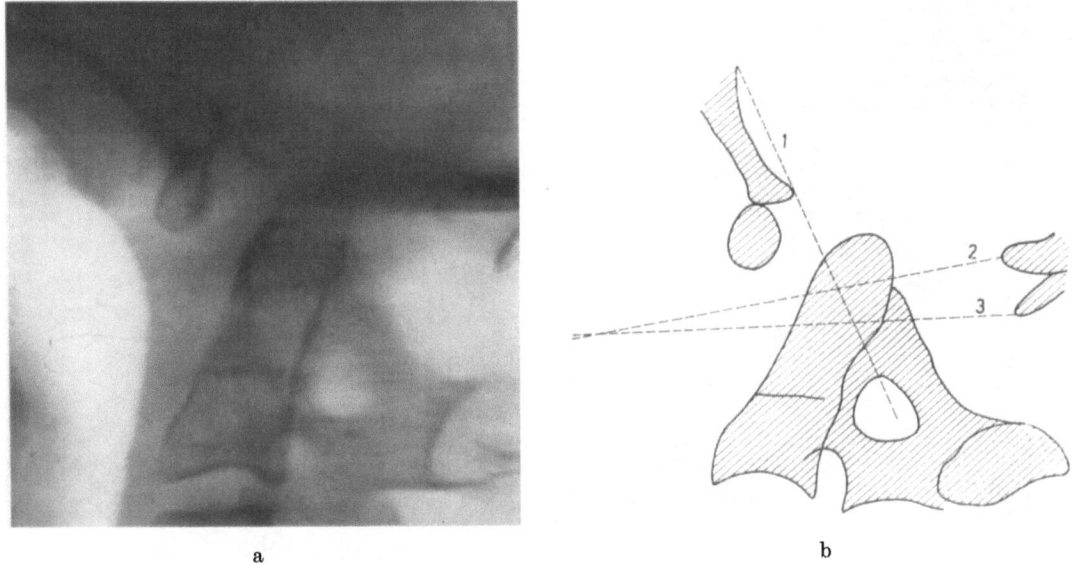

a   b

Abb. 52. a Atlasassimilation. Dens axis steht im Foramen magnum. b Schema zu a, *1* Basilarlinie, *2* und *3*
Occipito-palatine Linien

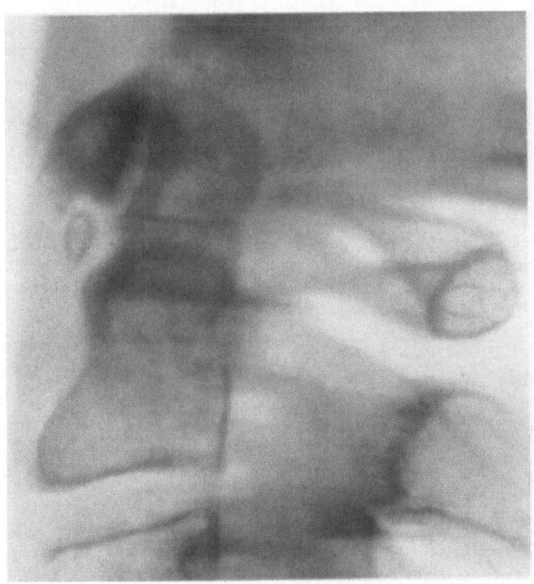

Abb. 53. Prächordale Ossifikationsstörung am Atlas

Sollte die Röntgendiagnose zur Schlußfolgerung einer mechanischen Kompression
führen, so wird man die Indikation zum chirurgischen Eingriff stellen. Zuvor soll jedoch
eine genaue Gasmyelographie des Schädel-Hals-Überganges durchgeführt werden, die
dann den Kompressionsprozeß viel besser aufdeckt. Dieselbe Untersuchung wird auch
zeigen, ob andere im Nervensystem gelegene Fehlbildungen bestehen — insbesondere eine
der 3 Formen der Chiari-Fehlbildung. Letztere ist nämlich oft assoziiert mit Atlasassimilation. Baciocco und Cammisa finden häufig ein Kompressionssyndrom der Medulla
oblongata.

2. *Atlasdysplasie.* Außer der Assimilation, die als Hauptfehlbildung anzusehen ist,
können andere leichtere Fehlbildungen im Atlas zustande kommen. Als Spondyloschisis

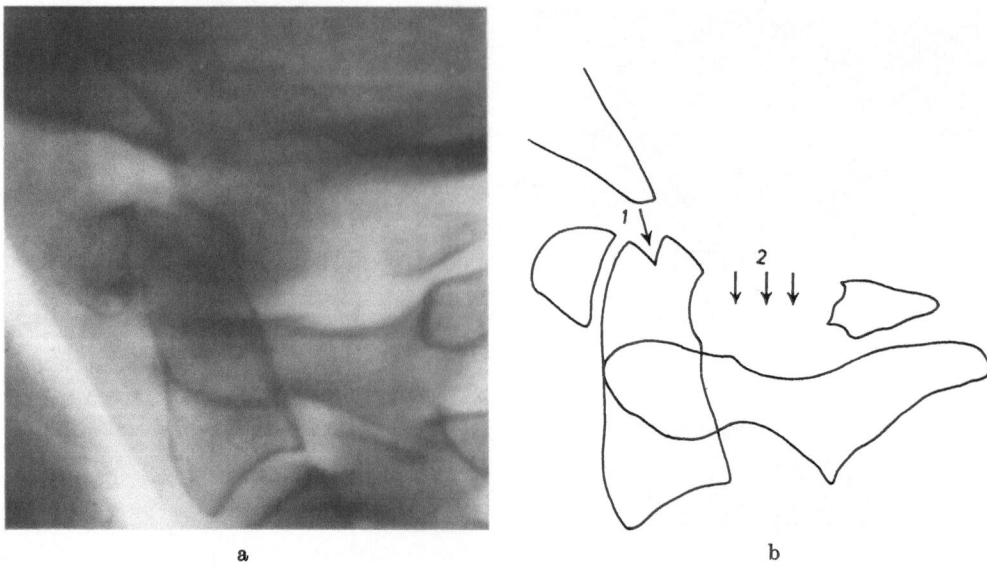

Abb. 54. a Doppelte Ossifikationsstörung. b Schema zu a, *1* Densspitze unvollständig gebildet, *2* Defekte in den lateralen Anteilen des Atlas

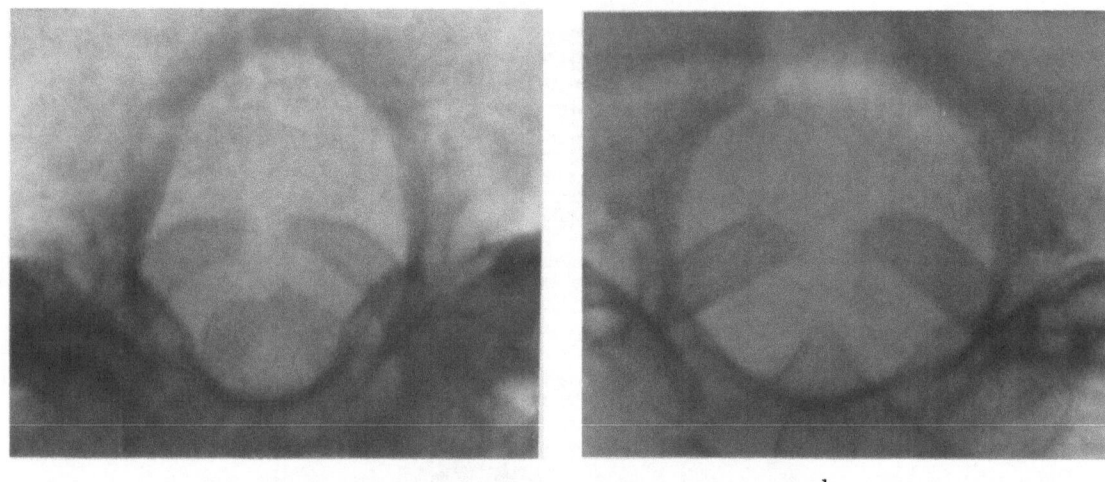

Abb. 55a u. b. Spina bifida des Atlas

des Atlas kann man im axialen Schichtbild Spaltbildungen im vorderen Atlasbogen sehen (McRae). Dieser vordere Atlasbogenspalt käme nur zusammen mit Spina bifida atlantis vor und ist als dysraphische Fehlbildung anzusehen (GEIPEL, 1930—1932). Die Spina bifida atlantis ist viel häufiger und wie der vordere Bogenspalt oft symptomlos (30% bei Kindern und 2—5% bei Erwachsenen). McRae nennt die Doppelspaltung „split atlas". In einem seiner Fälle war die eine Hälfte des Atlas mit dem Os occipitale assimiliert und die andere Hälfte mit dem Axis. Selten sind auch die lateralen Defekte im hinteren Atlasbogen und bestehen an sich asymptomatisch (Abb. 54). BROCHER erwähnt die Möglichkeit eines Atlasdornfortsatzes. Wir reproduzieren hier eine Blockbildung des hinteren Bogens von C1 und C2 (Abb. 50) und kleine Defekte im vorderen Atlasbogen (Abb. 53). Die Blockbildung C1—C2 ist selten, kann aber vollständig sein (KELLER, 1961). Sie wirkt kompensatorisch bei einer speziellen Form von Densaplasie (WACKENHEIM, 1971). Verknöcherung wie Ponticulus posterior und lateralis wurden schon erwähnt (s. Manifestation

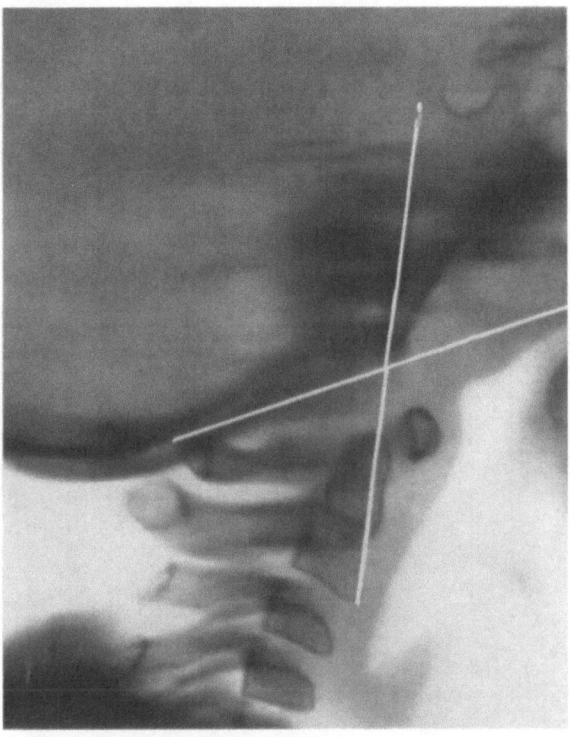

Abb. 56. Fehlstellung am Schädel-Hals-Übergang durch Cyste der Medulla oblongata. Basilarlinie und occipito-palatine Linie

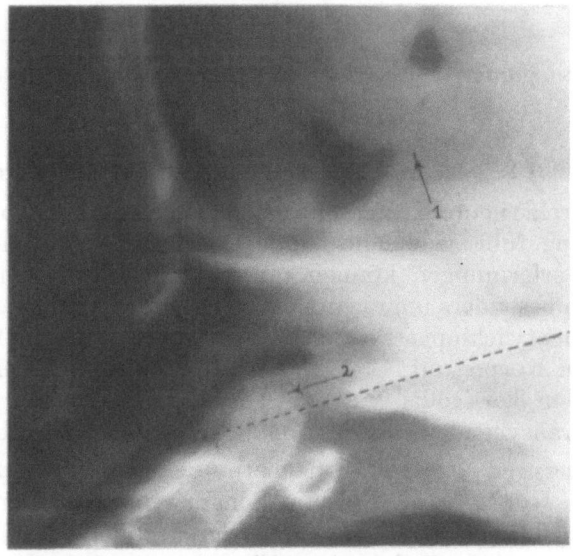

Abb. 57. Fehlstellung durch Tumor der hinteren Schädelgrube. *1* Kompression des Aquädukt, *2* Überragen der Basilarlinie durch den Dens axis

des Occipitalwirbels). Der Processus supratransversarius atlantis ist röntgenographisch schon im nicht tomographischen Frontalbild gut sichtbar. Es handelt sich um einen nach innen konkav und cranialwärts gerichteten Knochenappendix, der mit breiterer Basis mit dem Processus transversarius des Atlas verwachsen ist und als Entwicklung des Processus costotransversarius gedeutet wird. Diese Fehlbildung kann gelenkig mit dem

Occipitalis verbunden sein. Wir berichten hier über einen Fall von einseitigem Processus epitransversarius mit Processus paracondylaris auf der anderen Seite (Abb. 40). Diese Koexistenz wäre als Argument für den gemeinsamen Mechanismus dieser beiden, sehr äh lichen Knochengebilde anzusehen. Der Processus epitransversarius atlantis hat

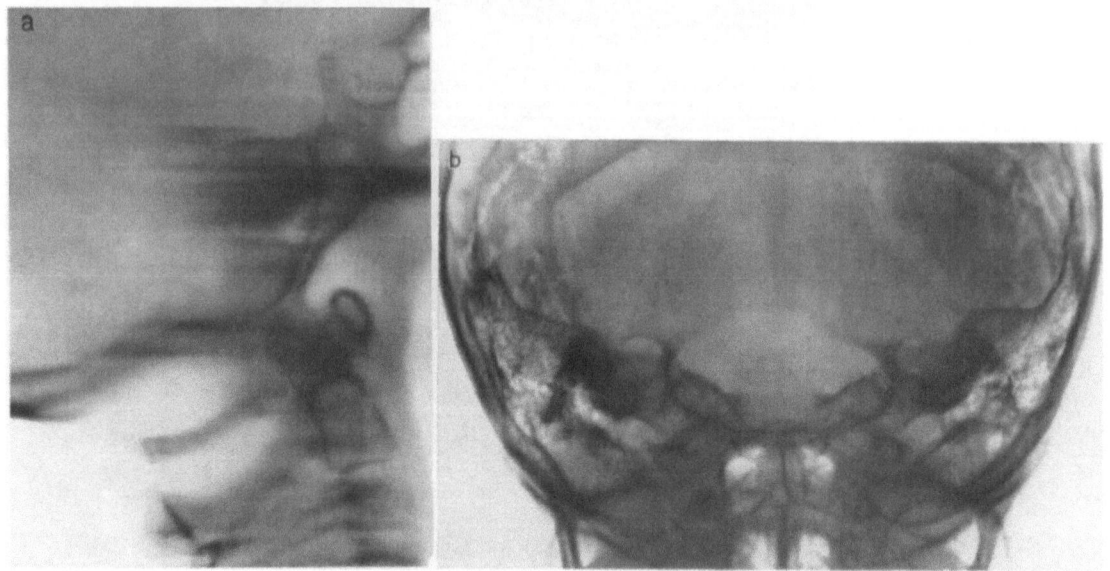

Abb. 58a u. b. Starke Vergrößerung des Foramen magnum bei ARNOLD-CHIARI

keinen speziellen pathogenen Wert, wirkt aber als Hemmungsfaktor in der Dynamik der Halswirbelsäule.

b) Sekundäre Fehlbildungen und Fehlstellungen

Torticollis. Die rein neurologische Form dieses Krankheitsbildes beinhaltet keine knöcherne Fehlbildung, führt jedoch im Kindesalter zur Verformung der Knochenanlagen. Diese sekundären Verformungen können mit Schichtbildern genau analysiert werden. Es handelt sich dann besonders um asymmetrische Fehlstellungen der Knochen, ohne daß spezifische Knochenentwicklungsstörungen zustande kommen. Der Epistropheuszahn steht schräg auf dem Körper auf; Condylenhypoplasie oder einseitige Basilarimpression bestehen bei schwerem Torticollis. 20 Fälle werden von GYORGYI publiziert. Diese Fehlstellung führt zur transversalen Dislokation am Schädel-Hals-Übergang.

Einseitige Frühencephalopathie. Die knöcherne Schädelhypotrophie auf der Seite einer Encephalopathie des Kindes wirkt sich am Schädel-Hals-Übergang aus. Die Intervestibuläre Mittellinie hilft hier zur Röntgenanalyse der lateralen Verschiebung von Condylen, Atlas und Dens (transversale Dislokation, WACKENHEIM, 1966).

Tumoren der hinteren Schädelgrube. Wenn sie beim Kinde zur Entwicklung kommen, wird der Überdruck zur Ursache von Fehlstellungen am Hals-Übergang. Die Abb. 56 zeigt als Beispiel eine Cyste der Medulla oblongata, die zur Fehlstellung des Atlas und des Dens axis führte.

Arnold-Chiari-Fehlbildung. CHIARI hat 3 Fehlbildungen beschrieben. Nur der leichteste Grad kann uns röntgenographisch am Schädel-Hals-Skelet interessieren Es handelt sich um eine relativ geringe Ausstülpung der Tonsillen in den oberen Wirbelkanal ohne Überdruck in der hinteren Schädelgrube. In diesen Fällen, die man myelographisch oder

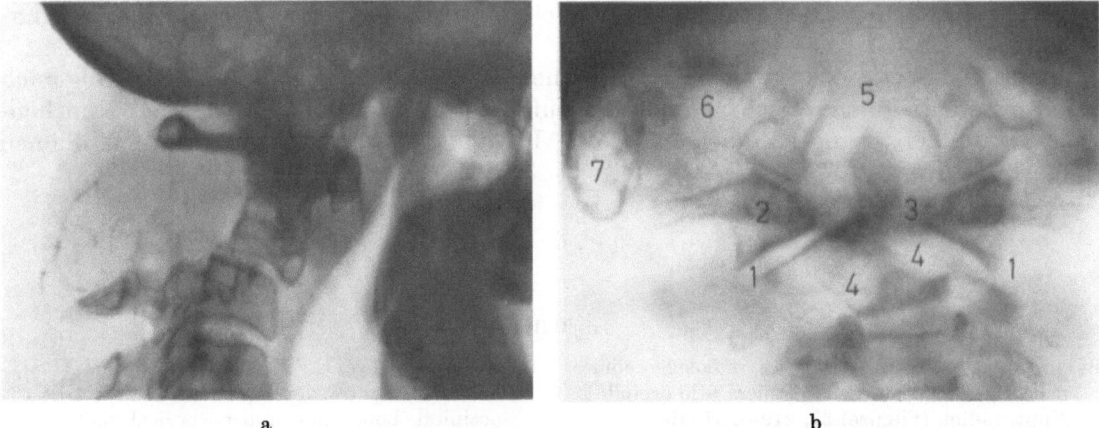

a   b

Abb. 59a u. b. Starke Knochendestruktion durch Hypernephrom-Metastase, die den hinteren Bogen des Axis vollständig zerstört. a Lateralansicht ohne Tomographie. Sie zeigt auch die sekundäre Fehlstellung des Dens axis und die Kalkablagerung an der Peripherie des Tumors. b Frontale Tomographie. *1* Dislokation Atlas-axis, *2* Atlas, *3* Dislokation Atlas-Dens, *4* Knochenzerstörung durch den Tumor, *5* vorderer Rand des Foramen magnum, *6* Foramen lacerum, *7* Mastoid

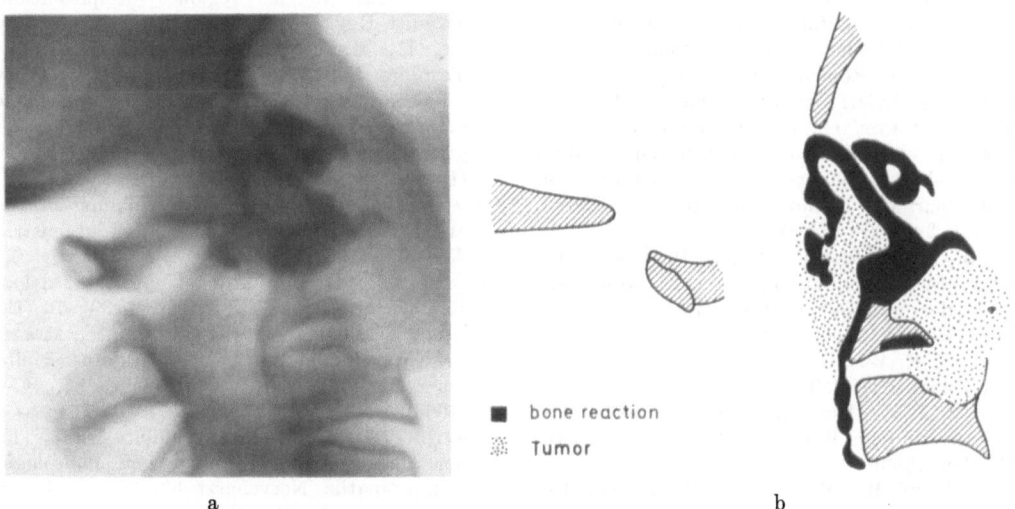

a   b

Abb. 60. a Myelom. Knochendestruktion und Hyperostose am Dens und Corpus axis. b Schema zu a

encephalographisch diagnostiziert, findet man jedoch oft knöcherne Fehlbildungen wie Vergrößerung des Foramen occipitale, Hinterhauptschuppendefekte, basilare Impression usw.

Man findet dazu Beschreibungen von KRUYFF und JEFFS (acta radiologica, Symposium Neuroradiologicum 1964, New York).

Meningocelen und Encephalomyelomeningocelen, gehen mit starken Knochendefekten einher und bringen keine röntgenographischen Schwierigkeiten für die Diagnose der Knochenfehlbildung mit sich.

Transversale Dislokation (WACKENHEIM, 1966, 1967). Im Normalfall stehen die intervestibuläre Linie, der Condylenwinkel und der Dens epistrophei in symmetrischen Beziehungen. Wenn diese Symmetrie gestört ist, kann man von transversaler Dislokation sprechen. Die Ursachen für solche Fehlbildungen findet man in der asymmetrischen Entwicklung der Condylen, des Atlas und des Epistropheus, sowohl durch kongenitale Mißbildung als durch asymmetrische Nerven- und Muskelleiden am Schädel-Hals-Übergang.

Oft geht die transversale Dislokation mit einer Gesichtsasymmetrie einher (Wackenheim, 1968, 1969).

Zum Schluß sei noch erwähnt, daß Knochentumoren am Schädel-Hals-Übergang auch keine differentialdiagnostischen Probleme aufwerfen. Sie erzeugen eindeutige Knochenusuren und Zerstörungen, die niemals mit Fehlbildungen verwechselt werden können (Metastase, Abb. 59; Myelom, Abb. 60).

Literatur

Baciocco, A., Cammisa, M.: La radiologia clinica nelle malformazioni della cerniera atlo-occipitale. Nunt. radiol. (Firenze) 27, 219—237 (1961).

Bergerhoff, W.: Über die meßtechnische Beurteilung der basilaren Impression im Röntgenbild. Zbl. Neurochir. 18, 149—162 (1958).

Bernasconi, V., Migliore, A.: Contributo alla conoscenza delle displasie dell'osso occipitale nell' impressione basilare primaria. Radiol. med. (Torino) 46, 855—864 (1960).

Bernet, J.: Les malformations de la charnière occipito - vertébrale. Etude anatomo - clinique. Pathogénie. Traitement Thèse. Imprimerie des Beaux-Arts. Lyon: Camille Harmequin 1950.

Bonte, F., Niquet, G., Caron, J.: Etude tomographique et pneumo-encéphalographique d'un bloc vertébral cervical associé à une malformation de la charnière cranio-rachidienne. J. Radiol. Électrol. 38, 806—810 (1957).

Borsay, J., Nyúl-Tóth, P., Moritz, P.: Über einige pathologische Veränderungen und Komplikationen der atlanto-occipitalen Region. Radiol. diagn. (Berl.) 3, 275—285 (1962).

Brocher, J. E. W.: Die occipito-cervical Gegend, Bd. I. Stuttgart: G. Thieme 1955.

Brocher, J. E. W.: Die Untersuchung der Occipitocervicalgegend im Röntgenbild. Röntgen-Bl. 13, 233—238 (1960).

Brunner-Ferré, R., Bernon, J., Janissier, Epstein: A propos d'un cas d'impression basilaire. J. Radiol. Électrol. 37, 703—705 (1956).

Buetti, G.: Zur Röntgendiagnostik seltener Fehlbildungen der Halswirbelsäule. Radiol. clin. (Basel) 22, 141 (1953).

Bull, J. D., Nixon, W. L. B., Pratt, R. T. C.: The radiological criteria and familial occurrence of primary basilar impression. Brain 78, 229—247 (1955).

Bull, J. W. D., Nixon, W. L. B., Pratt, T. C., Robinson, P. K.: Paget's disease of the skull and secondary basilar impression. Brain 82, 10—22 (1959).

Bystrow, A.: Morphologische Untersuchungen über die Occipitalregion und die ersten Halswirbel der Säugetiere und der Menschen. Die Assimilation des Atlas und deren phylogenetische Bedeutung. Z. Anat. Entwickl.-Gesch. 102, 307 (1933).

Carosu, A., C. Juárez Orellana, L. B., Harán, J. H.: Impressiíon basilar. Diagnoôstico clinicoradiológico. Arch. argent. Reum. 25, 92—98 (1962).

Chamberlain, W. E.: Basilar impression (Platybasia): a bizarre developmental anomaly of the occipital bone and upper cervical spine with striking and misleading neurologic manifestations. Yale J. Biol. Med. 11, 487—495 (1939).

Cohen, L., MacRae, D.: Tumors in the region of the Foramen magnum. J. Neurosurg. 19, 462—469 (1962 .

Costa-Bertani, G.: Técnica para la obtención des radiografías de las regiones occipito-atloideaaxoidea. Rev. argent. Reum. 24, 102—104 (1959).

Coste, F., Merle D'Aubigne, R., Garcin, R.: Troubles bulbaires paroxystiques par luxation antérieure atloido-occipitale dans une spondylarthrite ankylosante. Résultat favorable d'une greffe postérieure. Sem. Hôp. Paris 36, 230 (1960).

Cramer, A., Ladendorf, M.: Entwicklungsstörungen am Dens epistrophei. Fortschr. Röntgenstr. 99, 250—251 (1963).

Cuevillas, A. R. L.: Lucación patologica del atlas. Rev. Ortop. Traum., Ed. ibér. 6, 39—76 (1961).

Decker, K., Fischgold, H., Hacker, H., Metzger, J.: Entwicklungsstörungen am Atlanto-occipitalen Übergang. Fortschr. Röntgenstr. 84, 47—57 (1956).

Dempwolf, L., Hülshoff, Th.: Beitrag zum Thema der Occipito-cervical-Region und neurologische Symptomatik. Nervenarzt 30, 351—353 (1959).

D'Eshougues, J. R., Smadja, A.: Les formes douloureuses des malformations congénitales de la charnière occipito-cervicale. Rev. Rhum. 29, 737—742 (1962).

Ferey, D., Javalet, J., Stabert, Ch., Davost, P. H., Tuset, J.: Contribution à l'étude de l'impression basilaire. Neurochirurgie 2, 180—198 (1965).

Fischgold, H., David, M., Bregeat, P.: La tomographie de la base du crâne. Paris: Masson & Cie. 1952.

Fischgold, H., Lievre, J. A., Simon, J.: Indice radiographique de profil de L'impression basilaire. Rev. Rhum. 26, 72—75 (1959).

Fischgold, H., Metzger, J.: Etude radiotomographique de l'impression basilaire. Rev. Rhum. 19, 261—264 (1952).

Fischgold, H., Metzger, J.: Lignes et angles de repérage dans les malformations de la charnière occipito-cervicale. Comptes-rendus du Vè congrès des médecins radiologistes et électrologistes de culture latine, p. 93—102. Paris: Masson & Cie.

FISCHER, E.: Akzessorische freie Knochenelemente in der Umgebung des Foramen occipitale magnum. Fortschr. Röntgenstr. **91**, 638—642 (1959).

FISSORE, O.: Arc antérieur de l'atlas et articulation temporo-maxillaire dans l'impression basilaire. Thèse Paris, 1958.

GARCIN, R., OECONOMOS, D.: Les aspects des malformations congénitales de la charnière crânio-rachidienne. Paris: Masson & Cie. 1953.

GAZDA, E.: Die Platybasie und die basiläre Impression. Magy. Radiol. **8**, 81—89 (1956) dtsch. Zus.fass. S. 89 [Ung.].

GEISSLER, E.: Otologische Leitsymptome und Diagnostik der basilären Impression. Z. Laryng. Rhinol. **41**, 249—259 (1962).

GLADSTONE, R. J., ERICHSEN-POWELL, W.: Manifestations of occipital Vertebra and fusion of the atlas with the occipital bone. J. anat. physiol. **49**, 190 (1914).

GOETTSCH, H. B.: Radiology of the cranio-cervical region. J. belge Radiol. **40**, 739—762 (1957).

GROS, CH. M., WACKENHEIM, A.: Critique radiologique de l'impression basilaire. J. Radiol. Électrol. **45**, 781—788 (1964).

GVOZDANOVIC, V., DOGAN, S.: The significance of the clivus-odontoid process angle for the clinical manifestation of the basilar impression. Rad. med. Fak. Zagrebu **8**, 171—172 mit engl. Zus.fass. (1960) [Serbo-kroatisch].

GWINN, J., SMITH, J. L.: Acquired and congenital absence of the odontoid process. Amer. J. Roentgenol. **88**, 424—431 (1962).

GYORGYI, G.: Les changements morphologiques de la region cervico-occipitale associés au torticolis. J. Radiol. Électrol. **45**, 788—802 (1964).

HADLEY, L. A.: Atlanto-occipital fusion ossiculum terminale and occipital vertebra as related to basilar impression with neurological symptoms. Amer. J. Roentgenol. **59**, 511 (1948).

HARENKO, A., PIHKANEN, T.: Developmental anomalies of the region of the foramen magnum and associated neurological symptoms. Duodecim (Helsinki) **76**, 467—486 (1960) [Finnisch].

HANSOTI, R. C.: Neurological complications of craniovertebral anomalies. Report on a case submitted to surgery. Indian J. med. Sci. **13**, 21—26 (1959).

HERRMANN, E., STENDER, H. ST.: Eine einfache Aufnahmetechnik zur Darstellung des Dens axis. Fortschr. Röntgenstr. **96**, 115—119 (1962).

HINCK, V. C., HOPKINS, C. E.: Measurement of the atlanto-dental interval in the adult. Amer. J. Roentgenol. **84**, 945—951 (1960).

HINCK, V. C., HOPKINS, C. E., SAVARA, B. S.: Diagnostic criteria of basilar impression. Radiology **76**, 572—585 (1961).

HOHL, K.: Das Os odontoideum (partielle Densaplasie). Fortschr. Röntgenstr. **91**, 518 (1959).

HOUDART, R., VERLEY, R., MAMO, H.: Malformations congénitales de la charnière cranio-rachidienne associées à des malformations de la face, de l'oeil, de l'omoplate et du membre supérieur. Presse méd. **69**, 1127—1129 (1961).

HURWITZ, L. J., McSWINEY, R. R.: Basilar impression and osteo-genesis imperfecta in a family. Brain **83**, 138—149 (1960).

JIROUT, J.: Contribution à l'étude pathogénique et diagnostique de la malformation d'Arnold-Chiari. Ann. Radiol. **4**, 691—697 (1961).

JUNGKOWSKA, A.: A study of development of the occipital bone. Pol. Przegl. radiol. **22**, 125—130 mit engl. Zus.fass. (1958) [Polnisch].

KAMIETH, H.: Ein nicht sicher einzuordnender Knochenkeil am Unterrand des Clivus. Fortschr. Röntgenstr. **91**, 334—339 (1959).

KARLEN, A.: Congenital hypoplasia of the odontoid process. J. Bone Jt Surg. A **44**, 567—570 (1962).

KATZENSTEIN-SUTRO, E., BOSCH-GWALTER, R.: Neurologische und psychiatrische Symptomatologie im Gesamtbild des Ostitis deformans Paget. Schweiz. Arch. Neurol. Neurochir. Psychiat. **85**, 11—99 (1960).

KEIM, H.: Beitrag zur diagnostischen Verwertung von Abstandsdifferenzen zwischen dem Atlas und dem Dens Epistrophei im Röntgenbild. Fortschr. Röntgenstr. **87**, 488—495 (1957).

KELLER, H. L.: Eine seltene Form der Manifestation des Okzipitalwirbels. Fortschr. Röntgenstr. **93**, 370—372 (1960).

KELLER, H. L.: Formvarianten und Fehlbildungen des Atlas und seiner Umgebung. Fortschr. Röntgenstr. **95**, 361 (1961).

KELLER, H. L., NEISS, A.: Abnorme Beweglichkeit der Occipito-Cervicalgegend beim Os odontoideum. Acta radiol. (Stockh.) **57**, 145—155 (1962).

KEMÉNY, P., KÖTELES, GY.: Spalten im Röntgenbild des kindlichen Epistropheus. Fortschr. Röntgenstr. **96**, 807—811 (1962).

KLAUS, E.: Spasmus facialis mit Hochstand der Felsenbeinpyramide im Rahmen basilärer Impressionen. Fortschr. Röntgenstr. **97**, 23—32 (1962).

KRIEG, R.: Zur Einstellung des Atlanto-Occipital-Gelenkes für die orientierende Untersuchung im Routinebetrieb. Röntgen- u. Lab.-Prax. **11**, R 91—R 92 (1958).

KVASNICK, I.: Processus paramastoideus als Ursache einer schiefen Kopfhaltung. Fortschr. Röntgenstr. **88**, 744—746 (1958).

LE DOUBLE, A. F.: Traîté des variations des os du crâne de l'homme. Paris: Vigot frères 1903.

LEGRÉ, J.: Les malformations congénitales et les fractures-luxations de la charnière cranio-cervicale. J. Radiol. Électrol. **39**, 124—133 (1958).

LIEVRE, J. A.: La fragilité osseuse constitutionelle. Rev. Rhum. **26**, 420—432 (1959).

LIEVRE, J. A., FISCHGOLD, H.: Crâne et face dans la maladie de Paget. Paris: Masson & Cie. 1959.

LILIEQUIST, B.: Encephalography in the Arnold-Chiari malformation. Acta radiol. (Stockh.) **53**, 17—32 (1960).

LIMBURG, D.: Cineradiographie bei Atlanto-Occipitalassimilation und basilärer Impression. J. belge Radiol. **45**, 355—361 (1962) mit dtsch. Zus.fass. [Holländisch].

LINDGREN, E.: Röntgenologie. In: Handbuch der Neurochirurgie, Bd. II. Berlin-Göttingen-Heidelberg: Springer 1954.

LINDGREN, R.: Röntgenologic views on basilar impression. Acta radiol. (Stockh.) **22**, 297—302 (1941).

LIPSCOMB, P. R.: Cervical-occipital fusion for congenital and post-traumatic anomalies of the atlas and axis. J. Bone Jt Surg. A **39**, 1289 (1957).

LIST, C. F.: Neurological syndromes accompanying developmental anomalies of occipital bone, atlas and axis. Arch. Neurol. Psychiat. (Chic.) **45**, 577—616 (1941).

LOEPP, W., LORENZ, R.: Roentgendiagnostik des Schädels, Thieme Verlag, 1954.

LOMBARDI, G.: Les malformations osseuses de la charnière occipito-cervicale et leurs retentissements neurologiques. Ve Congr. des medecins radiologistes et electrologistes de culture latine, p. 121 à 141. Paris: Masson & Cie. 1961.

LOMBARDI, G.: The occipital vertebra. Amer. J. Roentgenol. **86**, 260—269 (1961).

MALIS, L. I.: The myelographic examination of the foramen magnum. Radiology **70**, 196—221 (1958).

MARSICO, R., GUARINI, A.: Applicazione del metodo "cranio-metro-localizzatore" di L. MARTINO allo studio roentgenstratigrafico delle articolazioni occipito-atlo-epistrofiche, in soggetti aventi indice cranico diverso: sua importanza clinico-radiologica. Minerva ortop. **11**, 461—469 (1960).

MARIE, P., LERI, A.: Maladie osseuse de Paget et syringomyélie. Bull. Soc. méd. Hôp. Paris **43**, 904—907 (1919).

MAYER, E. G.: Diagnose und Differentialdiagnose in der Schädelröntgenologie. Wien: Springer 1959.

McGREGOR, M.: The significance of certain measurements of the skull in the diagnosis of basilar impression. Brit. J. Radiol. **21**, 171—181 (1948).

McRAE, D. L.: Bony abnormalities in the region of the foramen magnum: correlation of the anatomic and neurologic findings. Acta radiol. (Stockh.) **40**, 335—355 (1953).

McRAE, D. L.: Asymptomatic intervertebral disc protrusions. Acta radiol. (Stockh.) **46**, 9—27 (1956).

McRAE, D. L.: The significance of abnormalities of the cervical spine. Amer. J. Roentgenol. **84**, 3—25 (1960).

McRAE, D. L., BARNUM, A. S.: Occipitalisation of the atlas. Amer. J. Roentgenol. **70**, 23—46 (1953).

MESSINY, R., LE BESNERAIS, Y., METZGER, J., MATHIS, P., FISCHGOLD, H.: Forme comateuse récidivante de la maladie de Paget à localisation crânienne exclusive. Presse méd. **68**, 1458—1551 (1960).

METZGER, J., FISCHGOLD, H.: Malformations acquises de la charnière occipito-cervicale. Comptes-rendus du Vè congrès des Médecins radiologistes et électrologistes de culture latine, p. 103—120. Paris: Masson & Cie.

MIZZAU, M.: Sulla sublussazione patologica dell' atlante. Ann. ital. Chir. **40**, 489—498 (1963).

MORELLO, G., LOMBARDI, G.: La chirurgia delle malformazioni craniche, minerva neurochirurgica **4**, 1—34 (1960).

NEISS, A.: Nachweis der Foveola pharyngea occipitalis im Röntgenbild und ihre Beziehung zum Canalis basilaris medianus. Fortschr. Röntgenstr. **86**, 343—345 (1957).

OP DEN ORTH, W., LUYENDIJK: L'os odontoide. Ann. Radiol. **4**, 231—238 (1962).

O'CONNEL, J. E. A., TURNER, J. W. A.: Basilar impression of the skull. Brain **73**, 405 (1950).

PINET, F., D'ESHOUGUES, J. R., GARCHON, G., CLERGET, O., SMADJA, A., BARRIERE, J.: Les malformations de la charnière cranio-rachidienne. A propos de 24 oberservations personnelles. Ann. Radiol. **4**, 43—66 (1962).

ROHMER, F., METZGER, O., MENGUS, M., WACKENHEIM, A.: Syndrome complexe de la fosse postérieure avec malformations de la charnière cranio-rachidienne. Rev. Oto-neuro-ophtal. **32**, 211—217 (1960).

ROUX, J. L.: L'impression basilaire au cours de l'ostéite déformante de Paget. Rev. méd. Suisse rom. **77**, 436—448 (1957).

SAUSER, G.: Manifestation der Occipitalplatte an einem menschlichen Schädel. Z. Anat. Entwickl.-Gesch. **102**, 51—67 (1933).

SCHILLER, F., NIEDA, I.: Malformation of the odontoid process. Calif. Med. **86**, 394 (1957).

SCHMIDT, H.: Okzipitale Dysplasie. Fortschr. Röntgenstr. **90**, 691—704; **91**, 207—221, 221—233 (1959).

SCHMIDT, H., FISCHER, E.: Die Okzipitale Dysplasie. Leipzig: Georg Thieme 1960.

SCHMIDT, H., FISCHER, E.: Über zwei verschiedene Formen der primären basilaren Impression. Fortschr. Röntgenstr. **88**, 60—66 (1958).

SCHMIDT, H., FISCHER, E.: Über partielle einseitige Synostosen zwischen Atlas und Axis. Fortschr. Röntgenstr. **92**, 380—384 (1960).

SCHMIDT, H., FISCHER, E.: Über die Bedeutung knöcherner Varianten des okzipito-zervikalen Überganges. Zugleich eine Erwiderung auf die Beiträge von KELLER, H. L.: Formvarianten und Fehlbildungen des Atlas und seiner Umgebung und WENT, H.: Zur Manifestation eines Proatlas; beide erschienen in dieser Z. **95**, H. 3 (1961). Fortschr. Röntgenstr. **96**, 479—488 (1962).

SCHNEIDER, P. W.: Entwicklungsstörungen am Axiswinkel. Arch. orthop. Unfall-Chir. **55**, 13—19 (1963).

SCHOBINGER, R.: Intra-osseous venography of the atlas. Angiology 8, 428—432 (1957).

SCHULTZ, E. H., JR., LEVY, R. W., RUSSO, P. E.: Agenesis of the odontoid process. Radiology 67, 102—105 (1956).

SCHUMACHER, S.: Ein Beitrag zur Manifestation des Occipitalwirbels. Anat. Anz. **31**, 145 (1907).

SERRE, H., SIMON, L., JANICOT, J. Y., LEVY, F.: La luxation atloido-axoidienne, complication fréquente de la polyarthrite chronique rhumatismale. Presse méd. 213—218 (1964).

SPILLANE, J. D., PALIS, CHR., JONES, A. M.: Developmental abnormalities in the region of the foramen magnum. Brain 80, 11—48 (1957).

STEVENSON, J. J.: Horizontal body section radiography. Brit. J. Radiol. **23**, 319—334 (1950).

TÄNZER, A.: Die basiläre Impression. Radiol. clin. (Basel) **25**, 135—152 (1956).

TÄNZER, A.: Durch Spalt im vorderen Bogen des Atlas vorgetäuschte Fraktur des Dens epistrophei. Fortschr. Röntgenstr. **86**, 138—139 (1957).

TENTI, L., CAVAGNA, C.: A proposito della "impressione basilare". Radiol. prat. **10**, 466—485 (1960).

THIEBAUT, F., WACKENHEIM, A., VROUSOS, C.: Définition du déplacement antéro-postérieur de la dent de l'axis à l'aide de la ligne basilaire. Acta radiol. (Stockh.) fasc. I, 811—813 (1963).

THIEBAUT, F., WACKENHEIM, A., VROUSOS, C.: Etudes de la charnière cervico-occipitale. J. Radiol. Électrol. 41, 302 (1960).

THIEBAUT, F., WACKENHEIM, A., VROUSOS, C.: Un nouveau repère pour le diagnostic des déplacements de la dent de l'axis dans les traumatismes et les malformations de la charnière cervico-occipitale. Rev. Oto-neuro-ophtal. 32, 410 (1960).

THIEBAUT, F., WACKENHEIM, A., VROUSOS, C.: Traumatismes et malformations de la charnière cervico-occipitale. Etude d'une ligne basilaire. Atlas. Radiol. clin. (Basel) 69, 141 (1961).

VIEHWEGER, G.: Der Processus paratransversarius, eine Varietät am Atlas. Fortschr. Röntgenstr. 83, 411—412 (1955).

WACKENHEIM, A.: Lésions traumatiques du crâne et de la charnière craniorachidienne. Encyclopédie médico-chirurgicale. Radio II. 31, 652, A 10—A 30.

WACKENHEIM, A.: Malformations du crâne, du cerveau et de la région cervico-occipitale. Encyclopédie médico-chirurgicale. Radio II. 31, 640, A 10—I, A 10 et 31, 640, A 20—I A 12.

WACKENHEIM, A.: Neuroradiologie. Radio-anatomie normale et pathologique du crâne. Paris: G. Doin & Cie. 1960. 392 S. u. 122 Abb.

WACKENHEIM, A.: La ligne médiane de la charnière cervico-occipitale. Etude d'un ligne intervestibulaire. Sem. Hôp. Paris 42, 32, 1448—1451 (1966).

WACKENHEIM, A.: Die Mittellinie am Schädel-Hals-Übergang. Radiologe 6, 245—247 (1966).

WACKENHEIM, A.: La dislocazione transversale della cerniera occipito-cervicale: una causa della nevralgia cervico-occipitale. Radiol. med. (Torino) 3, 1254—1259 (1966).

WACKENHEIM, A.: La dislocation transversale de la charnière cervico-occipitale. Rev. Oto-neuro-ophtal. 39, 364—373 (1967).

WACKENHEIM, A.: Céphalées, insertion orbito-oculaire asymétrique et dislocation transversale de la charnière cervico-occipitale. Sem. Hôp. Paris 44, 1233—1237 (1968).

WACKENHEIM, A.: Essai de classification morphologique des asymétries faciales. Sem. Hôp. Paris 45, 160—169 (1969).

WACKENHEIM, A.: Une manifestation inédite de vertèbre occipitale: le canal de la face interne des masses latérales de l'atlas. J. Radiol. Électrol. 50, 184—185 (1969).

WACKENHEIM, A.: Densaplasia with atlanto-axial fusion. A special and stable form of Densaplasia. Neuroradiology 2, 276—279 (1971).

WACKENHEIM, A.: Functional atlanto-occipital block. Neuroradiology 3, 280—281 (1971).

WACKENHEIM, A.: Roentgendiagnosis of the cervico-occipital region. Springer-Verlag 1974.

WALTER, R., WENT, H.: Zum röntgenologischen Nachweis der Atlasbogendefektbildungen. Fortschr. Röntgenstr. 87, 496—498 (1957).

WEISS, R.: Zur röntgenologischen Begutachtung der Occipito-zervikal-Gegend in der Versorgungsmedizin. Fortschr. Röntgenstr. 89, 53—59 (1958).

WENT, H.: Zum klinischen Bild der Atlasassimilation. Fortschr. Röntgenstr. 89, 213—219 (1958).

WENT, H.: Zur Manifestation eines Proatlas. Fortschr. Röntgenstr. 95, 370—374 (1961).

WERNER, A.: La luxation atloïdo-axoïdienne non traumatique de l'adulte Techniques de réduction. et d'ostéosynthèse. Neuro-chirurgie 6, 205—215 (1960).

WHOLEY, M. H., BRUWER, A. J., BAKER, H. L.: The lateral roentgenogram of the neck (with comment on the atlanto-odontoid-basion relationship). Radiology 71, 350—356 (1958).

WITTIG, H. J.: Röntgenologisch-aufnahmetechnische Möglichkeiten für Standard- und Spezialaufnahmen der Halswirbelsäule und der Atlanto-Okzipital-Gelenke. Diss. Halle/S. 1958, 82 S. und 12 Abb.

WOLLIN, D. G.: The os odontoideum. Separate odontoid process. J. Bone Jt Surg. A 45, 1495—1471, 1484 (1963).

ZACKS, A.: Atlanto-occipital fusion, basilar impression, and block vertebrae associated with intraspinal neurofibroma, meningocele and von Recklingshausen's disease. Radiology 75, 223—231 (1960).

IV. Die Lenden-Kreuzbeingegend

Von

K. Reinhardt

Mit 139 Abbildungen

1. Methoden zur Darstellung des 5. Lendenwirbels und des Kreuzbeines im Röntgenbild

Zur genauen Darstellung des Kreuzbeines empfiehlt es sich, über die üblichen Beckenaufnahmen hinaus die Spezialeinstellung zu wählen, die unter dem Namen Warnersche Lagerung bekannt geworden ist (1933).

Sie wurde aber schon lange vor WARNER im Jahre 1913 von ALBERS-SCHÖNBERG in seinem Buch: „Die Röntgentechnik" im Prinzip beschrieben. ALBERS-SCHÖNBERG ließ zum Ausgleich der Lendenlordose die Unterschenkel im Kniegelenk gebeugt auf ein besonderes Gestell lagern, das er auch abbildete. TESCHENDORF fertigte in Zusammenarbeit mit SAMUEL, einem Gynäkologen, nach dem gleichen Prinzip Spezialaufnahmen des Kreuzbeines an, indem er die im Hüftgelenk und Kniegelenk möglichst stark gebeugten und auseinandergezogenen Beine mit den Händen kopfwärts ziehen ließ. Auch BÁRSONY hat bereits 1928 über eine entsprechende Einstellungstechnik berichtet. Erst 1933 wurde von WARNER eine Halterung angegeben, die die Arbeit der Hände übernehmen sollte. Sie wurde durch LEITHOFF verbessert (HARTUNG). STÜLK benutzte gynäkologische Beinstützen, um eine entsprechende Lagerung zu erzielen. Auch WILLIAMS berichtet über diese Einstelltechnik.

Mit dieser Spezialeinstellung wird die Lendenlordose ausgeglichen und dadurch erreicht, daß das Kreuzbein sowie der 5. Lendenwirbel weitgehend senkrecht zu der Strahlenrichtung stehen. Es lassen sich auf diesen Aufnahmen sowohl das Kreuzbein als auch der letzte Zwischenwirbelraum und der 5. Lendenwirbel gut überblicken.

Kommt es lediglich auf das Kreuzbein an, so erreicht man in etwa das gleiche, wenn man bei normaler Rückenlage des Patienten die Röhre nach caudal schwenkt, so daß der Zentralstrahl senkrecht in das Kreuzbein einfällt. Diese Einstellung wurde von SERRA im Jahre 1914 angegeben. Auch RÖSSLER hat auf diese Einstelltechnik hingewiesen (SPARKS).

KAUFMANN schießt am Durchleuchtungsstativ eingeblendete Aufnahmen bei Neigung des Tisches um 45° gegen die Horizontale. Der Patient liegt mit dem Bauch auf einem strahlendurchlässigen Polster, so daß die Lendenlordose ausgeglichen ist. Der Rücken ist dem Schirm mit der Kassette zugekehrt und der Aufnahmeabstand beträgt 135 cm.

DE SÈZE und COLLIEZ machen die Aufnahme am stehenden Patienten, der die Bauchseite der Kassette anlegt. Die Röhre steht etwa in Höhe von D5—7, was bei einer Aufnahmedistanz von 90 cm etwa einen Winkel von 25—30° zur Horizontalen ergibt, der der Neigung der Sacrumoberfläche entspricht. GILORMINI beschreibt eine ähnliche Technik. Der Neigungswinkel des Zentralstrahles soll 10° betragen.

TILLEY neigt zur a.p.-Aufnahme die Kreuzbeinbasis nach caudal und richtet den Zentralstrahl etwas nach cranial. Damit erzielt er den gleichen Effekt wie mit der Warnerschen Lagerung.

FORD und GOODMAN weisen darauf hin, daß viele Befunde in der Lumbosacralregion nur dann mit Sicherheit erfaßt werden können, wenn man auch Aufnahmen im Stehen anfertigt und außer seitlichen Aufnahmen in Mittelstellung seitliche Aufnahmen in Ventral- und in Dorsalflexion macht.

GIRAUDI gibt zur speziellen Darstellung der kleinen Wirbelgelenke L5/S1 und des Hiatus sacralis die Einstellung des Zentralstrahles von ventral-cranial nach caudal-dorsal an. Wegen der oft nahezu frontalen Stellung der kleinen Wirbelgelenke L5/S1 ist zu ihrer Darstellung eine Rotation um die Längsachse des Beckens von 60° erforderlich (BUSE).

PERLÈS, FISCHGOLD und BARAS erreichen durch Kreuzhohllagerung und Schwenkung der Röhre um 15—20° nach cranial die Darstellung des Spatium ileotransverso-sacralis.

Nach Dittmar kommt die Crista sacralis lateralis auf Schrägaufnahmen gut zur Darstellung, während sich auf der seitlichen Aufnahme die Crista sacralis media abzeichnet.

Zur Abbildung des Sacralkanalquerschnittes empfiehlt Nölte eine axiale Einstellung. Diese axiale Aufnahme sollte man dann zusätzlich zur Anwendung bringen, wenn es sich um den Nachweis von Verschiebungen der Fragmente bei Kreuzbeinfrakturen, insbesondere in der dorsalen Wand des Sacralkanals dreht.

Mit einer mehr halbaxialen Technik kann man, indem man die Röhre bei auf dem Rücken liegenden Patienten nach cranial schwenkt, den Hiatus sacralis cranialis und den ersten Sacralbogen gut zur Darstellung bringen.

Schichtaufnahmen in a.p.-Richtung sind wegen des komplizierten Baues des Kreuzbeines, besonders wegen der Foramina und des Sacralkanales sowie wegen der Krümmung des Kreuzbeines schwer zu deuten. Die Anwendung seitlicher Schichtaufnahmen ist vor allen Dingen zur Beurteilung des Sacralkanales empfohlen worden. Aber auch zur Darstellung von Tumoren jeder Art sowie zur genauen Klärung der Verhältnisse bei komplizierten Anomalien leisten sie gute Dienste. Die Darstellung des Sacralkanales ist als Vorbereitung und Orientierung bei der Vornahme einer Cauda- bzw. Sacralanaesthesie sehr nützlich (Robin u. Collins).

Schließlich können mitunter auch Kontaktaufnahmen zusätzliche diagnostische Aufschlüsse bringen. An speziellen Techniken sei noch auf die Methode von Rüttimann hingewiesen, der einen aufblasbaren Ballon in das Rectum einführt, in dessen Luftaufhellung sich vor allen Dingen das Steißbein, aber auch die unteren perinealen Anteile des Kreuzbeines abzeichnen. Man kann zu ähnlichen Resultaten kommen, wenn man das Rectum einfach durch das Darmrohr aufbläht. Einerseits kommt man damit oft zu einer guten Abbildung auch der cranialen medialen Kreuzbeinabschnitte, andererseits bleibt die Luft nicht immer als geschlossene Blase im Rectum.

2. Röntgenanatomie und Formvarianten der Lumbosacralregion

a) Die Entwicklung der Lumbosacralregion

α) Pränatale Entwicklung

Es soll hier nur auf einige wesentliche Fakten verwiesen werden.

Nach Wells und nach Bardeen treten in den 1. Kreuzbeinsegmenten, genau wie in den übrigen Wirbelsegmenten, 6 Verknorpelungszentren auf: 2 jederseits im Wirbelkörper, 1 in jedem Neuralfortsatz und 1 in jedem Costalfortsatz. Im Zentrum und jederseits im Neuralbogen tritt ein Ossifikationskern auf. Außerdem wird gelegentlich noch ein getrenntes Ossifikationszentrum für den unteren Gelenkfortsatz beobachtet (Roche und Rowe). Nach Rauber-Kopsch; Posth; Rambaud und Renault; Adair sowie Keibel-Mall und Heyns und Kerrich werden in den Kreuzbeinwirbeln 5 Knochenkerne angelegt: 1 Kern für den Körper, 2 für den Bogen und 2 seitliche Kerne entsprechend den Sacralrippen, aus denen die Massa lateralis hervorgeht (Schwabe; Rosenberg; Rettig; Breus und Kollisko; Falk; Valenti; Alexander) (Abb. 1).

Nach Töndury (1958) beginnt die Bogenossifikation mit einer perichondralen Knochenmanschette. Erst dann erfolgt Ossifikation des Bogeninneren. Die Wirbelkörperossifikation beginnt dagegen zentral und nicht perichondral. Die Verknöcherungsverhältnisse an den Wirbelbögen entsprechen denen an den Diaphysen der Röhrenknochen. Ab 12 cm Scheitel-Steiß-Länge sind 3 Verknöcherungszentren vorhanden: 1 enchondral im Wirbelkörper und 2 seitliche Knochenmanschetten in beiden Bogenhälften (Baumann).

Die Körper- und Bogenkerne werden im 3. Fetalmonat, beginnend mit S1, auf Röntgenaufnahmen von Feten an den oberen Sacralsegmenten deutlich sichtbar (Abb. 2). Die den Rippenanlagen entsprechenden lateralen Kerne des Kreuzbeines sind im 6. Fetalmonat (nach Majone im 5.) im Röntgenbild zu erkennen (Abb. 3) und bei der Geburt stellen sie schon größere dreieckige Knochengebilde an den drei obersten Kreuzbeinsegmenten dar (Abb. 4).

Sie liegen zwischen den Bogenkernen und den Darmbeinschaufeln. Rettig macht darauf aufmerksam, daß diese lateralen Kerne bei S1 mitunter fehlen. Ob es sich dann um eine Lumbalisation von S1 handelte oder ob diese Kerne später noch in Erscheinung getreten wären, ließ er offen. Nach meiner Erfahrung tritt der laterale Kern S1 zuletzt auf (Abb. 3), was wohl damit zusammenhängt, daß das Kreuzbein beim Feten und Neugeborenen einen relativen Hochstand zum Becken aufweist (Kirchhoff). Es ist also nicht angängig, aus einem Fehlen des lateralen Kernes bei S1 zu diesem Zeitpunkt eine Lumbalisation zu diagnostizieren. Außerdem ist zu beachten, daß, worauf bereits Böhm hingewiesen hat, während der Fetal- und Neugeborenenperiode die beiden obersten sacralen Bogenkerne nach caudal, die übrigen aber nach cranial gerichtet sind (Peters).

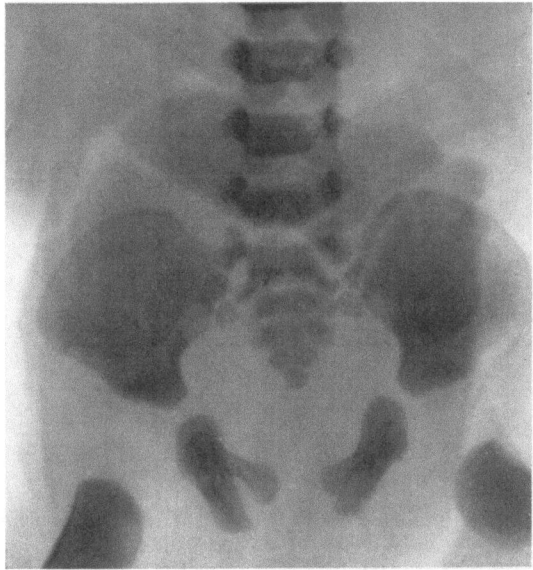
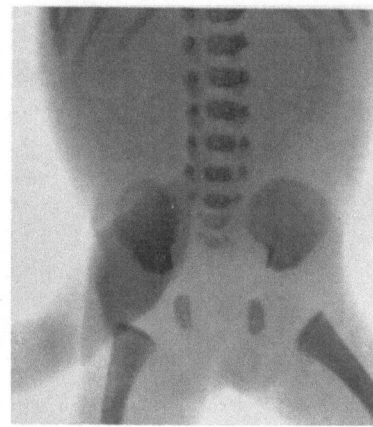

Abb. 1   Abb. 2

Abb. 1. Fet von einer Scheitel-Steiß-Länge von 27 cm, entsprechend einem Alter von etwa 6 Monaten. Die Bogenkerne gewinnen Anschluß an die Körperkerne. Lateral davon finden sich bereits gut entwickelte dreieckige Kerne in der Massa lateralis

Abb. 2. Fet von einer Scheitel-Steiß-Länge von 15 cm, entsprechend einem fetalen Alter von 4 Monaten. Die Knochenkerne der Körper und Bögen sind deutlich zu erkennen

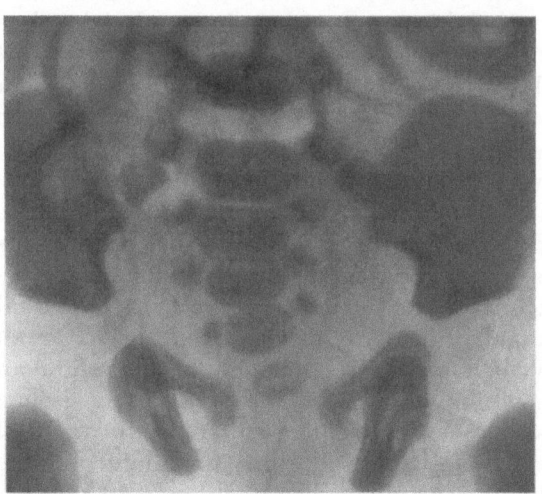
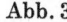
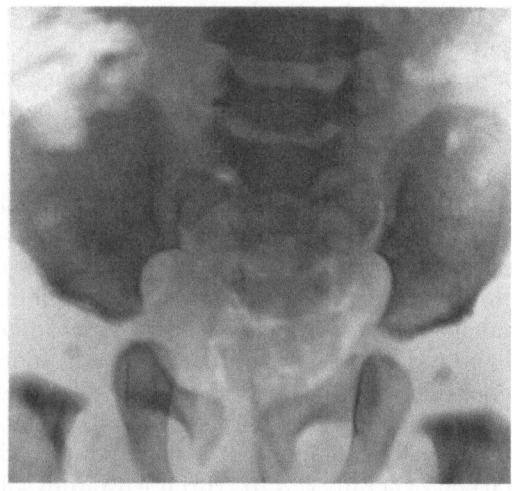

Abb. 3   Abb. 4

Abb. 3. Im 2. Kreuzwirbel zeigt sich, außer dem Körper- und den beiderseitigen Bogenknochenkernen, jederseits ein Knochenkern in der Massa lateralis (Fet Mens 6)

Abb. 4. Ein 6 Monate alter Säugling. Die Knochenkerne in der Massa lateralis sind größer geworden, aber noch gut von den Bogenkernen abzugrenzen

Nach BRAILSFORD sollen in den Querfortsätzen des 5. Lendenwirbels 2 Knochenkerne angelegt werden: 1 für das costale und 1 für das transversale Element. Demnach wären hier 7 Knochenkerne vorhanden.

Während der zwei letzten Drittel der fetalen Entwicklung ist der Promontoriumswinkel bereits vorhanden. Die Kreuzbeinkrümmung ist allerdings noch etwas flacher als postnatal. Auf diese Dinge werde ich noch einmal bei der Besprechung des Lumbosacralwinkels zurückkommen.

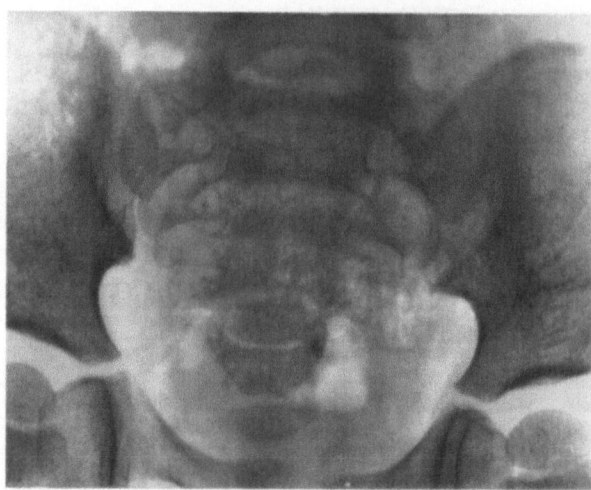

Abb. 5. Zwei Jahre altes Kind. Zwischen der Körper- und Bogenreihe einerseits und den Knochenkernen der Massa lateralis andererseits sind feine Aufhellungslinien zu erkennen, die anzeigen, daß noch keine knöcherne Verschmelzung eingetreten ist

Was die Syntopie des Sacralkanalinhaltes während der Fetalperiode anbetrifft, so liegt nach BRANDT bis zum 6. Fetalmonat der Conus terminalis noch im Sacralkanal.

β) Postnatale Entwicklung

Am Ende des 1. Lebensjahres sind die lateralen Knochenkerne bereits so groß, daß sie nur noch durch schmale Spalten vom Kreuzbeinkörper getrennt sind und sich schon etwas mit den Darmbeinschaufeln überdecken (Abb. 5). Zu Beginn des Schulalters sieht man manchmal im Röntgenbild immer noch ein feines Aufhellungsband zwischen der Massa lateralis und den Kreuzbeinkörpern, das anzeigt, daß beide noch nicht knöchern miteinander verschmolzen sind.

Zum Zeitpunkt der Geburt sind die Zwischenwirbelräume des Kreuzbeines noch ziemlich hoch, und die Bandscheibe S1 gleicht noch völlig der letzten Lendenbandscheibe (SCHWABE). Die beiden letzten Kreuzbeinbandscheiben enthalten keinen Nucleus pulposus (LIPPERT). Im Laufe des Wachstums werden die Bandscheiben dann zunehmend verschmälert und die Wirbelkörper verschmelzen von caudal nach cranial fortschreitend knöchern miteinander (RUNGE). Nach den Angaben in dem Buch von KÖHLER-ZIMMER beginnt die knöcherne Verschmelzung der Wirbelkörper etwa um das 6. Lebensjahr an den beiden untersten Wirbeln und schreitet nach cranial zu fort. Die Synostose zwischen dem 1. und 2. Sacralwirbel soll erst im 28.—30. Lebensjahr eintreten. LÈRI gibt an, daß die Verschmelzung im 8. Lebensjahr an der Massa lateralis beginnt und dann auf die Wirbelkörper übergreift. Ihren Abschluß soll die Verschmelzung bereits im 18.—20. Lebensjahr finden. Dementsprechend ist, mindestens bis zu diesem Alter und oft noch darüber hinaus, das Ausmaß der knöchernen Verschmelzung caudal größer als cranial. Die Synostosierung geht nach GIRAUDI so vor sich, daß zuerst die einander zugekehrten Epiphysen und erst dann die Wirbelkörper miteinander verschmelzen. Nach SCHWABE ist dies nicht immer der Fall. Daraus ergibt sich, daß bis ins mittlere Alter die sacralen Zwischenwirbelräume nur oberflächlich knöchern überbrückt sind (BRACK) und daß bei älteren Individuen im Innern des Kreuzbeines immer noch Bandscheibenreste vorhanden sind.

TROTTER und LANIER und ebenso BLACK geben an, daß im Alter von 14 Jahren die Sacralsegmente soweit miteinander verschmolzen sind, daß ein einheitlicher Knochen resultiert. Nach TESTUT beginnt die Verschmelzung erst um das 15. Lebensjahr. Zuerst vereinigen sich die Wirbelbögen einschließlich der Rippenrudimente, dann die Dornfortsätze und schließlich die Wirbelkörper (SCHWABE). Bis zum 5. Lebensjahrzehnt sind die Bandscheiben meist nur oberflächlich knöchern überbrückt (POSTH). Diese Überbrückung geht von den Wirbel-

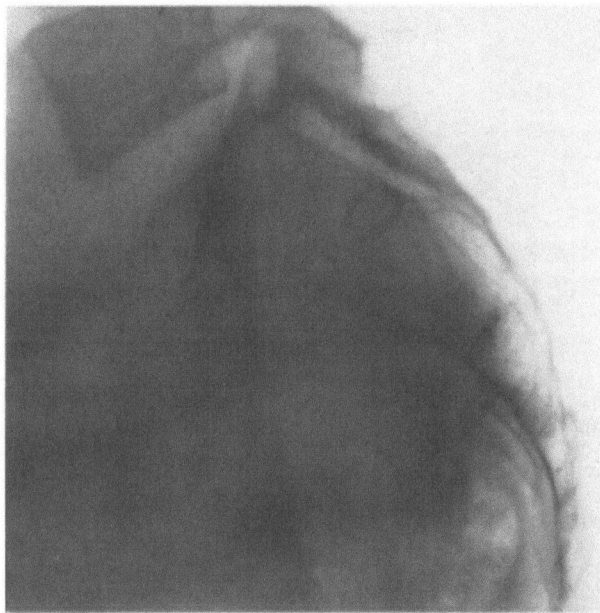

Abb. 6. 19jähriger Mann. Die Kreuzbeinbandscheiben S2—5 sind komplett, die Bandscheibe S1 erst teilweise synostosiert. Außerdem ist ihr Rest dorsal verlagert und kugelig aufgetrieben

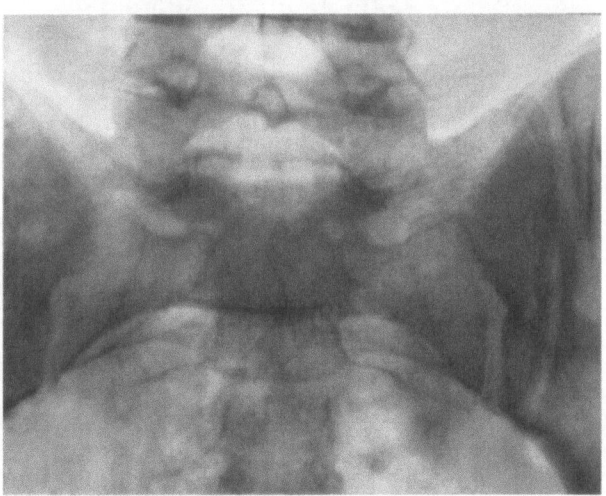

Abb. 7. Leistenförmige Apophyse an der Massa lateralis, die sich nur im oberen Anteil links deutlich abgrenzt, bei einem 20jährigen Mann

körperepiphysen und zum Teil auch vom Lig. longitudinale aus (SCHWABE). Im 2. Lebensjahrzehnt setzt eine Knochenbrückenbildung unter Durchbrechung der Knorpelplatte und des Nucleus ein. Diese Entwicklung findet im 4. und 5. Lebensjahrzehnt ihren Abschluß. Damit stellen sich dann deutliche Strukturunterschiede zwischen den ventralen und dorsalen Kreuzbeinkörperpartien ein. Reste der Bandscheiben bleiben durch das ganze Leben erhalten (Abb. 6).

Über den genauen zeitlichen Ablauf der Kreuzbeinsynostosierung werden demnach in der Literatur etwas unterschiedliche Angaben gemacht, was nach meiner Erfahrung auf eine ziemliche zeitliche Variabilität dieser Vorgänge zurückzuführen ist.

An den Massae laterales treten im Bereich der beiden cranialen Segmente im Alter von 18—20 Jahren langgestreckte, leistenförmige Apophysenkerne auf (GIRAUDI; PUTSCHAR; REISNER; LÖHR; SCHINZ; KÜHNE; VOLKERT) (Abb. 7). Auch in Höhe des unteren Anteiles vom Ileosacralgelenkspalt können derartige Apophysen sichtbar sein. Einschlägige Hinweise und Abbildungen finden sich bei KÖHLER-ZIMMER und SAUPE (Abb. 8).

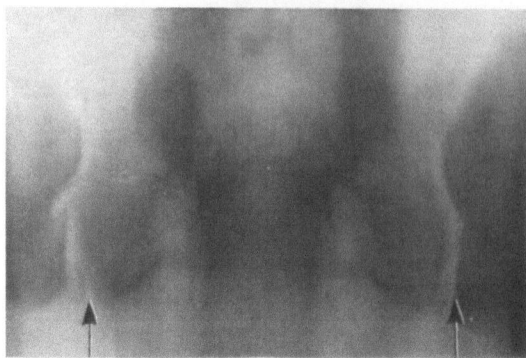

Abb. 8. Schichtaufnahmen des Patienten der Abb. 7. Beiderseits auf der Übersichtsaufnahme schlecht sichtbare laterale Kreuzbeinapophysen, an dem caudalen Anteil der Massa lateralis

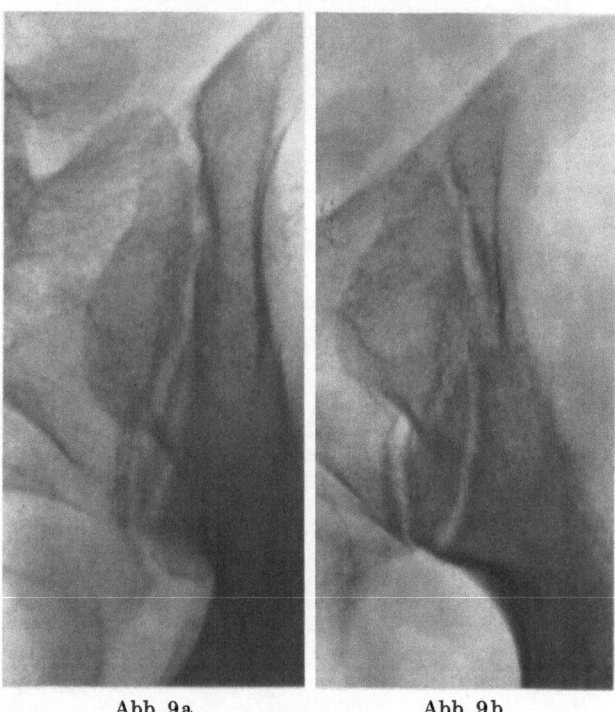

Abb. 9a   Abb. 9b

Abb. 9a. Scheinbar leistenförmiges Knochenelement an der Massa lateralis

Abb. 9b. Es stellt einen Projektionseffekt dar, das erst bei anderer Einstellung verschwindet

Die Abgrenzung der lateralen Kreuzbeinapophysen von Projektionseffekten ergibt sich außer aus dem Alter aus der typischen Form und Lokalisation sowie aus dem Verschwinden von Projektionseffekten bei anderer Einstellung des Zentralstrahles (Abb. 9a und b).

Auf den Zeitpunkt des Bogenschlusses soll bei der Besprechung der Spina bifida eingegangen werden.

Das Breitenwachstum des Sacrums soll nach Scherrer bis zum 7.—8. Lebensjahr konstant verlaufen, dann zum Stillstand kommen und zwischen 12 und 13 Jahren rasch noch einmal zunehmen.

Nach Angaben von Schoberth wird beim Feten und Neugeborenen das Promontorium vom 2. Sacralwirbel gebildet und erst in der Pubertät auf die Oberkante des 1. Kreuzbeinwirbels verlagert.

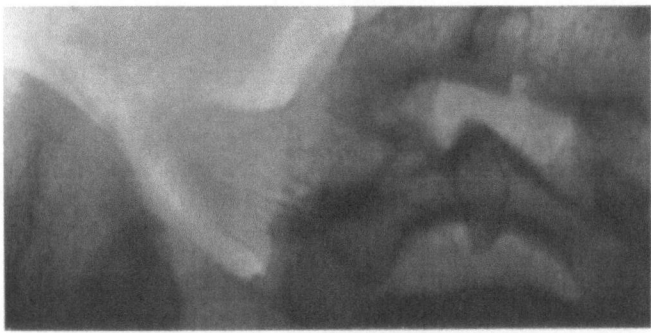

Abb. 10. Apophyse an den Querfortsätzen des 5. Lendenwirbels. Diese Apophyse soll nach EISLER im 16. Lebensjahr auftreten und im 25. verschmelzen

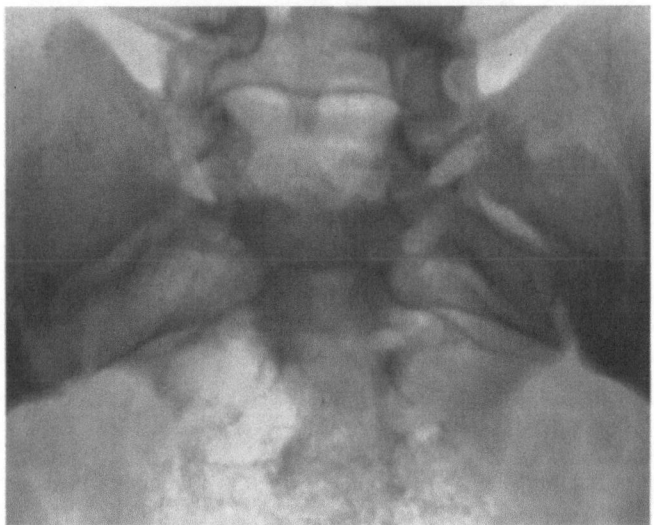

Abb. 11. Übergangswirbel mit den gleichen lateralen Querfortsatzapophysen, wie sie am 5. Lendenwirbel beobachtet werden. Der Wirbel ist damit als 5. Lendensegment ausgewiesen

Die postnatale Entwicklung des 5. Lendenwirbels ist die gleiche wie die der übrigen Lendenwirbel. Es sei hier nur darauf hingewiesen, daß man gelegentlich eine Apophyse an den Enden der Querfortsätze zu sehen bekommt (Abb. 10). Dieser Befund soll den Wirbel als einen Übergangswirbel und somit als 1. Sacralsegment ausweisen (Abb. 11). Der 1. Kreuzwirbelkörper hat meist die gleiche Keilform wie der 5. Lendenwirbelkörper (Abb. 12).

Eine Gelenkfortsatzapophyse im Wachstumsalter habe ich nie mit Bewußtsein gesehen und aus der Literatur ist mir nur eine derartige bekannt. Nach BUSCHER sollen normalerweise zwischen 5 und 15 Jahren solche Nebenknochenkerne vorkommen. Es muß aber bezweifelt werden, ob diese Knochenkerne physiologisch und konstant auftreten. Wahrscheinlich ist ihr Auftreten inkonstant und selten. Auf isolierte Knochenelemente an den Gelenkfortsatzspitzen L5 bei Erwachsenen soll später noch zurückgekommen werden.

γ) Phylogenese des Kreuzbeines

Hinsichtlich der Phylogenese des Kreuzbeines sei auf die Arbeit von BÜTSCHLI verwiesen. Bei den Amphibien besteht das Kreuzbein nur aus einem Segment. Ähnliche Verhältnisse liegen auch noch bei den Reptilien und manchen Säugern vor. Die meisten Säugetiere weisen jedoch ein mehrsegmentales Kreuzbein auf, bei dem 2—3 Sacralsegmente eine gelenkige Verbindung mit dem Becken eingehen. Die stärkste Kreuzbeinentwicklung findet sich bei den Vögeln. Die Zahl der Beckenwirbel, aus denen sich bei höheren Tieren das Kreuzbein entwickelt, kann bei manchen Tieren bis zu 13 betragen. Das Promontorium ist bei Affen nur angedeutet (BOEBEL; SCHULTZ). Das Volumen des Sacralkanals (Sacralkanalindex) korreliert bei Primaten mit der Länge des Schwanzes (ANKEL). WINKLER hat die Verhältnisse bei Mensch und Tier verglichen.

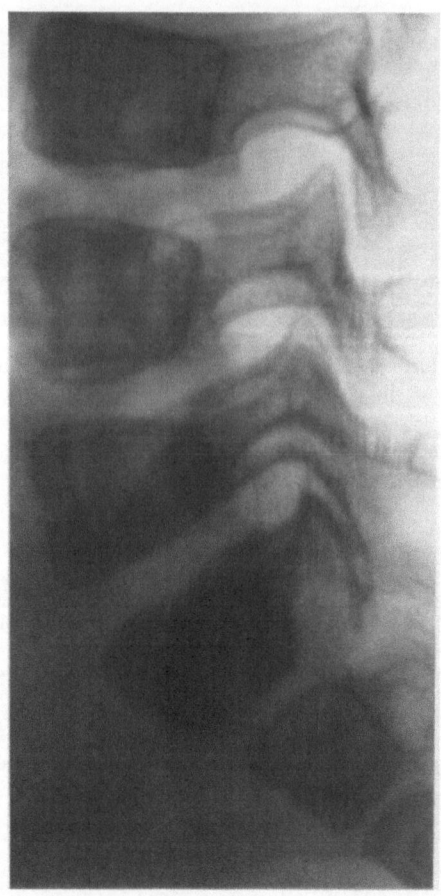

Abb. 12. $3^1/_4$ Jahre alter Junge. Keilform des 5. LWK und des Körpers von S1

Beim Vierfüßler steht die Basis des Kreuzbeines annähernd senkrecht zur Kreuzbeinvorderfläche (LIPPERT; SPERANSKY).

Nach den Untersuchungsergebnissen von PERRI an Amphibien muß man annehmen, daß die spezifische Umgestaltung der Processi transversi der Sacralwirbel in die Massa lateralis des Kreuzbeines durch die Gliedmaßenknospe induziert wird. Wenn man bei Anuren die Gliedmaßenknospe auf höhere Segmente verpflanzt, erfahren die betreffenden Processus transversi eine beträchtliche Verbreiterung.

Nach TODD haben die frühen Primaten 26 präsacrale Wirbel. Die meisten Altweltaffen haben diese Zahl beibehalten. Gibbons haben in der Regel 25 präsacrale Wirbel, Schimpansen 24, Gorillas 24 oder 23 und Orang-Utans 23 (TODD; KEITH; WELLS).

b) Die normale Röntgenanatomie der Lumbosacralregion

α) Der 5. Lendenwirbel

Als Besonderheiten des 5. Lendenwirbels im Vergleich zu den übrigen Lendenwirbeln ist anzuführen, daß sein Querfortsatz wirbelkörpernäher liegt, daß der Dornfortsatz kürzer und spitzer ist und daß er auf der Höhe des Wirbelkörpers selbst liegt. An der Unterkante des Querfortsatzes findet sich oft ein kleines Höckerchen, das meist als Costalpunkt bezeichnet und als rudimentäres costales Element angesehen, mitunter aber auch als rudimentäres Symptom einer Übergangswirbelbildung aufgefaßt wird. Die Bogenwurzeln sind breiter als an den übrigen Wirbeln, sie erhalten Verstärkungszüge, die von den Querfortsätzen direkt in den Lendenwirbelkörper einstrahlen. Der Querfortsatz ist in der Regel kürzer und breiter als am 3. LW. Die durchschnittliche Breite beträgt nach SOUTHWORTH und BERSACK 19 mm.

Der Wirbelkörper hat oft mehr oder weniger deutliche Keilform (Abb. 12). Diese Keilform läßt sich zahlenmäßig durch den sog. lumbalen Index nach CUNNINGHAM definieren:

$$\text{Lumbaler Index} = \frac{\text{Höhe der Hinterwand in mm}}{\text{Höhe der Vorderwand in mm}} \times 100.$$

Unter normalen Verhältnissen beträgt dieser lumbale Index beim Mann 87,5 und bei der Frau 85,0. Die Keilform bei Frauen ist etwas ausgesprochener als bei Männern, was von PIZON bestritten wird. Nach LOUIS u. Mitarb. ist bei Afrikanern der 5. LWK weniger keilförmig als bei Europäern. WILLIS fand bei Messungen an 100 Skeleten in 19% einen gleichen a.p.-Durchmesser der Wirbelkörper L5 und S1. In 12% war der sacrale und in 69% der lumbale Durchmesser größer.

REMPE erblickt in kleinen 5. Lendenwirbelkörpern und in einer Verlängerung der Deckplatte im Vergleich zur Bodenplatte bereits Zeichen einer Sacralisation.

Nach DAVIS ist die Fläche des 5. Lendenwirbelkörpers geringer als die vom 4. LWK, die Fläche des Wirbelbogens vom 5. LWK aber größer als vom 4. LWK (BRAILSORD; SULLIVAN und MILES).

BERQUET stellte fest, daß der 5. LW bei eineiigen Zwillingen identische Form und Größe zeigt, während er bei Pärchenzwillingen und zweieiigen Zwillingen Unterschiede in der Form und Größe aufweist.

Das Foramen intervertebrale L5/S1 ist ebenfalls etwas anders konfiguriert als die übrigen Foramina intervertebralia. Es hat nicht die normale Ohrmuschelform, sondern es fehlt ihm das Ohrläppchen.

Besonders aber hinsichtlich seiner Bandfixierung ist der 5. LW deutlich von den übrigen Lendenwirbeln unterschieden. In den Ligamenta ileo-lumbalia besitzt er als einziger eine Querverstrebung.

HINCK, HOPKINS und CLARK machen genaue Zahlenangaben über den Sagittaldurchmesser des Wirbelkanals bei L5.

β) Das Kreuzbein als Ganzes

TREVISI und SCIASCIA haben von Sägeschnitten vom Kreuzbein Röntgenaufnahmen angefertigt und die Bälkchenarchitektur untersucht (CONDE; BEAU und BOQEUT; LETHE).

TILLEY benützt die Verbindungslinien der Kreuzbeinflügeloberkanten zur Identifizierung der Kreuzbeinbasis auf a.p.-Röntgenaufnahmen (FISCHER).

BÁRSONY und SCHULHOF haben in einer Reihe von Arbeiten die Struktureinzelheiten des Kreuzbeines im Röntgenbild untersucht und geklärt. Sie haben das Kanalsystem, die Foraminakanten sowie die Begrenzungen des Knochens mit Bleidraht markiert und die unterschiedliche Darstellung dieser Strukturen bei verschiedenen Projektionen im Röntgenbild studiert. Es sei hier nur angeführt, daß sich im Röntgenbild praktisch nur die Foramina sacralia pelvina darstellen, während sich die Foramina sacralia dorsalia sehr schlecht oder überhaupt nicht abzeichnen (BEYER und LUSCHNITZ).

Die Foramina sacralia pelvina und dorsalia zeigen Variationen hinsichtlich Größe, Form, Lage und Richtung. Es kommen mitunter Verengungen durch Exostosen vor und auch Austritt von 2 Nervenwurzeln durch das gleiche Foramen (BLACK). Zum Unterschied von den Verhältnissen an der Lendenwirbelsäule erfolgt die Teilung des segmentalen Nerven in seinen Ramus ventralis und dorsalis intracanaliculär. Die Foramina sacralia pelvina setzen sich mitunter im Röntgenbild als tiefe Furchen bis zum lateralen Sacrumrand fort (Abb. 13).

Wenn auch das Foramen sacrale pelvinum und nicht das Foramen sacrale dorsale bildgebend ist, so kann man doch für den Zweck der Injektion von Anaestheticum in die 1. Sacralwurzel zur vorübergehenden Beseitigung von Ischiasschmerzen, von der Röntgendarstellung des 1. Foramen sacrale pelvinum ausgehen. Es liegt im allgemeinen 4—5 Querfingerbreite unter dem Darmkammbein und $1^1/_2$—2 Querfingerbreite lateral von der Mittellinie. Trotzdem es zur Injektion anhand dieser Angaben aufgesucht werden kann, ist eine vorherige Markierung durch eine Röntgenaufnahme empfehlenswert (STOIA und VAINER; LIEVRE, BLOCH-MICHEL und DJINDJAN; ELLIS). Man bringt einen Blei-

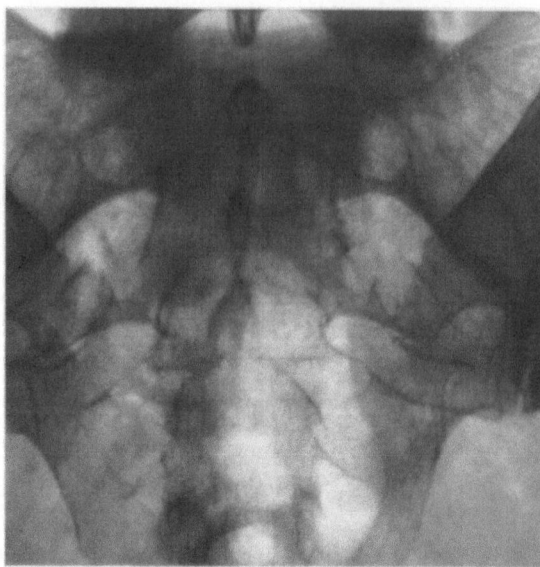

Abb. 13. Die Foramina sacralia pelvina setzen sich bei S1 und S2 scheinbar als tiefe Furchen bis zum lateralen
Kreuzbeinrand fort

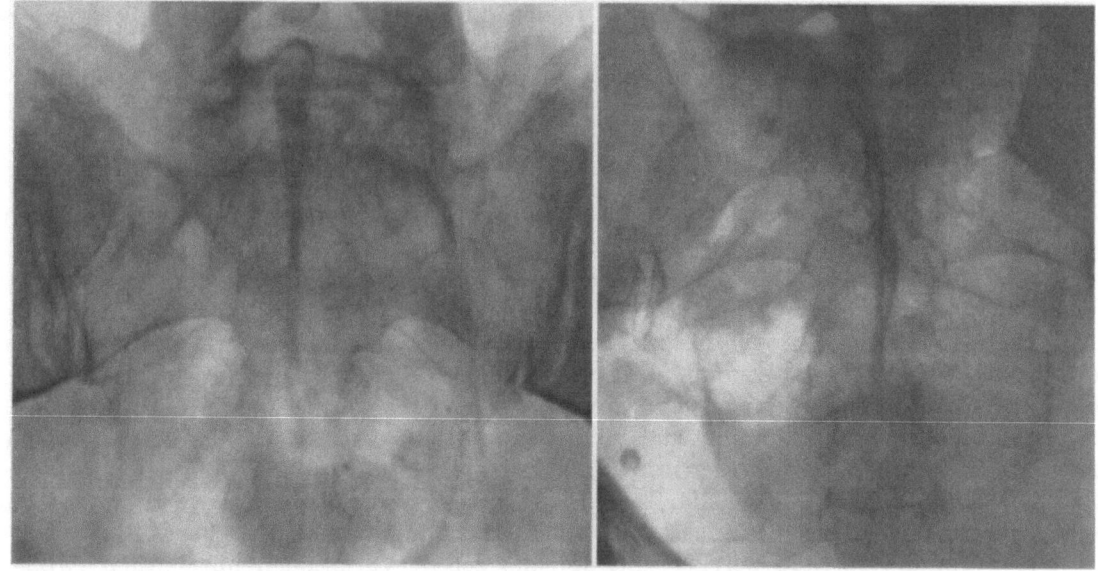

Abb. 14   Abb. 15

Abb. 14. Besonders deutlich hervortretende Crista sacralis media, die einen Übergangswirbel mit einbezieht

Abb. 15. Hohe Crista sacralis media mit lochförmigen Unterbrechungen an ihrer Basis als Rudiment ihrer
Entstehung aus Verschmelzung von Dornfortsatzanlagen

drahtring mit dem Foramen sacrale pelvinum zur Deckung und sticht an dieser Stelle
die Injektionsnadel ein. Man erreicht dann das Foramen sacrale dorsale, das in gleicher
Höhe liegt.

Röntgenaufnahmen vor der Punktion angefertigt, können auch Punktionen des Hiatus
sacralis caudalis zu Sacralanaesthesien wesentlich erleichtern (ELLIS).

In der a.p.-Projektion ist meistens eine mediane Leiste, die manchmal aus distinkten
Höckerchen besteht, zu differenzieren (Abb. 14). Lateral von dieser Crista medianis
(Abb. 15) finden sich weitere Höckerchen, die den Gelenkfortsätzen der Wirbel ent-
sprechen und als artikuläre Tubercula bezeichnet werden (Abb. 16). Nach lateral zu

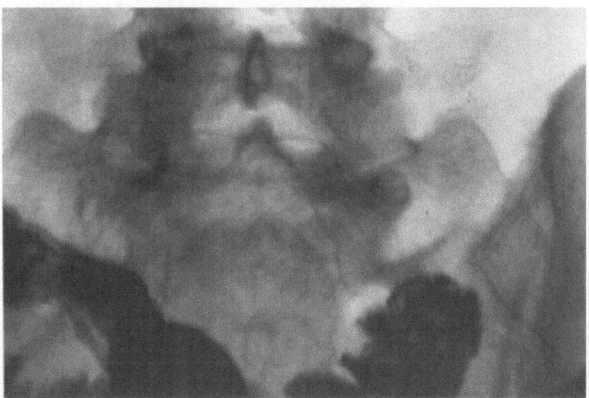

Abb. 16. Ausgeprägtes Tuberculum links am Segment S1, entsprechend der Crista sacralis lateralis, hervorgegangen aus dem Proc. accessorius

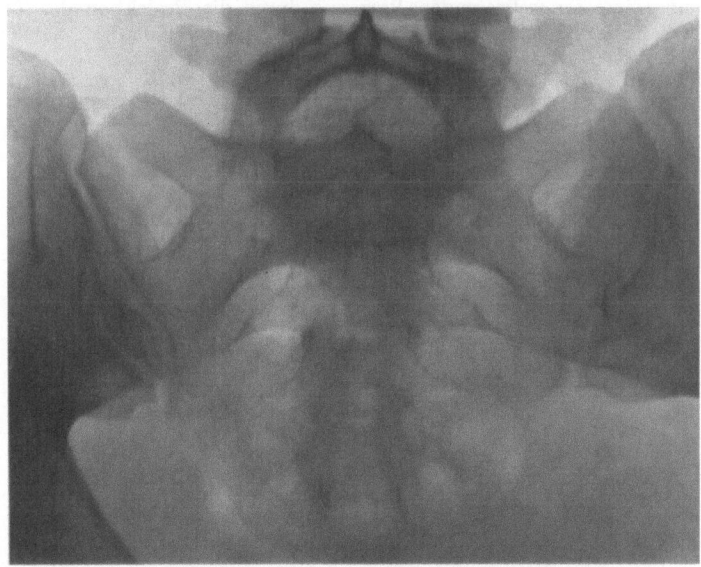

Abb. 17. Aufhellungsfiguren in den lateralen oberen Kreuzbeinteilen, die einer individuellen Variante der Knochendicke an dieser Stelle entsprechen und nicht mit Tumormetastasen verwechselt werden dürfen

folgt dann die Projektion der Foramina sacralia und lateral von diesen Foramina zeichnen sich oft weitere kleine Höckerchen ab, die den Querfortsätzen der Wirbel entsprechen.

Der ventrale Anteil der Massa lateralis entspricht dem costalen Element. Die Facies auricularis wird ausschließlich von dem costalen Element gebildet (GEGENBAUR). Nach FRETS existiert eine Foveola sacralis anterior, die in der Regel den Körper des 3. Kreuzbeinwirbels betrifft.

Im oberen Anteil der Massa lateralis werden mitunter Aufhellungen angetroffen, da der Knochen hier eine dünne Stelle hat, die nicht mit einer Tumordestruktion des Knochens verwechselt werden darf (BARSONY) (Abb. 17).

Auch auf seitlichen Kreuzbeinaufnahmen erkennt man oft Aufhellungen, die als Destruktionsherde durch Cysten oder intraspinale Kreuzbeintumoren imponieren. Es handelt sich dabei um Projektionseffekte, hervorgerufen durch die Foramina intervertebralia und die Foramina sacralia pelvina in der seitlichen Darstellung. Abgrenzung von cystischen Knochendestruktionen ist durch Schichtaufnahmen möglich. In der Mittellinie des Kreuzbeinkörpers ist dann auf den Schichtbildern völlig normale Struktur vorhanden (PORTMANN).

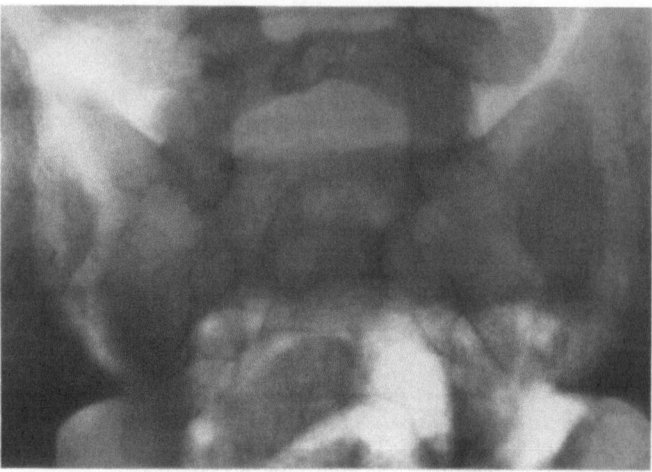

Abb. 18. Vortäuschung eines sequestrierenden Prozesses durch die Projektion der Tuberositas ilica in die Massa lateralis des Kreuzbeines und deren Begrenzung durch den Ileosacralgelenkspalt

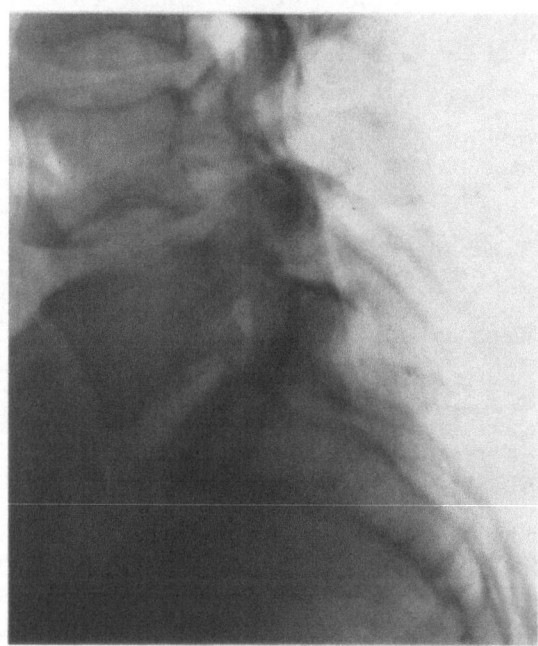

Abb. 19. Dorsale Eindellung des ersten Kreuzbeinkörpers. Flachere Eindellungen an den Nachbarsegmenten

Die Projektion der Tuberositas ilica in die Massa lateralis des Kreuzbeines bzw. der Begrenzung durch den Ileosacralgelenkspalt kann bei Jugendlichen prima vista einen sequestrierenden Prozeß vortäuschen (Abb. 18).

Die Rückfläche des Kreuzbeinkörpers ist mitunter segmental leicht eingedellt. Dieser Befund ist noch nicht pathologisch, muß aber von Eindellungen durch Cysten oder bei Neurofibromatose abgegrenzt werden. Er geht meist mit einer entsprechenden Gestaltung der Lendenwirbelkörper-Rückfläche einher (Abb. 19).

Beyer und Luschnitz haben das anatomische Substrat von ovalen Aufhellungen im oberen zentralen Kreuzbeinabschnitt untersucht. Sie kommen zu dem Schluß, daß es sich um kein pathologisches Gebilde, sondern lediglich um einen Projektionseffekt bei Lordose der Lendenwirbelsäule handelt. Auch diese ovalären Aufhellungsfiguren müssen gegenüber destruktiven Knochenprozessen abgegrenzt werden.

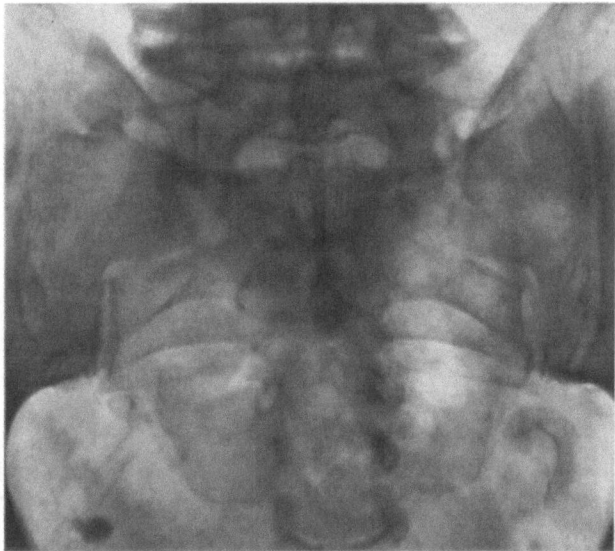

Abb. 20. Spaltartige Aufhellung in der Massa lateralis zwischen dem Segment S1 und S2 als Projektionseffekt

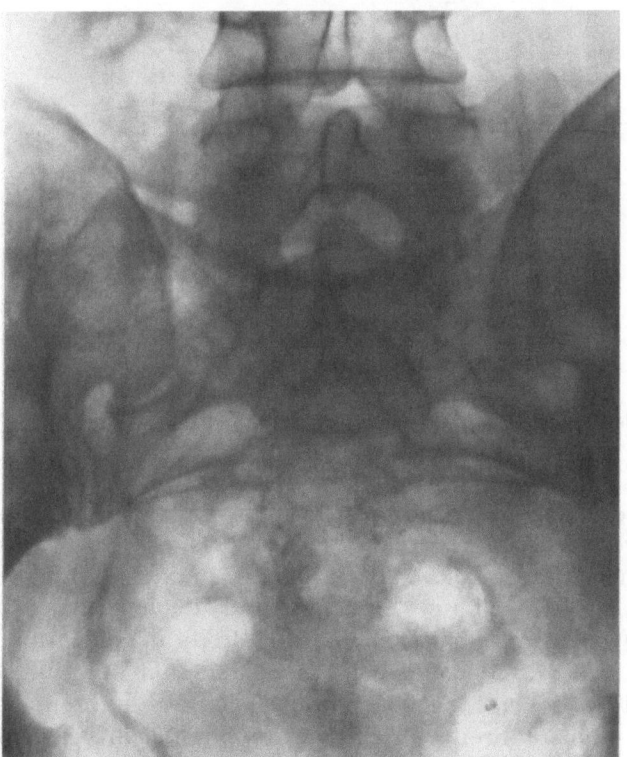

Abb. 21. Beiderseits schmale glattrandige Aufhellung vom Foramen sacrale S1 in das untere Drittel des Ileosacralgelenkes hineinverlaufend. Projektionseffekt

Spaltförmige Aufhellungen in der Massa lateralis zwischen dem ersten und zweiten Kreuzbeinsegment müssen als Projektionseffekt angesehen werden (Abb. 20 und 21). Ein Übergangswirbel kann einseitig einen dreieckigen Bezirk der Massa lateralis abgrenzen (Abb. 22).

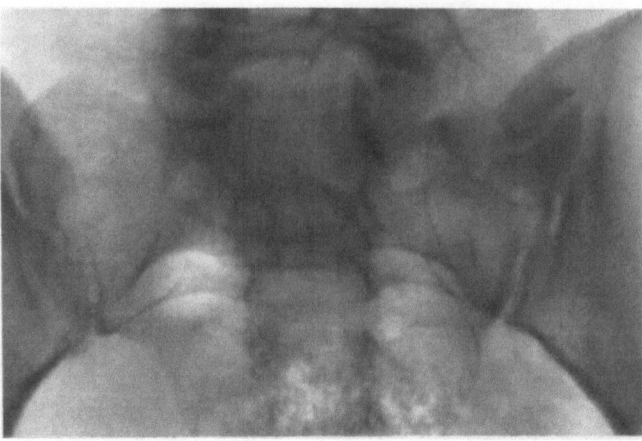

Abb. 22. Links wird durch den Artikulationsspalt des Übergangswirbels und den projektionsbedingten Aufhellungsstreifen ein dreieckiger Bezirk aus der Massa lateralis abgegrenzt

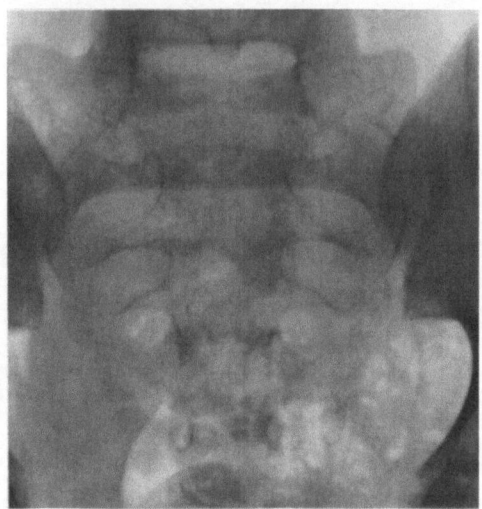

Abb. 23. Auffallend schmale Ausbildung der Massa lateralis des Kreuzbeines (Anchypodie?)

Die Grenzwerte der Sacrumlänge geben MAYER und MORIN mit 84 und 138 mm an. Der Durchschnittswert beträgt 110 mm. Nach TURNER ist bei der Frau die Breite des Sacrums gleich seiner Länge. IORDANDIS gibt die maximale Länge des Sacrums bei Männern mit 113,5, bei Frauen mit 102,6 mm und die maximale Breite bei Männern mit 101,8 und bei Frauen mit 109,8 mm und die Breite des Oberrandes des Kreuzbeinflügels bei Männern mit 84,5 mm und bei Frauen mit 85,5 mm an. Bei Frauen ist also das Kreuzbein breiter als lang, bei den Männern länger als breit. Nur bei 2,05 % der Männer wurde eine größere Breite als Länge am Kreuzbein gefunden. Die Breite der Massa lateralis ist beträchtlichen Variationen unterworfen (Abb. 23).

Die Oberkanten der Massae laterales können höher, gleich hoch oder tiefer als die Oberfläche des Kreuzbeinkörpers stehen (GOLDTHWAIT, GOURDON und JUNGHANNS). GOURDON bezeichnet diese 3 Formen als hyperbasal, homobasal und hypobasal (Abb. 24) (WELLS; RADLAUER).

Normalerweise ist das Kreuzbein ventral-konkav gekrümmt (POSTH). Die Tiefe der Kreuzbeinkrümmung beträgt nach MAYER und MORIN im Durchschnitt 26 mm. Sie läßt sich bestimmen, indem man an dem tiefsten Punkt einer Geraden, welche die vordere craniale und caudale Begrenzung des Kreuzbeines miteinander verbindet, die Senkrechte

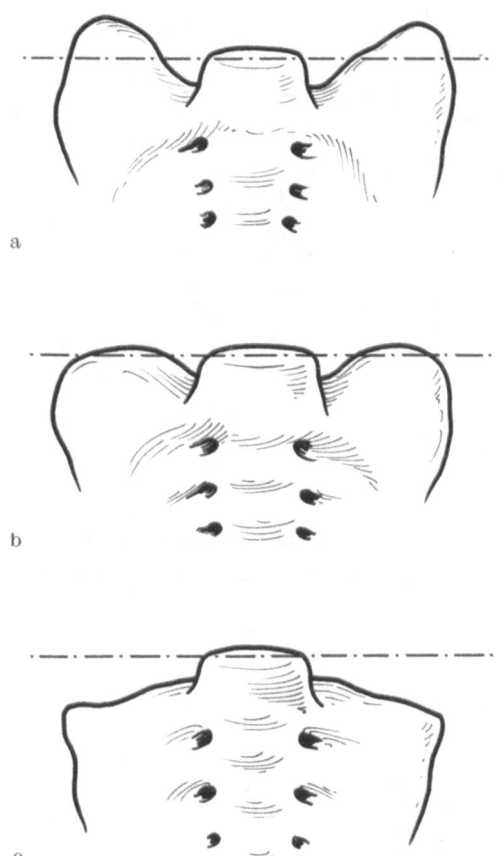

Abb. 24a—c. Schematische Darstellung der 3 Grundformen der cranialen Kreuzbeinbegrenzung unter Benützung eines Schemas von Gourdon. a Die Massae laterales stehen höher als die Deckplatte des ersten Kreuzbeinkörpers — hyperbasal. b Gleich hoher Stand der Massae laterales — homobasal. c Die Massae laterales stehen tiefer — hypobasal

errichtet (Abb. 25). Die Grenzwerte für die auf diese Weise gemessene Tiefe der Kreuzbeinkrümmung betragen 6 und 28 mm. Die Stelle der größten Tiefe liegt nach Frets fast immer bei S 3 (Brack).

Weiterhin kann die Kreuzbeinexcavation durch die Bestimmung des Dürrschen Winkels einigermaßen metrisch erfaßt werden (125° = normal). Es wird dabei in die Kreuzbeinexcavation ein Dreieck mit den Fußpunkten: Promontorium, sacro-coccygeale Synchondrose und tiefster Punkt der Exkavation eingezeichnet und an der Spitze dieses Dreiecks der Winkel gemessen (Abb. 26). Nach Gourdon weist das Kreuzbein von allen Knochen die größte Variabilität bezüglich Konfiguration und Dimensionen auf.

Roth unterscheidet 6 Formen des Kreuzbeines: Hockeystockform, J-Form, gerade, flach, Zwischenformen und Sichelform (Abb. 27a und b). Mit Ausnahme der Sichelform, die am seltensten vorkommt, treten alle übrigen Formen in annähernd gleicher Frequenz auf. Bunim unterscheidet über diese Einteilung von Roth hinaus noch das bogenförmige und das knotenförmige Kreuzbein.

Hansen unterteilt in 4 Sacrumtypen: 1. Gleichmäßige Krümmung; 2. die Krümmung betrifft überwiegend das untere Kreuzbeindrittel; 3. die tiefste Krümmung liegt im mittleren Sacrumdrittel; 4. gerades Sacrum.

Radlauer zog eine Gerade von der Promontoriumspitze bis zur Unterkante des 5. Kreuzbeinwirbels und errichtete auf dieser Geraden eine Senkrechte im tiefsten Punkt der Kreuzbeinkrümmung (Abb. 25). Diese Senkrechte mal 100 dividiert durch die Gerade bezeichnete er als Sacralindex.

29*

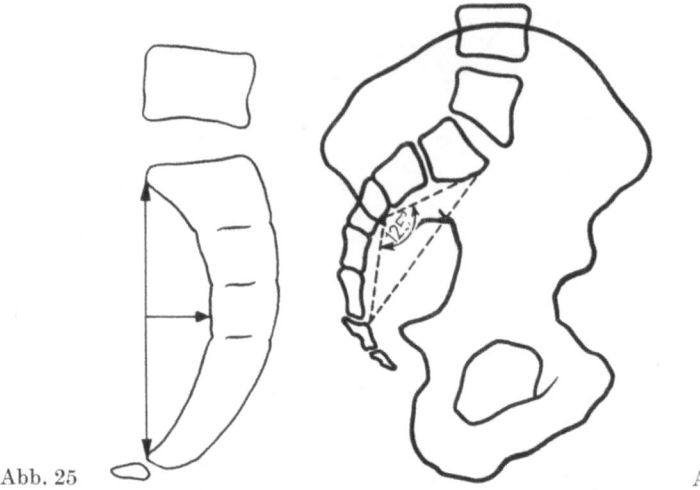

Abb. 25   Abb. 26

Abb. 25. Bestimmung der größten Tiefe der Kreuzbeinkonkavität

Abb. 26. Dürrscher Winkel zur Charakterisierung der Kreuzbeinexkavation

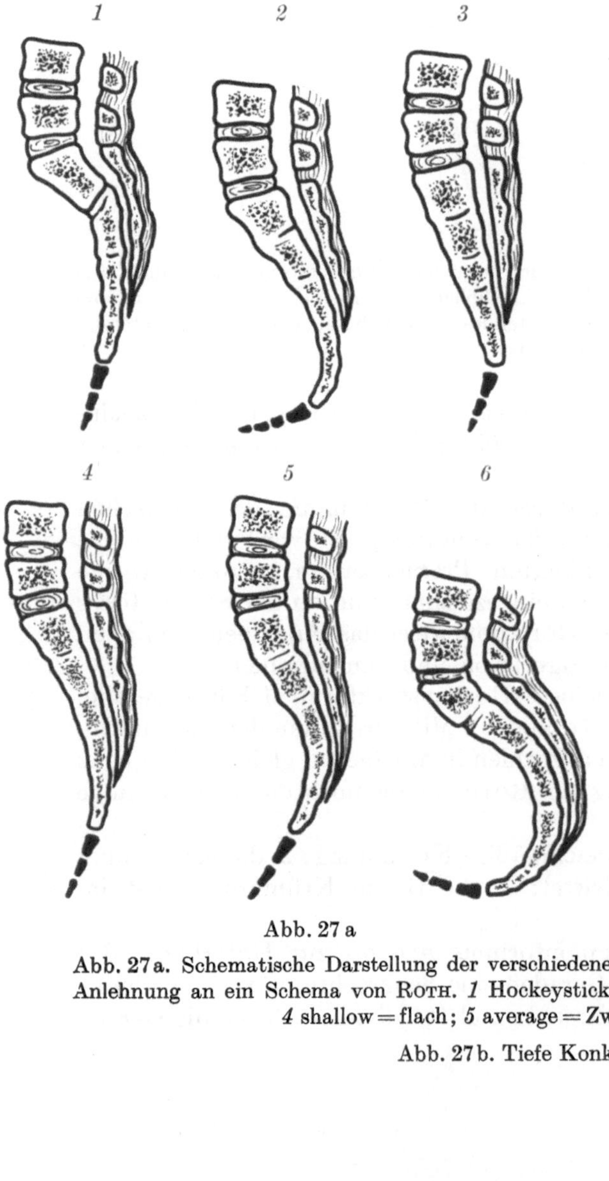

Abb. 27a   Abb. 27b

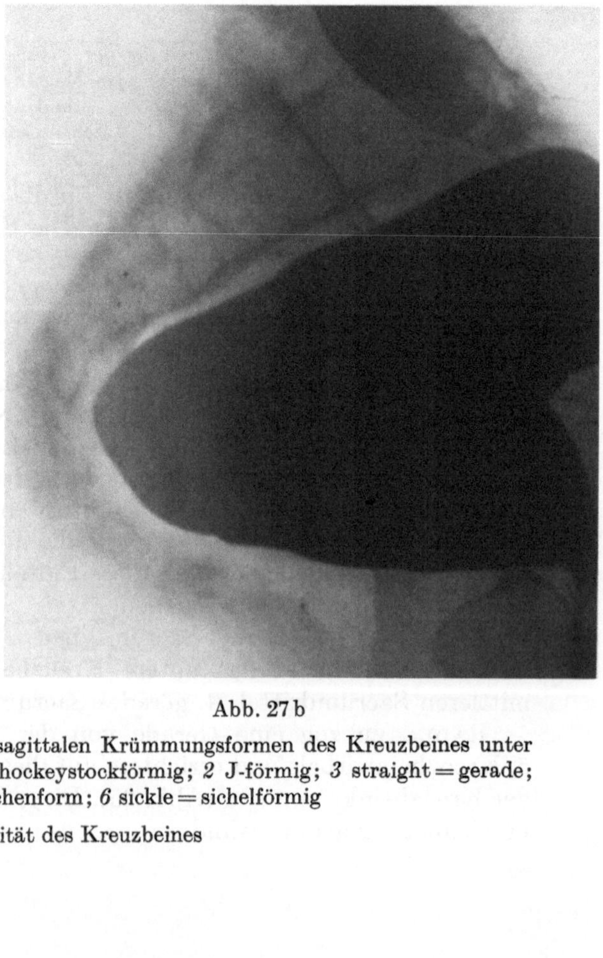

Abb. 27a. Schematische Darstellung der verschiedenen sagittalen Krümmungsformen des Kreuzbeines unter
Anlehnung an ein Schema von Roth. *1* Hockeystick = hockeystockförmig; *2* J-förmig; *3* straight = gerade;
4 shallow = flach; *5* average = Zwischenform; *6* sickle = sichelförmig

Abb. 27b. Tiefe Konkavität des Kreuzbeines

Bei der Messung von 500 Kreuzbeinen fand er einen Mittelwert von 23,6. SCHOBERTH stellte bei Messungen auf seitlichen Röntgenaufnahmen mit 24,2 einen annähernd gleichen Wert fest. Aufgrund der Indexwerte unterteilte er in 4 Kreuzbeinformen:

Form A Index   bis 19,9
Form B Index 12,0 bis 19,9
Form C Index 20,0 bis 29,9
Form D Index über 30

Bei Kindern und Jugendlichen überwiegen die Formen A und B. Diese unterschiedliche Altersverteilung spricht dafür, daß das Kreuzbein im Laufe des Lebens seine Form ändert.

Bezüglich der Kreuzbeinform in der Seitenansicht differenziert GOURDON folgende 3 Typen: Gerade (droit), geneigt (infléchi) und gekrümmt (recourbé). Das gekrümmte Sacrum soll in der Regel homobasal, das geneigte hyperbasal und das gerade hypobasal sein. Auch hinsichtlich des Winkels, den die Kreuzbeinvorderfläche S 1 mit der Kreuzbeindeckplatte bildet, sowie hinsichtlich der Facies auricularis sollen die einzelnen Kreuzbeinformen charakteristische Unterschiede aufweisen. Beim gekrümmten Sacrum nähert sich dieser Winkel 90° und die Facies auricularis ist tief ausgebildet. Das geneigte Sacrum weist in der Regel einen stumpfen Winkel und eine weniger tief eingegrabene Facies auricularis auf. Beim geraden Sacrum ist der Winkel offen und die Facies auriculares sind fast plan. Diese letzte Form steht den fetalen Verhältnissen am nächsten. Sie ist am instabilsten und nach GOURDON am meisten zu Subluxationen in den Darmbeingelenken disponiert, da die Gewölbeschlußsteinfunktion schlecht ausgebildet ist.

SCHERRER bezeichnet ein steilgestelltes flaches Sacrum als dynamischen und ein mehr geneigtes und gekrümmtes Sacrum als statischen Typ. Der dynamische Sacrumtyp soll mit einer geringen Profilierung des Ileosacralgelenkes und geringer Mobilität in diesem Gelenk, das statische Sacrum dagegen mit ausgiebigeren Bewegungsmöglichkeiten einhergehen.

ANDREW hat genaue Zahlenwerte über den Stand der Kreuzbeinoberfläche zur Verbindungslinie der Cristae iliacae angegeben. Er hat zur Erkennung der sog. okkulten Sacralisation die Messung des Abstandes der Kreuzbeinoberfläche von einer Linie angegeben, die beide Darmbeinkämme miteinander verbindet. Im Normalfall, also dann, wenn kein Übergangswirbel bestand, betrug der Abstand der Kreuzbeinoberfläche von dieser Bisiliacallinie im Durchschnitt 41 mm, bei einer Schwankungsbreite von 33—56 mm. Im Falle der manifesten Sacralisation fand er einen durchschnittlichen Abstand von 22 mm bei einer Schwankungsbreite von 1—43 mm. Wenn 5 Lendenwirbel angelegt waren, und das Sacrum sehr hoch im Becken angelegt war, so daß der durchschnittliche Abstand von der Bisiliacallinie 30 mm bei einer Schwankungsbreite von 22—46 mm betrug, nahm er eine sog. okkulte Sacralisation an. Das Kreuzbein bestand in der Regel aus 6 Segmenten, die Querfortsätze des 5. Lendenwirbels waren breiter als die der darüberliegenden Wirbel und die letzten Rippen waren anormal lang.

TROTTER und HEATH fanden an 10 Skeleten Querfalten am Sacrum in Höhe von S 2/S 3. Sie sind der Ansicht, daß es sich dabei um ein Pathologikum handelt, das nur bei Frauen höheren Alters auftritt und eine Frakturfolge darstellt. Wahrscheinlicher erscheinen jedoch einfache Altersveränderungen.

THOMAS hat statistische Untersuchungen über geringfügige Asymmetrien am Kreuzbein angestellt und gefunden, daß die Meßwerte: Femur-Beckenkamm, Kreuzbeinbasis, Lendenkonvexität und Beckenrotation eine Häufigkeitsverteilung, entsprechend einer

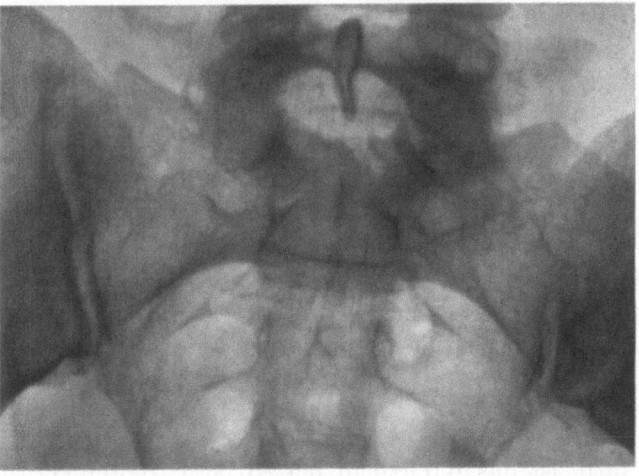

Abb. 28. Unterschiedliche Form der oberen Begrenzung der Massa lateralis beiderseits

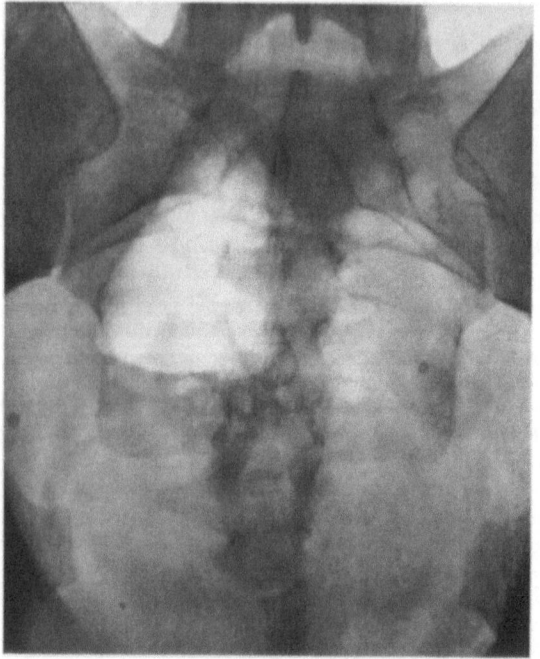 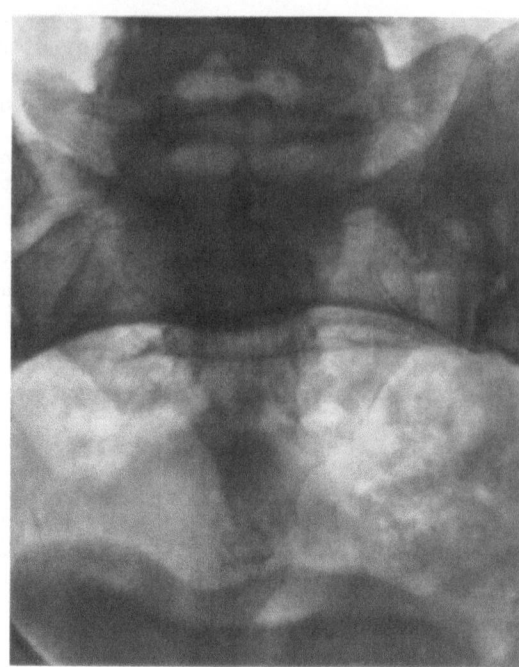

Abb. 29   Abb. 30

Abb. 29. Die Massa lateralis S4 ist gegenüber dem nächstcaudalen Kreuzbeinsegment, das angenäherte Wirbelform mit Querfortsätzen aufweist, rechtwinkelig abgesetzt

Abb. 30. Schmale asymmetrische Ausbildung der Pars perinealis

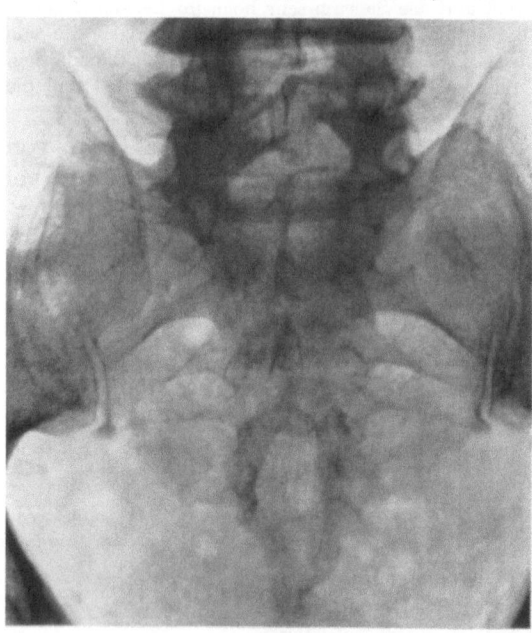 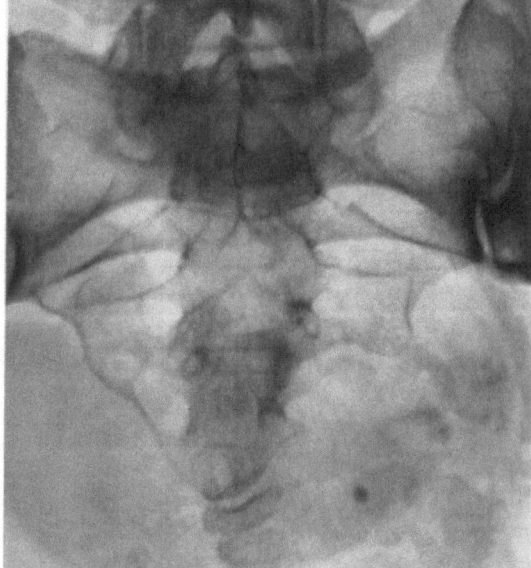

Abb. 31   Abb. 32

Abb. 31. Kein Sacrococcygealgelenk ausgebildet. Steißbein an das Kreuzbein assimiliert

Abb. 32. Rechts erweitertes Foramen sacrale S4 und links ein entsprechender Konturdefekt

Zufallskurve aufwiesen. Unterschiedliche Ausbildung der oberen Begrenzung der Massa
lateralis ist relativ häufig anzutreffen (Abb. 28).

Nach Louis u. Mitarb. ist das Kreuzbein bei Afrikanern weniger gekrümmt als bei
Europäern (Oshima).

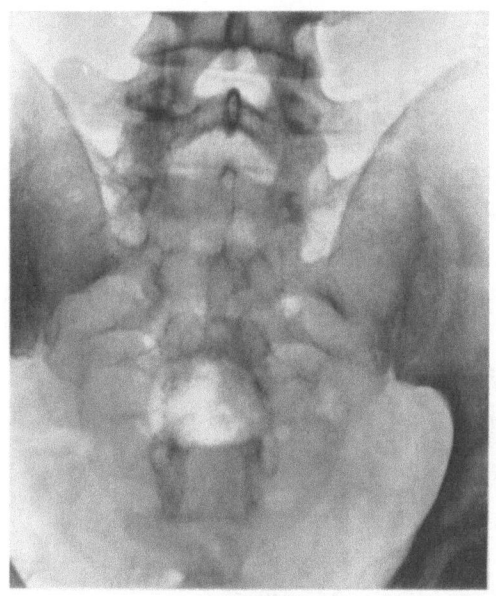 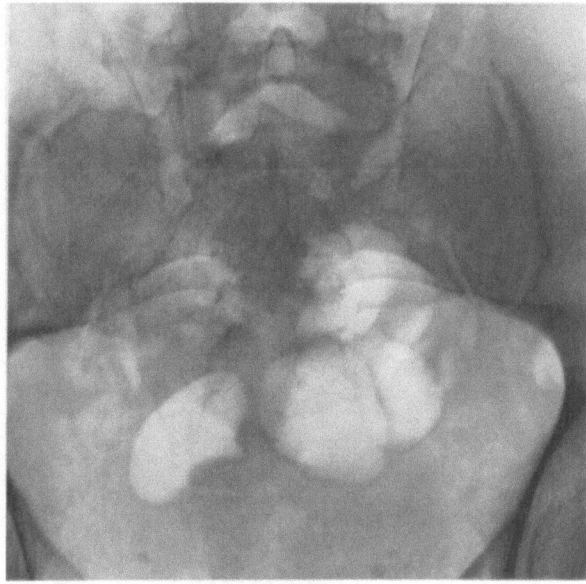

Abb. 33   Abb. 34

Abb. 33. Geringer Grad der gleichen Formvariante wie in Abb. 32

Abb. 34. Asymmetrie in der Ausbildung der cranialen Begrenzung der beiden Kreuzbeinflügel und der lumbo-
sacralen Wirbelgelenke

BERQUET stellte an eineiigen, zweieiigen und Pärchenzwillingen Untersuchungen über
die Konkordanz der Kreuzbeinkrümmung an. Während sich bei eineiigen Zwillingen nur
1mal Diskordanz bezüglich der Kreuzbeinkrümmung ergab, waren alle Kreuzbeine von
Pärchen- und zweieiigen Zwillingen diskordant. Hieraus muß geschlossen werden, daß
die Kreuzbeinform vererbt wird.

Die Pars libera der Massa lateralis ist in Einzelfällen rechtwinkelig gegenüber dem
letzten Kreuzbeinsegment abgesetzt, das dann angenäherte Wirbelform mit Querfortsätzen hat (Abb. 29). Die Pars perinealis kann im ganzen auch sehr klein und schmal
ausgebildet sein (Abb. 30).

Ein Sacrococcygealgelenk fehlt oft, wenn Steißbeinanomalien vorhanden sind (Abb. 31).

Das letzte Foramen sacrale in der Massa lateralis kann relativ groß und auf der Gegenseite als Defekt ausgebildet sein (Abb. 32 und 33).

Die Oberkanten beider Kreuzbeinflügel stehen mitunter ungleich hoch und eine solche
Formvariante geht oft mit einer seitenverschiedenen Ausbildung der lumbosacralen
Wirbelgelenke einher (Abb. 34).

γ) Die Blutversorgung des Kreuzbeines

Die arterielle Blutversorgung des Kreuzbeines erfolgt durch die Aa. sacrales laterales,
welche aus der A. glutaea cranialis entspringen und an der Facies pelvina des Kreuzbeines
medial von den Foramina sacralia nach caudal ziehen. Von ihnen gehen in seitlicher
und medialer Richtung fünf kleinere segmentale Ästchen ab. Die medialen Ästchen gehen
mit entsprechenden Ästchen der Aorta caudalis Verbindungen ein. Die lateralen ver-
zweigen sich auf der ventralen, lateralen Kreuzbeinfläche und entsenden Zweige in die
Foramina sacralia pelvina, welche einmal den Inhalt des Canalis sacralis versorgen, und
zum anderen weiter nach dorsal ziehen, durch die Foramina sacralia dorsalia austreten
und sich auf der Kreuzbeinrückfläche verbreiten (Abb. 35 und 36).

Von größerer Bedeutung für die Pathologie des Kreuzbeines sind die venösen Strom-
bahnverhältnisse. Die sacralen Venen anastomosieren ebenso wie die lumbalen direkt mit
der Vena cava inferior. Sie stehen außerdem in Verbindung mit den Beckenvenen. Ihre

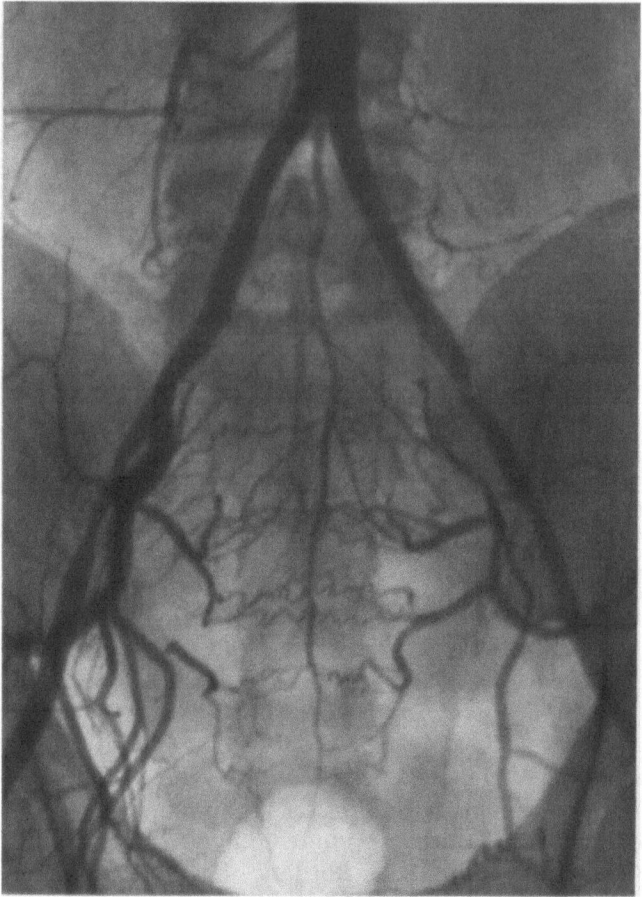

Abb. 35. Blutversorgung des Kreuzbeines. Je ein segmentaler Ast aus der Aorta caudalis und der Sacralis lateralis aus der Ilica interna bilden jederseits eine A. sacralis ventralis segmentalis. Die segmentären Aa. sacrales dorsales werden nur aus Ästen der Sacralis lateralis gebildet, die durch die Foramina sacralia hindurchziehen. Die Aa. sacrales bestreiten einen Kollateralkreislauf von rechts nach links und sind deswegen kaliberstärker als im Normalfall

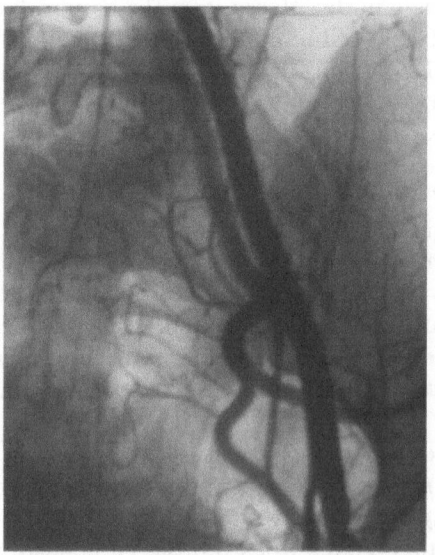

Abb. 36. Normale Kaliberstärke der Aa. sacrales

Kontrastdarstellung ist am leichtesten von der Vena dorsalis penis bzw. clitoridis her oder direkt durch Injektion ins Kreuzbein möglich. Auf diesem Wege gelangen die Prostata-Ca-Metastasen und die Erreger der Osteomyelitis nach Prostataoperationen in das Kreuzbein bzw. die Lendenwirbelsäule. Eine Füllung der sacralen Venen kommt aber auch von der Vena femoralis aus zustande, wenn man die Vena cava inferior komprimiert. Schließlich erfährt der Blutstrom bei intrathorakaler oder intraabdominaler Druckerhöhung eine Umkehrung, so daß z.B. Metastasen eines Bronchialcarcinoms retrograd auf dem Wege über die Vena azygos bzw. hemiazygos und die äußeren Wirbelkörperplexus zum Kreuzbein gelangen können (ABRAMS).

δ) Der Canalis sacralis

Eine große Anzahl von Untersuchungen wurden über Form und Weite des Canalis sacralis und insbesondere des Hiatus sacralis angestellt (TROTTER; LANIER und TROTTER; LETTERMAN und TROTTER; FRANCESCHELLI; THOMPSON; HUIZINGA, HEIDEN und VINKEN; MAYER, CHALUT und MORIN; SCHWARZ; LACAPÈRE; BLACK). Was zunächst die Breite des Sacralkanales anbetrifft, so liegt diesbezüglich eine tabellarische Zusammenstellung von SCHWARZ vor, die im folgenden wiedergegeben werden soll (Tabelle 1):

Tabelle 1

ELSBERG und DYKE geben an, daß der Wirbelkanal bei L5 am breitesten ist. LANIER und TROTTER haben am Skelet Volumenbestimmungen des Sacralkanals durchgeführt. Der Sacralkanal wurde mit Schrotkörnchen gefüllt, wobei die Foramina sacralia zugeklebt waren, so daß das Volumen des Sacralkanals einschließlich der Foramina bestimmt wurde. Das durchschnittliche Volumen betrug 29,3 cm³ (s. Tabelle 2).

Tabelle 2. Volumen des Sacralkanals in cm³ (nach LANIER und TROTTER)

4-wirbelige Kreuzbeine	5-wirbelige Kreuzbeine	5-wirbelige Kreuzbeine, verschmolzenes Steißbein, Hiatus sacralis am Kreuzbein	5-wirbelige Kreuzbeine, Steißbein damit verschmolzen, Hiatus sacralis am Steißbein	Kreuzbeine mit Assimilation des 5. LW
25,4	29,3	30,7	32,2	38,1

Bei Männern war das Volumen im Durchschnitt um 4 cm³ größer als bei Frauen. Außerdem ergaben sich rassische Unterschiede. Bei der weißen Rasse war das Volumen im Durchschnitt 2,5 cm³ größer als bei Negern. Sacralisation des 5. Lendenwirbels verursachte im Durchschnitt eine Volumenvergrößerung von 8,8 cm³.

Eine klinische Bedeutung haben die Größenbestimmungen für die Diagnose einer Megacauda. Ist der Sacralkanal in seinem oberen Abschnitt auffallend breit, so liegt der Verdacht auf eine Erweiterung des caudalen Duralsackabschnittes nahe. PIA ordnet dieses von ihm beschriebene und mit Megacauda bezeichnete Zustandsbild unter den Dysraphismus ein, und er findet entweder Caudasymptome oder eine chronische Ischias.

Vom Canalis sacralis gehen seitlich jederseits die Kanäle (Canales intersacrales) für die segmentalen Nerven ab, die dann nach ventral und dorsal für den Ramus ventralis und dorsalis getrennt ausmünden.

Der Duralsack reicht in der Regel bis zum 2. Sacralsegment. Er kann aber auch höher oder tiefer endigen. Der Abstand des caudalen Duralsackendes zur cranialen Begrenzung des Hiatus sacralis betrug im Durchschnitt 47,4 mm mit 19 und 75 mm als Extremwerten.

Die größte Beachtung hat, wie bereits erwähnt, der Hiatus sacralis caudalis gefunden, und zwar sind die meisten diesbezüglichen Untersuchungen im Hinblick auf die Cauda-anaesthesie unternommen worden (ELLIS). THOMPSON unterscheidet einen dreieckigen, einen hufeisenförmigen und einen unregelmäßig geformten, MAYER, CHALUT und MORIN einen V- und einen U-förmigen Hiatus sacralis. Von GRAESSNER und von ROBINSON wurde ein sehr weiter und ein weit cranial reichender Hiatus sacralis der Spina bifida zugeordnet.

Nach ROBIN und COLLINS liegt der a.p.-Durchmesser des Hiatus sacralis caudalis in 66% der Fälle zwischen 2—5 mm. In 18% war ein Durchmesser von weniger als 2 mm vorhanden. LACAPÈRE gibt folgende a.p.-Durchmesser an: in 5,6% überhaupt keine Öffnung, in 0,7% 1 mm, in 10,2% 2 mm, in 21,5% 3 mm und in 62% 4 mm oder mehr.

MAYER und MORIN geben folgende Werte für die Breite des Hiatus sacralis an: 0—4 mm 58%, 4—5 mm 14%, 5—8 mm 28%. DELMAS fand folgende Zahlen: 0—4 mm 32%, 4—5 mm 45%, 6—7 mm 6,9%.

Über die obere Begrenzung des Hiatus sacralis caudalis machen ROBIN und COLLINS folgende Angaben: Sie liegt in 46% in Höhe von S3, in 32% darunter und in 16% darüber. Nach TROTTER und LANIER variiert die Lage der oberen Begrenzung des Hiatus sacralis vom oberen Drittel des 4. Kreuzbeinsegmentes bis zum 1. Coccygealwirbel.

Die Breite des Hiatus sacralis cranialis betrug nach ROBIN und COLLINS in 16% 10—15 mm, in 58% 15—20 mm und in 20% 20—25 mm, nach MAYER und MORIN zwischen 8 und 15 mm. MAYER, CHALUT und MORIN geben die Breite des Sacralkanals nur mit 8—12 mm an. Eine knöcherne Obliteration war in 2% der Fälle vorhanden.

BLACK gibt eine durchschnittliche Länge des Sacralkanals in cranio-caudaler Richtung von 21,6 mm an.

Bei a.p.-Durchmessern von 4 mm und darunter ist eine Punktion des Sacralkanales nicht möglich. Bei horizontalem Sacrum ist nach LACÀPERE der Hiatus in der Regel weiter als bei mehr vertikal gestelltem Kreuzbein.

Beim Mann ist der Hiatus sacralis im Durchschnitt länger als bei der Frau. Normalerweise ist der Hiatus sacralis durch eine fibröse Membrane verschlossen. Knöcherne Obliteration war nach ROBIN und COLLINS in 2%, nach BLACK in 7,7% vorhanden.

ε) Die kleinen Wirbelgelenke L5/S1

Die Stellung der kleinen Wirbelgelenke L5/S1 kann sagittal oder frontal mit allen Zwischenstufen sein (PFEIL). Außerdem ist ihre Anordnung auf beiden Seiten oft verschieden (Abb. 37). Fetal und im Kindesalter ist die Stellung wie an der ganzen Lendenwirbelsäule frontal und erst im zweiten Lebensdezennium bildet sich in einem gewissen Prozentsatz eine mehr oder weniger sagittale Stellung aus.

Zahlreiche Autoren haben statistische Erhebungen über die Stellung der Gelenke L5/S1 angestellt. SOUTHWORTH und BERSACK fanden symmetrische Stellung in 82,6%, BARBIERI und RAVAZZOLO in 68%, BRAILSFORD in 69%, HORWITZ und SMITH in 63,2%, GROSS und COULTER in 30%, PHESANT und SWENSON in 75%, FRIEDMAN u. Mitarb. in 61%. Von HORWITZ und SMITH wurde der Winkel bestimmt, den die Gelenkachse mit der Sagittalen bildet. Er fand dabei folgende Zahlen: 90°=5%, 75°=5%, 60°=26%, 45°=44%, 30°=9%,

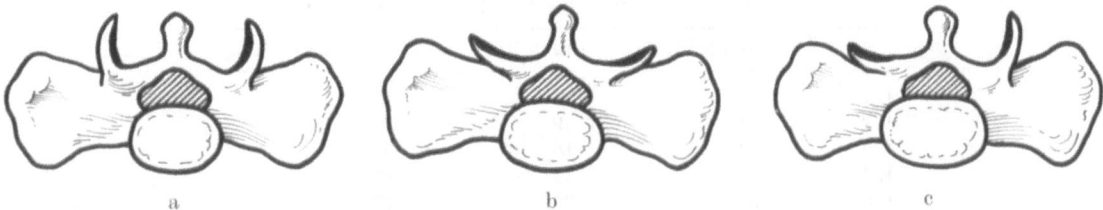

Abb. 37a—c. Die 3 Grundtypen der Gelenkstellung am Segment L5/S1. a sagittale Stellung; b frontale oder coronale Stellung; c asymmetrische Stellung

$15° = 6\%$, $0° = 5\%$. Außerdem geben sie noch an, daß in 85,9% die Gelenkflächen flach, in 14,1% dagegen konkav-konvex ausgebildet waren. WILLIS kam bei Untersuchungen an 100 Skeleten zu folgenden Resultaten: Die Gelenkstellung S1 variierte zwischen 20° und 90° und betrug im Durchschnitt 49°, asymmetrische Stellung der Gelenkfortsätze war in 52% vorhanden. BRAILSFORD fand bei der Auswertung von mehr als 3000 Röntgenaufnahmen in 57% dorsal gerichtete Gelenkflächen, in 12% mehr sagittale Stellung. SOUTHWORTH und BERSACK bezeichneten die Gelenkstellung in 6,8% als sagittal, in 89,5% als coronal und in 3,7% als schräg.

Ich habe 200 Röntgenaufnahmen durchgesehen und als Kriterium für die Gelenkstellung die Sichtbarkeit des Gelenkspaltes benutzt. Wenn die Gelenkspalten nicht dargestellt sind, so entspricht dies einer mehr oder weniger ausgeprägten frontalen Stellung der Gelenkflächen, wenn sie dagegen sichtbar sind, einer weitgehend sagittalen Stellung. Asymmetrie fanden sich in 11%, doppelseitige Sichtbarkeit der Gelenkspalte, also sagittale Stellung, nur in 2%, beidseitige Nichtsichtbarkeit der Gelenkspalten, also frontale oder nach anderer Bezeichnung coronale Stellung in 87%.

Ein beidseitiges Ausladen der kleinen Wirbelgelenke L5/S1 über die Kontur des 5. Lendenwirbelkörpers hinaus nach lateral traf ich in 60% der Fälle an und es war um so ausgeprägter, je frontaler (coronaler) die Gelenkstellung war (Abb. 38). Die Ausladung

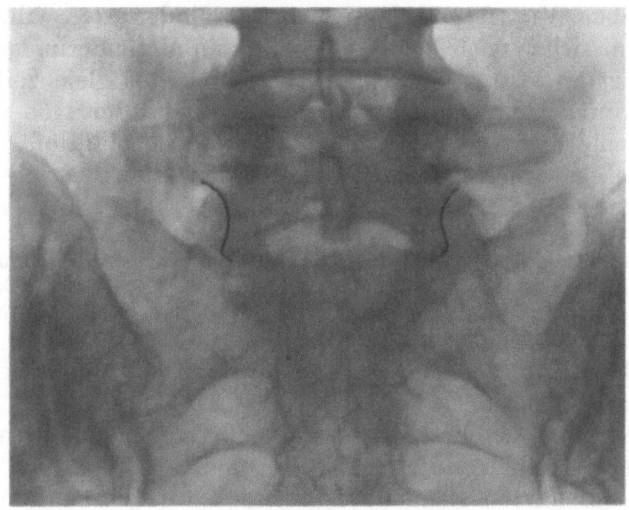

Abb. 38. Deutliche Ausladung der Gelenkfortsätze L5/S1 bei frontaler Gelenkstellung. Die Wirbelkörperrandkonturen sind nachgezogen

der Gelenkfortsätze ist bei L5/S1 wesentlich häufiger als an den höheren Segmenten (Tabelle 3).

Ebenso ist die Nichtsichtbarkeit der Gelenkspalte auf den a.p.-Aufnahmen am Segment L5/S1 wesentlich häufiger als an den nächsthöheren Segmenten (Tabelle 4).

Die sagittale Stellung der letzten kleinen Wirbelgelenke soll eine größere Flexionsbeweglichkeit gewährleisten, die frontale Stellung eine gewisse seitliche Beweglichkeit ermöglichen.

Tabelle 3. Ausladung der Gelenkfortsätze (in %)

	Doppelseitig	Einseitig	keine Ausladung
L 1	1	5	94
L 2	1	9	90
L 3	4	18	78
L 4	34	24	42
L 5	53	25	22

Tabelle 4. Sichtbarkeit der Gelenkspalte (in %)

	D 12	L 1	L 2	L 3	L 4	L 5
Doppelseitig sichtbar	25	63	52	48	25	2
Einseitig sichtbar, links ungefähr gleich rechts	18	17	20	22	17	11
Beiderseits nicht sichtbar	57	20	28	30	11	87

Der craniale Gelenkfortsatz des Kreuzbeines ist manchmal pfannenartig gestaltet und er weist medial ein zweites Höckerchen auf (s. Abb. 64).

Nach Phesant und Swenson ist die coronale Stellung die günstigste und sie stellt den höheren Entwicklungsstand dar, was mir nicht sehr wahrscheinlich scheint, da diese Stellung fetalen Verhältnissen entspricht (s. auch Kap. $\pi\pi$: Die Subluxation der kleinen Wirbelgelenke L 5/S 1).

ζ) Die letzte Lendenbandscheibe

Die letzte Lendenbandscheibe ist häufig schmäler als die übrigen, was Ausdruck einer Übergangsbandscheibe sein kann und nicht Folge degenerativer Veränderungen sein muß (Erdmann). So haben Vinke und White bei 3 Kindern (1 % ihres Untersuchungsmaterials), bei denen sicher noch keine degenerativen Veränderungen im Gange waren, eine Verschmälerung des letzten Zwischenwirbelraumes bei gleichzeitigen Zeichen einer Übergangswirbelbildung gefunden. Rempe erblickt neben der Höhenverminderung insbesondere in der rechteckigen Form — also in der ventral und dorsal gleichen Höhe der letzten Bandscheibe ein sicheres Zeichen eines Assimilationszustandes.

Brav, Molter und Newcomb fanden in 13% bei Übergangswirbeln eine Verschmälerung der letzten Lendenbandscheibe.

Diese Autoren vergleichen die letzte und vorletzte Lendenbandscheibe und kommen zu folgenden Resultaten: An der vorderen Circumferenz waren beide Bandscheiben in 12% gleich hoch. In 36,8% war die 4. Lendenbandscheibe höher als die letzte. In 51,2% war die letzte Lendenbandscheibe höher. An ihrer dorsalen Circumferenz war die vorletzte Lendenbandscheibe in 77,6% höher als die letzte (Vallois und Lazorthes).

Nach diesen Zahlen wäre der letzte Zwischenwirbelraum überwiegend breiter als der vorletzte, was meinen Erfahrungen widerspricht.

Wiederholt sind auch Winkelmessungen an der letzten Lendenbandscheibe angestellt worden. Sie ergaben folgende Resultate (Tabelle 5).

Diese Keilform der letzten Lendenbandscheibe sowie des 5. Lendenwirbels kommt nach Chaine beim Tier nicht vor und ist eine Folge des aufrechten Ganges.

Tabelle 5

Winkel der letzten Bandscheibe	Junghanns	10—27°aa	—	17°
		6—29°ab	—	16°
	Wynen	10—40°	—	—
	Berry	—	—	10°
	de Sèze	—	—	15°
Entsprechender Winkel an der vorletzten Bandscheibe				13°

η) Winkel zwischen dem 5. Lendenwirbel und dem Kreuzbein

αα) Die fetale Entwicklung

Über die fetale Entwicklung des Lumbosacralwinkels finden sich in der Literatur etwas abweichende Angaben.

Nach PANTIN und VIDEAU soll der Lumbosacralwinkel erst im 6. Fetalmonat auftreten, nach KEITH schon im 4. Fetalmonat. BRAILSFORD gibt an, daß beim 5 cm langen Embryo noch kein Lumbosacralwinkel vorhanden ist und daß die Konkavität des Kreuzbeines noch nicht ausgeformt ist. Völlige Ausformung soll erst eintreten, wenn das Kind das Laufen gelernt hat. Dabei soll der Lumbosacralwinkel mit dem Wachstum unter der Belastung kleinere Werte annehmen. Nach KEITH zeigt die Wirbelsäule bis zum 3. Fetalmonat (nach BRANDT nur bis zur 6. Woche) eine einzige ventral-konkave Krümmung. Die sacrale Konkavität soll sich nach KEITH erst kurz nach der Geburt entwickeln. SCHWABE fand diese Konkavität aber schon bei einem Feten von 33 cm Länge gut ausgebildet (Anfang 7. Fetalmonat). MORTON stellte durch Untersuchungen an 27 Feten eine zunehmende Ausformung der Kreuzbeinhöhlung vom 4.—10. Monat fest. KEITH betont dabei, daß der Lumbosacralwinkel primär angelegt und bei allen Säugetieren vorhanden ist.

Eingehende Untersuchungen über die Promontoriumsentstehung hat BLUME angestellt. Von einer Scheitel-Steißbein-Länge von 15,5 cm ab blieb der Promontoriumswinkel bei Feten konstant. Er betrug zwischen 132° und 158,5° und zeigte demnach keine wesentlichen Abweichungen von den Winkelmaßen in der postnatalen Periode und bei Erwachsenen. Eine Beziehung zwischen Winkelgröße und Fruchtalter bestand demnach nicht. Für die Entstehung des Promontoriums soll nach MERKEL die stärkere Entwicklung der Eingeweide bestimmend sein, indem sie eine Abknickung des Beckens gegenüber der Lendenwirbelsäule infolge ihrer rascheren Ausbildung bewirken. VON ARX und FEHLING führen die Promontoriumsentstehung auf den Druck des Uterus zurück. BLUME lehnt jegliche kausale Bedeutung derartiger mechanischer Faktoren ab und er vertritt den Standpunkt, daß für die Entwicklung des Promontoriums allein die dieser Region innewohnenden Wachstumsenergien maßgebend sind.

Nach meinen eigenen Erfahrungen ist ein Promontoriumswinkel schon in sehr frühen Entwicklungsstadien noch vor der Knochenkernbildung in der Wirbelsäule vorhanden. Bei einem Feten von einer Scheitel-Steiß-Länge von $5^1/_2$ cm, der also nach der Haasschen Regel noch keine 3 Monate alt war, wies das knorpelige Kreuzbein gegenüber der Lendenwirbelsäule, mit der zusammen es aus der Frucht herauspräpariert worden war, eine leichte Abknickung im Sinne eines Promontoriums auf, als es in die Fixierungsflüssigkeit eingebracht wurde. Es nahm also seine primär angelegte Eigenform an, nachdem es frei von äußeren Einwirkungen auf seine Form war. Bei etwas älteren Feten, die bereits im Röntgenbild sichtbare sacrale Wirbelkörperknochenkerne aufwiesen, war auf seitlichen Aufnahmen manchmal ein Promontoriumswinkel sichtbar, manchmal aber auch nicht. Dies lag sicher an der noch sehr leichten Verformbarkeit der fetalen Wirbelsäule. Je nach Lagerung und einem eventuell angewandten Zug sowie der Stellung der Beine im Hüftgelenk, stellt sich ein Promontoriumswinkel dar oder nicht. So ist auf der Abb. 39 bei einem Feten von 11,5 cm SSL (Scheitel-Steiß-Länge), bei dem ich die noch sehr kleinen, punktförmigen Knochenkerne in den Sacralwirbelkörpern der besseren Darstellung wegen durch weiße Tinte verstärkt habe, ein Promontoriumswinkel zu sehen, während ein Fet von einer SSL von $16^1/_2$ cm (Ende 4. Monat) einen Winkel nicht erkennen läßt, da die Wirbelsäule unter Streckung aufgenommen wurde (Abb. 40). Die nächste Abb. 41, die einen nur wenig älteren Feten (18 cm SSL) betrifft, zeigt wiederum einen voll ausgebildeten Winkel von 140°. Mit zunehmendem Alter des Feten wird die lagerungsbedingte Abflachbarkeit des Promontoriumswinkels immer geringer.

Der Promontoriumswinkel ist also schon primär im knorpeligen Stadium der Wirbelsäule angelegt. Gegenteilige Angaben mancher Autoren beruhen auf ungeeigneten Untersuchungsbedingungen. Eine deutliche Kreuzbeinexkavation sah ich dagegen erst bei älteren Feten und Neugeborenen.

Ein Fehlen des Promontoriums bei älteren Feten ist pathologisch und wird nur bei sonstigen Mißbildungen angetroffen. So hat BLUME eine 44 cm lange Frucht beschrieben, bei der das Kreuzbein einen Teil des Kyphosebogens der Lendenwirbelsäule bildete und ein Promontorium fehlte. Das Kreuzbein war verschmälert. Es bestand eine dorsale Rachischisis des gesamten Kreuzbeines und der Lendenwirbelsäule. Auch an den Partes laterales des Kreuzbeines waren ausgeprägte Mißbildungen vorhanden.

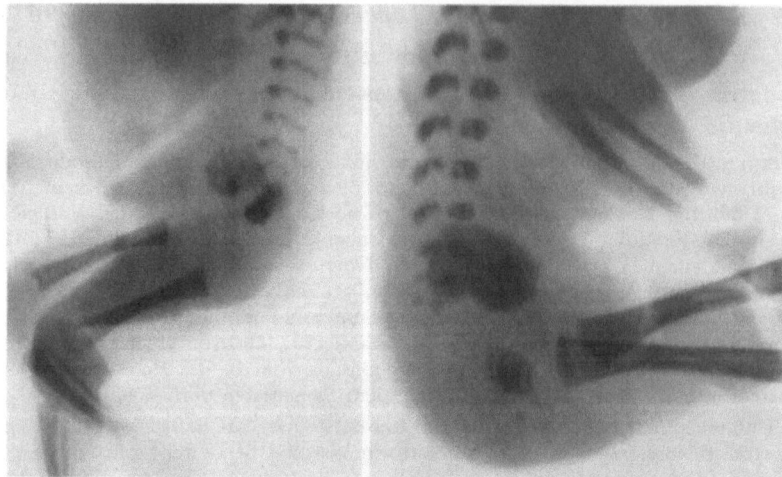

Abb. 39   Abb. 40

Abb. 39. Fet von 11,5 cm SSL. Promontoriumswinkel sichtbar

Abb. 40. Fet von 16,5 cm SSL. Wegen Streckung der Wirbelsäule ist der Promontoriumswinkel nur andeutungs-
weise zu erkennen

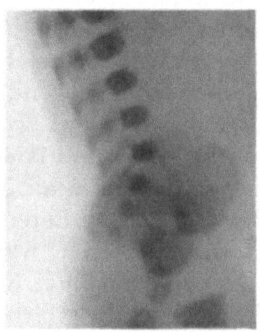

Abb. 41. SSL 18 cm. Promontoriumswinkel von 140°, also wie beim Erwachsenen

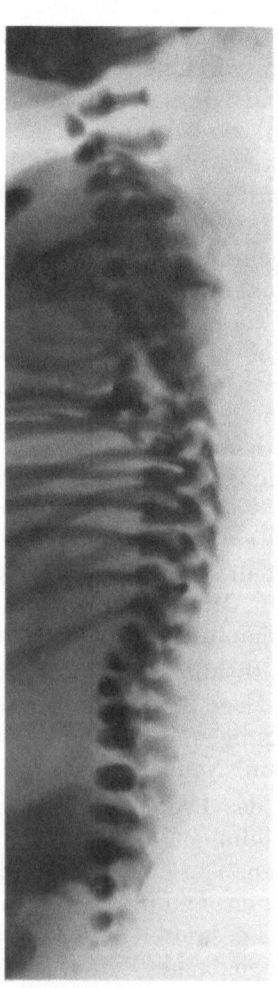

Abb. 42. SSL 31 cm. Multiple Wirbelmißbildungen. Promontoriumswinkel durch
Wirbelkörperformabweichung L5 und S2
aufgehoben

Diese Ansicht BLUMEs kann ich durch eine eigene Beobachtung bestätigen und belegen. Bei einem Feten von 31 cm SSL, der multiple Mißbildungen an der Cervico-dorsal- und Lumbo-dorsalregion aufwies und eine lumbo-dorsale Myelomeningocele hatte, war ein Promontoriumswinkel nicht vorhanden. Er war nicht etwa lagerungsbedingt abgeflacht, sondern sein Fehlen war knöchern präformiert, wie an einer Formveränderung der Wirbelkörper L5 und S2 deutlich zu erkennen war (Abb. 42).

ββ) Die postnatale Entwicklung

Über den Promontoriumswinkel während der postnatalen Wachstumsperiode sind keine detaillierten Angaben vorhanden. Nach SCHULTHESS tritt beim Kleinkind zunächst nur eine Verschärfung der lumbo-sacralen Knickbildung ein. Allgemein wird angegeben (LEGLER und DUBOIS), daß beim Kleinkind noch keine Lendenlordose vorhanden ist. Dies ist nach den Feststellungen JENTSCHURAs wohl auf die im Säuglingsalter immer vorhandene Flexionsstellung der Hüftgelenke zurückzuführen. Werden die Hüftgelenke passiv gestreckt, so wird dadurch die Lendenwirbelsäule lordosiert. KEEGAN gibt an, daß die fetale Kyphose während des 1. Lebensjahres zur Lordose umgestaltet wird. Die fetale Kyphose scheint nicht gestaltlich präformiert, sondern die Folge der Sitzhaltung in utero zu sein. HAGEN hat die Veränderung des Lumbosacralwinkels (Neigung der Kreuzbeinkörperdeckplatte zur Horizontalen) bei 63 Kindern vom 6. Lebensjahr bis zum Erwachsenenalter auf seitlichen Röntgenaufnahmen verfolgt. Bei 20,6 % blieb der Lumbosacralwinkel unverändert, bei 68,3 % nahm er zu und bei 11,1 % ab. Die Zunahme des Lumbosacralwinkels zeigte eine Verstärkung der Lordose an.

γγ) Die Winkelverhältnisse beim Erwachsenen

Ehe Meßwerte über das Ausmaß der Abwinkelung des Kreuzbeines gegenüber der Lendenwirbelsäule gebracht werden, muß auf die verschiedenen Winkel eingegangen werden, die zu deren Bestimmung angewandt und angegeben wurden. GREENE und ARMSTRONG haben einen Kassettenhalter konstruiert, der zum Messen des Lumbosacralwinkels identische Röntgenbilder im Stehen und Liegen garantiert. JONES nimmt eine Bleischnur mit auf.

Der Promontoriumswinkel. Man versteht darunter den Winkel, der gebildet wird von der Tangente an der Vorderfläche des 5. Lendenwirbelkörpers und der Tangente an der Vorderfläche des 1. Kreuzbeinsegmentes (s. Abb. 43). Von PIZON wird er als Sacrovertebralwinkel bezeichnet. ROBINSON versteht unter Promontoriumswinkel etwas anderes, nämlich den Winkel, den Kreuzbeindeckplatte und Vorderfläche miteinander bilden.

Der Lumbosacralwinkel. Dieser Winkel wird bestimmt durch den Schnitt der senkrechten Achse des 5. Lendenwirbels und des Segmentes S1 (manchmal wird auch die gemeinsame Achse der Segmente S1 und S2 zur Winkelbestimmung verwandt) (Abb. 43).

Lumbosacralwinkel nach VON LACKUM. Es wird der Winkel bestimmt, den die Tangente an die Spina iliaca ventralis und die Symphysenoberkante (X) mit der verlängerten Achse von S1 und S2 (Y) bildet (Abb. 44).

Sacrovertebralwinkel nach VON LACKUM. Senkrechte an Symphyse und Spina iliaca ventralis ziehen (X). Dann auf dieser Geraden in Höhe der letzten Lendenbandscheibe eine Senkrechte errichten (A) und den Winkel bestimmen, den diese Linie mit der Tangente an die Sacrumdeckplatte bildet (B) (Abb. 45).

Neigungswinkel nach ALBRECHT. Auf der Tangente an die Kreuzbeinoberfläche wird eine Senkrechte errichtet, die durch den Schnittpunkt der Diagonalen des letzten Lendenwirbels geht. Dann wird im Schnittpunkt der Diagonalen des vorletzten Lendenwirbels ebenfalls die Schwerlinie errichtet und der Winkel, den diese beiden Linien miteinander bilden, bestimmt (Abb. 46).

Winkel zwischen der Kreuzbeinoberfläche und der Beckeneingangsebene (ERDMANN). Einen gewissen Anhalt für diesen Winkel gewinnt man, wenn man den Abstand zwischen

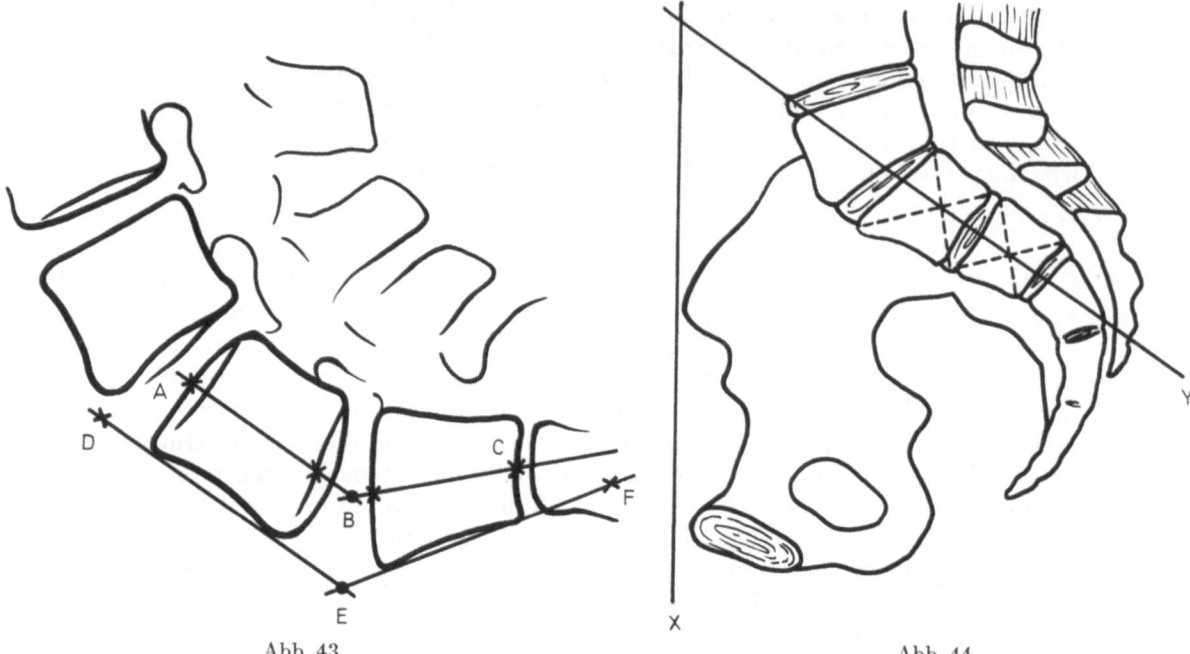

Abb. 43   Abb. 44

Abb. 43. Promontoriumswinkel und Lumbosacralwinkel

Abb. 44. Lumbosacralwinkel nach von Lackum

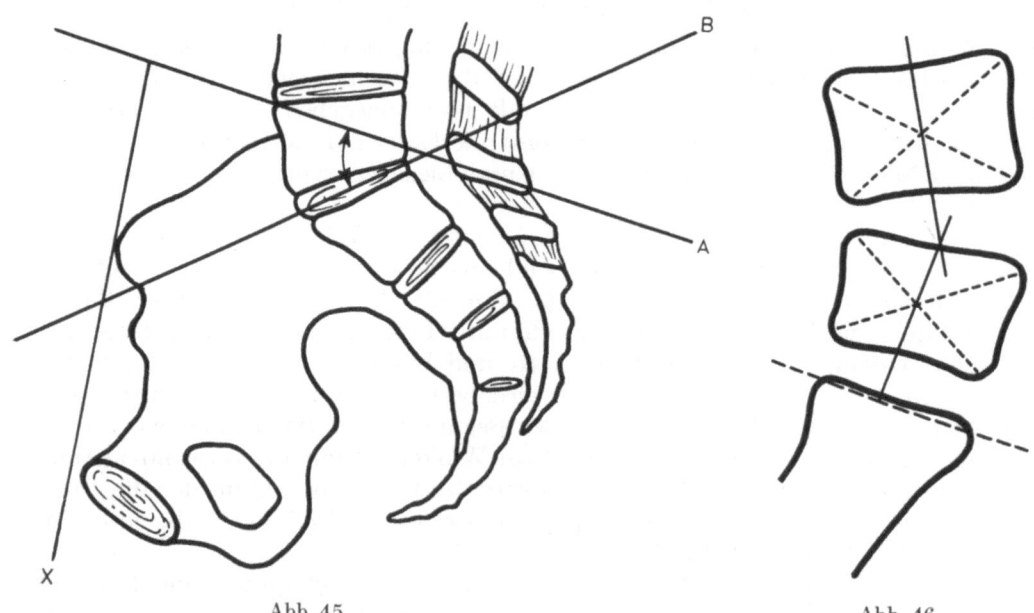

Abb. 45   Abb. 46

Abb. 45. Sacrovertebralwinkel nach von Lackum

Abb. 46. Neigungswinkel nach Albrecht

dem frei projizierten letzten Zwischenwirbelraum (bei Warnerscher Einstelltechnik) und der Symphysenoberkante mißt. Ist der Winkel zwischen Kreuzbeinoberfläche und Beckeneingangsebene klein, so ist auch dieser Abstand klein und umgekehrt. Natürlich ist eine genaue orthograde Projektion der Kreuzbeinoberfläche schwer zu realisieren und zu beurteilen, so daß dieses Verfahren keine große Meßgenauigkeit ergibt und nur orientierenden Wert hat.

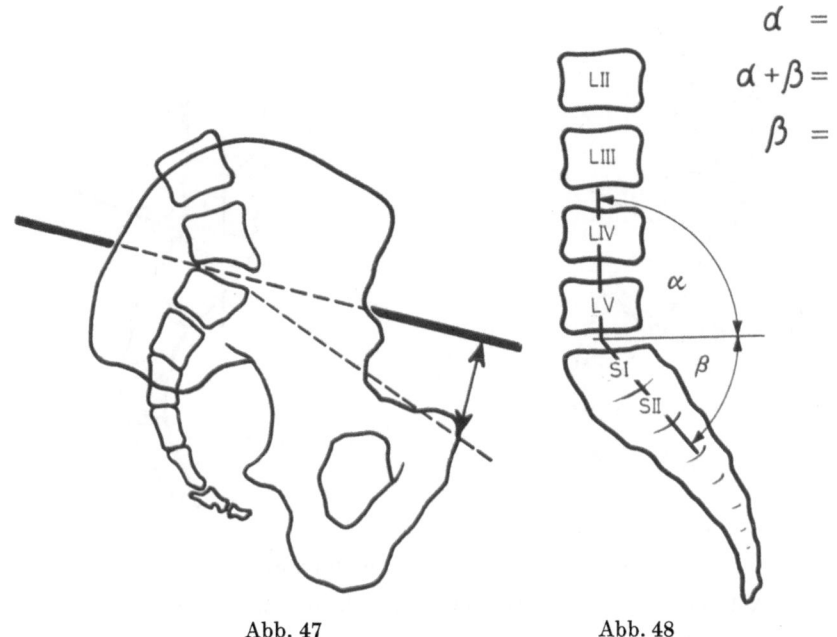

Abb. 47   Abb. 48

Abb. 47. Winkel zwischen Beckeneingangsebene und Kreuzbeindeckplatte

Abb. 48. Keilformwinkel (α) und Abschrägwinkel (β). Zusammen bilden sie den Lumbosacralwinkel

Eine einigermaßen genaue Messung dieses Winkels, der von ERDMANN als Divergenzwinkel zwischen der Beckeneingangsebene und der Bandscheibenebene bezeichnet wird, ist nur in der seitlichen Projektion möglich (Abb. 47).

Keilformwinkel zwischen der Achse von L5 und der Bandscheibenebene (ERDMANN) (Abb. 48).

Abschrägwinkel. Zwischen der Achse von S1 und der Bandscheibenebene (ERDMANN) (Abb. 48).

Oberflächenwinkel des Kreuzbeines (WHITMAN und DE SÈZE). Hierbei wird der Winkel bestimmt, den eine Tangente an die Oberfläche des Kreuzbeines mit der Horizontalen bildet (Abb. 49).

Kreuzbeinoberflächenwinkel nach MÜLLER und ZWERG. Diese Autoren bestimmen nicht den Winkel zwischen der Tangente an der Kreuzbeinoberfläche und der Horizontalen, sondern den Winkel, den diese Tangente mit einer Senkrechten bildet. Die Aufnahmen werden im Stehen gemacht und dabei ein Bleilot zur Winkelbestimmung mit aufgenommen (Abb. 50).

Im Zusammenhang mit diesen Winkeln werden auch oft die Winkel angegeben, die die Deckplatten L5 und S1 zueinander bilden. Sie sind bereits bei der Besprechung der letzten Lendenbandscheibe beschrieben worden. Auch der Beckenneigungswinkel, der bestimmt wird durch die Verbindungslinie der Symphysenoberkante zur vorderen Oberkante von S1 und ihrem Schnitt mit der Horizontalen wird mitunter zur Charakterisierung der Winkelverhältnisse am Lendenkreuzbeinübergang angewandt. Feste Relationen bestehen aber wegen der unterschiedlichen Beckenkonfiguration zwischen beiden Winkeln nicht.

DELMAS, RAOU und PIWNICA geben noch als disco-vertebralen Index den Quotienten aus dem Bandscheibenindex

$$\left(= \frac{\text{hintere Bandscheibenhöhe}}{\text{vordere Bandscheibenhöhe}} \times 100 \right)$$

durch den lumbalen Index L5 an.

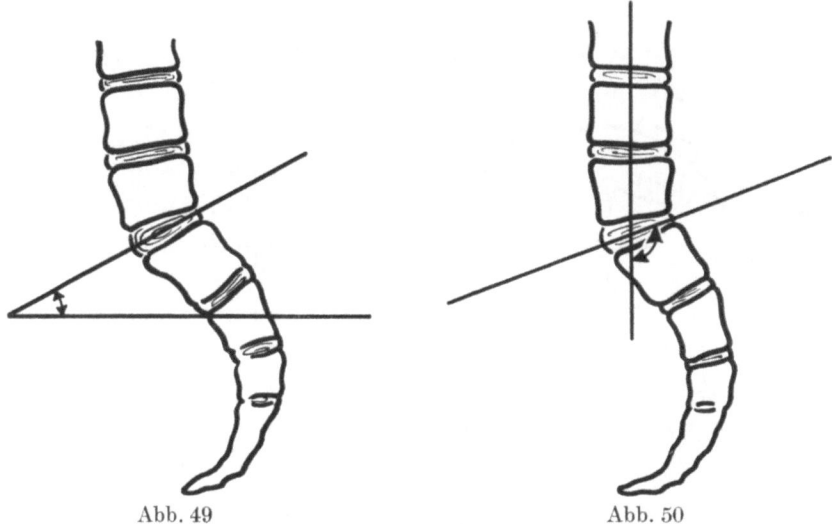

Abb. 49   Abb. 50

Abb. 49. Oberflächenwinkel nach DE SÈZE

Abb. 50. Kreuzbeinoberflächenwinkel nach MÜLLER und ZWERG

Ebenso lassen sich der lumbale Index L5 und der sacrale Index S1 miteinander vergleichen, wenn man die vordere Höhe von S1 mit dem Cosinus des Complementärwinkels vom Promontoriumswinkel korrigiert (PIZON; DELMAS und PIWNICA).

Als Oberflächenindex wird nach DELMAS und PIWNICA der sagittale Durchmesser der Kreuzbeinbasis × 100 durch den transversalen Durchmesser bezeichnet.

Eine Senkrechte an die Bodenplatte verläuft je nach Stärke der Lendenlordose ventral oder dorsal vom Promontorium (FERGUSSON; PIZON).

TENEFF und BRUNI fertigen seitliche Aufnahmen vom Becken und der Wirbelsäule im Stehen an und errichten in der ventralen und in der dorsalen Begrenzung der Kontur

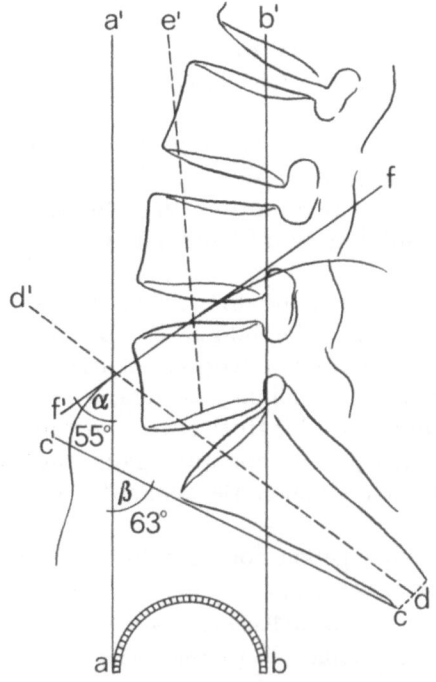

Abb. 51. Bestimmung der Kreuzbeinneigung nach ORLANDINI und AZZONI

der Hüftgelenkspfanne je eine Senkrechte. Im Normalfall liegen die Kreuzbeinbasis sowie der 5. und 4. Lendenwirbelkörper zwischen beiden Senkrechten bzw. die dorsale Senkrechte schneidet die Hinterkante der Kreuzbeinbasis und bildet die Tangente an die Rückfläche des 5. und meist auch des 4. Lendenwirbelkörpers (ORLANDINI und AZZONI). Die Tangente an die Vorderfläche des Kreuzbeines bildet mit der vorderen Senkrechten an die Hüftgelenkspfanne einen Winkel von 63°. In ein solches Schema kann man weiterhin die Mittellinie durch das Kreuzbein, die Mittellinie durch den 5. Lendenwirbelkörper und die Tangente an die Beckenschaufel einzeichnen (Abb. 51).

Zum Abschluß soll noch eine tabellarische Aufstellung über die Größe der einzelnen Winkel wiedergegeben werden (Tabelle 6).

Tabelle 6

		Grenzwerte	Mittelwert	Durchschnittswert
Promontoriumswinkel	BRAUS	120—135°	—	—
	HUMPHREY	—	120°	—
	CHAPRY	—	108°	—
		—	98°[a]	—
	WYNEN	115—160°	135°	—
	LEPAGE, LEMERRE und VERT	125—130°	—	—
	LEGLER	♂120—150°	—	♂132°
	LEGLER	♀120—154°	—	♀135°
	SCHLEGEL und DIERKS	♂112—151°	—	♂128,5°
	SCHLEGEL und DIERKS	♀113—155°	—	♀133,6°
Winkel zwischen Lot- und Kreuzbeinoberfläche	MÜLLER und ZWERG	35—60°	47°	—
Winkel zwischen Lot- und Kreuzbeinachse	MÜLLER und ZWERG	51—91°	63,5°	—
Lumbosacralwinkel	BRAILSFORD	—	—	120°
	WYNEN	115—160°	—	135°
	HELLNER	120—160°	—	—
	ROBINSON und GRIMM	128—160°[b]	—	—
	ROBINSON und GRIMM	132—168°[c]	—	—
	LEGLER	127—154°	—	139°
	LEGLER	128—158°	—	132°
Neigung der Deckplatte S_1 gegen die Horizontale	DE SÈZE	—	—	34°
	LEGLER	20—52°	—	39°
	LEGLER	22—43°	—	32°
Neigung der Deckplatte L_5	DE SÈZE	—	—	12°
Keilformwinkel	ERDMANN	—	—	72°
Abschrägwinkel	ERDMANN	—	—	72°
Lumbosacralwinkel	VON LACKUM	—	—	117°[ac]
		—	—	102,4°[ba]
Sacrovertebralwinkel	VON LACKUM	—	—	42,5°

[a] Bei Greisen.
[b] An Röntgenbildern.
[c] An Leichen
[aa] Bei Jugendlichen.
[ab] Bei Erwachsenen.
[ac] Männer.
[ba] Frauen.

30*

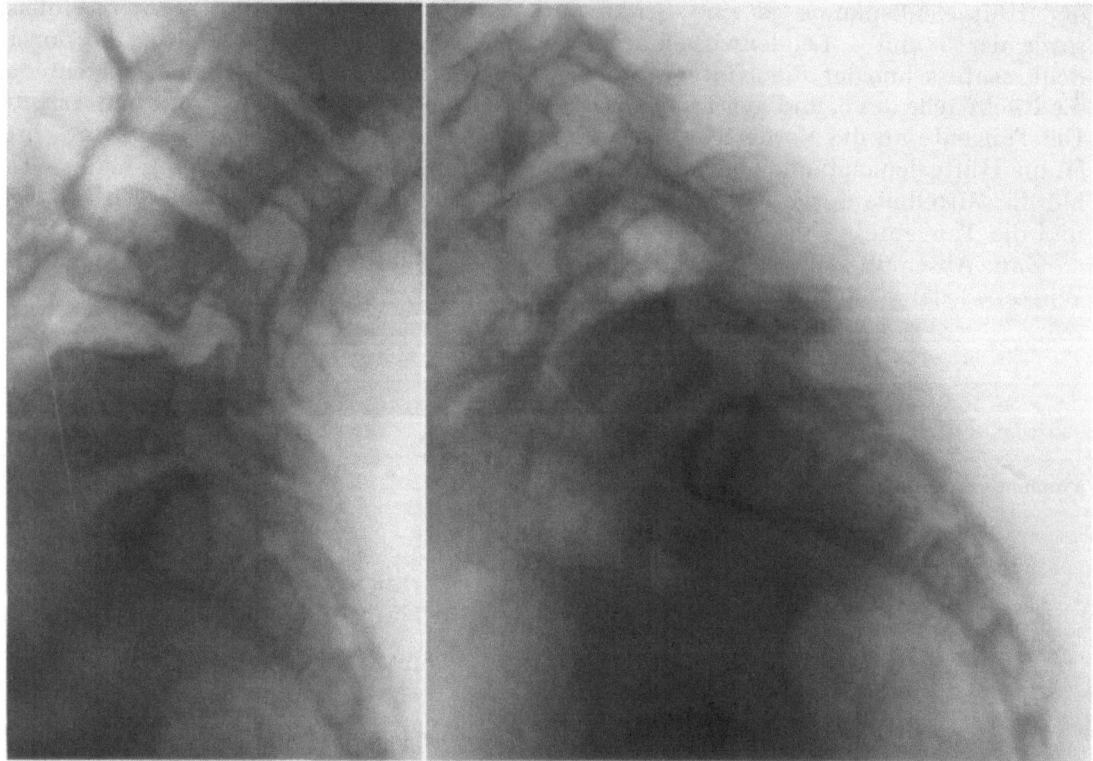

Abb. 52   Abb. 53

Abb. 52. Promontoriumswinkel beim Jugendlichen bei Dorsalflexion 130°

Abb. 53. Bei Ventralflexion erfolgt Abflachung auf 155°

Zu diesen Winkelbestimmungen ist zu sagen, daß sie zum Teil durch eine feste Knochen-
form bedingt sind, wie der Keilformwinkel und der Abschrägwinkel. Sofern man allerdings
eine Linie nimmt, die durch die Bandscheibenmitte verläuft, ergibt sich bereits eine geringe
Haltungsabhängigkeit. Wenn man jedoch die Bodenplatte von L5 und die Deckplatte
von S1 verwendet, können diese beiden Winkel nicht durch eine bestimmte Haltung
modifiziert werden. Anders bei den Winkeln, wie der Neigungswinkel nach ALBRECHT
und auch der Lumbosacralwinkel. Sie erfahren haltungsabhängige Modifikationen, die
recht beträchtlich sind (Abb. 52 und 53), da der gesamte sagittale Bewegungsumfang
im Lumbosacralgelenk 20,1° beträgt. Voraussetzung für die Erzielung vergleichbarer
Meßwerte ist demnach, daß die Aufnahmen immer in der gleichen Stellung gemacht
werden (TENEFF und BRUNI).

PIZON kommt zu dem Schluß, daß keine festen Relationen zwischen den einzelnen
Winkeln und Indices bestehen, die die Form des Knochens, die Form der Bandscheibe,
die Neigung des Kreuzbeines und das Ausmaß der Lordose definieren. Konstante Beziehungen zum Alter sind ebenfalls nicht gegeben.

Der Winkel zwischen Kreuzbeinoberfläche und der Senkrechten auf seitlichen Aufnahmen soll nach
Angaben von BEILKE und MILLER bei Negern etwas kleiner sein als bei Weißen (v. LACKUM). Nach LOUIS
u. Mitarb. steht das Kreuzbein häufiger der Horizontalen genähert als bei Europäern.

Die Neigung der Kreuzbeinoberfläche zur Horizontalen hat infolge der reichlichen Bandverstrebungen
eine federnde Aufhängung der Lendenwirbelsäule zur Folge (DEBRUNNER). Wie sehr die Kraft der Bänder
in der Lage ist, das Gewicht des Rumpfes zu halten, ergibt sich aus der Beobachtung, daß recht häufig bei
einer Gefügestörung der letzten Bandscheibe nicht eine Ventralverschiebung entsprechend der Schwerkraft,
sondern eine Dorsalverschiebung entsprechend der Zugkraft der Bänder eintritt.

ϑ) Die Funktion des Lumbosacralgelenkes

Genaue Messungen des Ausmaßes der im Lumbosacralgelenk möglichen Bewegungen bzw. der Wirbelsäulenbeweglichkeit überhaupt sind nur auf Grund von Röntgenbildern möglich. Jedoch wurden schon früher vor der Röntgenära sowohl am Lebenden als auch am Skelet eingehende derartige Untersuchungen durchgeführt (FICK; VOLKMANN; WEBER; LOVETT; SCHULTHESS; STRASSER; VIRCHOW). Auf Grund röntgenologischer Untersuchungen kommt BAKKE zu dem Ergebnis, daß die Dorsalflexion im Lumbosacralgelenk am größten ist, größer als an den übrigen Lendensegmenten. Sie beträgt 16,4°. Die Ventralflexion ist dagegen wesentlich geringer, sie beläuft sich nur auf 3,7°. Die Seitwärtsbeugung ist bei L3/L4 am größten, sie nimmt nach cranial und caudal an den benachbarten Segmenten ab und beträgt am Lumbosacralgelenk 3,4°. Weitere röntgenologische Untersuchungen wurden von LOCKHART; FOWLER u. BRAILSFORD sowie BEGG und FALCONER u. SCHLÜTER angestellt. FOLTZ, WARD und KNOPP behaupten im Gegensatz zu BAKKE, daß das Bewegungsausmaß bei L5/S1 geringer sei als bei L3/L4. DITTMAR hatte ähnliche Werte erhalten. Auch er stellt fest, daß die Vorwärtsbeugung im Lumbosacralgelenk geringer ist als an der übrigen Lendenwirbelsäule insgesamt. Bei der Vorwärts- und Rückwärtsbeugung findet eine geringfügige Abscherung des 5. LW gegenüber dem Kreuzbein statt (WILES). DE SÈZE gibt das Ausmaß der Dorsalflexion im Lumbosacralgelenk mit 12° an, während sie am Nachbarsegment L4/L5 nur noch 5° beträgt. Die Dorsalflexion wird endständig durch die Berührung der Dornfortsätze L5/S1 gehemmt. Eine weitere Begrenzung der Beweglichkeit ist durch die Ligg. ileo-lumbalia gegeben. ELWARD benutzt zur Bestimmung der Beweglichkeit im Lumbosacralgelenk nicht die Winkelmessung, sondern die Messung der Höhendifferenz der letzten Lendenbandscheibe. Im Stehen ist nach ihm die Lumbosacralbandscheibe ventral im Durchschnitt 3 mm höher als hinten. Bei der Ventralflexion beträgt diese Differenz nur 1,5 mm, bei forcierter Dorsalflexion 14,5 mm.

TANZ stellte fest, daß die Lateralflexion mit zunehmendem Alter abnimmt und zwar am stärksten zwischen 14 und 45 Jahren. Das Bewegungsausmaß zwischen 2 und 13 Jahren gibt er mit 24° für die Vor- und Rückwärtsbeugung und mit 7° für die Seitwärtsbeugung an. Die Lateralflexion soll im Lumbosacralgelenk im Gegensatz zu den übrigen Lendensegmenten um verschieden gelagerte Momentanachsen ausgeführt werden.

ROAF kommt aufgrund von Untersuchungen von Totgeburten und Kindern zu dem Schluß, daß Lateralflexion und Torsion unabhängig voneinander möglich sind. MILES und SULLIVAN geben dagegen an, daß Rechtsbeugung eine Linkstorsion bewirkt und umgekehrt. Das Maximum der Seitwärtsbewegung lag unter 54 Fällen nur ein einziges Mal im Bewegungssegment L5/S1, am häufigsten bei L2/L3. Das Ausmaß der Seitenbeugung ist beiderseits mitunter verschieden.

GIANTURCO untersuchte Beugung und Streckung im Lumbosacralgelenk. Auch nach CLAYSON u. Mitarb. ist das Bewegungsausmaß im Segment L5/S1 größer als an allen übrigen Lendensegmenten. Aufnahmen unter Druck- und unter Zugbelastung ergaben, daß bei einem Teil der Versuchspersonen dabei ein Bewegungsmaximum in den Segmenten L4/L5 und L5/S1, bei einem anderen Teil der Personen dagegen in den oberen Lendensegmenten stattfand (PEREZ).

MAIER hat den Einfluß verschiedener Arten von Bandagen, Miedern und Gipskorsetten auf die Mobilität der Lumbosacralregion untersucht und keine stärkere Einschränkung von deren Beweglichkeit finden können.

c) Pathomorphologie der Lumbosacralregion

α) Varietäten und pathologische Veränderungen am 5. Lendenwirbel

An dem 5. Lendenwirbel kommt eine ganze Reihe Formvarianten und Anomalien vor.

αα) Foramen costotransversarium

MANNERS-SMITH fand in 4 Fällen bei anatomischen Untersuchungen am Skelet ein Foramen costotransversarium in der Basis des Querfortsatzes. Es liegt dicht lateral von der Bogenwurzel und stellt eine Öffnung zwischen dem costalen und transversalen Element des Querfortsatzes dar. Weitere einschlägige Beobachtungen haben Szawlowski und Dwight, Jancu sowie Wells beschrieben.

ββ) Foramen retrotransversarium

Noch häufiger ist nach Manners-Smith das Foramen retrotransversarium, das dem oberen Gelenkfortsatz angehört. Oft ist es auch nicht als geschlossenes Foramen, sondern nur als bogige Aussparung ausgebildet. Es kommt auch an S1 vor.

Als drittes und seltenstes Foramen beschreibt er eine Knochenlücke zwischen dem Processus accessorius und dem Processus articularis inferior.

γγ) Processus styloideus

Nach Rubaschewa kommt der Processus styloideus am 5. Lendenwirbel am häufigsten vor. Sein frühestes Auftreten soll bei 18 Jahren liegen. Es ist umstritten, ob es sich dabei um ein Homologon der Querfortsätze oder um einen einfachen Muskelhöcker handelt.

δδ) Processus mamillaris

Auch der Processus mamillaris wird am hinteren freien Rand des Processus articularis superior des 5. Lendenwirbels angetroffen.

Bei einem Patienten von Nicotra bestand eine knöcherne Brückenbildung zwischen L5 und S1, die er als einen Processus styloideus L5 ansieht, welcher mit dem Processus mamillaris S1 verschmolzen war.

εε) Querfortsatzverschmelzungen

Über Verschmelzungen des Querfortsatzes vom 5. LWK mit den benachbarten Querfortsätzen berichten Rôvekamp; de Cuveland; Caraven; Sciaky und Györgyi.

Bresci beschrieb eine Verbreiterung, Verschmelzung und Nearthrosenbildung zwischen den Querfortsätzen L2—5 und dem Kreuzbein nach einem Trauma unter der Bezeichnung Neosacralisation. Weitere derartige Beobachtungen stammen von Muzzii; Palmieri und Meves. Radke beschreibt ebenfalls einen derartigen Befund als Sacralisation der Lendenwirbelsäule. Bei einer Beobachtung Wierzejewskis waren nur die Querfortsätze von L4 und L5 miteinander verschmolzen. Er leitet diese Mißbildung aus dem gleichen Entwicklungsvorgang ab, der zur Bildung der Massa lateralis des Kreuzbeines führt.

Taglicht sah im Rahmen einer ausgedehnten Blockwirbelbildung eine Verschmelzung des Dornfortsatzes vom letzten Lendenwirbel mit dem Kreuzbein.

ζζ) Großwirbel

Als weitere Formvariante des Wirbelkörpers sei noch kurz auf die Vergrößerung des a.p.-Durchmessers hingewiesen, die eine Retrolisthesis vortäuschen kann (Dihlmann).

ηη) Kleinwirbel

Wie obenstehend ausgeführt wurde, ist der Flächenindex des 5. Lendenwirbelkörpers in der Regel geringer als der des 4. Es gibt aber auch Fälle, bei denen eine abnorme Kleinheit des 5. LWK in die Augen springt und die nicht mit diesen physiologischen Größenunterschieden gleich zu setzen sind. Vogl hat einen einschlägigen Fall beschrieben, bei dem gleichzeitig eine Spondylolyse in der Interartikularportion des verkleinerten 5. Lendenwirbels nachzuweisen war. Er unterstellt, daß diese Spondylolyse aus einer Fehlbelastung des zu kleinen Wirbels resultierte. Rempe erblickt in der Verkleinerung vom 5. LWK im Vergleich zu dem 1. Kreuzwirbelkörper den geringsten Grad einer

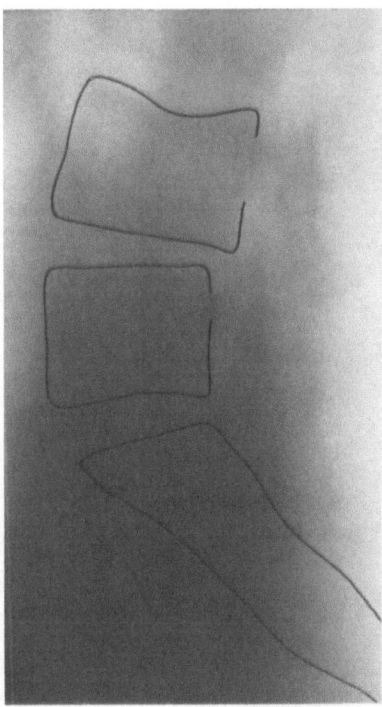

Abb. 54. 5. LWK kleiner als der 4. Das 1. Kreuzbeinsegment hat einen gering kleineren a.p.-Durchmesser als der 5. LWK

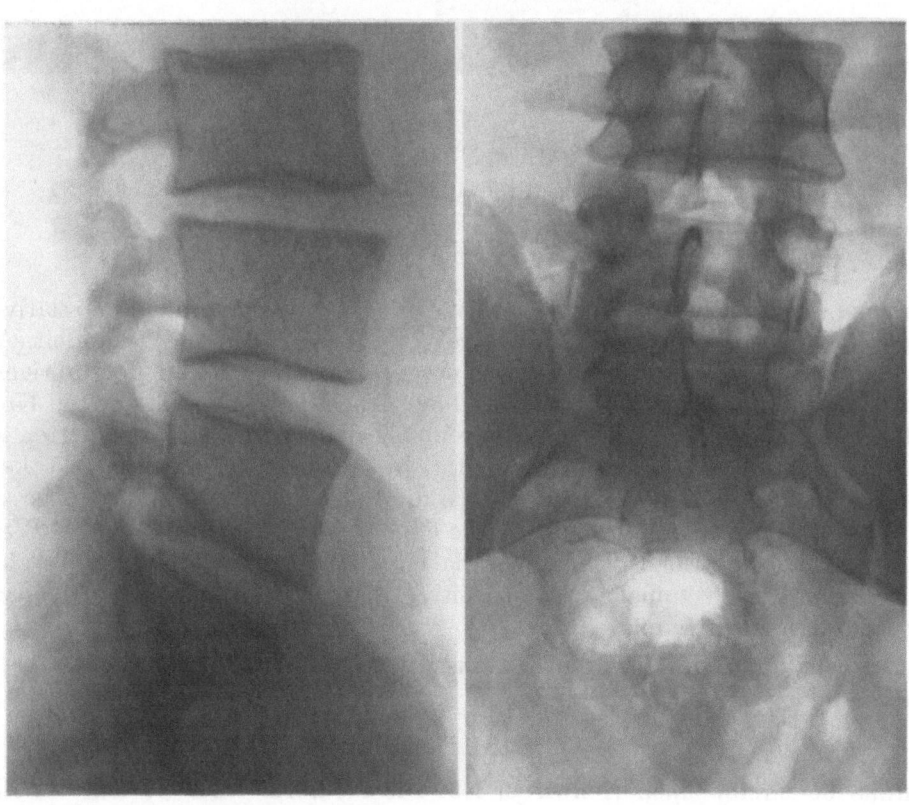

Abb. 55   Abb. 56

Abb. 55. Der 5. LWK ist etwas kleiner als der leicht trapezförmig dysplastische 4. LW
Abb. 56. Gleichzeitig leichte Asymmetrie des Kreuzbeines. A.p.-Aufnahmen zu Abb. 55

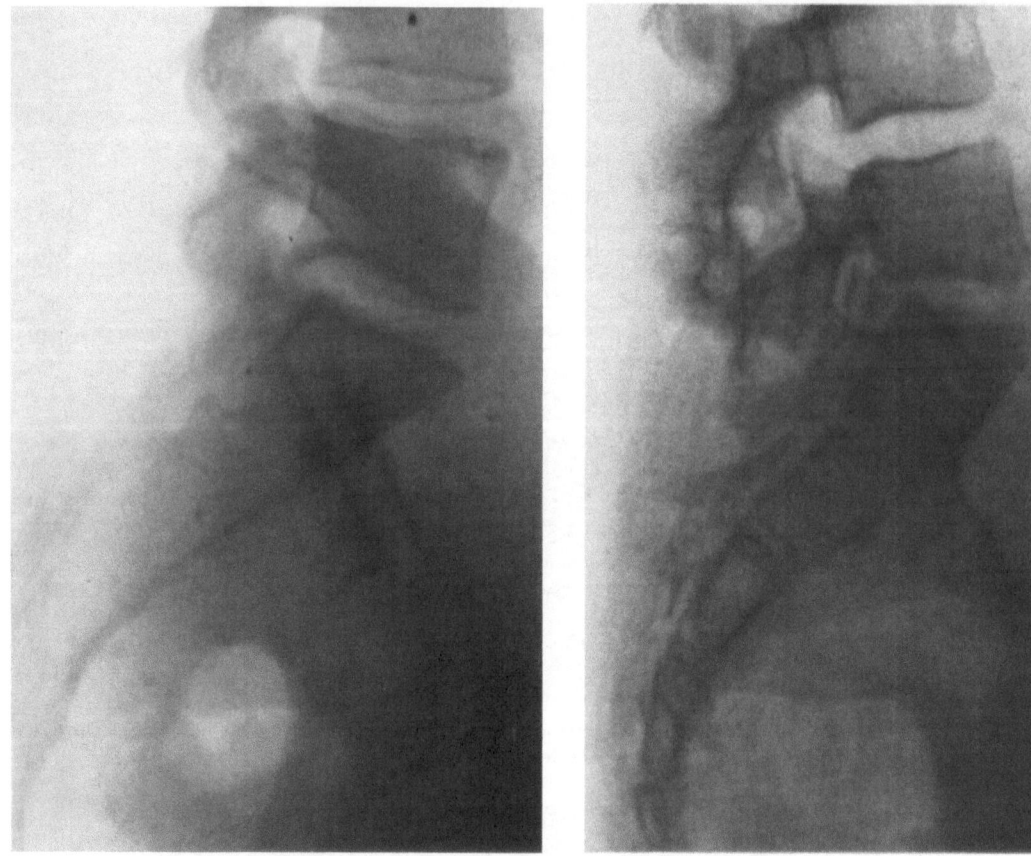

Abb. 57   Abb. 58

Abb. 57. Ein Kleinwirbel S 1 täuscht eine Retrolisthesis L5 vor

Abb. 58. Das Sacrum zeigt deutliche Kleinwirbelbildung. Gleichzeitig Spina bifida S 1

Sacralisation. Mitunter muß man sich fragen, ob es sich wirklich um eine relative Kleinheit des 5. LWK oder nicht vielmehr um eine Vergrößerung des 4. LW handelt (Abb. 54). In eigenen Fällen hat immer gleichzeitig eine gewisse Dysplasie an den übrigen LWK oder dem Kreuzbein bestanden (Abb. 55 und 56). Auch der Körper des ersten Kreuzbeinsegmentes kann in Relation zu einem gegenüber dem 4. LWK verkleinerten 5. LWK seinerseits nochmals verkleinert erscheinen (Abb. 54). Ein Kleinwirbel S 1 kann eine Retrolisthesis L5 vortäuschen (Abb. 57) (BROCHER; FLETSCHER). Derartige Befunde wurden immer bei Patienten erhoben, die eine Röntgenaufnahme der LWS wegen Lumbago-Ischiasbeschwerden bekommen hatten. Der Kleinwirbel kommt aber ätiologisch kaum in Frage, zumal oft gleichzeitig Röntgensymptome einer Bandscheibendegeneration vorhanden waren.

Kleinwirbelbildung wird gelegentlich zusammen mit einer Spina bifida beobachtet (Abb. 58).

ϑϑ) Keilwirbel

JACHENS beschreibt einen Keilwirbel L5. Die Keilform wird oft ohne Skoliose gut ausgeglichen (Abb. 59). Auch Trapezform wird beobachtet (Abb. 60).

Keilförmige Halbwirbel kommen am 5. LW ebenso vor wie am obersten Kreuzbeinsegment (BRAILSFORD). Über dorsale Exkavationen hat HIPP berichtet.

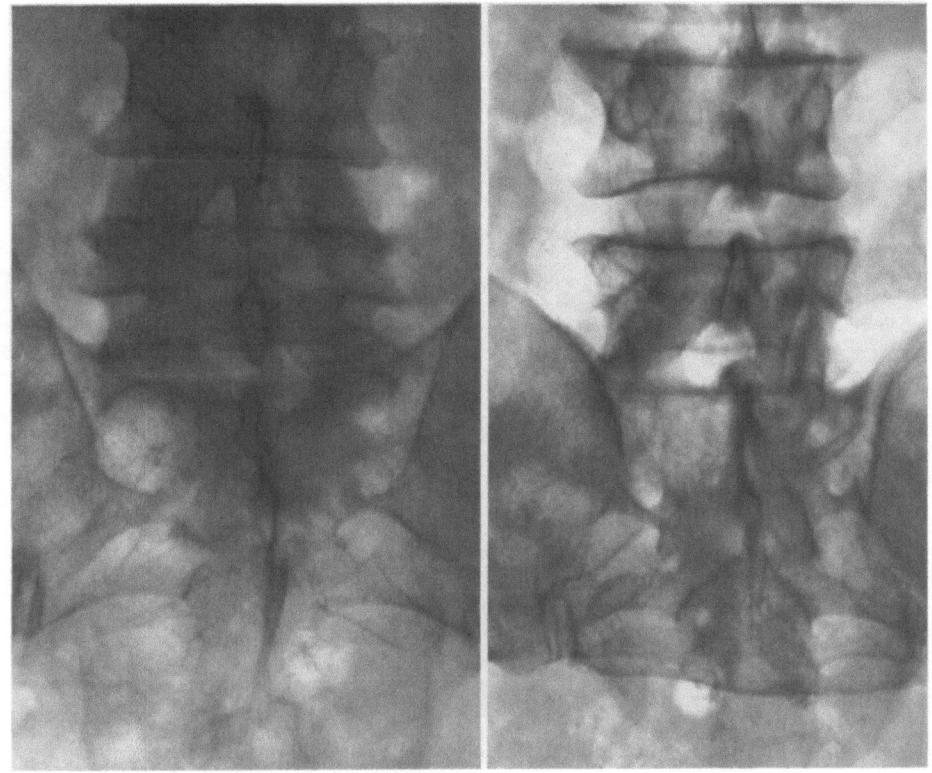

Abb. 59   Abb. 60

Abb. 59. Keilverformung des 5. LWK in seitlicher Richtung

Abb. 60. Trapezform des 5. LWK mit cranialer Basis

ιι) Verdickungen am Wirbelbogen

HARDLEY wies bei Defekten im Wirbelbogen (Spondylolyse) callusartige Knochenbildungen unterhalb der Stelle des Defektes innerhalb des Wirbelkanals nach.

κκ) Aplasien am Wirbelbogen

HINTZE hat über eine Aplasie des linken Anteiles des Wirbelbogens vom 5. Lendenwirbel berichtet. Das Bogenwurzel- und Gelenkfortsatzrudiment war mit der linken Bogenhälfte vom 4. LW zu einem hyperplastischen Wirbelbogen verschmolzen. Der caudale Gelenkfortsatz von L4 artikulierte auf dieser Seite direkt mit dem cranialen Gelenkfortsatz von S1. Ein Gelenkfortsatz L5 war auf dieser Seite nicht vorhanden. Klinische Symptome bestanden nicht.

Ob dieser Befund unter die Spina bifida einzureihen ist, muß offen bleiben.

λλ) Morbus Baastrup

Osteoarthrotische Veränderungen mit Nearthrosen, Zacken- oder Gelenkausbildungen, die sog. Baastrupsche Krankheit, kommen auch zwischen dem Dornfortsatz des 5. Lendenwirbels und des 1. Kreuzbeinsegmentes vor, aber weniger häufig und weniger ausgesprochen als im mittleren Lendenabschnitt (REINHARDT).

μμ) Akzessorische Knochen an den Gelenkfortsätzen

Unter 41 Fällen von persistierenden Apophysen, oder besser persistierenden akzessorischen Knochenkernen an den Gelenkfortsätzen war in dem Material von WENT einmal

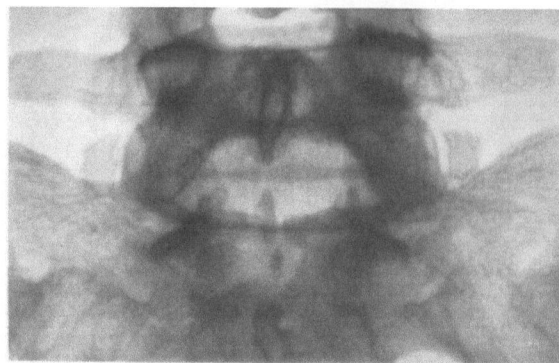 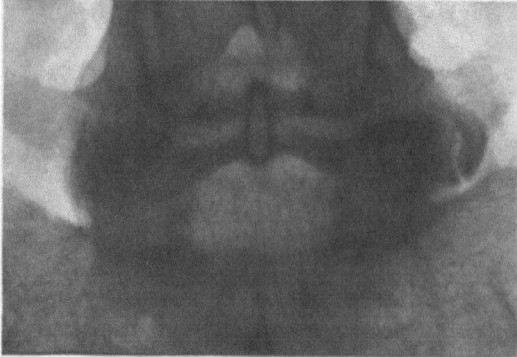

Abb. 61   Abb. 62

Abb. 61. Beidseitiges Knochenelement lateral von den kleinen Wirbelgelenken L5/S1

Abb. 62. Isoliertes Knochenelement lateral vom kleinen Wirbelgelenk L5/S1 rechts

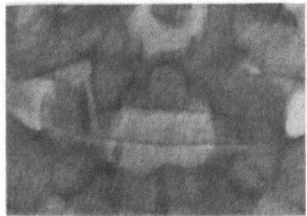

Abb. 63. Medial vom rechten Gelenkfortsatz S1 ein isoliertes Knochenelement

der 5. Lendenwirbel betroffen. BÜSCHER fand multiple akzessorische Knochenelemente sowohl an dem caudalen Gelenkfortsatz des 5. Lendenwirbels als auch an dem cranialen Gelenkfortsatz des Kreuzbeines. REGENSBURGER; NÖLLER und MÜLLER hatten derartige Befunde immer nur an der mittleren Lendenwirbelsäule, aber nicht am 5. Lendenwirbel gefunden.

GANDIN, FONTAYNE und LAURENS, die die Häufigkeit von akzessorischen Knochenbildungen an den caudalen Gelenkfortsätzen der Lendenwirbelsäule insgesamt mit 3,2% beziffern, stellen ebenfalls fest, daß der 5. Lendenwirbel am seltensten von allen Lendenwirbeln von diesem Befund betroffen ist (REINHARDT). Von diesen persistierenden Apophysen oder besser Nebenknochenkernen sind schollige Verkalkungen der Gelenkkapseln abzutrennen. Gelenkfortsatzabbrüche sind sehr selten (BÜSCHER) (s. S. 531: Frakturen im Lumbosacralbereich).

In 2 Fällen habe ich dicht lateral von den kleinen Wirbelgelenken L5/S1 auf beiden Seiten ein kleines isoliertes Knochenelement angetroffen, das sich nach seiner Form und Lage von persistierenden Apophysen völlig unterscheidet. Bei einem weiteren Patienten war ein derartiger Befund nur auf einer Seite vorhanden (Abb. 61 und 62).

Derartige Befunde sind von KÖHLER-ZIMMER als persistierende Apophyse an den Processus mamillaris der oberen Gelenkfortsätze des Kreuzbeines angesehen worden. Nach der Lage, die diese Knochenelemente einnehmen, halte ich diese Deutung aber nicht für zutreffend. Sie stellen sich meistens weit lateral von den Gelenkfortsätzen des Kreuzbeines dar und liegen den caudalen Gelenkfortsätzen L5 viel dichter an. Mitunter hat man den Eindruck, daß es sich um einen alten Abbruch eines Processus styloideus des 5. Lendenwirbels handeln könnte.

Medial vom Gelenkfortsatz des Kreuzbeines treten nicht allzu selten isolierte Knochenelemente in Erscheinung. Ob es sich dabei um Accessoria oder Ossifikationen im Ligamenteum flavum handelt, ist noch nicht ganz klar (Abb. 63).

Zusammen mit einer Wirbelbogendysplasie habe ich einseitig, dem kleinen Wirbelgelenk L4/L5 medial aufsitzend, einen akzessorischen Knochen gefunden.

vv) Pfannenform der Gelenkfortsätze S 1

Der craniale Gelenkfortsatz S 1 ist oft pfannenartig gestaltet, so daß er den caudalen
Fortsatz L 5 von 2 Seiten her umfaßt (Abb. 64). Auch diese Formvariante kann ein- oder
doppelseitig in Erscheinung treten. Ähnliche Bilder können entstehen, wenn sich die
Spitzen der caudalen Gelenkfortsätze L 5 an der Basis rudimentär angelegter Kreuzbein-
gelenkfortsätze pfannenartig in den Knochen eingraben. Eine derartige pfannenartige
Gestaltung findet sich an den nächsthöheren kleinen Wirbelgelenken wesentlich seltener.
Kapselverkalkungen an den kleinen Wirbelgelenken L 5/S 1 werden vor allen Dingen bei
Pseudospondylolisthesis beobachtet.

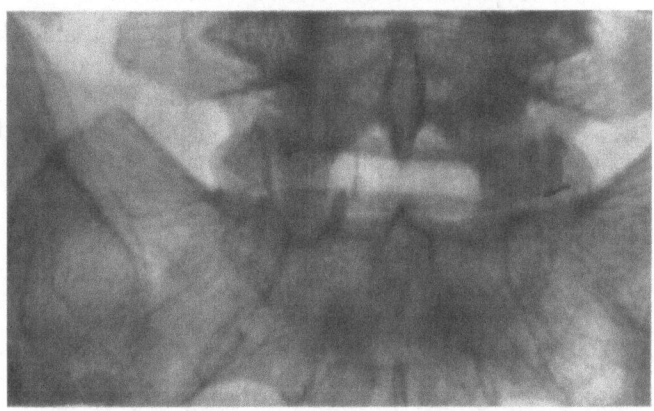

Abb. 64. Pfannenform des rechten Gelenkfortsatzes S 1

ξξ) Aplasien am Wirbelgelenk L 5/S 1

Völlige Aplasien des caudalen Gelenkfortsatzes vom 5. Lendenwirbel sind von BÜSCHER,
IMHÄUSER; RUCKENSTEINER; LOSSEN; KIENBOECK, MC MASTER; FRIEDMAN; FISCHER

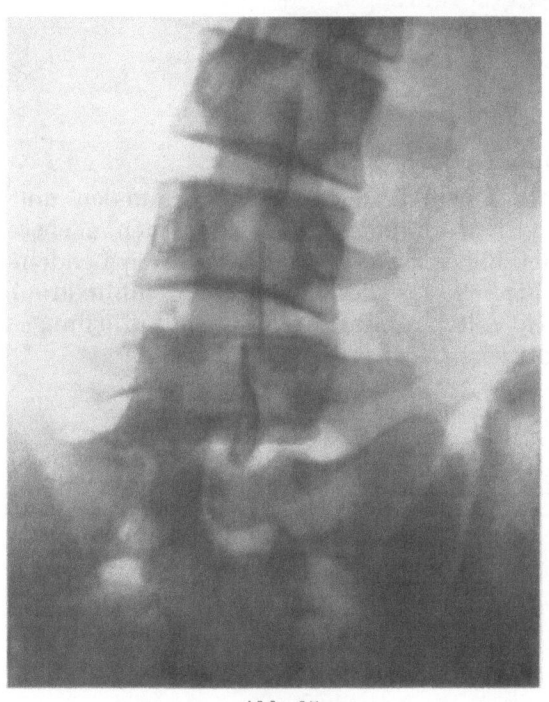 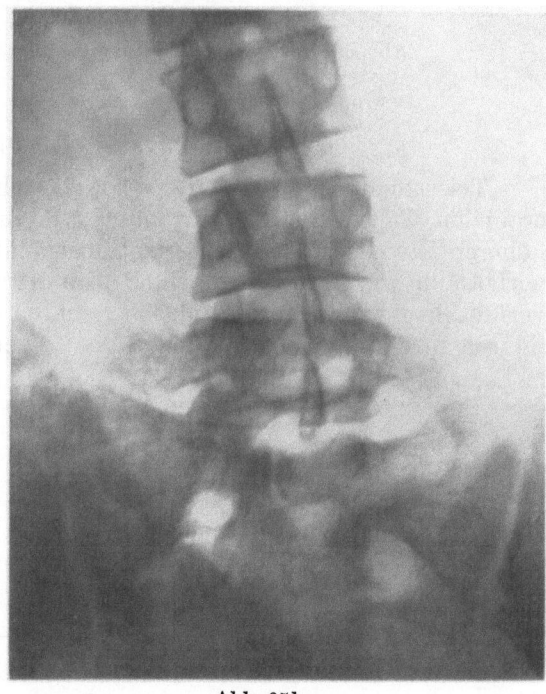

Abb. 65a   Abb. 65b

Abb. 65a. Aplasie des kleinen Wirbelgelenkes L 5/S 1 links

Abb. 65b. Bei Lateralflexion keine pathologische Verschieblichkeit

und van Demark; Reinhardt; Schinz beschrieben worden. In einem Teil der Fälle war auch der korrespondierende craniale Gelenkfortsatz von S1 aplastisch. Kienboeck erwähnt auch Hyperplasien und Dysplasien der Gelenkfortsätze. Er glaubt nicht, daß die Aplasien die Ursachen von Skoliosen sind, sondern daß sie lediglich ihr Ausmaß verstärken können (Abb. 65a und b).

Während bei einer eigenen Beobachtung eine einseitige Aplasie eines kleinen Wirbelgelenkes L5/S1 keine Skoliose zur Folge hatte, war dies bei einem Patienten von Roederer und Trial der Fall.

oo) Hypoplasien am Wirbelgelenk L5/S1

Stärkere Hypoplasien im Bereich der Gelenke L5 und S1 sind kein sehr seltenes Ereignis. In einem Falle fand sich bei einem hypoplastischen cranialen Fortsatz S1 eine nach medial gerichtete Spornbildung am cranialen Gelenkfortsatz S1, die in ihrer Form an Befunde erinnert, wie ich sie an den caudalen Gelenkfortsätzen der mittleren und oberen Lendenwirbelsäule gefunden und beschrieben habe (Abb. 66).

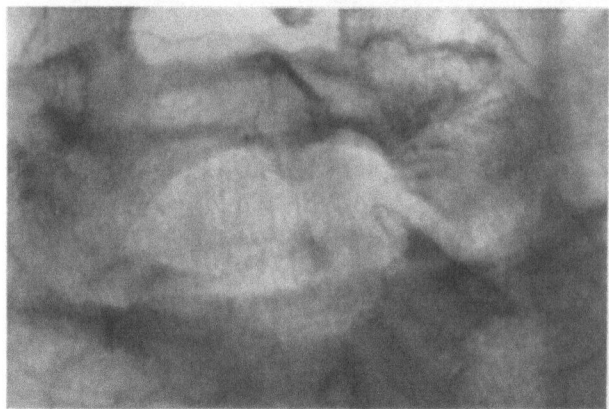

Abb. 66. Aplasie des caudalen Gelenkfortsatzes von L5 mit spornartigem Fortsatz

ππ) Die Subluxation der kleinen Wirbelgelenke L5/S1

„Telescoping subluxation", also vermehrtes Übereinandertreten der caudalen und cranialen Gelenkfortsätze war bei L5/S1 in 11% vorhanden, während in den nächsthöheren Segmenten der Prozentsatz beträchtlich höher lag, um nach der oberen Lendenwirbelsäule wieder abzunehmen (Reinhardt) (Tabelle 7). Diese Telescoping subluxation verursacht infolge von Subtraktionseffekten nicht selten rundliche oder ovale Aufhellungsfiguren in den seitlichen Anteilen des 5. Lendenwirbelkörpers.

Tabelle 7

Segment	Telescoping subluxation
L1/L2	9%
L2/L3	30%
L3/L4	47%
L4/L5	62%
L5/S1	11%

Auch Auseinanderdislokationen, die das Pendant zu der Telescoping subluxation darstellen, treten an den kleinen Wirbelgelenken L5/S1 seltener in Erscheinung als an den übrigen Lendenwirbelgelenken (Reinhardt).

Diese Zahlen beweisen aber noch nicht, daß Telescoping subluxation am letzten Lendensegment seltener ist als an den nächsthöheren Segmenten. Infolge der überwiegend coronalen Stellung der Gelenkfortsätze L5/S1 ist die Telescoping subluxation an diesem Segment schlechter zu erkennen. Nach eigenen statistischen Erhebungen muß man annehmen, daß eine Telescoping subluxation sowohl Symptom einer manifesten oder okkulten Bandscheibendegeneration sein als auch eine physiologische Normalvariante der Gelenkform darstellen kann.

TAYLOR beschreibt die verschiedenen Varianten in der Ausbildung der kleinen Wirbelgelenke L5/S1. Ein Zusammenhang zwischen der Gelenkstellung und Kreuzschmerzen wird von SPLITHOFF; SOUTHWORTH und BERSACK sowie BARBIERI und RAVAZZOLO abgelehnt. Nach HORWITZ und SMITH disponiert die unsymmetrische Gelenkstellung ebenso wie die beidseitige sagittale Stellung zu degenerativen Gelenkveränderungen, während bei coronaler Stellung derartige Befunde seltener sein sollen.

BRAILSFORD berichtet, daß in 3 Fällen eine Skoliose der Lendenwirbelsäule Folge einer abnormen Entwicklung der Gelenkfortsätze war. Auch MILIS nimmt an, daß die Form der Lumbosacralgelenke bei der Skolioseentstehung eine Rolle spielt. Andererseits soll sich auch als Folge der Skoliose eine Asymmetrie der Gelenkfortsätze ausbilden können. BRAILSFORD gibt an, daß bei asymmetrischer Stellung der Gelenkflächen abnorme Bewegungen stattfinden. Nach PHESANT und SWENSON ermöglicht die sagittale Stellung der Lumbosacralgelenke eine größere Flexionsbeweglichkeit, die coronale Stellung soll dagegen die stabilere sein. FRIEDMAN; FISCHER und VAN DEMARK geben an, daß transversale, also coronale Gelenkstellung seitliche Bewegungen im Lumbosacralgelenk erlaubt, aber das Abgleiten nach vorn verhindert. Sagittale Stellung dagegen gestattet Bewegungen nach vorne, aber nicht nach der Seite. TANZ konnte im Gegensatz zu BEGG und FALCONER keine Unterschiede im mittleren, lateralen Bewegungsausmaß bei Personen mit und ohne Kreuzschmerz feststellen.

Es sei noch darauf hingewiesen, daß bei coronaler, also frontaler Stellung der Gelenkfortsätze L5/S1 an der oberen Begrenzung des cranialen Gelenkfortsatzes von S1 eine Aufhellungslinie infolge eines Mache-Effektes in Erscheinung treten kann, die zur Fehldiagnose „Spondylolyse" verleiten kann.

Unter lumbosacraler Subluxation versteht man einen Zustand, der teilweise der sog. Pseudospondylolisthesis entspricht. Zum Unterschied von der Spondylolisthesis, die nach BERQUET unregelmäßig dominant vererbt wird, sind keine Defektbildungen im Bogenteil des 5. Lendenwirbels vorhanden, der Bogenteil vom 5. LW ist oft hypoplastisch und ebenso ist der Bogenteil vom 1. Kreuzbeinsegment in den charakteristischen Fällen völlig aplastisch oder stark hypoplastisch. Der Zustand geht in vielen Fällen so weit, daß der 5. Lendenwirbel vor das Kreuzbein luxiert ist (NEWMAN). Von WILLEMIN ist eine komplette Ventralverschiebung des 5. LW beschrieben worden bei Fehlen der Basis des Sacrums auf kongenitaler Grundlage.

Deformierungen der Kreuzbeinbasis sind bei schwerer Spondylolisthesis beobachtet worden (LANCE; HARNACH).

ϱϱ) Die Sonderstellung der letzten Lendenbandscheibe

Sehr eingehend hat sich ERDMANN mit der Sonderstellung der letzten Lendenbandscheibe beschäftigt. Auch dann, wenn keine eindrucksvolle Verschmälerung nachweisbar ist, soll sie strukturell minderwertig sein, was sich daraus ergibt, daß sich an ihr in relativ jungen Jahren isolierte Osteochondrosen einstellen. Die strukturelle Minderwertigkeit wird dabei als Ausdruck einer Assimilation gewertet, welche ohne sonstige Zeichen einer Übergangswirbelbildung bestehen kann, sowie eine larvierte Assimilation im Sinne KIRCHHOFFs (abnorme Länge des Kreuzbeines, Promontoriumshochstand, seitliches Abfallen der oberen Kreuzbeinränder) begleiten kann und bei einer manifesten Assimilation am ausgeprägtesten ist.

TAPTAS und KATSIOTIS haben Verschmälerungen des lumbosacralen Zwischenwirbelraumes mit unregelmäßigen Strukturverdichtungen im Bereich der angrenzenden Deckplatten als traumatische Discospondylitis gedeutet. Von DE SÈZE wurden derartige Befunde als pseudotuberkulöse Discarthrose bezeichnet. Einschlägige postoperative Befunde wurden von SCHULTZ sowie von LENSHOEK beschrieben.

σσ) Dornfortsatzabweichungen L5

Da LEWIT Schmerzen in Zusammenhang mit Dornfortsatzabweichungen gebracht hat, sei kurz vermerkt, daß nach meiner Erfahrung Dornfortsatzabweichung bei L5 häufiger sind als an den übrigen Lendensegmenten, während die größte Frequenz im Bereich der Brustwirbelsäule liegt.

ττ) Sagittale Wirbelkörperspalten L5

Über sagittale Wirbelkörperspalten haben JUNGHANNS, REISNER; FRETS; ALTSCHUL sowie KORVIN; FISCHER und DEMARK berichtet. In dem Falle von FRETS hat es sich um einen Übergangswirbel gehandelt. Die sagittale Wirbelkörperspalte wird auch als Somatoschisis oder Spina bifida anterior bezeichnet.

vv) Dorsaldislokation L5

Von WAINDRUCH und KOREZKY wird über den seltenen Fall einer angeborenen Dorsaldislokation des 5. Lendenwirbels berichtet. Ansonsten stellen Dorsaldislokationen Folgen von Gefügestörungen an der letzten Lendenbandscheibe dar.

φφ) Veränderungen am Sacrococcygealgelenk

Arthrotische Veränderungen am Sacrococcygealgelenk und Subluxationsstellungen sind gelegentlich bei der Coccygodynie angetroffen worden. Die Zusammenhänge sind aber nicht gesichert. In den meisten Fällen von Coccygodynie ist im Röntgenbild kein auffälliger Befund zu erheben (BORGIA; LIEVRE und ATTALI).

β) Bedeutung der Formvarianten des Kreuzbeines für die Geburtshilfe

Varianten des Kreuzbeines hinsichtlich der Form der Kreuzbeinkrümmung sind beim Mann ohne jegliche pathologische Bedeutung, können aber bei der Frau von Einfluß auf den Geburtsverlauf sein und bei ihr zu einem Pathologicum werden (GILLANDERS; AGUILAR). Bis zur Pubertät bestehen bei Mann und Frau keine Differenzen bezüglich der Form des Kreuzbeines. Bei der geschlechtsreifen Frau ist die sacrale Konvexität im allgemeinen stärker ausgebildet als beim Mann.

Die Krümmung des Kreuz- und Steißbeines beeinflußt vor allen Dingen die Rotation des kindlichen Kopfes vom queren in den geraden Durchmesser. Für die Geburtsleitung ist es also nicht nur wichtig, röntgenologisch die Beckenmaße zu bestimmen, sondern sich auch ein Urteil über die Kreuzbeinkrümmung zu bilden.

In einem Fall von BUNIM hat ein Knotensacrum zu einer Frakturierung des hinteren Parietale des Kindes und damit zu seinem Tode geführt. POSNER und BLOCH beschäftigen sich mit der Bedeutung des flachen Sacrums für den Geburtsvorgang, GILLES mit den entsprechenden Folgen der Spina bifida. Unter 440 Frauen mit einem flachen Sacrum hatten 3,4% eine Beckenverengung in einem oder mehreren Durchmessern. Nur 8% der Geburten verliefen spontan, während in einer Vergleichsgruppe von Frauen ohne flaches Sacrum 70,6% Spontangeburten zu verzeichnen waren. Bei 17,7% der Frauen mit flachem Sacrum hatte eine Sectio gemacht werden müssen und bei 38,6% war die Geburtsdauer verlängert (POSNER und BLOCH). Auch REICHENMILLER weist auf die Bedeutung der Sacrumform für den Geburtsvorgang hin (SCHERRER).

αα) Das lange Becken

Das lange Becken, das eine sehr häufige Ursache des hohen Geradstandes (KIRCHHOFF; MAURER und POST-AMON; BERGER u. STOLL; EICHER CASTANO ALMENDRAL) ist, stellt einen besonderen Teilaspekt der Übergangswirbelbildung dar. Diese Beckenform ist allein durch die Entwicklung des Kreuzbeines bestimmt.

Wenn der Übergangswirbel gegenüber dem Kreuzbein mäßig abgewinkelt ist, entsteht ein sog. Doppelpromontorium. Das lange Becken ist aber unabhängig von dem Vorhandensein eines Übergangswirbels, noch durch andere Besonderheiten charakterisiert. Fast immer ist die Stellung des Kreuzbeines zwischen den Darmbeinen zu steil, weiter findet sich eine Abflachung der Kreuzbeinkrümmung. Je nach seinen speziellen Charakteristica kann man das lange Becken einteilen in das Assimilationsübergangsbecken, in das Assimilationsbecken mit erhaltener Kreuzbeinform, in das Assimilationskanalbecken mit 6 Kreuzbeinwirbeln, in das Kanalbecken mit 5 Sacralwirbeln, mit wahrscheinlicher, aber nicht sicherer Assimilation. Im letzteren Fall verläuft das Kreuzbein fast schnurgerade. Diese Beckenform wird von WINTER so gedeutet, daß eine Sacralisation des letzten Lendenwirbels und zum Ausgleich einer Assimilation des letzten Sacralwirbels an das Steißbein besteht (BUTTENBERG; WINTER; FRISCHKORN; KOERNER). Für den Röntgenologen ist es also wichtiger eine seitliche Aufnahme anzufertigen, die die Einbeziehung des Wirbelkörpers in das Kreuzbein anzeigt, als die a.p.-Aufnahme zu machen, auf der der Grad der Assimilation der Querfortsätze in Erscheinung tritt, Entscheidend ist, in welchem Umfang das Assimilationsbecken ein langes Becken ist. also der Grad des Promontoriumhochstandes.

ββ) Seepferdchensacrum

PIGEAUD und HAYEM haben eine Formvariante des Kreuzbeines beschrieben, die sie als Seepferdchenkreuzbein bezeichnen, weil in der seitlichen Projektion das Promontorium

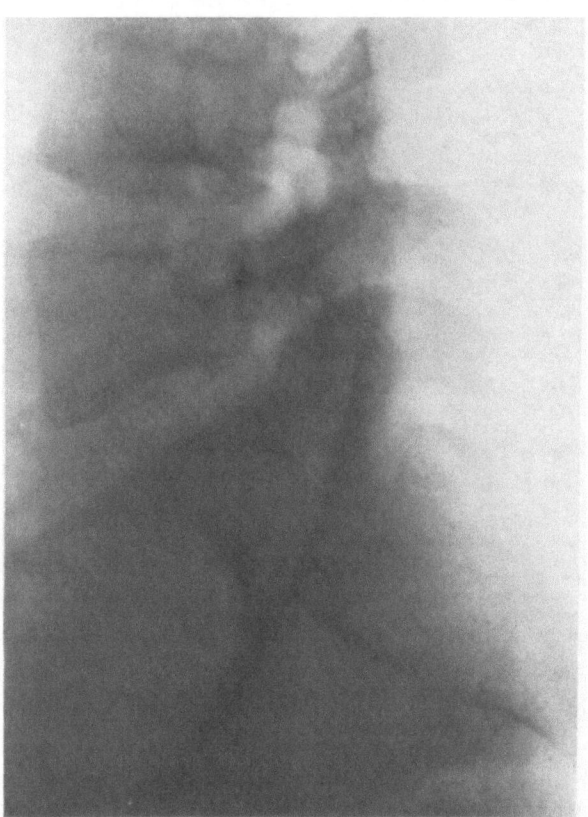

Abb. 67. Die normale Kreuzbeinkonkavität ist durch eine Konvexität ersetzt

schnabelartig vorspringt und sich in eine Kavität des mittleren Drittels vom 1. Kreuzbeinsegment fortsetzt, die dann in eine Konvexität des unteren Drittels des 1. Kreuzbein
körpers und des ganzen 2. Kreuzbeinsegmentes übergeht. Diese spezielle Form hat den
Vergleich mit einem Seepferdchen nahegelegt. Wenn keine weiteren Beckenanomalien
bestehen und wenn das Becken nicht schon nennenswert verengt ist, verursacht diese
Formanomalie keine Komplikationen unter der Geburt. Liegen jedoch weitere Anomalien
und eine Beckenverengung vor, so kann die Konvexität des unteren Drittels vom 1. Kreuzbeinsegment und dem ganzen 2. Kreuzbeinsegment den Durchtritt des kindlichen Kopfes
verhindern. Konvexe Kreuzbeine ohne typisches Seepferdchenaussehen können den Geburtsverlauf ebenfalls beeinträchtigen (Abb. 67).

γ) Varietäten und sonstige Formanomalien am Kreuzbein

In diesem Kapitel sollen die Formvarianten mit Ausnahme der Spina bifida, der
partiellen und totalen Agenesie sowie der cranialen und caudalen Variation, die in eigenen
Kapiteln zu finden sind, abgehandelt werden (PIZON).

αα) Apophysenpersistenz und Apophysitis an der Massa lateralis

Nach KÜHNE können die lateralen Apophysen der Massa lateralis des Kreuzbeines
persistieren und von einer aseptischen Nekrose betroffen werden.

ββ) Ventralverschiebung eines Kreuzbeinsegmentes

Bei einem Kind war das 1. Kreuzbeinsegment gegenüber dem 2. gering nach ventral
verschoben. Beschwerden bestanden nicht. Möglicherweise entwickelt sich aus einem
solchen Befund eine konvexe Umkrümmung des oberen Kreuzbeinanteiles im Laufe des
Wachstums (Abb. 68).

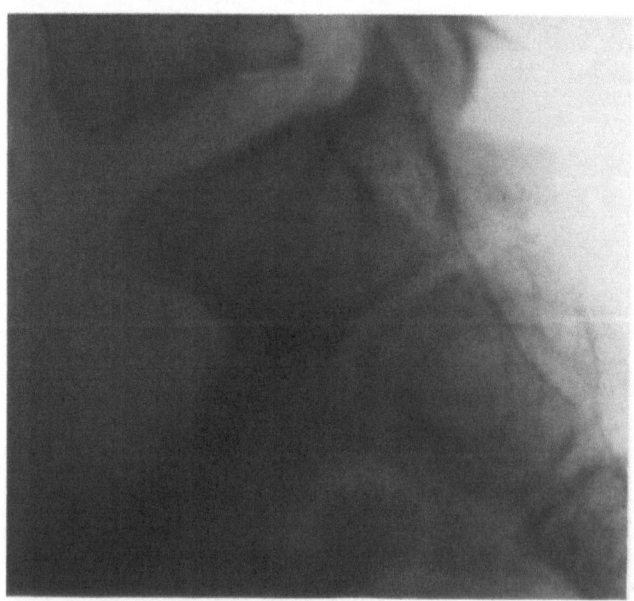

Abb. 68. Der 1. Kreuzbeinwirbelkörper erscheint gegenüber dem 2. gering nach ventral verschoben

γγ) Zahl der artikulierenden Segmente

Während in der Regel 3 Kreuzbeinsegmente mit dem Darmbein artikulieren, sind
nach FRETS in 3,4% nur 2 Sacralsegmente an der Artikulation beteiligt. An sonst normal
entwickelten Sacra war in 8% eine sog. „sacral notch" (Einbuchtung in der Mitte der
Gelenkfläche) vorhanden.

δδ) Anomale Foramina

Der gleiche Autor fand 5mal ein Foramen sacralis superior lateral vom Gelenkfortsatz an der oberen Fläche der Massa lateralis. Gelegentlich sieht man dicht neben der Crista sacralis media kleine runde Foramina in segmentaler Anordnung (Abb. 69).

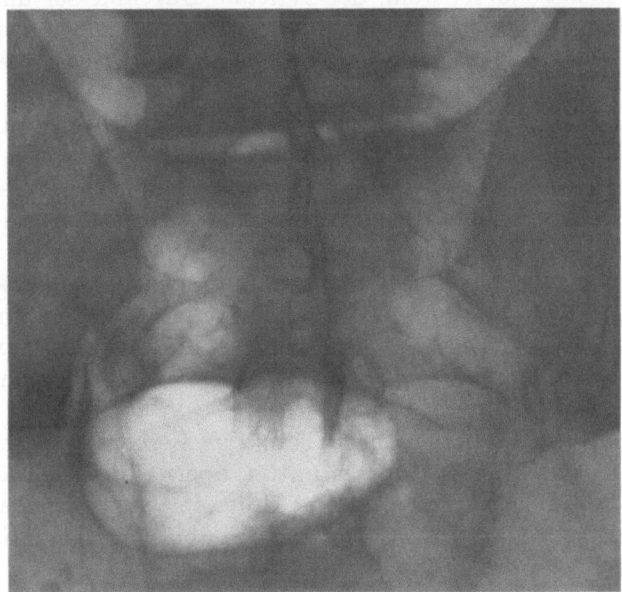

Abb. 69. Drei segmentale mediane Foramina dicht neben der Crista sacralis media

εε) Akzessorische Gelenke

HADLEY hat über akzessorische Gelenke zwischen Sacrum und Ileum dorsal von den normalen Ileosacralgelenken berichtet, ebenso DERRY; GIRAUDI und TROTTER.

ζζ) Akzessorische Knochenelemente

Von CORNWELL und RAMSEY wurden isolierte Knochenelemente beiderseits an der Grenze vom Kreuz- und Steißbein beschrieben, die ihrer Lage nach dem Ligamentum sacro-coccygicum laterale entsprachen. Vom Kreuz- und Steißbein waren sie durch Gelenkbildungen getrennt. Der Träger dieser Anomalie bot auch sonst Skeletvarietäten, besonders am Schädel, außerdem war ein Übergangswirbel vorhanden und der Steiß zeigte eine vermehrte Beweglichkeit. Die Verff. lassen es offen, ob es sich um ossifizierte Ligamenta oder sacrale Rippen handelte.

ηη) Exostosen

BRAILSFORD berichtet über eine große Exostosenbildung, die vom 5. LWK ausging und mit dem Darmbein artikulierte. Außerdem zitierte er einen Fall von GALABIN, bei dem eine große Exostose an der Vorderfläche des Sacrums bestand, die zu Geburtsschwierigkeiten führte. Multiple, kartilaginäre Exostosen am Kreuzbein sind selten und sie kommen praktisch nur dorsal in der Gegend der Dornfortsätze vor.

Bei einem Patienten von PARCZYÚSKI hatte ein mittelhandknochenartiger Vorsprung, der von der Kreuzbeinkante auf das Hüftgelenk gerichtet war, rezidivierende trophische Ulcerationen am Gesäß zur Folge.

ϑϑ) Verengung des Lumbosacralkanals

Die Verengungen des Spinalkanals sind mit größter Wahrscheinlichkeit kongenitaler Natur (BRIZZI und FOSCHI). Teilweise werden sie auch als Symptom eines Dysraphismus angesehen, weil recht häufig gleichzeitig eine Spina bifida gefunden wird (SARPYENER).

Eine Verengung des Sagittaldurchmessers vom Spinalkanal findet sich bei der Achondroplasie (EPSTEIN; MALIS sowie SPILLANE). DONATH und VOGEL erwähnen ebenfalls eine Lumbosacralkanalstenose als Teilsymptom der Chondrodystrophie.

Wenn der Wirbelkanal in Höhe der letzten Lendenwirbel und im Bereich des Kreuzbeines verengt ist, insbesondere, wenn der sagittale Durchmesser unter den Normwerten liegt, kann es zu dem Krankheitsbild der Claudicatio intermittens spinalis kommen, das bezüglich der subjektiven Beschwerden große Ähnlichkeit mit der Claudicatio intermittens hat.

Die Patienten haben Schmerzen in den Beinen nach einer bestimmten Wegstrecke und außerdem orthostatische Beschwerden. Gelegentlich treten auch Erscheinungen einer Urininkontinenz auf. Es kommt zur Muskelatrophie und zu Paresen.

Die gleichen Erscheinungen werden mitunter bei der Erweiterung des Lumbosacralkanals beobachtet. Ihre Ursache ist dann in der Kompression des Lumbalsackes durch ein peridurales Lipom oder einen anderen raumfordernden Prozeß zu suchen.

Bei der lumbalen Myelographie wird oft kein Liquor erreicht und die Untersuchung ist nur suboccipital möglich. Die lumbale Myelographie ist außer durch die Kompression des Lumbalsackes durch die Verengung des Zwischenraumes zwischen den Wirbelbögen erschwert.

Im Myelogramm erweist sich der Lumbalkanal im Bereich der letzten Lendensegmente stark verengt oder gar für das Kontrastmittel überhaupt nicht durchgängig. In der lateralen Projektion läuft der Lumbalsack in Höhe des Stops ventral spitz zu. In Fällen mit myelographischer Füllung des terminalen Lumbalsackes ist dieser im Bereich des Sacrums und des 5. Lendenwirbels stark verschmälert.

Bei der Operation sind die Wirbelbögen praktisch nur aus kompaktem Knochen gebildet und sehr hart. Das peridurale Fettgewebe fehlt. Der Duralsack zeigt keine Pulsationen. Die Pulsationen treten aber in Erscheinung, wenn im Laufe der Laminektomie die ausreichende Dekompression erreicht ist.

Die Ursache der intermittierenden Schmerzen in Abhängigkeit von Beanspruchungen u.a. auch von längerem Stehen, mit Wadenschmerz, Kreuzschmerz, ischialgiformen Beschwerden und Schwächeerscheinungen in den Beinen wird von einem Teil der Autoren auf eine mechanische Irritation der Cauda equina durch die Verengung des Wirbelkanals, die durch eine verstärkte Lordose in ihrer Wirkung noch gesteigert werden kann, zurückgeführt (VAN GELDEREN; VERBIEST, STEENWINKEL, BLAU und LOGUE; GATHIER).

Wahrscheinlicher ist es jedoch, daß nicht die direkte mechanische Irritation der Nervenwurzeln die Beschwerden auslöst, sondern daß die Enge des Wirbelkanals bei mechanischer Beanspruchung über einen Reflex zur Ischämie der Nervenwurzeln führt (SARTESCHI, GILLILAN; DEJERINE; FIELD). Die Beschwerden werden also nach einem pathogenetischen Mechanismus zustandekommen, wie ich ihn in früheren Veröffentlichungen auch für die Bandscheibenischias und die Beschwerden beim Drehgleiten unterstellt habe (EPSTEIN, DURAN OBIOLS).

EPSTEIN, EPSTEIN und LAVINE kommen zu dem Schluß, daß ein enger lumbosacraler Wirbelkanal schon bei kleineren Prolapsen zu einer schweren klinischen Symptomatik führt als dies bei einem weiten Lumbosacralkanal der Fall ist. Auch die Weite der Foramina spielt eine entsprechende Rolle. Ein Spinalkanal wird als verengt angesehen, wenn sein a.p.-Durchmesser zwischen 1,5 und 0,8 cm liegt.

Im Falle des geschilderten Krankheitsbildes besteht die Aufgabe des Röntgenologen darin, nach Möglichkeit mit Übersichts- und Schichtaufnahmen die Weite des Lumbosacralkanales genau darzustellen. Eine eventuelle Lordose ist in die diagnostische Auswertung mit einzubeziehen und im Fall einer normalen Weite eine Myelographie vorzunehmen.

TROTTER und LETTERMAN erwähnen das gelegentliche Vorkommen von leistenförmigen Vorsprüngen der vorderen oder hinteren Wand des Sacralkanals, die sein Lumen stark einengen. Derartige Befunde können die Sacralanaesthesie erschweren oder unmöglich machen. Es erscheint möglich, daß auch sie als Ursache einer Claudicatio intermittens spinalis in Frage kommen. Die Verengung in Höhe des 5. LW kann im Übersichtsbild durch Messung des Bogenwurzelabstandes und der Wirbelkörperbreite und im sagittalen Bild durch Messung des a.p.-Durchmessers vom Wirbelkörper und des Wirbelkanaldurchmessers bestimmt werden. Der Wirbelkanaldurchmesser wird in Relation gesetzt zum Wirbelkörperdurchmesser. Ein Verhältnis von 1:4,5 findet sich bei einem sehr engen, ein Verhältnis von 1:2 bei einem sehr weiten Wirbelkanal. Diese Verengungen des Wirbelkanals in Höhe des 5. Lendenwirbels gehen ebenso mit Lumbago-Ischias-Symptomen oder mit den Erscheinungen einer Claudicatio intermittens spinalis einher, wie die Verengungen des gesamten Lumbosacralkanals. Im Myelogramm findet man eine tiefe Eindellung des Lumbalsackes von dorsal und lateral her, oder sogar eine völlige Passagebehinderung (JONES und THOMSON; SCHATZKER und PENNAL). Solche Stenosen können auch aus einer degenerativen Spondylolisthesis oder einer echten Spondylolisthesis resultieren (SCHATZKER und PENNAL). In den Fällen von echter Spondylolisthesis muß man außer einer zentralen Laminektomie lateral auch das osteo-cartilaginäre Gewebe an der Spondylolysestelle beiderseits in der Pars interarticularis entfernen und eventuell fibröse Stränge durchtrennen. Diese Patienten können eine spinale Stenose haben, ohne daß neurologische Ausfälle bestehen. Eine spinale Stenose kann auch arthrogen oder traumatisch sein.

ıı) Erweiterung des Lumbosacralkanals

Eine Erweiterung des gesamten Lumbal- und Sacralkanals als angeborene Anomalie sahen GARCIN und GODLEWSKI. Neurologische Erscheinungen waren nicht vorhanden, so daß durchaus die Möglichkeit besteht, daß es sich lediglich um eine Formvariante gehandelt hat und nicht um das Symptom einer Myelodysplasie (s. Kap. l, S. 511 Spina bifida sine spina bifida), wenn sich diese Annahme auch nicht völlig von der Hand weisen läßt. Eine Tumorbildung, die ebenfalls Erweiterungen des Wirbelkanales bzw. in diesem Fall des Sacralkanales macht, konnte ausgeschlossen werden. PIA beschreibt derartige Befunde als angeborene Megacauda. Im übrigen sind nicht tumorbedingte Erweiterungen als reine Myelodysplasien ohne Spina bifida (WALKER) bekannt. Am häufigsten kommen sie allerdings zusammen mit einer Spina bifida vor und zeigen dann wahrscheinlich gleichzeitige myelodysplastische Veränderungen an (WOLTMAN; ALEXANDER, GARVEY und BOYCE). BURMEISTER hat eine Erweiterung des lumbosacralen Wirbelkanals bei Jugendlichen mit Bogenschlußdefekten gefunden, die an Muskelatrophien in einem Bein litten. Während der Wirbelkanal erweitert war, war der Lumbalsack in diesen Fällen einseitig oder beidseitig eingeengt. Bei der Operation quoll übermäßig Fettgewebe hervor. Es wurden auch kleine Cysten oder fibröse Stränge im Periduralraum bei der Operation gefunden. Letztere sowie ein Teil des vermehrten Fettgewebes wurden reseziert. Die Atrophien und die neurologischen Ausfälle besserten sich nach der Operation. Auch die Ligamenta interarcualia erwiesen sich als verdickt. Ob die Erweiterung des Wirbelkanales bei der Spina bifida occulta eine Druckusur durch das vermehrte peridurale Fettgewebe darstellt oder ob primär infolge des fehlenden Bogenschlusses der Wirbelkanal weit ist und sich das Fettgewebe ex vacuo entwickelt oder ob es sich um gleichgeordnete Veränderungen im Rahmen des dysraphischen Syndroms handelt, muß noch offen bleiben.

Erweiterungen des lumbosacralen Wirbelkanals finden sich nach BURMEISTER außerdem bei Skoliosen und bei Neurofibromatosen. Im letzteren Fall resultiert die Erweiterung häufig aus einer Exkavation der dorsalen Anteile des 5. Lendenwirbelkörpers und des Kreuzbeinkörpers, ohne daß intracanaliculäre Tumorbildungen vorhanden sind.

ϰϰ) Septierung des Lumbosacralkanals

Eine Unterteilung des Hiatus sacralis durch eine mediale Septenbildung beschreibt BLACK. In einem Fall von Diastematomyelie, über den WEIL berichtet hat, waren die Canales intersacrales S 1 und S 2 zu einem einzigen Kanal verschmolzen.

Diastematomyelien, bei denen neben einer Zweiteilung des Rückenmarkes oft eine Zweiteilung des ganzen Wirbelkanals besteht, reichen mitunter bis zum Kreuzbein. Derartige Diastematomyelien kommen oft zusammen mit einer Spina bifida vor (Thursfield; Weil; James und Lassman; Kapsenberg, van Lookeren und Cameron) und gehen mitunter auch unter dieser Diagnose, da die Zweiteilung als dorsaler Spalt angesehen wird (Davies, Jenett und Hoskins; Herren und Edwards; Cowie; Ingraham und Matson; Nauhauser, Wittenberg und Dehlinger). Andererseits gibt es auch Septenbildungen im Caudabereich, ohne daß eine Spaltung oder Zweiteilung des Rückenmarkes besteht (Matson, Woods, Campbell und Ingraham). Das Septum ist mitunter im Kindesalter bindegewebig und knorpelig und verkalkt erst im höheren Alter. Die Diastematomyelie ist gar nicht so extrem selten (Herren und Edwards). Ingraham und Matson berichteten 1954 über 42 Fälle aus der Literatur und 22 eigene Fälle. Sie betreffen aber nur zum kleineren Teil das Kreuzbein (s. auch Kap. i) Die pathologische und die nicht pathologische Spina bifida, S. 501).

λλ) Verdoppelungen der Lumbosacralregion

Doppelbildungen, die die Lumbosacralregion betreffen, werden teils als echte Doppelbildungen, teils als Spaltbildungen aufgefaßt. Sie könnten auch als stärkere Grade einer Diastematomyelie angesehen werden.

Ein einschlägiges Präparat der Basler Sammlung, das von Gruber beschrieben worden war und das einem 5jährigen Mädchen stammte, zeigte 2 weitgehend differenzierte Kreuzbeine, die in der Mitte durch eine breite Lücke voneinander getrennt waren. Die Doppelbildung setzte sich auf die untere Lendenwirbelsäule fort. Bei einer weiblichen Totgeburt war eine Zweiteilung der oberen Sacralsegmente vorhanden, die unteren Segmente waren wiederum knöchern vereinigt.

Rosselet berichtet über ein Neugeborenes mit Zweiteilung des Lendenabschnittes, das am 3. Lebenstag starb und bei dem eine Spina bifida im unteren Brustabschnitt bestand. Es handelte sich um 2 Wirbelkörperreihen, wie durch die Sektion sichergestellt werden konnte. Die Wirbelhälften waren um 90° mit den Halbbögen nach außen rotiert. Im Bereich des unteren Sacrums war die Wirbelsäule wieder geschlossen. Der Autor bezeichnet den Befund als durchgehende Spaltung der Wirbelsäule. Zimmer gibt eine Demonstration eines Röntgenbildes mit Verdoppelung der Lendenwirbelsäule. Der 1. LW war verbreitert. Ihm saßen caudal jeweils 2 Wirbelhälften auf, an denen allerdings jederseits nur eine voll ausgebildete Bogenwurzel zu erkennen war. Medial sind an beiden Wirbelkörperreihen keine eindeutigen Bogenwurzeln zu erkennen. Ein durchgehender Spalt von ventral bis dorsal bestand aber auf jeden Fall. Dieser Spalt erstreckte sich auch auf das Kreuzbein.

Carletti beschreibt einen ähnlichen Befund, bei einer 25jährigen Frau. Äußerlich war eine halbkugelige Vorwölbung in der Lumbosacralregion, ähnlich einer Meningocele zu sehen. Am Hals bestand eine Spina bifida occulta C4—6 mit Blockwirbelbildung sowie eine leichte Skoliose. Der 3. Lendenwirbelkörper war zweigeteilt und an jeder Hälfte schlossen sich 2 völlig getrennte Wirbel L4/L5 nach caudal an. An diesen beiden Wirbeln waren eigene Bögen und beidseitig Querfortsätze ausgebildet, wobei die medialen Querfortsätze rudimentär waren. Die Foramina intervertebralia erschienen vergrößert, die Wirbelkörper zylindrisch. Das Kreuzbein erschien verdoppelt. Das Kreuzbein bestand links nur aus 3 Segmenten, rechts war es vollständig ausgebildet und trug ein rudimentäres Steißbein. Die medialen Kreuzbeinflügel zeigten in ihrem oberen Anteil Artikulation miteinander. Das Becken wies nur geringfügige Formvarianten auf.

Komplette Spaltbildungen am caudalen Wirbelsäulenabschnitt und am Kreuzbein waren bis dato nur an Totgeborenen und neugeborenen Kindern mit gleichzeitigen sonstigen Mißbildungen beobachtet worden. Sie gingen mit Eingeweidemißbildungen einher, die mit dem Leben nicht vereinbar waren.

Im Fall von CARLETTI bestanden keinerlei neurologische Ausfallerscheinungen. Die Patientin war als Arbeiterin tätig. Gegen eine komplette Spina bifida sprach das Fehlen eines Hydrocephalus. Die halbkugelige Weichteilvorwölbung über der Mitte der Sacralregion wurde trotzdem als Myelomeningocele mit Fettgewebstumor gedeutet. An der Blase bestand eine Eindellung, die ebenfalls als ventrale Myelomeningocele gedeutet wurde. Die Tatsache separat ausgebildeter Wirbelbögen sprach jedoch für eine Verdoppelung und nicht für eine komplette Schisis.

Später haben MURCZINSKY und UNIECKA eine ähnliche Beobachtung bei einem Lebenden mitgeteilt. Die Lendenwirbelsäule war vom 3. LW ab einschließlich dem Kreuzbein zweigeteilt. Infolge Hemispondylie L3 bestand eine Skoliose. Nach der Geburt war der Patient an einer Liquorfistel operiert worden. Auf einer Seite war eine Doppelniere vorhanden und auch das Handskelet wies Entwicklungsstörungen auf. Es bestand ein Pes equino-varus und Harninkontinenz. In einem 2. Fall war nur das Kreuzbein in 2 keilförmige Hälften gespalten.

TILL vermerkt bei einer eigenen Beobachtung mit Zweiteilung ab L2 einschließlich des Sacrums, daß jederseits nur eine Bogenreihe angelegt war, was für eine Spaltbildung und gegen eine Verdoppelung sprach.

FRETS berichtet über eine vollständige und eine unvollständige sagittale Zweiteilung des ersten Sacralwirbels (GRIEGERICH).

μμ) Defekte im Kreuzbein

Ein großer ovaler Knochendefekt im Kreuzbein an der Stelle des Hiatus sacralis wurde von SANTY beobachtet. In einem Fall von Spina bifida sah DUNKER Defekte an den Partes laterales des perinealen Kreuzbeinabschnittes.

BREUS und KOLLISKO berichten über einen doppelseitigen Defekt an der Massa lateralis im Bereich von S1, der durch eine fehlende Anlage des Processus transversus verursacht war. Weitere einschlägige Beobachtungen stammen von PUIG und ROUSSELIN; MACHARD und FISCHER.

Von MARWEDEL wurde bei einem Neugeborenen eine Weichteilgeschwulst entfernt, die sich als ektopisches Darmstück erwies, das in Richtung auf den Mastdarm zwischen Kreuz- und Steißbein hindurchzog, aber mit dem Mastdarm keine Verbindung einging. Bei dieser Operation wurde ein Knochendefekt auf der einen Seite zwischen Kreuz- und Steißbein festgestellt. Es handelte sich um einen kongenitalen Prolaps eines retroanal entwickelten Darmstückes durch einen abnormen sacralen After. Der Befund wurde als persistierender Urmund beim Menschen gedeutet. Im Bereich der Facies auricularis sind ebenfalls Defekte beschrieben worden.

νν) Halbwirbel am Kreuzbein

Während Berichte über Halbwirbel an der Wirbelsäule nicht allzuselten sind, liegen entsprechende Beobachtungen am Kreuzbein kaum vor. In der Literatur wurde nur über einen Fall berichtet, der ein Kleinkind mit einem sacrococcygealen Teratom betraf. Der 2. Sacralwirbel war als Halbwirbel ausgebildet, das 1. Kreuzbeinsegment und der 5. Lendenwirbel wiesen ebenfalls Mißbildungen auf (WILSON, LITTON und CAPINPIN). In einer Arbeit von RETTIG ist das Kreuzbein eines Säuglings abgebildet, an dem das Segment S2 als Halbwirbel angelegt war. WILSON, LITTON und CAPINPIN fanden einen Halbwirbel S2 bei einem Teratom.

ξξ) Anomalien an den Foramina sacralia

Neben sonstigen Anomalien finden sich in einem anatomischen Präparat von TAGLICHT Anomalien an den Foramina. Dorsal fehlten sie völlig. FRANCESCHELLI gibt an, daß Bandscheibenresiduen durch Kompression des Nerven im Bereich der Foramina sacralia bzw. der Canales intersacrales zu einem Schmerzbild mit sacraler Projektion führen können. FINDLAY berichtet über Inkontinenz im Kindesalter als Folge von Anomalien der Foramina sacralia.

oo) Bandscheibenverkalkungen am Kreuzbein

Bei einem 15jährigen Jungen fanden sich in der Zwischenwirbelscheibe L5/S1 laterale paarige Verkalkungen, die wohl dem Anulus fibrosus angehörten. In den sacralen Bandscheiben waren dagegen die Nuclei pulposi verkalkt. Das Kind war wegen einer Enuresis zur Untersuchung gekommen (BUTTENBERG).

ππ) Sacrale Gelenkbildung

Am 1. und 2. Sacralwirbel ist das Ausbleiben einer Verschmelzung zwischen dem Wirbelkörper und dem neurocostalen Element beschrieben worden (GRANT). Am 1. Kreuzwirbel wurde ein Spalt zwischen dem Gelenkfortsatz und dem Kreuzbeinflügel gefunden (ROWE). WELLS hat den gleichen Befund an einem 2. Kreuzbeinwirbel erhoben. In diesem Fall war ein funktionierendes hinteres Intervertebralgelenk angelegt. Die Spina ilica dorsalis superior kann mit der Kreuzbeinrückfläche artikulieren.

ϱϱ) Das Kreuzbein beim Pyopagus

Über die Verhältnisse am Kreuzbein bei siamesischen Zwillingen, die in der Kreuzbeinregion verschmolzen sind, liegen kaum Mitteilungen vor. KOOP berichtet über einen solchen Pyopagus, der normal geboren worden war und operativ getrennt wurde. Der kleinere Zwilling hatte nur 4 Kreuzbeinsegmente, im übrigen waren die Kreuzbeine normal ausgebildet.

σσ) Kreuzbeinverkrümmungen in seitlicher Richtung und Asymmetrien

Eine skoliotische Verkrümmung des Kreuz- und Steißbeines soll in 40% aller Wirbelsäulenskoliosen vorhanden sein. REIJS gibt an, daß Beckenasymmetrien bei Skoliosen nur dann auftreten, wenn gleichzeitig eine primäre Kreuzbeinskoliose vorhanden ist. Leichte skoliotische Kreuzbeinkrümmungen werden auch angetroffen, ohne daß eine Skoliose der Wirbelsäule besteht (Abb. 70). Insbesondere induziert eine Skoliose, die auf den freien Teil des Kreuzbeines beschränkt ist, keine Gegenkrümmung der Wirbelsäule.

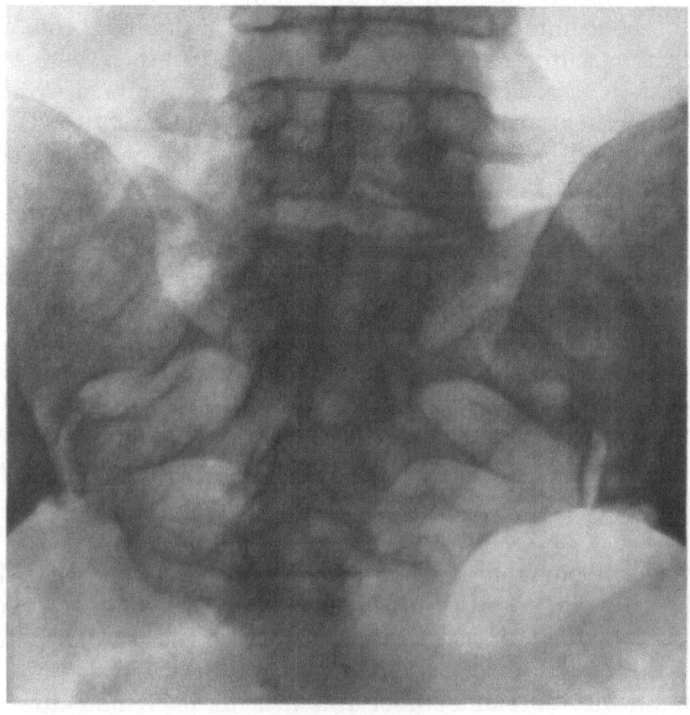

Abb. 70. Skoliose der Pars perinealis.

ALLMER hat eine einseitige Verdoppelung des 2. Kreuzwirbels mit daraus resultierender Kreuzbeinskoliose beschrieben. Nach BROCHER kann ein asymmetrisches Kreuzbein ebenso die Ursache einer Wirbelsäulenskoliose sein wie ein asymmetrischer Übergangswirbel.

In einem Fall von SPRINGER war ein abnorm langer Lumbalsack nach caudal meningocelenartig aus einem erweiterten Hiatus sacralis caudalis ausgetreten und hatte zu einer seitlichen Abweichung vom terminalen Kreuzbein und vom Steißbein geführt.

Wenn die Kreuzbeindeckplatte in seitlicher Richtung schräg zur Horizontalen steht, so ist hierin eine mögliche Ursache einer Skoliose gegeben (DE SEZE, KLOSTERMANN und KATTWINKEL). Bei dieser Schiefstellung der Kreuzbeinoberfläche in querer Richtung handelt es sich entweder um die Folge einer Beinverkürzung oder eines Beckenschiefstandes aus anderer Ursache, oder um eine primär asymmetrische Entwicklung des Kreuzbeines, etwa einen Keilwirbel. Kompensation des Schiefstandes erfolgt meistens durch eine sehr flache und kurzbogige Skoliose. Schließlich kann diese schiefe obere Kreuzbeinbegrenzung auch Folge einer Skoliose sein. WALDEYER gibt an, daß 8 % aller Kreuzbeine asymmetrisch sind.

Nach DE WINTER zeigt eine seitliche Neigung der Oberfläche des Kreuzbeinkörpers auf der a.p.-Aufnahme im Stehen gegenüber der Horizontalen eine sog. Lendenbeckenblockade an. Ungleiche Beinlänge wird auf der Beckenaufnahme im Stehen dadurch erkennbar, daß die Achse des Kreuzbeines seitlich nicht am Symphysenspalt vorbeizeigt.

ττ) Dorsalverkrümmungen (Ventralkonvexität) und Wirbelschwänze

Derartige Anomalien treten im wesentlichen als Begleiterscheinung anderer Mißbildungen, insbesondere des Achsenskeletes auf (MEREDITH). BOEMINGHAUS fand bei einem 14jährigen Mädchen eine dorsal-cranial gerichtete Verkrümmung des letzten Kreuzbeinwirbels und des gesamten Steißbeines, welche synostotisch miteinander verbunden waren. Es waren plötzlich Schmerzen und Lähmungserscheinungen in den Beinen aufgetreten. Nach Exstirpation des Steißbeines stellte sich völlige Beschwerdefreiheit ein. Eine fast rechtwinkelige dorsal gerichtete Abbiegung des Kreuzbeines wurde von GEIPEL und SAUPE bei einem 41 cm langen Feten mit einer Sirenenbildung gefunden. Unter seinen Fällen von Imperforatio ani et recti beobachtete STEPHENS neben anderen Anomalien am Kreuz- und Steißbein auch Recurvation des Sacrums. Bei einer 26jährigen Schwangeren, die seit Geburt ein Steißbeinteratom hatte, fand KOBES ein völliges Fehlen der Kreuzbeinkrümmung bei gleichzeitiger Recurvation des Steißbeines. Eine weitere Beobachtung von Ventralkonvexität des Kreuzbeines stammt von UNGER und BRUGSCH.

Nicht allzuselten ist der pelvine Kreuzbeinabschnitt konvex, der perineale konkav (Abb. 71), ohne daß sonstige Anomalien bestehen. Auch durchgehende Konvexität wird beobachtet (Abb. 72).

Eine dorsale Aufbiegung des terminalen Kreuzbeines und des Steißbeines findet sich nicht selten auch beim sog. Wirbelschwanz. Dies ist meistens die einzige, auf Röntgenaufnahmen erfaßbare Veränderung.

Der Weichteilbürzel ist oft rübenartig und enthält keine Knochenelemente (GOULD und PYLE; FREUND; BARTELS; ALBRECHT; LISSNER). Weniger häufig sind in dem Wirbelschwanz Knochenelemente enthalten. In einem Fall von HORNITZKI war bei einem 2jährigen Kind ein solcher Höcker schon bei der Geburt bemerkt worden. Er ragte 2 cm über die Umgebung vor. Dieser Schwanz enthielt 3 Wirbelsegmente, wobei die ersten länger als normal waren und an Phalangen erinnerten. Statt nach ventral, wie ein normales Steißbein, war dieser knöcherne Schwanz nach hinten umgebogen. Eine Kreuzbeinkavität war nicht ausgebildet.

HENNIG und RAUBER berichteten über eine Totgeburt mit einem schwanzähnlichen Weichteilgebilde in der Rima ani, von rübenartiger Form, dessen Ansatz etwas eingeschnürt war. Es enthielt zwei röhrenartige Gebilde, die als überzählige Steißwirbel angesehen wurden, obwohl sie histologisch keine Chordareste fanden, die für ihre Wirbelnatur und gegen ihre Röhrenknochennatur hätten sprechen können. Die Möglichkeit, daß es sich um eine Steißteratombildung mit Röhrenknochen handelte, wurde erörtert, aber abgelehnt.

Die Entstehung der Wirbelschwänze läßt sich folgendermaßen erklären: Beim Feten ist im 1.—3. Monat ein Schwanz ausgebildet, der bei der weiteren Entwicklung in die Weichteile der Umgebung einbezogen wird

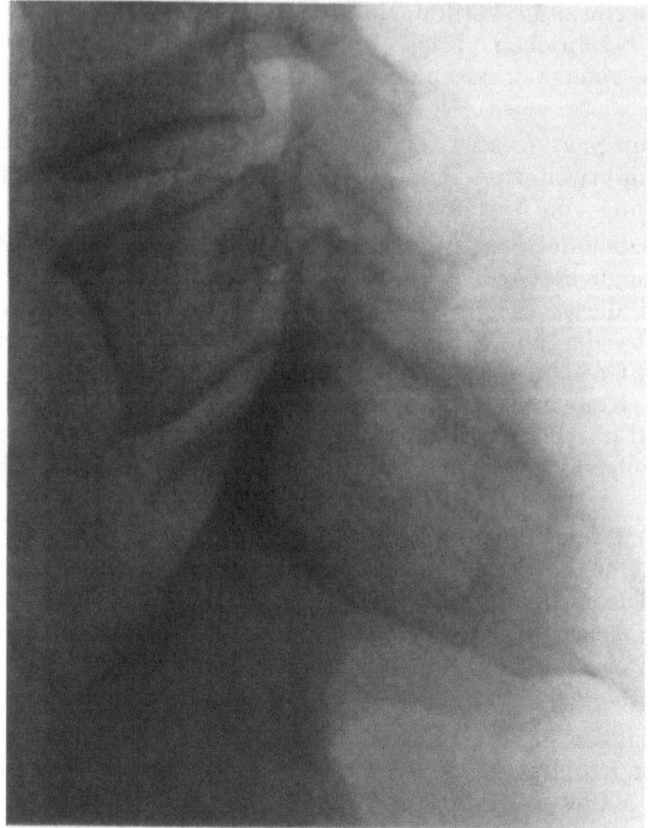

Abb. 71. Ventralkonvexer oberer Kreuzbeinabschnitt, der mit einer leichten Knickbildung in den caudalen,
ventral-konkaven Kreuzbeinabschnitt übergeht

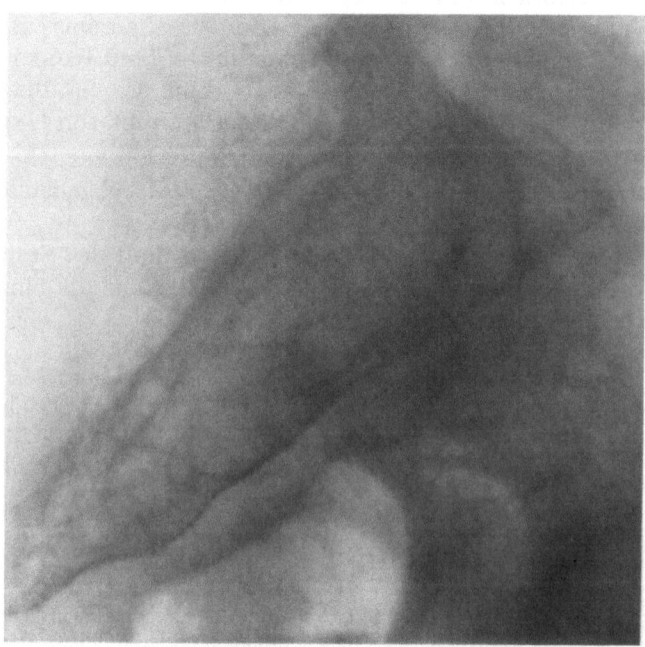

Abb. 72. Durchgehende Konvexität des Kreuzbeines

und späterhin nur noch als sog. Steißhöcker sichtbar ist. Auch dieser bildet sich zurück und an seiner Stelle bleibt die Foveola coccygea bestehen. Wenn die Rückbildung nicht regelrecht erfolgt, kann als Mißbildung beim Neugeborenen ein Schwanzhöcker oder ein größerer Wirbelschwanz vorhanden sein.

δ) Die Pathologie des Lumbosacralwinkels

Gegenüber den übrigen Wirbelgelenken nimmt das Lumbosacralgelenk eine gewisse Sonderstellung ein, da hier der Übergang von der beweglichen Wirbelsäule in das starre Kreuzbein erfolgt und das Kreuzbein gleichsam das tragende Fundament der gesamten Wirbelsäule darstellt (KRAMER; BROWDER; CROW u. BROGDON).

Bei der Besprechung der Lumbosacralwinkel wurde schon darauf hingewiesen, daß keine konstanten Beziehungen zwischen dem Neigungswinkel der Sacrumoberfläche und der Neigung der Sacrumachse bzw. dem Beckenneigungswinkel gegeben sind. Dies gilt aber nur im grundsätzlichen. Im einzelnen Fall können derartige Beziehungen durchaus bestehen. Es kommt vor allen Dingen darauf an, in welchem Alter die verstärkte Beckenneigung auftritt. Ist sie in frühester Jugend vorhanden, so kann, wie ebenfalls erwähnt, durch das Wachstum der Neigungswinkel der Sacrumoberfläche durchaus auf normale Werte verkleinert oder sogar so stark verkleinert werden, daß Überkompensation der verstärkten Becken- bzw. Sacrumneigung eintritt. Stellt sich dagegen später und vor allen Dingen nach Wachstumsabschluß eine verstärkte Beckenneigung aus irgend einer Ursache z.B. infolge einer Hüftgelenksaffektion ein, so kann eine kompensatorische Korrektur des Neigungswinkels der Sacrumoberfläche natürlich nicht mehr erfolgen.

Es sei nur kurz vermerkt, daß es sehr umstritten ist, ob das Sacrum gegenüber einer gleichbleibenden Beckenachse eine Vorwärtskippung erfahren kann. Die meisten Autoren sind der Ansicht, daß derartige Kippbewegungen in den Ileosacralgelenken nicht möglich sind und daß eine vermehrte Horizontalneigung des Sacrums immer mit einer entsprechend verstärkten Neigung des gesamten Beckens verbunden ist.

Bei allen diesen Winkelbestimmungen konnten trotz gegenteiliger Behauptungen mancher Autoren (RUIZ; BUTRIAGO; GIRARDI und DIFILIPPIS u. NOVOA; DAVIS; HELEOTIS; WILLIS; SCHERB; RENOULT u. WINTER; BRUCK; BALLERIO; VIDAL-NAQUET) klare Beziehungen zu klinischen Schmerzsyndromen und pathologischen Zuständen nicht nachgewiesen werden.

Eine gegenteilige Ansicht vertreten DROGULA und SPLITHOFF; BRAILSFORD; DIETZ; ROBINSON und GRIMM; GRIMM und TENEFF. DROGULA fand bei 100 Ischiaspatienten nur 28mal normale Winkelmaße. Außerdem hatten von diesen 28 Patienten 19 eine abnorme Differenz zwischen Lumbosacral- und Promontoriumswinkel unter 10°, die nach JUNGHANNS normalerweise im Durchschnitt 24° beträgt. ALBRECHT behauptet, daß um so häufiger Schmerzzustände vorkommen, je spitzer der von ihm angegebene Winkel ist. Sie sollen durch eine Belastungsinsuffizienz und durch eine Verengung des letzten Foramen intervertebrale mit Wurzelkompression bedingt sein. ROBINSON und GRIMM nehmen gleichfalls kausale Beziehungen zwischen einem abnormen Lumbosacralwinkel und Kreuzschmerzen an. Patienten mit einem Winkel unter 145° sollen meistens Rückenschmerzen haben. Nach v. LACKUM soll der Lumbosacralwinkel bei Negern spitzer sein und sie sollen häufiger unter Kreuzschmerzen zu leiden haben als Weiße.

Für PACHNER und SOAVE waren sogar Schmerzen bei dem Befund eines Sacrum acutum Veranlassung, eine lumbosacrale Spanversteifung vorzunehmen.

In allen Fällen mit Lumbago und insbesondere von arthrotischen Veränderungen an den Ileosacralgelenken oder am 5. Lendenwirbel liegt nach TENEFF und BRUNI die Wirbelsäule nicht zwischen den Senkrechten an die Hüftgelenkskontur. Von ORLANDINI und AZZONI ist angegeben worden, daß bei lumbosacralen Schmerzzuständen und insbesondere bei Arthrosen an den Ileosacralgelenken der 5. Lendenwirbel und die Kreuzbeinbasis nicht mehr zwischen 2 Senkrechten liegen, die als Tangenten an die ventrale und dorsale Hüftgelenkskontur auf seitlichen Aufnahmen der Lumbosacralregion im Stehen errichtet werden (s. Abb. 51). Die Schwierigkeiten bei diesen Beurteilungsver-

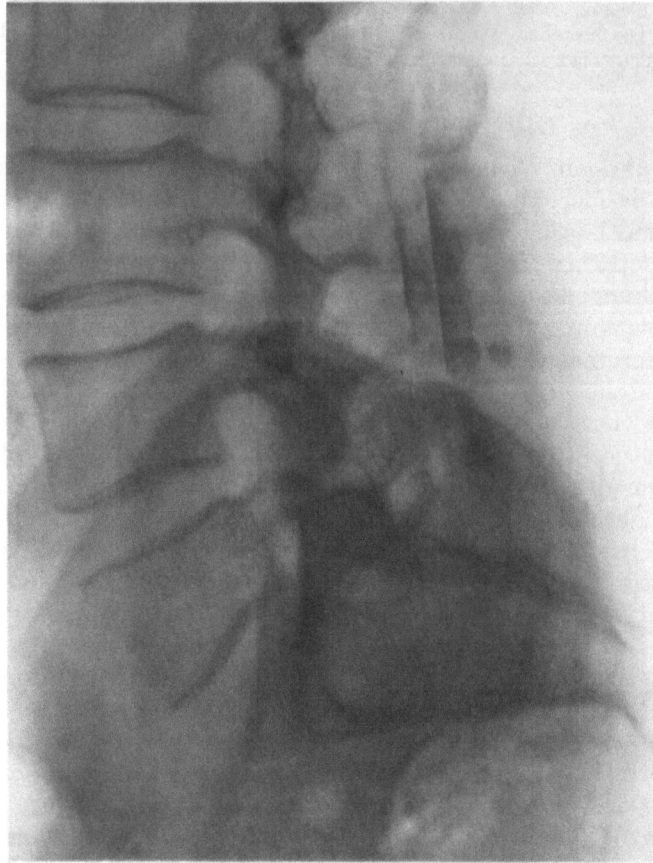

Abb. 73. Verkleinerter Lumbosacralwinkel. Der Kreuzbeinkörper steht fast horizontal. Die Abknickung des caudalen Kreuzbeinanteiles spricht gegen traumatische Entstehung des verkleinerten Kreuzbeinwinkels, obwohl der Patient mit einer Kompressionsfraktur des 2. LW eingewiesen wurde

fahren liegen in der Realisierung genau seitlicher Aufnahmen, so daß sich die Konturen beider Hüftgelenkspfannen ineinander projizieren. Wenn diese Voraussetzung gegeben ist, kann die Einzeichnung der beiden Hilfslinien zur Beurteilung der Abweichung von der Normalhaltung sehr nützlich sein. In pathologischen Fällen wandert die Lumbosacralregion entweder nach dorsal aus dem Zwischenraum beider Senkrechten heraus oder bereits der 4. und noch mehr der 5. Lendenwirbel liegen vor der vorderen Senkrechten.

BRAILSFORD glaubt festgestellt zu haben, daß bei körperlichen Schwerarbeitern der Lumbosacralwinkel spitzer ist als normal. Auch bei Schwäche der Lendenmuskulatur soll der Lumbosacralwinkel kleiner werden und die kleinen Gelenke sollen einer vermehrten Beanspruchung ausgesetzt sein, da sie in Endstellung stehen (LICHTOR u. LICHTOR; ROBIN; FONTANILLAS u. LUCHARELI (Abb. 73). LEVERETT fand bei Einstellungsuntersuchungen in 0,19% ein Sacrum acutum.

DE SÈZE und MAITRE beziehen Kreuzschmerzen auf eine Verkleinerung des Lumbosacralwinkels im Matronenalter infolge Bändererschlaffung. MILLER hat Loosersche Umbauzonen bei einer 36jährigen Frau in beiden Schenkelhälsen auf einen abnorm spitzen Lumbosacralwinkel zurückgeführt.

DROGULA fand bei Osteoporosen in 67,7% einen verkleinerten Lumbosacralwinkel. Weitere Zahlenangaben über die Häufigkeit eines verkleinerten Lumbosacralwinkels sind sehr selten. GROSS und COULTER erhoben einen derartigen Befund in 4,5%, FRIEDMAN; FISCHER und VAN DEMARK in 2%.

LINDBLOM hat die Auswirkungen von hohen Absätzen auf den Lumbosacralwinkel untersucht und in 76,6 % eine Verkleinerung von 2—11°, in 20 % keine Veränderung und in 3,4 % eine Vergrößerung des Lumbosacralwinkels gefunden.

JUNGHANNS lehnt Zusammenhänge zwischen dem Lumbosacralwinkel und Kreuzschmerzen ab. Auch ZERBI kommt auf Grund von Untersuchungen an 250 seitlichen Röntgenbildern bei Personen mit Kreuzschmerzen und operativ nachgewiesenem Prolaps sowie völlig gesunden Personen zu der Überzeugung, daß derartige ursächliche Beziehungen nicht bestehen. LOB lehnt Zusammenhänge ab, räumt aber ein, daß bei Luxationsfrakturen bei L 5/S 1 eine Winkelverkleinerung zu sehen ist. MAURER und ZAHLBAUM fanden bei ihren statistischen Erhebungen keine sicheren kausalen Beziehungen zwischen dem Keilformwinkel und Schädigungen der letzten Lendenbandscheibe.

Da beim Sitzen auf ungeeigneten Stühlen eine langdauernde Abflachung des Lumbosacralwinkels eintritt, soll nach KEEGAN eine Umformung der letzten Lendenbandscheibe und damit eine vermehrte Beanspruchung und ein vorzeitiger Verschleiß eintreten.

Nach FRANGENHEIM; KOCHS; DONATH und VOGL sowie SIEGERT findet sich in den meisten Fällen von Chondrodystrophie ein spitzer Lumbosacralwinkel (ensellure lombaire).

GOURDON hat den Begriff des Sacrum basculé geprägt, ein Zustand, der in einer Verkleinerung des Lumbosacralwinkels besteht, am leichtesten beim geraden Sacrum eintreten und mit Schmerzen einhergehen soll, da die sacro-iliacalen Bänder überdehnt werden. Er entspricht dem, was WHITMAN als Präspondylolisthesis bezeichnet.

Eine völlige Sacralisation des 24. Wirbels führt zu einem praktisch normal ausgebildeten Promontorium 23/24, eine komplette Lumbalisation zu einem deutlichen Promontorium 25/26. Weniger komplette Formen der lumbosacralen Variation haben ein flaches Promontorium. Die Abflachung des Promontoriums soll nach BÖHM einen Flachrücken verursachen. Nach LE DAMANY ist bei der Sacralisation der Lumbosacralwinkel immer abgeflacht.

MÜLLER und ZWERG haben festgestellt, daß der Winkel zwischen der Kreuzbeinoberfläche und der Horizontalen von der Neigung der Kreuzbeinachse zur Horizontalen weitgehend unabhängig ist. Im Falle einer mehr horizontalen Stellung des Kreuzbeines sollen im Wachstumsalter spondylolisthesisartige Verschiebungen der einzelnen Kreuzbeinsegmente untereinander eintreten, so daß der Oberflächen-Neigungswinkel der Deckplatte die vermehrte Neigung der Kreuzbeinachse nicht mitmacht und praktisch erhalten bleibt. Auch LEGLER nimmt an, daß der Neigungswinkel der Kreuzbeinbasis unabhängig von Form und Stellung der Lendenwirbelsäule ist und die Neigung der Kreuzbeinachse ziemlich konstant bleibt.

Ein pathologischer Winkel zwischen Kreuz- und Steißbein stellt nach QUATTRINI in 75 % der Fälle die Ursache der Coccygodynie dar.

αα) Das Sacrum acutum und arcuatum

Nach dem, was bisher über die klinische Bedeutung des Lendenkreuzbeinwinkels gesagt wurde, würde sich eine Besprechung des Sacrum acutum und arcuatum erübrigen, wenn diese Begriffe nicht von SCHERB (1931) als besondere Krankheitsbilder in die Literatur eingeführt worden wären. Von einem Sacrum acutum spricht er, wenn der Promontoriumswinkel bis zu 115° verkleinert ist und die Kreuzbeinbasis nahezu senkrecht steht. Das Sacrum verläuft dabei nahezu horizontal und seine physiologische Krümmung ist abgeflacht (DE ARANJO).

Beim Sacrum arcuatum dagegen ist der Übergang des Kreuzbeines in die Lendenwirbelsäule nicht spitzwinkelig, sondern bogig. Die Kreuzbeinkrümmung ist dabei im Gegensatz zum Sacrum acutum meistens vermehrt. Die Befunde sollen streng lokal begrenzte Kreuzschmerzen verursachen, welche dadurch entstehen, daß die Last des Rumpfes nicht auf der Kreuzbeinbasis ruht, sondern in der letzten Lendenbandscheibe und den Lumbosacralgelenken angreift (ROSE). Die Gelenke sollen dadurch eine Zerrung erfahren, dies um so mehr, als die Beuge- und Streckexkursion zwischen dem 5. Lenden-

wirbel und dem Kreuzbein oft erheblich eingeschränkt ist, so daß eine Kapselzerrung
schon bei kleineren Bewegungsausschlägen eintritt als im Normalfall. Obwohl er die Bezeichnung Präspondylolisthesis für die Zustände des Sacrum acutum und arcuatum
strikt ablehnt, glaubt er doch, daß die nahezu senkrechte Stellung der Kreuzbeinoberfläche eine Spondylolisthesis begünstige. ALBANESE, der 6 einschlägige Fälle beschreibt,
vertritt die Ansicht, daß ein derartiger spitzer Lenden-Kreuzbein-Winkel eine kongenitale
Ursache habe, da meistens gleichzeitig Anomalien am Becken oder der Wirbelsäule vorhanden seien. HOFF, FISCHER und THURNER geben an, daß bei dem Sacrum acutum und
arcuatum Haltungsanomalien gehäuft vorkommen.

Die Horizontalstellung des Sacrums hat nach DE SÈZE infolge der vermehrten Bean-
spruchung der kleinen Wirbelgelenke L4/L5 frühzeitige arthrotische Veränderungen zur
Folge. Außerdem kommt es zu einer Annäherung der Dornfortsätze mit Neigung zur
Zerreibung des Ligamentum interspinale und Nearthrosenbildung (REINHARDT).

ββ) Die Präspondylolisthesis

Von WHITHMAN ist das Krankheitsbild einer sog. Präspondylolisthesis postuliert
worden. Es hat sich dabei um Patienten gehandelt, die ein Trauma erlitten hatten, das
die letzte Lendenbandscheibe mit dem Ligamentum longitudinale ventrale in dieser Höhe
einer vermehrten Beanspruchung ausgesetzt und wahrscheinlich zu Läsionen an dieser
Stelle geführt hatte (BRAILSFORD). WILHELM hat drei ähnliche Fälle mit einem nahezu
horizontal stehenden Kreuzbein ebenfalls als Präspondylolisthesis beschrieben.

PANTIN und VIDEAU glauben, daß die Horizontalstellung des Kreuzbeines auf dem Wege über einen
ventralen Prolaps der letzten Lendenbandscheibe mit Irritation des Plexus sympathicus einen Schmerz auslösen könnte, der abends am stärksten ist, in Ruhe nachläßt, bei Dorsalflexion an Intensität zunimmt und
auf Ventralflexion nachläßt.

Von der Mehrzahl der Autoren (JUNGHANNS; WEGENER; SCHERB; ALBANESE; HALI-
NER; GLASEWALD und SCHULZ) wird die Existenz eines solchen Krankheitsbildes, ins-
besondere aber die ätiologische Beziehung des Wirbelgleitens zur Horizontalstellung des
Kreuzbeines abgelehnt.

Beziehungen zwischen dem Beckenneigungswinkel und der Spondylolisthesis sind
vielmehr in einem umgekehrten Sinne gegeben, als man vielleicht annehmen könnte.
Nicht ein spitzer Lumbosacralwinkel verursacht eine Spondylolisthesis, sondern JUNG-
HANNS hat festgestellt, daß der Lumbosacralwinkel bei der Spondylolisthesis im Durch-
schnitt 10° größer ist als bei normaler Wirbelsäule. Damit ist erwiesen, daß eine vermehrte
Schrägstellung der Gleitebene infolge eines spitzen Lumbosacralwinkels in der Genese
des Wirbelgleitens keine Rolle spielt. Umgekehrt sieht man bei nahezu senkrecht stehender
Kreuzbeindeckplatte nicht selten eine Retrolisthesis L5 (Abb. 74).

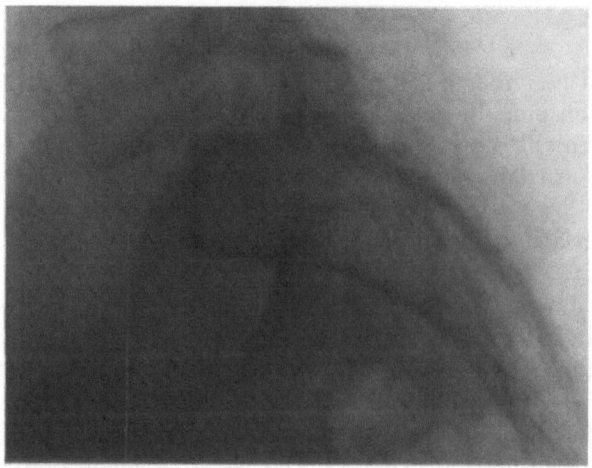

Abb. 74. Die Kreuzbeindeckplatte ist stark gegen die Horizontale geneigt. Geringe Retrolisthesis L5

Auch bei dem sog. Moskauer Becken, bei dem der spondylolisthetische 5. Lendenwirbel ventral vom Kreuzbeinkörper liegt, ist das Kreuzbein steil aufgerichtet (TEICHERT).

3. Die Spina bifida lumbosacralis

a) Definition

Die erste eingehende Beschreibung der Spina bifida hat VON RECKLINGHAUSEN geliefert. Der Zusammenhang zwischen einer Spina bifida und einem Haarschopf wurde zuerst von VIRCHOW (1875) festgestellt (PISANI).

Unter Spina bifida occulta wird meistens der Zustand einer Spaltbildung am dorsalen Abschnitt des Achsenskeletes verstanden, der bei der Inspektion nicht an einer gleichzeitigen Meningocele oder Myelocele zu erkennen ist. Bei letzteren Befunden spricht man von einer Spina bifida aperta oder von einer Spina bifida cystica (SCHWALBE). Mit der Bezeichnung Spina bifida occulta wird gleichzeitig vielfach die Vorstellung verbunden, daß es sich um eine fetale Myelocele oder Meningocele gehandelt hat, die pränatal verheilt ist (BERNDORFER; BUCY; DÉNUCE; FORNI; GROSS und SACHS; HESSE; LEO; LEVEUF; NEWBIGGING). Die Bezeichnung Spina bifida occulta wird sowohl für einen Bogenschlußdefekt gebraucht, der ohne jegliche lokale und Fernsymptome einhergeht (= Fontanella lumbo-sacralis — s. weiter unten, als auch für Zustände, bei denen in der Lumbosacralregion ein Naevus pigmentosus, ein Haarschopf oder eine sehr ausgeprägte Fovea sacrococcygea sowie Störungen (AMADOR, HANKINSON und BIGLER) an den unteren Gliedmaßen oder am terminalen Eingeweidetractus vorhanden sind. Am besten scheint es deswegen, die ganze Nomenklatur zu revidieren, von einer Spina bifida occulta überhaupt nicht mehr zu sprechen, sondern einfach von einer Spina bifida als Röntgenbefund und eine nähere Erläuterung des gleichzeitigen klinischen Lokalbefundes hinzuzufügen: Also etwa von einer Spina bifida mit Pigmentnaevus, von einer Spina bifida mit Fovea sacralis, von einer Spina bifida mit Meningocele usw. Endlich sollte man die Bezeichnung Spina bifida nicht mehr für ein klinisches Krankheitsbild oder einen komplexen dysraphischen Befund, sondern klar und ausschließlich für einen Schlußdefekt an einem Wirbelbogen und dessen Homologon der dorsalen Wand des Sacralkanals gebrauchen. Die Spina bifida bezeichnet also ausschließlich diesen morphologischen Befund am Wirbelbogen und in praxi den röntgenologischen Befund auf der Wirbelsäulenaufnahme. Leider läßt es sich nicht ganz vermeiden, beim Zitieren von Literatur die Bezeichnung Spina bifida occulta mangels näherer Definition der mitgeteilten Befunde noch zu verwenden.

KALLIUS unterscheidet die autochthone, die symptomatische und die koordinierte Spina bifida. Unter den autochthonen versteht er Wirbelspalten, die keine neurologischen Symptome machen und nicht mit anderen Mißbildungen einhergehen, unter symptomatischen solche, denen eine Myelodysplasie zugrunde liegt und die eine intrauterin geheilte Meningocele oder Myelomeningocele darstellen sollen. Die koordinierte Spina bifida begleitet numerische Variationen und Wirbelmißbildungen. CURTIUS nimmt an, daß sowohl der Fontanella lumbosacralis als auch der pathologischen Spina bifida das gleiche Hemmungsprinzip zugrunde liege, daß sie also nur dem Grade nach verschieden seien. WALDMANN unterscheidet Mangelbildungen, die er als Rachischisis bezeichnet, von Verschlußhemmungen, die er mit Spina bifida benennt und die im wesentlichen der Fontanella lumbosacralis entsprechen.

Wenn auch die dorsalen Bogenschlußdefekte sehr viel häufiger sind, so gibt es auch Spaltbildungen, die den Wirbelkörper bzw. den Kreuzbeinkörper (Somatoschisis) betreffen und die man als Spina bifida anterior bezeichnen kann. Nach TOURAINE sind in der Literatur 61 Fälle bekannt, wovon 60 das weibliche Geschlecht betrafen. Wenn sie voll ausgebildet sind, gehen sie meistens mit einer ventralen Meningocele einher (ALTSCHUL; HESSE). Sog. Schmetterlingswirbel mit einer mehr oder weniger tiefen ventralen und dorsalen Einkerbung lassen sich als geringer Grad einer Spina bifida anterior auffassen, als Rudiment einer intrauterin geheilten ventralen Meningocele.

b) Häufigkeit der verschiedenen Formen der Spina bifida

α) Die Spina bifida mit Myelo- und Meningocele

Die Spina bifida aperta jeder Lokalisation stellt nach Stein und Schmidt die häufigste von allen Mißbildungen dar. Nach McCarthy kommt auf 400 Geburten und nach Schidde auf 1000 Geburten 1 Fall. Holst fand im Sektionsmaterial von kindlichen Mißbildungen 3% Spina bifida occulta. An Aborten und Totgeburten stellten Biemond in 3%, Wrete in 5%, Allen und Linden in 6%, Hindse-Nielsen in 9%, Schoen in 14,2%, Laplan in 15% der Fälle eine Spina bifida fest. Doran und Gutkelch haben in England in 1 Jahr 1808 Neugeborene mit Spina bifida aperta gezählt. Sie war häufiger als Thalidomidschädigungen. Baruffaldi und Divano sowie Owens haben die Spina bifida aperta bei 1% aller Geburten angetroffen. Die Frequenz soll bei der weißen Bevölkerung höher sein als bei Negern. Nach Baruffaldi und Divano soll die Spina bifida bei Kindern sehr junger oder sehr alter Mütter häufiger sein und auch gehäuft in Familien mit Tendenz zu sonstigen Mißbildungen (rezessiver Erbgang) angetroffen werden (Owens). Die Häufigkeit von Meningo- und Myelocelen jeder Lokalisation beim Neugeborenen wird von Harnack mit 1,7% angegeben (Heinemann; Theilmeier; Warthen; Woltman; Schwidde).

Mit weitem Abstand am häufigsten von sämtlichen Abschnitten des Achsenskeletes ist die Lumbosacralregion Sitz derartiger fehlender Bogenschlüsse (Haggenmiller; Hillenius; Mathis).

Von 85 Fällen von Stein und Schmidt betrafen 66 die Lumbosacralregion. In dem Material von Hochheim und Seeler machte die lumbosacrale Lokalisation 68% aus. Unter 530 Spina-bifida-Fällen von Fisher, Uihlein und Keith waren 383 in die Lumbosacralregion lokalisiert. Nach Klein; Delègne und Engel sind die lumbosacralen Manifestationen nach den rein lumbalen Formen (44%) am häufigsten. Rein sacrale

Tabelle 8. Prozentuale Häufigkeit der Spina bifida

	Gesamt	L^5	S_1
Westkott	2,2	—	—
Willis	4,28	—	—
Gillespie	4,8	—	—
Dietrich	5,0	—	—
Sutherland	5,0	—	—
Allen und Lindem, R.	5,9	—	—
Breck, Hillsman und Basom	6,0	—	—
Dreck	6,0	—	—
Wentworth	8,1	—	—
Grössner	10,0	—	—
Schön	14,2	—	—
Gross und Coulter	17,0	—	—
Cushway und Maier, R.	17,0	—	—
Schinz	20,0	—	—
Meyerding	35,0	—	—
Crow und Brogdon	35,7	—	—
Friedmann, Fischer und van Demark	36,0	—	—
Walker und Bucy	1,9	0,3	1,6
Brailsford	17,0	6,0	11,0
Giles	22,0	3,5	18,5
Ravault, Bonnet und Traeger	47,8	16,3	31,5
Jelsma, Spurling und Wheeler	—	2,3	—
Baetger	—	15,0	—
Roederer und Lagrot	—	—	9,9
Shands und Bundens	47	—	—
Luebke	—	1,5	24,0
Southworth und Bersack	16	—	—

Meningo- und Myelocelen fanden sich in 15%. Owens fand unter 81 Fällen in 18,5% eine lumbo-sacrale und in 4,9% eine rein sacrale Lokalisation. Bei 17 Patienten von Jarvis war 13mal die Lumbosacralregion betroffen. In dem Material von Norton und Foley (48 Kinder) erstreckte sich die Meningo- oder Myelocele 44mal auf das gesamte Sacrum und in wechselndem Ausmaß auf die Lendenwirbelsäule. Nur zweimal war der Spalt auf den cranialen Kreuzbeinanteil beschränkt.

β) Spina bifida ohne Myelo- und Meningocele (Spina bifida occulta)

Auch die Frequenz der Spina bifida ohne Myelo- oder Meningocele ist sehr unterschiedlich angegeben worden. Die Zahlenangaben schwanken von 1,9—36%. Im einzelnen sei auf die Tabelle 8 verwiesen.

Diese stark differenten Angaben über die Häufigkeit der Spina bifida occulta ergeben sich ebenso wie bei den Übergangswirbelbildungen aus der unterschiedlichen Definition dessen, was unter einer Spina bifida occulta zu verstehen bzw. einzureihen ist.

c) Röntgenologische Befundkriterien der Spina bifida occulta
α) 5. Lendenwirbel

Was die Lokalisation am 5. Lendenwirbel anbetrifft, so lassen sich hier einigermaßen sichere Kriterien für das Vorliegen einer Spina bifida occulta postulieren. Man kann von einem derartigen Befund nur dann sprechen, wenn wirklich eine eindeutige Spaltbildung zu erkennen ist (Abb. 75 und 76), nicht jedoch, wenn nur eine Verschmächtigung oder Einkerbung des Bogens besteht.

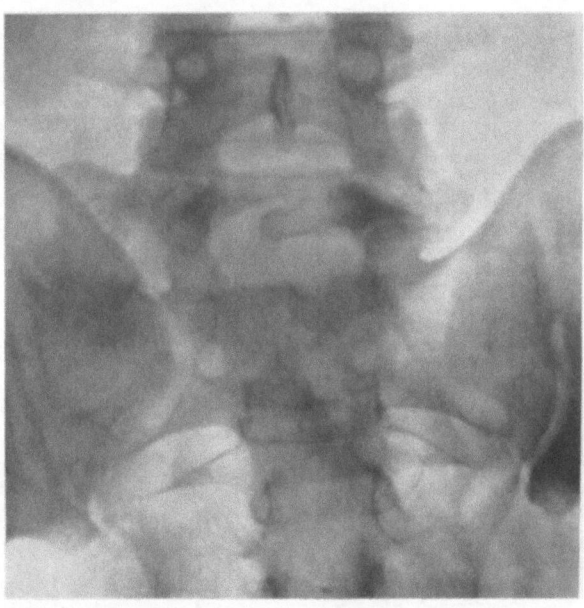

Abb. 75. Asymmetrische Ausbildung des Bogens des sacralisierten 5. Lendenwirbels mit schmalem, medianem Spalt. Da äußere Veränderungen und klinische Symptome fehlen, handelt es sich mit ziemlicher Wahrscheinlichkeit um eine persistierende Fontanella lumbo-sacralis

Wenn Gilles die Spina bifida occulta L5 mit 3,5% und Jelsma, Spurling und Wheeler mit 2,3% angeben, so entsprechen diese Zahlenangaben nach eigener Erfahrung den tatsächlichen Verhältnissen oder sie sind eher noch etwas zu hoch. Zahlen von 16,3%, wie sie von Ravault; Bonnet und Traeger mitgeteilt wurden, liegen zweifellos viel zu hoch und sind nur so zu erklären, daß schon geringe Einkerbungen am Bogen des 5. Lendenwirbels und dergleichen Befunde zur Spina bifida hinzugerechnet wurden, was aber nicht statthaft ist (Willis).

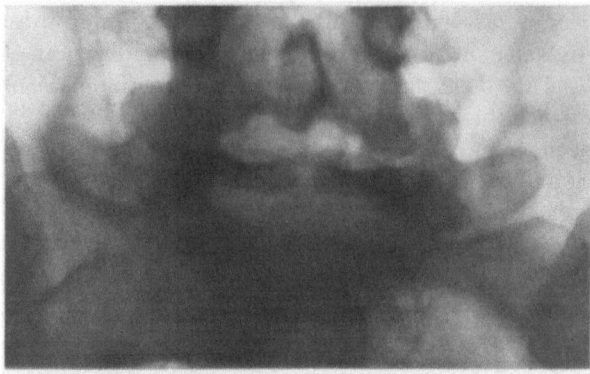

Abb. 76. Schmaler medianer Bogenspalt L5 mit geringer Hypoplasie des Bogens

β) Kreuzbein

Für die Spina bifida S1 ist dagegen die Definition schwieriger. Die obere Begrenzung des Bogenteiles ist hier sehr variabel gestaltet und es finden sich Einkerbungen jeder Form und jeden Ausmaßes (Abb. 77, 78 und 79). Wo man die Spina bifida dabei anfangen

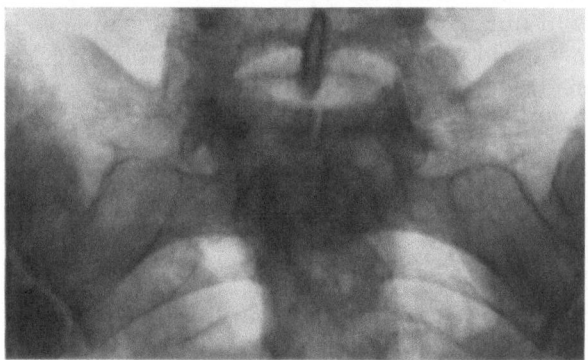

Abb. 77. Strichförmiger Spalt im Bogen S1

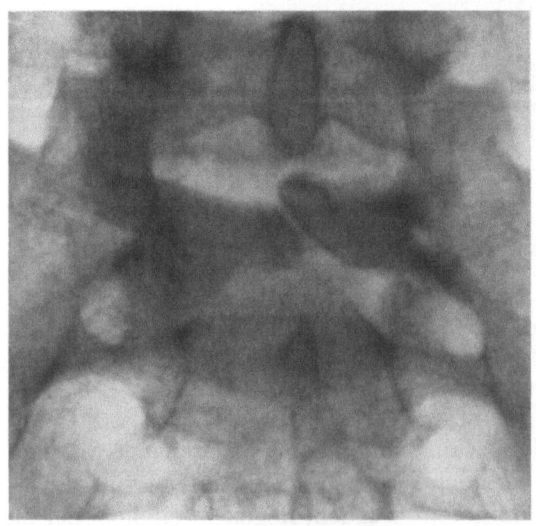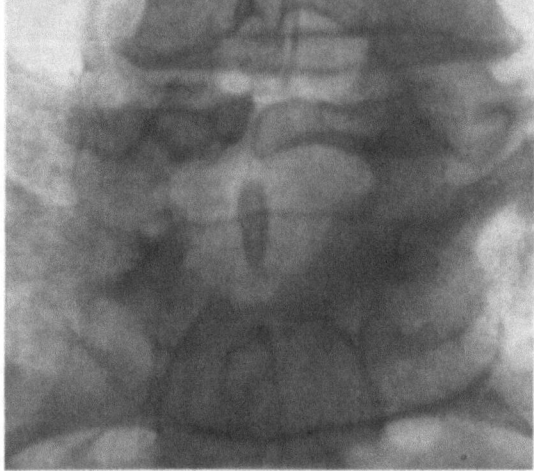

Abb. 78   Abb. 79

Abb. 78. Separat entwickelter Bogen S1 mit schrägem medianem Spalt

Abb. 79. Breite Defektbildung im Bogenteil S1 mit isoliertem Dornfortsatzrudiment und schmalem Spalt L5

lassen will, bleibt mehr oder weniger der subjektiven Beurteilung überlassen. Von einer Spina bifida S1 sollte man nur dann sprechen, wenn wirklich eine eindeutige, gegen die Umgebung abgesetzte Spalt- oder Lückenbildung vorhanden ist, die sich über die Höhe des ganzen Segmentes erstreckt oder wenn der Bogenteil sonstige Anomalien aufweist. Kleinere Einkerbungen sollte man unberücksichtigt lassen. Wenn man derartige strengere Maßstäbe anlegt, so kommt man auf Zahlenwerte, die nicht über 10 % liegen. Alle Häufigkeitsziffern über 10 % beruhen auf einer zu großzügigen Beurteilung dessen, was man unter einer Spina bifida verstehen will.

γ) Hiatus sacralis caudalis

Eine weit nach cranial reichende caudale Öffnung des Sacralkanales (Hiatus sacralis finalis) sollte man überhaupt nicht als Spina bifida bezeichnen. Die früheren Ausführungen und die Zusammenstellung über die Meßwerte am Hiatus sacralis lassen erkennen, daß dessen cranio-caudaler Durchmesser erheblichen Schwankungen unterworfen ist. Nach HINTZE reicht er bei 50 % aller Erwachsenen bis zum 2. Sacralsegment. In manchen Zahlenangaben über die Frequenz der Spina bifida sind derartige Fälle mit weit nach cranial reichendem Hiatus sacralis mit aufgenommen, woraus dann die hohen Prozentzahlen resultieren (Abb. 80). Mediane Cristarudimente in einem hochreichenden Hiatus sacralis caudalis könnten noch am ehesten eine Zuordnung zur Spina bifida begründen (Abb. 81).

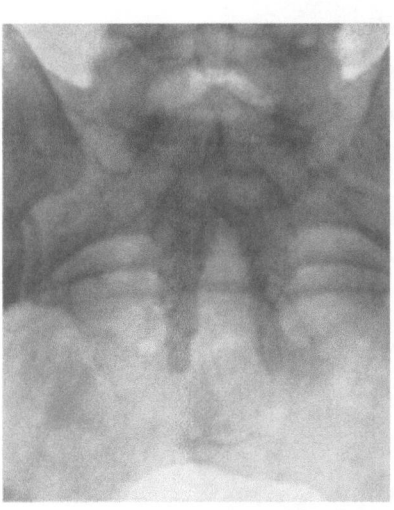

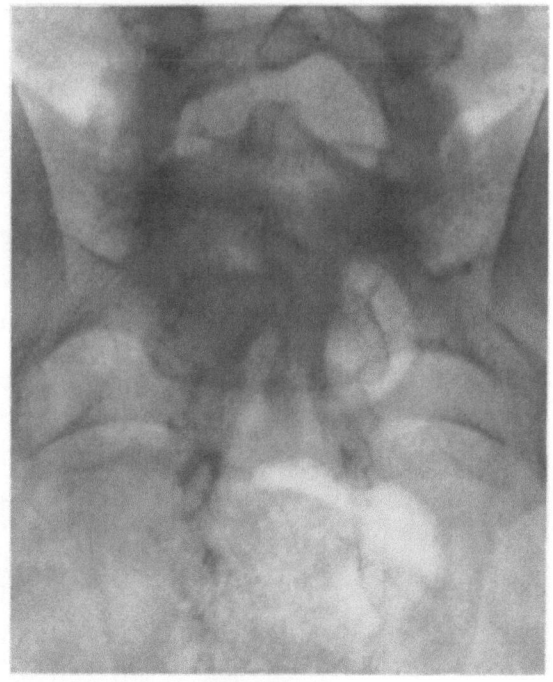

Abb. 80   Abb. 81

Abb. 80. Ziemlich weit nach cranial reichender Hiatus sacralis caudalis. Diese Bildungen sollten nicht unter die Spina bifida gerechnet werden

Abb. 81. Hochreichender Hiatus sacralis caudalis mit medianem Cristarudiment

d) Alter und Häufigkeit der Spina bifida occulta

Außer diesen Unterschieden in der Klassifizierung erfahren viele in der Literatur angegebene Häufigkeitszahlen eine Verfälschung dadurch, daß in die Statistiken jugendliche Personen mit einbezogen wurden, bei denen das Wachstum noch nicht abgeschlossen war. KAMMEL fand im Alter von 2 Jahren 95 % fehlende dorsale Bogenschlüsse und ein Absinken auf 22,6 mit 18 Jahren. SUTOW und PRYDE stellten bei japanischen Kindern

von 6—7 Jahren in 58,3% einen fehlenden Bogenschluß bei L5 oder S1 oder an beiden Segmenten fest. THEILMEIER fand bei Personen über 10 Jahren noch in 44% eine Spina bifida.
Diese Zahl liegt immer noch weit über den Durchschnittszahlen aus der Tabelle 8, was
teilweise damit zu erklären ist, daß auch noch nach diesem Alter in vielen Fällen ein
Bogenschluß eintritt. Ich kann mich der Ansicht von HODGES und von STEINDLER,
welche angaben, daß normalerweise der Bogenschluß bis zum 5. bzw. bis zum 7. Lebensjahr eingetreten ist, nicht anschließen.

e) Geschlecht und Häufigkeit der Spina bifida occulta

Nach TOURAINE ist eine Spina bifida beim weiblichen Geschlecht häufiger als beim
männlichen (Geschlechtsindex 0,67). NEUBERT macht dagegen die Angabe, daß das
männliche Geschlecht mit 23% häufiger betroffen sei als das weibliche (14%) (STEIN und
SCHMIDT).

f) Röntgenologische Einteilung

Rein röntgenologisch kann man die Spina bifida folgendermaßen einteilen:
1. einfacher feiner Spalt der voll ausgebildeten Wirbelbögen,
2. breitere Lücke, wobei nur noch Rudimente der Wirbelbögen vorhanden sind;

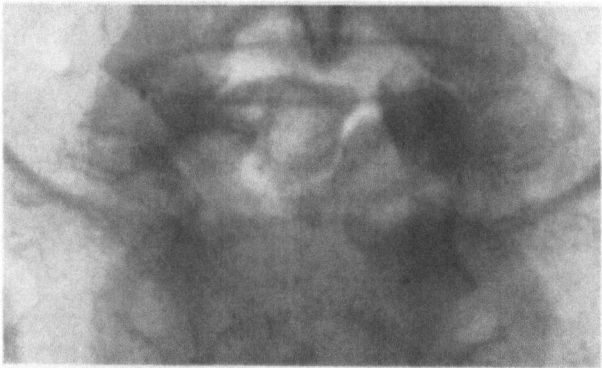

Abb. 82. Schräger medianer Bogenspalt L5 mit mißgebildetem Bogenteil und lateralen Spalten

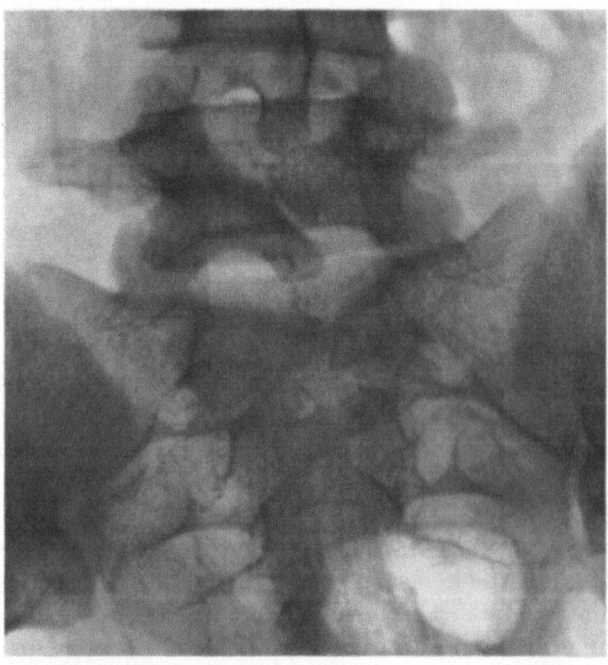

Abb. 83. Schmaler Bogenspalt L5 mit ungleicher Stellung beider Bogenhälften. Feiner Bogenspalt S1

3. breiter Defekt, in den ein verlängerter Dornfortsatz vom nächsthöheren Wirbel hineinragt.

In der 1. Gruppe stehen die Wirbelbögen oft unterschiedlich hoch und unterschiedlich tief in Relation zum Lumbosacralkanal. Zur Erfassung von Details sind in den meisten Fällen Schichtaufnahmen erforderlich. Die unterschiedlich tiefe Stellung der Bogen-wurzelrudimente war bereits von CAPPALLINI, von FRANZ, von CANE und von GHISELLINI verzeichnet worden. Auch sonstige Anomalien sind nicht selten (Abb. 82 und 83).

α) Sog. Megaapophysen

SCHULZ beschreibt Bogendefekte L5/S1, bei denen entweder isolierte Dornfortsatz-rudimente im Defekt liegen oder bei denen ein Dornfortsatzrudiment S1 an den Dorn-fortsatz L5 assimiliert ist (DE ANQUIN). Er spricht von Megaapophysen (Abb. 84, 85 und 86). GAZOTTI glaubt, daß diese Apophysen bei der Auslösung von Kreuzschmerzen eine Rolle spielen. GOLJANITZKI bezeichnet den Zustand als Ostitis dissecans sacro-

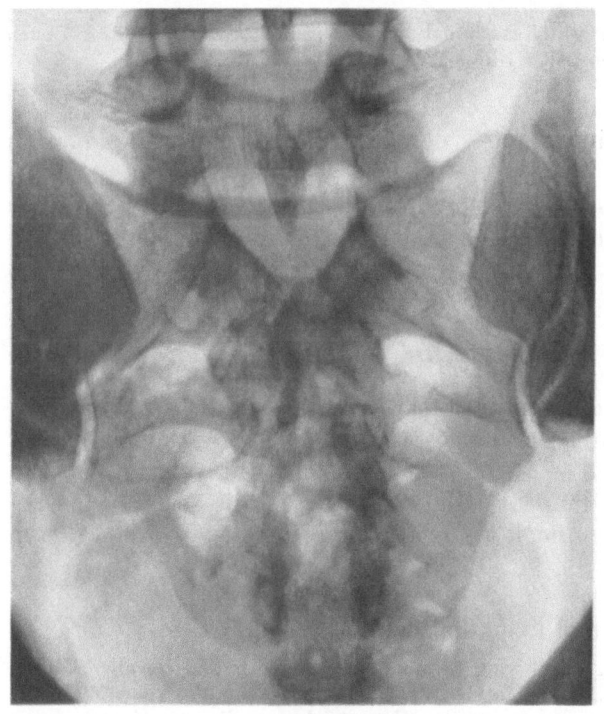 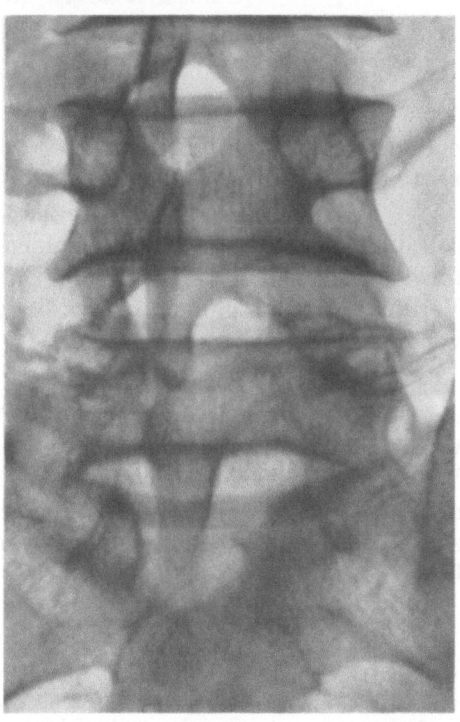

Abb. 84   Abb. 85

Abb. 84. Großer Schlußdefekt am Bogen S1 bei ziemlich weit nach caudal reichendem Dornfortsatz L5. Persistierende Fontanella lumbo-sacralis. Keine Atrophie des Bogens S1 durch den Druck des Dornfortsatzes

Abb. 85. Spina bifida L5 und S1. Der nächsthöhere Dornfortsatz ragt nach c audal gegen die Spalte vor

lumbalis. Nach DENISCHI sind derartige Befunde fast immer mit einer verstärkten Füllung der periduralen Plexus kombiniert.

SCHULZ fand in 1,84 % ausgesprochene Megaapophysen und in 1,04 % isoliert angelegte Apophysen im Wirbelspalt. In einem hohen Prozentsatz war eine hakenförmige Ab-knickung am caudalen Ende der Megaapophyse ausgebildet. Oft bestand eine Kollision mit den Bogenstümpfen bzw. mit dem darunterliegenden intakten Wirbelbogen. BELLINI und POLVANI geben die Häufigkeit der Megaapophyse mit 0,1 % an.

In einem sehr hohen Prozentsatz waren die Megaapophysen mit anderen Wirbelsäulen-veränderungen, Spondylolyse, Spondylolisthesis, Übergangswirbel, Skoliose, Osteo-

32*

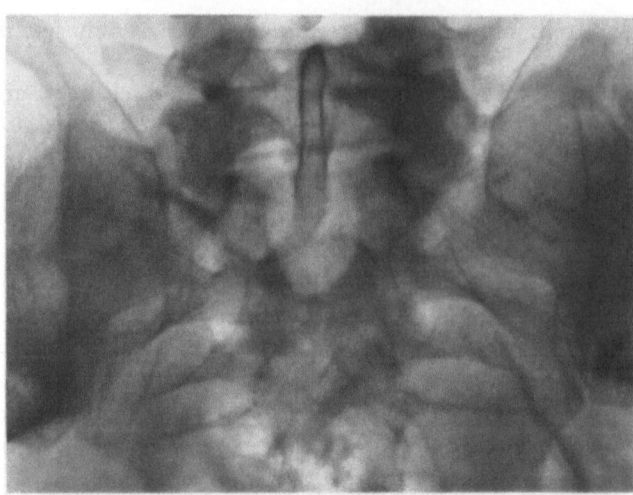

Abb. 86. Spina bifida S1. Der Dornfortsatz L5 ist durch Assimilation des Dornfortsatzrudimentes L5 nach caudal in den Bogenspalt S1 hinein verlängert

chondrose, Morbus Baastrup usw. kombiniert. 60% der Patienten mit Megaapophysen hatten lokale Kreuzschmerzen.

Von Radulescu und Jonescu wurde die sog. Akanthoschisalgie differenziert. Sie soll in einem Spalt L5/S1 unterschiedlicher Größe bestehen oder in einem isolierten Dornfortsatz. In beiden Fällen ist der Defekt durch eine fibröse Platte verschlossen, der eine Verdickung der Ligamenta flava bewirkt, die die Dura komprimieren, mit ihr aber nicht verwachsen sind.

β) Hiatus lumbosacralis

Da der Bogenabstand zwischen L5 und S1 in der gesamten Wirbelreihe der größte ist, wurde von Hintze von einem Hiatus lumbosacralis gesprochen. Im Zusammenhang mit Übergangswirbelbildung kommt zwischen S1 und S2 nach Hintze gelegentlich ein offener Bogenzwischenraum vor, den er dann als Hiatus lumbosacralis secundarius bezeichnet. Ein Spalt im Bogen S1 wäre demnach als Hiatus intermedius zwischen diesen beiden Hiatus anzusehen.

g) Inspektions- und Palpationsbefunde

Die Bezeichnung Spina bifida occulta will lediglich die Spina bifida ohne Myelocele und vor allen Dingen ohne Myelomeningocele abgrenzen, d.h. aber nicht, daß sie in jedem Fall okkult ist, daß also keinerlei äußere Veränderungen auf einen Bogenschlußdefekt hinweisen. Es werden Hypertrichosen, die von einfacher persistierender Lanugobehaarung bis zu starken, oft gelockten Haarbüscheln gehen, beobachtet. Eine kleine subcutane Fettgeschwulst, die sichtbar und palpabel ist, kommt ebenfalls relativ häufig vor. Umgekehrt werden auch grübchenförmige Einziehungen, Hauthypoplasien mit Fehlen der Behaarung, der Schweißdrüsen und der Pigmentation angetroffen. Relativ selten sind bürzelartige Gebilde, und bei digitaler Palpation ist häufig eine Rinne zu tasten, die in der Tiefe durch eine membranartige Resistenz verschlossen ist. Darüber hinaus sind aber in der Mehrzahl der Fälle, die die relativ hohen Prozentsätze in Statistiken ergeben, keinerlei äußerlich sicht- und tastbare Veränderungen nachzuweisen. Streng genommen sollte man — wenn schon — als Spina bifida occulta nur die Fälle bezeichnen, bei denen ein Bogenschlußdefekt ohne sonstige äußerliche Veränderungen das einzige Stigma einer spinovertebralen Dysraphie mit Krankheitserscheinungen darstellt.

h) Die Entstehung der lumbosacralen Spina bifida occulta

Mit der Feststellung einer unterschiedlichen Altersfrequenz ist die Frage aufgeworfen worden, ob eine Spina bifida occulta überhaupt eine pathologische Bedeutung hat, oder ob es sich lediglich um ein physiologisches Durchgangsstadium der Skeletentwicklung bzw. um eine Persistenz eines frühen Entwicklungsstadiums bis in das Erwachsenenalter hinein handelt.

Ziemlich als einziger hat HINTZE zu dieser beherrschenden Frage eingehende und fruchtbare Untersuchungen angestellt. Die Durchsicht von 400 menschlichen Skeleten, 700 Röntgenbildern der Lenden-Kreuzbein-Gegend und von 150 Menschenaffenskeleten erbrachten ihm folgende Ergebnisse und Befunde:

Eine durchgehende dorsale Verschlußlücke vom 3. Lendenwirbel abwärts war nur im 1. Lebensjahr zu finden. Bis zum 10. Lebensjahr war noch ein Spalt bis zum 4. Lendenwirbel anzutreffen. Am häufigsten war dieser Befund in der Zeit um das 2. Lebensjahr. Ein Spalt, der nur die dorsale Wand des Sacralkanals betraf, fand sich am häufigsten zwischen dem 2. und 6. Lebensjahr und seine Frequenz nahm bis zum 20. Lebensjahr erheblich ab. Weit häufiger als derartige Befunde waren Spaltbildungen bei L5 und S1, wobei oberhalb und unterhalb davon die Wirbelbögen völlig normal geschlossen waren. Bei 37% aller Fälle war im Kindesalter der 1. Sacralbogen dorsal offen und dieser Prozentsatz verminderte sich bei Erwachsenen auf 12% (EXNER; FAWCITT).

Weitreichendere Spaltbildungen, die sowohl den Bogen von S1 als auch von S2 betreffen, waren bei Kindern in 12%, bei Erwachsenen in 1% vorhanden. Demnach stellen auch sie kein Pathologicum dar. HINTZE hat weiterhin festgestellt, daß Bogenschluß bei L5/S1 zuletzt eintritt und er hat den Vergleich eines Mantels oder Rockes gebraucht, der zuerst oben und unten und erst zum Schluß in seiner Mitte zugeknöpft wird. Den Zustand der persistierenden Spaltbildung im Lumbosacralbereich möchte er als Fontanella lumbosacralis bezeichnet wissen. Es handelt sich bei dieser Fontanella um eine spezifisch menschliche Bildung, die an Affenskeleten nicht gefunden werden konnte, und wahrscheinlich in Zusammenhang mit dem Erwerb des aufrechten Ganges zu bringen ist.

Daraus muß man schließen, daß es sich bei derartigen Spaltbildungen beim Erwachsenen um die Persistenz eines normalen Durchgangsstadiums der Skeletentwicklung handelt, sofern keine Begleit- und Krankheitserscheinungen vorhanden sind.

FINK kommt aufgrund von anatomisch-präparatorischen Untersuchungen an 46 Kinderleichen zu anderen Resultaten. Er glaubt, daß einer Spina bifida occulta ein völliger Schlußdefekt des ganzen Sacralrohres in der 3. Fetalwoche zugrunde liege, der im Laufe des weiteren Fetallebens mehr oder weniger weit reparatorisch verschlossen werde. Er stützt seine Behauptung damit, daß er bei den verschiedenen Graden von Spina bifida occulta bei Säuglingen, wozu er auch rudimentäre Anlage der Dornfortsatzhöcker an der Crista sacralis media und verlängerte Hiatus sacrales rechnet, pathologische peridurale Fettgewebsentwicklung und fibröse Strangbildungen gefunden habe. Und zwar sollten diese Veränderungen im Periduralraum um so stärker sein, ein je ausgeprägteres Stadium einer Spina bifida occulta vorlag. Gegen seine Untersuchungen sind aber verschiedene methodische Einwände zu erheben. Es hat sich um Flüchtlingskinder in der russischen Revolutionszeit gehandelt, die Leichen waren stark verwest.

FINK ist also zum Unterschied von HINTZE der Auffassung, daß es sich bei den Bildern, die man als Hiatus lumbosacralis bezeichnen kann, um den Abheilungszustand eines pathologischen Spaltes aus dem Fetalleben handelt, während HINTZE darin — wie schon gesagt — die Persistenz eines physiologischen Durchgangsstadiums erblickt.

Nach Befunden, die PATTEN an 3 Embryonen verschiedener Entwicklungsstadien (8, 49 und 160 mm Scheitel-Steiß-Länge) erhoben hat, wird ein Bogenschlußdefekt durch eine primäre Entwicklungsstörung des Rückenmarkes induziert. Die Myelodysplasie wäre also das Primäre und der Bogenschlußdefekt nur deren Folge oder Komplikation.

i) Die pathologische und die nichtpathologische Spina bifida

Wenn man röntgenologisch einen Bogenspalt feststellt und keine klinischen Krankheitserscheinungen bestehen, so ist damit noch nicht die Diagnose einer Fontanella lumbosacralis gesichert. Es ist der Ausschluß des Bestehens sonstiger dysraphischer Veränderungen zu fordern, nicht allein ihre klinische Symptomlosigkeit. Die Fontanella lumbosacralis ist also als ausschließlich knöcherner dorsaler Schlußdefekt zu definieren. Diesem Befund ist keine pathologische Wertigkeit zuzuerkennen. Jeder Bogenschlußdefekt mit begleitenden dysraphischen Veränderungen ist dagegen als pathologische Spina bifida zu qualifizieren, ganz gleich ob im Einzelfall Krankheitssymptome vorhanden sind oder nicht. Wenn ein solcher Befund nicht aktuell pathologisch ist, so ist er es doch potentiell. Eine Spina bifida mit einem intracanaliculären Lipom z.B. kann mit sehr schwerwiegenden Krankheitserscheinungen einhergehen, aber auch bei völlig gesunden Individuen festgestellt werden. Die pathogenetische Potenz der dysraphischen Veränderungen, die einen Bogenschlußdefekt begleiten, ist durchaus unterschiedlich. Sie geht aber ebensowenig der Größe dieser Veränderungen parallel wie der Größe der Spina bifida.

Trotzdem stellt sich die Frage, ob wenigstens gewisse röntgenologische Kriterien zur Unterscheidung der nichtpathologischen von pathologischen Bogenschlußdefekten exi-

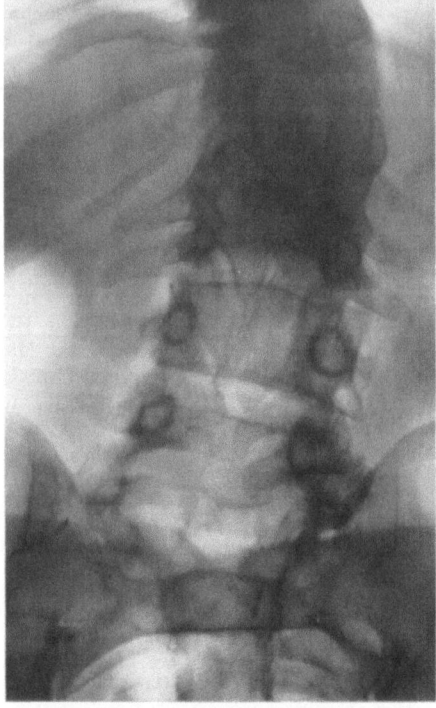

Abb. 87. Ausgedehnte Spina bifida mit unregelmäßiger Begrenzung, die bei L3 beginnt und auch die
Kreuzbeinhinterwand in ganzer Ausdehnung betrifft.
Gleichzeitig bestand eine kongenitale Kyphoskoliose.
Äußere Veränderungen und Erscheinungen, die in
einen ursächlichen Zusammenhang mit der Spina
bifida hätten gebracht werden können, fehlten. Aufgrund der Ausdehnung und Unregelmäßigkeit scheidet
eine Fontanella lumbosacralis aus. Es handelte sich
also um einen pathologischen Schlußdefekt ohne
klinische Folgen

Abb. 87

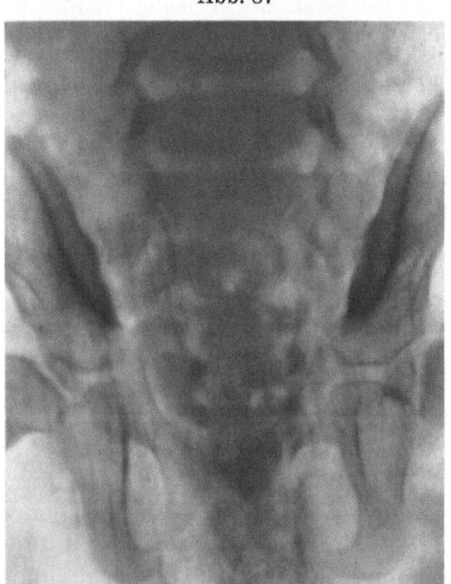

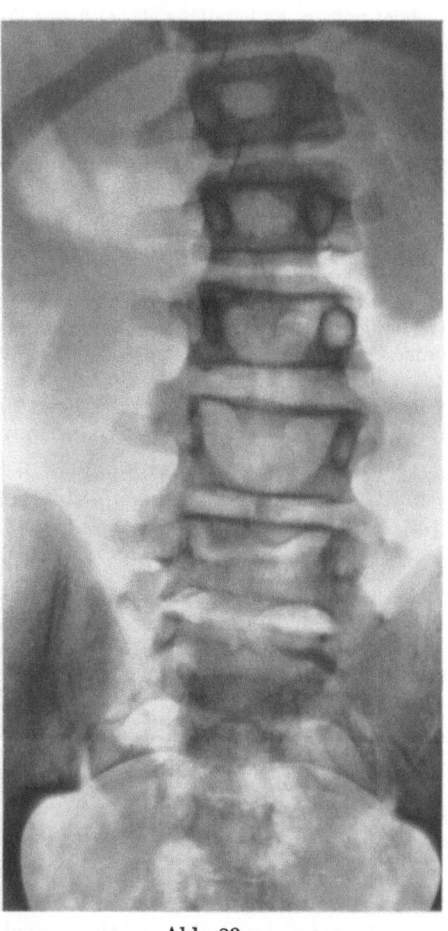

Abb. 88   Abb. 89

Abb. 88. Spina bifida bei einem Kind mit Meningocele lumbosacralis. Bogenwurzeln nach dorsal-lateral
aufgebogen

Abb. 89. Spina bifida L3—5. Die durch einen schmalen medianen Spalt voneinander getrennten Bogenhälften von L4 und L5 sind untereinander verschmolzen. Es handelt sich um einen Zustand nach einer Meningo-
celenoperation im Alter von 8 Tagen. Auf einer Seite ist ein Plattfuß, auf der anderen ein Klumpfuß vorhanden, die also durch die Spina bifida verursacht sind

stieren. Um ein Pathologicum handelt es sich vor allen Dingen dann, wenn die Spina
bifida sehr ausgedehnt ist, nach oben bis zum 3. oder 4. Lendenwirbel reicht, unregelmäßig begrenzt ist, sonstige Anomalien an den betreffenden Wirbeln bestehen (Kallius)
und die Bogenstümpfe nach dorsal oder ventral aufgebogen sind (Abb. 87—89).

In einem Fall von ROCHER, ROUDIL und QUARY mit einer Myelomeningocele reichte der Spalt über 14 Segmente von Th 8 bis zum Hiatus sacralis caudalis. Von AKIF, CHAKIR, CHAKAR CEVAT und ALPSOY wurde quer über dem Defekt ein costiformes Knochenelement gesehen.

Bei einer Spina bifida muß man sein Augenmerk auch auf ein eventuelles medianes Septum in dem Schlußdefekt richten. Wenn außer einer Spina bifida eine Diastomyelie besteht, ist der Bogenschlußdefekt mit Sicherheit als pathologisch zu qualifizieren (MEISSNER und SCHMIDT). Mitunter ist eine mediane Septierung nur im Myelogramm zu erkennen (MATSON; WOODS; MOES und HENDRIK; CAMPBELL und INGRAHAM; NEUHAUSER; WITTENBERG und DEHLINGER). Die klinischen Symptome der Diastometamyelie sind die einer pathologischen Spina bifida (ARCOMANO; COHEN; COWIE; DAWSON; FREEMAN; GARDNER; MAXWELL; PERRET; ROTH; SDUDS; SEAMAN und SCHWARTZ). PUTTI und PERUSSIA haben Platyspondylie als Begleiterscheinung und Hinweiszeichen auf eine Spina bifida beschrieben. Diesem Befund kommt aber wohl kein Wert für die Unterscheidung zwischen pathologischer und nichtpathologischer Spina bifida zu. Es handelt sich nur um ein zufälliges Zusammentreffen bzw. um eine begleitende Wirbelkörperanomalie, die nur bei ausgedehnten pathologischen Bogenschlußdefekten anzutreffen ist.

Entscheidender als die röntgenologischen Kriterien sind klinische Befunde. Beim Vorliegen einer Meningocele, Myelocele oder Myelomeningocystocele ist die Situation klar (DE BACKER; NEUMANN; MUSCATELLO; BÜCKENHEINER; HEMMER; LANDAU; ORNSTEIN; VON RECKLINGHAUSEN; FISCHER; KATZENSTEIN; DODD; BODECHTEL und SCHRADER; GILES; FAWCITT; DEGENHARDT; CROW und BROGDON; PACHE).

Auch wenn ein Pigmentnaevus oder ein Haarschopf vorhanden ist, ist eine Verschlußlücke als Pathologicum anzusehen. Das gleiche gilt für die Fälle mit tastbaren Veränderungen, bestehend in kleinen Geschwulstbildungen und Knotenbildungen im Unterhautgewebe.

Findet sich dagegen nur eine narbige Einziehung der Haut, so ist keine sichere Entscheidung mehr zu fällen (VOELCKER; CRAMER; EWALD; MUSCATELLO). Eine derartige Fovea coccygea findet sich nämlich auch gar nicht selten dann, wenn die Wirbelbögen absolut normal geschlossen sind. Sie verschwindet ebenso wie die Fontanella lumbosacralis in einem Teil der Fälle im Laufe des Wachstums [gewöhnlich im Alter von 12 Jahren (WOLTMAN)]. Ist diese narbige Einziehung aber gleichzeitig mit einer Spina bifida occulta vorhanden und ist sie sehr ausgeprägt, so besteht zumindest der Verdacht, daß noch andere Veränderungen vorliegen, die die Spina bifida occulta zum Pathologicum stempeln. GREBE stellte fest, daß diese Fovea coccygea vererbt wird.

Es ist dagegen nicht richtig, beim Bestehen von Krankheitszuständen, die grundsätzlich von einer Spina bifida verursacht werden können (Klumpfuß, Enuresis, trophische Geschwüre usw.), im Einzelfall einen ätiologischen Zusammenhang mit einem Bogenschlußdefekt ohne weiteres zu unterstellen, denn diese Krankheitsbilder können alle auch ohne einen pathologischen Schlußdefekt auftreten. Es ist also z.B. durchaus möglich, daß der Träger eines Klumpfußes eine Fontanella lumbosacralis aufweist, die überhaupt nichts mit dem Klumpfuß zu tun hat. Ein Zusammenhang ist dagegen ziemlich sicher, wenn ein Lipom, und auch noch, wenn ein Pigmentnaevus vorliegt; in gewissem Umfang wahrscheinlich, wenn sich eine ausgeprägte Fovea coccygea findet.

Man muß sich überdies immer vor Augen halten, daß der Bogenschlußdefekt als solcher nur in den seltensten Fällen Krankheitssymptome verursacht, sondern daß den Begleitveränderungen diese pathogenetische Potenz zukommt.

k) Ätiologie und Pathogenese der Spina bifida

Eine Literaturübersicht über die Ätiologie und Pathogenese der Spina bifida findet sich bei HAYES, GROSS und Dow sowie KEEN. Es sind zahlreiche Tierversuche angestellt worden (GILLMAN; GRUNBERG; HAMBURGH; WARKANY u. Mitarb.). Als auslösend haben sich intrauterine mechanische Schädigungen, Viruskrankheiten, Vitaminmangel, Mangelkrankheiten, Trypanblauinjektionen, Bestrahlung, Insulininjektionen, Ernährungsstörung, Störung der oxydativen Prozesse und Bleinitrat erwiesen. Die Spina bifida wurde häufiger beim weiblichen als beim männlichen Geschlecht gefunden. Bei der weißen Rasse war sie häufiger als bei Farbigen und Juden. Auch geographische Häufigkeitsunterschiede wurden angetroffen. Ebenso fanden sich jahreszeitliche Häufungen im Auftreten (GUTHKELCH). Bei Erstgeborenen war sie häufiger als bei späteren Geburten. Die Häufigkeit stieg mit dem Alter der Mutter. Familiäres Auftreten wurde ungefähr in 6% der Fälle beobachtet (s. Kap. r), S. 529: Heredität und Spina bifida). Rötelnerkrankung während der Schwangerschaft wurde als Ursache angesehen, ebenso Hypothermie während der Schwangerschaft. Auch Erythroblastose wurde ätiologisch in Betracht gezogen (LITTLE und BAGG; WARKANY und SCHRAFFENBERGER; DURAISWAMI; ALTER; CARR und DORAN und GUTHKELCH; FISHER, UIHLEIN und KEITH; MACMAHON, PUGH und INGALLS; HEWITT; EDWARDS; INGALLS, PUGH und MACMAHON; FORD; MORRIS; PENNYBACKER; SHULMAN; GREG; CAMPBELL; WIENER; LEHMANN; BÜCHNER; RÜBSAMEN; ROTHWEILER; BARFURTH; v. BARDELEBEN; LUKSCH; JELGERSMA).

GRÜNWALD beschrieb eine Spina bifida mit Myeloschisis bei einem 20 mm langen menschlichen Embryo. DODDS teilt einen entsprechenden Befund bei einem älteren Feten mit. PADGET stellte Untersuchungen an menschlichen Embryonen und an Affenembryonen an (LEMIRE; PATTEN; POLITZER; SMITH; FALDINI).

Recht zahlreich sind tierexperimentelle embryologische Arbeiten über die Spina bifida (LEBEDEFF; HOLMDAHL; THALER). Mit Urodeleneiern hat GOERTTLER, mit Froscheiern HERTWIG, mit Hühnchen RICHTER, RÜBSAMEN und GALLERA, FOWLER, mit O_2-Mangel bei Triton BÜCHNER, mit Trypanblau bei Ratten GILLMAN, mit Röntgenstrahlen an Fischen und Kröten BARDEEN, an Mäusen KAVEM und an Ratten WILSON gearbeitet.

l) Die verschiedenen Formen der lumbosacralen Spina bifida

α) Die Fontanella lumbosacralis

Bei der röntgenologischen Befunderhebung eines lumbosacralen Bogenschlußdefektes stellt sich als erstes die gewichtige Frage, ob man eine Fontanella lumbosacralis, also die Persistenz eines normalen Durchgangsstadiums der Skeletentwicklung oder eine Spina bifida pathologica vor sich hat. Als Fontanella lumbosacralis kann man nur die Befunde klassifizieren, die mit keinerlei klinischen Krankheitserscheinungen einhergehen und bei denen keine sonstigen Anomalitäten am Wirbelkanal und seinem Inhalt bestehen. Letzteres ist durch die einfache Röntgenaufnahme nicht zu klären und die Diagnose der Fontanella lumbosacralis kann deswegen nur per exclusionem nach eingehender Inspektion, Palpation, klinischer Untersuchung und detaillierter Röntgenuntersuchung unter Einschluß der Myelographie gestellt werden. Sie ist aber mit diesen Mitteln nicht mit völliger Sicherheit möglich, da Veränderungen im Periduralraum, intradural an der Cauda equina und am terminalen Rückenmark durch unsere heutigen röntgenologischen Untersuchungsmethoden im Falle geringer Gradausprägung noch nicht mit hinreichender Sicherheit erfaßt werden können. Solche geringgradigen Begleitveränderungen können u. U. aktuell symptomlos sein, aber später doch noch zu Krankheitserscheinungen führen. Die Diagnose: „Fontanella lumbosacralis" ist deswegen nicht nur per exclusionem, sondern erst durch die Verlaufsbeobachtung über lange Zeiträume gesichert. Zwar ist die Wahrscheinlichkeit, daß bei größeren Schlußdefekten pathologische Begleitzustände bestehen, größer als bei nur schmalen, spaltförmigen Schlußdefekten, jedoch ist diesbezüglich keine eindeutige Parallelität gegeben und darüber hinaus gibt es Störungen im Lumbosacralbereich, die ihrer Natur nach den pathologischen Begleitveränderungen bei Bogenschlußdefekten entsprechen, aber nicht mit einem Knochendefekt einhergehen. Es handelt sich dabei um den Zustand des Dysraphismus, der zwar in der Literatur vielfach zu ungenau gefaßt ist, der aber einen realen Inhalt hat, wenn man ihn nur aufgrund exakter morphologischer Kriterien und nicht aufgrund einer hypothetischen Ätiologie gewisser Krankheitserscheinungen diagnostiziert.

Man muß sich überdies immer vor Augen halten, daß der Bogenschlußdefekt als solcher nur in den seltensten Fällen Krankheitssymptome verursacht, sondern daß den Begleitveränderungen diese pathogenetische Potenz zukommt.

β) Die Spina bifida aperta lumbosacralis dorsalis

Diese Bezeichnungsweise steht für die Spina bifida, die mit einer Myelocele, Myelomeningocele oder Meningocele (Abb. 88) kombiniert ist (CHAMBERS; CHARLIER; BABCOCK; GAEDKENS; WALTER; PICKERING; GROSSMANN; SHARRARD; LAUTERBACH; HILDEBRAND-

BERG; BRANDESKY und HELLMER; EMMET; DAILLY; SACCO; LORBER; JAMMA). Sie ist insofern ungenau, als der pathologische Zustand nicht aus dem Offenstehen der dorsalen Wand des knöchernen Wirbelkanals resultiert, sondern aus dem Offenliegen des Rückenmarkes oder aus dem Vorwölben der Rückenmarkshüllen, auch wenn sie von normaler Haut bedeckt ist. Dieser Befund ist nicht röntgenologisch, sondern nur klinisch eindeutig definiert.

Trotzdem gibt es gewisse Übergänge zur Spina bifida occulta, z. B. sind kleinere dorsale und vor allen Dingen intrasacrale und präsacrale Meningocelen nicht durch die klinische Untersuchung — mindestens nicht durch die Inspektion — zu erfassen. Obwohl diese Fälle nur röntgenologisch zuverlässig diagnostiziert werden können, kommt ihnen klinisch die gleiche ätiologische pathologische Wertigkeit zu, wie den sich nach außen vorwölbenden, klinisch diagnostizierbaren Meningocelen. Schließlich kann in gewissem Sinne aus einer sog. Spina bifida aperta eine Spina bifida occulta werden, nämlich wenn sie operativ beseitigt wird. Durch die Operation wird zwar der äußere Befund grundlegend geändert, aus ihm resultierende Krankheitszustände können verschwinden, können aber auch unverändert bestehenbleiben (Abb. 89).

Eine große Meningocele war der Feststellung durch Inspektion und Palpation in einem Fall von KINNIER, WILSON und WAKELEY entgangen. Ein 16jähriges Mädchen hatte seit 2 Jahren heftige Kreuzschmerzen. Der Meningocelensack war äußerlich nicht zu sehen. Bei der Operation zeigte sich, daß er sich nach lateral in die Muskulatur eingegraben hatte.

Durch zwei klinische Feststellungen unterscheidet sich die Spina bifida aperta von der sog. Spina bifida occulta: 1. Die Spina bifida aperta geht sehr häufig mit einem Hydrocephalus einher bzw. führt mit der Zeit zu einem Hydrocephalus und erhält damit eine ganz andere klinische Wertigkeit als die Spina bifida occulta, auch wenn diese klinischen Krankheitserscheinungen verursacht. 2. Druck auf eine Meningocele löst meistens Kopfschmerzen, Schwindel, Übelkeit und andere cerebrale Symptome aus. Bei der Spina bifida occulta lassen sich derartige Erscheinungen nicht provozieren, auch nicht wenn ein sich vorwölbendes Lipom vorhanden ist.

Die Myelocelen, Myelomeningocelen und die Meningocelen werden ebenso wie die Spina bifida an den übrigen Wirbelabschnitten in einem eigenen Kapitel abgehandelt. Es sollen deswegen hier nur einige kurze Angaben zu dieser Form der Spina bifida folgen. Ebenso werden die präsacralen Meningocelen getrennt besprochen.

αα) Chromosomenveränderungen

Da MACCANI in 4 Fällen von Myelomeningocelen, darunter 3 mit sacraler bzw. lumbosacraler Lokalisation und in einem Fall von Encephalocele Chromosomenveränderungen gefunden hat, die in einer Aneuploidie in der Serie 6—12 bestanden, wobei das überzählige Chromosomenelement in der Nachbarschaft des 8. Chromosomenpaares lag, stellt sich die Frage: 1. ob sich die Spina bifida aperta von der Fontanella lumbosacralis durch die Chromosomenuntersuchung abgrenzen läßt, 2. ob alle Myelomeningocelen mit Chromosomenveränderungen einhergehen und 3. ob die Zustände, die bisher als Spina bifida occulta klassifiziert worden waren, ebenfalls Chromosomenveränderungen zeigen und demnach geringe Grade der Myelomeningocelen darstellen oder ob sie als Zustände getrennter Art anzusehen sind.

Diese Befunde von MACCANI könnten also die Betrachtungsweise der Spina bifida revolutionieren. Sie sollten in Zukunft von allen Untersuchern aufgegriffen werden. Der Röntgenologe müßte also in jedem Fall, in dem er einen Bogenschlußdefekt nachweist, die Frage nach dem Chromosomenbefund stellen. Die Zukunft muß über die Fündigkeit dieser Problemstellung entscheiden.

Eine eng verwandte Fragestellung ist die nach der Erblichkeit der Spina bifida. Sie wird später in einem eigenen Kapitel abgehandelt.

ββ) Das röntgenologische Bild

Die lumbosacrale Meningocele zeigt in der Regel röntgenologisch das übliche Bild einer pathologischen Spina bifida. Im Falle einer ausgeprägten Vorwölbung des Meningocelensackes, der die Regel darstellt, fehlen die Bögen meistens fast ganz, der Wirbelkanal ist an dieser Stelle erweitert und die Bogenwurzeln sind auseinandergedrängt

(Abb. 88) (BERNSTEIN; THEWS und HELMREICH). Bei der rein sacralen Lokalisation ist oft der Sacralkanal dorsal überhaupt nicht geschlossen, oder es besteht wenigstens eine sehr weitreichende Spaltbildung. Nicht selten sind gleichzeitige Deformierungen des Kreuzbeines vorhanden (THOMAS). Die Größe des Bogenschlußdefektes und die Größe einer Meningocele gehen keineswegs streng parallel (BERNDORFER).

Viel zu wenig wird von Schichtaufnahmen und vor allem von der Myelographie Gebrauch gemacht. Letzteres Untersuchungsverfahren vermag Detailaspekte aufzudecken, die mit keiner anderen Methode zu erlangen sind. Einzelheiten sind dem Kapitel: Spina bifida und Myelographie zu entnehmen.

Die neurologischen Ausfälle sind bei der Spina bifida pathologica am größten, wenn es sich um eine Myelocele handelt, während bei den Meningocelen recht häufig keine schweren Ausfälle bestehen.

DITTRICH fand Zellvermehrung im Liquor bei der Spina bifida pathologica. Die einschlägigen Befunde werden ganz überwiegend bereits bei der Geburt oder im frühen Säuglingsalter erhoben. Die Diagnose basiert entscheidend auf dem klinischen Befund und erst in zweiter Linie auf dem Röntgenbild, indem es sich weniger darum handelt, die Spaltbildung festzustellen, die als solche wegen des noch sehr frühen Zustandes der Ossifikation schwierig zu erkennen ist, als vor allen Dingen begleitende Mißbildungen im Lumbosacralbereich oder an den übrigen Wirbelabschnitten zu erfassen.

Sobald als möglich sollte zusätzlich ein Urogramm angefertigt werden, da in einem recht hohen Prozentsatz begleitende Veränderungen an den Nieren und ableitenden Harnwegen gefunden werden. BLUESTONE und DEAVER stellten bei älteren Kindern in etwa 40% einen Hydroureter oder eine Hydronephrose fest. WILSON fand schon frühzeitig bei Säuglingen Hydronephrosen und Hydroureter bei Meningocelen und Myelocelen.

Auch bei der Vorbereitung und der Indikationsstellung zur Operation ist die Mitwirkung des Röntgenologen erforderlich. Ein bereits bestehender Hydrocephalus kompliziert die Operation und als Folge der Operation kann sich ein Hydrocephalus verschlimmern oder erst in Erscheinung treten. Es sind also immer auch Schädelaufnahmen anzufertigen (HEMMER). ROSENTHAL empfiehlt die Operation der Spina bifida cystica zur Prävention des Hydrocephalus.

γ) Die intrasacrale Meningocele

Von einer intrasacralen Meningocele spricht man dann, wenn der Meningocelensack intrasacral entwickelt ist, auch wenn er, was nicht selten vorkommt, die dorsale Wand vorwölbt, ohne daß jedoch eine ausgesprochene Defektbildung vorhanden ist (ARCHER; COOPER und CIMMINO).

Die Meningocelenbildung kann sich auf eine zeltförmige dorsale Erweiterung des Lumbalsackes beschränken, die nur bis in einen dorsalen Bogenschlußdefekt hineinreicht, sich aber nicht nach dorsal unter die Haut vorwölbt (HEPPNER).

In gewissem Sinne sind die intrasacralen Meningocelen den dorsalen Meningocelen zuzurechnen. Die Übereinstimmung beschränkt sich aber im wesentlichen auf das Vorhandensein eines Meningocelensackes. Ein Hydrocephalus tritt nicht auf. Da ein ausgesprochener Bogenspalt fehlt, handelt es sich in einem Teil der Fälle um einen Dysraphismus sine spina bifida. In anderen Fällen ist die vordere Wand des Sacralkanals verdünnt und vorgewölbt (BAKER und WEBB). Von einer intrasacralen Meningocele zu sprechen ist man auch dann noch berechtigt, wenn zwar ein kleinerer Schlußdefekt vorliegt, der Meningocelensack aber nicht, oder nicht stärker aus diesem Defekt hervortritt (Abb. 90—92). BRACK hatte in 2 Fällen bei alten Patienten mit einer starken Osteoporose des Kreuzbeines eine intrasacrale Meningocele gefunden. Die einfachen Röntgenaufnahmen des Kreuzbeines sind nicht immer typisch. Die sichere diagnostische Klärung bringt auf jeden Fall die Myelographie (ARCHER; COOPER und CIMMINO; BAKER und WEBB sowie ENDERLE). Mitunter werden solche Befunde auch unerwartet bei Operationen gefunden (INGRAHAM und LOWREY).

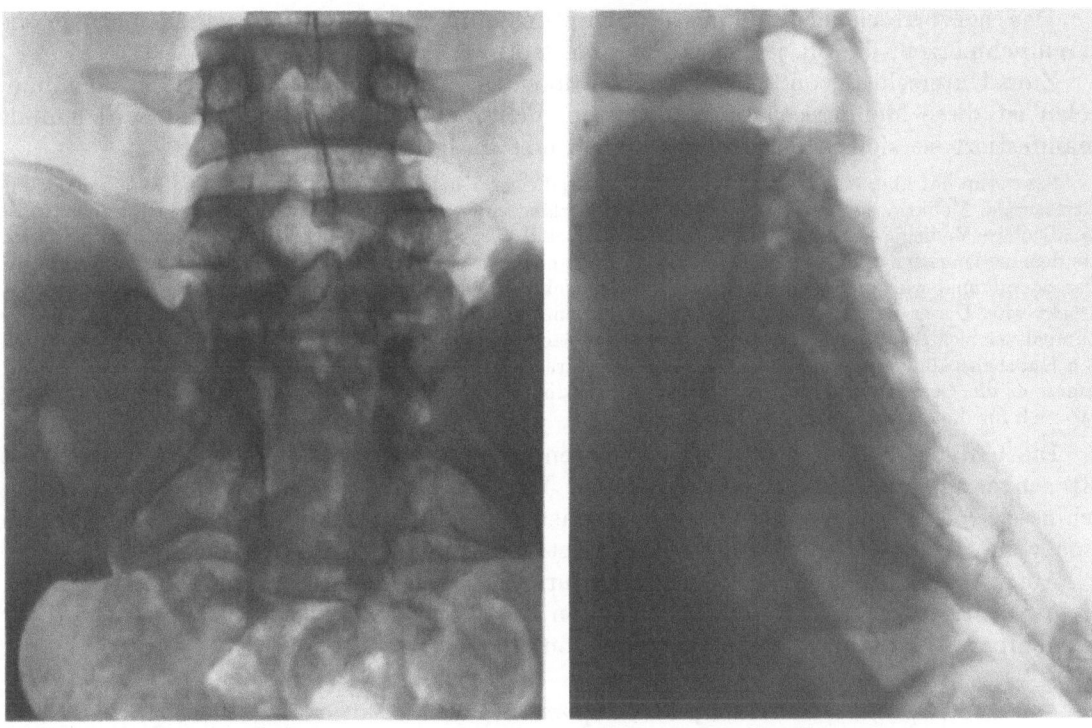

Abb. 90   Abb. 91

Abb. 90. Erweiterung des Sacralkanals mit feinem Bogenspalt L5. Die Rückwand ist zwar in Höhe von S1 und S2 erhalten, aber durchlöchert und mit dem Bogen L5 verschmolzen

Abb. 91. Blasige Auftreibung des Sacralkanals bei S2 und S3 (Fall 90)

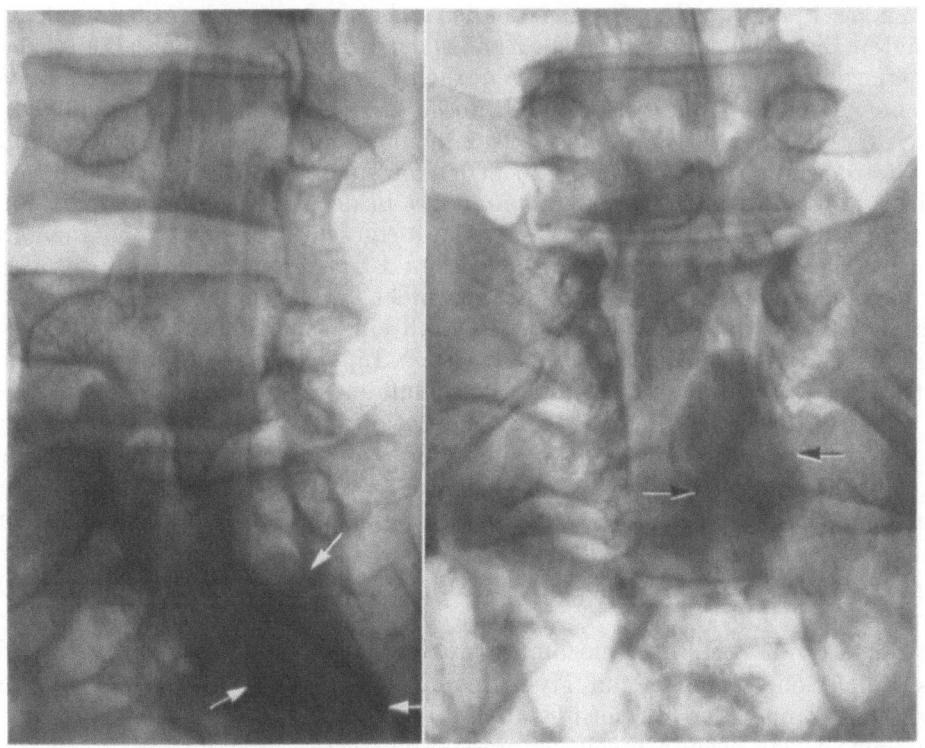

a   b

Abb. 92a u. b. Über pflaumengroße Cyste im Sacralkanal, dem normalen Duralsackende links caudal-dorsal anliegend (a). Die gleichzeitigen Anomalien des Bogenschlusses sprechen für eine intrasacrale Meningocele und gegen eine radikuläre Cyste (Fall 90) (b)

Das hervorstechendste klinische Symptom sind in den meisten Fällen erhebliche Kreuzschmerzen, die oft jeglicher Therapie trotzen.

Zum Unterschied von den klassischen dorsalen sacralen und lumbosacralen Meningocelen ist diese Meningocelenform oft noch nicht bei der Geburt vorhanden, jedenfalls manifestiert sie sich in den meisten Fällen erst im späteren Alter.

SPRINGER hat über eine Beobachtung bei einem 2jährigen Kind berichtet, bei dem streng genommen keine intrasacrale Meningocele vorlag, sondern eine Verlängerung des Lumbalsackes, sozusagen eine transcaniculäre Meningocele. In der Tiefe der Gesäßmuskulatur war eine fluktuierende Geschwulst zu tasten, die dem verlängerten Lumbalsack entsprach, der aus einem weiten Hiatus sacralis caudalis ausgetreten war. Der Sacralkanal wies dorsal einen Knochenschlußdefekt auf, der durch eine bindegewebige Membran überbrückt war. Dieser Befund wies also sowohl Kriterien einer intrasacralen Meningocele auf, insofern, als der Lumbalsack sich erweitert in den distalen Anteil des Sacralkanales erstreckte und die Erweiterung nicht durch den Knochenschlußdefekt nach dorsal ausgetreten war. Daß er aus dem Hiatus sacralis caudalis nach dorsallateral in die Gesäßmuskulatur vorquoll, stellt allerdings wieder in gewissem Umfange ein Kriterium dar, das auch für die extracaniculären Meningocelen gilt.

Die Unterscheidung zwischen radikulären Cysten und intrasacralen Meningocelen ist oft schwierig (HADLEY). Das gleichzeitige Vorhandensein von Anomalien des Bogenschlusses spricht auch dann für eine intrasacrale Meningocele, wenn im Myelogramm eine vom Lumbalsack wohlabgegrenzte Cyste vorhanden ist (Abb. 92).

Auch intraspinale Dermoidcysten verursachen einschlägige Befunde (MacCARTY; LEAVENS; LOVE und KERNOHAN). Sie können angeboren sein, aber auch als Folge häufiger Lumbalpunktionen und nach Operationen entstehen (BRYANT und DAYAN).

δ) Spina bifida mit äußerem Lipom, Pigmentnaevus oder Haarschopf

Ein sicht- und tastbares Lipom, ein Pigmentnaevus, ein Haarschopf in der Lumbosacralregion oder eine Kombination dieser Befunde sind ziemlich sichere klinische Hinweissymptome auf das Vorliegen eines Bogenschlußdefektes. Meistens ist der Schlußdefekt recht deutlich ausgeprägt. Er kann aber auch sehr diskret sein und aus einem sehr schmalen Spalt im Bogen eines Lendenwirbels oder in einer mehr oder weniger ausgeprägten Einkerbung des cranialen Randes der Rückwand des Sacralkanals bestehen. Ganz vereinzelt wird bei solchen Befunden auch jeder knöcherne Schlußdefekt vermißt. Nur in einem Teil der Fälle sind klinisch ausgeprägte Krankheitserscheinungen zu verzeichnen, die in einen ätiologischen Zusammenhang mit dem dorsalen Schlußdefekt gebracht werden können. Es ist aber zu bedenken, daß sich in diesen Fällen von Spina bifida die Krankheitserscheinungen mitunter erst in der späten Kindheit oder im frühen Erwachsenenalter, gelegentlich sogar erst im fortgeschrittenen Erwachsenenalter entwickeln und daß andererseits die neurologischen Erscheinungen so gering sein können, daß sie bei einer orientierenden Untersuchung nicht erfaßt werden und auch dem Träger gar nicht bewußt sind. Es ist also in jedem Fall eine sehr subtile neurologische Untersuchung durchzuführen. Außerdem geben jedes Lipom, jeder Haarschopf und jeder Pigmentnaevus, ob er nun mit einem Bogenschlußdefekt einhergeht oder ob ein solcher in sehr seltenen Fällen vermißt wird, die Indikation zur Vornahme einer Myelographie ab, um weitere dysraphische Störungen im Lumbosacralbereich entweder auszuschließen oder nachzuweisen. Eine allgemeine Orientierung, was man diesbezüglich an Befunden erwarten kann, kann man einer Einteilung der Spina bifida occulta von ZEHNDER entnehmen. Er unterteilt folgendermaßen:

1. Spina bifida occulta myeloadhaesiva. Adhärenz des Rückenmarks oder der Nerven im Spaltbereich.

2. a) Spina bifida occulta myelocompressiva conjunctiva sive lipomatosa. Verdicktes, sehniges Füllgewebe. Lipome und Myelolipome können durch Kompression und Zugwirkung Schädigungen der Nervensubstanz herbeiführen.

2. b) Spina bifida occulta myelocompressiva cystica.

2. b) 1. Okkulte Meningocele.

2. b) 2. Okkulte Myelocelen und Ependymcysten.

All diese Veränderungen können auch als myelographische Befunde oder als Befunde bei der Operation aufgedeckt werden, ohne daß der Inspektions- und Palpationsbefund eines äußeren Lipoms, eines Pigmentnaevus oder eines Haarschopfs vorliegt (KELLNER). Auf sie soll nochmals bei der Beschreibung der Spina bifida mit normalem Inspektions- und Palpationsbefund zurückgekommen werden.

In der Literatur liegt eine ganze Anzahl von Berichten über Lipome, Haarschöpfe und Pigmentnaevi vor, die mit einer Spina bifida einhergehen (SPURLING und JELSMA; SIMOVIC; RODERN; PITULECU; MUTEL; MILNER; MILLAR und ROBERTSON; MARCER; LATZKO; KRAUSE; GRIFFITH; FLEXNER; DEUTCHLÄNDER; BÜCHLER; BRUCHSTEIN und LOVE; BRICKNER; ELLIS).

DE CUVELAND hat bei einem Mädchen mit einem typischen Haarschopf einen Bogenschlußdefekt L3—S5 gefunden, in dem sich dorsal ein in der a.p.-Projektion rautenartiges und in der seitlichen Projektion bumerang-artiges Knochengebilde projizierte, das den isolierten verschmolzenen rudimentären Dornfortsätzen entsprach. Neurologische Ausfallserscheinungen wurden nicht festgestellt.

Unter 90 Kindern mit den Erscheinungen eines Dysraphismus fand BURROWS 46 mit einem Haarschopf und 10 mit einem oberflächlichen Lipom. Eine Fovea coccygea wurde 25mal verzeichnet.

GOLD berichtet über einen sehr seltenen Inspektionsbefund in der Sacralregion. Bei seinem Patienten war ein Stummelschwanz ausgebildet, der keine Knochenelemente enthielt und das Röntgenbild zeigte eine Spina bifida in gleicher Höhe.

Trophische Ulcera bei Spina bifida mit Haarschopf wurden von RIBBERT, von CURTIUS und von KATZENSTEIN beobachtet. Eine Lösung der distalen Tibiaepiphyse mit stark überschießendem Callus habe ich bei einem Jungen mit einem sehr ausgeprägten lumbo-sacralen Lipom gesehen, das mit einer Spina bifida L5/S1 einherging. Über Klumpfüße bei derartigen Fällen hat bereits VON RECKLINGHAUSEN berichtet (s. Kap. α) Der ortho-pädisch-neurologische Formenkreis, S. 518: Krankheitsbilder, die in einen ursächlichen Zusammenhang mit der Spina bifida gebracht werden).

Die äußeren Lipome setzen sich sehr häufig in eine intrathecale Bride oder in peri-durale Lipombildungen fort (KRAMER). Es ist deswegen nicht damit getan, wenn sie chirurgisch abgetragen werden, ohne daß sie in die Tiefe und sogar intrathecal ver-folgt werden (s. Kap. q), S. 527: Operation der Spina bifida). LASSMAN und JAMES haben bei der Operation Fortsetzung äußerlich sichtbarer Lipombildung in peridurale Lipome und intrathecale Briden gefunden. Auch BRODMANN berichtet über die Fort-setzung eines äußerlich sicht- und tastbaren Lipoms durch den Wirbelbogenspalt in den Wirbelkanal hinein (MULLER). Nicht jeder Tumor bei einer Spina bifida entspricht einem Lipom. In einem Fall von SICKERT hat es sich um einen angeborenen Mischtumor ge-handelt.

Anomalien an den Bogenwurzeln, insbesondere dorsal gerichtete Aufbiegungen und Auseinanderdrängungen sind außer den Bogenschlußdefekten bei Lipomen sehr häufig (Abb. 93).

In Fällen mit äußerlich sichtbaren Lipombildungen ist auch Diastematomyelie ver-zeichnet worden (THURSFIELD und ROSS), und es sollte bei der Röntgenuntersuchung deswegen nicht nur nach einem Bogenspalt, sondern auch nach einem intracanaliculären septierenden Knochensporn bzw. nach einem fibrösen Septum vermittels Myelographie gefahndet werden.

Den Übergang zu der Gruppe der Fälle von Spina bifida mit normalem Palpations- und Inspektionsbefund stellen Patienten mit einer Fovea coccygea dar. Die Bezeichnung Fovea coccygea ist etwas unzutreffend. Nach ihrer Lokalisation müßte sie Fovea sacralis heißen. Sie kann das ganze Leben bestehen bleiben, sie kann aber auch im Laufe der Kindheit verschwinden. Manchmal kann demnach eine Spina bifida mit diesem äußer-lichen Stigma in eine solche ohne äußeres Stigma übergehen (s. auch Kap. i), S. 501: die pathologische und die nichtpathologische Spina bifida).

Wenn auch bei der Spina bifida mit Lipomen, Haarschöpfen und Pigmentnaevi die gleichen Krankheitserscheinungen mit Ausnahme des Hydrocephalus beobachtet werden, wie bei der Spina bifida mit Myelo-, Myelomeningo- und Meningocelen, so kann man doch

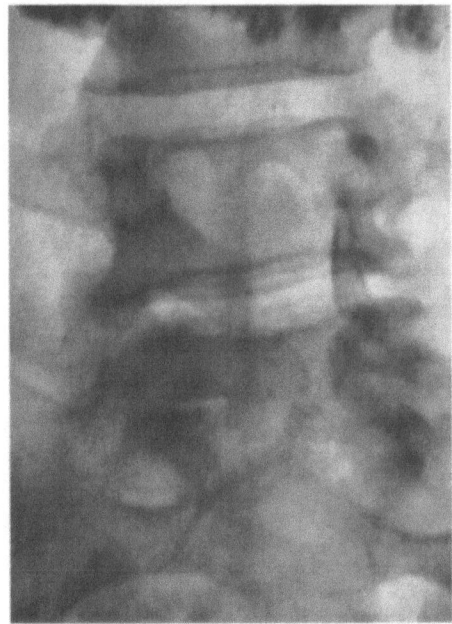

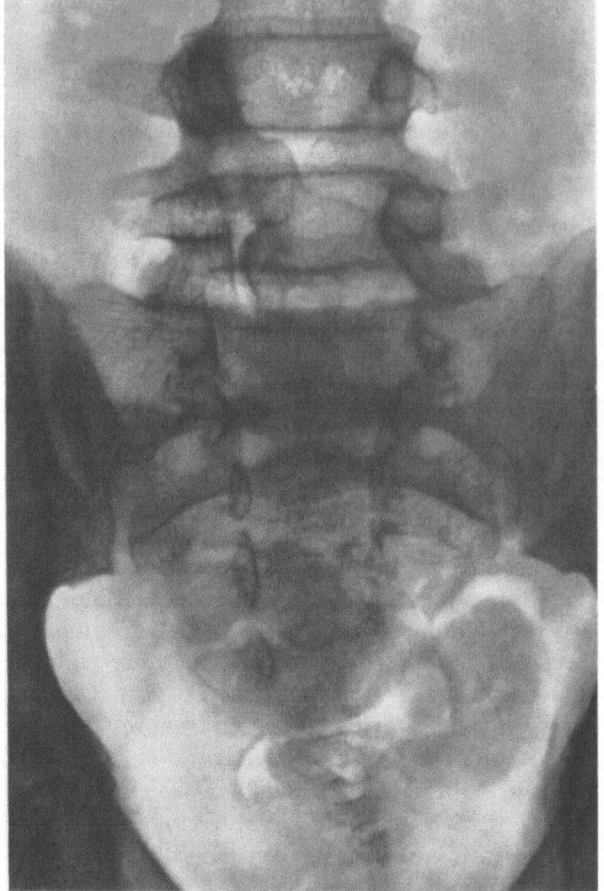

Abb. 93. Spina bifida L4 und L5 mit Lipom und Anomalien an den Bogenstümpfen

Abb. 94. Spina bifida sacralis totalis mit ▶ lateralem Bogenspalt L5 und Verschmelzung der Bogen L4 und L5. Großer Haarschopf lumbo-sacral

feststellen, daß die symptomlosen Fälle häufiger und die Krankheitserscheinungen durchschnittlich von geringerer Schwere sind.

ε) Spina bifida mit normalem Inspektions- und Palpationsbefund

Bei einer Spina bifida lumbalis, sacralis oder lumbosacralis sind nicht selten dysraphische Veränderungen am Wirbelkanalinhalt vorhanden, ohne daß sonstige äußere Stigmata bestehen. In diesen Fällen können klinische Krankheitserscheinungen vorhanden sein oder fehlen, genau wie in den Fällen von Spina bifida, die mit äußeren Veränderungen, wie Lipomen, Naevi, Haarschöpfen (Abb. 94) usw. einhergehen. Wenn Krankheitserscheinungen fehlen, so ist eine Spina bifida aber damit noch nicht als reiner Bogenschlußdefekt, d.h. eine Fontanella lumbosacralis ausgewiesen und die Feststellung begleitender dysraphischer Veränderungen am Wirbelkanal ist keineswegs überflüssig, insbesondere nicht bei Jugendlichen, da sich trotz aktueller Symptomfreiheit späterhin Krankheitserscheinungen einstellen können. Wo immer angängig, sollte der röntgenologische Nachweis einer Spina bifida die Veranlassung zu weitergehenden Untersuchungen sein und mindestens dann die Indikation zur Durchführung von Schichtaufnahmen und einer Myelographie abgeben, wenn Krankheitserscheinungen bestehen, bei denen eine Verursachung durch den Dysraphismus in Betracht kommt. Diese Krankheiten werden später in eigenen Kapiteln besprochen.

Ebenso wie in den Fällen von Spina bifida mit Lipom, Naevus oder Haarschopf werden auch bei der Spina bifida ohne Inspektions- und Palpationsbefund gelegentlich gleichzeitige Veränderungen im Sinne einer Diastematomyelie angetroffen (BLICK; NEUHAUSER; SHOREY). Dieses an und für sich relativ selten beschriebene Zustandsbild würde sicherlich häufiger diagnostiziert, wenn in allen Fällen von Spina bifida nach dem gleichzeitigen Vorkommen einer medianen Lückenbildung im Rückenmark mit knöchernem oder fibrösem Septum gefahndet würde. Die Diastematomyelie kommt aber durchaus auch ohne gleichzeitigen Bogenschlußdefekt vor, häufiger jedoch zusammen mit einer Spina bifida (JAMES und LASSMAN).

Die Kombination von dorsalen Bogenschlußdefekten mit ventralen Spaltbildungen ist sehr selten (BENTLEY und SMITH; BURROWS).

Die Spina bifida ist weiterhin nicht selten mit folgenden dysraphischen Veränderungen vergesellschaftet: Hypertrophie der Bindegewebsmembran, die den Bogenschlußdefekt verschließt, Briden im Periduralraum oder intrathecal, periduralen oder intrathecalen Lipomen und tiefe Fixation des Lumbalsackes (SZATMARI und ZOLTAN; GROSSIORD; BONNET und POLLOSON). Weitere Details über diese dysraphischen Veränderungen sind dem Kapitel über die anatomischen Befunde und die Operationsbefunde zu entnehmen (S. 517 u. 527).

Über Verkürzung des Filum terminale bei Spina bifida haben JONES und LOVE; SCHLEGEL; CRAIG und MULDER; SWANSON und BARNETT; DUBOWITZ, LORBER und ZACHARY; LASSMAN und JAMES berichtet.

Bei der Spina bifida ohne Inspektions- und Palpationsbefund ist die Häufigkeit und Gradausprägung von Krankheitserscheinungen geringer als bei der Spina bifida mit Myelo-, Myelomeningo- und Meningocelen und auch geringer als bei Spina bifida mit Lipom, Naevus oder Haarschopf. Dies schließt jedoch keineswegs aus, daß im Einzelfall recht schwere Krankheitszustände resultieren.

ζ) Die Spina bifida sine spina bifida (Dysraphismus ohne Bogenschlußdefekt)

Unter dieser paradoxen Bezeichnung kann man die Fälle zusammenfassen, bei denen die vorgenannten Begleiterscheinungen der Spina bifida bestehen, ohne daß ein Bogenschlußdefekt vorhanden ist. Wenn klinische Krankheitserscheinungen vorliegen, deren ätiologische Beziehungen zu der Spina bifida jeder Form bekannt sind und ein Bogenschlußdefekt auf den Aufnahmen von Lendenwirbelsäulen und Kreuzbein nicht zu erkennen ist, so muß vermittels Schichtaufnahmen und vor allen Dingen vermittels Myelographie nach diesen dysraphischen Veränderungen gefahndet werden. Man muß sich allerdings darüber im klaren sein, daß nur relativ grobe Befunde röntgenologisch erfaßt werden können und z.B. feinere Briden und Septumbildungen sehr leicht dem myelographischen Nachweis entgehen können und insbesondere Veränderungen des Periduralraumes, die keine stärkeren Rückwirkungen auf den Lumbalsack haben, dem Nachweis entgehen müssen. Es kann also u.U. durchaus gerechtfertigt sein, operativ einzugreifen, ohne daß ein positiver Röntgenbefund vorliegt (BRAUN und FINKEMEYER).

Mit die häufigsten Befunde, die man als Manifestation eines Dysraphismus ohne Spina bifida ansehen kann, sind intra- oder extradurale Lipome oder diffuse Fettgewebsvermehrungen (STOCKEY; GAWERS; LOBO; IMHÄUSER; ANDERSON; ROGER; MARCORELLE; BALDAUF-RÜMMLER; YASHON und BEATTY; JOHNSON; EHNI und LOVE; BASSET; CARAM; SCALELLA und CARTON). Hinweise auf ihr Vorliegen geben Erweiterungen des Lumbosacralkanals auf der Leeraufnahme ab (s. Kap. *u*) S. 483: Erweiterung des Lumbosacralkanals und Kap. *ϑϑ*, S. 481: Verengung des Lumbosacralkanals.

Diese Zusammenhänge können aber nur anerkannt werden, wenn wirklich gesicherte Befunde vorliegen. Es geht nicht an, einfach aufgrund eines klinischen Zustandsbildes, z.B. eines Klumpfußes, einer Osteolyse am Fuß, einer Enuresis oder dergleichen einen Dysraphismus zu diagnostizieren, dysraphische Veränderungen im Lumbosacralbereich einfach zu postulieren, und auf ihren Nachweis zu verzichten.

η) Der komplette dorsale Schlußdefekt am Sacrum

Hinweise auf eine durchgehende Spaltbildung in der Hinterwand des Canalis sacralis finden sich in der Literatur relativ spärlich. In der nachstehenden Tabelle 9 sind die Angaben verschiedener Autoren über die prozentuale Häufigkeit derartiger Befunde zusammengestellt.

Tabelle 9. Häufigkeit des Hiatus sacralis totalis in %

Lübke	1,5
Adolphi	3,0
Ryzov	7,7
Trotter und Lanier	1,0
Black	3,8
Robin und Collins	4,0
Mayer, Chalut und Morin	6,8

Im übrigen sind nur noch vereinzelte Fälle von Junghanns; Mayer; Beck; West-kott; Köhler-Zimmer und Giraudi; Robinson; Graessner; Beck und Guyot; Jean-nency; Rettig erwähnt. Im allgemeinen werden derartige Befunde rein zufällig erhoben und sie gehen nicht mit irgendwelchen klinischen Krankheitserscheinungen einher (Abb. 95—97). Dem stehen andere Beobachtungen gegenüber, in denen mehr oder weniger ausgeprägte Krankheitserscheinungen vorhanden waren (Abb. 98—100).

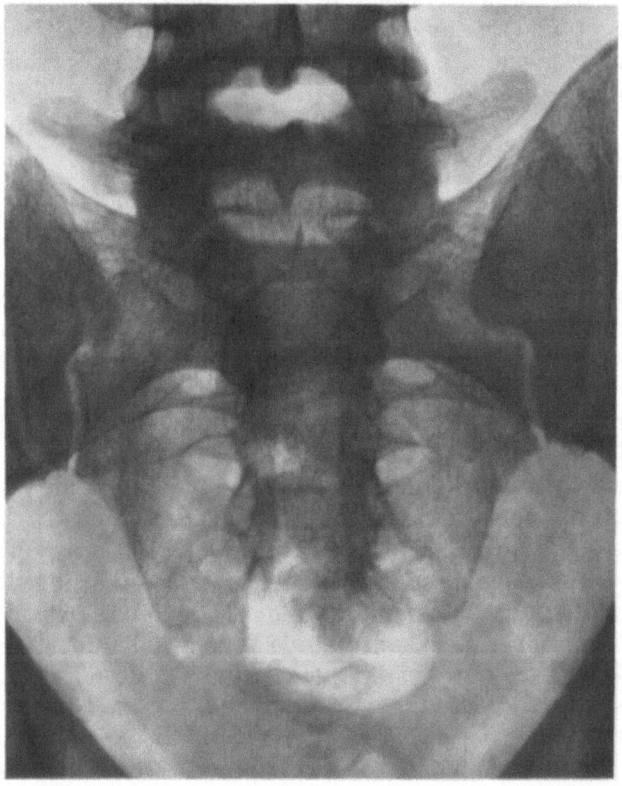

Abb. 95. Der Canalis sacralis ist in ganzer Ausdehnung dorsal offen. Die Konturen des Defektes sind glatt und er greift nicht auf die Lendenwirbelsäule über. In Höhe S1 findet sich ein ganz kleines Dornfortsatz-rudiment. Irgendwelche klinischen Erscheinungen waren nicht vorhanden und der Defekt war nicht zu pal-pieren, da er von einer sehr derben Bindegewebsmembrane gedeckt war

Giraudi dagegen gibt an, daß gleichzeitig radikuläre Schmerzen und Übergangs-wirbel vorkommen. Im eigenen Material war häufig ein Übergangswirbel vorhanden, dessen Bogen einen schmalen Spalt aufwies (Abb. 97 und 101).

Sorrel und Oberthur erwähnen einen Fall bei einem 12jährigen Jungen, der an einem Ödem vom Typ Meige litt, in dessen Ascendenz gleichartige Ödeme vorhanden waren. Mit anderen schweren Mißbil-dungen war ein derartiger durchgehender dorsaler Schlußdefekt (Hiatus sacralis totalis oder Spina bifida sacralis completa) in den Fällen von Blume und von Boeminghaus kombiniert (Haggenmiller). Schließlich

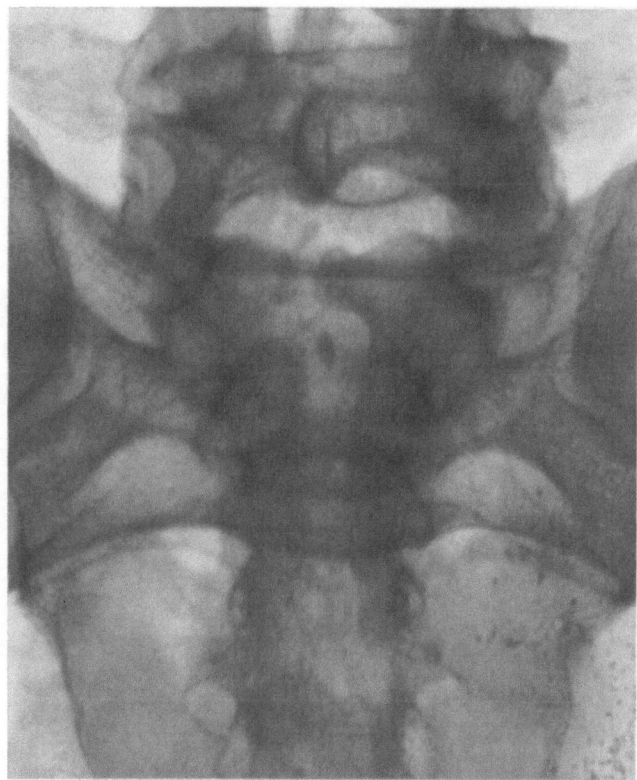

Abb. 96. Durchgehender sacraler Bogenspalt

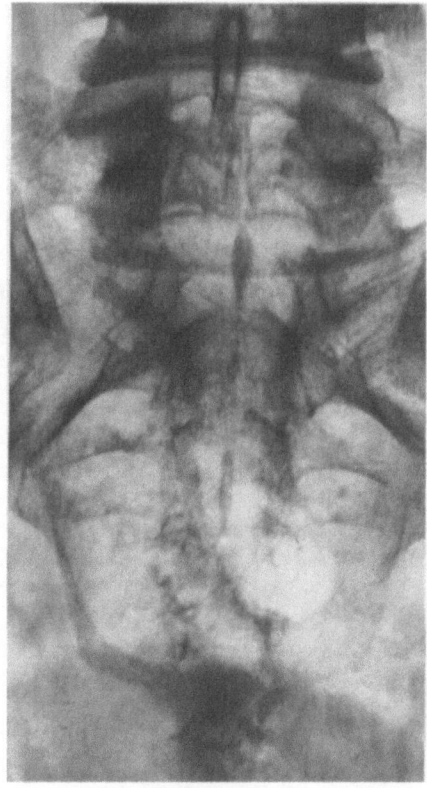

Abb. 97. Durchgehender sacraler Bogenspalt mit Crista media-Rudimenten und Spalt im Bogen eines Übergangswirbels

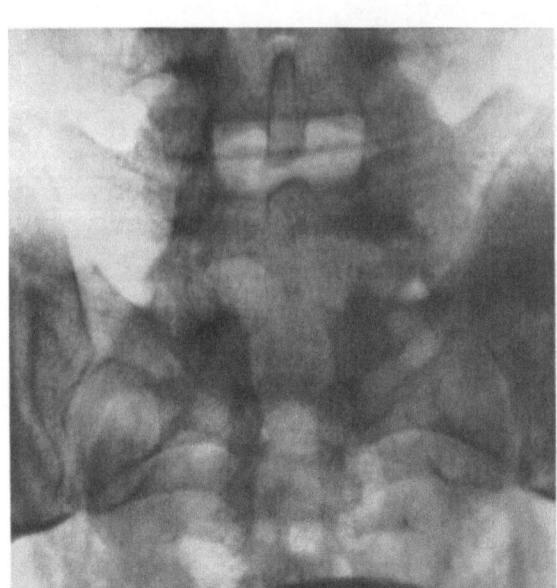

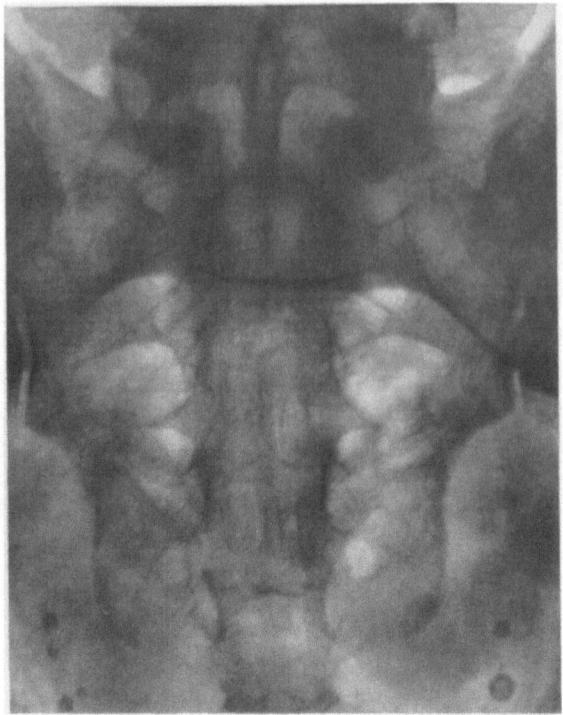

Abb. 98   Abb. 99

Abb. 98. Breiter durchgehender sacraler Bogenspalt bis zu einem Übergangswirbel

Abb. 99. Totaler sacraler Bogenspalt mit Assimilation des Dornfortsatzes S1 an L5 und isolierten Rudimenten der Crista sacralis media

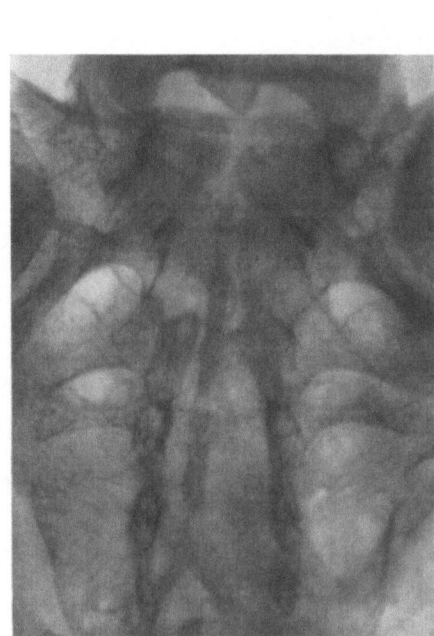

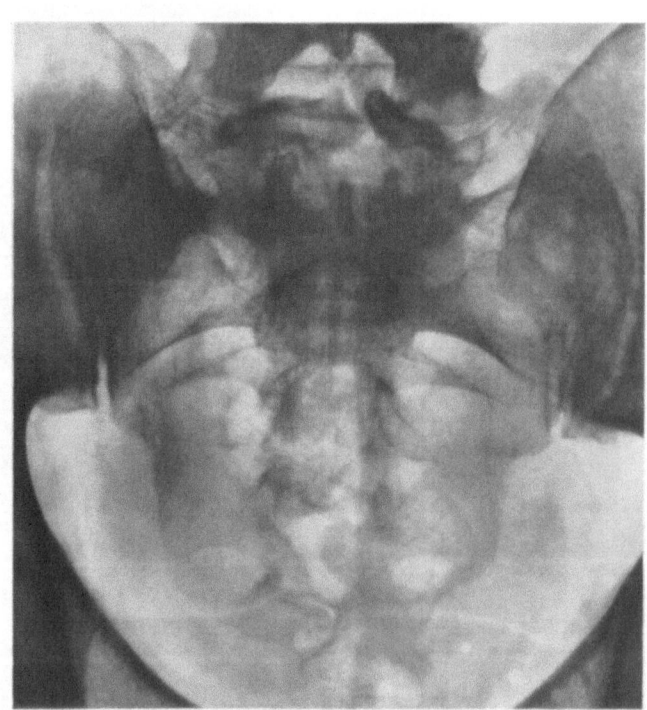

Abb. 100   Abb. 101

Abb. 100. Sich nach caudal verbreiternder sacraler Bogenspalt mit isolierter Crista sacralis media

Abb. 101. Durchgehender sacraler Bogenspalt mit Übergreifen auf einen Übergangswirbel

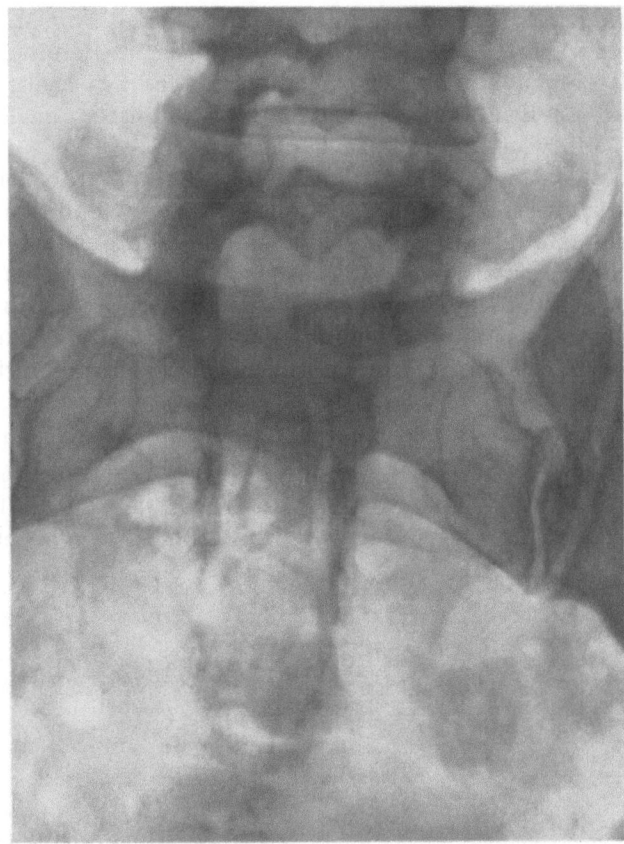

Abb. 102. Durchgehender sacraler Bogenspalt mit isoliertem Rudiment der dorsalen Wand des Sacralkanals und unvollständigen paramedianen Bogenspalten L4 und L5. Lumbosacral war ein Tierfellnaevus vorhanden. Geringe Miktionsstörungen. Zeitweilig Unruhe in den Beinen wie beim restless-leg-Syndrom

wurde von JELSMA; SPURLING und WHEELER ein Fall berichtet, bei dem ein durchgehender Spalt an der ganzen Kreuzbeinrückwand vorhanden war, der sich auf die Lendenwirbelsäule bis zum 3. Lendensegment einschließlich fortsetzte. Es hat sich auch in diesem Fall um einen eindeutig pathologischen Schlußdefekt mit ausgeprägten klinischen Krankheitserscheinungen gehandelt. LASSERRE und RADOIEVITCH sowie MALARET und SAGRERA beschreiben ebenfalls einen Fall mit gleichzeitiger Sacralisation des 5. Lendenwirbels. Außerdem berichten sie kurz über eine Spina bifida sacralis, deren Träger ein Geschwür über dem Kreuzbein aufwies, das sie in einen Zusammenhang mit dem Schlußdefekt am Sacrum bringen. Einzelheiten waren den Autoren (anatomische Untersuchungen) nicht bekannt. Weiter findet sich in einer Arbeit von HIPP eine Röntgenbildwiedergabe von einer lumbosacralen Meningocele, die außer einem Bogenschlußdefekt L5 einen durchgehenden dorsalen Schlußdefekt am Kreuzbein zeigte. KAPSENBERG und VAN LOOKEREN beschrieben eingehend eine Spina bifida sacralis totalis, die nach cranial bis L1 reichte und mit einer Myelomeningocele sowie einer Diastematomyelie einherging. Ein 6 Jahre altes Mädchen, über das MEREDITH berichtet, mit einem durchgehenden lumbosacralen Schlußdefekt, hatte Blasenstörungen seit Geburt. MERTZ und SMITH fanden eine Spina bifida sacralis completa in einem Fall von Dilatation des Ureters mit Miktionsstörungen, BALDAUF-RÜMMLER mit Hydronephrose, JANCKE bei einem Bettnässer mit gleichzeitiger Spina bifida L5, BOHNSTEDT bei einem Mann mit Incontinentia urinae und BECK bei einem Patienten mit Klumpfüßen, EBELER und DUNKER bei einem Kind mit Fußdeformitäten sowie einen Prolapsus uteri et recti. Meistens war in diesen Fällen die Spaltbildung unregelmäßig und nicht auf das Sacrum begrenzt, sondern sie erstreckte sich auch auf die untere LWS (EICHLER). Auch in dem Fall von SORREL und OBERTHUR hat es sich um einen unregelmäßig begrenzten durchgehenden Schlußdefekt am Kreuzbein gehandelt. SPRINGER teilte einen Fall mit, bei dem aus dem unteren Ende des dorsal völlig offenen Sacralkanals ein cystisch erweitertes unteres Duralsackende in die Gesäßmuskulatur verlagert war. In einem eigenen Fall war ein Tierfellnaevus vorhanden. Die Miktion war gestört und zeitweilig traten Erscheinungen von restless-legs auf (Abb. 102).

Symptomlos sind demnach nur Fälle, bei denen sich der Schlußdefekt rein auf das Sacrum beschränkt und eine ziemlich glatte Begrenzung aufweist (Abb. 95). Erstreckt sich der Spalt auch auf das Lendengebiet, so handelt es sich fast immer um eine pathologische Spina bifida. Eine Ausnahme macht nur ein Fall von MALARET und SAGRERA. Ebenso stellen rein sacrale Bogenspalten mit klinischen Befunden die Ausnahme dar (WIETING). Es gilt demnach auch hier zu unterscheiden zwischen Fällen, die eine Spina bifida pathologica darstellen und solchen, die nur die Persistenz eines Durchgangsstadiums der normalen Skeletentwicklung repräsentieren.

In eigenen Beobachtungen ohne klinische Symptome war der Spalt völlig gleichmäßig, glatt und auf das Kreuzbein beschränkt. In diesen Fällen hat es sich mit größter Wahrscheinlichkeit um Bildungen gehandelt, die der Fontanella lumbosacralis (HINTZE) entsprechen. Mit anderen Worten, der röntgenologische Aspekt auf der Leeraufnahme eines Kreuzspaltes gibt bereits wichtige Anhaltspunkte dafür, ob es sich um eine bedeutungslose Varietät oder um einen pathologischen Befund handelt. Weitergehende Aufschlüsse können aber auch hier nur durch die Myelographie erlangt werden.

ϑ) Intercalare dorsale Schlußdefekte am Sacrum

Kleinere intercalare Spaltbildungen in der dorsalen Wand des Canalis sacralis wurden von BLACK in 32,69%, von TROTTER in 25% der Fälle angetroffen. THOMPSON sowie PHESANT und SWENSON erwähnen derartige Befunde ohne Angabe der Frequenz (Abb.103).

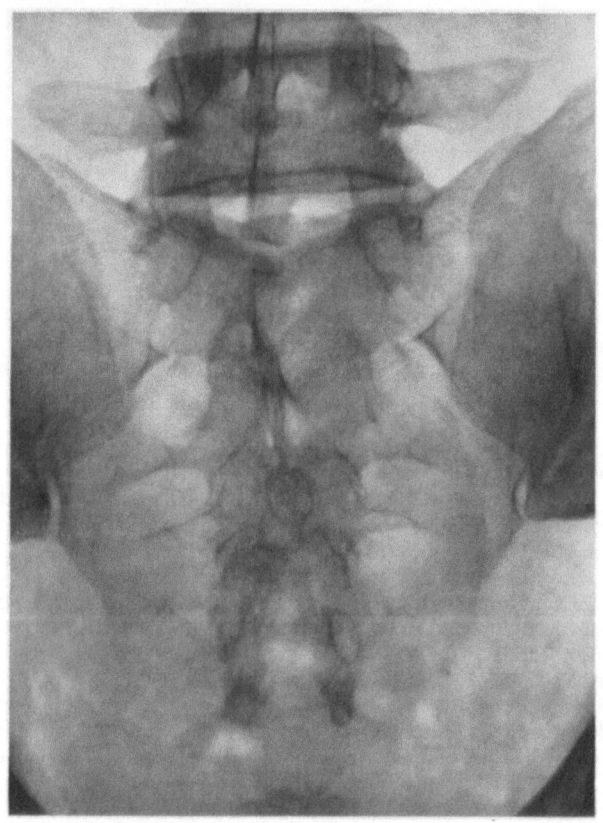

Abb. 103. In Höhe von S3 findet sich in der Rückwand des Canalis sacralis jederseits der Crista sacralis media eine kleine Knochenlücke

Sie können eine gewisse Bedeutung bei der Caudalanaesthesie erlangen, da die Möglichkeit gegeben ist, daß das Anaestheticum durch sie nach dorsal unter die Haut austritt. SANTY und CIBERT fanden eine intercalare Spina bifida occulta sacralis II zusammen mit einer Incontinentia alvi, aber ohne Inkontinenzerscheinungen seitens des Harntraktes. Bei der Operation wurden fibröse Stränge angetroffen, nach deren Entfernung die Inkontinenz verschwand.

m) Anatomische Befunde bei der Spina bifida

Genauere anatomische Untersuchungen über die Verhältnisse am Rückenmark, der Cauda equina, dem Duralsack und dem periduralen Gewebe sind mir von anatomischer Seite nicht bekannt. Jedoch sind, seitdem man die Spina bifida in Zusammenhang mit klinischen Krankheitszeichen gebracht hat, zahlreiche Fälle operiert worden und man hat dabei weitgehende Aufschlüsse über die pathologisch-anatomischen Verhältnisse in diesem Bereich gewonnen.

Wenn es sich nicht um eine pathologische Spina bifida mit Meningocelenbildung gehandelt hat, so wurden in der Regel die Defekte durch eine derbe, feste Membran verschlossen gefunden. Die Membran ist so derb, daß bei der Palpation die Knochenlücke oft nicht getastet werden kann. In mehreren Fällen von Spina bifida sacralis totalis, die durch das Röntgenbild eindeutig gesichert waren, habe ich keinen Spalt palpieren können.

Den häufigsten pathologischen Befund bei der Operation stellen fibröse Stränge dar, die von dem Unterhautgewebe durch die die Spina bifida deckende Membrana reuniens hindurch zum Duralsack ziehen (KATZENSTEIN; O'CONNOR und OROFINO; ALEXANDER; GARVEY und BOYCE; DELBET; LERI). Diese Bridenbildungen bewirken oft auch eine äußerlich nachweisbare Einziehung der Haut, die als Fovea coccygea bezeichnet wird, aber nach ihrem Sitz besser Fovea sacralis heißen würde.

Weiter wird über lipomatöse Bildungen berichtet (BORST; BECHTOLD), auch in den Fällen, in denen äußerlich keine Geschwulst sicht- oder tastbar war. Oft handelt es sich aber auch lediglich um eine diffuse oder unregelmäßige Vermehrung von Fettgewebe im Bereich des Periduralraumes (FINDLAY; BRAILSFORD; JELSMA; SPURLING und WHEELER; SANTACROCE; ASCHER; O'CONNOR und OROFINO). ZEHNDER unterscheidet eine Spina bifida occulta myeloadhaesiva von einer Spina bifida occulta myelocompressiva.

In der Regel ist das Rückenmark nach caudal verlagert, so daß man annehmen muß, daß infolge einer Fixation durch Briden die normale Cranialverschiebung des Conus medullaris gegenüber der unteren Lendenwirbelsäule, die physiologischerweise pränatal und postnatal im Laufe der Entwicklung stattfindet, nicht eintreten konnte (ALEXANDER; GARVEY und BOYCE; BOHNSTEDT; SCHULZ). In diesem behinderten physiologischen Ascensus des Rückenmarkes im Laufe des Wachstums wird neben entzündlichen und degenerativen Veränderungen (BECK) die Ursache für die vielfach erst im späteren Alter auftretenden Symptome gesehen.

Schließlich werden auch Anomalien an der Cauda equina selbst durch Verwachsungen mit Bindegewebssträngen und Fettgewebe beobachtet (DITTRICH; JELSMA; SPURLING und WHEELER), und auch am Conus medullaris werden mitunter Bridenbildungen und sonstige Bildungsstörungen gefunden (ALEXANDER; GARVEY und BOYCE). Von MEREDITH wurde beobachtet, daß sich der Conus medullaris, der in Höhe der letzten Lendenbandscheibe bindegewebig fixiert war, nach operativer Durchtrennung der Adhäsionen nach cranial zurückzog.

Bei diesen Operationsbefunden hatte es sich zum großen Teil um Fälle gehandelt, bei denen äußerlich Symptome einer pathologischen Spina bifida-Bildung vorhanden waren, z.B. tiefe Einziehungen der Haut, Fettgeschwülste oder Pigmentnaevi und Haarschöpfe. Bei anderen Patienten, bei denen derartige Erscheinungen fehlten, war der Operationsbefund meistens ebenfalls gering. So wurde mitunter auch angenommen, daß die Membrana reuniens einen Druck auf die Nervenwurzeln ausüben könne und nach ihrer Entfernung oder Fensterung angeblich eine Besserung der Symptome aufgetreten sei (FINDLAY). Mitunter findet man sogar Knochenplatten in dieser Membrana reuniens (FINDLAY) (Abb. 102).

Auch Verlaufsanomalien der Nervenwurzeln in dem Sinne, daß sie durch ein falsches Intervertebralloch den Wirbelkanal verlassen oder daß sie anstatt nach caudal nach cranial ziehen, sind beschrieben worden (ALEXANDER; GARVEY und BOYCE).

Von 100 Fällen von Spina bifida von JAMES und LASSMANN, die operiert wurden, hatten 26 Lipome Äußerlich hatten die jüngsten Patienten meist die größten Tumoren, die ältesten die kleinsten. In allen Fällen bestand im Röntgenbild ein Bogenschlußdefekt. Der Bogenwurzelabstand war im Bereich des Lipoms vergrößert. 5 Patienten hatten eine Dysgenesie des Sacrums, 1 davon eine sacrale Somatoschisis. Im Myelogramm wurden mitunter Füllungsdefekte gefunden, manchmal eine Diastematomyelie oder auch nur ein tiefreichender Conus medullaris. Auch Meningocelen innerhalb des Lipoms wurden beobachtet. Die Lipome waren von einer Spina bifida cystica gelegentlich durch die Translumination, meistens aber nur durch die Myelographie zu unterscheiden. Subcutane Lipome wiesen oft strangförmige Verbindung mit subarachnoidalen Strukturen auf. Manchmal fehlten diese Verbindungen auch. Sie konnten mit Sicherheit nur bei der Operation festgestellt werden. Außer rein subcutanen Lipomen fanden sich oft sanduhrförmig subarachnoidal entwickelte Lipome, die an der Cauda equina und am Conus medullaris adhärent waren. Mitunter bestand nur ein subarachnoidales Septum, manchmal nur ein feiner, fibröser Strang (Brodman). Gelegentlich stellte das Lipom eine Fortsetzung des Filum terminale dar. Wenn kein Septum oder kein Bindegewebsstrang durch die Dura hindurchzog, wurden intradural fibröse Veränderungen, Hydromyelie oder dergleichen Veränderungen gefunden.

Nicht selten werden unerwartete Befunde erhoben. So fanden Ingraham und Lovrey bei einer lumbosacralen Spina bifida occulta eine intrasacrale Meningocele. Fluckinger entdeckte einmal ein lymphoblastisches Sarkom, einmal ein Neuroblastom, ein Neurinom und ein Neurofibrom Recklinghausen.

n) Krankheitsbilder, die in einen ursächlichen Zusammenhang mit der Spina bifida gebracht werden

Die Krankheitsbilder, die in einen ursächlichen Zusammenhang mit dem röntgenologischen Befund einer Spina bifida gebracht werden, kann man in drei große Formenkreise einteilen:

α) den orthopädisch-neurologischen Formenkreis,
β) den urologisch-proktologischen Formenkreis,
γ) den gynäkologisch-geburtshilflichen Formenkreis.

α) Der orthopädisch-neurologische Formenkreis

Von Recklinghausen hat als erster die Symptomenkombination Spina bifida mit Pigmentnaevus, Hypertrichose und Fußdeformitäten sowie trophischen Störungen erkannt und beschrieben. In der Folgezeit sind zahlreiche einschlägige Beobachtungen veröffentlicht worden und in vielen Fällen wurde operativ vorgegangen. Nicht nur Klumpfüße, sondern auch Hohlfüße und Klauenhohlfüße hat man bei der Spina bifida gesehen (Schlegel; Hackenbroch; Frankl-Aechwarth; Schulz; Beck; O'Connor und Orofino; Dittrich; Hoff; Fischer; Roeren; Binder; Smith; Zehnder; Haslam und Thurner; Bibergeil; Dunker).

Eine ausführliche Darstellung mit Berücksichtigung der älteren Literatur findet sich bei Beck (1922). Sainton; Ardonin; Essmeyer sowie Maas haben auch Knick- und Plattfüße auf die Spina bifida zurückgeführt. Diese Fußdeformitäten hat man sowohl bei der pathologischen Spina bifida gefunden als auch bei ausschließlich im Röntgenbild nachweisbaren dorsalen Schlußdefekten.

In neuester Zeit (1959) hat sich wieder Zerbi mit der Frage derartiger Zusammenhänge befaßt (Sell). Bis zum 25. Lebensjahr fand er in 31% eindeutige und in weiteren 60% leichtere Störungen im Bogenschluß von L5 und S1 bei Trägern derartiger Mißbildungen. Jenseits vom 25. Lebensjahr betrug der Prozentsatz beider Gruppen zusammen nur noch 52%. Brodmann hat Klumpfußbildung bei Spina bifida sacralis mit Lipom beschrieben.

Diese Fußdeformitäten treten nicht selten erst im Laufe des Wachstums oder gegen Wachstumsabschluß auf (Barnfaldi; Ford; Limmer; Sutow; Pryde; McCraig und Mulder; Waldmann; Beckmann). Das späte Auftreten von Krankheitszeichen bei Trägern einer Spina bifida hat Obstaender mit Zug an der Cauda bei Längenwachstum und mit interkurrenten fieberhaften Erkrankungen erklärt. (In seinen Fällen lag ein weit nach cranial offener Hiatus sacralis caudalis, aber keine eigentliche Spina bifida vor.) Sie sind häufig progredient und vielfach mit trophischen Störungen kombiniert.

Der Klumpfuß entwickelt sich nach Barson bei Kindern mit Spina bifida oft nur langsam und beginnt mit Gangstörungen, die von dem Kind zunächst noch willentlich kontrolliert werden können. Es handelt sich um eine Störung im Gleichgewicht der Muskelaktion, die erst dann zur Ausbildung eines Pes equino-varus führt, wenn sie willentlich nicht mehr überwunden werden kann (VRIES). Die Störungen können bis zur Paraplegie fortschreiten und in einem Teil der Fälle kommen ein Mal perforant und Inkontinenz hinzu (ROMBACH). Die Kombination von Pes equino-varus mit Mal perforant bei Spina bifida sacralis mit einem Fibrolipom wurde von BÖTTCHER beschrieben.

Mir erscheint ein Zusammenhang zwischen der nur röntgenologischen Spina bifida occulta ohne sonstige faßbare dysraphische Veränderungen und dem Hohlfuß aber keineswegs gesichert. Hier können nur systematische Untersuchungen Klarheit bringen. Dies gilt, wie schon erwähnt, auch für alle anderen Krankheiten, bei denen man derartige Zusammenhänge angenommen hat (LOPEZ; MORRICA).

Neben den Fußdeformitäten bestehen oft Schwielenbildungen an den Fußsohlen, trophische Ulcera, Neigung zu Infektionen, Sensibilitätsstörungen und vielfach sind auch Knochendefekte beobachtet worden (ROVSING; KIRMISSON).

Ein Mal perforant ist auch ohne Fußdeformität und ohne typische Osteolyse häufig bei Personen mit einer Spina bifida angetroffen worden (HACKER; ROMBACH; MARCONI; SEIGE; EBERT; SABAINO; HILLER; CAMERA; LUCHERINI; TAKATS; SZANDTNER und PALKO, HOFF; KELLY und COVENTRY; SZATMARI und ZOLTAN; FISCHER; THURNER; BUFFALINI; FORD; LIMMER; PRYDE und SUTOW). Entstehung und Verschlimmerung hängen selten vom Wachstum ab.

Jedoch geht aus diesen Berichten nicht hervor, ob das typische Bild der Osteolyse bestanden hat. Einschlägige beweisende Röntgenbilder des Fußes mit dem typischen angelutschten Aussehen der Knochendefekte habe ich bei den mitgeteilten operierten Fällen nicht finden können (KATZENSTEIN; JELSMA; SPURLING und WHEELER; O'CONNOR und OROFINO; FISCHER; SUTTON; BRUNNER; JONES; ELSBERG; KOCHS und BRINKNER).

Das Vorkommen trophischer Ulcera bei Spina bifida occulta mit Haarschopf war schon vor der Röntgenära bekannt (CURTIUS; RIBBERT; KATZENSTEIN). Möglicherweise haben auch Osteolysen bestanden, sind aber nicht erkannt worden.

DAL MONTE und REPACI berichten über Osteolysen bei einer Spina bifida mit Tumorbildung. Entsprechende Befunde liegen auch von BECK vor. Er gibt ein Röntgenbild wieder, das eine typische Osteolyse am Fuß zeigt. Weiter wurden Osteolysen an den Füßen bei Patienten festgestellt, die lediglich eine Spina bifida ohne äußere Befunde hatten (BOUDIN und DJINDJIAN; HILLER; MARCONI; SEIGE; EBERT; SABAINO; CAMERA; LUCHERINI; TAKATZ; CZANDTNER und PALKO; KELLY und COVENTRY; SZATMARI und ZOLTAN). Ich verweise diesbezüglich auf meine früheren Publikationen zusammen mit SOMMER und auf den einschlägigen Handbuchbeitrag von SOMMER. In einem eigenen Fall hatte die Trägerin einer Spina bifida L2—5 mit einem großen subcutanen Lipom eine neuropathische Arthropathie am Vorfuß mit Substanzverlust (Abb. 104, 105 und 106).

ALSON will bei der Trophopathia pedis gehäuft Erscheinungen einer Dysraphie (im Sinne von FUCHS) gefunden haben. Er hat jedoch die Häufigkeit der Spina bifida nicht konkret untersucht. RALLO sah Trophödeme vom Typ Meige zusammen mit Spina bifida.

Andere orthopädische Erkrankungen als Fußdeformitäten sind nur selten mit einer Spina bifida in Zusammenhang gebracht worden (LERCH), so Hüftluxationen von LÜCKE sowie von MAU; PIERI; MENELAUS; SPISIC; RATAY; und 4 Fälle von angeborenen Kniegelenksdislokationen von STEINDLER; LERI; JAROSCHY; SAFTA; eine arthropathische Neuropathie des Kniegelenkes von BARONEIX und LAMY.

37% aller Fälle von Spina bifida cystica hatten eine Luxation im Hüftgelenk oder eine Hüftgelenksdeformität, die Folge einer Muskellähmung war (MENELAUS; HAYES; GROSS und DOW; SHARRARD; SMITH). NEUBERT lehnt jedoch auf Grund seiner statistischen Erhebungen ätiologische Beziehungen zwischen der Hüftluxation und der Spina bifida occulta ab.

Über Spina bifida als Ursache von Kreuzschmerzen (BRAILSFORD) liegen zahlreiche Publikationen vor (OBSTAENDER; LAGROT und COHEN-SOLAL; LEMBERG; BRICKNER; BARUFFALDI und DIVANO). DE ANQUIN; FERGUSSON; WILLIAMS; GILL und WHITE führen

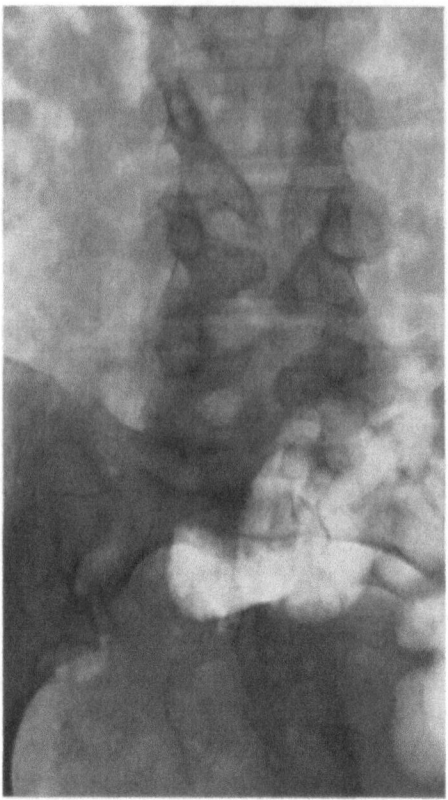

Abb. 104. Spina bifida L2—5 mit Kreuzbeinskoliose und großem subcutanem Lipom

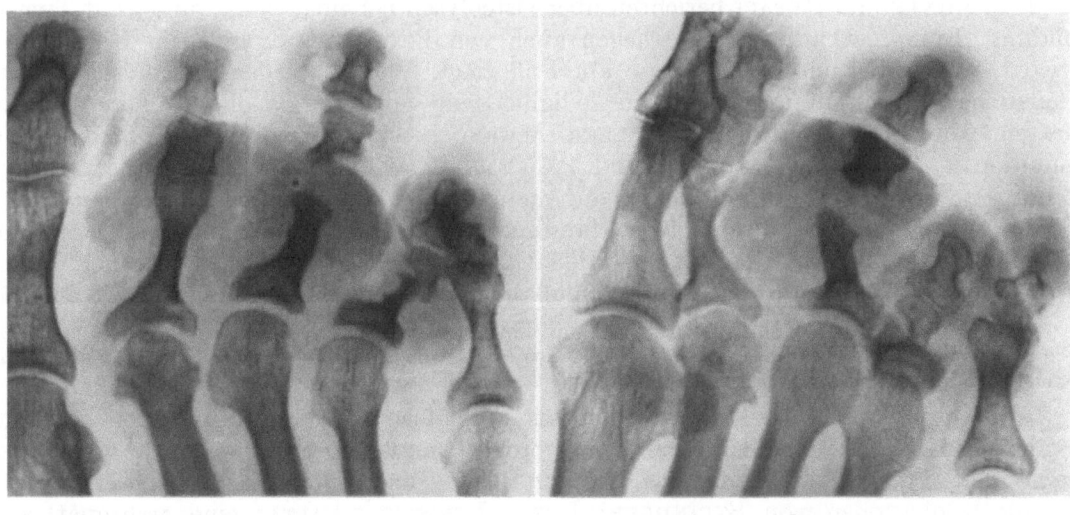

a   b

Abb. 105a u. b. Neuropathische Arthropathie an den Mittelgelenken der 3. und 4. Zehe, im Erwachsenenalter
aufgetreten

Ischiasschmerzen auf die Kompression des Lumbalsackes durch die Bindegewebsmembrane
zurück, welche eine Spina bifida sacralis deckt, wenn der Dornfortsatz vom 5. LW bei
der Rückwärtsbeugung auf diese Membran drückt (Fontanillas und Lucarelli). Von
Meyer-Burgdorff werden derartige Zusammenhänge bestritten.

Goljanitzki hat die Spina bifida occulta sacralis I bzw., besser ausgedrückt, Zustände, die eine Fontanella lumbosacralis darstellen, als Ostitis dissecans sacrolumbalis beschrieben. Er glaubt, daß ein nach caudal

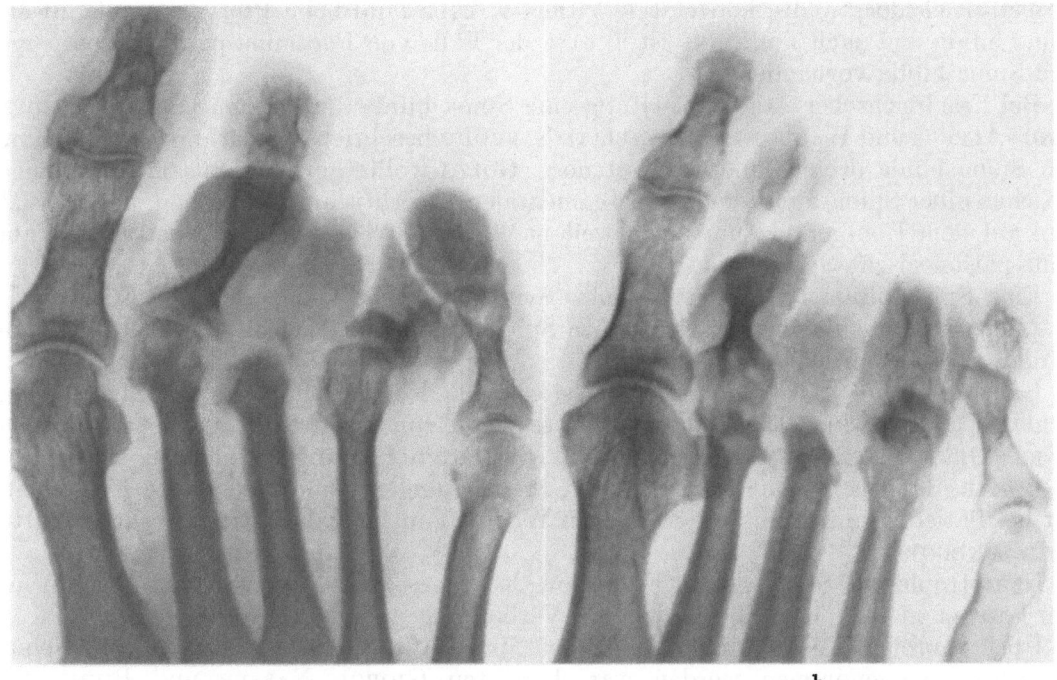

a   b

Abb. 106a u. b. Nach 6 Monaten völlige Osteolyse der Phalangen der 3. Zehe

verlängerter Dornfortsatz L5 einen Spalt in dem Oberrand der dorsalen Wand des Canalis sacralis verursachen könne und er ordnet vor allen Dingen hier die Fälle ein, bei denen ein verlängerter Dornfortsatz L5 oder ein isolierter, persistierender Dornfortsatz S1 bzw. eine Assimilation eines isolierten Dornfortsatzes S1 an L5 besteht (Abb. 84). Außerdem glaubt er, daß pathologische Regenerationsvorgänge an den Rändern der von ihm als Spina bifida occulta klassifizierten Verschlußlücken zu klinischen Beschwerden führen könnten.

GILLESPIE will unter seinem Krankengut, das wegen eines Prolapses laminektomiert worden war, in 18,2% eine Spina bifida gefunden haben, während in einer Vergleichsgruppe eine Spina bifida nur in 4,8% vorhanden war. Demnach würde nach seinen Feststellungen eine Spina bifida occulta die Prolapsentstehung begünstigen (PALAZZOLI).

WESTKOTT; SIMISCA-ROEDERER, CARLÉ und LARGOT; BASTOS-ANSART; ESTOR; ZANEN; JESMOR und PLOETNER; PIOC; LEMBERG; SCHEUER; BECKER; BROCKER; BARBIERI und MACCONI; BARUFFALDI und DIVANO; BORRONI und GUALTIERI; CABITZA; CANÉ und GHISELLINI; CAPPELLINI; CASUCCIO und SCAPINELLI; COTTE; DE ANQUIN; DE CAROLIS; DE LA SIERRA CANO; EMANUELE und SCALABRINO; FONTANILLAS; FORNI; FRANCESCHELLI; FRANZ; LAGROT und SOLAN; MARCER; MINCIONE und RUFFONI; NOVÉ-JOSSERAND; NUVOLI; PISANI; CARB; DITTERICH; MEYER; TESSAROLO und LUCIANI; PRIGNACCHI und FOLICALDI; ROTES-QUERAL; TESSAROLO und LUCANI haben sich ebenfalls mit der Frage des Zusammenhanges von Kreuzschmerzen mit der Spina bifida befaßt.

Für einen ätiologischen Zusammenhang zwischen Spina bifida occulta und Kreuzschmerz spricht dessen Auslösbarkeit durch Druck auf diese Stelle (BUSI). Oft sind auch ausstrahlende Schmerzen ohne genaue radikuläre Ausbreitung vorhanden.

Von GILLIES und HARTUNG sind Spontanfrakturen an der Tibia mit überschießender Callusbildung bei Trägern einer Spina bifida beschrieben worden. Epiphysenlösung mit verstärkter Callusreaktion wurden von CARR; GOLDING; sowie SOUTTER berichtet und zwar an der distalen Femur- und an der distalen Tibiaepiphyse. Das Periost der Tibia war fast auf die ganze Länge abgehoben und ossifiziert. Einschlägige Fälle können als Osteomyelitis oder Tumor fehlgedeutet werden.

Eine besondere Disposition für eine Spondylitis tuberculosa gibt die Spina bifida nicht ab (LERCH; PITZEN; SCHEDTLER und BÖTTNER).

Weiter wurde ein gehäuftes Vorkommen einer Spina bifida bei folgenden Krankheiten angegeben: Hasenscharte und Wolfsrachen, Arachnodactylie, Acro-cephalo-syndactylie,

Dysostosis cleidocranialis, kongenitale Vitien. Kieser fand beim Pterygium gehäuft eine Spina bifida und nach Touraine ist in 61 % der Fälle von Foramina parietalia permagna eine Spina bifida vorhanden.

Bei Friedreichscher Ataxie ist häufig eine Spina bifida anzutreffen (Hallervorden; Bing; Alpers und Waggoner; Gianelli). Sarrouy beschrieb das Zusammenvorkommen von Spina bifida occulta und Craniostenose. Gozzo wollte gewisse kausale Beziehungen zwischen einer Spina bifida und einer segmentalen Arteriitis am Bein sehen. Jedoch sieht man auf dem Röntgenbild nur einen weit nach cranial reichenden Hiatus sacralis, aber keine pathologische Spina bifida.

Eine Spina bifida beim Ehlers-Danlos-Syndrom wurde von Nicod beschrieben.

Auch Zusammenhänge zwischen einer Spina bifida und Wirbelsäuleverkrümmungen wurden verschiedentlich angenommen.

Barson hat in $^1/_4$ aller Spina-bifid-acystica-Fälle des Lendenabschnittes eine Kyphose gefunden (Burrows). Gleiche Befunde hatte schon von Recklinghausen 1886 erhoben (Carr; Grosh; Gold). (Siehe Band: Die krankhaften Haltungsveränderungen.)

Bohart fand bei seinen statistischen Untersuchungen keine verlängerte Krankheitszeit bei Patienten mit Spina bifida, die ein Wirbel- und Kreuzbeintrauma erlitten hatten (Sturzenegger).

Neurotrophische Störungen in Form von Osteoporosen wurden von de Savitsch und van Huffelen mit einer Spina bifida in Verbindung gebracht.

Über neurologische Komplikationen bei Spina-bifida-Fällen, in denen eine Spinalanaesthesie vorgenommen worden war, berichten Giorgi, Nasser und Bivilacqua (Whitby).

β) Der urologisch-proktologische Formenkreis

Die häufigste Störung aus dem urologischen Formenkreis, die auf eine Spina bifida bezogen wurde, ist das Bettnässen (Gold; Sandford und Kliman; Fernlano). Auch Incontinentia urinae diurna und Harnträufeln wurden als Folge einer Spina bifida angesehen (Boussmann; Morales; Modonesi; Bruns und Holthusen; Findlay; Alexander; Sänger; Garvey und Boyce; Jancke; Peritz). Sarrouy berichtet über 5 Geschwister mit Spina bifida occulta ohne äußere Dysraphiezeichen mit Enuresis nocturna. Es war also nicht nur die Enuresis (nach Touraine dominant vererblich) familiär, sondern auch der fehlende Bogenschluß, was allerdings bei dem Alter der Kinder nicht viel besagen will.

Von einem eineiigen Zwillingspärchen von Hayes, Gross und Dow mit einer Spina bifida occulta lumbosacralis hatte nur der eine Pärling einen Klumpfuß und eine Enuresis. Arnesen, Bastos-Ansart; Gohrbrandt; Houyet; Jakobovici; Jovcic; Karlin; Koch; Lichtenberg; Mironow; Salleras; Samson; Boussmann (Prignacchi und Folicaldi).

Ein Zusammenhang zwischen Enuresis und Spina bifida occulta wird von Peritz; Mattauschek; Scharnke; Janke; Trembur; Wodak; Troemer; Rothheld; Ulman; Blum; Lewandowsky bejaht, Zappert und Meyer verneinen einen Zusammenhang.

Hofmann stellte bei 59,2 % erwachsener Bettnässer eine Spina bifida occulta fest (Loviband; Zappert). Steingrüber und Schulz haben 28 Enuresispatienten mit 28 Personen gleichen Alters und Geschlechtes hinsichtlich des Vorkommens einer Spina bifida occulta verglichen und keine signifikanten Unterschiede festgestellt. Nur ein solches Vorgehen, bei dem Personen gleichen Alters und Geschlechts verglichen werden, verbürgt aussagekräftige statistische Ergebnisse. Curtius und Schulze nehmen einen Zusammenhang an, gehen aber nicht von dem röntgenologisch nachgewiesenen Bogenschlußdefekt oder bewiesenen dysraphischen Veränderungen im Caudabereich aus, sondern sie diagnostizieren den Dysraphismus aus klinischen Erscheinungen, was nicht zulässig ist. Zusammenfassend muß man feststellen, daß eine Spina bifida bei der Enuresis nocturna keineswegs einen signifikant häufigen Befund darstellt und daß ätiologische

Zusammenhänge keineswegs bewiesen sind. Das Problem ist aber bisher ungenügend bearbeitet worden. Untersuchungen über das Vorkommen dysraphischer Veränderungen vermittels Schichtaufnahmen und Myelographie sind noch nicht angestellt worden. Nur sie können aber gewisse Aufschlüsse darüber geben, ob ein fehlender Bogenschluß bei einem Enuresispatienten eine Fontanella lumbosacralis darstellt oder eine pathologische Spina bifida. Man darf keineswegs eine Enuresis nocturna mit einer Incontinentia urinae gleichsetzen, auch nicht, wenn die Inkontinenz nicht komplett ist und nur des nachts auftritt. Wenn in zahlreichen Fällen von Incontinentia urinae die Verursachung durch eine Spina bifida mit ihren dysraphischen Begleitveränderungen gesichert ist, so kann man daraus nicht ohne weiteres auf einen gleichen Zusammenhang bei der Enuresis nocturna schließen.

Eine komplette Incontinentia diurna et nocturna ist eine häufige Folge einer Spina bifida sacralis mit Myelo- oder Myelomeningocele (GLASER; KATZENSTEIN; CHIARI). Sie bleibt auch nicht selten bei sonst erfolgreicher Operation im Kindesalter weiterbestehen, in anderen Fällen wird sie durch die Operation behoben (ANDREWS; LAURENCE-LICHTEN-BERG). Aber auch bei Spina bifida mit und ohne Lipom, Haarschopf und Naevus kommt eine Inkontinenz gelegentlich vor. Die Inkontinenz muß nicht aus einer primären Sphincterinsuffizienz resultieren, sondern es kann sich auch um einen unwillkürlichen Urinabgang infolge Blasenüberfüllung durch Entleerungsstörung handeln.

Im einzelnen sind bei Spina bifida folgende Störungen angetroffen worden (DE BACKER): 1. Inkontinenz. Die Füllung wird nicht wahrgenommen. Harndrang besteht nicht. Die Miktionen treten unwillkürlich auf und es ist dem Patienten unmöglich, sie zu unterbrechen. In einem Teil der Fälle kann eine Urinentleerung durch Betätigung der Bauchpresse erzielt werden. Man kann die Inkontinenz folgendermaßen weiter differenzieren: 1. dauerndes Abtropfen von Harn und 2. unwillkürliche Harnentleerungen. Wenn das Gefühl für das Bedürfnis der Harnentleerung fehlt, kann man die Patienten kontinent machen, wenn man sie nach der Uhr Urin entleeren läßt. In einigen Fällen wird der Harndrang wahrgenommen und es folgt unmittelbar eine Harnentleerung, die nicht zurückgehalten werden kann. Wenn diese Patienten die Möglichkeit zum Urinieren haben, sind sie tagsüber kontinent, nachts sind sie jedoch völlig inkontinent. Relativ häufig besteht außer einem Harnverhalt auch ein Harninfekt.

Bei Patienten mit Urininkontinenz ist zur Erzielung eines befriedigenden Urogrammes die doppelte Kontrastmittelmenge erforderlich. Es ist angezeigt, im Rahmen des Urogrammes vor, während und nach der Miktion eine Aufnahme von der Blase anzufertigen. Vermittels Cystographie kann unter Durchleuchtung ein urethraler Reflux festgestellt werden. Zusätzlich kann man eine Cystometrie, eine Sphinctermetrie und eine Endoskopie vornehmen. Die Blase wird am häufigsten hyperton, weniger häufig normoton und am seltensten hypoton gefunden. Sie funktioniert weitgehend autonom. Man kann 2 Gruppen unterscheiden: 1. Reflexblasen, die man in den Fällen antrifft, bei denen noch ein Harndrang wahrgenommen wird und 2. autonome Blasen, die sich folgendermaßen unterteilen lassen: a) Fehlen oder Insuffizienz des Sphincterschlusses, b) funktionierender Sphincter, aber Inkontinenz durch autonome Blase und c) Inkontinenz durch Überfüllung.

Solche Miktionsstörungen treten mitunter erst im Erwachsenenalter auf (LICHTENBERG; KÖHN; ALTSCHUL; GUDZENT). Als in gewissem Sinne typisch kann Enuresis nocturna in der Kindheit, anschließend ein symptomfreies Intervall und Miktionsstörung bzw. Inkontinenz im Erwachsenenalter angesehen werden. Aber auch Besserung der Inkontinenz mit zunehmendem Alter ist beobachtet worden (SMITH).

Weitere Berichte über Urinretention und erschwerte Miktion liegen vor von SMITH; CHUTE; SCIAINIG; LIMMER; LAPLANE; FRANCOIS; CRAMER und COLBY sowie New Engl. J. 1948, p. 443, als Folge einer Spina bifida. Über Zusammenhänge mit Hydroureterbildung und Insuffizienz des Ureterostiums berichten MUCHARINSKIS; NECKER; CHIARI und FRANKL-HOCHWARTH und über Ureterdilatation GRAF; MERTZ und SMITH.

Ein Zusammenhang zwischen Spina bifida und Nephrolithiasis wurde auf Grund statistischer Untersuchungen von MAINOLDI angenommen. Auch KÖHLER fand bei Patienten mit einer Urolithiasis in 50,9% eine Spina bifida. BUTTENBERG kam zu ähnlichen Ergebnissen.

Hinweise auf eine Stuhlinkontinenz als Spina-bifida-Folge finden sich nur ganz vereinzelt (Bohnstedt; Chantraine, Lloyd und Swinyard).

Eine Spina bifida bei angeborenen Anomalien von Anus und Rectum kann nur als assoziierte Mißbildung angesehen werden, da auch sonstige Mißbildungen am Achsenskelet sehr häufig angetroffen werden (Cohn, Partridge und Gough). Cutore hat eine Spina bifida occulta lumbosacralis bei einem Patienten mit einer Anheftungsanomalie des Dickdarmes beschrieben. Gohrbrandt gibt an, daß ein Teil seiner Patienten, die er wegen Blasenstörungen an einer Spina bifida operierte, auch eine Incontinentia alvi hatten.

γ) Der gynäkologisch-geburtshilfliche Formenkreis

Der dritte Formenkreis von Erkrankungen, der in kausale Beziehungen zu der Spina bifida gesetzt wurde, ist der geburtshilflich-gynäkologische (Mendizabal). Wiederholt ist angenommen worden, daß die Spina bifida die Ursache oder mindestens einen pathogenetischen Faktor in der Entstehung des Genitalprolapses darstelle (Torrin). Bürger glaubte, daß eine Spina bifida eine ungenügende Innervation des Beckenbodens und damit eine muskuläre Schwäche zur Folge habe. Ebeler und Dunker vertreten die gleiche Ansicht. Sie fanden bei einem Säugling, der außerdem Fußdeformitäten, eine Incontinentia alvi et urinae und einen Rectumprolaps hatte, einen partiellen Vorfall des Uterus. Es lag eine voll ausgebildete Myelomeningocele lumbosacralis vor, die sie als Ursache des Genitalprolapses ansahen. In der Literatur konnten sie insgesamt 17 Fälle von Prolapsen mit Spina bifida occulta bei Kindern und Virgines finden (Graff). Sie schließen daraus, daß auch bei Frauen, die geboren haben, Innervationsstörungen als Folge einer Spina bifida eine kausale Rolle bei der Entstehung des Genitalprolapses spielen. Bei statistischen Untersuchungen fanden sie, daß Prolapsträgerinnen in 82,14% eine Spina bifida occulta hatten. Heynemann sowie Gimmel, Witaker und Plackett; Thaller bestreiten derartige Zusammenhänge. Nach ihren statistischen Erhebungen haben Frauen mit Prolapsen nicht häufiger eine Spina bifida als Vergleichsgruppen.

Bei der Frage ätiologischer Zusammenhänge zwischen Spina bifida und Genitalprolapsen muß unterschieden werden zwischen der Spina bifida occulta (Wilson und Wakeley), die von sonstigen Symptomen einer pathologischen Schlußstörung des Achsenskeletes begleitet ist, und der einfachen Persistenz des physiologischen Durchgangsstadiums der Fontanella lumbosacralis. Nur die Spina bifida mit meningomyelocöcalen oder meningomyelocystocöcalen Bildungen kann man als sichere und direkte Ursache eines Genitalprolapses bei einem Säugling ansehen. Ein Zusammenhang zwischen einem in höheren Alter auftretenden Prolaps und einer Spina bifida mit einem Naevus oder einer starken Fovea erscheint unsicher.

Sanfilippo und Niedobidek fanden bei einer 39jährigen Frau eine Endometriose in einer Spina bifida L4—S1. Harninkontinenz, Kreuzschmerzen und neurologische Störungen an den Beinen waren erst mit 37 Jahren aufgetreten.

Berichte über Spina bifida (pathologica) und Schwangerschaft liegen vor von Gilles; Liepelt; Slater und Russel; Berman; Crowley; Ingraham und Matson; Caughey). Die Wehentätigkeit war nicht gestört, der Wehenschmerz fehlte. Schrimpf stellte bei Spina bifida querverengte Becken fest. Die Kinder hatten keine Mißbildung. In diesem Zusammenhang sei noch erwähnt, daß nach Brailsford eine Spina bifida des Feten auf der Schwangerschaftsaufnahme an einer Kyphosierung der fetalen Wirbelsäule und einer Abstandsvermehrung der Bogenwurzelknochenkerne zu erkennen ist.

δ) Direkte Folgen des Bogenschlußdefekts

Wie bereits ausgeführt, müssen wir annehmen, daß Krankheitserscheinungen bei der Spina bifida meistens nicht durch den Bogenschlußdefekt selbst, sondern durch die dysraphischen Begleitveränderungen an dem Inhalt des Lumbosacralkanals ausgelöst werden. In Einzelfällen kann aber doch der Knochendefekt als solcher pathogenetisch

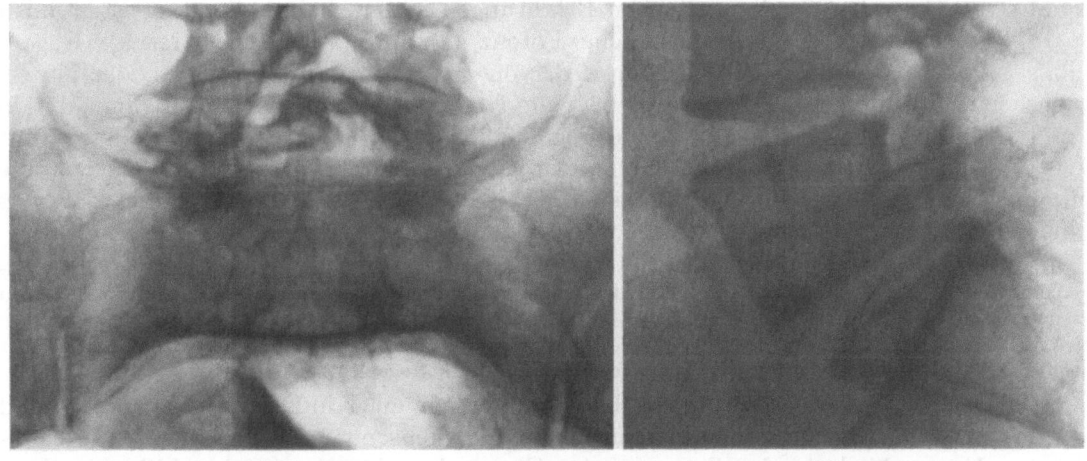

Abb. 107   Abb. 108

Abb. 107. Spina bifida L5 mit Dysplasie des Bogens und Spondylolisthesis

Abb. 108. Die seitliche Aufnahme zeigt die Spondylolisthesis

wirksam sein. Nicht allzuselten sind die Bogenstümpfe wirbelkanalwärts umgebogen und komprimieren den Lumbalsack (ELS). Nach WILLIS haben Bogenschlußdefekte eine Instabilität des Lumbosacralgelenkes zur Folge. Unter 7500 orthopädischen Patienten hat TABOR 34mal eine Spina bifida zusammen mit einer Spondylolyse gefunden (Abb. 107 und 108). MUTSCH und WALMSLEY nehmen einen Zusammenhang zwischen Bogenspalt L5 und der Spondylolisthesis an.

FRIEDMAN; FISCHER und VAN DEMARK fanden in einem Drittel der Fälle mit Spina bifida occulta eine asymmetrische Stellung der Gelenkfortsätze und sonstige Anomalien der Wirbelsäule. Außerdem kommen nach KALLIUS spina bifida und numerische Variationen häufig zusammen vor (s. Abb. 97 und 101). HOFF; FISCHER und THURNER wollen ein häufiges Zusammentreffen von Spina bifida und Haltungsanomalien, Sacrum arcuatum sowie vermehrter Beckenneigung festgestellt haben.

ARCT fand bei der Operation von Patienten mit einer Spina bifida occulta L5 wirbelkanalwärtige Vorsprünge der Bogenstümpfe mit bohnengroßen, fibrösen Verdickungen, die den Wirbelkanal einengten. BUSI erzielte Befreiung von Kreuzschmerzen durch Resektion von in eine Spina bifida occulta hineinragenden verlängerten Dornfortsätzen und von isolierten Dornfortsatzrudimenten und der fibrocartilaginären Membrana reuniens. Mitunter wurden derartige Veränderungen bereits präoperativ durch Myelographie erfaßt. Ob und wie stark die Bogenstümpfe den Wirbelkanal einengen, ist aber zunächst einmal durch Schichtaufnahmen aufzuklären, die in jedem Fall von Spina bifida indiziert erscheinen.

o) Zur Frage des Kausalzusammenhanges

Nach diesen Ausführungen könnten ursächliche Zusammenhänge zwischen Spina bifida und orthopädischen sowie urologischen Erkrankungen der geschilderten Art gesichert erscheinen. In den Fällen mit gesicherten Zusammenhängen hat es sich aber fast ausschließlich um Patienten gehandelt, die eine sicher pathologische Spina bifida mit Lipombildung, starker Fovea sacralis, Hypertrichose, Pigmentnaevus oder gar mit kleineren Meningocelenbildungen hatten. Damit ist sichergestellt, daß derartige Befunde Fußdeformitäten, trophische Störungen und urologische Störungen auslösen können, aber nicht, daß derartige Krankheiten immer durch Schlußdefekte im Sacrolumbalbereich verursacht sind. Vor allen Dingen ist damit die Rolle der nichtpathologischen Schlußdefekte nicht geklärt, also der Veränderungen im Sinne einer Fontanella lumbosacralis von Hintze. Wie die vielfachen Erfahrungen lehren, haben diese persistierenden Spaltbildungen keinerlei pathogenetische Potenz (Pybus; West; Woltman). Gegenteilige statistische Erhebungen, wie sie z.B. von Peritz angestellt wurden, der bei erwachsenen Patienten mit Enuresis in 68 % und bei Kindern in 55 % eine Spina bifida fand, beweisen nicht, daß eine Enuresis regelmäßig durch einen Bogenschlußdefekt mit Dysraphismus verursacht ist. Der hohe Prozentsatz an Spina bifida beruht möglicherweise auf einer sehr weitherzigen Diagnosestellung (s. Kap. 3b, S. 494: Häufigkeit der verschiedenen Formen der Spina bifida).

Die spinalen Zentren für Blasenschluß und Blasenentleerung liegen in der grauen Substanz der Sacralsegmente 2—4. Die zum größten Teil durch den Parasympathicus ziehenden afferenten Fasern benützen den Nervus pelvicus, um zu ihrer Schaltstelle, dem 2.—4. Sacralsegment, zu gelangen. Die parasympathischen efferenten Fasern nehmen den gleichen Weg. Die neurologische Regelung der Blasenfunktion findet also über diejenigen Segmente statt, die am häufigsten von der Spina bifida occulta betroffen sind.

Katila und Lapalainen fanden bei Erhebungen an Kindern über 7 Jahren und Steingruber und Schulz bei Erhebungen an Erwachsenen mit Enuresis keine signifikanten Unterschiede in der Frequenz des Vorhandenseins einer Spina bifida im Vergleich zu einer Kontrollgruppe Gesunder.

Teilweise ist für die Fälle, in denen bei den soeben skizzierten Krankheitsbildern keine Spina bifida nachweisbar war, eine Myelodysplasie angenommen worden (Beck; Bremer). Es handelt sich dabei um Veränderungen am caudalen Rückenmarkende und der Cauda equina, ähnlich denen, wie sie bei der Spina bifida anatomisch nachgewiesen wurden. Dieses Krankheitsbild wurde von Fuchs im Jahre 1909 aufgestellt und mußte in der Folgezeit vielfach als hypothetische Krankheitsursache herhalten, ohne daß im Einzelfall der Nachweis dysraphischer Veränderungen geführt wurde. Röntgenologisch sollte man immer auf die Weite des Lumbal- und Sacralkanals achten, da bei einer Erweiterung nach Walker Lipome und fibröse Stränge mit dysplastischen Veränderungen an der Cauda equina vorhanden sein können. In einem Fall war eine regelrechte Cauda überhaupt nicht ausgebildet, sondern zu einem einzigen dicken Nervenstrang verwachsen. In einem anderen bestand eine Spaltung des unteren Rückenmarksendes, so daß es fraglich ist, ob nicht bereits eine Diastematomyelie vorlag (James und Lassmann; Holmdahl).

Bei der Beurteilung, ob Marksymptome und eine Spina bifida auch topisch übereinstimmen, muß immer bedacht werden, daß die normalen topischen Relationen zwischen Wirbelkanal und Rückenmark häufig verändert sind. in dem Sinne, daß das Mark tiefer reicht als normal. So konnte Weis myelographisch nachweisen, daß Marksymptome L2 tatsächlich durch eine Spina bifida L2—4 verursacht waren, obwohl normalerweise das Rückenmarksegment L2 in Höhe der unteren Brustwirbelsäule liegt.

p) Spina bifida und Myelographie

Hinsichtlich einer Differentialdiagnose zwischen einer Spina bifida occulta pathologica und einer Fontanella lumbosacralis sollten vor allen Dingen die Möglichkeiten der Myelographie und der Peridurographie ausgenutzt werden. Untersuchungen und Hinweise über myelographische Befunde bei Spina bifida finden sich bei Sicard und Forestier; Sicard und Coste; Francois; Chiari und Leclerc; Coste; Koch; Seri sowie Weis. In dem Fall von Chiari und Leclerc bestand das Bild einer persistierenden Fontanella lumbosacralis S1, ohne äußerliche Begleiterscheinungen. Das Duralsackende war dann auch im myelographischen Bild normal. Arachnoiditische Veränderungen in Höhe von L1, die die Autoren mit der Spina bifida in Zusammenhang bringen wollten, hatten hiermit wohl in Wirklichkeit nichts zu tun. Burmeister hat bei Spina bifida occulta bei Kindern mit neurologischen Störungen und Atrophien an den unteren Extremitäten luftmyelographisch Einengungen des Lumbalsackes gefunden. Braun und Finkemeyer führten durch eine Myelographie bei Spina bifida occulta den Nachweis eines fehlenden Ascensus des Rückenmarkes und des Vorliegens einer Diastematomyelie (Jones und Lassmann; Jirasek).

Wilmoth und Lagrot fanden bei Kindern, die an einer Enuresis nocturna litten, bei der Peridurographie in Höhe einer Spina bifida einen Stop, der auf Bridenbildung in diesem Bereich hinweist. Auch bei Enuresiskindern ohne Spina bifida waren lumbosacrale Füllungsdefekte im Peridurogramm vorhanden. Es erscheint aber fraglich, ob es sich überhaupt um pathologische Befunde gehandelt hat.

ROTH konnte im Pneumomyelogramm bei klinischen Erscheinungen eines Dysraphismus tiefe Fixationen des Conus medullaris und Verdünnungen seiner Intumescenz nachweisen, die er als Folge einer Durchblutungsstörung im Versorgungsgebiet der A. radicularis magna ansah. SARPYENER stellte bei einem Patienten mit einer Spina bifida aperta L4/L5 und des Sacrums, die früher operiert worden war, myelographisch eine Einengung des Lumbalsackes bei L1 und L2 fest. Möglicherweise hat es sich um koordinierte kongenitale Veränderungen gehandelt.

In einem Fall von HAUGE fanden sich bei einer Spina bifida lumbosacralis im myelographischen Bild eine Erweiterung des Lumbalsackes und eine kleine Ausbuchtung der dorsalen Kontur des Lumbalsackes. Röntgenologisch war keine Cauda equina nachzuweisen. Bei der Operation setzte sich der Conus medullaris im Fettgewebe fort, wodurch die Darstellung der Cauda equina verhindert wurde.

Bei einem 16 Jahre alten Jungen mit Urininkontinenz, der ein Grübchen und Haarwachstum in der Lumbosacralregion, Parese beider Beine, Klumpfüße und Reithosenanaesthesie und auf der Wirbelsäulenaufnahme eine ausgedehnte Spina bifida am Sacrum bis zum 4. LW hatte, fehlten im myelographischen Bild die Nervenwurzeln auf einer Seite der Cauda equina. Der Duralsack war erweitert. In der seitlichen Projektion fand sich eine kleine dorsale Aussackung des Lumbalsackes, die man als Meningocele ansah.

GRYSPEERDT fand bei einem Patienten mit einem Bogenschlußdefekt am 5. Lendenwirbel bei der Myelographie eine intrathekale Dermoidcyste. Sie manifestierte sich als Füllungsdefekt im dorsalen Anteil des Lumbalsackes. Er untersuchte myelographisch Patienten mit neurologischen Ausfällen im Sinne eines Dysraphismus und Patienten mit Schlußdefekten ohne neurologische Ausfälle. Im myelographischen Bild wurden Septenbildungen in der Mittellinie im Lumbalsack, Diastematomyelie, extra- und intrathekale Lipome, das Fehlen einer eigentlichen Cauda equina, fehlerhafte Ausbildung der Cauda equina, bandförmige Adhäsionen an der Cauda equina und am Conus medullaris nachgewiesen. Der Conus medullaris wurde tiefer als normal gefunden. Der Ascensus des Conus medullaris von der Höhe L3 nach L2 oder L1 ist normalerweise im 5. Lebensjahr beendet. Tiefe Fixation des Conus medullaris ging oft mit einer Verbreiterung des ventralen Epiduralraumes durch Fettgewebe einher. In Rückenlage konnte er auch das Filum terminale differenzieren. Ebenso gelang ihm die Darstellung der A. spinalis anterior und der entsprechenden Vene im myelographischen Bild. Eine genaue Beschreibung der Gefäßanatomie im Conusbereich findet sich bei GILLIGAN. EICHLER verwandte zur Darstellung sacraler Meningocelen die Lipiodol-Myelographie, LINDGREN sowie SCHWEDBERG die Gasmyelographie. Insbesondere auf seitlichen Schichtbildern läßt sich der sacrale Meningocelensack dorsal vom Sacrum als Luftblase sehr gut abgrenzen. Das Rückenmark reichte mitunter bis in die sacrale Meningocele hinein. Es handelte sich dann um Myelo-Meningocelen und nicht um reine Meningocelen. Man kann also auf diese Weise Meningocelen von Myelo-Meningocelen unterscheiden.

q) Operation der Spina bifida und ihre Resultate

Die anatomischen Verhältnisse, die man bei Spina-bifida-Operationen vorgefunden hat, sind schon in den entsprechenden früheren Kapiteln besprochen worden (ALEXANDER; GARVEY und BOYCE; ALEXANDER; MOL; GROTE; SCHWARTZ; PIA; McCRAIG; THOMSON; SCHLEGEL; GRUETER; GOHRBRANDT; KRAUSE-AVELLIS; COCKBURN; ROSTOCKAJA; CALDERI; COTTE; CRAMER; KOLODNY; MOSER; CURTIUS; SCHULZE; GOLD; DELBET und LERI usw.). Die folgende Darstellung beschränkt sich auf die Operationsbefunde bei der okkulten Form der Spina bifida. Es wurden meistens Briden oder Fibrolipome (LOBO) entfernt und danach eine Besserung der trophischen Störungen an den Füßen oder des

Bettnässens gesehen. Burmeister hat Atrophien und neurologische Ausfälle durch Resektion von epiduralem Fettgewebe, Stränge und Cysten geheilt. Schmieden verzeichnet Rückbildung einer Querschnittslähmung nach operativer Entfernung eines Lipoms bei Spina bifida occulta. Neben der Operation kommt auch konservative Behandlung in Frage und spontane Besserungen sind ebenfalls beschrieben worden (Hofmokl; Snermondt; Kremer; Fritz; Cabitza). Franz operierte 25 Fälle mit schmalen Bogenspalten unterschiedlicher Ausprägung, jedoch ohne größere Defekte im Sinne einer Spina bifida aperta. Alle hatten lumbosacrale Schmerzen. Er fand bei der Operation Einengungen des Wirbelkanals durch die vorspringenden Ränder des Knochendefektes, Bindegewebsplatten, pseudohypertrophe Sklerose der Ligg. flava, peridurale und periradikuläre Briden, Schwarten, Verbindungen von Nervenwurzeln und Verdoppelungen. In allen Fällen verschwanden die Beschwerden nach der Operation.

James und Lassman weisen auf Grund ihrer eigenen Erfahrung auf die Notwendigkeit der Frühoperation hin. Die klinischen Erscheinungen der Spina bifida occulta — pes equino-varus, Mal perforant, Inkontinenz — entwickeln sich erst allmählich. Die zugrundeliegenden neurologischen Störungen sind nach Operation nur rückbildungsfähig, wenn noch keine bleibenden Schädigungen eingetreten sind.

Gohrbrandt hat Patienten mit Spina bifida occulta und Bettnässen operiert. In ausgeprägten Fällen hat er Lipome gefunden, die er entfernte. Er weist darauf hin, daß lege artis nicht nur das äußerliche Lipom und das Lipom in der Verschlußlücke, sondern vor allen Dingen das epidurale Lipom entfernt werden muß. Wenn dies geschieht, zeigt die Dura sofort Pulsationen und sie rückt etwas höher. Er gibt an, daß außer den Blasenstörungen mitunter auch Stuhlinkontinenz bestand. Insgesamt hat er 114 einschlägige Patienten operiert. 109 sind nachuntersucht worden. 31,2% waren schlagartig gebessert, 15,6% wesentlich gebessert, 12,8% leicht gebessert, unbeeinflußt 34,9%. Was er unter schlagartig gebessert versteht, definiert er nicht. Vor allen Dingen ist nicht ausgedrückt, ob diese Patienten nie mehr eingenäßt haben. Bei Operationen jenseits des 10. Lebensjahres war die Erfolgsziffer höher als bei Frühoperationen.

E. Estor und H. Estor haben bei einer Fontanella lumbosacralis ohne irgendwelche andere klinische Symptome allein wegen lokaler Schmerzen operiert und die Bogenstümpfe gekürzt. Danach waren die Schmerzen verschwunden.

Franz operierte 25 Fälle mit einer Fontanella lumbosacralis unterschiedlicher Ausprägung, jedoch ohne größere Defekte im Sinne einer Spina bifida aperta. Alle hatten lumbosacrale Schmerzen. Er fand bei der Operation Einengungen des Wirbelkanals durch die vorspringenden Ränder des Knochendefektes, Bindegewebsplatten, pseudohypertrophe Sklerose der Ligg. flava, peridurale und periradikuläre Briden, Schwarten, Verbindungen von Nervenwurzeln und Verdoppelungen. In allen Fällen verschwanden die Beschwerden nach der Operation.

Weitere Operationsberichte liegen vor von Maas; Dal Monte und Repaci; Arnesen; Bastos-Ansart; Brechot; Büchler; Cotte; Cockburn; Cramer; Ericsson; Francois; Gohrbrandt; Jakobowicz; Jovic; Kochs; Lemoine von Lichtenberg; Lopez; Lussana; Perrin; Salleras; Katzenstein; Browder; Schlegel; Sarpyener; McCraig und Mulder; Spiller; Mincione und Ruffoni. Die 3 letztgenannten Autoren stellen eine Fesselung des Duralsackendes im unteren Anteil des Wirbelkanals durch das Filium terminale fest. Schlegel durchtrennte es in allen von ihm operierten Fällen.

Dalziel; Brickner; Hackenbroch; Delbet und Leri sowie Novéjosserand und Rigoudet sahen nach Operationen eine Besserung oder Heilung einer Urininkontinenz oder einer Enuresis nocturna.

Nicht alle Autoren erzielten jedoch gute Erfolge mit der Operation der Spina bifida. Hackenbroch gibt z.B. schlechte Spätergebnisse an. Insgesamt überwiegen aber doch die positiven Berichte. Erfolge sind vor allem bei der Spina bifida myelocompressiva und adhaesiva, nicht aber bei der Spina bifida myelodysplastica zu erwarten.

r) Heredität und Spina bifida

Über die Erblichkeitsverhältnisse bei der Spina bifida occulta ist eine Anzahl von Publikationen erschienen. Entsprechende Hinweise, die jedoch kein klares Urteil erlauben, finden sich bei ALPERS; BERQUET und WAGGONER; WOLTMAN sowie JANCKE und MORRIS; PENROSE; CURTIUS und STÖRRING. SARROUY stellte bei 5 von 7 Geschwistern, deren Eltern blutsverwandt waren, eine Spina bifida occulta fest.

CHAPMAN hat 22 Fälle von Spina bifida bei Zwillingen in der Literatur gefunden. Weitere Berichte über Spina bifida bei Zwillingen liegen vor von SCHWARZWELLER sowie von BAUER und BODE. HAYES, GROSS und DOW fanden bei einem eineiigen Zwilling eine Myelomeningocele, während der andere keine Mißbildung aufwies. Von einem anderen eineiigen Zwillingspaar hatten beide eine Spina bifida occulta lumbosacralis, aber nur einer davon neurologische Ausfälle, Klumpfuß und Enuresis. BERQUET hat vermittels Zwillingsuntersuchung den Einfluß des Erbgutes auf den Wirbelbogenschluß nachgewiesen. BLUMEL, EVANS, HADNOTT und EGGERS fanden bei einer Sippenuntersuchung Anhaltspunkte für die Erblichkeit der Spina bifida. HINDSE-NIELSEN brachte 15 familiäre Fälle von Spina bifida aperta zusammen. AMUSO und MANKIN fanden in 3 Generationen einer Familie 5 Fälle von lumbosacraler Spina bifida mit Spondylolisthesis. Es ergab sich ein dominant-autosomaler Erbgang. Die Spondylolisthesis ist für sich allein von anderen Autoren ebenfalls erblich fixiert gefunden und der Prozentsatz von Spina bifida bei Spondylolisthesis bis zu 20% angegeben worden. Bei Spondylolisthesis allein hatte man aber immer einen rezessiven Erbgang nachgewiesen.

FEREMBACH fand bei prähistorischen Skeleten aus Marokko eine Häufung von Spina bifida sacralis und schließt daraus auf eine genetische Fixierung. GEYL beobachtete Hypertrichosis mit Spina bifida occulta bei Großvater, Vater und Sohn. WARKANY; BIJL; BONSMAN; DEMELER; EMMRICH; JANKE; JACKSON; MORRIS, SCHAMBUROW und STILBANS. BONSMANN und JANKE geben Erblichkeit der Spina bifida in Bettnässerfamilien an. Von LOVE, DALY und HARRIS ist das Zusammenvorkommen von Spina bifida occulta S1 mit Verkürzung des Filum terminale bei 3 Blutsverwandten beobachtet worden.

Nach Angabe von GREBE läßt nicht nur die Spina bifida, sondern auch die Fovea coccygea Vererbung erkennen.

LORBER und LEVICK verglichen Väter und Mütter von Kindern mit einer Spina bifida cystica mit einer unausgelesenen Gruppe von Erwachsenen, bei denen zumeist aus Gründen von Nierenerkrankungen Röntgenaufnahmen existierten, auf denen die Lumbosacralregion wiedergegeben war, hinsichtlich der Häufigkeit einer Spina bifida occulta. Eine solche wurde nur dann diagnostiziert, wenn an einem oder mehreren Wirbelbögen eindeutige Schlußdefekte bestanden. Die Häufigkeit der Spina bifida occulta bei dieser Erwachsenenvergleichsgruppe betrug bei Frauen 3,7 und bei Männern 5,1% (Durchschnitt 4,5%). Die Eltern von Kindern mit einer Spina bifida cystica hatten in 21,4% eine Spina bifida occulta und zwar die Väter in 26,8% und die Mütter in 14,8%. Diese Ergebnisse scheinen einmal eine genetische Verursachung der Spina bifida cystica und zum anderen zu beweisen, daß die Spina bifida occulta beim Erwachsenen den geringsten Grad einer Spina bifida pathologica repräsentiert. Ob damit die Existenz einer sog. Fontanella lumbosacralis hinreichend widerlegt ist, muß aber noch offen bleiben.

Vererbung wird angenommen von WEIDENMÜLLER; WALDMANN; DEMELER; HINDSE-NIELSEN. Nach TOURAINE wird die Spina bifida aperta homozygot, die Spina bifida occulta heterozygot vererbt. Besteht bei einem Kind eine Spina bifida aperta, so müßten beide Eltern eine Spina bifida occulta haben, damit Homozygotie zustande kommt. Auch SCHAMBUROW und STILBANS sind dieser Ansicht. Von BAUER und BODE wird sie nicht akzeptiert. Sie würde unter anderem auch beinhalten, daß eine Spina bifida occulta ohne Symptome, also eine Fontanella lumbosacralis wesensgleich mit der pathologischen Spina bifida wäre und ihren geringsten Grad darstellte. Nach meinen früheren Ausführungen und den Untersuchungen von HINTZE trifft dies aber wohl nicht zu.

4. Befunde am Kreuzbein bei Cystenbildungen, ausgehend von der Cauda equina oder dem Lumbalsack

Man unterscheidet meningeale Cysten, die vom Duralsack ausgehen und also praktisch kleine erworbene Meningocelen darstellen, von den erworbenen perineuralen Cysten (Strully und Heiser; Rexed; Abbott; Lombardi u. Morello; Sutton; Hyndrman und Gerber; Tarlow; Weiford). Einschlägige Berichte in der Literatur häufen sich in den letzten Jahren. Coller und Jackson hatten 1943 23 Fälle zusammengebracht. Allzuseltene Befunde scheinen es nicht zu sein, da Kleiner bereits im Material des Schmorlschen Institutes 48 Fälle (1,1 %) gefunden hatte. Sutton gibt die Häufigkeit derartiger Befunde mit 8 % an.

Die cystischen Hohlräume hatten eine glatte Auskleidung. Sie hingen zwar meist mit der Dura zusammen, wiesen aber nur selten eine Kommunikation mit ihr auf. Am häufigsten betrafen sie den Körper des zweiten Sacralsegmentes. Nur im kleineren Teil der Fälle waren sie sowohl in die Vorder- als auch Hinterwand des Sacralkanals oder nur in die Hinterwand eingegraben. Meistens waren die Cysten etwa kirschgroß. In den Krankenblattunterlagen fanden sich keine Angaben über klinische Erscheinungen (Enuresis, Mißbildungen an den Beinen usw.), die mit diesen Cysten hätten in einen ursächlichen Zusammenhang gebracht werden können. Kleiner sieht diese Gebilde als Restzustand einer teilweise ausgeheilten, embryonalen Spina bifida cystica an und bezeichnet sie dementsprechend als Spina bifida sacralis incompleta anterior et posterior. Es erscheint am wahrscheinlichsten, daß es sich um die gleichen Veränderungen handelte, die in der späteren Literatur als meningeale Cysten und teilweise auch als intrasacrale Meningocelen gehen (Hardley).

Da diese Cystenbildungen meistens sehr klein, oft nicht über erbsengroß sind, sind nicht immer und vor allen Dingen keine in die Augen fallenden Veränderungen im Röntgenbild des Kreuzbeines zu erwarten. Gelegentlich sieht man auf der Leeraufnahme eine Erweiterung des Sacralkanals (Pia) oder umschriebene Defekte im Bereich des Kreuzbeines (Hardley; Tarlow). Kleiner und auch Gold bezweifelten, ob derartige Cystenbildungen beim Lebenden durch die Röntgenuntersuchung dargestellt werden könnten. Mitunter werden die rundlichen Aufhellungen erst entdeckt, wenn durch den myelographischen Befund die Stelle bezeichnet ist, wo sie zu suchen sind (Brenner und Meznik). Dabei ist zu beachten, daß das ölige Kontrastmittel oft erst nach Tagen in die Cysten eindringt (Lichtor).

Auf seitlichen Aufnahmen erkennt man oft eine Arrosion der Hinterwand des Sacralkanals. Möglicherweise lassen sich solche Veränderungen auch durch seitliche Schichtaufnahmen erfassen und aufgrund dieser Arrosion der dorsalen Wand des Sacralkanals kann dann auf das Vorliegen von Cysten geschlossen werden. Barsony und Winkler geben 3 Röntgenbilder wieder, die kirschgroße und sehr eindrucksvolle Aufhellungen erkennen lassen. Ihre Verursachung durch Cysten wurde durch die Sektion bestätigt. Auch in einem Fall von Schurr bestanden sehr ausgedehnte, röntgenologisch sichtbare Arrosionen an den Rückflächen der Wirbelkörper L 5—S 3 bei einer extraduralen Cystenbildung. In einem Fall einer doppelten Sacralcyste von Brocher (wahrscheinlich meningeale Cysten) war es beim Turnen zu einer Spontanfraktur des Kreuzbeines gekommen. Auch in 3 von 4 Fällen von Seaman und Furlow war die Leeraufnahme positiv.

Derartige Usuren sprechen zunächst immer für meningeale Cysten. Die perineuralen Cysten verursachen nur Usuren am Kreuzbein, wenn sie sehr groß werden. Sie sind höchstens im Myelogramm zu erkennen.

Myelographische Befunde von intrasacralen Cysten liegen vor von: Jacobs; Smith und van Horn; Espadaler Medina, Salls-Vasquez und Sole Llenas; Taheri; Riemenschneider und Ecker. In anderen Fällen wiederum wurden diese Cystenbildungen nur bei der Operation (bzw. bei der Sektion, Kleiner) entdeckt. Man fand Druckatrophien am Knochen (Brenner), ohne daß jedoch Veränderungen auf der Leeraufnahme sichtbar waren (SCHREIBER und HADDAD). Sie kommen auch zusammen mit einer Spina bifida vor (HAMBY) und stellen dann mit größter Wahrscheinlichkeit intrasacrale Meningocelen dar (s. Kap. 3γ, S. 506: Die intrasacrale Meningocele).

In diesem Zusammenhang sei noch auf einen größeren cystischen Tumor unklarer Genese hingewiesen, den GOLDTHWAIT beschrieben hat.

In den meisten Fällen der neueren Untersucher (PIA; ZIMMAN; SEAMAN und FURLOW usw.) hatten ischialgiforme Beschwerden bestanden. Mitunter auch passagere Liquordruckkrisen (BRENNER). Es gilt also, im Falle von Röntgenaufnahmen der LWS zum Zwecke der Ischiasdiagnostik das Kreuzbein eingehend auf kleine Aufhellungen hin zu durchmustern, die derartige Cystenbildungen anzeigen können.

Nichts mit diesen Cystenbildungen haben die Steißbeinfisteln zu tun, die aus ektodermalen Einstülpungen der Haut in der Steißbeingegend entstehen. Diese Fistel- und Cystenbildungen reichen meistens bis zur Membrana sacro-coccygea, die sie nur in seltenen Fällen durchsetzen, um in den Hiatus sacralis einzudringen.

Eine direkte Verbindung zwischen einem Sinus pilonidalis und einer Höhlenbildung im Filum terminale sowie von hier aus mit dem Zentralkanal des Rückenmarkes wurde von SHENKIN, HAND und HORN beschrieben. Veränderungen am Knochen durch derartige Fistel- und Cystenbildungen sind nicht bekannt. Gelegentlich sollen sie sich infizieren und am Kreuzbein umschriebene osteomyelitische Veränderungen hervorrufen können. Differentialdiagnostisch müssen sie vor allen Dingen von Analfisteln unterschieden werden (MANFREDI und NATELLIS; MALLORY; MOISE; ROGERS und DWIGHT; RIPPLEY und THOMPSON; BOCCIA; LUPI und PROSSER; MORANDI; McKIRDIE; DECKNER). Ihre Kenntnis ist für den Röntgenologen vor allem deswegen wichtig, weil von ihm beim Vorliegen dieser ektodermalen Einstülpungen immer wieder Fisteldarstellungen verlangt werden, die bei der Kürze der Gänge meistens nicht möglich sind.

5. Frakturen im Lumbosacralbereich

Die Frakturen im Lumbosacralbereich lassen sich einteilen:

a) in Frakturen des 5. Lendenwirbels und lumbosacrale Luxationen,
b) in Frakturen des Kreuzbeines als Komplikation von Beckenfrakturen,
c) in isolierte Kreuzbeinfrakturen.

a) Frakturen des 5. Lendenwirbels

Die Frakturen des 5. Lendenwirbels werden fast ausschließlich im Rahmen der Wirbelfrakturen im allgemeinen abgehandelt. Sie machen nach WARNER 6,19% der Frakturen an der Lendenwirbelsäule aus, nach LOB 2,41% der gesamten Wirbelfrakturen. WARNER hat 42 einschlägige Fälle zusammengestellt. In 20% lagen außerdem Brüche an anderen Lendenwirbeln als dem 5. vor. Frakturen des 5. Lendenwirbels waren in 56% mit Querfortsatzbrüchen und in 52% mit Lähmungen kompliziert. Sie unterscheiden sich durch die Frequenz dieser Komplikationen von den Brüchen an den übrigen Lendenwirbeln, bei denen diese Prozentzahlen nach cranial zu geringer werden. Ein Viertel der Brüche des 5. Lendenwirbels zeigt gleichmäßige Abplattung des Wirbelkörpers ohne Verengung des Wirbelkanals oder des zugehörigen Foramen intervertebrale. Durch die Kompression war in einem Fünftel der Fälle der Wirbelkörper verbreitert und zwar nach der Seite und nach dorsal.

In mehr als 50% hat es sich um Kompressionsverschiebungsbrüche mit Subluxation des 4. Lendenwirbels nach vorne gehandelt. Sie machten im Gegensatz zu den reinen Stauchungsbrüchen erhebliche klinische und vor allen Dingen neurologische Symptome. Sie stellten die schwerste Form der Frakturen dar und sie gingen in der Regel mit Blasen- und Mastdarmstörungen sowie sensiblen und motorischen Ausfällen einher. Meistens blieb eine Restlähmung, eine Reflexstörung und eine Reithosenanaesthesie zurück.

Gelegentlich werden aber bei solchen schweren Frakturen mit Verschiebungen neurologische Ausfälle vermißt, wie in einer Beobachtung von NICOLL und MORERA.

Eine sehr ungewöhnliche Bruchform hat JAMES beschrieben. Der 5. LWK war in einer coronalen Ebene frakturiert.

Die Quetschbrüche mit Verbreiterung des Wirbelkörpers sind vor allen Dingen durch starke Spangenbildungen im Verlaufe der Heilung charakterisiert. Ihre Erscheinungen sind geringer und ihre Prognose ist günstiger als die der Kompressionsverschiebungsbrüche.

WARNER gibt ein Röntgenbild von dem totalen Abrutsch des 5. Lendenwirbels nach ventral wieder. Weitere Berichte über derartige Verrenkungen des Beckenringes gegen die Wirbelsäule, wie man die traumatische Luxation des 5. Lendenwirbels nach ventral auch bezeichnen kann, liegen vor von BROCHER; FEINEN; HERMANNSDÖRFER; LUDLOFF; PLATZGUMMER und GÜNTHER; LAWSON; WHITE. Sie machen nach GÜNTHER 0,26% aller Wirbelsäulenverletzungen aus. Es handelt sich um schwere Unfälle, die häufig den sofortigen Tod herbeiführen. Im Gegensatz zur Spondylolisthesis, bei der die caudalen Gelenkfortsätze und der hintere Bogenanteil an normaler Stelle verbleiben, ist bei der traumatischen Luxation der hintere Bogenanteil mitsamt dem Dornfortsatz nach ventral von dem Kreuzbein verlagert. Nur der caudale Gelenkfortsatz ist manchmal abgebrochen und an seiner ursprünglichen Stelle verblieben.

Ich habe einen Fall mitgeteilt, bei dem außer einem Drehgleiten als direkte Unfallfolge ein Abbruch des linken cranialen Kreuzbeingelenkfortsatzes mit ventraler und rotatorischer Verschiebung des 5. Lendenwirbels bestand (REINHARDT). Übrigens war auch bei einem Patienten von GÜNTHER außer einer traumatischen Luxation des 5. Lendenwirbels ebenfalls ein Drehgleiten an der LWS vorhanden.

Auf die Möglichkeit der Totalluxation des 5. LW bei der Spondylolisthesis sei ebenfalls hingewiesen (KOPITS; GOLD).

Eine seitliche Totalluxation des 4. gegenüber dem 5. LW findet sich bei BLENCKE abgebildet. Ein Bericht über eine isolierte Dornfortsatzfraktur am 5. Lendenwirbel stammt von MÉNARD. Eine isolierte Fraktur des caudalen Gelenkfortsatzes vom 5. LW wurde von BURK (1908) beschrieben. KOCH berichtet über eine Fraktur des cranialen Fortsatzes zusammen mit einem Abbruch des korrespondierenden caudalen Fortsatzes L4 (BALLEY). In einem Fall von DOHAN und in 3 weiteren von GRAESSNERS war der craniale Sacrumgelenkfortsatz gebrochen. Diese Frakturen treten beim Heben von schweren Lasten aus der Rumpfvorwärtsbeuge auf. Differentialdiagnostisch müssen akzessorische Knochenkerne abgegrenzt werden und eine wirkliche Fraktur scheint nicht in allen Fällen sicher.

DEWEY und BROWNE berichten über 2 Fälle von lumbosacraler Frakturdislokation. Der 1. Patient hatte einen Kraftfahrzeugunfall. Es bestand eine Dislokation des 5. Lendenwirbels nach ventral gegenüber dem Sacrum. Die Bogenwurzeln waren frakturiert und der 5. Lendenwirbelkörper dorsal infolge Kompression verschmälert. An den übrigen Lendenwirbelkörpern waren Frakturen der Querfortsätze vorhanden. Eine Reposition durch Traktion gelang nicht. Es bestanden Ausfälle im Bereich der Sacralnerven. Der Gang war nach der Konsolidierung watschelnd und die Bewegungen in der Lendenwirbelsäule waren eingeschränkt. Der 2. Patient war in gebückter Stellung von einem Felsbrocken in der Lumbosacralregion getroffen worden. Es bestand eine Stufenbildung zwischen 5. LW und Sacrum, klinisch eine Reithosenanaesthesie. Die Vorderkante des Kreuzbeinkörpers war abgebrochen und samt dem 5. LW nach ventral disloziert. Die Dislokation betrug ungefähr 1 cm. Außerdem bestanden an den übrigen Lendenquerfortsätzen Frakturen. Eine blutige Reposition gelang nicht. Es wurde deswegen eine Dekompression vorgenommen. Der Patient verstarb an einer Fettembolie. NEWMAN berichtete über einen Fall von chronischer lumbosacraler Subluxation.

Sofern die abgebrochenen Gelenkfortsätze nicht disloziert sind, muß man Aufhellungslinien zunächst immer daraufhin prüfen, ob sie nicht durch persistierende Gelenkfortsatzapophysen verursacht sind. Nach einseitiger Resektion des Wirbelgelenkes L5/S1 im Zuge einer Bandscheibenoperation habe ich auf der Gegenseite einen Abbruch des caudalen Gelenkfortsatzes L5 gesehen. Doppelseitige Gelenkfortsatzfrakturen führen zu einer Ventralverschiebung des 5 Lendenwirbels im Sinne einer traumatischen Pseudospondylolisthesis, einseitige zu dem Bild eines Drehgleitens (REINHARDT). Alte, lumbosacrale Subluxationsfrakturen müssen immer differentialdiagnostisch gegenüber einer Spondylolisthesis bzw. Pseudospondylolisthesis abgegrenzt werden (HELLNER).

b) Kreuzbeinfrakturen als Komplikation von Beckenfrakturen

Nicht wesentlich mehr Aufmerksamkeit als der getrennten Betrachtung der Frakturen des 5. Lendenwirbels wurde in der Literatur den Frakturen des Kreuzbeines geschenkt, die Beckenfrakturen begleiten. Wenn die Häufigkeit eines derartigen Zusammenvorkommens von MEDELMAN mit 44%, von WAKELEY ebenfalls mit 44% und von BONNIN mit 45% angegeben werden, so dürfte ihre absolute Frequenz bei der Häufigkeit der Beckenfrakturen sehr hoch liegen. Eine von den vorher erwähnten Autoren abweichende,

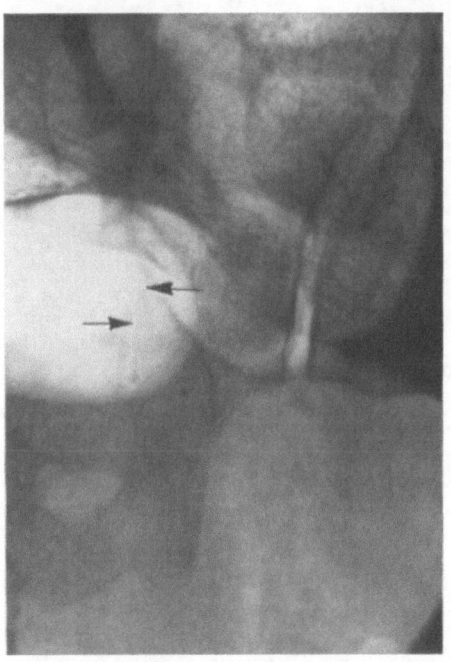

Abb. 109. Längsfraktur in der Massa lateralis des Kreuzbeines links im Bereich der Foramina sacralia bei Beckenringbruch

sehr niedrige Prozentzahl wurde von NOLAND und CORNWELL angegeben (2,4%). Nach GHILARDI betreffen 1% aller Frakturen das Kreuzbein.

MEDELMAN und BONNIN stimmen darin überein, daß Kreuzbeinfrakturen, die Beckenfrakturen komplizieren, praktisch niemals Querfrakturen sind, sondern immer Längsfrakturen eventuell noch Schrägfrakturen. Wenn sie mit einer vertikalen Schambeinfraktur kombiniert sind, spricht man von Halbierungsbrüchen (BREUS und KOLLISKO; PELLOJA). In den meisten Fällen verlaufen sie durch die Foramina sacralia (Abb. 109). Auch SICARD und NATALI sind diesbezüglich zu den gleichen Ergebnissen gekommen. Nach meinen eigenen Erfahrungen sind aber mediane Längsfrakturen ebenso häufig (Abb. 110 und 111). Ich habe bei einer Luxation des rechten Ileosacralgelenkes im Bereich der Pars iliaca des Kreuzbeines Querfrakturen gesehen, die vom Gelenkrand in das Foramen sacrale S1 hineinzogen. Eine Längsfraktur durch die Foramina war nicht zu sehen, aber möglicherweise doch vorhanden. Durch eine Schrägfraktur war der Oberrand der Massa lateralis abgetrennt (Abb. 112).

Auch in einem weiteren Fall war bei einer Beckenfraktur gleichzeitig eine eindeutige Querfraktur des Kreuzbeines vorhanden (Abb. 113). Ich hatte weiterhin Gelegenheit, eine seitliche Kompressionsfraktur der Pars iliaca der Massa lateralis als Komplikation einer Beckenfraktur zu beobachten, eine Frakturform, die ich nicht beschrieben gefunden habe (Abb. 114).

Nicht selten ziehen von Längsfrakturen, von den Foramina ausgehend, Querfrakturen nach lateral zum freien Rand des Kreuzbeines. Auf diese Weise kommt es mitunter zur

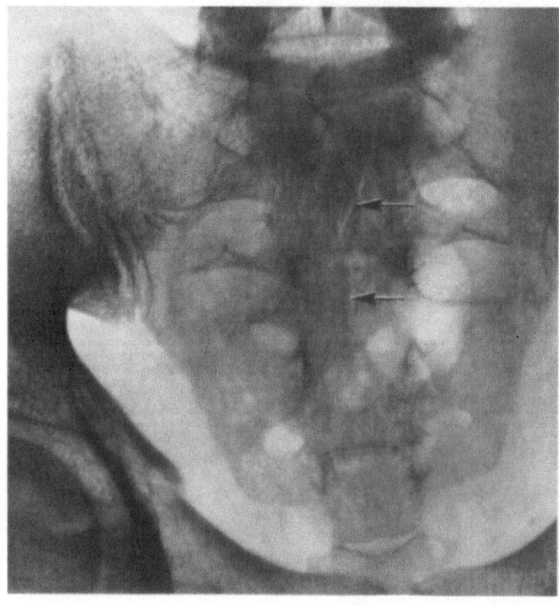 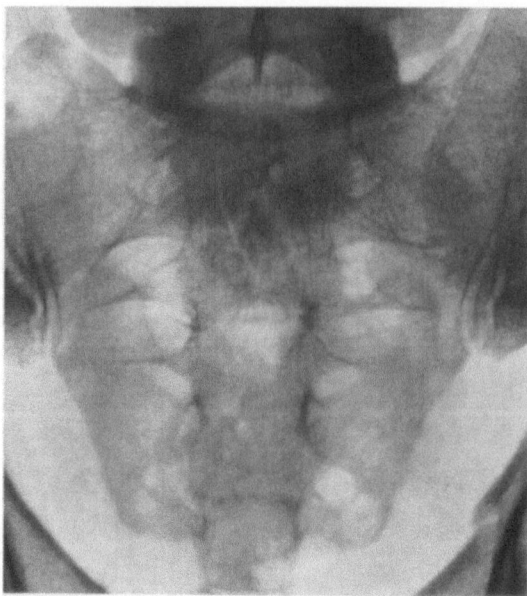

Abb. 110   Abb. 111

Abb. 110. Durchgehende paramediane Kreuzbeinfraktur links bei Fraktur im Pfannenboden des rechten
Hüftgelenkes

Abb. 111. Mediane Längsfraktur bei Pfannenbodenfraktur links

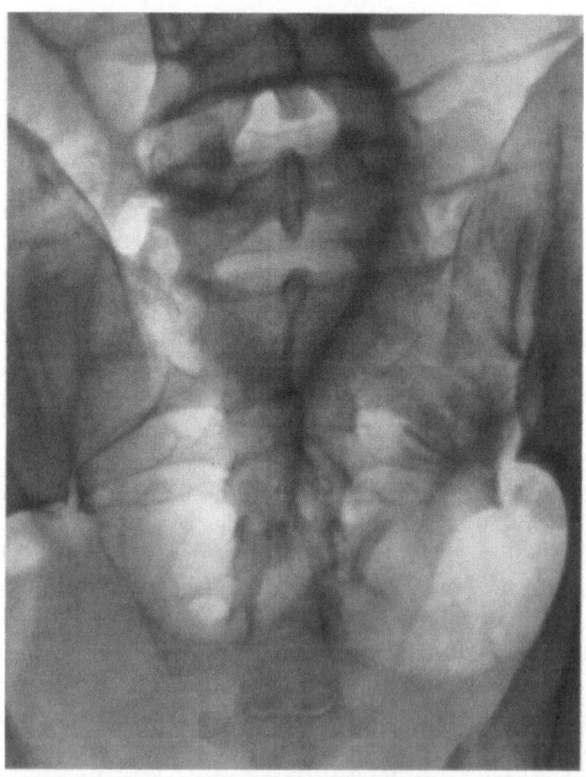

Abb. 112. Beckenringbruch. Das Kreuzbein ist gegenüber der linken Beckenschaufel nach caudal luxiert.
In das oberste Foramen sacrale zieht eine Querfraktur hinein. Zwei weitere Querfrakturen cranial davon,
die blind in gleicher Distanz von der Gelenkfläche enden. Eine Längsfraktur ist nicht mit Sicherheit zu erkennen. Die Oberkante ist durch eine Schrägfraktur abgetrennt und nach cranial verlagert

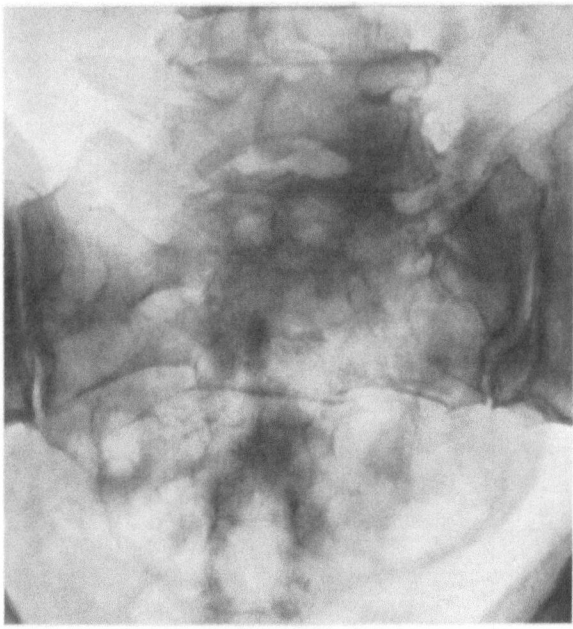

Abb. 113. Querbruch des Kreuzbeines bei einer Beckenfraktur. Sie ist nur links an einer Stufe an der lateralen Begrenzung und in der Kontur des Foramen sacrale 3 sowie an einer kleinen Knochenaussprengung am lateralen Kreuzbeinrand zu erkennen

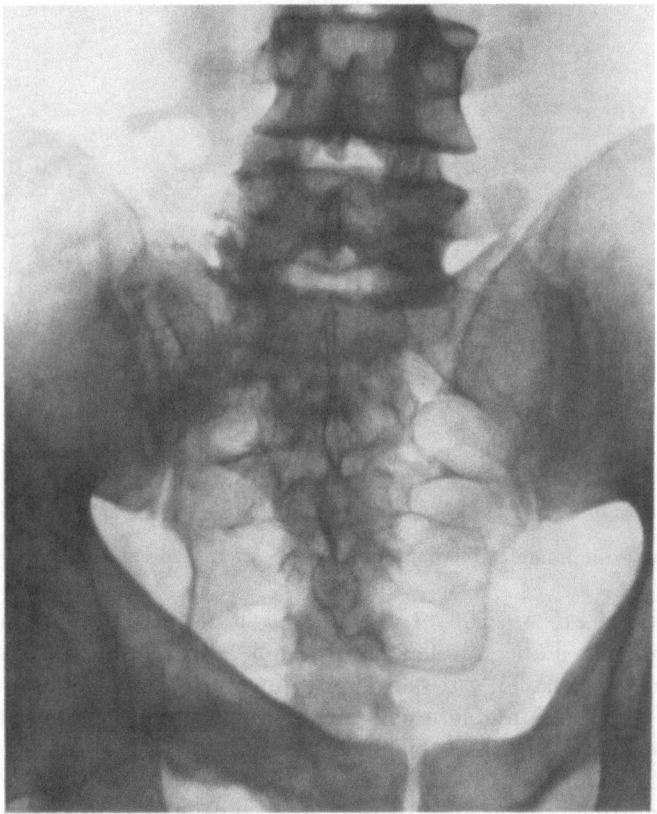

Abb. 114. Die Pars iliaca der rechten Massa lateralis ist erheblich verschmälert, ebenso der Ileosacralgelenkspalt, die Foramina sacralia weisen im Vergleich zur Gegenseite erhebliche Formveränderungen auf, im Knochen finden sich Verdichtungslinien und zwischen dem Querfortsatz L5 und der Kreuzbeinoberkante sind schlierenartige Knochenbildungen vorhanden. Es handelt sich um eine alte seitliche Kompressionsfraktur der Pars iliaca der Massa lateralis rechts bei einer Beckenfraktur

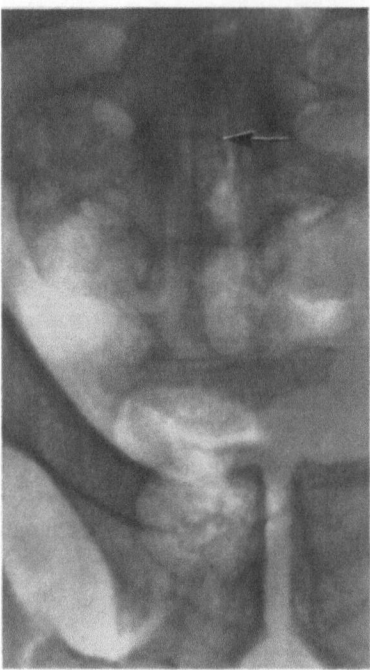

Abb. 115. Zwei parallele Längsfrakturen distal in der dorsalen Wand des Sacralkanals bei einem Beckenringbruch

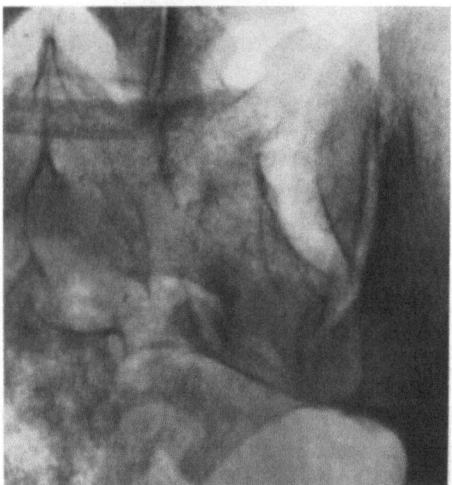

Abb. 116. Fraktur durch die laterale Oberkante der Massa lateralis des Kreuzbeines bei Beckenringfraktur

Isolierung eines viereckigen Stückes der Massa lateralis am oberen Rand (Bonnin).
Walter bildet mehrere Fälle mit leistenförmigen Absprengungen des lateralen Randes
des Kreuzbeinflügels parallel zu den Foramina als Teilerscheinung Malgaignescher
Vertikalfrakturen ab. Als Malgaignesche Fraktur wird die Vertikalfraktur der gleichen
Beckenhälfte ventral und dorsal bezeichnet.

   Nach Medelman sind Kreuzbeinfrakturen, die Beckenfrakturen begleiten, nicht durch
eine spezielle Symptomatologie oder durch einen speziellen Unfallmechanismus von den
übrigen Beckenfrakturen unterschieden. Ihre Frequenz ist in den Fällen am höchsten, bei
denen mehrfache Frakturen der vorderen Beckenhälfte vorliegen, einfach deswegen, weil
es sich dann um schwere und schwerste Traumen gehandelt hat. Bonnin gibt an, daß
Sacrumfrakturen relativ häufig neurologische Störungen machen. Im übrigen gilt für diese

Frakturform vielfach dasselbe, was anschließend über die isolierten Sacrumfrakturen gesagt wird.

Als Spätfolgen von Kreuzbeinfrakturen mit Beckenringbrüchen können lumbale Skoliosen auftreten (RICHTER).

Bei einem Beckenringbruch habe ich gleichzeitig eine Fraktur im distalen dorsalen Wandabschnitt des Sacralkanals angetroffen (Abb. 115).

Nicht selten ist bei Beckenringfrakturen die laterale Oberkante des Kreuzbeinflügels mit frakturiert (Abb. 116).

c) Die isolierte Kreuzbeinfraktur

α) Häufigkeit

Von den 3 Frakturgruppen der Lumbosacralregion ist die größte Literatur über die isolierten Kreuzbeinfrakturen entstanden.

Nach GHILARDI machen die isolierten Kreuzbeinfrakturen 0,5% aller Frakturen aus. WESTBORN brachte 1928 40 Fälle einschließlich seines eigenen Beobachtungsgutes zusammen. HALLMGRIMSSON kam 1938 auf 55 Fälle. In der bisher vollständigsten Zusammenstellung von ENGEL waren jedoch bereits 1929 82 Fälle zusammengetragen und ausgewertet. Trotzdem beziffern SICARD und NATALI die Fälle der Weltliteratur 1953 wiederum mit 67. LUX und METYS kommen 1959 auf 100 Fälle. GHILARDI berichtet über 12 eigene Fälle, BORRONI und ZUCHI über 16, MORERA und PERINETTI über 11 Fälle. BARNI und FABRONI haben 50 Kreuz-Steißbein-Frakturen hinsichtlich des Unfallmechanismus und der Erwerbsminderung ausgewertet. SANTOLINI und BASSO brachten 1962 einschließlich ihrer 21 eigenen 235 Fälle zusammen (BALZARINI und SACCHITELLI; BAR; GAUDIER; KREZEL; MARIANI; PEZCOLLER; TESSAROLO; WATSON-JONES).

Nach GHILARDI beträgt das Verhältnis Männer zu Frauen 1,7:1, nach MEZZADRA 3:1.

β) Die verschiedenen Formen der isolierten Kreuzbeinbrüche

ENGEL unterscheidet Querbrüche, Längsbrüche sowie multiple und Splitterfrakturen, Schräg- und Pfählungsbrüche, welche man zusammen als atypische Frakturen bezeichnen kann (MOUNTS und SCHLOSS; PATTERSON und MORTON).

In seinem Material machten die Querbrüche 59% aus, die Längsbrüche 18%, die multiplen und Splitterfrakturen 15%, die Schrägbrüche 4% und die Pfählungsverletzungen 2%. Dislokationen sind bei allen Bruchformen relativ selten (MEYER und WILTBERGER).

αα) Vertikalfrakturen und atypische Frakturen

Isolierte Vertikalfrakturen wurden von VOILLEMIER; LUDLOFF; MACCIOCCHI; FÉRÉ und ORATOR beschrieben. Sie betreffen meistens den iliacalen Teil des Kreuzbeines entlang der Foramina.

CORRADI hat über eine mediane Vertikalfraktur des Kreuzbeines berichtet, die sich auch auf den 1. Steißwirbel erstreckte. Sie war durch einen Autounfall zustande gekommen, wobei der Verunglückte im Sitzen mit dem Knie gegen die Rückenlehne des Vordersitzes geschleudert worden war. Eine weitere einschlägige Beobachtung ist von FRANZONI mitgeteilt worden. Der Bruch war in diesem Fall durch die direkte Einwirkung eines metallischen Gegenstandes von dorsal auf das Sacrum entstanden. Zwei Patienten von KREZEL hatten sich eine mediale Vertikalfraktur des Kreuzbeines zugezogen, als sie auf dem Trittbrett einer Straßenbahn stehend von einer Autotür getroffen wurden. Der Frakturspalt lief der Crista sacralis media entlang.

BENTZON und ELBOGEN haben Pfählungsfrakturen beschrieben. Kompressionsfrakturen des Bogens vom Kreuzbein werden von BONNIN erwähnt, Schrägfrakturen von FEUZ und MANDLER sowie von LUX und METYS. Betroffen waren das 1., 4. und 5. Kreuzbeinsegment. Es ist allerdings fraglich, ob man diese Fälle nicht doch zu den Querfrakturen rechnen soll, da die Bruchlinie ein Segment in seinem schrägen Verlauf nicht überschritt.

Eine gewisse Sonderstellung nehmen die Fälle ein, die von ENGEL und LOMBARD mitgeteilt wurden. In dem Fall von ENGEL war am freien perinealen Anteil des Kreuzbeines durch 1 Längs- und 2 Querfrakturen ein viereckiges Bruchstück isoliert, bei LOMBARD durch eine Längs- und Querfraktur der obere Anteil der Massa lateralis des Kreuzbeines. Ähnlich gelagert war der Fall von v. BRAMANN.

Eine sternförmige Zertrümmerungsfraktur hat Westborn gesehen. Ghilardi hat 4 Stückbrüche beschrieben, Macciocchi atypische T- und Z-förmige Frakturen.

Barni und Fabroni berichten über 3 Fälle mit Absprengungen der vorderen Oberkante des Kreuzbeinkörpers mit gleichzeitiger Kompressionsfraktur des 5. Lendenwirbelkörpers.

Ausrißfrakturen am freien Rand des Kreuzbeines wurden als Zeichen von Läsionen der Ligg. sacro-spinosum und sacro-tuberosum von Burmann beschrieben. Derartige Bandverletzungen sind oft mit Kreuzbeinquerbrüchen kombiniert.

Eine Luxationsfraktur ist nur einmal beschrieben worden (Imbert, Gamel und Perrand).

Der Patient war in gebückter Stellung von einem herabstürzenden Gesteinsbrocken am Kreuzbein getroffen worden. Er wies keine neurologischen Ausfälle auf. Bei der passiven Bewegung der Beine gab er starke Schmerzen in der Kreuzbeingegend an. Die Röntgenuntersuchung deckte eine Luxation des Sacrums nach ventral und caudal sowie kleinere Splitterbrüche am rechten Kreuzbeinflügel auf. Reposition in Narkose gelang zwar, hielt aber nur kurze Zeit an. Trotzdem wurde der Patient wieder gehfähig, Beschwerden, besonders beim Aufrichten, blieben jedoch bestehen.

ββ) Querfrakturen

Die isolierten Querfrakturen des Kreuzbeines betreffen meistens seinen freien Anteil (Pars perinealis) (Abb. 117).

Nach Borroni und Zucchi entfallen 93% auf das weibliche Geschlecht. Der Häufigkeitsgipfel liegt um das 40. Lebensjahr. Mezzadra verfügt über 12 eigene Beobachtungen.

Von Richard wird eine transversale Fraktur in Höhe von S2 angegeben. Auch Malgaigne, Basile und Recchioni sowie Barni und Fabroni beschrieben Frakturen in den beiden ersten Kreuzbeinsegmenten.

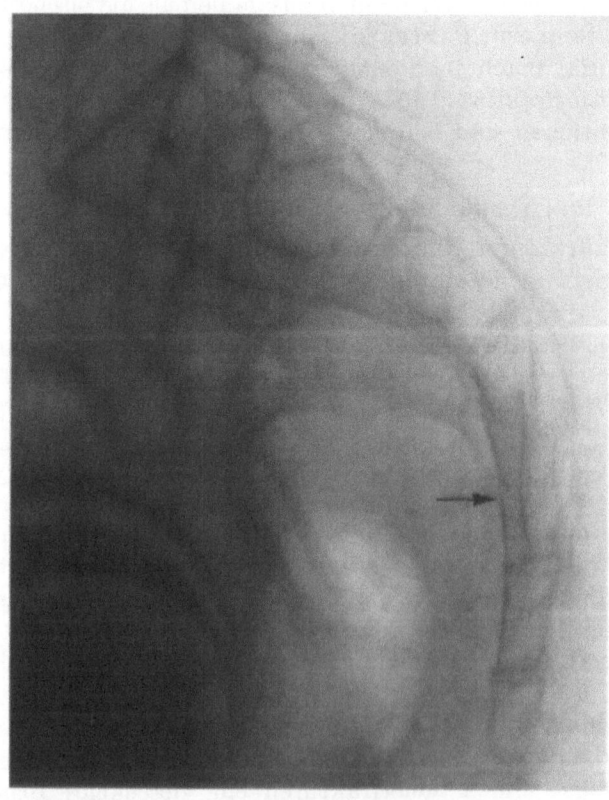

Abb. 117. Querfraktur in der Pars perinealis des Kreuzbeines, kenntlich an einer minimalen Stufe in der ventralen Kreuzbeinkontur

MORERA und PERINETTI sowie BARNI und FABRONI haben über doppelte Kreuzfrakturen die Segmente S3 und S4 oder S4 und S5 betreffend berichtet. Die Patienten waren zum Teil eine Treppe heruntergefallen und dabei mehrfach mit dem Kreuz auf die Kanten der Treppenstufen aufgeschlagen.

Die Bruchlinien verlaufen sowohl durch die Mitte der Kreuzbeinsegmente als auch manchmal entsprechend der Verschmelzungsstelle der einzelnen Segmente. Typisch ist die schräge Anordnung des Bruchspaltes. Er beginnt ventral-cranial und verläuft nach dorsal-caudal, so daß also die ventrale Kante des Knochens vom distalen Fragment meißelförmig nach cranial über das craniale Fragment übersteht. Eine Dislokation ist nur selten vorhanden. Sie ist dann nach ventral gerichtet. Als Ursache für eine Dislokation kommt der Zug der am caudalen Fragment ansetzenden Bänder in Frage. Am häufigsten betroffen ist das 4. Sacralsegment. Nur ganz selten ist die Dislokation so ausgesprochen, daß sie das Rectum komprimiert (CHIPAULT und SALOTTI).

PURSER beschrieb eine Querfraktur durch die Foramina sacralia mit dorsal gerichteter Achsenknickung und Querfortsatzfraktur. FONTAINE, MÜLLER und SÜHLER sahen eine so starke Ventralverschiebung des distalen Fragmentes, daß eine Verschraubung erforderlich wurde.

Weitere kasuistische Berichte über Querfrakturen stammen von ALLEN; BRICHE; BYRNE und HARRIGAN; HERZOG; MOREAU; MOVELL; RUSH; MEDELMAN; GUILLOT; HOLL; ELWARD; RUGE; GUILLOT; FONTAINE, MULLER und SUHLER.

Es sei in diesem Zusammenhang darauf verwiesen, daß TROTTER und HEATH Querfalten am Sacrum bei älteren Personen gefunden haben, die eine Osteoporose aufwiesen und die sie als verheilte Querfrakturen des Sacrums deuteten. Auch BRACK fand bei Apoplektikern nicht selten Kreuzbeinbrüche.

γ) Unfallmechanismus

Kreuzbeinbrüche können sowohl durch direkte als auch durch indirekte Gewalteinwirkung entstehen. Bei den Querfrakturen liegt praktisch immer ein Sturz auf das Gesäß, meistens von Gespannen, Straßenbahnwagen, Leitern u.dgl. vor. Vielfach trifft dabei das untere Kreuzbein auf einen vorstehenden Gegenstand auf. Ein direktes Auftreffen mit dem Kreuzbein auf harte Gegenstände liegt in den meisten Fällen Vertikalbrüchen zugrunde. Direkte Verletzungen kommen mitunter auch durch Hufschlag vor (FILIPPINI). COOPER und HOLMSTROM haben beim Training im Schleudersitz zwar Steißbein-, aber keine Kreuzbeinfrakturen gesehen.

δ) Röntgenologische Diagnose

Der Nachweis von Querfrakturen ist wegen des schrägen Verlaufes der Bruchlinien auch auf der Spezialeinstellung für das Kreuzbein mit nach caudal geneigtem Zentralstrahl oft nicht möglich. Mitunter sind sie nur in der seitlichen Projektion zu erkennen. Aber auch die seitlichen Aufnahmen können schwierig zu deuten sein. LUDLOFF hat am Skelet experimentell Kreuzbeinfrakturen erzeugt und dann Röntgenaufnahmen angefertigt, auf denen die Frakturen vielfach nicht zu sehen waren. Dieser Versuch demonstriert anschaulich die Schwierigkeit des röntgenologischen Nachweises. Vor allen Dingen muß man sehr genau auf die Foramina achten, da manchmal Frakturen nur an ganz feinen Stufenbildungen an den Sacrallöchern zu erkennen sind (FRITSCH; KLEINWÄCHTER; FAVOZZI).

Wenn der Zustand des Patienten es zuläßt, sollte man immer zusätzlich in Warnerscher Lagerung Schrägaufnahmen und eine seitliche Aufnahme anfertigen. Mindestens ist außer einer Aufnahme mit senkrecht stehender, auch eine solche mit caudal geschwenkter Röhre zu machen. Auch Schichtaufnahmen sollte man heranziehen, insbesondere dann, wenn neurologische Symptome auf eine zunächst unsichtbare Mitfraktur des Kreuzbeines bei Beckenfrakturen hinweisen (DEFOUILLOUX, LACOSTE, VIALLET und BRUHAT). Da Darmgasüberlagerung sehr stört, soll man die Aufnahmen gegebenenfalls nach Entgasung wiederholen.

Da sich der laterale Anteil der Massa lateralis der Pars pelvica und die sacrale Randpartie der Beckenschaufeln überdecken, kann unter Umständen die Zuordnung einer

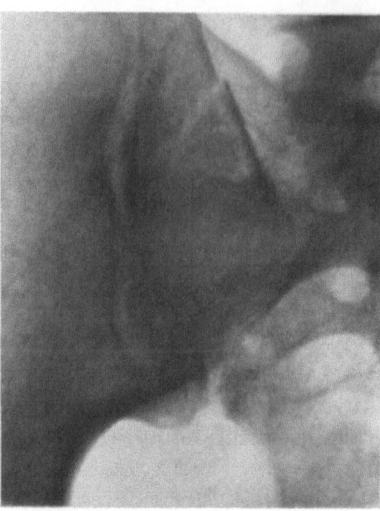

Abb. 118. Senkrecht verlaufende Frakturlinie in dem sacralen Anteil der Beckenschaufel, die sich in die Massa lateralis des Kreuzbeines hinein projiziert. Die Zuordnung ergibt sich aus der Stufenbildung in der Kontur des Os ileum

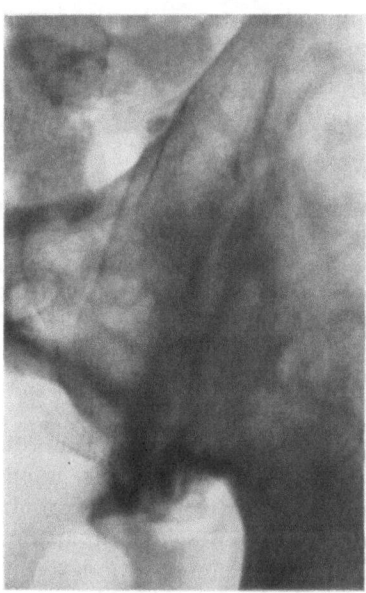

Abb. 119. Strukturverdichtung und unregelmäßige Darstellung des Ileosacralgelenkspaltes und Knochen-brücke zum Querfortsatz des 5. LW als Folge einer Kompressions-Zertrümmerungsfraktur der Massa lateralis mit Gelenksprengung

Frakturlinie zur Beckenschaufel oder dem Kreuzbein eine genaue Analyse des Röntgen-bildes erfordern. Wenn eine Konturstufe vorhanden ist, kann die Diagnose leicht gestellt werden (Abb. 118).

Geheilte Frakturen können bei unbekanntem Vorbefund mitunter differentialdiagnosti-sche Schwierigkeiten bereiten. Eine Kompressionsfraktur der Massa lateralis mit Sprengung des Ileosacralgelenkes kann mit Strukturverdichtungen im Gelenkbereich ausheilen, die prima vista an einen Ausheilungszustand einer Ileosacralgelenktuberkulose denken lassen (Abb. 119). Eine Knochenbrücke zwischen dem Kreuzbeinoberrand und dem Querfortsatz des 5. LW zeigt in einem solchen Fall die Entstehung des Befundes aus einer Kom-pressionsfraktur mit Gelenksprengung an.

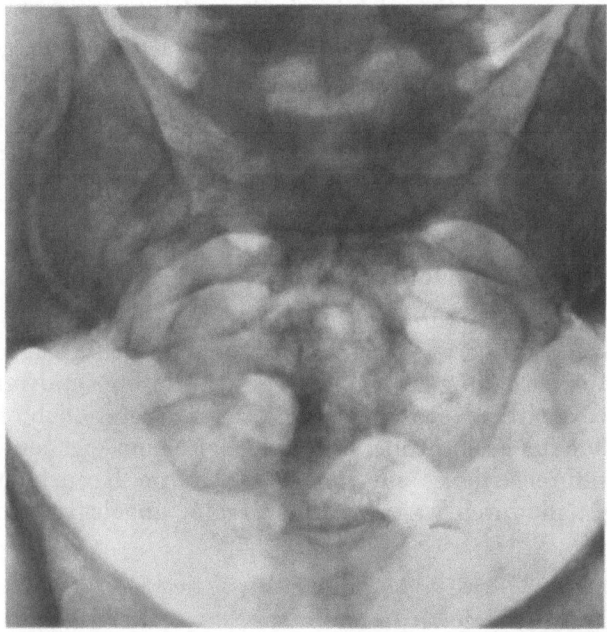

Abb. 120. Alte Querfraktur im rechten lateralen Anteil von S4, die gering disloziert war und jetzt knöchern verheilt ist. Von dem weiteren Verlauf der Kreuzbeinfraktur in die linke Hälfte ist nichts mehr zu erkennen. Wegen der isolierten Dislokation auf der rechten Seite ist anzunehmen, daß außerdem noch eine von der Querfraktur nach caudal ziehende Längsfraktur vorhanden war

Verheilte Querfrakturen an der Pars perinealis können Konturstufen hinterlassen (Abb. 120).

ε) Klinische Symptomatologie

Eine pathologische Beweglichkeit und Crepitation werden vielfach vermißt, so daß auch bei der klinischen Untersuchung erhebliche Schwierigkeiten bestehen, Hinweiszeichen und Anhaltspunkte für das Vorliegen einer Kreuzbeinfraktur zu gewinnen. Ein äußerliches Hämatom ist zwar vielfach vorhanden, aber nicht ohne weiteres beweisend. Durch Rupturen der Arteria sacralis media können sehr ausgedehnte Hämatombildungen entstehen (MACCHIOCHI). Auch die gleichzeitige Ruptur des Rectums wird erwähnt (GHILARDI). Das Hämatom ist mitunter bei der rectalen Untersuchung zu tasten. Vielfach liegen neurologische Symptome vor, wobei kleinere hyperaesthetische Zonen vorhanden sein (FEUZ), aber auch ausgedehnte Caudasymptome bestehen können, die bis zur Reithosenanaesthesie und Lähmung gehen (CHIPAULT; HAMON; LOMBARD; ORATOR; TUFFIER; HIRSCH). Nach MACCIOCCHI entstehen Nervenläsionen nicht unmittelbar durch die Fraktur, sondern erst durch die Callusbildung, die die Foramina sacralia einengt. Ziemlich typisch ist ein ausgesprochener Schmerz bei der Defäkation (SICARD und NATALI). WESTBORN fand neurologische Ausfälle unter 20 Fällen nur einmal. LUX und METYS berichten von einer Sphincterstörung.

In den allermeisten Fällen stellen Kreuzbeinfrakturen geschlossene Frakturen dar. In der Literatur konnte nur ein Fall einer offenen Fraktur gefunden werden (ROWELL). Der Patient war von hinten von einem Auto angefahren und von dem Türgriff am Kreuz getroffen worden. Eine Weichteilwunde reichte bis auf eine Querfraktur und einen Knochendefekt. Es bestand ein Sensibilitätsausfall S3—5 rechts. Ein Tag nach der Operation entleerte sich Liquor aus der Operationswunde. Die Liquorrhoe kam spontan zum Stillstand.

ζ) Prognose

Bezüglich der Prognose weist WESTBORN darauf hin, daß in den meisten Fällen sehr lange subjektive Beschwerden bestehen bleiben. HALLMGRIMSSON hat Ausgang in Pseudarthrose gefunden. Besonders Beschwerden beim Sitzen halten lange an. Mastdarm- und Blasenstörungen sollen aus Schädigungen des sacralen Abschnittes vom Grenzstrang resultieren. Auf Impotenz, Verlust von Erektion und Ejaculation haben CHURCH und EISENDRAHT; SALOTTI; DUMPERT; WESTBORN; SICARD und NATALI hingewiesen. Ischiasbeschwerden fanden LUDLOFF; ORATOR und WESTBORN. ORATOR hat bei einer Frau den Verlust des Orgasmus verzeichnet. Die Prognose der durchgehenden Vertikalfrakturen ist im ganzen schlechter als die der Querfrakturen der Pars perinealis.

η) Geburtshilfliche Komplikationen

Nach SICARD und NATALI können bei Frauen Geburtsschwierigkeiten infolge Verkürzung des unteren geraden Durchmessers entstehen. Auch HIRST und DAVID sahen eine Behinderung des Geburtsverlaufes durch Anheilung des distalen Fragmentes mit ventraler Verschiebung bei Querfrakturen und sie entkräften damit die Behauptung von HORWITZ und WESTBORN, daß geheilte Frakturen kein Geburtshindernis verursachen. BOISSARD verzeichnete eine Dystocie bei alter Sacrumfraktur. STOLPER gibt an, daß die Frakturen in der Regel ohne nennenswerte überschießende Callusbildung verheilten. BRICHE hat jedoch das Gegenteil gesehen.

6. Schußverletzungen am Sacrum

Schußverletzungen am Sacrum werden in der Literatur nur am Rande erwähnt. Nur NUSSBAUM gibt eine detaillierte Beschreibung eines Falles. Das untere Kreuzbeinende war durch eine Schußverletzung zertrümmert, die hintere Rectalwand ausgerissen. Steißbein und untere Kreuzwirbel wurden entfernt. Die Kotfistel blieb offen. Aus der Kotfistel entwickelte sich allmählich ein großer Prolaps. Bei einem eigenen Patienten bestand als Folge eines Beckendurchschusses ein runder Defekt im Kreuzbein (Abb. 121 und 122). Durch diesen Defekt hindurch war ein Anus praeter angelegt worden (Abb. 123).

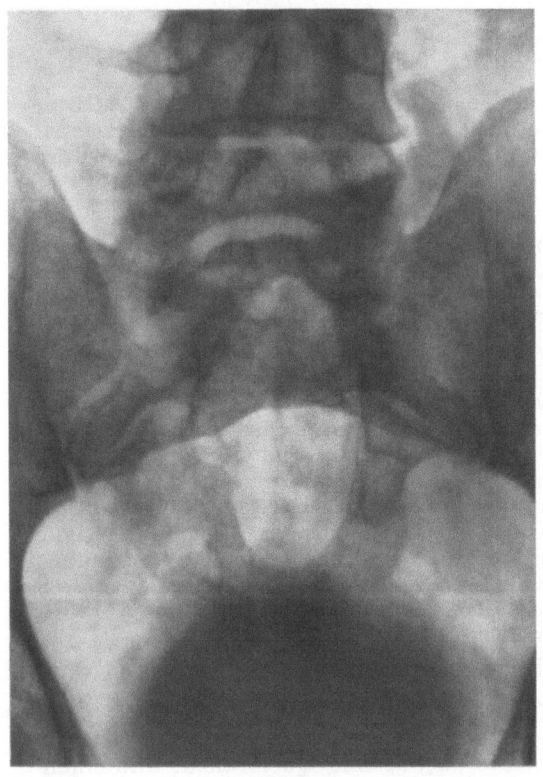
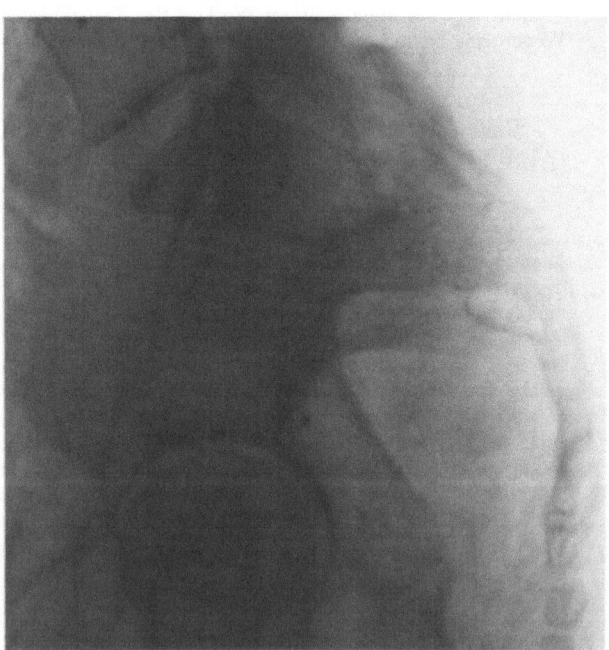

Abb. 121a   Abb. 121b

Abb. 121a. Knochendefekt im Kreuzbein nach Beckendurchschuß

Abb. 121b. Defekt in der seitlichen Projektion

7. Operationsfolgen an der Lumbosacralregion

Auf die verschiedenen Methoden zur Versteifung des Lumbosacralgelenkes soll nicht näher eingegangen werden. Es sei lediglich erwähnt, daß die einfachste Methode darin besteht, beiderseits der Dornfortsatzreihe Späne anzulegen und sie mit den Dornfortsätzen, die angefrischt werden, zu verdrahten. Bei einem anderen Verfahren werden die Dornfortsätze abgetragen und der implantierte Span cranial und caudal eingekerbt.

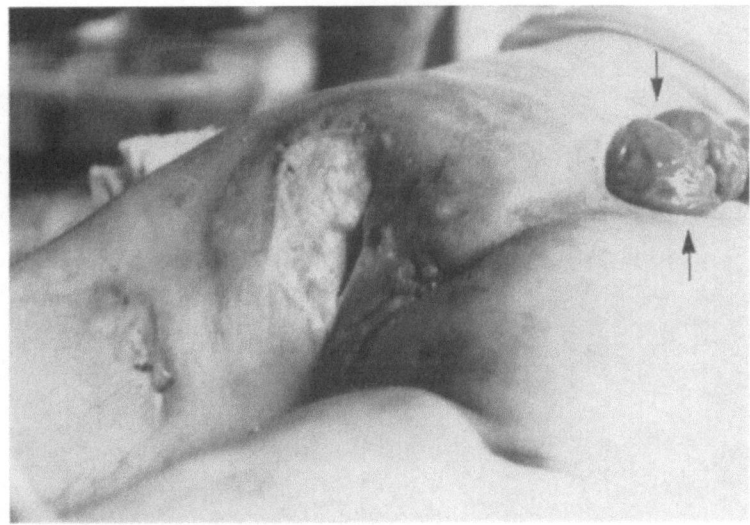

Abb. 122. Anus praeter, der durch den Kreuzbeindefekt hindurchgeführt wurde

Dann wird er so implantiert, daß diese Kerbe wiederum in eine entsprechende Einkerbung an dem letzten cranial und caudal noch vorhandenen (S1) Dornfortsatz zu liegen kommt (Nicod; Overton; Capponi und Zanuso). Zusätzlich wird manchmal der interlaminäre Raum noch mit Knochenspänen aufgefüllt und die Gelenkfortsätze werden angefrischt, durchbohrt und durch Knochenstifte verriegelt (Shawi). King frischt ebenfalls die kleinen Gelenke an, verschraubt sie mit Metallschrauben und fixiert in manchen Fällen zusätzlich das caudale Ende des medianen Knochenspanes an der Rückfläche des Sacrums durch eine Metallschraube, wie dies auch von Judet; Judet und Lagrange angegeben wird. McBride beschränkt sich auf die Eröffnung und Anfrischung der kleinen Gelenke sowie auf die Implantation von vielen kleinen Knochenstückchen. Andere fixieren zusätzlich zur Anfrischung der kleinen Gelenke Späne über den Quer- und Gelenkfortsätzen (Watkins). Sicard verwendet 3 Späne, wovon 2 an den Bogenteilen und 1 auf den Dornfortsätzen fixiert wird. Straub gibt eine metallische Fixation des Lumbosacralgelenkes mit gleichzeitiger Knochenimplantation an. Schließlich wird auch noch die inter- und transsomatische Versteifung in verschiedenen Variationen durch Implantation von Knochen in die Wirbelkörper L5 und S1 oder in den Zwischenwirbelraum geübt (Debeyre; de Sèze und Levitan; Dommisse; Reimers; Pachner und Soave). Auch die Verschraubung des 5. Lendenwirbelkörpers mit dem Kreuzbeinkörper wird angewandt, oft unter gleichzeitiger Implantation eines Knochenspans in den Zwischenwirbelraum (Marique; Merle d'Aubigne; Barnes).

Daraus, daß eine Vielzahl von Operationsmethoden angegeben wurde, ergibt sich die Unzuverlässigkeit jeder einzelnen. Die Erfolgsziffern werden recht verschieden angegeben. Meistens finden die Autoren mit ihrer eigenen Methode die größte Erfolgsziffer, während sich in der kritischen Beleuchtung anderer Autoren diese Erfolge weit geringer ausnehmen (Shaw und Taylor). In einem Teil der Fälle heilten die Späne nicht knöchern an. Mitunter kommt es zu Pseudarthrosen oder Looserschen Umbauzonen. Thompson und Ralston (großer Literaturnachweis) fanden bei Versteifungsoperationen, die nach der Technik von Hibbs durchgeführt worden waren, eine Pseudarthrose in 7,6%, wenn die Versteifung nur die Segmente L5/S1 betraf, dagegen 23,6%, wenn sie das Segment L4 einschloß. Eine zusätzliche Verschraubung der kleinen Gelenke hatte keine Verminderung, sondern eine Erhöhung der Zahl der Pseudarthrosen (12,1 bzw. 55,1%) zur Folge. Jedoch lassen sich beide Operationsmethoden nicht miteinander vergleichen, da im Falle der zusätzlichen Verschraubung nach 2—3 Wochen das Aufstehen erlaubt und keine Ruhigstellung durch einen Gips angewandt wurde. Cleveland und Bosworth geben die Pseudarthrosefrequenz mit 20% an, Prothereo, Parkes und Stinchfield mit 10%. Sequestrierung ist berichtet, Infektionen sind nicht selten. Der Span kann brechen. In dem letzten miterfaßten Dornfortsatz kann eine Umbauzone auftreten (Shaw und Taylor; Hibbs und Swift; Hachez-Leblanc; Chandler; Brocher). Auch Bruch und Verbiegung von Schrauben, die zur intersomatischen Versteifung verwandt wurden, ist beschrieben worden (Swinghedauw und Salembier sowie Racker).

Im Anschluß an eine Spanversteifung auftretende erneute Beschwerden sind oft durch derartige Komplikationen bedingt. Nach Guilleminet und Blanchet ist vielfach die Spanimplantation geradezu die Ursache von Beschwerden, die nach Entfernung des Spanes wieder besser werden (Wertheimer, Guillet und Larpas).

Bei der Röntgenuntersuchung derartiger Fälle mit Spanversteifung sind auf jeden Fall Schrägaufnahmen und vor allen Dingen Bewegungsaufnahmen mit heranzuziehen, da vielfach nur bei letzteren eine Pseudarthrose bzw. die Nichtanheilung eines Spans evident wird.

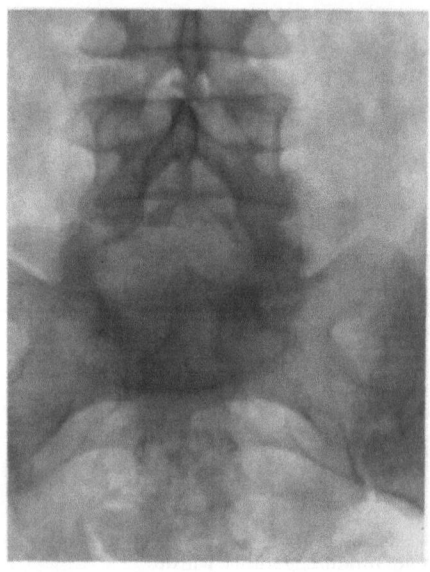
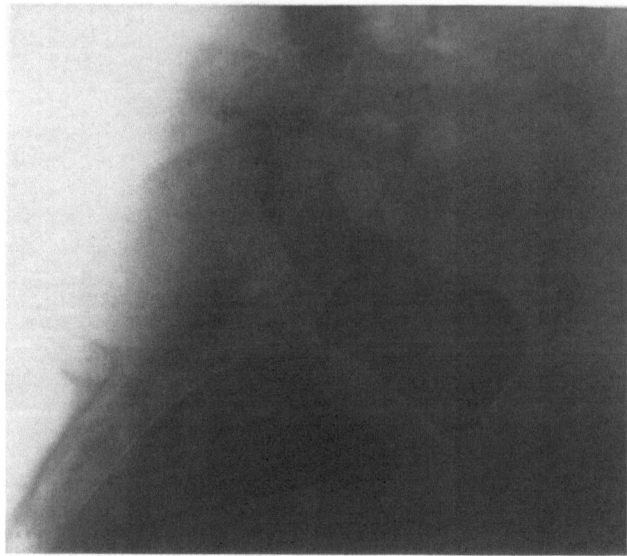

a   b

Abb. 123. a Ausgedehnte Laminektomie L5 unter Mitnahme des größten Teiles der Gelenkfortsätze L4/L5/S1, insbesondere auf der rechten Seite und Belassung von zwei kleinen Knochenresten. b Operationsdefekt in der seitlichen Projektion. Geringe Spondylolisthesis als Laminektomiefolge

Schichtaufnahmen können zusätzliche Aufschlüsse erbringen. Meines Wissens ist bis jetzt noch nie die Myelographie zur Aufklärung der Ätiologie von Schmerzzuständen nach Versteifungsoperationen herangezogen worden, obwohl Rückwirkungen auf den Lumbalsack und seinen Inhalt nicht ausgeschlossen erscheinen.

Als Indikation für die Vornahme einer lumbosacralen Versteifungsoperation werden von Witt angegeben: schwere Osteochondrosen L5/S1, hypoplastische Gelenkfortsätze, Kreuzbeinskoliosen, Bandscheibendegenerationen, Retrolisthesis, Drehgleiten (Reinhardt), Sacrum acutum, Frakturen L5/S1 und Spondylitis tuberculosa.

Der häufigste Operationsbefund, den der Röntgenologe an der Lumbosacralregion zu sehen bekommt, ist die Laminektomie L5 (Abb. 123a und b), meist nach Bandscheibenoperation und dann überwiegend als Hemilaminektomie ausgeführt. Im letzten Jahrzehnt kommt man allerdings bei dieser Operation entweder überhaupt ohne Knochenresektion aus oder es wird nur ein Teil vom Bogen abgetragen. Solche Befunde sind im Röntgenbild oft schwer zu erkennen. Die Mitnahme der Gelenkfortsätze sollte eigentlich vermieden werden, wird aber nicht selten auf späteren Röntgenaufnahmen aufgedeckt.

Von sonstigen postoperativen Zuständen sind Resektionen des Steißbeines mit terminalen Kreuzbeinanteilen bei der Rectumamputation und partielle Kreuzbeinresektionen bei Kreuzbeintumoren, insbesondere bei Chordomen, zu erwähnen. Mehr eine Kuriosität stellen Amputationen von Becken und Kreuzbein bei Hemicorporektomien dar (Aust und Absolon).

Küntscher hat eine originelle Versteifungsoperation zur Fixierung einer Spondylolisthesis angegeben (Abb. 124a—c). Er hat allerdings bisher nur in einem einzigen Fall bei transabdominalem Zugang den nach ventral durch die Spondylolisthesis verschobenen 5. Lendenwirbel reponiert und dann über einen Führungsspieß vom 5. Lendenwirbelkörper aus eine V-förmige Metallplatte in den Kreuzbeinkörper eingetrieben. Der Vorteil dieser Operation bestand darin, daß der Patient schon nach 14 Tagen das Bett verlassen konnte und ein Gipskorsett nicht angelegt zu werden brauchte. Er war sofort schmerzfrei. 2 Jahre später stellten sich nach einem Trauma wieder Schmerzen ein, die durch einen Nagelwechsel beseitigt werden konnten. 13 Jahre nach der erstmaligen Nagelung mußte der Nagel entfernt werden, weil er gewandert war und über dem Steißbein getastet werden konnte.

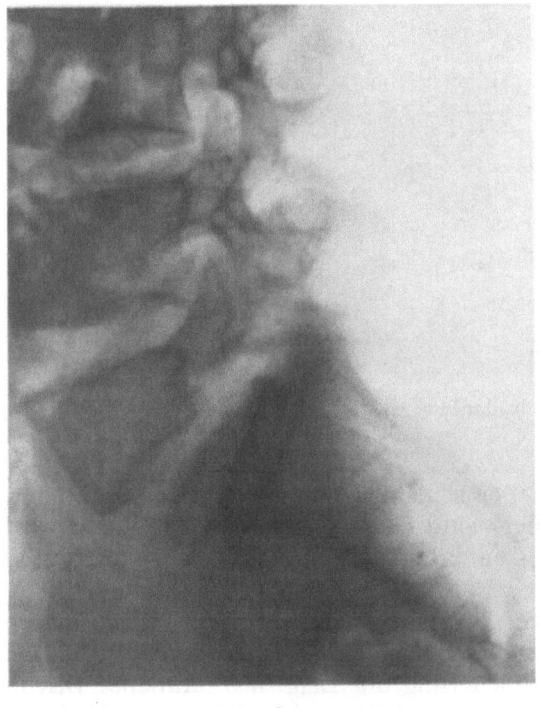

a

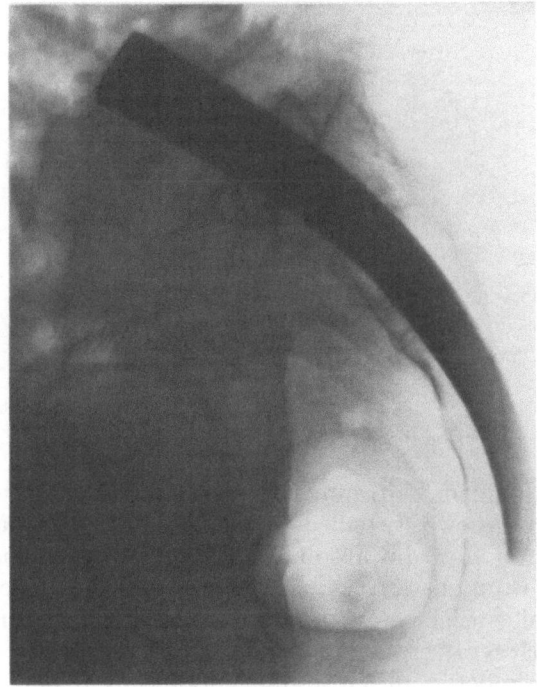

b

Abb. 124. a Spondylolisthesis L5. Fall von Prof.
KÜNTSCHER. b Fixation der Spondylolisthesis mit einer
V-förmigen Metallschiene, die durch den 5. Lenden-
wirbelkörper in den Kreuzbeinkörper bis zu dessen
Spitze eingetrieben worden war. c Die a.p.-Aufnahme
zeigt die V-Form des Nagels   c

8. Verkalkungen und Verknöcherung der Bänder, die das Kreuzbein im Becken verankern

a) Das Ligamentum ileo-lumbale

Eine Verkalkung oder Verknöcherung des Ligamentum ileo-lumbale wird des
öfteren als große Rarität hingestellt (BONI fand in der Literatur 1953 nur 40 Fälle).
REISNER konnte einen derartigen Befund in 0,4%, BONI in 0,03% erheben. Ich hatte

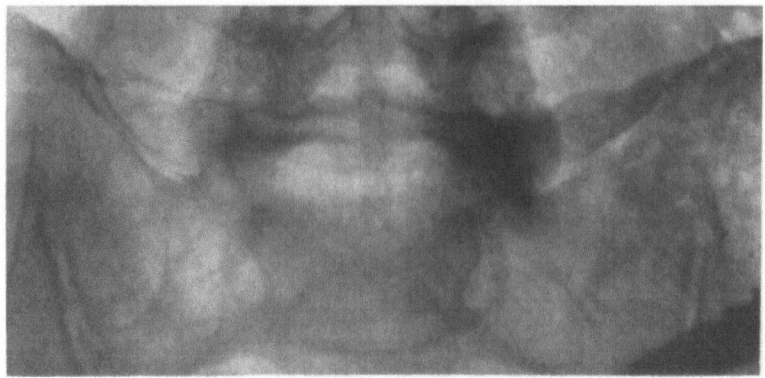

Abb. 125. Verknöchertes Lig. ileo-lumbale beiderseits. Keine fibrilläre Struktur

in einem Zeitraum von knapp 3 Jahren über 40 einschlägige Beobachtungen gesammelt, was beweist, daß derartige Befunde weit häufiger sind als gemeinhin angenommen wird und daß die absoluten Fallzahlen sehr hoch sein können, wenn danach gesucht wird (BOEBEL). COTTA gibt denn auch eine Frequenz von 5,5% an, davon aber nur 1,7% eigentliche Verkalkungen und Verknöcherungen. Der Rest bestand aus weichteildichtem Hervortreten des Bandes und aus Ossifikationen seiner Ansätze. ABEESSER fand bei Skoliosen in 8,6% eine Verkalkung oder Verknöcherung der Ligg. ileo-lumbalia. Davon betrafen 88% die Konkavseite, 7% die Konvexseite und 3% beide Seiten der Skoliose. Das Durchschnittsalter betrug nach COTTA 50 Jahre.

In den meisten Fällen handelt es sich nach dem röntgenologischen Erscheinungsbild um Ossifikationen und nicht um Verkalkungen, da man Knochenstruktur erkennen kann, die manchmal die fibrilläre Struktur des Bandes wiedergibt. In anderen Fällen stellen sich die Bänder kalkdicht, ohne sichere Knochenzeichnung dar, was aber nicht beweist, daß es sich um eine reine Verkalkung handelt, sondern die Knochenstruktur kann besonders bei dicken Patienten aus aufnahmetechnischen Gründen verloren gehen. Außerdem mag die Verknöcherung oft ziemlich amorph und wenig strukturiert sein (Abb. 125).

Relativ häufig sieht man das Band sich weichteildicht von der Umgebung abheben (SCHREDL). Derartige Befunde sind besonders bei adipösen Frauen anzutreffen und dies mag unter anderem darauf zurückzuführen sein, daß sich das relativ stark strahlenabsorbierende Bindegewebe gegen das Fettgewebe der Umgebung abhebt. Es ist damit aber nicht gesagt, daß es sich um eine vermehrte Kalkeinlagerung handelt. WITT sieht in der Verknöcherung ein Modell für ein therapeutisches Vorgehen zur Stabilisierung eines gleitenden 5. LW. REISNER fand derartige Befunde in 3% aller Fälle (Abb. 126). In 0,8% war das Band stärker sichtbar. Eine Weichteildarstellung des Bandes kann nach SCHREDEL auch durch Kompression der Glutealmuskulatur vorgetäuscht werden.

Die Ossifikation kann ein- oder beidseitig auftreten und partiell oder komplett sein. Mitunter hebt sich das Band durch eine Einkerbung bzw. eine schmälere Darstellung deutlich von dem Querfortsatzende ab (Abb. 127 und 128), in anderen Fällen ist keinerlei Übergang zu erkennen und man hat den Eindruck eines verlängerten Querfortsatzes, der bis zur Darmbeinschaufel reicht. Einseitige Ossifikationen sind häufiger anzutreffen als beidseitige (REISNER 8:5; ODESSKY 7:5).

Exostosenartige Knochenvorsprünge an der Darmbeinschaufel entsprechend dem Ansatz des Ligamentum ileo-lumbale muß man möglicherweise ebenfalls hierher rechnen und als Vorstadium einer kompletten Verknöcherung ansehen, wie dies GRABER-DUVERNAY angenommen hat (Abb. 129). Von COTTA sind sie ebenfalls als Insertionstendinopathie und als Vorstufe einer Verkalkung angesehen worden. Die Verknöcherungen beginnen oft auch medial am querfortsatzseitigen Ende des Bandes (Abb. 130). Bei Untersuchungen an der Leiche haben SCHÜTTEMEYER und FLACH derartige Befunde in 50%

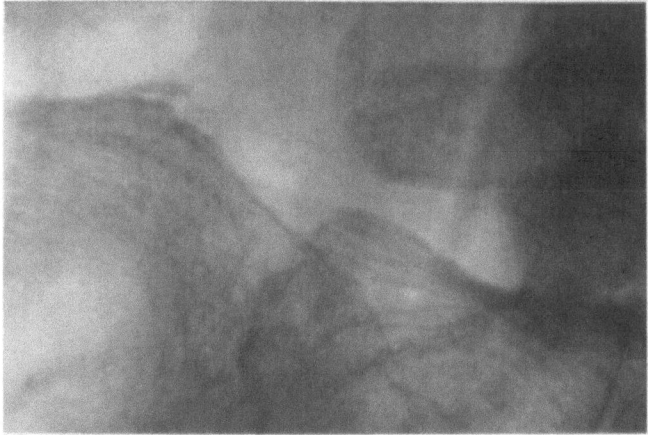

Abb. 126. Das Lig. ileo-lumbale hebt sich als feiner Weichteilschatten ab. Am iliacalen Bandansatz kommt ein kleiner Knochensporn zur Darstellung. Beide Erscheinungen sind auch isoliert anzutreffen. In einem Knochensporn am Bandansatz wird von manchen Untersuchern ein Zeichen einer Insertionstendinitis erblickt

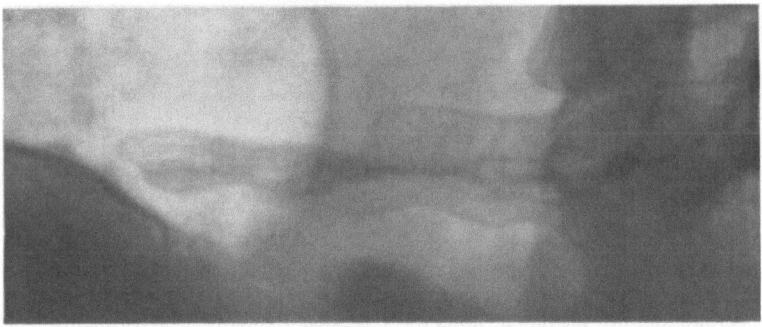

Abb. 127. Ossifikation des Lig. ileo-lumbale. Eine Verschmelzung mit dem Darmbeinkamm ist nicht vorhanden. Derartige Fälle erwecken die Vorstellung, daß es sich nicht um eine Bandossifikation, sondern um eine Lendenrippe handelt

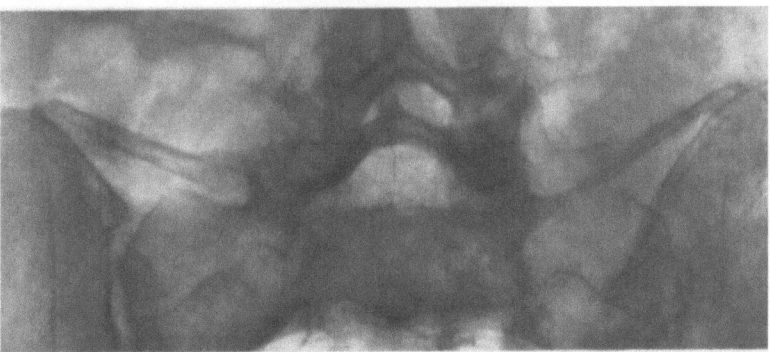

Abb. 128. Beiderseitige Ossifikation der Ligg. ileo-lumbalia. Die Bandossifikation ist als solche gut zu erkennen, denn sie setzt sich gegenüber dem Querfortsatz deutlich ab

erhoben. Sie erblicken hierin Periostosen und Tendinosen, die sie als Ursache von Kreuzschmerzen ansehen. Die Querfortsätze zeigen mitunter streifige Strukturen (Abb. 130).

In einem Fall von RAMOS bildete das ossifizierte Band eine Nearthrose mit dem Os ileum (Abb. 131). BONI hat Frakturen und Pseudarthrosen im verknöcherten Ligament beschrieben. Gelegentlich sind die Insertionsstellen am Os ileum verdickt (Abb. 132).

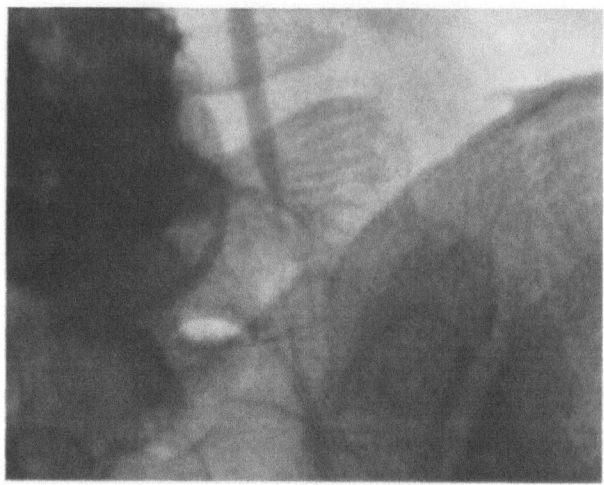

Abb. 129. Exostosenartige Ossifikation des Ansatzes des Lig. ileo-lumbale (bzw. sacrale) an der Beckenschaufel

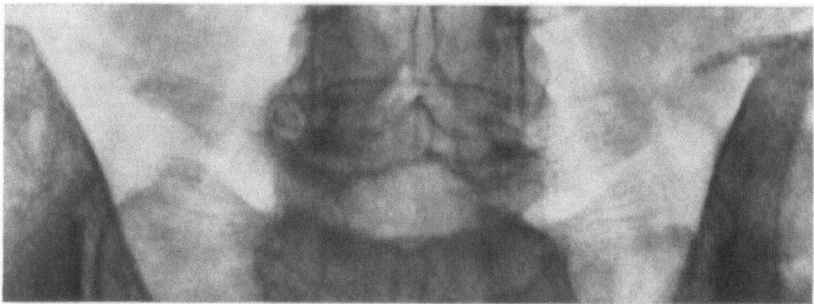

Abb. 130. Partielle Verkalkung des medialen, links des lateralen Bandanteiles. Horizontale streifige Struktur der Querfortsätze L5 und des Kreuzbeinoberrandes

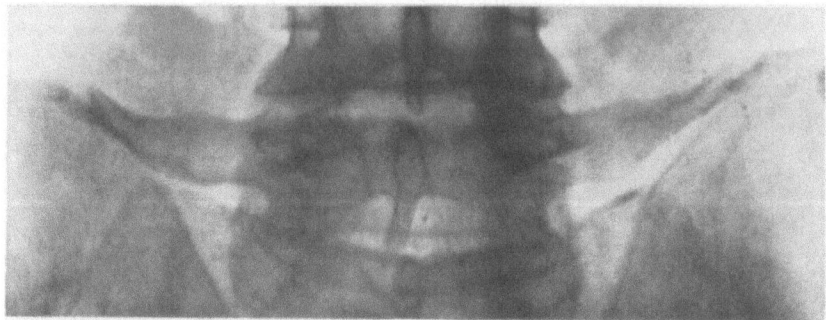

Abb. 131. Ossifiziertes Lig. ileo-lumbale mit Nearthrose an der Beckenschaufel rechts, links ist es mit ihr verschmolzen

Hinsichtlich der Ätiologie dieser Verknöcherung bestehen verschiedene Vorstellungen. BONI glaubt an exogene Faktoren, vor allen Dingen an Überlastung durch Wirbelsäulen-alterationen, Skoliose, Spondylitis usw. COTTA gibt eine Bevorzugung der konvexen, ABEESSER der konkaven Seite an, wenn Verkalkungen des Lig. ileo-lumbale bei Lumbal-skoliose in Erscheinung treten. Bei leichten Lumbalskoliosen sind Verkalkungen häufiger als bei schweren (idiopathischen und kongenitalen), die schon in der Jugend ent-standen sind. COTTA verzeichnet 2 Fälle von Ansatzossifikationen nach Beckenringbruch (Abb. 133) und fand in einem hohen Prozentsatz Degenerationen der Bandscheibe zu-sammen mit Ossifikationen dieses Bandes. Da das weibliche Geschlecht häufiger befallen

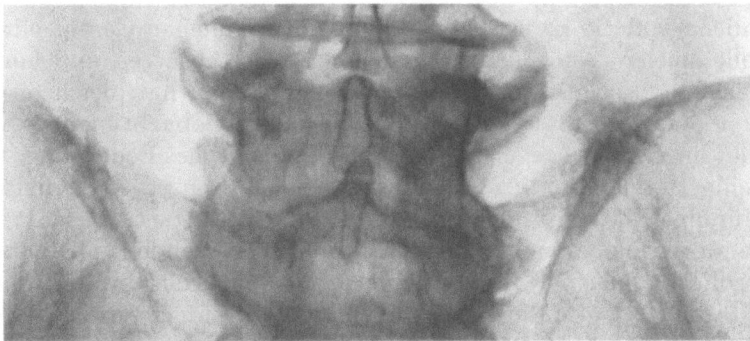

Abb. 132. Links an der Insertionsstelle des Lig. ileo-lumbale knotige Verdickung, rechts Artikulation

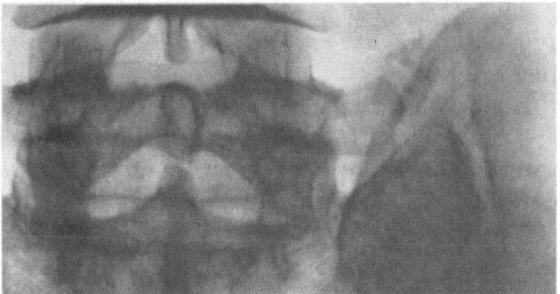

Abb. 133. Ossifikation des Lig. ileo-lumbale nach traumatischer Sprengung des Ileosacralgelenkes mit Infraktionen an der Massa lateralis

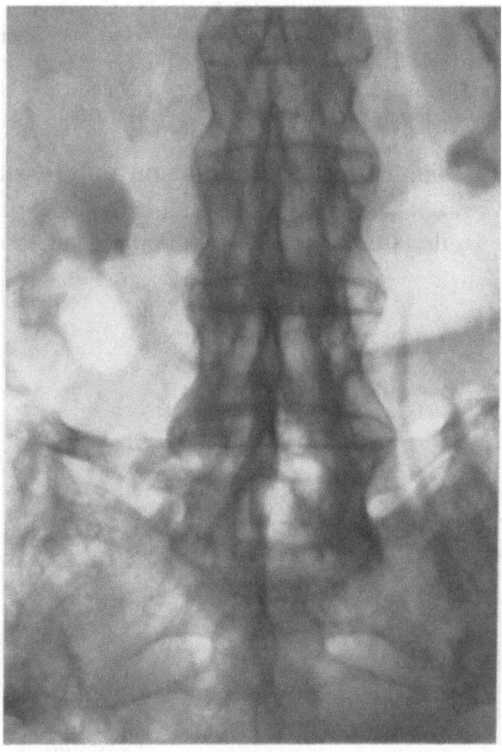

Abb. 134. Ossifikation der Ligg. ileo-lumbalia bei Morbus Bechterew

ist als das männliche, soll die Hyperlordose, die beim weiblichen Geschlecht ausgeprägter ist, mit eine Rolle spielen. Auch das Tragen von hohen Absätzen und hormonelle Faktoren sind in Betracht gezogen worden. In einzelnen Fällen hat gleichzeitig ein Morbus Bechterew bestanden (Abb. 134). In der Mehrzahl der Beobachtungen waren derartige Beziehungen allerdings nicht gegeben. Für die ätiologische Bedeutung traumatischer Faktoren sind eingetreten: GLENKE; REISNER. Die meisten Autoren halten die Bandverknöcherung für eine Bildungsanomalie (SIMON; SORGE; MAINOLDI). RETTIG verzeichnet sie als Pseudosacralisation. Manche sprechen direkt von Lendenrippen (SORGE). DOUB und LOWMAN erblicken in einer Bandverknöcherung ein Teilsymptom einer rheumatischen Arthritis. ESTEVE und LAFFONT glauben, daß in einigen ihrer Fälle Maltafieber eine Rolle gespielt hat. Ich hatte den Eindruck, daß chronische Infekte (chronische Tonsillitis, Zahngranulome) und venöse Stauung (ROME und McMASTER) vielleicht einen Kausalfaktor darstellen, da ich diese Zustände sehr häufig bei Bandverknöcherungen angetroffen habe. Vor allen Dingen bei einer Frau mit einer Ossifikation des Lig. ischiocapsulare bestand eine sehr starke venöse Stauung infolge Thrombose. Außerdem war die Hüfte 14 Jahre zuvor von einem Trauma betroffen worden (REINHARDT).

An Besonderheiten sei erwähnt, daß als Folge einer Verknöcherung des Ligamentum ileo-lumbale in einer Beobachtung von BONI eine vor 30 Jahren vorhanden gewesene Osteitis condensans ilei völlig verschwunden war. Es ist aber nicht sicher, ob dieses Verschwinden der Osteitis condensans ilei auf das Konto der stärkeren Fixierung des Kreuzbeines durch die Bandossifikation zurückzuführen ist oder auf eine gleichzeitige sehr ausgeprägte Altersosteoporose.

Von einem Teil der Untersucher wird angenommen, daß die Bandverkalkung Schmerzen verursache (GRABER-DUVERNAY; BRAILSFORD; THROUVALAS). Andere Autoren halten derartige Verkalkungen bzw. Verknöcherungen nur für Zufallsbefunde ohne klinische Bedeutung (JANKER; REISNER; KIENBÖCK). Von weiteren Autoren, die hierüber berichtet hatten, seien nur noch aufgezählt BERTOLOTTI; PESCATORI; KÖHLER; SCHMORL und JUNGHANNS; RAVAULT; BONNET und TRAEGER; SCHREDEL; JAPPERT; W. MÜLLER; LEHMANN, GEORGE und LEONARD; MARCHAND und BRUNEL; RETTIG; CHAPCHAL; LERI; DELHERM; ESTÉVÈ und MORICE; LAFFONT, VIALLET und SALAC.

Nach Resektion des verkalkten Ligamentes einschließlich des Querfortsatzes war im Falle DOUB Beschwerdefreiheit eingeteten. THROUVALAS berichtet über das Verschwinden zuvor bestehender Schmerzen nach Röntgenbestrahlung. Ich hatte in 2,2% der Fälle von Drehgleiten gleichzeitig eine doppelseitige und in weiteren 2,2% eine einseitige Ossifikation des Lig. ileo-lumbale gefunden. Sichere Schlüsse auf kausale Zusammenhänge kann man hieraus aber wohl nicht ziehen (REINHARDT).

b) Das Ligamentum sacro-iliacum interosseum

Weit seltener als die Verknöcherung des Ligamentum ileo-lumbale ist die Verknöcherung des Ligamentum sacro-iliacum interosseum anzutreffen. Sie ist meist nur partiell.

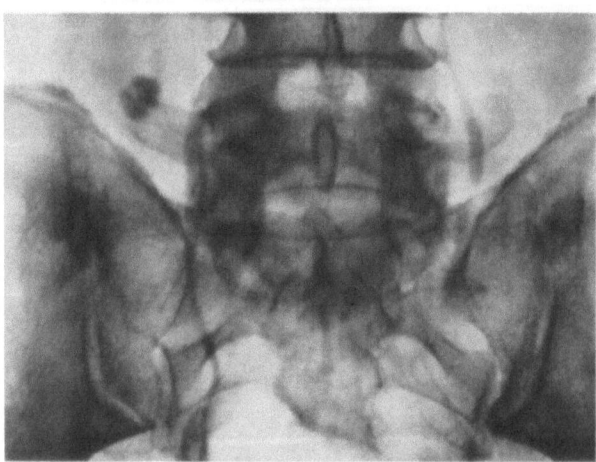

Abb. 135. Ansatzossifikationen am Lig. ileo-lumbale beiderseits und Ossifikation von gleicher Struktur in der Gegend der Spina iliaca dorsalis superior

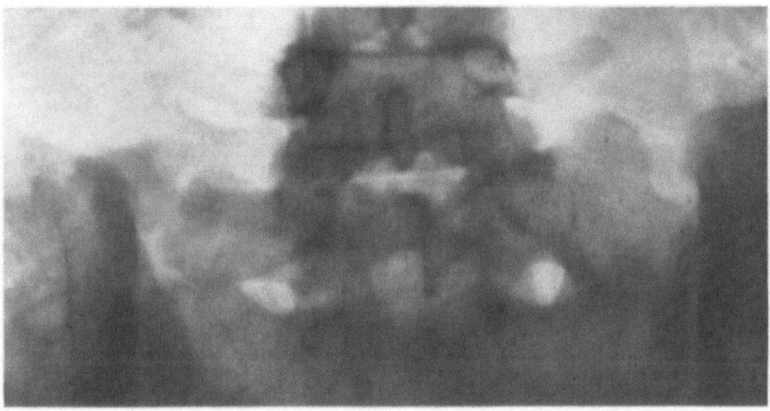

Abb. 136. Protuberanz des Beckenkammes beiderseits in Richtung auf einen Übergangswirbel (S1 ?)

Was im Röntgenbild mitunter als Verkalkung zu sehen ist, entspricht den cranialen Verstärkungszügen der Gelenkkapsel, die teilweise dem Lig. ileo-lumbale, teilweise dem Lig. sacro-iliacum zugerechnet werden. Bei Übergangswirbel muß es mitunter offen bleiben, ob das verkalkte Band dem Lig. ileo-lumbale oder sacro-iliacum entspricht (Abb. 129). Bei Ansatzossifikationen des Lig. ileo-lumbale kann man gelegentlich gleichzeitig Ossifikation der ileosacralen Bandverstärkungen in der Gegend der Spina ilica dorsalis superior beobachten (Abb. 135).

Einmal habe ich eine Protuberanz der Beckenschaufel in Richtung auf die Querfortsätze eines Übergangswirbels angetroffen (Abb. 136).

c) Das Ligamentum sacro-tuberosum und sacro-spinosum

Relativ selten finden in der Literatur die Verknöcherungen des Ligamentum sacro-tuberosum und sacro-spinosum Erwähnung (FISCHER; MÜLLER-MINNY; GRASHEY; JANKER; KÖHLER) (Abb. 137 und 138). STEVENSON und WATSON sahen derartige Verkalkungen bei der Fluoridose.

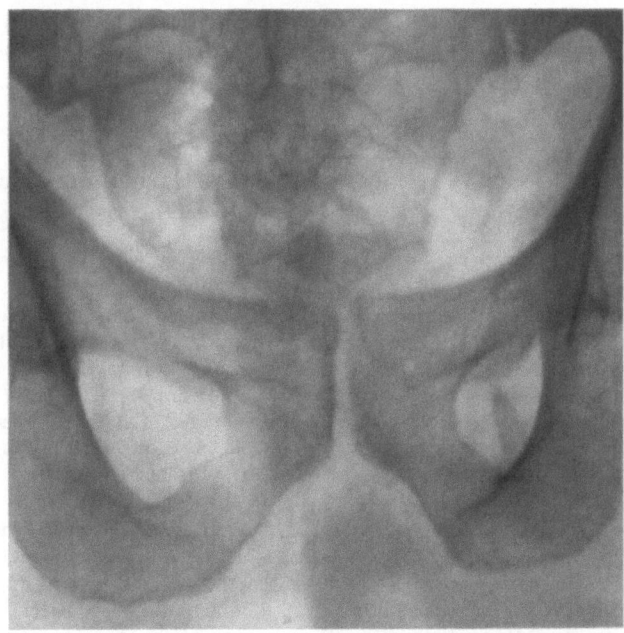

Abb. 137. Ossifikation der distalen Abschnitte des Lig. sacro-tuberosum beiderseits

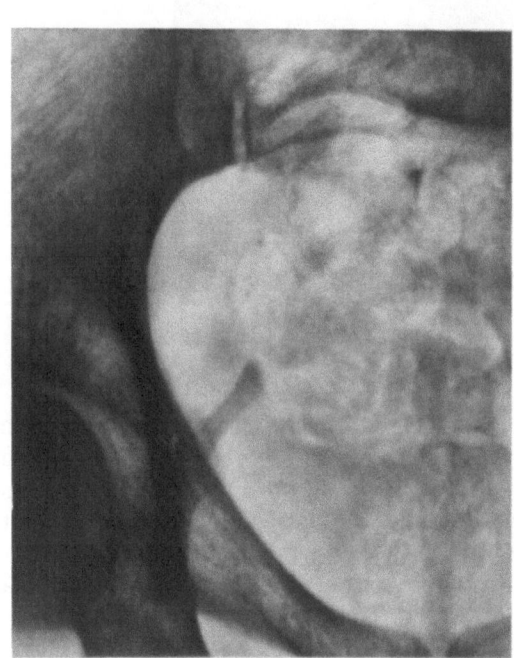
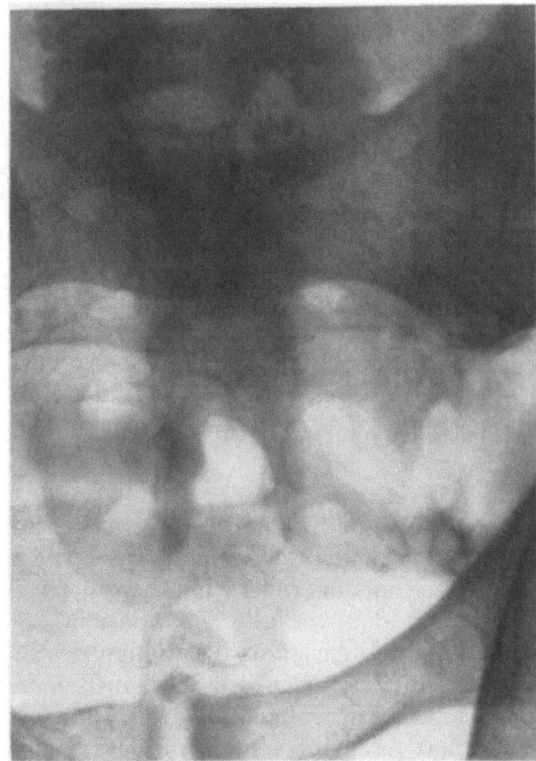

Abb. 138   Abb. 139

Abb. 138. Ossifikation des Lig. sacro-spinosum rechts

Abb. 139. Partiell ossifiziertes Lig. sacro-spinosum bei Fraktur im linken Ileosacralgelenksbereich

Über Zerreißungen hat BURMAN berichtet. Eine solche Verletzung ist wahrscheinlich, wenn das Band und insbesondere sein sacraler und tuberaler Ansatz bei der inneren und äußeren Palpation schmerzhaft sind. Sicher ist diese Diagnose, wenn sich im Röntgenbild Knochenausrisse am Tuber ossis ischii und am Os sacrum entsprechend den Bandansätzen finden. Das gleiche gilt für das Lig. sacro-spinale (Abb. 139). Oft sind beide Bänder zugleich zerrissen.

Von BUSCH wurde ein ossifiziertes Lig. sacro-tuberosum mit Gelenkbildung, Verödung des unteren Anteils vom Ileosacralgelenk und Einziehung an der Haut beschrieben.

Literatur

1. Methoden zur Darstellung des 5. Lendenwirbels und des Kreuzbeines im Röntgenbild und 2. Röntgenanatomie und Formvarianten der Lumbosacralregion

ABRAMS, H. L.: The vertebral and azygos venous systems and some variations in systemic venous return. Radiology **69**, 508—526 (1957).

ADAIR, F. L.: The bony and ligamentous pelvis in obstetrics and gynecology von CURTIS, A. H., I. Kap., vol. 2, p. 252. Philadelphia: W. B. Saunders Co. 1933.

AGUILAR, O. R.: Anomalies of the sacrum as a factor of dystocia in labor. Rev. Med. Costa Rica **21**, 287—297 (1964).

ALBANESE, A.: Sulle deviazioni del sacro nel piano sagittale (sacrum acutum, sacrum arcuatum). Zbl. Radiol. **13**, 774 (1932); — Arch. Ortop. (Milano) **48**, 529—568 (1932).

ALBRECHT, K.: Die Fehlstellung des praesakralen Wirbels und ihre Bedeutung bei der Diagnose des Bandscheibenprolapses. Fortschr. Röntgenstr. **79**, 461—468 (1953).

ALBRECHT: La queue chez l'homme. Bull. Soc. Anthrop. Brux. t. **3**, fasc. 2 (1884).

ALEXANDER, E., GARVEY, F. K., BOYCE, W. H.: Congenital lumbosacral myelomeningocoele with incontinence. J. Neurosurg. **11**, 183—192 (1954).

ALEXANDER, B.: Die Entwicklung der knöchernen Wirbelsäule. Fortschr. Röntgenstr., Erg.-Bd. **13** (1906).

ALLMER, K.: Einseitiger Doppelwirbel im Kreuzbein. Virchows Arch. path. Anat. **332**, 166—169 (1959).

ALTSCHUL, W.: Spina bifida anterior und andere Mißbildungen der Wirbelsäule. Fortschr. Röntgenstr. **27**, 607—620 (1919—1921).

ANDREW, J.: Sacralization: an aetiologic factor in lumbar intervertebral disk lesions and cause of misleading focal signs. Brit. J. Surg. **42**, 304—311 (1954).

ANKEL, F.: Der Canalis sacralis als Indikator für die Länge der Caudalregion der Primaten. Folia primatol. **3**, 263—276 (1965).

ARANJO DE, A.: Sacrum acutum. Luxation traumatique antérieure du coccyx. Rev. bras. Cirurg. Ref. Rev. Orthop. **21**, 715 (1934).

ARX, M. VON: Körperbau und Menschwerdung. Bern 1922.

ARX, M. VON: Neue Grundlagen der Entwicklungslehre. Anat. Anz. **60**, 515—526 (1925—1926).

AUST, J. B., ABSOLON, K. B.: A succesful lumbosacral amputation hemicorporectomy. Surgery **52**, 756—759 (1962).

BAASTRUP, CHR. J.: Processus spinosus vertebralis lumbalis und einige zwischen diesen liegende Gelenkbildungen mit pathologischen Prozessen in dieser Region. Fortschr. Röntgenstr. **48**, 430 (1933).

BAKKE, S. N.: Röntgenologische Beobachtungen über die Bewegungen der Wirbelsäule. Acta radiol. (Stockh.), Suppl. 8 (1931).

BALLERIO, H.: Il sacro acuto nelle quadro delle lombosciatalgie. Minerva ortop. **7**, 164—167 (1956).

BARBIERI, A., RAVAZZOLO, S.: Il tropismo dei processi articolari lombo-sacrali e le ischialgie. Ann. Radiol. diagn. (Bologna) **28**, 337—345 (1955).

BÁRSONY, T.: Zirkumskripte Aufhellung im lateralen Anteil des Kreuzbeines. Kein pathologischer Befund. Bruns' Beitr. klin. Chir. **157**, 359—363 (1933).

BÁRSONY, T., SCHULHOF, Ö.: Das Kanalsystem des Kreuzbeines im Röntgenbild. Röntgenpraxis **3**, 648—657 (1931).

BÁRSONY, T., SCHULHOF, Ö.: Das „Mittelkonglomerat" des Kreuzbeines (Sakrumstudien III). Röntgenpraxis **3**, 972—980 (1931).

BÁRSONY, T., SCHULHOF, Ö.: Die Pars lateralis des Kreuzbeines im Röntgenbild. Röntgenpraxis **4**, 293—300 (1932).

BÁRSONY, T., WINKLER, K.: Kreuzbeinzysten. Röntgenpraxis **7**, 505—512 (1935).

BARTELS, M.: Die geschwänzten Menschen. Arch. Anthropol. **15**, 45—131 (1884).

BAUMANN, J. V.: Wirbelbogenspalten bei einem menschlichen Embryo von 14 mm Scheitel-Steiß-Länge. Z. Orthop. **100**, 1—16 (1965).

BEAU, A., BOCQUET, R.: L'architecture interne du sacrum. Rev. méd. Nancy **9**, 1 (1939).

BEGG, A., FALCONER, M. A.: Plain radiography in intraspinal protrusion of lumbar intervertebral disk. Brit. J. Surg. **36**, 225—239 (1949).

BEILKE, M. C., MILLER, W.: A comprehensive study of radiologic evidence as the basis of determining the difference of anterio-posterior curves of whites versus Negroes or normal anterio-posterior lumbar curves versus lordosis. J. Amer. osteopath. Ass. **66**, 991—992 (1967).

BERGER, M., STOLL, E.: Complications of labor in connection with assimilation pelvis. Bibl. gynaec. (Basel) **35**, 1—57 (1965).

BERQUET, K. H.: Kondordanz des 5. Lendenwirbelkörpers bei Zwillingen. Z. Orthop. **99**, 252—259 (1965).

BERQUET, K. H.: Untersuchungen über die Erblichkeit der Kreuzbeinkrümmung. Z. Orthop. **99**, 202—206 (1965).

BERQUET, K. H.: Zwillingsuntersuchungen über die erbliche Determination des Bogenschlusses am Lendenkreuzübergang. Z. Orthop. **100**, 187—191 (1965).

BERRY, J. M.: Painful conditions in the lumbar, lumbo-sacral and sacro-iliac regions. Arch. Surg. **11**, 883—910 (1925).

BEYER, W., LUSCHNITZ, E.: Die Schattenovale am lumbosakralen Übergang und am proximalen Kreuzbeinabschnitt (Häufigkeit, Formen, Variationen und Differentialdiagnose). Z. Orthop. **101**, 345—353 (1966).

BLACK, M. G.: Anatomical reasons for caudal anaesthesia failure. Anaesth. and Analg. **28**, 33—39 (1949).

BLUME, W.: Sind mechanische Ursachen für die Entstehung des Promontoriums verantwortlich zu machen. Z. Anat. Entwickl.-Gesch. **103**, 498—518 (1934).

BÖHM, M.: Die numerische Variation des menschlichen Rumpfskelettes. Stuttgart: Enke 1907.

BOEMINGHAUS, H.: Lordose der Wirbelsäule im Bereich des Kreuz- und Steißbeines. Langenbecks Arch. klin. Chir. **158**, 159—167 (1930).

BORGIA, C. A.: Coccygodynia: its diagnosis and treatment. Milit. Med. **129**, 335—338 (1964).

BRACK, E.: Über das Kreuzbein. Virchows Arch. path. Anat. **272**, 295—304 (1929).

BRACK, E.: Anatomisches über die Beziehungen zwischen Kreuzbein und Nervensystem. Z. ges. Neurol. Psychiat. **122**, 618 (1929).

BRACK, M.: Acute lumbosacral sprain. Clinique (Paris) **57**, 485—488 (1962).

BRAILSFORD, J.: Spondylolisthesis. Brit. J. Radiol. **6**, 666—684 (1933).

BRAILSFORD, J. F.: Deformities of the lumbosacralregion of the spine. Deformity of the vertebrae. Study of the vertebral column. Brit. J. Surg. **16**, spez. 568, 562, 627 (1928/29).

BRAILSFORD, J. F.: The radiology of bones and joints (5th ed.). Baltimore: Williams & Wilkins Co. 1953.

BRANDT, W.: Lehrbuch der Embryologie. Basel: S. Karger 1949.

BRAUS, H.: Anatomie des Menschen. Berlin 1921.

BRAV, E. A., MOLTER, H. A., NEWCOMB, W. J.: Roentgenologic and clinical study of lumbosacral articulation with special reference of narrow disk and lower lumbar displacement. Surg. Gynec. Obstet. **87**, 549—560 (1948).

Bresci, L.: Un caso di neosacralizzazione unilaterale della colonna lombare. Radiol. med. (Torino) 27, 121—124 (1940).

Breus, C., Kollisko, A.: Die pathologischen Beckenformen. Wien u. Leipzig: F. Deuticke 1900—1911.

Brizzi, R., Foschi, F.: Su una causa non comune di compressione della cauda equina. Due casi di stenosi del canale vertebrale. Riv. Neurobiol. 4, 331 (1958).

Brocher, J. E.: Traumatische Wirbelverschiebungen in der Lumbosacralgegend. Fortschr. Röntgenstr. 57, 523—529 (1938).

Brocher, J. E.: Die verkannten Wirbelsäulenverletzungen und Pseudofrakturen der Wirbelsäule. Leipzig 1944.

Brocher, J. E. W.: Die Wirbelsäule und ihre Differentialdiagnose. Stuttgart: Georg Thieme 1959.

Browder, J.: Anomalies of the lumbo-sacral region. The surgical treatment of the congenital malformations implicating the distal spinal cord. Amer. Surg. 117, 118—133 (1943).

Büscher, B.: Bruch des Wirbelgelenkfortsatzes oder isolierter Knochenkern. Fortschr. Röntgenstr. 64, 94—102 (1941).

Bütschli, O.: Vorlesungen über vergleichende Anatomie, Bd. I. Berlin 1921.

Bunim, L. A.: Additional variations of the sacral curves. Amer. J. Obstet. Gynec. 74, 324—327 (1957).

Burmeister, H.: Zur Erweiterung des Wirbelkanals im lumbosacralen Bereich und ihre Bedeutung für die Chirurgie. Zbl. Chir. 88, 1919—1925 (1963).

Buse, H.: Zur Darstellung der präsakralen Wirbelgelenke und der präsakralen Interarticularportion im schrägen Strahlengang. Fortschr. Röntgenstr. 99, 211—214 (1963).

Buttenberg, D.: Geburtsmechanische Betrachtungen am Kanalbecken. Arch. Gynäk. 197 (1969).

Buttenberg, H.: Bandscheibenverkalkungen im Os sacrum und am cokzygosacralen Übergang im Kindesalter. Kinderärztl. Prax. 26, 26—30 (1958).

Cameron, A. H.: The Arnold Chiari and other neuroanatomical malformations associated with spina bifida. J. Path. Bact. 73, 195 und 213 (1957).

Caraven, J.: Evolution exceptionelle de fractures d'apophyses transverses lombaires. J. Radiol. Électrol. 33, 377—378 (1952).

Carletti, C.: Complessa multipla malformazione rachidea in vivente: rachischisi o duplicitá del tratto lombo-sacrale. Minerva med. 54, 2331—2342 (1963).

Castano Almendral, A. A.: Datos clinicos para el diagnostico de la pelvis larga. Rev. esp. Obstet. Ginec. 23, 14—23 (1964).

Chaine, J.: Courbure lombaire et promontoire. C.R. Acad. Sci. (Paris) 110, 1449 (1910).

Chapry: Zit. nach Fick.

Clayson, S. J., Newman, I. M., Debevec, D. F., Anger, R. W., Skowlund, H. V., Kottke, F.: Evaluation of mobility of hip and lumbar vertebrae of normal young women. Arch. phys. Med. 43, 1—8 (1962).

Conde, J.: Considerations sur l'architecture du bassin osseux. C. R. Ass. Anat. 147 (1929).

Cornwell, W. S., Ramsey, G. H.: Unusual bilateral sacro-coccygeal ossicles. Radiology 68, 70—73 (1957).

Cowie, T. N.: Diastomyelia with vertebral column defects. Observations on its radiological diagnosis. Brit. J. Radiol. 24, 156—160 (1951).

Crow, N. E., Brogdon, B. G.: The "normal" lumbosacral spine. Radiology 72, 97 (1959).

Cunningham, J.: La courbure lombaire chez l'homme et le singe. Roy. Irish Acad. 2, 1 (1886).

Cuveland, de, E.: Angeborene Kyphose und querverengtes Becken. Eine Hemmungsmißbildung. Z. Orthop. 86, 463—465 (1955).

Damany, le: L'angle sacro-pelvien. J. Anat. (Paris) 42, 153 (1907).

Davies, D. K. L., Jennet, W. B., Hoskins, E. D. L.: A case of diastematomyelia. Brit. J. Roentgenol. 30, 326—327 (1957).

Davies, F. I.: Effect of unabsorbed radiographic contrast media on the central nervous system. Lancet 1956, 747.

Davis, P. R.: Human lower lumbar vertebrae: some mechanical and osteological considerations. J. Anat. (Lond.) 95, 337—344 (1961).

Debrunner, H.: Lumbalgien. Bern: Huber 1948.

Dejerine, J.: La claudication intermittente de la moelle épinière. Presse méd. 19, 981 (1911).

Delmas, A., Piwnica, A.: Le couple disco-vertebral lombo-sacré. C. R. Ass. Anat. 43, Kongreß 272 (1956).

Delmas, A., Piwnica, A.: Basalité sacrée et 5e lombaire. C. R. Ass. Anat. 44, Kongreß 252 (1957).

Delmas, A., Piwnica, A.: Première vertèbre sacrée et basalité. Arch. Anat. (Strasbourg) 34 (1958).

Delmas, A., Raou, R., Piwnica, A.: Forme du disque lombo-sacré et forme de L₅. C. R. Ass. Anat. 43, Kongreß 278 (1956).

Derry, D. E.: Note on acessory articular facets between the sacrum and ilium and their significance. J. Anat. 45, 202—210 (1911).

Dietz, W.: Statistische Untersuchungen über die Bedeutung der röntgenologisch feststellbaren Abnormitäten im Bereich des lumbosacralen Überganges der Wirbelsäule für die Kreuzschmerzen der Frau. Strahlentherapie 106, 580—588 (1958).

Dihlmann, W.: Die lumbosacrale Retrolisthesis. Fortschr. Röntgenstr. 104, 264—265 (1966).

Dittmar, O.: Die sagittal- und lateralflexorische Bewegung der menschlichen Lendenwirbelsäule im Röntgenbild. Z. ges. Anat. 92, 644—667 (1929).

Dittmar, O.: Weitere Mitteilungen über Schrägaufnahmen von Knochen und Gelenken. Röntgenpraxis 2, 1022—1029 (1930).

Donath, J., Vogl, A.: Untersuchungen über den chondrodystrophischen Zwergwuchs. Wien. Arch. inn. Med. 10, 1—44 (1925).

Drogula, Kh.: Formveränderungen der Wirbelsäule bei Osteoporosen. Z. Orthop., Beilageheft 90, 444—457 (1959).

Drogula, Kh.: Wirbelfehlstellung im Bereich der lumbosacralen Grenze bei Lumbago-Ischias-patienten. Münch. med. Wschr. 98, 155—156 (1956).

Dubois, M.: Prinzipielle Fragen aus der Pathologie und Therapie der sagittalen und frontalen Verkrümmungen der Wirbelsäule. Schweiz. med. Wschr. (IV) 15, 867—873 (1925).

DUNKER, F.: Der Klauenhohlfuß und verwandte progressive Deformitäten als Folgeerscheinungen von Spina bifida occulta. (Myeloplastische Deformitäten.) Z. orthop. Chir. 33, 131—181 (1913).

DURAN OBIOLS, F.: Estenosis del canal vertebral lumbar. Rev. esp. Oto-neuro-oftal. 14, 239 (1955).

DWIGHT, TH.: A transverse foramen in the last lumbar vertebra. Anat. Anz. 20, 571—572 (1902).

EICHER, W.: Die Bedeutung der longitudinalen Krümmung und Stellung des Kreuzbeins für den Geburtsverlauf. Röntgen-Bl. 23, 150—155 (1970).

ELLENBERG, A. H.: Double bladder and related anomalies. Brit. J. plast. Surg. 19, 338—340 (1966).

ELLIS, H.: Anatomy for anaesthesists. 5. The lumbar spine and sacrum. Anaesthesia 17, 238—246 (1962).

ELSBERG, C. A., DYKE, C. G.: Diagnosis and localisation of tumors of spinal cord by means of measurements made on X-ray films of vertebrae. Bull. neurol. Inst. N.Y. 3, 354 (1934).

ELWARD, J. F.: Motion in the vertebral column. Amer. J. Roentgenol. 42, 91—99 (1939).

EPSTEIN, B. S., EPSTEIN, J. A., LAVINE, L.: The effect of anatomic variations in the lumbar vertebrae and spinal canal on cauda equina and nerve root syndromes. Amer. J. Roentgenol. 91, 1055—1063 (1964).

EPSTEIN, J. A., EPSTEIN, B. S., LAVINE, L.: Nerveroot compression associated with narrowing of the lumbar spinal canal. J. Neurol. Neurosurg. Psychiat. 25, 165 (1962).

EPSTEIN, J. A., MALIS, L. I.: Compression of spinal cord and cauda equina in achondroplastic dwarfs. Neurology (Minneap.) 5, 875—881 (1955).

ERDMANN, H.: Die Knochenleeraufnahme des letzten Bandscheibenraumes. Chirurg 22, 68—73 (1951).

ERDMANN, H.: Endogene Ursachen bei der Wirbelsäulenostochondrose des Lendenabschnittes. Arch. orthop. Unfall-Chir. 45, 415—436 (1953).

ERDMANN, H.: Die Verspannung des Wirbelsäulensockels im Beckenring. Wirbelsäule in Forschung u. Praxis 1, 51—62 (1956).

ERDMANN, H.: Zur Statik des symmetrischen Assimilationsbeckens. Wirbelsäure in Forschung u. Praxis 15, 103—130 (1959).

FALK, E.: Über Form und Entwicklung des knöchernen Beckens während der 1. Hälfte des intrauterinen Lebens. Arch. Gynäk. 64, 324 (1901).

FEHLING, H.: Die Form des Beckens beim Fetus und Neugeborenen. Arch. Gynäk. 4, 1 (1876).

FEO, DE, E.: Osteomyelitis of the spine following prostatic surgery. Radiology 62, 396—401 (1954).

FERGUSSON, A. B.: Roentgendiagnosis of the extremities and spine. New York: P. C. Hoeber 1949.

FICK, R.: Handbuch der Anatomie und Mechanik der Gelenke. Jena 1911.

FINDLAY, H. V.: Spina bifida with urinary symptoms. J. Urol. (Baltimore) 26, 147—152 (1931).

FISCHER, E.: Die Drehungsgesetze beim Wachstum der Organismen. Strassburg: i. E. 1886.

FISCHER, F. U., VAN DEMARK, R. E.: Sagittal cleft (butterfly) vertebra. J. Bone Jt Surg. 27, 695—698 (1945)

FISCHER: Dysmorphie congénitale du rachis. These Bordeaux 1928.

FISCHER, W.: Der letzte Lendenwirbel. Eine Röntgenstudie. Fortschr. Röntgenstr. 18, 346—359 (1911/12).

FLETSCHER, G. H. J.: Backward displacement of 5th lumbar vertebra in degenerative disc disease; significance of difference in anterior-posterior diameters of 5th lumbar and 1st sacral vertebrae. J. Bone Jt Surg. 29, 1019—1026 (1947).

FOLTZ, E. L., WARD, A. A., KNOPP, L. M.: Intervertebral fusion following lumbar disc-excision. J. Neurosurg. 13, 469 (1956).

FONTANILLAS, J. L., LUCARELLI, U.: Sindrome dolorosa da iperestensione su dismorfismo di L5/S1. Minerva med. 52, 1158—1161 (1961).

FORD, L. T., GOODMAN, F. G.: X-ray studies of the lumbosacral spine. Sth. med. J. (Bham., Ala.) 59, 1123—1128 (1966).

FRANCESCHELLI, N.: Sindromi dolorose sacrali e sciatalgiche da malformazioni primitive. Arch. Ortop. (Milano) 59, 8—15 (1946).

FRANGENHEIM, P.: Die angeborenen Systemerkrankungen des Skelettes. Ergebn. Chir. Orthop. 4, 90—183 (1912).

FRETS, C. P.: Das menschliche Sacrum. Morph. Jb. 78, 365—390 (1914).

FREUND, H.: Schwanzbildung bei Menschen. Virchows Arch. path. Anat. 104, 531—539 (1886).

FRIEDMAN, M. M., FISCHER, F. J., VAN DENMARK, R. E.: Lumbosacral roentgenograms of 100 soldiers. Amer. J. Roentgenol. 55, 292—298 (1946).

FRISCHKORN, R.: Gestaltwandel der Beckeneingangskomplikationen, aufgezeigt durch das Röntgenbild. Zbl. Gynäk. 82, 1577 (1960).

FULLENLOVE, T. M., WILLIAMS, A. J.: Comparative roentgen findings in symptomatic and asymptomatic backs. Radiology 68, 572—574 (1957).

GALABIN: Zit. nach BRAILSFORD.

GARCIN, R., GODLEWSKI, S.: Note sur une dilatation probablement congénitale du canal rachidien lombaire et sacré sans image tumorale à la myeloradiculographie. Rev. neurol. 98, 312—316 (1958).

GEGENBAUR, A.: Zur Bildungsgeschichte lumbosacraler Übergangswirbel. Jena. Z. Med. Naturw. 7, 438—440 (1871—1873).

GEIPEL, P., SAUPE, E.: Zur Kenntnis der Sirenenbildung. Fortschr. Röntgenstr. 34, 623—633 (1926).

GHISLANZONI, R., GERRINI, G.: Il sacro horizontale. Radiologia (Roma) 227—241 (1952).

GIANTURCO, C.: A roentgen analysis of the motion of the lower lumbar vertebrae in normal individuals and in patients with low back pain. Amer. J. Roentgenol. 52, 261—268 (1944).

GIEGERICH, M.: Über echte Lendenwirbelgabelung des Spinalkanals und des Rückenmarkes. Frankfurt. Path. 54, 221—230 (1940).

GILLANDERS, L. A.: Radiological evaluation of the pelvic outlet. Brit. J. Roentgenol. 32, 371—377 (1959).

GILLES, R.: Spina bifida et puerpéralité. J. sages femmes Paris 12, 361—364 (1913).

GILLESPIE, H. W.: The significance of congenital lumbo-sacral abnormalities. Brit. J. Radiol. 22, 270—275 (1949).

GILORMINI, L.: Les apophyses postérieures lombo-sacrées en vue axiale. J. Radiol. Électrol. 33, 164—165 (1932).

GIRARDI, V. C., DIFILIPPIS NOVOA, C. A.: Sacro horizontal doloroso, resultada de su trattamiento. Pren. méd. argent. 39, 2095—2097 (1952).

GIRAUDI, G.: Circa un particolare reperto roentgenologico in corrispondenza di processi articolari inferiori lombari. Arch. Ortop. (Milano) 50, 647—656 (1934).

GIRAUDI, G.: Studio radiologico sull' osso sacro. Radiol. med. (Torino) 23, 147 (1936).

GIRAUDI, G.: Contributo anatomico e radiologico alla conoscenza delle "articolazioni sacro-iliache accessorie" (Diartrosi sacro-iliache dorsali). Radiol. med. 23, 987—994 (1938).

GIRAUDI, G.: Reperti istologici e radiografici di pareti posteriori di canali sacrali nella spina bifida occulta dell' adulto. Radiol. med. 25, 558 (1938).

GIRAUDI, G.: Le cosidette "epifisi marginali" o punti complementari tardivi d'ossificazione delle parti laterali dell'osso sacro. Radiol. med. 25, 682 (1938).

GIRAUDI, G.: Reperti in indole microscopica e roentgenologica circa 10 sviluppo e l'acrescimento delle vertebre sacrali umane. Arch. Ortop. (Milano) 56, 77—103, 221—254 (1940).

GIRAUDI, G., CARNEVALI, S. S.: I processi mammillari sul imagine roentgen. Rev. radiol. fis. med. 5, 641 (1931).

GLASEWALD, H.: Gedanken über Spondylolisthesis und Praespondylolisthesis. Arch. orthop. Unfall-Chir. 24, 616—619 (1926).

GOLDTHWAIT, J.: Anatomic explanation of many of the cases of weak or painful backs as well as of many of the leg paralysis. Boston med. surg. J. 168, 128—131 (1913).

GOLJANITZKI, I.: Die gewerblichen Erkrankungen des Lendenkreuzbeinabschnittes der Wirbelsäule und ihre chirurgische Behandlung. Arch. Orthop. 26, 43 (1928).

GOURDON, J.: Le sacrum basculé. Causes de pseudo-lumbagos, pseudosciatiques, pseudorheumatismes vertébraux. Presse méd. 40, 669—671 (1932).

GRAESSNER: Festschr. d. Akad. f. prakt. Med. Köln (1915); Röntgenkongreß Berlin 1914.

GRAESSNER: Der röntgenologische Nachweis von Verletzungen der Wirbelsäule. Med. Klin. 8, 1699—1702 (1912).

GRANT, J. C. B.: Atlas of anatomy, Abb. 357 u. 358. London: Baillère Tindall & Cox 1956.

GREEN, J. A., KODWAOWALA, Y.: A case of sacral agenesis. Afr. med. J. 42, 447—451 (1965).

GREENE, L. B., ARMSTRONG, W. E.: Radiographic measurement of the lumbosacral angle. Arch. phys. Med. 48, 240—243 (1967).

GRIMM: Zit. nach SCHMORL-JUNGHANNS.

GROSS, K. E., COULTER, E. B.: Report of preemployment examination of 207 males lumbosacral spine. Northw. Med. (Seattle) 55, 1363 (1956).

GRUBER, G. B.: Zur Kenntnis diastematischer Fehler bei Spaltwirbelsäulen einschließlich Notomelie und Pygomelie. Beitr. path. Anat. 109, 1—28 (1947).

GYÖRGYI, G.: Beitrag zur Pathogenese der Spondylosis deformans. Röntgenpraxis 8, 687 (1936).

HADLEY, H. G.: Embryologic studies of sacralization. Med. Rec. 152, 453 (1940).

HADLEY, L. A.: Accessory sacroiliac articulations with arthritic changes. Radiology 55, 403—409 (1950).

HAGEN, D. P.: A continuing roentgenographic study of rural school children over a 15-year period: the lumbosacral angle. J. Amer. osteopath. Ass. 64, 1163—1170 (1965).

HANSEN, E.: Spinale dysrafier. Nord. Med. 6, 872 (1967).

HANSEN, J. W.: Statometric studies on patients operated upon for slipped disc in the lumbar region. Acta orthop. scand. 34, 225—238 (1964).

HANSEN, M. W. C. T.: A clinical study of 100 cases of unengaged head at the onset of labour. Gynecologia 130, 278—287 (1950).

HARDLEY, L. A.: Bony mass projecting into the spinal canal opposite a break in the neural arch of the fifth lumbar vertebra. J. Bone Jt Surg. A 37, 787—797 (1955).

HARNACH, Z. G., GOTFRYD, O., BAUDYSOVA, J.: Spondylolisthesis with hamstring spasticity. J. Bone Jt Surg. A 48, 878—882 (1966).

HARTUNG: Zit. nach HIPP.

HELEOTIS, CH.: Lumbo-sacral instability. J. Osteopath. 71, 44—45 (1964).

HELLNER, H.: Spondylolisthesis. Traumatische Sub- bzw. Totalluxation in der Lumbosacralregion und sogenannte Praespondylolisthesis. Fortschr. Röntgenstr. 41, 527 (1930).

HENNIG, C., RAUBER, A.: Ein neuer Fall von geschwänzten Menschen. Virchows Arch. path. Anat. 105, 83—109 (1886).

HERREN, R. J., EDWARDS, J. E.: Dyplomyelia (duplication of spinal cord). Arch. Path. 30, 1202—1214 (1940).

HEYNS, O. S., KERRICH, J. K.: Number of vertebrae in fetal Bantu sacrum. Amer. J. phys. Anthrop. 5, 67—78 (1947).

HINCK, V. C., HOPKINS, C. E., CLARK, W. M.: Sagittaldiameter of the lumbar spinal canal in children and adults. Radiology 85, 929—937 (1965).

HINTZE, A.: Die Fontanella lumbosacralis und ihr Verhältnis zur Spina bifida occulta. Langenbecks Arch. klin. Chir. 119, 409—454 (1922).

HIPP, E.: Dorsale Exkavationen an den Lendenwirbelkörpern. Z. Orthop., Beiheft 90, 434—443 (1959).

HOFF, H., FISCHER, F., THURNER, W.: Die Spina bifida occulta lumbosacralis als Krankheitsursache in der allgemeinen Praxis. Münch. med. Wschr. 94, 55 (1952).

HORNITZKI, P.: Ein Fall des Wirbelschwanzes bei einem Kind. Zbl. Chir. 67, 1051—1056 (1940).

HORWITZ, T., SMITH, M.: An anatomical, pathological and roentgenological study of the intervertebral joints of the lumbar spine and of the sacroiliac joints. Amer. J. Roentgenol. 43, 173 (1940).

HUIZINGA, J., HEIDEN, J. A., VINKEN, P. J. J. G.: The human vertebral canal: a biometric study. Proc. kon. need. Akad. Wet., Ser. C **55**, 22 (1952).

HUMPHREY: Zit. nach FICK.

IMHÄUSER, G.: Lumbosacraler Übergangswirbel und Hüfterkrankung. Z. Orthop. **75**, 286—288 (1942—1944).

IMHÄUSER, G.: Die Entstehung des lumbo-sacralen Übergangswirbels. Dtsch. Gesundh.-Wes. **3**, 434 (1948).

IMHÄUSER, G.: Einseitiges Fehlen des Lumbosacralgelenkes. Fortschr. Röntgenstr. **77**, 89 (1952).

INGRAHAM, F. D., MATSON, D. D.: Neurosurgery of childhood. Springfield: Ch. Thomas 1954.

IORDANDIS, P.: Détermination du sexe par les os du squelette (Os coxal et sacrum). Ann. Méd. lég. **41**, 347—358 (1961).

JACHENS, M.: Seltene Mißbildungen der Wirbelsäule und ihre Fehldiagnosen. Arch. Kinderheilk. **100**, 98—106 (1933).

JAMES, C. C. M., LASSMANN, L. P.: Diastematomyelia. Arch. Childh. **33**, 536—539 (1958).

JANCU, J.: Foramina transversaria in the 1st sacral vertebra. Anat. Anz. **115**, 403—404 (1964).

JENTSCHURA, G.: Zur Frühdiagnose der Säuglingsskoliose. Z. orthop. Chir. **88**, 285—304 (1957).

JONES, L.: The postural complex. Springfield, Ill.: Ch. C. Thomas 1955.

JUNGHANNS, H.: Der Lumbosacralwinkel. Dtsch. Z. Chir. **213**, 322—340 (1929).

JUNGHANNS, H.: Die anatomischen Besonderheiten des 5. LW und der letzten Lendenbandscheibe. Arch. orthop. Unfall-Chir. **33**, 260—278 (1933).

JUNGHANNS, H.: Lendenkreuzbeingegend und Bekken. Chirurg **6**, 135—140 (1934).

KAPSENBERG, G., VAN LOOKEREN, A.: A case of spina bifida combined with diastematomyelia, the anomaly of Chiari and hydrocephaly. Acta anat. (Basel) **7**, 366—388 (1949).

KAUFMANN, W.: Aufnahmetechnisches über den 5. LW und das Kreuzbein. Röntgenpraxis **5**, 536—542 (1933).

KEEGAN, J. J.: Alterations of the lumbar curve related to posture and seating. J. Bone Jt Surg. A **35**, 589—603 (1953).

KEIBEL-MALL: Handbuch der Entwicklungsgeschichte des Menschen. Leipzig: S. Hirzel 1910.

KEITH, A.: Human embryology and morphology, 6. ed., p. 89 and 127. London: Edward Arnold & Co. 1948.

KIENBOECK, R.: Angeborene Skelettanomalien der Lumbosacralgegend bei Kyphoskoliose. Fortschr. Röntgenstr. **60**, 134 (1939).

KIRCHHOFF, H.: Das lange Becken: geburtshilfliche Studie über das Assimilationsbecken. Stuttgart: Thieme 1949.

KIRCHHOFF, H.: Neue Erkenntnisse auf dem Gebiet der Röntgendiagnostik in der Geburtshilfe. Geburtsh. u. Frauenheilk. **13**, 298—401 (1953).

KIRCHHOFF, H.: Zur Ätiologie und Diagnostik des „Hohen Geradstandes". Dtsch. med. Wschr. **83**, 1651 (1958).

KIRCHHOFF, H. W., ROHWEDDER, H. M.: Über Mißbildungen der Wirbelsäule des Säuglings (ein klinischer Beitrag). Arch. Kinderheilk. **148**, 146—161 (1954).

KLOSTERMANN, H., KATTWINKEL.: Die Schiefaufsetzung auf dem Kreuzbein und Becken. Klin. Wschr. **7**, 2491 (1928).

KOBES, R.: Riesensteißbeinteratom bei einer Schwangeren. Zbl. Gynäk. 551—553 (1942).

KOCHS, J.: Beitrag zur Chondrodystrophie und Chondromatose. Arch. orthop. Unfall-Chir. **31**, 419—433 (1932).

KÖHLER-ZIMMER: Grenzen des Normalen und Anfänge des Pathologischen im Röntgenbild des Skelettes, 9. Aufl. 1953. Leipzig: Georg Thieme.

KOERNER, J.: Die Röntgendiagnostik in der Geburtshilfe durch Aufnahmen von der Seite. Zbl. Gynäk. **52**, 1336—1340 (1928).

KOOP, C. E.: The successful separation of pygopagous twins. Surgery **49**, 271—277 (1961).

KORVIN, H.: Hilfsmittel zur Erzielung symmetrischer Beckenübersichtsaufnahmen. Röntgenpraxis **5**, 389 (1933).

KRAMER, A.: Zur Wirbelsäulendynamik. Z. Orthop. **87**, 218—222 (1956).

KÜHNE, H. H.: Über einige röntgenologische Besonderheiten im Kreuzbein- und Symphysenbereich (apophysäre und kommaförmige Ossifikationen). Röntgen-Bl. **19**, 529—539 (1966).

KÜHNE, K.: Symmetrieverhältnisse und die Ausbreitungszentren in der Variabilität der regionalen Grenzen der Wirbelsäule des Menschen. Z. Morph. Antrop. **34**, 101—206 (1934).

LACAPÈRE, J.: Perméabilité du hiatus sacro-coccygien. Rev. Rhum. **17**, 127—128 (1950).

LACKUM, H. VON: The lumbosacral region. J. Amer. med. Ass. **82**, 1109 (1924).

LANCE, E. M.: Treatment of severe spondylolisthesis with neural involvement. A report of two cases. J. Bone Jt Surg. A **48**, 883—891 (1966).

LANCE, P.: Lésions congénitales du rachis lombosacré. Encyclopedie medico chirurgical.

LANIER, P. F., TROTTER, M.: Volume of sacral canal. Amer. J. phys. Antrop. **4**, 227—233 (1946).

LEGLER, W.: Die Form der Wirbelsäule mit Untersuchungen über ihre Beziehungen zum Becken und die Statik der aufrechten Haltung. Z. Orthop., Beilageheft **91** (1959).

LENSHOEK, C. H.: Infection of the vertebral disc following operation for protrusion of the nucleus pulposus. Arch. chir. neerl. **8**, 57 (1956).

LEPAGE, F., LEMERRE, L., VERT, S.: Transitional anomalies of lumbosacral joint. Gynéc. et Obstét. **54**, 431—440 (1955).

LÉRI, A.: La sacralisation de la 5e vertèbre lombaire au point de vue embryologique, anatomique et radio-clinique. J. méd. franç. **13**, 265—272 (1924).

LETHÉ, P.: Anatomie fonctionelle de la vertèbre et du bassin. Son aspect mécanique. C. R. Ass. Anat. 921 (1962).

LETHÉ, P.: Etude radiologique du bassin normal. Quelques aspects inédit. J. belge Radiol. **45**, 659 (1962).

LETTERMANN, G. S., TROTTER, M.: Variations of the male sacrum. Their significance in caudal analgesia. Surg. Gynec. Obstet. **78**, 551—555 (1944).

LEVERETT, J. K.: Y-rays of the low back in pre-employment physical examinations. Texas Med. **62**, 83—84 (1966).

Lewit, K.: Deviation of the spinous processes. Brit. J. Radiol. **30**, 162—164 (1957).

Lichtor, A., Lichtor, J.: Sacral pathology producing lowback pain. Clin. Orthop. **21**, 177—189 (1961).

Lièvre, J. A., Bloch-Michel, H., Djindjian, R.: L'infiltration anesthesique du trou sacré postérieur. Rev. Rhum. **17**, 71—73 (1950).

Lindblom, K.: Intervertebral-disc degeneration considered as pressure atrophy. J. Bone Jt Surg A **39**, 933—945 (1957).

Lippert, H.: Anatomie der Wirbelsäule unter den Aspekten von Entwicklung und Funktion. Med. Klin. **61**, 41—46 (1966).

Lissner: Schwanzbildung bei Menschen. Virchows Arch. path. Anat. **99**, 191—192 (1885).

Lob, A.: Die Wirbelsäulenverletzungen und ihre Ausheilung, 2. Aufl. Stuttgart: Georg Thieme 1954.

Lockhart, Fowler, Brailsford: Kodak medical film library. Anat. sect. No 238.

Löhr, R.: Epiphysenkerne der Massae laterales des Kreuzbeines. Röntgenpraxis **7**, 642 (1935).

Lossen, H.: Bildungsabweichung am 5. LW. Röntgenpraxis **5**, 636—637 (1933).

Louis, R., Lafont, J., Correa, P., Obonou, D., Tap, D., Oumingo, R.: La charnière lombosacrée de l'africain. Bull. Soc. méd. Afr. noire Langue franç. **12**, 568—577 (1967).

Lovett, R. W.: Die Mechanik der normalen Wirbelsäule und ihr Verhältnis zur Skoliose. Z. orthop. Chir. **14**, 399—445 (1905).

Machard: Absence de l'aileron gauche du sacrum. Rev. Orthop. **17**, 144—147 (1930).

Maier, K.: Röntgenologische Funktionsstudien an der Lendenwirbelsäule bei Fixierung durch gebräuchliche Korsette. Z. Orthop. **95**, 319—330 (1962).

Majone, P.: Quadro-clinico-radiologico dei vizisviluppo del sacro. Arch. Radiol. (Napoli) **26**, 119—135 (1950).

Manners-Smith, T.: Variability of the last lumbar vertebra. J. Anat. (Lond.) **43**, 146—160 (1909).

Marique, P.: Le vissage lombo-sacré par voie abdominale. J. Chir. **79**, 293—298 (1960).

Marwedel, G.: Ein Fall von persistierendem Urmund beim Menschen. Bruns' Beitr. klin. Chir. **29**, 317—326 (1901).

Matson, D. D., Woods, R. P., Campbell, J. B., Ingraham, F. D.: Diastomyelia. Pediatrics **6**, 98 (1950).

Maurer, H. J., Zahlbaum, F.: Über die Osteochondrosis intervertebralis L5—S1 als Ursache der Kreuzschmerzen bei Frauen. Arch. orthop. Unfall-Chir. **50**, 83—94 (1959).

Maurer, J. H., Post-Amon, B.: Zur Bedeutung des Assimilationsbeckens in der Geburtshilfe. Z. Geburtsh. Gynäk. **157**, 153—171 (1961).

Mayer, M., Chalut, J., Morin, F.: Etude anatomique et radiologique du canal sacré dans ses rapports avec les techniques d'anasthésie épidurale et caudale. Bull. Ass. Gyn. Obst. **2**, 21—24 (1950).

Mayer, M., Morin, F.: Etude morphologique et topographique du sacrum du point de vue obstétricale. Sem. Hôp. Paris **27**, 993—1007 (1951).

McMaster, P. E.: Unilateral hypoplasia of lumbosacral articular processes. J. Bone Jt Surg. **27**, 683—686 (1945).

Meredith, J. M.: Unusual congenital anomalies of the lumbosacral spine with report of 3 cases. J. nerv. ment. Dis. **99**, 115—133 (1944).

Merkel, F. R.: Über die Krümmung der Pars fixa urethrae. Anat. H. **20**, 351 (1903).

Meves, F.: Angeborene Mißbildung der Lendenwirbelsäule. Röntgenpraxis **11**, 628 (1939).

Meyer, von: Das aufrechte Stehen. Müllers Arch. Anat. 9—48 (1853).

Miles, M., Sullivan, W. E.: Lateral bending at the lumbar and lumbosacral joints. Anat. Rec. **139**, 387—398 (1961).

Miller, L. F.: Bilateral stress fracture of the neck of the femur. J. Bone Jt Surg. A **32**, 695—697 (1950).

Mills, N.: Congenital malformations of the vertebrae. Boston med. surg. J. **184**, 659 (1921).

Morton, D. G.: Observations of the development of pelvic conformation. Amer. J. Obstet. Gynec. **44**, 799—819 (1942).

Müller, W.: Röntgenuntersuchungen in der Lumbosacralgegend. Zbl. Chir. **57**, 233—234 (1930).

Müller, W.: Wirbelsäulenmißbildung (völliges Fehlen der zwei unteren Gelenkfortsätze des 2. LW). Münch. med. Wschr. 356 (1932).

Müller, W., Zwerg, H. G.: Röntgenologisch metrische Untersuchungen über Form und Stellung des Kreuzbeines mit Beobachtungen über die Entstehung der Spondylolisthesis. Bruns' Beitr. klin. Chir. **149**, 155 (1930).

Muzzii, M.: Di una eccezionale anomalia delle apofise transversarie destre delle vertebre lombari. Riv. rad. fis. med. **7**, 457—462 (1933).

Nauhauser, E. B. D., Wittenberg, M. H., Dehlinger, K.: Diastomyelia. Transfixion of cord or cauda equina with congenital anomalies of spine. Radiology **54**, 659 (1950).

Nicotra, A.: Di una bandaletta ossea sacro-lombare-anomala in casi di sacralizazzione della 24. vertebra. Arch. Radiol. (Napoli) **6**, 1 (1930).

Newman, P. H.: A clinical syndrome associated with severe lumbosacral subluxation. J. Bone Jt Surg. B **47**, 472—481 (1965).

Nölke, W.: Axiale Aufnahmen zur Darstellung des Sakralkanal-Querschnittes und des Beckens. Röntgenpraxis **2**, 742—748 (1930).

Nöller, F.: Spaltbildungen an den Gelenkfortsätzen der Lendenwirbelsäule. Langenbecks Arch. klin. Chir. **191**, 703 (1938).

Orlandini, I., Azzoni, G.: Studio degli alterati rapporti fra rachide lombare e bacino nella malattia artrosica. Ann. Radiol. diagn. (Bologna) **34**, 183—190 (1961).

Oshima, T.: Anthropological studies on the sacrum of recent Japanese in the middle Kyushu district. J. Kumamoto med. Soc. **39**, 779—822 (1965).

Pachner, E., Soave, G.: Risultati a distanza di artrodesi transabdominali per spondylolistesi lombari basse e per sacro acuto doloroso. Arch. Putti Chir. Organi Mov. **17**, 400—409 (1962).

Palmieri, G. G., Palmieri, C. A.: Bull. Mem. Soc. emil. rom. di Chir. II (1936).

Pantin, J. P., Videau, J.: Le sacrum horizontal. Afr. franç. chir. **16**, 135—145 (1958).

PARCZYŃSKI, J.: Ulcer of the buttocks associated with a rare congenital abnormality of the sacrum. Chir. Narząd. Ruchu **29**, 767—770 (1964).

PENROSE, L. S.: Familial data on 144 cases of anencaphaly. spina bifida and congenital hydrocephaly. Ann. Eugen. (Lond.) **13**, 73—98 (1946).

PEREZ, C.: La colonne vertébrale et la charnière lombo-sacrée. Concours méd. **85**, 1197—1198 (1963).

PERLÈS, L., FISCHGOLD, H., BARAS, E.: L'espace ilio-transversosacré. Etude anatomique, radiologique et clinique. Rev. Rhum. **17**, 459 (1950).

PERRI, T.: Ricerche sulla vertebra sacrale negli anfibi anuri. Esperienze di asportazione e di trapianto di arti. Riv. Biol. **53**, 65—89 (1960).

PETERS, H.: Varietäten der Wirbelsäule menschlicher Embryonen. Morph. Jb. **58**, 440 (1928).

PFEIL, E.: Stellungsvarianten der Gelenkfortsätze am Lenden-Kreuzbein-Übergang. Zbl. Chir. **93**, 10—17 (1968).

PHESANT, H. C., SWENSON, P. C.: The lumbo-sacral region. A correlation of the roentgenographic and the anatomical observation. J. Bone Jt Surg. **24**, 299 (1942).

PIA, H. W.: Megacauda. Eine angeborene Erweiterung des Caudasackes im Lumbosacralbereich. Langenbecks Arch. klin. Chir. **290**, 429—439 (1959).

PIGEAUD, H., HAYEM, P.: Le sacrum en hippocampe (à propos de 11 observations). Rev. franç. Gynéc. **57**, 73—84 (1962).

PIZON, P.: Mensurations anatomiques lombosacrées. J. Radiol. Électrol. **41**, 572—578 (1960).

PIZON, P.: Les anomalies vertébrales lombo-sacrées d'origine ostéogénétique. J. Radiol. Électrol. **43**, 32—44 (1962).

PIZON, P.: Mensurations anatomiques lombosacrés. Presse méd. **71**, 1603—1605 (1963).

PORTMANN, J.: Der Forameneffekt am Kreuzbein. Fortschr. Röntgenstr. **96**, 823—828 (1962).

POSNER, A. CH., BLOCH, N. R., POSNER, N. S.: The flat sacrum: its importance in obstetrics. Amer. J. Obstet. Gynec. **70**, 1021—1025 (1955).

POSTH, M.: Le sacrum, description, développement, anomalies, articulations. Paris: Masson & Cie. 1897.

POSTH, M.: Recherches sur le développement du sacrum. Bull. mém. Soc. Anat. (1897).

PROTHERO, S. R., PARKES, J. C., STINCHFIELD, F. E.: Complications after lower back fusion in 100 Patients. A comparision of two series one decade apart. J. Bone Jt Surg. **48**, 57—65 (1966).

PUIG, R., ROUSSELIN: Malformation du sacrum. Soc. nat. méd. Sci. méd. Lyon **7**, 3 (1928). Zit. nach ROCHER u. ROUDIL.

PUTSCHAR, W.: Entwicklung, Wachstum und Pathologie der Beckenverbindungen des Menschen. Jena: Fischer 1931.

PUTSCHAR, W.: Spezielle Pathologie des Beckens. Handbuch der speziellen pathologischen Anatomie und Histologie, S. 914. Berlin: Springer, Bd. 12 1939.

QUATTRINI, M.: Coccigodinia (Considerazioni). Riv. Pat. Clin. **20**, 246—254 (1965).

RADKE, H.: Zur Sakralisation der Lendenwirbelsäule. Z. Orthop. **91**, 153—155 (1959).

RADLAUER, C.: Beiträge zur Anthropologie des Kreuzbeines. Gegenbaurs morph. Jb. **38**, 322—447 (1908).

RAUBER-KOPSCH: Lehrbuch und Atlas der Anatomie des Menschen, 17. Aufl. Bd. I. Leipzig: Georg Thieme 1947.

REGENSBURGER, K.: Über Spaltbildungen und freie Knochenschatten an den Gelenkfortsätzen der LWS. Bruns' Beitr. klin. Chir. **167**, 622 (1938).

REICHENMILLER, H.: Die Auswertung der Beckenseitenaufnahme für die Geburtsleitung. Münch. med. Wschr. 1254—1256 (1937).

REICHMANN, S.: The lumbar intervertebral joints. An anatomical and roentgenological study. Diss. Göteborg 1971.

REIJS, J. H. O.: Das Skoliosebecken. Z. orthop. Chir. **42**, 87—111 (1922).

REIMERS, C.: Die operative Behandlung der Spondylolisthesis. Langenbecks Arch. klin. Chir. **298**, 213—223 (1961).

REINHARDT, K.: Die Anatomie und Pathologie der kleinen Wirbelgelenke im Röntgenbild. Internat. Kongr. für Radiologie München (1959). Radiol. diagn. (Berl.) **4**, 665—700 (1963).

REINHARDT, K.: Beitrag zur Baastrup'schen Krankheit. Dtsch. med. Wschr. **76**, 363 (1951).

REINHARDT, K.: Das Drehgleiten. Arch. orthop. Unfall-Chir. **46**, 133 (1953).

REINHARDT, K.: Über 2 Fälle einer bisher nicht beobachteten Anomalie am caudalen Gelenkfortsatz eines Lendenwirbels. Fortschr. Röntgenstr. **81**, 538 (1954).

REINHARDT, K.: Das anatomische Substrat lochförmiger Aufhellungen in den beiden unteren Lendenwirbelkörpern und ihre klinische Bedeutung. Fortschr. Röntgenstr. **86**, 222 (1957).

REINHARDT, K.: Le glissement vertébral par rotation et son importance en clinique. J. Radiol. Électrol **38**, 905 (1957).

REINHARDT, K.: Agenesie und Dysgenesie des Kreuzbeines. Fortschr. Röntgenstr. **95**, 381—393 (1961).

REINHARDT, K.: Aplasie des li. caudalen Gelenkfortsatzes des 5. Lendenwirbels. Fortschr. Röntgenstr. **108**, 690—691 (1968).

REINHARDT, K., SCHÖLZEL, P.: Myelographische Bewegungsstudien. Fortschr. Röntgenstr. **88**, 168 (1958).

REINHARDT, K., SOMMER, F.: Über Verstellungen und Verdrehungen an der Wirbelsäule, ihre Röntgensymptomatologie und ihre Bewertung als Ursache vertebragener Krankheitserscheinungen. Fortschr. Röntgenstr. **88**, 301—308 (1958).

REISNER, A.: Vollkommene Spaltbildung am 5. LWK (Somatoschisis). Röntgenpraxis **3**, 937—942 (1931).

REISNER, A.: Unterscheidungsmerkmale normaler entzündlicher und posttraumatischer Zustände der LWS. Fortschr. Röntgenstr. **44**, 732 (1931).

REMPE, W.: Über sagittale Sakralisationszustände an den unteren Lendenwirbeln und ihre Bedeutung für die Entstehung der Spondylolyse und Spondylolisthesis. Z. Orthop. **85**, 237—247 (1955).

RENOULT, C., WINTER, E. DE: Technique des manipulations artéo-articulaires du système lombopelvien. Vie méd. **42** (3), 115—126 (1961).

Rettig, H.: Patho-Physiologie angeborener Fehlbildungen der Lendenwirbelsäule und des Lendenwirbelsäulen-Kreuzbeinüberganges. Z. Orthop., Beilageheft 1—135 (1959).

Robin, P. A., Collins, V. J.: Roentgenologic study of the male sacrum as an aid in caudal analgesia. Anesthesiology 6, 505—514 (1945).

Robin, P. A.: Sports and rheumatism L1. The vertebral column and the lumbosacral joint. Concours méd. 85, 1197—1198 (1963).

Robinson, H. B. M.: A case of spina bifida (meningomyelocele) in which the tumour made its exit through a defect at the side of the spinal column and formed an intraabdominal cyst. Med. Press 75, 477 (1903).

Robinson, R.: Le promontoire. Presse méd. 14, 527 (1906).

Robinson, R. G.: Hydatid disease of the spine and its neurological complications. Brit. J. Surg. 47, 301—306 (1959).

Robinson, W. H., Grimm, H. W.: The sacro-vertebral angle, its mesurement and the clinical significance of its variations. Arch. Surg. 11, 9—11 (1925).

Roche, M. B., Rowe, G. G.: Incidence of separate neural arch and coincident bone variations; survey of 4200 skeletons. Anat. Rec. 109, 233—253 (1951).

Roederer, C.: Préspondylolisthésis. Bull. mém. Soc. Chir. Paris, 795—798 (1930).

Roederer, C., Trial, R.: Un cas de scoliose olisthésique causée par l'aplasie d'une articulaire sacrée. Rev. Rhum. 17, 313 (1950).

Rössler, H.: Über knöcherne Veränderungen im Lumbosacralabschnitt der Wirbelsäule und ihre röntgenologische Darstellung. Arch. orthop. Unfall-Chir. 44, 633 (1949).

Rose, K. D.: Congenital anomalies of the low back and their relationship to athletic injuries. Med. Tms 89, 1017—1023 (1961).

Rosemberg: Die verschiedenen Formen der Wirbelsäule des Menschen und ihre Bedeutung. Jena 1920.

Rosselet, P. J.: A rare case of rachichisis with multiple malformation. Amer. J. Roentgenol. 73, 235—240 (1955).

Roth, L. G.: Pelvic study, sacrum, its significance in obstetrics. Amer. J. Obstet. Gynec. 66, 62—66 (1953).

Rôvekamp: Hemisakralisation der gesamten Lendenwirbelsäule. Röntgenpraxis 7, 542 (1935).

Rowe, R. J., Brock, D. T.: The surgical management of presacral tumors. Amer. J. Surg. 92, 710—736 (1956).

Rubaschewa, A.: Über den Processus lateralis der Lendenwirbel und spez. über den Processus styloideus (im Röntgenbild). Fortschr. Röntgenstr. 47, 183—188 (1933).

Ruckensteiner, E.: Beobachtungen bei Aplasie von Zwischengelenken der Lendenwirbelsäule. Fortschr. Röntgenstr. 59, 334—339 (1939).

Rüttimann, A.: Eine einfache Methode zur Verbesserung der Steißbeinaufnahmen. Fortschr. Röntgenstr. 26, 511—514 (1957).

Ruiz Butriago, P., Cano Ivorra, J.: Algunas consideraciones sobre las algias lumbares por "sacro acutum". Cirug. Ginec. Urol. 7, 162—166 (1954).

Runge, C. F.: Roentgenographic examination of the lumbo-sacral spine in routine preemployment examination. J. Bone Jt Surg. A 36, 75—84 (1954).

Runge, K.: Über die Nebenknochenkerne der Wirbelkörper. Kreuzbeinentwicklung. Fortschr. Röntgenstr. 60, 323—360 (1939).

Samuel, M.: Der diagnostische Wert von Röntgenaufnahmen des Beckens. Fortschr. Röntgenstr. 38, 49—53 (1928).

Santy, P: Meningocele présacrée. Lyon Med. Chir. 35, 446—448 (1938).

Saupe, E.: Über einige seltene Röntgenbefunde. Röntgenpraxis 4, 435—440 (1932).

Scherb, R.: Orthopädische Demonstration. Schweiz. med. Wschr. (IV) 15, 418 (1925).

Scherb, R.: Spondylolisthesis (Spondylolisthesis imminens) Sacrum acutum, Sacrum arcuatum, Regio lumbosacralis fixa als häufige Ursache von Kreuzschmerzen. Z. orthop. Chir. 50, 304—320 (1929).

Scherrer, R.: Le sacrum en obstétrique. Laval méd. 34, 597—602 (1963).

Schinz, H. R.: Altes und Neues zur Beckenossifikation. Fortschr. Röntgenstr. 30, 66 (1922).

Schinz, H.R., Baensch, W.E., Friedl, E., Uehlinger, E.: Lehrbuch der Röntgendiagnostik, 5. Aufl. Stuttgart: Georg Thieme 1952.

Schlegel, K. F., Dierks, M.: Haltungsforschung im Röntgenbild. Z. Orthop. 88, 451—462 (1957).

Schlüter, K.: Über die Wirbelverschiebung in der Lendengegend. Wirbelsäule in Forschung u. Praxis 1, 107 (1956).

Schmid, H. H.: Neue Fälle von Promontoriumsresektion. Arch. Gynäk. 141, 210—218 (1930).

Schoberth, H.: Fehlstellungen des Kreuzbeines, röntgenologische und klinische Studien. Z. Orthop. 87, 216—218 (1956).

Schulthess, W.: Zur normalen und pathologischen Anatomie der jugendlichen Wirbelsäule. Z. orthop. Chir. 6, 399—434 (1899).

Schulthess, W.: Joachimsthal: Handbuch der orthopädischen Chirurgie, Bd. 1, 2. Abt. Jena: Fischer 1905/07.

Schultz, E. C.: Postoperative bone changes following lumbar disc removal. Neurosurg. 15, 537 (1958).

Schulz, A.: Zur Spondylolisthesis und Praespondylolisthesis. Z. orthop. Unfall-Chir. 49, 546—554 (1928).

Schwabe, R.: Untersuchungen über die Rückbildung der Bandscheiben im menschlichen Kreuzbein. Virchows Arch. path. Anat. 287, 651—713 (1933).

Schwarz, G. S.: Width of spinal canal in growing vertebra with special reference to sacrum, maximum interpediculate distances in adult and children. Amer. Roentgenol. 76, 476—481 (1956).

Sciaky, E.: Contributo clinico-operativo nella sacralizzazione dolorosa delle ultime vertebre lombari. Policlinico 31, 610—613 (1924).

Serra: Anatomia e patologia della 5a lombare. Radiol. med. 247 (1914).

Sèze, S. de, Coliez, R.: Sur les avantages d'une technique «ampoule dorsale, film ventral» pour la radiographie de face de la charnière lombosacrée en position debout. Intéret de cette méthode pour l'étude des scolioses avec déséquilibre pelvien. Bull. Soc. méd. Hop. Paris 63, 653—655 (1947).

SÈZE, S. DE, GUÉRIN, C. I., Mme. RAMEAU: Les formes érosives et géodiques pseudopottiques del la discarthrose lombaire. Rev. Rhum. 26, 161 (1959).

SÈZE, S. DE, GUILLAUME, J., JURMAND, S. Z., ARLET, J.: Sur le spina bifida occulta douloureux. Bull. Soc. méd. Hôp. Paris 63, 646 (1947).

SÈZE, S. DE, MAITRE, M.: La sindrome dolorosa vertebrale trofostatica della postmenopausa. Progr. med. (Napoli) 18, 423 (1955).

SÈZE, S. DE: Algies vertébrales d'origine statique (Région lombaire et lombo-sacrée). Rev. Rhum. 15, 257—304 (1948).

SÈZE, S. DE, SALOFF, J.: Sacralisation douloureuse. Les anomalies transitionelles de la charnière lombosacrée. Sem. Hôp. Paris 27, 661—683 (1951).

SHAW, E. G., TAYLOR, J. G.: The results of lumbosacral fusion for low back pain. J. Bone Jt Surg. B 38, 485 (1956).

SIEGERT, F.: Der chondrodystrophische Zwergwuchs (Mikromelie). Ergebn. inn. Med. Kinderheilk. 8, 64 (1912) 64—89.

SOUTHWORTH, J. D., BERSACK, S. R.: Anomalies of the lumbosacral vertebrae in 550 individuals without symptoms referable to the low back. Amer. J. Roentgenol. 64, 624—634 (1950).

SPARKS, O. J.: Lumbosacral oblique: improvement by longitudinal deviation. X-ray Techn. 33, 93—99 (1961).

SPERANSKY, A. D.: Lumbosacrale Abteilung der Primatenwirbelsäule. Z. Anat. Entwickl.-Gesch. 78, 111ff. (1926) und Spina bifida occulta, S. 756.

SPLITHOFF, A.: Lubosacral junction roentgenographic comparision of patients with and without backaches. J. Amer. med. Ass. 152, 1610—1613 (1953).

SPRINGER, C.: Spina bifida occulta. Meningocele per hiatum sacralem emergens. Bruns' Beitr. klin. Chir. 147, 75—77 (1929).

SULLIVAN, W. E., MILES, M.: The lumbar segment of the vertebral column. Anat. Rec. 133, 619—636 (1959).

SZAWLOWSKI, J.: Über einige seltene Varianten an der LWS beim Menschen. Anat. Anz. 20, 314—318 (1902).

STEPHENS, F. D.: Malformations of the anus. Austr. N. Z. J. Surg. 23, 9—24 (1953).

STEPHENS, F. D.: Congenital imperforated rectum. Recto-uretal and recto-vaginal fistulae. Austr. N. Z. J. Surg. 22, 161—172 (1953).

STOIA, I., VAINER, C.: Une nouvelle technique pour les injections anésthésiques dans le premier Orifice sacré. Rhumatologie 17, 325—328 (1965).

STRASSER, H.: Lehrbuch der Muskel- und Gelenkmechanik, Bd. 2. Berlin: Springer 1913.

TAGLICHT, F.: Ein Fall von zahlreichen Mißbildungen bei einer totgeborenen Frucht. Virchows Arch. path. Anat. 229, 303 (1921).

TANZ, S. T.: Motion of the lumbar spine. A roentgenologic study. Amer. J. Roentgenol. 69, 399—412 (1953).

TAPTAS, J. N., KATSIOTIS, P. A.: Les disco-spondylites traumatiques. Acta radiol. Diagn. 1, 806—810 (1963).

TAYLOR, R. G.: Anomalies of the lumbo-sacral articulations. J. Amer. med. Ass. 113, 463—465 (1939).

TEICHERT, G.: Moskauer Becken. Fortschr. Röntgenstr. 102, 469—470 (1965).

TENEFF, S., BRUNI, L.: Roentgendiagnostica nella proiezione laterale in piedi della affezioni nella colonna lombosacrale. Minerva ortop. 2, 403 (1951).

TENEFF, S., BRUNI, L.: Roentgendiagnostica nella proiezione laterale in piedi delle affezioni della colonna lombo-sacrale. Minerva ortop. 6, 403 (1951).

TENEFF, S., DEZZANI, D.: Misurazioni per la determinatione della variazioni dei rapporti tra la colonna lombo-sacrale ed il bacino nella lombosciatialgia. Nunt. radiol. (Roma) 22, 870—884 (1956).

TENEFF, T.: A proposito del sacro ruotato. Boll. Soc. Piemont Chir. 6, 247—255 (1936).

TESCHENDORF, W.: Siehe SAMUEL.

TESTUT: Traité d'anatomie humaine, I, p. 84. Paris 1921.

THOMAS, P. E.: An analysis of the interaction among various asymmetric osseous pelvic and lumbar structures. J. Amer. osteopath. Ass. 64, 956—957 (1965).

THOMPSON, J.: An anatomical and experimental study of sacral anesthesia. Ann. Surg. 66, 718—727 (1917).

THURSFIELD, W. R., ROSS, A. A.: Faun tail (sacral hirsuties) and diastematomyelia. Brit. J. Derm. 73, 321—336 (1961).

TILL, K.: Spinal dysraphism. A study of congenital malformations of the lower back. J. Bone Jt Surg. B 51, 415—422 (1969).

TILLEY, P.: Radiographic identification of the sacral base. J. Amer. osteopath. Ass. 65, 1177—1183 (1966).

TILLEY, P.: Radiographic evaluation of the sacral base. J. Amer. osteopath. Ass. 66, 997—998 (1967).

TILLEY, P.: Cephalic angle filia for sacral base visualization. J. Amer. osteopath. Ass. 67, 1153—1156 (1968).

TODD, T. W.: Numerical significance in the thoraco-lumbar vertebrae of the mammalia. Anat. Rec. 24, 261—286 (1923).

TÖNDURY, G.: Neuere Ansichten über die formale Genese der Atresien von Anus und Rectum. Schweiz. med. Wschr. 71, 253 (1941).

TÖNDURY, G.: Zur Kenntnis der Fehlbildungen mit Defekten des hinteren Körperendes. Arch. Klaus-Stift. Vererb.-Forsch. 19, 225—264 (1944).

TÖNDURY, G.: Entwicklungsgeschichte und Fehlbildungen der Wirbelsäule. Stuttgart: Hippokrates-Verlag 1958.

TÖNDURY, G.: Über neue Erkenntnisse zur Entwicklung der Wirkelsäule und ihre Bedeutung zum Verständnis von Wirbelsäulenmißbildungen. Die Wirbelsäule in Forschung und Praxis 5, 7. Stuttgart: Hippokrates 1958.

TREVISI, M., SCIASCIA, R.: L'osso sacro: rilevi anatomo-radiologici sull'architettura della sostanza spugnosa e significato funzionale dei sistemi traiettoriali. Arch. ital. Anat. Embriol. 71, 171—205 (1966).

TROTTER, M.: Common anatomical variation in sacro-iliac region. J. Bone Jt Surg. **22**, 293—299 (1940).

TROTTER, M.: Significance of variations of sacral canal in administration of caudal analgesia. Anesth. and Analg. **26**, 192—202 (1947).

TROTTER, M., HEATH, R. D.: Transverse folds of sacrum. J. Bone Jt Surg. **28**, 120—125 (1946).

TROTTER, M., LANIER, P. F.: Hiatus sacralis in american whites and negroes. Hum. Biol. **17**, 368—381 (1945).

TROTTER, M., LETTERMANN, G. S.: Variations of the femal sacrum. Their significance in continous caudal anesthesia. Surg. Gynec. Obstet. **78**, 419—428 (1944).

TURNER: Zit. nach MEYER u. MORIN.

UNGER, BRUGSCH: Ventral-konvexes Kreuzbein. Arch. Anat. Entwickl.-Gesch. **71**, 151 (1902).

WALKER, A. E.: Dilatation of the vertebral canal associated with congenital anomalies of the spinal cord. Amer. J. Roentgenol. **52**, 571—582 (1944).

WARNER, F.: Der 5. LW. Arch. orthop. Unfall-Chir. **33**, 279—306 (1933).

WEBER, W., WEBER, E. H.: Mechanik der menschlichen Gelenkwerkzeuge. Göttingen 1836.

WEGENER, E.: Spondylolisthesis und Praespondylolisthesis. Arch. orthop. Unfall-Chir. **26**, 73—85 (1928).

WEIL, S.: Ungewöhnlicher Fall von Wirbelmißbildung mit Zweiteilung des Wirbelkanals. Langenbecks Arch. klin. Chir. **170**, 100—105 (1932).

WELLS, L. H.: Variation in the human vertebral column, with particular reference to the lumbosacral junction. S. Afr. med. J. **37**, 60—64 (1963).

WENT, H.: Persistierende Apophysen an den Gelenkfortsätzen der Lendenwirbelsäule. Arch. orthop. Unfall-Chir. **49**, 568—577 (1958).

WHITMAN, A.: Observations upon an anatomic variation of the lumbo-sacral joint. J. bone point surg. **6**, 808—818 (1924).

WIERZEJEWSKI, J.: Über angeborene knöcherne Veränderungen der Wirbelsäule. Z. orthop. Chir. **50**, 603—655 (1929).

WILES, P.: Movements of lumbar vertebrae during flexion and extension. Proc. roy. Soc. Med. **28**, 647—651 (1935).

WILHELM, R.: Über Spondylolisthesis bzw. Praespondylolisthesis. Arch. Orthop. **24**, 189—198 (1927).

WILLIAMS, P. C.: Reduced lumbosacral joint space. J. Amer. med. Ass. **99**, 1677—1682 (1932).

WILLIS, T. A.: The lumbo-sacral vertebral column in man, its stability of form and function. Amer. J. Anat. **32**, 95 (1923/24).

WILLIS, T. A.: Lumbosacral anomalies. J. Bone Jt Surg. A **41**, 935—938 (1959).

WILSON, C. A., LITTON, C., CAPINPIN, A.: Sacrococcygeal teratoma associated with congenital spinal deformity. Plast. reconstr. Surg. **31**, 289—293 (1963).

WINKLER, G.: Contribution à l'étude du sacrum irrégulier et asymétrique chez certaines mammiferes et chez l'homme. Arch. Anat. (Strasbourg) **32**, 181 (1949).

WINTER, E. DE: Manipulations lombo-pelviennes. IV. Clinique. Vie méd. **44**, 59—78 (1963).

WINTER, E. DE: Manipulations lombo-pelviennes. III. Sémiologie. Vie méd. **44**, 81—102 (1963).

WINTER, G.: Über das lange Becken und seine geburtshilfliche Bedeutung. Dtsch. med. Wschr. **78**, 68—71 (1954).

WITT, N. A.: Die Stabilisierungsoperationen im lumbosacralen Übergangsbereich. Langenbecks Arch. klin. Chir. **298**, 204—213 (1961).

WOLTMAN, H. W.: Spina bifida. Review of 187 cases including 3 associated cases of myelodysplasia without demonstrable bony defet. Minn. Med. **4**, 244—259 (1921).

WYNEN, W.: Die Bedeutung der Bandscheibe für Differentialdiagnose bei traumatischen entzündlichen und kongenitalen Wirbelerkrankungen. Bruns' Beitr. klin. Chir. **142**, 322 (1928).

ZEITLER, E., DIETZ, H.: Röntgenologische Funktionsdiagnostik der Lendenwirbelsäule und ihre Leistungsfähigkeit bei der Diagnose und Lokalisation lumbaler Bandscheibenhernien. Fortschr. Röntgenstr. **102**, 489—501 (1965).

ZERBI, E.: Considerazione clinico statistiche sul quadro radiologico del passagio lombosacrale. Arch. Ortop. (Milano) **71**, 549—562 (1958).

3. Spina bifida und
4. Cystenbildungen, ausgehend von der Cauda equina oder dem Lumbalsack

ABBOT, K. H.: Perineural cysts. Clin. Orthop. 149—158 (1956).

ABBOT, K. H., RETTER, R. H., LEIMBACH, W. H.: Role of perineurial sacral cysts in sciatica and sacrococcygeal syndromes; review of literature and report of 9 caes. J. Neurosurg. **14**, 5—21 (1957).

AKIF CHAKIR CHAKAR, VEVAT ALPSOY: Au sujet de certaines anomalies rares de la colonne vertebrale. Rev. Chir. orthop. **41**, 748—762 (1955).

ALEXANDER, C. M., STEVENSON, L. D.: Sacral spinabifida intrapelvic meningocele and sacrococcycal teratoma. Report of a case. Amer. J. clin. Path. **16**, 466—471 (1946).

ALEXANDER, E., JR., GARVEY, F. K., BOYCE, W.: Congenital lumbosacral myelomeningocele with incontinence. A contribution to the understanding of bladder physiology. J. Neurosurg. **11**, 183—192 (1954).

ALLEN, M. L., LINDEM, M. C.: Significant roentgen findings in routine preemployment examination of lumbo-sacral spine. Amer. J. Surg. **80**, 762—766 (1950).

ALPERS, B. J., WAGGONER, R. W.: Extraneural and neural anomalies in Friedreichs ataxia. The occurence of spina bifida occulta in several members of one family with Friedreich's disease. Arch. Neurol. (Chic.) **21**, 47—60 (1929).

ALSEN, V.: Klinisch statistische Untersuchungen über den Status dysraphicus, insbesondere die sogenannte Throphoneurose der unteren Extremitäten in ihrer Beziehung zur Myelodysplasie und Syringomyelie. Dtsch. Z. Nervenheilk. **177**, 156—179 (1957).

ALTER, M.: Anencephalus, Hydrocephalus and Spina bifida. Arch. Neurol. **7**, 411—422 (1962).

ALTSCHUL, W.: Spina bifida anterior und andere Mißbildungen der Wirbelsäule. Fortschr. Röntgenstr. **27**, 607—620 (1919/21).

ALTSCHUL, W.: Über Spina bifida anterior. Med. Klin. **45**, 1567 (1924).

AMADOR, L. V., HANKINSON, J., BIGLER, J. A.: Congenital spinal dermal sinuses. J. Pediat. **47**, 300—310 (1955).

AMUSO, SJ., MANKIN, H. J.: Hereditary spondylolisthesis and spina bifida. Report of a family in which the lesion is transmitted as an autosomal dominant through three generations. J. Bone Jt Surg. **49**, 507—513 (1967).

ANDERSON, F. M.: Occult spinal dysraphism. J. Pediat. **73**, 163 (1968).

ANDREWS, L. G.: Spina bifida cystica: A follow-up survey. Can. med. Ass. J. **97**, 280—285 (1967).

ANQUIN, DE, C. E.: Lumbo par espina befida con incrustacion de la V apofisi espinosa lumbar. Bol. Soc. argent. Ortop. Traum **21**, 127—134 (1956).

ANQUIN, DE, C. E.: Spina bifida occulta with engagement of the fifth lumbar spinous process. A cause of low back pain and sciatica. J. Bone Jt Surg. B **41**, 486—490 (1959).

ARCHER, V. W., COOPER, G., CIMMINO, C. V.: Occult meningocele of the sacrum. Report of 3 cases. Radiology **51**, 691—696 (1948).

ARCOMANO, J. P., SENGSTACKEN, R. L., WUNDERLICH, H. O.: Diastematomyelia. Amer. J. Dis. Child. **104**, 293 (1962).

ARCT, W. A.: Spina bifida des 5. Lenden- und I. Kreuzbeinwirbels als Ursache der Kreuzschmerzen. Beitr. Orthop. Traum **15**, 526—530 (1968).

ARDONIN, P.: Spina bifida latent ou sans tumeur. Rev. Orthop. 478 (1896).

ASCHER, F.: Über eine typische Erscheinungsform der Spina bifida occulta. Arch. orthop. Unfall-Chir. **23**, 716 (1924/25).

BABCOCK, W. W.: Spina bifida. Surg. Clin. N. Amer. **8**, 807—812 (1928).

BABONEIX, L., LAMY: Arthropathie nerveuse dugenou chez une fillette opérée de spina bifida Bull. soc. Pédiat Paris **30**, 26—29 (1932)

BACKER, E. DE: Les problèmes urinaires des spina bifida. Acta tuberc. belg. **55**, 112—132 (1964).

BACKER, E. DE: Les problèmes urinaires des spina bifida. Acta urol. belg. **33**, 112—131 (1965).

BACKER, G. S., WEBB, I. H.: Intrasacral meningocoele. Causing backache and sacral nerve pain. Proc. Mayo Clin. **27**, 231—234 (1952).

BALDAUF-RÜMMLER, K.: Außergewöhnlicher Krankheitsverlauf beim Dysraphie-Syndrom. Dtsch. Gesundh.-Wes. **20**, 1047—1049 (1965).

BARBIERI, M., MACCONI, L.: L'apofisi fluttuante nel quadro della rachischisi sintomatica. Minerva orthop. **11**, 682 (1959).

BARDEEN, C. R.: The development of thoracic vertebrae of man. Amer. J. Anat. **5**, 163—174 (1904).

BARDELEBEN, K., v.: Wirbelsäule. Allgemeines. Spina bifida. Ergebn. Anat. Entwickl.-Gesch. **10**, 23 (1900).

BARFURTH: Die experimentelle Herstellung der Cauda bifida bei Amphibienlarven. Wilhelm Roux' Arch. Entwickl.-Mech. Org. **9**, 1—26 (1900).

BARSON, A. J.: Radiological studies of spina bifida cystica. The phenomenon of congenital lumbar kyphosis. Brit. J. Radiol. **38**, 294—300 (1965).

BARUFFALDI, O., DIVANO, N.: La spina bifida. Minerva ortop. **10**, 672—682 (1959).

BASSET, R. C.: Neurologic deficit associated with lipomas of the cauda equina. Ann. Surg. **131**, 109—116 (1950).

BASTOS-ANSART, M.: Sobre la espina bifida occulta. Progr. clin. Madrid **37**, 178—193 (1929).

BAUER, K. H., BODE, W.: Erbpathologie der Stützgewebe beim Menschen. Handbuch Erbbiologie des Menschen, Bd. **3**, S. 199. Berlin: Springer 1940.

BAUMANN, J. V.: Wirbelbogenspalten bei einem menschlichen Embryo von 14 mm Scheitel-Steiß-Länge. Z. Orthop. **100**, 1—16 (1965).

BECHTHOLD: Ein Fall von Tumor sacralis bei Spina bifida. Diss. Würzburg 1897.

BECK, C.: Über die Bedeutung der Röntgenstrahlen bei Spina bifida. Dtsch. med. Wschr. 496 (1898).

BECK, O.: Spina bifida und angeborener Klumpfuß. Münch. med. Wschr. **67**, 316—319 (1920).

BECK, O.: Spina bifida occulta und ihre ätiologische Beziehung zu Deformitäten der unteren Extremität. Ergebn. Chir. Orthop. **15**, 491 (1922).

BECK, O.: Kritischer Beitrag zur Spina bifida occulta. Z. orthop. Chir. **43**, 21—36 (1924).

BECKMANN, W.: Über das Wachstumsmißverhältnis zwischen Rückenmark und Wirbelsäule. Diss., Berlin 1947.

BENTLEY, J. F. R., SMITH, J. R.: Developmental posterior enteric remnants and spinal malformations. Arch. Dis. Childh. **35**, 76—86 (1960).

BERMAN, W.: Congenital absence of sacrum and coccyx complicating pregnancy. Amer. J. Obstet. **50**, 447—450 (1945).

BERNDORFER, A.: Die Variationstypen der Meningozelen und ihre biologisch-embryologische Bedeutung. Zbl. Chir. **88**, 357—365 (1963).

BERQUET, K. H.: Konkordante Spondylolisthesis bei Pärchenzwillingen. Z. Orthop. **99**, 507—509 (1965).

BIBERGEIL, E. E.: Die Beziehungen der Spina bifida occulta zum Klauenhohlfuß. Z. orthop. Chir. **33**, 225—249 (1913).

BIEMOND, A.: Spina bifida occulta. Mschr. Kindergeneesk. **20**, 289—299 (1952).

BIJL, L.: Status dysraphicus. Baarn 1956.

BINDER, W.: Ein Fall von Spina bifida occulta. Münch. med. Wschr. **54**, 34 (1907).

BING, R.: Eine kombinierte Form der heredofamiliären Nervenkrankheiten. Dtsch. Arch. klin. Med. **85**, 109 (1905).

BLENCKE, O.: Die neuropathischen Knochen- und Gelenkaffektionen. Stuttgart 1932.

BLIGH, A. S.: Diastematomyelia. Clin. Radiol. **12**, 158—163 (1961).

BLUM, E.: Incontinence d'urine par kyste osseux du sacrum. J. Radiol. Électrol. **49**, 99—101 (1968).

BLUME: Eine seltene Kreuzbeinmißbildung. Morph. Jb. **84**, 39 (1939).

BLUMEL, J., EVANS, E. B., EGGERS, G. W. N.: Partial and complete agenesis or malformation of the sacrum with associated anomalies. J. Bone Jt Surg. 41, 497 (1959).

BLUMENSAAT, C.: Zur Behandlung akuter Komplikationen der Myelomeningozele beim Erwachsenen. Zbl. Chir. 80, 759—766 (1955).

BOCCIA, L.: Coccygeal fistulas and cysts. Ortop. Traum. Appar. mot. 24, 523—536 (1956).

BOCKENHEIMER, P.: Zur Kenntnis der Spina bifida. Langenbecks Arch. klin. Chir. 65, 696—759 (1902).

BODECHTEL, G., SCHRADER, A.: Die praktisch wichtigen Entwicklungsstörungen des Rückenmarks und der Wirbelsäule. In: SCHWIEGK, H. (Hrsg.), Handbuch der inneren Medizin, Bd. V/2, S. 526. Berlin - Göttingen - Heidelberg: Springer 1953.

BÖTTCHER, T.: Die Prognose der Operation der Spina bifida. Bruns' Beitr. klin. Chir. 53, 519—543.

BOHART, W. H.: Anatomic variations and anomalies of spine. J. Amer. med. Ass. 92, 689—701 (1929).

BOHNSTEDT, G.: Beitrag zur Kasuistik der Spina bifida occulta. Virchows Arch. path. Anat. 140, 47—79 (1895).

BONNET, P., POLLOSON, P.: Spina bifida occulta. Etranglement du cul-de-sac dural par un anneaux fibreux. Lyon chir. 30, 475—478 (1933).

BONSMANN, M. R.: Über nachträglicher Überhäutung von Myelomeningocoelen. Virchows Arch. path. Anat. 213, 131 (1913).

BORRONI, M., GUALTIERI, G.: Sulla rachischisi dolorosa. Arch. Ortop. (Milano) 77, 269 (1964).

BORST, M.: Die angeborenen Geschwülste der Sakralregion. Zbl. allg. Path. path. Anat. 9, 450 (1898).

BOUDIN, G., DJINDJIAN, R.: Acropathie ulcérofamiliale chez deux soeurs, rhesus negativ. Rev. neurol. 84, 252—256 (1951).

BRAILSFORD, J. F.: Radiographic detection of myelocele of the unborn foetus. Lancet 1938 6—7.

BRANDESKY, G., HELMER, F.: Ergebnisse der Operation wegen Spina-bifida-Cystica und Cranium bifidum. Wien. klin. Wschr. 77, 833—835 (1965).

BRAUN, W., FINKENMEYER, H.: Zur Klinik und operativen Therapie der Spina bifida occulta. Med. Welt 16, 841 (1965).

BREMER, F. W.: Klinische Untersuchungen zur Ätiologie der Syringomyelie, der „Status Dysraphicus". Dtsch. Z. Nervenheilk. 95, 1—103 (1926).

BREMER, F. W.: Die pathologisch-anatomische Begründung des Status Dysraphicus. Dtsch. Z. Nervenheilk. 99, 104—123 (1927).

BREMER, J. L.: Dorsal intestinal fistula accessory neuenteric canal diastematomyelia. Arch. Path. 54, 132—138 (1952).

BRENNER, H.: Zur Kenntnis sakraler Wurzelcysten. Klin. Med. 19, 306 (1964).

BRENNER, H., MEZNIK, F.: Zur Kenntnis sakraler Wurzelcysten und deren klinischer Bedeutung. Z. Orthop. 99, 196—209 (1965).

BRICKNER, W. M.: Spina bifida occulta. Amer. J. med. Soc. 155, 473—502 (1918).

BROCHER, J. E. W.: Les complications de la greffe osseuse sacrolombaire. Radiol. clin. (Basel) 15, (1946).

BRODMANN, W.: Ein Beitrag zur Behandlung der Spina bifida. Bruns' Beitr. klin. Chir. 76, 297—304 (1911).

BROWN, M. H., POWELL, L. D.: Anterior sacral meningocele. J. Neurosurg. 2, 535—538 (1945).

BRUCHSTEIN, H. F., LOVE, J. C.: Spina bifida occulta. Surgery 3, 215 (1928).

BRUNNER, C.: Ein weiterer Beitrag zur Kasuistik der Spina bifida occulta mit Hypertrichosis lumbalis. Virchows Arch. path. Anat. 129, 246 (1892).

BRUNS, H. A., HOLTHUSEN, W.: Radiologische Befunde bei Kindern mit Enuresis. Mschr. Kinderheilk. 118, 152—157 (1970).

BUCY, P. C.: Spina bifida and associated malformation. In: BRENNEMANN, J., Practice of pediatrics, vol. 4, chap. 15. Hagerstown, Md.: W. F. Prior Company Inc. 1948.

BÜCHELER, E.: Malignes Chordom. Fortschr. Röntgenstr. 105, 119—121 (1966).

BÜCHLER, L.: Spina bifida occulta. Wien. med. Wschr. 48, 2560 (1924).

BÜCHNER, F., NAURATH, J., REHN, J.: Experimentelle Mißbildungen des Zentralnervensystems durch allgemeinen Sauerstoffmangel. Klin. Wschr. 24/25, 137—138 (1946/47).

BÜCHNER, F., RÜBSAAMEN, H., ROTHWEILER, G.: Reproduction fundamentaler menschlicher Mißbildungen am Hühnchenkeim durch O$_2$-Mangel. Naturwissenschaften 38, 142 (1951).

BÜRGER, O.: Zur Ätiologie des Prolapsus uteri. Arch. Gynäk. 73, 407—425 (1904).

BUFFALINI, M.: Sindromi tardive paralitiche in individui adulti affetti da spina bifida occulta. Chir. Organi Mov. 11, 137—162 (1927).

BUNNER, R.: Lateral intrathoracic meningocele. Acta radiol. (Stockh.) 51, 1—9 (1959).

BURROWS, F. G. O.: Some aspects of occult spinal dysraphism: A study of 90 cases. Brit. J. Radiol. 41, 496 (1968).

BUSI, F.: La nostra experienza nella terapia chirurgica della schisi sacrale dolorosa. Minerva ortop. 19, 736—742 (1968).

BUTTENBERG, H.: Fehlbildungen am lumbo-sacralen Übergang bei Urolithiasis. Fortschr. Röntgenstr. 89, 197 (1958).

CABITZA, A.: Sul tratamento della rachischisi latente cosidetta sintomatica. G. med. Marca trevig. 5, 140 (1945).

CABITZA, A.: Fondamenti anatomici, patogenetici e clinci della rachischisi sintomatica. Ortop. Traum. Appar. mot. 24, 395—411 (1956).

CALDERI VALERI TESCO: Un caso idro meningocele trattato con cura chirurgica radicale. Gazz. Osp. Milano 25, 681 (1904).

CALIHAN, R. J.: Anterior sacral meningocele. Radiology 58, 104—108 (1952).

CAMERA, R.: Lesioni trofoneurotiche in stato disrafico. Minerva ortop. 6, 400—406 (1955).

CAMPBELL, J. B.: Congenital anomalies of the neural axis. Surgical management based on embryological considerations. Amer. J. Surg. 75, 231—256 (1948).

CANÉ, P., GHISELLINI, F.: Schisi sacrale dolorosa (trattamento chirurgico). Atti S.E.R.T.O.T. 8, 169 (1963).

CAPPELLINI, O.: Le schisi sacrali dolorose. Chir. Organi Mov. 47, 120 (1959).

CAPPELLINI, O., PARIS, A.: Rilievi anatomo-radiografici, anatomo-chirurgici e considerazioni cliniche sulle schisi sacrali dolorose. Atti S.E.R.T.O.T. 8, 213 (1963).

CARAM, P. C., SCARELLA, G., CARTON, C. A.: Intradural lipomas of the spinal cord; with particular emphasis on the intramedullary lipomas. J. Neurosurg. 14, 28—42 (1957).

CARB, T. L.: The orthopaedic aspecta of 100 cases of spina bifida. Postgrad. med. J. 32, 201—210 (1956).

CAROLIS, G. C., DE: La diagnosi di alcuni casi di schisi sacrale dolorosa. ausilio della stratigrafia. Atti S.E.R.T.O.T. 8, 239 (1963).

CARR, T. L.: Orthopaedic aspects of one hundred cases of spina bifida. Postgrad med. J. 32, 201—210 (1956).

CASUCCIO, C., SCAPINELLI, R.: Sulle affezioni della apofisi spinose vertebrali e degli interposti legamenti. Clin. ortop. 15, 1 (1963).

CAUGHEY, A. F.: Spina bifida occulta and pregnancy. A case report. Amer. J. Obstet. Gynec. 79, 294—295 (1960).

CHAMBERS, J. W., REVILLA, A. G.: Unusual case of meningocoele in an adult. J. Neurosurg. 5, 316—320 (1948).

CHANTRAINE, A., LLOYD, K., SWINYARD, C. A.: The sphincter ani externus in spina bifida and myelomeningocele. J. Urol. (Baltimore) 95, 250—256 (1966).

CHAPMAN, J.: Amer. J. Obstet. Gynec. 57, 761—764 (1949).

CHARLIER, A., SANTY, P.: Spina bifida géant. Rev. Orthop., Ser. III, 4, 257—267.

CHIARI, H.: Beckenmißgestaltung bei Spina bifida occulta sacralis. Z. angew. Anat. u. Konstit.-Lehre 1, 426—431 (1914). Derselbe Fall wurde unter dem Titel: „Über die Insuffizienz des vesicalen Harnleiterendes" als Inauguraldissertation von BARBEY 1913 in Straßburg vorgelegt.

CHIARI, M., LECLERC, R.: Sur un cas de spina bifida occulta, l'épreuve de Lipiodol dans le spina bifida occulta. Bull. Soc. méd. Hôp. Paris 47, 1656—1663 (1923).

CHUTE, A. L.: The relation between spina bifida occulta and certain cases of retention. J. Urol. (Baltimore) 5, 317 (1921).

COCKBURN, E.: Über Spina bifida posterior und die Resultate deren Behandlung an der Chir. Univ. Klinik zu Kiel (1901—1930). Med. Diss. Kiel (1932).

COHEN, J., SLEDGE, C. B.: Diastematomyelia. Amer. J. Dis. Child. 100, 257 (1960).

COHN, TH.: Mißbildung der darmabführenden Wege bei Spina bifida mit Kreuzbeingeschwulst. Zbl. Gynäk. 52, 3104 (1928).

COLBY, F. H.: Bladder symptoms from congenital deformities with nerve lesions. Boston med. surg. J. 804 (1926).

COLLER, F. R., JACKSON, J.: Anterior sacral meningocele. Surg. Gynec. Obstet. 76, 703—707 (1943).

COOK, R. C. M.: Spina bifida and hydrocephalus. Brit. med. J. 4, 796 (1971).

COTTE, G.: Traitement chirurgical de la spina bifida occulta. Rev. Orthop. 7, 331—333 (1906).

COTTE, R.: Intervention pour spina bifida occulta à forme douloureuse. Ref. Presse méd. 33, 1562 (1925).

COWIE, T. N.: Diastematomyelia: tomography in diagnosis. Brit. J. Radiol. 25, 263 (1952).

CRAMER, F. J.: Spina bifida. Z. urol. Chir. 21, 885 (1926/27).

CRAMER, K.: Zur Anatomie der Spina bifida occulta. Z. orthop. Chir. 32, 440 (1913).

CRAMER, K.: Über Operationsbefunde bei Spina bifida occulta. Verh. dtsch. orthop. Ges. 3 (1914).

CROWLEY, E. X.: Pregnancy complicated by spina bifida neurological bladder and pyelonephrosis. Kans. med. Soc. 54, 47 (1953).

CURTIUS, F.: Beitrag zur Pathologie der Spina bifida lumbosacralis. Langenbecks Arch. klin. Chir. 45, 194—200 (1893).

CURTIUS, F.: Status dysraphicus und Myelodysplasie. Fortschr. Erbpath. Rassenhyg. 3 (4), 199—258 (1939).

CURTIUS, F.: Altes und Neues zum Status dysraphicus. Nervenarzt 28, 185—188 (1957).

CURTIUS, F.: Spina bifida occulta. Dtsch. med. Wschr. 96, 709 (1971).

CURTIUS, F., LORENZ, J.: Über den Status dysraphicus. Z. ges. Neurol. Psychiat. 149, 1—49 (1934).

CURTIUS, F., SCHULZE, A.: Zur gegenwärtigen Beurteilung der Dysraphielehre. Arch. Klaus-Stift. Vererb.-Forsch. 43/44, 1—63 (1968/69).

CURTIUS, F., STÖRRING, F. K., SCHÖNBERG, K.: Über Friedreichsche Ataxie und Status dysraphicus. Z. ges. Neurol. Psychiat. 153, 719—743 (1935).

CUTORE, G.: Rarissimo caso di atresia ed anomali disposizioni congenite dell'intestino concomitante spina bifida occulta. Anat. Anz. 40, 382—447 (1912).

CUVELAND, E. DE: Über eine nicht ausentwickelte, isoliert gebliebene, dorsale Dornfortsatzanlage (Osteochondrom). Zugleich ein Beitrag zu den angeborenen Bogenspalten.

DAILLY: A propos de quatre observations de spina bifida che l'enfant. These Paris 1939.

DALZIEL, F. K.: Spina bifida occulta. Glasg. med. J. 46, 43 (1896).

DARDI, M.: Cisti presacro-coccigee. Rass. giul. Med. 12, 364—367 (1956).

DAWSON, C. W., DREISBACH, J. H.: Diastematomyelia and acquired clubfoot deformity. J. Amer. med. Ass. 175, 569 (1961).

DECKNER, K.: Die Ätiologie und Morphologie der sacro-coccygealen Fisteln. Bruns' Beitr. klin. Chir. 165, 210—220 (1937).

DEGENHARDT, K. H.: Mißbildungen des Kopfes und der Wirbelsäule. In: BECKER, P. E. (Hrsg.), Humangenetik, Bd. II, S. 534. Stuttgart 1964.

DELBET, P., LÉRI, A.: L'incontinence essentielle d'urine par spina bifida occulta: Guérison par intervention. Bull. Soc. méd. Hôp. Paris 47, 105 (1923).

DELBET, P., LÉRI, A.: L'incontinence dite essentielle d'urine. Pathogénie et traitement chirurgical. Rev. Chir. (Paris) 63, 1168 (1925).

DEMEL, R.: Meningocele sacralis anterior. Dtsch. Z. Chir. 209, 90—97 (1928).

DEMELER, W.: Über familiäre Mißbildungen der Wirbelsäule. Diss. Münster (1933).

DENUCÉ, M.: Spina bifida, anatomie, pathologie et embryogenie. Paris: O. Doin 1906.

DEUTSCHLÄNDER, C.: Spina bifida occulta. Sitzungsber. Hamburger ärztl. Ver. Sitzg vom 13. Juli 1920.

DEUTSCHLÄNDER, C.: Zur Kenntnis der Spina bifida occulta. Z. Orthop. 42, 456—461 (1922).

DEZZA, A., SALVI, V.: Early surgical treatment of two cases of myelomeningocele in spina bifida. Minerva ortop. 10, 689—690 (1959).

DITTRICH, R. J.: Pathogenesis in congenital clubfoot (pes equino-varus) an anatomical study. J. Bone Jt Surg. 12, 373 (1930).

DITTRICH, R. J.: Lumbosacral spina bifida occulta. Surg. Gynec. Obstet. 53, 378—388 (1931).

DITTRICH, R. J.: Röntgenologic aspects of spina bifida occulta. Amer. J. Roentgenol. 39, 937—944 (1938).

DITTRICH, R. J.: Low back pain and spina bifida occulta. Amer. J. Surg. 43, 749 (1949).

DITTRICH, R. J.: Coccygodynia as refered pain. J. Bone Jt Surg. 33, 715 (1951).

DODD, A. H.: A case of lumbal hypertrichosis. Lancet 1887, 1063.

DODDS, G. S.: Anterior and posterior rachischisis. Amer. J. Path. 17, 861—872 (1941).

DORAN, P. A., GUTHKELCH, A. N.: Studies in spina bifida cystica. I. General survey and reassessment of the problem. J. Neurol. Neurosurg. Psychiat. 24, 331—345 (1961).

DUBOWITH, V., LORBER, J., ZACHARV, R. B.: Lipoma of the cauda equina. Arch. Dis. Childh. 40, 207 (1965).

DURAISWAMI, P. K.: Comparison of congenital defects induced in developing chickens by certain teratogenic agents with those caused by insulin. J. Bone Jt Surg. A 27, 277—294 (1955).

EBELER, F., DUNKER, F.: Der angeborene Prolapsus uteri bei einem mit Spina bifida behafteten Neugeborenen. Z. Geburtsh. Gynäk. 77, 1—19 (1915).

EBERT, H.: Die neurochirurgische Behandlung des Malum perforans bei Spina bifida occulta. Diss. Berlin 1949.

EDER, D.: Anterior sacral meningocele. Bull. Los Angeles neurol. Soc. 14, 104—112 (1949).

EDWARDS, J. H.: Congenital malformations of the central nervous system in scotland. Brit. J. prev. soc. Med. 12, 115—130 (1958).

EHNI, G., LOVE, J. G.: Intraspinal lipomas. Report of cases; review of literature, and clinical and pathologic study. Arch. Neurol. Psychiat. (Chic.) 53, 1—28 (1945).

EICHLER, P.: Zur Diagnose der Spina bifida anterior. Fortschr. Röntgenstr. 36, 776 (1927).

ELLIS, J. D.: Spina bifida occulta. Int. J. Med. 41, 456—460 (1928).

ELS: Anomalie der Regio lumbosacralis im Röntgenbild. Bruns' Beitr. klin. Chir. 95, 125—156 (1915).

ELSBERG, C. A.: Spina bifida occulta with trophic disturbancies followed by fibro-lipoma. Ann. Surg. 543 (1911).

EMANUELE, L., SCALABRINO, P.: Sindrome dolorosa da disontogenia lombosacrale. Acta orthop. ital. 1, 335 (1955).

EMMET, T. A.: A rare form of spina bifida. Amer. J. Obstet. 3, 623—931 (1871).

EMMRICH, R.: Spina bifida und Familien mit Spina bifida. Med. Diss. Tübingen 1936.

ENDERLE, C.: Meningocele intrasacrale occulta (rilevato con la mielografia). Riv. Neurol. 5, 418—423 (1932).

ERICSSON, N. O.: Ventral sacral meningocoele. Nord. Med. 27, 1465—1468 (1945).

ESPADALER MEDINA, J. M., SALLS VASQUEZ, R., SOLE LLENAS: Diverticules pararadiculaires intrasacrés. Rev. neurol. 98, 316—320 (1958).

ESSMEYER, TH.: Spastischer Plattfuß und Spina bifida occulta. Inaug.-Diss., Köln 1927.

ESTOR, E., ESTOR, H.: Spina bifida occulta lombaire à forme douloureuse guéri par la laminectomie. Rev. Orthop. 18, 664—668 (1931).

EWALD, P.: Über Spina bifida occulta. Fortschr. Röntgenstr. 18, 276—280 (1911).

EXNER, C.: Varianten und Fehlbildungen der Wirbelsäule. In: Handbuch der Orthopädie, Bd. II. Stuttgart 1958.

FALDINI, G.: Un caso di spina bifida in un feto al quinto mese di vita intrauterina. Chir. Organi Mov. 7, 441—452 (1923).

FAWCITT, J.: Some radiological aspects of congenital anomalies of the spine in childhood and infancy. Proc. roy. Soc. Med. 52, 331 (1959).

FEREMBACH, D.: Frequency of spina bifida occulta in prehistoric human skeletons. Nature (Lond.) 199, 100—101 (1963).

FERNLANO, O., JANNELLI, E.: L'enuresi notturna da spina bifida occulta. Ipotesie patogenetiche e tentative di cura eliofarmacoterapica. G. ital. Chir. 11, 758—777 (1955).

FINCK, J. v.: Zur Ätiologie der Spina bifida occulta. Zugleich eine Erwiderung auf den Artikel Dr. OTTO BECKS: „Kritischer Beitrag zur Spina bifida occulta" im 43. Bd., Heft 1 dieser Zeitschrift. Z. Orthop. 44, 335 (1924).

FINDLAY, H. V.: Spina bifida with urinary symptoms. J. Urol. (Baltimore) 26, 147—152 (1931).

FINK, J.: Ein Beitrag zur pathologischen Anatomie und Klinik der Spina bifida occulta auf Grund von Sektionsbefunden an Leichen Neugeborener. Z. orthop. Chir. 42, 65—86 (1922).

FISCHER, G.: Ein Fall von chronischer Ostitis der Metatarsalknochen und lumbaler Trichose. Dtsch. Z. Chir. 18, 1 (1882).

FISHER, R. G., UIHLEIN, A., KEITH, H. M.: Spina bifida and Cranium bifidum; study of 530 cases. Proc. Mayo Clin. 27, 33—38 (1952).

FLEXNER: Spina bifida occulta. Verh. dtsch. orthop. Ges. 22, 168 (1927).

FLICKINGER, F. M., MASSON, J. O.: Bilateral petit's hernia and an anterior sacral meningocele occuring in the same patient. Amer. J. Surg. 71, 466—471, 752—759 (1946).

FLÜCKINGER, A.: Les tumeurs lombosacrées associes an spina bifida occulta. Arch. suiss. neurol. neurochir. psychiat. 99, 201—226 (1967).

FONTANILLAS, J. L.: Sindrome della spinosa della V vertebra a tasto di telegrafo. Minerva ortop. 11, 740 (1962).

FORD, F. R.: Diseases of the nervous system in infancy, childhood and adolescence, ed. 2, p. 283. Springfield, Illinois: Ch. C. Thomas 1944.

FORD, F. R.: Diseases of the nervous system in infancy, childhood and adolescence, Bd. 4, S.285—296. Springfield, Illinois: Ch. C. Thomas 1960.

FORESTIER, J.: La maladie de Scheuermann. Rev. Rhum. 14, 280—283 (1947).

FORNI, G.: Della spina bifida. Minerva chir. 6, 487 (1951).

FORNI, G., FORNI, I.: La spina bifida. Arch. ital. Chir. 81, 227 (1956).

FOWLER, I.: Responses of the chick neural tube in mechanically produced spina bifida. J. exp. Zool. 123, 115—151 (1953).

FRANCOIS, J.: De la laminectomie lombo-sacrée dans certaines rétentions et incontinences d'urines dues au spina bifida occulta. J. Urol. méd. chir. 21, 161—169 (1926).

FRANKL-HOCHWARTH, L. VON: Zur Differential-diagnose der juvenilen Blasenstörungen. Verh. dtsch. Ges. Urol., Kongr. 377 (1907).

FRANZ, A.: La terapia chirurgica delle schisi sacrali dolorose della I sacrale e della V lombare. Chir. Organi Mov. 52, 242 (1963).

FRANTZ, C. H., AITKEN, G. T.: Complete Absence of the lumbar spine and sacrum. J. Bone Jt Surg A 49, 1531—1540 (1967).

FREEMAN, L. W.: Late symptome from diastemato-myelia. J. Neurosurg. 18, 538 (1961).

FRITZ, CH.: Spontanerfolge bei Spina bifida occulta. Inaug.-Diss. Köln 1930.

FUCHS, A.: Über den klinischen Nachweis congeni-taler Defektbildungen in den unteren Rücken-markabschnitten (Myelodysplasie). Wien. med. Wschr. 37, 2142, 2261 (1909).

FUCHS, A.: Über den klinischen Nachweis kongeni-taler Defektbildungen in den unteren Rücken-marksabschnitten (Myelodysplasie). Wien. klin. Wschr. Nr. 27 u. 28 (1910).

GAEDKENS, B.: Ein Fall von Ektopie der Bauch-eingeweide mit Spina bifida. Inaug.-Diss. Berlin 1880.

GAGEL, O.: Mißbildungen des Rückenmarks. Hand-buch der Neurologie von O. BUMKE und O. FÖR-STER, Bd. 16, Abt. 6, S. 204—208.

GARDNER, W. J.: Anatomic anomalies, common to myelomeningocele of infancy and syringomyelia of adulthood succest. A common origine. Cleveland clin. Quart. 26, 118—133 (1959).

GARDNER, W. J.: Diastematomyelia and the Klippel-Feil Syndrome relationship to hydrocephalus, syringomyelia mengingocele, meningomyelocele and anencephalus. Cleveland clin. Quart. 31, 91 (1964).

GARDNER, W. J., COLLINS, J. S.: Skeletal anomalies associated with syringomyelia, diastematomyelia and myelomegingocele. J. Bone Jt Surg. A 42, 1265 (1960).

GEMMEL, A. A., WITAKER, P. H., PLACKETT, R. L.: Spina bifida occulta and nulliparous prolaps. J. Obstet. Gynaec. Brit. Emp. 55, 459—463 (1948).

GEYL: Zit. nach GREIL.

GIANELLI: Osservazione radiologiche. Sugli mal-formazzioni craniovertebrale negli ataxie familiari. Rass. Studi ps.chiat. 22, 37 (1933). Ref. Zbl. ges. Neurol. Psychiat. 71, 700 (1934).

GILES, R. G.: Vertebral anomalies. Radiology 17, 1262—1266 (1931).

GILL, G. G., WHITE, H. L.: Mechanics of nerve root compression and irritation in backache. Clin. ortop. 5, 66 (1955).

GILLES, R.: Bassin vicié par absence de la moitié inférence du sacrum. Obsterique (1908) 282, Société d'obstetrique de Paris (1908).

GILLES, R.: Spina bifida et puerpéralité. J. sages femmes Paris 12, 361—364 (1913). Ref. Zbl. Gynäk. 64 (1914).

GILLESPIE, H. W.: The significance of congenital lumbosacral abnormalities. Brit. J. Radiol. 22, 270—275 (1949).

GILLIES, C. L., HARTUNG, W.: Fracture of the tibia in spina bifida vera. Radiology 31, 621 (1938).

GILLMAN, J., GILBERT, C., GILLMAN, T.: Preliminary report on hydrocephalus, spina bifida and other anomalies in the rat produced by trypan blue. Significance of these results in interpretation of congenital malformations following maternal rubella. S. Afr. J. med. Sci. 13, 47—90 (1948).

GIORGI, D., NASSER, J., BIVILACQUA, A. R.: Occulta spina bifida and neurological disorders in spinal anesthesia. Arq. Neuropsyhiat. 17, 421—415 (1959).

GLASER, S.: Ileal diversion in spina bifida an alter-native method. Proc. roy. Soc. Med. 53, 354—356 (1960).

GOERTTLER, K.: Experimentell erzeugte Spina bifida und Ringembryonenbildungen und ihre Bedeu-tung für die Entwicklungsphysiologie der Uro-deleneier. Z. Anat. Entwickl.-Gesch. 80, 283—343 (1926).

GOHRBRANDT, E.: Über die chirurgische Behandlung von Bettnässern. Dtsch. Z. Chir. 264, 401—408 (1950).

GOHRBRANDT, E.: In: BIER-BRAUN-KÜMMELL, Chir-urgische Operationslehre, 7. Aufl., Bd. 5. „Die Mißbildungen des Rückenmarks". Leipzig 1969.

GOLD, E.: Die Chirurgie der Wirbelsäule. Neue deut-sche Chirurgie, 54. Stuttgart: Ferdinand Enke 1933.

GOLDING, C.: Spina bifida and epiphysial displace-ment. J. Bone Jt Surg. B 42, 387 (1960).

GOLJANITZKI, J. A.: Die gewerblichen Erkrankungen des Kreuzbeinabschnittes der Wirbelsäule und ihre chirurgische Behandlung. Arch. orthop. Un-fall-Chir. 26, 43—72 (1928).

GOWERS, W. R.: Myelo-lipomata of the spinal cord. Trans. path. Soc. Lond. 27, 19—22 (1876).

GOZZO, G.: Su di un caso di arterite segmentaria in sogetto affetto da spina bifida occulta. G. Med. milit. 97, 434—443 (1950).

GRAESSNER: Der röntgenologische Nachweis der Spina bifida occulta. Festschr. z. Feier d. 10jähri-gen Bestehens der Akad. f. prakt. Med. zu Köln (1915), 355.

GRAF, R. A., SMITH, J. H., FLOCKS, R. H., VAN EPPS, E. F.: Urinary tract changes associated with spina bifida and myelomeningocoele. Amer. J. Roentgenol. **92**, 255—267 (1964).

Graff, E., von: Etiology of prolapse. Amer. J. Obstet. Gynec. **25**, 800—809 (1933).

Graff, E. von: Zur Ätiologie des Prolapses. Arch. Gynäk. **120**, 59 (1923).

Grebe, H.: Die Fistula sacrococcygea, ein Erbmerkmal. Erbarzt **10**, 123—126 (1942).

Greg, N., Mc. A.: Congenital cataract following german measles in the mother. Trans. ophthal. Soc. Aust. **3**, 34—45 (1941).

Greg, N., Mc. A.: Rubella during pregnancy of the mother, with its sequelae of congenital defects in the child. Med. J. Aust. **1**, 313—315 (1945).

Griffithes, S. J. H.: Spina bifida occulta. Brit. J. Surg. **18**, 172—174 (1930).

Grosh, S. M., Grosh, D. P.: Spina bifida occulta; with report of a case. J. Indian med. Ass. **21**, 400—402 (1952).

Gross, S. W., Sachs, E.: Spina bifida and cranium bifidum. A study of one hundred and three cases. Arch. Surg. **28**, 874—888 (1934).

Grossiord, A., Guiot, G., Held, J. P., Laplade, D.: Un cas de spina bifida occulta avec myélodysplasie. Rev. neurol. **96**, 257—259 (1957).

Grossmann, E.: Eine seltene Form der Spina bifida cystica. Jb. Kinderheilk. **63**, 224 (1906).

Grote, W.: Zur Klinik und Behandlung von Mißbildungen des Rückenmarks und seiner Häute. Med. Welt **11**, 536—541 (1964).

Grünwald, P.: Die Entstehung der sog. Eventration und der Sympodie. Beitr. path. Anat. **97**, 418 (1936).

Grünwald, P.: Tissue anomalies of probable neural crest origin in a twenty millimeter human embryo with myeloschisis. Arch. Path. **31**, 489—500 (1941).

Grueter, H.: Untersuchungen des Filum terminale unter bes. Berücksichtigung der Verhältnisse bei Spina bifida occulta und Klauenhohlfuß. Acta neurochir. (Wien) **10**, 523—532 (1962).

Gryspeerdt, G. L.: Myelographic assessment of occult forms of spinal dysraphism. Acta radiol. Diagn. **1**, 702—717 (1963).

Gundberg, D. L.: Spina bifida and the Arnold-Chiari-Malformation in the progeny of trypan blue injected rats. Anat. Rec. **126**, 343—359 (1956).

Guthkelch, A. N.: Studies in spina bifida cystica. III. Seasonal variation in the frequency of spina bifida births. Brit. J. prev. soc. Med. **16**, 159—162 (1962).

Guyot, Jeanneney, G.: A propos de 2 cas d'anomalies morphologiques du sacrum. J. med. Bordeaux **52**, 193 (1922).

Hackenbroch, M.: Zur Kasuistik, Pathologie und Therapie der Spina bifida occulta und ihrer Folgezustände. Münch. med. Wschr. **69**, 1191—1192 (1922).

Hackenbroch, M.: Über das Vorkommen angeblicher Veränderungen des zentralen und peripheren Nervensystems bei kongenitalen Fußdeformitäten unter Berücksichtigung eigener pathologischer Untersuchungen. Arch. orthop. Unfall-Chir. **22**, 331 (1924).

Hackenbroch, M.: Der Hohlfuß. Ergebn. Chir. Orthop. **17** (1924).

Hackenbroch, M.: Weitere Erfahrungen mit der operativen Behandlung bei Spina bifida occulta. Z. Orthop. **62**, 290—297 (1934).

Hacker, V. von: Fall von Spina bifida occulta und Malum perfor. pedis. Mitt. Ver. Ärzte in Stmk. **42**, 154 (1905).

Hadley, L. A.: The value of outline plain roentgenogramms in the diagnosis of sacral perineural cysts. Amer. J. Roentgenol. **84**, 119—124 (1960).

Haggenmiller, T.: Über Spina bifida und Cephalocele. Bruns' Beitr. klin. Chir. **110**, 163—186 (1918).

Hallervorden, J.: Die heriditäre Ataxie. Handbuch der Neurologie von O. Bumke und O. Förster, Bd. 16, Abt. 6, S. 669—670. Berlin: Springer 1935—1937.

Hamburgh, M.: The embryology of trypan blue induced abnormalities in mice. Anat. Rec. **119**, 409—427 (1954).

Hamby, W. B.: Pilonidal cyst. Spina bifida occulta and bifid spinal cord. Report of a case with review of the literature. Arch. Path. **21**, 831—838 (1936).

Harnack, von G. A.: Probleme der Meningocelenbehandlung. Ther. d. Gegenw. **98**, 384—387 (1959).

Haslam, E. I.: The arthropedic problem of spina bifida. Bull. Tulane med. Fac. **12**, 12—16 (1952).

Hauge, T.: Myelography in a case of the occult form of spinal dysraphism. Acta radiol. Diagn. **1**, 718—720 (1963).

Hayes, J. T., Gross, H. P., Dow, S.: Surgery for paralytic defects secondary to myelomeningocele and myelodysplasia. J. Bone Jt Surg. A **46**, 1577—1597 (1964).

Hays, R. P.: Resection of the sacrum for benign giant cell tumor. Ann. Surg. **138**, 115—120 (1953).

Heinemann, W.: Research into hydrocephalus and spina bifida (proceedings of the Cardiff meeting of the society for research into hydrocephalus and spina bifida 1966). Develop. Med. Child Neurol., Suppl. Nr **13**, 139 (1967).

Hellner, H.: Spondylolisthesis, traumatische Sub- bzw. Totalluxation in der Lumbosacralregion und sogenannte Praespondylolisthesis. Fortschr. Röntgenstr. **41**, 527—549 (1930).

Helmreich, W.: Über Beobachtungen von Nebennierenverschmelzungen bei Spina bifida und Aplasie der Nieren. Beitr. path. Anat. **109**, 511—520 (1947).

Hemmer, R.: Zur Behandlung und Prognose der Meningo-, Myelo- und Encephalozelen unter Berücksichtigung der modernen Verfahren zur Hydrocephalusbehandlung. Münch. med. Wschr. **104**, 2404—2408 (1962).

Hemmer, R.: Diagnostik und Therapie bei Myelozelen. Pädiat. Prax. **9**, 635—643 (1970).

Hempel, H. C.: Spina bifida cystica-Klinik, Therapie und bevölkerungspolitische Bedeutung. Mschr. Kinderheilk. **91**, 82—144 (1942).

Henle, A.: Zur Pathologie der Spina bifida occulta. Verh. Ges. dtsch. Naturforsch. 90 (1904).

Heppner, R.: Gibt es Meningocelen bei geschlossenem Wirbelkanal. Zbl. Neurochir. **20**, 4, 227—235 (1960).

HERTWIG, O.: Urmund und Spina bifida. Eine vergleichend morphologische, teratologische Studie an mißgebildeten Froscheiern. Arch. mikr. Anat. **39**, 353—503 (1892).

HESSE, F. A.: Spina bifida cystica. Ergebn. Chir. Orthop. **10**, 1197—1282 (1918).

HEWITT, D.: Geographical variations in the mortality attributed to spina bifida and other congenital malformations. Brit. J. prev. soc. Med. **17**, 13—22 (1963).

HEYNEMANN, TH.: Zur Ätiologie des Prolapses. Zbl. Gynäk. **48**, 62—64 (1924).

HILDEBRAND: Pathologisch-anatomische und klinische Untersuchungen zur Lehre von der Spina bifida und den Hirnbrüchen. Dtsch. Z. Chir. **36**, 433—535 (1893).

HILLENIUS, L.: Intrathoracic meningocele. Acta med. scand. **163**, 15—20 (1959).

HILLER, E.: Zur Frage der trophischen Störungen bei Spina bifida occulta. Diss. Hamburg 1952.

HINDSE-NIELSEN, S.: Spina bifida; Prognose, Erblichkeit. Acta chir. scand. **80**, 537—540 (1938).

HINTZE, A.: Wann ist die Spina bifida occulta ein pathologischer Fall? Verh. dtsch. Ges. Chir. **45**, (Kongreß) (1921).

HINTZE, A.: Die pathologischen Formen der Verknöcherungslücken an den Verschlußlücken der lumbo-sacralen Wirbel. Verh. dtsch. Röntg.-Ges. **13**, 88—95 (1922).

HINTZE, A.: Die „Fontanella lumbo-sacralis" und ihr Verhältnis zur Spina bifida occulta. Langenbecks Arch. klin. Chir. **119**, 409—454 (1922).

HINTZE, A.: Enuresis nocturna spina bifida occulta and epidurale Injektion. Mitt. Grenzgeb. Med. Chir. **35**, 484 (1922).

HINTZE, J.: Angeborener Wirbelbogendefekt mit kompensatorischer Hyperplasie benachbarter Bogenanteile. Arch. orthop. Unfall-Chir. **49**, 607—609 (1958).

HOCHHEIM, W.: Der offene Wirbelbogenspalt, Komplikationen und Prognose. Beitr. Orthop. Traum. **15**, 522—525 (1968).

HODGES, P. C.: An epiphyseal chart. Amer. J. Roentgenol. **30**, 809 (1933).

HOFMANN, W.: Über den Röntgenbefund bei Enuresis nocturna (Spina bifida occulta). Fortschr. Röntgenstr. **26**, 322—325 (1919).

HOFF, H., FISCHER, F., THURNER, W.: Die Spina bifida occulta lumbosacralis als Krankheitsursache in der allgemeinen Praxis. Münch. med. Wschr. **94**, 56—59 (1952).

HOFMOKL: Über das Wesen und die Behandlung der Spina bifida. Wien. med. Jb. 443—466 (1878).

HOLMDAHL, D. E.: Die Myelodysplasielehre. Mschr. Kinderheilk. **23**, 1 (1922).

HOLMDAHL, D. E.: Experimentelle Untersuchungen über die Lage der Grenze zwischen primärer und sekundärer Körperentwicklung beim Huhn. Anat. Anz. **59**, 393 (1924/25).

HOLMDAHL, D. E.: Die erste Entwicklung des Körpers bei den Vögeln und Säugetieren, inkl. dem Menschen, besonders mit Rücksicht auf die Bildung des Rückenmarks, des Zöloms und der entodermalen Kloake nebst einem Exkurs über die Entstehung der Spina bifida in der Lumbalregion.

Morph. Jahrb. **54**, 333—384 (1925/26); **55**, 112—208 (1925/26).

HOLST, G.: Zahlenmäßige Untersuchungen über Verteilung verschiedener Mißbildungsarten in einem großen teratologischen Anschauungsgut. Inaug.-Diss. Göttingen 1939.

HOUYET, J.: Spina bifida occulta, incontinence sphinctérienne compléte. Operation: guérison. Scalpel (Brux.) **86**, 1587 (1933).

HUNTER, BROWN, M., POWEL, O.: Anterior sacral meningocele. J. Neurosurg. 535—538 (1945).

HYNDRMAN, O. R., GERBER, W. F.: Spinal extradural cysts congenital and acquired; Report of cases. J. Neurosurg. **3**, 474—486 (1946).

IMHÄUSER, H.: Über die Beziehungen der Spina bifida zu Mißbildungen am Medullarrohr, insbesondere zur Syringomyelie. Inaug.-Diss. Kiel 1935.

INGALLIS, T. H., PUGH, T. F., MacMAHON, B.: Incidence of anencephalus, spina bifida and hydrocephalus related to birth rand and maternal age. Brit. J. prev. soc. Med. **8**, 17—23 (1954).

INGRAHAM, F. D., HAMLIN, H.: Spina bifida and cranium bifidum. New Engl. J. Med. **228**, 631—641 (1943).

INGRAHAM, F. D., LOWREY, J. J.: Spina bifida and cranium bifidum. III. Occult spinal disorders. New Engl. J. Med. **228**, 745—750 (1943).

INGRAHAM, F. D., MATSON, D. D.: Neurosurgery of infancy and childhood, p. 23. Springfield: Ch. C. Thomas Publ. 1954.

INGRAHAM, F. D., SWAN, H.: Spina bifida and cranium bifidum. A survey of 546 cases. New Engl. J. Med. **228**, 559—563 (1943).

INGRAHAM, F. D., SWAN, H.: A surwey of 546 cases in spina bifida and cranium bifidum (INGRAHAM, F. D., editor). Cambridge: Harvard University Press 1944.

JACOBS, LG., SMITH, J. K., van HORN, P.S.: Myelographic demonstration of cysts of spinal membranes. Radiology **62**, 215—221 (1954).

JAMES, C. C. M., LASSMANN, L. P.: Diastematomyelia. Arch. Dis. Childh. **33**, 536—539 (1958).

JAMES, C. C. M., LASSMANN, L. P.: Spinal dysraphism. An othopaedic syndrome in children accompanying occult forms. Arch. Dis. Childh. **35**, 315—327 (1960).

JAMES, C. C. M., LASSMANN, L. P.: Spinal dysraphism. The diagnosis and treatment of progressive lesions in spina bifida occulta. J. Bone Jt Surg. B **44**, 828—840 (1962a).

JAMES, C. C. M., LASSMANN, L. P.: Spinal dysraphism. Spinal cord lesions associated with spina bifida occulta. Physiotherapy **48**, 154—157 (1962b).

JAMES, C. C. M., LASSMANN, L. P.: Diastematomyelia. A critical survey of 24 cases submitted to laminectomy. Arch. Dis. Childh. **39**, 125—130 (1964).

JAMES, TH.: An unusual vertical fracture of the 5th lumbar vertebra. Report of a case. J. Bone Jt Surg. A **43**, 579—581 (1961).

JANCKE: Über eine Bettnässerfamilie, zugleich ein Beitrag zur Erblichkeit der Spina bifida. Dtsch. Z. Nervenheilk. **54**, 255—258 (1916).

JAROSCHY, W.: Chronisches Trophödem und Spina bifida occulta. Bruns' Beitr. klin. Chir. **152**, 632—644 (1931).

JARVIS, J. L.: Involvement of the sacrum by recurrent carcinoma of the rectum. Amer. J. Roentgenol. **84**, 339—353 (1960).

JELGERSMA, H. G.: Spina bifida occulta, a normal feature in all birds. Folia psychiat. neerl. **55**, 185—186, 42—50 (1952).

JELSMA, F., FRANKLIN, FLOETNER, E. J.: Painful spina bifida occulta. With Review of the literature. J. Neurosurg. **10**, 19—27 (1953).

JELSMA, F., SPURLING, R. G.: Spina bifida occulta; report of two cases. Surg. Gynec. Obstet. **51**, 537—540 (1930).

JEMMA, G.: Le spine bifide. Napoli: Edizione la Pediatria 1930.

JIRASEK, A.: Spina bifida occulta inferior, Symptom und Behandlung. In: Čas. Lék. čes. **70**, 1013—1016, 1052—1057, 1087—1091 (1931).

JIRASEK, A.: Il valore della radiografia epidurale con lipiodol nelle affezioni delle parti inferiori della colonna vertebrale, sopratuto di fronte all'incontinenza essenziale di urina. Policlinico, Sez. chir. **40**, Suppl. 301—310 (1933).

JOACHIMSTHAL, G.: Über die Spina bifida occulta mit Hypertrichosis lumbalis. Berl. klin. Wschr. **28**, 536—538 (1891).

JOHNSON, A.: Fatty tumour connected with the interior of the spinal canal of the sacrum. Trans. path. Soc. Lond. **8**, 28—29 (1857).

JOHNSON, E. W., DAHLIN, D. C.: Treatment of giant—cell tumor of bone. Dis. Colon Rect. **5**, 264—269 (1962).

JOHNSON, E. W., Jr., GEE, V. R., DAHLIN, D. C.: Giant-cell tumors of the sacrum. Amer. J. Orthop. **4**, 302—305 (1962).

JONES, J. G. L., EVANS, E. G.: Anterior sacral meningocele. J. Obstet. Gynaec. Brit. Emp. **66**, 477—479 (1959).

JONES, J. P.: Diastematomyelia. Clin. Orthop. **21**, 164 (1961).

JONES, P. H., LOVE, J. G.: Tight filum terminale. Arch. Surg. **73**, 556 (1956):

JONES, T.: Spina bifida occulta. Brit. med. J. **17**, 173—174 (1891).

JUNGHANNS, H.: Spondylolisthesis (30 pathologisch-anatomisch untersuchte Fälle). Bruns' Beitr. klin. Chir. **148**, 554—573 (1930).

KALLIUS, H. V.: Zur Klassifizierung von Wirbelsäulenmißbildungen. Arch. orthop. Unfall-Chir. **31**, 287—300 (1932).

KALLIUS, H. V.: Die Mißbildungen der HWS, insbesondere über das sogenannte Klippel-Feilsche-Syndrom. Arch. orthop. Unfall-Chir. **29**, 440—466 (1931).

KAMMEL, W.: Häufigkeit und klinische Bedeutung der Spina bifida occulta. Z. Orthop. **92**, 449—452 (1960).

KARLIN, I. W.: Incidence of spina bifida occulta in children without enuresis. Amer. J. Dis. Child. **48**, 125—134 (1935).

KATILA, O., LAPALAINEN, A.: Spina bifida occulta and enuresis. Z. Kinderpsychiat. **25**, 251—254 (1958).

KATZENSTEIN, M.: Beitrag zur Pathologie und Therapie der Spina bifida occulta. Langenbecks Arch. klin. Chir. **64**, 607—629 (1901).

KEEN, J. A.: The genesis of spina bifida and allied congenital defects. Clin. Proc. **7/5**, 162—172 (1949).

KELLNER: Ein Fall von Trichosis lumbalis mit Spina bifida occulta. Zbl. Chir. **28**, 575 (1901); — Fortschr. Röntgenstr. **4**, 220 (1901).

KIESER, W.: Die sogenannte Flughaut beim Menschen. Ihre Beziehungen zum Status dysraphicus und ihre Erblichkeit. Z. menschl. Vererb. u. Konstit.-Lehre **23**, 593—619 (1939).

KINNIER, WILSON, S. A., WAKELEY, C. P. G.: Occult lumbosacral meningocele. J. Neurol. Psychopath. **13**, 45—49 (1932/33).

KIRDIE, Mc. M.: Pilonidal sinus. Ann. Surg. **107**, 389—399 (1938).

KIRMISSON, F.: Nouvel exemple de spina bifida latent chez une fillette de cinq ans et demi. Rev. Orthop. **1** (1905).

KLEIN, M. R., DELÈGNE, L., ENGEL, PH.: Le spina bifida. Neurochirurgia **2**, 163—175 (1960).

KLEINER, G.: Cysten im Kreuzbein (Spina bifida sacralis incompleta ant. et posterior). Beitr. path. Anat. **86**, 407—425 (1931).

KOCH, A.: Operative Behandlung der Spina bifida occulta wegen Blasenstörungen. Langenbecks Arch. klin. Chir. **177**, 258 (1933).

KOCH, A.: Die Bedeutung der Myelographie für die operative Behandlung der Spina bifida occulta wegen Blasenstörungen. Fortschr. Röntgenstr. **48**, 90 (1933).

KOCH, R.: Beiträge zur Lehre der Spina bifida. Kassel 1881.

KOCHS, J.: Spontanheilung einer Fußdeformität bei Spina bifida occulta nach Laminektomie. Münch. med. Wschr. 1877 (1927).

KÖHLER, J.: Spina bifida occulta bei Urolithiasis. Münch. med. Wschr. **105**, 27, 1328—1384 (1963).

KÖHN, H.: Sakrale Inkontinenz bei kongenitaler Mißbildung des Kreuzbeines. Klin. Wschr. **9**, 1454—1456 (1930).

KOLODNY, A.: Results of surgery in spina bifida. J. Amer. med. Ass. **101**, 1626—1630 (1931).

KRAMER, E.: Lipome bei Spina bifida occulta. Spätsymptome und deren Bedeutung in der Differentialdiagnose zu Caudatumoren. Diss. Köln 1954.

KRAUSE, J.: Spina bifida occulta. Diss. Berlin, August 1911.

KRAUSE-AVELLIS, H.: Über die chirurgische Therapie der Enuresis nocturna bei Wirbelbogenspaltbildungen im Sinne der Spina bifida occulta, beobachtet an 114 Patienten. Diss. Berlin, Humboldt Univ. 1950.

KREMER, E.: Le traitement de la méningocele. Thèse Strasbourg 1959.

KRONER, T., MARCHAND, G.: Meningocele sacralis anterior. Arch. Gynäk. **17**, 444 (1881).

KÜTTNER, H.: Beitrag zur Chirurgie des Gehirns undRückenmarks. Berl. klin. Wschr. **60**, I, 584 (1908).

LAGROT, F., COHEN-SOLAL: Les formes douloureuses du spina bifida occulta lombosacré et leur traitement. Rev. Orthop. **21**, 193—218 (1934).

LAINE, R., WEMEAU, L., DELANDSTHEER, GALIBET: Enorme meningocel abdomino-pelvienne en rapport avec un spina bifida sacré antérieur.

Exclusion du sac par voie postérieure transsacrée. Guérison. Mém. Acad. Chir. 82, 65—73 (1956).

LANDAU, W.: Zur Kenntnis der Hypertrichosis circumscripta mediana. Wien. klin. Wschr. 831 (1907).

LANZARA, A.: Meningocele. Orthop. Traumat. App. Motore 15, 50 (1947).

LAPLANE, D., GUIOT, G., GROSSIORD, A., HELD, J. P.: Spina bifida occulta avec myelodysplasie. Hôp. Paris 33, 2603—2607 (1957).

LASSERRE, C., RADOIEVITCH: A propos de 2 cas d'anomalies morphologiques du sacrum. Gaz. hebd. Soc. Méd. Bordeaux 43, 83 (1922).

LASSMANN, L. P., JAMES, M. C. C.: Lumbosacral lipomata and lesions of the conus medullaris and cauda equina. Excerpta Medica intern. Congr. Series Nr 60, 139 (1963).

LASSMANN, L. P., JAMES, C. C. M.: Spina bifida cystica and occulta, some aspects of spinal dysraphism. Paraplegia 2, 96—99 (1964).

LASSMANN, L. P., JAMES, C. C. M.: Lumbosacral lipomas: critical survey of 26 cases submitted to laminectomy. J. Neurol. Neurosurg. Psychiat. 30, 174—181 (1967).

LATZKO, W.: Ein Fall von Spina bifida occulta. Ztbl. Gynäk. 37, 1294—1303 (1913).

LAURENCE, K. M., FORREST, D. M., MACNAB, G. H.: Ventriculo-subdural drainage in infantil hydrocephalus. Lancet 1958 II, 1152.

LAUTERBACH: Anatomie, Pathologie und Behandlung der Spina bifida. Diss. Marburg 1916.

LEBEDEFF, A.: Über die Entstehung der Anencephalie und Spina bifida bei Vögeln und Menschen. Virchows Arch. path. Anat. 86, 263—298 (1881).

LEHMANN, F. E.: Die embryonale Entwicklung, Entwicklungsphysiologie und exp. Teratologie. Handbuch der allgemeinen Pathologie, Bd. IV. Springer: Berlin-Göttingen-Heidelberg 1954.

LEIGH, T., ROGERS, J. V.: Anterior sacral meningocele. Amer. J. Roentgenol. 71, 808—812 (1954).

LEMBERG, M. K.: Spina bifida occulta und Kreuzschmerzen. Diss. Köln 1959.

LEMIRE, R. J., SHEPARD, T. H., ALVORD, E. C., Jr.: Caudal myeloschisis (lumbo-sacral spina bifida cystica) in a five milimeter (Horizon XIV) human embryo. Anat. Rec. 52, 9 (1965).

LEO, E.: Spina bifida del rachide. Ann. ital. Chir. 8, 1289—1305 (1929).

LERCH, H.: Zur Frage des Zusammenhanges zwischen Spina bifida occulta und Wirbeltuberkulose. Beitr. Klin. Tuberk. 105, 57—60 (1951).

LÈRI, A.: Contribution à l'étude du système nerveux dans la pathogénie des oedèmes, trophoedèmes chroniques et spina bifida occulta. Gaz. Hôp. (Paris) 25, 28 (1922).

LÉRI, A.: Le spina bifida occulta et quelques unes de ces conséquences. J. Méd. Paris 43, 835 (1924).

LEVEUF, J.: Deux observations de spina bifida avec tumeur solide. Bull. Mém. Soc. Chir. 56, 1218—1229 (1930).

LEVEUF, J.: Classification des "spina bifida". Paris méd. 24, 356—363 (1934).

LEVEUF, J.: Etudes sur la spina bifida. Paris: Masson 1937.

LEVEUF, J., BERTRAND, J., STERNBERG, G.: Etudes sur la spina bifida. Masson & Cie. 1937.

LICHTENBERG, A.: Die klinische Abgrenzung des Krankheitsbildes der Inkontinenz bei der Spina bifida lumbosacralis und ihre operative Behandlung. Z. urol. Chir. 6, 271—281 (1921).

LICHTENSTEIN, B. W.: "Spinal dysraphism" spina bifida and myelodysplasia. Arch. Neurol. Psychiat. (Chic.) 44, 792—810 (1940).

LICHTENSTEIN, B. W.: Distant neuro-anatomic complications of spina bifida (spinal dysraphism). Arch. Neurol. Psychiat. (Chic.) 47, 195 (1942).

LICHTENSTEIN, L.: Bone tumours, 3rd ed. Saint Louis: Mosby 1965.

LIEPELT: Schwangerschaft und Geburtsverlauf bei Spina bifida und Paraplegie der unteren Extremitäten. Arch. Gynäk. 165, 88 (1938).

LIMMER, H.: Zur Kenntnis der neurologischen Spätstörungen bei der Spina bifida occulta. Diss. Leipzig 1942.

LINDGREN, E.: Myelographie mit Luft. Nervenarzt 12, 56 (1939).

LINDGREN, E.: Radiologic examination of the brain and spinal cord. Acta radiol. (Stockh.), Suppl. 151 (1957).

LITTLE, C. C., BAGGH, J.: The occurrence of four inheratible morphological variations in mice and their possible relation to treatment with X-rays. J. exp. Zool. 41, 45—91 (1924).

LOBO, DE, E. H.: Spinal dysraphism in children. Brit. J. clin. Pract. 22, 423—425 (1968).

LOMBARDI, G., MORELLO, G.: Congenital cysts of the spinal membranes and roots. Brit. J. Radiol. 36, 197—205 (1963).

LOPEZ, R.: De la concomitancia en la espina bifida con las deformidades del pié y de su tratamiento. Med. Ibera 518 (1927).

LORBER, J.: The family history of spina bifida cystica. Pediatrics 35, 589 (1965).

LORBER, J., LEVICK, K.: Spina bifida cystica. Incidence of spina bifida occulta in parents and in controls. Arch. Dis. Childh. 42, 171—173 (1967).

LOVE, J. G., DALY, D. D., HARRIS, L. E.: Tight filum terminale. Report of condition in three siblings. J. Amer. med. Ass. 176, 115—117 (1961).

LOVE, J. G., MOERSCH, F. P.: Sacrococcygeal teratoma in the adult. Arch. Surg. 37, 949 (1938).

LOVIBAND, S. H.: Conditioning and enuresis. Oxford-London-New York-Paris 1964.

LUCHERINI, T.: Sindrome neuro-distrofica del piede. Reumatismo 8, 235—265 (1956).

LÜCKE, A.: Über sog. kongenitale Hüftgelenksluxation. Tgbl. der 58. Vers. d. Naturf. u. Ärzte zu Straßburg, 274 (1885).

LUKSCH, F.: Versuche zur experimentellen Erzeugung von Myeloschisis. Z. Heilk., Abt. Path. Anat. 25, 105—169 (1904).

LUPI, A., PROSSER, I.: Cisti e fistole sacro-coccigeee, contributo clinico statisticho. Rif. med. 72, 1187—1193 (1958).

MAAS, N.: Zur operativen Behandlung der Spina bifida occulta. Dtsch. med. Wschr. 750 (1897).

MACCANI, V.: Alterazioni cariotipiche nella spina bifida. Ninerva pediat. 19, 2103—2104 (1967).

MacCarty, C. S., Leavens, M. E., Love, J. G., Kernohan, J. W.: Dermoid and epidermoid tumors in the central nervous system of adults. Surg. Gynaec. Obstet. Br. commonw. 108, 191—198 (1959).

MacCarty, C. S., Wough, F. M., Coventry, M. B., Cope, W. F.: Surgical treatment sacral and presacral tumors other than sacrococcygeal chordoma. J. Neurosurg. 22, 458—464 (1965).

MacCarty, C. S., Waugh, J. M., Coventry, M. B., O'Sullivan, D. C.: Sacrococcygeal chordoma. Surg. Synec. Obstet. 113, 551—554 (1961).

MacCarty, C. S., Waugh, J. M., Mayo, Cz. W., Coventry, M. B.: The surgical treatment of presacral tumors. A combined problem. Proc. Mayo Clin. 27, Nr. 4, 73 (1952).

MacMahon, B., Pugh, T. F., Ingalis, T. H.: Anencephalus, spina bifida anhydrocephalus. Incidence related to sex, race and season of birth and incidence in siblings. Brit. J. prev. soc. Med. 7, 211—219 (1953).

Mahon, R., Pouyanne, L., Sommiren-Mouras: Tumeur praevia par meningocele sacrée. Gynec. et Obst. 57, 338—341 (1958).

Mainoldi, P.: Statistische Erhebungen über das Zusammentreffen von Wirbelanomalien und Krankheiten der Abdominalorgane. Fortschr. Röntgenstr. 41, 310 (1930); — Riv. radiol. fis. med. 1, 432 (1929).

Malaret, J., Sagrera, J. M.: Estudio radiologico de la raquisquisis. Rev. esp. Reum. 3, 459—462 (1950).

Mallory, F. B.: Sacrococcygeal dimples, sinuses and cysts. Amer. J. med. Sci. 103, 263—277 (1892).

Manfredi, D., Natellis, F.: Cisti e fistole coccigee. Arch. ital. Chir. 77, 234—248 (1953).

Marcer, E.: Un caso di spina bifida occlusa. Chir. Organi Mov. 22, 73—81 (1936).

Marcer, E.: Un caso di spina bifida occlusa. Chir. Organi Mov. 22, 245 (1936).

Marchand: Eulenburgs Enzyklop. 9, 813 (1910).

Marconi, S.: Malformazioni degli arti inferiori da spina bifida occulta. Chir. Organi Mov. 20, 401—407 (1934).

Martin, P., Hasaerts, R., Tumerelle, C.: La méningocèle sacrée antérieure. Acta chir. bel. 55, 437—443 (1956).

Mathis, H.: Über 9 Fälle von Kraniorhachischisis (Spina bifida) mit besonderer Berücksichtigung des axialen Skeletts. Virchows Arch. path. Anat. 257, 364—391 (1925).

Matson, D. D., Woods, R. P., Campbell, J. B., Ingraham, F. D.: Diastomyelia (congenital clefts of the spinal cord). Pediatrics 6, 98—112 (1950).

Mattauschek, E.: Über Enuresis. Wien. med. Wschr. 59, 2154—2160 (1909).

Mau, C.: Spina bifida, Hüftluxation, Klumpfuß. Verhandl. dtsch. orthop. Ges., 32. Kongr. 290 (1937).

Maxwell, H. P., Bucy, P. C.: Diastematomyelia: Report of a clinical case. J. Neuropath. exp. Neurol. 5, 165—167 (1946).

McCraig, W., Mulder, D. W.: Late neurologic symptome of spina bifida occulta: report of case. Proc. Mayo Clin. 31, 98—100 (1956).

Meissner, F., Schmidt, W.: Spalt- und Doppelbildung des Rückenmarks. Dtsch. Gesundh.-Wes. 37, 1701—1705 (1965).

Mendizabal, C.: Las anomalias del sacro en la patogenia del prolapso genital. Cirurg. y Cirurg. 25, 135—140 (1937).

Menelaus, M. B.: Dislocation and deformity of the hip in children with spina bifida cystica. J. Bone Jt Surg. B 51, 238—251 (1969).

Meredith, J. M.: Unusual congenital anomalies of the lumbosacral spine (spina bifida) with a report of 3 cases. J. nerv. ment. Dis. 99, 115—133 (1944).

Mertz, H. O., Smith, L. A.: Spina bifida occulta, its relation to dilatations of the upper urinary tract and urinary infections in children. Radiology 12, 193—198 (1929).

Meyer, H.: Die Bedeutung der Spaltbildung im knöchernen Wirbelkanal in der Ätiologie orthopädischer Leiden. Verh. dtsch. orthop. Ges. 19, 107 (1924).

Meyer-Burgdorff: Klinik und Pathologie der Lumbosacralregion. 42. Tagung Verein. Nordwestdeutsch. Chirurgen. Zbl. Chir. 2517 (1931).

Millar, R., Robertson, G.: Spina bifida occulta case in young adult. Brit. J. Surg. 16, 681—683 (1929).

Milner, R.: Über Spina bifida occulta. Zbl. Chir. 30, (1905).

Minicione, A., Ruffoni, R.: Le schisi sacrali dolorose. Minerva ortop. 14, 245—248 (1963).

Modonesi, C.: Rapport fra schisi vertebrale et enuresi. Minerva med. 1, 544 (1946).

Moes, C. A. F., Hendrick, E. B.: Diastematomyelia. J. Pediat. 63, 238—248 (1963).

Moise, T. F.: Staphylokokkusmeningitis, secundary to congenital sacral sinus with remarks of the pathogenesis of sacrococcygeal fistulae. Surg. Gynec. Obstet. 42, 194—197 (1926).

Mol, W.: De orthopedische behandeling van spina bifida. Need. T. Geneesk. 108, 569—571 (1964).

Monte, Dal, A., Repaci, G.: Surgical treatment of spina bifida. Minerva ortop. 10, 505—515 (1959).

Monticelli, G.: Meningocele. Arch. Ortop. (Milano) 63, 170 (1950).

Morales, P. A., Deaver, G. G., Hotchkiss, R. S.: Urological complications of spina bifida in children. J. Urol. (Baltimore) 75, 537—550 (1956).

Morandi, G.: Le cisti del sacro. Arch. De Vecchi Anat. pat. 6, 238—259 (1943).

Morisi, M.: Su di un particolare quadro di alterazioni neurologiche e scheletriche in un paziente affeto da meningocele lombare. Minerva ortop. 10, 691—695 (1959).

Morrica, M.: Correlazioni raschisis vertebrali de distrofi giovanili delle ossa del piede. Arch. Ortop. (Milano) 63, 221—230 (1950).

Morris, J. V.: Familial spina bifida. J. Irish med. Ass. 40, 154 (1957).

Moser, H.: Pathologische Anatomie und klinische Aspekte der Spina bifida. Wien. klin. Wschr. 63, 21—25 (1951).

Moser, H.: Über Therapie und Späterfolge bei Spina bifida. Wien. klin. Wschr. 63, 109—113 (1951).

Mucharinskis, M. A.: Spina bifida, retentio urinae, hydro-ureteropyelonephrosis bilateralis. Diverticulae vesicae urinae. Z. Urol. 7, 885 (1913).

MULLER, D.: Le diagnostic neuroradiologique de la lipomatose péridurale en cas de spina bifida chez l'enfant. Méd. et Hyg. (Geneve) **22**, 218—220 (1964).

MUSCATELLO, G.: Über die angeborenen Spalten des Schädels und der Wirbelsäule. Langenbecks Arch. klin. Chir. **47**, 257 (1894).

MUSCATELLO, G.: Über die Diagnose der Spina bifida und über die postoperative Hydrocephalie. Langenbecks Arch. klin. Chir. **68**, 267—292 (1902).

MUTEL, M. G.: Le spina bifida occulta. Rev. Orthop. **11**, 532—585, 604—605 (1924).

MUTSCH, J., WALMSLEY, R.: The etiology of cleft vertebral arch in spondylolisthesis. Lancet **1956 I**, 74.

NASH, D. F. E.: Meningomyelocele. Proc. roy. Soc. Med. **56**, 506—510 (1963).

NECKER, F.: Zur Kenntnis der sogenannten idiopathischen Dilatation der oberen Harnwege. Wien. klin. Wschr. **39**, 1161—1165 (1926).

NEUBERT, R.: Spina bifida occulta und Skoliose. Z. Orthop. **60**, 157—163 (1934).

Case record: Case 34 131. Intradural lipoma of the sacral canal. New Engl. J. Med. **238**, 443—446 (1948).

NEUHAUSER, E. B. D., WITTENBORG, M. H., DEHLINGER, K.: Diastematomyelia. Transfixion of cord or cauda-equina with congenital anomalies of spine. Radiology **54**, 659—664 (1950).

NEUMANN, E.: Die subkutane Myelomeningocele, eine häufige Form der Spina bifida. Virchows Arch. path. Anat. **176**, 427 (1904).

NEWBIGGING, P. S. K.: Probationary essay on spina bifida. Edinburgh 1834.

NORTON, P. L., FOLEY, J. J.: Paraplegia in children. J. Bone Jt Surg. A **41**, 1291—1309 (1959).

NOVÉ-JOSSERAND, G., RIGOUDET.: Sur les formes douleureuses de la spina bifida occulta. J. méd. Lyon **5**, 515—522 (1924).

NUVOLI, U.: Sindromi di spina bifida occulta. Policlinico, Sez. med. **36**, 501 (1929).

NUVOLI, U.: Meningocele. Policlinico, Sez. med. **36**, 501 (1929).

NUVOLI, U.: Anatomia radiologica e clinica delle alterazioni di sviluppo della colonna vertebrale. Roma 1945.

OBSTAENDER, E.: Späterkrankung bei Spina bifida occuta. Z. orthop. Chir. **58**, 108—110 (1933).

O'CONNOR, J. J., OROFINO, C. F.: Spina bifida occulta. Amer. J. Surg. **80**, 888 (1950).

OEHLECKER, F.: Über Knochenheilung bei Arthropathie. Münch. med. Wschr. **57**, 552 (1910).

ORNSTEIN: Z. Ethnol. **7**, 9, 279 (1875); **8**, 287 (1876); **9**, 485 (1877).

OWENS, G.: Review of spina bifida and cranium bifidum. With follow-up studies of 81 cases. Amer. J. Surg. **86**, 410—413 (1953).

PACHE, H. D.: Mißbildungen des Zentralnervensystems. In: OPITZ, H. F. SCHMID (Hrsg.), Handbuch der Kinderheilkunde, Bd. VIII/1, S. 184. Berlin-Heidelberg-New York: Springer 1969.

PADGET, D. H.: Spina bifida and embryonic neuroschisis — a causal relationship. Definition of the postnatal confirmations involving a bifid spine. Johns Hopk. med. J. **123**, 233—252 (1968).

PALAZZOLI, A.: Rilievi clinici e patogenetici su un caso di meningocele sacrale occulto simulante un'erni discale. Boll. Soc. med.-chir. Cremona **17**, 203 (1963).

PARTRIDGE, J. P., GOUGH, M. H.: Congenital abnormalities of the anus and rectum. Brit. J. Surg. **49**, 37—50 (1961).

PATTEN, B. M.: Embryological stages in the development of spina bifida and myeloschisis. Abstract Anat. Rec. **94**, 487 (1946).

PATTEN, B. M.: Embryological stages in the establishing of myeloschisis with spina bifida. Amer. J. Anat. **93**, 365 (1953).

PENNYBACKER, J. B.: Spina bifida. In: Medical Annual, p. 305—306. Bristol: John Wright and Sons, Ltd. 1958.

PELLEGRINI: Rare alterazioni neurodistrofiche in un easo di spina bifida reculta. Arch. Orthop. (Milano) **51**, 55—76 (1935).

PERITZ, G.: Enuresis nocturna und Spina bifida occulta. Münch. med. Wschr. **58**, 714 (1911).

PERUSSIA, F.: Contributo allo studio radiologico delle anomalie congenite del rachide. Chir. Organi Mov. **10**, 614 (1926).

PERRET, G.: Symptoms and diagnosis of diastematomyelia. Neurology (Minneap.) **10**, 51 (1960).

PIA, H. W.: Fehlbildungen der Cauda und Wurzelhüllen. Fortschr. Med. **77**, 65—66 (1959).

PIA, H. W.: Erweiterungen der Wurzelscheiden im Lumbosacralbereich. Langenbecks Arch. klin. Chir. **293**, 69—83 (1959).

PICKERING PICK, B.: A case of meningocoele. Brit. med. J. **1929 II**, Nr 3575, 46.

PIERI: Charité-Ann. Jg. 35.

PISANI, G.: Evoluzione storica dei concetti patogenetici della spina bifida. Minerva ortop. **10**, 695—698 (1959).

PITULESCU, P., CONSTANTINESCU, S., JONESCU, T., MIHALLESCU, N.: Spina bifida occulta. Pitalul **45**, 149—154 (1934).

PITZEN, P.: Örtliche Abwehrkräfte, insbesondere der Knochen und Gelenke gegen die Tuberkulose. Z. Orthop. **61**, 318 (1934).

POLITZER, G.: Über frühembryonale Encephalomyeloschisis beim Menschen. Wien. Z. Nervenheilk. **5**, 1 (1952).

POLITZER, G.: Über Spaltbildungen des Gehirns und Rückenmarks menschlicher Embryonen und ihre Unterscheidung von Verletzungen. Wien. Z. Nervenheilk. **10**, 18 (1954).

POUYANNE, L., MAHON, R., MARTIN, P. L., MAS, J., FOURNIER: Dystocie chez une primipare par méningocèle sacrée antérieure. J. Radiol. Électrol. **39**, 655—656 (1958).

PRIGNACCHI, V., FOLICALDI, R.: Sul trattamento della enuresi notturna da spina bifida occulta. Atti S.E.R.T.O.T. **8**, 233 (1963).

PRYDE, A. W., SUTOW, W. W.: Incidence of spina bifida occulta in relation to age. Amer. Dis. Child. **90**, 211—217 (1956).

PUPOVAC: Zur Kenntnis der pathologischen Anatomie und Genese der Hydromeningoceles acralis anterior. Arbeiten aus dem Gebiet der klin. Chir. Ref. ALTSCHUL.

Putti, V.: Die angeborenen Deformitäten der Wirbelsäule. Fortschr. Röntgenstr. 14, 285, 15, 65, 244 (1910).

Pybus, F. C.: Spina bifida. Lancet 201, 599 (1921).

Rallo, A.: Sule alterazioni neurotrofiche da malformazioni congenite de nevrasse e della colonna vertebrale (spina bifida). Ref. Zbl. ges. Neurol. Psychiat. 56, 103 (1929); — Rif. Med. 1647—1653 (1929).

Rataj, R., Szayna, Z.: Hypertrophic arthropathies of the feet in the lumbosacral form of syringomyelia. Neurol. Neurochir. Psychiat. pol. 12, 921—924 (1962).

Ravault, P. P., Bonnet, P. H., Traeger, J.: Les malformations de la charnière lombosacrée les sciatiques et les lombalgies. J. Méd. Lyon 31, 365—369 (1950).

Recklinghausen, F. von: Untersuchungen über die Spina bifida. Virchows Arch. path. Anat. 105, 243, 296, 373 (1886).

Recklinghausen, F. von: Untersuchungen über Spina bifida: I. Spina bifida occulta mit sacrolumbaler Hypertrichose, Klumpfuß und neurotischem Geschwür infolge eines Myofibrolipoms am Rückenmark. Die Gewebstransposition bei den Gehirn- und Rückenmarkshernien. Virchows Arch. path. Anat. 105, 243—330 (1894).

Reinhardt, K.: Spina bifida occulta. Dtsch. med. Wschr. 96, 967—968 (1971).

Reinhardt, K.: Zur Differentialdiagnose neuropathischer Arthropathien. Der Radiologe 13, 227—230 (1973).

Rexed, B.: Arachnoidal proliferations with cyst formation in human spinal nerve roots at their entray into the intervertebral foramina. J. Neurosurg. 4, 414—421 (1947).

Rexed, B. A., Wennström, K. G.: Arachnoidal proliferation and cystic formation in spinal nerveroot pouches of man. J. Neurosurg. 16, 73—84 (1959).

Ribbert, H.: Beitrag zur Spina bifida lumbosacralis. Virchows Arch. path. Anat. 132, 381—389 (1893).

Richter, A.: Über die experimentelle Darstellung der Spina bifida. Anat. Anz. 3, 686—697 (1888).

Richter, J.: Ein Beitrag zu den Spätfolgen von Frakturen des Beckenringes. Mschr. Unfallheilk. 67, 307—312 (1964).

Rickham, P. P.: Fortschritte in der Behandlung der Spina bifida und des Hydrocephalus. Wien. klin. Wschr. 72, 573—576 (1960).

Rippley, Thompson: Zit. nach Manfredi u. Natellis.

Robinsohn, J.: Röntgenanalyse der Spaltbildung des Kreuzbeines bei Myelodysplasie (Fuchs). Wien. med. Wschr. 33, 1923—1930 (1910).

Rocher, H. L., Roudil, G., Ouary, C.: Colonne vertébrale d'un nourisson atteint de myeloméningocèle. Pièce d'autopsie. J. Méd. Bordeaux 657—658 (1910).

Rodern, L.: Kritischer Beitrag zur Spina bifida occulta. Z. Orthop. 43, 491 (1923).

Roederer, C., Lagrot, F.: Existe-t-il un sacrum type normal de la fréquence du spina-bifida-occulta lombo-sacré et de la valeur pathogénique. J. Méd. franç. 14, 37—40 (1925).

Roederer, C., Lagrot, F.: Le diagnostic radiologique du spina bifida occulta lombo-sacré. J. Radiol. Électrol. 10, 255 (1926).

Roederer, C., Lagrot, F.: Les formes douloureuses du spina bifida occulta lombo-sacré. Presse méd. 34, 565—567 (1926).

Roeren, L.: Über progrediente Fußdeformitäten bei Spina bifida occulta. Arch. orthop. Unfall.-Chir. 19, 49 (1921).

Roger, H., Marcorelle, J.: Syringomyélie; malformations rachidiennes et «status dysraphicus». Presse méd. 50, 723 (1942).

Rogers, H., Dwight, R. W.: Pilonidal sinus. Ann. Surg. 107, 400 (1938).

Rombach, K. A.: Spina bifida occulta mit Fußmißbildungen und Ulcera neuroparalytica. Ned. T. Geneesk. 1, 1232 (1927).

Rosenthal, A.: Zur Behandlung der Spina bifida cystica unter besonderer Berücksichtigung des postoperativen Hydrocephalus. Langenbecks Arch. klin. Chir. 302, 243—254 (1963).

Rosenthal, R. K.: Congenital absence of the coccyx, sacrum, lumbar vertebrae and the lower two thoracic vertebrae. Report of a case. Bull Hosp. Jt Dis. (N.Y.) 29, 287—292 (1968).

Ross, S. T.: Sacral and presacral tumours. Amer. J. Surg. 76, 687 (1948).

Rostockaja, V. J.: Zur Methodik der chir. Therapie der Spina bifida occulta. Vop. Nejrochir. 15, 33—38 (1951). Ref. Zbl. Chir. 124 182—183 (1952).

Roth, F.: Über eine ungewöhnliche Mißbildung der Wirbelsäule. Zbl. allg. Path. path. Anat. 90, 140 (1952).

Roth, M.: The caudal end of the spinal cord. II. Abnormal pneumographic features: lumbar intumescence artery syndrome and spinal dysraphic symptom. Acta radiol. Diagn. 3, 297—304 (1965).

Rotes Queral, S.: Espina bifida sacral y apofisis espinosa de la quinta vertebra lumbar gigante. Rev. esp. Reum. 5, 324 (1954).

Rovsing, R.: Spina bifida mit starkem Haarwuchs und Atrophie der Zehen. Zbl. Chir. 40, 1821 (1913).

Sabaino, D.: Meningocele. Minerva ortop. 3, 70 (1952).

Sabaino, D.: Osteoatropatia del piede e spina bifida. Minerva ortop. 3, 70—76 (1952).

Sacco, M.: Contributo radiologico all'inquadramento dei dismorfismi displastici sacrococcogei. Nunt. radiol. (Roma) 34, 869—899 (1969).

Saenger, A.: Über Myelodysplasie und Enuresis nocturna. Dtsch. Z. Nervenheilk. 47/48, 694—696 (1930).

Safta, E.: Despre spina bifida occulta sie asociatia sa cu cateva malformatiuni osoase si osteoarticulare. Clujul med. 12, 538—546 (1931).

Sainton, R.: Note sur un cas de spina bifida occulta. Rev. Orthop. 1, 63 (1891).

Salleras, I.: Espina bifida occulta. Rev. esp. B. Aires 5, 763—771 (1930).

Samson, J. Ev.: Incontinence sphinctérienne et spina bifida occulta. Un. méd. Can. 63, 349—351 (1934).

Sandford, S. P., Kliman, C. W.: Enuresis and spina bifida occulta. U.S. armed. Forces med. J. 8, 507—512 (1957).

SANDS, W. W., CLARK, W. K.: Diastematomyelia. Amer. J. Roentgenol. 72, 64 (1954).

SANFILIPPO, S., NIEDOBITEK, F.: Zur Pathogenese einer Endometriose im Bereich des Lumbalmarkes bei Spina bifida. Arch. Gynäk. 200, 452—462 (1965).

SANTACROCE, E.: Sui lipomi spinali. Minerva chir. 16, 8, 499—504 (1961).

SANTY, P.: Meningocele présacrée. Lyon méd. Chir. 35, 446—448 (1938).

SANTY, P., CIBERT: Spina bifida occulta et incontinence du sphincter anal. Lyon chir. 27, 350—351 (1930).

SARPYENER, M. A.: Spina bifida aperta and congenital structure of spinal canal. J. Bone Jt Surg. A 29, 817—821 (1947).

SARROUY, CH., LEGEAIS, G., RICHAUD, SAUPE-REU: Association dans une méme fratrie de dysostose cranienne, spina bifida occulta et enurésie. Pédiatrie 14, 551—555 (1959).

SAVITSCH, DE, E., HUFFLEN. VAN: Sur l'osteo-arthropathie et l'osteoporose du myélocèle. Presse méd. 46 133 (1938).

SCHAMBUROW, D. A., STILBANS, J. J.: Die Vererbung der Spina bifida. Arch. Rassenbiol. 26, 304 (1932).

SCHEDTLER, O., BÖTTNER, H.: Mißbildungen der Wirbelsäule und ihre Bedeutung für eine angeborene Tuberkuloseanfälligkeit des Skelettsystems. T. Tuberk. 82, 105—112 (1939).

SCHIDLER, F. P., RICHARDS, V.: Anterior sacral meningocele report of cases. Ann. Surg. 118, 913—918 (1943).

SCHLEGEL, K. F.: Die Spina bifida, Ursachen und Bedeutung. Z. Orthop. 46, 175—184 (1959).

SCHLEGEL, K. F.: Die operative Behandlung der Spina bifida occulta bei direkten Fernsymptomen an den unteren Gliedmaßen. Acta neurochir. (Wien), Sonderdruck 8, 495—508 (1960).

SCHLEGEL, K. F.: Die operative Behandlung des neuromyopathischen Klauenhohlfußes bei Spina bifida occulta. Z. Orthop. 94, 403 (Verhndl.-Bd.) (1960).

SCHLEGEL, K. F.: Spina bifida occulta und Klauenhohlfuß. Ergebn. Chir. Orthop. 46, 268—320 (1964).

SCHLEGEL, M.: Die Mißbildung der Tiere. Lubarsch-Ostertags Ergebn. Path. 19, 650—782 (1921).

SCHMIEDEN, V.: Über einen Fall von Rückenmarkslähmung durch Mißbildung der Wirbelsäule (Spina bifida occulta). Münch. med. Wschr. 82, 1257 (1935).

SCHÖN, A., SALVI, F.: Considerazioni sul meningocele sacrale anteriore. Riv. Pat. nerv. ment. 86 493—512 (1965).

SCHÖN, J.: Spina bifida occulta. Ugeskr. Læg. 73, 1525 (1935).

SCHOEN, R.: Über die Spina bifida occulta lumbosacralis und über ihre Häufigkeit innerhalb der Bevölkerung des hiesigen Bezirkes. Diss. Münster 1939.

SCHREIBER, F., HADDAD, B.: Lumbar and sacral cysts causing pain. J. Neurosurg. 8, 504—509 (1951).

SCHRIMPF, H.: Fetale Beckenformen in Abhängigkeit von Mißbildungen der Wirbelsäule. Virchows Arch. path. Anat. 325, 422—440 (1954).

SCHULZ, O. E.: Über Spina bifida occulta und ihre Beziehungen zu den Deformitäten der unteren Extremität. Wien. med. Wschr. 74, 1256—1260 (1924).

SCHULZ, P.: Megaapophysen und ihre Beziehung zum Kreuzschmerz. Z. Orthop. 103, 147—160 (1967).

SCHURR, P. H.: Sacral extradural cyst: an uncommon cause of low back pain. J. Bone Jt Surg B 37, 601—605 (1955).

SCHWALBE, G.: Morphologie der Mißbildungen. Liefg. 3. Jena 1909.

SCHWARTZ, H. G.: Congenital tumors of the spinal cord in infants. Ann. Surg. 136, 183—192 (1952).

SCHWARZWELLER, F.: Der angeborene Schulterblatthochstand und seine Beziehungen zu den Mißbildungen der Wirbelsäule. Z. menschl. Vererb.-u. Konstit.-Lehre 20, 350—379 (1937).

SCHWEDBERG, M.: Meningo- and myelomeningocele studied by gas myelography. Acta radiol. Diagn. 1, 796—805 (1963).

SCHWIDDE, J. T.: Spina bifida. Survey of two hundred twenty five encephaloceles, meningoceles and myelomeningoceles. Amer. J. Dis. Child. 84, 35—51 (1952).

SCIAINIG: A case of retention of urin in spina bifida occulta. Minerva ortop. 10, 698—701 (1959).

SEAMAN, W. B., FURLOW, L. T.: Myelographic appearance of sacral cysts. Neurosurg. 13, 88—94 (1956).

SEAMAN, W. B., SCHWARTZ, H. G.: Diastematomyelia in adults. Radiology 70, 692 (1958).

SEIGE, C.: Trophoneurotische Epiphysenlösung bei Spina bifida. Diss. Leipzig: 1939.

SELL, K.: Angeborene Störungen des Zentralnervensystems als ständige Erscheinung beim rebellischen, angeborenen Klumpfuß. Diss. Gießen: 1937.

SÉZE, DE, S., GUILLAUME, J., JURMAND, S. Z., ARLET, J.: Sur le spina bifida occulta douloureux. Bull. Soc. méd. Hôp. Paris 63, 646 (1947).

SHANDS, A. R., BUNDENS, W. D.: Congenital deformities of the spine an analysis of the roentgenograms of 700 children. Bull. Hosp. Jt. Dis. (N.Y.) 17, 110—133 (1956). Ref. Exerpt. 11, 467 (1957).

SHARRARD, W. J. W.: Congenital paralytic dislocation of the hip in children with myelo-meningocele. J. Bone Jt Surg. B 41, 622 (1959).

SHARRARD, W. J. W.: The mechanism of paralytic deformity in spine bifida. Develop. Med. Child Neurol. 4, 310 (1962).

SHARRARD, W. J. W.: Spina bifida. Physiotherapy 50, 44 (1964).

SHARRARD, W. J. W.: Occulte spinal dysraphism. Dis. Med. and. Child. Neurol. 8, 464 (1966).

SHARRARD, W. J. W., ZACHARY, R. B., LORBER, J., BRUCE, A. M.: A controlled trial of immediate and delayed closure of spina bifida cystica. Arch. Dis. Child. 38, 18—22 (1963).

SHENKIN, H. A., HAND, A. D., HORN, R. C.: Sacrococcygeal sinus pylonidal sinus in direct contiuity with the central canal of the spinal cord. Surg. Gynec. Obstet. 79, 655 (1944).

SHERMAN, R. M., CAYLOR, H. D., LONG, L.: Anterior sacral meningocele. Amer. J. Surg. 79, 743—747 (1950).

Shilder, F. P., Richards, V.: Anterior sacral meningocele. Ann. Surg. 118, 913—918 (1943).

Shorey, W. D.: Diastematomyelia associated with dorsal kyphosis producing paraplegia. Neurosurg. 12, 300—303 (1955).

Shulman, B. H.: Spina bifida with meningocele. Occurrence in two children of the same family. Arch. Neurol. Psychiat. (Chic.) 47, 474—476 (1942).

Sicard, A.: Traitement chirurgical des arthroses lombosacrées. J. Chir. 73, 257—267 (1957).

Sicard, J. A., Coste: Lipiodol épidural sacrococcygien; traitement de la coccygodynie de la lombo-sciatique et de l'incontinence nocturne d'urine. Bull. Soc. méd. Hôp. Paris 48, 242—244 (1924).

Sickert, R.: Ein Fall von angeborenem Mischtumor der Lendenkreuzbeingegend bei Spina bifida occulta. Diss. Leipzig: 1924.

Sierra da la Cano, L., Soriano Garces, B. R.: Anatomia patologica de la spina bifida occulta. Cirug. Apar. locom. VII, 1, 149 (1950).

Sierra de la Cano, L., Sariano Garces, B. R.: El sindrome lumbociatica en las dehiscencias sacro-lumbares. Cirug. Apar. locom. VII, 1 169 (1950).

Silvis, R. S., Riddle, L. R., Clark, G. G.: Anterior sacral meningocoele. Amer. Surg. 22, 554—566 (1956).

Simicska, G.: Spina bifida occulta and ischias. Orv. Hetil. 68, 20 (1924).

Simovic, M., Jovanovic, J., Stajič, S.: Beitrag zum Studium der Spina bifida occulta. Srpski Arkh. tselok. Lek. 33, 720—729 (1931).

Slater, J. S., Russel, K. P.: Pregnancy complicated by spina bifida and meningomyelocele. West. J. Surg. 59, 76—83 (1951).

Smith, B., Passaro, E., Clatworthy, H. W. jr.: The vascular anatomy of sacrococcygeal teratomas: its significance in surgical managements. Surgery 49, 534—539 (1961).

Smith, C. H.: Spina bifida occulta. Med. Herald 47, 281—284 (1928).

Smith, E., Durham, E.: Congenital sacral anomalies in children. Aust. N. Z. J. Surg. 29, 165 (1959).

Smith, E. B.: Spina bifida occulta. Proc. roy. Soc. Med. 7, 147 (1913/14).

Smith, E. D.: Spina bifida and the total care of spinal myelomengingocele. Springfield, Ill.: Ch. C. Thomas (1965).

Smith, R. S.: Orthopedic considerations in the treatement of spina bifida. Surg. Gynec. Obstet. 62, 218—227 (1936).

Smith, R. S.: Spina bifida. Amer. J. Surg. 43, 379—385 (1939).

Smithells, R. W.: Spina bifida. Med. Wld. (Lond.) 91, 427—430 (1959).

Solé-Llenas, J.: Les kystes des racines sacrées et leur valeur pathologique. Acta radiol. Diagn. 1, 782—786 (1963).

Sommer, F., Reinhardt, K.: Das Krankheitsbild der Osteolyse. Radiol Anstr. 5, 79—87 (1952).

Sommer, F., Reinhardt, K.: Das Osteolysesyndrom. Arch. orthop. Unfall-Chir. 51, 69—107 (1959).

Sorrel, E., Oberthur, H.: Un cas de trophoedème (à typ familial) des membres inférieurs avec spina bifida sacré. Bull. Soc. anat. Paris 238 (1922).

Soutter, F. E.: Spina bifida and epiphysial displacement. Report of two cases. J. Bone Jt Surg. B 44, 106—109 (1962).

Soutworth, J. D., Bersack, S. R.: Anomalies of the lumbosacral vertebral in five hundred and fifty individuals without symptoms referable to the low back. Amer. J. Roentgenol. 64, 624—634 (1950).

Spillane, J. D., Rogers, L.: Lumbosacral spina bifida cystica with cranio-vertebral anomalia. J. Neurol. Neurosurg. Psychiat. 22, 44—49 (1959).

Spiller, W. G.: Congenital and acquired enuresis from spinal lesion. a) Myelodysplasia, b) Stretching of the cauda equina. Amer. J. med. Soc. 151, 469—475 (1916).

Spisic, B.: Spina bifida und juvenile Osteochondritis der Hüfte. Liječn Vjesn. 5 (1929).

Springer, C.: Spina bifida occulta, meningocoele per hiatum sacralem emergens. Bruns' Beitr. klin. Chir. 147, 75—77 (1929).

Spurling, R. G., Jelsma, F.: Spina bifida occulta. Surg. Gynec. Obstet. 51, 537—540 (1930).

Stein, H., Schmidt, G.: Beitrag zu den Spaltbildungen der Wirbelsäule. Arch. Kinderheilk. 163, 135—144 (1960).

Steindler, A.: Diseases and deformities of the spine and thorax. St. Louis: C. V. Mosby Co. 1929.

Steingruber, H. J., Schulz, R. D.: Die Häufigkeit der Spina bifida occulta bei Gesunden und Enuresis-Patienten. Dtsch. med. Wschr. 96, 21—27 (1971).

Stookey, B.: Intradural spinal lipoma: Report of case and symptoms for 10 years in a child aged 11; review of the literature. Arch. Neurol. Psychiat. (Chic.) 18, 16—43 (1927).

Strater, P.: Zur Behandlung der Spina bifida. Bruns' Beitr. klin. Chir. 198, 309—313 (1959).

Strully, K. J., Heiser, S.: Lumbar and sacral cyst of meningeal origin. Radiology 62, 544—549 (1954).

Sturzenegger, H.: Spina bifida und Unfall. Schweiz. med. Wschr. 80, 919 (1950).

Suermondt, W. F.: Over de verschijnselen an de heelkundige behandeling der Spina bifida occulta. Ned. T. Geneesk. 84, 111, 2624—2629 (1940).

Sutherland, C. G.: Roentgenol. study of developmental anomalies of the spine. J. Radiol. 3, 357—364 (1922).

Sutow, W. W., Pryde, A. W.: Incidence of spina bifida occulta in relation to age. J. Dis. Child. 91, 211 (1956).

Sutton, D.: Sacral cysts. Acta radiol. (Stockh.) 1, 787—795 (1963).

Sutton, J.: Abstract of a clinical lection on spina bifida occ. and its relation to ulcus perforans and pes varus. Lancet 4 (1887).

Swansqn, H. S., Barnett, Jr., Joseph, C.: Intradural lipomas in children. Pediatrics 29, 6, 911—926 (1962).

Swedberg, M.: Meningo- and myelomeningocele studied by gas myelography. Acta radiol. (Stockh.) 1, 796—805 (1963).

Szatmari, A., Zoltan, L.: The role of spina bifida occulta in bringing about compressional symptoms of the cauda. Mschr. Psychiat. 116, 251—256 (1948).

TABOR, M. L.: Étude statistique des anomalies du rachis lombaire et lombo-sacré. Constatations radiologiques sur 7500 malades orthopédiques. J. Radiol. Électrol. 49, 713—718 (1968).

TAHERI, Z. E., RIEMENSCHNEIDER, P., ECKER, A.: Myelographic diagnosis of sacral perineural cyst. J. Neurosurg. 9, 93—95 (1952).

TAKATZ, L. G., SZANDTNER, PALKO, C.: Trophopathia pedis myelodysplastica. Magy. Radiol. 9, 94—99 (1957).

TARLOW, I. M.: Sacral nerve-root cysts: Another cause of the sciatic or cauda equina syndrome. Springfield, Ill.: Ch. C. Thomas, Publ. 1953.

TESSAROLO, G.: Fratture e lussazioni des bacino. Genova: E. L'informatore Medico 1953.

TESSAROLO, G., LUCIANI, F.: La schisi sacrale dolorosa. Minerva ortop. 16, 511 (1965).

THALER, H. A.: Atypische Verhältnisse in der Steißgegend menschlicher Feten und eines Neugeborenen. Dtsch. Z. Chir. 79, 112—126 (1906).

THALLER: Zit. nach GEMMEL.

THEILMEIER, J.: Über die Häufigkeit und Bedeutung der Spina bifida occulta. Diss., Würzburg 1935.

THEWS, K.: Neurotrophische Knochenstörungen nach einer Meningocoele lumbalis, Röntgenpraxis 11, 264 (1939).

THOMAS, J.: Meningocele sacrée exteriorisée à la fesse. Afr. franç. chir. 16, 49—53 (1958).

THOMPSON, I. M., JACKSON, I. J., HOOKS, C. A.: Restitution of continence in spina bifida. The tethered cord syndrome. Arch. Surg. 74, 338—344 (1957).

TILLMANN, H.: Zur Entstehung der angeborenen Sacraltumoren mit besonderer Berücksichtigung der Spina bifida cystica. Dtsch. med. Wschr. 629 (1904).

TORPIN, R.: Prolapsus uteri associated with spina bifida and club feet in newborn infants. J. Obstet. Gynec. 43, 892 (1942).

TOURAINE, A.: L'hérédité en médicine. Paris: Masson & Cie 1955.

TRUELSEN, E.: On lumbo-sacral spina bifida with especial reference to operative indication and prognosis. Acta psychiat. neurol. 24, 81 (1949).

VIBILD, O.: Follow-up on infants operated upon for myelomeningocele during the 10-year period 1957—1966. Nord. Med. 86, 1560 (1971).

VIRCHOW, R.: Die Beteiligung des Rückenmarkes an der Spina bifida und die Hydromyelie. Virchows Arch. allg. Path. 27, 575—578 (1863).

VIRCHOW, R.: Z. Ethnol. 7 (1875). Spina bifida occulta mit Hypertrichosis lumbalis. Berl. med. Ges. 28, 207—208 (1891); — Berl. klin. Wschr. 8, 207 (1891).

VOELCKER, F.: Spina bifida occulta. Naturhist.-med. Verein Heidelberg 30, 6 (1903). Münch. med. Wschr. 1802 (1903).

VRIES, E., DE: Spina bifida occulta and myelodysplasia with unilateral clubfoot beginning in adult life. Amer. J. med. Sci. 175, 365—371 (1928).

WALDMANN, B.: Beitrag zur Frage der Erblichkeit der Spina bifida und der Rachischisis. Z. menschl. Vererb.- u. Konstit.-Lehre 21, 558—571 (1938).

WALKER, A. E., BUCY, P. C.: Congenital dermal sinuses a source of meningeal infection and subdural abscesses. Brain 57, 401 (1934).

WALTER, V.: Reports of cases of spina bifida. Langenbecks Arch. klin. Chir. 162, 61 (1930).

WALTERHÖFER: Zur Kenntnis der Spina bifida im Anschluß an einen Fall von Myelomeningocele lumbosacralis. Ref. Z. orthop. Chir. 15, 182 (1906). Diss. München 1905.

WARKANY, J., SCHARFFENBERGER, E.: Congenital malformations induced in rats by maternal nutritional deficiency. V. Effects of a purified diet lacking riboflavin. Proc. Soc. exp. Biol. (N.Y.) 54, 92—94 (1943).

WARKANY, J., WILSON, J. G., GEIGER, J. F.: Myeloschisis and myelomeningocele produced experimentally in the rat. J. comp. Neurol. 109, 35—64 (1958).

WARTHEN, R. O., LO PRESTI, J. M., BURDIK, W. F.: Spina bifida cystica: Review of seventy cases with report of a case of cervical meningocele. Med. Ann. D.C. 18, 298—301 (1949).

WEGNER: Beitr. Geburtsh. (1870). Ref. ALTSCHUL.

WEIDENMÜLLER, K.: Beitrag zur Frage der Erbbedingtheit der Spina bifida. Ein Fall von familiärer Spina bifida aperta. Z. menschl. Vererb.- u. Konstit.-Lehre 20, 42—65 (1937).

WEIFORD, E. C.: Sacral perineurial cysts, with case report. Cleveland Clin. Quart. 17, 106—111 (1950).

WEIS, W.: Zur Behandlung der Spina bifida occulta. Zbl. Chir. 62, 2295—2300 (1935).

WENTWORTH, E. T.: Systemic diagnosis in backache. J. Bone Jt Surg. 8, 137—170 (1926).

WEST, P.: Notes on an investigation into the relation between enuresis and spina bifida occulta carried out on the Royal Herbert Hospital. J. roy. Army med. Cps 48, 38 (1927).

WESTKOTT, H.: Spina bifida occulta und Ischias. Klin. Wschr. 1, 625 (1922).

WHEELER, T.: Variability in spinal column as regards defective neural arches. Carnegie Inst. Contr. Embryol. 9, 97 (1920).

WHITBY, J. D.: Spinal dysraphism and the anaesthesist. Anaesthesia 16, 432—434 (1961).

WIENER, A. S.: Pathogenesis of spina bifida and related congenital malformations. N. Y. St. J. Med. 47, 985—988 (1947).

WILLIS, R. A.: Sacral chordoma with widespread metastases. J. Path. Bact. 33, 1035 (1930).

WILMOTH, LAGROT: Injection épidural de Lipiodol en cas d'incontinence d'urine. Bull. Soc. nat. Chir. 50, 408—411 (1924).

WILSON, K.: Early pyelographic changes in spina bifida. Proc. roy. Soc. Med. 55, 1035—1038 (1962).

WILSON, S. A. K., WAKELEY, C. P. G.: Occult lumbosacral meningocele. J. Neurol. Psychopath. 13, 45—49 (1932).

WOLTMAN, H. W.: Spina bifida. Review of 187 cases including 3 associated cases of myelodysplasia without demonstrable bony defet. Minn. Med. 4, 244—259 (1921).

WRETE, M.: Die kongenitalen Mißbildungen, ihre Ursachen und Prophylaxe. Stockholm: Almquist & Wiksell 1955.

YASHON, D., BEATTY, R. A.: Tethering of the conus medullaris within the sacrum. J. Neurol. Neurosurg. Psychiat. 29, 244—250 (1966).

Zanen, J.: Auto-observation d'une forme douloureuse de spina-bifida-occulta de la 1ère sacrée. Scalpel (Brux.) **85**, 715—725 (1932).

Zappert, J.: Kritisches über Enuresis nocturna. Arch. Kinderheilk. **79**, 44 (1926).

Zehnder, M.: Späterscheinungen der Spina bifida occulta lumbosacralis. Helv. chir. Acta **14**, 462 (1947).

Zerbi, E.: Il piede cavo essenziale e la spina bifida occulta. Arch. Ortop. (Milano) **72**, 615—620 (1959).

Zimman, J., Zimman, L., Zimman, S.: Quistes perineurales sacros. Dia méd. **35**, 763—766 (1963).

5. Frakturen im Lumbosacralbereich.
Operationsfolgen an der Lumbosacralregion

Allen, W. E.: Transverse fracture of the sacrum, report of a case. Amer. J. Roentgenol. **31**, 676 (1934).

Aust, J. B., Absolon, K. B.: A successful lumbosacral amputation hemicorporectomy. Surgery **52**, 756—759 (1962).

Bailey, W.: Anomalies and fractures of the vertebral articular processes. J. Amer. med. Ass. **108**, 266—270 (1937).

Balzarini, E., Sacchitelli, G.: Le fratture trasversali del sacro. Infor. med. (Genova), Sez. Clin. Sci. **15** (1960).

Bar: Fracture du sacrum. Marseille-méd. **26**, 305 (1889).

Barni, B., Fabroni, F.: Indagini catamnestiche sulle fratture e lussazioni sacro-coccigee. Riv. Infort. Mal. prof. **51**, 1205—1217 (1964).

Basile, N., Recchioni, F.: Le fratture isolate del sacro. Ortop. Traum. **29**, 101—114 (1961).

Becker, F.: Steißbeinverletzungen. Bruns' Beitr. klin. Chir. **3**, 14 (1931).

Bentzon, P. G. K.: Bibl. Læger **119**, 93 (1927). Zit. nach Hallmgrimsson.

Bentzon, P. G. K.: Fractures of the sacrum. Acta chir. scand. **63**, 281 (1298).

Blencke, B.: Wirbelsäulenbruch und Korsett. Arch. orthop. Unfall-Chir. **34**, 1—17 (1934).

Boissard, A., Vignes: Dystocie par ancienne fracture du sacrum. Bull. Soc. Obstét. Gynéc. Paris **1** (1912).

Bonnin, J. G.: Sacral fractures and injuries to the cauda equina. J. Bone Jt Surg. **27**, 113—127 (1945).

Bonnin, J. G.: Fractures of pelvis and sacrum. Middlesex Hosp. J. **49**, 70—75 (1949).

Borroni, M.: Sulle fratture isolate de sacro. Arch. Ortop. (Milano) **76**, 131—139 (1963).

Bowman, W. B., Goin, L. S.: Traumatic lesions of the spine. Amer. J. Roentgenol. **16**, 111—123 (1926).

Bramann, von, C.: Isolierter Vertikalbruch des Kreuzbeines. Z. Unfallheilk. **37**, 64 (1930).

Briche, O.: Etude sur une forme rare de fracture isolée du bassin. Thèse de Lille (1896).

Bride, Mc, E. D.: A mortised transfacet bone block for lumbosacral fusion. J. Bone Jt Surg. A **31**, 385 (1949).

Bride, Mc, E. D., Shorbe, H. B.: Lumbosacral fusion: the mortised transfacet method by use of the vibrating electric saw for circular bone blocks. Clin. Orthop. **12**, 268—275 (1958).

Burk, W.: Über einen Bruch des Gelenkfortsatzes des 5. LW. Bruns' Beitr. klin. Chir. **58**, 558—569 (1908).

Burmann, M.: Tear of the sacrospinous and sacrotuberous ligaments. J. Bone Jt Surg. **34**, 331—339 (1952).

Byrne, J., Harrigan, A. H.: Fracture dislocation of the sacrum rupture of the 3, 4 and 5th sacral roots. Med. Rec. **93**, 668—672 (1918).

Capponi, P., Zanuso, F.: L'artrodesi lombosacrale ad incastro nelle lombosciatalgie. Arch. Ortop. (Milano) **70**, 591—611 (1957).

Chandler, F. A.: Trisacral fusion. Surg. Gynec. Obstet. **48**, 501 (1929).

Chipault, A.: Remarques sur les fractures isolées du sacrum. Méd. mod. Can. **7**, 393 (1896).

Church, A., Eisendraht, D. W.: A contribution to spinal cord surgery. Amer. J. med. Sci. **103**, 395 (1892).

Cleveland, M., Bosworth, D. M., Thompson, F. R.: Pseudarthrosis in the lumbosacral spine. J. Bone Jt Surg. A **30**, 302—311 (1948).

Cooper, K. H., Holmstrom, F. M.: Injuries during ejection seat training. Aerospace Med. **34**, 139—141 (1963).

Corradi, C.: Una non comune frattura del cingolo pelvico. Arch. Ortop. (Milano) **63**, 80—84 (1950).

David: Fracture of the sacrum impeding delivery. Lancet 1846, 555.

Debeyre, J., Sèze, de, Levitan, G.: Arthrodesi lombosacrale intersomatica per via anteriore transperitoneale. Minerva ortop. **7**, 141—146 (1956).

Defouilloux, B., Lacoste, B., Viallet, J., Bruhat, M.: A propos de trois observations chez des polytraumatisées de la route présentant une fracture du bassin associée à des signes neurologiques. J. Radiol. **48**, 505—506 (1967).

Dewey, P., Browne, P. S. H.: Fracture-dislocation of the lumbo-sacral spine with cauda equina lesion. J. Bone Jt Surg. B **50**, 635—638 (1968).

Dohan, N.: Röntgenbefunde bei Lumbago traumatica. Wien. med. Wschr. **60**, 476—482 (1910).

Dommisse, G. F.: Lumbosacral interbody spinal fusion. J. Bone Jt Surg. B **41**, 87—95 (1959).

Dumpert, V.: Über Störungen der sexuellen Funktionen des Mannes nach Beckenverletzungen. Dtsch. Z. Chir. **186**, 140 (1924).

Elbogen, K.: Pfählungsfraktur des Kreuzbeines. Zbl. Chir. 1254 (1902).

Engel, E.: Über Kreuzbeinbrüche. Diss., Berlin um 1929.

Ettorre, E.: Considerazioni su 170 casi di fratture del bacino. Arch. Ortop. (Milano) **26**, 587—715 (1928).

Favuzzi, E.: Le fratture isolate del sacro. G. Med. milit. **106**, 739—744 (1956).

Féré, Ch., Perruchet, E. V.: Etude clinique et expérimentale sur une névralgie d'origine traumatique du nerf obturateur. Rev. Chir. (Paris) **9**, 575 (1887).

Feuz, J.: Über die isolierten Kreuzbeinbrüche. Zbl. Chir. **56**, 1416—1418 (1929).

Filippini, G.: Contributo allo studio delle modalita di frattura delle ossa del bacino. Osped. maggiore **18**, 193—198 (1930).

FOGLIATI, E.: Su di un caso di frattura isposta esolata del sacro. Boll. Soc. piemont chir. **17**, 73—88 (1947).

FONTAINE, R., MULLER, J. N., SUHLER, A.: A propos d'un cas de fracture transversale du sacrum traité par ostéo-synthèse. Ann. Chir. **16**, 1435—1437 (1962).

FRANZONI, F.: Una non comune frattura verticale del sacro. Rass. Med. infort. Pat. lav. **1**, 39—43 (1948).

FRITSCH, H.: Ein durch Fraktur schräges Becken. Festschrift, Halle/Saale 1879.

GAUDIER: De la fracture isolée du sacrum. Monographie. Lille 1895.

GHILARDI, G.: Le fratture isolate del sacro. Minerva ortop. **4**, 247—253 (1953).

GOLD, E.: Die Chirurgie der Wirbelsäule. Neue deutsche Chirurgie, Bd. 54. Stuttgart: Ferdinand Enke 1933.

GOLJANITZKI, J. A.: Die gewerblichen Erkrankungen des Kreuzbeinabschnittes, der Wirbelsäule und ihre chirurgische Behandlung. Arch. orthop. Unfall-Chir. **26**, 43—72 (1928).

GRAESSNER: Der röntgenologische Nachweis von Verletzungen der Wirbelsäule. Med. Klin. **8**, 1699—1702 (1912).

GRENNE, L. B., ARMSTRONG, W. E.: Radiographic measurement of the lumbosacral angle. Arch. phys. Med. **48**, 240—243 (1967).

GÜNTHER, E.: Über Verletzung des Beckenrings gegen die Wirbelsäule. Arch. orthop. Unfall-Chir. **45**, 81—85 (1952).

GUILLEMINET, M., BLANCHET, A.: Vicissitudes de l'arthrodèse lombosacrée. Lyon chir. **51**, 467—471 (1956).

GUILLOT, J.: Fractures transversales isolées du sacrum. Presse méd. **1**, 741—742 (1930).

HACHEZ-LEBLANC, M.: La greffe fonctionelle lombosacrée. Acta orthop. belg. **22**, 428—432 (1956).

HALLMGRIMSSON, G.: 3 cases of fracture of the sacrum. Acta orthop. scand. **9**, 100—114 (1938).

HAMON, L.: Fracture transversale du sacrum. Un. méd. Paris **7**, 583 (1860).

HERMANNSDÖRFER, A.: Klinische Untersuchungen über die Luxatio pelvis totalis. Dtsch. Z. Chir. **183**, 129—145 (1923).

HERZOG, A.: Zur Bewertung von Kreuzbeinfrakturen. Chirurg **3**, 111—113 (1932).

HIBBS, R. A., SWIFT, W. E.: Developmental abnormalities of the lumbosacral junction causing pain and disability. Surg. Gynec. Obstet. **48**, 604—612 (1929).

HIRSCH, L.: Über Beckenfrakturen. Bruns' Beitr. klin. Chir. **132**, 441 (1924).

HIRST, B. C.: A remarkable deformity of the pelvis in consequence of fracture of the sacrum. Boston med. surg. J. **128**, 10 (1893).

HOLL, E.: Kreuzbeinbruch (Querbruch). Röntgenpraxis **7**, 401 (1935).

HORWITZ: Fraktur des Kreuzbeines. St Petersburg. med. Z. **5**, 545 (1875).

IMBERT, R., GAMEL, R., PERRAND, P.: Double luxation du sacrum. Marseille-chir. **11**, 136—138 (1959).

JUDET, R., JUDET, J., LAGRANGE, J.: Les greffes vertébrales vissés. Mém. Acad. Chir. **80**, 160—162 (1954).

KING, D.: Internal fixation for lumbosacral fusion. J. Bone Jt Surg. A **30**, 560—565 (1948).

KLEINWÄCHTER.: Geburt bei querverengtem Becken. Arch. Gynäk. **1**, 156 (1870).

KOCH, K.: Die isolierten Gelenkfortsatzbrüche an der Lendenwirbelsäule. Dtsch. Z. Chir. **180**, 339—355 (1923).

KOPITS, I.: Ein sehr schwerer Fall von Spondylolisthesis. Arch. orthop. Unfall-Chir. **34** (1934).

KREZEL, T.: Su un particolare tipo di frattura verticale del sacro. Minerva ortop. **18**, 112—113 (1967).

KREZEL, T.: Isolated vertical sacral fracture. Chir. Narząd. Ruchu **24**, 77 (1959).

KÜNTSCHER, G.: Die Nagelung der Wirbelsäule bei Spondylolisthesis. Z. Orthop. **103**, 375—377 (1967).

LACHERTZ, M.: A propos de la spondylolisthèse, un cas traité par la technique de Gill. Acta orthop. belg. **23**, 260—261 (1957).

LAWSON, J. D.: Lateral dislocation of vertebra. J. Bone Jt Surg. **14**, 387—390 (1932).

LOB, A.: Die Wirbelsäulenverletzungen und ihre Ausheilung, 2. Aufl. Stuttgart: Georg Thieme 1954.

LODIGIANI, E.: Fratture isolate del sacro. Rass. int. Clin. Ter. **36**, 169—180 (1956).

LOMBARD, P.: Fracture de l'aileron droit du sacrum. Paralysie radiculaire consécutive. Bull. Soc. anat. Paris **18**, 536 (1921).

LUDLOFF, K.: Kreuzbein. Zbl. Chir. 830 (1905).

LUDLOFF, K.: Kreuzbeinbrüche. Dtsch. med. Wschr. **32**, 1514 (1906).

LUDLOFF, K.: Verletzungen der Lendenwirbelsäule und des Kreuzbeines. Fortschr. Röntgenstr. **10**, 273—286 (1906).

LUX, K., METYS, R.: Isolierte Kreuzbeinfrakturen. Zbl. Chir. **84**, 1607—1610 (1959).

MACCHIOCCHI, B.: Le fratture isolate del sacro. Rass. int. Clin. Ter. **36**, 169 (1956).

MACCIOCCHI, R.: Le fratture isolate del sacro. Minerva chir. **10**, 787—791 (1955).

MALGAIGNE, J. F.: Mémoire sur les fractures du sacrum et du coccyx. J. Chir. **161** (1846).

MANDLER, V.: Zur Kasuistik der isolierten Kreuzbeinbrüche. Zbl. Chir. **55**, 2824—2825 (1928).

MARIANI, A.: Contributo allo studio delle fratture multiple del bacino. Osped. maggiore **9**, 3 (1921).

MARIQUE, P.: Le vissage lombo-sacré par voie abdominale. J. Chir. **79**, 293—298 (1960).

MEDELMAN, J. P.: Fractures of the sacrum. Their incidence in fracture of the pelvis. Amer. J. Roentgenol. **42**, 100—103 (1939).

MENDELMANN, J. P.: Incidence of sacrum fractures in fractures of pelvis. Amer. J. Roentgenol. **42**, 100—116 (1939).

MÉNARD, L.: Fracture accidentielle de la 5eme apophyse épineuse lumbaire. Ann. Anat. path. et Anat. norm. med. chir. **4**, 332 (1927).

MERLE D'AUBIGNE, R.: Arthrodèse par voie transperitonéale. Mém. Acad. Chir. **78**, 210—215 (1952).

MEYER, T. I., WILTBERGER, B.: Displaced sacral fractures. Amer. J. Orthop. **4**, 187 (1962).

MEZZADRA, G.: Le fratture trasverse del sacro. Arch. Ortop. (Milano) **75**, 722—730 (1962).

MOREAU, L.: Fractures comminutives du sacrum sans lésions. Progr. Méd. Serie **3**, 35, 318 (1920).

Morera, F.: Un non commune esito di una grave frattura-lussazione della colonna vertebrale lombare. Minerva ortop. 14, 408—410 (1963).

Morera, F., Perinetti, G.: Le fratture isolate de sacro. Riv. Infort. Mal. prof. 49, 922—930 (1962).

Mounts, R. J., Schloss, C. D.: Injuries to the bony pelvis and hip. Radiol. Clin. N. Amer. 4, 307—322 (1966).

Movell, J. W.: Fractures of sacrum. Int. Clin. 11, 192 (1921).

Muresanu, E.: Fractura transversalaa a sacrulin. Clujul. med. 12, 280—283 (1931); — Amer. J. Roentgenol. 27, 646 (1932).

Newman, P. H.: A clinical syndrome associated with severe lumbosacral subluxation. J. Bone Jt. Surg. B 47, 472—481 (1965).

Nicod, L.: Greffe du carrefour lombosacré. Z. Unfallmed. Berufskr. 52, 155—161 (1959).

Nicoll, E. A.: Fractures of the dorsolumbar spine. J. Bone Jt Surg. B 31, 376 (1949).

Noland, L., Cornwell, H. E.: Fractures of the pelvis. Surg. Gynec. Obstet. 56, 522—525 (1933).

Oberton, L. M.: An improved technic for arthrodesis of the lumbosacral spine. Amer. J. Surg. 80, 559—563 (1950).

Orator, V.: Dauerergebnisse bei Beckenfrakturen. Langenbecks Arch. klin. Chir. 124, 387 (1923).

Pachner, E., Soave, G.: Risultati a distanza di artrodesitransad dominali per spondilolistesi lombari e per sacro acuto doloroso. Arch. Putti 17, 400—409 (1962).

Pappalardo, M., Catana, E.: Su due casi di fratture isolate del sacro. Arch. Ortop. (Milano) 73, 1123—1128 (1960).

Patterson, F. P., Morton, K. S.: Neurologic complications of fractures and dislocations of the pelvis. Surg. Gynec. Obstet. 112, 702—706 (1961).

Pelloja, M.: Considerazioni cliniche e medico-legali su un caso di frattura verticale del sacro di Voillemier. Ann. ital. Chir. 21, 389—472, 472—489 (1942).

Pezcoller, A.: Le fratture e lussazioni del bacino. Arch. Ortop. (Milano) 47, 235—537 (1931).

Picchio, A. A.: Sui traumi chiusi del bacino. Riv. Infort. Mal. prof. 41, 503—552 (1954).

Platzgummer, H.: Zur Kenntnis der Luxatio pelvis totalis und deren Behandlung. Langenbecks Arch. klin. Chir. 268, 430—435 (1951).

Prothero, S. R., Parkes, J. C., Stinchfield, F. E.: Complications after lower back fusion in 100 patients. A comparison of two series one decade apart. J. Bone Jt Surg. 48, 57—65 (1966).

Purser, D. W.: Displaced fracture of the sacrum. J. Bone Jt Surg. B 51, 346—347 (1969).

Racker, de C.: Un cas de spondylolisthésis considérable de L 5 et deux cas d'arthrodése lombosacrée par voie abdominal. Acta orthop. belg. 23, 85—88 (1957).

Reinhardt, K.: Das Drehgleiten. Arch. orthop. Unfall-Chir. 46, 133—143 (1953).

Reinhardt, K.: Das Drehgleiten. Bibl. radiol. (Basel) 1 (1959).

Richard, A.: Syndrome de nevralgie sciatique à la suite d'une fracture du sacrum. Mém. Acad. Chir. 69, 52—54 (1943).

Rowell, C. E.: Fracture of sacrum with hemisaddle anaesthesia and cerebro-spinal fluid leak. Med. J. Aust. 1, 16—19 (1965).

Ruge, E.: Die geschlossenen Verletzungen der Wirbelsäule. Ergebn. Chir. Orthop. 26, 63—173 (1933).

Rush, L. V.: Fracture of sacrum. J. Bone Jt Surg. 11, 532—535 (1929).

Salotti, A.: Le fratture del sacro. Arch. ital. Chir. 19, 633—648 (1927).

Santolini, B. M., Basso, A.: Fratture isolate del sacro. Minerva ortop. 13, 441—448 (1962).

Schereschewski-Holtzmann: Contribution à l'étude des fractures isolée du sacrum au point de vue chirurgical et obstetrical. Thèse Médicine, Paris 1912.

Schmid, H. H.: Neue Fälle von Promontoriumsresektion. Arch. Gynäk. 141, 210—218 (1930).

Shaw, E.: Lumbosacral fusion for low back pain. Proc. ryo. Soc. Med. 49, 401—405 (1956).

Shaw, E. G., Taylor, J. G.: The results of lumbosacral fusion for low back pain. J. Bone Jt Surg. B 38, 485 (1956).

Sicard, A.: La place des fractures meconnues du rachis dans la pathogenie des sciatjques. Mém. Acad. Chir. 69, 246—250 (1943).

Sicard, A., Natali, J.: Les fractures transversales du sacrum. J. Chir. 69, 930—946 (1953).

Stolper, P.: Die Beckenbrüche mit Bemerkungen über Harnröhren- und Harnblasenzerreißungen. Dtsch. Z. Chir. 77, 498 (1905).

Straub, L. R.: Lumbosacral fusion by metallic fixation and grafts. J. Bone Jt Surg. B 31, 478 (1949).

Swynghedauw, J., Salembier, I.: Acta chir. belg. 50, 372 (1951).

Swynghedauw, J., Salembier, I., Legrand, M.: Deux cas de spondylolisthésis traités par l'enclouage an clou de Smith-Petersen. Lille chir. 6, 34—37 (1951).

Tessarolo, G.: Fratture e lussazioni des bacino. Inform. med. (Genova) (1953).

Thompson, W. A. L., Ralston, E. L.: Pseudarthrosis following spine fusion. J. Bone Jt Surg. A 31, 400—405 (1949).

Tuffier, Hallion: Fracture du sacrum. Nouv. Iconogr. Salpêt. 2, 24 (1889).

Vanni, E., Nuti, F.: Le fratture del sacro. Minerva ortop. 14, 134—142 (1963).

Voillemier, J.: De quelques fractures par arrachement et des fractures verticales du sacrum. Bull. Acad. Med. (Paris) 26, 23 (1860).

Voillemier, J.: Des fractures longitudinales du sacrum. Monit. Hôp. Paris 8, 829 (1860).

Wakeley, C. P. G.: Fractures of the pelvis. Brit. J. Surg. 17, 22—29 (1929).

Walter, H.: Ist der Malgaignesche Beckenbruch ein Biegungsbruch? Dtsch. z. Chir. 238, 604—617 (1933).

Watkins, M. B.: Postolateral fusion of the lumbar and lumbosacral spine. J. Bone Jt Surg. A 35, 1014—1018 (1953).

Watson-Jones, A.: Dislocations and fracture-dislocation of the pelvis. Brit. J. Surg. 25, 773—781 (1938).

Wertheimer, P., Guillet, R., Lapras, C.: A propos des arthrodèses lombosacrées. Lyon chir. 51, 496—498 (1956).

WESTBORN, A.: Beiträge zur Kenntnis der Beckenbrüche und Beckenluxationen. Acta chir. scand. **63**, Suppl. VIII (1928).

WHITE, R. K.: Complete lumbo-sacral dislocation. Report of a case. Amer. J. Surg. **102**, 103—104 (1961).

8. Verkalkung und Verknöcherung der Bänder, die das Kreuzbein im Becken verankern

ABEESSER, E. W.: Die Verknöcherung des Ligamentum ileolumbale bei Lumbalskoliosen. (Ossificazione del ligamento ileolombare nella scoliosi lombare.) Z. Orthop. **92**, 370—376 (1960).

BERTOLOTTI: Zit. nach MAINOLDI.

BLENCKE, A.: Die Verknöcherung des Ligamentum ileolumbale. Zbl. Chir. **9**, 514 (1931).

BOEBEL, R.: Anatomische Untersuchungen am Ligamentum iliolumbale. Ein Beitrag zur Kenntnis des lumbosacralen Überganges der Wirbelsäule beim Menschen. Z. Orthop. **95**, 131—139 (1962).

BONI, V.: Ossificazione dei legamenti ileo-transversi. Chir. Organi Mov. **39**, 414—431 (1953).

BONI, V.: Regressione dell'osteosclerosi dell'ileo per ossificazione eterotopica dei legamenti ileo-transversi. Chir. Organi Mov. **39**, 130—137 (1953).

BURMAN, M., SINBERG, S. E.: Tear of the sacrospinous ligament. Bull. Hosp. Jt Dis. (N.Y.) **8**, 69—71 (1947).

BUSCH, G.: Verknöcherung des Lig. sacro-spinale. Fortschr. Röntgenstr. **82**, 281 (1950).

CHAPCHAL, G.: Das Ligamentum iliolumbale im Lichte der Form-Funktionsproblematik der Lendenwirbelsäule. Verh. Dtsch. Orthop. Ges., 45. Kongreß 86—90 (1958).

COTTA, A. D.: Ein Beitrag zur Verkalkung des Ligamentum iliolumbale. Arch. orthop. Unfall-Chir. **56**, 277—307 (1964).

DELHERM, L., ESTÈVE, MORICE: Contribution à l'étude de la melitococcie osseuse. Bull. mém. Soc. Radiol. **24**, 814—816 (1936).

DOUB, H. P.: The role of ligamentous calcification in lower back pains. Amer. J. Roentgenol. **12**, 168 (1924).

ESTÈVE, LAFONT: Calcification bilaterale du ligament ilio-lombaire. J. Radiol. Électrol. **23**, 406—408 (1939/40).

FISCHER, P.: Verknöcherung von Bändern des Beckenbodens. Fortschr. Röntgenstr. **84**, 765 (1956).

GEORGE, LEONARD.: The vertebrae. Roentgenologically considered. Ann. Roentgenol. **8** (1929).

GLENKE: Zit. nach MAINOLDI.

GRABER-DUVERNAY, J.: Contribution à l'étude des lombalgies. (Pseudosacralisation et pseudo-lombalisation par ossification secondaire du ligament ilio-lombaire.) Rev. Rhum. **14**, 78—81 (1947).

GRASHEY, R.: Teilweise ossifizierte Ligamenta spinoso sacra. Röntgenpraxis **14**, 143 (1942).

JANKER, R.: Fehlerquellen in der Röntgendiagnostik. Chirurg **3**, 53—56 (1931).

JAPPERT, S.: Verkalkungen und Verknöcherungen des Ligamentum iliolumbale und ihre unfallmedizini-sche Bedeutung. Helv. med. Acta **4**, 407—422 (1937).

KÖHLER, A., ZIMMER, E. A.: Die Grenzen des Normalen und Anfänge des Pathologischen im Röntgenbild des Skelettes. Stuttgart: Thieme 1953.

LAFFONT, VIALLET, SALAC: Un cas d'ossification du ligament ilio-lombaire. Les Cah. Radiol., Suppl. de la Gaz. méd. Fr. 29—31 (1939).

LEHMANN, E.: Verkalkung des Lig. ileo-lumbale. Dtsch. Z. Chir. **232**, 674—677 (1931).

LOWMAN, C. L.: Role of ileolumbar ligaments in low back strains. J. Amer. med. Ass. **87**, 1002 (1926); Zbl. Chir. 885 (1927).

MAINOLDI, F.: Calcificazione dei legamenti ileo-lombari con megaapofisi transversa bilaterale. Ann. radiol. diagn. **24**, 224—233 (1952).

MARCHAND, J. H., BRUNEL: Un cas de calcification du ligament ileo-lombaire. J. Radiol. Électrol. **28**, 423 (1947).

MELLER-MINNÜ, H.: Fortschr. Röntgenstr. **83**, 891 (1955).

ODESSKY, L.: Über die Verkalkung des Lig. ileo-lumbale. Arch. orthop. Chir. **31**, 316—320 (1932).

PESCATORI: Le calcificazioni delle parti molli. In: Tecnica e diagnostica radiol. delle malattie chirurgiche di A. BUSE (1933).

RAMOS, A.: A dolico-apofise transversa da 5ª lombare o calcificacao o ossificacao da parete transversal do ligamento ileo-lumbar. Acta ibér. radiol. **3**, 353—361 (1954).

REINHARDT, K.: Sur un cas d'ossification du ligament ischio-femoral. J. Radiol. Électrol. **33**, 248—250 (1952).

REISNER, A.: Die Verknöcherung des Lig. ileo-lumbale und ileo-sacrale. Röntgenpraxis **3**, 1026—1034 (1931).

RICCIARINI: Ossificazione eterotopica di un legamento del bacino. Arch. Radiol. (Napoli) **4**, 769 (1956).

ROOME, N. W., McMASTER, P. E.: Influence of venous stasis on heterotopic formation of bone. Arch. Surg. **29**, 54—58 (1934).

SCHMORL, G., JUNGHANNS, H.: Die gesunde und die kranke Wirbelsäule im Röntgenbild und Klinik, 3. Aufl. Stuttgart: Georg Thieme 1953.

SCHREDL, L.: Röntgenologische Studien über die Verknöcherung der Bänder unter besonderer Berücksichtigung des Lig. ileo-lumbale. Arch. orthop. Chir. **31**, 301—315 (1932).

SCHÜTTEMEYER, W., FLACH, A.: Das Ligamentum ileolumbale und seine klinische Bedeutung. Bruns' Beitr. klin. Chir. **177**, 409—416 (1948).

SIMON, W. V.: Die Verknöcherung des Ligamentum ileolumbale. Acta chir. scand. **67**, 757—790 (1930).

SORGE, F.: Der 5. LW. Eine anatomische röntgenologische Studie. Arch. orthop. Chir. **33**, 260 (1933).

STEVENSON, C. A., WATSON, A. K.: Fluoride osteosclerosis. Amer. J. Roentgenol. **78**, 13—18 (1957).

THROUVALAS, A.: Calcification bilaterale du ligament ilio-lombaire. J. Radiol. Électrol. **32**, 904—905 (1951).

V. Die komplexen Entwicklungsanomalien der Wirbelsäule

Von

M. Erdélyi

Mit 46 Abbildungen

Die komplexen Entwicklungsanomalien der Wirbelsäule entstehen durch eine Häufung von Wirbelfehlbildungen. Die Fehlbildungen beschränken sich in einer Anzahl der Fälle nur auf die Wirbel, in anderen Fällen können sie mit einer gleichzeitigen Fehlbildung oder mit dem Fehlen anderer Organe einhergehen. Unter diesen Entwicklungsanomalien kommen häufig Fehlbildungen des Rückenmarks und seiner Hüllen, des Schädelknochens oder des Gehirns vor, bei Mißbildungen des distalen Wirbelsäulenabschnittes sind sie hauptsächlich mit der Entwicklungshemmung des Darmtraktes und der Urogenitalorgane verbunden.

Diese zusammengesetzten Entwicklungsanomalien der Wirbelsäule lassen sich zum Teil nach bestimmten Gesichtspunkten oder nach der Symptomatik gruppieren; es gibt aber auch dermaßen individuelle Erscheinungsformen, daß sie sich keiner Schematisierung unterziehen lassen. Unter diesen komplexen Entwicklungsanomalien kommen Wirbelmißbildungen in jeder nur möglichen Variation und Kombination vor.

Neugeborene mit den erwähnten Entwicklungsanomalien sind oft lebensuntüchtig und sterben kurz nach der Geburt, so daß die Röntgenuntersuchung derselben über das wissenschaftliche Interesse hinaus vom Gesichtspunkt der Therapie ohne praktische Bedeutung ist. Mit diesen Fehlbildungen der Wirbelsäule befassen sich vorwiegend anatomische und entwicklungsgeschichtliche Standardwerke, vom röntgenologischen Standpunkt aus sind sie nur insofern von Interesse, als die Richtigkeit oder die Unrichtigkeit der Röntgenbefunde durch die Sektion und Histologie kontrolliert werden können. Auf diese Weise eröffnen uns die Resultate der Röntgenuntersuchung und der Sektion Möglichkeiten, welche bei der Röntgenuntersuchung lebenstüchtiger Neugeborener oder Kinder, die ähnliche Entwicklungsanomalien zeigen, von Nutzen sein können.

Die im Rahmen der komplexen Entwicklungsanomalien beobachteten Wirbelfehlbildungen können in folgender Weise gruppiert werden:

1. Blockwirbelbildungen
2. Defektbildungen
3. Spaltbildungen.
4. Lageänderung einer bestimmten Hälfte des Wirbelkörpers oder Wirbelbogens

Diese Entwicklungsanomalien wurden in den vorangegangenen Kapiteln dieses Bandes behandelt. Deshalb sollen hier die verschiedenen Theorien ihrer Entstehungsursachen, ihrer Erscheinungsformen und Gruppierungen nicht wiederholt werden, dagegen muß betont werden, daß bei den sog. komplexen Entwicklungsanomalien der Wirbelsäule jede dieser Fehlbildungen vorkommen kann, und die Veränderungen sich auf einen weiten Wirbelsäulenabschnitt erstrecken können.

Die komplexen Entwicklungsanomalien der Wirbelsäule können nur schwer systematisch eingeteilt werden, da in dem diesbezüglichen Schrifttum kaum zwei einander vollkommen gleichende Fälle vorzufinden sind. Deshalb kann eine Gruppierung nur auf Grund der wichtigsten Kennzeichen vorgenommen werden. Als Einteilungsprinzip kann die Ausdehnung der Fehlbildung auf *bestimmte* Wirbelsäulenabschnitte herangezogen werden. So ist das *Klippel-Feil-Syndrom* auf die Hals- und oberen Dorsalwirbel lokalisiert, während eine andere Gruppe die Fehlbildungen am distalen Abschnitt der Wirbelsäule enthält. In beiden Gruppen kommen Wirbeldefekte und sonstige Entwicklungsanomalien der Wirbelsäule vor, es können aber auch Mißbildungen anderer Knochen, sogar Abnormitäten von Weichteilorganen auftreten. Die ausgedehnten Defektbildungen der Wirbelbögen und die damit verbundenen Veränderungen des Rückenmarks und seiner Hüllen und sonstiger Weichteile können ebenfalls zu einer neuen Gruppenbildung herangezogen werden. In einer dieser Untergruppen kann neben dem Fehlen der Wirbelbögen auch eine Spaltbildung an den Wirbelkörpern beobachtet werden. Es gibt aber auch ausgedehnte Entwicklungsstörungen der Wirbelsäule, die in keine der erwähnten Gruppen eingeordnet werden können, so daß sie gesondert behandelt werden müssen.

1. Klippel-Feil-Syndrom

Die klinische und pathologische Erscheinungsform dieses Krankheitsbildes wurde von Klippel und Feil im Jahre 1912 beschrieben. Das Syndrom repräsentiert nach den erwähnten Autoren eine zusammengesetzte Fehlbildung der Hals- und oberen Dorsalwirbel, welche mit umfangreicher Verschmelzung unregelmäßig gebildeter Wirbel und Verminderung der Wirbelzahl einhergeht. Dementsprechend ist der Hals verkürzt (Kurzhals, homme sans cou), der Kopf tief zwischen den Schultern. Die Haargrenze reicht auffallend tief in den Rücken hinein. Das Syndrom wurde von Feil (1918) noch genauer konkretisiert und seine Charakteristika in den folgenden Punkten zusammengefaßt:

1. Komplette Fusion zwischen den Halswirbeln.
2. Teilweise Verschmelzung der Wirbel.
3. Verminderung der Halswirbelzahl.
4. Spaltbildungen an den verschmolzenen Wirbelkörpern und -bögen, Halb-Keilwirbelbildungen.

Die Veränderung kann eventuell mit Schulterblatthochstand — als Sprengelsche Deformität bekannt — gekoppelt auftreten.

Es weist ebenfalls Feil (1918) darauf hin, daß es über diese ausgeprägten, ausgedehnten Veränderungen hinaus auch solche Erscheinungsformen gibt, bei denen die Einheitlichkeit der klinischen und anatomischen Symptome nicht immer klargestellt werden kann (formes frustres). Dem gegenüber werden die entsprechenden Röntgensymptome nicht bei jedem klinisch als Klippel-Feil-Syndrom imponierenden Fall vorgefunden.

Das Syndrom wurde im Jahre 1921 von Dubreuil-Chambradel mit dem Namen Klippel-Feil-Syndrom belegt.

Rechtmann und Horwitz (1940) erwähnen, daß die gut sichtbare Dysproportion der Extremitäten und des Rumpfes bei diesen Kranken als sekundäre Zeichen des Syndroms bewertet werden können.

Berardi et al. (1962) analysierten 39 Fälle von Entwicklungsanomalien der Halswirbelsäule. Es fanden sich in der Mehrzahl der Fälle Mischformen vor, das heißt, es traten Blockwirbelbildungen, Wirbelbogen- und Körperspalten gemeinsam auf. Innerhalb dieser Fehlbildungen konnte am häufigsten eine Blockwirbelbildung beobachtet werden, so daß sie die Frage aufwerfen, ob es sich um eine gestörte Differenzierung der Halswirbel oder um eine spätere Assimilation handeln kann.

Ähnliche Entwicklungsanomalien wurden bereits schon von Hutchinson (1894) und Clarke (1906) beschrieben. Seit der Veröffentlichung von Klippel und Feil (1912) sind diesbezügliche Mitteilungen in einer großen Anzahl vorhanden.

Im Rahmen dieser Mitteilungen wurden so mannigfaltige Variationen dieser Entwicklungsanomalie berichtet bzw. unter dem Namen Klippel-Feil-Syndrom zusammengefaßt, daß die scharfe Abgrenzung dieses Syndromes heutzutage beinahe unmöglich geworden ist. Dieser Umstand veranlaßte Partsch (1927) auf die Bezeichnung Klippel-Feil-Syndrom überhaupt zu verzichten und diese durch den Namen „angeborene Halswirbelsynostose" zu ersetzen.

Die beobachteten Fälle können in zwei große Gruppen geteilt werden. In die erste Gruppe gehören Wirbelveränderungen ohne die prägnanten Zeichen sonstiger Entwicklungsanomalien. Die Wirbelanomalien der zweiten Gruppe treten mit anderen Entwicklungsanomalien gekoppelt auf. Die Patienten sind zum Teil beschwerdefrei, zum Teil leiden sie an Beschwerden, die entweder mit der Wirbelanomalie oder mit den übrigen Entwicklungsanomalien in Verbindung gebracht werden können.

In einer Anzahl der veröffentlichten Fälle wurden über die Blockbildung im Halsabschnitt hinaus noch weitere Blockbildungen im Bereiche der Brustwirbelsäule beobachtet (LEGRAND, 1958). Blockwirbel, Keilwirbel oder fehlende Wirbelbögen wurden von LÉNÁRT (1948) im Abschnitt caudal vom 7. Halswirbel bis zum 6. Dorsalwirbel beobachtet. GALLÉ (1953) hat neben intakten oberen Halswirbeln die Synostose der caudalen Hals- und cranialen Brustwirbel beschrieben.

CROUZON und LIEGE (1928) geben einen Fall bekannt, bei dem bei der Röntgenuntersuchung nur 4 stark verkürzte Halswirbel dargestellt werden konnten, während die anatomische Kontrolle 6 Halswirbel und die Verschmelzung des Atlas mit dem Axis zeigte. Der dritte Wirbelkörper war normal, die 4., 5., 6. Wirbelkörper hatten jedoch einen Blockwirbel gebildet.

Im Falle von RAZOWA-MUCHINA (1931) lokalisierte sich die Blockwirbelbildung auf die Halswirbel 4—5 bzw. 6—7. An den ersten drei Thorakalwirbeln bzw. den vier oberen Lendenwirbeln wurden ebenfalls Blockbildungen registriert. Die Brustwirbelkörper waren zum Teil abgeflacht, die Anordnung der Dornfortsätze und der Rippen unregelmäßig. Verfasserin hat das erwähnte Krankheitsbild als eine Puttische Platyspondylie bewertet.

Von BROU (1960) wurden neben einem Klippel-Feil-Syndrom ausgedehnte Entwicklungsstörungen der Rippen sowie Anomalien der Brust- und Lendenwirbelsäule beschrieben.

Eine andere Gruppe der veröffentlichten Fälle enthält Kranke, bei welchen das Klippel-Feil-Syndrom mit anderen pathologischen Veränderungen oder Erkrankungen gekoppelt vorkam. Mitbeteiligung des Nervensystems wurde von DREYFUS (1937) und REBIERRE (1923) beschrieben; letzterer glaubt die Ursache in der Kompression der Nervenwurzeln zu finden. Die Beschwerden werden hauptsächlich im fortgeschrittenen Alter manifest. EBERMAIER (1938) hat neurologische Symptome an den oberen und unteren Extremitäten gefunden und diese auf Rückenmarkveränderungen zurückgeführt. Von SHOUL und RITVO (1952) werden neurologische Symptome, auf den Oberarm lokalisiert, erwähnt. CRITCHLEY (1926) beobachtete Syringomyelie und Syringobulbie als Begleiterscheinungen, während HUDSON (1943) Schizophrenie registriert hat.

DYKE (1947) fand eine Dermoidcyste, welche, den Liquorfluß versperrend, zu einem Hydrocephalus geführt hatte. ROBERTS (1958) beschreibt eine intrakranielle Dermoidcyste, MITCHELL (1934) dagegen ein Foramen ovale apertum und einen Vorhofseptumdefekt als Nebenbefund beim Klippel-Feil-Syndrom.

FOGGIE (1935) hat bei einem taubstummen Mädchen neben einer Fusion der 2. bis 6. Halswirbelkörper eine rechtsseitige Halsrippe beobachtet. INGELRANS und PIQUET haben das Fehlen des äußeren Gehörganges, und eine Fehlbildung des Armes und des Daumens vorgefunden.

WILDERVANCK beschreibt 1952 ein Krankheitsbild, bei dem die für die Klippel-Feil-Krankheit entsprechende Entwicklungsanomalie der Halswirbelsäule, die Taubheit und die Retraktion der Augenkugeln charakteristisch waren. Bis 1960 berichtet er über 21 Fälle, von denen 20 weiblichen Geschlechtes waren. EVERBERG et al. geben 1963 eine weitere Beobachtung bekannt. Nach der Ursache der Taubheit suchten sie mit Hilfe des Schichtverfahrens und konnten feststellen, daß die Canales semicirculares unentwickelt blieben und der innere Gehörgang das Vestibulum nicht erreichte.

SHOUL und RITVO (1952) haben in einem Falle eines Knochendefektes am Os occipitale Platybasie und eine halbseitige Atrophie des M. pectoralis, des M. supra und infra spinam beobachtet. KOPYSE und BOROWICZ (1957) haben das Klippel-Feil-Syndrom mit

Situs inversus und kardialen Mißbildungen kombiniert vorgefunden. In einer bestimmten Anzahl der Fälle werden Skoliose, Kyphose, Torticollis muscularis oder ossealis ebenfalls registriert. Kurzhals wurde von Grossi, Bianchi und Brüni (1958) in Kombination mit mehrfachen Entwicklungsanomalien (Brachydaktylie, rechtsseitige ektopische Niere, Hypertrophie der Handmuskulatur rechts, Fehlen der linken Niere, Uterus bicornis) bei einem 11 Jahre alten Mädchen beschrieben. Dieses Krankheitsbild wird von den Verfassern als ein selbständiges Syndrom aufgefaßt.

Aus der Aufzählung folgt, daß die Beobachtungen in der Literatur unter dem Syndrom Klippel-Feil in einer bestimmten Anzahl der Fälle gleichbedeutend mit dem originalen Syndrom — mit den Entwicklungsanomalien sind, welche sich auf die Hals- und obere Brustwirbelsäule lokalisieren.

Im Rahmen der zweiten Gruppe kommen jedoch neben den Wirbelanomalien in einer bunten Mannigfaltigkeit auch andere Entwicklungsanomalien bzw. pathologische Veränderungen vor. Eine scharfe Grenze zwischen dem echten Klippel-Feil-Syndrom und den anderen, sich auch auf andere Wirbelsäulenabschnitte erstreckenden kombinierten Wirbelanomalien zu ziehen, ist heute schon beinahe unmöglich. Meines Erachtens können unter dieser Bezeichnung bei charakteristischen klinischen Symptomen die Veränderungen der Hals- und oberen Brustwirbelsäule zusammengefaßt werden. Die übrigen Fehlbildungen anderer Wirbelsäulenabschnitte mit Blockwirbelbildung oder mit der Anomalie anderer Organe kombiniert, dürfen nicht hierher gerechnet werden.

In bezug auf die Pathogenese der Veränderung sind die Meinungen divergent. Entzündliche Prozesse im Laufe der 2.—3. Schwangerschaftswoche werden von Bassoe (1932) vermutet, intrauterin verlaufende Entzündungen oder Traumen dagegen von Klippel-Feil (1912). Nach Shoul und Ritvo (1952) fällt die Determinationsperiode auf die 3.—7. Woche des Intrauterinlebens, die Autoren neigen zur Annahme einer Entwicklungsstörung in den mesodermalen Ursegmenten. Kratkova und Rokos (1950) machen dafür die Rh-Inkompatibilität verantwortlich. Nach Lénárt (1948) handelt es sich nicht um eine Synostose, sondern um das Ausbleiben der Differenzierung.

McRae (1960) erwähnt dagegen den mangelhaften Verschluß des Canalis neuroentericus als einen Umstand, durch welchen im Halsabschnitt Wirbelentwicklungsanomalien bedingt werden können. Bei der Sektion eines Neugeborenen führte der Stiel der im hinteren Mediastinum befindlichen Cyste zu dem im unteren Halsabschnitt vorhandenen Halbwirbel.

Während die tierexperimentellen Untersuchungen von Töndury (1958) bei der Maus eine vollkommene Kongruenz der Erscheinungen zeigen, sind beim Menschen nur einige, nicht vollständig übereinstimmende, analoge Beobachtungen registriert worden. Diese erinnern uns am ehesten an die Mutante „stub", wo neben Kürzerwerden des Schwanzes die gleichzeitige Verkürzung des Rumpfes zu beobachten ist. Bei der von Dunn und Glücksohn-Schönheimer (1943) beschriebenen Veränderung waren bei Mäusen neben den Fehlbildungen der Halswirbelsäule auch Blockwirbelbildungen zu beobachten.

In der Literatur sind Angaben über die Vererblichkeit des Klippel-Feil-Syndroms vorhanden. Ähnliche Veränderungen wurden von Feil (1926) bei Vater und Sohn, von Kallius (1931) bei Vater und Tochter, von Sicard und Lermoyez (1923) bei Mutter und 3 Kindern registriert. Schwarzweller hat 1937 bei 2 Geschwisterpaaren das Vorhandensein des Klippel-Feil-Syndroms entdeckt. Martischnig und Schuttermeier (1952) berichten über einen Fall, in dessen väterlicher Verwandtschaft neben anderen Entwicklungsanomalien das Klippel-Feil-Syndrom und bei mehreren Personen Nervenstörungen zu registrieren waren.

Das familiäre Vorkommen konnte in einem unserer Fälle nachgewiesen werden:
6jähriger Knabe; der Hals seit der Geburt auffallend kurz; die Haargrenze reicht tief über den Nacken hinunter. Kopfbewegungen mäßig beschränkt. Der Knabe ist das 2. Kind der Eltern, die Schwester gesund, intakt. Keine Erkrankungen während der Gravidität. Eine ähnliche Krankheit wurde beim Bruder des Vaters beobachtet. Wassermann: negativ. Im Röntgenogramm zeigen die 1.—2. Halswirbel keine bedeutende Veränderung, der 3. Wirbelkörper ist etwas niedrig. Der 4.—5. Wirbel bilden einen Blockwirbel, die Bögen der-

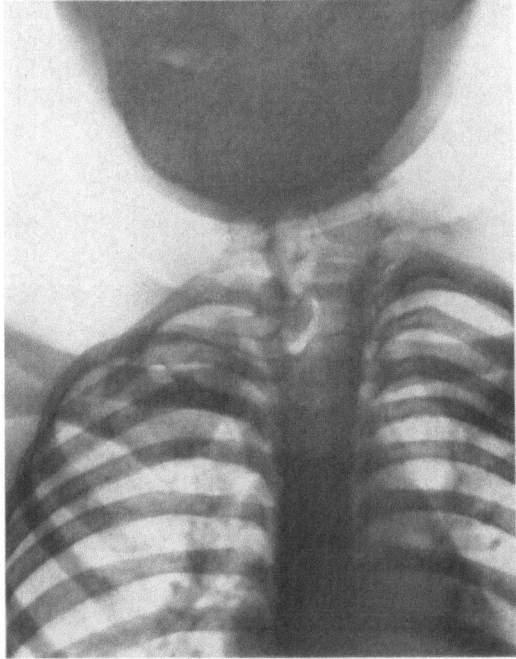

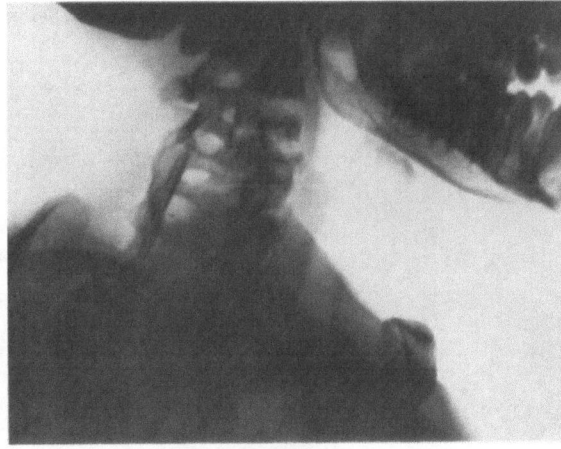

Abb. 2

Abb. 1 u. 2. C3 niedrig, C4 und C5 bilden einen Blockwirbel. An C7 doppelseitige Halsrippe. Th1 und Th2
bilden einen asymmetrischen Blockwirbel. Von C4 bis
Th12 unvollständiger Bogenschluß. Es fehlen rechts das
Rippenköpfchen und der -hals der 2. Rippe

Abb. 1

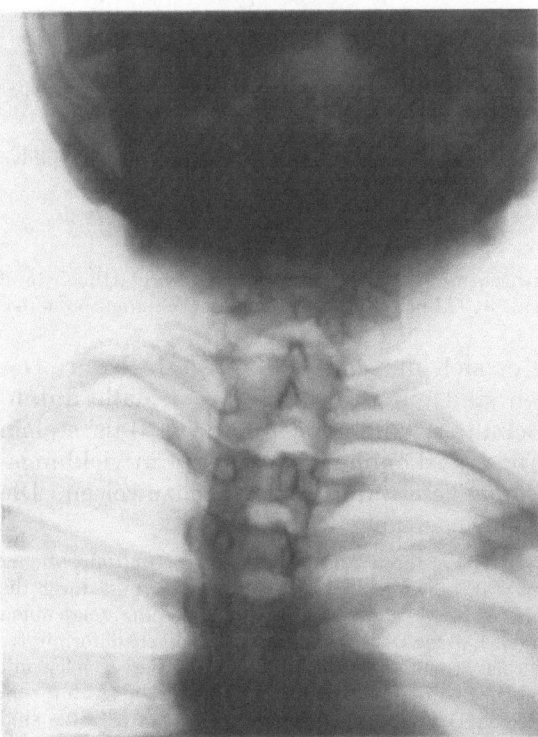

Abb. 3

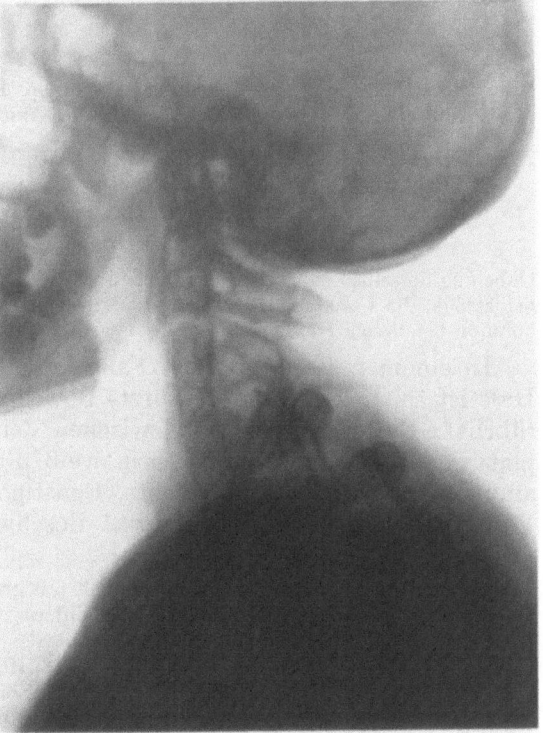

Abb. 4

Abb. 3 u. 4. Kurzer Halsabschnitt, Blockwirbelbildung zwischen den Halswirbeln und den ersten beiden
Dorsalwirbeln

selben und der 6.—7. Halswirbel sind offen. Am 7. Halswirbel doppelseitige Halsrippe. Die 1.—2. Brustwirbel
bilden einen asymmetrischen Blockwirbel, die Bögen sind unvollständig geschlossen. Rechts: Es fehlt das
Köpfchen und der Hals der 2. Rippe, die Rippe nimmt ihren Ursprung aus der 3. Rippe und kommt als die

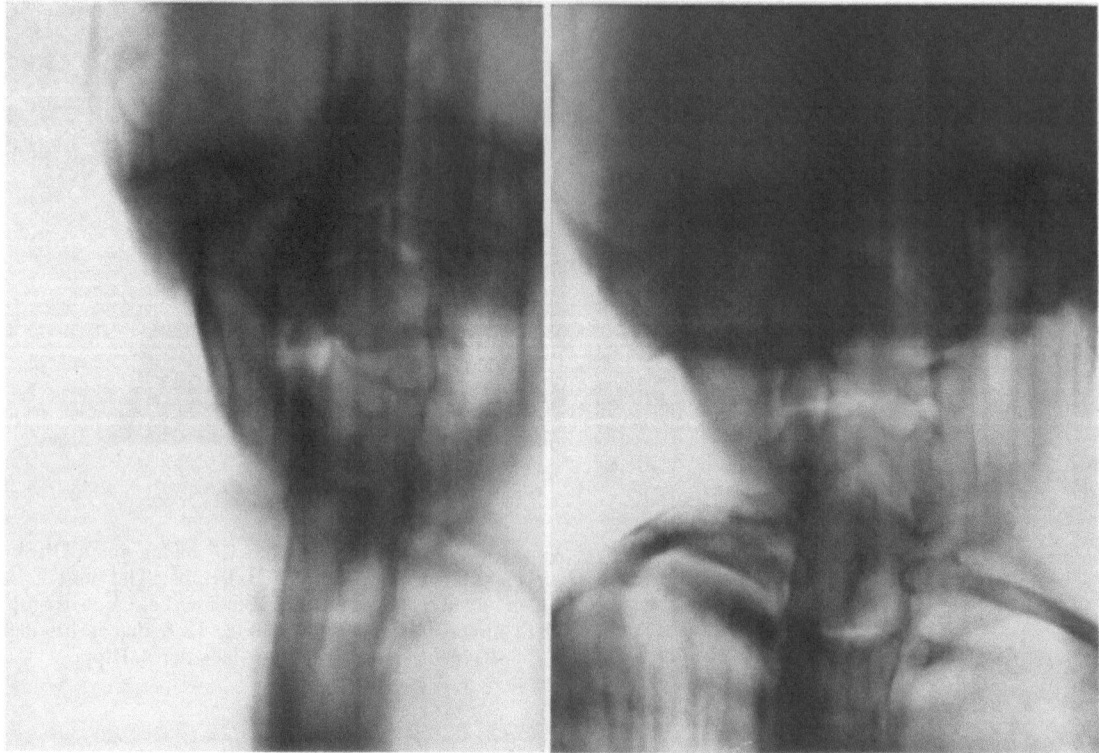

Abb. 5   Abb. 6

Abb. 5. Nach der Schichtaufnahme ist der vordere Bogen des Atlas offen, der Dens Axis kurz, der Körper
des Axis deformiert

Abb. 6. Die Wirbel C3—5 bilden einen Blockwirbel, es fehlen die Wirbel C6 und C7, Th1 und Th2 bilden
ebenfalls einen Blockwirbel

Gabelung derselben zum Vorschein. Gelenkverbindung zwischen der 3. und 4. Rippe. Schulterblatthochstand
beiderseits, die Lage entspricht der Sprengelschen Deformität (Abb. 1—2). Sonstige Entwicklungsanomalien
konnten bei diesem Kinde nicht entdeckt werden.

In einem weiteren eigenen Falle handelte es sich um eine 32 Jahre alte Frau: Der
Hals ist seit der Geburt verkürzt, Bewegungen sind nur in beschränktem Maße durchführbar. Der Kopf sitzt tief zwischen den Schultern; die Weichteile am Hals stehen
platysmaartig weg. Die Patientin weiß über das Vorkommen ähnlicher Entwicklungsanomalien in der Familie nichts. Sonstige Anomalien waren nicht nachzuweisen. Die
Veränderung hat keine besonderen Beschwerden verursacht.

Auf der Übersichtsaufnahme zeigt sich eine zahlenmäßige Verminderung der Halswirbel und ein offener
Atlasbogen. Über den Axis hinaus lassen sich mit großer Wahrscheinlichkeit ein Blockwirbel, und durch die
Dorsalwirbel 1 und 2 gebildete Blockwirbel differenzieren (Abb. 3—4). Die Schichtuntersuchung zeigt einen
offenen ventralen Atlasbogen und fehlenden dorsalen Bogen. Kurzer Dens Axis, unregelmäßiger, deformierter
Körper, mit geschlossenen Bögen. An Stelle des 3. Halswirbels wird links ein Keilwirbel sichtbar, welcher mit
den 4.—5. Halswirbeln zusammen einen Blockwirbel bildet. Die 6.—7. Halswirbel fehlen vollständig (Abb. 5—6).
Die 1.—2. Brustwirbelkörper, die Bögen und die linksseitigen Querfortsätze, ferner die Gelenkfortsätze sind
vollständig verschmolzen (Abb. 7).

Das Schulterblatt eines 2 Monate alten Knaben steht höher, sein Hals ist kurz.

Auf dem Röntgenbild sind 5 Halswirbel sichtbar, C6 ist ein rechtsseitiger Halbwirbel. In der Mitte des
Körpers von Th1 und Th2 ist eine Einschnürung vorhanden.

Th3—8 sind Blockwirbel mit Halbwirbeln. Th9 ist normal entwickelt, bei Th10 und Th11 Blockwirbelbildung. Rechts sind 11, links 12 Rippen vorhanden, einzelne haben einen gemeinsamen Ursprung. Der Wirbelbogen ist im Rückenabschnitt unvollkommen verschlossen. An der Lendenwirbelsäule und am Kreuzbein
liegen keine pathologischen Veränderungen vor (Abb. 8).

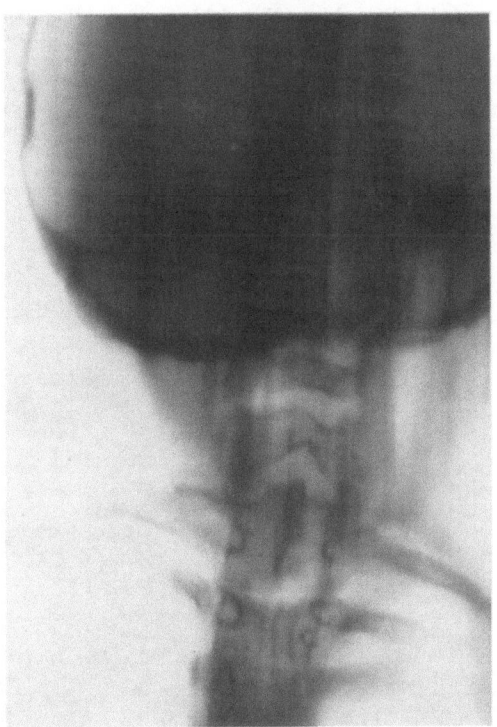

Abb. 7. Geschlossene Wirbelbögen. Die Bögen und Fortsätze der Wirbel Th1 und Th2 knöchern verschmolzen

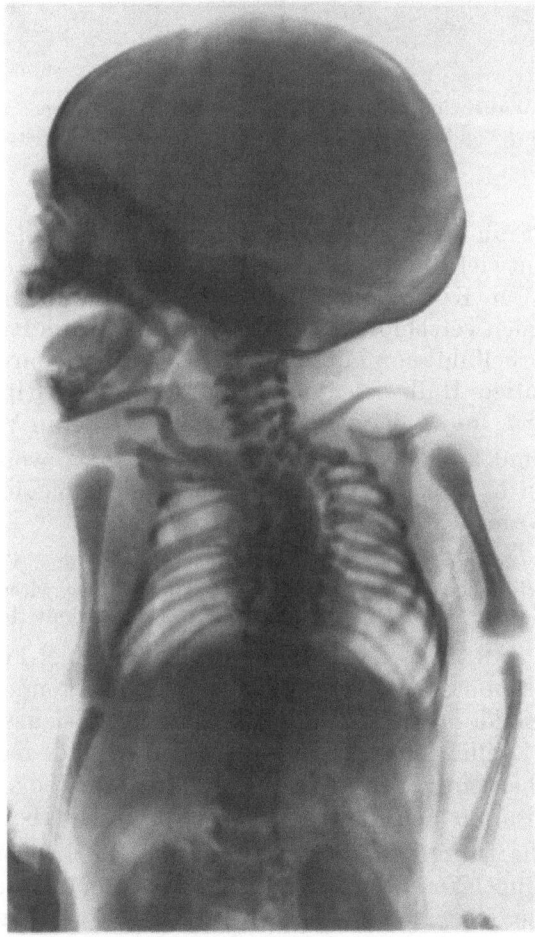

Abb. 8. C6 ist ein rechtsseitiger Halbwirbel. Von Th3—8 Blockwirbelbildung mit Halbwirbeln, Th10 und Th11 Blockwirbel. Rechts 11, links 12 Rippen

L   R

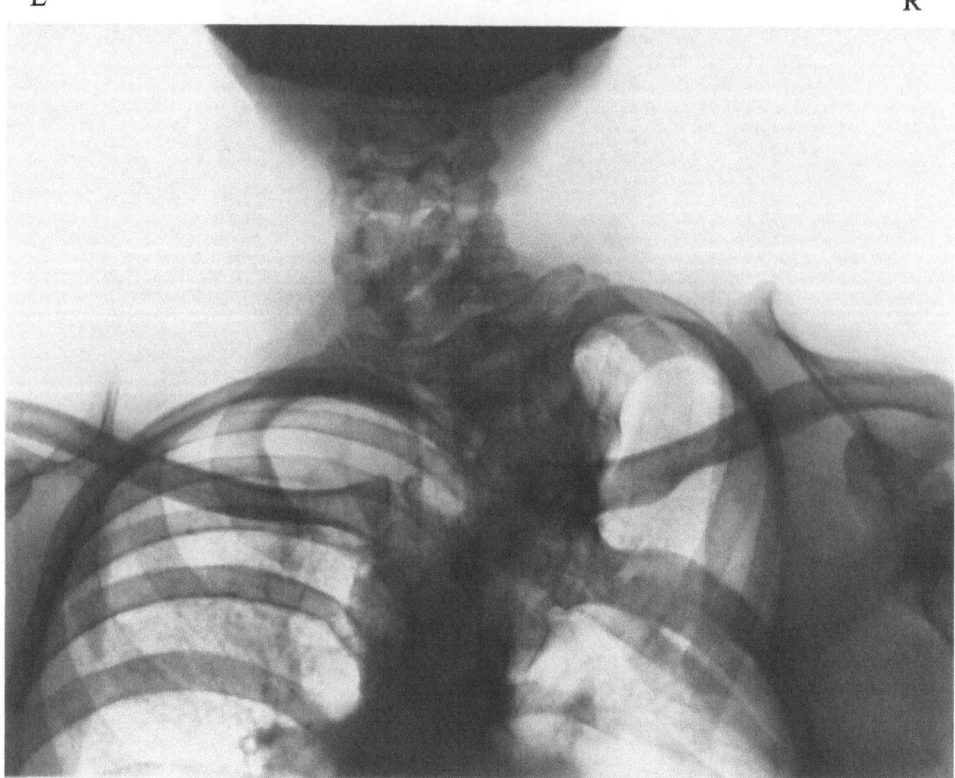

Abb. 9. Körper der C5—7-Wirbel sind niedrig. An C7 sind beiderseits Rippenrudimente. Von Th1—4 Blockwirbelbildung, mit einem nach rechts konvexen Bogen. Auf der rechten Seite steht die 4. und 5. Rippe mit Th5
in Verbindung

Einer 42jährigen Frau ist seit ihrer Kindheit ihre Wirbelsäulenanomalie bekannt: C1—4 sind normal entwickelt, im unteren Halsabschnitt ist eine nach links konvexe Skoliose vorhanden. Der Körper von C5—7 ist niedrig, deformiert, die Wirbelbögen haben sich unvollkommen verschlossen. An C7 sind beiderseits Rippenrudimente sichtbar. Von Th1—4 Blockwirbelbildung, mit einem nach rechts konvexen Bogen. Der Th4-Wirbel zeigt rechtsseitige Halbwirbelform, von der keine Rippe entspringt. Auf der rechten Seite steht die 4. und 5. Rippe mit dem Th5-Wirbel in Verbindung (Abb. 9).

Vier Geschwister und 2 Kinder eines 51jährigen Mannes weisen keine Entwicklungsanomalie auf. Er selbst hat seit Kindheit eine steife, nicht biegbare Wirbelsäule, er kann seinen Hals kaum bewegen.

Nach der Röntgenuntersuchung zeigen C2 und C3 Blockwirbelbildung. Von C4 bis Th2 wird von den Wirbeln eine undifferenzierte Knochenmasse gebildet. Von Th3—7 Blockwirbelbildung. Links sind unregelmäßig verlaufende teilweise verknöcherte Rippen vorhanden. Das linke Schulterblatt steht höher (Abb. 10—11).

Nach Gedda und Jannaccone (1957) sind beim Klippel-Feil-Syndrom oft familiär vererbte Entwicklungsanomalien an der Wirbelsäule zu erkennen. Diese Autoren haben daher das Krankheitsbild mit dem Namen Schisosinostosi assiale congenita familiare bezeichnet. Bei einem Zwillingspaar haben sie bei einem Kinde das Klippel-Feil-Syndrom, bei einem anderen neben einer Synostose des C2—3-Wirbelbogens eine Bogenspalte der Wirbel, S1—2-Sakralisation und Platyspondylie am Halswirbel entdeckt.

Im Hinblick auf die Differentialdiagnose muß die Blockwirbelbildung und innerhalb derselben die zum Klippel-Feil-Syndrom gehörenden Blockwirbel von den Blockwirbelbildungen entzündlicher, in erster Reihe tuberkulöser Genese und schließlich von ähnlichen Wirbelveränderungen traumatischen Ursprungs differenziert werden.

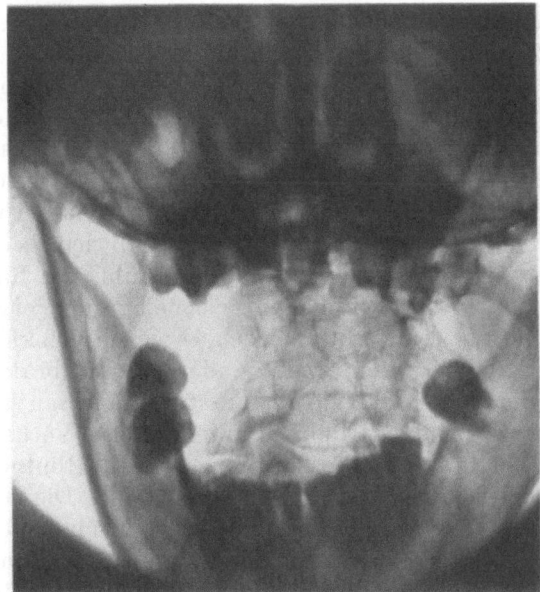

Abb. 10. C2/C3 sind Blockwirbel

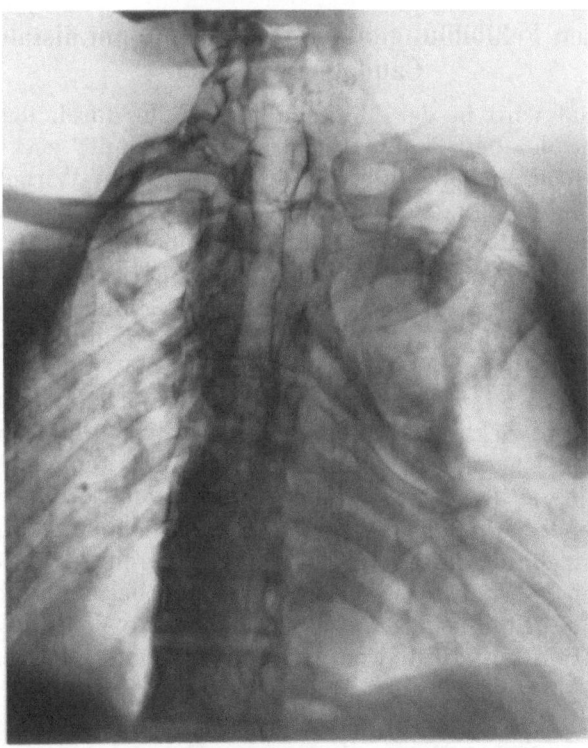

Abb. 11. Von C4 bis Th2 wird von den Wirbeln eine undifferenzierte Knochenmasse gebildet. Von Th3 bis Th7 Blockwirbelbildung. Links sind die Rippen teilweise zusammengewachsen. Das linke Schulterblatt steht höher

Mit den differentialdiagnostischen Problemen haben sich unter anderem LENK (1935), CANIGIANI (1936) und KIENBÖCK (1941) eingehend befaßt, letzterer hat die durch einen pathologischen Prozeß verursachten Veränderungen als Pseudo-Klippel-Feil-Syndrom bezeichnet. Meines Erachtens kann in der akuten Phase der Wirbeltuberkulose keine differentialdiagnostische Schwierigkeit bestehen: Wenn sich nämlich der tuberkulöse

Prozeß im Wirbelkörperinneren abspielt und die Zwischenwirbelscheibe intakt bleibt erinnert das Bild nicht an die Blockwirbelbildung. Falls sich der Prozeß in erster Linie auf die Zwischenwirbelscheibe erstreckt, kann das Verschwinden oder die Verengerung des Spaltes die Blockwirbelbildung vortäuschen oder nachahmen; die an der Schlußplatte sichtbaren feinen Unregelmäßigkeiten und die mit der Schichtuntersuchung nachweisbare beginnende Knochendestruktion sind jedoch Merkmale, welche die Differenzierung erleichtern (ERDÉLYI, 1943). Die Kenntnis der Wirbelanomalien neben der Blockwirbelbildung beim Klippel-Feil-Syndrom verhilft uns oft zur richtigen Diagnosestellung. Bei ausgedehnten Prozessen innerhalb des Wirbelkörpers führt die fortgeschrittene Destruktion mitsamt der Zerstörung der Zwischenwirbelscheibe zur Verwischung der Konturen und Grenzen, die Wirbelkörper werden atrophisch, es zeigen sich kleine Sequesterbildungen und das eventuelle Vorhandensein eines para- oder prävertebralen Abscesses liefert den endgültigen Beweis zur Diagnose. Im Reparationsstadium lassen sich noch Destruktionen, deren Begrenzung schärfer sind, Atrophien und kleinere Verkalkungen innerhalb des Abscesses erkennen. Erst im Sanationsstadium werden Röntgenaufnahmen gemacht, deren Deutung uns vor erhebliche Schwierigkeiten stellt. Die in der Wirbelkörperumgebung sichtbaren Verkalkungen zeugen von einer spezifischen Veränderung, in der Darstellung des destruierten Wirbelkörperinnern leistet jedoch die Schichtmethode eine wertvolle Hilfe. Die gleichzeitige Verschmelzung der Bögen kann für eine Entwicklungsanomalie sprechen.

2. Die komplexen Fehlbildungen der Wirbelsäule am distalen Körperende. Caudale Regression

Das Krankheitsbild wird in der Mehrzahl der Fälle durch das Fehlen der Wirbel dominiert, demzufolge der betreffende Wirbelsäulenabschnitt verkürzt ist. Es kommen auch Fälle vor, bei denen neben Halbwirbeln, Keilwirbeln, Wirbelkörper- und -bogenspalten, Blockwirbelbildungen zu sehen sind. Dieser Typ der Entwicklungsanomalien ist meist mit Fehlbildungen der inneren Organe gekoppelt; es sind manchmal auch das Becken und die unteren Extremitäten miteinbezogen.

BLUMEL et al. (1959) haben auf Grund der aus der Fachliteratur gesammelten 50 Mitteilungen und ihrer eigenen 8 Fälle folgende Veränderungen als die häufigsten begleitenden Entwicklungshemmungen bekanntgegeben: Spina bifida, Meningocele, Veränderungen an den unteren Gliedmaßen, Klumpfuß, Paralysis, Atrophie, Kontraktur und Hüftverrenkung. Es kommen oft Entwicklungsanomalien des Anus vor, Verengerung des Ureters und der Urethra, Fehlen der Nieren, recto-urethrale und recto-vaginale Fisteln, Verdoppelung des Colon und der Blase, Harnblasen- und Darmfunktionsstörungen.

Nach FREEDMAN (1949) kann die Agenesie des distalen Anteiles der Wirbelsäule eine sehr variable Ausdehnung aufweisen. Bei einem Extrem fehlt die Anlage der Wirbelsäule von den unteren Rückenwirbeln an vollkommen, bei dem anderen Extrem fehlen nur einige Segmente des Steißbeines. Diese letztgenannte Veränderung kann man auch als numerische Variation auffassen, wenn keine sonstigen Entwicklungsanomalien vorhanden sind.

Diese Fehlbildung wird in der Literatur auch als Sirenenform erwähnt und für das Anfangsstadium der nach den Sirenen benannten Entwicklungsanomalie gehalten. Der Unterschied liegt nur darin, daß die Entwicklungshemmung an den unteren Extremitäten nicht den Grad erreicht, daß sie sich in ihrer ganzen Länge verschmelzen könnten; die in unbedingter Nähe liegenden Beckenschaufeln und Hüftgelenke sind jedoch nach auswärts, eventuell dorsalwärts gedreht. Die paarigen unteren Extremitäten sind meist unterentwickelt. Diese Fälle von FELLER und STERNBERG (1931) sind unter dem Namen Anchipoda erwähnt. Nach NACHMANSOHN (1933) kann diese Entwicklungsanomalie mit einer einfachen Nabelarterie einhergehen, obwohl dies nicht als Ursache der Fehlbildung bewertet werden darf.

Den Grund für diese Fehlbildungen glauben FELLER und STERNBERG (1931) darin zu finden, daß das Bildungsmaterial dieser Organanlagen im Laufe des Entwicklungsganges vollständig fehlt. Es handelt sich also nicht um die Zerstörung einer vorhandenen Organanlage, sondern um das völlige Fehlen derselben. Es ist WOLFF (1936) gelungen, durch Röntgenbestrahlung das präsumptive Bildungsmaterial der Rumpfschwanzknospe des Hühnchens aus der Entwicklung auszuschalten und auf diese Weise eine ganze Reihe der sireniformen Entwicklungsanomalien hervorzurufen. Seine Experimente sprechen dafür, daß ähnliche Fehlbildungen auf Grund der von FELLER und STERNBERG erörterten Entstehungsbedingungen zustande kommen können.

Nach STERNBERG (1937) wird die teratogenetische Determinationsperiode in der frühesten Entwicklungsstufe angenommen. Entwicklungsgeschichtlich umfaßt der Defekt bei den sirenoiden Fehlbildungen die Verschmelzung der unteren Extremitäten bei Defektbildungen des Beckens und der unteren Wirbelsäule, sowie zumeist weitere Mangelbildungen medianer und dorsaler Organanlagen.

TÖNDURY (1958) betont, daß zwar kein Beweis dafür vorliegt, daß in diesen Fällen eine familiäre Belastung bestehe; es kann trotzdem nicht außer Frage gestellt werden, daß die Veränderung genbedingt ist, falls es sich um eine dominante Mutante handelt. Es wird eine Parallele mit den bei Mäusen registrierten erbbiologischen Experimenten gezogen und festgestellt, daß die Rückbildung der vorhandenen Organanlagen im hinteren Körperteil bei Mäusen durch einen frühwirkenden Letalfaktor verursacht wird. Je nach Natur und Dosis des Gens ist seine Auswirkung auf die Entwicklung verschieden. Vermutlich ist auch beim Menschen die Wirkung eines ähnlichen Letalfaktors daran beteiligt, daß sich eine sirenoide oder sirenartige Fehlbildung entwickelt.

Unter den Entstehungsbedingungen kommen nach GRUBER (1954) vermutlich folgende Faktoren zur Wirkung: Hypoxie, erbliche Faktoren, hormonelle Störungen, eventuelle Infektion.

ROUX und MARTINET (1962) haben an Versuchstieren durch Verabreichung großer Gaben von Vitamin A Anomalien der unteren Wirbelsäule, Aplasie des Schwanzes, Unregelmäßigkeiten des Rückenmarkes und Rectumaplasie hervorgerufen. Die Harnröhre und die Geschlechtsorgane nahmen an der Entwicklungshemmung nicht teil, die Störung beschränkte sich auf die mediodorsale Region des embryonalen Gerüstes.

Bei einem Teil der mit ausgedehnten Wirbeldefekten geborenen Säuglinge erfolgt bald ein tödlicher Ausgang.

Der von DRIEDEL (1910) beobachtete Neugeborene lebte 3 Tage lang. Im Hüft- und Kniegelenk war eine Beugekontraktur vorhanden, der Unterleib war unentwickelt, rechts Klumpfuß. Mittels Röntgenuntersuchung wurde festgestellt, daß die Wirbelsäule von Th 10 an distalwärts vollkommen fehlte. Das 11. Rippenpaar war miteinander verwachsen, die Beckenschaufeln waren ebenfalls verschmolzen. Rectumektopie. Die Wirbelsäule endete in der Höhe des Th 10-Wirbels.

Von 3 Fällen FELLERs und STERNBERGs (1931) war bei einem die Wirbelzahlreduktion relativ gering, die Mißgeburt war jedoch ein echter Siren.

Beim zweiten waren an der Brustwirbelsäule ausgedehnte Bogenspalten mit Halbwirbelbildungen, im Lendenabschnitt und Kreuzbein Wirbelzahlreduktion und Bogenspaltungen mäßigen Grades vorhanden. Beim dritten Falle fehlte das Kreuz- und Steißbein vollständig, im Halsabschnitt wurden dagegen Halbwirbel beobachtet; die Zahl der Brustwirbel machte nur 10 aus, und es fanden sich darunter mehrere Halbwirbel; die Rippenzahl war ebenfalls vermindert.

ROTH (1953) hat einen kurz nach der Geburt verstorbenen Säugling beobachtet. Bei der Mutter wurden in der 3. Schwangerschaftswoche Blutungen registriert. Die zahlenmäßige Verteilung der Wirbel war folgende: 7 Halswirbel, 7 Brustwirbel, 8 Rippenpaare, das letzte Rippenpaar verwachsen. Die übrigen Brustwirbel, die Lendenwirbel, das Kreuz- und Steißbein fehlten vollständig. Die Darmbeinschaufeln verwachsen. Unterentwickelte Extremitätenknochen bzw. -weichteile, Nieren und Nebennieren verwachsen, Harnleiter, Mastdarm normal.

Bei einem kurz nach der Geburt verstorbenen Neugeborenen, von SCHUBERT (1956) beobachtet, war die Wirbelsäule bis zum 11. Brustwirbel intakt, es fehlten dagegen die übrigen Brustwirbel, Lendenwirbel, Kreuzbein und Steißbein vollständig. Das 12. Rippenpaar war verwachsen. Die Niere war nur rechts vorhanden, die Nebennieren waren verwachsen, rechts ein Hydroureter. Keine Rectumatresie.

Dieser Typ kann ohne besondere Fehlbildungen der inneren Organe oder des Schädels, beim lebenstüchtigen Neugeborenen vorkommen, ebenso wie die Individuen selbst im späteren Leben psychisch intakt bleiben können.

Solche Fälle wurden unter anderen von SINCLAIR, DUREN und RUDE (1941) mitgeteilt. Der Fall zeigte eine Spina bifida vom C5 an bis zum Th2, sonst waren die Wirbelkörper des Hals- und Dorsalabschnittes bis zum Th12 normal. Der 12. Dorsalwirbelkörper fehlte vollständig, die Rippen zeigten in der Mittellinie eine gelenkige Verbindung. Es fehlte der Lendenabschnitt, das Kreuz- und Steißbein vollständig; die distale Körperhälfte war unterentwickelt, die Muskeln atrophisch, mangelnde Reflexe.

Ein ähnlicher Fall wurde von PIRKEY und PURCELL (1957) veröffentlicht. Bei einem 9 Monate alten Säugling fehlte der lumbale und sacrale Wirbelsäulenabschnitt vollständig, die unteren Extremitäten waren unterentwickelt, die Hüftgelenke in Abduktionsstellung. Sonstige Entwicklungsanomalien konnten nicht entdeckt werden.

Der von DREHMANN (1927) beobachtete einjährige Knabe hatte einen Klumpfuß, es trat Incontinentia recti und Blasenparese auf. Der L4-Wirbel war rudimentär, das Kreuzbein und das Steißbein fehlten vollständig.

DEL DUCA und DAVIS (1951) haben über einen einjährigen Knaben berichtet, in dessen Familienanamnese keine nennenswerte Abweichung vorkam. Beugungsstellung beider unteren Gliedmaßen, beiderseits pes equino-varus, atrophische Muskulatur. Der L5-Wirbel war deformiert, das Kreuzbein und das Steißbein fehlten vollkommen. Beckenverengerung, Luxatio coxae.

BLUMEL et al. (1959) haben 8 Beobachtungen mitgeteilt. In diesen Fällen kam ein totales oder teilweises Fehlen des Kreuzbeines oder des Steißbeines vor. Im 4. Fall fehlte auch der L5-Wirbel, während beim 7. Fall auch an den Rippen und Rückenwirbeln Entwicklungsanomalien vorhanden waren.

WEICKERT (1961) gibt die Daten eines 17 Monate alten Mädchens an, das beiderseits einen Klumpfuß besaß. Die Bauchdeckenreflexe waren erhalten, abwärts des Bauches fehlten sowohl die motorischen als auch die sensorischen Reflexe. Th10 und Th11 zeigten rudimentäre Blockwirbelform. Das 10. und 11. Rippenpaar war miteinander verwachsen. Der übrige Abschnitt der Wirbelsäule fehlte vollkommen, die Darmbeinschaufeln berührten sich, die Hüftgelenke waren hypoplastisch. Es wurden bei der Sektion auch an den inneren Organen Entwicklungshemmungen festgestellt.

Das vollständige Fehlen des Kreuzbeines und Steißbeines wurde bei einem 4jährigen Kinde von BARIGAZZI (1959) beschrieben.

Der Vater eines 4jährigen von DEL DUCA und DAVIS (1951) beobachteten Mädchens litt ebenfalls an einer Entwicklungsanomalie, er hatte angeborene Klumpfüße. Der Unterleib des Mädchens war unentwickelt, es konnte nur mit fremder Hilfe stehen, die Gelenke der unteren Gliedmaßen wiesen eine Beugungsstellung auf. Beiderseits pes equino-varus. Im Röntgenogramm zeigte sich totales Fehlen des L5-Wirbels, des Kreuzbeines und des Steißbeines, die Nieren waren miteinander verwachsen.

ALEXANDER und NASHOLD (1956) geben die Daten eines 6jährigen Knaben bekannt. Sie konnten geteilte Halswirbel und Blockwirbelbildung bei C6—7-Th1 beobachten. Der L5-Wirbel, das Kreuzbein und das Steißbein fehlten vollständig, die Darmbeinschaufeln berührten sich in der Mittellinie.

Von MAU (1937) wurde ein 13jähriger Knabe beschrieben, bei dem neben partiellem Fehlen des Kreuzbeines Klumpfuß und Hüftgelenkverrenkung vorhanden waren.

Entwicklungsanomalien der Wirbelsäule und sonstige Entwicklungshemmungen kommen bei Erwachsenen in viel geringerem Maße vor.

Trotzdem gibt es auch hier Ausnahmen. So entdeckte WALTER (1931) bei einer 32jährigen Frau, daß ihr Brustrückgrat aus 10 Wirbeln bestand, distalwärts konnte nur eine unförmige Knochenmasse, welche sich mit den Hüftbeinen berührte, vorgefunden werden.

BRAUN (1934) hat über eine 56jährige Frau berichtet, bei der an den Brust- und Lendenwirbeln eine ausgedehnte Blockwirbelbildung vorhanden war; der L5-Wirbel fehlte, am Kreuzbein war ein partieller Defekt vorhanden.

VALENTIN (1953) hat den Fall eines 17jährigen Mädchens mitgeteilt, das Klumpfuß und Hüftgelenkverrenkung hatte. L3 und L4 wiesen Blockwirbelbildung auf, der L5-Wirbel, das Kreuzbein und das Steißbein fehlten vollkommen. Es bestand ein Unvermögen, Harn und Stuhl willkürlich zurückzuhalten.

KÖHN (1930) berichtete über einen 51jährigen Mann, dessen Analreflex fehlte. Es bestand am Kreuzbein eine Spina bifida, der Körper von S4 und S5 und der rechtsseitige Wirbelbogen fehlten vollkommen.

FREEDMANN (1949) untersuchte einen 61jährigen Mann, dessen Füße seit der Kindheit schwach waren und der an Incontinentia urinae litt: Kreuzbeindefekt von S2 an und totales Fehlen des Steißbeines. Die Darmbeine rückten näher zueinander.

KRATOCHVIL und ZDENOVIC (1956) beobachteten bei einer 54jährigen Frau, die seit der Kindheit Störungen des Stuhlganges und des Harnabganges hatte, beiderseitigen pes equino-varus. Ihre Lendenwirbelsäule bestand aus 4 Wirbeln. Ihr Kreuzbein war linksseitig aus 2 Wirbelkörperhälften und entsprechender massa lateralis zusammengesetzt. Totales Fehlen des Steißbeines. Es konnten Harnblasendivertikel, Unregelmäßigkeiten der rechten Niere und des Ureters, sowie neurologische Abweichungen gefunden werden.

Von WEICKERT (1961) wurden die Daten einer 25jährigen Frau bekanntgegeben, deren Menstruation, Darmfunktion und Harnabgang keine Unregelmäßigkeiten aufwiesen. An den Unterschenkeln war Muskelatrophie vorhanden, die Füße standen in equino-varus-Stellung. Nach normaler Tragezeit wurde ihr Fetus mittels Kaiserschnitt entbunden. Bei der Röntgenuntersuchung wurden normale L1—3-Wirbel und eine Dysplasie des L4-Wirbels festgestellt. Der L5-Wirbel, das Kreuzbein und das Steißbein fehlten vollkommen. Der L4-Wirbel befand sich zwischen den hypoplastischen Beckenhälften.

ECKINGER (1939) hat einen partiellen, asymmetrischen Defekt des Kreuzbeines beschrieben. In der Unterbauchgegend eines 18jährigen Mädchens befand sich ein bis zum Nabel reichender Tumor, welcher die Gebärmutter zur Seite verdrängt hat. Auf dem Röntgenogramm konnte ein Defekt der rechten Hälfte des Kreuzbeines und eine Abbiegung der linken Hälfte nach links wahrgenommen werden. Das rechte Sacroiliacalgelenk war nur halb so hoch, wie das linke. Das Gelenk wurde durch Überbleibsel des Körpers der beiden ersten sacralen Wirbeln gebildet. Die entfernte Geschwulst bestand aus embryonalem Gewebe (Wolffscher Gang).

GRUBER (1954) hat 5 Fälle bekanntgegeben, bei denen die Wirbelfehlbildung mit den Anomalien der Urogenitalorgane und des Mastdarms gekoppelt vorkam; die Veränderung hatte sich auch auf die Kreuzbeinwirbel ausgedehnt, Blockbildungen waren ebenfalls zu beobachten. In einem Falle waren an einem Fuß 14 Zehen und entsprechende Mittelfußknochen vorhanden.

Wir selbst hatten Gelegenheit, einen Neugeborenen, der bis 4 Std nach der Geburt gelebt hat, zu untersuchen:

Erstes Kind einer 28jährigen Mutter, keine Fehlgeburt, kein familiäres Vorkommen von Entwicklungsanomalien. Während der Gravidität keine Erkrankung, WaR. negativ. In erster Stufe enges Becken, Raummißverhältnis, immer mehr verschlechternde Herztöne, Sectio caesarea. Am Uterus keine pathologischen Veränderungen. Weiblicher Neugeborener von einem Körpergewicht von 4300 g, Schädelumfang: 51 cm.

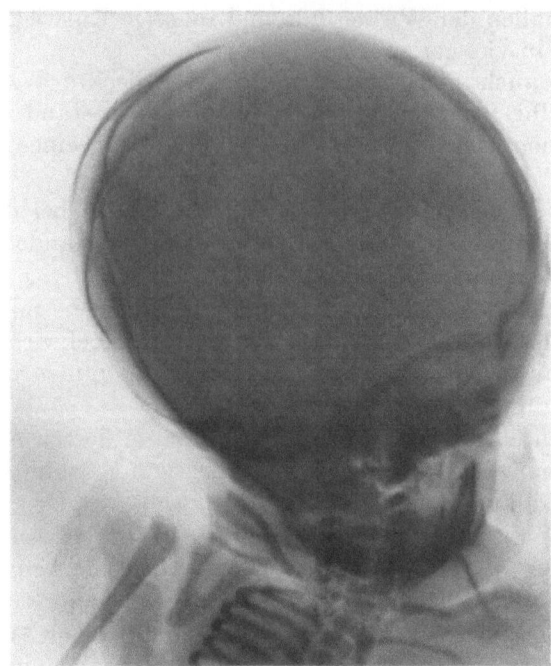

Abb. 12

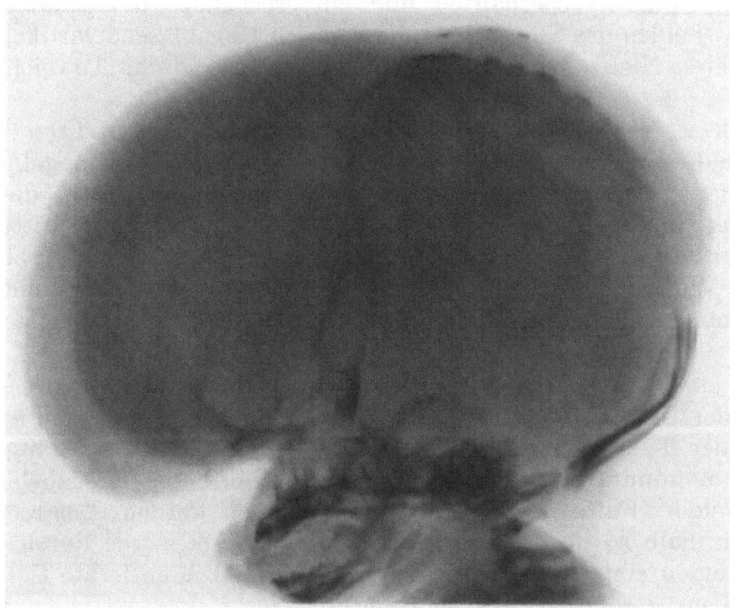

Abb. 13

Abb. 12 u. 13. Die Knochen des Schädeldaches fehlen zum Teil, zum Teil sind sie durch feine Knochenleisten gekennzeichnet. Heruntergedrückte Schädelbasis, zerdrückter Gesichtsschädel

Obduktionsbefund: Fehlen der frontalen Schädelknochen, das Gehirn in der Stirngegend mit intakter Haut bedeckt, sackartige Vorwölbung. Tiefe Eindellungen an der rechten Thoraxhälfte, am Bauch und an der ventralen Oberfläche der Schenkel. Diese Eindellungen können bei gebeugter Kopfhaltung der Schädel-vorwölbung entsprechen und spiegeln wahrscheinlich die intrauterine Lage des Fetus wieder. Beide Füße medianwärts gedreht, Klumpfüße. Großer Thymus. Die Lungen nur oberflächlich gelappt. Deformierte linke Niere, von normaler Lokalisation, Harnleiter regelmäßig, rechte Niere und Harnleiter fehlen. Nebennieren beiderseits vorhanden, es fehlt das rechte Ovarium und die Tube. Hirnsubstanz verdünnt, das Gehirn ist im Grunde genommen ein durch Flüssigkeit ausgefüllter Sack. Unvollkommener Bogenschluß in Höhe der unteren

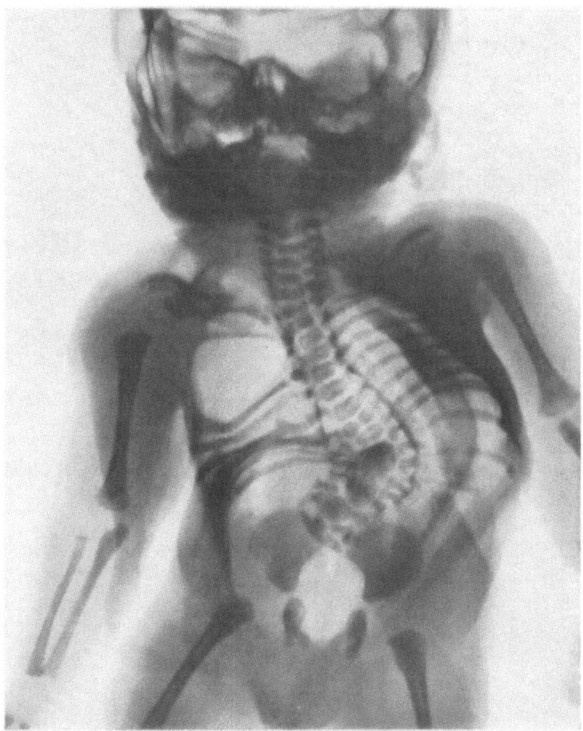 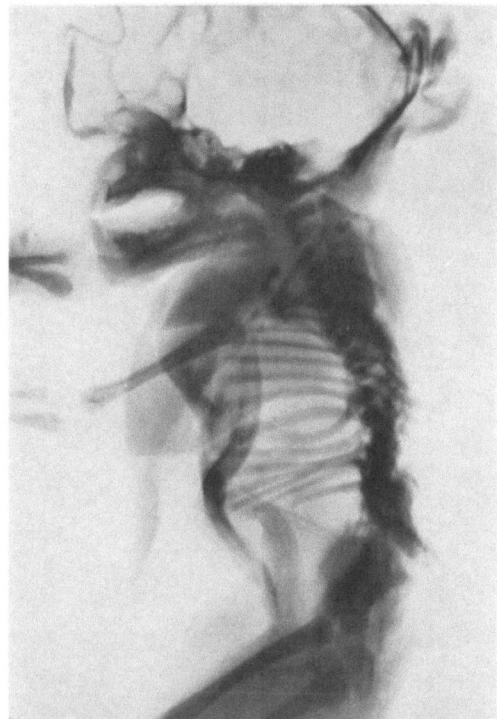

Abb. 14   Abb. 15

Abb. 14 u. 15. Sagittale Körperspalte an Th 7, die rechtsseitige Hälfte des Th 8 niedrig. Von Th 9 an bis Th 12, ferner zwischen L1 und L2 deformierter Blockwirbel. Es fehlen der L4-Wirbelkörper und L5 vollständig. Caudal vom Th4 breite Bogenspalte. Der rechtsseitige Bogen des L4 besitzt einen rippenartigen Fortsatz

Brust- und oberen Lendenwirbel, an der Rückenfläche kleinapfelgroße, bläulich-rote, nur mit Dura bedeckte Vorwölbung.

Dg.: Hydroencephalomeningocele, Hydrocephalus internus, Spina bifida aperta, Hypertrophia thymi. Fehlen der rechten Niere und Harnleiter, des rechten Ovarium und der Tube. Deformiertes Becken, Pes equinovarus.

Auf den Röntgenogrammen ist folgendes sichtbar: Beinahe vollständiges Fehlen des Stirnbeines, rechts sind nur die Spuren des Schläfenbeins zu erkennen, an Stelle des Scheitelbeins nur lamellenartige Knochenstücke. Das Hinterhauptbein relativ intakt. Eingedrückte Schädelbasis, kleine Sella, Felsenbeine regelmäßig. Die Knochen des Gesichtsschädels wurden durch das in die Stirngegend vorgewölbte Gehirn völlig zerdrückt (Abb. 12 und 13). Hochstehende Schulterblätter, sichtbarer Defekt an der Margo medialis des rechten Schulterblattes. Die Wirbelsäule in einem links konvexen Bogen gebeugt, die Lordose des Halses fehlt, im Rückenabschnitt mäßige Kyphose, welche in der Nähe der dorsolumbalen Grenze in eine nach rückwärts offene Beugung übergeht. Wirbelkörperzahl im Halsabschnitt normal. Die beiden Massae laterales des Atlas stehen etwas ferner von der Medianlinie, die hinteren Bögen offen. Die ersten 6 Halswirbelkörper beinahe intakt, stellenweise sind an den oberen und unteren Rändern dünne Eindellungen zu beobachten. Der 7. Halswirbelkörper besteht aus 2 Knochenkernen, zwischen diesen sagittale Körperspalte. Die letzten 6 Brustwirbelkörper bilden einen formlosen Blockwirbel, ähnlich wie die 1.—2. Lendenwirbel, der 3. Lendenwirbelkörper relativ intakt. Der 4. Lendenwirbel fehlt. Der 5. Lendenwirbel, das Kreuz- und Steißbein fehlen vollständig. Caudal von dem 4. Brustwirbel entfernen sich die Bögen immer mehr vom Wirbelkörper, weichen lateralwärts auseinander, und sind in einer beinahe frontalen Ebene gelagert. Die rechtsseitigen Bögen sind wesentlich unterentwickelter als die linksseitigen. Der 4. Lendenwirbel besteht nur aus Bögen, welche ventral in der Medianlinie näher aneinander kommen, zwar keine Synostose bilden. DIETHELMS (1943) Bestimmung gemäß handelt es sich deshalb um kein echtes Asoma, sondern um das Ausbleiben des Verknöcherungsprozesses innerhalb des Wirbelkörpers. Der rechtsseitige Bogen besitzt einen langen rippenartigen Fortsatz, welcher medio-caudalwärts verläuft. Links finden sich 12 Rippen, rechts nur 9, die zum Teil miteinander verwachsen sind. Die Beckenknochen nähern sich einander (Abb. 14—15).

Eine ähnliche Beobachtung wurde von CHAKAR und ALPSOY (1955) mitgeteilt, die in der Projektion der 2.—3. Lendenwirbel ein rippenartiges Gebilde gesehen haben. Die beschriebene sireniforme Wirbelanomalie, mit anderen Wirbelanomalien und mit der Fehl-

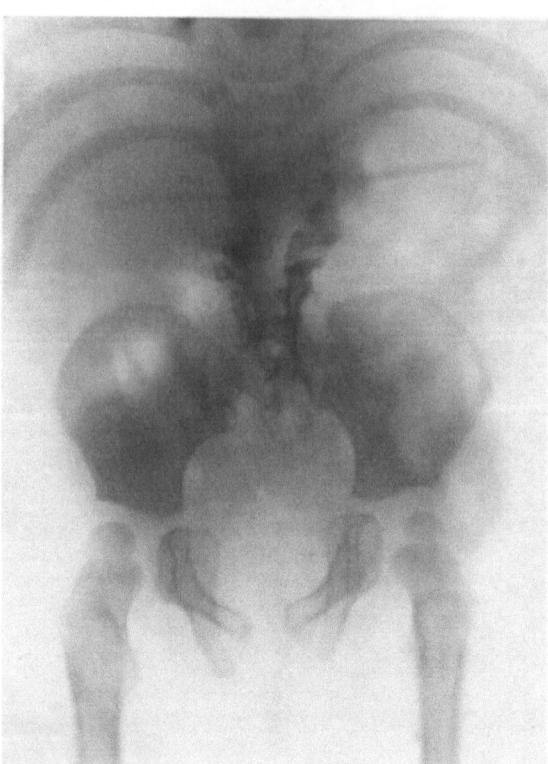

Abb. 16. Es fehlen die Lendenwirbelkörper. Die Bögen sind zum Teil offen, an Stelle des S1-Bogens ist nur ein unregelmäßiges Rudiment vorhanden. Die Darmbeinschaufeln stehen nahe beieinander

bildung der inneren Organe vergesellschaftet, ist mit den Entwicklungsanomalien des Schädels und Gehirns einhergegangen.

Abb. 16 stellt den distalen Dorsalabschnitt, den Lendenabschnitt und das Becken eines 18 Monate alten Kindes dar. Die Kreuzgegend auffallend kurz, die Rippenbögen erreichen die beiden Darmbeinschaufeln. Inkontinenz.

Im Röntgenogramm: offener Bogen am 11. Dorsalwirbel, Wirbelkörper, und Wirbelbogenspaltung am 12. Dorsalwirbel, der 1. Lendenwirbel ist nur in Form eines rechtsseitigen Halbwirbels zu erkennen, links ist nur der Bogen mit offenen Bogenhälften vorhanden. Quer- und Gelenkfortsätze unterentwickelt. Am 2. und 3. Lendenwirbel werden nur die offenen Bögen sichtbar, die Bögen des 4. Lendenwirbels verwachsen, der Körper fehlt ebenfalls. Die verwachsenen Bögen des 5. Lendenwirbels asymmetrisch, während an Stelle des 1. Kreuzwirbels nur ein unregelmäßiges Bogenrudiment zu erkennen ist. Die Darmbeinschaufeln liegen ganz nahe beieinander, und sind in Richtung der frontalen Ebene verdreht.

Ein zur Zeit 3jähriger Knabe kam mit einer Atresia ani zur Welt. Er wurde gleich nach der Geburt operiert, seither entleert sich sowohl der Stuhl als auch der Harn durch den After. Sein linker Hoden fehlt.

Nach der Röntgenuntersuchung weist L2 eine linksseitige Halbwirbelform auf und ist lateralwärts verlagert. L3 und L4 besitzen unregelmäßige Keilwirbelform. L5 fehlt vollkommen. Vom S1-Wirbel ist die rechte Hälfte des Körpers sichtbar, während vom S2-Wirbel die linke Hälfte und die Fortsätze erkennbar sind. Der S3 ist rudimentär entwickelt (Abb. 17).

Der Unterleib eines 14 Monate alten weiblichen Kleinkindes ist seit seiner Geburt unentwickelt, die rechte untere Gliedmaße ist länger, das Becken schief. Beide Füße sind fehlerhaft. Entbindung nach normaler Schwangerschaft, ein Geschwister ist gesund. Die Mutter hat eine verkrüppelte, buckelige Schwester.

Auf dem Röntgenbild sind ausgedehnte Entwicklungsanomalien der Rippen sichtbar, die 2 oberen rechten Rippen fehlen. Der Brustkorb ist faßförmig. Die 9 oberen Rückenwirbel zeigen keine Mißbildung. Der Körper des Th10-Wirbels ist rechts niedriger, die linke Hälfte des Körpers von Th11 ist rudimentär entwickelt. Th12

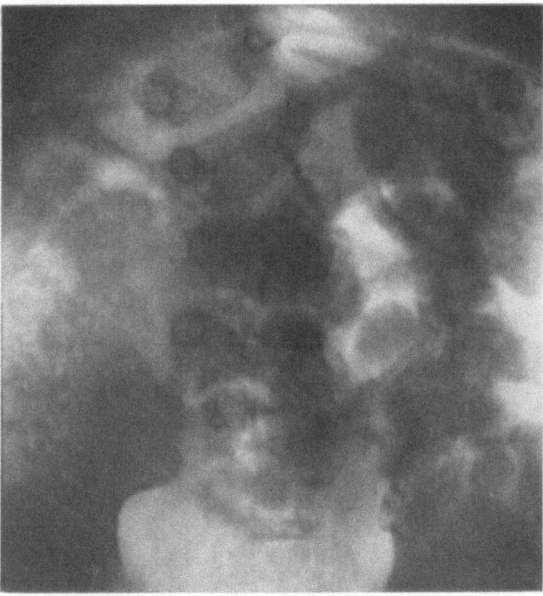

Abb. 17. L2 ist lateralwärts verlagert, und weist eine linksseitige Halbwirbelform auf. L3 und L4 unregelmäßige Keilwirbel, L5 fehlt vollkommen. S1 ist rechtsseitiger, S2 linksseitiger Halbwirbel, S3 ist rudimentär entwickelt

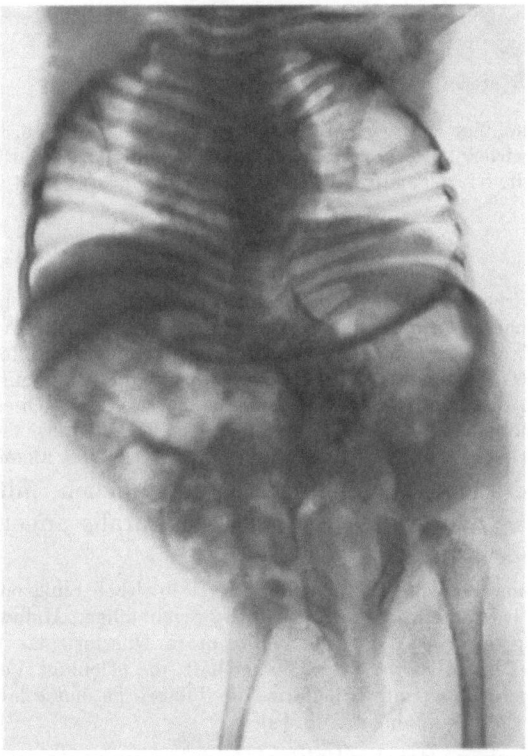

Abb. 18. Ausgedehnte Entwicklungsanomalien der Rippen. Der Körper Th10 ist rechts niedriger, linke Hälfte des Körpers Th11 ist rudimentär. Th12 besitzt unregelmäßige Halbwirbelform. Die Lendenwirbelsäule ist mosaikartig aus Wirbelteilchen zusammengesetzt. Von der linken Seite der ersten Lendenwirbel entspringt eine Rippe. Rechts sind Rudimente von 2 Kreuzbeinsegmenten. Die Darmbeinschaufeln liegen nahe zueinander, das kleine Becken ist offen

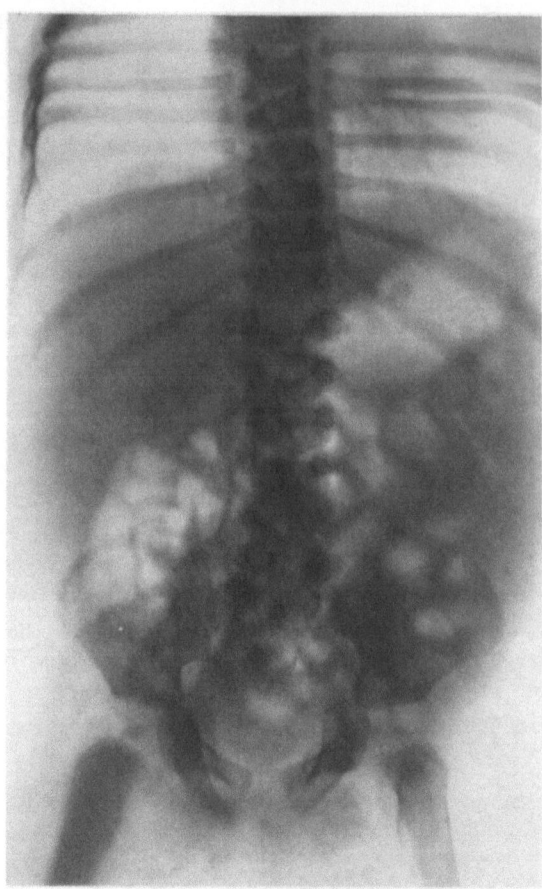

Abb. 19. Th 7—8 sind unregelmäßige Halbwirbel. Links entspringen die 7. und 8. Rippe gemeinsam. L1 besteht aus zwei regelmäßigen Halbwirbeln, L3 ist unregelmäßig ausgebildet. L4—5 Blockwirbel. Die rechte Massa lateralis des S1 ist mangelhaft. S2 zeigt unregelmäßige Halbwirbelform, S3—4 sind rudimentär, S5 und das Steißbein fehlen

besitzt unregelmäßige Halbwirbelform. Die Lendenwirbelsäule biegt sich nach links ab, und ist mosaikartig aus Wirbelteilchen zusammengesetzt; unter diesen kann man die Überbleibsel von 4 Wirbeln unterscheiden. Von der linken Seite des 1. Lendenwirbels entspringt mit einem breiten, spatelförmigen Fortsatz eine Rippe, welche mit der 12. Rippe verwachsen ist. Auf der rechten Seite sind die Rudimente von 2 Kreuzbeinsegmenten sichtbar, diese berühren sich nicht mit der Beckenschaufel, an sie lehnt sich ein deformierter Lendenwirbel an. Die beiden Darmbeinschaufeln liegen nahe beieinander, das Becken weist eine Neigung nach rechts auf. Die Knochen des kleinen Beckens sind in sagittaler Richtung gedreht, das kleine Becken ist offen (Abb. 18).

Die Familienanamnese eines 8 Monate alten, männlichen, mit atresia ani geborenen Säuglings ist negativ. Es wurde ein anus praeternaturalis angelegt. Gesundes Nervensystem. Links pes equino-varus.

Nach der Röntgenaufnahme sind Th 7—8 unregelmäßige Halbwirbel. Links entspringen die 7. und 8. Rippe gemeinsam. Der Körper des 1. Lendenwirbels besteht aus 2 regelmäßigen Halbwirbeln, während der Körper des L3-Wirbels unregelmäßig ausgebildet ist und rudimentäre Querfortsätze besitzt. L4—5 bilden einen Blockwirbel. Die rechte massa lateralis von S1 ist mangelhaft, die gelenkige Verbindung mit dem Hüftbein unvollständig. S2 zeigt unregelmäßige Halbwirbelform, die linksseitige massa lateralis ist mangelhaft. S3—4 sind rudimentär, S5 und das Steißbein fehlen (Abb. 19).

Der Säugling ist gestorben. Bei der Sektion wurde eine recto-vesicale Fistel, das Fehlen der rechten Niere, links Doppelniere und Ureter festgestellt. Die Gallenblase fehlt ebenfalls.

Eine verhältnismäßig geringfügige Wirbelfehlbildung wurde bei einem $2^{1}/_{2}$ Jahre alten Mädchen beobachtet, das wegen Atrophie und Bewegungseinschränkung des rechten

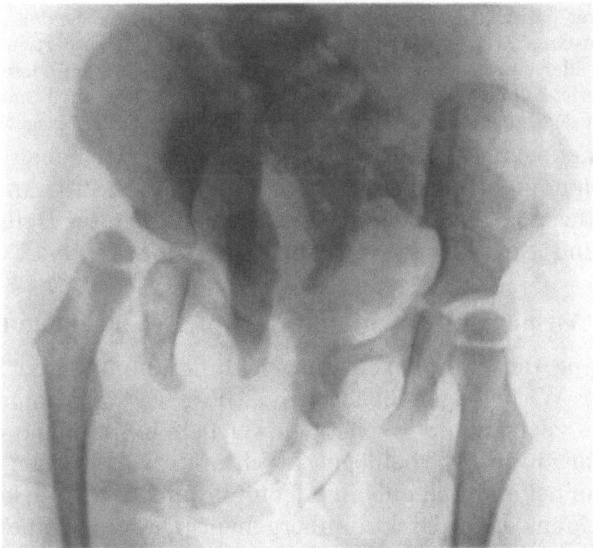

Abb. 20. Rechtsseitige Luxatio coxae congenita. Es fehlen die rechtsseitige Massa lateralis des Kreuzbeines, die rechte Beckenhälfte ist cranialwärts verrutscht. Das Kreuzbein bildet einen unregelmäßigen Blockwirbel. Im caudalen Lendenabschnitt sagittale Körperspalte, offene Bögen. In der rechten Kleinbeckenhälfte, innerhalb des Blasenschattens zwei Schattendefekte

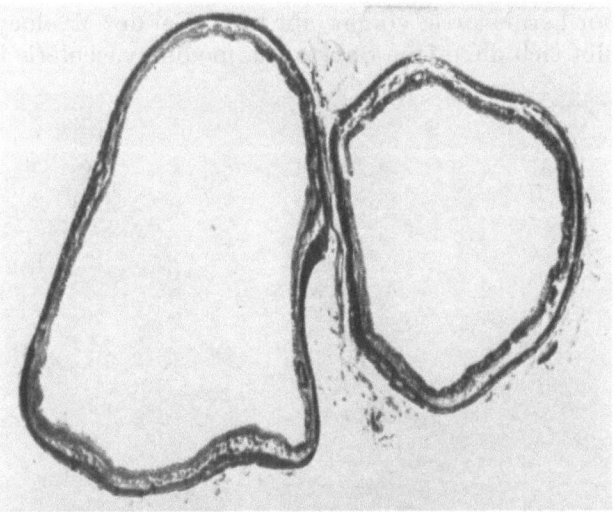

Abb. 21. Querschnitt vom verdoppelten Mastdarm

Beines eingeliefert wurde. Rechts von der Schamspalte sieht man eine sich auf die rechte Hinterbacke erstreckende Eindellung, mit einer Fistelöffnung und mit Urinsickern.

Bei der Röntgenuntersuchung wird eine rechtsseitige Luxatio coxae congenita registriert. Die Massa lateralis des Kreuzbeines rechts mangelhaft entwickelt, das Kreuzbein in seiner Gänze verkürzt, einen Blockwirbel bildend. Die rechte Beckenhälfte cranialwärts verschoben. Die Lendenwirbel kommen in Form von Halbwirbeln ohne Bogenschluß zum Vorschein. In der rechten Kleinbeckenhälfte sind 2 haselnußgroße Kalkschatten sichtbar. Bei Füllung der Fistel mit Kontrastmittel ist festzustellen, daß sich innerhalb der rechten Beckenhälfte ein birnenförmiger Doppelhohlraum füllt, von welchem der ventrale höher, der dorsale tiefer liegt, und daß im Inneren des letzteren, den positiven Schattenkomponenten entsprechende, Schattendefekte zu sehen sind. Die Veränderung wurde neben einer unregelmäßig lokalisierten, geteilten Blase als eine Fistula vesico-perinealis aufgefaßt, mit Blasenstein (Abb. 20). Bei der Operation wurde geklärt, daß das Kind über die rechtsseitige Blase hinaus noch eine unabhängige linke Blase besitzt, und daß die beiden Steine in der distalen Partie der rechtsseitigen Blasenhälfte gelagert sind. Von hier aus führte die zweite Urethra zum Damm. Man versuchte, die rechtsseitige Blasenhälfte zu entfernen, die Kranke ist jedoch ad exitum gekommen. Bei der Sektion wurde festgestellt, daß über die Doppelblase hinaus das Colon ascendens, transversum, descendens und Sigma in ihrer ganzen Länge verdoppelt waren und daß die beiden selbständigen Darmrohre sich an der Sigma-Rectum-Grenze vereinigt hatten. Die verdoppelten Darmpartien hatten ein gemeinsames Mesenterium (Abb. 21). Beiderseits normale Nieren, der rechte Harnleiter mündete in die rechte, der linke in die linke Blase. Die Urethraöffnung der rechtsseitigen Blase befand sich am Damm. Bei der histologischen Untersuchung fand sich in der caudalen Partie des Ileums heterotopes Pankreasgewebe.

ROBERTS und WEEKS (1957) gaben 2 Fälle bekannt, wo neben einer Verdoppelung des Jejunums Wirbelanomalien zu entdecken waren. VEENEKLAAS (1952) vertritt den Standpunkt, daß für diese Darm- und Wirbelanomalien in erster Reihe die unvollständige Lösung von Chorda und Entoderm verantwortlich zu machen sind.

3. Ausgedehnte Fehlbildungen der Wirbelbögen

Die nächste Gruppe der komplexen Entwicklungsanomalien wird von einem ausgedehnten Fehlen der Wirbelbögen beherrscht. Diese Entwicklungsanomalie kann mit sagittaler Wirbelkörperspaltung oder sonstigen Wirbelfehlbildungen einhergehen. Ist die Wirbelveränderung nur auf die Wirbelbögen beschränkt, so sprechen wir von einer Spina bifida occulta; sie kann bekanntlich auch mit Fehlbildungen des Rückenmarkes und seiner Hüllen, ferner mit einem Hautdefekt einhergehen. Diese Gruppe der Entwicklungsanomalien wird als Rachischisis posterior bezeichnet und es sind verschiedene Stufen derselben bekannt. Es handelt sich um eine komplette Form der Rachischisis, falls der Defekt von der Haut bis zum Rückenmark reicht und die Basis des Defektes durch den offenen Wirbelkanal gebildet wird. Die Myelocele repräsentiert eine Variante der Rachischisis, bei welcher das lamellenartig offene Rückenmark durch den sich ventral davon versammelnden Liquor hernienartig vorgewölbt wird. Bei der Myelocystocele und Myelocystomeningocele wölbt sich die offene Substantia medullovascularis blasenartig vor und

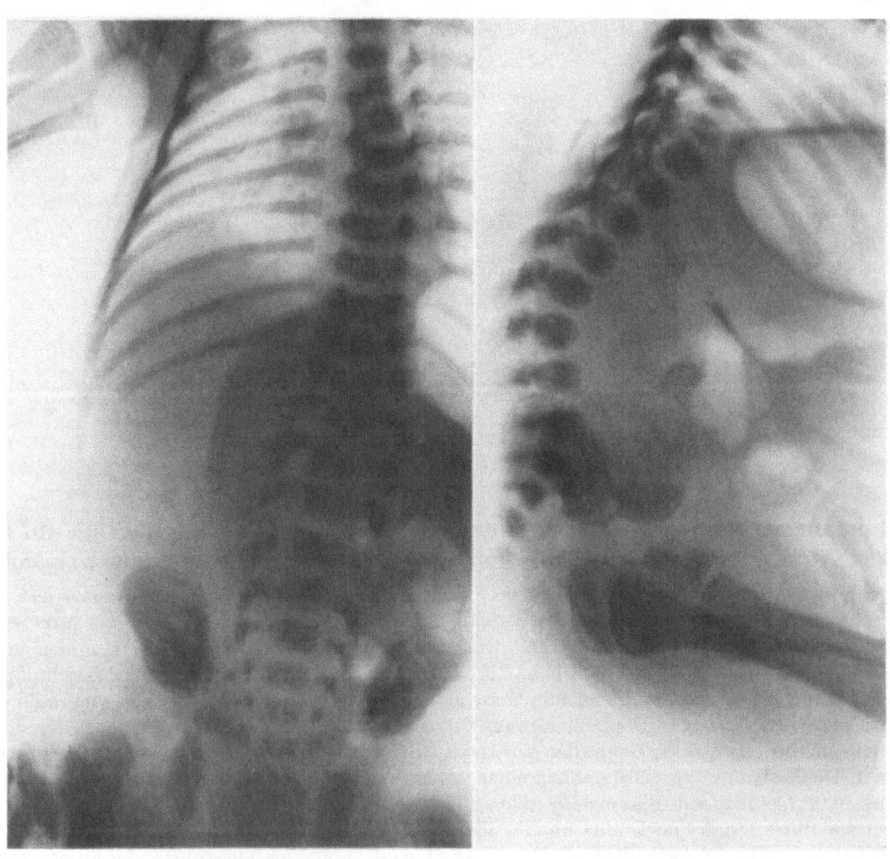

Abb. 22   Abb. 23

Abb. 22 u. 23. Die Lendenwirbelbögen offen, Meningocele

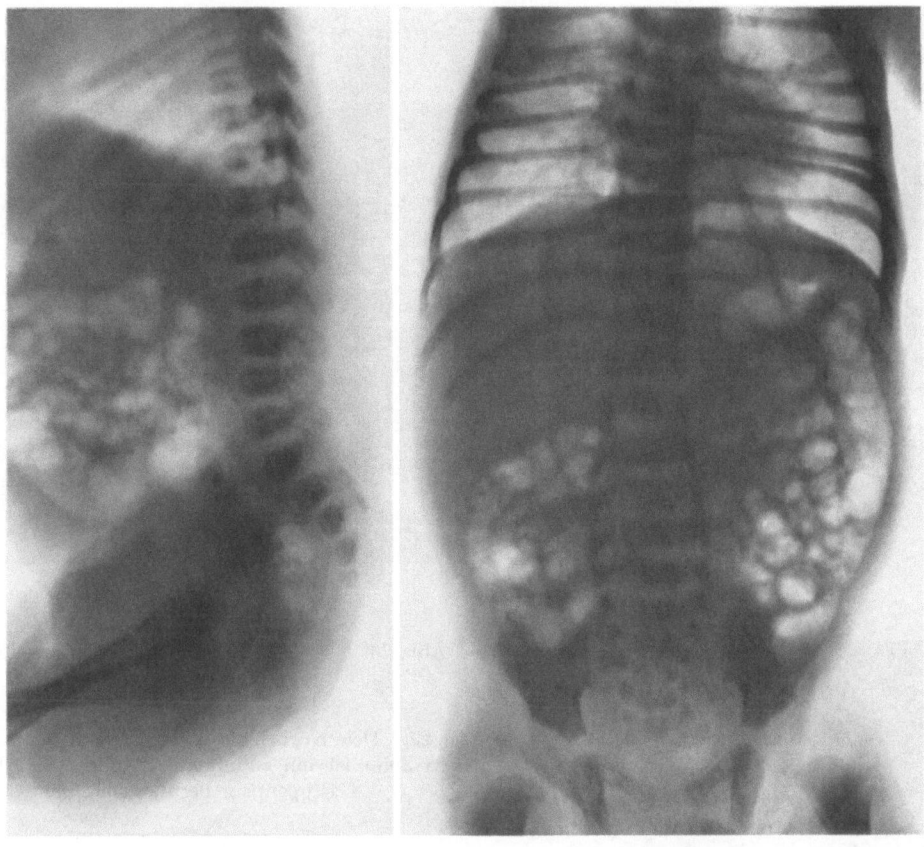

Abb. 24   Abb. 25

Abb. 24 u. 25. Die Wirbelbögen weichen am Lendenabschnitt auseinander. Flache Einschnürung an der oberen und unteren Fläche des Wirbels L4

an der Bildung dieses Gebildes nehmen auch die Meningen teil. Die Meningocele ist im Grunde genommen die inkomplette Form der Rachischisis, insofern, als das Rückenmark an der Vorwölbung der Haut nicht mehr beteiligt ist und diese allein durch die Rückenmarkhüllen verursacht wird. Zur Darstellung der Weichteilverhältnisse kann die Gasmyelographie herangezogen werden (SWEDBERG).

Die Erklärung der ausgedehnten Bogenspalten ist relativ einfach, falls das Rückenmark auch geöffnet ist, weil dadurch der Schluß der Bögen verhindert wird. Unter diesen Umständen handelt es sich nämlich in bezug auf die Spalten um ein mechanisches Hindernis. Das Ausbleiben des Schlusses der Markplatten muß jedoch in einem frühembryonalen Stadium stattgefunden haben, als die Wirbelsäule sich noch im mesenchymalen Entwicklungsstadium befand. Die Experimente von STRUDEL (1955) zeigen, daß die Rückenmarkentfernung bei Tierembryonen das Ausbleiben der Bogenentwicklung zeitigt. Diese Beobachtung kann jedoch mit denjenigen Bogenanomalien, bei denen der Wirbelkörper normal und das Rückenmark ungeschädigt ist, nicht auf einen gemeinsamen Nenner gebracht werden. WATTERSON, FOWLER und FOWLER (1954) haben ebenfalls in Tierexperimenten beobachtet, daß schon eine teilweise Rückenmarkexstirpation die Bogenentwicklung zu beeinflussen vermag, mit dem Unterschied, daß sich als Folge nicht das Fehlen von Wirbelbögen, sondern die Bildung von Wirbelbögen verminderten Volumens — ein Zeichen der verminderten Regenerationsfähigkeit des Rückenmarks — manifestiert. TÖNDURY (1958) weist immer wieder darauf hin, daß uns zur Klärung der Bogenfehlbildungen die Erfahrungen und Beobachtungen noch nicht in genügender Anzahl vorliegen, es steht jedoch fest, daß diese Fehlbildung nicht als die Folge eines mangelhaften Verknöcherungsprozesses gedeutet werden kann.

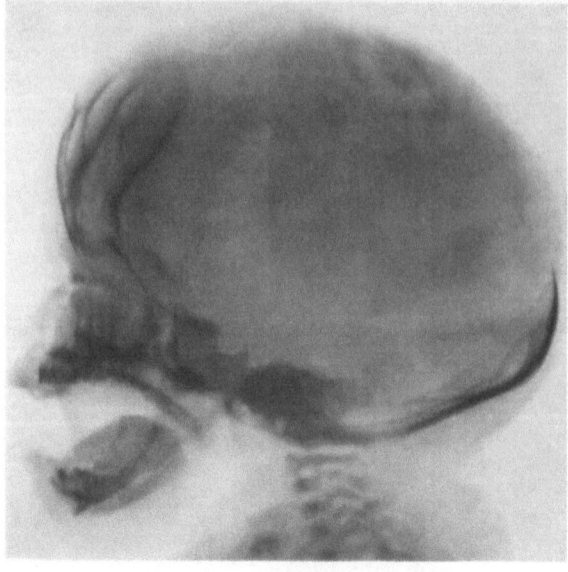

Abb. 26

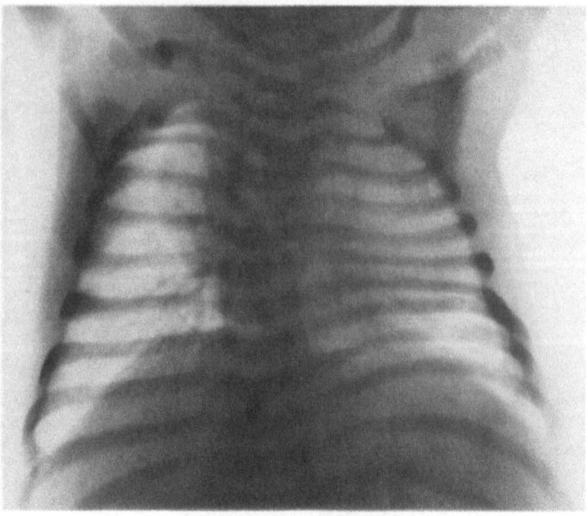

Abb. 27

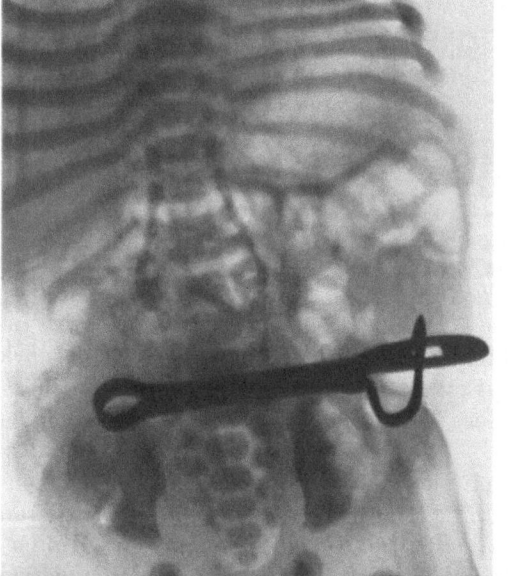

Abb. 28

Abb. 26. Der größte Teil der Schädelknochen ist
membranös

Abb. 27. Der Körper des Th4-Wirbels fehlt, an der
linken Seite ist ein rudimentärer Bogen sichtbar. Das
4. Rippenpaar berührt sich nicht

Abb. 28. Breite Bogenspalte bis zum 3. Lendenwirbel,
am Th12-Wirbel ist eine schmale Körperfissur wahrnehmbar

Die ausgedehnten Bogenspalten kommen am häufigsten im Lenden- und Kreuzbeinabschnitt vor. Im folgenden versuche ich einige Variationen derselben anzuführen.

So findet sich bei einem 8monatigen Frühgeborenen in der Lenden- und Kreuzbeingegend eine nußgroße,
flache, mit intakter Haut bedeckte Vorwölbung, welche einer Meningocele zu entsprechen scheint. Die Röntgenaufnahmen in 2 Richtungen zeigen abweichende Bögen der Lendenwirbel, deren Lage einer breiten hinteren
Bogenspalte entspricht. Die Wirbelkörper normal entwickelt, sonstige Fehlbildungen sind nicht vorzufinden
(Abb. 22 und 23).

7¹/₂monatiger Frühgeborener, normale Gesamtwirbelzahl. Im Lendenabschnitt Rachischisis completa,
abweichende Wirbelbögen. Der 4. Lendenwirbel zeigt sowohl an der cranialen, wie an der caudalen Endfläche
in der Mittellinie Einschnürungen, wodurch der Körper etwas niedriger erscheint. Die linksseitigen Rippen
zeigen unregelmäßigen Verlauf, die 4. Rippe ist gabelförmig verzweigt (Abb. 24 und 25).

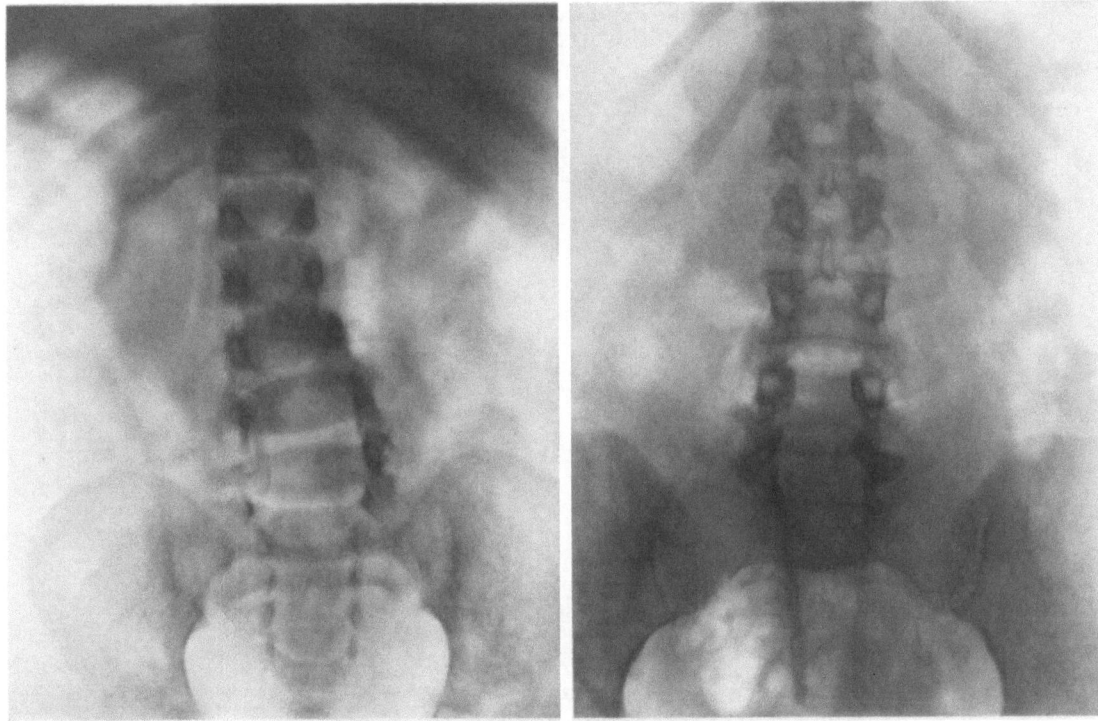

Abb. 29   Abb. 30

Abb. 29. Caudal vom Wirbel L4 breite Bogenspalte

Abb. 30. Der L3-Wirbelbogen gesperrt, es fehlt der Dornfortsatz. Die Bögen von L4, L5 und des Kreuzbeines offen. Es projizieren sich auf den L5-Wirbelkörper 2 Kalkschatten

Ein zweitägiger Säugling wurde nach normaler Tragezeit entbunden. Zwei vorangegangene Schwangerschaften der Mutter endeten mit Fehlgeburten. Im 3. Graviditätsmonat trat eine regelwidrige Blutung auf. Die Haut des Neugeborenen war in der Lendengegend stark pigmentiert, mit langen Haaren bedeckt. In der Mitte des pigmentierten Bezirkes fehlt an einer etwa 2 Gulden großen Stelle die Haut. Der Boden des Gewebsdefektes ist belegt. Harnlassen und Stuhlgang bei normaler Afteröffnung anstandslos. Auffallend großer Kopfumfang.

Die Röntgenaufnahme zeigt, daß der größte Teil der Schädelknochen noch membranös ist, nur in der frontalen und occipitalen Gegend ist eine dünne Knochenschicht vorhanden (Abb. 26). Die Halswirbel sind in Ordnung. Der Körper des Th4-Wirbels fehlt, an der linken Seite ist ein rudimentärer Bogen sichtbar. Das 4. Rippenpaar berührt sich nicht (Abb. 27). Vom 10. Brustwirbel bis zum 3. Lendenwirbel ist eine breite Bogenspalte vorhanden, am Th12-Wirbel ist sogar eine schmale Körperfissur wahrnehmbar (Abb. 28). Der Säugling verschied, bei der Sektion wurde ein Fehlen der linken Niere, eine Meningomyelocele und ein Hydrocephalus internus festgestellt.

5jähriges Mädchen mit angeborenem Klumpfuß, Störungen in der Harnentleerung. Unvollständiger Schluß des 3. Lendenwirbelbogens, die 4. und 5. Lendenwirbel normal, die Gelenk- und Querfortsätze gut erkennbar, es fehlen nur die übrigen Bogenpartien, genauso wie beim Kreuzbein. Von seiten des Rückenmarks und seiner Hüllen zeigen sich bei der äußeren Untersuchung keine pathologischen Veränderungen (Abb. 29).

36jährige Patientin mit Klumpfuß. In der Lendengegend faustgroße, mit livider Haut bedeckte Vorwölbung. 3. Lendenwirbelbogen geschlossen, es fehlt der Dornfortsatz. Die Bögen der 4. und 5. Lendenwirbel und der Kreuzbeinwirbel offen, die Gelenkfortsätze unregelmäßig, die Querfortsätze kurz. Es projizieren sich 2 kalkartige Schatten auf den 5. Lendenwirbelkörper (Abb. 30).

Bei der Schichtuntersuchung wird am 3. Lendenwirbelbogen eine dünne mittlere Bogenspalte sichtbar, an Stelle des 5. Lendenwirbelbogens befinden sich 2 Knochenschatten, welche den kleinen verknöcherten Partien des fehlenden Bogens zu entsprechen scheinen (Abb. 31).

47jähriger Mann, behaarte Lendengegend in Handflächengröße. Am 4. Lendenwirbelbogen asymmetrische Bogenspalte, links mehr entwickelte Bogenhälfte als rechts. Breite Bogenspaltung am 5. Lendenwirbelbogen und am Kreuzbein (Abb. 32). Der Patient hat keine Beschwerden, die mit dieser Veränderung in Verbindung zu bringen wären.

Ein 28jähriger Mann hat seit seiner Geburt in der Lendengegend einen großen braunen Fleck, welcher behaart ist. Unvermögen, den Harn willkürlich zurückzuhalten.

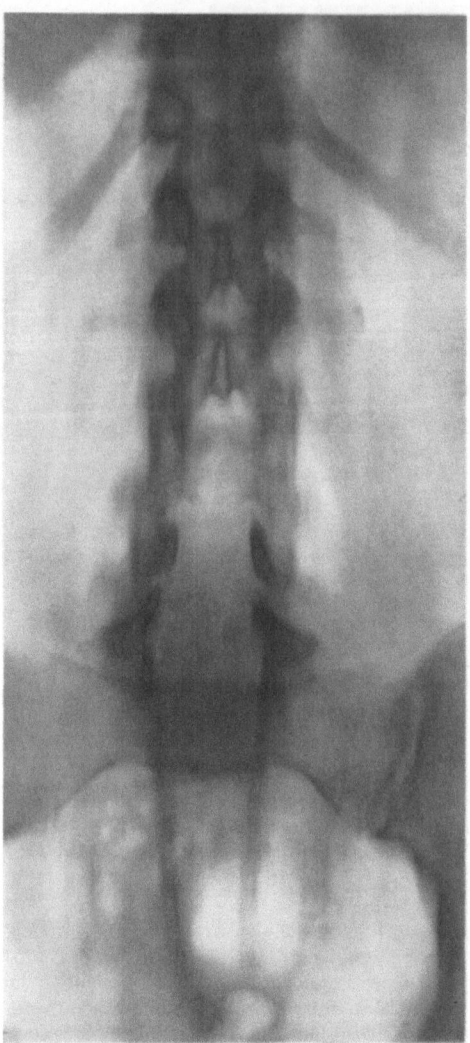

Abb. 31. Bei der Schichtuntersuchung sind am L3-Bogen eine dünne mittlere Bogenspalte, an Stelle des
L5-Bogens 2 knöcherne Schatten sichtbar

Auf dem Röntgenbild kann das Fehlen des Proc. spinosus des L1-Wirbels festgestellt werden, der Wirbelbogen des L2-Wirbels ist unvollkommen verschlossen, der Körper des L3-Wirbels ist ein sagittaler Halbwirbel,
sein Bogen ist gespalten. Am L4- und L5-Wirbel ist eine breite Bogenspalte. Die Kreuzbeinbogen fehlen
ebenfalls (Abb. 33).

Die Bogenfehlbildung kann mit der sagittalen Wirbelkörperspalte des entsprechenden
Abschnittes einhergehen. Von Feller und Sternberg (1929) werden dabei 4 Möglichkeiten unterschieden:

1. Offenes Rückenmark neben Wirbelveränderung, der Darmtrakt öffnet sich über die
Wirbelkörper und Bogenspalte hindurch in die Area medullovascularis.

2. Offener Darmtrakt, geschlossenes, jedoch uneinheitliches Rückenmark umrahmt
die Darmöffnung doppelseitig.

3. Das Rückenmark ist offen, verschlossener Darmtrakt, gespannter Strang zwischen
den beiden.

4. Sowohl der Darmtrakt, wie das Rückenmark geschlossen, zwischen den beiden:
divertikelähnliches Gebilde oder Bündel.

Die primitivste Erscheinungsform der Veränderung ist diejenige, wo neben Wirbel-
körper- und -Bogenspalte von seiten des Rückenmarks und Darmtraktes kein pathologischer Befund vorliegt.

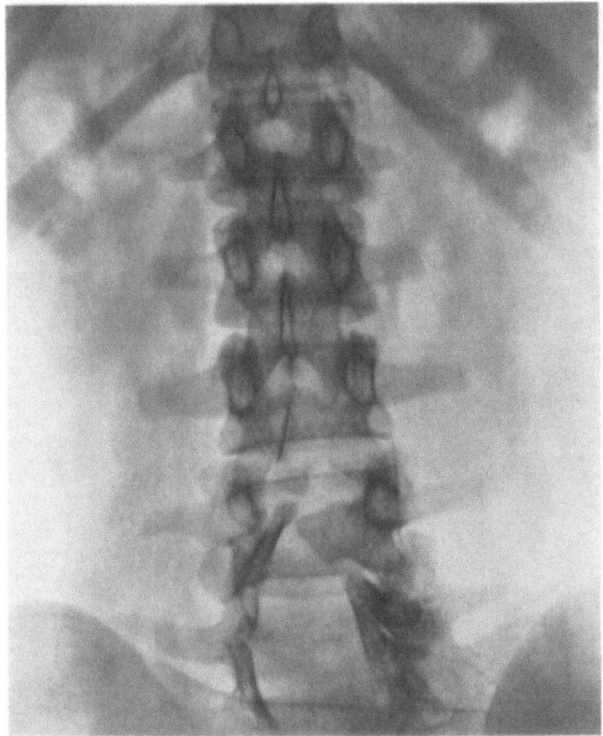

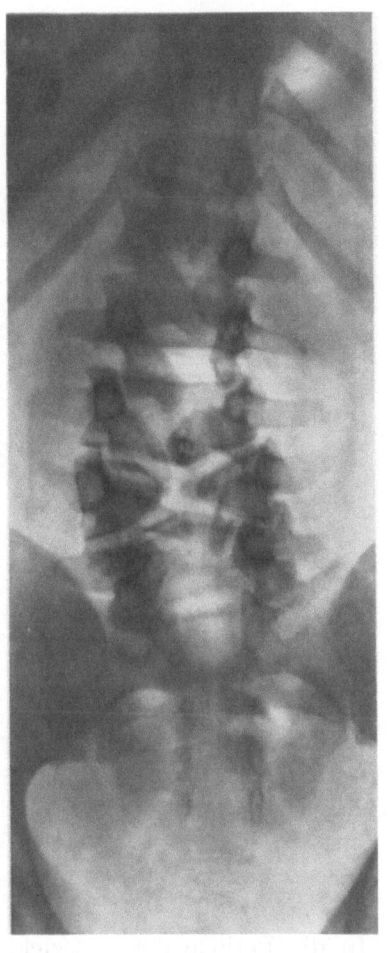

Abb. 32. Asymmetrische Bogenspalte an L4, die Bögen des L5 und des Kreuzbeines breit offen

Abb. 33. Der Wirbelbogen des L2-Wirbels ist unvollkommen ▶ verschlossen, der Körper des L3-Wirbels ist ein sagittaler Halswirbel, sein Bogen ist gespalten. An L4 und L5 breite Bogenspalte

Gemäß RATHKE (1955) wird diese Art der Wirbelanomalie schon im voraus durch die Entwicklungsanomalie der Chorda dorsalis bestimmt. Die infolge des gestörten Entwicklungsganges auftretenden Perichordalsepten bestehen aus einem bandscheibenähnlichen Gewebe, welches einer normalen Verknöcherung im Wege steht, so daß dieser Vorgang zur Wirbelkörperspaltung oder zum Fehlen einzelner Wirbelkörperpartien führt.

Nach HARTMANN (1937) müssen unter den bilateralen Wirbelkörperfehlbildungen 2 Arten unterschieden werden:

1. Vollständige Spaltung des Wirbelkörpers (Rachischisis anterior).

2. Auftreten zweier getrennter Knochenkerne in einem einheitlichen Wirbelkörper (Corpus vertebrae binoculare).

Im 1. Fall ist die Chorda gespalten, im 2. ist sie einheitlich. Nach TÖNDURY (1958) wäre anzunehmen, daß eine vollständige Chorda-Wirbelkörperspalte auf eine Störung der Gastrulation zurückzuführen ist.

WEIGEL und BACK (1956) fanden in einem Falle bei einer 53jährigen Patientin eine breite sagittale Wirbelkörper- und -Bogenspalte, den 7.—12. Brustwirbeln entsprechend, und einen rinnenförmigen Defekt an den 1.—2. Lendenwirbeln, wodurch ein Bild entstand, als ob die Wirbelsäule verdoppelt wäre. Die Veränderung wird als Spaltbildung der Chorda dorsalis und Störung der Segmentation L4—5 aufgefaßt.

IANNACCONE (1958) fand bei einem 25jährigen Patienten Blockwirbelbildung an den 3.—5. Brustwirbeln, sagittale Wirbelkörper- und -bogenspaltung im Lendenabschnitt, als ob die Wirbelsäule verdoppelt wäre.

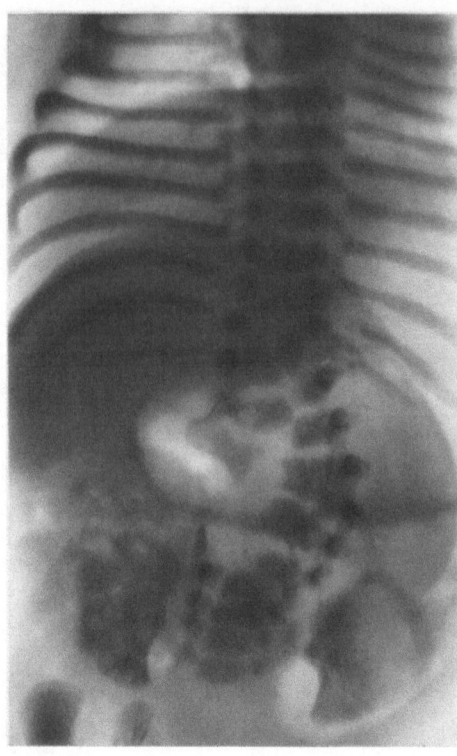

Abb. 34. Spaltbildung am Körper des Th 11—12-Wirbels, die Wirbelbogen fehlen, sagittale Körperfissur und ein offener Bogen an L1, vom L2—5-Wirbel ist nur die linke Hälfte des Körpers und eine rudimentäre Ausbildung des Wirbelbogens wahrnehmbar

In die Periode der Entwicklungshemmung der Chorda dorsalis fällt das Ausbleiben des Schlusses von Markplatte und Darmrohr bzw. das Offenbleiben der Canalis neuroentericus. Budde (1911) gegenüber betonen Feller und Sternberg (1929), daß die Veränderung sich nicht aus der Fehlbildung des Primitivstreifens, sondern des Primitivknotens ergibt.

Der Fall von Schultze-Jena (1954) zeugt von der Vererblichkeit der Veränderung, die in einer nicht gleich schweren Form bei Mutter und Kind entdeckt werden konnte.

Der von Rosselet (1952) beobachtete Neugeborene blieb einige Stunden lang am Leben. Am Rücken Meningomyelocele, im Lendenabschnitt Rachischisis completa mit Enddarmöffnung. Die Wirbelsäule bis zum 5. Brustwirbel normal, der 6. Wirbel weicht von der Mittellinie nach links ab, die Wirbel 7, 8 und 9 bilden einen Blockwirbel, Bogenspalten, dreieckiger 12. Brustwirbel. Der lumbosacrale Wirbelabschnitt vollständig gespalten, die Wirbelkörper und Bogenhälften voneinander entfernt, das Bild macht den Eindruck, als ob die rechte und linke Wirbelsäulenhälfte um 90° in frontale Richtung verdreht wäre.

Bei einem 6tägigen ausgereiften Säugling ist in der lumbosacralen Gegend eine etwa apfelgroße, mit gesunder Haut bedeckte Volumenvergrößerung vorhanden. Die rechte untere Gliedmaße ist verkürzt, im Kniegelenk ist an beiden Seiten eine Kontraktur von 170° vorhanden. An beiden Seiten ist ein Pes varus adductus, rechtsseitige Hüftverrenkung. Auf dem Röntgenbild fällt der Zwerchfellhochstand auf. Spaltbildung am Körper des Th 11-Wirbels, die Wirbelbogen fehlen, die Wirbelkörper sind nach unten gedreht. Sowohl der Körper als auch der Bogen des 12. Brustwirbels ist gespalten, die linke Seite liegt tiefer als die rechte. Am 1. Lendenwirbel ist eine sagittale Körperfissur und ein offener Bogen sichtbar, vom L2-Wirbel ist nur die linke Hälfte des Körpers und eine rudimentäre Ausbildung des Wirbelbogens wahrnehmbar. Bei den übrigen Lendenwirbeln ist auch nur die linke Körperhälfte vorhanden. Von den Kreuzbeinsegmenten sind nur 4 erkennbar (Abb. 34).

4. Andere komplexe Wirbelfehlbildungen

Bei den folgenden Fehlbildungen handelt es sich um solche komplexen Fehlbildungen der Wirbelsäule, welche sich in die vorigen Gruppen nicht mehr einreihen lassen und wo in einer Anzahl der Fälle neben den Wirbelfehlbildungen keine weiteren Entwicklungsanomalien oder nur geringfügige Fehlbildungen zu entdecken waren, oder wo neben relativ geringen Wirbelfehlbildungen eine ausgedehnte Entwicklungsanomalie anderer Organe eingetreten ist.

Eine ausgedehnte Fehlbildung von Becken und unterer Extremität kam bei einem 3jährigen Mädchen zur Beobachtung, das nach normal verlaufender Schwangerschaft geboren ist und 2 gesunde Geschwister hat. Die hochgradige, nach rechts konvexe Skoliose der Wirbelsäule fällt auf den ersten Blick auf; asymmetrischer Thorax, teilweise fehlendes linkes Bein, am linken Fuß 6 Zehen. Am Schädel Zeichen eines mittelmäßigen Hydrocephalus, psychisch zurückgebliebenes Kind. Bei der Röntgenuntersuchung wird die nach rechts konvexe Skoliose der Wirbelsäule, asymmetrische Blockbildung der Th 3—6 sichtbar, welch letztere aus Keilwirbeln und deformierten Wirbelkörpern besteht, mit unvollständiger Bogensperrung. Rechts kommen 11, links 12 deformierte Rippen zum Vorschein; die 11.—12. Rippe verwachsen. Das Becken ist nach rechts geneigt, nach rechts rotiert, die Kleinbeckenknochen unregelmäßiger Anordnung; offene breite Symphysenspalte, unterentwickeltes, linksseitiges Azetabulum; Fehlen von linkem Femur und Fibula; Tibia der Norm gegenüber kürzer (Abb. 35 und 36). Am linken Fuß 6 Mittelfußknochen und 6 Zehen (Abb. 37).

Die hochgradige Skoliose der Wirbelsäule kann nicht als Folge der relativ geringfügigen Wirbelfehlbildung angesehen werden. Die Klärung dafür liegt vielmehr darin, daß die Skoliose die Verdrehung und Neigung des Beckens zu korrigieren versucht, nachdem sich das Kind auf sein rechtes Bein stützt.

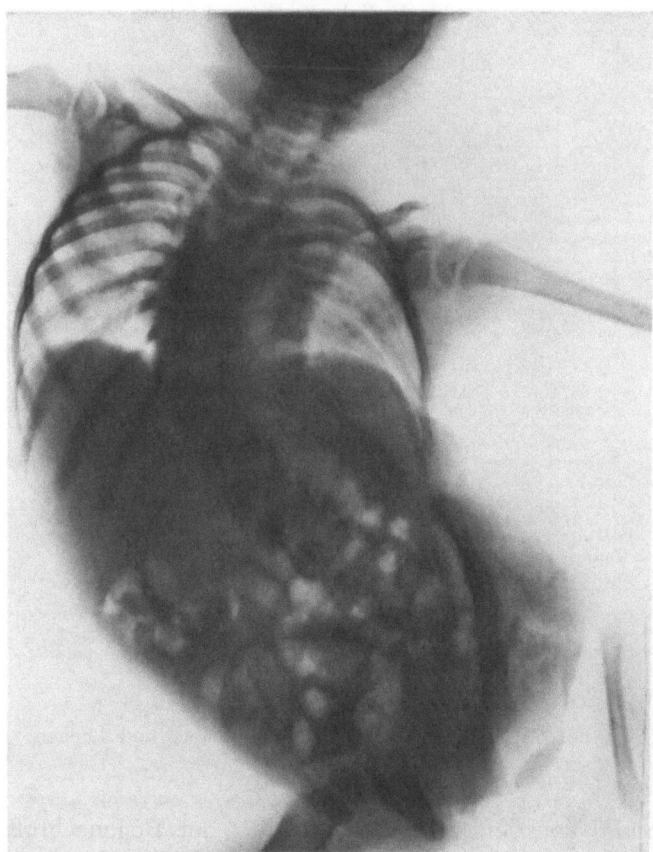

Abb. 35. Nach rechts-konvexe Skoliose, die Th 3—6-Wirbel bilden einen asymmetrischen Blockwirbel, die Bögen unvollständig geschlossen. Rechts 11, links 12 deformierte Rippen

Es ist uns gelungen, die Ursache der nach links konvexen Skoliose bei einem 1jährigen Mädchen in einer Wirbelanomalie aufzufinden. Die Röntgenogramme zeigten linksseitige Keilwirbel, dem 4. und 7. Brustwirbel entsprechend, es fehlten die rechten Körper- und

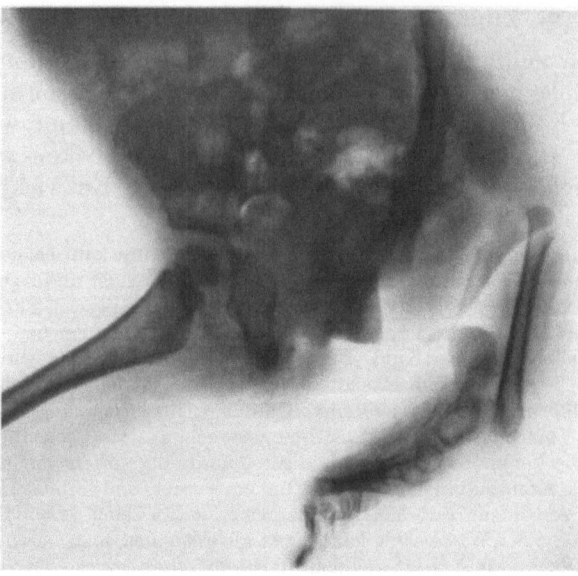

Abb. 36. Nach rechts geneigtes Becken, unregelmäßig gelagerte Kleinbeckenknochen, offene Symphyse. Es fehlen der linke Femur und Fibula

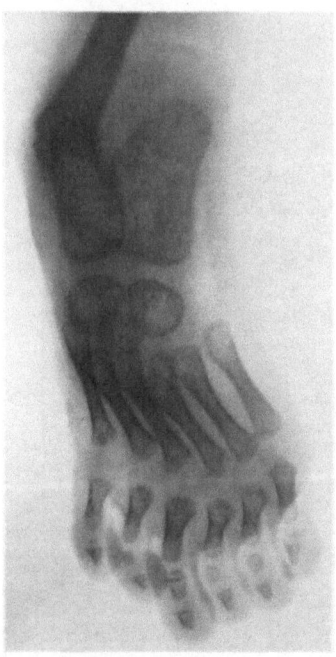

Abb. 37. Am linken Fuß 6 Mittelfußknochen und 6 Zehen

Bogenhälften. Caudal von dem 3. Brustwirbel war der Bogenschluß unvollständig, ausgedehnte Bogenfehlbildungen an den unteren Dorsal-, Lenden- und Kreuzbeinwirbeln. Links 11, rechts 10 Rippenbögen unregelmäßigen Verlaufs, mehrfache Synostosen zwischen den rechtsseitigen Rippen. Rechtsseitige Luxatio coxae congenita (Abb. 38). Sonstige Entwicklungsanomalien konnte die äußere Untersuchung nicht entdecken.

Die Mutter eines 5jährigen Mädchens erkrankte während der Gravidität öfter, in der 3. Schwangerschaftswoche trat eine starke Blutung auf, sie hat jedoch keine Infektionskrankheiten gehabt. Geschwister gesund. WaR.: negativ. Das Kind im Verhältnis zu seinem

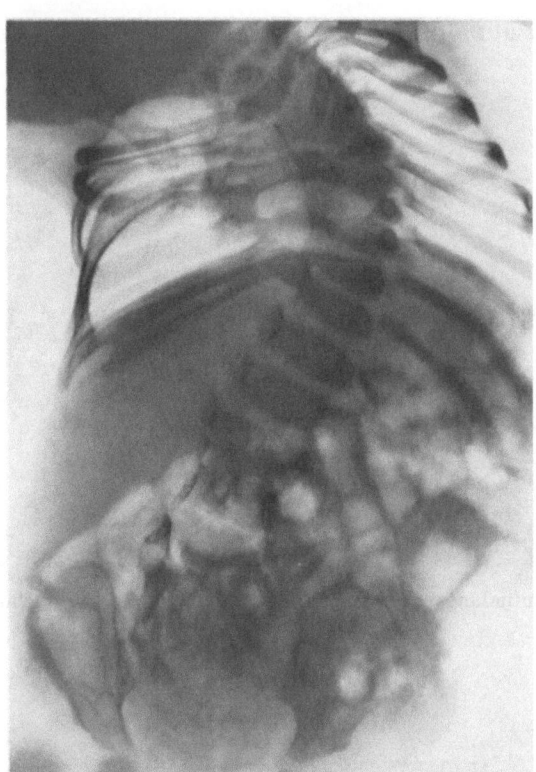

Abb. 38. Die Th 4 und Th 7-Wirbel bilden linksseitige Keilwirbel, die Bögen sind breit offen. Links 11, rechts 10 unregelmäßige Rippen

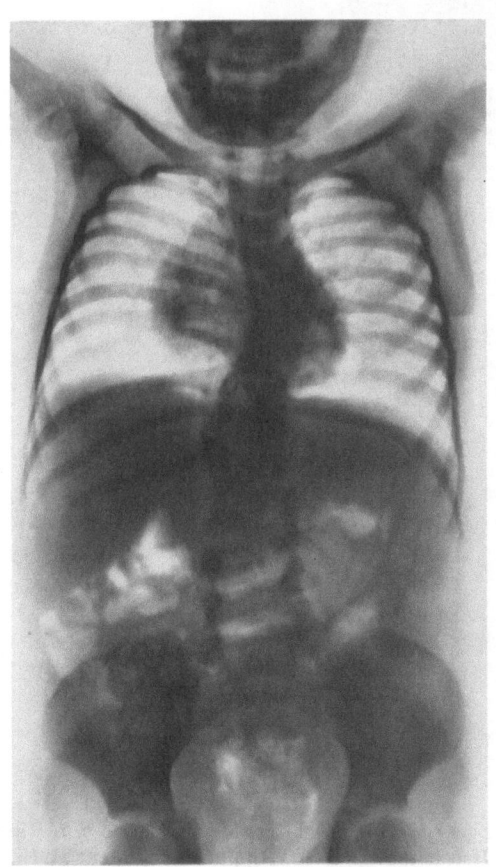

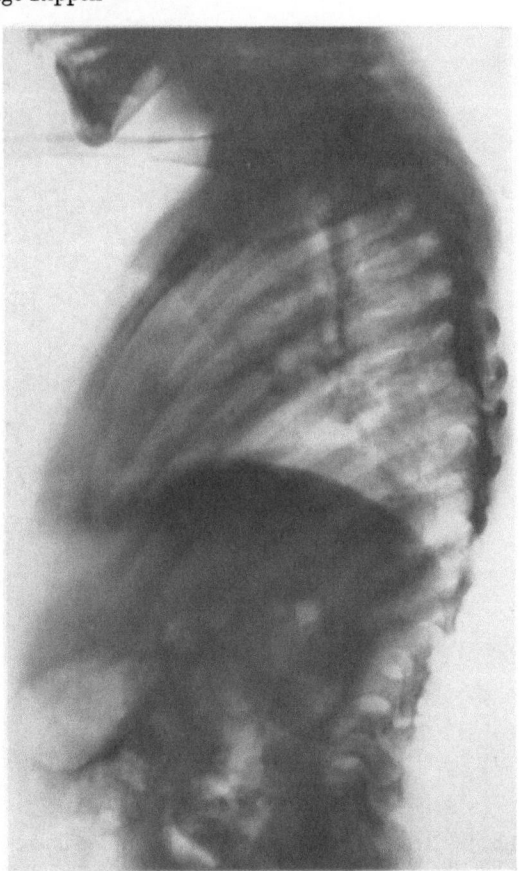

Abb. 39   Abb. 40

Abb. 39 u. 40. Die Dorsal- und Lendenwirbelkörper, Keilwirbel, Blockwirbel bzw. Spaltwirbel. Es fehlt Th 12. Offene Bögen

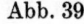

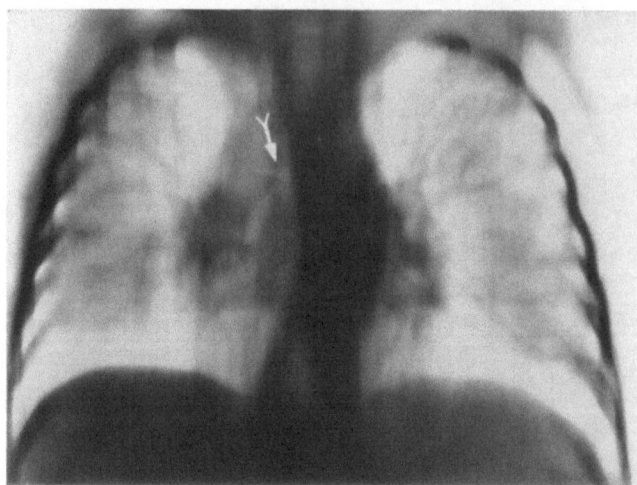

Abb. 41. Nach der Schichtaufnahme entspringt der rechte Oberlappenbronchus direkt aus der Trachea

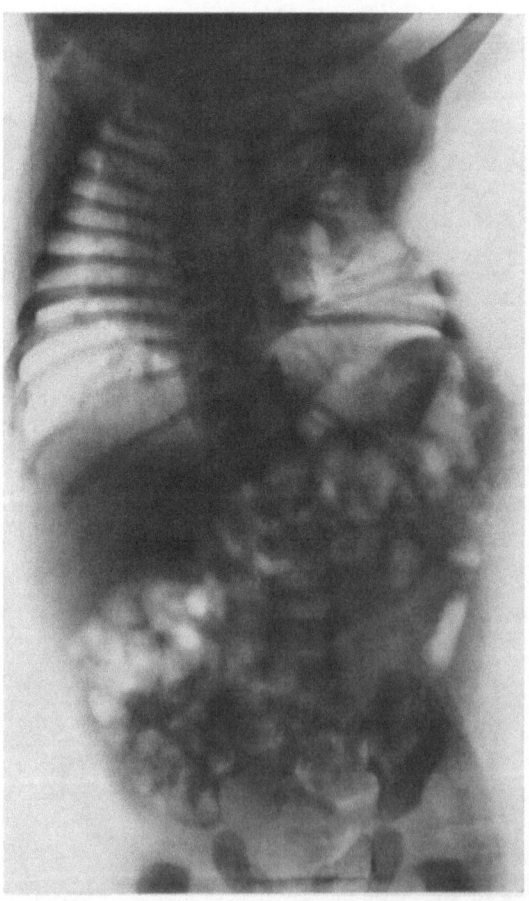

Abb. 42. Rechtsseitig sind 12 Rippen, an der linken Seite abnorm verlaufende Rippen. Die 6. und 7. Rippe fehlen, die 8., 9. und 10. Rippe weisen einen gemeinsamen Ursprung auf, die 12. Rippe ist gespalten. Th 10 ist ein rechtsseitiger Halbwirbel, Th 3—5 sind flache Keilwirbel. An den Wirbelbögen ist eine ausgedehnte Spalte. In der linken Brusthälfte kann man hoch hinaufragende Darmschatten wahrnehmen

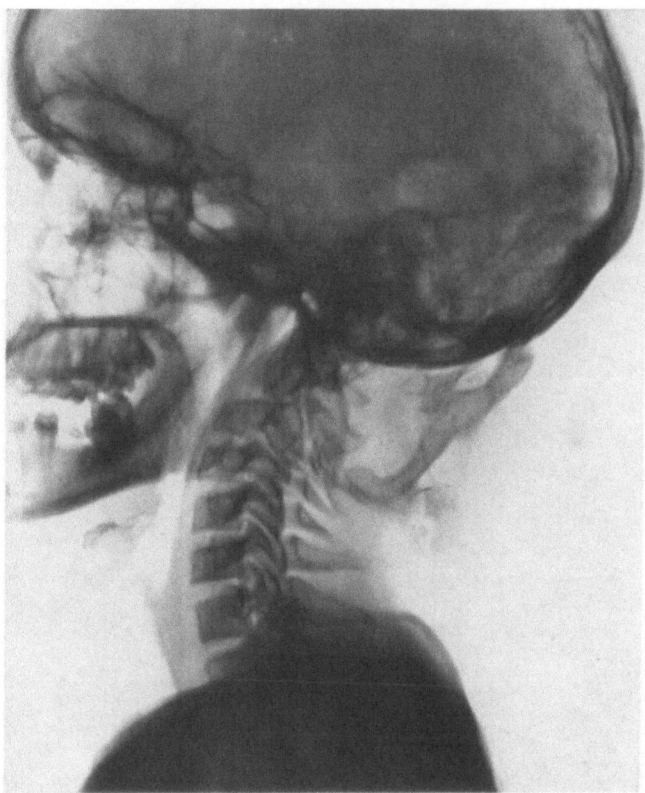

Abb. 43. Im Abschnitt C3—5 sind die Wirbelkörper niedriger als normal, vom Os occipitale führt eine unregelmäßige Knochenleiste zum Bogen des C2

Alter klein, nach vorne gebeugte Schulter, die oberen Extremitäten im Verhältnis zum Rumpf relativ lang, am Rücken S-förmige Skoliose.

Die Röntgenuntersuchung zeigt im Halsabschnitt nichts Pathologisches, die 1.—4. Brustwirbel auch intakt. Zur rechten Hälfte des 5. Brustwirbels gehören zwei linksseitige Halbwirbel, der 7. Wirbelkörper relativ intakt, der 8. Wirbel und die linke Hälfte des 9. bilden einen Blockwirbel. Die 2.—3. Lendenwirbel bilden ebenfalls einen unregelmäßigen Blockwirbel, an Stelle des 4. Lendenwirbels: Keilwirbel. Der 5. Lendenwirbel und das Kreuzbein verhältnismäßig intakt. Im Rückenabschnitt die Bögen unterentwickelt, unregelmäßige Bogenspalten. Mangelhafte Verknöcherung zwischen den Bogenwurzeln und Wirbelkörpern (Abb. 39 bis 40). Die Schichtaufnahme zeigt einen rechtsseitigen Oberlappenbronchus, der direkt aus der Trachea entspringt (Abb. 41).

Ein 2 Monate alter weiblicher Säugling kam nach einer normalen Schwangerschaft zur Welt. Zwei Geschwister leben, sind gesund. Es wurde schon bei der Geburt bemerkt, daß ihm an der linken Seite Rippen fehlten. Normale Säuglingsernährung; Stuhlgang, Harnlassen in Ordnung. An der linken Seite des Brustkorbes entsteht beim Einatmen an Stelle der fehlenden Rippen eine faustgroße Vorwölbung, in der man die Milz palpieren kann. Der Herzspitzenstoß ist an der rechten Seite des Sternum fühlbar.

Auf der Röntgenaufnahme sind rechtsseitig 12 Rippen sichtbar, während man an der linken Seite den hinteren Bogen unregelmäßig entspringender und abnorm verlaufender Rippen erkennen kann. Die 6. und 7. Rippe fehlen vollständig. Die 8., 9. und 10. Rippe weisen einen gemeinsamen Ursprung auf, die 12. Rippe ist gespalten. An der Wirbelsäule eine S-förmige Skoliose. Am Körper des Th 11-Wirbels eine Spalte, der Th 10-Wirbel weist eine rechtsseitige Halbwirbelform auf. Th 3—5 sind flache Keilwirbel. An den Wirbelbogen ist eine ausgedehnte Spalte sichtbar. Es sind 6 Lendenwirbel vorhanden, das Kreuzbein ist intakt. Regelmäßiges Becken, normale Hüftgelenke. Nach der Aufnahme liegt das Herz größtenteils in der rechten Brusthälfte, das linke Zwerchfell ist hypoplastisch oder erschlafft. In der linken Brusthälfte kann man hoch hinaufragende Darmschatten wahrnehmen (Abb. 42).

Eine ungewohnte Fehlbildung der Halswirbel kam bei einem 13jährigen Mädchen zur Beobachtung, bei dem sich im Genick eine ungefähr faustgroße Weichteilvorwölbung und

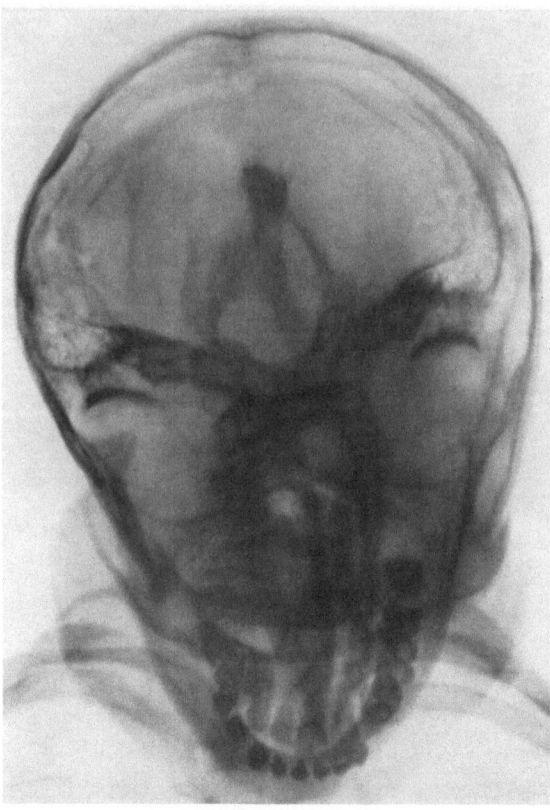

Abb. 44. Die Knochenleiste besteht aus zwei Stücken, das rechtsseitige dicker, das linksseitige dünner, und dieses letztere zieht zum linken Rand des Foramen occipitale magnum; das Foramen selbst ist von links her eingeengt

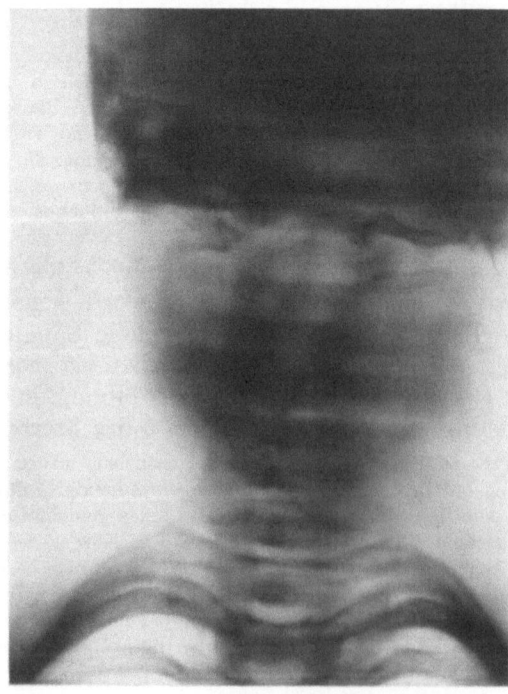

Abb. 45. Auf der Schichtaufnahme asymmetrischer Atlas, Massa lateralis nur rechts vorhanden, während sich die linksseitige rudimentäre Massa ins Os occipitale eingeschmolzen hat

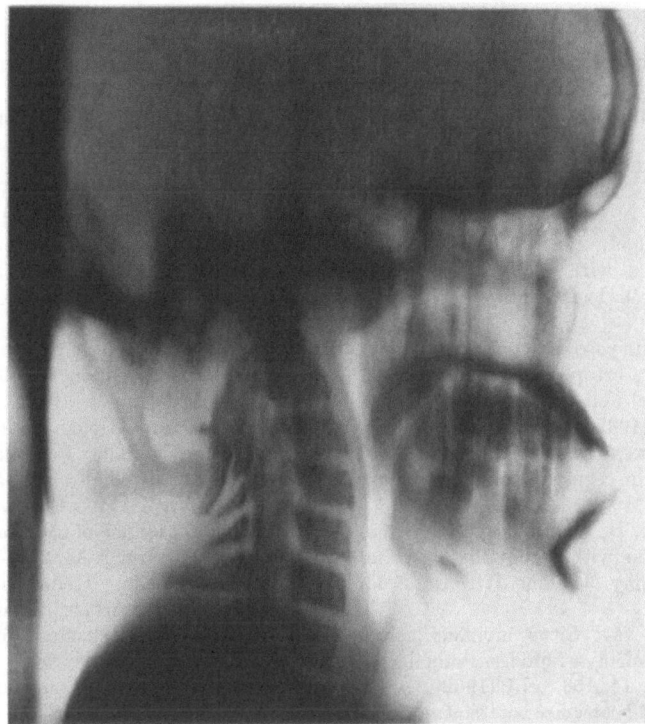

Abb. 46. Die Bögen des C1—3-Abschnittes in der Schichtaufnahme offen, die Knochenleiste hängt mit dem caudalgerichteten rechten Bogenfortsatz des C2 zusammen

an der linken Hautoberfläche derselben eine Operationsnarbe gezeigt hat. Nach Angabe der Mutter ist das Kind mit dieser Entwicklungsanomalie geboren, mit einer „Zwillingstochter" im Genick verwachsen, welche Mißbildung später vom 1jährigen Mädchen entfernt wurde. Es ist uns nicht gelungen, über die vorgenommene Operation Näheres zu erfahren. Das gut entwickelte Mädchen hat keine Beschwerden, sie findet die Vorwölbung nur auffallend schlecht. Der kurze Hals erinnert uns in seiner äußeren Erscheinungsform an das Klippel-Feil-Syndrom.

Im Röntgenbild werden 7 Halswirbel sichtbar. Die 3., 4. und 5. Wirbelkörper der Norm gegenüber niedriger; gesteigerte Halslordose. Vom Os occipitale führt eine unregelmäßige Knochenleiste zum stark caudalgerichteten 2. Wirbelbogen (Abb. 43). Diese Knochenleiste besteht aus 2 Partien; die rechtsseitige ist dicker, die linksseitige dünner, und diese letztere zieht vom Os occipitale zum Rand des Foramen magnum (Abb. 44). Asymmetrischer Atlas, erhaltener vorderer Bogen, die Massa lateralis ist nur rechts vorhanden, das linksseitige Rudiment derselben hat sich mit dem Os occipitale assimiliert. Hinterer Atlasbogen offen. Foramen occipitale magnum von links eingeengt (Abb. 45). Der Axis unregelmäßig, der Dens kurz, die Bögen offen; der caudalgerichtete Fortsatz des rechtsseitigen Bogens steht mit der obenerwähnten Leiste in Kontakt. 3. Halswirbelbogen ebenfalls offen (Abb. 46).

Der Ursprung der beschriebenen Knochenleiste läßt sich nicht klären. Mit großer Wahrscheinlichkeit hängt die Bogenfehlbildung der ersten 3 Halswirbel mit dem Umstande zusammen, daß ihr Schluß durch das Vorhandensein des „Zwillingspaares" verhindert wurde und die Veränderung derart durch eine Entwicklungshemmung herbeigeführt wurde.

COURE lenkt die Aufmerksamkeit auf die Wichtigkeit der serobiologischen Untersuchungen von Entwicklungsanomalien der Wirbelsäule, da diese bei der Erkennung von neurologischen Störungen und bei der Entscheidung, ob eine chirurgische Behandlung notwendig ist, eine bedeutende Rolle spielen können. Eine wichtige neurochirurgische Bedeutung haben auch die meningealen Cysten, die Teratome und die Diastematomyelie.

Literatur

Albrecht, P.: Über kongenitalen Defekt der drei letzten Sacral- und sämtlichen Steißwirbel bei Menschen. Zbl. Chir. **12**, Beil. No 24, 58—59 (1885).

Alexander, J. E., Nashold, B.: Agenesis of sacrococcygeal region. J. Neurosurg. **13**, 507—513 (1956).

Bain, A. D., Beath, M. M., Flint, W. F.: Sirenomelia and monomelia with renal agenesis and amnion nodosum. Arch. Dis. Childh. **35**, 250—253 (1960).

Barigazzi, P. D.: Su di un caso di agenesia congenita sacrococcigea. Minerva ortop. **10**, 687—689 (1959).

Bassoe, P.: The Klippel-Feil syndrome. Ref.: Zbl. ges. Radiol. **12**, 644 (1932).

Berardi, G. C., Pelizza, A., Pinelli, G.: La malformazioni del rachide cervicale. Minerva ortop. **13**, 207—214 (1962).

Berk, M. E., Tabatznik, B.: Cervical kyphosis from posterior hemivertebrae with brachyphalangy and congenital optic atrophy. J. Bone Jt Surg. B **43**, 77—86 (1961).

Berkovits, L., Mándi, A.: Situs inversus cordis társulása halmozott csigolya fejlödési rendellenességgel. Magy. Radiol. **14**, 158—161 (1962).

Berman, W.: Congenital absence of sacrum and coccyx complicating pregnancy. Amer. J. Obstet. Gynec. **50**, 447—450 (1945).

Blumel, J., Evans, E. B., Eggers, G. W. N.: Partial and complete agenesis or malformation of the sacrum with associated anomalies. Etiologic and clinical study with special reference to heredity. J. Bone Jt Surg. A **41**, 497—518 (1959).

Blumel, J., Evans, E. B., Hadnott, J. L., Eggers, G. W. N.: Congenital sceletal anomalies of the spine: an analysis of the charts and roentgenogramms. Amer. J. Surg. **28**, 501—509 (1962).

Bolk, L.: Sur la signification de la sympodie au point de vue de l'anatomie segmentale. Petrus Camper 1. Zit. nach Feller Sternberg.

Braun, Ch.: Angeborene Anomalien der Wirbelsäule, insbesondere der Wirbelkörperreihe. Frankfurt. Z. Path. **46**, 163—184 (1934).

Brekkan, A.: Ein Fall von Agenesia Sacri. Fortschr. Röntgenstr. **100**, 666—668 (1964).

Brocher, J. E., Etter, H.: Eine komplexe Fehlbildung der Halswirbelsäule. Fortschr. Röntgenstr. **107**, 559—561 (1967).

Brou, M.: Syndrome de Klippel-Feil chez un enfant congolais. J. belge Radiol. **43**, 221—226 (1960).

Budde, M.: Die Bedeutung des Canalis neurentericus für die formale Genese der Rachischisis anterior. Beitr. path. Anat. **52**, 91—129 (1911).

Burrows, F. G. O.: Some aspects of occult spinal dysraphism: a study of 90 cases. Brit. J. Radiol. **41**, 496—507 (1968).

Canigiani, Th.: Zur Diagnose und Differentialdiagnose der Klippel-Feilschen Halswirbelsäulenanomalien. Fortschr. Röntgenstr. **54**, 296—301 (1936).

Chakar, A. Ch., Alpsoy, C.: Au sujet de certaines anomalies rares de la colonne vertebrale. Rev. Chir. orthop. **41**, 748—762 (1955).

Clarke, J. J.: Congenital deformity of cervical spine. Lancet **1906**, 1350.

Cowie, Th. N.: Congenital spinal deformities of surgical importance. Acta radiol. (Stockh.) **46**, 38—47 (1956).

Critchley, M.: Sprengel's deformity with paraplegia. Brit. med. J. **1926**, 243—249.

Crouzon, O., Liege, R.: Constitution anatomique de la colonne vertebrale dans le syndrome de Klippel-Feil. Paris: Bull. Soc. méd. Hôp, Sitzg v. 1. Juni 1928).

Dassel, P. M.: Agenesis of the sacrum and coccyx. Amer. J. Roentgenol. **85**, 697—700 (1961).

Degenhardt, K. H.: Tierexperimentelle Untersuchungen zur Ätiologie und Phänogenese (früherworbener) axialer Fehlbildungen. Z. menschl. Vererb.-Konstit.-Lehre. **34**, 509—515 (1958).

Del Duca, V., Davis, E. V., Barroway, J. N.: Congenital absence of sacrum and coccyx, 2 cases. J. Bone Jt Surg. A **33**, 248—253 (1951).

Diethelm, L.: Zur Kenntnis der Entwicklungsgeschichte der Wirbelsäule und der Wirbelkörperfehlbildungen. Fortschr. Röntgenstr. **68**, 16—25 (1943).

Drehmann, G.: Über angeborene Wirbeldefekte. Bruns' Beitr. klin. Chir. **139**, 191—196 (1927).

Dreyfus, J. R.: Die drei Formen des Klippel-Feilschen Syndroms, ihre Abgrenzung und nervöse Begleitsymptome. Z. Kinderheilk. **58**, 739—750 (1937).

Dubreuil-Chambardel: Les hommes sans cou. Presse méd. (1921).

Duhamel, B.: From the mermaid to anal imperforation: the syndrome of caudal regression. Arch. Dis. Childh. **36**, 152—155 (1961).

Dunn, L. C., Glücksohn-Schönheimer, S.: Test of recombination amongst three lethal mutations in the house-mouse, Genetics **28**, 29—40 (1943).

Dürr, D. K.: Die Bedeutung der Chorda dorsalis für die prä- und postnatale Bandscheibendifferenzierung. Z. menschl. Vererb.- u. Konstit.-Lehre **34**, 360—383 (1958).

Dyke, C. G.: X-ray diagnosis in diseases of skull and intracranial contentes. Diagnostic Roentgenology Ross Golden. New York: Thomas Nelson und Sons 1947.

Ebermaier, C.: Über ein seltenes klinisches Symptom bei Blockbildung in der Halswirbelsäule. Röntgenpraxis **10**, 667—669 (1938).

Eckinger: Halbseitiges Fehlen des Kreuzbeines, verbunden mit cystischer Bauchgeschwulst. Dtsch. med. Wschr. **65**, 411—413 (1939).

Erdélyi, M.: Röntgen rétegvizsgálatok. Budapest: Egyetemi Nyomda 1943.

Everberg, G., Ratjen, E., Sørensen, H.: Wildervanck's syndrome. Klippel-Feil's syndrome associated with deafness and retraction of the eyeball. Brit. J. Radiol. **36**, 562—567 (1963).

Feil, A.: L'absence et la diminution des vertèbres cervicales. Paris: Thèse 1918.

Feil, A.: Deux nouveaux cas d'hommes sans cou. Bull. mém. Soc. anat. (Paris) 472 (1924).

FELLER, A., STERNBERG, H.: I. Die Wirbelkörperspalte und ihre formale Genese. Virchows Arch. path. Anat. **272**, 613—640 (1929).

FELLER, A., STERNBERG, H.: II. Über vollständigen und halbseitigen Mangel von Wirbelkörpern. Virchows Arch. path. Anat. **278**, 556—609 (1930).

FELLER, A., STERNBERG, H.: III. Über den vollständigen Mangel des unteren Wirbelsäulenabschnittes und seine Bedeutung für die formale Genese der Defectbildungen des hinteren Körperendes. Virchows Arch. path. Anat. **280**, 649—692 (1931).

FELLER, A., STERNBERG, H.: IV. Die anatomischen Grundlagen des Kurzhalses (Klippel-Feilsches Syndrom). Virchows Arch. path. Anat. **285**, 112—139 (1932).

FOGGIE, W. E.: A case of congenital short neck showing the Klippel-Feil syndrome. Edinb. med. J. **42**, 421—428 (1935). Ref.: Zentr.-Org. ges. Chir. **75**, 293—294 (1936).

FREEDMAN, B.: Congenital absence of sacrum and coccyx. Report of case and review of literature. Brit. J. Surg. **37**, 299—303 (1950).

FRIED, K.: Der Wirbelblock. Radiol. diagn. (Berl.) **4**, 165—179 (1963).

FRIEDEL, G.: Defekt der Wirbelsäule vom 10. Brustwirbel an abwärts bei einem Neugeborenen. Langenbecks Arch. klin. Chir. **93**, 945—958 (1910).

GALLÉ, T.: Halmozott csigolya fejlödési rendellenességek. Magy. Radiol. **5**, 145—150 (1953).

GEDDA, L., IANNACCONE, G.: Il torticollo osseo congenito nel quadro della schisosinostosi assiale congenita familiare. Acta Genet. med. (Roma) **6**, 1—24 (1957).

GIANNINI, M. J., BORRELLI, F. J., GREENBERG, W. B.: Agenesis of vertebral bodies- a cause of dwarfism. Amer. J. Roentgenol. **59**, 705—711 (1948).

GILMORE, J. H., STAUFFER, R. G., JACOBS, L. G.: Deux cas d'anomalies rachidiennes démontrées par tomographie. Radiology **46**, 515—517 (1946).

GIRARD, P. M.: Congenital absence of the sacrum. J. Bone Jt Surg. **17**, 1062—1064 (1935).

GIRAUD, GARNIER, VERRIERE: Malformations lombosacrées et imperforation anale. J. Radiol. Électrol. **29**, 650—651 (1948).

GROSSI-BIANCHI, M. L., BRUNI, R.: Una nuova sindrome di malformazioni multiple. Minerva pediat. **10**, 1457—1463 (1958).

GRUBER, G. B.: Weitere Beiträge zur Erscheinung sireniformer Mißbildungen. Beitr. path. Anat. **114**, 372—397 (1954).

HAJDÚ, E., KISS, M., LISZKA, G.: Klippel-Feil-Syndrom mit gehäuften Entwicklungsanomalien. Fortschr. Röntgenstr. **102**, 722—723 (1965).

HARTMANN, K.: Zur Pathologie der bilateralen Wirbelkörperfehlbildungen. Fortschr. Röntgenstr. **55**, 531—540 (1937).

HEIDECKER, H.: Klippel-Feilsches Krankheitsbild. Bruns' Beitr. klin. Chir. **144**, 303—306 (1928).

HERLINGER, H.: Radiological investigation of a case of sacrococcygeal agenesis. Brit. J. Radiol. **37**, 376—379 (1964).

HOLLAND, C., STOLLE, W.: Fehlbildungen der Wirbelbogenreihe. Fortschr. Röntgenstr. **112**, 120—122 (1970).

HUDSON, J. B.: Anomaly of cervical and upper dorsal vertebrae. Amer. J. Roentgenol. **50**, 57—60 (1943).

HUTCHINSON, J.: Deformity of shoulder girdle. Brit. med. J. **1894**, 634—635.

IANNACCONE, G.: An uncommon malformation simulating a duplication of the spine. Acta Genet. med. (Roma) **7**, 91—99 (1958).

INGELRANS, P., PIQUET, J.: Syndrome de Klippel-Feil accompagné de malformations multiples. Rev. Orthop. **15**, 297—307 (1928). Ref.: Zbl. Chir. 376 (1929).

KALLIUS, H.: Die Mißbildungen der Halswirbelsäule insbesondere über das sog. Klippel-Feilsche Syndrom. Arch. orthop. Unfall-Chir. **29**, 440—466 (1931).

KIENBÖCK, R.: Angeborene Skelettanomalien der Lumbosacralgegend bei Kryptoscoliose. Fortschr. Röntgenstr. **60**, 134—144 (1939).

KIENBÖCK, R.: Mißbildung der Halswirbelsäule. Beitr. klin. Chir. **171**, 508—509 (1941).

KIRSCH, COLAT, BARROIS: La tomographie dans les malformations thoraciques. J. Radiol. Électrol. **31**, 220—221 (1950).

KLIPPEL, M., FEIL, A.: Anomalie de la colonne vertébrale par absence des vertebres cervicales, cage thoracique remontant jusqu' à la base du crâne. Bull. mem. Soc. anat. (Paris) **87**, 185—188 (1912).

KÖHN, H.: Sakrale Inkontinenz bei kongenitaler Mißbildung des Kreuzbeines. Klin. Wschr. **9**, 1454—1456 (1930).

KOPYSC, Z., BOROWICZ, S.: Calkowity odwrotny uklad trzew z wada wrodzone serca i zespolem Klippel-Feil. Pediat. pol. **32**, 291—296 (1957).

KRATKOVÁ, E., ROKOS, J.: Klippel-Feilov syndrom pri inkompatibilite Rh. systemu. Pediat. Listy **5**, 352—355 (1950).

KRATOCHVIL, L., ZDENKOVIC, A.: Kasuistischer Beitrag zur Myelodysplasie mit sacrococcygealer Agenesie. Zbl. Chir. **81**, 2346—2354 (1956).

LAUSECKER, A.: Beitrag zu den Mißbildungen des Kreuzbeines. Virchows Arch. path. Anat. **322**, 119—129 (1952).

LEGRAND, L.: Un cas de syndrome de Klippel-Feil. J. Radiol. Électrol. **39**, 60—61 (1958).

LENK, R.: Zur Differentialdiagnose zwischen der angeborenen und der erworbenen Synostose der Halswirbel. Röntgenpraxis **7**, 250—251 (1935).

LÉNÁRT, GY.: Klippel-Feil tünetcsoport. Orv. Lapja. **4**, 1029—1030 (1948).

LICHTOR, A.: Sacral agenesis. Report of a case. Arch. Surg. **54**, 430—433 (1947).

LINTERMANS, J. P., SEYHNAEVE, V.: Hypothyroidism and vertebral anomalies. A new syndrome ? Amer. J. Roentgenol. **109**, 294—298 (1970).

LITZMANN: Ein durch mangelhafte Entwicklung des Kreuzbeines querverengtes Becken. Dtsch. med. Wschr. **25**, 31 (1884).

MARTISCHNIG, E., SCHMUTTERMEIER, E.: Zur Frage der Erbgenese des Klippel-Feilschen Syndroms. Wien. klin. Wschr. 722—724 (1952).

MATRONOLA, F.: Considerazioni su alcuni casi di malformazioni associate renali, genitali e vertebrali. Chir. urol. (Firenze) **6**, 450—470 (1964).

Matzner, R.: Die angeborene Kreuz- und Steißbein-agenesie. Kinderärztl. Prax. **22**, 548—553 (1954).

McRae, D.: The significance of abnormalities of the cervical spine. Amer. J. Roentgenol. **84**, 3—25 (1960).

Meyer-Burgdorff, H., Klose-Gerlich, J.: Hemmungsbildungen im Ablauf der Wirbelsäulenverknöcherung. Langenbecks Arch. klin. Chir. **182**, 220—230 (1935).

Mitchel, H. S.: Klippel-Feil syndrome (congenital webbed neck). Arch. Dis. Childh. **9**, 213—218 (1934).

Müller, J. H.: Ein Fall von Aplasie des Sakrum. Röntgenpraxis 8, 105 (1936).

Müller, W.: Angeborene Wirbelblockbildungen an der Lendenwirbelsäule auf Grund von Längsverschiebungen der Wirbelanlagen. Bruns' Beitr. klin. Chir. **152**, 1—8 (1931).

Nachmansohn, E.: Beiträge zur Lehre von den Defectbildungen des caudalen Körperendes. Frankfurt. Z. Path. **44**, 117—136 (1936).

Nash, D. F. E.: Sacral agenesis and micturition. Proc. roy. Soc. Med. **52**, 1005—1006 (1959).

Neuhauser, E. B. D., Harris, G. B. C., Berrett, A.: Roentgenographic features of neurenteric cysts. Amer. J. Roentgenol. **79**, 235—240 (1958).

Partsch, F.: Beitrag zum Krankheitsbild der kongenitalen Halswirbelsynostose. Arch. orthop. Unfall-Chir. **24**, 199—204 (1927).

Pirkey, E. L., Purcell, J. H.: Agenesis of lumbosacral vertebrae. Radiology **69**, 726—729 (1957).

Ramsey, J., Bliznak, J.: Klippel-Feil syndrome with renal agenesis and other anomalies. Amer. J. Roentgenol. **113**, 460—463 (1971).

Rathke, F. W.: Kongenitale Wirbelkörperspalten und Wirbelkörperdefekte. Z. orthop. Chir. **87**, 118—147 (1955).

Razowa-Muchina, Z.: Ein Fall kombinierter Wirbelsäulenanomalien. Orthop. i Travmat. 5, 72—75 (1931). Ref.: Zentr.-Org. ges. Chir. **57**, 245 (1932).

Rebierre, P.: Un homme sans cou avec syndrome heterolateral de XII. droit et de X., XI. et C$_4$ gauches. Presse méd. 452—454 (1923).

Rechtmann, A. M., Horwitz, M. T.: Congenital synostosis of cervicothoracic vertebrae. Amer. J. Roentgenol. **43**, 66—73 (1940).

Reinhardt, K.: Agenesie und Dysgenesie des Kreuzbeines. Fortschr. Röntgenstr. **95**, 381—393 (1961).

Roberts, K. D., Wecks, M. M.: Two cases of spinal abnormality associated with duplication of the gut and melaena. A review of the theories concerning their origin. Brit. J. Surg. **44**, 377—383 (1957).

Roberts, P.: A case of intracranial dermoid cyst associated with the Klippel-Feil deformity and recurrent meningitis. Arch. Dis. Childh. **33**, 222—225 (1958).

Roller, G. J., Pribram, H. F. W.: Lumbosacral intradural lipoma and sacral agenesis. Radiology **84**, 507—512 (1965).

Rosselet, P. J.: Un cas rare de rachischisis avec des malformations multiples. Schweiz. med. Wschr. 12—14 (1952).

Roth: Über eine ungewöhnliche Mißbildung der Wirbelsäule. Zbl. allg. Path. path. Anat. **90**, 140 (1953).

Roux, C., Martinet, M.: Syndrome de regression caudale chez l'animal. Arch. franç. Pédiat. **19**, 781—794 (1962).

Schöneich, R.: Dorsaler Halbwirbel des 1. LWK und Blockwirbelbildung des 12. BWK mit dem 2. LWK. Fortschr. Röntgenstr. **82**, 280 (1955).

Schubert, W.: Hochgradiger Wirbelsäulendefekt mit ungewöhnlich sirenoider Mißbildung. Zbl. allg. Path. path. Anat. **95**, 87—95 (1956).

Schultze, O.: Keibel-Mall's Handbuch der Entwicklungsgeschichte des Menschen. Leipzig: S. Hirzel 1911.

Schultze-Jena, E.: Angeborene Mißbildung der Lendenwirbelkörper bei Mutter und Kind. Münch. med. Wschr. 980—981 (1954).

Schwarzweller: Der angeborene Schulterblatthochstand und seine Beziehungen zu den Mißbildungen der Wirbelsäule. Z. menschl. Vererb.-u. Konstit.-Lehre **20**, 350—379 (1937).

Shoul, M. I., Ritvo, M.: Clinical and roentgenological manifestations of Klippel-Feil syndrome. Amer. J. Roentgenol. **68**, 368—385 (1952).

Sicard, J. A., Lermoyez, J.: Formes frustes evolutives familiales du syndrome de Klippel-Feil. Rev. neurol. **30**, 71—74 (1923).

Siliquini, P. L., Cacaci, F.: A case of Klippel-Feil syndrome with an associated malformation of the middle ear. Minerva ortop. **18**, 734—737 (1967).

Sinclair, J. G., Duren, N., Rude, J. C.: Congenital lumbosacral defect. Arch. Surg. **43**, 473—478 (1941).

Somogyi, Sz.: Kiterjedt cervico-dorsalis gerinchasadék. Magy. Radiol. **9**, 186—188 (1957).

Sternberg, H.: Defekte und Entwicklungsstörungen des caudalen Wirbelsäulenabschnittes. Arch. orthop. Unfall-Chir. **30**, 20—26 (1931).

Stewart, S. F.: Absence of sacrum. Arch. Surg. **9**, 647—652 (1924).

Strudel, G.: L'action morphogène du tube nerveux et de la corde sur la differentiation des vertebres et des muscles vertebraux chez l'embryon du poulet. Arch. Anat. micr. Morph. exp. **44**, 209—235 (1935).

Tabor, M. L.: Etude statistique des anomalies du rachis lombaire et lombo-sacré. Constatations radiologiques sur 7500 malades orthopédiques. J. Radiol. Électrol. **49**, 713—718 (1968).

Theiler, K.: Die Auswirkung von partiellen Chordadefecten bei Triton alpestris. Beitrag zur Entwicklungsmechanik der Wirbelsäule. Wilhelm Roux' Arch. Entwickl.-Mech. Org. **144**, 476—490 (1950).

Theiler, K.: Blockwirbelbildung bei defecten des hinteren Körperendes. Arch. Klaus-Stift. Vererb.-Forsch. **25**, 343—373 (1950).

Torgerson, J.: Anomalies of the spine in anomalies of viscera and constitution. Acta radiol. (Stockh.) **29**, 311—320 (1948).

Töndury, G.: Entwicklungsgeschichte und Fehlbildungen der Wirbelsäule. Stuttgart: Hippokrates 1958.

VALENTIN, B.: Agenesia sacro-coccygea (anchipodia). Ein Übersichtsbericht. Zbl. allg. Path. path. Anat. **90**, 281—294 (1953).

VIELBERG, H.: Beobachtung seltener Wirbelkörperanomalien an der Lendenwirbelsäule eines Erwachsenen. Diskussionsbeitrag zur gestörten Chordasegmentierung. Fortschr. Röntgenstr. **113**, 60—67 (1970).

WALTER, H.: Angeborene Synostose der Lendenwirbelsäule. Arch. orthop. Unfall-Chir. **29**, 255 (1931).

WATTERSON, R. L., FOWLER, I., FOWLER, J. B.: The role of the neural tube and notochord in the development of the axial skeleton of the chick. Amer. J. Anat. **95**, 337—400 (1954).

WEICKERT, H.: Beitrag zu den angeborenen Fehlbildungen der Lendenwirbelsäule, des Kreuz- und Steißbeines. Z. Orthop. **95**, 3—11 (1961).

WEIGEL, H., BACK, H.: Röntgenologischer Beitrag zu seltenen Mißbildungen der Wirbelsäule. Fortschr. Röntgenstr. **84**, 331—335 (1956).

WERTHEIM, C. C.: Vollständiger Mangel des Kreuz- und Steißbeines bei einem Neugeborenen. Mschr. Geburtsh. Frauenheilk. **9**, 127—129 (1857).

WILDERVANCK, L. S.: Een geval van aandoening van Klippel-Feil gecombineerd met abducens paralyse, retractio bulbi en doofstomheid. Ned. T. Geneesk. **96**, 2752—2757 (1952).

WILDERVANCK, L. S.: A cervico-oculo-acoustic nerve syndrome. Ned. T. Geneesk. **104**, 2600—2605 (1960).

WILLIAMS, D. I., NIXON, A. H.: Agenesis of the sacrum. Surg. Gynec. Obstet. **105**, 84—88 (1957).

WOLFF, E.: Les phases de la tératogenèse experimentale des vertèbres amniotes d'après les resultats de méthodes directes. Arch. anat. d'Embryol. (1936). Zit. nach TÖNDURY.

ZELIGS, I. M.: Congenital absence of the sacrum. Arch. Surg. **41**, 1220—1228 (1940).

ZIPPEL, H.: Zur Spondylolysis und Spondylolisthesis bei Wirbelmißbildungen im Kindes- und Jugendalter. Z. Orthop. **103**, 432—454 (1967).

C. Traumatische Wirbelveränderungen

Von

H. Junge und W. Pfeiffer

Mit 132 Abbildungen

a) Geschichtliches

Für die Beurteilung der Wirbelsäulenverletzungen ist das Jahr 1898 von entscheidender Bedeutung durch die Veröffentlichung von WAGNER und STOLPER „Die Verletzungen der Wirbelsäule und des Rückenmarks". Zum ersten Male wurde hierbei neben klinischen und pathologisch-anatomischen Untersuchungen das Röntgenbild zur Beurteilung herangezogen. Zuvor rechnete man die Wirbelsäulenverletzungen zu den schwersten des menschlichen Körpers, da sie fast nur diagnostiziert wurden, wenn Lähmungen oder schwere Dislokationen vorhanden waren.

So heißt es in dem Edwin-Smith-Papyrus (etwa 3000—2500 v.Chr.): „Wenn einer seine Halswirbelsäule verletzt hat, dann ist er gelähmt an beiden Armen und Beinen und sprachlos, ein Krankheitsbild, das man nicht behandeln kann." Immerhin versuchte schon HIPPOKRATES (460—370 v.Chr.), Wirbelbrüche durch Extension der Verletzten an einer Leiter zu heilen (Abb. 1), wie uns dies APOLLONIUS aus Citium (etwa 81—58 v.Chr.) an instruktiven Abbildungen überliefert hat. In der frühen Hindumedizin (3.—4. Jahrhundert n. Chr.) des SUSHRUTA SHAMHITA galten Wirbelsäulenverletzungen noch als hoffnungslos. Der griechische Arzt PAUL v. AEGINA (625—690 n.Chr.) führte bereits Laminektomien aus. AVICENNA, der arabische Arzt und Philosoph (980—1037 n.Chr.), suchte Wirbelsäulendislokationen zu beseitigen, indem er sich mit den Füßen auf den Gibbus des am Boden liegenden Patienten stellte. AMBROISE PARÉ, französischer Chirurg (als die Chirurgie noch nicht

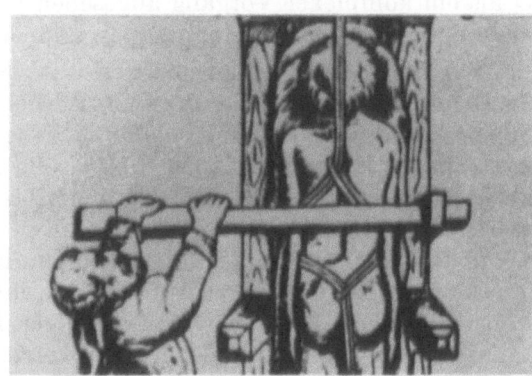

Abb. 1. Mittelalterliche Reposition eines Gibbus (das Bild wurde uns dankenswerterweise von der Firma Sandoz aus dem wiss. Film „Cervicalsyndrome" überlassen)

zu den standesgemäßen ärztlichen Tätigkeiten zählte) und bekanntester Kriegschirurg des 16. Jahrhunderts, ließ die Laminektomie des PAUL v. AEGINA wiederaufleben, wenn das Rückenmark verletzt war. Auch suchte er, Dislokationen an der Halswirbelsäule durch chiropraktische Maßnahmen und ruhigstellende Verbände zu heilen. Seine „Dix Livres de Chirurgie" aus dem Jahre 1564 hatten bezüglich der Wirbelsäulenverletzungen Gültigkeit bis in die zweite Hälfte des 19. Jahrhunderts. 1860 schrieb GURLT: „Bei der wichtigen Rolle, welche die Wirbelsäule in der Ökonomie des Körpers spielt, gehört eine Verletzung derselben zu den schwersten, welchen der menschliche Leib ausgesetzt ist." Noch nach 1896 beobachtete KOCHER bei Wirbelverletzungen in 90% Lähmungen.

Mit der Entwicklung der Röntgenologie wandelte sich die Ansicht über die Schwere der Wirbelsäulenverletzungen. Etwa seit dem Jahre 1925 mit der verbesserten seitlichen

Aufnahmetechnik der Wirbelsäule wurden zunehmend auch leichtere Wirbelkörperbrüche mit nur geringen klinischen Erscheinungen diagnostiziert, die bisher dem Nachweis entgangen waren. 1951 stellte Titze aus dem Schrifttum über Wirbelverletzungen noch in 40—60% Lähmungen fest, bei seinen eigenen Beobachtungen verminderte sich dieser Prozentsatz bereits auf 23,5%, während Böhler bei seinen Fällen Wirbelkörperfrakturen nur einen Anteil von 10—15% fand.

Auf der anderen Seite verleitete das Röntgenbild dazu, bestimmte Bauteile der Wirbelsäule zu sehr in den Vordergrund zu stellen unter Betonung des Wirbelkörpers und Vernachlässigung der röntgenologisch schwieriger zu beurteilenden Wirbelbögen, der Wirbelfortsätze und der kleinen Wirbelgelenke. Zu kurz kam dabei auch die Beurteilung der elastischen Bauelemente, der statisch-dynamische Aufbau dieses Achsenorgans mit seinen ligamentären, muskulären, vasalen und nervalen Strukturen, dem Rückenmark und den Nervenwurzeln. Die Röntgenuntersuchung ermöglicht jedoch, jederzeit den Verlauf eines bestimmten Krankheitsgeschehens beurteilen zu können. Es dürfte kein Zufall sein, daß die Wirbelsäulenforschung vor allem einen kräftigen Ansporn damals erhielt, als Schmorl und Junghanns einerseits die pathologisch-anatomische, röntgenologische, Güntz andererseits die klinische Untersuchung (1938) in Einklang brachten. Wichtig sind auch die Erkenntnisse über die Wirbelsäule im Wachstumsalter, seien es die Hahnschen Kanäle wie die Entwicklung der Wirbelbogenepiphysen und der Randleistenkerne, die kongenitalen Variationen und Fehlbildungen. Alles dieses ist auch für viele Fragestellungen bei traumatischen Schäden von größtem Wert geworden.

b) Konstruktionsprinzipien der Wirbelsäule (Übersicht)

Seit den bahnbrechenden pathologisch-anatomischen Untersuchungen von Schmorl und seiner Schule über die Entwicklung und Funktion der Wirbelsäule, ihre Unterteilung in starre und elastische Bauelemente unter Einschluß der nervalen Anteile, muß jede Wirbelsäulenverletzung als ein komplexer Vorgang angesehen werden, mehr noch als bei den meisten Brüchen und Verrenkungen anderer Körperregionen.

Form und Aufbau der Wirbelsäule sind wesentlich Resultate der Umformung durch den aufrechten Gang des Menschen. Zwar haben die einzelnen Wirbel eine gemeinsame Grundform, werden aber in den verschiedenen Regionen bis zu ganz atypischen Formen abgewandelt, wie z.B. am 1. und 2. Halswirbelkörper. Die Größe der Wirbelkörper nimmt caudalwärts zu, entsprechend der zunehmenden Belastung. Das Promontorium ist beim Menschen besonders stark belastet und deshalb stärker ausgeprägt. Die Wirbelkörper formen sich nach ihrer Aufgabe, das Rückenmark schützend zu umschließen. Die Gelenkfortsätze stellen sich je nach ihrer funktionellen Aufgabe verschieden zur vertikalen und horizontalen Ebene, wobei die kleinen Wirbelgelenke weniger Bewegungsvermittler als vielmehr Kontrollorgan, Gleitschienen und zugleich Sperrvorrichtungen gegen zu große Bewegungsausschläge sind. Die Quer- und Dornfortsätze passen ihre Form der Aufgabe an, Bändern und Muskeln verschiedener Stärke als Ansatz zu dienen. Eine eindrucksvolle Darstellung des anatomisch-funktionellen Baues hat u.a. Benninghoff gegeben. Allerdings ist es kaum möglich, von einer exakten „Normalhaltung" der Wirbelsäule zu sprechen, mehr oder weniger variiert diese um eine Mittellage, die vom Lebensalter, der Konstitution, aber auch von mancher subjektiven Deutung seitens des Untersuchers abhängig ist (neuere Untersuchungen von Leger).

Ein lange verkanntes, für die Aufgabe ungemein entschieden wichtiges Bauelement ist die Zwischenwirbelscheibe, auch Discus intervertebralis oder Bandscheibe genannt, von Luschka als Halbgelenk bezeichnet. Für die Funktion und Statik der Wirbelsäule von entscheidender Bedeutung, hat auch sie bei der Beurteilung der Wirbelsäulenverletzungen in den letzten Jahrzehnten zunehmend an Interesse gewonnen, wiederum fußend auf den Forschungen der Schmorlschen Schule (zuerst Güntz), mit Recht steht sie sogar im Mittelpunkt der modernen Betrachtung. Sie ist in den verschiedenen Wirbelsäulenabschnitten

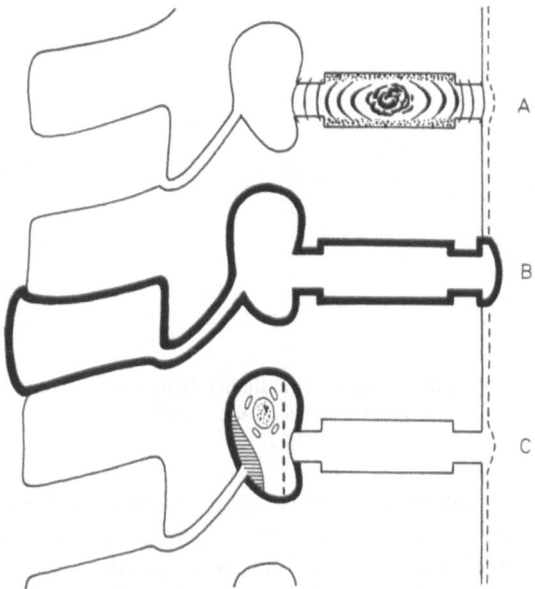

Abb. 2. Modifiziertes Schema des Bewegungssegmentes nach JUNGHANNS. A Schematische Darstellung des Gallertkernes, des Anulus fibrosus, der Randleiste. Vorderes Längsband gestrichelt. B Dick umrandet das gesamte Bewegungssegment als funktionelle Einheit. Zu beachten sind die Ansätze des vorderen Längsbandes etwas entfernt von den Wirbelkörperkanten. C Schematisierter Inhalt des Foramen intervertebrale (Wurzel, Gefäße, Fett, dorsal das Lig. interarcuatum s. flavum)

abweichend geformt von der Schlüsselform an der Halswirbelsäule bis zur Scheibenform an der Lendenwirbelsäule. Zwischen Occiput und Atlas sowie zwischen Atlas und Axis (Epistropheus) fehlt eine Bandscheibe.

Neben ihren statischen Aufgaben verfügt die Wirbelsäule in ihren zwischen den Wirbelknochen eingelagerten Bewegungssegmenten (JUNGHANNS) über ein hochdifferenziertes Bewegungssystem von großer physiologischer Bedeutung, das bei Gewalteinflüssen akut oder in Form von Spät- und Folgezuständen beteiligt sein kann mit den entsprechenden therapeutischen und auch gutachtlichen Konsequenzen (Abb. 2).

Der Turgor oder Innendruck des Nucleus pulposus (Gallertkern), von Faserknorpel eingeschlossen, bewirkt eine latente Sprengkraft, so daß er der Kugelform zustrebt (hydraulische Pufferung). Das wird jedoch verhindert durch den Faserring, den Anulus fibrosus und die Längsbänder. Das vordere, wesentlich stärkere Lig. longitudinale ant. verbindet die Wirbelkörper unter Aussparung der Ecken, das schwächer ausgebildete hintere (Lig. longitudinale post.) liegt dagegen den Bandscheiben dicht an. Erst dadurch wird die Wirbelsäule zu einem elastischen Stab, wobei die Zwischenwirbelscheiben zur Abfederung der in Kopf-Steißrichtung entstehenden Belastung dienen. Zwischen jeweils zwei Wirbelbögen spannt sich das elastische Zwischenbogenband, auch gelbes Band genannt (Lig. interarcuatum s. flavum). Die Dornfortsätze verbinden die Ligg. interspinalia, deren dorsaler Zug zwischen den Dortfortsatzspitzen Lig. supraspinale genannt wird. Nimmt man alle Bewegungssegmente zusammen, so erreicht die Längselastizität der gelben Bänder ein Bewegungsausmaß von $3^{1}/_{2}$—4 cm, d.h. um diesen Betrag zieht sich die Gesamtheit der Bänder zusammen, wenn sie sämtlich die Nullspannung annehmen. Sie entlasten also die Muskulatur, sparen Energie (HERZOG, JUNGE).

Jede manifeste Ruheabweichung von der Sagittalebene (Skoliose) ist pathologisch. Die Gesamtform der Wirbelsäule als doppelt S-förmig gekrümmter Stab, der elastisch federt, wird durch die aktiven Kräfte der Muskelgruppen, welche die Wirbelsäule wie einen Schiffsmast vertäuen, und die passiven der Zwischenwirbelscheiben und des Bandapparates im Gleichgewicht erhalten. Nach LOB sind in der Normalhaltung die mechanischen Druck-

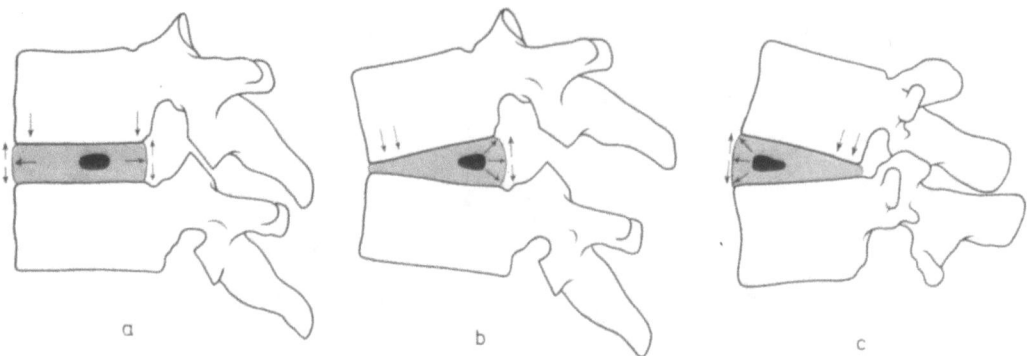

Abb. 3a—c. Verhalten der Bandscheibe bei unterschiedlicher Belastung. a Normalhaltung. b Vorwärtsneigung. c Rückwärtsneigung. (Nach Lob)

und Zugkräfte in der Bandscheibe etwa gleichmäßig verteilt, beim Vorwärtsneigen wird der Druck im vorderen Bereich der Bandscheibe verstärkt, der Nucleus pulposus wandert mit dem Bandscheibengewebe nach hinten und übt hier auf den hinteren Faserring und das hintere Wirbellängsband einen verstärkten Druck und Zug aus, da sich gleichzeitig der hintere Zwischenwirbelspalt erweitert. Beim Rückwärtsbeugen sind die Verhältnisse umgekehrt. Unterstützt wird das elastische Element durch die physiologischen Krümmungen der Wirbelsäule, und zwar die Lordose der Hals- und Lenden- sowie die Kyphose der Brustwirbelsäule und des Kreuzbeins (Abb. 3).

Zusammenfassend kann man die Konstruktionsprinzipien der Wirbelsäule in 3 Hauptpunkte einteilen: Das Knochengerüst mit seiner Belastungsfähigkeit, die Bewegungssegmente in ihren Belastungs- und Bewegungsmöglichkeiten und ihrem Zusammenspiel mit der Muskel-Bänder-Gelenkkette und schließlich die gegenseitigen Beziehungen zwischen Wirbelsäule, Nervensystem und Blutgefäßen.

Eine Verletzung der Wirbelsäule ist somit immer ein komplexer Vorgang, nicht nur hinsichtlich der Form und des Aufbaus der Wirbelsäule, sondern auch in der Auswirkung der gesetzten Schäden. Eine Gefügestörung im Bewegungssegment wirkt sich immer zusätzlich auch auf die Nachbarregion der Wirbelsäule aus. Es ist also nicht zu begründen, die Fraktur eines Wirbels etwa mit der eines langen Röhrenknochens auch nur entfernt zu vergleichen, wie es Böhler tat.

I. Allgemeine Klinik der Wirbelsäulenverletzungen

a) Mechanik der Wirbelsäule und ihre Belastungsfähigkeit

Eine axiale Messung der auf die Wirbelsäule einwirkenden mechanischen Kräfte ist wegen der Vielfalt der kombiniert einwirkenden Faktoren schwierig, beim Lebenden sogar unmöglich, so daß es sich bei den gewonnenen Werten immer nur um Annäherungswerte handeln kann. Experimentelle Untersuchungen an frischen Leichenwirbelsäulen haben gezeigt, daß an der Brustwirbelsäule ein Bruch des Wirbelkörpers bei allerdings rein axialer Belastung von 250—350 kg frühestens eintritt. Dagegen widerstehen Wirbelbögen und gesunde Bandscheiben höheren Belastungen. Ferner ist schon aus diesen Versuchen eine aktive Sprengkraft des Nucleus pulposus infolge seines Turgors zu ersehen, da sich dann Bandscheibengewebe in die Fraktur der Wirbelkörper einpreßt. Beim Lebenden wird allerdings eine in die Längsachse einwirkende Belastung durch die hydraulische Pufferung in den Bandscheiben durch Gelenke und Bänder stufenweise abgefangen, so daß zusammen mit der Verspannungsleistung der Muskulatur Belastungen über 1000 kg ohne Schaden ertragen werden, bis dann zunächst die sog. Fließgrenze der Wirbelkörperspongiosa erreicht wird. Andererseits werden beim Lebenden wie erwähnt kaum einmal die experimentellen

Bedingungen einer reinen Längsbelastung vorhanden sein, denn z.B. Torsionskräfte sind kaum zu erfassen. Über Einzelheiten der Festigkeit der Wirbelsäulenstrukturen im mineralogischen Aufbau in diesem Handbuch im entsprechenden Kapitel nachzulesen.

Kurz zusammengefaßt sind die Verhältnisse so, daß bis zum 40. Lebensjahr der Gehalt des Wirbelkörpers an Mineralien, an Hydroxylapatit ansteigt, dann um etwa 20—40% bis zum 90. Lebensjahr abnimmt (KRO-KOWSKI). Dieser Autor hat auch die Bruchgefährdung entsprechend dem Hydroxylapatitgehalt untersucht und erklärt damit zum Teil die differenzierte Bruchfestigkeit der einzelnen Wirbelsäulenabschnitte. Festigkeits-untersuchungen an der Spongiosa selbst hat schon MESSERER 1880 durchgeführt, sie beträgt im Mannesalter 32—36 kg/cm², nimmt dann im Alter auf 15—28 kg/cm² ab. Die Elastizitätsgrenze liegt bei 5—30 kg/cm². GOECKE findet 1928 die Druckfestigkeit bei 45 kg/cm². Er weist darauf hin, daß eine zusammengedrückte Spongiosa vorübergehend wieder tragfähiger wird. Die Fließgrenze des 12. BWK beträgt 900 kg, die Bruch-festigkeit über 1000 kg. Die mechanische Widerstandskraft der Wirbelsäule ist jedoch, wie gesagt, nicht vom Knochen selbst allein bestimmt, sondern vom Zusammenspiel mit Bandscheibe und Bandapparat. Betrachtet man die Ligg. flava allein (s. oben), so bewirken sie einen Dauerzug von etwa 2 kg.

LANGMARCK weist auf die enorme Kraft bei Lastwechseln hin und verneint eine Gefügestörung bei Ver-suchen mit 100 kg Last bei 135000 Wechseln. PATRIK, LISSNER und EVANS haben Schleudersitzversuche durchgeführt und fanden dabei keine Frakturen. WYSS und ULRICH schätzen die innere Druckkraft der Bandscheibe auf 100—250 kg, entsprechende Versuche stammen vor allem von NACHEMSON und HIRSCH, sowie SONODA u. BELL, DUNBAR, BECK u. GIBB. Die Durchtrennung der Bögen ändert die Tragfähigkeit der Wirbelkörper nicht. GROH u. Mitarb. beschäftigen sich speziell mit der Belastung der 5. Lendenband-scheibe beim Halten einer Last und messen die Belastung bei 7 Körperstellungen mit 25 kg Hantelgewicht. Sie übertragen ihre Untersuchungen auf die Ausgangsstellung bei vielen Gewichthebern mit 200 kp (1 p = 373,4 g). Die Druckspannung beträgt dann 280 kg/cm². Dabei müssen Biegespannungen wie Beugung sowie Zug- und Tangentialspannungen in Betracht gezogen werden, auf das Körpergewicht von 30—50 kg (Abb. 4a). BRADFORD und SPURLING berechnen das horizontale Vorhalten eines Gewichtes von 50 kg mit 800 kg Belastung des Lumbosacralüberganges. Auch gegen axiale Extensionen ist die Wirbelsäule sehr widerstandsfähig, sogar mehr noch als gegen Druck (KOHLRAUSCH). Noch anders als bei statischer Belastung sieht es bei dynamischer, d.h. bei einer Beschleunigung aus. Die Muskelkräfte erreichen je nach Körperhaltung bis zu 1600 kp. Der Innendruck der Bandscheibe steigt bei Vorwärtsbeugung z.B. auf 300 kp. Wichtige Fak-toren sind die Länge des Hebearmes, Stellung der Kreuzbeinbasis, Tangential- und Schubkräfte, welch letztere einen ventralen Vorschub bewirken, der durch den Dorsalschub von Muskelkräften kompensiert werden muß. Alle diese im wesentlichen in Ruhe errechneten Werte sind Minimalwerte und erhöhen sich bei dynamischer Funktion. Allein bei schwerem Rundrücken beträgt die statische Mehrbelastung der Bandscheibe (GROH) bei aufrechter Stellung 50%. Die grundlegenden Untersuchungen von WYSS und ULRICH mit ihren Druck-, Biege-und Torsionsuntersuchungen lassen erkennen, daß bei den Druckuntersuchungen eine elastische und bleibende Verformung, d.h. eine Fraktur entstehen kann bei sehr hoher Belastung, wobei die Bandscheiben erst bei sehr hohen Werten um 450—600 kg irreparabel im Sinne von Rißbildungen geschädigt werden, während sie empfind-lich sind gegen plötzliche Ruck- und Schlageinwirkung. Biegeversuche zeigen eine verminderte Anpassung, während mechanisch besonders gefährlich Torsionen sind, bei welchen die Zwischenwirbelscheiben eine Ver-drehung von etwa 20° erreichen. Am empfindlichsten ist hierbei die Übergangszone mit der Bandscheibe zwischen 3. und 4. LW. Bei Schubbewegungen wurde als schwächste Stelle der Bandscheibe die Übergangszone an den Wirbelkörpern zur Bandscheibe ermittelt, vor allem im Bereiche LW 5/S 1, indem dort der Bruch beim Zug-, Biegungs-, Torsions- und Schubversuch eintrat.

Für die spezielle Spongiosabelastung erscheint wichtig, daß z.B. bei Gewichthebern Leistungen erreicht werden, die beim Drücken zwischen 90 und 110 kg, beim Stoßen 135 kg und mehr betragen (s. unten). Hierbei ist bei dem trainierten Gewichtheber eine abgesteifte LWS am stärksten tragfähig, während das Heben von Gewichten in der Lordose als gefährlich anzusehen ist.

Über den Einfluß der Arbeitsbelastung auf die in Entwicklung begriffene Bandscheibe liegen noch kaum systematische Untersuchungen vor. Bisherige Messungen stammen zuerst von MATTHIASH an der HWS. Man muß die Analyse sportlicher Belastungen als wichtigen Beitrag für die Erforschung der Wirbelsäulenver-letzungen werten. Sehr wichtig für den Frakturmechanismus und für die therapeutischen Folgerungen sind Festigkeitsuntersuchungen, die neuerdings PLAUE und ROESLER sowie PLAUE, GERNER und PUHL durch-geführt haben, ergänzt durch ähnliche Experimente bei osteoporotischen Knochen von ROESLER und HINZ. Abb. 4b zeigt das Verhalten mazerierter Wirbel bei Fraktur. Nach Überwindung eines Tragfähigkeitsminimums geht jede weitere Einstauchung mit einer Verdichtung von Knochenbälkchen und Gewinn an Tragfähigkeit einher, bei $^1/_{10}$ Kompression beträgt die Zunahme bis zu 64%. Im Prinzip gilt das auch für Keilwirbel, wobei die Spongiosadichte ventral schwächer wird. An frischen Leichenwirbelsäulen ist das mit einer bemerkenswerten Gleichsinnigkeit grundsätzlich nicht verschieden, das Tragfähigkeitsminimum lag sogar höher. Nach Kom-pression von $^4/_{10}$ der ursprünglichen Höhe hatte die Mehrzahl der Wirbelkörper wieder eine Tragfähigkeit erreicht, die der ursprünglichen Festigkeit der Wirbel etwa gleichkam.

a) Bei Erwachsenen bis zum 50. Lebensjahre besitzen BWK und LWK bei frischer Fraktur noch 60—70% ihrer ursprünglichen Tragfähigkeit.

b) Wirbelkörper bis zu der Hälfte komprimiert sind unversehrten Wirbeln an Tragfähigkeit annähernd ebenbürtig.

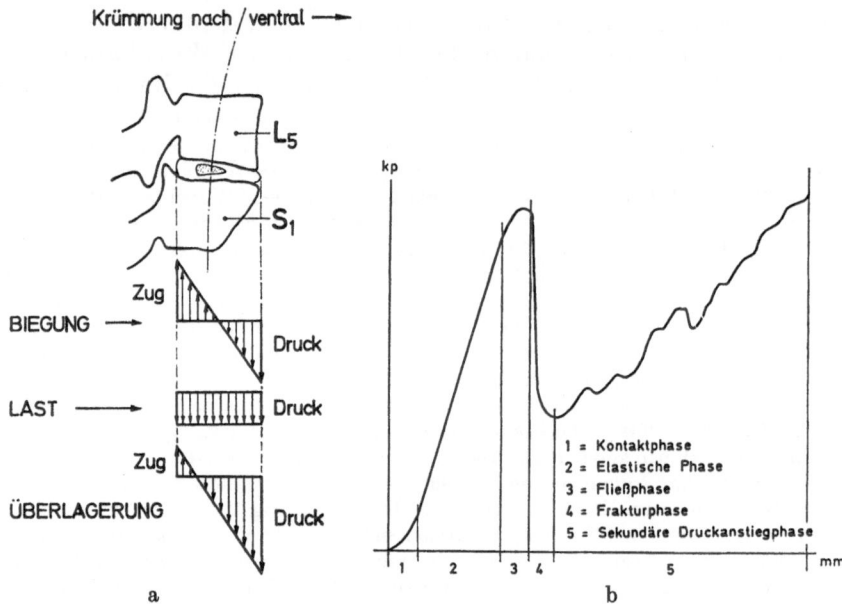

Abb. 4. a Überlagerung der Beanspruchung der 5. LBS aus Biegung und Last (nach Groh). b Kraft-Weg-Diagramm bei axialer Belastung eines Wirbelkörpers. (Nach Plaue, s. Text)

Anders als bei diesen statischen Belastungen auf die stärkeren vertikal (Schlüter) ausgerichteten Spongiosa-strukturen der Wirbelkörper liegen die Veränderungen bei asymmetrischer und dynamischer Belastung. Mit zunehmender Abweichung von der Vertikalen nimmt die Tragfähigkeit der Spongiosa ab. Die Überschreitung der Frakturgrenze am Wirbelkörper läßt zunächst makroskopisch und röntgenologisch nichts erkennen, es gelingt erst mit dem Raster-Elektronenmikroskop mit dem Nachweis des Ineinanderschiebens der abgebrochenen Spongiosabälkchen. Wenn die Phase des sekundären Druckanstiegs erreicht wird, zeichnen sich morphologisch erkennbare Frakturen ab. Man kann die Verzahnung der Spongiosaeinbrüche also durchaus objektiv nachweisen. Mit fortlaufendem Druck brechen zunächst nur vertikal, dann erst die horizontal gerichteten Bälkchen zusammen.

Für die Röntgenuntersuchung sind folgende Folgerungen zu ziehen:

1. Wirbelfrakturen mit bis zu $^1/_{10}$ Erniedrigung der Ausgangshöhe sind in vivo praktisch nicht darzustellen.

2. Zu $^1/_{10}$—$^3/_{10}$ zusammengebrochene Wirbel sind diagnostisch nur ausnahmsweise und in idealen Aufnahmen zu vermuten.

3. Klar wird das Bild erst bei der gewöhnlichen Röntgentechnik, wenn mehr als $^3/_{10}$ des Wirbels komprimiert sind.

Abschließend kann gesagt werden, daß alle diese Untersuchungen experimenteller und biologischer Art nur Fingerzeige geben. Es kann daraus aber ganz allgemein gefolgert werden, daß die Wirbelsäule auf Grund ihres statisch-dynamischen Aufbaus, selbst was den Wirbelkörper anlangt, eine überaus, ja erstaunlich hohe mechanische Widerstandskraft aufweist, ohne daß eine Schädigung im echten Unfallsinne auftritt bzw. ein rein mechanischer mikrotraumatisch zu erklärender Verschleiß.

b) Bruchformen

α) Einteilung nach dem Verletzungsmechanismus

Unter Heranziehung des Schemas von Kocher, das mehr praktische Gesichtspunkte berücksichtigt, der Einteilung von Liechti und besonders von Böhler, die verletzungsmechanische Gesichtspunkte in den Vordergrund stellt, unterscheiden wir (in Modifikation von Glorieux) folgende Bruchformen:

1. Beugungsbruch (bei freier Flexion).

2. Stauchungsbruch (bei Streckfixation).

3. Überstreckungsbruch.

4. Biegungsbruch zur Seite.

5. Drehbruch.

6. Muskel- bzw. Bänder-Zugbruch.

7. Abscherungs- und Schubbruch mit und ohne Verrenkung.

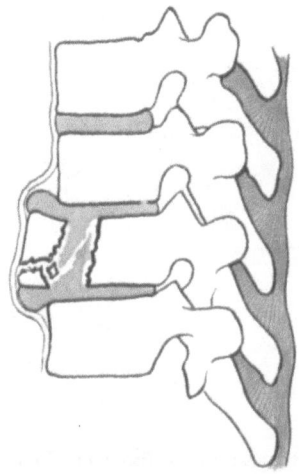

Abb. 5. Stauchungs-Flexionsbruch mit Streckfixation, Absprengung von Wirbelfragmenten nach vorn mit eingepreßtem Bandscheibengewebe

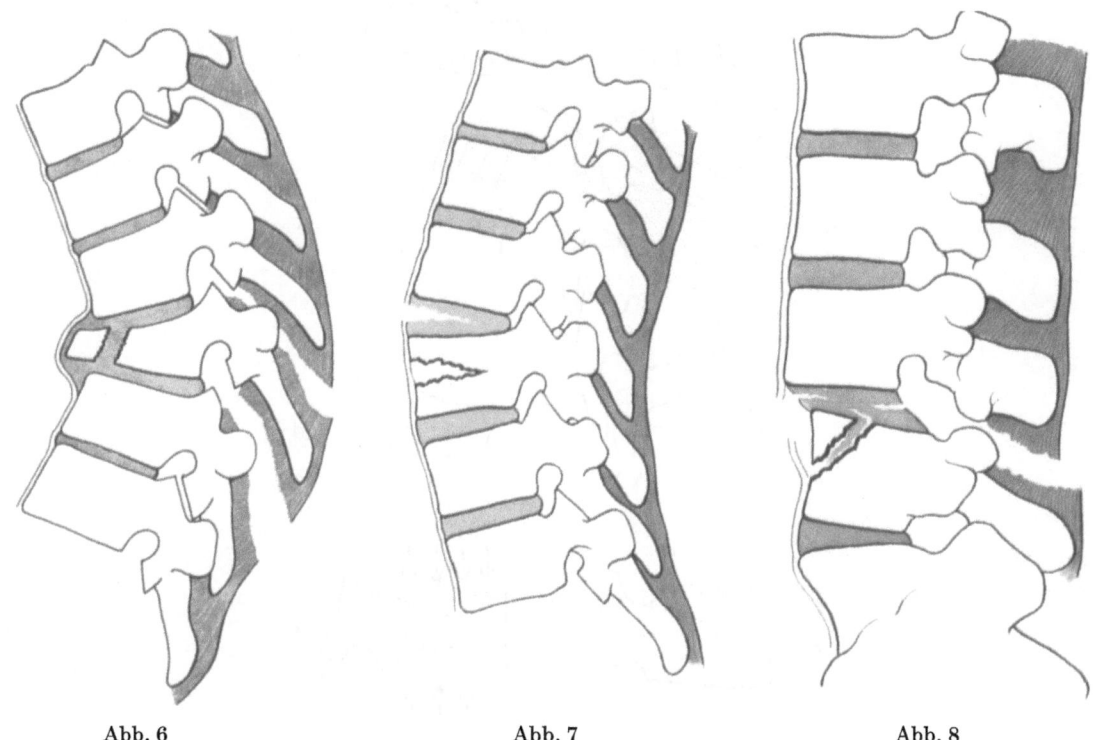

Abb. 6   Abb. 7   Abb. 8

Abb. 6. Flexionsbruch bei freier Flexion, nach ventral zulaufende Keilform des WK mit Zerreißung der Zwischenbogenbänder und der Zwischendornbänder, Gibbusbildung, Klaffen der Dornfortsätze

Abb. 7. Überstreckungsbruch mit Riß des vorderen Längsbandes und vorn klaffendem Frakturspalt

Abb. 8. Kombinierte Bruchform: Schubbruch LW 5 mit ventraler Verschiebung LW 4, Zerreißung des Zwischendornbandes LW 4/5, Luxationsstellung der zugehörigen kleinen Wirbelgelenke

Die Bruchformen 1—5 sind meist Folge indirekter Gewalteinwirkung, die letzten Gruppen 6/7 beruhen häufig oder überwiegend auf einem direkten Trauma. Selbstverständlich können einzelne der genannten Bruchformen auch kombiniert vorkommen, so z.B. ein Biegungsbruch eines Lendenwirbelkörpers an der rechten Seite mit Muskelzug-

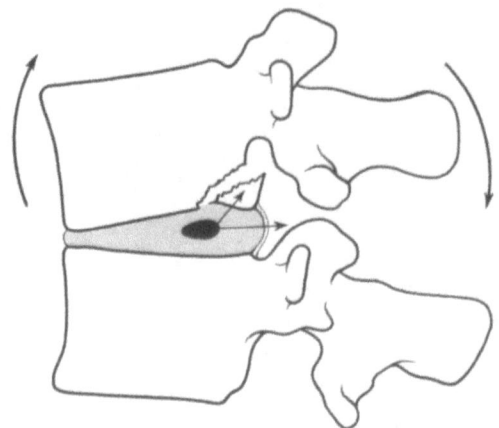

Abb. 9. Überstreckungsbruch einer in Beugestellung fixierten Lendenwirbelsäule. Ein dorsales Fragment gefährdet das Mark. (Nach Glorieux und Brocher)

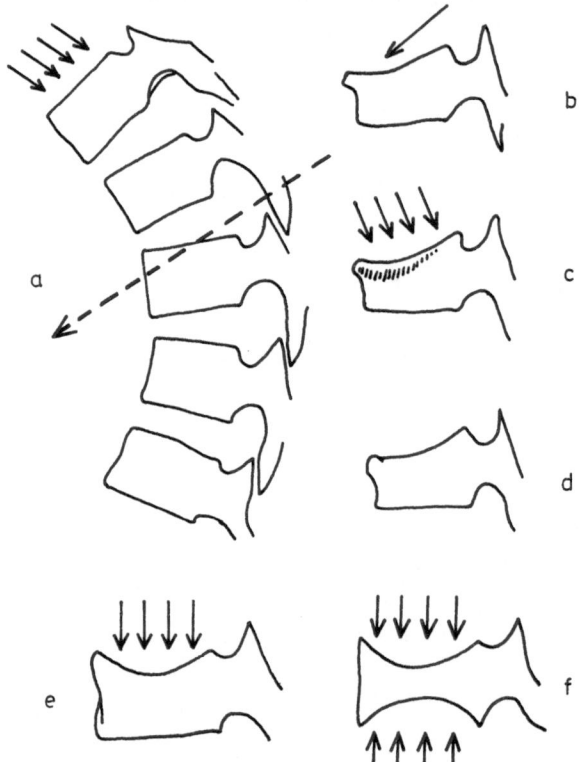

Abb. 10a—f. Schema des Flexionsbruches (nach Brocher), bei freier Flexion (a—d), bei behinderter Flexion (e und f). a Gestrichelter Pfeil bedeutet abscherende Gewalt. b Auswirkung dieser Kraft, Abscherung der vorderen Ecke. c Die kleinen Pfeile bezeichnen die zweite Richtung der Kraft, sie bewirkt die Verdichtungszone. d Ausgang der Hyperflektionsfraktur. Es verbleiben Keilform und Vorspringen der vorderen oberen Ecke. e Reine axiale Auswirkung. f Einbuchtung der oberen und unteren Deckplatten

frakturen von Querfortsätzen auf der linken Seite oder ein Beugungsbruch (bei freier Flexion) eines unteren Brustwirbelkörpers mit einem Bänderzugbruch des entsprechenden Dornfortsatzes.

Beim Stauchungsbruch in Streckfixation (Glorieux) trifft das Unfallereignis auf einen Menschen, dessen Rumpfmuskulatur angespannt ist, so daß die beim Beugungsbruch (bei freier Flexion) vorwiegend einwirkende beugende, abscherende Wirkung wegfällt. Es bleibt lediglich die einstauchende, axiale Gewalteinwirkung bestehen. In vielen derartigen Fällen dringt Bandscheibengewebe explosionsartig in den Wirbelkörper ein, wodurch Wirbelfragmente völlig abgetrennt und nach vorne verlagert werden können (Abb. 5—8). Die folgenden schematischen Darstellungen zeigen die typischen Bruchformen.

Bei der in Abb. 9 dargestellten Bruchform muß ebenfalls ein kombinierter Verletzungsmechanismus angenommen werden: Es handelt sich um die glücklicherweise relativ seltene Absprengung der hinteren Unterkante eines Lendenwirbelkörpers. Sie gehört zu den schweren Verletzungen, da die abgesprengte Wirbelkante meist in den Wirbelkanal eindringt und dadurch neurologische Komplikationen hervorruft (wegen des oft caudalen Sitzes meist Wurzelischias bzw. Caudaläsion). Nach GLORIEUX und BROCHER handelt es sich hierbei um die Extensionsfraktur einer in Flexionsstellung fixierten Wirbelsäule.

Dieser in Abb. 9 geschilderte Mechanismus kann auch sehr selten beim Anheben einer schweren Last eintreten: Die Lendenwirbelsäule wird noch leicht nach vorn gebeugt gehalten, der Nucleus pulposus wandert in der Zwischenwirbelscheibe nach hinten. Nun erfolgt unter Anspannung der Muskulatur eine erhebliche Belastung des Gallertkernes und der Bandscheibe in ihrem hinteren Bereich. Der hintere Randleistenanulus reißt ein und nimmt ein dreikantiges Knochenstück der hinteren unteren Wirbelkante mit. Dabei verläuft die Bruchlinie immer von vorn unten nach hinten oben.

β) Einteilung nach therapeutischen Gesichtspunkten

Die von NICOLL vorgenommene Einteilung der Wirbelbrüche nach therapeutischen Gesichtspunkten wird im deutschen Schrifttum meist nur kurz gestreift, ist aber gerade in gutachtlicher Beziehung wichtig und gut brauchbar. Er unterscheidet zwei Hauptgruppen: die stabilen Wirbelbrüche (vordere und seitliche Einbrüche sowie alle Bogenbrüche oberhalb des 4. Lendenwirbels) und die instabilen Wirbelbrüche (alle Luxationsbrüche, alle Subluxationsbrüche mit Zerreißung des Lig. interspinale und alle Bogenbrüche in Höhe des 4.—5. Lendenwirbels). Entscheidend ist der Grad der Beteiligung des Bewegungssegmentes. Im angloamerikanischen Schrifttum hat die Differenzierung mit Recht Eingang gefunden. Sie hat praktisch für die Therapie, Prognose und für gutachtliche Fragen Wert.

γ) Einteilung nach pathologisch-anatomischen Gesichtspunkten

Für das klinische Verständnis sowie die Röntgendiagnostik der Wirbelsäulenverletzungen ist die Einteilung von LOB am brauchbarsten, da sie auch die pathologisch-anatomischen Zustandsbilder berücksichtigt und praktisch allen Formen der Wirbelsäulenverletzungen gerecht wird. LOB unterscheidet:

1. Kontusionen und Distorsionen ohne röntgenologisch erfaßbare Veränderungen
2. Zerreißung von Wirbelbändern
3. Isolierte Bandscheibenverletzungen
4. Isolierte Luxationen und Subluxationen

} Weichteilverletzungen

5. Isolierte Wirbelkörperbrüche
6. Wirbelkörperbrüche mit Bandscheibenverletzungen
7. Isolierte Brüche der Wirbelbögen und ihrer Teile
8. Voll ausgebildete Wirbelsäulenverletzungen
9. Hinzu kommen die isolierten Frakturen der Fortsätze.

} Knochenverletzungen

Dieser Einteilung wird auch bei der Abhandlung der speziellen Röntgendiagnostik der Wirbelsäulenverletzungen gefolgt.

Weitere Einteilungsversuche stammen von MOSER (knöcherne Verletzungen), FASSBENDER, RAMICH u.a.m. Zur Histologie liegt ein Beitrag von ESCHBERGER vor.

c) Statistik

Die Ursache von Wirbelbrüchen und Wirbelverrenkungen sind meist indirekte Gewalteinwirkungen, am häufigsten der Sturz aus großer Höhe, nach LOB in 40% (Gerüste, Bauarbeit, Treppen, Leitern, Förderkorb), ähnliche Wirkungen haben Stauchungen von unten (hoher Sprung, axiale Stauchung, z.B. bei Explosionen auf Schiffen). Zunehmend beteiligt sind Verkehrsunfälle, wobei der Mechanismus im einzelnen meist nur schwer zu analysieren ist. Typisch sind Verschüttungen im Bergbau, z.B. unter Tage in Hyperflexionshaltung (MAGNUS, BÜRKLE DE LA CAMP). Direkte Einwirkung kommt nur in etwa 10% vor (Schlag, Steinschlag, Stoß, Aufschlagen auf Kanten wie Treppenstufen, Sockel, Schiene). Kombinationen mit indirekten Faktoren sind bei Verkehrsunfällen nicht selten. Einflüsse des Alters, vorbestehende Wirbelsäulenveränderungen, Versteifungen und Bevorzugung bestimmter Wirbelsäulenabschnitte sind zu erwähnen.

Statistisch zu erfassen sind:

Gesamtzahl					Ort der Verletzung
Unfallursache					Alter und Geschlechtsverteilung
Art der Verletzung				Zahl der Nebenverletzungen

Einer besonderen Besprechung bedürfen die neurologischen Komplikationen.

Das Zahlenmaterial einer großen Unfallversicherung haben LOB u. Mitarb. ausgewertet. Bei mehr als 22 000 Unfällen kam es in 2,21% zu Wirbelsäulenschäden. Hiervon waren 64% Kontusionen und Distorsionen, 32% knöcherne Verletzungen, 4% waren nicht sicher einzustufen. Weitere Angaben finden sich bei GÖGLER.

Unfallursachen. Mit 14% ist der Anteil an Verletzungen im Bergbau höher als allgemein (BÜRKLE DE LA CAMP). Auch ihre Schwere ist dort ausgeprägter. Mit der Verkehrsdichte

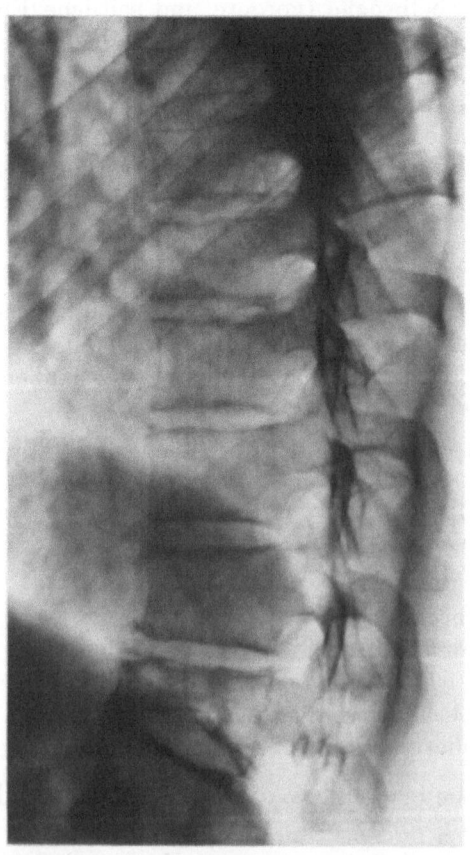

Abb. 11. 42jähriger Mann mit ausgeprägtem älterem Hyperflexions-Kompressionsbruch von D 12 mit traumatischer Spondylose und (leicht übersehbarem) Deckplatteneinbruch von D 6

nach Rehn %   nach Lob

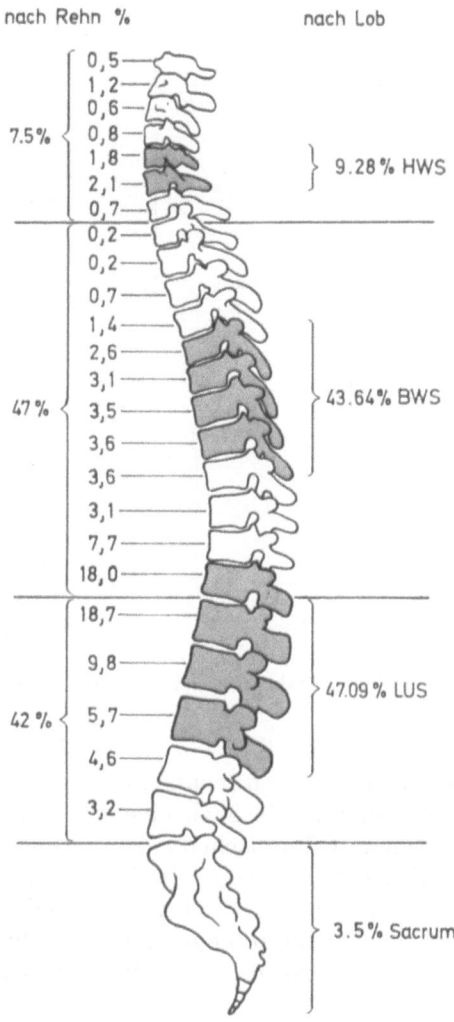

0,5
1,2
0,6
7.5% { 0,8
1,8   } 9.28% HWS
2,1
0,7
0,2
0,2
0,7
1,4
2,6
3,1
47% { 3,5   43.64% BWS
3,6
3,6
3,1
7,7
18,0

18,7
9,8
42% { 5,7   47.09% LUS
4,6
3,2

3.5% Sacrum

Abb. 12. Häufigkeit der Wirbelkörperbrüche nach der Lokalisation. An den 10 grauen Wirbeln (BW 12—LW 3, BW 5—8, HW 5 und 6) finden sich 71%, an den übrigen Wirbeln 29% aller knöchernen Verletzungen. Rechts: Statistik von Lob. Links: Statistik von Rehn

hat die Zahl der Wirbelsäulenverletzungen ganz erheblich zugenommen, aber auch nicht zuletzt durch den Umstand, daß, infolge der verbesserten Röntgendiagnostik, heute Wirbelsäulenverletzungen häufiger nachgewiesen werden als früher. Bei Kraftfahrern steigt der Anteil von Wirbelsäulenverletzungen auf 5—8%, besonders schwer bei Motorradfahrern, oft tödliche Komplikation mit Schädelhirntraumen. Neuerdings ist durch die zunehmende Rolle der Schleudertraumen der Halswirbelsäule wiederum der Anteil im Straßenverkehr höher geworden. Mehrfachfrakturen kommen in 12% vor, wobei die Wirbelkörper getrennt durch unverletzte voneinander entfernt liegen können. Findet sich dabei ein massiver, ins Auge springender Wirbelbruch, kann ein entfernt liegender „diskreter" leicht übersehen werden (Abb. 11). Die Gesamtzahl der einzelnen Wirbelbeteiligungen wird also statistisch höher sein als die der Verletzten.

Art der Verletzungen. Fast $^2/_3$ aller Wirbelsäulenverletzungen sind Kontusionen und Distorsionen, $^1/_3$ Knochenverletzungen. Der Anteil der neurologischen Beteiligung von Rückenmark und Cauda, abgesehen von seltenen Wurzelschädigungen, beträgt etwa 20% (Lob). (Vgl. neurologische Komplikationen.)

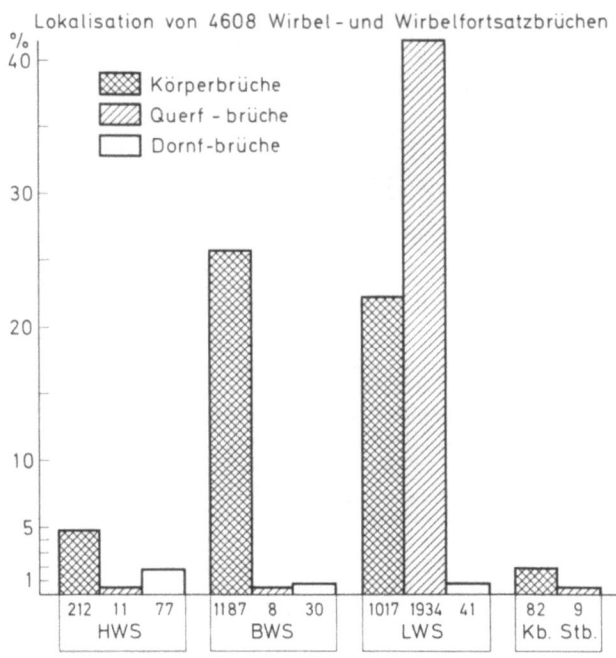

Abb. 13. Häufigkeit der einzelnen Frakturformen und ihre Lokalisation. (Nach Rehn)

Von 100 knöchernen Wirbelverletzungen rechnen knapp 50% zur Gruppe der voll ausgebildeten, eine Zahl, die Lob angibt, die nach eigenen Erfahrungen aber zu hoch ist. 25% Wirbelkörperbrüche gehen mit Bandscheibenverletzungen einher, 15% sind reine Wirbelkörperbrüche. Die restlichen 10% entfallen auf Quer- und Dornfortsatzbrüche bzw. solche der Wirbelbögen und Gelenkfortsätze. Hopf sah bei 561 Verletzten mit Wirbelkörperbrüchen in 112 Fällen Mehrfachverletzungen 20%, von 92 knöchernen Verletzungen Querfortsatzbrüche 74%, Dornfortsatzbrüche 8%, Bogenbrüche 1,8%, isolierte Gelenkfortsatzbrüche 1,2%.

Ort der Verletzungen. Der Hauptteil entfiel auf die BWS und obere LWS, der bevorzugten Lokalisation der Wirbelkörperbrüche. Bei Magnus waren $^2/_3$ seiner Fälle hier betroffen, desgleichen bei Hopf; an der Klinik in Heidelberg waren es 51,7% (LW 1: 24,5%, BW 12: 15,7%, LW 2: 11,5%). Lob berichtet über rund 50% Lokalisation im Bereich von BW 12 — LW 3 (Abb. 12, 13, 14) (Rehn).

Abweichend von diesen Angaben berichten andere Autoren über eine größere Häufigkeit von Brüchen an der Halswirbelsäule (Fumagalli, Robertson, Westermann). Auch Jefferson kommt in seiner Sammelstatistik über 2006 Wirbelbrüche, die er bereits 1928 zusammenstellte, zu ähnlichen Ergebnissen:

Ganze Halswirbelsäule = 44%, davon   C4 = 5,5%
                                                     C5 = 10,1%
                                                     C6 = 12,4%
                                                     C7 = 6,5%
Ganze Brustwirbelsäule = 35%, davon   D10 = 3,5%
                                                     D11 = 4,5%
                                                     D12 = 9,7%
Ganze Lendenwirbelsäule = 21%, davon   L1 = 10,1%
                                                     L2 = 5,0%

K. Rüdy (1969) ermittelte bei statistischer Auswertung pathologisch-anatomischer Befunde eine HWS-Beteiligung in 39,2% bei 130 Fällen; die Mortalität ist also hier offensichtlich am höchsten.

Abb. 14. Die Lokalisation der knöchernen Verletzungen der Wirbelkörper, aufgegliedert nach Art des Traumas, geht aus dieser Übersicht hervor: Der Häufigkeitsgipfel der Frakturen der Wirbelkörper im Bereich der Lendenwirbelsäule übertrifft durch das Arbeiten in gebückter Haltung noch die in der Literatur bekannten Zahlen. (Diese Statistik beinhaltet eine wesentliche Zahl von Verletzungen im Bergbau.) (Nach Rehn)

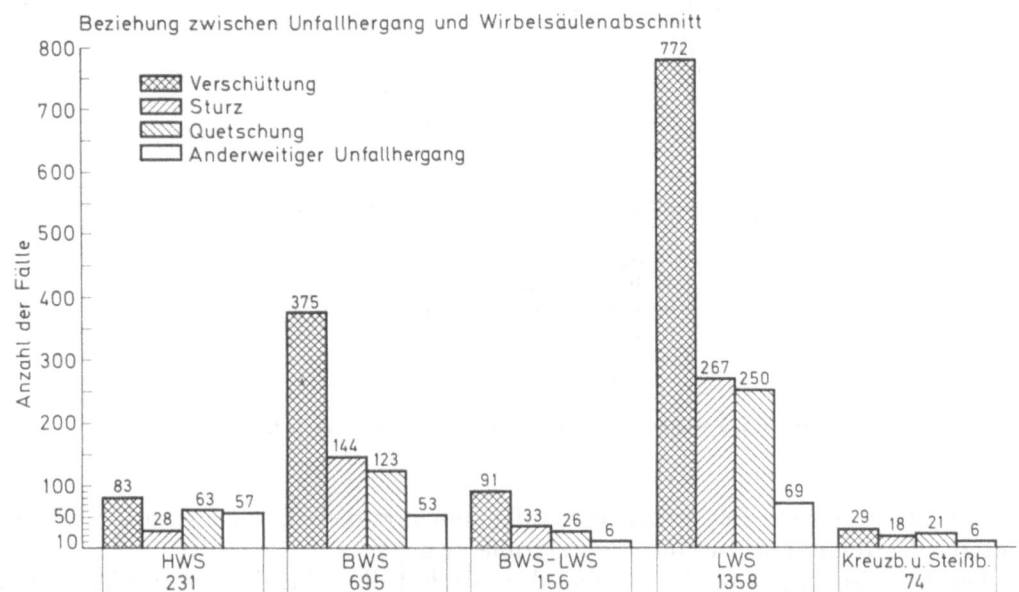

Es zeigt sich an den verschiedenen Zusammenstellungen, wie vorsichtig man Vergleiche ziehen muß, wenn man das zugrundeliegende Krankengut nicht kennt. Die Tendenz einer Zunahme der knöchernen Verletzungen der HWS und der Verrenkungen ist auch im eigenen Krankengut in den letzten 10 Jahren deutlich erkennbar.

Tabelle 1. Häufigkeit der Wirbelkörperbrüche nach der Lokalisation (ab 1957: Junge, Sanderbusch). Ergänzung zur Statistik von Lob (bis 1956)

Gesamtzahl	HWS (%)	BWS (%)	LWS (%)
435	9,28	43,64	47,09
Ab 1957—1970			
394	19,7	48,6	39,2

(einschließlich Mehrfachfrakturen)

Russe (1970) fand in Wien unter 1503 frischen Wirbelsäulenverletzungen an der HWS 226, BWS 515, LWS 762. 297 Fälle hatten Lähmungen, 35% davon betrafen die HWS.

Alters- und Geschlechtsverteilung. Auch hier dürfte die Art des Krankengutes die statistischen Angaben variieren. Bei den eigenen Beobachtungen ist das Verhältnis Männer zu Frauen etwa 4:1. Interessanterweise folgen nach 10% landwirtschaftlichen Unfällen bereits die Zahlen von Verletzungen bei Hausfrauen mit nahezu 9%. Die Art der Verletzung und ihre Beziehung zur Altersgruppe der Verletzten sind aus einer Zusammenstellung von Lob zu ersehen (Abb. 15).

Die Zahl der Nebenverletzungen außerhalb der Wirbelsäule ist groß und besonders bedingt durch die Mehrfachverletzungen bei Verkehrsunfällen.

Das gilt für etwa ¹/₃ bis die Hälfte der Fälle. Sie können das Wirbelsäulenverletzungsbild sogar überspielen und seine Diagnose verhindern, wenn beispielsweise ein schweres Schädel-

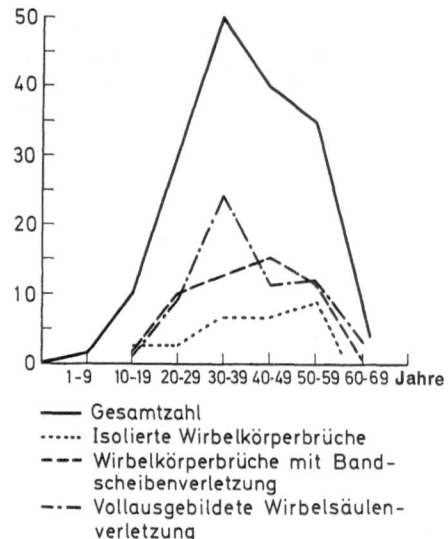

Abb. 15. Verletzungsarten und Altersgruppen. (Nach Lob)

hirntrauma vorliegt bzw. Beckenbrüche, Hüftpfannenfrakturen, knöcherne Verletzungen der unteren Extremitäten, zu längerer Bettruhe zwingen.

Zu beachten ist hierbei die Bedeutung der Bandscheiben für die Art der Verletzung; sie ist am häufigsten zwischen dem 30. und 40. Lebensjahr, wenn die Elastizität noch erhalten ist. Demgegenüber liegt der Zahlengipfel der isolierten Wirbelkörperverletzung später.

So sah Rehn bei 2514 Wirbelfrakturen bei 506 Verletzten 773 schwere Begleittraumen der genannten Art.

In Sanderbusch (Lob, Junge) wurden bei 835 knöchernen Wirbelsäulenverletzungen in 46% Begleitverletzungen festgestellt, davon mit abnehmender Häufigkeit:

Schädelhirntraumen mehr als 30%, Oberschenkel einschließlich Hüftgelenke 18%, Rippenbrüche, Thoraxkontusionen 15%, Becken 12%.

Weichteilverletzungen verschiedenster Art wurden hierbei nicht berücksichtigt. Hinweise auf solche finden sich bei Jumaschew, Sinkows u.a.

1. Typische Verletzungen und Schäden der Wirbelsäule bei besonderen Belastungen, vor allem bei Verkehrsunfall, Sport und im Beruf

Eine Übersicht über diese Verletzungen und Schäden ist besonders wichtig, denn eine solche überschneidet sich weitgehend mit Belangen der gutachtlichen Beurteilung sowie der Berufserkrankungen. Der Unfallbegriff ist in der deutschen Gesetzgebung definiert als ein plötzliches, von außen her einwirkendes, d.h. nicht körpereigenes Gewaltereignis, während z.B. in der Schweiz alle mechanisch bedingten Einwirkungen gesetzlich versichert sind. Nicht berücksichtigt wird dabei jedoch das sog. „Mikrotrauma", d.h. unterschwellige wiederholte Insulte auf das Achsenorgan, die häufig in Sport und Beruf als nicht ausgeheilte kleine, echte Verletzungen eine Rolle spielen. Der Sportschaden-Theorie (Baetzner) können wir, auf Grund unserer eigenen Beobachtungen, nicht zustimmen; wir sind vielmehr der Auffassung von Groh, der Mikrotraumen, wie sie vor allem auch im angelsächsischen Schrifttum diskutiert werden, entscheidende Bedeutung zumißt. Andererseits gibt es naturgemäß fließende Übergänge zum Begriff des vorzeitigen Aufbrauchs, der verfrühten Abnutzung. Mit der Biomechanik (Groh) haben neue Untersuchungsmethoden Eingang in die Erforschung auch des Achsenorgans Wirbelsäule gefunden. Die hier wichtigen Ergebnisse sind bereits im Kapitel *Mechanik* angeführt worden.

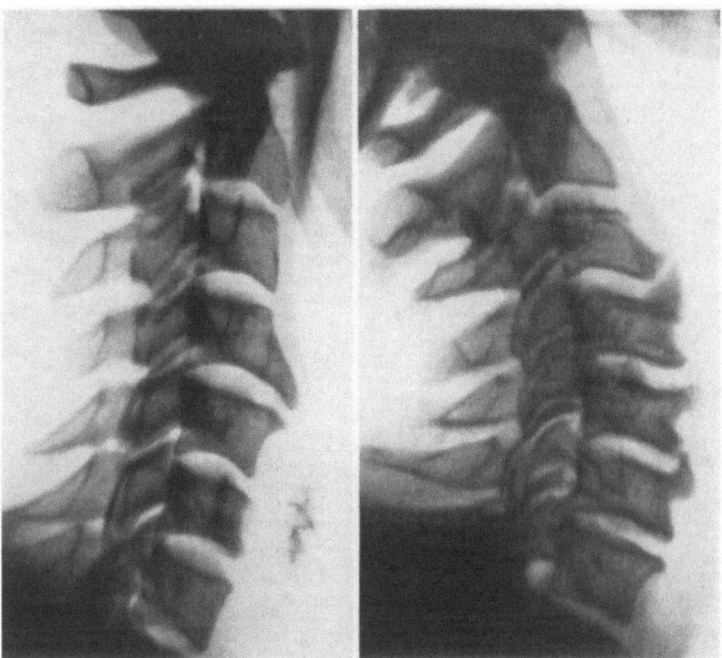

Abb. 16   Abb. 17

Abb. 16. 23jähriger Ringer und Schwinger mit Spondylose C4/5 und beginnender Osteochondrose C5/6 (leichte Bandscheibenverschmälerung)

Abb. 17. 31jähriger Ringer („Brücken-Spezialist") mit erheblicher Spondylose C3—6 und Osteochondrose der unteren HWS, völlig beschwerdefrei! (Nach C. BUETTI)

Im wesentlichen sind, soweit echte Unfälle im Sinne der RVO vorliegen, die Mechanismen bei Kraftfahrzeugunfällen, Sportunfällen und berufsspezifischen Unfällen zu berücksichtigen.

Kraftfahrzeugunfälle zeigen zahlenmäßig (vgl. Statistik) eine steigende Tendenz, die gleichzeitig bei den Prozentzahlen der HWS-Verletzungen festzustellen ist. Letztere sind so gut wie ausschließlich Auffahr- bzw. Anpralltraumen, auch Schleudertraumen oder Whiplash-Injury genannt. Die Besprechung dieser Formen erfolgt zweckmäßigerweise im speziellen Abschnitt über die Halswirbelsäule.

Sportunfälle können naturgemäß bei fast jeder Sportart durch direkte, häufiger durch indirekte Traumen erheblicher Art und bei geeignetem Ablauf (Flexion, Hypertension) zu Gewaltbrüchen und Verrenkungen führen. Schwieriger zu deuten sind sich summierende Mikrotraumen, Einwirkungen sportlicher Überlastungen (BAETZNER, GROH). Enge Beziehungen zur Arbeitsphysiologie und zu Berufsschadenfragen sind hier gegeben. TAYLOR und GLAVES hatten unter 95 Frakturen der HWS 12%, die beim Sport entstanden waren, ROSTAD 15%.

Bei Schwimmern und Ringern hat vor allem BUETTI auf traumatische Wirbelsäulenschäden hingewiesen. Diese Sportarten sind besonders in der Schweiz verbreitet. Unter 17 Fällen fanden sich 13, 10 noch unter dem 31. Lebensjahr, die nicht nur Störungen der Haltung und der Funktion der HWS aufwiesen, sondern zum Teil auch schwere bis groteske Spondylosen, Arthrosen und Chondrosen, ohne daß sich diese Sportler eines echten Unfalles oder zunächst einer Behinderung bewußt waren (Abb. 16). KOEHLER untersuchte Ringer und fand wie BUETTI-BÄUML am 4./5. und 6. HW Veränderungen, bevorzugt waren jugendliche Freistilringer (Abb. 17).

Insgesamt scheint bei den Ringern die Schadensmöglichkeit durch Freistil größer zu sein als bei Kämpfern im griechisch-römischen (KOEHLER).

Klitschnigg-Kontorsionisten, d. h. Schlangenmenschen bzw. Kautschukmenschen weisen Veränderungen erst nach einigen Jahren auf (BRAUER). Mit ÜBERSCHÄR berichtet er über schwere Schäden bei einem Kontorsionisten: Beginn des Trainings mit 12 Jahren, etwa im 25. Lebensjahr stellten sich allmählich eine Beinatrophie und eine Reithosenanaesthesie neben Blasen- und Potenzstörungen ein. Röntgenologisch fand sich in Hyperextensionsstellung eine Abscherung der vorderen Oberkanten des 1. und 2. LWK, in Hyperflexion eine ventrale Subluxation des 12. BWK mit Einengung des Wirbelkanals und Quetschung des Rückenmarks (Abb. 18).

1955 hat BRAUER weitere Röntgenaufnahmen mehrerer Kautschukartisten demonstriert, die durchweg sekundäre Kantenabtrennungen und Deckplatteneinbrüche infolge Scherwirkung bei anhaltender Überlastung

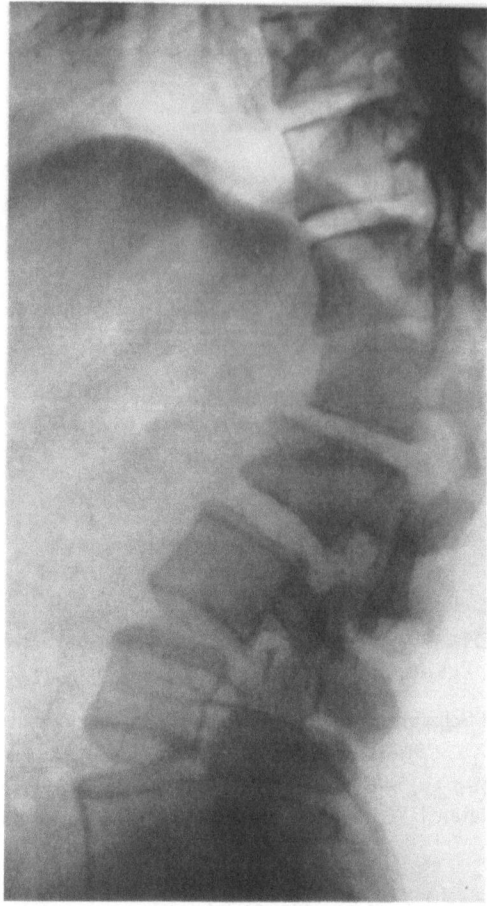

Abb. 18. 30jähriger Kontorsionist nach 18 Jahren Berufsarbeit, ventrale Subluxation von D 12 mit Abscherung der vorderen Oberkanten von L1 und 2 und daraus sich ergebender Einengung des Wirbelkanals mit Rückenmarksquetschung. (*Klinisch:* Beinatrophie, Reithosenanaesthesie, Blasenfunktions- und Potenzstörungen). (Nach W. BRAUER u. K. H. UEBERSCHÄR)

durch die berufliche Arbeit zeigten. ARNOLD wies in einer Diskussionsbemerkung auf die Ähnlichkeit dieser „ventralen Ossifikationsstörung" mit dem Morbus Scheuermann hin und bezeichnet den Kontorsionistenschaden geradezu als artefiziell-experimentellen Morbus Scheuermann.

Bei Ruderern fehlen bisher größere Reihenuntersuchungen, vor allem Längsschnittuntersuchungen. QUERG und SCHRÖDTER fanden an der BWS degenerative Veränderungen bei 50,8% der Männer, 43,2% der Frauen; Lokalisation überwiegend untere Brustwirbelsäule vorwiegend bei Jugendlichen. Es spielen jedoch bei einer so kleinen Fallzahl viele unübersehbare Faktoren hinein. KOEHLER untersuchte Ruderinnen im Alter von 20—25 Jahren, die bereits wegen Kreuzschmerzen zur Untersuchung kamen, und fand ebenfalls häufig Veränderungen an der unteren BWS. ZETTEL erhebt mit Recht die Frage, ob es einen Sportschaden an der Wirbelsäule überhaupt gibt. Seine kritische Stellungnahme wird unterstützt durch unsere eigenen, noch nicht veröffentlichten Untersuchungsergebnisse an Hochleistungsruderern, deren Röntgenbilder mir von REINDELL zur Verfügung gestellt wurden. Es handelt sich um Spätbefunde bei Athleten, die in den 20er bis 40er Jahren den Rudersport als Leistungssport betrieben (Olympiateilnehmer, deutsche Meister usw.). Diese Untersuchungen ergaben folgendes:

Es ließ sich keine besondere Ausprägung, weder im Sinne der Lokalisation noch der Stärke degenerativer Prozesse, während einer Nachuntersuchungsperiode von bis zu 40 und 50 Jahren verifizieren. Es war nach den oben erwähnten Untersuchungen u.a. eine besondere Dominanz im Bereiche des BWS — obere LWS zu erwarten gewesen. Die jetzigen Röntgenbefunde gehen aber nicht über das von JUNGHANNS u.a. bei der Normalbevölkerung gefundene altersbedingte Maß hinaus.

Wirbelsäulenverletzungen beim *Skisport* zählen nicht zu den typischen Unfällen. BAUMGARTNER fand unter 1 000 Verletzten nur in 2% die Wirbelsäule betroffen, davon 5 Wirbelbrüche, 2 Querfortsatzabrisse, im übrigen Distorsionen und Kontusionen (10:1 200 nach SCHNEIDER). Darüber hinaus traten aber bei der heute üblichen Ausübung der Technik des Skilaufens vermehrt Bandscheibenschädigungen auf, deren traumatische Ursache

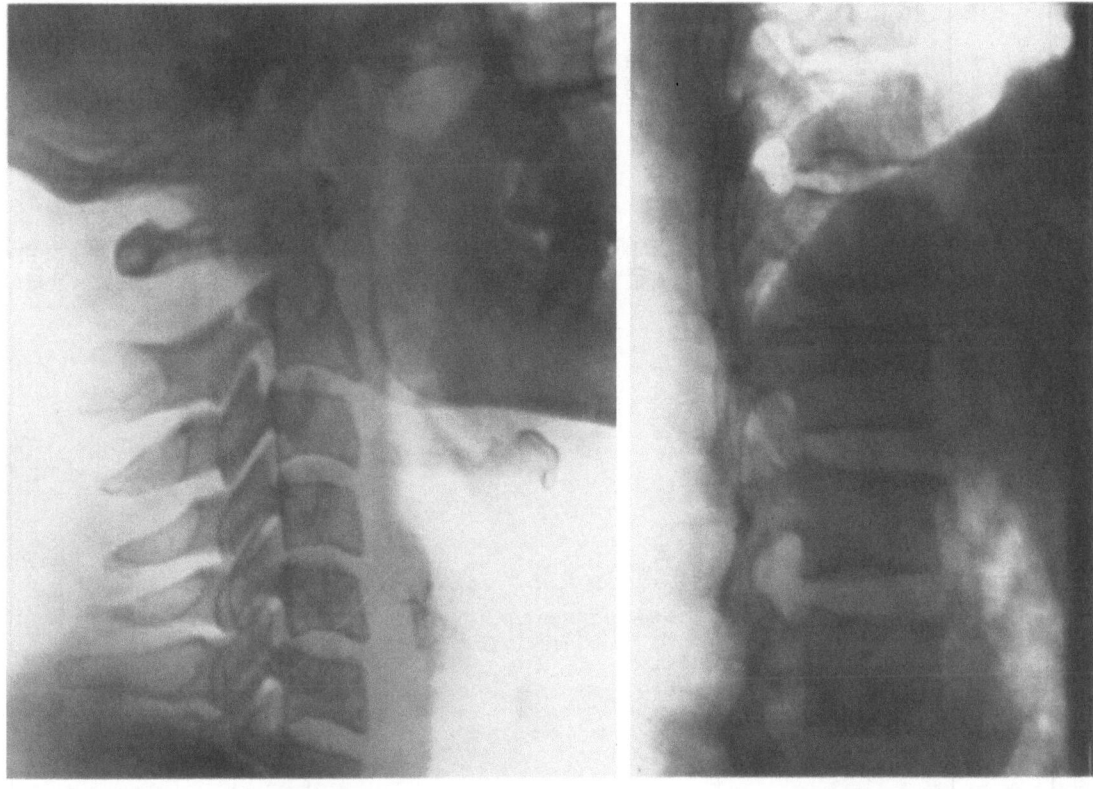

Abb. 19   Abb. 20

Abb. 19. R. U., 21 Jahre alt. Kopfsprung in flaches Wasser. Bogenbruch 2. HW, Fissur an der unteren vorderen Ecke 2. HW. Keine neurologischen Symptome

Abb. 20. C. H., 26 Jahre alt. Auftreffen in maximaler Flexion beim Trampolinsport. Multiple obere Deckplatteneinbrüche am 2. bis 4. LWK mit verdichteter Spongiosa-Überschiebungszone. Keine Bandscheibenbeteiligung, stabile Frakturen. An der unteren Deckplatte des 12. BWK unfallunabhängig ein großes Schmorlsches Knorpelknötchen

umstritten ist, wohl nicht zu Recht. Die Mühe des Anstieges wird durch Gondeln und Sessellifte abgenommen, verkrampft und unterkühlt beginnt der häufig Untrainierte die erste Abfahrt, springt auf harter Piste von einem Loch in das andere, torquiert beim „Wedeln" den Oberkörper nach der einen, das Becken nach der anderen Richtung, dadurch wird der im Kapitel über die Mechanik erwähnte Kompressionsmechanismus mit Verdrehungsmoment wirksam.

Beim Wassersport kommt es zu den schwersten Verletzungen, die mit Paresen bis zu Tetraplegien einhergehen, durch Kopfsprünge in zu flaches Wasser (Abb. 19). Nach KLAUS ist bei typischen *Hyperextensionen* vorwiegend der 5. HW betroffen, mit einer Letalität von fast 50%. Auch beim Turmsprung aus großer Höhe und flachem Eintauchen kann es zu Hyperextensionen, selten zu Hyperflexionen kommen (KACZMAREK, NORDENTOFT, KOCKEL, MARKUSE, FIGEROWA, FERVERS, HUDSON, LESER und MAYER, KREFFT, BREITNER, DÖRFFEL, WEBER, SCHMAUSER, STIEFNOTH, ZÜLCH, FRANKE u.a.).

PAESLACK fand zusammenfassend Paraplegien fast nur nach Badeunfällen, genau wie MANREY. SCHNEIDER beschrieb Hyperextensionsverletzungen bei den bekannten Springern von Acapulco, im Wintersport nur 10 unter 1200 Skiunfällen.

Echt traumatische Dornfortsatzbrüche beschrieb u.a. MAXEN. KLAR und PIOTROWSKI sahen keilförmige Kompressionsfrakturen nach Kopfsprüngen und beobachteten bei 13 von 15 Fällen neurologische Schäden. Über interessante Untersuchungen bei Wasserspringern berichten GROHER und HEIDENSOHN. Sie untersuchten 17 Leistungssportler röntgenologisch, die nach 6—10 Jahren Training bis zu 175000 Sprünge absolviert hatten und von denen 5 eine Lumbosacral-Spondylolyse hatten, außerdem 14mal über das Altersübliche hinausgehende Lumbosacralarthrosen. Sie sahen außerdem den Morbus Baastrup. Falls diese Befunde bestätigt werden, handelt es sich zweifellos um gehäufte Mikrotraumen, wodurch die Theorie der traumatischen Entstehung der Spondylolyse eine Grundlage fände, auf die bereits zuerst MEYER-BURGDORFF hinwies.

Beim Trampolinsport häufen sich Mitteilungen über Wirbelkörperverletzungen (Abb. 20), vor allem bei den dabei auftretenden maximalen *Flexionen und Lordosierungen*. WITTHAUPT fand solche Verletzungen infolge Ein-

Tabelle 2. Pathologische Wirbelsäulenbefunde bei 774 Leistungssportlern (Sammelstatistik, zit. nach GROH).

Autor	Jahr	Sportart	Zahl der Sportler	Diverse (%)	Osteochondrose (%)	Wirbelgleiten (%)	Scheuermann (%)	Funktion	Ursache
Durchschnittsbevölkerung									
LODER und AMSLER	1961	Durchschnittsbevölkerung					30	leistungsfähig	keine Angabe
RÜBE und HEMMER	1962	Durchschnittsbevölkerung					30	leistungsfähig	keine Angabe
REFIOR und ZENKER	1970	Jugendliche	25				28	leistungsfähig	
Pathologische Wirbelsäulenbefunde									
JÄGER	1969	Turner(innen)	24	0	3 (12,5)	4 (16)	3 (12,5)	leistungsfähig	Mikrotrauma
RÜCKER und KOBBE	1965	Sportklub	320	0	0	0	86 (27)	leistungsfähig	Überbelastung
QUERG	1958	Rennruderer	59	0	0	0	30 (51)	leistungsfähig	Überbelastung
REFIOR und ZENKER	1970	Jugendliche Turner	50	Spina bifida 28 (56)	0	0	25 (50)	leistungsfähig	Überbelastung
GROHER	1970	Turmspringer (innen)	17	Spin bif. 6 (35) Baastrup 10 (59%) Wirbelbogenarthrose 14 (82%)	0	5 (29)	0	leistungsfähig	Trauma
Normale Wirbelsäule									
TOSIATTI und GAVIOLI	1950	Gewichtheber	10	0	0	0	0	leistungsfähig	—
JAROS und CECH	1965	Gewichtheber	20	0	0	0	0	leistungsfähig	—
BOZDECH et al.	1966	Spitzensportler	20	0	0	20 (100)	0	leistungsfähig	keine Angabe
BEUKER et al.	1966	Gewichtheber	254	klinisch o.B.	keine Röntgenbilder			leistungsfähig	—

wirkung des Gerätes bzw. ungünstigen Bodenbelages nicht allzu selten. Wichtig sind hinzukommende Torsionen. In einem Falle war eine hohe Lähmung eingetreten, in einem weiteren eine Infraktion des Atlasbogens (P. JASTER) (Abb. 20). DÜBEN berichtete auf dem Sportärztekongreß 1972 über 8 Beobachtungen von Querschnittslähmungen nach Trampolinunfällen.

Beim Bodenturnen gefährdet die Rolle rückwärts die HWS (MÜLLER). Weitere Beobachtungen machten HACKER, SAAR, O. CONNELL, BREITNER, MANDL, BRANDIS, VOGEL, COLLEY, MADILKY.

Andere Sportarten sind bezüglich Wirbelsäulenbeteiligung weniger wichtig, z.B. *Boxen, Judo* (KANNEY), *American football* („spearing") (SCHNEIDER u. Mitarb.), Leichtathletik (KANUTO).

Neue Beobachtungen betreffen Schäden beim sog. Fosbury-Flop des *Hochspringers*. JUNGMICHEL fand bei *Stabhochspringern* gehäuft eine Osteoarthrosis interspinosa (BAASTRUP) durch Unterlaufen der Latte. ROMPE konnte in 4 von 10 Fällen Spondylolysen bei *Speerwerfern* finden, die mehr als 6000 Würfe in der Saison absolvierten (Torsionsmechanismus).

Beim Segelflug kann das plötzliche Durchsacken der Maschine zu Wirbelsäulenschäden führen. In solchen Fällen ist auch an Gefäßprozesse zu denken (LEITHOLT).

Bei Schwerathleten sollte man erwarten, daß hier besonders frühzeitige Schäden auftreten. Nach italienischen (TOSIATTI und GAVIOLI) sowie tschechischen (JAROS und CECH) Arbeiten ist das aber keineswegs der Fall, selbst bei 8jähriger Betätigung und 3mal wöchentlichem Training mit 6000—8000 kp Gewichtsbelastung fanden sich keine auffallenden Veränderungen, sogar Spondylolisthesisträger hatten keine Beschwerden (BEUKER). Uneingeschränkte Leistungsfähigkeit hatten auch solche Sportler mit Dysplasien, Osteochondrosen, Scheuermannscher Erkrankung, Assimilationsstörungen. Bei Hebern kommt es bei richtiger Technik, wobei das Gewicht möglichst axial einwirken soll, sogar zu einer günstigen Kräftigung des Muskelkorsetts.

Der „Turnerbuckel" ist geradezu ein fester Begriff geworden. JÄGER fand in 12 Fällen, die ab 8.Lebensjahr Leistungsturnen betrieben, weder klinisch noch röntgenologisch Normabweichungen, REFIOR und ZENKER keine klinischen Beschwerden, aber in 50% röntgenologische Veränderungen der unteren BWS, wobei allerdings Primärbilder vor Sportaufnahme fehlen.

Die Frage nach chronisch-mechanischen Schädigungen der Wirbelsäule durch Sport, kann dahingehend beantwortet werden, daß zu trennen sind, Sportbeginn mit normaler Wirbelsäule und mit bestehender Vorschädigung. Ausgangspunkt muß das Wissen sein, daß 30% aller Wirbelsäulen schon im Normalfall Zeichen einer Scheuermannschen Erkrankung aufweisen und daß diese Zahlen bei kritischer Beurteilung (Tabelle 2) zu berücksichtigen sind.

Welche Sportarten bedeuten nun nach dem heutigen Stand der Untersuchungen eine spezielle Belastung der Wirbelsäule? (Tabelle 3, Abb. 21). Zunächst ist bemerkenswert, daß die jugendliche Wirbelsäule trotz heutzutage immer früheren Trainingsbeginns zwar erhöht reizempfindlich ist, aber auch stärker reaktionsbereit. Es sind bisher keine schlüssigen Beweise dafür erbracht worden, daß der wachsende Knochen mechanischen Reizen gegenüber eine geringere Widerstandskraft besitzt. Die Belastungsgefährdung der gesunden jugendlichen Wirbelsäule ist unbewiesen, die Gefährdung der wachstumsgestörten dagegen grundsätzlich gesichert. Aufgabe der Röntgenologie ist es somit, diese Vorschäden zu erkennen und in mehrjährigen Abständen zu überwachen, auch dann, wenn keine Beschwerden auftreten sollten. Diese Abstände sind mit 2 Jahren zu bemessen. Große Bildausschnitte müssen dabei angefertigt werden, am besten Aufnahmen im Stehen. Sportler, die besonderer Beobachtung bedürfen, sind Geräteturner, Rennruderer, Turmspringer. Der Sportschaden als Folge einer mechanischen Überlastung ist die seltene Ausnahme, es handelt sich fast immer um echte Unfallfolgen sich summierender Art (GROH).

Traumatische Wirbelsäulenschäden im Beruf. Grundsätzlich können die beim Sport gewonnenen Daten auch auf die chronisch-traumatischen beruflichen Schäden übertragen werden. In einer größeren Untersuchungsreihe beschäftigt sich CHRIST mit *Traktorfahrern*. Seine Ergebnisse stützen die Hypothese einer ungünstigen

Tabelle 3. Pathologische Wirbelsäulen-Befunde bei verschiedenen Sportarten (Sammelstatistik nach GROH). Hier wirkt sich der Fehler der zu kleinen Zahl irreführend aus

Sportart	Zahl	Scheuer-mann	Wirbel-gleiten	Osteo-chondrose	Wirbel-bogen-arthrose	Baastrup	Spina-bifida
	500						
Gewichtheben	30	0	0	0	0	0	0
Vereins-sportler	320	27	0	0	0	0	0
Rennruderer	59	51	0	0	0	0	0
Turner(-innen)	74	37,8	5,4	4	0	0	55
Turmspringer-(-innen)	17	0	29	0	82	59	35

Eine ganz andere Proportion ergibt sich, wenn mann die pathologischen Befunde in den Bereich der Häufigkeit der Durchschnittsbevölkerung rückt.

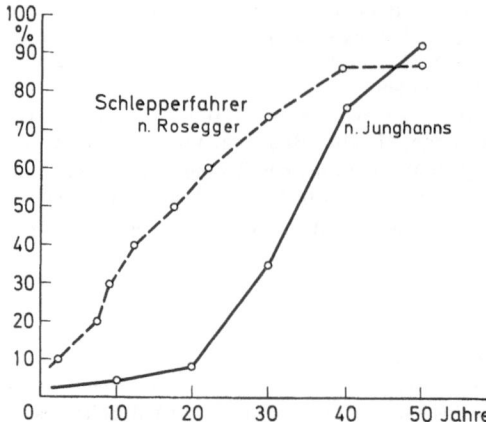

Abb. 21. Vergleichskurve der schicksalsmäßigen, altersbedingten degenerativen Aufbraucherscheinungen der BWS und LWS (nach Junghanns) im Vergleich zu den Röntgenveränderungen bei Schlepperfahrern. (Nach Rosegger)

Einwirkung nach 5jähriger Tätigkeit, wenngleich die Beweisführung nicht schlüssig sein kann. Am unangenehmsten sind die vertikalen Schwingungen, von der Unebenheit der Fahrbahn verursacht, vom Fahrzeug zum Teil verstärkt wiedergegeben und vom Sitz nur ungenügend gedämpft. Da diese Schwingungen absolut unregelmäßig erfolgen, kann der Körper nicht jeden Stoß optimal mit reflektorischen Abwehrbewegungen beantworten, so daß die kinetische Energie häufig auf den passiven Halte- und Stützapparat der Wirbelsäule auftrifft. So werden traumatische Schäden namentlich an den Bandscheiben gesetzt, zumal wenn diese vorgeschädigt sind, sei es durch einen Morbus Scheuermann oder durch degenerative Prozesse bei schon älteren Landarbeitern. Entgegen Zimmermann (Österreich) kann Christ einen verbindlichen Beweis der Verschlimmerung einer vorbestehenden Degeneration durch chronische Erschütterung nicht erbringen. Anderer Auffassung ist Rosegger.

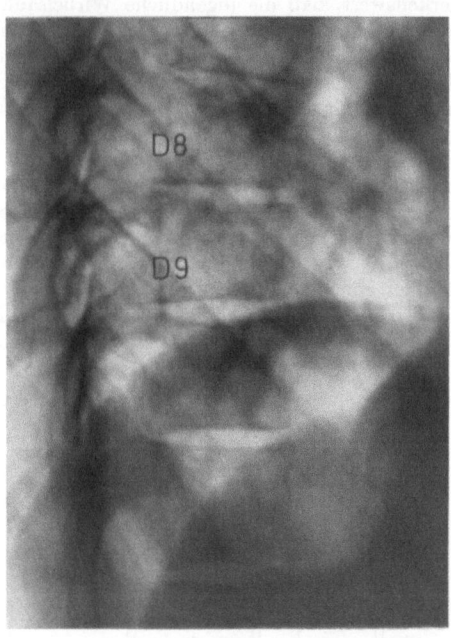
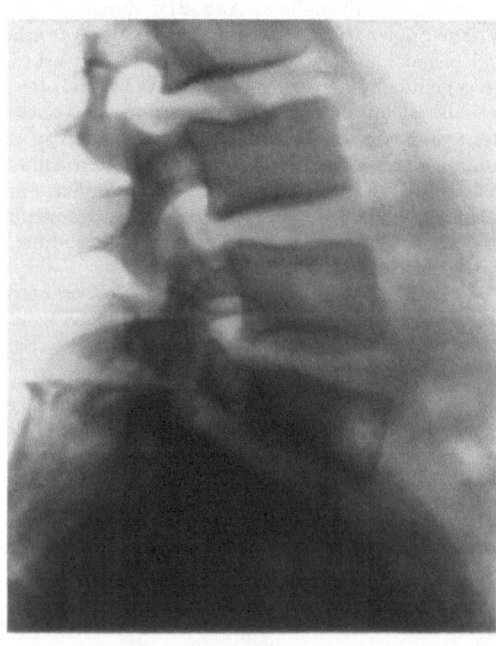

Abb. 22   Abb. 23

Abb. 22. A.M., 28 Jahre alt. Absturz mit Starfighter, Katapultabschuß, mehrfache vordere Kantenabbrüche und Deckplatteneinbrüche D8/D9, nur seitliches Bild. Im a.p.-Bild sind sicher pathologische Veränderungen nicht zu sehen bis auf einen auffallenden paravertebralen Begleitschatten

Abb. 23. H. H., 13 Jahre alt. Typische, nichttraumatische geradezu klassische Spondylolisthesis L5/S1. Zweiter Grad Meyerding, schon ohne Schrägaufnahmen ist die Spaltbildung in der Interartikularportion gut erkennbar. Erheblicher Sturz auf die LWS-Kreuzbeinregion. Bis dahin symptomlos

Zu den modernsten Entstehungsursachen von Wirbelsäulenverletzungen gehören das ,,Aussteigen'' aus dem Flugzeug bei Motorschäden und anderen Ursachen. Weniger gefährlich ist die Bodenlandung mit dem Fallschirm, viel häufiger kommt es bei der Betätigung des *Schleudersitzes* in den modernen Jagdflugzeugen durch das katapultartige Hochschießen des Sitzes zu Wirbelbrüchen, und zwar meist zu Hyperflexionsfrakturen der Brustwirbelsäule (s. dort).

Französische Autoren haben sich speziell mit dieser Verletzungsart beschäftigt (DELELLÉ, MANGIN, SEVIS, SCHICKELLÉ). Sie berichten über 204 Untersuchte mit 55 klinischen Befunden, davon 13 = 9% mit knöchernen Wirbelsäulenverletzungen, zum Teil ohne jede klinische Symptomatik. Wichtig ist in diesen Fällen die Tomographie. Nach DECOULX ist vor allem die vordere Wirbelkante betroffen (stabile Frakturen). Lokalisation war fast ausschließlich dorsolumbal (Abb. 22).

Entscheidend sind Profilaufnahmen, die die typische Bruchform zeigen. Die Bögen sind so gut wie immer intakt, der Bandapparat kann mitbetroffen sein (s. Abb. 23). Seit Einführung der modernen Schleudersitze hat die Zahl der Katapultverletzungen abgenommen; früher betrug die axiale Beschleunigung nicht weniger als 18 m pro Sekunde.

Im Verletzungsgut der Bundeswehr (HUBER, 1962 und 1967) werden 302 Wirbelsäulenverletzungen mitgeteilt. Weitere Angaben finden sich bei BLIKRA und RINGKJOBS, SELIWANOW und MIROSCHIN, BENTLEY und McSWEENEY. Eine zunehmende Bedeutung haben Wirbelsäulenverletzungen bei Fallschirmspringern erfahren. TEYSSANDIER, MICHAUX u. Mitarb. fanden bei 1033525 Sprüngen 11533 Verletzungen, darunter 155 Wirbelfrakturen, vorwiegend 1. LWK und untere BWS. Daneben fanden sich chronische Schmerzzustände nach älteren, unerkannt gebliebenen Frakturen, aber auch nach negativem Röntgenbefund. Angeschuldigt wird u.a. auch das Auftreffen beim Aufsprung (ALEKEJEW, KUSMITSCH u. ULITOWSKI). Schließlich sind noch bei Sitzgurtverletzungen Wirbelsäulenbeteiligungen, außer abdominellen Verletzungen beschrieben worden (,,seat-belt injuries'').

2. Wirbelverletzungen im Kindesalter

Sie bedürfen wegen mancher Eigenarten besonderer Erwähnung.

Sie sind überaus selten und treten so gut wie immer nur in Form von Vorderkantenbrüchen auf, weil vor allem die Bandscheiben noch sehr elastisch sind. Der Vergleich mit Grünholzfrakturen der Extremitäten erscheint angebracht. Nach VINZ beträgt die Häufigkeit nur etwa 0,2%. Differentialdiagnostisch abzugrenzen sind die Hahnschen Gefäßkanäle, angeborene Spalten und Defekte, angeborene Block- und Keilwirbel, persistierende Apophysen und vor allem Veränderungen an den Randleisten sowie Plattwirbel. Im späteren Wachstumsalter ist in erster Linie die Abgrenzung von Schmorlschen Veränderungen, Deckplatteneinbrüchen bei Morbus Scheuermann, von großer Bedeutung; Befunde, die auch bei älteren Untersuchten diagnostische Schwierigkeiten bereiten können. Etwas häufiger scheinen im Kindesalter Subluxationen, evtl. mit Rotationen an der Halswirbelsäule zu sein.

An der *Brustwirbelsäule* sieht man gelegentlich keilförmige Einbrüche bei Tetanus (s. dort). Frakturen der Brustwirbelsäule sind praktisch erst vom 8. Lebensjahr an bekannt, unter diesem Lebensalter sind kaum Fälle gesichert (Beobachtungen werden lediglich mitgeteilt von MÜLLEDER und FORNIC, 2 Fälle von METZNER). WAGNER und STOLPER wollen Frakturen bei Neugeborenen nach manueller Extraktion beobachtet haben. Geburtsverletzungen sahen auch GORDON u. MARSDEN, HELLSTRÖM, MÜLLER u. LÖBKER, RÜDIGER u. WÖBKER. BLOUNT sah niemals Frakturen der Lendenwirbelsäule im Kindesalter. Sehr häufig ist die Fehldiagnose einer Luxation im Bereich der obersten Halswirbelsäule, zwischen HW 2 und 3, worauf verschiedene Autoren insbesondere bei Funktionsaufnahmen hingewiesen haben. Eine gewisse Stufe des 2. nach vorn gegen den 3. HW ist bei Flexion durchaus normal (vgl. die Funktionsstudien besonders von BUETTI-BÄUML). Am 1. und 2. HW (JACKSON) kann der Abstand zwischen dem vorderen Atlasbogen und dem Dens bis zu 4 mm betragen gegenüber etwa 2 mm beim Erwachsenen. Echte Luxationen sind von Pseudoluxationen (M. GRISEL, Abb. 57) schwer abzugrenzen. Hier: Akute Blockierung! Nach KILLIAN ist in Flexion auch ein Gleiten bis 5 mm in Höhe von HW 4—6 nicht unbedingt pathologisch, ebenso wie eine gewisse Knickbildung im Sitzen. Verwertbar im Sinne einer traumatischen Schädigung ist allerdings ein isoliertes Klaffen von Dornfortsätzen. Eine disharmonische Form liegt vor, wenn eine Knickbildung vorhanden ist, die darüber und darunter nicht weiter verfolgt werden kann. Vom chirurgischen Standpunkt aus ist es wichtig, daß, nach

Gelehrter, im Kindesalter in keinem Falle ein abrupter kyphotischer Knick in einem Segment festgestellt werden konnte. Bei Hyperextension ist die Regelmäßigkeit der Fluchtlinie konstanter als bei Hyperflexion. Beweisend für ein Trauma sind natürlich ein Knochenabriß bzw. sekundäre Bandverkalkung (Abb. 33) in den hinteren Bandgruppen Lig. nuchae, Lig. interspinosum, Lig. flavum und die Beteiligung der Bandscheibe. Die Klärung solcher Fälle fordert vor allem Hult im Sinne von fortlaufenden Röntgenkontrollen bis zum 6. Monat nach dem Trauma.

Kindliche Bogen- und Dornfortsatzbrüche sind kaum bekannt (neueres Schrifttum Dahmen), Spaltenbildungen beruhen meist auf kongenitaler Basis (Dysplasie) (Abb. 23).

Die *Prognose* bei kindlichen Wirbelverletzungen muß als sehr gut bezeichnet werden, denn die ursprüngliche Wirbelkörperform stellt sich praktisch wieder her. Röntgenologisch ist die Schnelligkeit der Umwandlung manchmal erstaunlich, auch bei stärkeren Deformitäten pflegt die Funktion praktisch normal zu sein. Bandscheiben können sich ebenfalls weitgehend regenerieren, sie sind gegensinnig keilförmig beim keilförmigen Wirbelbruch. Spondylotische Randwulstbildungen waren ebenso wie Zurückbleiben des Wirbelkörpers im Wachstum nach Verletzungen nicht zu sehen.

3. Neurologische Komplikationen

Auch wenn die Überlebenschance bei Querschnittslähmungen besonders durch die konservativen Palliativmaßnahmen, führend ist hier das bekannte Manderville-Hospital, nach Guttmann wesentlich höher geworden ist, ist das Endschicksal immer noch traurig.

Die Röntgendiagnostik kann hier nur bedingt bei der Früherkennung, eher noch zur Operationstechnik, beitragen. Vor allem ist jede Positionsveränderung des Frischverletzten, etwa zum Zwecke von Funktionsaufnahmen, kontraindiziert. Die primären diagnostischen Schwierigkeiten sind bedingt:

1. durch die erschwerte, meist nur orientierend mögliche Röntgenuntersuchung,

2. dadurch, daß eine schwere Luxation mit Markquetschung im Moment der Röntgenuntersuchung nicht mehr erkennbar zu sein braucht („Spontanreposition").

3. Auch bei schweren Verschiebungen und bei erheblichen Einengungen des Wirbelkanals kann eine Markbeteiligung fehlen (hierfür liegen zahlreiche Belege im Schrifttum vor).

4. Der mechanische ist nicht der einzige Faktor, nach neueren Ergebnissen spielen Gefäßprozesse eine wesentliche Rolle bei dem Untergang des Markes (Kalm, Eltze, Zülch, Tönnies u. a.).

Bei der statistischen Erfassung klinischer Fälle wird außer acht gelassen, daß eine große Zahl von Verletzungen bereits am Unfallort, insbesondere bei hoher Halsmarkbeteiligung, sofort tödlich ist. Die primäre Mortalität beträgt nach Ergebnissen pathologisch-anatomischer Untersuchungen $2/3$ (Jungblut). $1/3$ der Patienten sterben offensichtlich bereits am Unfallort. Die Häufigkeit der Rückenmarksbeteiligung bei Wirbelsäulenschäden wird von Ricklin mit 15—20% angegeben, bei insgesamt 1000 unfallverletzten Zivilisten. Während die Verletzungsvorgänge an der Wirbelsäule und ihre physikalischen Grundlagen bereits weitgehend geklärt sind (Ruff, Roaf, Walser, Henzel u. a. m.), ist das für die Vorgänge am Rückenmark nicht der Fall. Klar sind die Verhältnisse naturgemäß bei offenen Rückenmarksverletzungen wie Schußwunden usw. Im allgemeinen ist bei knöchernen Wirbelsäulenverletzungen mit etwa 20% neurologischen Komplikationen ernsterer Art zu rechnen. 20000 Querschnittslähmungen gibt es zur Zeit in der Bundesrepublik Deutschland, in den USA über 80000. In der Übersicht von Lob finden sich unter 365 Fällen 51 Paraplegien, 2,2% davon verliefen ohne nachweisbare knöcherne Schädigung. Im Krankengut „Bergmannsheil", Bochum, mit 4% Wirbelsäulenverletzungen, hatten $2/3$ aller schon früher von Hausmann mitgeteilten Fälle Lähmungen. Russe (1970) kommt zur Proportion 2534:297, Paeslack hat das Zahlenmaterial von in einem Spezialzentrum behandelten Paraplegiesportlern zusammengestellt. Bezüglich der Höhenlokalisation der Schäden, wird vor allem auf die Zusammenstellung von Adams hingewiesen. Nach Lausberg verlaufen 50% der HWS-Fälle tödlich.

In Tabelle 4 sind in Anlehnung an die Untersuchungen von Jellinger die möglichen Rückenmarkschäden zusammengefaßt, wobei vor allem darauf hinzuweisen ist, daß oftmals relativ geringe Skeletverletzungen, sogar ein negatives Röntgenbild, vorhanden sind (Tabelle 4).

Tabelle 4. Spinale Verletzungsmechanismen (nach JELLINGER)

Traumaform	Läsionen am Stützapparat	Rückenmarksschäden
Flexionstrauma = Anteflexion	Kompressionsfraktur BWS, LWS Luxation Luxationsfraktur	RM-Kompression Quetschung
Biegungs- u. Scher- kräfte	Bogenfraktur HWS	zentrale RM-Nekrose Blutung
	Bandscheibenprotusion Ruptur Lig. int. spin. } ohne Lig. long. dors. } Fraktur	ventrale RM-Kontusion Hinterstrangschädigung
Hyperextensions- trauma = Retroflexion	Ruptur lig. long. ant. } Discusruptur } Fraktur ventrale Luxation HWS Luxationsfraktur	zentrale Halsmark- nekrose (Quetschung-Kneifzangen- mechanismus) Knickung, Zerrung Art. vertebralis
Biegungs-, Zug-, Zerrkräfte	Bogenfraktur	RM-Kompression
Rotationstrauma	Luxationsfraktur BWS, LWS	RM-Kompression
Torsionskräfte	unilaterale Luxation HWS, BWS, LWS	RM-Kontusion evtl. Brown-Séquard
Kompressionstrauma Stauchungskräfte	Wirbelkörper-Berstungs- fraktur HWS, LWS Knochenabsplitterung akute Discusretropulsion	RM-Kompression Quetschung evtl. Streckung über Lig. dent.
Kombinierte Formen a) Schleudertrauma HWS, prim. Retro-, sek. Anteflexion und Biegungskräfte	Luxation Kopfgelenke Atlas-, Epistropheusfraktur Bandrisse mittl./unt. HWS	Halsmark-Kompression Quetschung, Riß, evtl. zentrale Halsmarknekrose
b) Schleuder+Stauchung, Flexion+Zug+Stauchung (Schwimmunfall, Hechtrolle)	evtl. Schädelbasisfraktur, Luxationsfraktur 5., 6., (7.) HWK Luxation	evtl. Hirnkontusion und Halsmarkkontusion bzw. zentrale Halsmarknekrose
Schädel- und HWS- Trauma	Bogenfraktur evtl. Stauchungs- fraktur	Knickung, Zerrung der Art. vertebralis
c) Flexion+Rotation	Luxationsfraktur thor.-lumb. Übergang unilat. Luxationsfraktur Discusprolaps	RM-Kompression

Unter Bezug auf den Ort der Gewalteinwirkung lassen sich drei Verletzungszonen abgrenzen: 1. Die am Ort der Gewalteinwirkung angetroffenen Schäden, die von der Commotio — ein vielschichtiger Begriff für passagere funktionelle Rückenmarksstörungen — über die Contusio zur Nekrose und Rupturblutungen reichen, 2. Fernschäden als Folge spinaler Durchblutungsstörungen, 3. zentrale Blutungen ohne direkte lokale Beziehung zum Ort der Gewalteinwirkung.

Extraspinale Blutungen haben nur selten raumfordernde Bedeutung (HOLZER und KLOSS). Eine Rückenmarkskompression erfolgt zumeist erst — rein mechanisch gesehen — bei einer Einengung des Wirbelkanals um rund 50% (SCARFF, Versuche von TARLOFF mit Gummiballons), bei starker Dislokation oder Luxationsfraktur von wenigstens $1/3$ Wirbelbreite. Dabei spielen Bandscheibenfragmente, abgerissene Knochensplitter, eine unterschiedliche Rolle. Als besonders markgefährdend gilt der Abbruch einer hinteren unteren Wirbelkante bei Extensionsfraktur in den Wirbelkanal hinein (Abb. 9). Die Contusio spinalis ist ein vielschichtiger Begriff für

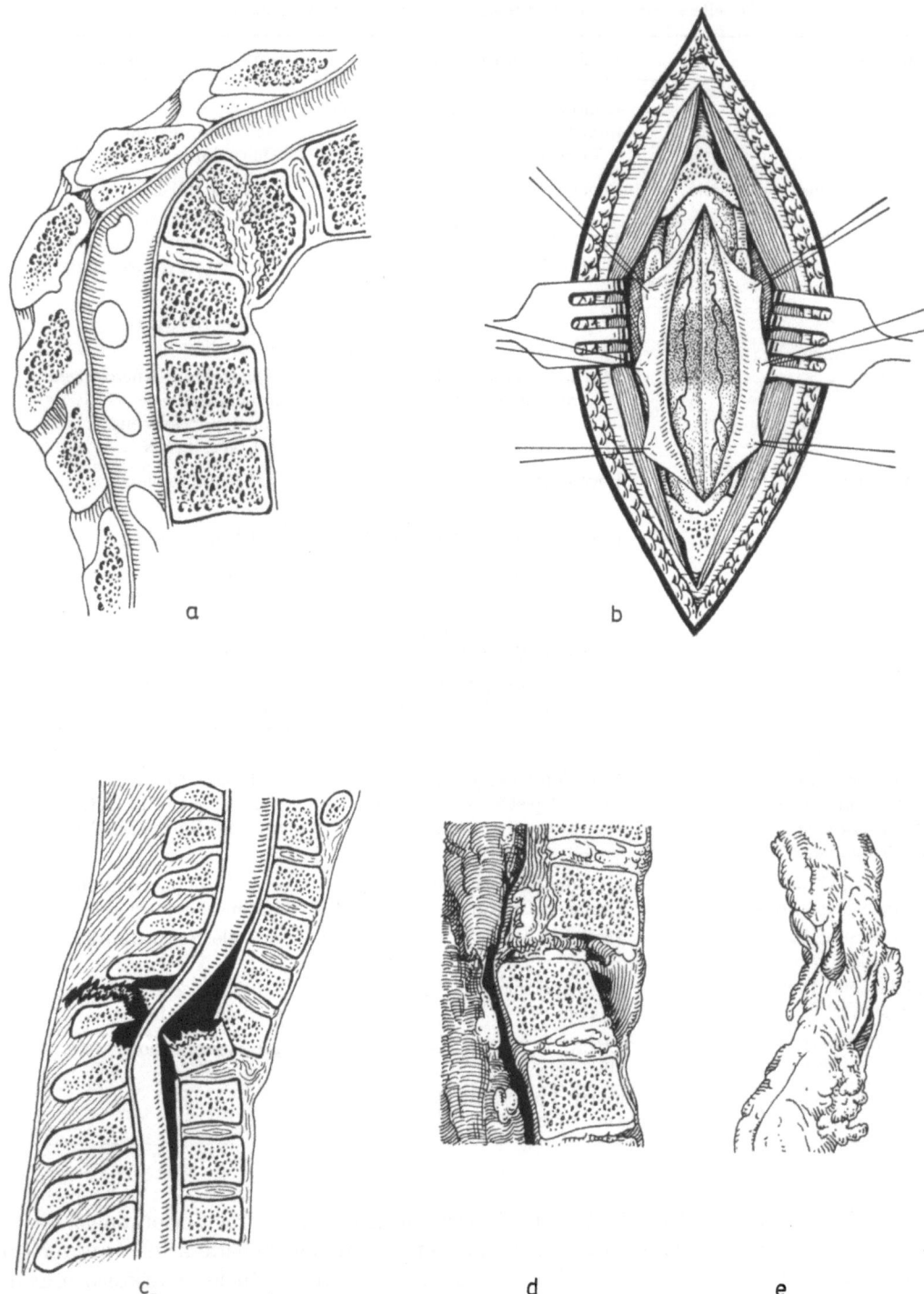

a

b

c

d

e

Abb. 24a—e. Schwere Wirbelsäulen-Rückenmarksverletzungen. (Nach Junge, aus: Wanke, Maatz, Junge und Lentz, Knochenbrüche und Verrenkungen). a Schwere Kompression, Eindringen von Bandscheibengewebe in die Wirbelkörperspongiosa, Einengung des Wirbelkanals, Dislokation nach vorn. b Operationssitus einer Laminektomie bei Rückenmarksquetschung durch Wirbelfraktur mit blutiger Durchtränkung des Markes in der Verletzungshöhe. Die eröffnete Dura ist durch Zwirnnähte angeschlungen. c Anatomisches Präparat nach Helferich: Luxationsfraktur der BWS mit Markquetschung, großem Frakturhämatom, Abbruch eines typischen hinteren oberen, das Mark gefährdenden Knochenfragments. d Luxationsfraktur der Halswirbelsäule, 22jähriger Mann, Kopfsprung in zu flaches Wasser. Totaler Querschnitt, Exitus am 6. Tage. Links: Rückenmark mit Quetschstelle genau in Höhe der WS-Verletzung

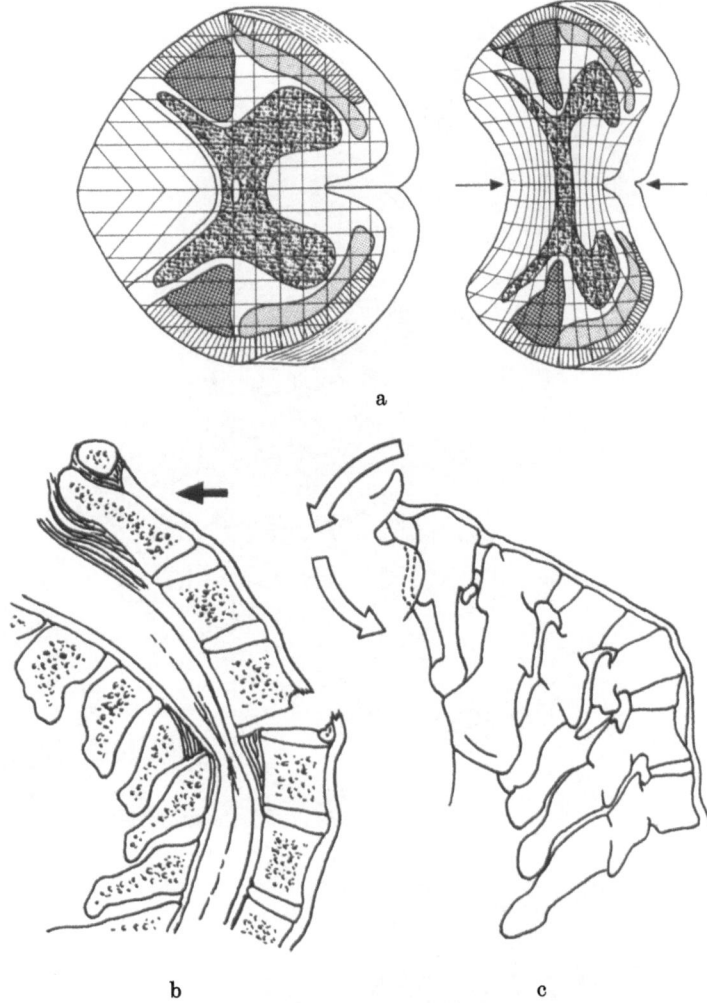

Abb. 25a—c. Anteroposteriore Kompression des Rückenmarks bei Hyperextension

passagere funktionelle Rückenmarksstörungen. Contusionsherde wurden von KLAUE, PETERS u.a. gefunden, sie ähneln denen von SPATZ beschriebenen cerebralen. Zentrale Nekrosen durch Gefäßprozesse sind nur pathologisch-anatomisch abgrenzbar (KUHLENDAHL, HINZ und TAMASKA). Echte Hämatomyelien kommen als zentrale Nekrosestifte auch ohne Trauma als Folge hämodynamischer Störungen vor und können wie traumatische Wirbelschäden neurologische Ausfälle bedingen (ZÜLCH, ELTZE, TÖNNIES, BISCHOF u. NITTNER). Einzelbeobachtungen von Affektionen der A. vertebralis, traumatischen Läsionen der Wurzelgefäße, Thrombosen der A. spinalis anterior wurden von GRINKER und GUY, DAHLMANN und OSSENKOPP, WOLLMANN veröffentlicht. Genauso wie das Röntgenbild häufig im Stich läßt, sind auch aus diesen Befunden nur sehr beschränkte Hinweise auf die Wahl der Frühbehandlungsmethode abzuleiten.

Eine Komplikation ist noch von Bedeutung, auf die LOB aufmerksam gemacht hat, die aber im Schrifttum bisher wenig Beachtung fand: Wiederholt findet sich bei Wirbelsäulenverletzungen im Sinus venosus gebrochener Wirbelkörper eingepreßtes Bandscheibengewebe, durch welches der Sinus völlig ausgefüllt und verlegt wird. Schwere Störungen der Blutversorgung des Wirbelkörpers sind die Folge mit Ausbildung von ausgedehnten Nekrosefeldern der Wirbelspongiosa. Die Ausheilungsvorgänge werden hierdurch ungünstig beeinflußt. Darüber hinaus kann auch zusätzlich direkt oder indirekt eine Drosselung der terminalen Strombahn erfolgen, mit Störungen in der Blutversorgung von Spongiosaabschnitten, die von der Verletzung unmittelbar nicht betroffen werden, sowie der — neuerdings besonders in den Vordergrund gestellten — Gefäßversorgung des Rückenmarks (TÖNNIES).

Zusammenfassende Gesichtspunkte:

a) Im HWS-Bereich besteht wenig Parallelität zwischen Nativ-Röntgenbild und neurologischer Schädigung. Hier ist die Spontanreposition besonders häufig, so daß ein striktes Verbot funktioneller Aufnahmen besteht. Dagegen soll vermehrt Gebrauch gemacht werden von Schrägaufnahmen bzw. Tomogrammen.

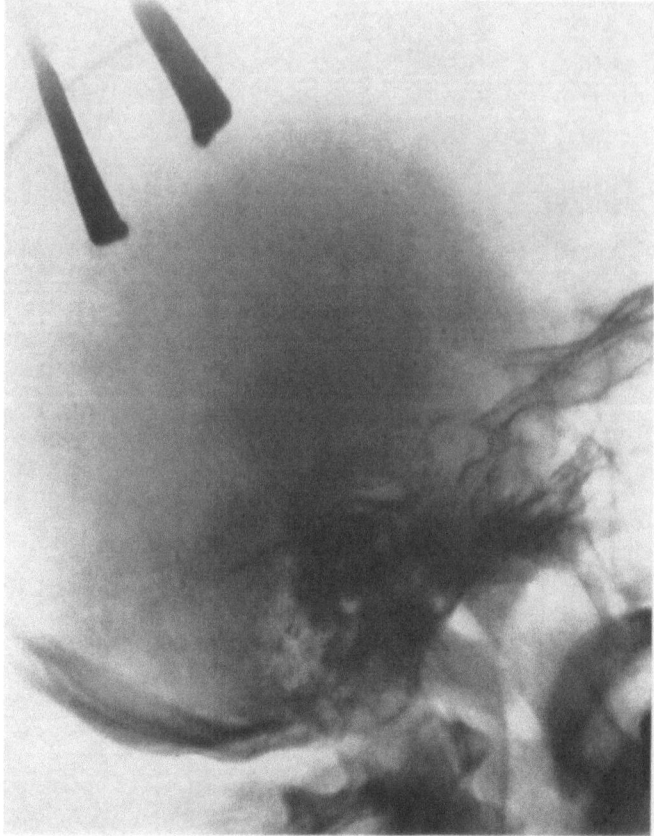

a

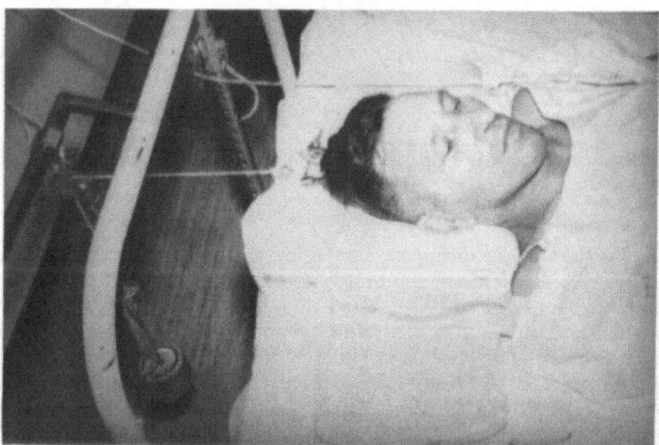

b

Abb. 26. a Crutchfield-Zange bei Luxation der HWS, am Schädelknochen angelegt. b Zugehöriges Foto

b) Am ehesten bestehen noch Verdachtsmomente im Thorakalbereich bei der Relation von Verschiebungen, besonders hier ein hinteres oberes Fragment als Kausalfaktor einer Markbeteiligung.

c) Lumbal ist der Inhalt des Wirbelkanals auch bei größeren Dislokationen relativ wenig gefährdet.

Als einzige diagnostische Methode, die relativ ungefährlich ist, kommt hier die Ossovenographie in Frage, evtl. die cervicale Luftmyelographie bzw. Isotopen-Myelographie mit Tomogramm (SICARD).

Die erste Hilfe hat in neutraler Lagerung zu bestehen, jeder Repositionsversuch ist zu unterlassen. Die wichtigste Forderung bei einer Teillähmung ist der Ausgleich der bestehenden Wirbelsäulenverkürzung möglichst innerhalb der ersten 6 Std. Bei Bogenbrüchen ist der dorsale Durchhang gefährlich. An der HWS ist die knöcherne Extension am Schädel (CRUTCHFIELD-BÜGEL) die Methode der Wahl (Abb. 26a u. b); sie ist laufend durch Röntgenuntersuchungen zu überprüfen.

Die Röntgenologie spielt ebenso bei der Verfolgung von Ausheilungsvorgängen, Abstützungen (s. dort) eine Rolle. Röntgenologisch nachweisbare Fernveränderungen sind beschrieben als parossale Verkalkungen an den Gelenken der unteren Extremität, Myositis ossificans circumscripta neurotica (ausführliches Schrifttum bei ABRAMSON und CAMBERG).

Der Meinungsstreit über die Frage der Frühoperation geht nach wie vor weiter, und man kann einen wellenförmigen Verlauf des Für und Wider deutlich erkennen. Der heutige Standpunkt ist zweifelsohne der, den GUTTMANN auf Grund seiner eigenen Statistik von über 2000 kompletten und partiellen Querschnittslähmungen vertritt. Er konnte, ebenso wie schon NYQUIST und BORS, SELECKI u. a. beschrieben, durch konservative Maßnahmen die Mortalität akut Querschnittsverletzter von 80% auf 15% reduzieren. Nach GUTTMANN besteht trotz anderweitiger Schrifttumsmitteilungen (VERBIEST u. a.) kaum jemals eine Indikation zur Frühoperation, vor allem kann die Röntgenologie wenig dazu beitragen. Vertreter nicht-operativer Frühbehandlung sind LEIMBACH, HARRIS, HOLDSWORTH. RUSK, zunächst Befürworter, hat seine Ansicht geändert Der Grund für die sofortige Laminektomie liegt in der irrigen Auffassung, daß die mechanischen Momente immer entscheidend sind; es werden folgende röntgenologische Tatsachen ignoriert:

1. Die im Röntgenbild sichtbare Wirbelverlagerung und Verengung des Wirbelkanals läßt im Einzelfalle keinen Schluß auf die Art und Schwere der Rückenmarkschädigung zu (s. oben). Das Rückenmark und seine Wurzeln können offenbar unter gewissen Umständen der in den Spinalkanal eindringenden Gewalt ausweichen

2. Der bei traumatischen Läsionen feststellbare Block bildet an sich kein Hindernis für einen fortschreitenden Rückgang der neurologischen Symptome.

3. Der durch operative, aber auch konservative Maßnahmen aufgerichtete oder eingerichtete Verletzungsbefund kann in der Folge wieder dislozieren.

GUTTMANN sieht nur in Form seltener Umstände eine Anzeige für eine frühe explorative Laminektomie:

1. Ein initiales distales komplettes Querschnittssyndrom vergrößert sich allmählich ascendierend (Verdacht auf die sehr seltene raumfordernde Blutung).

2. Das ebenso seltene Ereignis der Entwicklung einer Querschnittslähmung nach einem freien Intervall.

3. In seltenen Fällen von unmittelbarer Querschnittslähmung nach Trauma, wenn bei Abwesenheit von im Röntgenbild nachweisbaren traumatischen Veränderungen an der Wirbelsäule ein permanenter subarachnoidaler Block besteht.

Genauso gibt es auch Befürworter und Gegner einer primären stabilisierenden Operation mit Platten, Drahtnaht, Spänen. Die führenden Autoren (HARDY, HOLDSWORTH) sind mit zunehmender Erfahrung von dieser Operation wieder abgekommen (EWERWAHN, BUSHART u. STIPICIC). F. W. MEINECKE hat von 600 traumatischen Paraplegien 43 laminektomiert und dadurch keine verbesserten Ergebnisse erzielt. Die Fixierungsoperation bleibt also, soweit es sich um Lähmungen handelt, auf Ausnahmefälle beschränkt; das gilt auch für die vorderen Fusionen an der HWS. Bei diesen ist neuerdings die Ausräumung der vorderen Fragmente bei einer Trümmerfraktur mit Lähmung und anschließende Knochenspananlagerung empfohlen worden.

Urologische Komplikationen, bei denen röntgenologische Untersuchungen notwendig werden, sollen an dieser Stelle nicht besprochen werden. Ihre sorgfältige Beobachtung erhöht zweifellos die Überlebenschance der Verletzten, besonders bezüglich der häufigen sekundären Mortalität (STOEPHASIOS). [Erste Ergebnisse nach einjährigem Betrieb der neuen Station für Rückenmarksverletzte des Unfallkrankenhauses Murnau]. Auffallend, aber doch bestätigend, ist die eklatante Zunahme von HWS-Fällen auch in diesem Krankengut trotz der Tatsache, daß hier häufiger der Tod primär erfolgt.

Sekundäre Mark- bzw. Wurzelschäden sind selten beschrieben. Sekundäre Markschäden noch nach Jahr und Tag, werden so gut wie nie beobachtet, ausgenommen Densfrakturen mit instabiler Ausheilung. Irritationen durch Einengung der Wirbellöcher (segmentaler Wurzelschmerz) wurden in einigen wenigen Fällen beobachtet, sie treten so gut wie nie nach Wirbelfrakturen auf, sondern nur bei Beteiligung der knöchernen Umrandung des Zwischenwirbelloches infolge von Knochenappositionen. Bei diesbezüglichen Klagen der Verletzten sind psychische Momente, Rentenbegehren, oft im Spiele bzw. handelt es sich um muskulär-ligamentäre Schmerzen und nicht um eine echte ossäre Wurzelkompression. Ein röntgenologisch positiver Befund ist nur im Gesamtbild der klinischen Erscheinungen zu verwerten. Gefäßeinengungen sollen vorkommen, besonders im Halsbereich; m. E. ist ihre pathogenetische Rolle sehr umstritten. Im eigenen Krankengut konnte sich der Verfasser niemals überzeugen, daß eine pulsierende Arterie dem Knochen weicht, pathologisch-anatomisch ist es eher umgekehrt. Weitere neue Arbeiten über Rückenmarksverletzungen sind sehr häufig: GOUTELLE u. Mitarb., HARRIES und WHATMORE, KEY und RETIEF, LÁBODA und STOCKDORF, LEIDHOLT, MEINECKE, MILLER und CARTLIDGE, OLIVECRONA und TÖNNIES, WERNER u. Mitarb., KLARENZ, ROSSIER u. Mitarb.

4. Allgemeine Behandlungsprinzipien

Die beiden konkurrierenden Ansichten zur Aufrichtung von Wirbelfrakturen oder nicht sind an die Namen BÖHLER, WATSON und MAGNUS gebunden. Durch die Anwendung der Rauchfußschen Schwebe (K. H. BAUER, HELLER, GÖGLER, SCHÜTZ, SOHN) werden die Nachteile bzw. Belastungen der plötzlichen Aufrichtungsverfahren vermieden. Auf die Methodik im einzelnen kann nur kurz eingegangen werden. Soweit röntgenologisch von speziellem Interesse, wird in den entsprechenden Abschnitten darauf zurückzukommen sein.

Der Streit über die beiden Hauptmethoden ist heute nach jahrzehntelangem Für und Wider der Meinungen weitgehend beigelegt.

a) *Bei der konservativen Methode nach* Magnus wird bewußt auf jede Reposition verzichtet. Lagerung auf flacher, harter Unterlage, ab 3. Woche bereits Beginn mit Übungen ohne Belastung, darauf folgt je nach Bruchform ab 6.—12. Woche Belastung, bei voll ausgebildeten Verletzungen gegebenenfalls erst nach 3—6 Monaten.

b) *Die Aufrichtung des Flexionsbruches nach* Böhler wird von den meisten deutschen Unfallchirurgen nur bei schweren Formen, unter Einengung der Böhlerschen Indikation, vorgenommen. Sicherlich stimmt es nicht, daß die Knochenbruchbehandlung an der Wirbelsäule wie am Röhrenknochen stattfinden müsse. Magnus und seine Schule (Haumann) meinen, daß gerade die Zusammenstauchung der Knochenbälkchen eine besondere Festigkeit und innere Verkeilung bewirke und haben zweifellos recht damit. Lob hat Präparate nach Aufrichtung einer kritischen Prüfung unterzogen und sehr eindrucksvoll festgestellt, daß wohl röntgenologisch eine Aufrichtung des Wirbelbruches erfolgt war, daß aber keineswegs von einer idealen Ausheilung gesprochen werden könne, da eine Callusausfüllung der erheblichen Bruchlücken nicht erfolgt sei (vgl. hierzu Kapitel „Ausheilung", S. 733). Über gute Ergebnisse berichten unter anderen Barbilion, Breig, Felsenreich, Kaspar, Koch, Laffaille, Lemante, Mathieu, Philipp, Robacki. Westerborn und Olsson sahen nach 1 Jahr 12 gute, 10 zusammengesinterte, 13 schlechte Resultate. Mörl zieht in vielen Fällen die Rauchfußsche Schwebe vor. Böhler will bei 30 Patienten niemals späteren Zusammenbruch gesehen haben. Auffallend ist, daß jede größere Statistik über Spätfälle fehlt, vor allem aber gibt es nirgends ein beurteilbares Zahlenmaterial über den Wert der Aufrichtungsbehandlung bei Lähmungsfällen. Lob erhielt auf eine Umfrage bei 122 größeren Krankenhäusern die Antwort, daß nur in 18 Wirbelbrüche grundsätzlich aufgerichtet, in 84 nur in Ausnahmefällen nach Böhler behandelt wird, in 20 Krankenhäusern wird nur die funktionelle Behandlung angewandt.

c) *Die Behandlung mit der Rauchfußschen Schwebe* nimmt eine Zwischenstellung ein; sie wird bevorzugt zur Behandlung der Frakturen der unteren BWS und der oberen LWS angewendet (Abb. 28a und b)..

d) *Besondere Behandlungsprinzipien* gelten für die HWS. Hier kommen dorsale und ventrale Verblockungen in Frage.

e) *Die frühzeitige operative Behandlung* hat heute noch ihre Anhänger, die Anzeigestellung ist bis in die letzten Jahre sehr schwankend gewesen. Im allgemeinen kann folgendes gesagt werden: Als absolute Indikation gilt die Verhakung der Gelenkfortsätze (Abb. 27). Die offene Reposition der Verrenkungsbrüche ist angezeigt, denn eine Einrichtung ist unmöglich. Entweder Resektion des oberen Gelenkfortsatzes des unteren Wirbels oder Längsextension nach Rogers und operative Einhebelung der Gelenkfortsätze. Manchmal Dekompressionslaminektomie. Weitere operative Behandlung bei fehlenden Lähmungserscheinungen begegnen zunehmender Kritik, z.B. Fusionen (Neff, Sandahl), besonders sekundär bei Instabilität. Eikenbarry hat 150 spanversteifte Wirbelsäulenfrakturen nachgeprüft und festgestellt, daß kein einziger Patient in seinen alten Beruf zurückgekehrt ist.

Indikationen zur Böhlerschen Aufrichtung. Frische Brüche bis 12. BW und Lendenwirbelbrüche, wenn sie einen Gibbus von mehr als 10° haben. Allgemeine Gegenindikationen sind schwerer Schock, schlechter Allgemeinzustand, Alter über 60 Jahre, Übergewichtigkeit. Meist wird die Aufrichtung im dorsalen Durchgang in LA, selten in ventralem durchgeführt.

Watson-Jones stellt die Indikation weiter: Luxationsbrüche der BWS werden aufgerichtet. Gegenindikation besteht nur bei

1. Luxationsbrüchen mit Verhakung der Gelenkfortsätze,

2. Trümmerbrüchen mit Beteiligung des Rückenmarkkanals durch Bruch der hinteren Wirbelwand,

3. Hyperextensionsfrakturen der Wirbelkörper und -bögen,

4. Luxationen des Kreuzbeinüberganges zur Lendenwirbelsäule (traumatischen Spondylolisthesis).

Auch wenn der Wirbelbruch 2—10 Wochen zurückliegt, soll nach der Technik von Davis noch aufgerichtet werden. Ist die Fraktur älter als 10 Wochen, dann ist keine Korrektionsmöglichkeit mehr gegeben. Nach Böhler soll allerdings eine Aufrichtung schon nach 20 Tagen gewöhnlich nicht mehr möglich sein.

Die Erfolgsstatistiken über die Aufrichtungsmethode zeigen verschiedene Ergebnisse, über eine größere Anzahl von Versagern wird berichtet (Literatur bei Hopf). Vukovich betont, daß bei Verrenkungsbrüchen der Brust- und Lendenwirbelsäule mit Verhakung der Gelenkfortsätze die unblutige Reposition niemals gelang. Auffallend ist, daß Böhler selbst keine großen Statistiken veröffentlicht hat. Nach einer Aufstellung von 1936 über 56 aufgerichtete Wirbelbrüche, bezeichnet er 83 % als nach 2 Jahren rentenfrei. Viel größere Statistiken veröffentlichten Magnus, Haumann 900, Bürkle de la Camp 631. Eine Durchschnittsrente bekamen nach Ablauf des 2. Jahres 16,3 % der Verletzten.

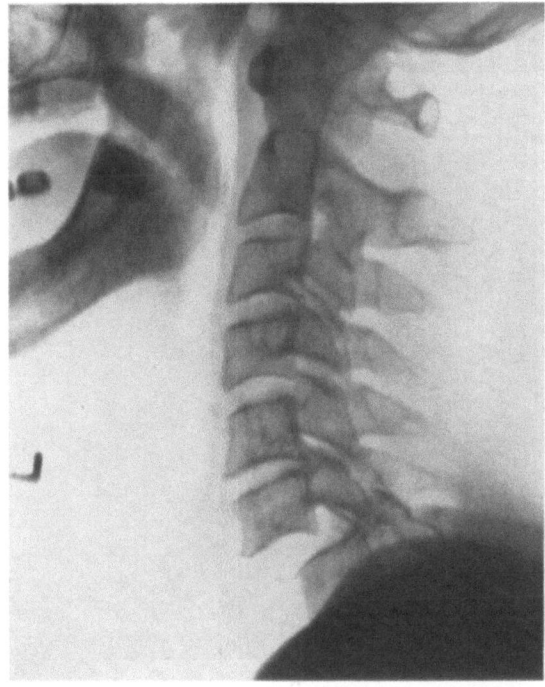

a

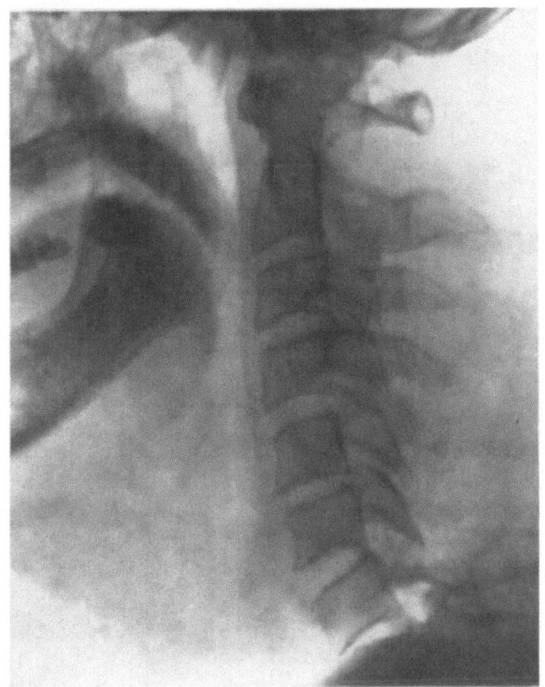

b

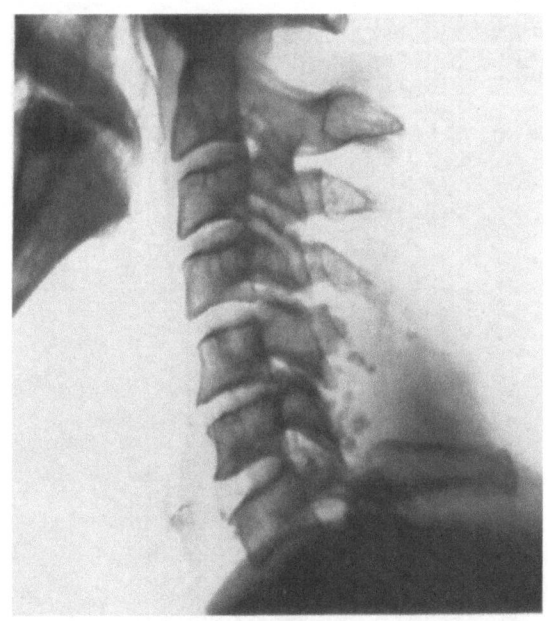

Abb. 27a—c. G.J., 52 Jahre alt. Kopfsprung in zu flaches Wasser. a Frischer Verletzungszustand, Subluxation von HW 6 nach vorn mit Verhakung der Gelenkfortsätze. b Nach 7 Wochen Laminektomie und Facettektomie. Gute Reposition, eine Woche später. c Zustand nach 15 Monaten. Teilparese nur geringfügig gebessert   c

Von insgesamt 3752 Wirbelbrüchen wurden nach MAGNUS 70%, nach BÖHLER 30% behandelt. Die Dauer der Arbeitsunfähigkeit betrug im Durchschnitt bei der funktionellen Behandlung 16,8 Wochen, beim Aufrichtungsverfahren 19,1 Wochen. Die Minderung der Erwerbsfähigkeit betrug im ersten Jahr nach MAGNUS 34,1%, BÖHLER 42,6%, im zweiten Jahr 26,2 bzw. 27,5%; Dauerrenten in 19,9 bzw. 22,5% der Fälle erforderlich.

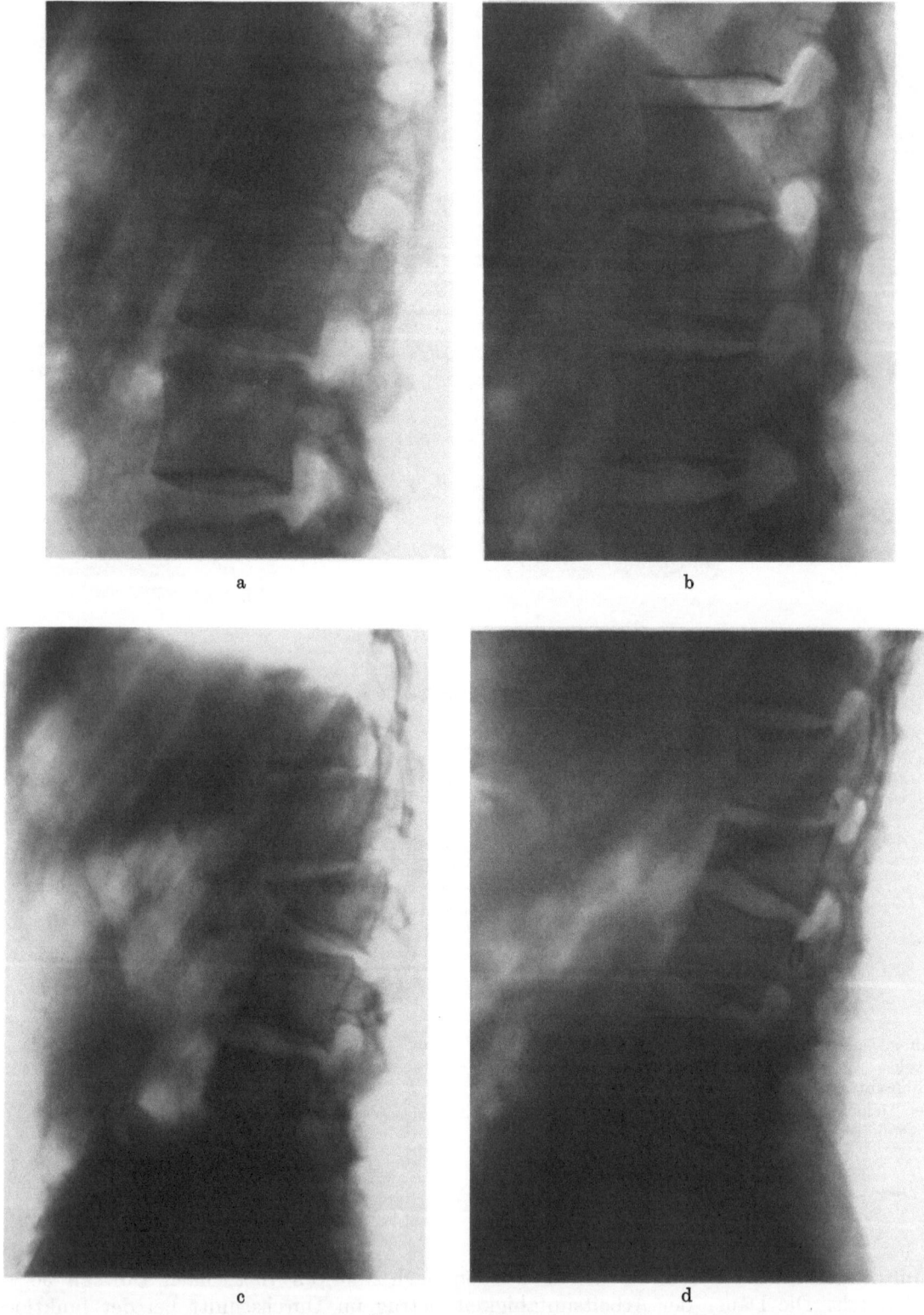

a   b

c   d

Abb. 28a—d. Beispiele konservativer Behandlung. a/b J.C., ♀, 24 Jahre, Aufrichtung in der Rauchfußschen Schwebe. c/d S.W., ♂, 18 Jahre alt, Aufrichtung eines Flexionsbruches des 2. BWK nach BÖHLER: es liegt auch ein horizontaler Körperbruch des 4. LWK vor (vordere Konturstufe, Verwerfungszone bei LW 2. Voll ausgebildete Wirbelverletzung. Deutlich erkennbar die Bandscheibenbeteiligung sowie ein kleines hinteres Fragment des 1. LWK caudal

Indikationen und Therapie, wie sie heute meist üblich sind:

1. Der einfache Wirbelquetschbruch mit Höhenverlust bis zu $^1/_3$ der Vorderkante: 6—8 Wochen Bettruhe, Aufrichten nach 6 Wochen, funktionelle Behandlung nach MAGNUS. Bei Brüchen oberhalb des 11. BWK Dauer der Bettruhe verkürzen.

2. Bei voll ausgebildeten Wirbelsäulenverletzungen: funktionelle Behandlung über die Dauer von mehreren Monaten.

3. Bei mittleren und schweren Wirbelquetschbrüchen und der voll ausgebildeten Wirbelsäulenverletzung: Rauchfußsche Schwebe, Schwebelagerung 6—8 Wochen lang.

4. Bei Wirbelbrüchen mit sehr starker Keilform und Knickbildung bzw. den obengenannten Vorbedingungen: Aufrichtung nach BÖHLER im dorsalen oder ventralen Durchhang im Bereich des Brust-Lenden-Überganges. Gibbusruhigstellung so viele Wochen, wie der Gibbus Gradeinheiten beträgt, jedoch nicht mehr als 5 Monate. Auch Wirbelbrüche mit Teillähmungen werden aufgerichtet, vorausgesetzt, daß nicht die hintere obere Wirbelkante abgebrochen ist und das vordere Längsband gut erhalten ist.

5. Bei Kindern ist eine Reposition nicht notwendig, weil die Keilform gewöhnlich nicht erheblich ist. 6—8 Wochen Bettruhe (BLOUNT). Bei seitlichen Stauchungsbrüchen Anlegung eines Gipskorsetts in überkorrigierter Stellung zu empfehlen (RIFFER).

Die Rolle der Röntgenologie läßt sich hier wie folgt umreißen:

Hilfe bei der Indikationsstellung bezüglich Wahl der Behandlungsmethode und bei der Operationstechnik;

laufende Röntgenkontrolle während der akuten Aufrichtungsbehandlung;

röntgenologische Beurteilung bei Zunahme von Deformitäten, die evtl. eine Änderung des Therapieplans notwendig machen;

Nützung röntgenologischer Befunde bei der Beurteilung des Zeitpunktes der Belastungsfähigkeit.

II. Allgemeine Röntgendiagnostik der Wirbelsäulenverletzungen

1. Allgemeine Untersuchungstechnik

Zur Röntgenuntersuchungstechnik von Wirbelsäulenverletzungen einige Hinweise: Nur in wenigen Fällen, so vor allem bei Frischverletzten (Schock und Lähmungserscheinungen) und evtl. bei Kontrolluntersuchungen bereits geklärter Wirbelsäulenverletzungen, sollte man sich auf die *Standardaufnahme in 2 Ebenen* beschränken. So wird ein ventrolateral gelegener Randleistenabbruch eines Wirbelkörpers von der Aufsichts- und der Seitenaufnahme meist nicht erfaßt (DIETHELM und CLAUSEN), und erst *Schrägaufnahmen* bringen den Bruch voll zur Darstellung (Abb. 29). Auch zur Beurteilung von Verletzungen in der Artikularportion und an den Gelenkfortsätzen sollten die Schrägaufnahmen herangezogen werden. Bei der Beurteilung der Zwischenwirbellöcher an der Halswirbelsäule sind sie nicht zu entbehren.

In diesem Zusammenhang ist wichtig zu wissen, daß 60% aller Wirbelkörperbrüche Oberkantenabbrüche sind (sog. ,,wedge fractures" nach WATSON-JONES).

Ebenso wertvoll können *Schichtaufnahmen in 2 Ebenen* sein, insbesondere zur Beurteilung der Occipito-Cervicalregion. So läßt sich hier der Dens des Axis frei von Überlagerungen durch das Occiput und den Unterkiefer auf einer anterior-posterioren Schichtaufnahme, etwa in 10 cm Schichttiefe, gut herausholen (Abb. 30).

In den meisten Fällen läßt sich der Dens auch auf der *trans-buccalen Spezialaufnahme* (durch den geöffneten Mund) gut zur Darstellung bringen, wie Abb. 74 erkennen läßt, die eine pseudarthrotisch verheilte Densfraktur an der Basis zeigt.

Schichtaufnahmen sollten herangezogen werden zur Beurteilung der Jefferson-Fraktur des Atlas, der transdentalen und transligamentären Densfraktur, aller übrigen Luxationsfrakturen, der praktisch kaum vorkommenden traumatischen Spondylolyse, aber auch bei differentialdiagnostischer Abklärung, etwa der basilären Impression, der Atlasassimilation, Struk-

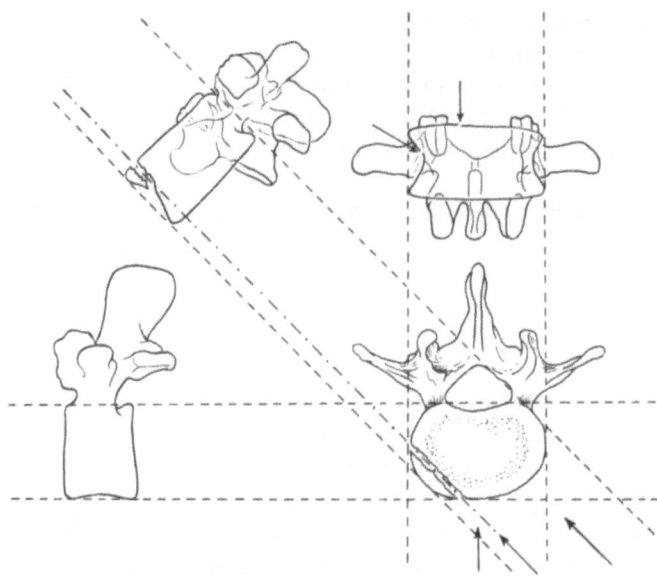

Abb. 29. Wert der Schrägaufnahmen: Ein ventrolateral gelegener Randleistenabbruch der Deckplatte wird nur von den Schrägaufnahmen erfaßt, nicht aber von den typischen Übersichtsaufnahmen der Wirbelsäule in 2 Ebenen. (Schema nach LOB)

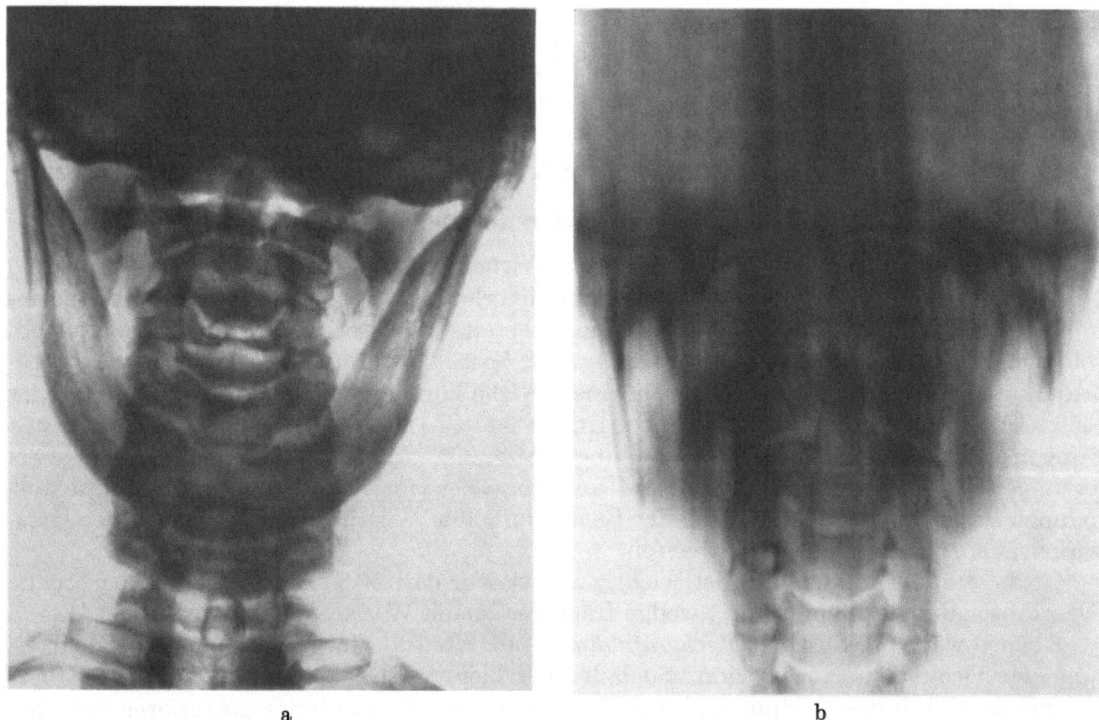

a   b

Abb. 30a u. b. Anterior-posteriore Schichtaufnahme der Occipito-Cervicalregion zur Darstellung des Dens der Axis in 10 cm Schichttiefe

turauflockerungen in den Wirbelkörpern bis Kirschkerngröße, etwa bei beginnender Spondylitis, die auf den Standardaufnahmen dem Nachweis entgehen. Schichtaufnahmen ermöglichen auch die Früherkennung bei Kanten-Deckplatteneinbrüchen (BOKSTRÖM), da die knöchernen Reaktionen erst später auftreten. Schrägaufnahmen bzw. *Schrägschichten* können in besonders gelagerten Einzelfällen noch eine weitere Klärung bringen (Abb. 29).

Gezielte *Feinstfocusaufnahmen* geben Auskunft über die makroskopischen Feinbefunde. *Stereoaufnahmen* haben sich bei der Beurteilung von Verletzungen der Wirbelbogenpartie, der Gelenk-, Quer- und Dornfortsätze bewährt, desgleichen bei Verlagerung von abgesprengten Wirbelkörperkanten in den Rückenmarkskanal. Stereoskopische Untersuchungen sind jedoch mit dem Nachteil der Subjektivität belastet, da nicht alle Beurteiler stereoskopisch sehen können und bei der Nachbeurteilung stereoskopisch erhobener Befunde bei Gutachten Schwierigkeiten haben. Eine stereoskopisch gestellte Diagnose setzt sich daher immer zusammen aus den (objektiven und realen) Stereoaufnahmen und dem subjektiven und stereoskopischen Sehen des Untersuchers, erbringt nach unseren Erfahrungen keine besonderen zusätzlichen Ergebnisse.

Fern- und Ganzaufnahmen der Wirbelsäule im Stehen aus 3 m Abstand (BROCHER) haben ihre Bedeutung bei der Beurteilung von Haltungsanomalien, namentlich bei der Endbeurteilung von Wirbelsäulenverletzungen in der Begutachtung bei Untersuchungen auch sportlicher bzw. beruflicher Indikationen. Zu erwähnen sind noch die *seitliche Funktionsaufnahme der Halswirbelsäule* zur Aufdeckung sonst nicht sichtbarer traumatischer Bandscheiben- oder sonstiger Gefügestörungen der HWS, die modifizierte *Schülleraufnahme* zur Darstellung eines Atlasbogenbruches, die Spezialaufnahmen nach BUETTI und OTT der Halswirbelsäule sowie die Aufnahmen nach WARNER (in Steinschnittlage zum Ausgleich der Lordose) und KOVÁCS (zur optimalen Darstellung der Hinterkanten der unteren Lendenwirbelkörper) der LWS, auf die zum Teil noch im speziellen Teil eingegangen wird.

Meßmethoden. Wichtig ist die röntgenologische Fixierung vom Grade des Verformungswirbels, von Deformitäten der Wirbelsäule, der Funktion der Gesamtwirbelsäule sowie einzelner Segmente. Grundlage ist die Definition der sog. Normalwerte, die um ein gewisses Mittelmaß pendeln. Klinisch können die kyphotische Krümmung wie auch die Beweglichkeit in der Sagittalebene und bei Torsionen vergleichend mit dem Hydrogoniometer (RIPPSTEIN) bestimmt werden, ein ähnliches sehr brauchbares Meßinstrument ist das Elkameter von HACKETHAL. Es handelt sich hier um ein Gerät, das nach dem Prinzip einer Wasserwaage arbeitet. Die klinische Methode von SCHOBER, Messungen der Dornfortsatzdistanz, gibt weitere gewisse Anhaltspunkte. Andere messen die Neigungen der Deckplatten (BAKKE), die dorsale Grenzlinie (BUETTI-BÄUML), die Mediallinie (DREXLER). Röntgenologisch ist wichtig: die Angabe der Keilform des frakturierten Wirbels sowie der Vergleich gegenüber den normalen Nachbarwirbeln und der Gesamtveränderung der Wirbelsäulenhaltung in der Sagittal-Frontalebene (Abb. 32). Außerdem ist auf evtl. pathologische Abweichungen der Dornfortsatzlinie, z.B. bei Torsionen, zu achten. Es muß dabei bei Verfolgung der Vorgänge immer die gleiche Röntgentechnik angewandt werden; die Angabe, in welcher Stellung, ob mit oder ohne Belastung, darf nicht fehlen. Funktionsaufnahmen in späteren Stadien zeigen Fixierungen vor allem umschriebener Art, demgegenüber erscheinen benachbarte Bewegungssegmente nicht selten vermehrt mobil (Abb. 51, eigene HWS-Bewegungskurve). Weitere Methoden stammen von LEGER, KYSELKA u. FREITAG, sind aber praktisch kaum in Gebrauch.

Das von GAIZLER inaugurierte „Eidogramm" dient besonders zur exakten Beurteilung großbogiger Skoliosen sowie der Torsionsverhältnisse. Einfacher ist die Winkelbestimmung bei Skoliosen (Abb. 32).

Für die Wirbelkörperfrakturen wird das Maß des corporo-articulären Winkels eingeführt, seine Verkleinerung ist ein Maß für die Ausprägung der Deformität des Frakturwirbels.

Als Zusammenfassung und zum Abschluß des Kapitels über die allgemeine Untersuchungstechnik nachstehende Fragen, die man sich bei der Röntgenuntersuchung jeder Wirbelsäulenverletzung, ganz gleich ob frisch oder alt, vorlegen sollte (modifiziert nach LOB):

1. Welche Form der Wirbelverletzung liegt vor ? (Von der Art des Wirbelbruches hängt die Behandlung ab.)

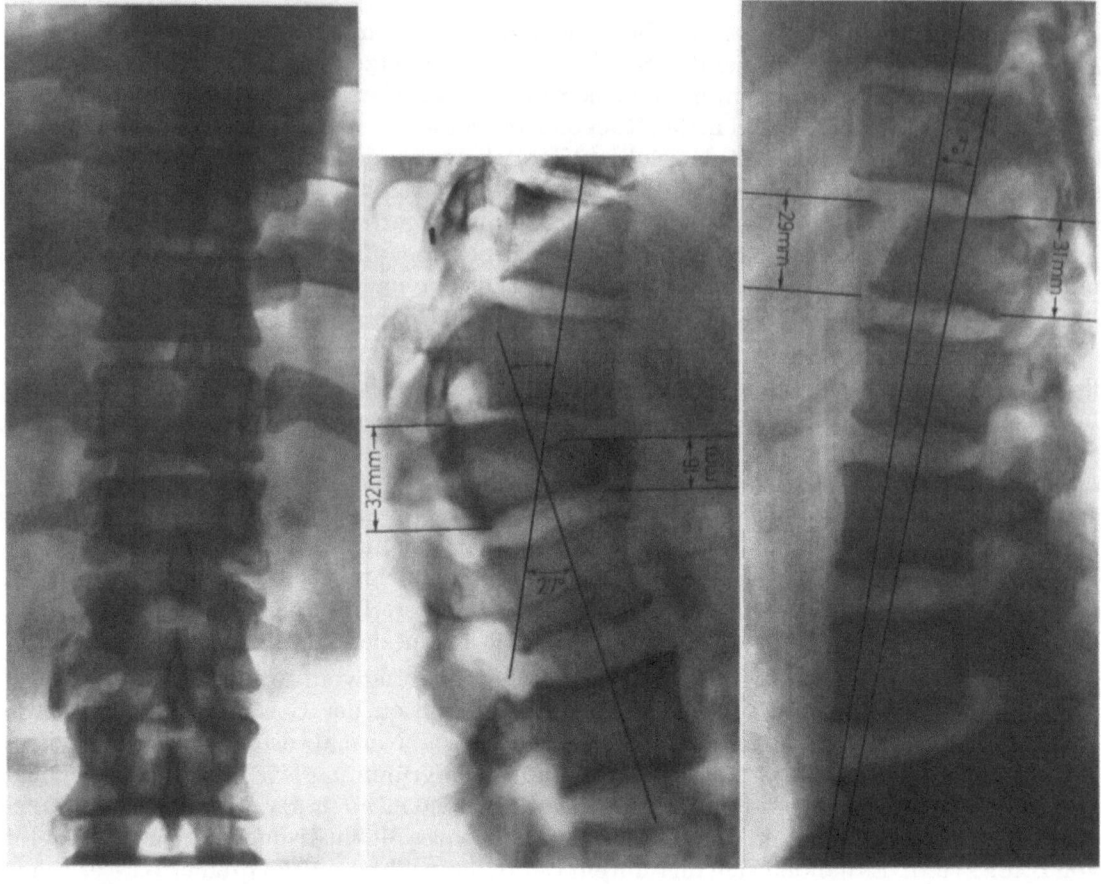

a   b   c

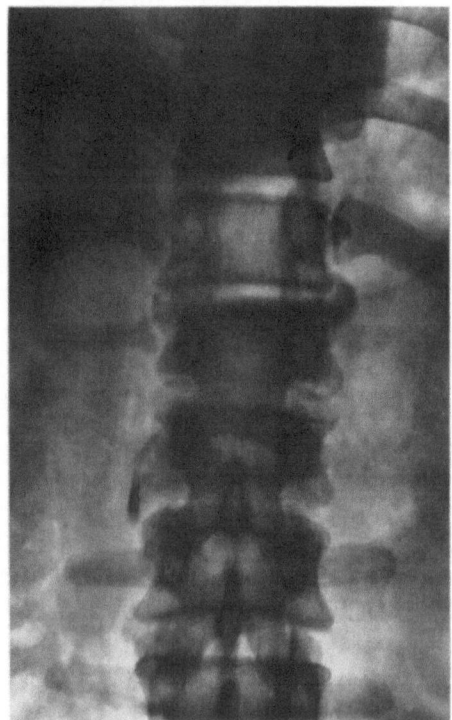

Abb. 31a—d. D. L., 40jähriger Mann. Conusläsion. a Frische
Fraktur des 1. LWK, leichte Keilform im a.p.-Bild. Querfortsatzbruch? Übergangswirbel mit Rippenstummel? Alte
Kalkspange neben LW ²/₃. b Zugehöriges Seitenbild (Gibbus-
winkel eingezeichnet). c Versuch der Aufrichtung nach BÖH-
LER, morphologisch gutes Resultat, neurologischer Status
unverändert. Am 6. Tage Laminektomie, ohne Resultat
(Conus-Markquetschung). d a.p.-Bild nach 6 Monaten mit
bereits fester brückenförmiger, stabilisierender Verklammerung. Fehlen der Bögen nach Laminektomie (in Höhe des
d   11. BW. u. a. ein Silberclip)

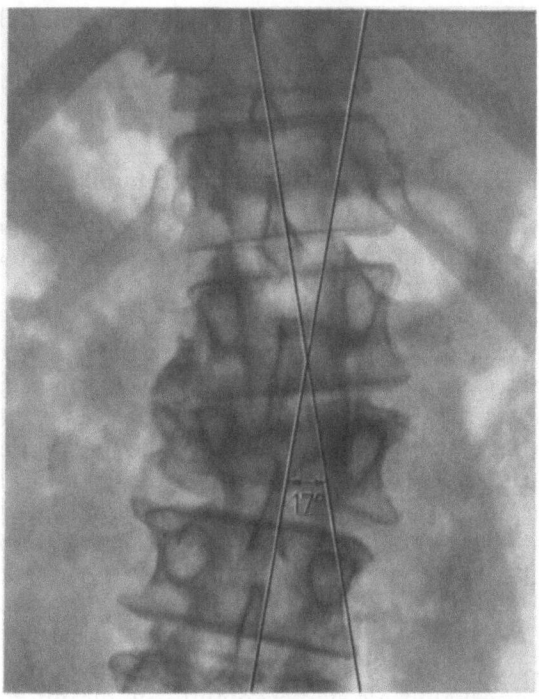

Abb. 32. Messung des Skoliosewinkels bei einer asymmetrischen Fraktur des 3. LWK mit Kompression vor allem nach der rechten Seite zu, Spätbild mit erheblicher Spondylosis traumatica. Die Linien entsprechen der Mittelachse der Wirbelkörper der unverletzten Region

2. Sind bei Lähmungserscheinungen die hinteren oberen Wirbelkanten oder die Verhältnisse an den Wirbelbögen als Ursache anzusprechen bzw. liegt eine Verrenkung vor? (Dringliche Röntgenologie, von der das sofortige chirurgische Vorgehen abhängt.)

3. Welche Röntgenspezialaufnahmen sind heranzuziehen, um das Ausmaß einer Wirbelsäulenverletzung am besten zu klären?

4. Wann sind Röntgenkontrollen erforderlich, um die Ausheilung fortlaufend zu kontrollieren?

Außerdem weitere Hinweise:

5. Bei Schädelverletzungen sollten immer Halswirbelsäulenaufnahmen zusätzlich gemacht werden.

6. Neuralgien im Gebiet des Nervus occipitalis major sind auf Atlas- oder Axisverletzung verdächtig.

7. Bei neurologischen Verletzungssymptomen, etwa bei gewissen Distorsionen, bei der Luxationsfraktur der HWS, aber auch bei fraglichen HWS-Mißbildungen, bei der Glorieuxschen Fraktur, bei traumatischer Spondylose, ist oft die Hinzuziehung eines Neurologen ratsam.

8. Kontrastmethoden kommen nur ausnahmsweise in Frage.

9. Ist sofort nach der Verletzung die erste Röntgenuntersuchung negativ und bestehen die Beschwerden weiter, sollte man in den nächsten 9—12 Monaten vierteljährlich Röntgenkontrollen vornehmen, die nicht selten dann doch noch einen positiven Befund ergeben.

10. Mehr und mehr sollte sich auch die Notwendigkeit eingehender Röntgenuntersuchungen nach allen (auch leichten) Gewalteinwirkungen auf Kreuzgegend, Rücken, Wirbelsäule und bei allen Hexenschußschmerzen nach „Verheben" sowie akuten „Nackenschuß" (Cervicago) einbürgern, um für spätere, immer schwierige Zusammenhangsbeurteilungen objektive Vergleichsunterlagen zur Hand zu haben, auf deren Grund sowohl

Spätfolgen der Gewalteinwirkung erkannt wie auch unfallunabhängige Veränderungen bewiesen werden können (Junghanns).

11. Die Röntgenuntersuchung soll sich über ausreichend große Teile des Körpers erstrecken.

2. Kontusionen und Distorsionen ohne röntgenologisch faßbare Veränderungen

Die einzelnen Verletzungsformen werden im Kapitel „Allgemeine Klinik der Wirbelsäulenverletzungen" abgehandelt. Bezüglich Einzelheiten wird auf die Abschnitte der speziellen Röntgendiagnostik verwiesen.

Wie oben erwähnt, stellen die Weichteilverletzungen mit etwa $^2/_3$ das Hauptkontingent aller Wirbelsäulenverletzungen dar. Schmerzen, Schwellungen und Blutergüsse sowie Bewegungseinschränkungen sind die Hauptsymptome. Da sie meist kein längeres Krankenlager bedingen, werden sie manchmal bagatellisiert. Das haben in überraschender Weise pathologisch-anatomische Untersuchungen gezeigt. In jedem Falle einer Wirbeltorsion oder -kontusion sollte eine besonders sorgfältige Röntgenuntersuchung erfolgen. Aufnahmen in 2 Ebenen genügen vielfach nicht zum sicheren Ausschluß einer knöchernen Wirbelverletzung. Kontusionen und Distorsionen werden im speziellen Teil ausführlicher besprochen.

3. Zerreißung von Wirbelbändern

Die isolierte Zerreißung von Wirbelbändern ohne begleitende knöcherne Verletzung der Wirbelsäule wird seltener erkannt als sie vorkommt. Sie nimmt röntgendiagnostisch insofern eine gewisse Sonderstellung ein, als das Röntgenbild zunächst stumm ist und frühestens nach 2—3 Wochen beginnende Verkalkungen und spätere Verknöcherungen sichtbar

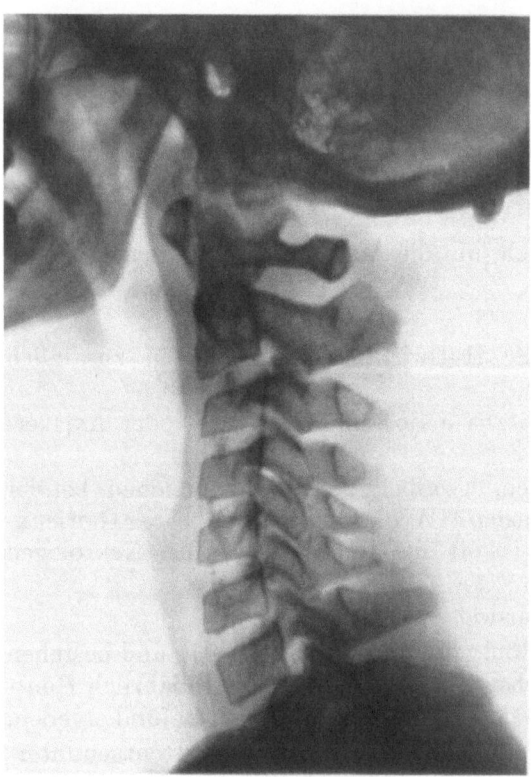 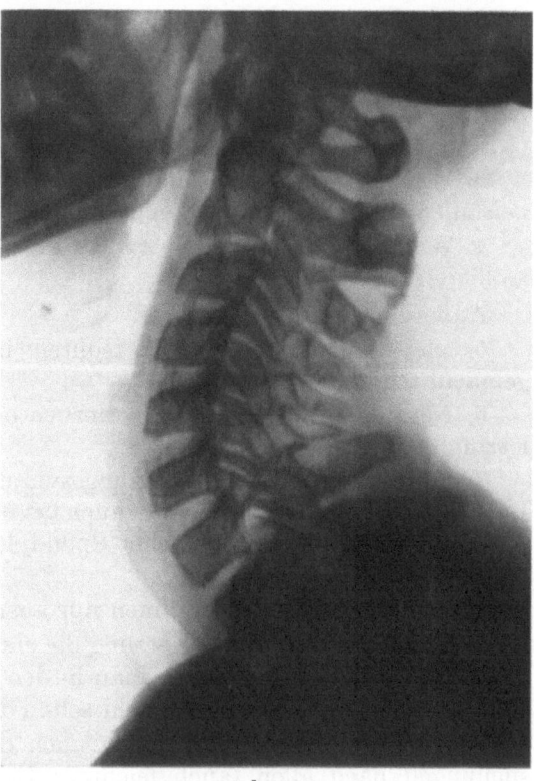

a　　　　　　　　　　　　　　　　　　b

Abb. 33a u. b. G.B., 12 Jahre alt. Ventrale Subluxation der Axis mit Klaffen der Dornfortsätze C2/3. a Aufnahme sofort nach dem Unfall. b Kontrollaufnahme 3 Monate später. Zeigt eine partielle Verknöcherung des Lig. interspinosum als Ausdruck der überstandenen Läsion. Entstanden bei einer Bodenrolle vorwärts

werden können, als Zeichen der überstandenen Bänderzerrungen und -risse. Da die Wirbelbänder meist stärker sind als das Wirbelskelet, kommen sie wesentlich häufiger vor als
Begleitverletzungen von Wirbelbrüchen, insbesondere bei den Verrenkungsbrüchen und
der voll ausgebildeten Wirbelsäulenverletzung. Eine Sofortdiagnose ist lediglich bei der
Zerreißung des Zwischendornbandes an der Halswirbelsäule aus dem Klaffen der Dornfortsätze möglich (Abb. 36).

4. Isolierte Bandscheibenverletzungen

Experimentelle Untersuchungen. Experimentelle aseptische Verletzungen am Faserring
wurden bereits 1895 von RIBBERT gesetzt, später von TAMANN, SCHRADER, LOB, KEYES u.

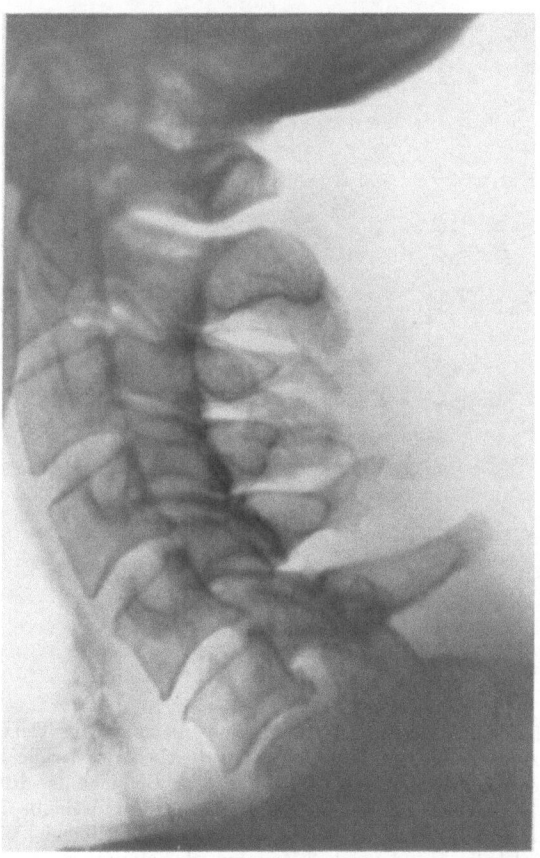

Abb. 34. P.H., ♂, 53 Jahre alt. Segmentverletzung HW 6/7, Spätfall. Verschiebung in der verschmälerten
Bandscheibe nach vorn, knöcherne Apposition. Zu beachten ist das Klaffen der Dornfortsätze zwischen HW 6
und 7 als Zeichen einer alten Läsion der Zwischendornbänder

COMPERE. Eigene Versuche bestätigten die Ergebnisse. Stichverletzungen wurden bei
Hunden und Kaninchen von ventral her oder von lateral hinten her verursacht, es kommt
dabei zum sichtbaren Austritt des Gallertkerns. Bereits ab 3. Woche beginnen röntgenologisch nachweisbare Zeichen der Verletzungen manifest zu werden, ab 2./3. Monat sieht
man reaktive Knochenspangen unter dem Bild einer Spondylosis traumatica, nach 5 bis
6 Monaten sind die röntgenologisch zur Darstellung kommenden Vorgänge praktisch abgeschlossen. Eine durchgehende Blockbildung der benachbarten Wirbel, des Bewegungssegmentes wurde nur bei gleichzeitiger Spaneinpflanzung oder gleichzeitiger blander Infektion, in eigenen Versuchen mit abgeschwächten Staphylokokken, erreicht (Abb. 35a—d).
Nach Bandscheibencurettage, die anläßlich Discusoperation vorgenommen wurde, an

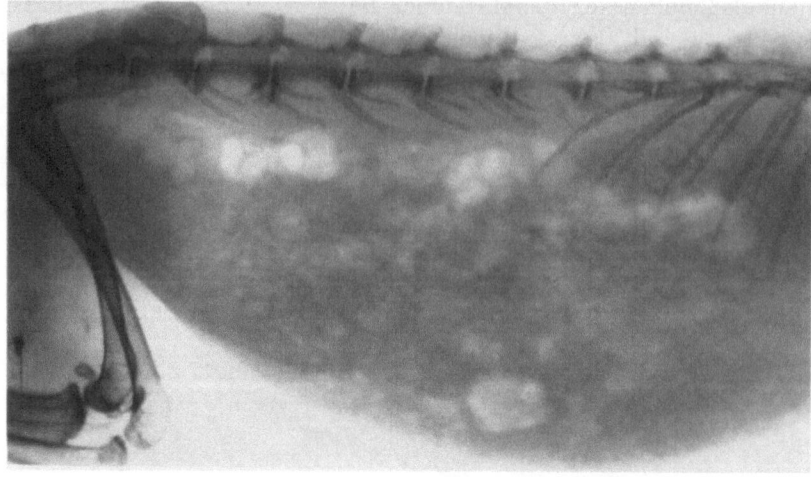

a

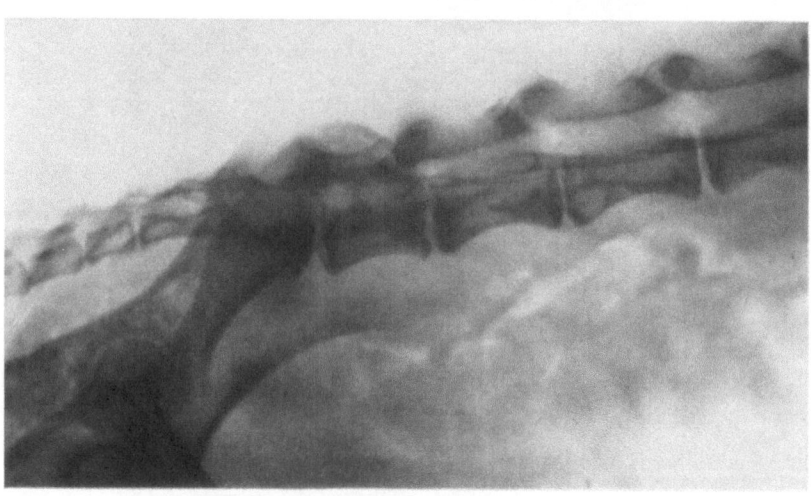

b

Abb. 35a—d. Typische Befunde bei aseptischen Bandscheibenläsionen im Tierversuch. a Ventrale Stichver-
letzung der letzten Lendenbandscheibe beim Kaninchen mit deutlicher ventraler Knochenapposition. b Scharfe
Durchtrennung des ventralen Bandscheibenanteiles von vorn im Bereiche der drittletzten Lendenbandscheibe,
deutliche Verschmälerung. Excochleation der vorletzten Lendenbandscheibe mit starker Verschmälerung,
unregelmäßigen Deckplatten nach 6 Wochen. c Curettage und Einfügen eines kleinen Knochenzylinders in den
ventralen Bandscheibenanteil beim Hund, nach 3 Monaten. d 3 Monate nach Einbolzen eines Beckenkamm-
spanes im Anschluß an Excochleation der Bandscheibe ist eine Blockbildung eingetreten

Bandscheiben, die bis dahin radiologisch annähernd normal aussahen, kam es nur in $^1/_3$ der
Fälle in den ersten Monaten bis zu einem Jahr zu Zusammensinterung und reaktiver Veränderung, auffallenderweise bei den übrigen jedoch nicht. R. M. Lorman und F. Robinson
haben sich speziell mit diesen Veränderungen beschäftigt.

Unter 366 Wirbelsäulenverletzungen fand Lob klinisch nur 14mal isolierte Bandscheibenverletzungen = 3,8%. Sie sind danach selten, in Verbindung mit knöchernen Wirbelsäulenverletzungen als Begleitverletzung dagegen häufig. Zu definieren ist die isolierte Bandscheibenverletzung als mehr oder weniger ausgeprägte Zerstörung einer oder mehrerer
Bandscheiben durch eine plötzliche und hinreichend starke Gewalteinwirkung ohne Auftreten einer knöchernen Wirbelverletzung. Zu unterscheiden ist zwischen einer röntgenologischen Frühdiagnose, die aus indirekten Zeichen besteht, und der Spätdiagnose.

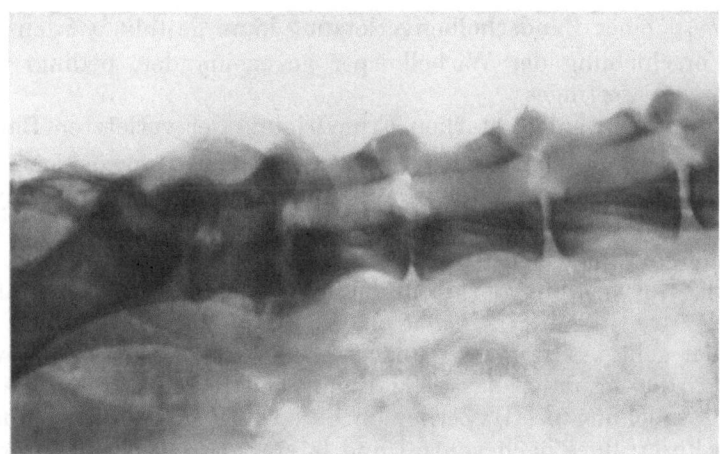

Abb. 35 c

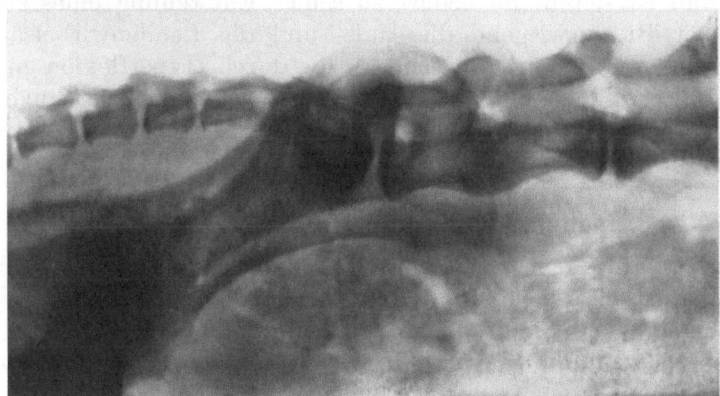

Abb. 35 d

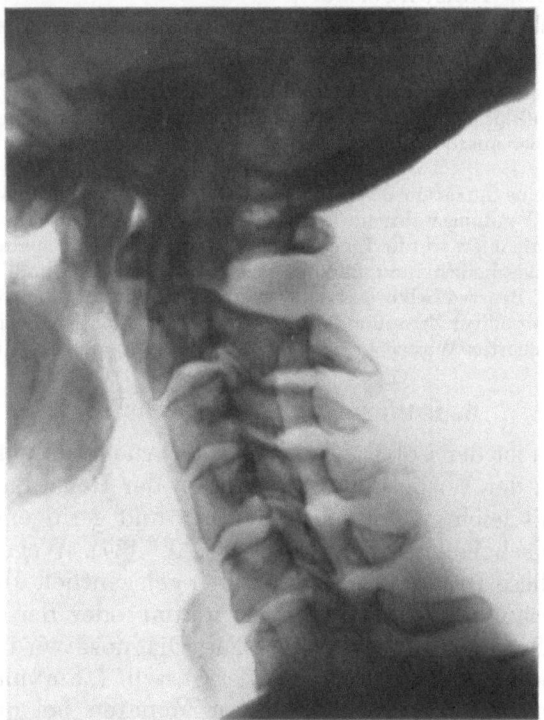

Abb. 36. Zerreißung des Lig. interspinosum C1/2 (vom Auto überfahren, Schmerzen im Nacken, dauerndes Schwindelgefühl, 39jähriger Mann)

42*

Die Frühdiagnose einer Bandscheibenverletzung kann gestellt werden:

1. aus der Verschiebung der Wirbelkörper gegeneinander, bedingt durch die Verletzung des äußeren Faserringes,

2. aus der mehr oder weniger starken Erniedrigung der verletzten Bandscheibe.

Die Spätdiagnose ergibt sich bei Röntgenkontrollen in 4—6wöchigen Abständen aus den sich im Verlaufe von 1—8 Monaten allmählich entwickelnden spondylotischen Veränderungen, Knochenschalen und Randwulstbildungen als regelmäßige Folge der Verletzungen des äußeren Faserringes. Die Feststellung isolierter Bandscheibenverletzungen ist erst durch die Entwicklung der Röntgendiagnostik in den letzten Jahren möglich geworden.

Im allgemeinen geht ja der starre, unelastische Wirbelkörper bei Gewalteinwirkung eher zu Bruch als die gesunde, elastische Bandscheibe. Meist treten Bandscheibenverletzungen durch Stauchung bei Hyperflexion auf, wobei das Bandscheibengewebe nach Riß des äußeren Faserringes nach ventral und lateral vorfällt. Der hintere traumatische Bandscheibenvorfall ist selten. Es bedarf zu seiner Entstehung eines schweren Unfallereignisses und betrifft vorwiegend die Hals- und die Lendenwirbelsäule bei Hyperextensionsverletzungen, die ja seltener sind als die durch Hyperflexion entstandenen.

Bei der *gutachtlichen Beurteilung* isolierter Bandscheibenverletzungen sind gewisse Kriterien zu beachten, die später bei Besprechung der Begutachtung von Wirbelsäulenverletzungen ausführlich abgehandelt werden.

5. Isolierte Luxationen und Subluxationen

Isolierte Luxationen werden praktisch nur an der Halswirbelsäule beobachtet, an der Brust- und Lendenwirbelsäule kommen Luxationen praktisch nur in Verbindung mit Knochenverletzungen vor (Luxationsfrakturen). Traumatische Wirbelverschiebungen können nur eintreten, wenn die Bandscheibe mit dem Randleistenanulus reißt (Abb. 34), wohingegen Verschiebungen auch schon physiologisch erfolgen können, z. B. bei Funktionsaufnahmen der kindlichen Halswirbelsäule.

Isolierte traumatische Luxationen der Brust- und Lendenwirbelsäule sind in der Literatur kaum beschrieben worden:

Hopf beobachtete eine dorsale Luxation des 8. Brustwirbelkörpers bei einem 27jährigem Motorradfahrer, der gestürzt war. Tiefe Bewußtlosigkeit, völlige Querschnittslähmung, die auch nach Reposition durch Längszug und Wiederherstellung der anatomischen Verhältnisse nicht schwand. Keine Knochenverletzung. 8 Tage später Exitus durch Embolie.

Feigel berichtet über eine Luxation des 4. Brustwirbels mit Querschnittslähmung bei einem Neugeborenen, entstanden bei einer Wendung während der Geburt. Jentzer sah eine Luxation des 2. Lendenwirbels, die 11 Tage später folgenlos reponiert wurde. Eine Kontrollaufnahme 3 Jahre später zeigte ausgiebige Spangenbildungen als Folge der Bandscheiben- und Bänderzerreißungen. Wright und Gardner beschreiben eine vollständige Luxation des 6. Brustwirbelkörpers mit Querschnittslähmung und doppelseitigem Chylothorax, wobei auch die Sektion trotz völliger Zerreißung des Rückenmarks keine Knochenverletzung ergab. Eine eingehende Besprechung der isolierten Wirbelverrenkungen erfolgt im speziellen Teil.

6. Isolierte Wirbelkörperbrüche

Vor der Röntgenära ist der isolierte Wirbelkörperbruch meist unter der Diagnose Distorsion oder Kontusion der Wirbelsäule gelaufen. In der Regel handelt es sich um *Deckplatteneinbrüche*, oft mit leichter ventraler Keilform und geringem Überhang der oberen Wirbelkante. Die Bandscheibe ist nicht verletzt (Abb. 37). Wegen der oft nur geringen Beschwerden werden diese Brüche auch heute noch gelegentlich übersehen, weil entweder der Patient seine Beschwerden nicht so ernst nimmt oder der Arzt aus den gleichen Gründen einen Wirbelbruch nicht vermutet. Die Diagnose wird oft später zufällig bei einer Röntgenuntersuchung aus anderen Gründen gestellt („ambulante Fraktur"), oder es stellen sich nach Wochen, manchmal erst nach Monaten bei dem Patienten stärkere Rückenschmerzen wegen der versäumten Ruhigstellung ein, wobei dann die Röntgenuntersuchung den wahren Sachverhalt aufdeckt.

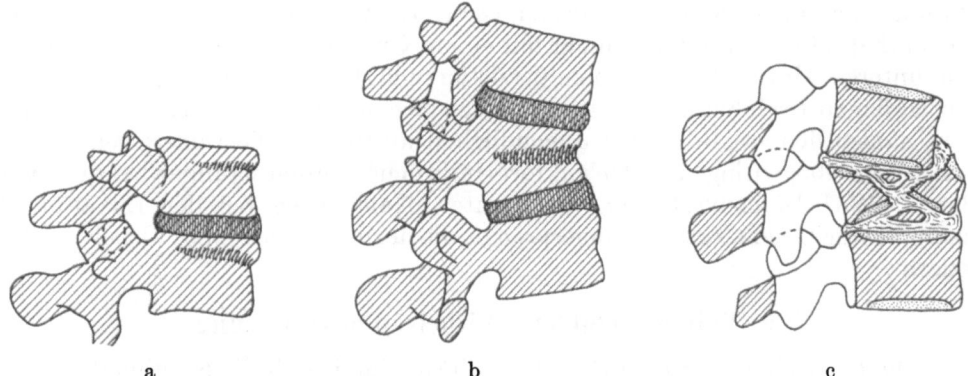

a   b   c

Abb. 37a—c. Schemata typischer Wirbelkörperfrakturen. a Deckplatteneinbruch mit Überhängen der Deckplatte und Randleiste und Verdichtungszone parallel zur Deckplatte. b Ventraler Keilbruch (nach MIDDEL-
DORPF) mit Verdichtungszone in der Mitte der Spongiosa. c Zertrümmerungsbruch eines Wirbelkörpers mit
Bandscheibenschädigung (der Gallertkern hat durch seine Sprengkraft den Wirbelkörper in 2 Hälften auseinandergetrieben; nach LOB)

Grundplatteneinbrüche und der sog. „ventrale Keilbruch" (nach MIDDELDORPF die
klassische Form des Wirbelbruches) sind wesentlich seltener als der Deckplatteneinbruch
und kommen vorwiegend an der Hals- und Lendenwirbelsäule vor. Fast immer kann die
Bruchform an der typischen Deformierung des Wirbelkörpers erkannt werden (Abb. 37).

7. Wirbelkörperbruch mit Bandscheibenverletzung

Die Kombination von Bandscheiben- und Wirbelkörperverletzung ist wohl die häufigste
knöcherne Wirbelverletzung. Die Höhenverminderung der Bandscheibe und die sich im
Laufe mehrerer Wochen bis weniger Monate entwickelnde Spangen- und Randwulstbildung an den angrenzenden Wirbelverschlußplatten sind die röntgenologischen Zeichen
der mitverletzten Bandscheibe. Der Faserring kann dabei, von außen betrachtet, un-
beschädigt sein. Er kann aber auch von einer der benachbarten Wirbelkörperrandleisten
abreißen. Der Bruch des Wirbels kann bei Verschlußplatteneinbrüchen an der etwas
asymmetrischen Keilform, beim klassischen Wirbelbruch nach MIDDELDORPF an der
symmetrischen Keilform und den entsprechenden Verdichtungszonen der Spongiosa erkannt werden. Mitunter finden sich auch lokalisierte Einbrüche der Deck- und Grundplatten mit Eindringen von Bandscheibengewebe in den Wirbelkörper. Diese Verletzungsformen sind manchmal nur schwer von den Schmorlschen Knorpelknötchen abzugrenzen.

Ist der Gallertkern noch elastisch, so kann er durch seine Sprengkraft den Wirbelkörper durch das eingepreßte Bandscheibengewebe in 2 Hälften auseinandertreiben
(Abb. 37).

8. Isolierte Brüche der Wirbelbögen und ihrer Teile

Isolierte Brüche des Wirbelbogens gehören zu den Seltenheiten, am häufigsten sieht
man sie am Wirbelbogen des Atlas, der relativ schwach ausgebildet ist und deshalb bei
Hypertensionsverletzungen der Halswirbelsäule einbricht. Häufiger sind Querfortsatzbrüche, auch in Serien, und Dornfortsatzbrüche, namentlich am cervico-dorsalen Übergang
(s. später). An den Gelenkfortsätzen werden mitunter horizontal oder schräg verlaufende
Spalten beobachtet, namentlich am 2. und 3. Lendenwirbel. Sie betreffen meist die unteren,
seltener die oberen Gelenkfortsätze und beruhen nach OPPENHEIMER auf Ossifikationsstörungen. OPPENHEIMER wies nach, daß den Gelenkfortsatzspitzen eigene Ossifikationszentren zugehören. Diese Abtrennungen der Gelenkfortsatzspitzen sind also nicht traumatischer Genese und auch meist an der glatten Begrenzung des Spaltes und dem Tiefstand sowie der abgerundeten Kontur der Gelenkfortsatzspitze erkennbar. Am 1. Lenden-

wirbel findet sich nicht selten ein isolierter Querfortsatz als Rudiment einer Lendenrippe. Diese Thorakalisation von L 1 darf nicht mit einem Querfortsatzbruch verwechselt werden. An den unteren Halswirbeln können persistierende Dornfortsatzapophysen manchmal differentialdiagnostisch Schwierigkeiten bereiten gegenüber den hier häufigen Ermüdungsbrüchen, namentlich, wenn sie bei Jugendlichen auftreten. Die isoliert sehr selten auftretenden Wirbelbogenring- und Gelenkfortsatzbrüche werden häufiger bei der „voll ausgebildeten" Wirbelsäulenverletzung beobachtet. Namentlich bei der Luxationsfraktur werden häufig die Gelenkfortsätze abgesprengt, die normalerweise eine Wirbelverschiebung verhindern.

9. Voll ausgebildete Wirbelsäulenverletzung

Sie ist die Folge einer schweren Gewalteinwirkung und stellt die Kombination mehrerer der unter 1.—8. geschilderten Verletzungsformen dar. Gewöhnlich gehört dazu die „Explosion" des Gallertkerns der Bandscheibe, die den benachbarten Wirbelkörper in mehrere Teile auseinandersprengen kann. Wirbelbögen und Gelenkfortsätze sind häufig mitbetroffen, so daß es in einem Teil zu Wirbelluxationsfrakturen kommt mit Schädigungen des Rückenmarks, Zerreißungen des Bandapparates und der Muskulatur sowie ausgedehnten Blutergüssen, die sich je nach dem Sitz der Verletzung retropharyngeal, mediastinal oder retroperitoneal ausdehnen können.

Am häufigsten ist die schwere Hyperflexionsfraktur, die sich nicht im nach vorn zulaufenden keilförmigen Kompressionsbruch erschöpft, sondern zusätzlich zur Zerrung der Bogenreihe und Zerreißung der dorsalen Bänder führt. Die Ruptur der starken vorderen Bänder bei der Hyperextensionsfraktur ist seltener. Unterscheiden muß man den Luxationsbegriff von der Fragmentdislokation.

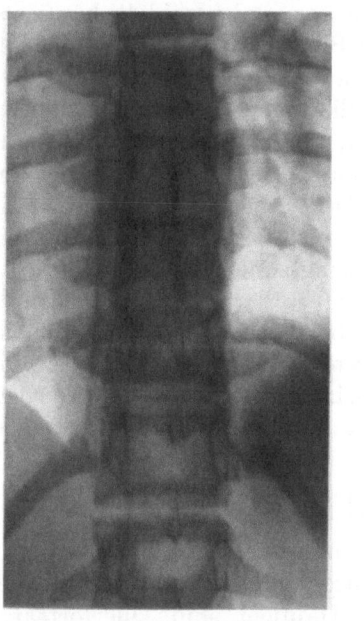 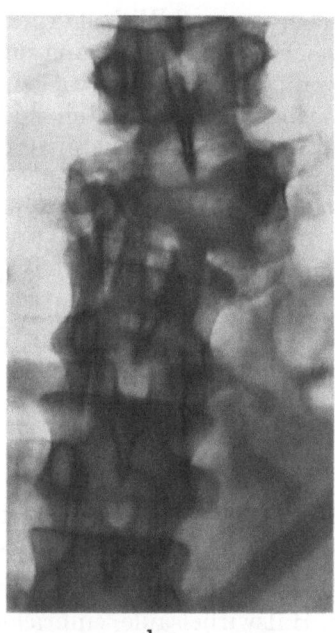 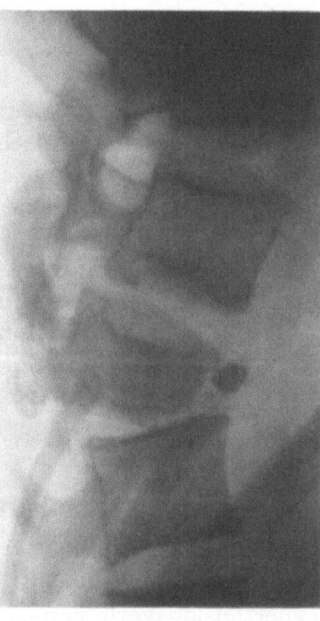

a   b   c

Abb. 38. a S.E., ♀, 17 Jahre alt. Frisch nach dem Unfall sieht man einen eigenartigen paravertebralen Begleitschatten bei mehreren oberen Kantenabbrüchen bzw. Deckenplatteneinbrüchen des 7., 9. und 10. BWK. b Voll ausgebildete Wirbelsäulenverletzung mit starkem traumatischem Gibbus, Absprengung vorderer und hinterer Fragmente, Einstauchung der vorderen Kontur des 3. LW in die caudale Spongiosa des darübergelegenen Wirbels (Verdichtungszone erkennbar). Bruch des rechten Gelenkfortsatzes, Verschiebung des Frakturwirbels im Sinne eines Drehgleitens. Subluxationsstellung des 2. LW nach vorn. Keine neurale Schädigung. c Das Bild wurde etwa 2 Monate nach dem frischen Unfall aufgenommen. Man sieht beginnende Knochenneubildung besonders ventral und an der rechten Konvexitätsseite. Außerdem Frakturen der oberen Querfortsätze rechts

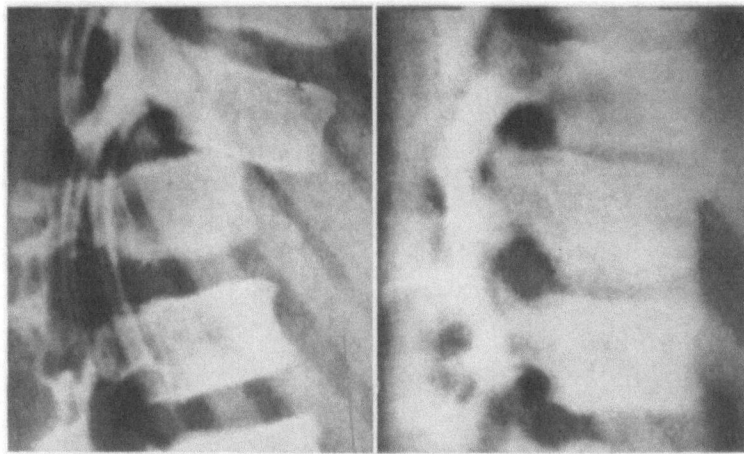

Abb. 39. Schema der Verrenkung mit totaler Verhakung der Gelenkfortsätze bei einem 9jährigen Mädchen (untere BWS)

Ein begleitendes *retroperitoneales Hämatom*, im Thoracalbereich als paravertebraler Begleitschatten, im Lumbalbereich als Verbreiterung des Psoaschattens erkennbar (EISELSBERG), kann zu reflektorischen Störungen der Darmmotilität mit Meteorismus bis zum Bilde eines paralytischen Ileus und Harnverhaltung führen (Abb. 38).

Bei der voll ausgebildeten Wirbelsäulenverletzung handelt es sich immer um *instabile Brüche* mit zum Teil hochgradigen Verschiebungen, die bedingt sind durch Dislokation der Bruchstücke bei Schräg- oder Querbrüchen der Wirbelkörper oder durch echte Verrenkungsbrüche. Bei letzteren spielt der Wirbelbogen eine wichtige Rolle: Ist er gebrochen, kann eine stärkere Einengung des Spinalkanals ausbleiben und damit auch eine Verletzung des Rückenmarks (sog. „rettender Bogenbruch", BÖHLER). Bleibt er jedoch erhalten, kann das Rückenmark abgequetscht werden und die Querschnittslähmung ist perfekt.

Eine typische Form der Luxationsfraktur ist die mit *Verhakung der Gelenkfortsätze*. Dabei rutscht der untere Gelenkfortsatz des cranialen Wirbels vor den oberen des caudalen und bildet dann ein unüberwindliches Repositionshindernis (Abb. 39).

Im Gegensatz zu den Extremitäten wird nicht der caudale, sondern der craniale Teil der Wirbelsäule bei der Benennung einer Verletzung verwendet. Bei Verrenkungen im Bereich HW 1/2 wird immer von einer ventralen und nicht von einer dorsalen Luxation des Axis gesprochen.

Um Unklarheiten bei der Benennung oder Verrenkungsbrüchen der unteren LWS zu vermeiden, sollte man nach dem Vorschlag von BROCHER nicht von einer traumatischen Spondylolisthesis, sondern ausschließlich von einer echten Luxationsfraktur sprechen. Desgleichen sind die sog. Wirbelverschiebungen, die durch Verletzung der einzelnen Wirbelbruchstücke gegeneinander entstehen und die SCHMORL u. JUNGHANNS Schubbrüche genannt haben, von den eigentlichen Verrenkungsbrüchen zu trennen.

10. Offene Verletzungen der Wirbelsäule, Schußverletzungen

Sie sind dadurch kompliziert, daß sie als offene Verletzungen die Infektion in das verletzte Gebiet einschließlich des Rückenmarks mit allen Folgeerscheinungen hineintragen können und durch einen vom Unfall völlig verschiedenen Verletzungsmechanismus bzw. eigene Verletzungsbilder aufweisen. Explosionsverletzungen, z.B. Munitionsdepot unter Deck auf Kriegsschiffen, können für die auf dem Deck sich aufhaltenden Soldaten den gleichen Verletzungsmechanismus bedingen wie beim Fall aus großer Höhe auf die Füße, d.h. axiale Kompression. Dabei kann es auch zu Fersenbeinbrüchen, Schienbeinkopfbrüchen, Abscherungsbrüchen des Schenkelhalses kommen. Stichverletzungen (LIPSCHITZ, ADORNATO u. COLLINS) und offene Frakturen (STRMISKA) sind im Frieden selten. SPIER sah 15 offene Wirbelfrakturen, davon 9 Schußverletzungen, weitere Angaben bei GALLE, JAKOBSON und BORS, NAGOULITSCH u. Mitarb., PIOTROWSKI u. DAMM.

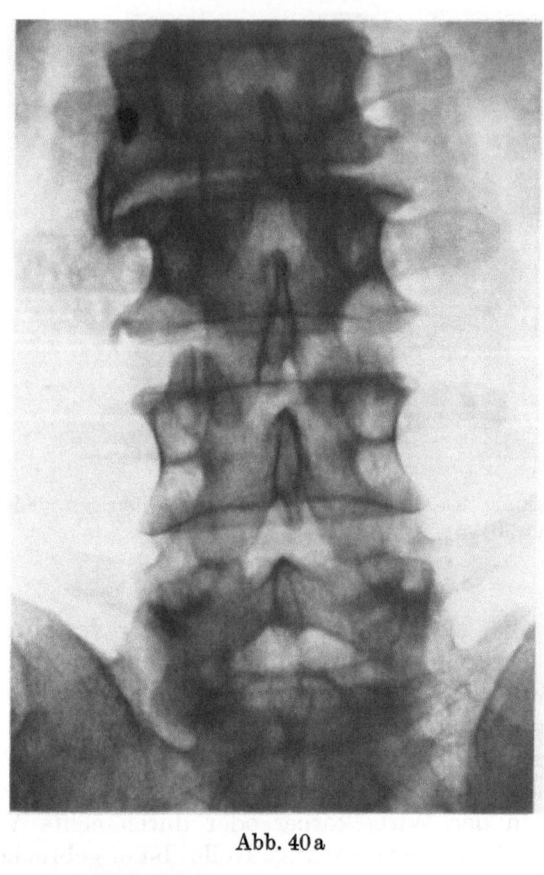
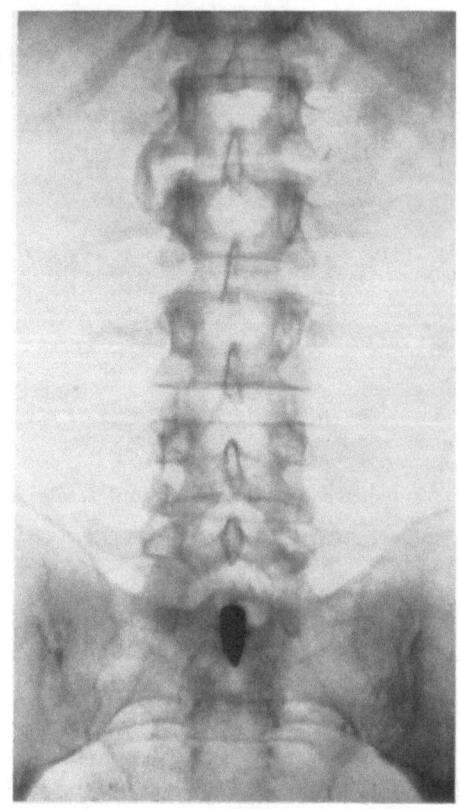

Abb. 40a

Abb. 40b

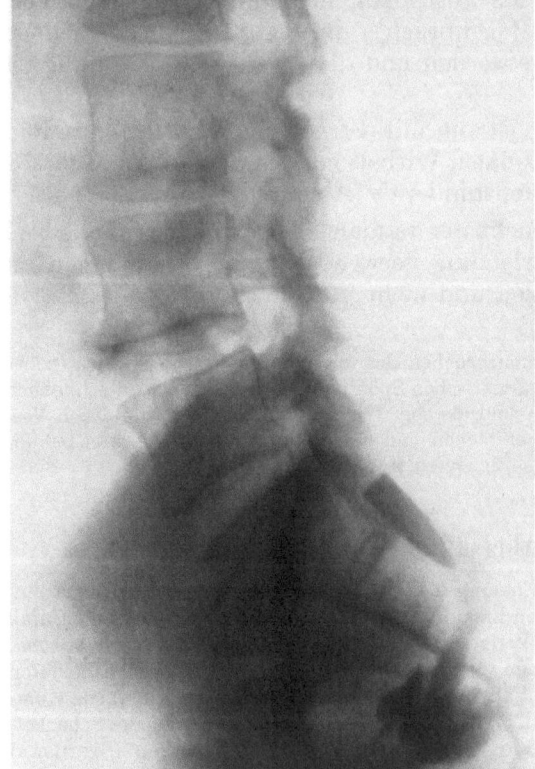
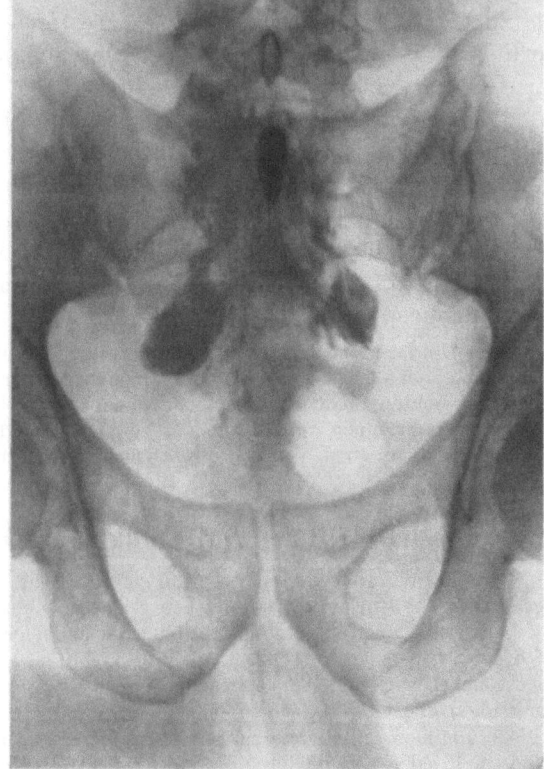

Abb. 40c

Abb. 40d

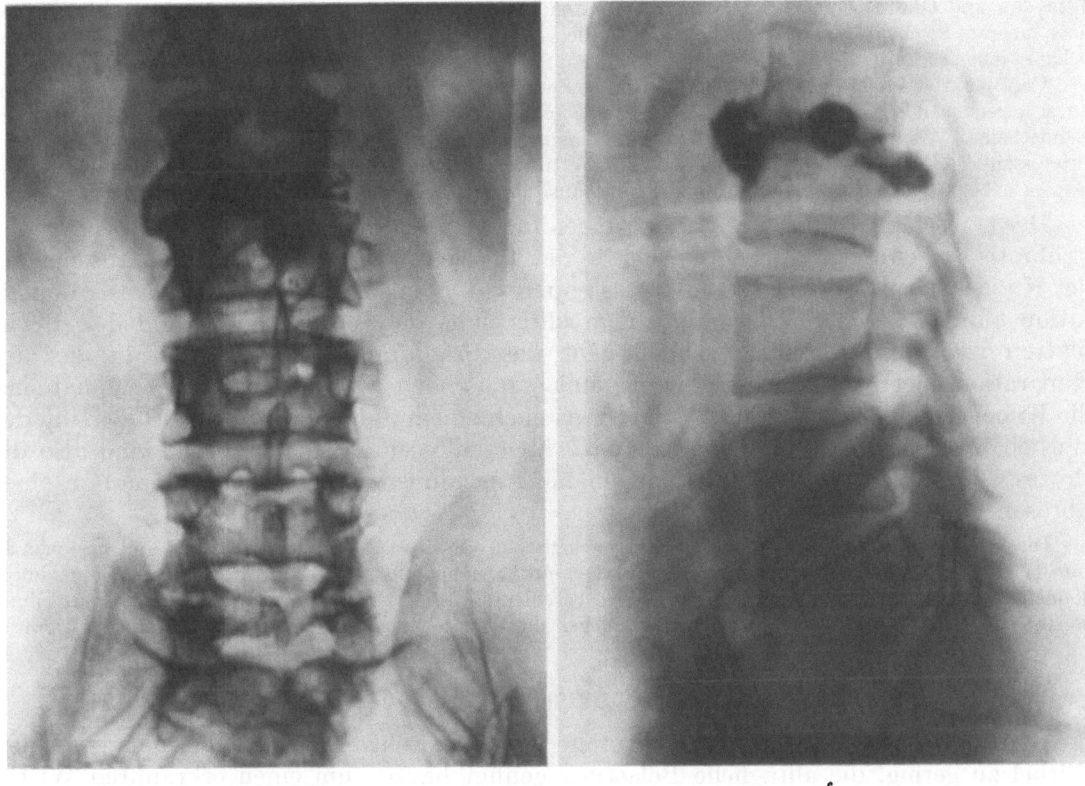

e   f

Abb. 40a—f. Beispiele von Schußverletzungen. a D.W., ♂, 49 Jahre alt. Alte Granatsplitterverletzung im 2. LWK (wie die hier nicht reproduzierte seitliche Aufnahme zeigt), erhebliche entzündliche Reaktion im Sinne einer unspezifischen Spondylitis. b—d Eigenartiger Infanteriegeschoß-Steckschuß, der zwischen LW1 und 2 eingedrungen ist, ohne Caudaschädigung, dann im Sinne einer „gleitenden Infektion" mit der Spitze nach caudal wanderte und den oberen Kreuzbeinkanal blockierte. Die Abbildungen zeigen das a.p.- und seitliche Bild einer epiduralen und Kontrastfüllung. e und f Schrapnellschußverletzung des Bandscheibenbereiches LW1/2 mit Verblockung, Fistelfüllung

11. Artefakte und iatrogene Verletzungen der Wirbelsäule

Hier unterscheiden wir aseptische Formen sowie solche mit Infektion einhergehende. Letztere imponieren unter dem Bilde der Spondylitis infectiosa, ein Sammelname, der seit QUINCKE für alle nicht tuberkulösen Entzündungen der Wirbelsäule gebräuchlich ist. Ein großer Teil ist hämatogen entstanden (Osteomyelitis, Typhus, Bang und andere Erreger). Andererseits können sie iatrogen entstehen durch diagnostische Eingriffe bzw. Operationen in der Nachbarschaft der Wirbelsäule bzw. an der Wirbelsäule selbst (JUNGE).

Diese artefiziellen Formen sind röntgenologisch fast immer zuerst an der Beteiligung der Bandscheibe zu erkennen. Der klinische Verlauf kann hochakut, aber auch subakut schleichend sein. Als Faustregel gilt, daß die infektiöse Spondylitis bereits in Monaten die Stadien durchläuft, für die die Spondylitis tuberculosa Jahre benötigt. Somit kann der Prozeß bereits im 4. Monat einen Endzustand erreicht haben, röntgenologisch erkennbar zunächst an einer Verschmälerung der Bandscheiben, Usurierung der benachbarten Deckplatten besonders im Randgebiet (Spondylitis marginalis), dann Sklerosierung mit überbrückender reaktiver Knochenbildung, spangenförmiger oder auch — in mehr als der Hälfte der Fälle — Blockwirbelbildung.

Fortgeleitet finden wir diese Vorgänge nach urologischen Eingriffen, Operationen am Rectum und Sigmoid, im Pleuraraum, bei Affektionen des Nasen-Rachenraumes. Bekannter geworden sind in den letzten Jahrzehnten Spondylitisformen nach diagnostischen Eingriffen: Lumbalpunktionen, Periduralpunktionen, Myelographien, paravertebralen und Sympathicusblockaden, Diskographien. Die aseptischen Verletzungen sind in ihrem Verlauf ähnlich den bei der Besprechung der Tierversuche erwähnten Bandscheibenläsionen (BILLINGTON, PEASE,

MILWARD und GROUT, GELLMANN, EVERETT, WAKER usw.). Paravertebrale Infektionen mit nachfolgenden, über mehrere Segmente sich erstreckende entzündliche Verblockungen sind im deutschen Schrifttum über 30 bekannt (zuerst ERB, dann SEYDEWITZ, KELLER, ZIEGLER, HEEP, WEBER, SCHLÜTER, MAU, PORSTEN, PAMPUS).

Postoperative Infektionen nach Eingriffen an der Bandscheibe sind in ihrer Häufigkeit schwer zu bestimmen, unter eigenen 1000 Eingriffen kam es 24mal zu Wundstörungen, dabei nur 7mal zum Übergreifen auf die Bandscheibe. (Weiteres Schrifttum bei BROMLEY, GARCIA, WALSERBREN, THIBODEAU, LENDHOEK, BRUSSATIS.) Interessant ist, daß auch ohne äußerlich erkennbare Infektion der Weichteile eine schleichende Infektion der Bandscheibe zu einer Blockbildung führen kann. (Ausführliche Zusammenstellung JUNGE, 1972.)

Der typische Ablauf dieser Bandscheibeninfektion läßt sich röntgenologisch verfolgen: Frühestens nach 3—4 Wochen Unschärfe der Deckplatten mit Destruktion, Aussparung der Knochenstruktur ohne besondere Osteoporose im benachbarten Wirbelkörper, Lokalisation ähnlich der hämatogenen Osteomyelitis nahe den Vorderkanten und den Deckplatten ist typisch. Relativ schnell geht das Stadium der Destruktion in das der Reparation über. Die Sklerosierung beginnt bereits nach 3 Monaten, ab 3.—6. Monat sind die Knochenspangen ausgebildet, spätestens nach einem Jahr pflegt eine Verblockung der Wirbelkörper, wenn sie überhaupt eintritt, abgeschlossen zu sein. Führend sind also die Prozesse im Bereiche der Bandscheibennähe. Ausnahmsweise kommt es einmal zu einer fibrösen Versteifung.

Die klinischen Symptome gehen den röntgenologischen um etwa 2—3 Wochen voraus und bestehen in zum Teil sehr heftigen Lumbalgien mit reflektorischer Muskelverspannung. Temperaturen sind manchmal hoch, können aber fehlen. Die BSG ist immer erheblich beschleunigt. Schwierig kann die gutachtliche Beurteilung von Spätfällen sein, besonders die Abgrenzung gegen die hämatogenen Formen durch eingangs erwähnten Infektionserreger.

12. Wirbelverletzungen bei Knochenprozessen

Hierher gehören alle Spontanfrakturen. Die Gewalteinwirkung ist für einen gesunden Wirbel zu gering, die alltägliche Belastung genügt häufig, um einen erkrankten Wirbel

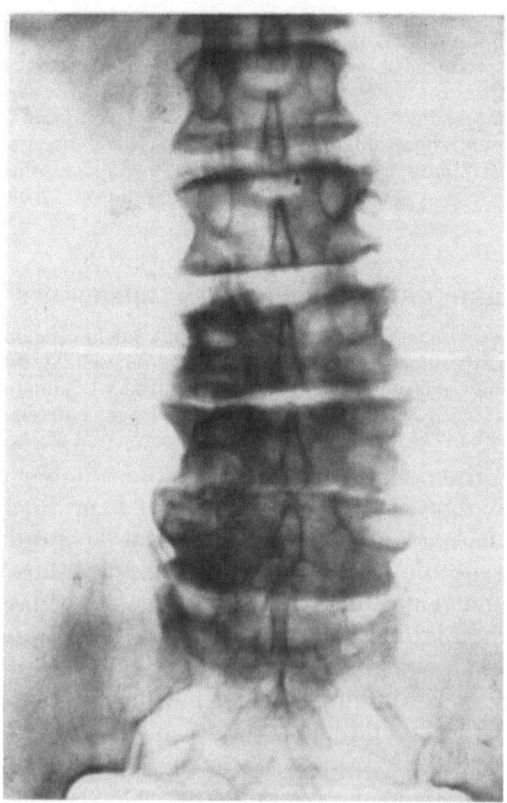

Abb. 41. Typische Veränderungen der LWS bei Tabes mit Knochenappositionen, Verschiebungen, Strukturveränderung, weitgehender Verschmälerung der Bandscheiben. Kein Trauma, klinisch völlig schmerzloser Verlauf

zum Zusammensintern zu bringen: Primäre und sekundäre Tumoren, z. B. Myelome, Morbus Hodgkin, Wirbelhämangiome, Radionekrosen u.a.m. Differentialdiagnostisch in Frage kommen außerdem: Die Osteoporosen verschiedenster Genesen, Osteomalazie, Speicherkrankheiten, verschiedene Erbkrankheiten, Tabes (Bücker) (Abb. 41).

13. Muskelkrampfbrüche

Wirbelkörperzusammenbrüche bei chronischen Krampfzuständen hat zuerst MAL-GAIGNE 1847 beschrieben, eine große Zahl von Beobachtungen wurde seitdem mitgeteilt. Ihre Häufigkeit beim Wundstarrkrampf wurde früher je nach Untersuchungsgut mit bis zu

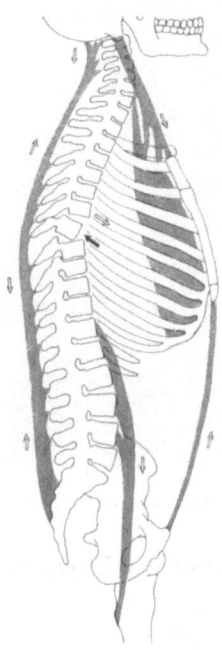

Abb. 42. Schema der Entstehung der Kampffrakturen in der mittleren BWS mit den ventralen und dorsalen Muskelzügen. Die vom Hinterhaupt sowie vom Becken kommenden Strecker erfahren hier eine Unterbrechung, dadurch ergibt sich an dieser Schwachstelle eine flektierende Wirkung der ventralen Beuger. (Nach GÜNTZ)

80 und 90% angegeben, in Abhängigkeit von der Schwere und Dauer der Grunderkrankung. Die pathogenetische Deutung von GÜNTZ ist von den meisten Autoren übernommen worden (Abb. 42). Betroffen ist fast ausschließlich die Brustwirbelsäule, und zwar im Sinne von multiplen vorderen Einbrüchen und Keilwirbelbildungen sowie Kantenabtrennungen (CLAUBERG u.a.). Neurologische Komplikationen sind extrem selten. Die Frakturen sind oft nur schwer röntgenologisch zu erkennen, da es sich um Abortivformen (LUCKSCH und AXTMANN) handelt. Frakturen hinterer Wirbelabschnitte werden niemals beobachtet. Bevorzugt treten diese Frakturen bei Kindern auf (Abb. 43). Die Frakturen haben eine gute Prognose und werden häufig nur zufällig entdeckt (LIPPERT, POKIES u.a.). Die Bandscheiben bleiben in der Regel intakt, es liegen somit stabile Frakturen vor. Jedenfalls sollte bei längerdauernden Tetanusanfällen die Wirbelsäule röntgenologisch kontrolliert werden.

Entsprechende Krampffrakturen kommen auch vor bei Eklampsie (KUHLMANN und WIEGAND), bei psychiatrischer Schockbehandlung vor Einführung der Muskelrelaxantie (HALUZIKY, CERLETTI und BIBI; MEDUNA, SAKEL, GUDMAN, VON CARPE). Bei Epileptikern sind sie nicht bekannt geworden, wohl aber introgen bei Abrodilmyelographien (STENZEL, JUNGE, GERZMAN u. KLIMORA).

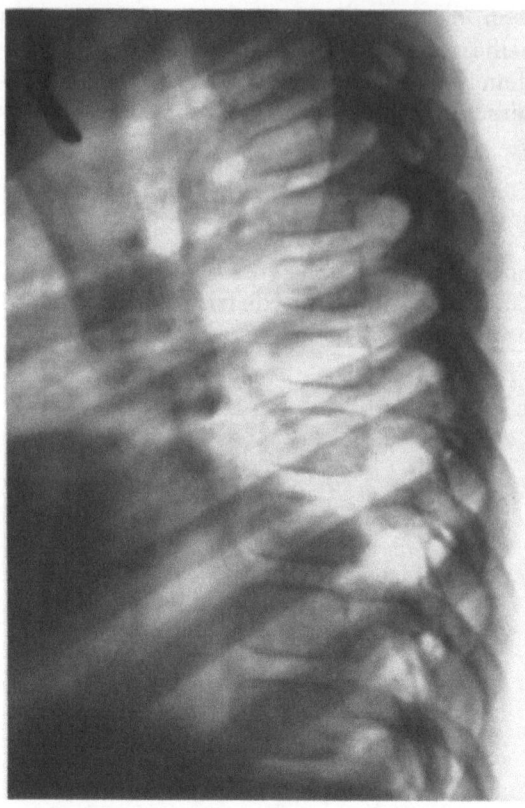

Abb. 43. Multiple keilförmige Flexionsfrakturen in der BWS. Tetanus bei einem 9 Jahre alten Kinde

14. Die Kümmell-(1891)-Verneuilsche (1892) Erkrankung

Als Ursache angeschuldigt werden

a) unerkannte Frakturen, Sonderfälle,
b) Ermüdung,
c) Nekrosen, Ernährungsstörung nach Trauma,
d) Sudecksche Erkrankung.

Nach den Erstbeschreibern soll nach geringfügigen Traumen der Wirbelsäule mit monatelanger scheinbarer Gesundheit ein Substanzverlust und Zusammenbruch des Wirbels mit Gibbusbildung auftreten. Als Ursache wurde zunächst eine Infektion angegeben, sie wurde aber makroskopisch nie erwiesen, wohl aber von Schmorl 1926, Helly 1936 u.a.m. beobachtet. Über die Ursache dieser Veränderungen wurden viele Vermutungen aufgestellt. Geltend gemacht werden vor allem unerkannte und unbehandelte Wirbelbrüche, die erst im Laufe der Behandlung in ein Schmerzstadium und dadurch zur Diagnose kamen [Fröhlich und Mouchet, Görgeler (1933), Haumann (1930), Hosford (1936), Imbert (1931), Magnus (1933), Sorrel (1935) u.a.]. Andere sahen in mikroskopischen Traumen die Ursache für einen allmählichen Zusammenbruch bei fortwirkender Beanspruchung (Kux, 1933). Nicolini und Pittagula (1920) stellten eine Spongiosanekrose fest. Lob lehnte sie als eigene Krankheit ab, er nimmt ähnlich wie Schmorl einen Druck der intakten Bandscheibe auf den verletzten Wirbel an und vermutet, daß trotz des ins Innere gepreßten Bandscheibengewebes der äußere Umfang des Wirbelkörpers erhalten bleiben kann. Im Tierversuch konnte er den Wirbelzusammenbruch nach einfacher Bandscheibenschädigung beobachten. Junghanns hält ein Sudecksches Syndrom für möglich. Otte veröffentlichte einen Fall, bei dem pathologisch-anatomisch dystrophische Veränderungen der zusammengebrochenen Wirbel und Nachbarwirbel gefunden wurden. Lindemann verweist auf Parallelen dystrophischer Veränderungen bei schweren juvenilen Kyphosen, Kalkverarmung. Auch mehrere, zum Teil auseinanderliegende Wirbelkörper könnten betroffen sein.

15. Spezielle radiologische Untersuchungen bei Wirbelverletzungen
a) Untersuchungen mit Hilfe von Kontrastmitteln

Myelographische Untersuchungen bei Wirbelverletzungen haben bei frischen Fällen nur geringe Bedeutung, sie können jedoch später bei Begutachtungsfällen und zur differential-

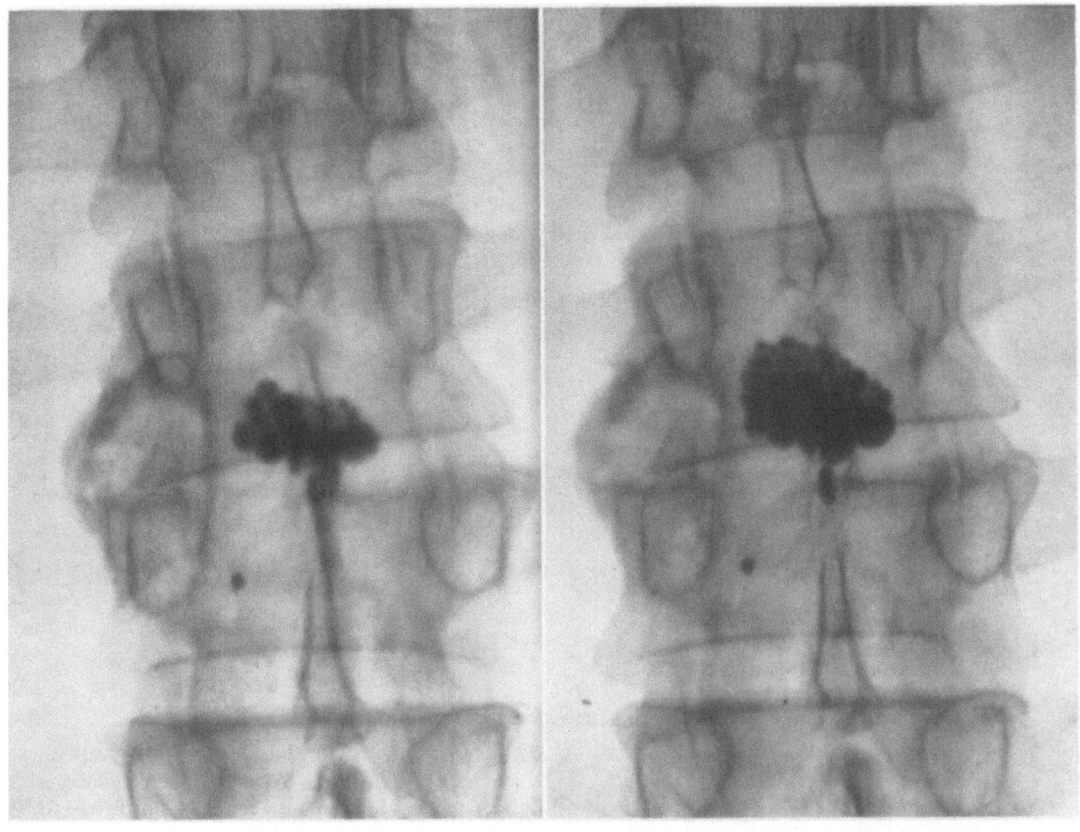

a   b

Abb. 44a u. b. B. B., ♂, 36 Jahre alt. Radikuläre Beschwerden nach altem Wirbelbruch. Partieller Stop bei
Jodölmyelographie

diagnostischen Abgrenzung von Schmerzzuständen von Wert sein. Bei Rentenfragen
sollten sie nur unter besonders strenger Indikation Anwendung finden. Eine Untersuchung
der HWS mit negativem Kontrastmittel (Luft-Myelographie) empfehlen SICARD u.a. zur
Bestimmung der Weite des Wirbelkanals unter gleichzeitiger Hinzuziehung von Tomogrammen. Als besonders schonend wird bei frischen Fällen die Isotopenmyelographie
beschrieben. Bei Kontusionen, Distorsionen, Gefäßprozessen sind röntgenologisch keine
Veränderungen zu erwarten. Die Myelographie mit positivem Kontrastmittel kann in
Spätfällen zur Klärung radikulärer bzw. pseudoradikulärer Symptome Bedeutung haben
(Abb. 44). TARLOV, WHRIGTLEATHER, SCHNEIDER, SASSARLI, SPASKALY haben posttraumatische Veränderungen an der Halswirbelsäule beschrieben. Bei Hyperextensionstraumen kann es zu Wurzelausrissen ohne knöcherne Verletzungen kommen, die nur
myelographisch zu erhärten sind. HORWORTH und PETRY benutzten die lumbale Füllung
mit Pantopaque. Es fehlt aber nicht an Warnungen vor den positiven Kontrastmitteln,
besonders bei frischen Fällen (ESSEN und THULIN), u.E. sind sie kontraindiziert.

Neue entscheidende Vorteile zur Erweiterung der Indikation bei caudal gelegenen
Wirbelsäulenläsionen, hier gelegentlich auch bei frischen Fällen anwendbar, haben offen-
bar reizlose wasserlösliche Kontrastmittel wie Dimer X (WENKER u.a.m.). Die übrigen
Mittel sind bei frischen Verletzungen grundsätzlich kontraindiziert.

Die Peridurographie, die nicht gefahrlos ist (JUNGE), ergibt keine genügenden Hinweise auf das vorliegende
Geschehen, abgesehen von Blockierungen des Periduralraumes bei Spätfällen. Bei ganz besonderen Indikationen (Abb. 45), z.B. Schußverletzungen, ist ihre Anwendung vertretbar.

Spinale Ossovenographie. Neuerdings spielt die *Phlebographie* auch bei der Diagnose traumatischer und posttraumatischer Prozesse an der Wirbelsäule eine gewisse Rolle (Punktion der Dornfortsätze, der Wirbelkörper

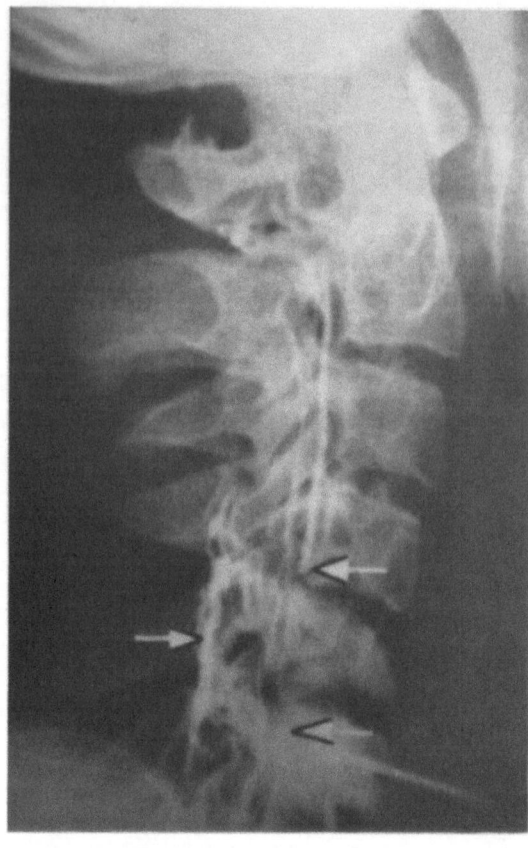

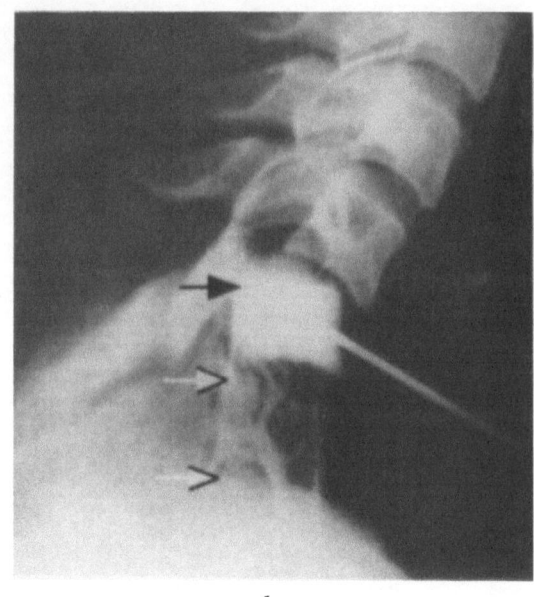

a

b

Abb. 45a und b. Phlebographie der HWS-Wirbel-
venen, Einstich in die Wirbelkörperspongiosa. a Bei
Luxation bzw. Spongiosa der Dornfortsätze. b Mit
Abbruch des Venendurchflusses. (Nach VOGELSANG)

oder ascendierend von der V. femoralis aus) (VOGELSANG, GREMMEL und SCHMIDT-WITTKAMP, ANDERSON und MELLINS). Sie erscheinen mir schon wegen ihres z. T. großen Aufwandes und der nur schwierig zu beurteilenden Ergebnisse als Routinemethode bzw. überhaupt nicht angezeigt. Erfahrungsgemäß werden bei Kompressionsfrakturen auch die epiduralen und paravertebralen Venenplexus beteiligt, vor allem bei Dislokationen von Gewebsanteilen knöchernen oder knorpeligen Ursprungs in den Spinalkanal hinein. Verlagerungen, Einengungen und Unterbrechungen wurden von GJINDJEAN, KVITALLA und GIRONT, LETTMANN beobachtet. Die Untersuchungen betrafen meist Kompressionsfrakturen mit Querschnittssyndromen. VOGELSANG stellte traumatische Veränderungen der Wirbelsäule an 7 Patienten mittels spinaler Ossovenographie fest (Abb. 45a u. b) und fand 6mal Unterbrechung epiduraler Anteile sowie Ausbildung von Kollateralkreisläufen. Die Methode könnte bei Querschnittsbildern wertvoll sein.

Intakte Venen sollen den Rückschluß zulassen, daß eine wesentliche Traumatisierung von Knochenanteilen der Wirbelsäule nicht vorhanden ist. Ob Ossovenographien für spätere gutachtliche Beurteilungen von Wert sind, müßte durch weitere Untersuchungen geklärt werden, z.B. bei Einengung des Wirbelkanals durch spondylotische Randwülste. Bisher scheint die Bedeutung der spinalen Phlebographie mehr auf der Möglichkeit, nichttraumatische Krankheitsprozesse abzuklären, zu beruhen (z.B. spinale Varicosis, Spondylosen, chronische Lumbalgien, Ischialgien, Metastasen. Nach dem heutigen Stand kann die Phlebographie als Ergänzungsuntersuchung herangezogen werden.

Über diskographische Untersuchungen mit positiven Kontrastmitteln liegen kaum Berichte vor, sie sind auch mehr zur Diagnostik degenerativer Veränderungen geeignet und lassen bei frischen Traumen kaum verwertbare Rückschlüsse zu. Zur Beurteilung bedarf es außerdem besonderer Erfahrung. Nur GRASSBERGER und SEYSS haben bei frischen Traumen mit dieser Methode eine isolierte Bandscheibenverletzung nachgewiesen. Bemerkenswert bleibt bei der dürftigen diagnostischen Ausbeute der Hinweis verschiedener Autoren auf mögliche Schädigungen durch das Anstechen des Discus selbst. GOLDIE sah 1—3 Monate nach der Diskographie in mehr als der Hälfte der Fälle Veränderungen im Bandscheibengewebe und bezieht sich außerdem auf Kaninchenversuche mit Schädigungen des Gewebes durch das positive Kontrastmittel.

b) Untersuchungen mit Isotopen

Bei knöchernen Verletzungen wurden außer Gallium, Techneticum und Fluor vorwiegend Isotope des Strontium angewendet, wir arbeiten zur Zeit nur mit 87 m/Strontium mit der Halbwertzeit von 2,8 Std. Dosierung 1 000—5 000 μCi 87 m-Sr physiologische Kochsalzlösung. Die Strahlenbelastung ist überaus gering, allerdings

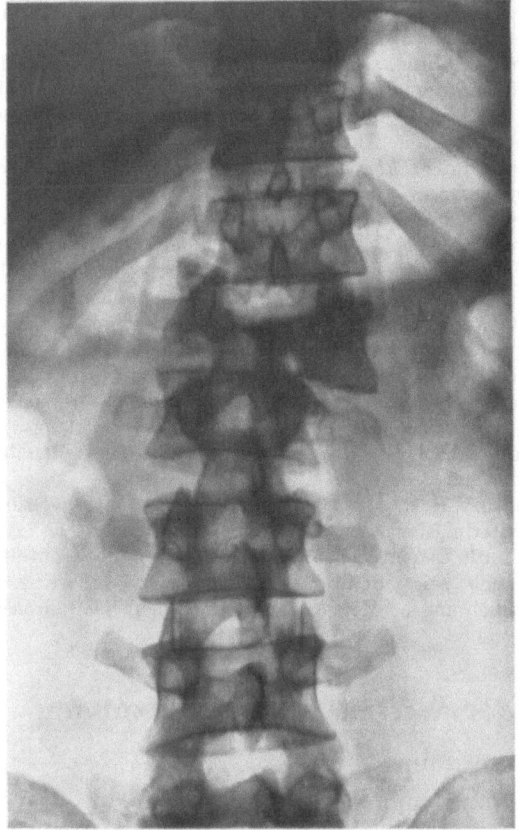

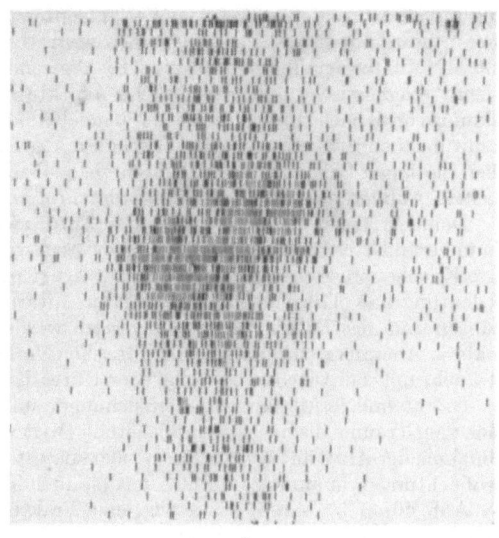

b

a

Abb. 46a u. b. a 8 Wochen alte Fraktur des 1. BW.
b Zugehöriges Szintigramm (Strontium Sr 87). Hochgradiger Knochenumbau, die Form der Fraktur wird
geradezu nachgeahmt

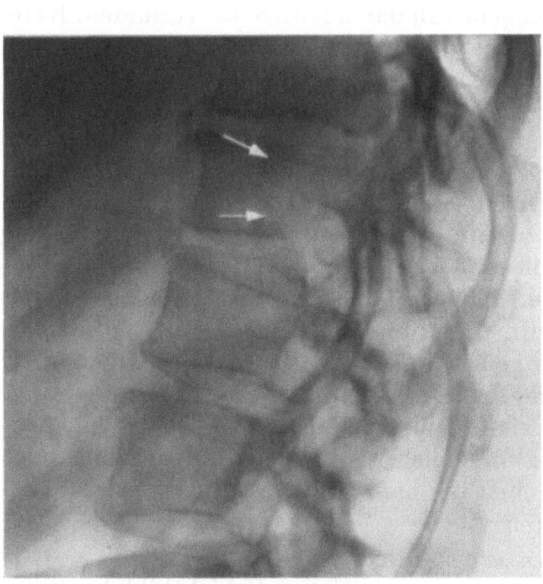

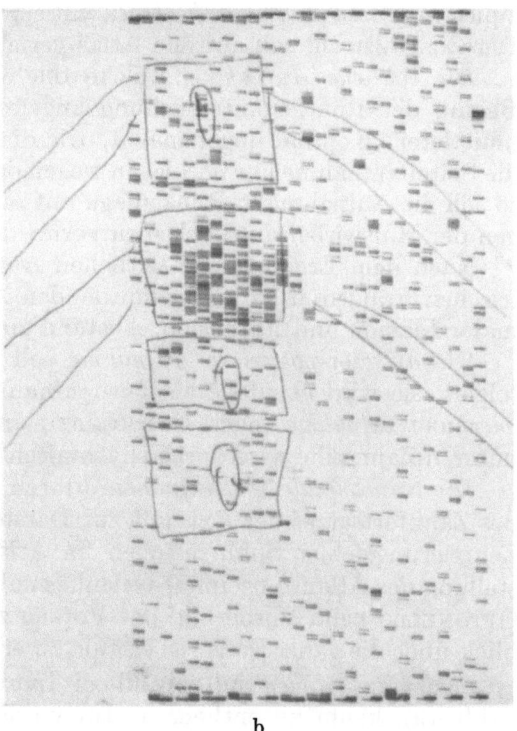

a   b

Abb. 47a u. b. Im Vergleich zu Abb. 47 völlige Abwesenheit von Strontiumanreicherung. Dagegen vermehrte
Aufnahme von ¹³¹J. Es handelte sich (zugehöriges Röntgenbild) um eine osteolytische Metastase eines Schild-
drüsencarcinoms (seitliches Bild zeigt die Destruktion der dorsalen Hälfte des Wirbelkörpers)

sind mit diesen Isotopen langsame Verlaufsuntersuchungen nicht möglich, eine Wiederholung der Methode ist aber in bestimmten zeitlichen Abständen vertretbar. Über den Mechanismus der Anreicherung geben FRENCH und MCCREADY detaillierte Hinweise. Die Anwendung bei Frakturen, so auch bei Frakturen der Wirbelsäule, scheint diagnostische und gutachtliche Aspekte zu eröffnen, wenngleich es sich um eine unspezifische Abbildung von Knochenumbauprozessen handelt und keine Art Diagnose bzw. feine Lokaldiagnose (z.B. Bögen) damit möglich ist. BESSLER bildet frische Frakturen ab, bei denen eine Aktivitätsanreicherung im Szintigramm über die lange Zeit von 2—3 Monaten zu beobachten ist. Alte Frakturen zeigen noch nach 6—12 Monaten positive Abbildungen, wenn keine Pseudarthrosen vorhanden sind.

Demonstriert werden vom genannten Autor zwei Beispiele, wobei die abgeschlossene Frakturheilung durch ein unverändertes Strontiogramm nachgewiesen werden kann. Wichtig kann für röntgenologisch nicht feststellbare Knochenprozesse auch traumatischer Art sein, daß die Ablagerung in geschädigten Weichteilen eine große Bedeutung hat (Tierversuche von KOLB u. Mitarb.). Es kann also die Heilungstendenz nicht allein aus dem Szintigramm des Frakturbereichs abgelesen werden. Gutachtlich wichtig erscheint, daß in Zweifelsfällen bei unklarer Anamnese eine alte von einer frischen Verletzung nach 2 Jahren abgegrenzt werden kann. Zu bedenken ist auch, daß bei Osteoporosen ein verstärkter Knochenumbau vorhanden sein kann.

GREBE und ECKE führten Untersuchungen mit Strontium 87 m und 85 m durch. Sie fanden 3—4 Wochen nach dem Trauma die höchste Anreicherung (VITTALI und MERCKLING nach 2—4 Monaten), dann eine langsame Abnahme der Aktivität bis zur Norm nach spätestens 2 Jahren. Auch FASSBÄNDER, HIPP und KÜHN teilen ihre Beobachtungen in ähnlichem Sinne mit (s. auch TSCHERNE und FUEGE).

Abb. 46a u. b, Abb. 47a u. b zeigt eine Fraktur des 12. BWK, die nach 6 Wochen durch Strontium-Szintigramm untersucht wurde. Es zeigt genau die gleiche Schmetterlingsform der hier besonders gut charakterisierten Fraktur. Andererseits wurde eine Fraktur des 12. BWK mit Osteolyse beobachtet, bei der eine Strontiumdarstellung nicht gelang. Obwohl klinisch nichts dafür sprach, zeigte dann die Jod-131-Speicherung sowie die operative Exploration der Schilddrüse, daß es sich tatsächlich um die Metastase eines malignen Schilddrüsentumors handelte (Abb. 48).

III. Spezielle Röntgendiagnostik der Wirbelsäulenverletzungen

A. Halswirbelsäule

a) Spezielle Untersuchungsmethoden

Falls es die Verletzung erlaubt, sollten Aufnahmen der Halswirbelsäule (HWS) prinzipiell im *Sitzen* als *Fernaufnahmen* mit einem Mindestabstand von 150 cm gemacht werden. Der Zentralstrahl soll auf den Atlas gerichtet sein (BROCHER).

Die seitliche Aufnahme, welche die wichtigste HWS-Aufnahme darstellt, sollte zu Beginn der Röntgenuntersuchung angefertigt werden. Sie wird zweckmäßigerweise bei „mittlerer" Kopfhaltung gemacht, d.h. die Bißebene soll dabei horizontal verlaufen. Kann die Seitenaufnahme nur im Liegen wegen der Schwere der Verletzung durchgeführt werden, so soll die Aufnahme in Rückenlage mit seitlichem Strahlengang erfolgen, um Verdrehungen der Halswirbelsäulenachse zu vermeiden.

Nach dem Ergebnis der seitlichen Aufnahme richtet sich das weitere Vorgehen. Bei frischen Frakturen ist von gefährdenden Aufnahmen, wie Funktionsaufnahmen in maximaler Flexion und Extension, Abstand zu nehmen.

Die *anterior-posteriore Aufnahme* soll als zweiter Schritt der Röntgenuntersuchung folgen; sie wird ebenfalls als Fernaufnahme in 150 cm Abstand und möglichst als *Verwischungsaufnahme* (nach OTTONELLO) angefertigt (Abb. 48). (Der Unterkiefer mit der unteren Zahnreihe wird durch rhythmisches Öffnen und Schließen des Mundes verwischt.)

Die transbuccale Nahaufnahme (durch den geöffneten Mund) kann wohl einen Abriß des Zahnfortsatzes der Axis gut zur Darstellung bringen, doch können hier schon geringe Zentrierungsfehler Subluxationen im Atlas-Axis-Gelenk vortäuschen, auch ist die Darstellung des Atlanto-occipital-Gelenkes nahezu unmöglich, so daß der Fernaufnahme nach OTTONELLO beim Vorderbild der Vorzug zu geben ist, namentlich auch, um einen Überblick über die ganze Halswirbelsäule zu erhalten.

Schichtaufnahmen sind sowohl bei *Anomalien wie Verletzungen der Occipitocervicalregion* (Abb. 49), kaum zu entbehren: Im vorderen anterior-posterioren Schichtbild kann die Form der Condylen des Os occipitale beurteilt, es können eine partielle oder totale *Atlasassimilation* oder eine *basiläre Impression* festgestellt werden. Diese Anomalien sind nicht selten von weiteren Hemmungsmißbildungen des Kleinhirns und der Medulla oblongata

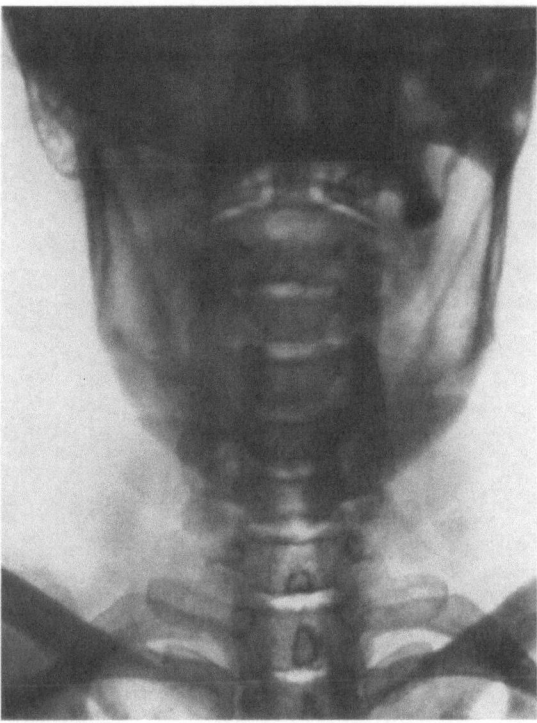

Abb. 48. HWS-a.p.-Verwischungsaufnahme nach OTTONELLO. (Fernaufnahme in 150 cm Abstand)

mit Störungen der Liquorzirkulation und Hydrocephalie begleitet (Arnold-Chiari-Syn-
drom). Zu erwähnen sind weiterhin die Hypo- bzw. Aplasie der Pars basilaris des Occiput,
eine einseitige basiläre Impression oder Atlasassimilation, die mit einem Schiefhals einhergehen, ein Occipitalwirbel u. a. m. Ein Abbruch des Dens des Axis ist sowohl im vorderen
wie im seitlichen Schichtbild erkennbar, ebenso eine Verlagerung bei Verletzungen, wie
auch angeborenen Anomalien; die Beobachtung des Heilverlaufs ermöglicht es festzustellen, ob es zur knöchernen Konsolidierung oder pseudarthrotischen Verheilung kommt.

BOSTRÖM hat die lokale Strahlenbelastung für die a.p. Schicht mit 3 R, für die seitliche
Schicht mit 8 R errechnet.

Ohne Anspruch auf letzte Vollständigkeit, sollen noch einige weitere spezielle Aufnahme-
verfahren der Halswirbelsäule erwähnt werden:

Die Darstellung der Transversallöcher des Atlas kann nach der von BARBITZER und
DIJAN angegebenen Aufnahmetechnik erfolgen: die Aufnahmen werden bei dem an der
Vertikalblende sitzenden Patienten mit stärkster Hyperextension des Rückens und ganz
nach hinten geneigtem Kopf angefertigt. Die Transversallöcher des Atlas und auch der
Axis kommen so gut zur Darstellung.

Schrägaufnahmen des Dens axis nach HERRMANN und STENDER: Rückenlage, Drehung
des Kopfes nach rechts oder links um 45°, Zentralstrahl auf die Gegend des unteren Joch-
beinrandes und Mitte der Verbindungslinie beider Warzenfortsätze. Schonende Aufnahmetechnik. Stellung des Dens zum Atlasbogen und Foramen magnum gut zu beurteilen.

Kontaktaufnahme der kleinen Halswirbelgelenke nach OTT zur Erfassung diagnostischer
Besonderheiten: Rückenlage des Patienten. Der Zentralstrahl wird auf die der fühlbaren
Querfortsatzreihe anliegenden flexiblen Kassette gerichtet, die um 30° nach vorn ab-
gewinkelt steht.

Die Lagebeziehungen zwischen Hinterhauptbein, Atlas und Axis sind für die Diagnose
einer Verlagerung bei Anomalien oder Verletzungen zu klären. Dafür wurden verschiedene
Hilfslinien gegeben:

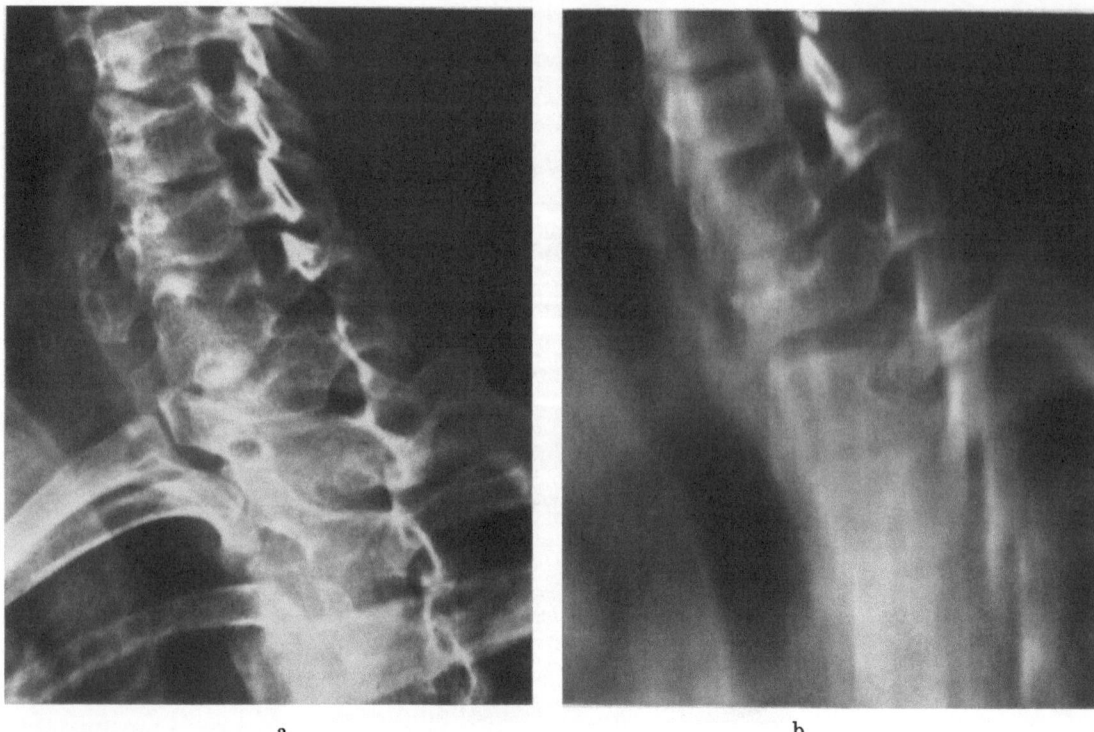

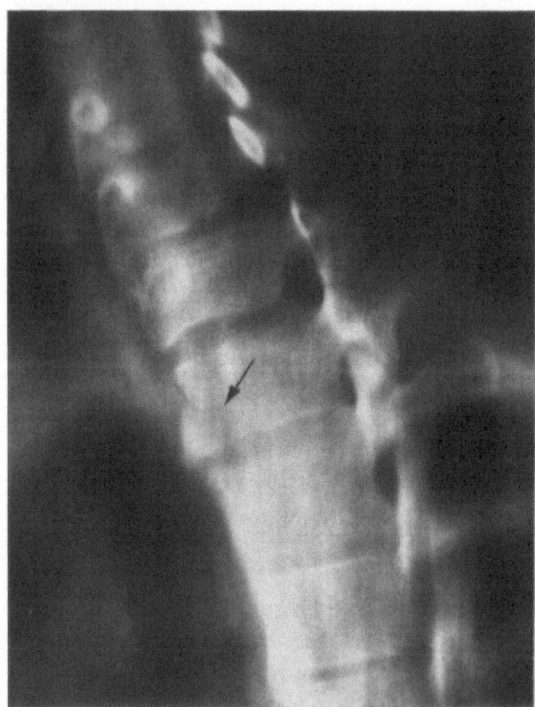

Abb. 49a—c. R.W., 25 Jahre alt. a Normalschrägaufnahme. b Schrägschicht in 14 cm. c Schrägschicht
in 13 cm Schichttiefe. *Wert der Schichtuntersuchung:*
Auf der Normalschrägaufnahme (a) wird der Kompressionsbruch von C7 angedeutet, auf der Schräg-
schicht-Aufnahme in 14 cm deutlich erkennbar (b),
doch erst die Schrägschicht in 13 cm läßt deutlich
die „tear-drop"-Fraktur an D1 erkennen (c, Pfeil).
Klinisch: vorübergehende Lähmung der Beine,
geringer auch der Arme

1. *Die Bimastoidlinie* nach Fischgold-Metzger (Abb. 50): Verbindung beider Warzen-
fortsatzspitzen (für die a.p. Aufnahme bzw. Vorderschicht),

2. *Die Biventerlinie* verläuft 1 cm höher und verbindet den Ansatz des M. biventer
beiderseits.

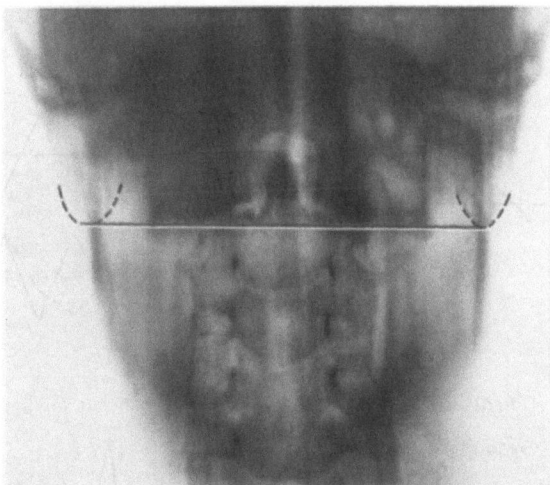

Abb. 50. Basiläre Impression in der Vorderschicht (10 cm) (die Spitze des Dens überschreitet die Bimastoidlinie um 17 mm)

3. Die Palato-occipital-Linie nach CHAMBERLAIN: Verbindung des harten Gaumens mit dem Hinterrand des Foramen occipitale magnum.

4. Die Palato-occipital-Linie nach McGREGOR: Verbindung des harten Gaumens mit dem tiefsten Punkt des Os occipitale (für die Seitenaufnahme bzw. Schichtaufnahme).

5. Die Foramen-magnum-Linie nach McRAE: Verbindung der vorderen und hinteren Begrenzung des Foramen occipitale magnum.

6. Decker-Winkel: Der Winkel zwischen dem Hinterrand des Dens und der Clivusebene (normal 152—177°).

Wenn auch die *Anomalien der Occipitocervicalregion* meist symptomlos verlaufen oder nur einen Haltungsfehler wie ein *Caput obstipum* verursachen, so ist die Kenntnis ihres Vorhandenseins deshalb so wichtig geworden, weil bei einem Unfall mit Schmerzen und einem Funktionsausfall in der oberen Halswirbelgegend diese Anomalien erhebliche differentialdiagnostische Schwierigkeiten machen können. Es kommt hinzu, daß Träger dieser Anomalien bei Traumen, welche die Halswirbelsäule betreffen, besonders gefährdet sind: Schon unerhebliche Gewalteinwirkungen, ja sogar forcierte Kraftleistungen, können hier zu einer Tetraplegie führen. McRAE nennt in *absteigender Reihenfolge der Gefährdung von Anomalienträgern* durch Vorliegen von *Os odontoideum* (auch *Ossiculum terminale Bergmann* genannt), *Atlasassimilation* und *basiläre Impression.*

Dabei sind für die Beurteilung wichtig:

a) Form und Weite des Foramen occipitale magnum,

b) Stand der Spitze des Dens der Axis zur Bimastoid- bzw. Foramen-magnum-Linie und

c) Abstand zwischen der Hinterfläche des Dens und dem hinteren Atlasbogen.

STEPHEN berichtet über eine Tetraplegie bei einer Atlasassimilation, McRAE und GARCIN fanden eine Syringomyelie bei einer basilären Impression. Bekannt sind Höhlenbildungen im Halsmark auch beim *Morbus Klippel-Feil.* Weitere einschlägige Beobachtungen wurden beschrieben von STAUFFER, HADLEY, LIST, MORETON, DE MORSIER und JUNET, BODECHTEL und GUIZETTI, ACKERMANN und WOLFF.

Da sehr viele *Halswirbelsäulenverletzungen* auch *mit neurologischen Symptomen* einhergehen, wird offenbar, wie schwierig, aber auch wie wichtig die diagnostische Abklärung bei Verletzungen der oberen Halswirbelregion ist, insbesondere auch für eine spätere gutachterliche Beurteilung: Verschlimmerung eines bereits bestehenden Leidens, Ausheilungsvorgänge bei noch restlichen neurologischen Ausfallserscheinungen u. a.

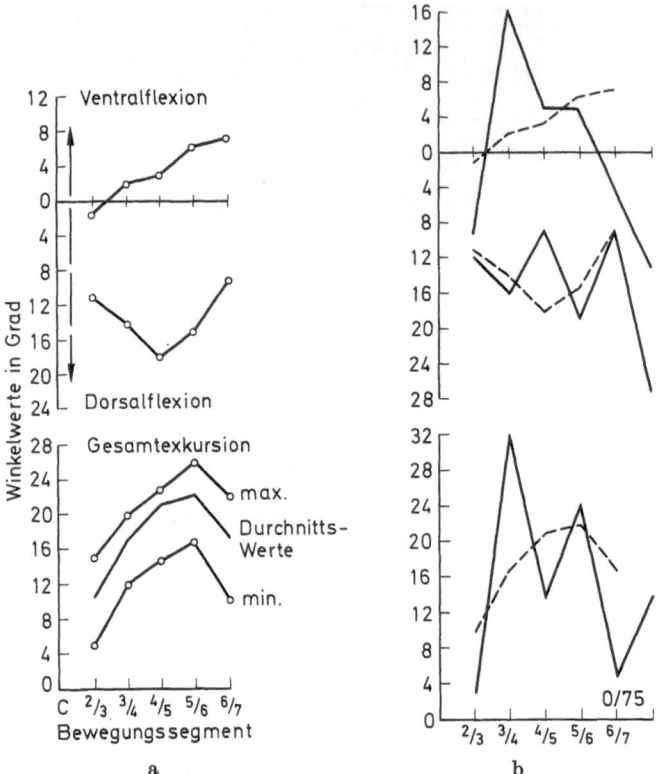

Abb. 51. a Das normale Bewegungsdiagramm. Durchschnittswerte aus den Untersuchungen von 15 gesunden Versuchspersonen. Im unteren Teil Darstellung der Gesamtbewegung in den einzelnen Bewegungssegmenten. Im oberen Teil Darstellung der isolierten Ventralflexion (oben) und Dorsalflexion (unten) in den dem unteren Teil entsprechenden Bewegungssegmenten. Es entsprechen jeweils die Winkelwerte in Graden (Ordinate) den Bewegungssegmenten (Abszisse). b Schädelhirntrauma mit HWS-Beteiligung bei einer 50jährigen Frau. Hierbei zeigt sich die kompensatorische Hypermobilität in den oberen Bewegungssegmenten der HW, die weitgehende Fixierung in den unteren. Obere Kurve = Ventralflexion, mittlere Kurve = Dorsalflexion, untere = Gesamtbeweglichkeit. Gestrichelt eingezeichnet ist die Normalkurve bei Ausmessung der Beweglichkeit in den einzelnen Bewegungssegmenten (eigene Untersuchungen)

Die axiale Schädelaufnahme, sogenannte Aufnahme nach Kienböck, auch Schädelbasisaufnahme genannt, dient zur Darstellung des *Foramen occipitale magnum*, das durch Anomalien (Atlasassimilation oder Occipitalwirbel) eingeengt und deformiert sein kann. Auch diese Aufnahme ist bei frischen Halswirbelverletzungen wegen der für sie erforderlichen starken Hyperextension der HWS verboten.

Die Occipito-atlanto-Luxation ist sofort tödlich (Simons). Brocher sagt: „Bei der Durchsicht des Schrifttums sind wir auf keinen beweisenden und mit guten Vorbildern belegten Fall einer traumatischen Verschiebung gestoßen."

Es gibt in dieser Region ferner Ringbrüche um das Foramen magnum herum, hier kann bei den nicht tödlichen Fällen die axiale Schichtaufnahme von Wert sein.

Eine leicht modifizierte Aufnahme des Ohrs nach Schüller kann gute Dienste zum Studium des *Atlasbogens* leisten. Es muß jede Hälfte gesondert dargestellt werden, wobei sich die zu untersuchende Atlasbogenhälfte in das Foramen occipitale magnum hineinprojiziert und so zur Beurteilung einer Atlasbogen-Aplasie oder -Hypoplasie sowie einer Jefferson-Fraktur wichtige Aufschlüsse geben kann.

Die Funktionsaufnahmen der HWS, 1931 von Bakke erstmalig durchgeführt, wurden von Buetti-Bäuml technisch und diagnostisch weiter ausgebaut. Sie sind, ebenso wie die *HWS-Schrägaufnahmen*, für die Erkennung und Beurteilung von *Subluxationen und lokalisierten Bandscheibenverletzungen* nicht zu entbehren. Die Abb. 53 zeigt seitliche Funktionsaufnahmen der HWS bei einer ventralen Subluxation von C4 mit Zerrung bzw. Zer-

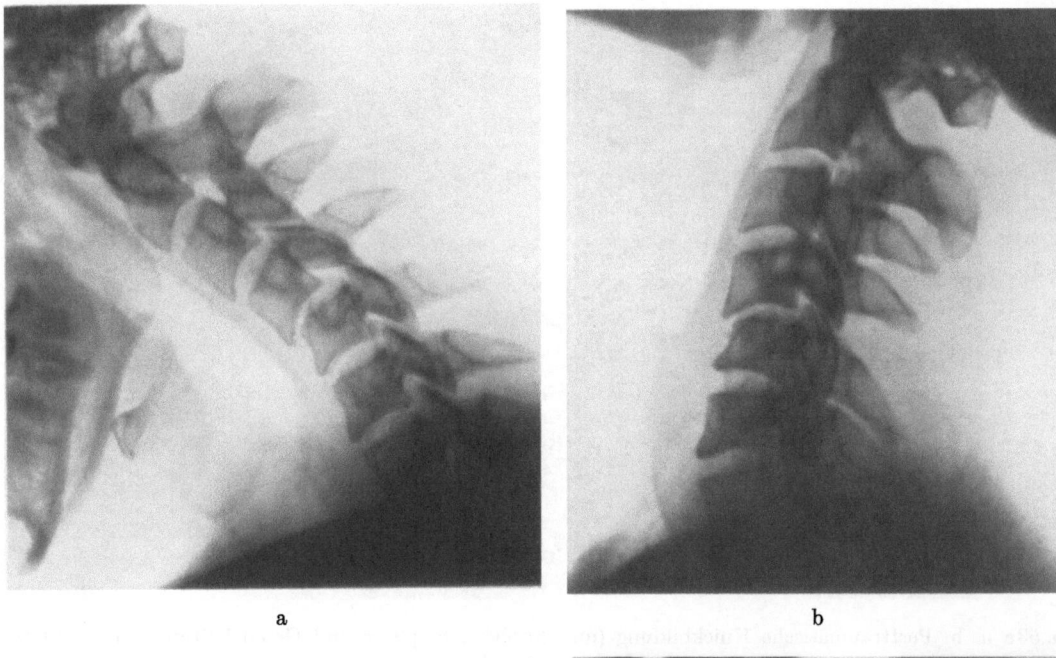

a b

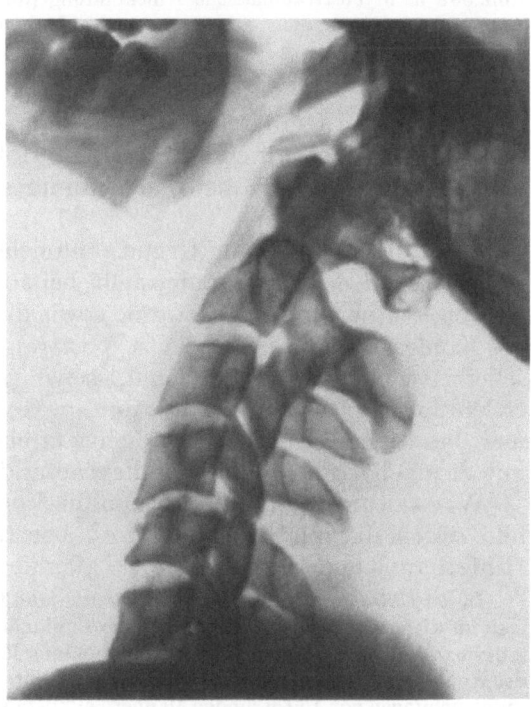

c

Abb. 52a—c. Funktionsaufnahmen der HWS bei Subluxation von C4 nach vorne. a Hyperflexion. b Mittelstellung. c Hyperextension. Auf der Hyperflexionsaufnahme fehlen lediglich noch 2—3 mm bis zur ,,Verhakung'' der Gelenkfortsätze. Auch auf der Hyperextensionsaufnahme klaffen die Dornfortsätze C4/5 als Zeichen der Zerrung bzw. Zerreißung des Zwischendornbandes. (28jähriger Mann, Kopfsprung in flaches Wasser. Nackenschmerzen und ziehende Schmerzen in beiden Schultern, besonders bei Rückwärts- und Rechtsseitwärts-Neigung. Hyperextension deutlich eingeschränkt)

reißung des Zwischendornbandes C4/5, an dem Klaffen der Dornfortsätze erkennbar. Auf der Hyperflexionsaufnahme (Abb. 52a—c) beträgt die Wirbelverschiebung 5 mm, auf der Hyperextensionsaufnahme nur noch gut 2 mm (Abb. 52c). Würde bei der Hyperflexionsaufnahme die Beugehaltung noch weiter forciert werden, käme es zur Verhakung der Gelenkfortsätze C4/5, die sich nur noch auf 2 mm Länge berühren.

Die *Geradestellung* (Steifhaltung) der HWS ist nicht in jedem Fall, wie bei der LWS, als krankhaft anzusehen, wohl jedoch die Kyphosierung der HWS (Abb. 53). ALBERS fand die Geradestellung in 41 % bei Gesunden. Bei Jugendlichen ist sie sogar als physiologisch anzusehen.

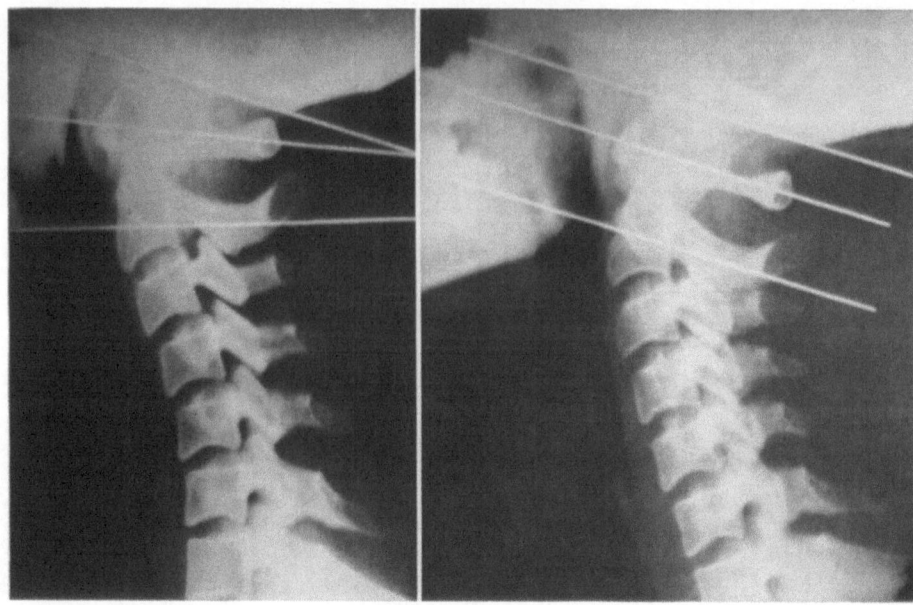

Abb. 53a u. b. Posttraumatische Knickbildung (umschriebene Kyphose und Geradehaltung bei Funktionsaufnahmen der HWS)

Analog dem Güntzschen Zeichen (Geradestellung bzw. Kyphosierung der LWS) wird durch die Kyphosierung der HWS der Höhendurchmesser der Foramina intervertebralia vergrößert und damit die Wurzelkompression und der Schmerz vermindert (,,attitude antalgique") (SICARD).

BUETTI-BÄUML hat auf Grund zahlreicher Untersuchungen *das normale röntgenologische Funktionsbild der HWS* aufgestellt bei folgenden Grundbewegungen: Flexion und Extension, Seitneigung und Rotation sowie die Bewegung im Atlas-Axis-Gelenk bei Rotation des Kopfes. Es ist sein Verdienst, posttraumatische Knickbildungen der HWS, auf Bandscheibenschädigungen beruhend, sowie posttraumatische Rotationsdislokationen mit Gelenkfortsatzläsionen erkannt und im Heilungsablauf verfolgt zu haben. Bis dahin hatte man bei diesen Befunden lediglich von einer Distorsion der HWS gesprochen (Abb. 54) mit dazugehörigem Bewegungsdiagramm der Einzelsegmente.

WACKENHEIM u. Mitarb. prüfen die Funktion der oberen HWS im seitlichen Röntgenbild durch die relativ eindeutig zu beurteilende Veränderung des Abstandes zwischen Hinterhaupt und Dens axis.

In der *Chiropraxis* haben Normalvarianten und fehlerhafte Aufnahmetechnik des Atlas und der Axis vielfach zu diagnostischen Fehldeutungen wie Subluxationen im Atlas-Axis-Gelenk oder inferiore und superiore Atlasluxation geführt. Diese Subluxationsstellung läßt sich beim Gesunden durch eine geringfügige Drehung des Kopfes oder Neigung nach der linken oder rechten Schulter reproduzieren. So fand FISCHEDICK bei Serienuntersuchungen von 150 gesunden Männern auf dem vorderen Schichtbild in 51% die sog. ,,Seitenverschiebung" im Atlas-Axis-Gelenk und bei weiteren 50 Gesunden ebenfalls in über 50% eine Atlasstellung, welche der ,,Inferior- und Superior-Luxation" der Chiropraktiker entspricht.

Röntgenologisch kann man eine Dreh- oder Endstellung eines normalen reversiblen Drehvorganges von der blockierten, nicht reversiblen Drehstellung nicht unterscheiden.

ZUKSCHWERDT u. Mitarb. (vor allem EMMINGER) fanden in den Wirbelgelenken Meniscen und Fettpolster, welche plötzlich eingeklemmt werden können, z.B. bei unkoordinierten Bewegungen, wobei ZUKSCHWERDT ausdrücklich betont, daß eine Klärung dieser Zustände im Röntgenbild unmöglich ist. Daraus ergibt sich die ganze Problematik der Röntgendiagnostik an der oberen Halswirbelsäule in der Chiropraxis, und BROCHER, BUETTI-BÄUML, FISCHEDICK und ZUKSCHWERDT gebührt wohl das Verdienst, hier die diagnostischen Möglichkeiten kritisch gesichtet und auf ihr Normalmaß zurückgeführt zu haben.

BROCHER hat erstmals im Röntgenbild auch die *Beweglichkeit der oberen beiden HWS-Bewegungssegmente* untersucht (zwischen dem Os occipitale und Atlas einerseits und dem

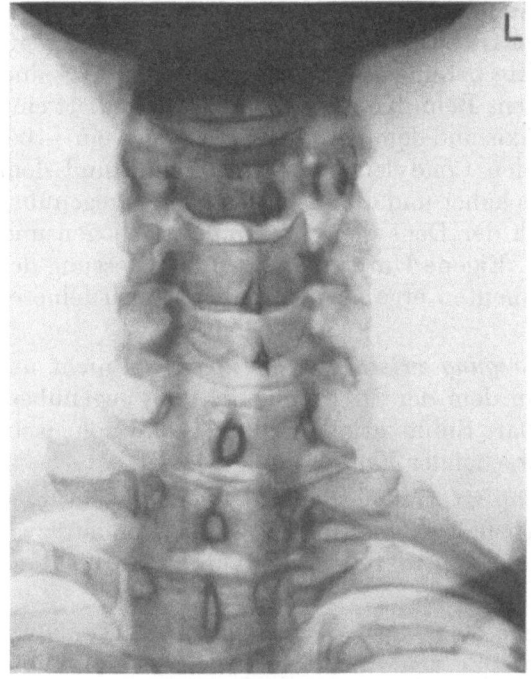
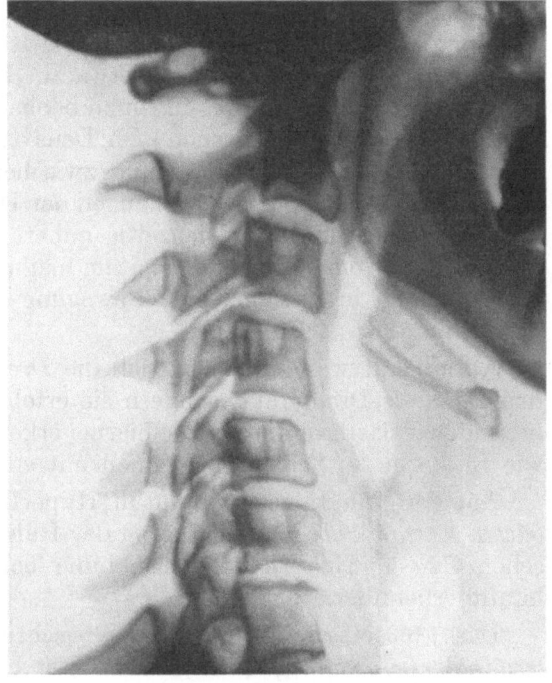

a

b

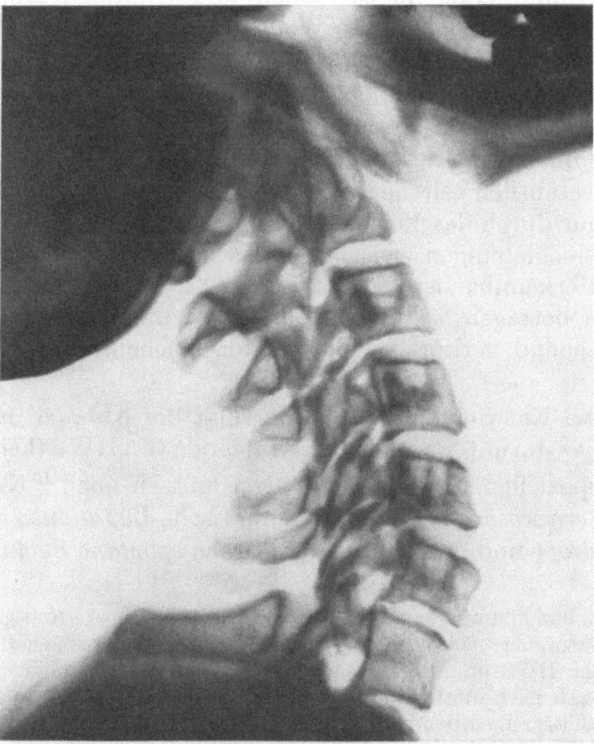
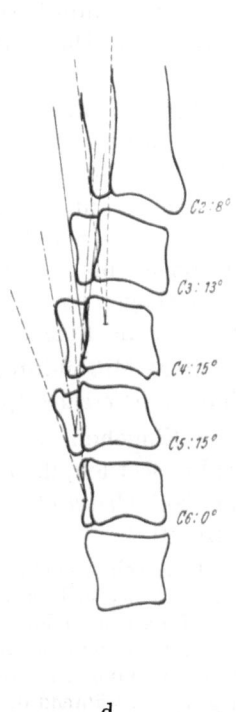

c

d

Abb. 54a—d. Nach Sturz Schädelhirntrauma, Beschwerden in der mittleren HWS und Paraesthesien beider Arme (nach BUETTI-BÄUML). a In der a.p.-Aufnahme fällt neben der Deformität der Procc. uncinati HW6 vor allem eine Linksverlagerung des Dornfortsatzes 6. HW auf. b Flexionsaufnahme. c Extensionsaufnahme mit fast völligem Ausfall im Segment HW6/7. Es handelte sich um eine verhakte Rotationsluxation im linken Intervertebralgelenk HW6/7. d Zugehöriges Schema mit Segmentbeweglichkeit

Atlas und der Axis andererseits). In Übereinstimmung mit Mollier kommt er zu der Feststellung, daß die Gesamtbeweglichkeit zwischen Os occipitale und Axis etwa 30° beträgt, wobei beide Bewegungssegmente etwa zur Hälfte beteiligt sind. In der oberen HWS sind noch zwei zusätzliche Bewegungen zu beobachten: Beim Kopfheben und -senken tritt eine Vertikalverschiebung zwischen dem Dens der Axis und dem vorderen Atlasbogen ein — bei einer gleichzeitigen Gleitbewegung zwischen den Condylen des Os occipitale und dem Atlas. Dadurch tritt beim Kopfbeugen der Dens höher und die Condylen gleiten gegenüber dem Atlas nach hinten, gleichzeitig nähert sich der Dens dem vorderen Atlasbogen und entfernt sich vom Foramen occipitale magnum. Eigene Untersuchungen mit Messung der Beweglichkeit in den einzelnen Bewegungssegmenten ergaben Aufschlüsse noch feinerer Art (Abb. 51).

Auffallenderweise vollzieht sich die *Drehbewegung zwischen Atlas und Axis* nicht um den Dens als Drehpunkt, sondern sie erfolgt in dem der Drehpunktrichtung gegenüberliegenden Atlas-Axisgelenk. Die hierbei erkennbare Subluxationsstellung ist physiologisch, wie Brocher an Schichtaufnahmen mit entsprechender Kopfdrehung gezeigt hat.

Auf der Funktionsaufnahme in Hyperflexion ist, namentlich bei Jugendlichen, eine *leichte ventrale Subluxationsstellung* der Halswirbelkörper physiologisch, insbesondere zwischen C2—5. Eine Dorsalverschiebung bei der Hyperextensionsaufnahme ist nicht so häufig erkennbar.

Das 1863 erstmalig von Bevan beschriebene *Os odontoideum*, heute auch *Ossiculum terminale Bergmann* genannt, stellt unter Umständen eine recht gefährliche Fehlbildung dar, da sie auch mit Bildungsfehlern der angrenzenden Ligamenta einhergeht (von Theiler an der Maus histologisch bestätigt). Die Folge ist eine verstärkte Verschieblichkeit zwischen dem Os odontoideum und Axis im sagittalen und frontalen Durchmesser, dadurch Gefahr der Einengung des Wirbelkanals. Wenn die Verschiebung bzw. Verengung mehr als 10 mm beträgt, ist nach McRae mit einer Kompression des oberen Halsmarks zu rechnen. Die vermehrte Anfälligkeit gegenüber Traumen wurde oben schon erwähnt.

Von geringerer praktischer Bedeutung ist die chronische *Atlanto-Epistropheal-Dislokation* nach McRae, weil sie wesentlich seltener ist als das Os odontoideum. Sie unterscheidet sich von der letzteren nur durch das Vorhandensein des Dens an seiner normalen Stelle. Trotzdem kann es zu Verschiebungen zwischen Atlas und Axis kommen, die am besten im seitlichen Schichtbild erkennbar ist. So kann der Abstand des Dens vom vorderen Atlasbogen bis zu 11 mm betragen statt normalerweise 2 mm, der Abstand vom hinteren Atlasbogen ist entsprechend verkürzt. Kompressionserscheinungen des oberen Halsmarks sind die Folge.

Eine weitere Mißbildung bzw. Entwicklungshemmung zeigt die Abb. 55. Es handelt sich um eine *persistierende Apophyse* am unteren Gelenkfortsatzende von HW 2 (kein Abriß!).

Vor dem Eingehen auf die speziellen HWS-Verletzungen müssen noch 2 Krankheitsbilder erwähnt werden, die zwar *erworbene*, doch nicht traumatische *Luxationen* darstellen, es sind das sog. *Griselsche Syndrom* und die nicht traumatische *spontane Subluxation des Atlas* (Hadley).

Grisel sah 1930 ein bis dahin kaum beachtetes Krankheitsbild „Torticollis pharynge": Heftige Schmerzen in der oberen Nackengegend, in das Versorgungsgebiet der Nervus occipitalis ausstrahlend, sind gepaart mit einer Flexions-Rotations-Abduktion der HWS im Atlas-Axis-Gelenk (Abb. 57) im Anschluß an infektiöse Prozesse im Nasenrachenraum, aber auch nach Mastoiditis und Otitis. Bevorzugt befallen werden Kinder zwischen 12 und 13 Jahren. Bei rechtsseitiger Luxation wird der Kopf in leichter Beugung zur rechten Seite hin gesenkt gehalten, während das Gesicht nach links schaut (bei linksseitiger Luxation umgekehrt). Wahrscheinlich handelt es sich ätiologisch um einen lymphogen bedingten arthritischen Prozeß in den Wirbelgelenken mit Bänderlockerung und sekundärer Kontraktur der tiefen Halsmuskulatur. Die Reposition gelingt fast immer unter mäßiger Extension in der Glissonschlinge.

Das Röntgenbild des *Griselschen Syndroms* ist charakteristisch: Bei rechtsseitiger Luxation überragt der äußere Pol der unteren Gelenkfläche des Atlas die entsprechende obere Gelenkfläche der Axis um 1—5 mm (Abb. 57).

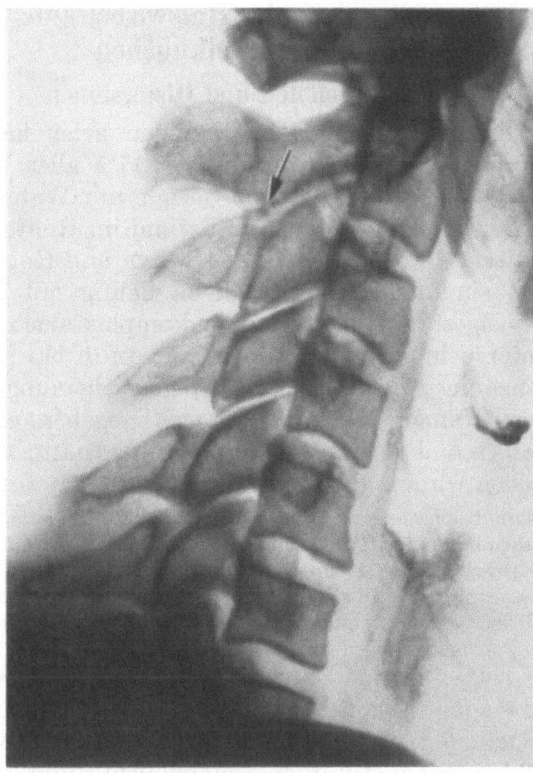

Abb. 55. Persistierende Apophyse der unteren Gelenkfortsatzspitze von HW 2 (kein Abriß) bei 48jährigem Mann
(Pfeil)

Die nicht traumatische, *spontane Subluxation des Atlas* (HADLEY) unterscheidet sich bezüglich Ätiologie und Auftreten im Kindesalter kaum vom Griselschen Syndrom und bezüglich des Erscheinungsbildes kaum von der chronischen Atlanto-Epistropheal-Dislokation McRAEs, die aber, wie schon oben erwähnt, als Mißbildung bzw. Entwicklungshemmung aufzufassen ist. Beim *Hadley-Syndrom* findet sich statt der Griselschen Rotations-luxation eine ventrale Atlasluxation im Atlas-Axis-Gelenk, wodurch der Abstand zwischen Dens und vorderem Atlasbogen (normal 2 mm) auf 10 und mehr vergrößert ist. HADLEY empfiehlt bei der Röntgenuntersuchung ein besonders vorsichtiges Vorgehen, da die Kinder wegen der heftigen Nackenschmerzen den Kopf wie bei der Suboccipital-Tbc. ängstlich in den Händen gestützt halten und brüske Manipulationen selbst tödliche Folgen zeitigen können. Infektionen im Hals-Nasen-Rachenraum, Grippe, rheumatische Infekte, auch Tonsillektomien werden in der Vorgeschichte erwähnt (Abb. 56).

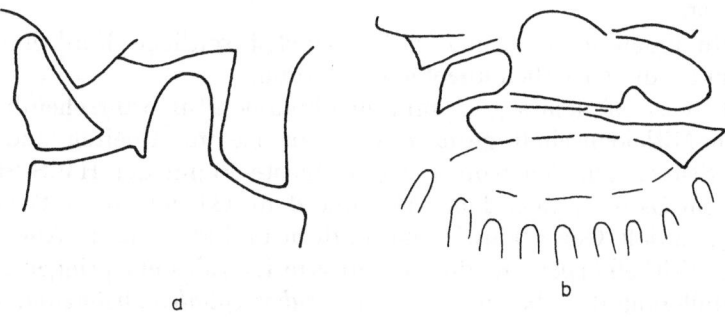

a   b

Abb. 56a u. b. Rechtsseitige Flexions-Rotations-Abduktion im Atlas-Axisgelenk. a Aufnahme bei Kopfneigung nach links, die Massa laterales atlant. ist dem Proc. odontoideus stark genähert. Die linke Gelenkfläche des Epistropheus überragt diejenige des Atlas um 6 mm. Auf der rechten Seite sind dasAtlanto-Occipitalgelenk sowie das Atlanto-Epistrophealgelenk zu sehen. Physiologische Stellung des Atlas bei einer Drehbewegung

1. Traumatische Schädigungen der Halswirbelsäule ohne Verletzung der Halswirbelknochen

a) Kontusionen und Distorsionen

Kontusionen und Distorsionen der HWS kommen sicher häufiger vor, als allgemein angenommen wird. Von Witt wird ihr Anteil auf 65% aller Wirbelsäulenverletzungen geschätzt. Kontusionen und Distorsionen sind bislang nur Wahrscheinlichkeitsdiagnosen, sie sind ein klinischer Begriff. Ein eindeutiger Befund im Röntgenbild fehlt hier.

Die *Distorsion der oberen HWS* haben Feld, Säker und Roger untersucht. Nach den klinischen Erfahrungen sind Schädelverletzungen häufig mit Schädigungen der HWS kombiniert, die einen vielgestaltigen Symptomenkomplex auslösen können.

Auf Grund der Untersuchungen von Barée und Liou hat sich besonders Bärtschi-Rochain der Untersuchung von cervicalen Folgeerscheinungen von Schädeltraumen gewidmet und ihnen den Namen „*Migraine cervical*" gegeben, eine Bezeichnung, die von anderen Autoren (Wanke und Buess, Dubois, Kuhlendahl, Säker und Streiff) als wenig glücklich angesehen wird.

Klinisch handelt es sich um Kopfschmerzen, vorwiegend occipital, Paraesthesien, Druckschmerz am N. occipitalis-Austritt, Bewegungshemmung der HWS, Ohrgeräusche, Schwindel und Sehstörungen, Symptome, die zum Teil als Ausdruck von Durchblutungsstörungen angesehen werden. Nach den genannten Autoren handelt es sich um posttraumatische arthrotische Reaktionen, die sich nach Monaten, mitunter erst nach Jahren, am Processus uncinatus einstellen und bevorzugt am 3.—6. Halswirbel lokalisiert sind. Die arthrotischen Wucherungen am Processus uncinatus sollen auf das sympathische Geflecht, welches die Arteria vertebralis umgibt, einen Druck ausüben und dadurch die mannigfaltigsten Beschwerden auslösen.

Die Diagnose einer traumatischen Migraine cervicale (Bärtschi-Rochain) ist nur mit großem Vorbehalt zu stellen. Sie ist zweifellos viel seltener, als es zunächst den Anschein hatte. Wichtig ist, daß bei jedem stumpfen Schädelhirntrauma die HWS klinisch geprüft wird und bei der geringsten Schmerzhaftigkeit zur Dokumentation eine Röntgenaufnahme der HWS wenigstens in 2 Ebenen veranlaßt wird.

Über *traumatische Arthritis* der HWS, die erstmals 1928 von Lériche beschrieben wurde, hat Pizon an Hand von 30 einschlägigen Fällen berichtet: 24 Männer und 6 Frauen. Alle hatten einen Verkehrsunfall erlitten, 2 einen direkten Kopf-Hals-Schock, 7 einen Sturz infolge Ausgleitens, 7 weitere Verletzungen beim Autofahren durch zu plötzliches Bremsen oder Anfahren, die restlichen 14 waren in andere Straßenunfälle verwickelt. Am häufigsten betroffen waren die Gelenke C2 und C3 sowie C3 und C4. Ursache der Verletzungen ist meist eine Überstreckung allein oder in Verbindung mit einer Drehung. Durchschnittsalter der Männer 47, der Frauen 49 Jahre.

Klinisches Bild. Nach einem kurzen, schmerzfreien Intervall diffuse Schmerzen in der oberen Halswirbelsäule, vor allem beim Stehen, weniger beim Liegen. Erhebliche Bewegungseinschränkung, besonders der Drehung, aber auch der Beugung und Streckung. Gelegentlich besteht eine komplette Blockade wie bei ankylosierender Spondylarthritis. Passive Bewegungen verursachen nur einen lokalen Schmerz, keinen entfernt liegenden Wurzelreiz. Außerdem besteht eine sehr konstante Kontraktur der paravertebralen Hals- und Trapeziusmuskulatur.

Röntgenaufnahmen in 4 Ebenen und möglichst seitliche Funktionsaufnahmen der HWS sollten in all diesen Fällen angefertigt werden.

Brocher hält es bei dem sog. Symptomenkomplex für wahrscheinlich, daß auch die obere HWS in Mitleidenschaft gezogen wird, da sie im Ableiten und Abfangen eines Schlages oder Sturzes auf den Kopf der schwächste Punkt der HWS-Statik ist:

Zwischen dem Os occipitale, dem Atlas und dem Axis fehlen die Bandscheiben, die in erster Linie eine axiale Gewalteinwirkung puffern und abbremsen. Auch fehlt dem Atlas ein eigentlicher Wirbelkörper, für den die Massae laterales einspringen müssen. Für eine stärkere Mitbeteiligung der oberen HWS, einer *suboccipitalen Distorsion*, spricht weiterhin die Tatsache, daß die beiden ersten Cerebro-spinal-Nerven nicht nur mit dem sympathischen Ganglion cervicale superius, sondern auch untereinander durch eine Nervenschleife verbunden sind. Aus diesem Geflecht gehen 2 Nervenäste nach cranial und caudal ab, welche die A. vertebralis während ihres Durchtritts durch Atlas und Axis versorgen.

Tritt eine Bogenverletzung des Atlas oder eine Schädigung der Gelenkkapseln und Bänder ein, so liegt die Rückwirkung auf das Gefäß- und Nervensystem dieser Gegend auf der Hand, zumal die A. vertebralis und der N. occipitalis den Atlasbogen im Sulcus arteriae vertebralis kreuzen (BROCHER).

Von einer *suboccipitalen Distorsion* kann man nach FELD sprechen, wenn

1. bei aktiven und passiven Kopfbewegungen die Bewegung auf halbem Wege gehemmt wird, weil ein heftiger Schmerz auftritt; eine Bewegungsbehinderung bei der Rotation des Kopfes spricht für eine Schädigung der Atlas-Axisgelenke,

2. die Palpation bei möglichster Muskelentspannung einen ausgesprochenen Druckschmerz am Austrittspunkt des N. occipitalis major ergibt,

3. ein Druckschmerz sich auch an den Dornfortsätzen der übrigen HWS findet, da nach FELD suboccipital entstandene Schmerzen dazu neigen, frühzeitig auf die ganze HWS überzugreifen.

Auch der Bericht von WANKE und BUESS, daß bei ungefähr der Hälfte ihrer Schädelhirnverletzten nach 6 Monaten Neuralgien einer Kopfhälfte, besonders im Occipitalbereich, auftraten, spricht dafür, daß Distorsionen im Halsbereich (pathologisch-anatomisch intra- und periarticuläre Schwellungen mit Bänderzerrungen) wesentlich häufiger sind, als bislang meist angenommen wurde. Mit Recht fordert daher BROCHER, dieser Tatsache Rechnung zu tragen und bei allen Schädelverletzungen Mitbeteiligungen der HWS, insbesondere der Suboccipitalregion, in Erwägung zu ziehen und durch eine subtile Röntgenuntersuchung und ggf. autoptische Untersuchungen weiter abzuklären. Nur so kann man den enttäuschenden Erfahrungen des Klinikers begegnen, der für hartnäckige Nacken-Kopfschmerzen mit Schwindelgefühl Monate und selbst Jahre nach einem Schädeltrauma keinen objektiven Anhalt finden kann.

SCHMIDT berichtet von einer Halsmarkschädigung ohne Wirbelluxation oder -fraktur bei einem 71jährigen Mann, wahrscheinlich durch ein Hämatom bzw. eine Hämatomyelie verursacht.

Die Bedeutung der *Distorsion der Wirbelbänder als Ursache von Brachialgien* und verschiedenen radikalären Schmerzsymptomen heben GUILLEMENET und STAGQUARD hervor,

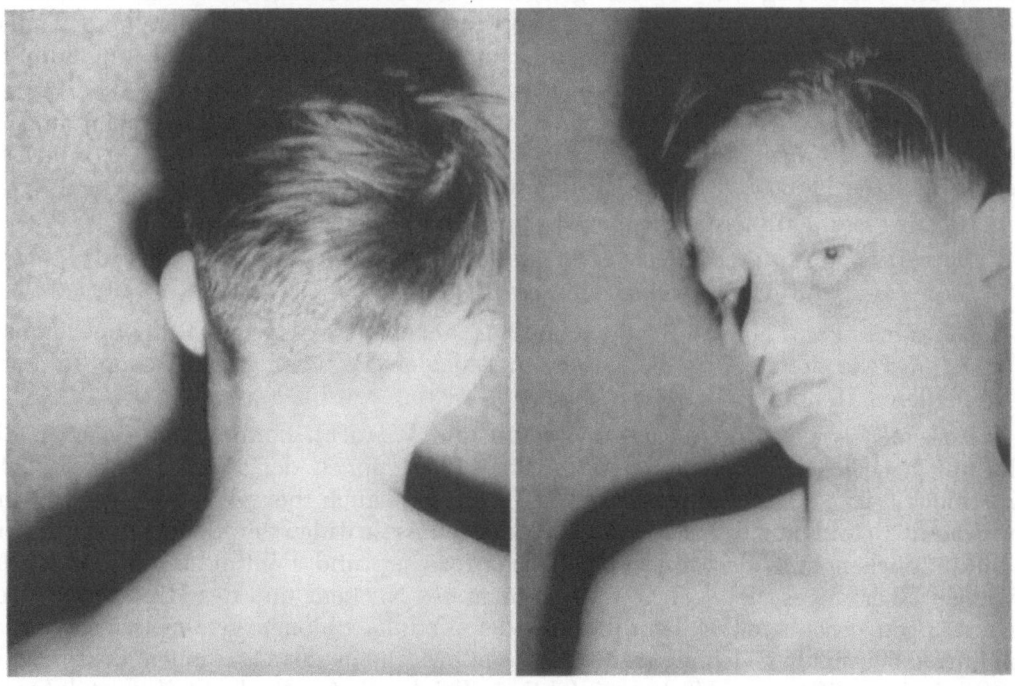

a   b

Abb. 57a u. b. Akute Wirbelblockierung, sog. traumatischer Schiefhals

angefangen mit der Suboccipitalneuralgie bis zur Ischialgie sowie verschiedenen neuro-vegetativen Störungen wie Asthma, Ulcus ventriculi u. a. Makro-, aber auch Mikrotraumen führen zu einer Bänderverspannung, die ihrerseits eine gegenseitige Verschiebung zweier Wirbelkörper zur Folge hat. Eine starke Schmerzhaftigkeit bei seitlichen Rüttelbewegungen am Dornfortsatz der betroffenen Wirbelkörper ist typisch.

Nach den Ausführungen von Muntean ist auch die *Steifhaltung bzw. leichte Kyphosierung der HWS* nach Verletzungen einleuchtend: Physiologischerweise kommt es beim Rückwärtsbeugen des Kopfes zur Einengung der Zwischenwirbellöcher, wobei zunächst noch eine Beeinträchtigung der in den Zwischenwirbelkanälen enthaltenen Nerven und Gefäße durch einen Reserveraum (Hadley) vermieden wird. Nach Traumen wird jedoch dieser Reserveraum durch Quellung geschädigter Bänder, Hämatome usw. ausgefüllt, so daß die *posttraumatische Steifhaltung* bzw. Kyphosierung der HWS als Schonhaltung zur Verminderung der Schmerzen anzusehen ist.

Die *akute Blockierung von Halswirbelgelenken* führt Zukschwerdt auf Meniscuseinklemmungen zurück, seit Emminger in allen Wirbelgelenken meniscusähnliche Gebilde, die größten im Atlanto-occipital-Gelenk, nachgewiesen hat. Das akut einsetzende Krankheitsbild folgt meist auf eine plötzliche Kopfbewegung. Vielfach sind junge Menschen betroffen (Abb. 57a u. b). Einer der beiden obersten Halswirbel ist stets druckschmerzhaft. Dabei immer Steifhaltung der Halswirbelsäule. Auf dem a.p.-Bild häufig seitliche Abweichung des Dens der Axis. Da zwischen Occiput und Atlas sowie Atlas und Axis Bandscheiben fehlen, kann es sich nicht um Bandscheibenschädigungen handeln. Behandlung chiropraktisch.

b) Isolierte Bandscheibenverletzungen der Halswirbelsäule

Isolierte Bandscheibenverletzungen sind selten. Lob fand sie, wie schon oben erwähnt, in 3,8% seines Materials an der gesamten Wirbelsäule. Die *Frühdiagnose* ist schwieriger als die *Spätdiagnose* und an der Halswirbelsäule am besten durch seitliche Funktionsaufnahmen zu klären, wobei man mitunter eine Knickbildung der HWS-Achse auf der Hyperflexionsaufnahme erkennen kann, ohne daß sonstige Zeichen, etwa eine Bandscheibenerniedrigung, zu sehen sind. Mitunter findet sich auch eine leichte ventrale-Subluxationsstellung des cranial der geschädigten Bandscheibe liegenden Halswirbels als Zeichen der Verletzung des ventral gelegenen äußeren Faserringes. Im Verlaufe von 1—8 Monaten entwickeln sich dann lokalisierte spondylotische Randwülste und Knochenschalen an den der Bandscheibe benachbarten Wirbelschlußplatten, die aufgerauht erscheinen und eine verstärkte Sklerosierung aufweisen.

Bei isolierten Bandscheibenverletzungen kann wie bei den Kontusionen und Distorsionen der HWS das Bild der *akuten Nackensteife* auftreten, die nach Seitz meist auf einer neurogenen Kontraktur der Nackenmuskulatur beruht, bedingt durch

1. Reizung des peripheren sensiblen Neurons,
2. Einwirkung auf das Binnensystem des Rückenmarks,
3. Einwirkung auf das Mittelhirn und die Brücke.

Bei Traumen kann man ganz allgemein die Nackensteife als einen Reflexmechanismus auffassen, der wie eine Schiene die verletzten Teile der HWS ruhigstellt, schont und damit zur schnelleren Heilung beiträgt.

Die akute Nackensteife, Cervicago (Junge und Wanke), kommt, wie oben erwähnt, nicht nur bei leichten Traumen und brüsken Bewegungen der HWS vor (vgl. „akute Wirbelblockierung" nach Zukschwerdt), sondern auch bei gedeckten Schädelhirntraumen mit Beteiligung der HWS, bei fieberhaften Arthritiden der kleinen Wirbelgelenke, bei entzündlichen und blastomatösen Wirbelprozessen und Fehlbildungen des occipito-cervicalen Überganges, bei Weichteilaffektionen des Nackens und des Hinterkopfes sowie Erkrankungen des oberen Halsmarks und der Medulla oblongata, der Brücke und des Mittelhirns, bei meningealen Reaktionen, raumfordernden intrakraniellen Prozessen und bei Strychninvergiftung und Tetanusinfektion. *Bei der akuten Nackensteife darf daher nicht zisternal punktiert werden!*

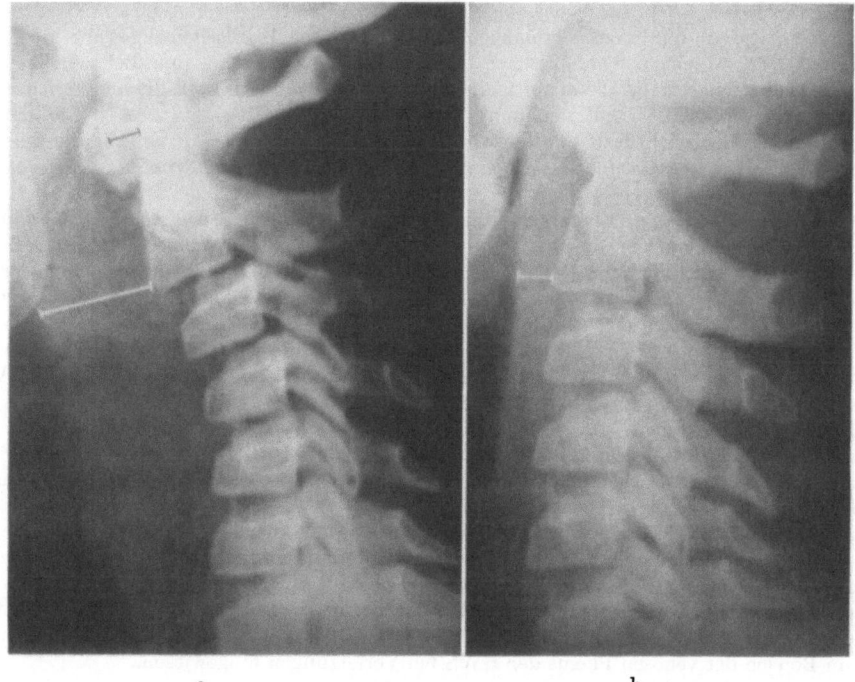

a   b

Abb. 58a u. b. Reine Beugeluxation HW 2/3 mit Klaffen der Dornfortsätze

c) Spontane und traumatische Rotationssubluxation

Die fixierte Drehstellung zweier Halswirbel gegeneinander wird nach BUETTI-BÄUML als Rotationssubluxation bezeichnet (Abb. 59). Das gilt auch für Atlas und Axis. Im Grunde handelt es sich um eine Wirbelblockierung in einer von der Ruhelage abweichenden Stellung; sie kann *spontan* entstehen (Schlaf, Sport, vor allem Kinder).

Die *traumatische Rotationssubluxation* im Atlanto-Occipitalgelenk oder im Atlanto-Axialgelenk kann auch ohne knöcherne Verletzungen auftreten (Abb. 61a u. b, 62a u. b). Bei isolierter röntgenologischer Betrachtung ist die spontane Rotationssubluxation von der traumatischen nicht zu unterscheiden. Im Vorderbild ist bei orthograder Einstellung des Kopfes der Dornfortsatz der Axis aus der Mittellinie versetzt, während der Atlas eine symmetrische Stellung aufweist. Die unteren Dreiecke der Massae laterales sind kongruent mit seitlichem Hervorragen einer Axisgelenkfläche nach ventral, so daß diese konturbildend wird. Liegt die Rotationssubluxation nicht wie oben zwischen HW 1 und HW 2, sondern in den Atlanto-Occipitalgelenken, so projiziert sich der Atlas auf der a.p.-Aufnahme asymmetrisch. Im Seitenbild ragt eine Massa lateralis nach ventral, die andere nach dorsal hervor. Fehlinterpretationen entstehen bei nicht orthograder Einstellung des Kopfes bei der Aufnahme und bei primären Asymmetrien der knöchernen Gebilde.

Beim Auftreten einer Nackensteife nach Verletzungen sollte man immer eine subtile Röntgenuntersuchung der HWS durchführen, unter Einbeziehung von typischen und ggf. auch Spezialaufnahmen des Schädels.

Bei *vorgeschädigter HWS*, worunter man weniger voraufgegangene Traumen als vielmehr angeborene Anomalien der HWS — speziell der Occipitocervicalregion —, Spondylochondrosen und Spondylarthrosen mit Intervertebralstenosen, sowie Stenosierung der A. vertebralis durch Einengung der kleinen Wirbellöcher bei Primärtumoren, häufiger durch Metastasen der HWS versteht, können schon unterschwellige Traumen, die bei einer normalen Wirbelsäule noch keinerlei Schädigungen hervorrufen würden, zu schweren Verletzungen und Krankheitsbildern führen.

Für die *gutachterliche Beurteilung* ist folgendes auch zu der HWS von Wichtigkeit: Junghanns bejaht ausdrücklich die Frage, ob durch eine einmalige Gewalteinwirkung Bandscheibengewebe in den Wirbelkörper eindringen und hier zu einem Schmorlschen Knorpelknötchen führen kann. Bei der Begutachtung eines solchen Falles sind strenge Maßstäbe anzulegen, in Serienröntgenbildern muß die allmähliche Ausbildung des Knötchens zu verfolgen sein! Die Bezeichnung *Spondylosis deformans traumatica* ist nur dann angebracht, wenn in wenigen Wochen nach der Gewalteinwirkung eine deutlich sichtbare Vergrößerung der Randzackenbildung eintritt. *Doch ist niemals eine über die ganze Wirbelsäule ausgebreitete Spondylosis deformans durch einen einzigen Unfall ausgelöst worden!*

Über *geschlossene Verletzungen der HWS* mit dem Problem der *akuten Markbeteiligung* berichtet Pertuiset: Schwere und zeitlicher Ablauf der Markbeteiligung gehen nicht parallel mit einer evtl. knöchernen Verletzung oder Verrenkung. Im Augenblick der Verletzung kann der Zustand der Fraktur oder Luxation viel schwerer sein als bei der darauffolgenden Röntgenuntersuchung, sekundäre Dislokationen während des Transportes können zu irreparablen Schädigungen führen.

Bei der *zentralen Kontusion des Halsmarks* mit mehr oder weniger vollständiger Tetraplegie werden röntgenologische Zeichen einer frischen Verletzung vermißt, doch findet man häufig degenerative Veränderungen mit den Zeichen einer relativen Raumnot im Spinalkanal. Als Verletzungsmechanismus kommt hier vor allem die Hyperlordosierung in Frage.

Die *traumatische extradurale Blutung* ist relativ selten: Klinisch tritt nach einem Intervall bei negativem Röntgenbild mit langsamer Entwicklung der Symptome eine unvollständige Querschnittslähmung auf, teilweise auch mit Reizerscheinungen der hinteren Wurzeln.

Bislang wurden bei traumatischer Alteration des Gefäßsystems vorwiegend Störungen in der Durchblutung der A. vertebralis und ihrer Äste erwähnt. Wie ausgedehnt die Durchblutung auch im Bereich des venösen Gefäßsystems, also vorwiegend des *Plexus venosus vertebralis internus und externus der HWS* ist, lassen die Phlebographien erkennen, gewonnen mittels transossaler spinaler Phlebographie durch Punktion des Dornfortsatzes des 2. Halswirbels (Giercke und Hafemeister). Außer ihnen hat schon früher Clemens auf Abflußstörungen im Bereich der venösen Plexus der HWS bei Verletzungen hingewiesen.

Zusammenfassend ist zu sagen, daß die *isolierte Bandscheibenverletzung* bereits als eine schwere und folgenreiche Wirbelsäulenverletzung anzusehen ist. Dabei kommt es zur Quetschung der Bandscheibe und Zerreißung des Anulus fibrosus. Schwere Stauchungen mit Abscherungen, Hyperflexion oder Überstreckung der Wirbelsäule sind die Ursache. Lob fügt dem noch eine unmittelbare Einwirkung der Gewalt im Sinne des *Explosionsdruckes* hinzu. Die Zeichen für eine *Frühdiagnose* (Verschiebung der Wirbelkörper gegeneinander und die Höhenverminderung der Bandscheibe) sind nicht immer vorhanden, doch ist die *Spätdiagnose* auf Grund nachweisbarer Zeichen traumatischer Bandscheibenschädigung sicherzustellen.

d) Verrenkung der Halswirbelsäule ohne Knochenverletzung

Die erworbenen, nicht traumatischen Verschiebungen der Occipito-Cervicalgegend wurden oben kurz erwähnt: Griselsches Syndrom, Hadley-Syndrom (meist symmetrische vordere Subluxation des Atlas).

Wirbelsäulenverrenkungen ohne begleitende Knochenverletzung werden fast ausschließlich an der Halswirbelsäule beobachtet (Abb. 58 u. 59). Die Gründe hierfür sind:

1. Die gute Beweglichkeit der Halswirbelsäule,

2. der Bau der kleinen Wirbelgelenke, deren Querprofile horizontal verlaufen, so daß sich beugende Kräfte direkt an den Gelenken auswirken (Liechti).

Die traumatischen Luxationen im Atlanto-Occipitalgelenk werden ausgesprochen selten gesehen; sie verlaufen nach Simon fast immer unmittelbar tödlich, so daß Röntgenbilder dieser Verletzung zu den Raritäten gehören. Brocher hat in einem seitlichen Schichtbild einen einschlägigen Fall zur Darstellung gebracht (eigene Beobachtung, Abb. 60).

Einteilung:

1. Die einseitige Rotationsluxation.

2. Die doppelseitige Rotationsluxation.

3. Die doppelseitige (symmetrische) Luxation nach vorn.

4. Die doppelseitige (symmetrische) Luxation nach hinten.

Beatson betont, daß einseitige Luxationen der kleinen Wirbelgelenke nur durch Schrägaufnahmen in zwei Ebenen erkannt werden können. Der Wirbelkörper ist dabei auf der Seitenaufnahme um weniger als die

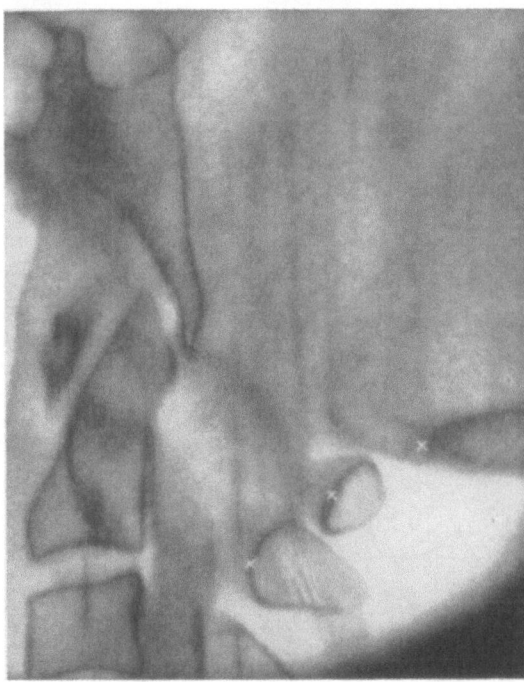

Abb. 59. Ventrale Atlasluxation im Atlanto-Occipital-Gelenk mit Erweiterung des Rückenmarkkanals durch zusätzlichen Berstungsbruch des Atlas. Seitliches Schichtbild. *Klinisch:* kurze Ohnmacht, heftige Kopfschmerzen und Schwindelgefühl. Keine Beweglichkeit in der oberen Halswirbelsäule bei völliger Steifhaltung. Keine neurologischen Symptome! (BROCHER)

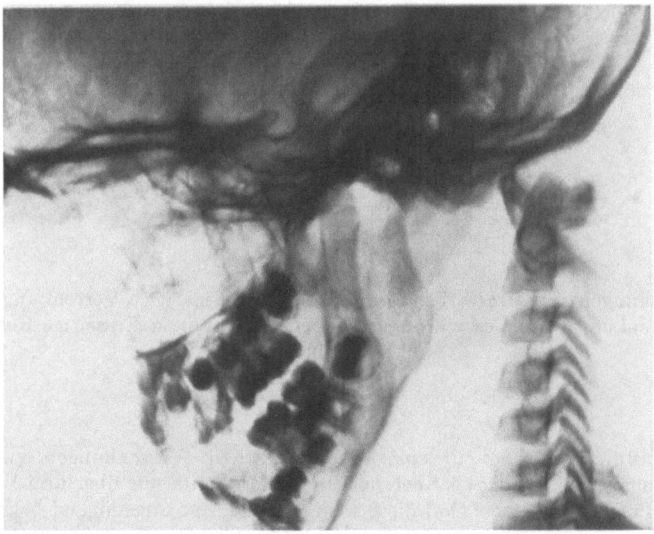

Abb. 60. Dorsale Luxation der Halswirbelsäule im Atlanto-Occipital-Gelenk um 4—5 cm mit Abriß des Rückenmarks bei sonst intakter HWS. 7jähriges Mädchen. Verkehrsunfall. Exitus immediatus

Hälfte seiner Körpertiefe nach vorn verschoben. Ist die Verschiebung stärker, handelt es sich meist um eine symmetrische Luxation in beiden Wirbelgelenken. Bei der doppelseitigen asymmetrischen Luxation — auf der einen Seite nach vorn, auf der anderen nach hinten — sind die Wirbelkörper der Seitenaufnahme kaum gegeneinander verschoben.

Eine eigene Beobachtung zeigt Abb. 60: Ein 7jähriges Mädchen läuft in der Nähe eines Rummelplatzes hinter einem Auto, das sie passieren ließ, über die Straße direkt in ein entgegenkommendes Auto hinein: Dorsale Luxation der HWS im Atlanto-occipital-Gelenk um 4—5 cm mit Abriß des Rückenmarks bei sonst intakter HWS. Exitus immediatus.

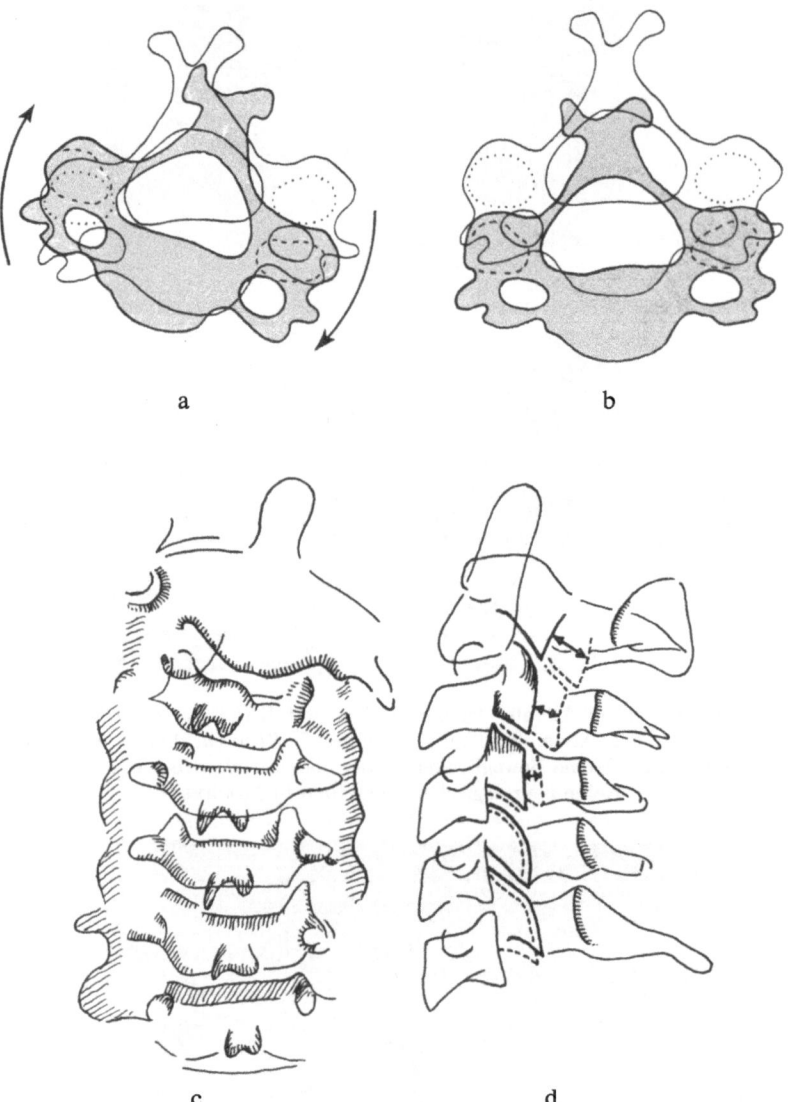

Abb. 61 a—d. Verrenkungen der Halswirbelsäule (Schema). a Einseitige Verrenkung (Rotationsverrenkung). b Doppelseitige Verrenkung (symmetrische oder Beugeverrenkung). c Einseitige Rotation p.a. d Einseitige Rotation seitlich

Auch Gräfin Brühl bezeichnet in einer Sammelstatistik Verrenkungen zwischen dem Atlas und Hinterhaupt ohne Knochenverletzung als überaus selten und konnte nur über drei Verrenkungen nach vorne und fünf nach hinten berichten. Dabei sind diese wenigen Fälle nur ungenügend belegt.

Luxationen und Subluxationen im Atlas-Axis-Bereich findet man häufiger: Durch Ein- und Abrisse der Gelenkkapseln und Gelenkbänder kommt es zu einer Lockerung der physiologischen Befestigungen (Gefügestörung) mit anschließender Verdrehung oder Verschiebung. Die anatomischen Besonderheiten der beiden obersten Halswirbel — zwischen dem Os occipitale, dem Atlas und dem Axis fehlen die Bandscheiben, dem Atlas fehlt der Wirbelkörper — bedingen auch atypische Verletzungsbilder. Durch Überstreckung oder -beugung der HWS zerreißt das Lig. transversum, ohne daß der Zahnfortsatz dabei abbrechen muß. Diese Verrenkung zwischen Atlas und Axis ist wesentlich gefährlicher durch die hierbei unvermeidliche Rückenmarkquetschung als bei einem Bruch des Dens (s. schematische Skizze, Abb. 63).

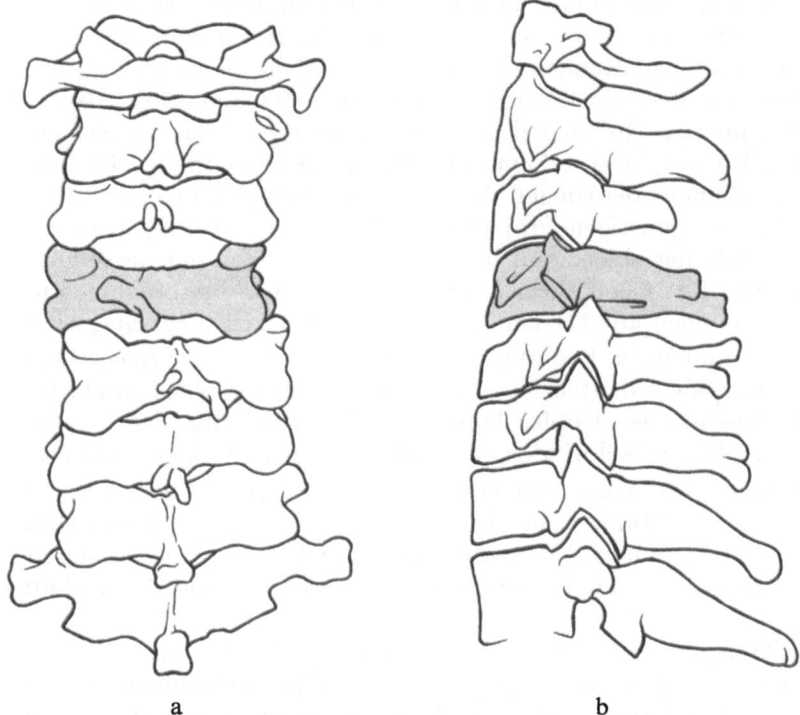

Abb. 62a u. b. Schema einer Rotationsluxation des 4. Halswirbels, Verhakung der Gelenkfortsätze C4/5. a Auf der a.p.-Aufnahme weicht der Dornfortsatz von C4 nach rechts von der Mittellinie ab. b Auf der seitlichen Aufnahme ist die Verbindung der Gelenkfortsätze unterbrochen

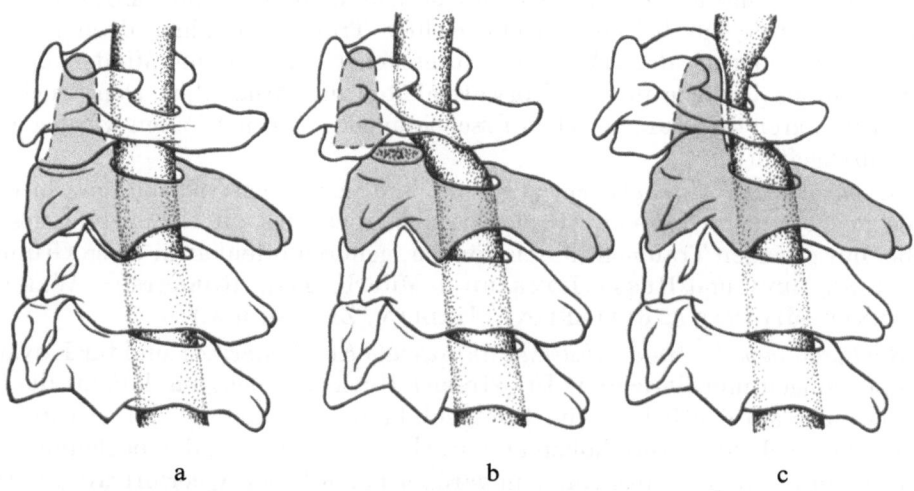

Abb. 63a—c. Ventrale Atlasluxation ohne und mit Rückenmarksläsion (Seitenansicht schematisch). a Normal, b transdentale Form (KIENBÖCK) „rettender Densbruch", c transligamentäre Form

Drehverrenkungen des Atlas ohne Densfraktur kommen etwa viermal so häufig vor wie solche mit Densbrüchen. Atlas-Axisverschiebungen wurden von BLUNK (1935) bezüglich ihrer traumatischen Genese, wie sie von mehreren Autoren, so auch von RANKIN, mitgeteilt wurden, kritisch beurteilt. Es ist mit Sicherheit die sog. pathologische oder spontane Luxation im Sinne des Griselschen oder Hadley-Syndroms wesentlich häufiger als die traumatische.

Brocher betont, daß heute, besonders von chiropraktischer Seite, viel zu häufig „Luxationen" zwischen Atlas und Axis diagnostiziert werden. Als Kriterium wird das Überragen des seitlichen Randes der Atlasgelenkfläche über die entsprechende Gelenkfläche der Axis bzw. derjenigen der Axis über den Atlas angeführt. Aber schon durch eine physiologische, mäßige Drehung des Kopfes kann die klassische Nebeneinanderreihung des Atlas und Epistropheus aufgehoben werden (bei maximaler Drehung überragt der Rand des Epistropheus denjenigen des Atlas um 10 mm und mehr). Transbuccale Aufnahmen werden der günstigen Projektion halber auf kurze Entfernung gemacht: Schon ein kleiner Einstellungsfehler kann bei dieser genügen, um ein Zerrbild der wahren Verhältnisse zwischen HW 1 und HW 2 hervorzurufen. Nur Fernaufnahmen nach Ottonello oder Schichtaufnahmen aus 150 cm Entfernung geben wirklichkeitsgetreue Bilder.

Nach Lester und Moir, Fischedick und Brocher kommen Atlas-Axisverschiebungen von 1—2 mm bei jedem dritten Menschen vor und sind physiologisch. Schon durch eine rein seitliche Neigung des Kopfes kann diese Verschiebung, der Brocher den Namen „Offset" gegeben hat, verschwinden oder auf der kontralateralen Seite erkennbar werden.

Das Kriterium einer Atlas-Axis-Verschiebung ist deren Sichtbarkeit auf der seitlichen Übersichts- oder Schichtaufnahme: Ein Abstand von mehr als 2 mm zwischen vorderem Atlasbogen und Dens ist beim Erwachsenen für eine Verschiebung beweisend, doch kommt sie, wie schon oben erwähnt, bei Entzündungen und Fehlbildungen häufiger vor als bei Verletzungen.

Spontane Atlasluxationen, also ohne Traumen entstanden, die gelegentlich mit klinisch mehr oder weniger stark ausgeprägtem Torticollis vorkommen, beschrieb Werner. Watson-Jones nimmt als Ursache eine Entkalkung am Ansatz des Lig. transversum an, die durch eine Entzündung entsteht, der dann eine partielle oder totale Ruptur des Ligamentes folgt. In seinem Beitrag werden drei eigene Fälle vorgestellt, zweien davon ging eine Polyarthritis voraus.

Über *ventrale Atlasluxationen* (11 Fälle) berichten Wollin und Botterell. In der Vorgeschichte wurde nur bei einigen ein leichtes Trauma erwähnt, doch fand sich bei keinem eine Veränderung der HWS. Die Untersucher nehmen eine Minderwertigkeit des Lig. cruciatum als Ursache für das Vorwärtsgleiten des Atlas ohne Densbruch an. Auffallend gering waren die neurologischen Erscheinungen. Nur in 4 Fällen wurde eine Dauerfixation durchgeführt.

Dens-Aplasien und -hypoplasien, z.T. mit bindegewebiger Spaltbildung in der Densbasis, die zu spontanen ventralen Atlasluxationen, aber auch zur Gefährdung des Rückenmarks bei nur geringen Traumen führen können, gehören offenbar in diese Gruppe (Maurer, Schultz, Levy und Russo, Lombard u. Mitarb., Ivie, Robertson, Weiler, Stiefel, Scannel, Miyakawa, Fullenlove, Hadley, Zimmer u.a.).

Bei Subluxationen der Halswirbelsäule auftretende Kopfschmerzen sind für Kovács Anlaß zu Untersuchungen und Berichten: In extremer Rückwärtsbeugung kommt die Subluxation der Gelenke am deutlichsten im Röntgenbild zur Darstellung. Dabei wird der obere Gelenkfortsatz nach vorne verschoben und drückt die Arterie mit den begleitenden Nerven an den Rand des Foramens, das von dem darüber befindlichen Querfortsatz gebildet wird. Hierdurch kommt es zu ein- oder doppelseitigen Kopfschmerzen, Nackenschmerzen, gelegentlich auch leichtem Schwindel und Brechreiz. Befallen werden Kranke zwischen 14 und 40 Jahren, besonders bei Turnübungen mit Brücke und Kopfstand, Fechten, Fußballspielen, bei längerer Zwangshaltung des Kopfes im Kino oder beim Autofahren.

Wirbelverschiebungen im caudalen Abschnitt der Halswirbelsäule sind im Gegensatz zu denen im cranialen Bereich praktisch immer traumatischer Genese. Eine Zwischenstellung nehmen *Subluxationen zwischen C 2 und 3 bei Kindern* ein; bis zum Alter von 10 Jahren können sie beim Vornüberneigen des Kopfes (Hyperflexion) physiologisch sein. Die Artikulationsflächen der kleinen Wirbelgelenke stehen noch relativ horizontal, die intervertebralen Bänder sind noch verhältnismäßig locker (Jacobson und Bleecker). Solche

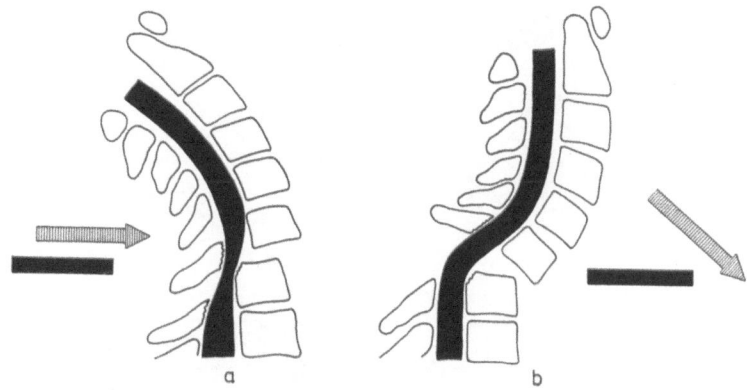

Abb. 64a u. b. Gleit- und Kippverrenkung (Schema nach GELEHRTER und VITALLI). a Gleitverrenkung
(Rückenmark geschädigt). b Kippverrenkung (Rückenmark nicht geschädigt)

Fälle dürfen nicht als krankhafte Subluxationen fehlgedeutet und durch Ruhigstellung
fehlbehandelt werden.

Die reinen Verrenkungen (ohne Knochenverletzung) kommen fast ausschließlich an
der Halswirbelsäule vor, bevorzugt in den unteren $^2/_3$ der Halswirbelsäule (Abb. 83), am
häufigsten zwischen C5 und C6. GELEHRTER und VITALLI fanden unter 90 Verrenkungen
der Halswirbelsäule 50 reine Luxationen und 40 Luxationsfrakturen. Reine Verrenkungen
erfolgen fast immer nach vorne, während die hinteren Luxationen immer mit einem Kom-
pressions- oder Berstungsbruch des Wirbelkörpers kombiniert sind.

HENLE unterscheidet die verschiedenen Verrenkungen nach dem Grad der Verschiebung im Wirbelgelenk:

a) Subluxationen: Gelenkfortsätze stehen noch in breitem Kontakt miteinander.
b) Reitende Verrenkung: nur die Spitzen der Gelenkfortsätze berühren sich.
c) Verhakte Verrenkung: cranialer Gelenkfortsatz liegt vor dem caudalen.

Alle 3 Formen können unilateral (*Rotationsverrenkung*) oder bilateral (symmetrische
oder *Beugeverrenkung*) vorkommen.

Bei flüchtiger Beurteilung kann eine einseitige (Rotations-)Verrenkung übersehen werden, wenn nicht prinzipiell zwei Kriterien berücksichtigt werden:

1. Abweichen eines Dornfortsatzes von der Mittellinie auf der a.p.-Aufnahme.
2. Auf der Seitenaufnahme ist die Verbindungslinie der Gelenkfortsätze unterbrochen.

Bezüglich der *Komplikationen* besteht ein grundsätzlicher Unterschied zwischen Verrenkungen *mit* oder *ohne* Bogenbruch: Beim *Bogenbruch am verrenkten Wirbel* wird das
dorsale Fragment in der Regel durch die dorsalen Bänder an seiner normalen Stelle festgehalten, während der Wirbelkörper mit dem ventralen Bruchstück nach vorne gleitet,
wodurch es nicht zur Verrenkung, sondern zur Erweiterung des Wirbelkanals kommt,
d.h. *Verrenkungen ohne Bogenbruch* führen bei einer Verschiebung um halbe Wirbelkörperbreite sicher zur Abquetschung des Rückenmarks, bei Verrenkungen mit Bogenbruch bleibt
hingegen dasselbe trotz Verschiebung bis zur ganzen Wirbelkörperbreite unversehrt, sog.
„rettender Bogenbruch" nach BÖHLER, RANZI, SGALITZER, JUNGE u.a.

Ganz ähnlich sind die Verhältnisse bei der ventralen Atlasluxation mit dem „*rettenden
Densabbruch*" (Abb. 63). Weiterhin spielt eine Rolle, ob es sich um eine *Gleitverrenkung*
(Achsenverschiebung in der Horizontalebene) oder eine *Kippverrenkung* (Achsenverschiebung auf schiefer Ebene) handelt. Bei letzterer ist der Wirbelkanal doppelt so weit wie
bei der Gleitverrenkung (s. Schema nach GELEHRTER und VITALLI, Abb. 64).

Aus dem Gesagten ergibt sich, daß die Gleitverrenkung die meisten Querschnittslähmungen und Todesfälle zur Folge hat im Vergleich zur Kippverrenkung, daß jedoch

44*

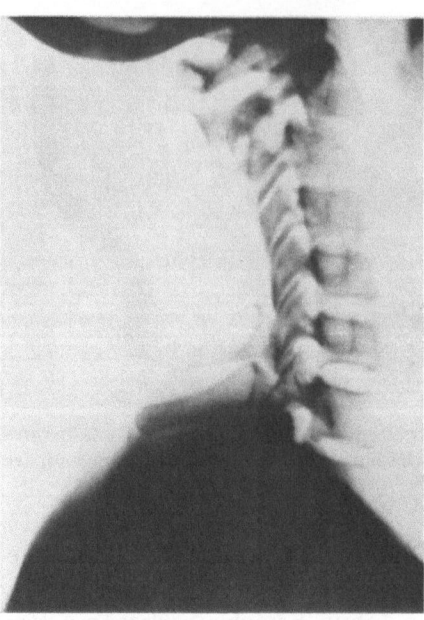

Abb. 65. Symmetrische ventrale Subluxation der Axis mit Abbruch der unteren Gelenkfortsätze von C2. H. R., 35 Jahre. Vor 10 Wochen Autounfall: Commotio und Hirnkontusionsherd links parieto-occipital im EEG. Steifhaltung der HWS, Plexusneuralgien im rechten Arm, Kopf- und Nackenschmerzen

die *Gleitverrenkung mit Bogenbruch* weniger Querschnittslähmungen zeigt als die *Kippverrenkung mit Bogenbruch.*

So ist es nicht verwunderlich, daß namhafte Autoren, auch in der modernen Literatur, erstaunt sind, keine konstanten Beziehungen zwischen Ausdehnung der Verschiebung und Schwere der Rückenmarksschädigung zu sehen (BARNES, ROGER u.a.).

Reine „*Extensionsluxationen*", wenn man Verrenkungen nach hinten so bezeichnen will, kommen isoliert nicht vor, sie sind immer mit Brüchen kombiniert (Ausnahme: Atlanto-occipital-Gelenk).

Von einer *Teilverrenkung* oder *Subluxation* spricht man, wenn Grundplatte des verschobenen Wirbels und Deckplatte des darunterliegenden Wirbels sich noch mehr oder weniger berühren, von einer *vollständigen Verrenkung*, wenn zwischen beiden Wirbelschlußplatten keine Berührungsfläche mehr besteht, was mit einer Verkürzung der Wirbelsäule verbunden sein kann. Die vollständigen Verrenkungen führen fast immer zur sofortigen Tetraplegie und nach wenigen Tagen zum Exitus. Beispiele einer Teilverrenkung: Abb. 65.

Im üblichen Sprachgebrauch wird, namentlich bei begleitenden Knochenverletzungen, von *Luxationsfrakturen* gesprochen, auch wenn keine vollständige Verrenkung vorliegt und die Verletzung eigentlich einer *Subluxationsfraktur* entspricht. Glücklicher ist die deutsche Bezeichnung „*Verrenkungsbruch*", da es sich hierbei sowohl um eine Teil- wie vollständige Verrenkung handeln kann. Ob bei der einseitigen Verrenkung in einem kleinen Wirbelgelenk der Ausdruck Subluxation falsch ist, ist Sache des Standpunktes: Das Wirbelgelenk ist vollständig verrenkt, also luxiert, die entsprechenden Wirbelkörper sind dabei aber immer nur gegeneinander subluxiert.

Röntgenologisch soll man nach BÖHLER eine Rückenmarksverletzung dann vermuten, wenn ein Wirbelkörper sich um mehr als die halbe Breite verschoben hat *ohne* gleichzeitigen Bogenbruch. Auch bei *negativem Röntgenbild* aufgetretene Rückenmarksschädigungen, wie sie schon oben erwähnt wurden, sind nach BÖHLER auf eine *Spontanreposition*, die schon im Augenblick des Unfalles erfolgen kann (Momentluxation), zurückzuführen. Darüber hinaus besteht die Möglichkeit, auf die LOB und TAYLOR hingewiesen haben, daß

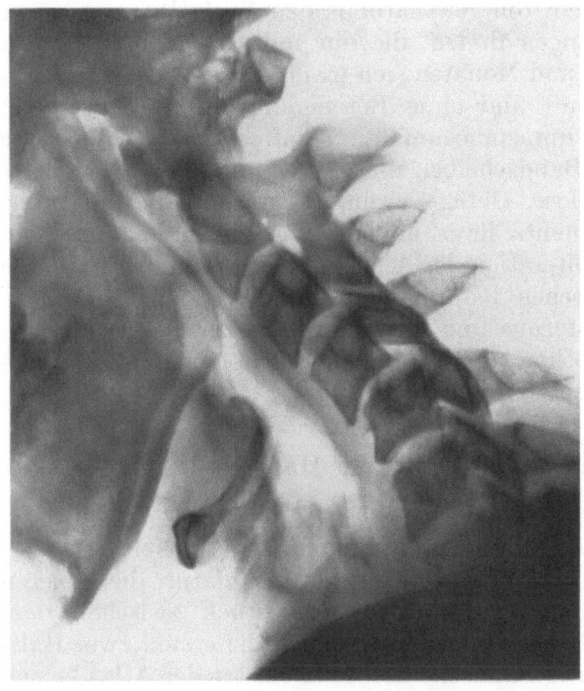 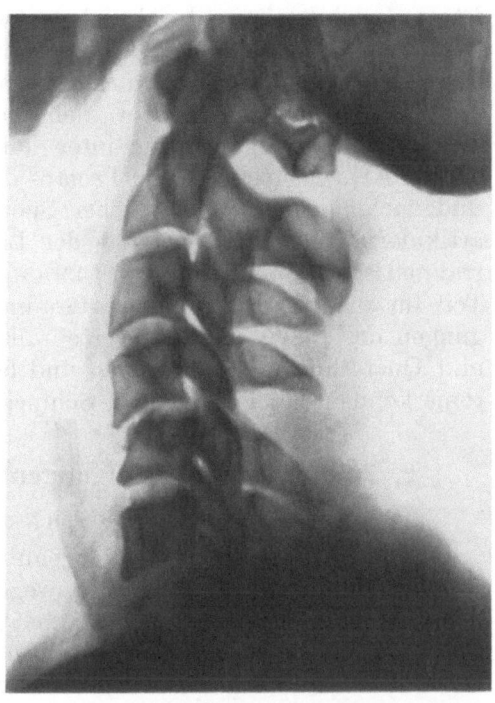

a   b

Abb. 66a u. b. Seitliche Funktionsaufnahmen der HWS bei symmetrischer ventraler Subluxation von C4 mit Klaffen der Dornfortsätze C4/5 als Ausdruck der Läsion des Lig. intra- und supraspinosum und ,,reitender Verrenkung" der Gelenkfortsätze auf der Hyperflexionsaufnahme in gleicher Höhe. a Hyperflexionsaufnahme mit Knickbildung in Höhe C4/5. b Hyperextensionsaufnahme mit deutlicher Bewegungseinschränkung nach rückwärts. *Klinisch:* Vor 3 Monaten Kopfsprung in zu flaches Wasser. Endständige HWS-Bewegung noch deutlich schmerzhaft bis in die Schulter

bei Überstreckung der HWS die vorspringenden Wirbelbögen an der mittleren HWS das Rückenmark komprimieren.

Das klinische Bild kann oft entscheidende Hinweise auf Art und Schwere der Rückenmarksverletzung geben. Nach BING und BÖHLER spricht neben den übrigen Zeichen ein *schlaffer Priapismus* für eine vollständige Markdurchtrennung, ein *straffer* nur für eine partielle Rückenmarksläsion. Die bei Rückwärtsverschiebung eintretende Dehnung des Rückenmarks ist nach GELEHRTER weniger schädlich als die Kompression.

Die Behandlung von Verrenkungen der HWS richtet sich hauptsächlich nach der Art und Schwere einer evtl. Rückenmarksverletzung. *Reluxationen* kommen nach erfolgreich durchgeführter Reposition an den beiden oberen Halswirbeln häufiger vor als in den unteren $^2/_3$ der HWS: Offenbar stabilisiert die traumatische Spondylose die mittlere und untere HWS im Gegensatz zum Atlas und der Axis, an denen die Bandscheiben fehlen. Da es hier sogar zu *habituellen Luxationen* kommen kann, sollte man wegen der besonderen Gefährdung solcher Patienten eine versteifende Operation durch Splanplastik etc. durchführen.

Zusammenfassend ist zu sagen, daß reine Verrenkungsverletzungen der Wirbelsäule mit ganz wenigen Ausnahmen nur an der Halswirbelsäule zu beobachten sind. Das Rückenmark kann dabei erheblich geschädigt werden, woraus komplette, subtotale oder partielle Lähmungen resultieren. Begleitende Bogenbrüche bzw. der Densbruch können die Schwere der Verletzung mindern (,,rettender Bogen- bzw. Densbruch"). Bei allen Verrenkungen — das gilt in besonderem Maße für die noch zu erörternden Brüche und Verrenkungsbrüche — sollte man sich vor Augen halten, *daß das Röntgenbild nur einen Teil der Ver-*

letzungen wiedergibt und sich neben den rein röntgenanatomischen Veränderungen mehr oder weniger ausgedehnte Begleitverletzungen finden, die nur indirekt oder überhaupt nicht sichtbar sind oder erst nach Wochen und Monaten sich manifestieren: Rückenmark-zerreißung, -quetschung oder -dehnung mit und ohne Beteiligung der Spinalwurzeln, Zerreißung des Ligamentum inter- und supraspinosum (am Klaffen der Dornfortsätze erkennbar), Quetschung und Prolaps der Bandscheiben mit Zerreißung ihres Faserringes und nachfolgender traumatischer Spondylose, Gefügestörung vorwiegend in den Inter-artikularportionen mit Zerrung der Ligamenta flava und Gelenkkapseln im Sinne der traumatischen Spondylose von Lériche, Alteration der A. vertebralis und ihrer Äste, zum Teil für die langdauernden posttraumatischen Kopfschmerzen verantwortlich, Schädigungen des Plexus venosus vertebralis internus und externus, schließlich Verletzungen und Quetschungen der Muskeln und bedeckenden Weichteile. Retropharyngeale Hämatome können dabei zu lästigen Schluckbeschwerden führen.

2. Traumatische Schädigungen mit Verletzungen der Halswirbelknochen

a) Im Bereich der Occipito-Cervicalgegend

Nimmt die Halswirbelsäule gegenüber der Brust- und Lendenwirbelsäule eine Sonder-stellung ein durch ihre größere Beweglichkeit, ihre schwächere Muskulatur, die höheren Zwischenwirbelscheiben und als relativ schwaches Verbindungsstück zwischen dem schweren Kopf und der Masse des Rumpfes, so unterscheiden sich die ersten zwei Hals-wirbel von den übrigen durch das Fehlen der Bandscheibe. Auch besitzt der Atlas keinen Wirbelkörper und nur einen relativ schwachen vorderen und hinteren Wirbelbogen. Einen größeren Widerstand können hier nur die Massae laterales des Atlas leisten, die jedoch durch ihre Keilform, die nach innen gerichtet ist, ein gewisses Handicap haben. Andererseits sind in den unteren $2/3$ der HWS der 5. und 6. HWK besonders gefährdet, weil hier die HWS-Lordose in die Kyphose der Brustwirbelsäule übergeht.

Die Halswirbelsäule, insbesondere ihre zwei oberen Segmente, nimmt daher in *traumatologischer Hinsicht eine Sonderstellung ein.* Die Verletzung erfolgt zu 80—90% auf indirektem Wege. Trifft das Trauma die HWS in ventraler oder dorsaler Richtung, kann der Atlas nach vorne oder hinten verrenkt werden, meist unter Mitnahme des Dens, der an seiner Basis abbricht, da er an der Massa lateralis beiderseits durch das starke Liga-mentum transversum an den Atlas fixiert ist (transdentale Luxation von Kienböck). Bei Hyperextension wird der schwächere hintere Atlasbogen gegen den massiven Bogen der Axis gepreßt und dabei gebrochen. Gewöhnlich bricht der Bogen an seiner dünnsten Stelle hinter der Gelenkfläche. Isolierte Bogenbrüche können auch durch direkte Gewalt-einwirkung zustande kommen.

Den *Verletzungen des Rückenmarks* kommt bei den HWS-Traumen die größte Bedeu-tung zu: Im oberen Halsbereich ist der Wirbelkanal relativ breit. Selbst Verschiebungen von 4—5 mm zwischen Atlas und Axis verursachen noch keine ausgesprochenen neuro-logischen Symptome. Es bestehen lediglich Schluckbeschwerden, Nackensteifheit und Schmerzen in der Suboccipitalgegend, mitunter in Form von Neuralgien des N. occipitalis major, der mit der 1. Cervicalwurzel identisch ist. *Die Ruptur der A. vertebralis* gehört zu den Seltenheiten. Wegen der Enge des Wirbelkanals in den unteren $2/3$ der Halswirbelsäule sind hier neurologische Komplikationen häufiger. Lediglich die Luxation im Atlanto-Occipital-Gelenk führt meist sofort zum Tode und entzieht sich dadurch immer der Röntgenuntersuchung intra vitam (Abb. 60).

Bezüglich des *Verletzungsmechanismus* läßt sich nach Glorieux in den meisten Fällen von Brüchen der HWS unterscheiden zwischen:

a) Flexionsbruch bei freier Flexion (z.B. Schleuderverletzung durch auffahrendes Kraft-fahrzeug),

b) Flexionsbruch bei steifgehaltener Wirbelsäule (z.B. Kopfsprung in zu flaches Wasser),

c) Extensionsbruch (z.B. Schleuderverletzung im Vorderwagen).

b) Brüche des Atlas

Da an Atlas und Axis die Bandscheiben fehlen und der Atlas nur einen schwachen vorderen und hinteren Bogen besitzt, trifft die ganze Wucht *bei senkrecht von oben kommender Gewalt* auf die Massae laterales des Atlas, die zerquetscht und auseinandergetrieben werden, wobei gewöhnlich das Ligamentum transversum an seiner Anheftung an der Massae lateralis abreißt, meist unter Mitnahme kleinerer Knochenfragmente. Es kann zu Brüchen des vorderen und hinteren Atlasbogens kommen. JEFFERSON hat bereits im Jahre 1920 den Frakturmechanismus am Atlas treffend beschrieben: „... indem die Condyli occipitales wie Triebkeile den auf den schräggestellten, proximalen Gelenkflächen des Epistropheus ruhenden Atlasring sprengen und die Fragmente auseinandertreiben" (sog. Jefferson-Fraktur, Abb. 67).

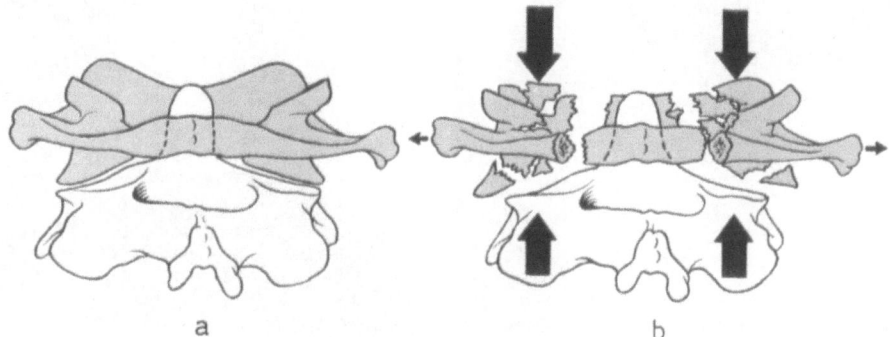

Abb. 67a u. b. Frakturmechanismus des Atlaskompressionsbruches mit lateraler Luxation der Massa lateralis beiderseits (Jefferson-Fraktur)

Bei Frakturen der Atlasbögen, einseitigen und doppelseitigen, sind Schrägaufnahmen erforderlich. Differentialdiagnostisch ist das mögliche Vorhandensein angeborener Spaltbildungen (3%) zu berücksichtigen. Ausheilung erfolgt entgegen früherer Angaben meist nicht in Pseudarthrose. *Isolierte Frakturen des vorderen Atlasbogens* sind selten; ihre Darstellung gelingt auf Schädelbasisaufnahmen. Bei Hypertensionsfraktur des Dens werden gelegentlich Horizontalfrakturen des vorderen Atlasbogens mit Ausbruch des Tuberculum anterius gesehen (BONI).

ROAF macht darauf aufmerksam, daß auch eine *forcierte Seitneigung* der Halswirbelsäule zu einer Verletzung führen kann, was nur wenig beachtet wird. Dabei können insbesondere die Spinalwurzeln betroffen werden. Neurologische Ausfallserscheinungen sind dabei meist asymmetrisch. Jede HWS-Verletzung beruht auf einer Kombination verschiedener Verletzungsmechanismen. Dabei ist die Feststellung des Hauptunfallmechanismus für die Therapie wichtig, da eine Extension, z.B. bei Überdehnung der Längsbänder oder Brüchen der Proc. transversi, kontraindiziert ist. Wegen der Schädigung des Halsmarks und des Plexus brachialis ist die Prognose der durch übermäßige Seitneigung entstandenen HWS-Verletzungen mit Vorsicht zu stellen.

Trifft die *Gewalteinwirkung* nicht senkrecht von oben, sondern *schräg von hinten* auf die Halswirbelsäule, so kann man schon aus der Stellung der oberen Halswirbel auf den *Hyperflexionsmechanismus* der Fraktur schließen.

Sportunfall eines 20jährigen Soldaten: Beim Versuch, aus dem Stand einen Salto zu schlagen, war er mit dem Kopf auf die Unterlage aufgeschlagen. Berstungsbruch des Atlas mit Zerreißung des Lig. interspinosum von C1/2 (Hyperflexionsmechanismus bei etwas atypischer Jefferson-Fraktur; Abb. 68).

Die Abb. 69a—c zeigten einen doppelten Bruch des hinteren Atlasbogens mit Fraktur der hinteren oberen Gelenkfläche der Axis bei einer 43jährigen Frau, die vom Erntewagen herab auf den Kopf stürzte. Kurze Bewußtlosigkeit, danach heftige Schmerzen im Nacken. Beine und Arme konnten frei bewegt werden (*Hyperextensionsfraktur*).

Die häufigeren *Brüche des hinteren Atlasbogens* gegenüber dem vorderen beruhen darauf, daß durch den Verlauf der A. vertebralis die hinteren Bogenanteile relativ dünn sind. Bei

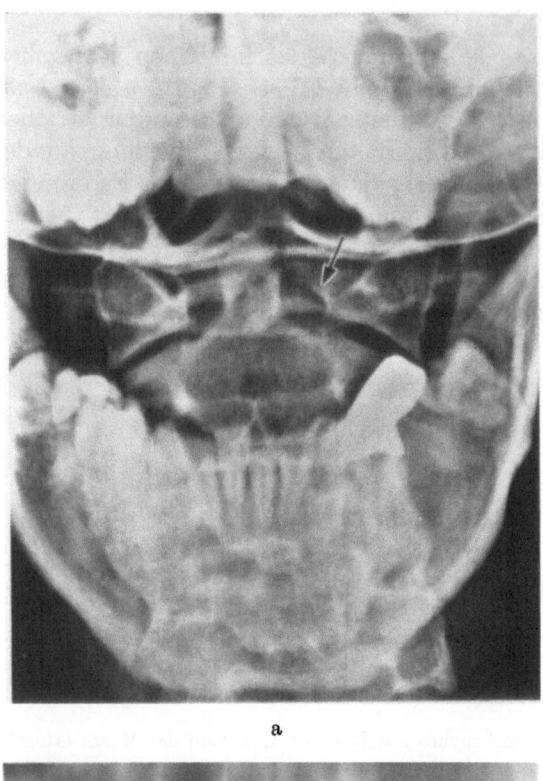

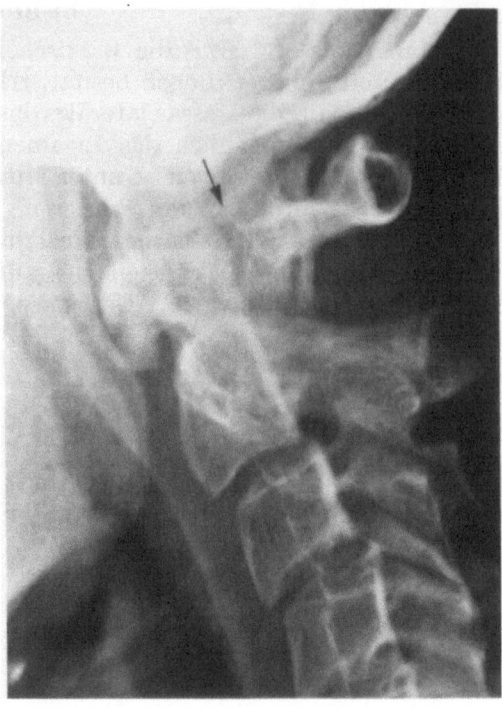

a

b

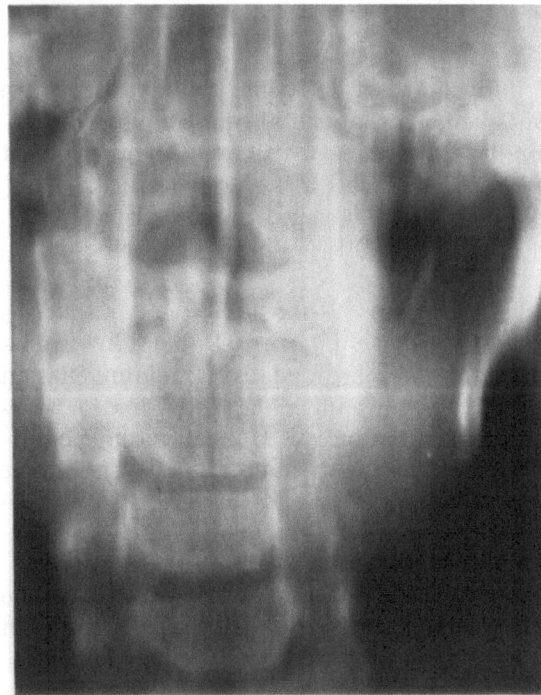

c

Abb. 68 a—c. Berstungsbruch des Atlas mit Aus-
einandertreibung der Massae laterales (sagittaler und
frontaler Strahlengang). Auf der Hyperflexionsaufnahme Klaffen des hinteren Atlasbogens und des
Dornfortsatzes der Axis (Zerrung bzw. Zerreißung
des Lig. inter- und supraspinosum von C1/2). Typ:
Jefferson-Fraktur bei Hyperflexionsmechanismus.
a Transbuccale Aufnahme (keine Densfraktur).
b Seitliche Hyperflexionsaufnahme. c Schicht-a.p.-
Aufnahme in 10 cm Tiefe. H.M., 20 Jahre. Sportunfall als Soldat: Sturz beim Saltoschlagen aus
dem Stand mit Aufschlag auf den Kopf. (Aufnahmen
Prof. H. POPPE, Göttingen)

Überstreckungsverletzungen wird dieser schwache hintere Atlasbogen gegen den massiven
der Axis gepreßt und dabei gebrochen. Wie schon erwähnt, werden die Atlasbogenbrüche
am besten auf der Spezialaufnahme nach SCHÜLLER zur Darstellung gebracht. PLAUT
gibt an, daß isolierte Atlasbogenbrüche besonders häufig bei Kraftfahrzeug-Unfällen angetroffen werden.

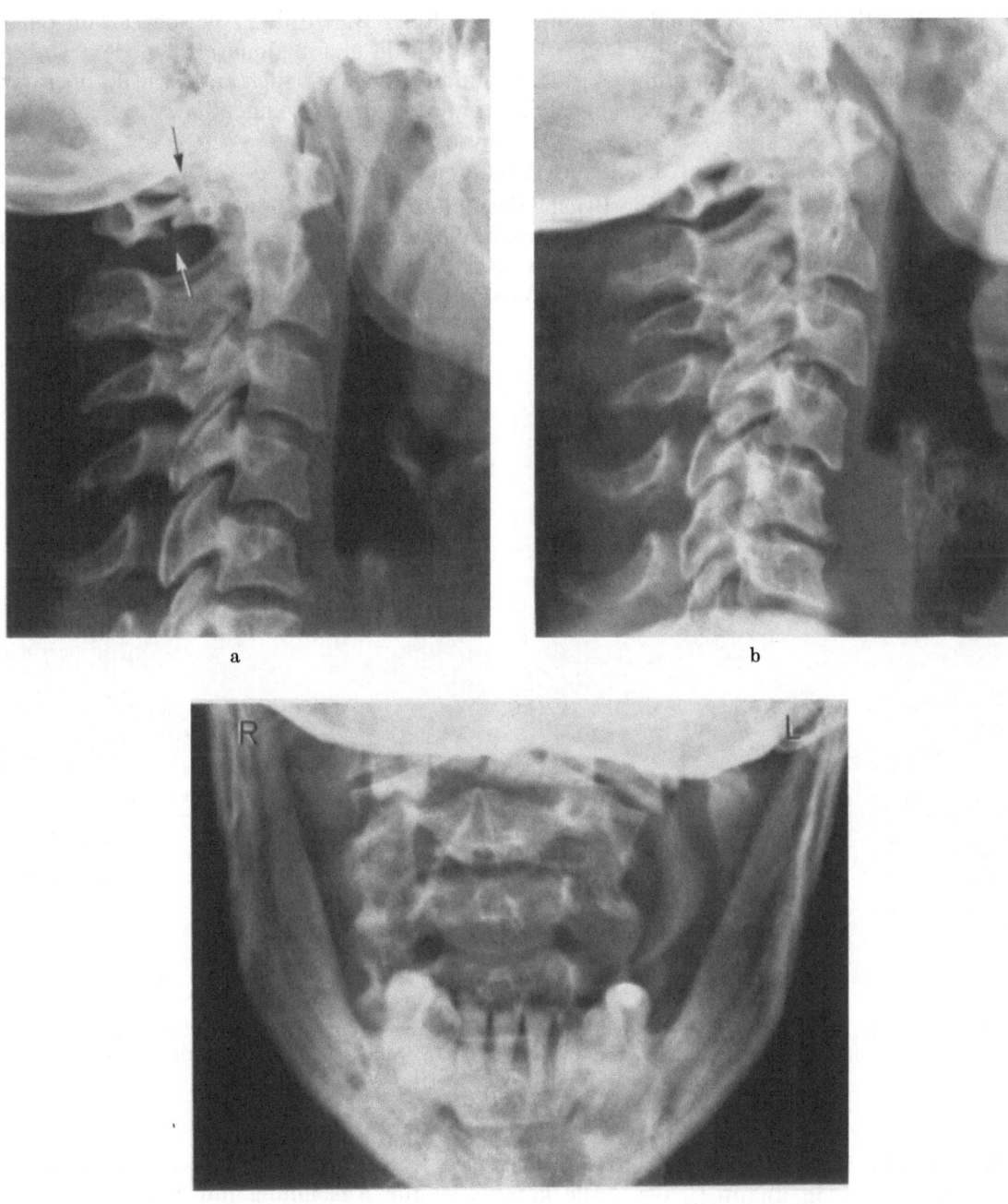

Abb. 69a—c. Doppelseitiger Bogenbruch des Atlas (18jähriges Mädchen). Bruch der linken oberen Gelenkfläche der Axis, deren laterales Drittel eingestaucht ist. a Seitliche Aufnahme sofort nach dem Unfall. b Seitliche Aufnahme 6 Wochen später. c a.p.-Aufnahme 8 Wochen nach dem Unfall. (Aufnahmen Prof. H. Poppe, Göttingen)

Atlasbrüche sind relativ häufig: 1935 berichtete Gräfin Brühl in einer ausführlichen Zusammenstellung der Verletzungen der oberen HWS über 64 Atlasfrakturen verschiedener Formen. Brookes erwähnte 1937 unter 90 HWS-Verletzungen 31 Atlasbrüche. 1938 gab Plaut unter 90 Atlasfrakturen 17 Bogenbrüche bekannt. Hopf verzeichnete 1943 unter insgesamt 120 Atlasfrakturen 51 isolierte Bogenbrüche.

Atlasrotationsluxationen sind ausgesprochen selten: Bendinelli berichtet von einer solchen bei einer 27jährigen Frau. Die Diagnose wurde erst 2 Monate nach dem Unfall gestellt. Da eine Reposition ohne Gewaltanwendung nicht möglich war, wurde operativ zur Versteifung ein Tibiaspan zwischen Hinterhaupt und Axis eingepflanzt.

c) Brüche des Axis (Epistropheus)

Im Vordergrund stehen hier die Brüche des Zahnfortsatzes, die nach Nachemson 10% aller knöchernen Verletzungen der Halswirbelsäule ausmachen. Es sind zu unterscheiden die Hyperflexionsfraktur mit Luxation des Atlas nach vorn, die Hyperextensionsfraktur mit Luxation des Atlas nach hinten (Abb. 70) und die isolierte Fraktur des Dens

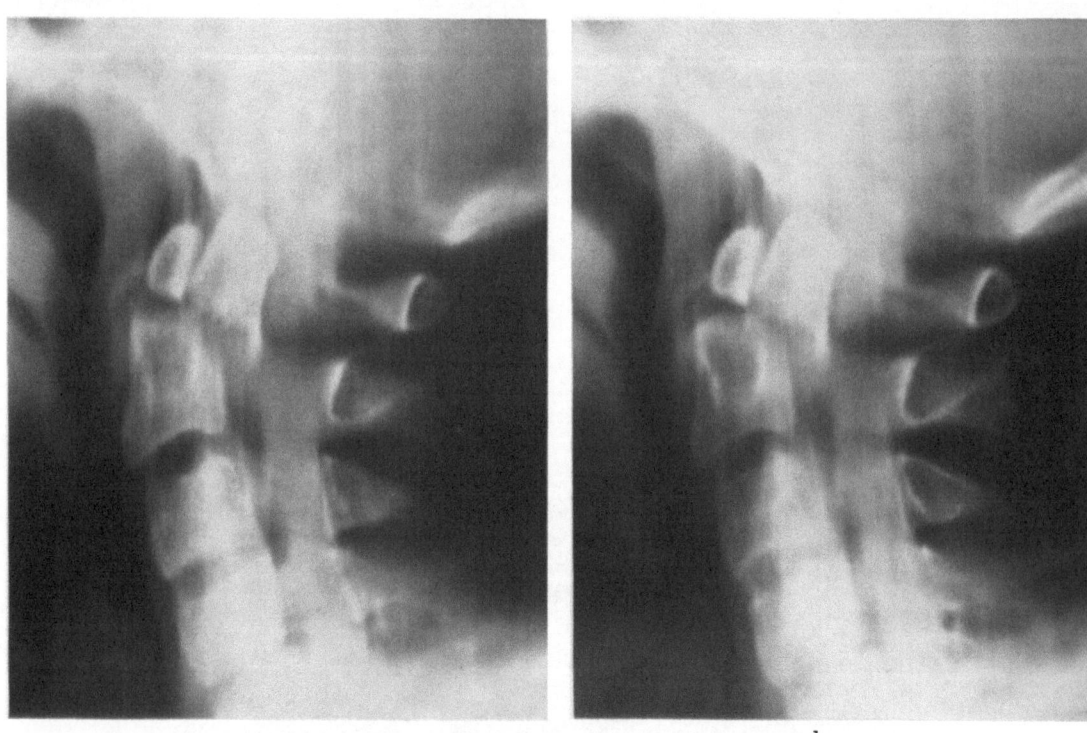

a   b

Abb. 70a u. b. H. H., 36 Jahre, Verkehrsunfall. Transdentale Atlasluxation nach hinten. Seitliche Schichtaufnahmen in 15 und 16 cm Tiefe. Sturz vom Motorrad mit Stirnbein-, Schädelbasisbruch und schwerem Schädelhirntrauma. (Aufnahmen Prof. H. Poppe, Göttingen)

ohne Dislokation. 5% sind tödlich (Schmidt und Löhr), bei 10% treten neurologische Symptome auf, in knapp $\frac{1}{4}$ der Fälle kommt es zur Ausheilung mit Pseudarthrosenbildung (Jahna). Bei der Reposition kann eine Verschiebung bis zu $\frac{1}{4}$ der Densbreite toleriert werden (Hipp und Keyl). Es liegen immer instabile Frakturen vor. Die Atlasluxation bei gleichzeitiger Densfraktur wird auch als transdentale Luxation im unteren Kopfgelenk bezeichnet. Frühkindliche Densfrakturen können zur Nekrose des Zahnfortsatzes führen (Freiberger, Wilson und Nicholas). Das Verschwinden des Dens darf in diesem Falle nicht mit einer angeborenen Entwicklungsstörung verwechselt werden.

Bei vorderer Atlasverrenkung mit gleichzeitigem Atlasberstungsbruch tritt die Zahnfortsatzspitze sehr weit nach oben in das Hinterhauptsloch, so daß dann das klinische Bild einer hohen Halsmarkkompression mit Symptomen des Kleinhirns und Hirnnervenschädigungen entspricht (Gelehrter), ähnlich einer basilären Impression.

Weitere Verrenkungsformen sind nach Wagner und Stolpe die *seitliche Luxation* und die *Rotationsluxation* des Epistropheus. Die besten Aufschlüsse geben hier neben den

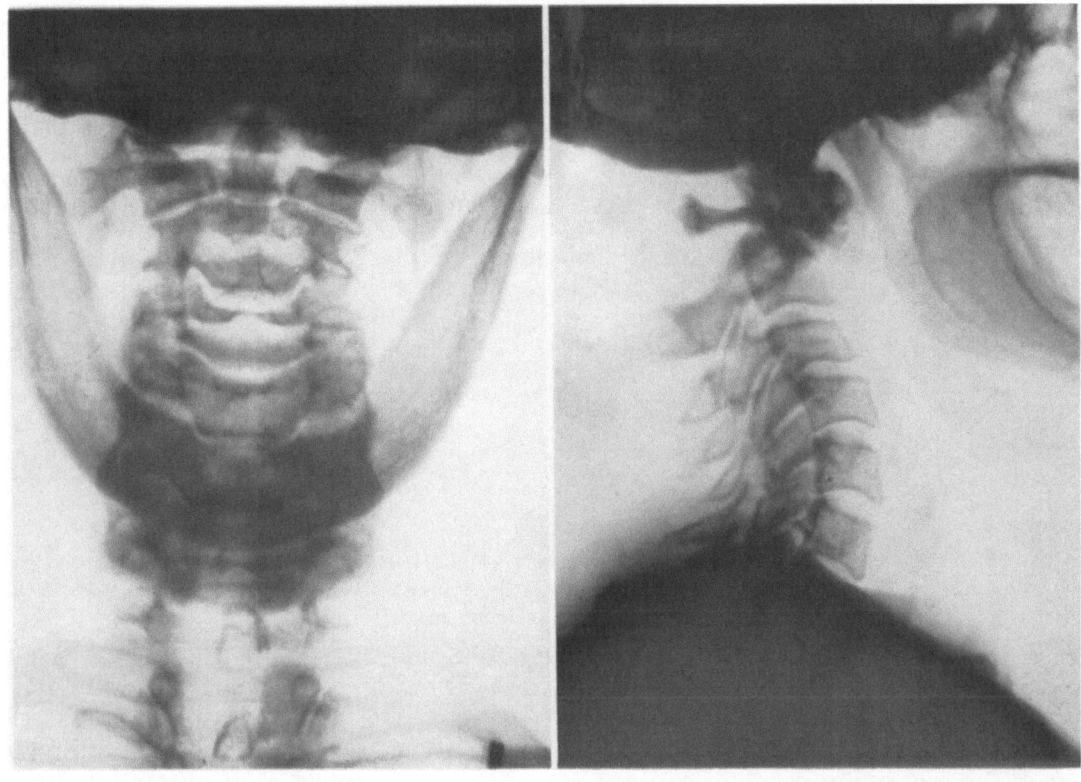

Abb. 71a u. b. Pseudarthrotisch verheilte transdentale Atlasluxation nach vorn (5 Monate nach dem Unfall)·
a Transbuccal, b seitlich. Elisabeth R., 54 Jahre, Sturzverletzung vor 5 Monaten. Seitdem ständig Schmerzen
im rechten Oberarm. Keine Nackenschmerzen, keine Reflexausfälle. Lediglich Knacken in der HWS bei
Bewegungen. Blutbild o.B. Blutsenkung normal

üblichen Aufnahmen in 4 Ebenen die transbuccale Spezialaufnahme und insbesondere
seitliche Schichtaufnahmen (s. Abb. 73a—c).

Frakturen des Axiskörpers. Bei axialer Gewalteinwirkung kommen Vertikalfrakturen
mit Abscherung der lateralen oberen Gelenkfläche des 2. HWK vor. Verletzungen
der unteren Axisvorderkante sind häufiger und treten als Bandausriß aus der Vorderkante bei Hyperextensionstraumen sowie als Abscherfraktur der unteren Axisvorderkante bei Hyperflexion auf. Der Vorderkantenausriß des Axis kann als Indicator für eine
gleichzeitige Bandscheibenverletzung gelten. Ausrisse des vorderen Längsbandes ohne
Fraktur sind röntgenologisch oft erst sekundär an der spondylotischen Randzacke zu
erkennen.

Frakturen des Axisbogens. Die Bogenwurzelfraktur ist nicht so sehr selten, sie ist die
typische Fraktur des Axisbogens und entsteht durch von hinten auf den Axis einwirkende
Scherkräfte (auch — nicht ganz zutreffend — traumatische Spondylolisthesis genannt)
(GARBER, CORNISH). Die Diagnose ist am besten aus dem seitlichen Röntgenbild zu stellen.
Die Bogenwurzelfraktur entsteht auch beim Erhängen.

Densfrakturen werden mitunter übersehen, worauf BROCHER mit Recht hinweist, weil
außer einer Steifhaltung und mäßigen Schmerzen im Nacken keine Beschwerden bestehen
und wegen dieser Symptomarmut nicht an einen Bruch gedacht wird. Wir können von
einem einschlägigen Fall berichten (Abb. 71):

Sturzverletzung einer 54jährigen Frau vor 5 Monaten. Seitdem lediglich Schmerzen im rechten Oberarm,
keine Nackenschmerzen, keine Reflexausfälle, Knacken in der HWS bei Bewegungen. Im Blutbild keine
Aktivitätszeichen, Blutsenkung nicht beschleunigt. Die Röntgenuntersuchung ergibt eine pseudarthrotisch

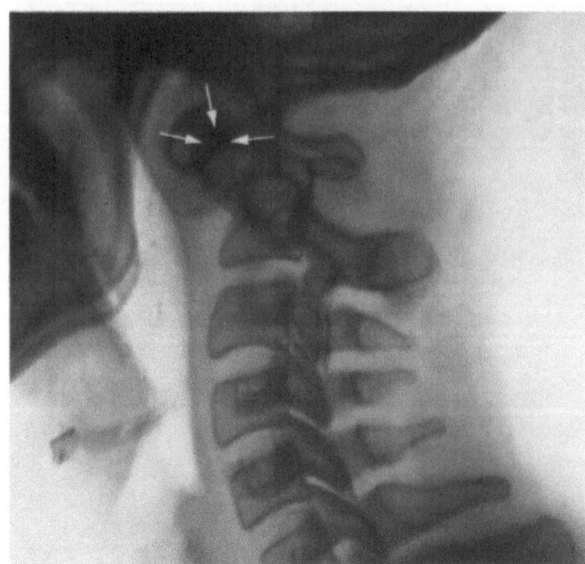

a

Abb. 72a—c. 18jähriges Mädchen, Sturz beim Eislauf auf das Gesäß. Starke Nackenschmerzen mit Steifhaltung des Kopfes, keine neurologischen Ausfälle. Transdentale Atlasluxation nach vorn. a Seitliche Aufnahme nach dem Unfall. b Tomogramme in 7 und 13 cm Tiefe. c Therapie. Nach Spanplastik zwischen Occiput und Dornfortsatz des 2. HWK schmerzfrei ausgeheilt.

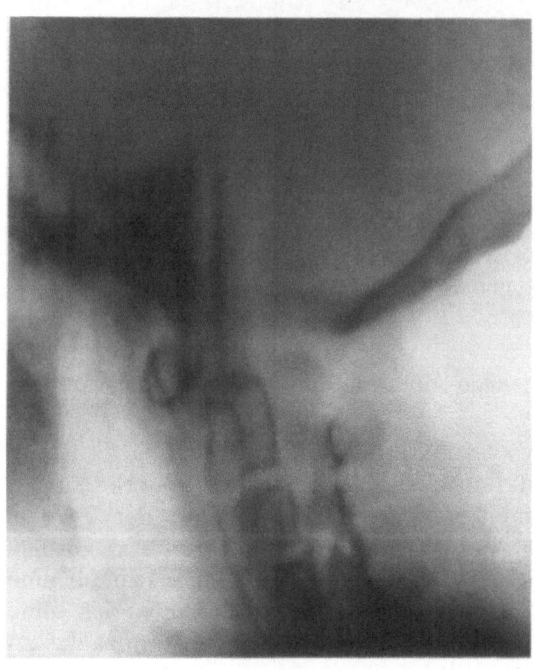

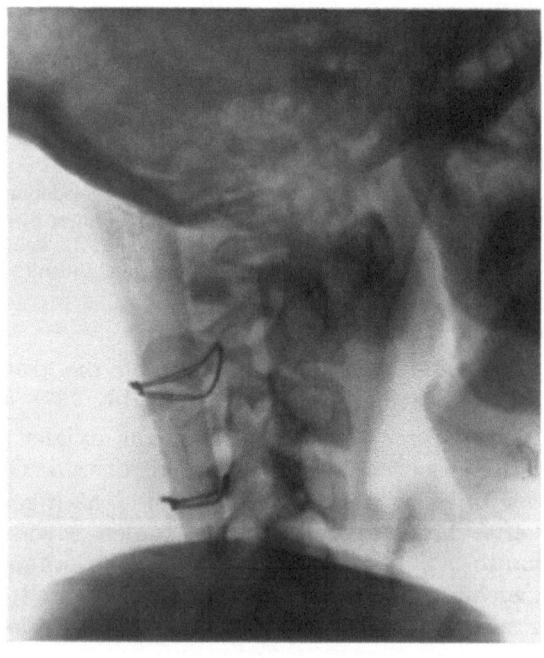

b   c

verheilte ventrale transdentale Luxationsfraktur des Atlas, an die man wegen der geringen Beschwerden zunächst nicht gedacht hatte.

Sicher muß man bei solchen und ähnlichen Fällen auch an eine *angeborene Spaltbildung in der Densbasis* denken, von der u.a. Böhler und Schalle berichten, sicher gehört auch die von Eriksson beschriebene *habituelle Atlasluxation* und ihre erfolgreiche Behandlung mit in diese Gruppe. Nach Felten kann auch eine *Lageanomalie des Atlasquerbandes*, das gelockert ist, ähnliche Bilder erzeugen. In seltenen Fällen kommt das *Fehlen des Lig. transversum* vor (Gros, Roilgen u. Vlahovitch), oder aber der Dens ist nicht knöchern angelegt. 1916 waren 16 Fälle einer solchen *Densaplasie* bekanntgeworden (Teplick, Steinberg und Adelmann). Zweifellos sind Patienten, bei denen die feste Verankerung

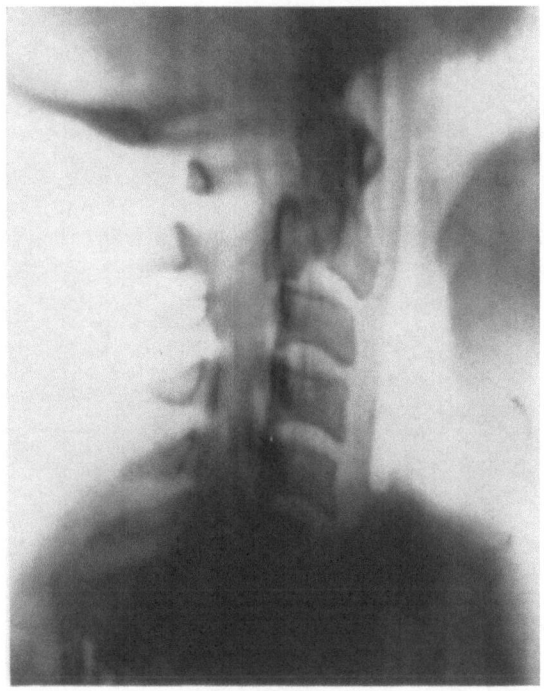
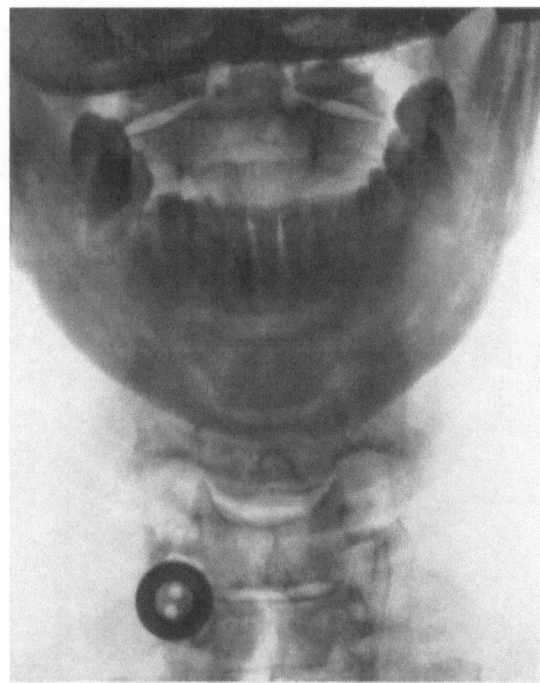

Abb. 73   Abb. 74

Abb. 73. M.P., 57 Jahre alt. Schwerer Gegenstand direkt auf den Kopf gefallen: Axiale Einwirkung (Typus Glorieux). Schichtaufnahmen 10 cm links: hier sieht man sehr deutlich den sonst nicht zutage tretenden Einbruch der unteren Deckplatte des 2. HWK mit Verschiebung des hinteren unteren Fragmentes zum Rückenmarkskanal zu. Keine Lähmungserscheinungen, wohl aber neuralgiforme ziehende Schmerzen in Nacken- und Schultergegend

Abb. 74. L.H. Fraktur des Dens an der Basis bei einem 44jährigen Manne. Keine neurologischen Symptome. Transbuccale Aufnahme

des Atlas und dem Axis durch einen intakten Dens fehlt, durch Unfälle selbst banaler Art verstärkt gefährdet. So kam es in einer Beobachtung von BERENASCONI, TRITAPEPE und GELOSA 15 Jahre nach Unfall zu einer langsam fortschreitenden Markkompression. Auch PAILLAS, LEGRE, PELLEGRIN und BONNAL schildern mehrere Fälle, bei denen Unfall im Jugendalter vorausgegangen war und ein zweiter Unfall eine bis dahin übersehene Luxation manifest machte. Auf Grund dieser Erfahrungen steht man heute auf dem Standpunkt, daß bei instabiler Verbindung Atlas/Axis eine Osteosynthese durchgeführt werden sollte (ALEXANDER, BEDINELLI, DARVIS, FORSYTH, JUNGE, LOB, MASALAWA, ROBINSON und SOUTHWICH, UNDERDAL, WERNER u.a.).

Eigene Beobachtungen: *Eine vordere transdentale Atlasluxation* bei einem 18jährigen Mädchen, bei einem Eislaufunfall erlitten, mit starker Fixierung des Kopfes führte im Laufe der nächsten Monate zu erheblichen ausstrahlenden Beschwerden schon bei geringster Kopfbewegung. Die Abb. 72 zeigt eine Fusionsoperation mit Spanplastik zwischen Hinterhaupt und 2. HW, danach Schwinden der anfallsweise ausstrahlenden Schmerzen.

Vertikalfraktur des Axis bei einer 57jährigen Frau, Verschiebung zum Wirbelkanal zu, gleichzeitig besteht durch den noch breit klaffenden Frakturspalt eine leichte ventrale Subluxations-Kippstellung des 2. HWK. Als Nebenbefund: Foramen arcuale im hinteren Atlasbogen, sog. Kimmelsche Anomalie.

Der Genickbruch durch Erhängen. Beim „judicial hanging" nach englischem Modus kommt es durch den Fall in die Schlinge zum Abbruch des Axisbogens an seiner Basis mit Verschiebung der Axis und des Atlas nach vorn oben, wodurch das Cervicalmark im oberen Bereich durchgequetscht bzw. abgerissen wird (WOOD-JONES). Die Skizze Abb. 77 erläutert diesen Vorgang im Schema.

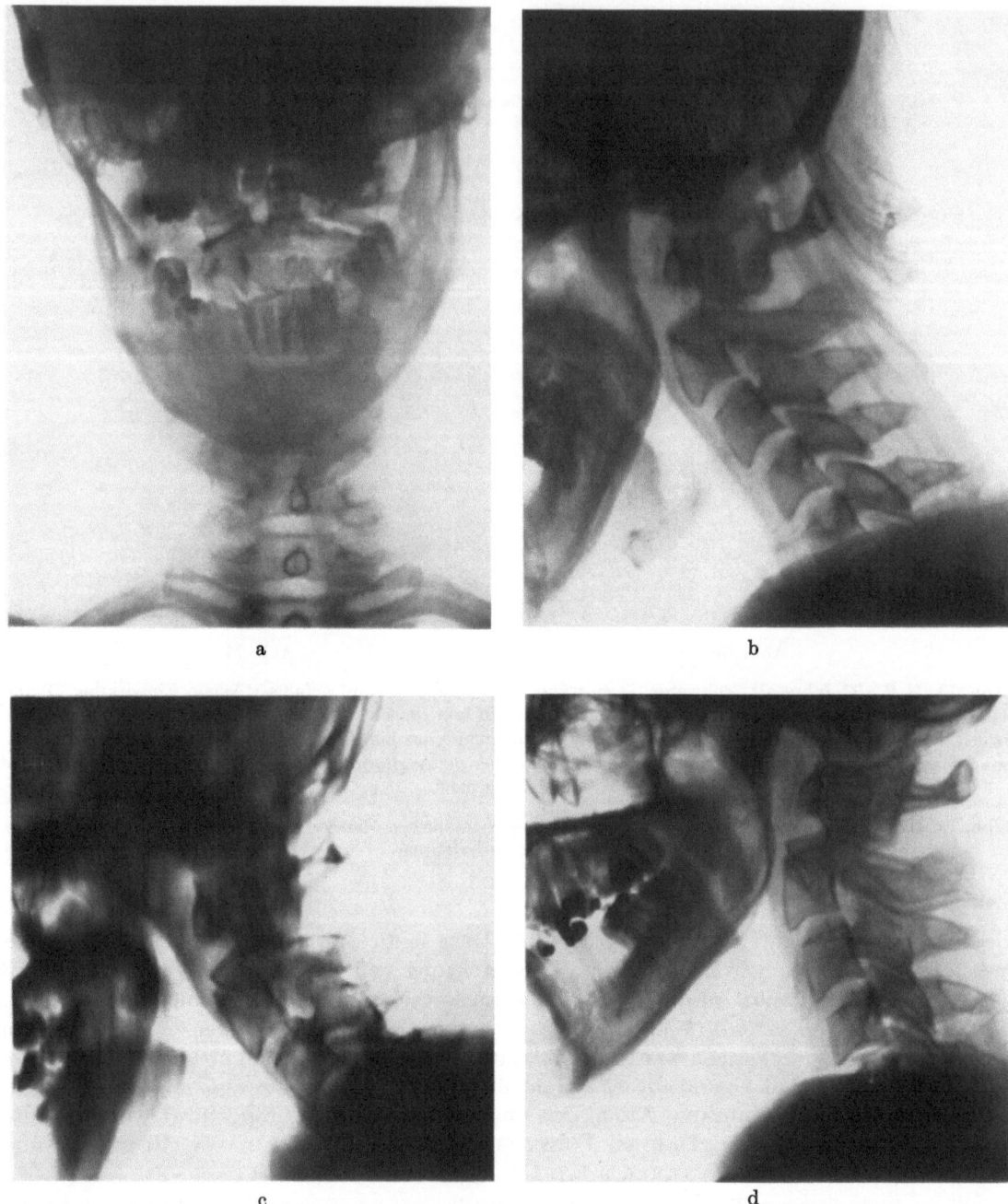

Abb. 75a—d. B.P., 27jähriger Mann. Fraktur des Dens (a). Flexionsstellung (b). Schichtaufnahmen 10 Tage später zeigen eine weitgehende Reposition unter knöcherner Schädelextension (c). Weitere 4 Wochen später partielle Reposition (d), die aber klinisch ausreichend erscheint. Spätere Fusionsoperation gegebenenfalls erforderlich

Ahlgren und Mygind berichten von einem Selbstmordversuch durch Erhängen ohne tödlichen Ausgang: Ein 24jähriger Mann, der unter Depressionen litt, stürzte sich von einem 6 m hohen Fußgängerübergang auf die Straße, nachdem er ein 4 m langes Seil, mit Schlingen um den Hals, am Brückengeländer befestigt hatte. Das Seil riß, und er stürzte auf den Bürgersteig. Bei der Einlieferung in das Krankenhaus fand man ein Hämatom am Hals mit einer starken Schnürfurche. Starke Nackenschmerzen. Laryngoskopisch Ödem des Aditus laryngis. Röntgenologisch fand sich lediglich eine *Fraktur des Axiswirbelbogens* auf beiden Seiten. Die ventrale Luxation und damit der Tod blieben aus, weil das Gewicht des Körpers durch den Seilriß sich nicht mehr voll auswirken konnte (Skizze Abb. 78).

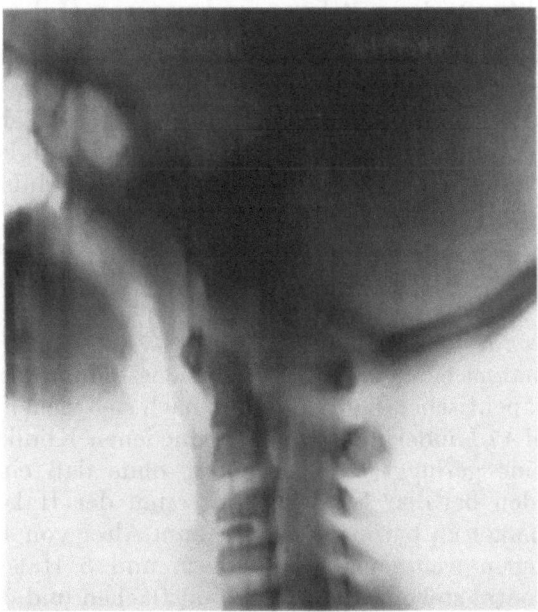

Abb. 76. B.R., 7 Jahre alt. Schichtbild in 10 cm Tiefe seitlich: Man sieht sehr gut den Dens. An der Spitze ein Knochenkern, der offensichtlich nicht einer Fraktur entspricht, zumal das Trauma nicht erheblich war. Es kann sich um eine Ossifikationsstörung handeln (TÖNDURY). Weiterer Befund: Verkalkung im Bandscheiben-bereich (Nucleus) zwischen 3. und 4. HW

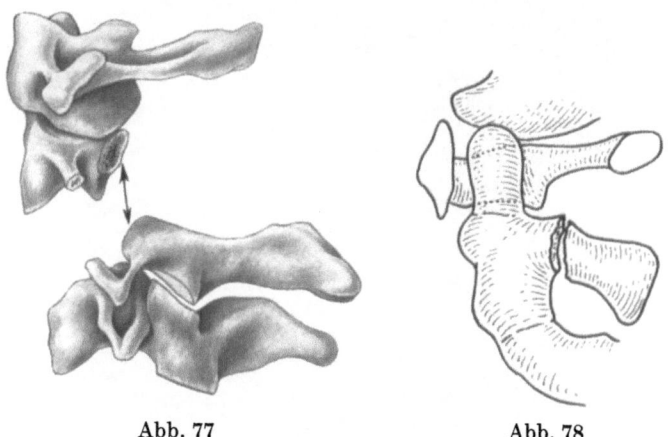

Abb. 77   Abb. 78

Abb. 77. Abbruch des Axis-Wirbelbogens an der Basis mit Luxation von Axis und Atlas nach vorn oben beim „*judicial hanging*" (Fall in die Schlinge)

Abb. 78. Basisbruch des Axiswirbelbogens beiderseits bei Selbstmordversuch durch Erhängen (infolge Seilriß war die tödliche ventrale Axisluxation ausgeblieben)

HAUGHTON hat bereits 1866 in seinem Artikel „on hanging" gezeigt, daß die Wucht von 1 Tonne, die 1 englischen Fuß tief fällt, erforderlich ist, um den Axisbogen abzubrechen und zu dislozieren.

Diese „ideal lesion produced by judicial hanging" fand WOOD-JONES auch an 5 Halswirbelsäulen, die von Hingerichteten des Gefängnisses in Rangoon stammten. Dort wurde routinemäßig der Tauknoten beim Hängen unter dem Kinn des Delinquenten angebracht, der Tod war in allen Fällen sofort eingetreten.

Im Gegensatz hierzu ist beim *Tod durch reine Strangulation* weder eine knöcherne Halswirbelsäulen-verletzung noch eine Läsion des Halsmarks festzustellen. TAYLOR hat 52 derartige Fälle von Selbstmord durch Erhängen untersucht und dabei nur in 1 Falle eine HWS-Verletzung festgestellt in Form einer Ligamentruptur.

Sieht man von den Hinrichtungsverletzungen ab, so ist der Bogenbruch der Axis relativ selten. HOPF hat 1943 mit dem Krankengut von REISNER insgesamt 23 zusammengestellt.

3. Die Frakturen der mittleren und unteren Halswirbelsäule

Hierher gehören die häufigsten Verletzungen der Halswirbelsäule, die des 5. und 6. Halswirbels (Magnus), zu 80% indirekter Entstehung (Scheerer). Dominierend ist die Sturzverletzung (vom Baum, Heuboden, Erntewagen, Dach, aber auch auf der Ebene), nach Gelehrter und Vitalli in über 50%. Es folgt der Häufigkeit nach der Verkehrsunfall mit etwa 20%, wobei die Schleuderverletzungen der Halswirbelsäule eine große Rolle spielen. Seltener sind Sportunfälle (Kopfsprung in flaches Wasser, Turnen, Skifahren), Verschüttung, Transmissionsunfälle, scheuende Tiere, Schlag gegen den Nacken u.a. Je nach Land, Art der Beschäftigung, Sozialstatus verschieben sich diese Prozentsätze.

Bei der Beurteilung von HWS-Verletzungen bei Kindern ist wiederum zu berücksichtigen, daß auf der Flexionsaufnahme eine vordere Subluxationsstellung des 2. HWK physiologisch ist und daher keine therapeutischen Konsequenzen nach sich ziehen darf. Dunlop, Morris und Tompson haben bei 47 Kindern aus drei verschiedenen Kliniken 5mal eine deutliche „Subluxation", 3mal eine geringgradige gefunden, ohne daß ein Trauma vorlag oder irgendwelche Beschwerden bei den Kindern von seiten der Halswirbelsäule bestanden. Auch Jacobson und Bleecker betonen, daß bis zum Alter von 10 Jahren die Flexions- und Extensionsbewegungen weitgehend auf den 2. und 3. Halswirbel lokalisiert sind. Wegen der relativ horizontal stehenden Artikulationsflächen und der noch lockeren intervertebralen Ligamenta ist bei der Flexion eine geringgradige ventrale Subluxation des 2. HWK normal. Sie verschwindet bei Normalstellung oder Hyperextension des Kopfes.

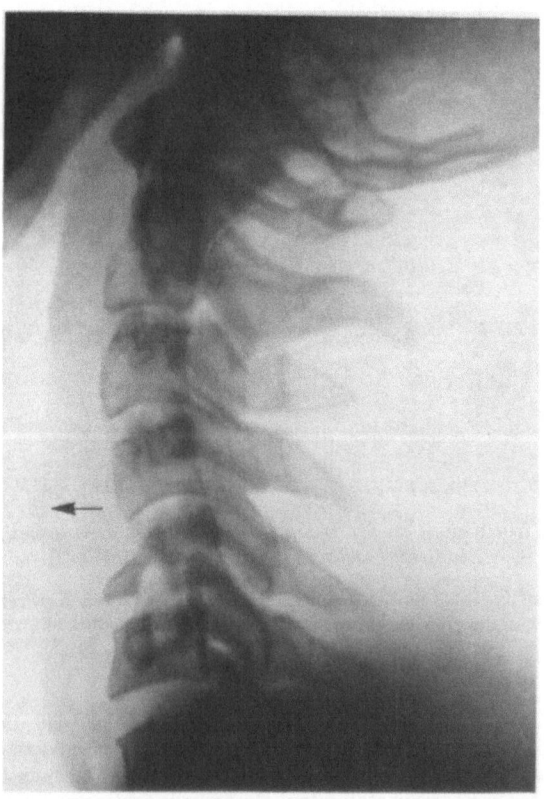

Abb. 79. O. H., 19 Jahre. Badeunfall. Dorsale Luxationsfraktur von C5 mit senkrechter breit klaffender Bruchlinie durch das vordere Wirbelkörperdrittel (der rettende Bogenbruch ist ausgeblieben!). *Frakturmechanismus:* Kombinierter Stauchungs-Überstreckungsbruch. Nach Kopfsprung in flaches Wasser keine Bewußtlosigkeit, doch sofortige Tetraplegie (mußte aus dem Wasser geholt werden) durch Abquetschung des Halsmarks in Bruchhöhe. Exitus nach 24 Std unter Fieberanstieg auf 42°

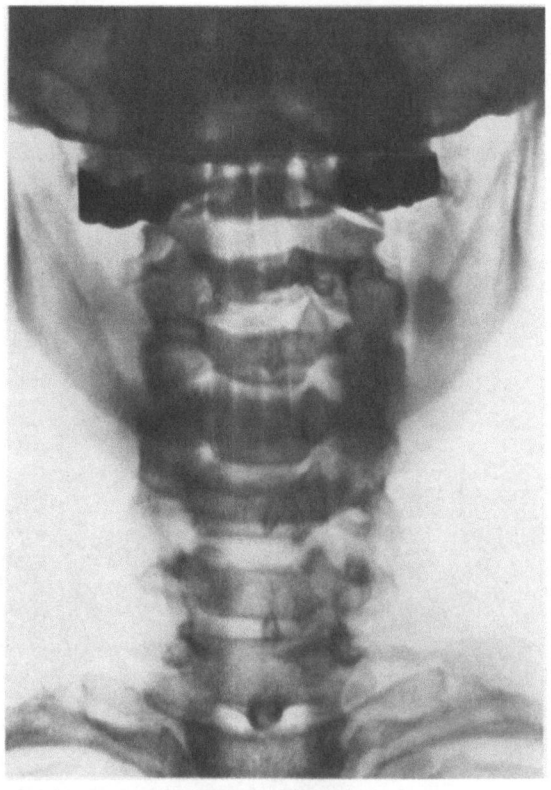 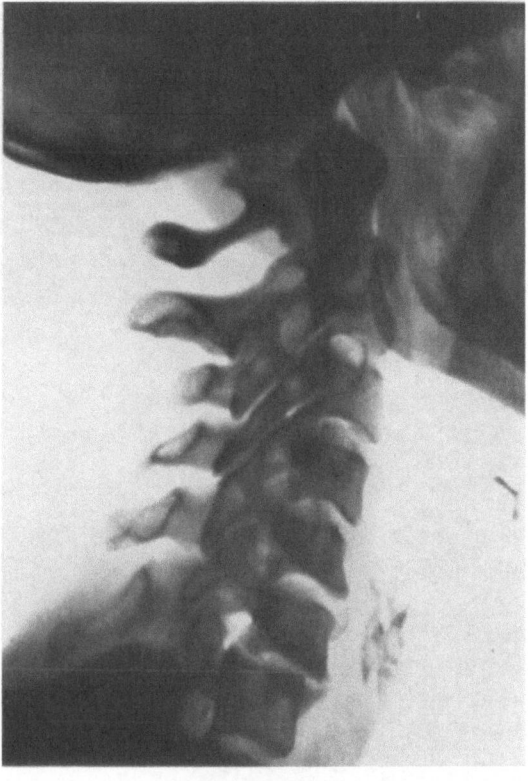

a   b

Abb. 80a u. b. Anna P., 47 Jahre. Vordere Subluxation von C6 mit Schrägbruch seiner linken Wirbelkörperhälfte. Noch leichte Subluxationsstellung der Gelenkfortsätze C6/7 und Klaffen der Dornfortsätze C5/6.
a a.p.-Aufnahme. b Seitenaufnahme. Vor 3 Jahren Sturz aus einer Dachluke. Starke Nacken- und
Kopfschmerzen. Keine Commotio, keine neurologischen Ausfälle

Die Abb. 79 zeigt die seitliche HWS-Aufnahme eines typischen *Badeunfalles:* 19jähriger Mann mit Kopfsprung in flaches Wasser: *Dorsale Luxation von C5 mit Vertikalfraktur* im vorderen Wirbelkörperdrittel. Keine
Bewußtlosigkeit. Sofortige Tetraplegie durch Abquetschung des Halsmarks in Bruchhöhe. Exitus nach 24 Std
unter Fieberanstieg auf 42°.

Beim Sturz aus einer Dachluke hatte sich eine 47jährige Frau eine HWS-Verletzung zugezogen mit heftigen
Kopf- und Nackenschmerzen. Doch bestanden weder eine Commotio noch sonstige neurologische Symptome.
Die Abb. 80a und b zeigen den Ausheilungszustand 3 Jahre nach dem Unfall: *Traumatische Spondylose C6/7*
bei einer mäßig ausgeprägten ventralen Subluxationsstellung von C6. Auf der a.p.-Aufnahme ist außerdem ein
Schrägbruch in der linken Wirbelkörperhälfte erkennbar. Noch leichte Subluxationsstellung der Gelenkfortsätze C6/7 und Klaffen der Dornfortsätze C5/6 (Abb. 80b). Abb. 81 zeigt dagegen eine reine bei Hyperflexion entstandene sog. reitende Luxation des 4. über den 5. HW.

Bereiten in diesen Fällen die groben Veränderungen an der HWS keine diagnostischen
Schwierigkeiten, so gibt es nicht selten Grenzfälle, bei denen nur eine sorgfältig erhobene
Vorgeschichte und eine eingehende Untersuchung die Lage klären können.

HARDER beschrieb 1962 eine Abtrennung eines Proc. uncinatus. Die Frage war, ob es
sich in diesem Fall um einen traumatischen Riß oder eine Ablösung im Sinne einer *Osteochondrosis dissecans* handelt. Obwohl ein entsprechendes Trauma vorlag, entschied er sich
für die Osteochondrosis dissecans, da der Proc. uncinatus eine eigene Kernanlage besitzt
und in diesem Falle auch die plumpe Form des Proc. uncinatus für eine Entwicklungs-
bzw. Ossifikationsstörung sprach (Abb. 82).

Die Vertikalfraktur der Halswirbelsäule. Eine Sonderform der HWS-Verletzungen
stellen wegen ihrer Schwere die Vertikalfrakturen dar. Da die wenigen berichteten Fälle
(BLUMENSAAT, BOURMER) tödlich verliefen, werden weniger schwer verlaufende Fälle als

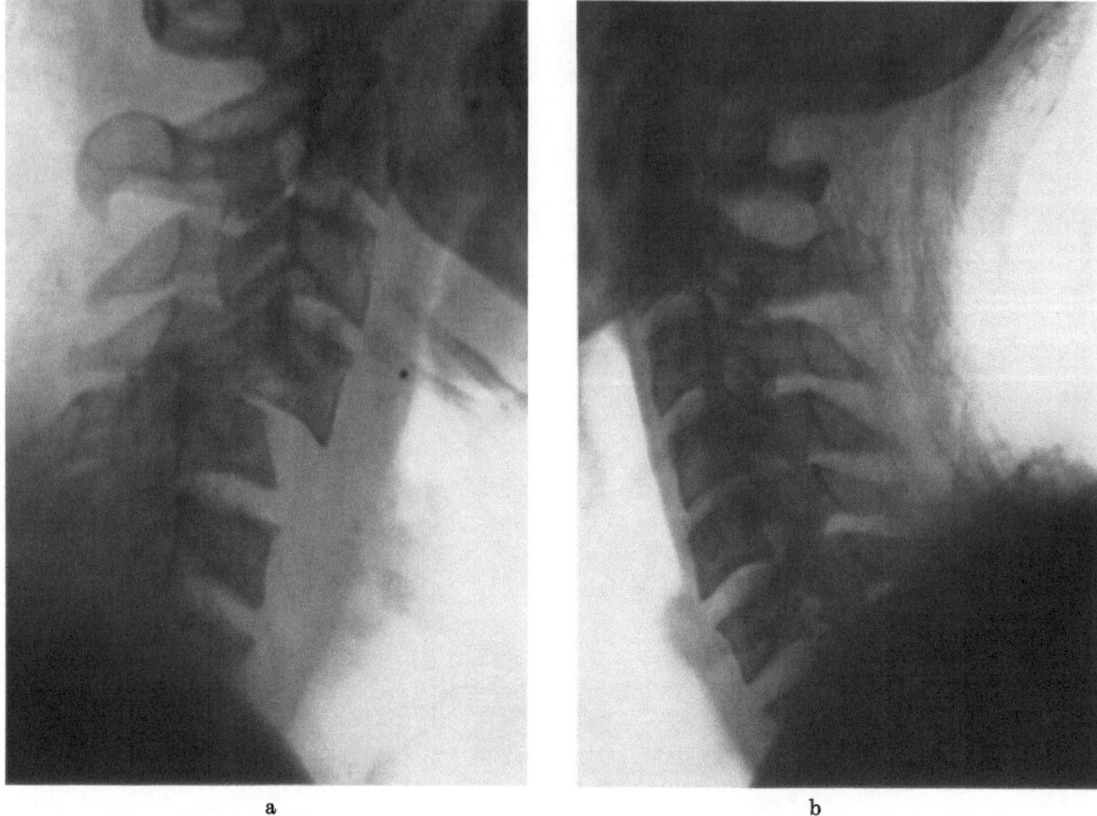

a   b

Abb. 81 a u. b. W. H., 22 Jahre alt. Verkehrsunfall. Luxation der Halswirbel 4/5 vor (a) und nach Reposition (b).
Oberer Deckplatteneinbruch und Kantenbruch des 5. HW gut erkennbar

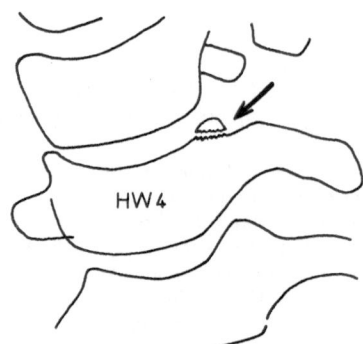

Abb. 82. Accessor. Knochenelement, meist keine Fraktur

ausgesprochene Seltenheiten veröffentlicht (Wegener). Auch Brocher beschreibt einen
nicht tödlich verlaufenen Fall:

> Vertikalfraktur des 4. HWK durch das vordere Drittel mit leichter dorsaler Subluxation bei einem 25jäh-
> rigen Matrosen, der über eine Gartentür auf den Kopf stürzte. Neben Nackenschmerzen und einer schmerz-
> haften Einschränkung der Beweglichkeit der HWS hatte der Patient lediglich das Gefühl, „seine beiden Hände
> seien eingeschlafen".

1891 wurden Vertikalfrakturen der Wirbelkörper erstmalig von Hoffa erwähnt. 1948
hat Blumensaat dieses Thema wieder aufgegriffen. Sie entstehen immer durch *axiale
Gewalteinwirkung*. Der weitere Verletzungsmechanismus ist strittig: Blumensaat nimmt

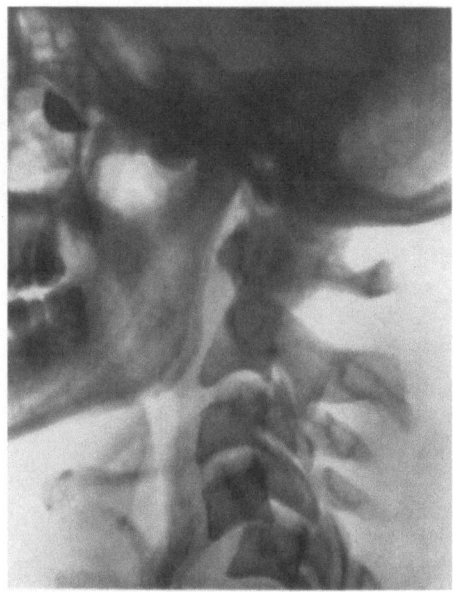 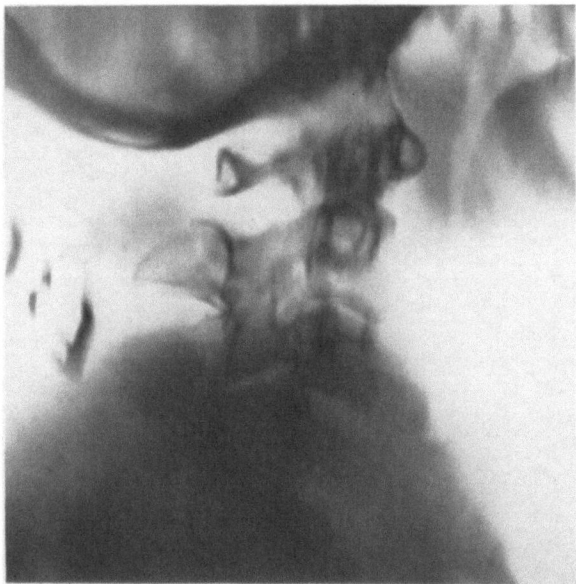

Abb. 83   Abb. 84

Abb. 83. Reine Luxation des 4. über den 5. Halswirbel vorn mit Verhakung der Gelenkfortsätze in gleicher Segmenthöhe

Abb. 84. H.W. Im Normalbild nicht erkennbare Fraktur des 4. HWK, erst im Tomogramm in 14,5 cm Schichttiefe kommt die Fraktur zur Darstellung

eine *Meißelwirkung der Randleisten* an und hat in einem weiteren Fall (1953) keine Bandscheibenverletzung oder Bandscheibeneinbruch bei der Obduktion gefunden. Der von WEGENER beschriebene Fall (Sturz eines 46jährigen Mannes aus 4—5 m Höhe) spricht mehr für die *Hypomochlion-Wirkung des Nucleus pulposus* (STIMPFL) bzw. Sprengwirkung des Gallertkerns (LOB). Weitere Klärung kann durch autoptisch untersuchte Fälle gelingen.

DE RACKER bespricht an Hand eigener Fälle den *HWS-Verletzungsmechanismus:* Bei den Hyperflexionsverletzungen spielt der Bandscheibenprolaps meist die entscheidende Rolle. Wenn sich die Lähmungserscheinungen 8 Tage nach Beginn der Extensionsbehandlung nicht bessern, ist eine Laminektomie angezeigt. Bei Lähmungen durch Überstreckung oder röntgenologisch erkennbare Verletzungen entsteht die Verengung des Cervicalkanals durch eine Vorwölbung des Lig. flavum oder durch die hintere Luxation eines Wirbelkörpers, die temporär momentan sein kann. Hier ist die Ursache nach seiner Meinung in keinem Fall ein Bandscheibenvorfall wie bei der Hyperflexionsverletzung. Doch sind Lähmungen bei Verletzungen der HWS durch Überstreckung ohne röntgenologisch erkennbare Verletzungen außerordentlich selten. BÖHLER nimmt bei diesen Fällen die *Spontanreposition einer Momentluxation* an.

In Frage kommt weiterhin der von LOB und TAYLOR angenommene Mechanismus, daß die bei forcierter Überstreckung der Halswirbelsäule in den Wirbelkanal stark vorspringenden Bögen der mittleren Halswirbel das Rückenmark kurzzeitig quetschen und damit einen Kontusionsherd setzen.

Eine *voll ausgebildete Halswirbelverletzung* ist auf den Abb. 85a und b erkennbar: 37jähriger Mann mit Kompressionsbruch von C7, Verblockung der Interarticularportion C6/7 nach sog. „reitender Luxation" der Gelenkfortsätze, Teilabriß des Dornfortsatzes C6 mit Zerreißung des Lig. inter- und supraspinosum C6/7. Traumatische Spondylose C6/7 im vorderen Bereich. Traumatische Arthritis (LÉRICHE) und Verknöcherung des vorderen Wirbellängsbandes C7/D1. Deckplatteneinbruch des 7. BWK.

Die „tear-drop"-(Tränentropfen-)Fraktur. Unter „tear-drop"-Frakturen verstehen SCHNEIDER und KAHN jene Flexions- bzw. Hyperextensionsbrüche, bei denen es im Bereich der HWS zu Absprengungen bzw. Abscherungen von Vorder- oder Hinterkanten an den Halswirbelkörpern kommt und bei den letzteren zu Dislokationen in den Wirbelkanal. Die *neurologischen Ausfallserscheinungen* können sowohl durch diese Absprengungen als auch durch Kompression des Rückenmarks auf andere Weise verursacht sein. Gleich-

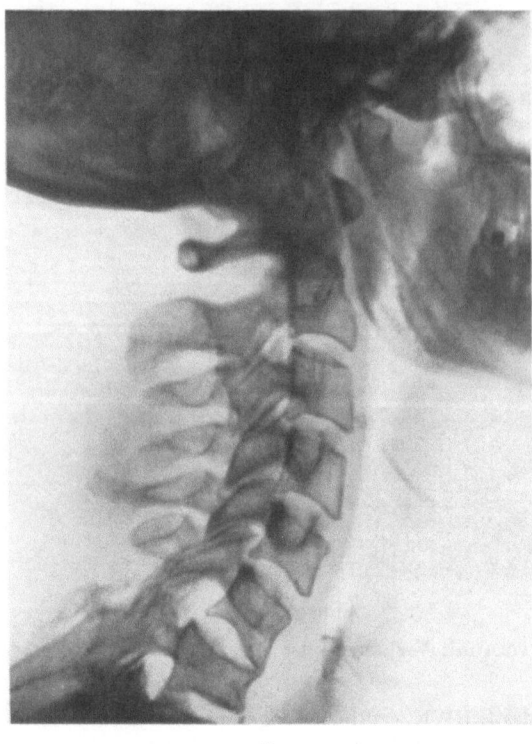 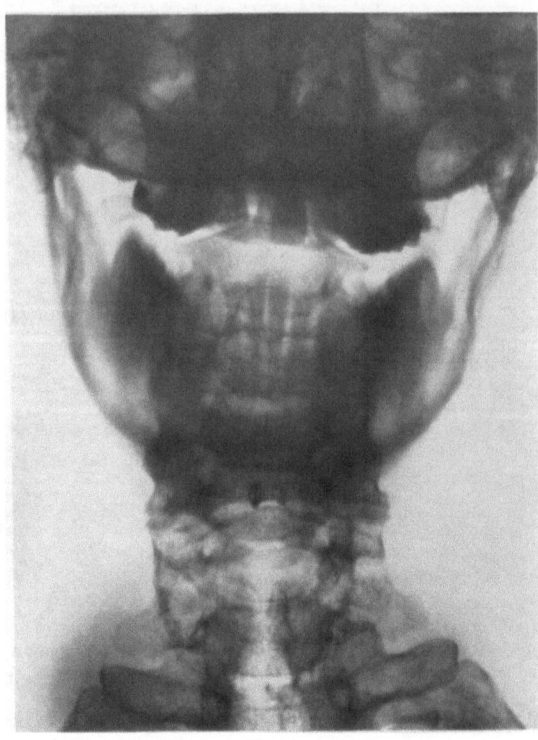

a   b

Abb. 85a u. b. H.M., 37 Jahre. Alte, geheilte voll ausgebildete HWS-Verletzung. Kompressionsbruch von C7,
Verblockung der Interartikularportion C6/7 nach sog. ,,reitender Luxation" der Gelenkfortsätze, Teilabriß
des Dornfortsatzes C6 mit Zerreißung des Lig. inter- und supraspinosum C6/7. Traumatische Spondylose C6/7
im vorderen Bereich. Traumatische Spondylarthritis Lériche und Schaltknochen im vorderen Wirbellängsband C7/D1. a Seitliche Aufnahme. b a.p.-Aufnahme

zeitig entsteht durch Verletzung der Bandscheibe und Zerreißung des Bandapparates eine
bemerkenswerte *Instabilität* des betreffenden Segmentes. Bei neurologischen Ausfallserscheinungen ist die Laminektomie angezeigt, der Lockerung des Segmentes wird durch
eine meist gleichzeitig durchgeführte Fusionsoperation begegnet.

4. Das Schleudertrauma der Halswirbelsäule

Dieser Verletzungsart der HWS kommt wegen ihrer steigenden Häufigkeit besondere
Bedeutung zu. Es handelt sich hier um einen indirekten Verletzungsmechanismus bei
Kraftfahrtunfällen entweder durch Auffahrt auf einen vorderen Wagen oder durch An-
prall von hinten. Dabei kann die HWS einphasig oder zweiphasig betroffen sein. Die
deutsche Bezeichnung ,,Schleuderverletzung" (Vollmar) scheint dabei besser das Geschehen auszudrücken als der zuerst von Gay und Abbot (1953) verwandte Ausdruck
,,Whiplash = Peitschenverletzung". Die genannten Autoren beschrieben zunächst nur die
einphasige reine Hyperextensionsverletzung, d.h. die gefährlichere Form. Die Häufigkeits-
angaben liegen zwischen 4,9% und 26,8%. Livingstone (1954) gab für das Verhältnis
der Halswirbelverletzungen durch Schleuderung zu anderen Unfallverletzungen den
Quotienten 1:7 an. Nach der Statistik von Weil (USA) kam es bei 64000 Verkehrsunfällen
nicht weniger als 33000mal zu einer HWS-Beteiligung. Jackson berichtet 1966 über 5500
Halswirbelsäulenschäden, von denen nicht weniger als 70% durch Auffahrtunfall entstanden waren. In Frankreich ist die Benennung ,,coup de fouet" bzw. ,,flau d'arme"
gebräuchlich.

Der *Entstehungsmechanismus* der Schleuderverletzungen der HWS geht aus
Abb. 86—89 hervor. Es liegen darüber sehr eindrucksvolle experimentelle Untersuchun-

Abb. 86a u. b. Schleuderverletzungen der HWS bei Auffahrunfall. a Vorderwagenverletzung (Hyperextensionsmechanismus). b Hinterwagenverletzung (Hyperflexionsmechanismus)

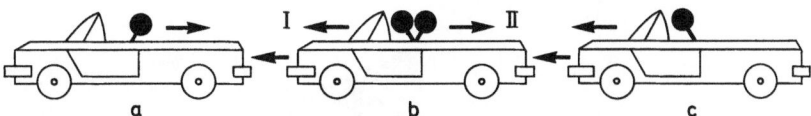

Abb. 87a—c. Schleuderverletzungen der HWS bei Auffahrunfällen in der Kolonne. a Vorderwagenverletzung (Hyperextensionsmechanismus). b Zwischenwagenverletzung (Hyperextension + Hyperflexion = whiplash-Verletzung im engeren Sinn). c Hinterwagenverletzung (Hyperflexionsmechanismus)

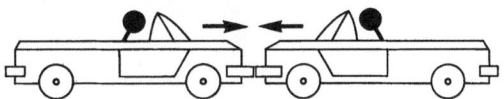

Abb. 88. Schleuderverletzung bei frontalem Zusammenstoß in beiden Kraftwagen (Fixierung durch Anschnallgurte)

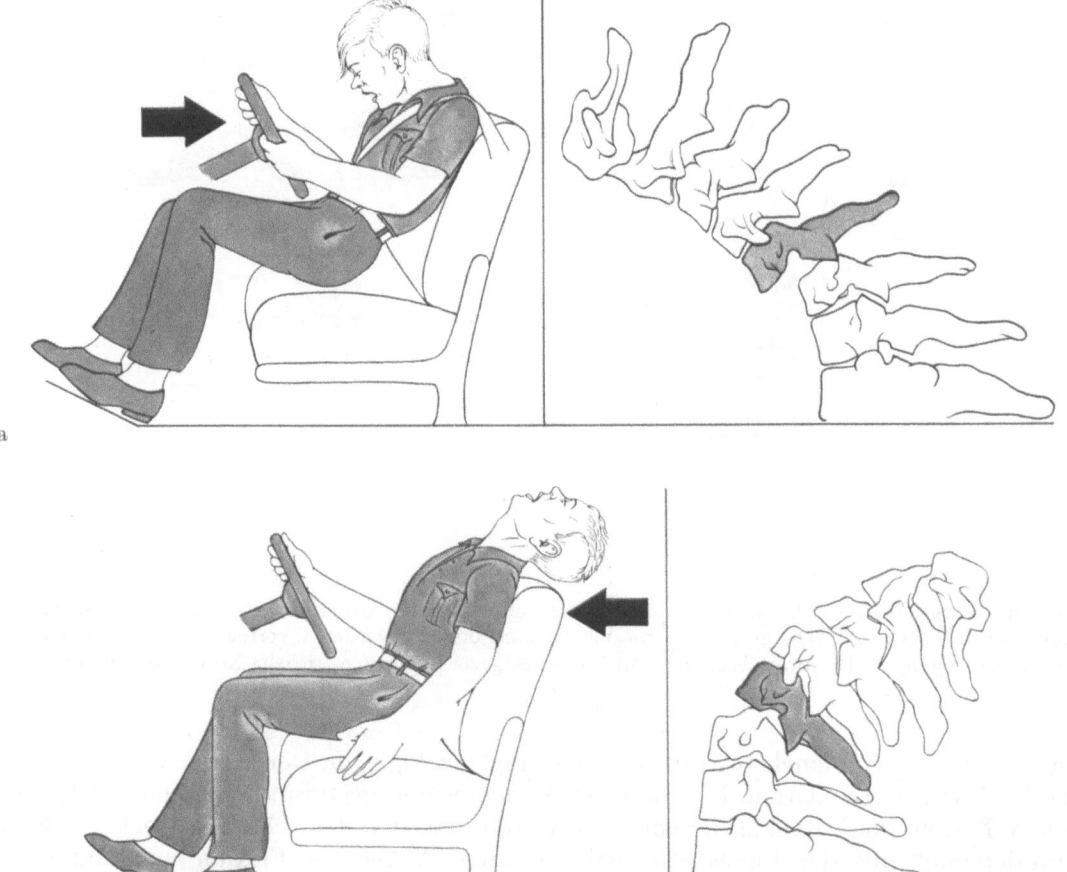

Abb. 89a u. b. Typische HWS-Schleuderverletzung beim Auffahrunfall. a Schema Hyperflexionsmechanismus von C5 (Hinterwagenverletzung). b Schema Hyperextensionsmechanismus mit dorsaler Verrenkung von C5 (Vorderwagenverletzung), fehlende Kopfstütze

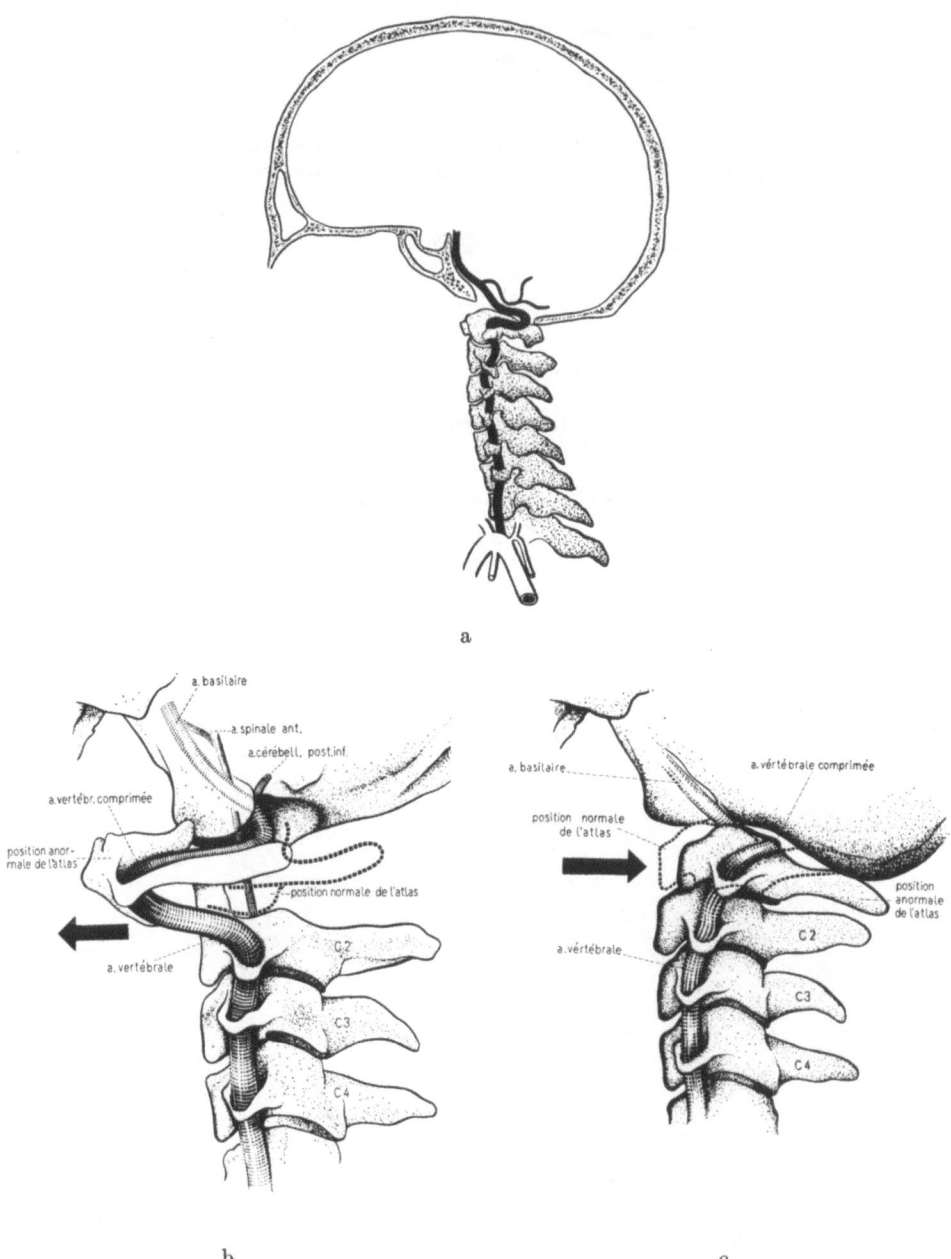

Abb. 90a—c. Schematische Darstellung von Flexion und Extension der Halswirbelsäule beim Schleudertrauma (nach E. Zander). Gezeigt wird hier die Veränderung des Lumens der A. vertebralis. a Normalstellung.
b Vorwärtsbeugung. c Rückwärtsbeugung, mit jeweils eingezeichneter (gestrichelt) Normalstellung des Atlas

gen aus dem Max-Planck-Institut für Arbeitsphysiologie in Dortmund vor (P. Hinz).
Der Verfasser weist darauf hin, daß der Mechanismus grundsätzlich schon 1941 von
Denny-Brown und Russel beschrieben wurde und der deutsche Ausdruck „Schleu-
derverletzung" aus der Luftfahrtmedizin stamme. Außer zur Flexion und Extension
kommt es meist zu mehreren anderen Bewegungsabläufen wie Rotationen und seitlichen
Abknickungen (Schlegel, Taeger, Witt). Die Mehrphasigkeit des Bewegungsablaufs ist
typisch, fraglich ist, ob (Weinreich) die Möglichkeit einer aktiven Gegenbewegung besteht.
Schon bei einer Auffahrtgeschwindigkeit von je 20 Stundenkilometern bei einem Zu-

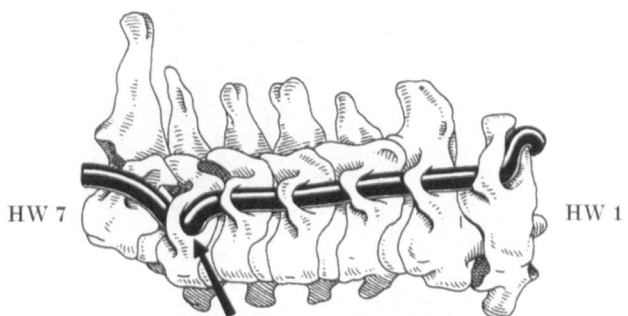

HW 7 HW 1

Abb. 91. Eine Subluxation der Halswirbelsäule in Höhe C6/7 führt durch Abknickung zu einer Stenosierung der A. vertebralis. (Aus E. SELETZ, 1963)

sammenprall entstehen ganz erhebliche Beschleunigungen, die im Schleuderversuch an Phantomen und Leichen nachgeprüft und deren Folgen autoptisch untersucht wurden (HINZ). Diese Katapultversuche führten zu folgenden autoptischen Befunden:

a) Zumeist kommt es zu *traumatisch bedingten Veränderungen in der Muskulatur*, bei Rückwärtsbeugung z.B. im Bereich der sternalen Ansätze der Kopfnicker, bei Vorwärtsbeugung fast regelmäßig zu Blutungen in den tieferen Muskelgruppen und zwischen den Dornfortsatzbändern. Diese Befunde sind röntgenologisch nicht erfaßbar.

b) *Bandscheibenschädigungen* waren ein beinahe regelmäßiger Sektionsbefund, sie betrafen im allgemeinen nur ein Bewegungssegment, in großer Häufigkeit von fast 30% das Segment HW3/4. Eine Schädigung erfolgte bevorzugt bei degenerativ vorgeschädigter Bandscheibe, hier traten die Risse in den osteochondrotisch vorgeschädigten Segmenten auf, auch wenn diese nicht, wie es ja zumeist der Fall ist, in der HWS-Mitte und abwärts lagen.

c) Besonders bemerkenswert sind die traumatisch bedingten Veränderungen der *A. vertebralis* (Abb. 90 und 91), eine Drosselung des Lumens kann nur vorliegen bei lateraler Spondylosis der Wirbelkörper und bei Arthrosen im Bereiche der Wirbelbogengelenke. Die A. vertebralis kann, worauf hinzuweisen ist, sehr variationsreich angelegt sein. Welchen Einfluß ossäre Brückenbildungen an Querfortsatzlöchern auf die Durchströmung der Arterie haben, ist noch abzuklären. Die röntgenologische Darstellung der Stenose gelingt, was gutachtlich wichtig ist, angiographisch. Die Nativbilder lassen im frischen Zustand so gut wie immer im Stich, der Ablauf ist dann gutachtlich wichtig.

d) Traumatisch bedingte Veränderungen im Bereich der *Hals-Kopfgelenke und Schädelbasis* betreffen Hinterhauptabrisse von der HWS (SCHNEIDER, WUERMELING, STRUCK). Sie sind sofort tödlich, eine Sektion wird dann meist nicht vorgenommen, sie sind deshalb vielleicht häufiger als bisher bekannt. Wichtige Aufschlüsse haben Versuche über Wirkungsweise und *Wert von Sitzgurten und Kopfstützen im Pkw* ergeben. Für letztere gilt, daß nur die fest eingebauten großen Kopfstützen nützlich sind, alle anderen sind bei schwereren Einwirkungen ungenügend. Gerade die filmischen und röntgen-kinematographischen Reproduktionen von Unfallereignissen haben ergeben, daß die Verbiegung der HWS in einem Ausmaße auftreten, wie sie bisher nicht für möglich gehalten wurden. Die maximale Reklination betrug bei den Versuchsobjekten bis zu 140°, d.h. der Winkel zwischen der Linie Hüfte—Schulter und HWS: HWS-Reklinationswinkel war größer als ein rechter, ohne daß es zu Zerreißungen oder überhaupt zu irgendwelchen Schädigungen gekommen war.

Die Grundtypen von Schleudertraumen entstehen am Kopfübergang:

1. Ringförmiger Impressionsbruch der Schädelbasis wie bei senkrechtem Absturz. Die Schädelbasisringbrüche verlaufen häufig um das Foramen occipitale magnum herum (MESSERER).

2. Fraktur des Axis bei der zweiphasigen Bewegung durch abrupte Schleuderwirkung (Abb. 94).

3. Abriß der Verbindung zwischen Atlas und Hinterhaupt (Abb. 92), der nur von ventral her möglich ist, wie bei Rückbeugung und Hyperextension bzw. Kopf voran auf das Gesicht mit dorsalem Überfall des Körpers.

Bei frontalem Aufprall erleidet der Fahrer ein Vorwärtsschleudern des Kopfes und allenfalls in der zweiten Bewegungsphase eine Rückwärtsbewegung. Beim Auffahrtunfall von hinten ist die Situation umgekehrt. Der Fußgänger kann von dorsal unter dem Schwerpunkt getroffen und hochgeschleudert werden, dabei maximale Rückwärtsbewegung.

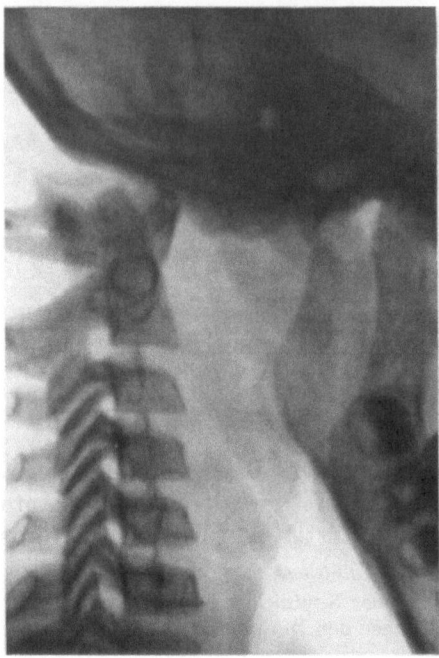

Abb. 92. Sofort tödlicher Hinterhauptsabriß bei Schleudertrauma

Genauso kann von allen Richtungen, so auch seitlich, der Aufprall erfolgen. Bei Fahrern von einspurigen Fahrzeugen ist die Verletzungsgefahr besonders groß und ähnlich wie bei Fußgängern.

Ferner ist ein Traktionsmechanismus möglich (Patschneider). Hinzuweisen ist erneut auf die Tatsache, daß *Spontanrepositionen* von reinen Luxationen vorkommen (Gelehrter, Vitalli u. a.).

Kombinierte Verletzungen sind solche im Retropharyngealraum. Verletzungen des Zungenbeines und des Kohlkopfes, traumatisch bedingte Veränderungen am Knochen und im Bereich der Wirbelgelenke. Nur letztere, die nach Schleuderversuchen (Hinz) relativ selten vorkommen, sind röntgenologisch primär faßbar. Auch bei negativem Röntgenbild ist aus der erheblichen primären Symptomatik zu schließen, daß an den Weichteilen mehr passiert ist, als anfangs angenommen wurde. Unerläßlich sind Röntgenuntersuchungen in drei-, später sechswöchigen und vierteljährlichen Abständen von insgesamt 12 Monaten Dauer, falls noch Beschwerden bestehen.

Sowohl bei reinen Schleudertraumen wie auch bei Abknickungsverletzungen fand sich nur selten eine Dens-Fraktur bzw. eine Fraktur vom Jefferson-Typ.

Es kann auch durch Abstützen der zumeist kürzeren Dornfortsätze des 3.—5. HW auf die längeren des 6. und 7. HW im Sinne einer Hebelwirkung zu *Zerreißungen der Zwischenwirbelscheiben und der Längsbänder* kommen.

Die Schleuderversuche im Katapult ergaben weiterhin, daß die Belastbarkeit röntgenologisch nachweisbar *vorgeschädigter Wirbelsäulen*, osteochondrotische mehr als rein spondylotische, stark eingeschränkt ist. Das ist praktisch für die Hälfte der über 50jährigen der Fall. Sektionsergebnisse, die in gewissem Gegensatz zu klinischen (Witt) stehen, besagen, daß Zerreißungen nicht überwiegend in den den degenerativ umgestalteten Segmenten benachbarten Gebieten lokalisiert sind. Es ist klar, daß minimale Zerreißungen der Bandscheiben mit klinischen Untersuchungsmethoden so gut wie nicht zu objektivieren sind. Spätere röntgenologisch manifeste Ausheilungszeichen sind nur zu verwerten, wenn der Randleistenanulus mit verletzt wurde und das Bewegungssegment durch vorbestehende Degenerationsprozesse nicht bereits so weit geschädigt war, daß es noch zu einer stabilisierenden Ausheilung fähig war. Bei schwieriger gutachtlicher Entscheidung kommt daher einer detaillierten Unfallanamnese eine wichtige Rolle zu.

Der in letzter Zeit häufig geäußerten Meinung, bei nicht abzuklärenden Beschwerden einfach eine *Irritation der A. vertebralis* anzunehmen, kann nur mit Kritik zugestimmt werden. Diese Genese wird zweifelsohne überschätzt, auch ist es aus der allgemeinen Pathologie nicht ganz verständlich, daß sich eine pulsierende Arterie dieses Kalibers durch knöcherne Apposition einengen oder gar verlegen läßt (JUNGE).

Bei traumatisch bedingten Veränderungen im Bereich des Rückenmarks und der Rückenmarkshüllen ist wie beim Schädelhirntrauma der Primärverlauf entscheidend.

Neurale Elemente, Medulla oblongata (BRAID), können durch Überbeugung und/oder Überstreckung geschädigt werden (sehr selten), und durch traumatische Gefäßschädigung kann es zur Verstärkung der Symptome in den ersten Stunden kommen.

Die Schmerzen werden als Neuralgien im eigentlichen Sinne angegeben, es kommt zu skeletogenen Schmerzzonen ohne Herdbedeutung sowie vegetativen Syndromen (Meralgien) (JANTZEN), Quadrantenhyperpathien, vasomotischen Kopfschmerzen. Cervicale Verursachung durch Vorfall ist sehr selten, noch seltener ist bei dieser Verletzungsform das Syndrom der A. spinalis anterior, wie auch die Diagnose posttraumatische „Migraine cervicale" sehr kritisch gestellt werden soll. Keinesfalls ist das Occipitalis-Syndrom, was zu erwarten wäre, führend; häufiger sind Wirbelblockierungen nach ZUKSCHWERDT.

Folgende neurologische Gesichtspunkte bzw. Fragen sollen bei der Begutachtung von Schleudertraumen Berücksichtigung finden:

1. Schädigung des Halsmarks (selten).
2. Wurzelschäden (nicht häufig).
3. Störungen im Versorgungsbereich der A. vertebralis.
4. Analyse des Zonenschmerzes.
5. Hinweis auf dispositionelle Faktoren wie abnorme Gefäßreaktionen, Komplikationen im Vertebralisgebiet, verzögerte Anpassung.
6. Ausschluß unfallunabhängiger internistischer bzw. neurologischer Erkrankungen.

ZATZKIN und KVETON untersuchten 50 Autounfälle, bei denen die Fahrer dem Whiplash-Verletzungsmechanismus ausgesetzt waren, ohne daß eine Knochenbeteiligung vorlag, und verglichen sie mit 35 Gesunden mittels Funktionsaufnahmen der HWS: Dabei fand sich bei der Verletztengruppe 10mal häufiger als bei den Gesunden eine Behinderung der Flexion, 5mal häufiger eine Streckhaltung und Skoliose, 2mal so häufig eine Streckbehinderung, eine Verschmälerung von Bandscheiben und eine Einengung wenigstens eines Intervertebralloches. BÜRKLE DE LA CAMP und GÖGLER empfehlen als Vorbeugungsmaßnahmen gegen Unfälle beim Autofahren einen Schutzhelm, am besten mit HWS-Stütze, einen Anschnallgurt sowie eine höhere Rückenlehne zur Vermeidung von Schleuderverletzungen, also Maßnahmen, wie sie heute schon vielfach bei Rennwagenfahrern gebräuchlich sind und sich bewährt haben. MANSFIELD berichtet über eine Schleuderverletzung der HWS bei einem 27jährigen Mann, auf dessen Fahrzeug ein Lastwagen von hinten auffuhr: Röntgenologisch Trennung des 5. Halswirbelkörpers durch Vertikalfraktur in 2 nahezu gleiche Hälften nach vorne zulaufender Keilform. Außer kurzer Bewußtlosigkeit unmittelbar nach dem Unfall keine neurologischen Symptome. Einen typischen Auffahrunfall mit Schleuderverletzung des Kopfes nach vorn (Hyperflexionsmechanismus) zeigen die Abb. 93a und b bei einem 24jährigen Mann, der im Auto von seinem betrunkenen Freund gegen einen Baum gefahren wurde. Nach Zeugenaussagen wurde der Patient allein im Wald neben dem völlig zertrümmerten Auto gefunden. Unmittelbar nach dem Unfall konnten die Beine nicht, die Arme nur wenig bewegt werden. Nach Reposition der Luxation Rückgang der neurologischen Symptomatik im Verlaufe der folgenden Wochen. (Diff.-Diagnose vgl. Abb. 95).

Bei der Retroflexion soll es zu einem Kneifzangenmechanismus kommen mit Faltung des Lig. flavum und Raumnot bei Randwulstbildungen. Es ist aber nicht gelungen, das sicher myelographisch zu erhärten. Theoretisch sollte dabei das Suboccipitalsyndrom führend sein, was jedoch keineswegs immer zutrifft. Dagegen gibt es häufiger Blockierungen nach ZUKSCHWERDT. Druckpunkte sind oft nicht neural, sondern skeletogen zu deuten. Wie beim Schädelhirntrauma ist die Verlaufsbeobachtung entscheidend, zunächst der primäre Verlauf. Aus einem ungünstigen Ablauf kann gefolgert werden, daß trotz günstigen Röntgenbildes an den Weichteilstrukturen mehr geschehen ist als anfangs angenommen wurde (GIEBEL). Der Begriff „Cervicocephales Syndrom" wird sicherlich zu kritiklos verwertet.

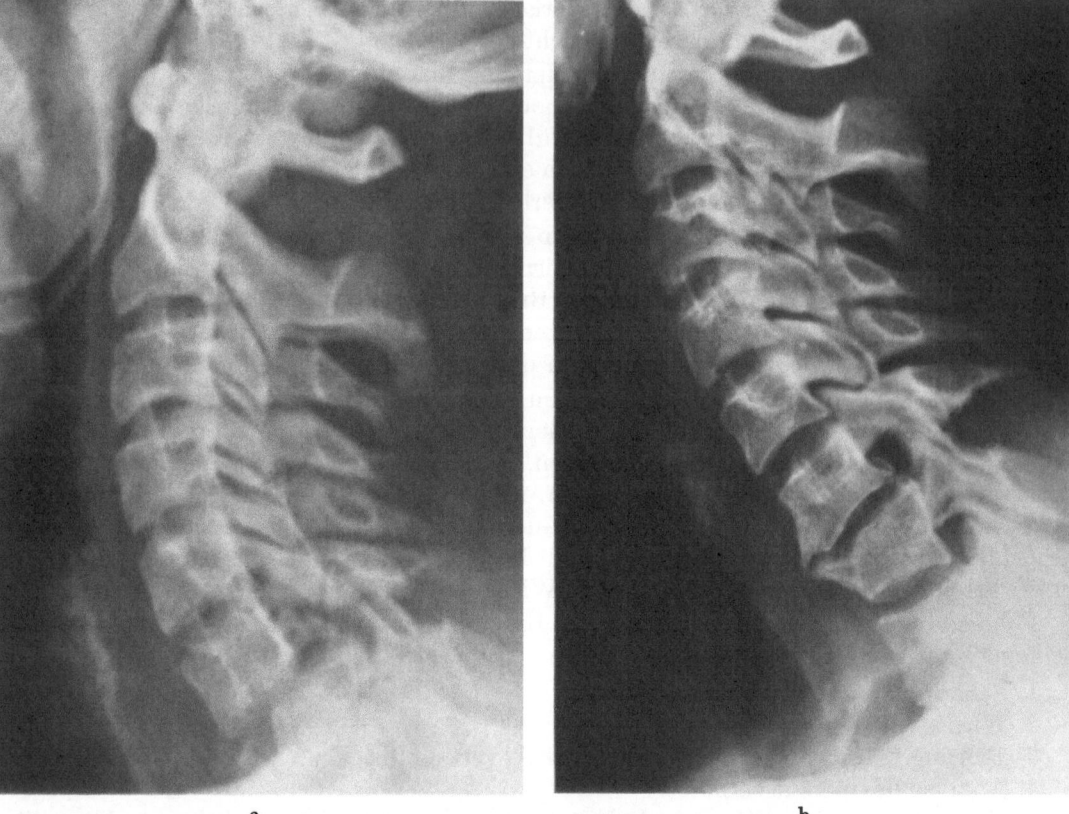

a   b

Abb. 93 a u. b. Typische Schleuderverletzung des Kopfes nach vorn bei Auffahrunfall gegen einen Baum (Hyperflexionsmechanismus). a Aufnahme unmittelbar nach dem Unfall. Luxationsfraktur von C 6/7 nach vorn mit Abbruch der unteren Gelenkfortsätze von C6 und Verhakung der oberen Gelenkfortsätze von C7. Breit klaffende Dornfortsätze von C6/7 (Zerrung des Lig. inter- und supraspinosum). Der 6. HWK ist um 11 mm nach vorne subluxiert. b Ausheilungsstadium 1 Jahr später. Traumatische Spongylose C6/7 bei weitgehender Beseitigung der Subluxation, Kyphose der unteren HWS. Knöcherne Ankylosierung der kleinen Wirbelgelenke C6/7 nach traumatischer Arthritis. Noch breit klaffende Dornfortsätze C6/7. (Aufnahmen Prof. H. Poppe, Göttingen)

Es ist denkbar bei

a) Überbeugung und Überstreckung mit Beteiligung der Medulla oblongata (Braig), selten,

b) traumatischer Gefäßschädigung, dabei verstärken sich die Symptome in den ersten Stunden. Fehldeutungen des Spätröntgenbildes müssen beachtet werden.

Zumindest orientierende HWS-Aufnahmen sollten bei Schädelhirntraumen gemacht werden, wenn die geringste klinische Symptomatik von seiten der HWS vorliegt, sobald der Verletzte nicht mehr bewußtlos ist.

Extreme Belastungen der HWS bei Schleudertraumen werden gemildert durch Schutzreflexe, z.B. Muskelanspannung (Kuhlendahl). Weder die mechanischen Faktoren noch das Röntgenbild dürfen überschützt werden, dennoch ist letzteres natürlich wichtig. Man hüte sich vor der chiropraktischen sog. traumatischen Diagnostik einer Fehlstellung. Zur Schmerzanalyse gehören neben den Neuralgien, dem Zonenbefall, den vegetativen Symptomen vor allem auch die cervicalen Myelopathien.

Die Streckung der HWS, die Distorsion, kann man im Röntgenbild gut darstellen (seitliche Aufnahme im Sitzen). Für die röntgenologische Diagnose ist sehr selten eine Kontrastmethode, schon gar keine funktionelle Beurteilung ratsam. In Frage kommt in ganz besonderen Fällen eine tomographische Gasmyelographie.

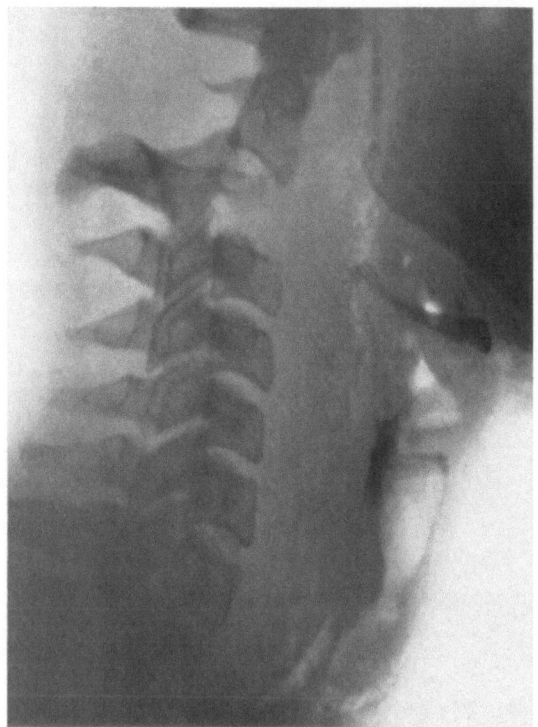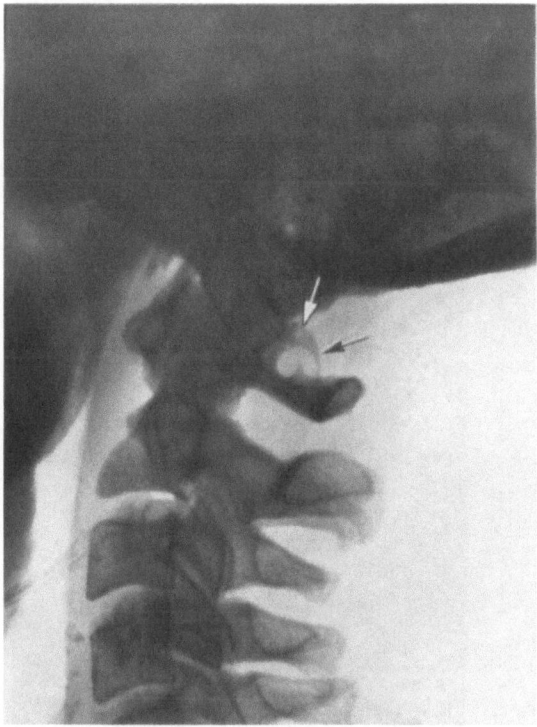

Abb. 94   Abb. 95

Abb. 94. M. H., 29 Jahre alt. Auffahrunfall. Zertrümmerung des 2. HWK bei erhaltenem Dens, Auseinander-
reißen der frakturierten Bogenwurzeln

Abb. 95. Kimmelsche Variation, d. h. das For. retroarticulare sup. ist knöchern überbrückt. Durch das entstehende knöcherne Foramen ziehen A. vertebr. und N. suboccipitalis. Keine Unfallfolge

Spätere Zeichen nach Schleudertraumen ohne primären Röntgenbefund können sein
Behinderung der Flexion, Streckhaltung bzw. Skoliose (RAIDEUR). Befund bei der Überbeugung, Bandscheibenschädigung (ZATZKIN und KVETON).

JUMASCHEW, GROMOW u. Mitarb. haben Leichenversuche mit Geschwindigkeitsmessungen ausgeführt und
fanden folgendes:

Auftreffen des Schwunges von

4,4 m		dorsale Weichteilzerrung
5,6—6,2 m		Weichteilruptur
mehr als 7,3 m		stärkere — Th 3
7,3—11 m	pro sec	Riß der Bänder
9,1—12,3 m		Abrisse Th 2—Th 3
mehr als 6,2 m		vereinzelt Bandscheibenrupturen möglich
mehr als 5,6 m		Vorderkantenfraktur obere BWS

Bei locker getragenen Sicherheitsgurten kommen Horizontalbrüche der Wirbelkörper
und Wirbelbögen vor (sog. Chance-Fraktur) wie auch Abscherbrüche der Deckplatten,
der Quer- und Dornfortsätze (SCHMITT-NEUERBURG, BEHRENS, TSCHERNE u. GREIF).

B. Verletzungen der Brust- und Lendenwirbelsäule

a) Vorbemerkungen

Das Wesentliche über die Mechanik, Bruchformen, Klinik usw. wurde an entsprechen-
dem Orte des allgemeinen Teils dieses Beitrags besprochen.

In der Brust- und Lendenwirbelsäule sind nicht nur die häufigsten, sondern auch die
klassischen Formen der Wirbelbrüche zu beobachten. Meist handelt es sich um Flexions-

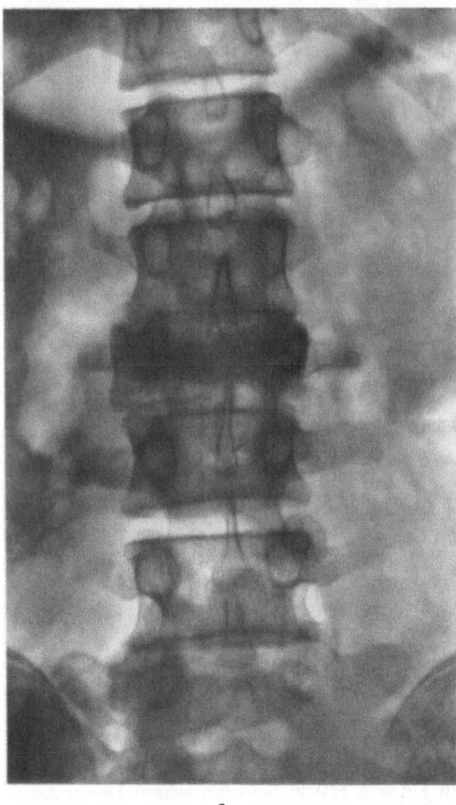 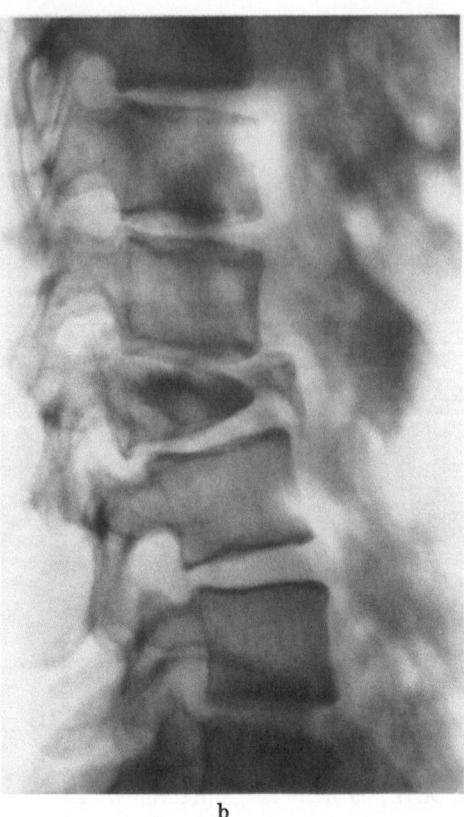

a   b

Abb. 96a u. b. F. J. Ältere Fraktur des 3. LWK mit starker Verdichtung und Verschmälerung auf fast die
Hälfte der Wirbelkörperhöhe, Verbreiterung nach beiden Seiten (a). Im seitlichen Bild (b) ist die vordere Kante
abgeschert, der Wirbel um 1¹/₂ cm nach dorsal verlagert, die unteren Gelenkfortsätze klaffen etwas, ventral
Aussprengung eines dreieckigen Knochenstückes, das besonders nach caudalwärts einen spangenförmigen
reaktiven Brückenwulst aufweist. Trotz der Einengung des Wirbelkanals keine neurologischen Symptome.
Voll ausgebildete Wirbelverletzung

frakturen mit Keilform der Wirbel nach vorn zu, wobei der Grad der Zusammensinterung
aus dem Vergleich der vorderen Kantenhöhe und hinteren Kantenhöhe sowie der Maße der
benachbarten Wirbelhöhen, vorn und hinten abgelesen wird. Bei der freien Flexion nach
vorn handelt es sich um den klassischen keilförmigen Beugungsbruch. Wird die normale
Beugung durch eine reflektorische Kontraktur der Streckmuskulatur aufgehalten, so resultiert die bereits erwähnte muldenförmige Vertiefung des Wirbelkörpers durch den Gallert-
kernturgor bei annähernd bis völliger axialer Haltung. Das wäre besonders die Beugefraktur bei Streckfixation nach GLORIEUX) (Abb. 96, 97).

1. Bei der *Beugefraktur und freier Flexion* gleitet der Wirbel nach vorn, der nächsthöhere ist keilförmig, die Bandscheibe zeigt horizontale Risse. Gleichzeitig besteht Spreizung der Dornfortsätze bei Riß der Zwischendornbänder. Auch Brüche der Gelenkfortsätze und echte Subluxationen kommen dabei vor, sind aber doch seltener. Verschiedene
Grade von leichten vorderen Kanten- über obere Deckplatteneinbrüche bis zur
völligen Zusammensinterung sind denkbar. Selten ist der hintere Kanteneinbruch. Er
stellt eine besondere Gefahr für das Mark bei evtl. Repositionsbehandlung dar. Noch
seltener sind die unteren Kantenabbrüche. Manchmal beobachtet man bei Verletzungen
ein paravertebrales Hämatom als Längsbegleitschatten, besonders im Bereiche der Brustwirbelsäule (EISELSBERG, FRANGENHEIM, STRASSER) (Abb. 96, 97).

Seltenere Formen der Beugefraktur sind schwere Brüche des Wirbelkörpers, evtl. bis
zum Bogen (Abb. 98), mit Zerreißungen sowie schwere Zerreißungen der Bandscheiben
ohne Fraktur des Wirbelkörpers.

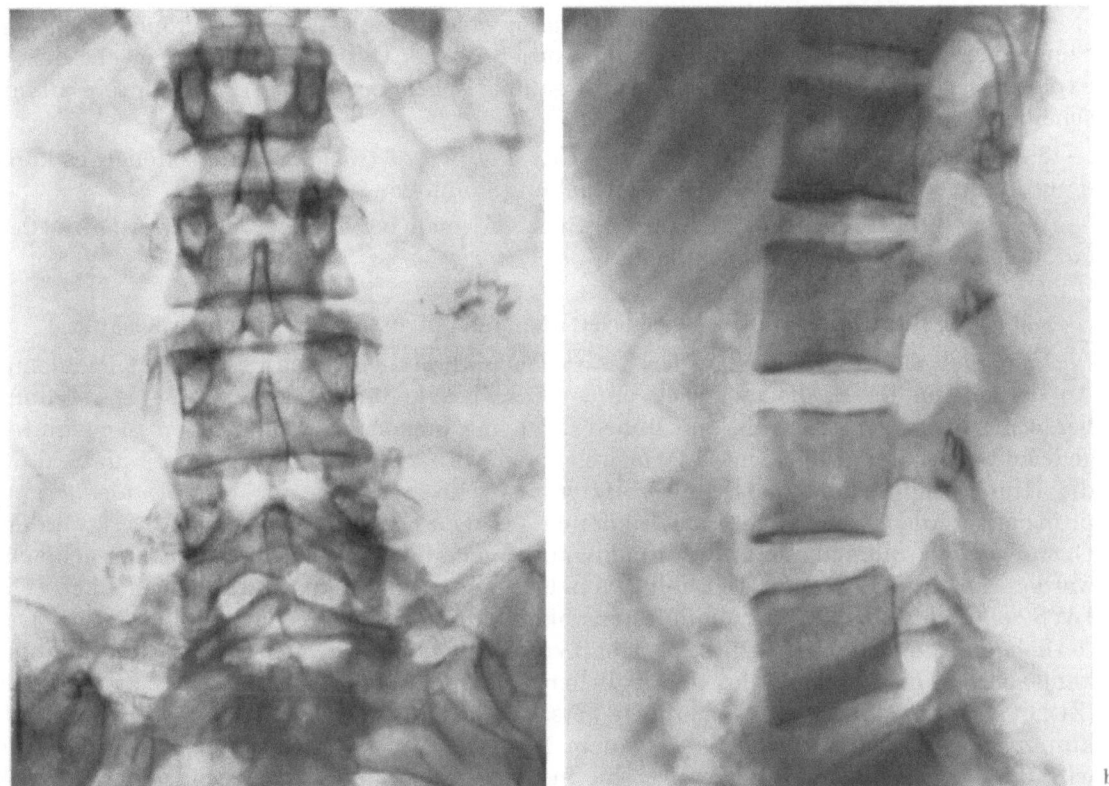

Abb. 97a u. b. E.M., 23 Jahre alt. Frontalzusammenstoß. Reitende Luxation der Gelenkfortsätze LW 3/4.
Reposition erfolgte in Rauchfußscher Schwebe

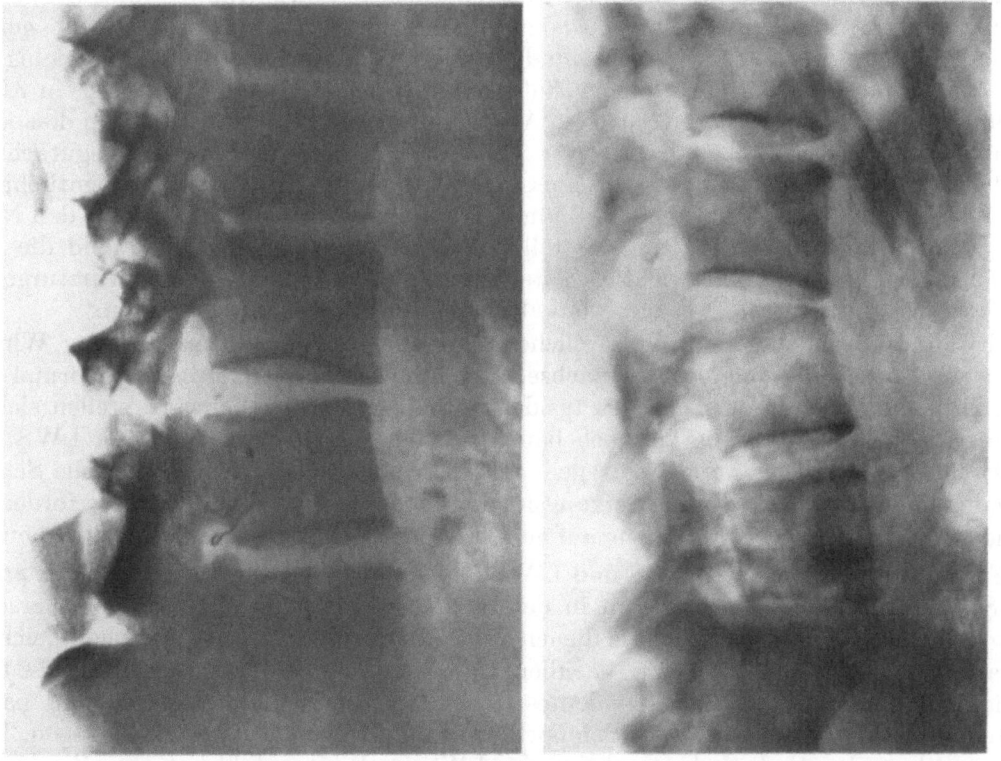

Abb. 98a u. b. Bogenbruch LW 2 mit leichter Verrenkungsstellung im zugehörigen kleinen Wirbelgelenk (a)
Im 2. Bild sieht man noch einen Draht (Nahtriß) nach versuchter operativer Reposition (b)

2. Bei der *Beugefraktur und Streckfixation* steht die Bandscheibenkompression im Sinne eines Nußknackermechanismus im Vordergrunde. Das Bandscheibengewebe dringt explotionsartig in die Wirbelkörper vor (traumatischer Lochwirbel). Die hintere Bandscheibenhernie ist selten.

3. Frakturen bei *übermäßiger Dorsalflexion und Seitwärtsneigung* sind seltener, es kann dann zu einer seitlichen Luxationsverschiebung kommen.

Weitere Frakturen durch Muskelzug, Spezialformen bei Tetanus usw. wurden in den entsprechenden Kapiteln abgehandelt.

b) Zur Röntgendiagnostik der Verletzungen der Brust- und Lendenwirbelsäule

Bezüglich der Aufnahmen in der Sagittalebene bestehen keine besonderen Probleme. An der oberen BWS, die technisch immer Schwierigkeiten in der exakten Darstellung bereitet, ist es zu empfehlen, den linken Arm im Nacken, den Ellenbogen nach hinten gedrückt zu halten, den rechten Arm weit nach vorn ziehen, da durch diese Maßnahme die Humerusköpfe und die Schulterblätter aus dem Schatten der Wirbelsäule herausprojiziert werden können. Zusätzlich können Veratmungsaufnahmen angefertigt werden. Grundsätzlich sollen immer zwei Aufnahmen in zueinander senkrechter Richtung gemacht werden, an der LWS unter Einschluß von Kreuzbein- und Kreuzdarmbeingelenken. Die LWS soll nicht allein, sondern mindestens bis zur untersten BWS dargestellt werden. Das seitliche Format soll möglichst das Ausmaß von 30:40 cm haben. Bei der Sagittalaufnahme kann sehr gut die Lendenlordose ausgeglichen werden: entweder durch Anziehen der Beine (Zimmer, Schinz, Janker) oder noch besser nach Teschendorf-Warner durch Aufkippung der LWS in Rückenlage auf dem Bucky-Tisch. Bei zusätzlicher Beinspreizung wird die LWS frei und einsehbar. Besteht eine fixierte Lendenlordose, ist nach der Technik von Barsony die Röhre nach caudal zu kippen, d.h. der zentrale Strahl nach kopfwärts zu richten, manchmal bis 35°. Besonders wichtig ist der Nachweis von Variationen am Kreuz-Lenden-Übergang, die entgegen unserer Ansicht sowie von Simon, Gillespie, Albrecht u.a. Schinz für relativ belanglos hält. Zur Dokumentation ist die genaue Befunderhebung von großem Wert, wenn das klinische Bild auch zunächst unergiebig sein mag. Fürmaier fand bei 1 362 solcher Aufnahmen in 82,6% Osteochondrosen, in 31,6% Fehlbildungen. Bei den ersteren hatte ein Anteil von 31% Übergangswirbel, bei den osteochondrosefreien Fällen aber waren es nur 2—10%. Besonders in der Unfallbegutachtung ist diese klare Darstellung der Verhältnisse am Kreuz-Lenden-Übergang unentbehrlich. Offenbar kann hier ein suffizientes Stadium in ein insuffizientes übergehen. Für den Nachweis von Spaltbildungen und zur Darstellung der Kreuzdarmbeingelenke sind die Aufnahmen nach Teschendorf wichtig. Seitenaufnahmen im Stehen kommen naturgemäß bei Frischverletzten nicht in Frage, wohl aber anläßlich von Begutachtungen.

Erwähnenswert sind auch die seitlichen Aufnahmen zur Bestimmung des Winkels zwischen Bandscheibe und Kreuzbeinachse. Der Lumbosacralwinkel beträgt normal 150° (Scherb). Bei Drehung des Rumpfes aus der Seitenlage um 20° rückwärts stellen sich die plattenfernen Gelenke dar, bei 20° nach bauchwärts die plattennahen. An der LWS muß die Drehung nach Dittmar 45° betragen. Hier sind auch zusätzliche mehrfache Schrägaufnahmen zur Diagnose von Verletzungsfolgen und abweichender Befunde erforderlich. Feinere Strukturen sind oftmals nur auf gezielten oder Feinfocusaufnahmen zu erkennen.

Funktionsaufnahmen der BWS und LWS haben nicht die große Bedeutung wie an der HWS, sie können aber wichtig sein in der Sagittalebene zum Nachweis von Verschiebungen im Bandscheibenbereich. Sie dienen auch zum Nachweis des Güntzschen Zeichens, der abnormen Geradehaltung bzw. darüber hinaus von Verschiebungen im Bereiche eines pathologisch veränderten Wirbelsegmentes. Güntz hat bereits 1938 als erster die pathologisch-anatomischen Befunde der Schmorlschen Schule auf die Klinik übertragen. Über die normale und pathologische Funktion der LWS im Röntgenbild hat vor allem Snorvason größere Untersuchungen angestellt, auch beim sitzenden Patienten. Wichtig ist die

Feststellung, daß an der LWS im Gegensatz zur HWS normalerweise bei endgradigen Bewegungen keine Verschiebung einzelner Wirbel gegeneinander einzutreten pflegt.

An dieser Stelle sind einige Bemerkungen zur Röntgendiagnostik der *Chiropraxis* einzuflechten. Hier werden besondere Aufnahmetechniken und Schrägtomogramme, Veratmungsaufnahmen im Profil beim sitzenden und stehenden Patienten herangezogen. BROCHER meint, daß es nicht notwendig sei, sich mit der Chiropraxis auseinanderzusetzen, die manchmal den Eindruck einer neuen Religion zu machen scheint. Von der Richtigkeit der Hypothesen der chiropraktischen Schule konnten wir uns nicht überzeugen, ebenso nicht von der Echtheit und Objektivierung manueller Wirbeladjustierungen. Allerdings ist zuzugeben, daß durch manuelle Maßnahmen Besserungen eines klinischen Bildes eintreten können. Zu der Theorie, die der Chiropraxis zugrunde gelegt wird, wird von 2 Fixpunkten ausgegangen: einmal der oberen HWS mit der Stellung des Dens, zum anderen (ILLI) den Gegebenheiten an den Kreuzdarmbeinfugen. Dazu ist zu sagen, daß Achsenabweichungen einzelner Wirbel, besonders im Bereiche der Dornfortsatzreihe, normalerweise zu beobachten sind (GÜNTZ). Die Möglichkeit einer Beeinflussung der Wirbelsäulenhaltung ist an sich längst bekannt. Die einseitige, nicht bewiesene Rolle der Kompression sympathischer Fasern im Foramen intervertebralis als allgemein pathogenetisches Prinzip, vor allem der Erkrankung innerer Organe, wird von der exakten Medizin abgelehnt.

Die allgemeine Röntgendiagnostik der Verletzungen der BWS und LWS wurde in Kapitel II abgehandelt, die Ausheilungszustände werden in den entsprechenden Abschnitten später erörtert.

1. Die Abtrennung von Wirbelkörperkanten

Eine hintere Kantenabtrennung vom 4. LWK ohne Trauma beschrieb pathologisch-anatomisch zuerst VON MEYENBURG. Isolierte echt traumatische Kantenabbrüche sind bekannt bei Flexionsverletzungen. Die Lokalisation einer hinten unten am BWK gelegenen

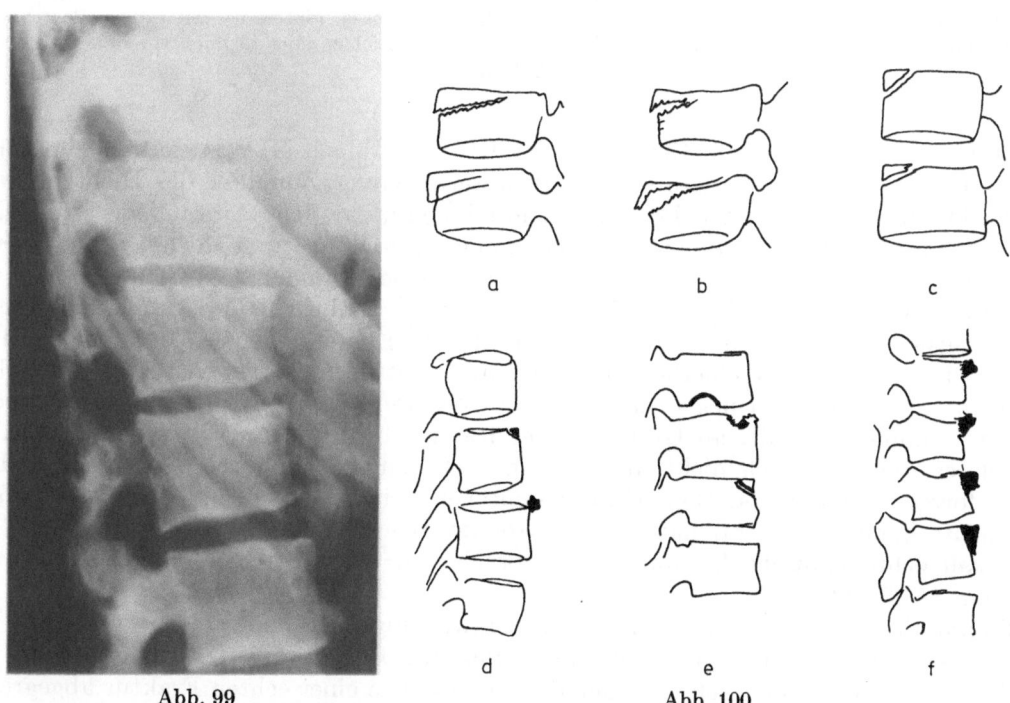

Abb. 99   Abb. 100

Abb. 99. Multiple Röntgensymptome einer alten juvenilen Kyphose mit mehrfachen älteren Schmorlknötchen, die besonders im untersten dargestellten Wirbel an der vorderen oberen Ecke erkennen lassen, wie es zu dem Bilde der degenerativen Vorderoberkantenabtrennung kommen kann. Zufällig entdeckt anläßlich eines Stauchungstraumas der Wirbelsäule. Kein Anhalt für frische Knochenverletzung

Abb. 100a—f. Abtrennung von Wirbelkanten (Schema). a Sofort nach dem Unfall. b 6 Wochen nach dem Unfall Umbauvorgänge in der Nachbarschaft. c Nicht unfallbedingte vordere Abtrennung, die den Wirbelkörper zur normalen Form ergänzt (nach LOB). d Kleine vordere Epiphysenkerne. e Bei BW 11 sog. kongenitale Chordaeindellungen, bei BW 12 vordere sog. retromarginale Impression bei Morbus Scheuermann, bei LW 1 Spezialform dieses Bildes, sog. vordere Abtrennung. f Mehrfache vordere Kantenfrakturen, wie sie bei Katapultverletzungen von Trampolinspringern, Tetanus vorkommen

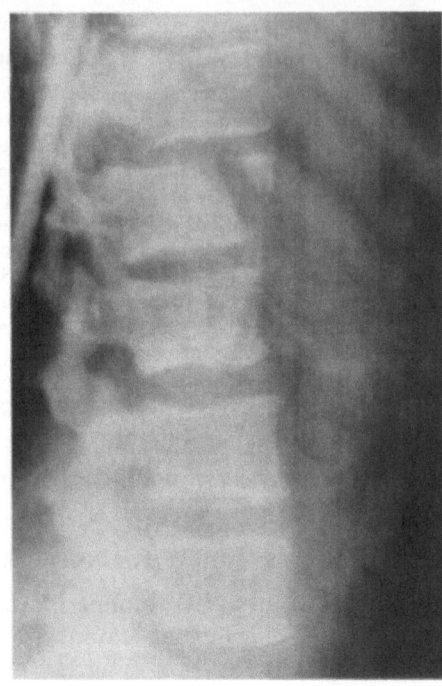

Abb. 101. Traumatische Kantenabtrennungen mit erheblicher Diastase, glatter scharfkantiger Begrenzung, Verschiebung des cranial gelegenen Wirbelteiles nach ventral als Zeichen einer Segmentverletzung. Instabile Fraktur

Absprengung gilt als typisch. Gerade an der BWS sind nach M. WEINBREN Feinzeichen bereits Überhang der Vorderkante, Strukturunterbrechung, Zunahme der Dichte entlang der Frakturlinie. Hier können Feinstfocusaufnahmen zusätzliche Aufschlüsse bringen.

Die vorderen Kantenabtrennungen stehen in enger Beziehung zum Morbus Scheuermann (Abb. 99). Es werden bei diesem Krankheitsbild, dessen röntgenologisches Substrat vor allem in Schmorlschen Deckplatteneinbrüchen besteht, Einbrüche und Durchbrüche nach außen, seitlich hinten, vorn unterschieden. Auch die sog. Eindellungen im ehemaligen Verlauf der Chorda dorsalis gehören hierher und dürfen nicht mit Impressionen verwechselt werden. Die Kantenabtrennungen liegen meist an der vorderen oberen Ecke des Wirbelkörpers. Die Abtrennung übertrifft an Größe die der Randleiste (JUNGHANNS, NIEDNER). Daher handelt es sich hier auch nicht um sog. „persistierende Apophysen", letztlich sind es Sonderformen der Schmorlschen Knorpelknötchen bei inveniler Kyphose. Auch andere Fragmente kommen vor, oft hat das abgetrennte Stück eine Mosaikstruktur. Nur GALLAND sah echte klinische Symptome, er sprach von einer Osteochondrosis vertebralis dissecans (Abb. 100, 101).

Traumatische, auch mikrotraumatische Einwirkungen können den Vorgang zur zufälligen Aufdeckung bringen. EKENGREN und LINDBLOM teilen Beobachtungen bei Kindern mit. Röntgenologisch muß der Befund von dem einer echten Fraktur abgegrenzt werden. Gegen eine Fraktur spricht die normale Form des Wirbelkörpers, d.h. es besteht keine Impression oder Verschiebung, die Abtrennungslinie ist glatt begrenzt und klafft, ein adäquates Trauma wird vermißt. Seitliche Abtrennungen sah u.a. HAMMERBECK, sie entgehen so gut wie immer der Röntgendarstellung.

Der hinteren Kantenabtrennung kommt größere klinische Bedeutung zu. Meist kommt sie lokalisiert am 4. oder 5. LWK vor. Sie entstehen vorwiegend durch Sturz nach hinten und entsprechen häufig der Glorieuxschen Hyperextensionsfraktur bei fixierter Flexion. Pathologisch-anatomisch handelt es sich um Spaltbildungen der Wirbelkörper, durch welche die Randleiste von Teilen des WK abgetrennt wird, indem Bandscheibengewebe, evtl. bereits bindegewebig umgebaut, vorgepreßt wird. Man hat den Eindruck, daß hier Zusammenhänge mit der lumbalen Form der Scheuermannschen Erkrankung bestehen.

Meist sind *Kantenabtrennungen ein röntgenologischer Zusatzbefund*. An 50 eigenen Beobachtungen war 20mal der 4. LW, 8mal der 5. LW, 6mal der 3. LW betroffen, häufig waren sie multipel.

2. Besonderheiten der Verletzungen am Lendenwirbelsäulen-Kreuzbein-Übergang

Die Lumbosacralgegend ist eine interessante Region, auch was traumatische Veränderungen anlangt. Betreffs der nicht traumatischen Gleitvorgänge, Spaltbildungen, speziell des Gebietes der echten Spondylisthesis, kann auf das entsprechende Kapitel in diesem Handbuch hingewiesen werden. Echte Verletzungsfolgen sind überaus selten, vor allem gilt das für *traumatische Verschiebungen*. Vorbedingung dafür sind sehr schwere Traumen, die mit erheblichen Knochenverletzungen, u. a. mit Wirbelbogenbrüchen einhergehen, d. h. die nicht nur beim Hyperflexionsmechanismus den Wirbelkörper keilförmig komprimieren, sondern auch die hinteren Wirbelsäulenanteile betreffen. Nach Bogenverletzung braucht keineswegs eine Wirbelverschiebung einzutreten, auch ist nicht etwa das letzte und vorletzte Wirbelsegment, wie bei der anlagebedingten Spondylolisthesis, besonders bevorzugt betroffen. Der traumatische Bogenbruch pflegt gegenüber der eigentlichen Spondylolyse andersartig zu verlaufen. Eine Callusbildung, wie Lob sie einige Male sah, konnte keineswegs immer gefunden werden, das Ausbleiben der knöchernen Heilung dürfte sogar häufig sein.

Angeborene Spaltbildungen haben 5% aller Menschen, 90% davon betreffen LW 5. Interessant sind in diesem Zusammenhang die bereits erwähnten Beobachtungen bei Wasserspringern, da hier eine chronische Traumatisierung den Übergang zu Dauerbrüchen wahrscheinlich macht, wodurch die früheren Ansichten, wie sie u. a. Meyer-Burgdorff äußerte, eine Bestätigung fänden.

Kritik ist bei der Benennung „Luxationsfraktur" am Platze, denn ein scheinbares Gleiten auf Grund einer Fragmentverschiebung ist sinngemäß auch an der Wirbelsäule keine Luxation, sondern eben eine Fragmentdislokation.

Zur *Luxation* der LWS insgesamt sei auf folgende Tatsachen besonders hingewiesen:

1. Der ganze Wirbel, einschließlich des ganzen Bewegungssegmentes, verschiebt sich nach vorn.

2. Vorspringen des unteren Gelenkfortsatzes nach vorn, evtl. mit Verhakung.

3. Es ist eine ganz ungewöhnliche Verletzung der LWS.

4. Luxationsfrakturen der unteren LWS sind beschrieben von Brahm, Rocher, Günther, Henschel, Hermannsdorffer, Lob, Meyer-Burgdorff, Platz, Reinbold).

Eine gewisse *Dorsaldislokation* bei Frakturen (137) zwischen 11. BW und 4. LW kommt an der caudalen Grenze des Frakturbereichs vor (Hackethal).

Der 5. LW hat normalerweise eine Keilform nach hinten mit bis zu 6 mm Höhendifferenz. Die Basisfläche ist schon normalerweise etwas eingedellt, wie auch die obere des 1. Sacralwirbels, diese auch häufig breiter, so daß an der hinteren Kontur ein Gleitprozeß vorgetäuscht werden kann. Zur Sicherung dienen die bekannten Meßlinien (Junghanns, Taillard, Marique, Meyerding). Außerdem ist die letzte Bandscheibe als sog. Übergangsbandscheibe keilförmig gestaltet und in der Regel niedriger als die darüber gelegene.

Die Spondylolyse, als Vorstufe der klassischen Spondylolisthesis (Junghanns), das Sacrum acutum (Scherf), das Drehgleiten sind zu beachten.

Nach Francillon u. a. ist bisher ein traumatischer Fall einer echten Wirbelluxation an dieser Stelle nicht ein einziges Mal beschrieben worden, auch experimentell ist die Darstellung nicht gelungen (Azuma, Gerlach); schließlich: kein autoptisch gesicherter Fall ist bekannt (Taillard).

Eine traumatisch bedingte Zunahme des Gleitvorganges bei anlegebedingter Spondyolisthesis wurde erst 2mal gesehen (BROCHER), im eigenen Krankengut (JUNGE und KÜHL) überhaupt nicht. Ein traumatischer Übergang einer Spondylolyse in ein Gleiten ist nicht bewiesen worden. Eine geringe Zunahme des Gleitvorganges ist so gut wie immer unfallunabhängig und beschränkt sich auf das Kindesalter bzw. bei Erwachsenen auf die zunehmende osteochondrotische Bandscheibenzusammensinterung. Entsprechend der Dysplasielehre (BRAILSFORD, BROCHER) ist eine zusätzliche exogene Noxe wie beim Sport durchaus zu diskutieren. Einige Befunde scheinen diese Hypothese zu untermauern (VON TORKLUS, GEHLE und BREITKREUZ). STEWART beobachtete bei Kajakfahrern unter Eskimos bis zu 50% Spaltbildungen. PFEIL konnte durch Belastungsversuche bei Kindern die Interarticularportion als schwächstes Glied erweisen. Diese Befunde bedürfen zweifellos der Überprüfung gerade hinsichtlich einer chronisch-traumatischen Entstehung bzw. Teilkomponente.

3. Brüche der Wirbelfortsätze, Wirbelbögen, Verletzungen der Bänder und Zwischenwirbellöcher

Frakturen der Querfortsätze. Sie sind relativ häufig und der Prototyp einer Muskelzugfraktur durch indirekte Gewalteinwirkung. Sie begleiten nicht selten Frakturen im Beckenring, entstehen aber auch durch direkte Gewalteinwirkung wie Verschüttung im Bergbau (REHN u.a.). Die Diagnose ist weniger aus klinisch therapeutischen als aus gutachtlichen Gründen wichtig, da, insbesondere wenn unnötigerweise dem Verletzten gegenüber von einem Wirbelbruch gesprochen wird, rentenneurotischen Reaktionen der Weg geebnet wird.

Das *klinische* Bild der Querfortsatzabrißfraktur ist primär oft sehr akut. Es bestehen starke Schmerzen, da sich ein retroperitoneales Hämatom, evtl. mit Verbreiterung des Psoaschattens, ausbildet. Eine renale Beteiligung ist möglich, subileusähnliche Symptome kommen vor. Die Entstehung der typischen Dislokation mit Verschiebung nach lateral und caudal im distalen Fragment, u.a. im Sinne von Serienbrüchen, beruht auf der Wirkung der Muskulatur des Psoas major und des Quadratus lumborum (Abb. 102 u. 103).

JONASCH sammelte 1158 Fälle und fand folgende Lokalisationen:

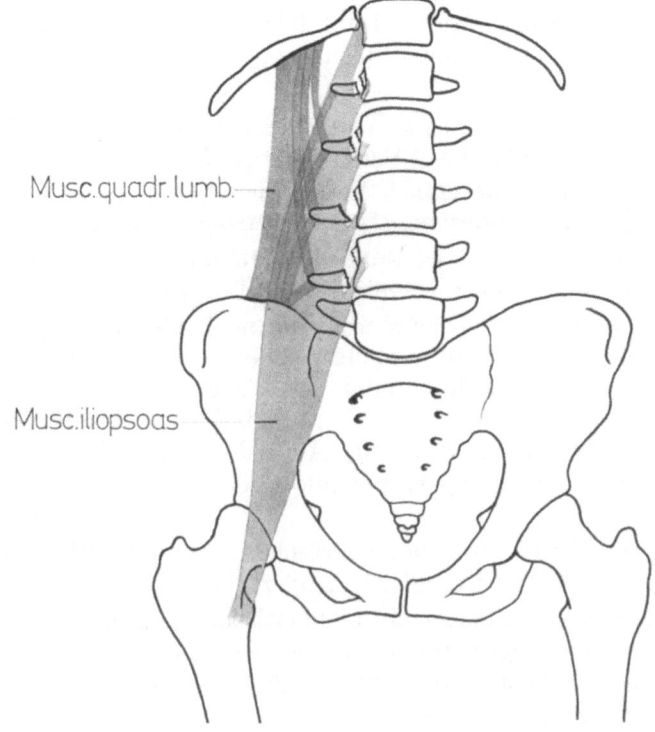

Musc.quadr.lumb.

Musc.iliopsoas

Abb. 102. Schematische Darstellung des Mechanismus der Querfortsatz-Abrißfrakturen

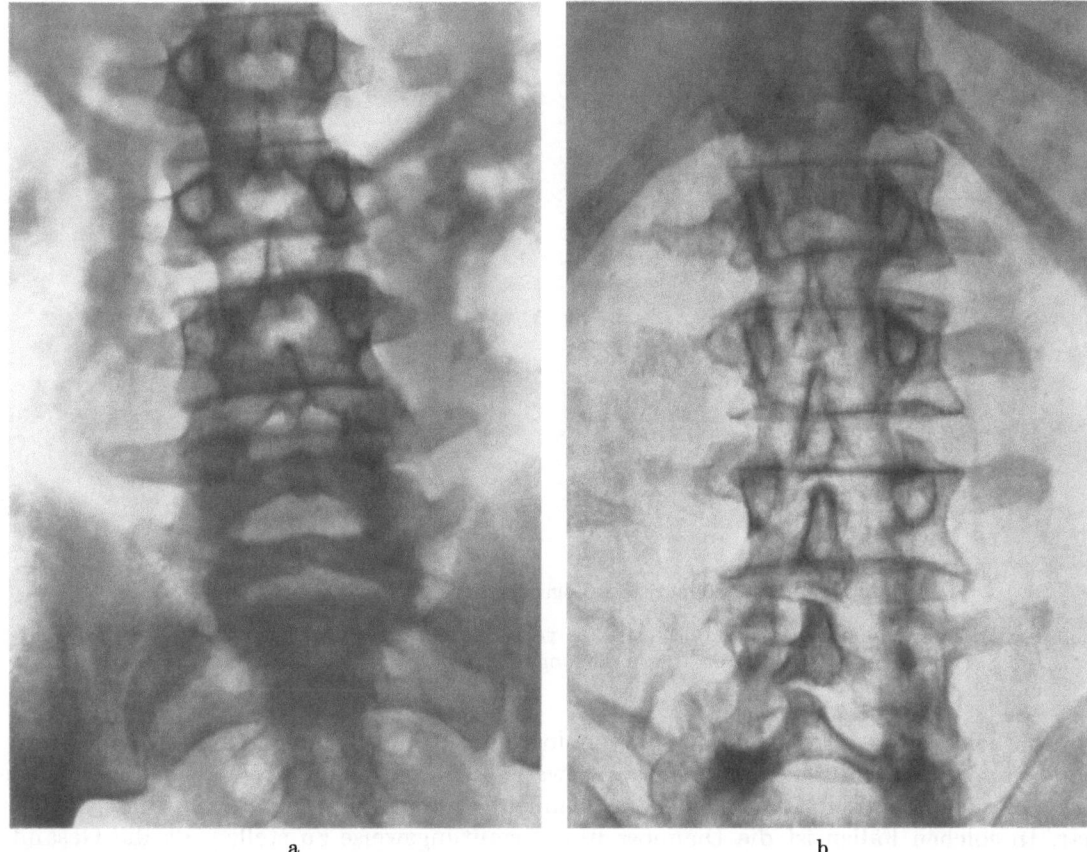

a   b

Abb. 103. a Serienfrakturen der Querfortsätze durch indirekte Gewalteinwirkung mit verschiedenen Graden der Dislokation bzw., z.B. bei LW5, ohne Verschiebung. b Multiple Querfortsatzfrakturen auf der rechten Seite vom 2.—4. LW. Dornfortsatznearthrosen (BAASTRUP) zwischen den Dornfortsätzen 3/4 und 4/5

1,03 % 12. LW, 17,78 % 1. LW, 25,82 % 2. LW, 30,77 % 3. LW, 18,91 % 4. LW, 5,09 % 5. LW.

Weitere Häufigkeitswerte bei REHN.

Klinisch diagnostische Schwierigkeiten sind: Lendenrippenstummel (nach HUECK in 7,75 % Häufigkeit), diese sind glatt begrenzt, bogenförmig. Außerdem können Muskelschatten, Überlagerungen eine Fissur vortäuschen und persistierende Apophysen irreführen, Kombinationen mit Dornfortsatzfrakturen kommen vor.

Die *Heilung* erfolgt zum Teil mit starker kugelförmiger Callusbildung, pseudarthrotische Heilung ist jedoch häufig, spielt klinisch aber keine Rolle. Über 4 lumbale Querfortsätze ziehende Knochenspangen, ohne Trauma entstanden, wahrscheinlich kongenitale Anomalien, haben HOLLAND und KEITEL gesehen.

Brüche der Wirbelbögen, der Gelenkfortsätze, Bandzerreißungen, Verletzungen im Bereiche der Zwischenwirbellöcher. Die *Mitverletzung von Wirbelbögen und Wirbelfortsätzen* ist häufiger, als meist diagnostiziert wird, da bei voll ausgebildeten Wirbelverletzungen meist keine Spezialaufnahmen der Dorsalstrukturen vorgenommen werden. Klaffen der *Dornfortsätze* erweckt den Verdacht nicht nur auf *Bandverletzung*, sondern auch auf dorsal gelegene Knochenbeteiligung. Verknöcherungen im Bereiche des verletzten Bandapparates können später auftreten und sind vor allem in den gelben Bändern nicht selten. Dabei ist die Lage dieser Knochenappositionen zu den *Zwischenwirbellöchern* zu berücksichtigen. Sie sind in den Rahmen der traumatischen Arthrosis deformans einzuordnen. LOB beschreibt hierzu einen Fall nach Bogenfraktur des 1. LW mit cranio-caudaler Verlängerung der Ringe der Bogenwurzel.

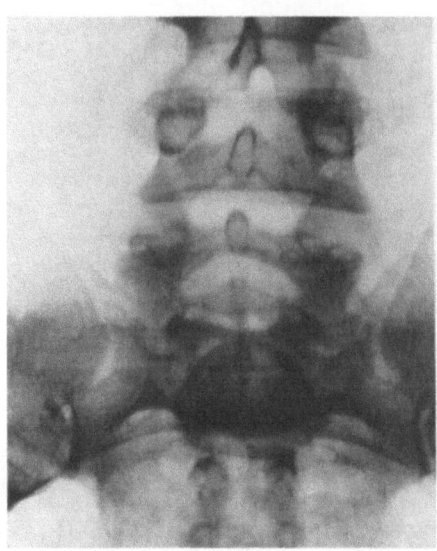 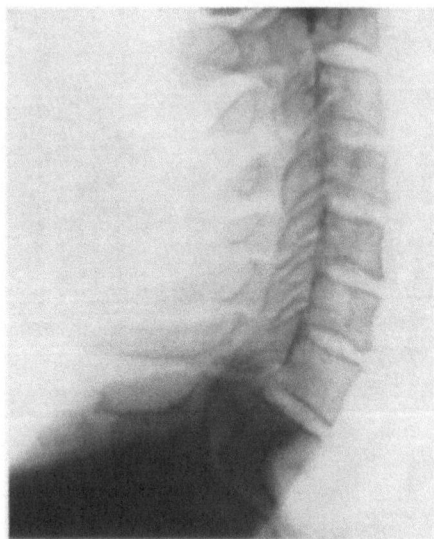

Abb. 104   Abb. 105

Abb. 104. Nichttraumatischer Bogenspalt am 4. Lendenwirbel rechts

Abb. 105. Alter Ermüdungsbruch des Dornfortsatzes vom 1. Brustwirbel mit Sklerosierung der Bruchlinien.
Pseudarthrotische Ausheilung in typischer Verschiebung

Am leichtesten erkennt man röntgenologisch Verknöcherungen der Zwischendornbänder, deren endgültige Strukturierung etwa 4—6 Monate dauert. Von den Ligg. costae
und den Gelenkkapseln ausgehende Knochenneubildungen sind nur in a.p.-Bildern sichtbar. In solchen Fällen ist die Diagnose nur vermutungsweise zu stellen, da die Gesamt-
verletzung so erheblich sein kann, daß spezielle Einzelheiten röntgenologisch nicht zu
analysieren sind. Bei insgesamt 130 Fällen voll ausgebildeter Wirbelbrüche waren immerhin in 70% bei genauer Exploration die beschriebenen Nebenbefunde röntgenologisch
nachweisbar.

Isolierte Brüche der Wirbelbögen sind meist Folge unmittelbarer Gewalteinwirkung und
heilen nicht selten pseudarthrotisch. Sonderformen sind horizontale Wirbelbogenbrüche
(Chance, Marx, Pesa). Gelenkfortsatzbrüche sind schwierig zu diagnostizieren (de Marchi). An das Vorkommen von angeborenen Spaltbildungen sei erinnert (Abb. 104).

Brocher hat an der BWS niemals eine isolierte Bogenfraktur gesehen. Die *Rippen-
wirbelgelenke* finden wenig Beachtung, es gibt kaum Literatur darüber, nicht selten finden
sich hier posttraumatische Arthrosen. An der LWS kommen persistierende Apophysen der
Spitze der Gelenkfortsätze vor (Oppenheimer).

Charakteristisch ist die glatte Begrenzung und der Tiefstand dieses isolierten Gelenk-
prozesses gegenüber dem symmetrisch ungespaltenen. Persistierende Apophysen am Proc.
mamillaris der oberen Gelenkfortsätze des 1. HW beschrieb Hill. Eine seltene Form, z.B.
bilaterale Fraktur in der Pars interarticularis im lumbalen Neuralbogen Rocher. Nach
Liechti handelt es sich bei den isolierten sog. Frakturen der *Gelenkfortsätze* so gut wie
immer um kongenitale Anomalien.

Brüche der Dornfortsätze. Die erste Beschreibung stammt bereits aus dem Jahre 1875
von dem Franzosen Bourgognon, in Deutschland von Quincke anläßlich des Baues des
Kaiser-Wilhelm-Kanals. Bis 1930 häufte sich dann die Zahl der Veröffentlichungen auf
über 30, war damit aber immer noch relativ gering. Die entscheidende Zunahme kam
zustande bei dem Bau der Autobahnen, Mathes sah allein 106 Fälle beim Autobahnbau
Mannheim/Heidelberg, bis 1937 weitere 187 Fälle. Aus diesem Jahre stammt auch die
erste grundlegende Zusammenfassung von Koepchen und Bauer mit 193 eigenen Fällen.
Sie verliefen sämtlich ohne ein gewaltsames Unfallereignis, es handelte sich um *Dauer-*

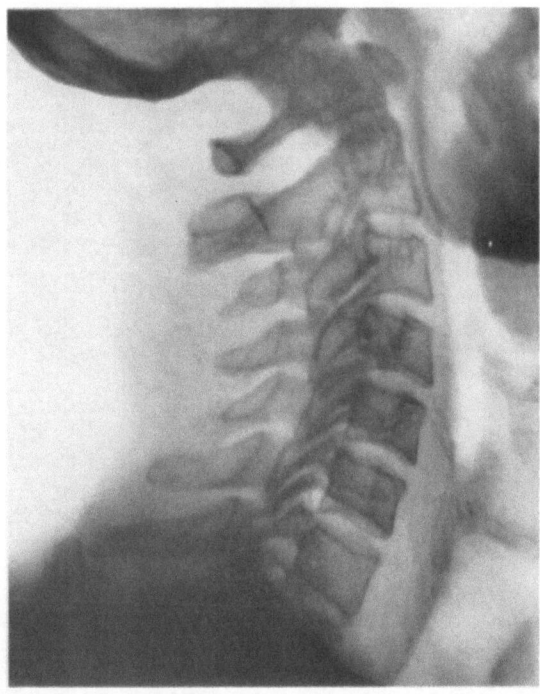

Abb. 106. Degenerativer Dornfortsatzabriß im Sinne chronischer Ermüdung bei schwerem Cervicalsyndrom mit Hartspann der Muskulatur, starker Lordose. Keine körperliche Arbeit

bzw. Ermüdungsbrüche mit dem Maximum von 38% bis zum 30. Lebensjahr und 45% vom 30.—40. Lebensjahr. Die Lokalisation der Verletzung wurde wie folgt angegeben:

6. HW 1,6%, 7. HW 22,0%, 1. BW 67,0%, 2. BW 9,0%, 3. BW 0,4% (häufig Beobachtungen mehrerer Abrisse).

Bei der ungewohnten Schaufelarbeit kommt es zu wiederholter Muskelzugwirkung durch Trapezius Rhomboidei, Seratus sub-post. Hier ist die Hebelwirkung bei den langen Dornfortsätzen des Hals-Brustüberganges mechanisch am ungünstigsten. Typisch war die Häufung der Verletzung durch ungewohnte Schaufelarbeit bei Untrainierten (z.B. Studenten im Arbeitsdienst, daher die Benennung „Schipperkrankheit", englisch „shovellers disease").

Bei den *Dauer- oder Ermüdungsbrüchen* handelt es sich pathologisch-anatomisch um die bekannten Zeichen einer Materialermüdung, der endgültige Abriß erfolgt nach vorheriger Fissur als Gewaltbruch oft ohne Prodromi mit plötzlichen akuten Schmerzen. Die Schipperkrankheit ist als Berufserkrankung anerkannt.

Die Prognose ist immer gut, knöcherne Ausheilung pflegt in 4—6 Wochen erfolgt zu sein, oder es kommt zu einem pseudarthrotischen Endzustand. Besondere, etwa operative Maßnahmen sind überflüssig. Dauerbeschwerden etwa im Sinne eines Cervicalsyndroms, einer Periarthritis humeri scapularis gehören nicht zum Bilde der Schipperkrankheit (Abb. 105).

Die zweite Form von *schleichenden Dornfortsatzbrüchen bei cervicalen degenerativen Erkrankungen* geht mit einem Hartspann der Muskulatur einher, insbesondere auch mit einer Lordose der HWS. Durch diese Verspannung kann der gleiche Mechanismus in Gang kommen wie bei der Schaufelarbeit, worauf verschiedene Autoren wie MAXEN, ZUK-SCHWERDT u. a. hingewiesen haben (Abb. 106).

Zur dritten Form zählen die eigentlichen *Gewaltbrüche* durch einmalige, hier oft direkt ansetzende Gewalteinwirkung (Abb. 107). MAXEN hat Beobachtungen mitgeteilt, wo es bei einem isolierten Dornfortsatzbruch im Verlaufe der nächsten Monate zu solch relativ schneller Entwicklung sekundärer Veränderungen am Bandapparat in Höhe des betroffenen Bewegungssegmentes gekommen war.

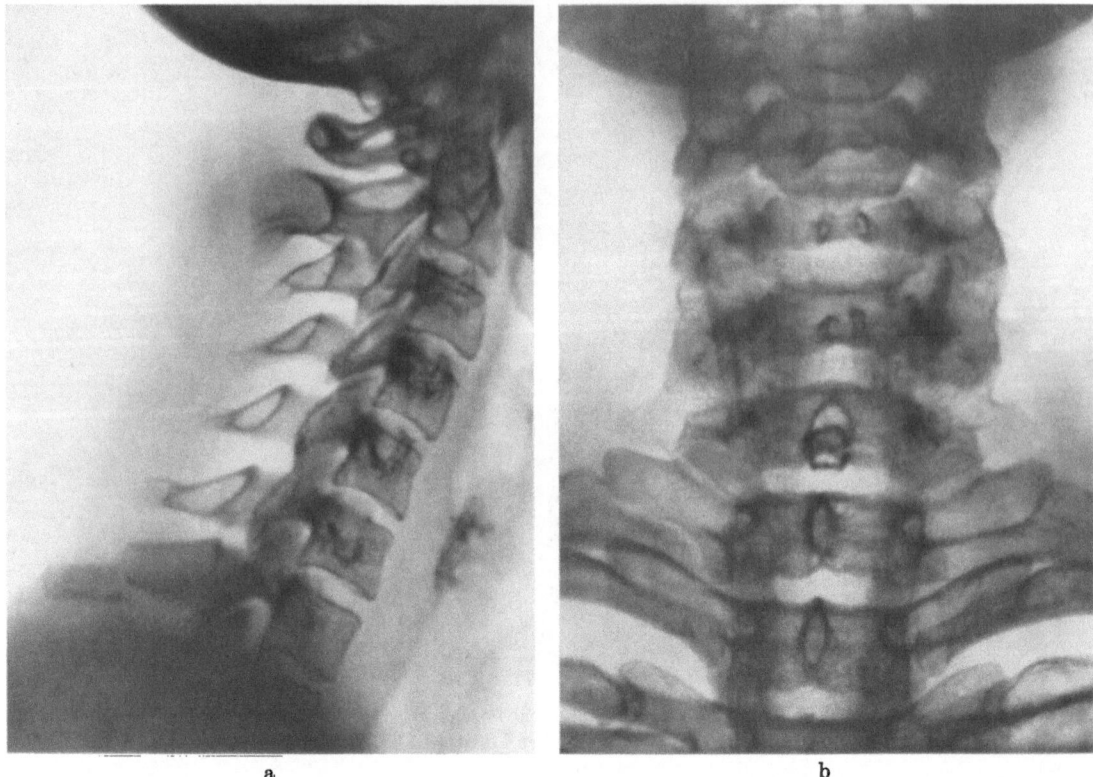

a   b

Abb. 107a u. b. D.R., 23 Jahre. Dornfortsatzgewaltbruch (im Gegensatz zum Ermüdungsbruch) von C7. Doppel-ringbildung (Pfeil) des gebrochenen Dornfortsatzes auf der a.p.-Aufnahme. a Seitenaufnahme. b a.p.-Aufnahme

Röntgenologisch sind folgende Befunde von Bedeutung:

a) Bei der ersten Form, dem reinen *Ermüdungsbruch*, ist auch bei freier Vorgeschichte immer die ganze HWS aufzunehmen, ergänzt durch Funktionsaufnahmen. Ausschluß von Varianten wie Halsrippen, lange Querfortsätze (Wanke-Gruber). Die a.p.-Bilder zeigen die typische Doppelringkontur dadurch, daß die Basis der Fraktur axial getroffen wird (Abb. 107 und 108). Bruchlinien im seitlichen Bild pflegen glatt und weitgehend abgerundet zu sein, typisch ist die Dislokation nach abwärts.

b) Die genaue Befunderhebung an der gesamten HWS ist wichtig bei den *degenerativen HWS-Veränderungen* im Rahmen der Verspannung der Nackenmuskulatur, hier pflegen die Bruchlinien im seitlichen Bild ebenfalls glatt, abgedeckelt zu sein.

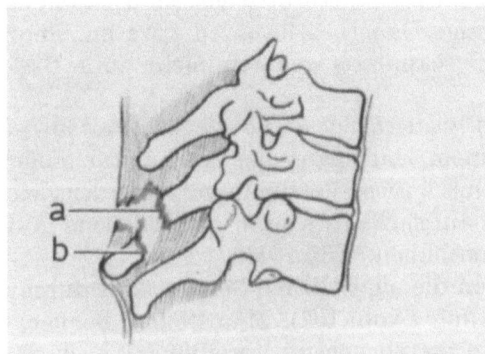

Abb. 108. Schematische Abbildung eines Dornfortsatzabbruches mit typischer Verschiebung. Die Hinweis-pfeile bezeichnen die Bruchflächen, wie sie sich bei seitlicher Röntgenaufnahme axial als Doppelring darstellen

c) Bei einem *echten Unfallereignis* sind die Bruchflächen dagegen gezackt, unregelmäßig, die Dornfortsatzabstände klaffen bei einer gleichzeitigen Zerreißung der interspinösen Bandverbindung, hier zeigen fortlaufende Röntgenkontrollen in Abständen von 2—3 Monaten evtl. Verkalkungen. Differentialdiagnostisch wichtig kann noch eine von LINDEMANN beschriebene persistierende Apophyse an den Spitzen der Dornfortsätze des 7. HW und 1. BW sein.

C. Die Ausheilung der Wirbelsäulenverletzungen
a) Zu den pathologisch-anatomischen Grundlagen

Um Röntgenbefunde ausheilender Wirbelverletzungen beurteilen zu können, ist die Kenntnis ihrer pathologisch-anatomischen Grundlagen erforderlich. Die klinischen Gesichtspunkte finden im Kapitel Begutachtung Berücksichtigung.

Spezielle Arbeiten über die Ausheilung von Wirbelsäulenverletzungen sind relativ selten und erst in den letzten Jahrzehnten von röntgenologischer Seite stärker beachtet worden. Es ist selbstverständlich, daß die reinen Röntgenbeobachtungen (DYES) niemals die notwendigen Aufschlüsse geben können, denn das Röntgenbild gibt nur Anhaltspunkte von einem gewissen späteren Zeitpunkt an. Schon den älteren Chirurgen war bekannt, daß Bruchstücke des Wirbelkörpers häufig nur fibrös vereinigt werden (GURLT, WAGNER und STOLPER). Die Verhältnisse an der Wirbelsäule können mit den an den Röhrenknochen nur sehr bedingt verglichen werden. Es spielt für uns die alte Streitfrage, ob die Wirbelbrüche mit periostaler oder endostaler Callusbildung ausheilen, heute viel weniger eine Rolle als die Beziehungen zwischen den reparatorischen Vorgängen an den Bandscheiben und denjenigen an den knöchernen Elementen der Wirbelsäule. Speziell zu Bandscheibenverletzungen äußern sich vor allem GHORMLEY und KERNOHAN. Sie fanden reparatorische Vorgänge in Form von Gefäßwucherungen und Bindegewebsentwicklung, Umwandlung des Nucleus pulposus in Faserknorpel. Bei den Untersuchungen von BOERKE handelt es sich um feingewebliche Untersuchungen entfernter Bandscheibenvorfälle. Eigene Untersuchungen (zusammen mit SIEVERS) haben sich ebenfalls auf Veränderungen im Nucleus-Prolaps erstreckt. KUHLENDAHL und RICHTER bestreiten, daß überhaupt reparatorische Vorgänge an Bandscheiben auftreten. Wir sind mit LOB der Meinung, daß die Ergebnisse der Tierversuche und pathologisch-anatomischen Untersuchungen geeignet sind, die Schmorlschen Ansichten zu bestätigen. SCHMORL fand beträchtliche Wucherungen an den Bandscheiben nach Verletzung. Nach BARGMANN geht die Regeneration in erster Linie von ungeformtem Stützgewebe aus. Die Fragen der reparatorischen Leistung der Bandscheibe nach Verletzung hängen eng mit den der traumatischen Spondylosis deformans zusammen. GAUGELE verneinte deren Vorkommen. Echte Spondylosen nach Bandscheibenschädigungen fanden jedoch EWALD, GÜNTZ, GOLD, HAUMANN, MAU u.a. bereits bis 1941, später haben zahlreiche weitere Untersuchungen die Befunde bestätigt, so daß der Begriff heute anerkannt ist.

b) Experimentelle und pathologisch-anatomische Untersuchungen

Erste Kaninchenversuche führte bereits RIBBERT 1895 durch, HÖSSLY führte später Versuche mit Spanverpflanzungen an der Wirbelsäule durch. In eigenen Versuchen wurden Verletzungen des äußeren Faserringes gesetzt, und zwar durch Einstich sowohl von dorsal wie vor allem von ventral her. Es entstand so gut wie regelmäßig eine umschriebene Spondylosis, Befunde, die auch von SCHRADER, KEYS und COMPERE sowie LOB erhoben wurden (Abb. 109). Die Ergebnisse waren:

1. Jede traumatische Zusammenhangslockerung des äußeren Faserringes löst reparatorische Vorgänge an der Verletzungsstelle aus.

2. Die Verletzung der Gallertkern- und Faserringzellen ermöglicht Wachstumsprozesse des vorgefallenen Knorpels und Nucleusgewebes.

3. Auf dem Wege der enchondralen Ossifikation werden Knocheninseln gebildet, die sich miteinander zu Knochenschalen vereinigen. Der neugebildete Knochen kann sich mit dem Wirbelkörper brückenförmig verbinden.

4. Schwere Schädigungen der Bandscheiben können die statisch-dynamischen Verhältnisse in einem Bewegungssegment so ändern, daß es sekundär zur Ausbildung Schmorlscher Knötchen kommt.

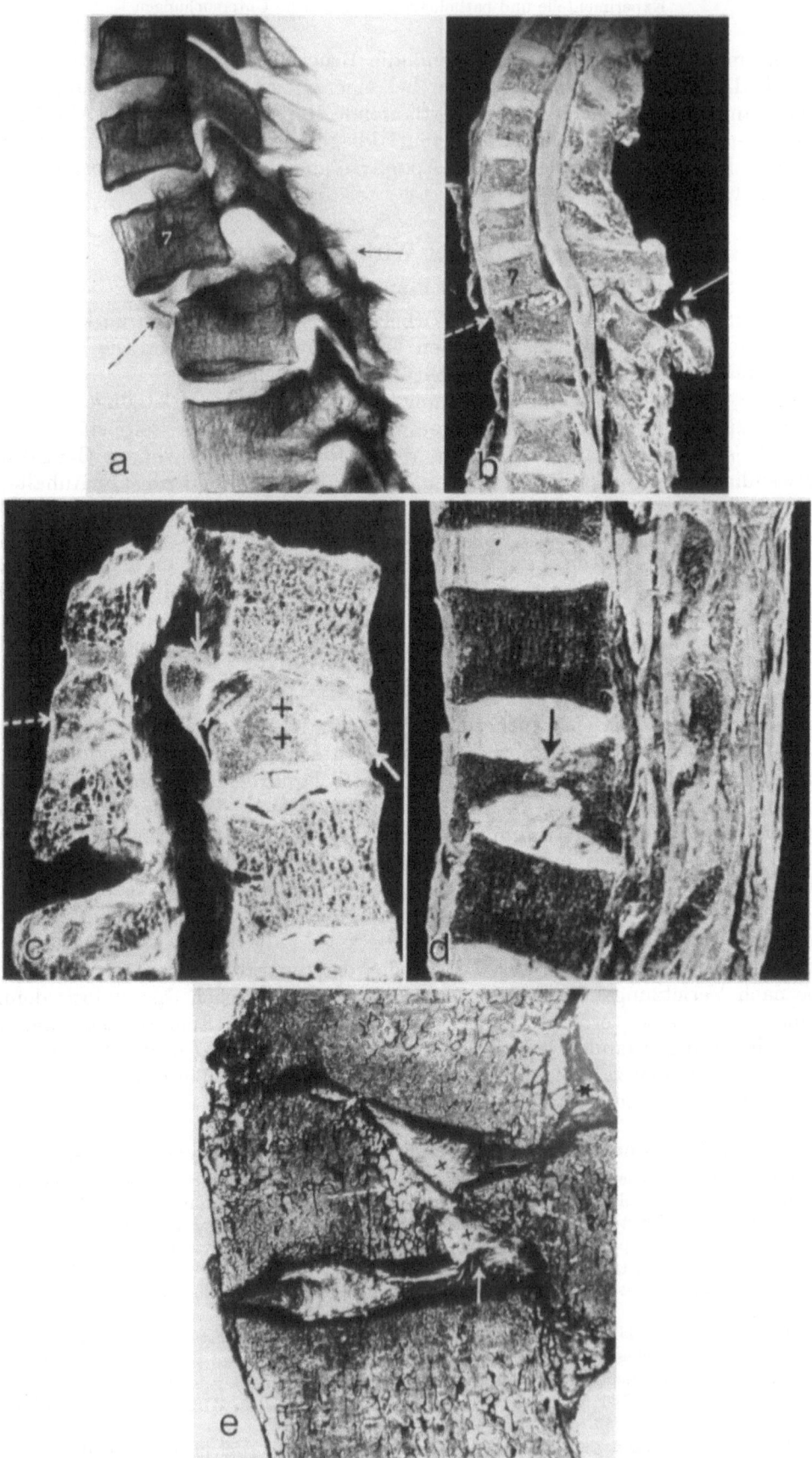

Abb. 109a—e

5. Gelegentlich kann man sogar das Auftreten von Skoliosen allein nach Verletzungen der Bandscheiben beobachten.

6. Die Ergebnisse von Versuchen an Tierwirbelsäulen dürfen bedingt in Parallele gesetzt werden zu den Verhältnissen an der menschlichen Wirbelsäule. LIECHTI stellte eine Tabelle zusammen von Tieren, bei denen eine Spondylosis deformans gefunden wurde.

7. Im Gegensatz zu den Spondylosen nach Verletzung der Bandscheiben ist die Callusbildung am Wirbelbruch selbst äußerst gering. Beim isolierten Wirbelbruch kommt es nicht zur Randwulstbildung, auch bei Verletzungen zweier benachbarter Wirbelkörper nicht zur spangenartigen Überbrückung (so bei den sog. „stabilen Brüchen").

8. Die Verletzung des inneren Bandscheibengefüges führt nicht zur Spangen- und Randwulstbildung wie bei der traumatischen Spondylosis.

9. Bei der voll ausgebildeten Wirbelsäulenverletzung werden die Bruchspalten der Gelenkfortsätze durch Callus ausgefüllt und fest, obwohl beim Tier keine Ruhigstellung vorgenommen werden kann.

10. Die Ausheilung des isolierten Wirbelbruches und der voll ausgebildeten Wirbelsäulenverletzung dauert beim Tier etwa 2—3 Monate, die Callusbildung genügt nicht, um größere Lücken im Wirbelkörper auszufüllen (ETTORE).

1. Ausheilungsvorgänge bei isoliertem Wirbelbruch

Die Ausheilung des Wirbelkörperbruches ist nicht röntgenologisch allein zu erfassen. Die richtige Deutung der Röntgenbilder setzt die Kenntnis der pathologisch-anatomischen Grundlagen und Klinik voraus. Am isolierten Wirbelbruch kann das am besten studiert werden.

Die Frage, ob der isolierte Wirbelbruch mit Periost oder Markcallus ausheilt, ist am *makroskopischen* Präparat nicht eindeutig zu klären. In der ersten Woche kann man geringe Spuren von periostalem Callus nachweisen (AUFDERMAUER, LOB). Bei Beginn des zweiten Monats zeigt sich an der Außenfläche des Wirbelkörpers im Bereiche der Bruchspalten ein noch lockerer Knochenhöcker, dieser kann im Verlaufe der nächsten Monate die Knochenlücken ausmauern, gleichzeitig wird durch Abbau die Bruchkante geglättet, bis etwa zum 3.—6. Monat. Im Spongiosagerüst ist die Callusentwicklung auch in späteren Ausheilungsstadien noch schwieriger zu beurteilen; das geht bis zu mehreren Jahren Dauer. *Röntgenologisch* sind periostale und endostale Callusbildungen nur schwer zu verfolgen. Die periostale Callusbildung ist am fertigen Produkt durch Abglättung der Stufen und Einknicken der Knochenränder deutlich nachweisbar, während die vom Mark ausgehende Callusbildung nur schwer erkannt werden kann. Beim isolierten Wirbelbruch fehlen spondylotische Randwülste, sie kommen vielleicht nur bei entsprechenden vorbestehenden degenerativen Prozessen vor. Die erste Callusentwicklung beim Wirbelbruch beschränkt sich somit auf die unmittelbare Bruchgegend. Bei der *histologischen* Untersuchung werden in den ersten Monaten nach der Verletzung zahlreiche neue Knochenbälkchen in den inneren Trümmerzonen des Markraumes, der Gefäße usw. festgestellt. Man kann manchmal noch die Verzahnungszonen der Spongiosaeinbrüche erkennen. Im Röntgenbild sind Hinweise auf den zeitlichen Ablauf dieser Vorgänge ablesbar.

Abb. 109a—e. Ausgewählte Beispiele pathologisch-anatomischer Präparate nach LOB: a Querschnittslähmung, vollständige Verrenkung der unteren Gelenke zwischen 7. HWK und 1. BWK (ausgezogener Pfeil). Klaffen der Dornfortsätze, Verschiebung nach vorn infolge Zerreißung der Bandscheibe, Knochenausrisse cranial-vorn am 1. BWK, Verdichtungszone. b Präparat zu Abbildung a, das die Schwere der Verletzung zeigt. Das Rückenmark ist vor allem durch die hintere obere Ecke des BWK komprimiert, eine Operation wäre sinnlos. c Nur an den vorgefallenen Bandscheibenteilen treten spondylotische Veränderungen auf (ausgezogener Pfeil). Stark gekipptes hinteres Fragment verlegt weitgehend den Wirbelkanal. Trümmerzone mit angedeuteter Demarkationslinie (++) im Wirbelkörper erkennbar. d Tiefer Vorfall von Bandscheibengewebe in den 1. LWK, meist von oben, aber auch (röntgenologisch kaum erkennbar) rundlicher Deckplatteneinbruch (Pfeil), infolge der Sprengwirkung des Gallertkernes. e Voll ausgebildete Wirbelsäulenverletzung im Bereiche des 11. BWK. Bruchspalt war röntgenologisch nicht sicher darstellbar, erst im pathologischen Präparat zu sehen. Im Bruchspalt Bandscheibenreste, Verwerfung der Bandscheibenzüge (Pfeil), im Inneren bindegewebig, nach außen vorgefallenes Gewebe zeigt Verknöcherung. In der Umgebung des Bruchspaltes fibröses Gewebe (gestrichelter Pfeil). Neuer Knochen und Randwulstbildung am vorgefallenen Gewebe (Stern). Es liegt hier eine Wirbelpseudarthrose vor

Der einfach isolierte Stauchungsbruch des Wirbelkörpers bedarf zur festen Ausheilung mindestens 3 bis 4 Monate. Die Tragfähigkeit hängt ab von der Qualität des Knochens und der Ausmauerung der Strukturlücken.

2. Ausheilung bei Wirbelbruch mit Bandscheibenverletzung und bei voll ausgebildeter Wirbelsäulenverletzung

Von größtem Interesse ist die Verschiedenheit der Ausheilungsvorgänge am Wirbelbruch und an den verletzten Bandscheiben. Erstere wurden soeben beschrieben. *Bei Bandscheibenverletzung* sieht man am *makroskopischen* Präparat Einrisse des äußeren Faserringes, manchmal bis zum vollständigen Abriß desselben von der Randleiste. Der Faserring selbst ist nach ventral, lateral oder dorsal vorgepreßt. Schon nach 3—4 Wochen sieht man die erste Knorpel- und Knochenentwicklung im Bereiche der Verletzungsstelle des Faserringes. Später wuchern Gefäße in die Bandscheiben ein. Die neue Knochenentstehung geht nur in den außen verletzten Abschnitten des Faserringes als unmittelbare Reaktion vor sich. Die Präparate zeigen, daß Knochenbildung von den Bandscheiben und Periostcallusbildung am Wirbelbruch durch den Ort ihrer Entwicklung gegeneinander abzugrenzen sind. Durch die *Röntgenuntersuchung* können diese Verhältnisse beim Lebenden nicht erfaßt werden. Sie täuscht manchmal Ausheilungsergebnisse vor, die in Wirklichkeit nicht vorhanden sind. Nicht selten wird angegeben, daß die neugebildeten Randwülste eine Abstützfunktion besäßen. Man muß aber mit einer solchen Behauptung vorsichtig sein. Zwar reichen die von der Bandscheibe ausgehenden Knochengebilde in manchen Fällen weit über die Begrenzung der verletzten Bandscheibe hinaus. Auch können die neugebildeten Knochenschalen tatsächlich zwei benachbarte Wirbelkörper

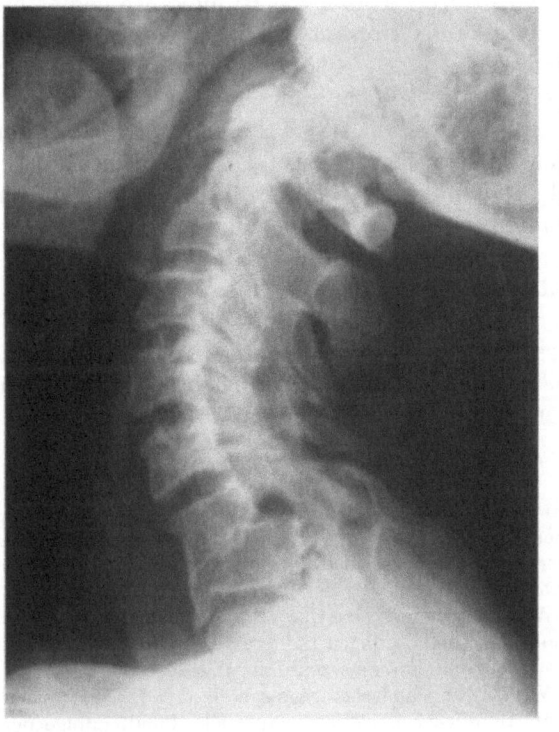 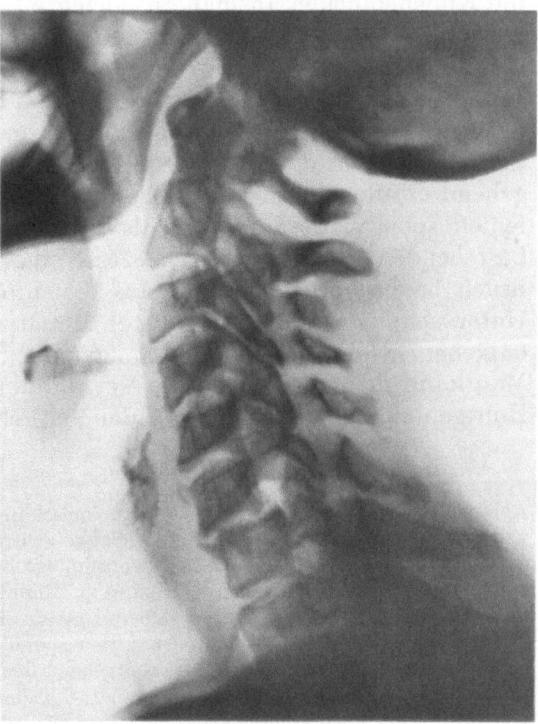

Abb. 110   Abb. 111

Abb. 110. G.V., 58 Jahre alt. Mit Blockwirbel geheilter Verrenkungsbruch des 6./7. HW

Abb. 111. Abgeschlossener Ausheilungszustand nach Verletzung des Segmentes HW 6/7 bei 48jähriger Patientin mit Hyperflexionstrauma. Zu beachten ist die ventrale Abstützung, wobei der spondylotisch-traumatische Randwulst deutlich von der Wirbelecke abgesetzt ist

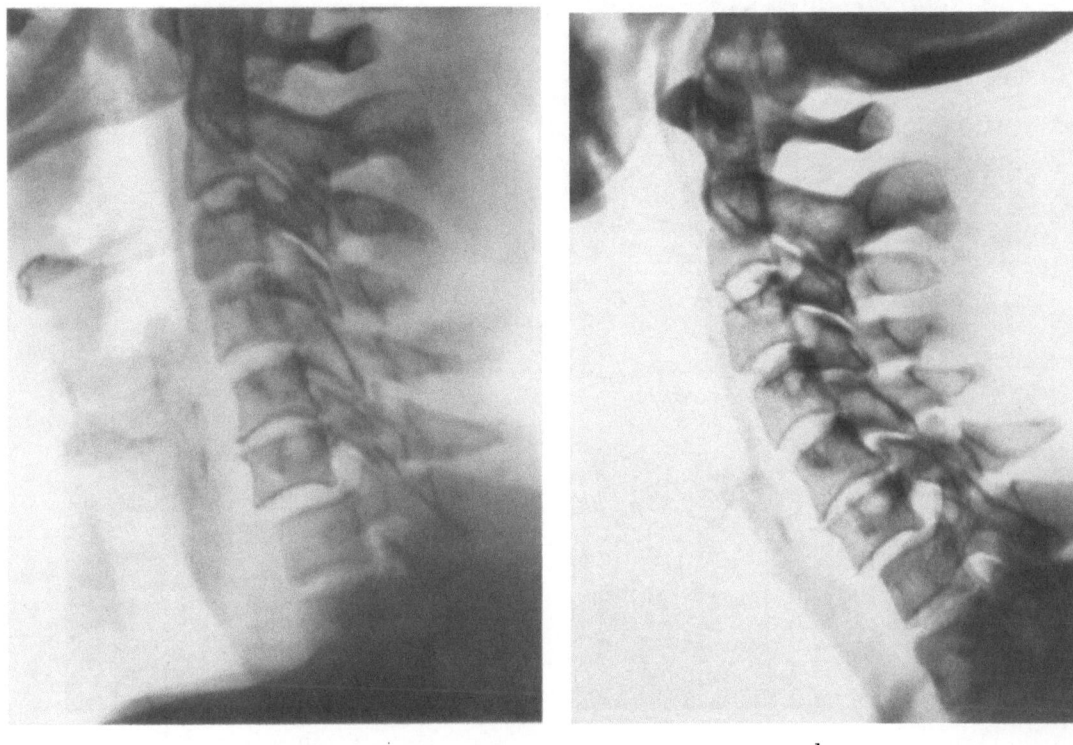

a   b

Abb. 112. a Subluxation HW 6/7 ohne Knochenverletzung, frischer Verletzungszustand bei 45jährigem Mann.
b Zustand nach 4 Monaten, leichte Abnahme der Bandscheibenhöhe, aber noch keine reaktiven Knochenveränderungen

miteinander verblocken. Man darf aber der Außenansicht eines Präparates genauso wenig
trauen wie dem Röntgenbild allein, denn Untersuchungen in den verschiedenen Schnitt-
tiefen zeigten, daß hier Spalten mit fibrösem Gewebe vorliegen können. Auch Projektions-
fehler können zu Irrtümern führen. HOPF stellte in seinem Krankengut 10% posttraumatische Blockbildungen fest (Abb. 110). Vom Wirbelkörper abgebrochene Knochenstücke
können auf den ersten Blick mit den eben beschriebenen Gebilden verwechselt werden,
doch schützen vor dieser Verwechslung die Lage und das Aussehen des neugebildeten
Knochens. Die abgebrochenen Knochenstücke sind meist durch die unfallmechanischen
Kräfte nach caudal, ventral oder lateral verschoben.

Das unterscheidende Merkmal der Ausheilungsvorgänge an der verletzten Bandscheibe
ist also die aus Knorpelwucherungen hervorgehende Ossifikation, die wir bei der Periost-
und Markcallusbildung am Wirbelbruch kaum finden. Es besteht hier eine erstaunliche
Ähnlichkeit, ja eine Wesensgleichheit mit der Knochenentwicklung bei der degenerativen
Spondylosis (Abb. 111—114). Die Rolle der Längsbänder ist dabei nicht von wesentlicher
Bedeutung. Die traumatische Spondylosis hat besondere Zeitfaktoren. Die degenerative
Spondylosis sehen wir als Endprodukt einer langsamen Entwicklung (Abb. 115). Bei dem
Umfang der reparatorischen Knochenbildung an der verletzten Bandscheibe spielt der
Grad der knöchernen Wirbelverletzung kaum eine Rolle. Das Verhalten des äußeren
Faserringes erklärt, warum es bei einer Anzahl von Wirbelsäulenverletzungen zu einer
traumatischen Spondylosis kommt, dagegen bei anderen, scheinbar ganz ähnlich aus-
sehenden Fällen nicht. Beim Zusammenspiel der Wirbelbruch- und der Bandscheibenverletzungen und ihrer Verfestigungen ist mit einem Zeitfaktor von mindestens 4 bis
6 Monaten zu rechnen (Abb. 116 und 117).

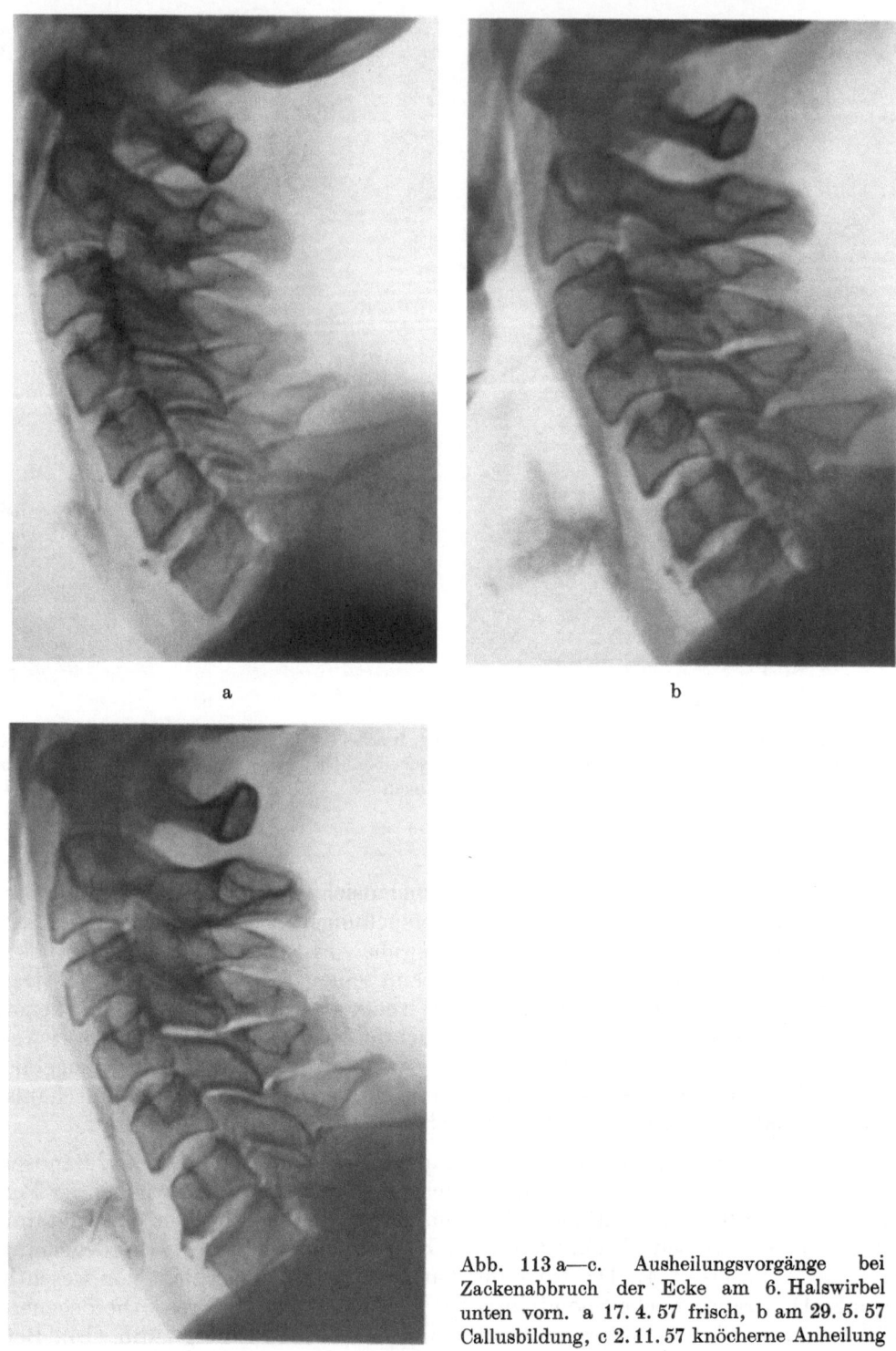

a

b

c

Abb. 113 a—c.   Ausheilungsvorgänge bei
Zackenabbruch der Ecke am 6. Halswirbel
unten vorn. a 17. 4. 57 frisch, b am 29. 5. 57
Callusbildung, c 2. 11. 57 knöcherne Anheilung

Von besonderer Wichtigkeit sind die fibrösen Bruchtrümmer und Bruchlücken.
Böhler hat sich gegen den Begriff einer Pseudarthrose gewandt. Wir finden aber selbst
bei jahrealten Wirbelbrüchen noch fibrös umgewandeltes Bandscheibengewebe in den
Bruchspalten. Die Frage, was aus dem vorgefallenen Bandscheibengewebe im Inneren

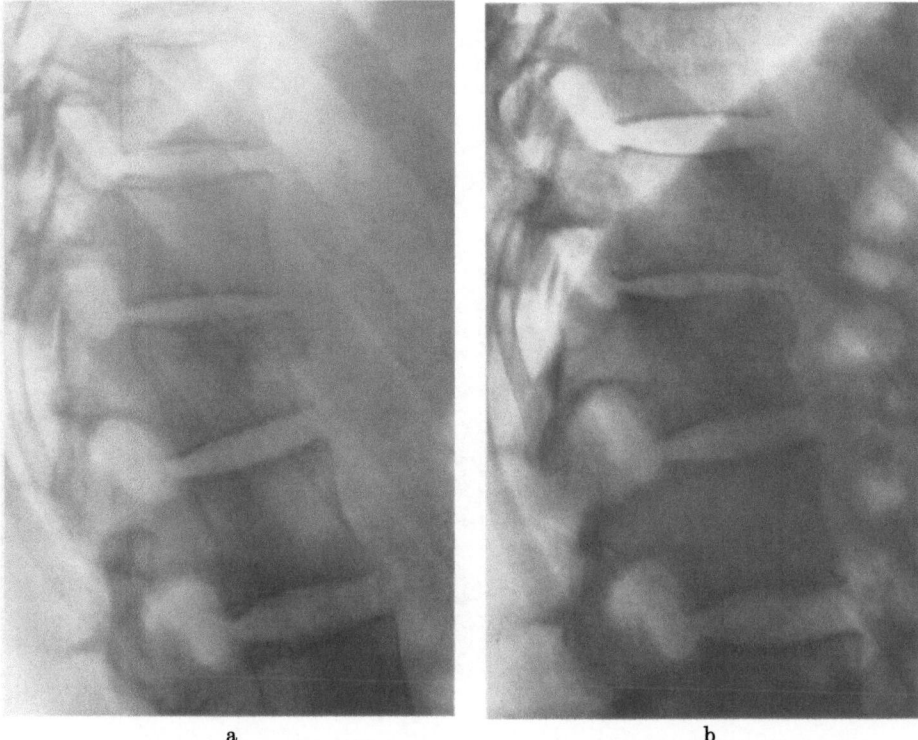

a   b

Abb. 114a u. b. N.W., 33 Jahre alt. a Stabile Fraktur des 1. Lendenwirbelkörpers. Oberer Deckplatteneinbruch mit Einstauchen der Spongiosa (26. 9. 1958). b Ausheilung (13. 1. 1959)

des Wirbelkörpers wird, kann nicht durch das Röntgenbild, sondern nur durch die histologische Untersuchung beantwortet werden. LOB veröffentlicht eine innere Pseudarthrose nach einer Beobachtungszeit von 17 Jahren. Die Ausheilungsvorgänge bei diesen Wirbelbruchformen im Gegensatz zum isolierten Wirbelbruch dauern wesentlich länger. Mindestzeit bis zur Stabilisierung des verletzten Bezirkes 6 Monate. Diese Tatsache erklärt einerseits das häufige Zusammensintern der Wirbelkörper nach zunächst guter Aufrichtung nach BÖHLER, andererseits die längere Dauer der notwendigen Gipsmiederbehandlung.

3. Ausheilungsvorgänge an Wirbelbögen, Fortsätzen usw.

Die Röntgenbilder der makroskopischen Präparate von *Wirbelbogenfrakturen* und *Brüchen* der *Wirbelfortsätze* zeigen oft noch nach mehreren Monaten Bruchspalten als Aufhellungszonen. Durch die histologische Untersuchung der Präparate wird bestätigt, daß die Brüche noch nicht ganz geschlossen sind. Doch finden sich zwischen den Bögen und Gelenkfortsätzen schon kräftige Knochenleisten, und die kleinen Wirbelgelenke tragen Knochenauswüchse, die man als Arthrosis deformans auffassen kann. Sie können teilweise oder vollständig knöchern ankylosieren.

Bei Verletzungen der *Rippenwinkelgelenke* (BERNSTEIN, Ende der 20er Jahre) beobachten wir flache Knochenschalen, welche die Gelenke so vollständig einmauern, daß die Rippenköpfchen starr mit den Wirbelkörpern verbunden werden. Gut zu überschauen sind die Ausheilungsvorgänge der *Quer- und Dornfortsätze*. Die Ergebnisse sind statisch bedeutungslos. Zerreißungen der *Bänder* heilen im allgemeinen mit einer bindegewebigen Narbe aus, nicht selten sind aber auch Verknöcherungen. Gelegentlich sind die Knochenreaktionen so umfangreich, daß sie auch die Querfortsätze ummauern. Brüche der Zwischengelenkabschnitte können trotz Verschiebung dennoch mit Knochenbrücken

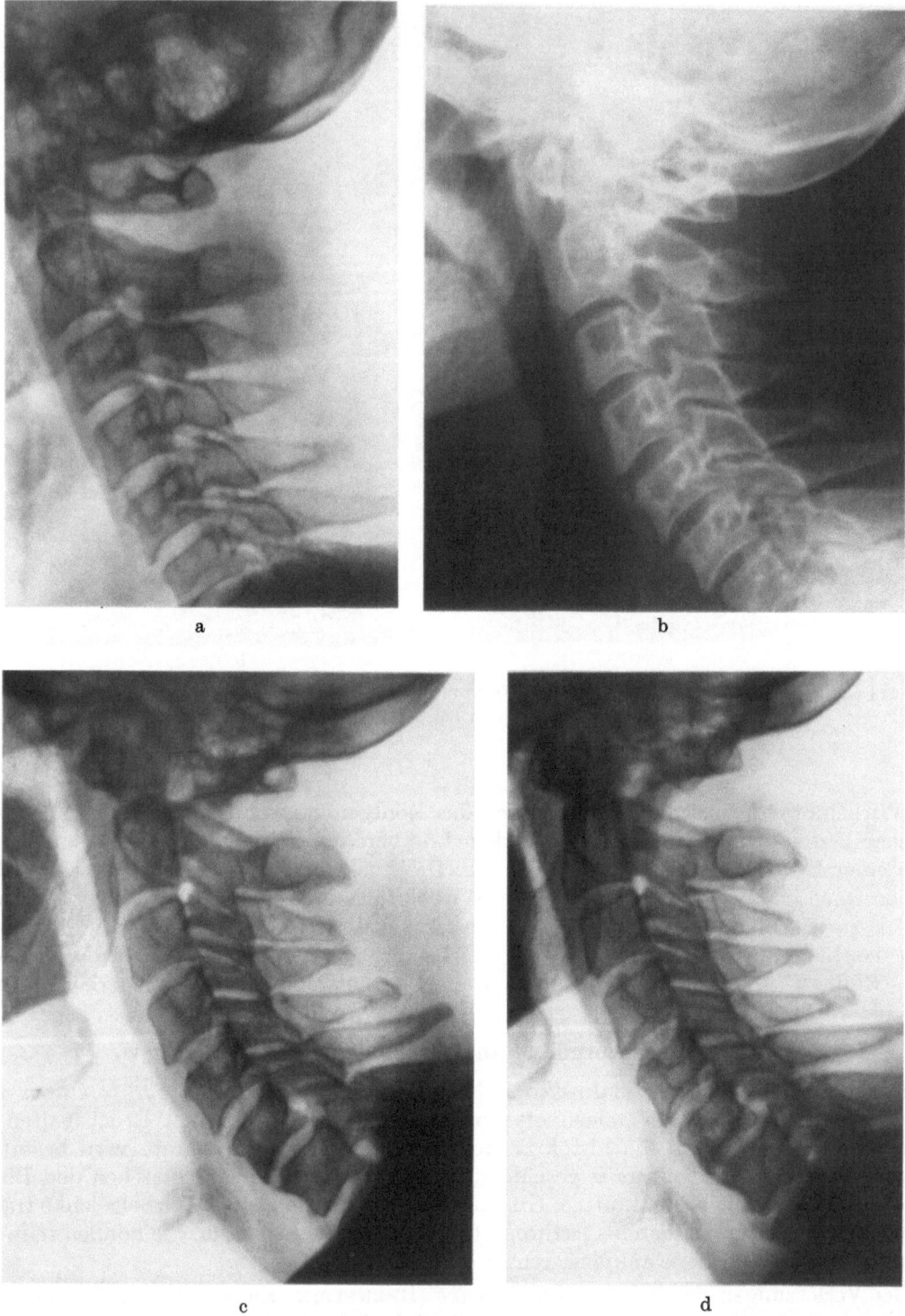

a   b

c   d

Abb. 115. a 41jähriger Mann mit frischem Trauma, isolierte Bandscheibenschädigung HW 6/7, kaum erkennbar.
b 5 Wochen später leichte Zunahme der Verschiebung des 6. HW nach ventral. c Nach 6 Monaten beginnende
knöcherne ventrale Reaktion. d Nach 12 Monaten röntgenologisch beendete Abstützung und Umbau

ausheilen. Die knöchernen Verstrebungen und Brücken zwischen den gebrochenen *Wirbelbögen und Gelenkfortsätzen* tragen zur Festigung des verletzten Bezirkes wesentlich bei. Die
Ausheilungszeit beträgt mindestens 6 Monate. Die Ausheilung geht hier aus vom Periost,

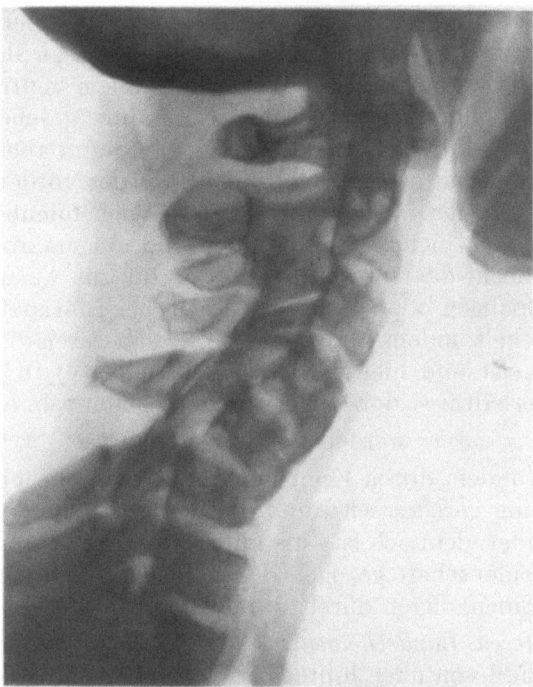

Abb. 116. G. B., 21 Jahre alt. Unfall vor 2 Jahren. Ausgeprägte traumatische Spondylose mit Verknöcherung des vorderen Wirbellängsbandes und partieller ventraler Blockwirbelbildung nach alter Hyperflexionsfraktur mit Einbruch der Deckplatten von C4—6. Zerreißung des Zwischendornbandes C5/6 und Subluxation der kleinen Wirbelgelenke C4—6 mit Kyphose der unteren HWS-Hälfte

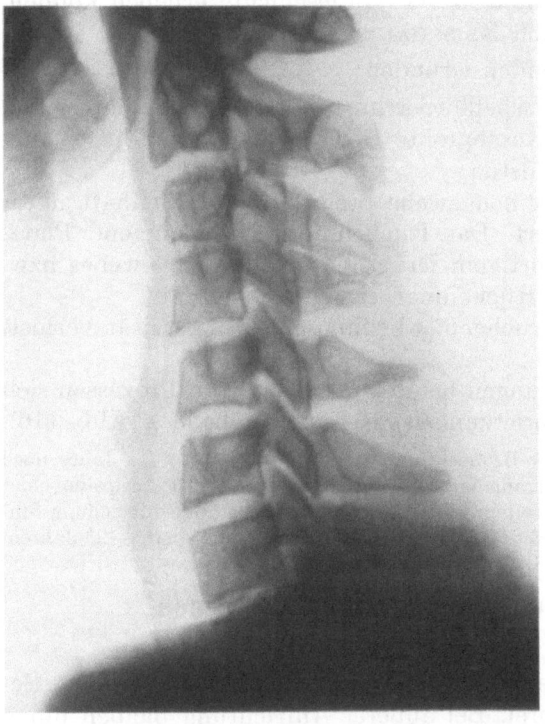
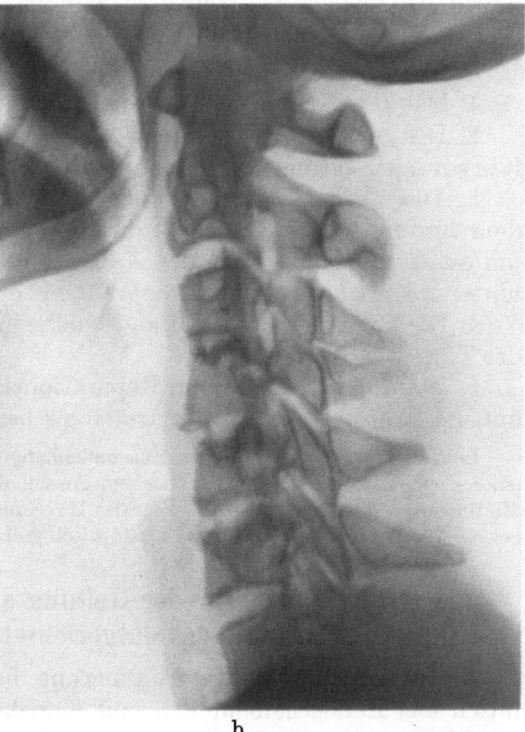

a   b

Abb. 117a u. b. 18jähriger Mann, abnorme Streckhaltung bereits am Unfalltage, Sprung in zu flaches Wasser, relativ geringfügige klinische Beschwerden. a Frischer Verletzungszustand mit Verschmälerung der Bandscheibe HW 3/4, Verdacht auf Abbruch der vorderen unteren Ecke des 4. HW. b Bereits nach 4 Wochen Zunahme des röntgenologischen Befundes

den benachbarten Weichteilen, vom Knochenmark der gebrochenen Weichteile und vom Knorpelüberzug der kleinen Wirbelgelenke. Im Gegensatz zu den kurzen Bändern der Wirbelsäule steht das Verhalten der *Längsbänder*, vor allem ventral. Letztere sind relativ selten bei der voll ausgebildeten Wirbelsäulenverletzung geschädigt. Manche Forscher sehen das vordere Längsband nicht als Periost an, man kann aber wohl mit Recht sagen, daß die der Wirbelkörperwand zugelagerten Schichten des vorderen Längsbandes durchaus als deren Periost bezeichnet werden dürfen. Die Knochenneubildung von hier und von der Bandscheibe aus greifen ineinander über. Sie sind am makroskopischen Präparat zu verfolgen: entweder bedeckt das vordere Längsband die zur Ausbildung gelangten Randwülste, Brücken und Spangen oder diese haben sich bei Einrissen des Bandes außerhalb des Längsbandes entwickelt, indem Bandscheibengewebe durch die Risse des Längsbandes nach außen vorgefallen ist und hier verknöchert (Abb. 116). Klarer als beim vorderen Längsband liegen die Verhältnisse dorsal. Hier besteht schon rein anatomisch kein Periost.

Die *Foramina intervertebrales* werden durch das Trauma

1. primär betroffen, indem durch Knochenverschiebung die Form verändert wird, die ligamentöse Umscheidung verletzt wird und durch Einpressen des Bandscheibengewebes eine Einengung stattfindet, dennoch ist eine klinische Wurzelbeteiligung selten,

2. sekundär in Mitleidenschaft gezogen durch Knochenneubildung, vor allem im Lig. flavum. Seltener sind Einengungen durch Randwülste.

Symptome des *hinteren Bandscheibenvorfalles* kommen relativ selten vor. Beck erwähnt 1955 nur einen Fall von nach hinten ausgetretenem Bandscheibengewebe. Weitere Beobachtungen stammen von Driesen am 7./8. BWK. Ob der von Strauss (1955) berichtete Fall von Querschnittslähmung durch posttraumatische Knorpelbindung im Periduralraum in Wirklichkeit nicht ein Vorfall degenerierten Gewebes war, ist zu diskutieren. Im eigenen Krankengut von über 2000 operierten hinteren Bandscheibenvorfällen haben wir niemals ein echtes, geeignetes Trauma in der Vorgeschichte erheben können, in keinem Falle eine Fraktur gesehen, wie auch Reischauer, Duus und Kalau.

Bandscheibenvorfälle sind selten aus folgenden Gründen:

1. Das Bandscheibengewebe tritt in den Wirbelkörper hinein (Deckplatteneinbrüche).

2. Das nach der Seite oder nach vorn herausgepreßte Gewebe bleibt dort liegen und führt nur zu Spangenbildungen oder Wandwülsten.

3. Das nach hinten vorgefallene Bandscheibengewebe breitet sich flächenhaft unter dem hinteren Längsband aus und verknöchert. Das Rückenmark hat genügend Platz, um auszuweichen. Nur in den Fällen mit sofortigem Druck vorgefallenen Gewebes bzw. hinterer Knochenkanten treten Wurzel- oder Rückenmarkserscheinungen auf.

4. Die Mitverletzung der Bandscheibe im Bruchgebiet bedingt einen Elastizitätsverlust, der Turger erlischt.

5. Während die reaktiven Reparationsleistungen bei den degenerativen Prozessen sich äußerst langsam entwickeln, treten sie bei Verletzungen rasch ein (Tabelle 3, Abb. 116).

Bemerkenswert ist in diesem Zusammenhang eine Beobachtung von Aufdermauer: $1^1/_2$ Jahre nach einer Beugeluxation HW4/5 mit flachem Ausriß der cranialen Abschlußplatte von HW5 Auftreten einer Miktionsstörung. Es wird auf diese an der HWS nicht seltene fibröse, ligamentäre instabile Ausheilung hingewiesen, und zwar an Hand von 13 autoptisch gesicherten Fällen mit einem Zeitabstand von $1/_2$—23 Jahren.

4. Zur Frage der Heilung der einzelnen Verletzungsformen und des aufgerichteten Wirbelkörperbruches

Bei schwerer Wirbelzertrümmerung besteht das Wirbelkörperinnere aus einem Gemisch aus Bandscheibenteilen und Knochenbrei. Bei äußerer Aufrichtung bleiben innen erhebliche spaltende Lücken zurück. Böhlers Behauptung einer völligen Reposition kann in der von ihm geäußerten Form nicht unwidersprochen bleiben. Überdies muß gesagt werden, daß Röntgenbilder in den üblichen Standardrichtungen eine sichere Beurteilung der Aufrichtung nicht zulassen. Man braucht dazu mindestens 4 Strahlenrichtungen. Dann sieht man, daß der Wirbel durch vorgefallenes Bandscheibengewebe in mehrere

Teile zerlegt sein kann. Kritische Untersuchungen von WACHS und SCHEIDT bestätigen diese Ansicht. Der aufgerichtete Wirbel hat verminderte Tragfähigkeit. Die Bedenken von SCHEIDT treffen durchaus zu, gerade die Fälle, bei denen die Aufrichtung dringend erwünscht wäre, zeigen Gelenkfortsatzbrüche. Diese kommen überhaupt sehr viel häufiger vor, als sie in der Praxis diagnostiziert werden. Das Röntgenbild verleitet dazu, diese wesentlich schwieriger zu erkennenden Brüche zugunsten der einfachen Feststellung des Wirbelkörperbruches zu übersehen.

Die einzelnen Verletzungsformen. Die *isolierte Bandscheibenverletzung* kommt als eine mehr oder weniger umfangreiche Zerstörung einer oder mehrerer Bandscheiben durch eine plötzliche schwere und geeignete Gewalteinwirkung ohne Auftreten eines Wirbelbruches zustande.

Verschiebungen von Bandscheibenteilen treten entweder als unmittelbare Wirkung der Gewalt auf oder im Anschluß an das Unfallereignis unter der wieder normalisierten Belastung. Da bei Hyperflexion das Bandscheibengewebe nach ventral oder lateral vorfällt, kommt es meist nicht zu einem hinteren Vorfall. Aus der Häufigkeit der Hyperflexion und Stauchung resultiert die relative Seltenheit der massiven Verlagerung des Bandscheibengewebes nach hinten. Der Bandscheibenvorfall kommt auf dem Boden einer Systemerkrankung zustande. Alle plötzlichen, das normale Maß übersteigenden Kräfte werden von der Bandscheibe stufenförmig abgefangen, wie bei einem Eisenbahnzug.

LOB sah unter den ersten von ihm untersuchten knöchernen Wirbelsäulenverletzungen nur 5 isolierte Bandscheibenverletzungen, bei späteren 366 14. Die Röntgendiagnostik kann nur eine indirekte sein. Wir unterscheiden dabei die Frühdiagnose mit Verschiebung der Wirbelkörper gegeneinander als Symptom für eine Verletzung des äußeren Faserringes und eine Spätdiagnose mit mehr oder weniger starker Höhenverminderung der verletzten Bandscheibe. Beide Zeichen können zusammen vorkommen. Der Ablauf ist durch Röntgenkontrollen in mehrwöchigen Abständen zu kontrollieren. Die sekundären Veränderungen treten 1—8 Monate nach der Verletzung auf.

Der isolierte Wirbelkörperbruch gehört zu den leichtesten Brüchen der Wirbelkörper überhaupt, er ist stabil und kommt am häufigsten vor. Er kann übersehen werden, da er röntgenologisch manchmal nicht zu erkennen ist. Bei der Aufnahme in 2 Ebenen sieht man im ausgeprägten Bild die mehr oder weniger starke Erniedrigung meist von hinten nach vorn, nicht so regelmäßig in frontaler Richtung, sowie die Verdichtungszonen im Wirbelkörper. Hier ist an die Belastungsversuche früher von GOECKE, zuletzt von PLAUE u. Mitarb. zu erinnern.

Die Deck- und Grundplatten sind dabei nach ventral deutlich abgeschert, vordere Stufenbildung. Das Kennzeichen des isolierten Wirbelbruches ist die Beschränkung der Verletzung auf den Wirbelkörper. Die Ausheilung ist nicht einfach zu erfassen, weil, wie schon dargelegt wurde, die periostale und endostale Callusbildung nur sehr mäßig ist, die periostale erkennt man auf Kontrollaufnahmen daran, daß die Bruchstufen an den Wirbelkörperbegrenzungen ausgefüllt und umgebaut werden (Tabelle 4), so daß schließlich wieder eine glatte Kontur zum Vorschein kommt. Das erfordert etwa 2—3 Monate. Manchmal sind die Stufen aber auch nach 4—5 Monaten noch deutlich nachweisbar. Selbstverständlich sind Bilder der gleichen Einstellung notwendig. Den Umbau der Verzahnungszonen kann man einigermaßen sicher verfolgen. Die Verdichtung ist gut sichtbar und 1—2 cm breit, vorn am stärksten. Folgende röntgenologische Zeichen des Umbaus können verfolgt werden:

1. die Verdichtung verschwindet im Laufe mehrerer Monate vollständig,
2. die Verdichtung nimmt im Verlauf von 2 Monaten noch zu, weil der Anbau des neuen Knochens den Abbau überwiegt.

In gewisser Beziehung ist die Röntgendiagnose der isolierten Wirbelkörperbrüche eine Ausschlußdiagnose, denn eine begleitende Bandscheibenverletzung kann man ja erst später erkennen. Röntgenologisch kann eine Fraktur erst bei mehr als 10 % Kompression nachgewiesen werden.

Tabelle 5. Zusammenfassung des pathologisch-anatomisch-röntgenologischen und klinischen Ablaufes der Heilungsvorgänge bei den häufigsten Verletzungsformen der Wirbelsäule

	Pathologische Anatomie	Röntgenologische Darstellung	Grundzüge des klinischen Ablaufes	Klinische und röntgenologische Besonderheiten, Abschluß der Heilungsvorgänge
Bandscheibenläsionen (Stich, Excochl) im Tierversuch	Reaktive Zellvorgänge Ende erster Woche, ab 2. Woche knorpeliger Callus	Ab 4. Woche Beginn, bis 3. Monat weitgehender Abschluß des Umbaus	Ab 3. Monat Verfestigung, Stabilität erreicht	Ab 6. Monat praktisch Endzustand
Isolierte Bandscheibenverletzung	Rißbildung, Turgorverlust	4.—6. Woche beginnende Verschmälerung, 6.—12. Woche knöcherne Reaktion	Stabil 6.—12. Monat. Der sog. traumatische hintere Vorfall kann bis zu 2 Wochen Latenz haben	Abgeschlossen nach 1 Jahr
Reine Luxationen	Wie bei Bandscheibenverletzung	Bandverletzung ab 6. Woche evtl. verknöchert bzw. mit Kalkeinlagerungen, sonst wie oben	Je nach Lokalisation verschieden	Meist im Verlaufe des 2. Jahres. Bleibende Instabilität aber möglich
Isolierte Wirbelkörperfraktur ohne Bandscheibenbeteiligung	Ab 4. Woche endostaler und periostaler Callus, gewisser Abschluß der knöchernen Heilung ab 3.—6. Monat	Glättung der Bruchflächen, vorderer Kantenabsprengungen nach 1—2 Monaten. Callusbildung kaum, höchstens ventral an der Kontur zu beobachten, jedoch Umbauvorgänge besonders neben der Einstauchungszone der Spongiosabälkchen	Nach 3—4 Monaten belastbar fest, statischer Umbau der Spongiosastruktur kann bis zu einem Jahr dauern	Nach 12 Monaten abgeschlossen
Wirbelsäulenverletzung mit Bandscheibenbeteiligung sowie voll ausgebildeter Wirbelverletzung	Einsetzen der Heilungsvorgänge Knorpel-Knochen wie bei isolierter Wirbelkörperfraktur	Beginn 3. Monat, ausgeprägt 4.—6. Monat, erhebliche traumatische Spondylosis	Mindestens 6 Monate. Nach Aufrichtung (Böhler) 1 Jahr und mehr	Im Laufe des 2. Jahres ,,Wirbelkörperpseudarthrosen"
Traumatische Spondylose	Beginn der Entwicklung 4.—8. Woche	2.—10. (bis 12.) Monat	6 Monate und mehr	Abgeschlossen im Laufe des 1. Jahres, evtl. brückenförmige Verblockung durch Randwülste oder Verschmelzen der Wirbelkörper möglich
Nichttraumatische Spondylose	Schicksalsmäßiger Verlauf mit Beginn im 3. Lebensjahrzehnt, langsame Zunahme vom 5. bis 6. Jahrzehnt	Etwa gleiche Darstellbarkeit wie pathologisch-anatomisch. Diffus nicht segmentär lokalisiert. Fortschreiten nach dem 12. posttraumatischen Monat immer unfallunabhängig		

Tabelle 5 (Fortsetzung)

	Pathologische Anatomie	Röntgenologische Darstellung	Grundzüge des klinischen Ablaufes	Klinische und röntgenologische Besonderheiten, Abschluß der Heilungsvorgänge
Sekundärer Umbau		3—5 Jahre bei Kyphosen und Skoliosen traumatischer Genese, vorzugsweise auf der Seite der Konkavität		
Zahnfortsatzbrüche des 2. HW		Kaum zu bestimmen	Mindestens 8 Wochen auch bei fehlender Dislokation	Knöcherne Konsolidierung allerfrühestens ab 3. Monat. In 25% Pseudarthrosen
Fortsatzbrüche: Bogenbrüche	Callus nach 1—2 Monaten	Schwer zu bestimmen	8 Wochen	
Dornfortsatzbrüche	4 Wochen	4—6 Wochen	6 Wochen	
Querfortsatzbrüche	4 Wochen	4—6 Wochen	4—6 Wochen	Pseudarthrosen sind häufig

Wenn sich innerhalb von 8—12 Monaten spondylotische Veränderungen am verletzten Wirbelkörper einstellen, läßt sich der Schluß ziehen, daß durch die Verletzung der Faserring lädiert wurde. Auf leichte Subluxationsstellungen der kleinen Wirbelgelenke ist zu achten. Aufnahmen in 4 Ebenen.

Bei der *voll ausgebildeten Wirbelsäulenverletzung* kommt es zu Absprengung verschieden großer Stücke (DIETHELM und CLAUSEN). Die Zerstörung trifft das innere Gefüge der Bandscheibe oder den äußeren Faserring oder alle Bestandteile zugleich. Röntgenologisch sind Innengefüge und trichterförmige Einbrüche sichtbar. Die Ausheilung der Bruchstufe ist durch Periostcallus erkennbar, schiffsschnabelförmiger Umbau der verletzten Wirbelkörperränder nach 6 Monaten. Die Einbrüche der Deckplatten dürfen nicht mit Schmorlschen Knötchen verwechselt werden, die rundliche Form haben. Die Kantenabbrüche bzw. Randleistenabbrüche unterscheiden sich von den nicht traumatischen Kantenabtrennungen durch ihre Form und vor allen Dingen durch Umbau- und Ausheilungsvorgänge, die bei den Kantenabtrennungen fehlen.

Schräg verlaufende Bruchflächen sind am besten durch Schrägaufnahmen darstellbar (DIETHELM und CLAUSEN). Bei diesen Bruchformen ist die Entwicklung spondylotischer Veränderungen zu erwarten. Die zur Ausheilung gelangten Knochenspangen und Randwülste sind durch ihre Lage von den eigentlichen Ausheilungsvorgängen des Wirbelbruches klar zu trennen.

Die 3. Gruppe hat naturgemäß die größte Zahl von Spondylosen. Die *Zwischenwirbelspalten* dieser Fälle zeigen zwei besonders wichtige Kennzeichen, aus denen mittelbar auf die Verletzung des Innengefüges und des äußeren Faserringes der Bandscheibe geschlossen werden kann:

1. Veränderung von Form und Gestalt des Zwischenwirbelspaltes: die ehemaligen Planparallelenbegrenzungen sind jetzt durch trichterförmige ersetzt.

Sind Deck- und Grundplatten zusammen eingebrochen, so entsteht durch den Vorfall des Bandscheibengewebes der beiden benachbarten Zwischenwirbelscheiben ein sanduhrförmiger Raum.

47*

2. Verschiebung benachbarter Wirbelkörper gegeneinander, die meist beträchtliche Grade erreicht.

5. Zusammenfassung der Faktoren der Ausheilungsvorgänge
(Tabelle 5)

Die Ausheilungsvorgänge bei Wirbelsäulenverletzungen mit Ausbildung spondylotischer Knochenschalen gehen auch bezüglich der *Zeitfaktoren* ähnlich vor sich, wie es für die Tierversuche beschrieben wurde: etwa 1—2 Monate nach der Verletzung erkennt man zwischen den Wirbelkörperrändern das Auftreten unscharfer, wolkiger Knotenschatten, die zunächst noch keinen Zusammenhang mit den Wirbelkörperrändern zeigen. Auch bei der nicht unfallbedingten Spondylosis werden im Bereich von Rißbildungen im vorderen Faserring Knocheninseln festgestellt. Sie liegen immer vor oder seitlich von den äußeren Zwischenwirbelspaltenbegrenzungen, also entfernt von der eigentlichen Bruchstelle. Schrägaufnahmen bestätigen, daß traumatisch bedingte Spondylosen nur an den verletzten Stellen des Faserringes entstehen. Im Verlaufe von 3—4 Monaten nehmen die *spondylotischen Knochenneubildungen* an Stärke zu. Die Begrenzungen werden glatter und schärfer, die Zeichnung wird regelmäßiger. Demgegenüber erkennt man an dem *Bruchspalt im Inneren des Wirbelkörpers das Ausbleiben der Callusbildung*. Erst nach 6—7 Monaten ist unter weiterer Größenzunahme reparativen Knochenapposition röntgenologisch ein Endzustand zu erwarten. Die knöchernen Schalen scheinen dann in manchen Fällen Anschluß an die benachbarten Wirbelkörperränder gefunden zu haben. Nach pathologisch-anatomischen Untersuchungen trifft das jedoch nicht immer zu. *Abgebrochene Knochenstücke* werden um- und eingebaut, das kann bis zur Beendigung Jahre dauern.

Spangenbildungen kommen am besten sichtbar an der Halswirbelsäule vor. Sie entstehen durch Einbau abgerissener Knochenstücke von der Randleiste und nach den Gesetzen der allgemeinen Spondylosis ohne Mitbeteiligung des Rückenmarks und sind dort röntgenologisch besonders gut zu erkennen (Abb. 125, 126). Diese Tatsachen sowie die Lage der Knochenneubildung machen eine Ausheilung mit periostalem Callus unmöglich. Aber auch heute noch werden im Schrifttum diese Spangen als Wirbelkörperausheilungsvorgänge bezeichnet. Ihre Entstehung entfernt vom Bruch spricht jedoch dagegen. Anders ist es, wenn man die *Verfestigung des ganzen verletzten Wirbelsäulengebietes*, des Bewegungssegmentes ins Auge faßt. Kräftige Brücken bilden dann eine feste knöcherne Verbindung, wie es auch bei der allgemeinen Spondylosis beobachtet werden kann. *Spondylotische Randwulstbildungen* sind bei der Spondylosis deformans genauso wie bei der Bandscheibenverletzung das *Endergebnis reaktiver reparatorischer Vorgänge unter Opferung der allgemeinen Beweglichkeit*. Beim jugendlichen Menschen kann dieser Bewegungsausfall durch die Nachbarschaft kompensiert werden, nicht aber beim alternden mit schon vorhandenen Veränderungen der gesamten Beweglichkeit. Die Entwicklung spondylotischer Veränderungen erfolgt meist in unmittelbarem Anschluß an das Unfallereignis. Es gibt aber auch Fälle, bei denen sie erst wesentlich später auftreten. Die Erklärung dafür sind das weniger bedeutende Ausmaß der Faserringverletzung und die eingeschränkte Dynamik. Dabei werden erst 5—6 Monate nach den Verletzungen oder noch später die ersten Zeichen einer von der Bandscheibe ausgehenden Knochenneubildung gesehen. Es ist zu unterscheiden:

1. Das in unmittelbarem Anschluß an die Verletzung in den ersten Monaten zu beobachtende Auftreten der spondylotischen Veränderungen.

2. Die Spätentwicklung derselben, innerhalb des ersten Jahres beginnend, später auftretende Veränderungen können kaum noch als Verletzungsfolge angesprochen werden, Spangenbildungen 2—3 Jahre später sind Veränderungen im Verlaufe einer allgemeinen Spondylosis deformans.

Einen diagnostischen Hinweis auf das Alter einer Fraktur kann evtl. die Isotopenspeicherung verschaffen.

IV. Begutachtung der Wirbelsäule und der Wert der Röntgenuntersuchung

a) Einleitung

Die Zusammenarbeit zwischen Kliniker und Röntgenologen ist bei Begutachtung der Wirbelsäule noch wichtiger als bei der des übrigen Skelets, da allgemein bekannt ist, daß gutachtliche Fragen, die die Wirbelsäule betreffen, besonders schwierig zu beantworten sind. Es erscheint lohnend, sich mit den Hauptfehlern, die gemacht werden, und ihrer Verhütung kurz zu beschäftigen:

1. Die Wirbelsäulenfraktur wird irrtümlicherweise grundsätzlich als eine besonders schwere Verletzung dargestellt.

2. Bei Querfortsatzbrüchen o.ä. wird von „Wirbelsäulenbrüchen" gesprochen, eine psychologisch unglückliche Formulierung.

3. Es soll nichts in den Verletzten hineingefragt werden.

In kaum einem Gutachtengebiet werden vom Verletzten die Beschwerden an der Wirbelsäule so kausal auf die Wirbelsäulenverletzung bezogen, schon wegen der Häufigkeit unfallunabhängiger Beschwerden (LINDEMANN und KUHLENDAHL, MARTIUS u.a.m.) in dieser Region.

4. Mangelhafte Berücksichtigung der Psyche des Verletzten, dessen Beschwerden ohne Zwischenfragen geschildert werden sollen.

5. Es ist nicht zu umgehen, daß (REISCHAUER) der Gutachter gewisse kriminalistische Fähigkeiten anwendet.

6. Der differenzierte Einsatz bei der Beurteilung erhält wörtlich „Gewicht", da juristische Schwierigkeiten schon daraus hervorgehen, daß besonders dicke Aktenpakete zu entstehen pflegen.

7. Der Gutachter muß objektiv sein und sich auf zur Zeit gültige Ansichten stützen und nicht, wie am Beispiel der Chiropraxis, auf noch unbewiesene Hypothesen.

8. Andererseits kann der Gutachter in eine unangenehme, als gerichtlicher Sachverständiger gar in eine blamable Lage kommen, wenn er die rechtlichen Grundlagen nicht kennt, die gestellten Fragen nicht exakt, auch bei evtl. wissenschaftlichen Bedenken, zumindest im Sinne der überwiegenden Wahrscheinlichkeit beantwortet oder Dinge erörtert, nach denen er nicht ausdrücklich gefragt ist.

Im bisherigen Text war mehrfach die Rede von Spätfolgen nach Wirbelsäulenverletzungen, so daß hier immer wieder auf diese Ausführungen hingewiesen werden kann. Eine der Hauptschwierigkeiten gutachtlicher Beurteilung sind die fehlenden Vergleichsmöglichkeiten, wie sie bei einem paarigen Organ bestehen, die Schwierigkeiten und Unexaktheit bei den auszuführenden Meßmethoden.

Die gutachtliche Untersuchung erstreckt sich zumindest auf folgende drei Hauptpunkte:

1. Forderung einer akuten Schädigung, d.h. eines echten Unfallereignisses im Sinne der unfallrechtlichen Definition bei intakten Organen.

2. Die Einarbeitung der Probleme des Vorschadens bei hinzukommender akuter, echter unfallmäßiger Verletzung.

3. Die Fragen chronisch-mechanischer Einwirkungen, der sog. medizinischen oder Mikrotraumen, wobei vor allem auch die Frage einer Berufserkrankung im engeren Sinne zu erfassen ist.

Die wichtigste Voraussetzung für die Begutachtung ist hier die röntgenologisch möglichst lückenlose Erfassung des Verletzungserstbefundes. Hier spielt das Röntgenbild viel mehr als im späteren klinischen Ablauf eine entscheidende Rolle. Die Forderungen, die an eine Erstuntersuchung gestellt werden müssen, sind bereits mehrfach erwähnt worden, sie sind für die spätere Begutachtung häufig so entscheidend, daß ohne ihr Vorliegen eine fundierte gutachtliche Stellungnahme geradezu unmöglich sein kann.

Manche Gutachter gehen in dieser Frage so weit zu sagen, daß eine Begutachtung in diesen bestimmten Fällen in erster Linie bei Fehlen einer primären Röntgenaufnahme überhaupt abzulehnen sei. Unentschuldbar ist es, nicht wenigstens die Routineaufnahmen in 2 Ebenen zu machen, auch wenn die technische Ausrüstung manchmal zum Verzicht auf eingehendere diagnostische Maßnahmen zwingt. Des weiteren ist röntgenologisch von Wichtigkeit die Verfolgung des Ablaufs des Heilungsprozesses, eine wesentliche Hilfe, wenn auch keine entscheidende, für den Gutachter. Dagegen tritt in der Spätbeurteilung von Funktionsausfällen das Röntgenbild gegenüber der klinisch funktionellen Diagnostik wieder zurück, wenn es auch weiterhin als bedeutungsvolles Hilfsmittel angesehen werden muß.

Das Schrifttum über die speziellen gutachtlichen Fragestellungen ist überaus groß, es soll hier im wesentlichen auf die grundlegenden Darstellungen älterer Art, an der Spitze von Lob, Reischauer, Schmorl und Junghanns, Güntz hingewiesen werden. Neuere Darstellungen finden sich vor allem in der Reihe „Die Wirbelsäule in Forschung und Praxis" und im Handbuch der Unfallbegutachtung von Lob.

b) Rechtliche Grundlagen

In der *Krankenversicherung* ist die Arbeitsfähigkeit der tragende Begriff. Bei der Invaliden- und Angestelltenversicherung muß der Gutachter Kenntnis haben von einer vorübergehenden oder dauernden Berufsunfähigkeit und entscheiden über ein evtl. notwendiges Heilverfahren.

Die *Kriegsopferversorgung* hat eine andere Problematik. Hier kommt es auf die dem Wehrdienst eigentümlichen Schädigungen an, der zeitliche Zusammenhang allein genügt zur Anerkennung nicht. Für die *gesetzlichen Unfallversicherungen* (RVO) werden die meisten Gutachten angefordert. Hier ist die Kenntnis der *Definition eines Arbeitsunfalles* Grundlage der Begutachtung. Dieser Unfall muß zumindest wesentliche Teilursache der Klagen des Verletzten sein. Es gilt nicht der Satz „in dubio pro aegroti". Das *Gelegenheitstrauma* ist ein unfallfremdes Ereignis, wobei man davon ausgehen kann, daß durch ein hinzukommendes leichtes Ereignis das bis zum Rande gefüllte Faß zum Überlaufen gebracht werden kann. Man spricht hier zweckmäßig davon, daß nicht infolge des Ereignisses, sondern anläßlich des Ereignisses die Symptomatik auftritt. Die reine Möglichkeit genügt nicht zur Anerkennung einer Verletzung als Unfallfolge. Der Begriff Auslösung einer Erkrankung sollte vermieden werden bzw. bedeutet nichts in Sachen Anerkennung. *Mikrotraumen* sind sich häufende unterschwellige Traumen, die vielleicht für Berufserkrankungen Gültigkeit haben, etwas anderes sind sich *summierende Belastungen*, sie liegen unterhalb jedes Unfallbegriffes.

Von *mittelbarem Zusammenhang* spricht man dann, wenn wie bei einer Amputation es zu Fernwirkungen auf die Wirbelsäule kommt bzw. erhebliche Deformierungen an der Wirbelsäule an anderen Segmenten wirksam werden.

c) Rentensätze

Durchschnittliche Rentensätze in der gesetzlichen Unfallversicherung:

Wirbelbruch ohne neurologische Komplikationen	im 1. Jahr 30—40% E.M.
	im 2. Jahr 0—30%
Wirbelbruch mit partieller Nervenschädigung bis zum Querschnitt	80—100%
Wirbelbruch mit Blasen-Mastdarmstörungen	25—50%
Dornfortsatzbrüche	im 1. Jahr 0—20%
	im 2. Jahr 0%
Querfortsatzbrüche	im 1. Jahr 0—20%
	im 2. Jahr 0%
Schleudertrauma, reine Weichteilverletzung	bis 6. Monat 20—30%, danach bis spätestens 1 Jahr 20%, im allgemeinen keine Dauerrente.

Die sog. „traumatische" Ischialgie wird im allgemeinen nicht entschädigt, da es sich so gut wie immer um unfallfremde Erkrankungen bei degenerativen Bandscheibenleiden handelt.

Entschädigungsrichtlinien bei der Kriegsopferversorgung:

Alte Fraktur eines Dorn- oder Querfortsatzes	im 1. Jahr 0—20%
	im 2. Jahr 0—20%
Wirbelbruch ohne wesentliche Verschiebung geheilt	im 1. Jahr 30—40%
	im 2. Jahr 0—30%
Wirbelbruch mit stärkerer Fixierung und Beschwerden geheilt	20—40%

Tabelle 6. Tabellarische Übersicht nach REHN

Abhängigkeit der rentenpflichtigen Fälle zu den geschädigten
Wirbelsäulenabschnitten (erfasst von 1945 bis 1964)

VR = ☐ Vorläufige Rente
DR = ▨ 1 Dauerrente
BR = ▨ Bleibende Rente länger

1. Das echte Gewaltereignis von Unfallcharakter

a) Einwirkung auf die nicht vorerkrankte Wirbelsäule

Die Beurteilung des Röntgenbildes bei nicht vorgeschädigter, sog. normaler Wirbelsäule ist relativ einfach, sofern frühzeitige und genügend ausführliche Röntgenbilder veranlaßt werden. Die fortlaufende Kontrolle zeigt das Fortschreiten der Heilungsvorgänge. Dagegen sind bei nicht knöchernen reinen Weichteilverletzungen keine entscheidenden Diagnosen möglich. Die Röntgenuntersuchung dient dann der Festlegung des Zustandes zum Verletzungszeitpunkt. Später können durch indirekte Röntgenzeichen ligamentäre Verletzungen (z.B. Klaffen der Dornfortsätze) bzw. Verkalkungsvorgänge in den Weichteilen die Anfangsdiagnosen gestützt werden. Das Hauptgewicht der gutachtlichen Beurteilung liegt auf der eingehenden körperlichen Untersuchung, der Funktion der Wirbelsäule.

Entscheidend nach bestem Wissen und Gewissen ist dann die notwendige Folge. Wichtige Faktoren sind die Klinik, die Wiederherstellung der Funktion und Wiederherstellung der Muskulatur. Günstig hat sich die Einführung der Begriffe stabile und instabile Heilung erwiesen.

Der Begriff „normale Wirbelsäule" pendelt um einen Mittelzustand. Belanglose Varianten und geringfügige Haltungsanomalien finden wir bei sehr kritischer Prüfung in $3/4$ der Fälle der sog. gesunden Bevölkerung. Hypermotilität findet sich z.B. bei Kindern. Asymmetrien etwa der Dorne sind häufig und gutachtlich bedeutungslos. Dagegen sind Asymmetrien der Wirbelbogengelenke schon aus Gründen der Projektion bei der Röntgenkontrolle erheblich schwerer zu belegen. Bei skoliotischen Wirbelsäulen ist Vorsicht geboten: zu unterscheiden ist erworbene Asymmetrie und vorbestehende. Nicht ohne Bedeutung sind die häufig beobachtete Asymmetrie bzw. Schiefstellung des 5. LW, worauf eine klinisch nicht ohne weiteres erkennbare sog. kryptogene Skoliose beruht sowie eine angeborene Beinverkürzung. Bei einer Begutachtung 2—3 Jahre nach einem Unfall orientiert sich der Gutachter nicht allein an dem Leistungsstand der Wirbelsäule, den er zum Zeitpunkt der Begutachtung antrifft, sondern bezieht die Schwere des Verletzungsanfangsbefundes mit vollem Bedacht in das Urteil ein. Die Schwierigkeiten setzen, wie bereits gesagt, immer bei Fehlen von Erstaufnahmen ein.

Leger weist darauf hin, daß zur Beurteilung der Abgrenzung der normalen von der fehlerhaften Haltung äußere Meßmethoden weitgehend im Stich lassen und nur die Zuflucht zum Röntgenbild bleibt. Ganzaufnahmen an 100 Gesunden zeigen die Variationsbreite der Wirbelsäulentypen, so daß von einem eigentlichen normalen Bild kaum gesprochen werden kann (Leger u.a.)

Diethelm und Clausen beklagen, daß dem Gutachter Erstbilder häufig nicht zur Verfügung stehen bzw. technisch unzureichend sind. Die Kriterien eines frischen Wirbelbruches sind ja keineswegs nur Verbreiterung und Höhenverminderung eines Wirbelkörpers, eine wichtige Bedeutung haben die erwähnten Konturstufen an der vorderen Begrenzung und die Spongiosaverdichtungszonen. In einem Modellversuch haben diese Autoren an einem Wirbelkörper die rechte obere Kante im ventralen Drittel in einer Größe von 24:6 mm mit einer feinen Säge abgesägt. Diese Verletzung wurde bei den üblichen Projektionen nicht dargestellt, überraschenderweise aber auch nicht bei Drehstellungen, obwohl der zentrale Strahl parallel der Sägefläche verlief. Wir können also lediglich sagen, daß hier keine Fraktur erkennbar ist, aber nicht, daß keine vorhanden ist. Hier werden erst spätere reaktive Veränderungen die Situation klären können.

Besondere Schwierigkeiten pflegt erfahrungsgemäß die Diagnose der sog. *Rotationssubluxation der HWS* zu machen (Reisner und Schultze). Hier sieht man im Röntgenbild:

1. Abweichung der Dornfortsatzbasis des blockierten Wirbels nach der Seite der Bewegungseinschränkung.

2. Kippstellung des betroffenen Wirbels mit schrägverlaufender Grundplatte und mit Keilform des daruntergelegenen Zwischenwirbelraumes.

3. Seitlich projizieren sich die Gelenkfortsätze des blockierten und leicht rotierten Wirbels weiter auseinander als diejenigen der normalstehenden Wirbel. Die Wirbelfehlstellung läßt sich auch an der stufenartigen Verschiebung der vorderen Zwischenwirbelgelenkkonturen ablesen.

4. Schrägaufnahmen: Die Distanz zwischen der Hinterkante des Gelenkfortsatzes und der Bogenabschlußlinie ist auf der Seite der Blockierung vergrößert, der Dornfortsatz direkt etwas verlängert, in der entgegengesetzten Aufnahme verkürzt.

Es muß jedoch betont werden, daß alle diese Befunde eine nicht völlig zuverlässige Beurteilung zulassen, denn sie kommen auch ohne Luxationsstellung vor. Die sichere Diagnose kann röntgenologisch allein nicht gestellt werden.

Zusammenfassend läßt sich sagen, daß die für eine Rotationssubluxation angeführten Röntgensymptome zwar typisch, aber keineswegs spezifisch sind, bei klinisch einwandfreien Fällen von Wirbelblockierungen sogar fehlen können.

Gutachtlich sehr wesentlich ist auch die Feststellung des *posttraumatischen Anfangsbefundes im Bereich der HWS*, auf die Mitbeteiligung der HWS bei der Schädelhirnverletzung wurde oben hingewiesen. Im eigenen Kieler Material hatte jeder 7. Kopfverletzte mit Hirnbeteiligung 1 Jahr nach dem Unfall noch Störungen der HWS. Bewegungseinschränkung in der 1. Woche war meist in der 2. Woche geschwunden. Jeder 4. Kopfverletzte bietet im frischen Verletzungszustand HWS-Beschwerden, aber nur 2 Patienten von mehreren Hundert hatten noch nach einem Jahr Beschwerden. Es ist nicht berechtigt, eine vorübergehende Unfall-verursachte Verschlimmerung einer Osteochondrose von vornherein für 2 Jahre anzunehmen, meist genügt $^1/_2$—1 Jahr (Giebel).

b) Einwirkung auf die vorerkrankte Wirbelsäule

Betrifft ein Ereignis von echtem Unfallcharakter eine vorgeschädigte Wirbelsäule, so sind die Zusammenhänge wesentlich schwieriger in Einklang zu bringen. Hier hat der Röntgenologe die Aufgabe, den Vorschaden an der Wirbelsäule zu fixieren, eine ungemein wichtige und später entscheidende Dokumentation. Die größte Anzahl der gutachtlichen Fragestellungen besonders bei Berufungsverfahren erstreckt sich auf diese Problematik.

Mit Recht betont Junghanns immer wieder die genaue Differenzierung zwischen *Osteochondrosis und Spondylosis*, die in der Nomenklatur häufig verwischt wird. Seine Auffassungen sind grundsätzlich wichtig für den Gutachter. Chondrose bedeutet Turgorverlust, Austrocknung, Spaltbildung, Höhenverlust, Lockerung des Bewegungssegmentes. Bei Sistieren der abnormen Beweglichkeit, d.h. bei Aufhören der mechanischen Reize, können sich Randzacken sogar wieder zurückbilden.

Es wird sich häufig um die Entscheidung handeln, ob das Trauma, etwa eine knöcherne Wirbelverletzung, im Sinne einer *richtunggebenden dauernden oder vorübergehenden Verschlimmerung*, zeitlich abgrenzbar zu bewerten ist. In das Verlaufsbild einer Spondylosis bzw. Osteochondrosis kann jederzeit ein Trauma eingreifen. Für das Vorkommen einer solchen Verschlimmerung ist eine einmalige, dann aber notwendigerweise erhebliche Gewalteinwirkung im Sinne der unfallrechtlichen Definition Voraussetzung. Für die Beurteilung des zeitlichen Ablaufs von schnell fortschreitenden knöchernen Reaktionen bzw. Bandscheibenverschmälerungen können die oben aufgeführten Zeitabstände orientieren (Tabelle 4). Man begrenzt im allgemeinen die *vorübergehende Verschlimmerung* mit 6—12 Monaten unter Einschluß einer gewissen Anpassungszeit. BROCHER betont, daß dem Röntgenologen auch hier eine wichtige Hilfestellung, jedoch nicht eine Monopolstellung zukomme, das Primat gebühre dem klinischen Gesamtbegutachter.

2. Das leichte Ereignis von Unfallcharakter und das sogenannte Gelegenheitstrauma

Ein sog. *leichtes mechanisches Ereignis* kann entweder von *echtem Unfallcharakter* sein oder aber es handelt sich um eine alltägliche, wenn auch akute Belastung im Sinne eines *Gelegenheitstraumas* im angelsächsisches Schrifttum, bei der weiteren umfassenderen Defi-

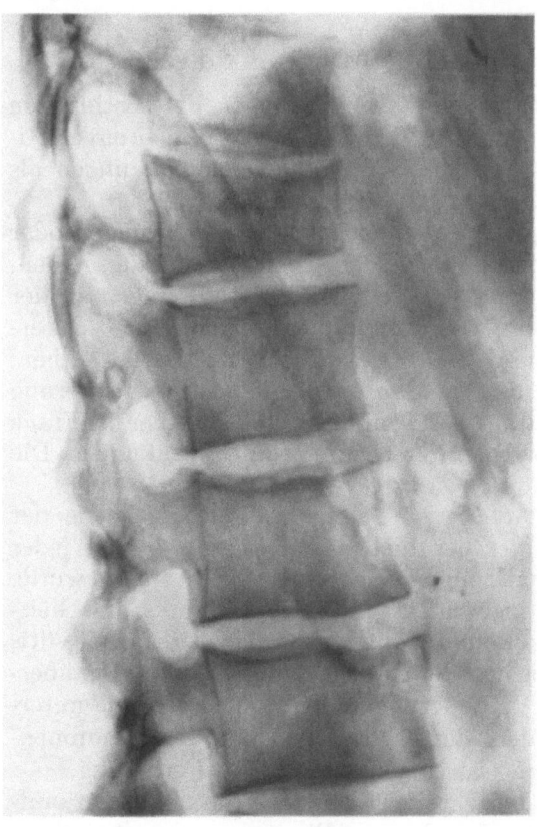 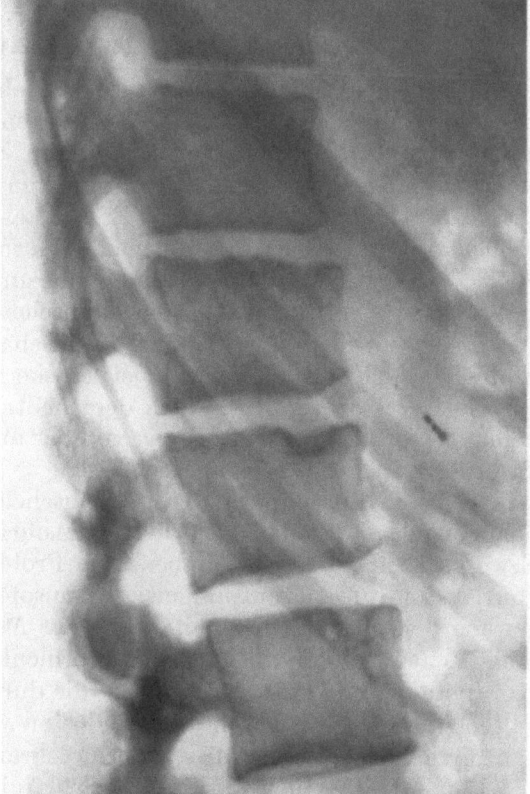

Abb. 118				Abb. 119

Abb. 118. P.W., 23 Jahre alt. Traumatischer Deckplatteneinbruch des 12. BWK, wahrscheinlich, da es sich um ein relativ leichtes Trauma handelte und in der Vorgeschichte Symptome einer Scheuermannschen Erkrankung behandelt worden waren, auf der Basis einer alten juvenilen Kyphose. An der oberen Deckplatte des 3. LWK sieht man als Beleg einen tiefen Schmorlschen Deckplatteneinbruch

Abb. 119. R.W., 27 Jahre alt. Leichtes axiales Trauma, Sturz auf das Gesäß. Im seitlichen Röntgenbild sieht man multiple Schmorlsche Knorpelknötchen. Besonders am 3. LWK ist zu erkennen, wie es zu Entwicklung einer vorderen degenerativen Kantenabtrennung kommen kann. Keine frischen traumatischen Veränderungen

nition des Unfallbegriffes, um ein sog. „medizinisches Trauma". Ein solches Ereignis wird nicht geeignet sein, röntgenologisch erkennbare Veränderungen zu erzeugen, Strukturen der Wirbelsäule morphologisch zu schädigen. Im Vordergrunde der praktischen Überlegungen Praxis steht hier das „Verhebetrauma". Belastungsuntersuchungen der Wirbelsäule und an den Bandscheiben haben gezeigt, wie groß die einwirkenden Kräfte auch bei alltäglicher Arbeit, besonders bei der Hebelwirkung des Anhebens aus der Beugestellung heraus sein können.

Zweifellos sind bei solchen Vorgängen Wirbelkörpereinbrüche vorgekommen. Es liegt dann so gut wie immer der Verdacht nahe, daß es sich hier um Spontanfrakturen im mechanisch geschädigten Knochen handelt. Das kann röntgenologisch manchmal gar nicht erkennbar sein, etwa wenn eine Osteoporose im Spiele ist, wissen wir doch, daß der schwindende Kalkgehalt des Knochens röntgenologisch erst erkennbar wird, wenn biochemisch bereits eine erhebliche Kalkverarmung eingetreten ist. Die Situation ist naturgemäß leichter zu beurteilen, falls bikonkave Deckplatteneindellungen bzw. Strukturveränderungen der Spongiosabälkchen zur Darstellung kommen (Abb. 110). Weiterhin geben Schmorlsche Deckplatteneinbrüche bei Scheuermannscher Erkrankung nicht selten Anlaß zu differentialdiagnostischer Erwägung, ob nicht eine traumatische Komponente im Spiele ist. Im speziellen Fall der vorderen Kantenabtrennung ist das beschrieben worden (Abb. 118 und 119).

3. Chronisch-mechanische Einwirkungen. Berufserkrankungen

Über die Grundlagen mechanischer Belastungen und Einwirkungen bei bestimmten Berufen, beim Sport, ist bereits gesprochen worden. In der 7. Berufskrankheitenverordnung vom 20. 6. 68 sind einige in diesen Zusammenhang gehörende Erkrankungen als entschädigungspflichtige Berufskrankheiten anerkannt worden. Zum Beispiel

Nr. 25: Erkrankungen durch Erschütterung bei Arbeit mit Preßluftwerkzeugen oder gleichartig wirkenden Werkzeugen oder Maschinen sowie bei der Arbeit an Klopfmaschinen. Hierzu ist zu sagen, daß eine Beweisführung dafür, daß etwa die Veränderungen an der HWS nichts mit derartigen mechanischen Einwirkungen zu tun haben, wie Untersuchungen im Bergbau bzw. im Schiffsbau und bei Straßenarbeitern gezeigt haben. Ähnliche Mechanismen wirken bei Treckerfahrern im Sinne chronischer Erschütterung auf die LWS ein (S. 640). Nach dem heute gültigen Standpunkt sind die hier in Frage kommenden Schäden unabhängig von der oben genannten Gruppe von Erkrankungen. Die Diskussion ist noch nicht abgeschlossen.

Nr. 43: Erkrankungen der Sehnenscheiden oder des Sehnengleitgewebes sowie der Sehnen- oder Muskelansätze, die zur Aufgabe der beruflichen Beschäftigung oder jeder Erwerbsarbeit gezwungen haben. Die Problematik der Wirbelsäule spielt, zuerst wurde von Reischauer darauf hingewiesen, insofern hier hinein, als bei Symptomen im Gleitgewebe der oberen Gliedmaße bzw. der Muskel- und Sehnenansätze wie Epicondylitis humeri, Styloiditis radii, und beim Formenkreis der Periarthritis humeri scapularis übergeordnete neurale Störungsfaktoren, die durch Veränderungen der Halswirbelsäule unterhalten werden, gutachtlich ausgeschlossen werden müssen. Zur Klärung der Zusammenhangsfragen im Rahmen dieser Berufserkrankung ist es also unbedingte Forderung.

Röntgenaufnahmen der Halswirbelsäule, im Zweifelsfalle seitliche Funktionsaufnahmen veranlassen, zum Ausschluß von Osteochondrosen, Einengung der Zwischenwirbellöcher, kongenitalen Fehlbildungen, Halsrippen mit und ohne Scalenussyndrom. Diese Aufnahmen sollten dokumentarisch auch dann ausgeführt werden, wenn klinisch kein Hinweis auf ein Cervical-Brachialsyndrom besteht.

„Nr. 45: Abrißbrüche der Wirbelfortsätze." In erster Linie steht hier der akute Abrißbruch der Dornfortsätze am Hals-Brust-Übergang bzw. Ermüdungsbruch an gleicher Stelle zur Diskussion. Hinzugekommen sind aber auch andere Abrißbrüche wie die der Querfortsätze an der Lendenwirbelsäule. Hier handelt es sich praktisch immer um akute

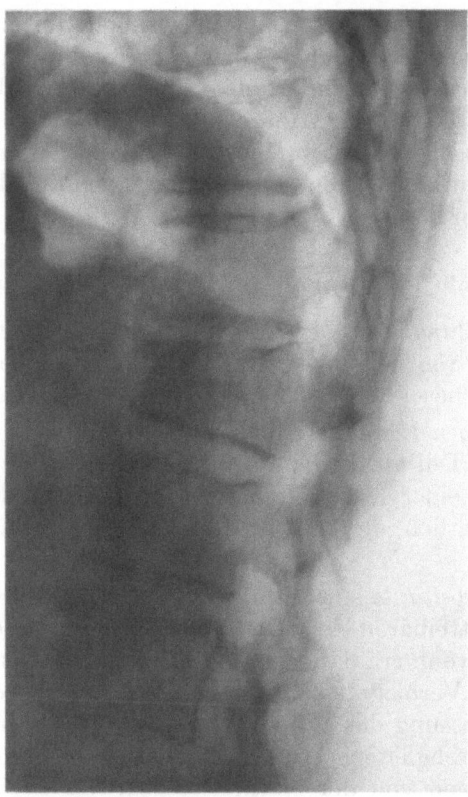

Abb. 120. 58 Jahre alt. Oberer Deckplatteneinbruch des 1. LWK. Bei reinem Verhebetrauma ohne jeden Unfallcharakter. Behandlung erfolgte zunächst unter der Diagnose einer akuten Lumbago bei degenerativer
Bandscheibenerkrankung. Das Röntgenbild wurde 3 Monate später gemacht. Es bestehen diskrete Zeichen
einer Osteoporose (leichte Bikonkavform der Deckplatten, bleistiftstrichartige Umrandung der Wirbelkörper,
Kalkgehalt mit Vorsicht zu beurteilen wegen der Aufnahmetechnik)

Abrisse und nicht um Dauerbrüche. Über die Einzelheiten ist in den entsprechenden
Abschnitten bereits gesprochen worden.

Ergänzend ist zu sagen, daß in der Liste der Berufserkrankungen der DDR die gleichen Erkrankungen
[durch Preßlufteinwirkung (Ziffer 21), die Wirbelfortsatzbrüche (Ziffer 23)] verzeichnet sind. Hinzu kommt
unter Ziffer 22 die Anerkennung chronischer Bandscheibenprozesse als Berufserkrankung unter bestimmten
Voraussetzungen. Dazu gehören besondere berufliche Tätigkeiten mit Belastung der Wirbelsäule, vor allem
deren Lendenteil, und eine vorwiegende Ausführung solcher Tätigkeiten in mindestens 5 Jahren Dauer.

Diese Anerkennung stützt sich auf Untersuchungen u.a. von SCHLOMKA und SCHRÖ-
DER, die zwar genau wie auch BECK, HAGEN sowie HULT in Schweden durch Preßluft-
arbeit keinen Einfluß auf die Wirbelsäule feststellen konnten, jedoch vermehrte, frühzeitige und später stärkere Veränderungen bei Bergleuten, Lastträgern und ähnlichen
Berufen fanden. Die Anerkennungsquote, wobei die Tendinosen und Meniscopathien ein-
gerechnet sind, beträgt in der DDR nur 3%. SCHMIDT hat allerdings bei 35 von 82 Fällen
die Anerkennung empfohlen. In einer neueren Arbeit in der Bundesrepublik wies BILLEN-
KAM auf verfrühten Befall schon ab dem 40. Lebensjahr bei 1000 Bergleuten hin. Auch
LINDEMANN und KUHLENDAHL fanden eine „gewisse" Bevorzugung bei Bergleuten mit
Untertagearbeit. KELLGREN und LAWRENCE fanden klinisch Wirbelsäulensymptome bei
Bergleuten im Verhältnis 54:92, bei Handwerkern 41:58, bei Büroangestellten 33:38.
BECK, MAINTZ lehnen berufliche Zusammenhänge ab, vor allem bei der Beurteilung der
Osteochondrosis, die in der Regel ein klinisches Bild verursacht, im Gegensatz zur weit-
gehend latent verlaufenden Spondylosis. Letztere erstreckt sich bevorzugt über mehrere
Segmente und kann ganz ausgedehnte Abschnitte der Wirbelsäule bis zur völligen Gene-
ralisierung befallen (SICARD und FORESTIER).

Daß eine Spondylolisthesis durch Dauerbelastung unbeeinflußt bleibt, erscheint erwiesen. Nach Abschluß des eigentlichen Gleitprozesses im Endstadium des Wachstumsalters pflegen später nur noch sekundäre degenerative Veränderungen in der Gleitbandscheibe und benachbart davon aufzutreten (JUNGE u. KÜHL). Die Ätiologie von Blockwirbeln ist nicht immer leicht zu bestimmen. Eine Spondylosis nach Trauma entsteht ausschließlich unter dem Einfluß der Bewegung, es ist wichtig, daß sie im knöchernen versteiften Gebiet ausbleiben kann.

4. Spätfolgen nach Wirbelsäulenverletzungen

Bei *instabiler Ausheilung* kann es zu zunehmenden Schmerzen durch Insuffizienz kommen. Deswegen sind röntgenologischer Erstbefund, Ausheilungsverlauf und zur Zeit bestehender Befund mit besonderer Genauigkeit abzuwägen.

Neurologische Spätfolgen können radikulärer Art sein, sie sind an sich aber überaus selten und beruhen zum Teil auf knöcherner Einengung an den Wurzelaustrittsregionen. Besonders bei Auftreten einer Ischialgie etwa nach Fraktur der BWS sind Röntgenaufnahmen der LWS erforderlich, da die entsprechenden Wurzeln zu den untersten Lendensegmenten gehören.

Verbiegungen der Wirbelsäule sowohl in sagittaler (Kyphosen) wie in frontaler Ebene (Skoliosen) können zu mittelbaren Folgezuständen auch an weiter entfernten Wirbelsäulensegmenten führen, etwa wenn cranial oder caudal eine kompensatorische Gegenkrümmung besteht. Vorbestehende Verbiegungen müssen abgegrenzt werden. Das Maß der Verbiegung ist durch Ausmessung der Winkelgrade (Abb. 123) zu fixieren. Wichtig ist auch die Erkennung eines Drehgleitens in Torsionsskoliosen. Im allgemeinen kann gesagt werden, daß Abweichungen von der Normalstellung um 10—15° nach einer Latenzzeit von etwa 5 Jahren an Fernwirkungen haben können.

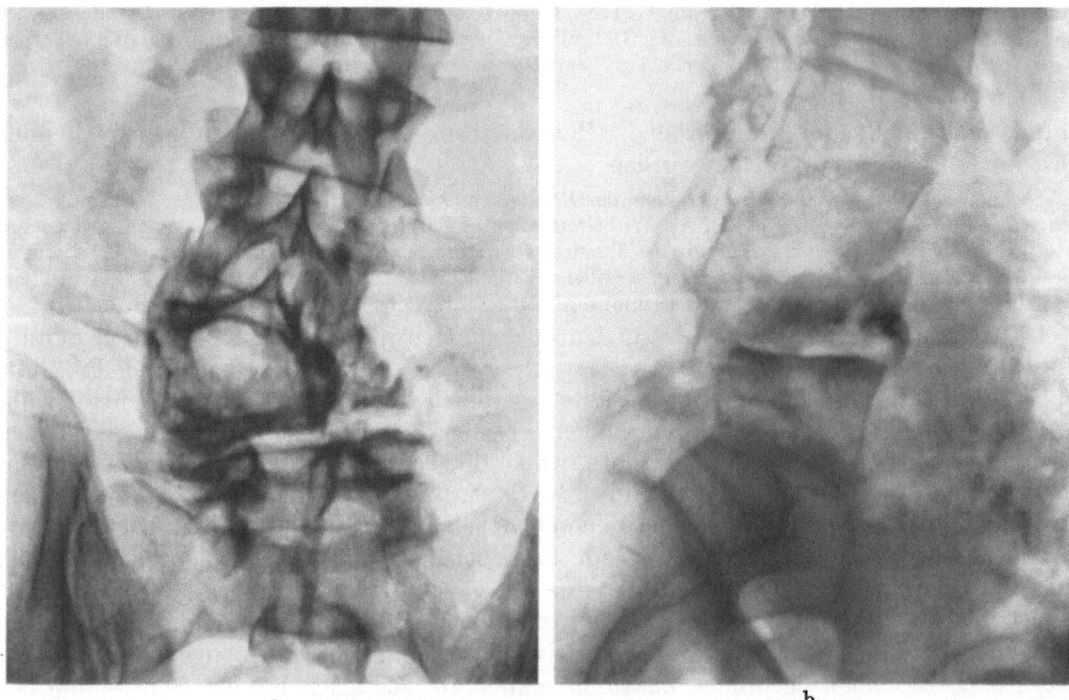

a   b

Abb. 121a u. b. P.M., 35 Jahre alt. Schwere, 4 Jahre alte, posttraumatische Skoliose nach voll ausgebildeter Wirbelverletzung 3./4. LW. Diese Skoliosenform ist zweifellos klinisch bedeutsam und imstande, auch Fernwirkungen auf benachbarte Wirbelsäulenbezirke auszuüben. Pseudoarthrotisch geheilte Querfortsatzfrakturen, als Schatten gerade zu erkennen

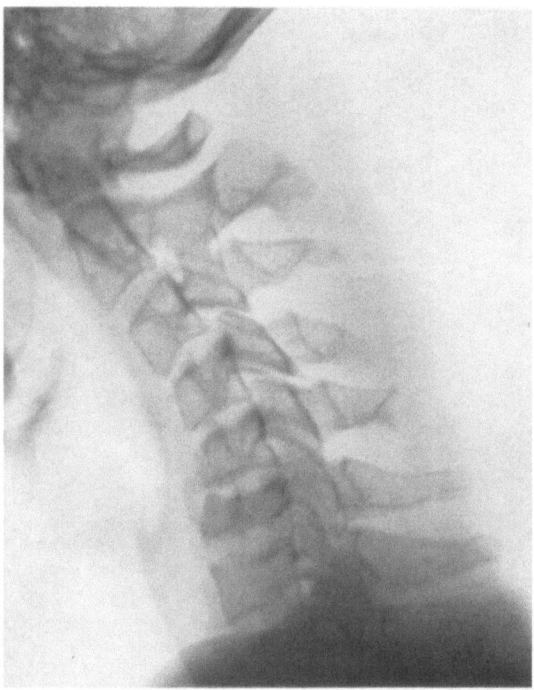

Abb. 122. F.P., 20 Jahre alt. Schwere posttraumatische Knickbildung (traumatischer Gibbus) bei Fraktur
6. HW, Mitbeteiligung auch des 5. HW. Beginnende Ausheilung nach 6 Monaten, vordere Verklammerung

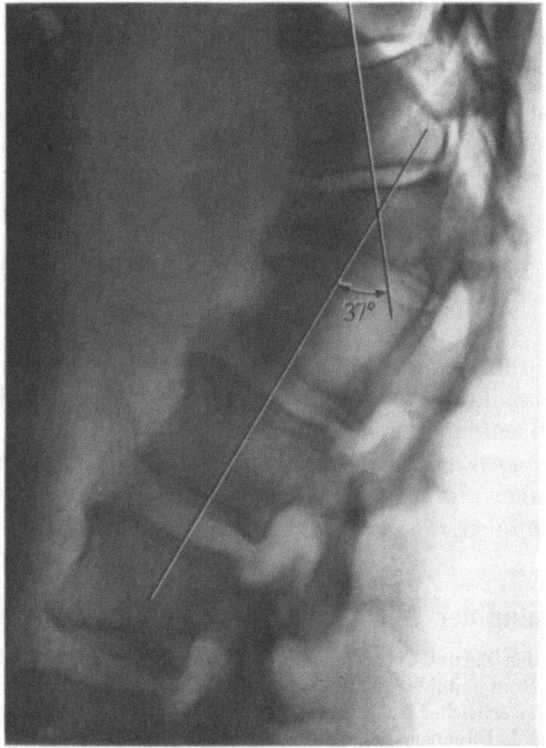

Abb. 123. P.W., starker posttraumatischer Gibbus am Brust-Lendenübergang, Meßlinien des Endzustandes
eingezeichnet. Endzustand nach Ausheilung

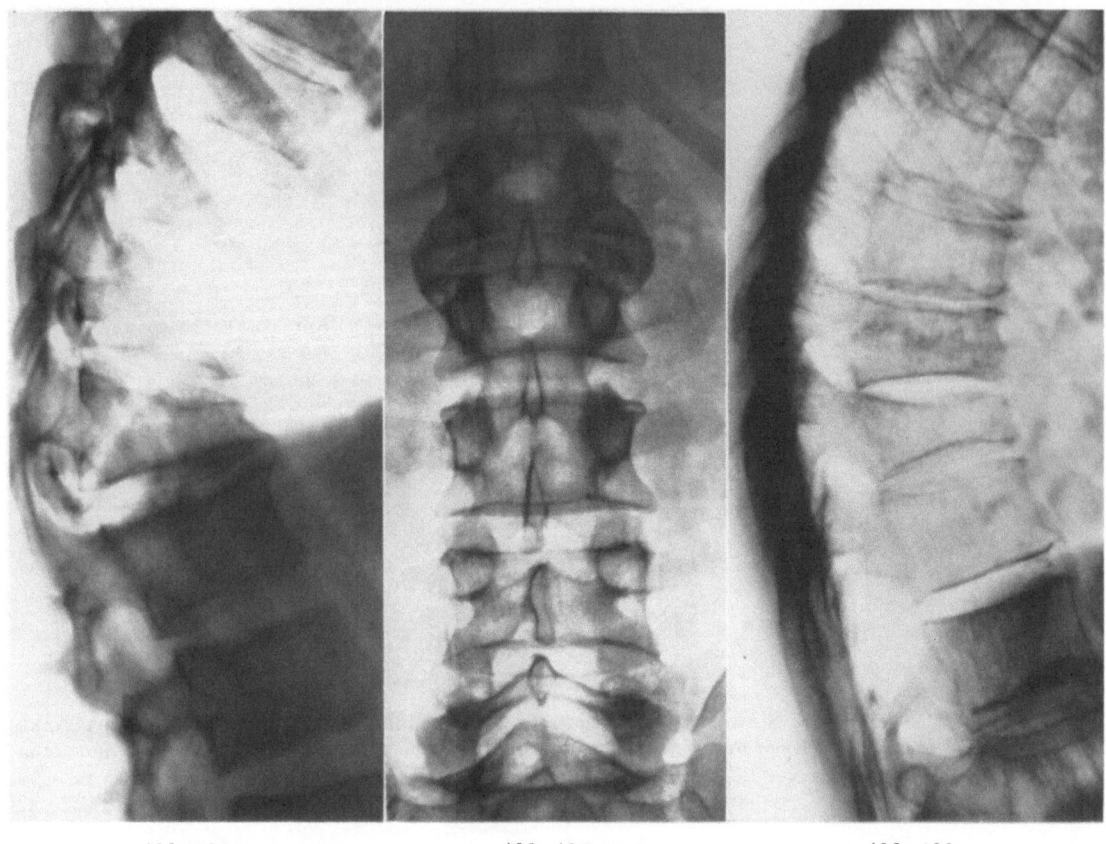

Abb. 124   Abb. 125   Abb. 126

Abb. 124. Ähnlicher Fall wie vorher: starker Gibbus, ausgeheilt. Hier kommt es zu kompensatorischer Vertiefung der Lendenlordose und Halslordose

Abb. 125. F.W., Endzustand einer Fraktur des 2. LWK mit völlig isolierter, überbrückender Spondylosis traumatica, nach 3 Jahren im a.p.-Bild. Günstige Ausheilungsform

Abb. 126. O.G., 67 Jahre. Mittelstarkes Flexionstrauma, Osteoporotische Frakturen der beiden untersten BWK mit bikonkaven Deckplattenbegrenzungen, starker Verschmälerung bis auf die Hälfte der normalen Wirbelkörperhöhe. Man sieht eine strähnige, im allgemeinen längsgerichtete Spongiosabälkchenstruktur sowie im Scheitelwirbel die querverlaufende Verwerfungslinie infolge Einstauchung der Spongiosabälkchen

Bei sehr starker Lordosierung, anlagebedingt oder infolge kompensatorischer posttraumatischer Hohlkreuzbildung ist an Nearthrosen der sich berührenden Dornfortsätze der LWS zu denken (Baastrupsche Erkrankung, „Kissing spine") (Abb. 129).

Skoliotische Ausbiegungen nach Serienfrakturen der Querfortsätze können vorkommen (HUBENSTORF). Sie beruhen ähnlich wie Skoliosen nach Thorakoplastik auf Schrumpfungsvorgängen in den Weichteilen.

5. Beeinflussung der Wirbelsäule durch extravertebrale Faktoren

ARENS untersuchte hier den Einfluß extravertebraler Beeinflussungen der Wirbelsäule, z. B. *Amputationen* der oberen Gliedmaße. Die Röntgenbilder dürfen hier nicht überschätzt werden. Wirbelsäulenerscheinungen nach Armamputation im Sinne seitlicher Ausbiegung kommen vor, haben aber keinen Krankheitswert. *Brüche des Beckens* hinterlassen niemals Dauerschäden an der Wirbelsäule. Auffallend ist, wie relativ selten Patienten mit *Schenkelhalsbrüchen* über Wirbelsäulenbeschwerden klagen, Hyperlordosen. *Hüft- wie auch Fußgelenkversteifungen* beeinflussen die Wirbelsäule nicht. Es wurde oft gefragt, ob sich *Wirbelsäulenverbiegungen* überhaupt noch im Erwachsenenalter entwickeln können. Diese Frage muß bejaht werden, es spielt aber hinein der

Begriff der funktionellen Kompensation. ZUR VERTH untersuchte 150 Armamputierte ohne vertebrale Symptome. Beinverkürzungen von mehr als 2 cm sollten ausgeglichen werden. Bei 149 Oberschenkelamputationen finden sich nach 2—51 Jahren in 87,2% Verbiegungen der Lendenwirbelsäule zur amputierten Seite hin. Sehr spät entwickeln sich entsprechende spondylotische und osteochondrotische Veränderungen. Die Zahlen bei Unterschenkel- und Fußamputationen lagen nur wenig darunter. Gut 50% klagten über entsprechende Beschwerden. BALTHASAR untersuchte 500 gesunde Arbeiter und fand in 26% Wirbelsäulenverbiegungen, demnach hatten die Amputierten tatsächlich häufiger Verbiegungen. Das ist nun aber keineswegs etwas Krankhaftes, sondern eine Kompensation. Man sollte also in mehrjährigen Abständen die Wirbelsäule kontrollieren, um zu schlüssigen Folgerungen zu gelangen. Auch JUNGHANNS beschäftigt sich mit Rückwirkungen von Bein- und Beckenfällen auf die Wirbelsäule; die bisher vorliegenden Reihenuntersuchungen reichen für eine endgültige Stellungnahme noch nicht aus. Oft taucht die Frage auf, ob die Randzacken bei einer bereits bestehenden Spondylosis deformans isoliert abbrechen können. Er selbst habe das noch nie beobachtet, wenn man nicht den Abbruch einer Wirbelkörperkante einschließlich einer Randzacke dazu rechnet. Die theoretische Möglichkeit wird nicht in Abrede gestellt, eine eigene Erfahrung bestätigt das (Abb. 113).

In einer Untersuchungsreihe von 500 einseitig Beinamputierten stellte WILKE fest, daß die skoliotischen Verbiegungen der Wirbelsäule in der weitaus größten Zahl ihre Ursache in einer unzulänglichen Prothesenlänge hatten, die Röntgenuntersuchung ergab keine Hinweise auf einen Zusammenhang zwischen Amputation und Skoliose. Nur in 12% war eine Bewegungseinschränkung der Wirbelsäule klinisch zu finden.

6. Zusammenhangsfragen und Differentialdiagnosen

1. *Variationen* vor allem in den Grenzgebieten am Übergang von einem Wirbelsäulenabschnitt zum anderen, Übergangswirbel, Lig. iliolumbale, Pseudosacralisation (u. a. sekundäre Randwülste nach Beckenbrüchen).

2. *Fehlbildungen.* Dazu zählen Blockwirbel, die keine Bandscheiben aufweisen, die Klippel-Feilsche Erkrankung, Sprengel-Deformität, entzündliche Blockwirbel, wobei besondere Ausheilungsbilder nach Morbus Bang schwierig zu beurteilen sind.

3. *Sagittale Wirbelspalten (doppelseitige Keilwirbel).* Hier können Tomogramme entscheidende Aufklärung bringen.

4. *Einseitige laterale und dorsale Keilwirbel* (JUNGHANNS, TÖNDURY, DIETHELM) können gutachtlich bei unklarer Anamnese Schwierigkeiten bereiten.

5. *Angeborene Synostosen der Wirbelbögen, Spaltbildungen.* Differentialdiagnostisch kommen hier posttraumatische Brückenbildungen in Frage. Hierher gehören auch verschiedene Formen der Spina bifida, seitliche Bogenlysen. Die traumatische experimentelle Erzeugung ist im Bereiche der Interarticularportion trotz großer Gewalteinwirkung bisher nicht gelungen (GERLACH). Es handelt sich also in der Praxis immer um gewaltsame Luxationsfrakturen, vorübergehende Verschlimmerung ist möglich, eine richtunggebende dann, wenn eine bestehende Spondylolyse sich in einen Spalt umwandelt (allerdings bisher kein gesicherter Fall bekannt) oder ein vorhandenes Gleiten verstärkt wird.

6. *Persistierende Apophysen* sind zahlreich und können mit Abrissen oder Absprengungen verwechselt werden, die Differentialdiagnose ist manchmal nur aus Verlaufsbildern möglich.

7. *Entzündliche Wirbelerkrankungen* sind hier nur aufzuzählen: Infektspondylitis verschiedener Genese. Es erhebt sich das Problem Trauma — Osteomyelitis, der Morbus Bang wird als Berufserkrankung anerkannt. Die Frage einer Verschlimmerung unspezifischentzündlicher Spondylitis ist immer nur von Fall zu Fall zu entscheiden. Die tuberkulöse Spondylitis ist äußerst schwierig im Zusammenhang mit Unfallereignissen zu beurteilen.

Früher galt (LIECHTI) etwa folgender Terminablauf als Anhaltspunkt: Initiale Röntgensymptome nach $3^1/_2$—12 Monaten, Beginn sichtbarer Einschmelzung nach 6—18 Monaten, Beginn der Wirbelkörperdeformität nach 8 Monaten bis einigen Jahren, hochgradige Zerstörung frühestens nach 1 Jahr.

Die Spondylitis tabica spielt in der Abgrenzung der Fraktur im Spätbild eine gewisse Rolle.

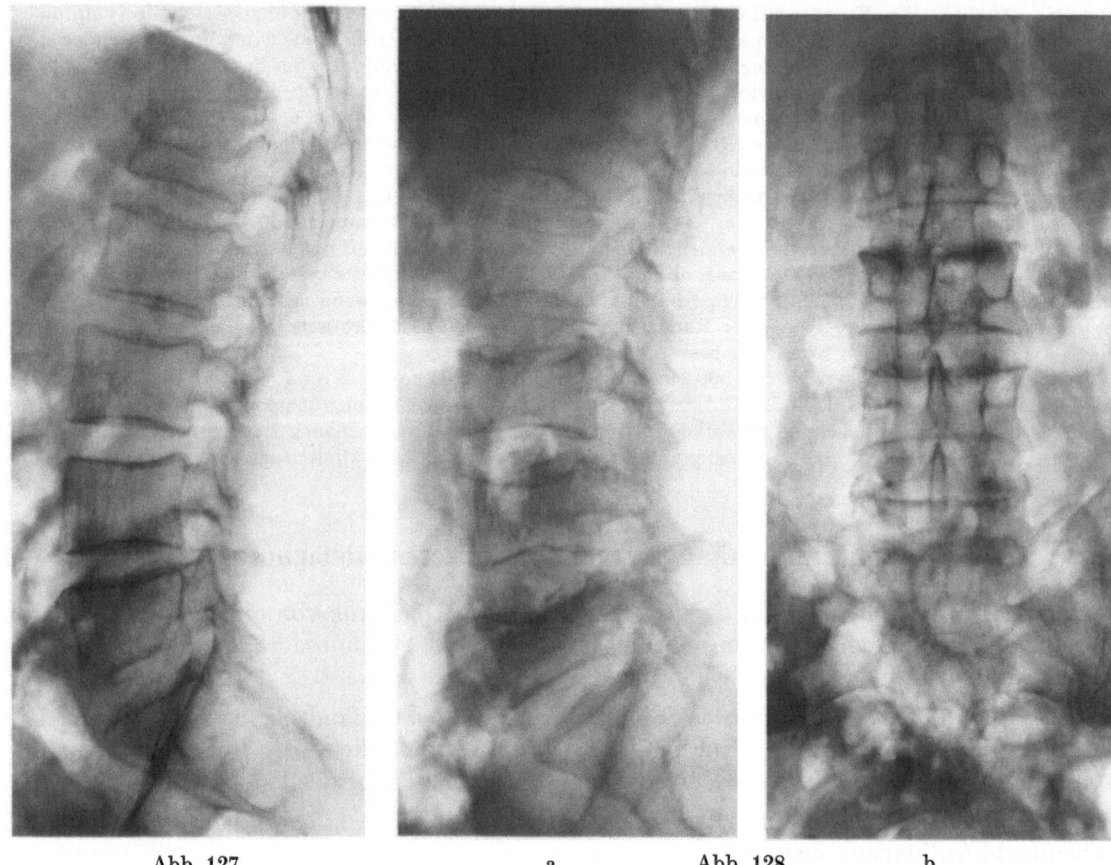

Abb. 127   a   Abb. 128   b

Abb. 127. H.A., 64 Jahre. Osteoporotische Fraktur mit typischer Umrißzeichnung der Wirbelkörper, dellen-förmige Impression der oberen Hälfte des 1. LWK. Ursache der Osteoporose chronische Cortison-Therapie wegen einer Polyarthritis ununterbrochen über 7 Monate. Lediglich mäßiges axiales Längstrauma

Abb. 128a u. b. C.J., 57 Jahre alt. Präsenile Osteoporose mit typischen Garnrollenformen der Wirbelkörper, stark verbreiterten Bandscheibenabständen. Mehrfach beim Reiten axiale Stöße erlitten, dabei plötzliche Schmerzen vor 8 Wochen vorwiegend untere BWS, vor einigen Tagen untere LWS. Alter der Frakturen, die multipel lokalisiert sind, röntgenologisch schwer zu bestimmen. Bei der Isotopenszintigraphie ließ sich als wahrscheinlich abgrenzen, daß es sich im cranialen Gebiet um ältere, im caudalen Gebiet um frischere Frakturen handelt

Die Spondylarthritis ankylopoetica ist nur von Bedeutung, wenn sie klinisch bereits manifest ist und dieser Fall nun von einem Trauma betroffen wird. Hier kann ein Wirbel-bruch sogar eine Besserung der Statik bewirken. Eine fortschreitende Verschlimmerung durch Unfall ist grundsätzlich abzulehnen.

Bei der Ostitis deformans Paget ist praktisch lediglich gelegentlich eine vorübergehende Verschlimmerung zu diskutieren.

8. *Osteoporosen.* Hier sollte man sich der bereits genannten Definition von Witt anschließen. Die Osteoporose der Wirbelsäule spielt eine nicht unerhebliche Rolle. Gutachtliche Fragen erheben sich bei osteoporotischem Zusammenbruch, bei einer vor-übergehenden Verschlimmerung durch ein Unfallereignis. Zu berücksichtigen sind dabei die Form der Wirbelsäule bzw. besonders der Wirbelkörper, das Unfallereignis selbst. Tomographie nutzen und die Möglichkeiten röntgenologischer Kalksalzbestimmung prüfen, ob Vorliegen einer frischen Fraktur überhaupt anzunehmen ist (evtl. Isotopenuntersu-chung).

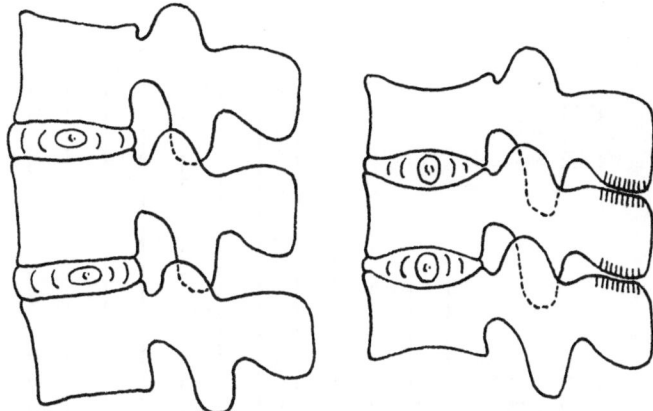

Abb. 129. Entstehung einer Baastrupschen Erkrankung (Nearthrose der Dornfortsätze bzw. „kissing spine") in schematischer Darstellung. Dasselbe kann vor allem bei Hyperlordosen eintreten

9. *Hormonal bedingte Veränderungen der Wirbelsäule*, z.B. bei Ostitis fibrosa generalisata Recklinghausen, auch bei längerer Cortison-Medikation (Abb. 127).

10. *Solitären Knochencysten und Riesenzelltumoren.*

11. *Toxische Wirbelsäulenschäden* exogen und endogen (u.a. bei Fluor).

12. *Verkrümmung der Wirbelsäule bei Kyphosen*, wobei die Scheitelwirbel zu beachten sind, Lordosen, Skoliosen (Beinverkürzungen usw.). Schiefstellung des 5. LW auf anlagebedingter Grundlage ist nicht selten, darauf baut sich eine evtl. klinisch nicht erkennbare kryptogene Skoliose auf. Die grundlegende Bedeutung liegt in der Differentialdiagnose, vor allem aber in der Beeinflussung durch eine hinzukommende Verletzungsdeformität.

13. *Rolle des Lenden-Kreuzbeinwirbels.*

14. *Die Scheuermannsche Erkrankung und ihr Formenkreis*, d.h. die Veränderungen an der Knochen-Knorpelgrenze. Ein einmaliges Trauma als Ursache ist abzulehnen. Zwar gibt es echt traumatische Knorpelknötchen, sie sehen aber anders aus. Die grundsätzlichen Fragen sind hier besonders schwierig zu beantworten, wenn ein Trauma hinzukommt. Wichtig ist, daß die Scheuermannsche Erkrankung auch an der LWS nicht selten vorkommt (LINDEMANN). Zu unterscheiden sind schmerzfreie und schmerzhafte Formen, wie sie z.B. im Kapitel über die Sportbelastungen erwähnt sind.

15. *Wirbelkörperkantenabtrennungen*. Praktisch spielt nur der hintere obere Abbruch eine Rolle.

LOB hat in seiner Monographie 23 Fälle von Kantenabtrennungen zusammengestellt, 5 mit geeignetem Unfallereignis, 18 auf Grund degenerativer Veränderungen. Für die Diagnose der nicht traumatischen Form sprechen:

a) erhaltene Form der Wirbelsäule,

b) keine reaktiven Vorgänge,

c) kein Umbau.

Für die traumatische Frage:

a) Flexionsfrakturen mit Spongiosaeinbrüchen,

b) weiterer Umbau,

c) Callusbildung,

d) keilförmige Form des Wirbelkörpers.

In Zweifelsfällen sind Röntgenbilder in 4wöchigen Abständen zu machen. Eine wesentliche klinische Bedeutung spielen diese fortlaufenden Befunde, weniger als eine gutachtliche.

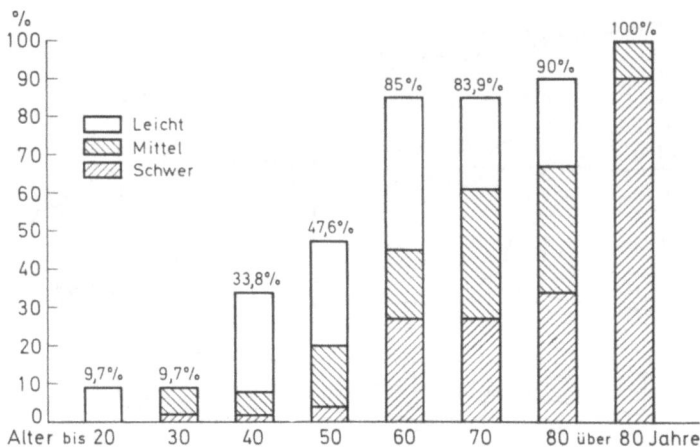

Abb. 130. Degenerative Veränderungen im Röntgenbild der Halswirbelsäule bei 1000 Patienten ohne Beschwerden im Nacken-Schulter-Armbereich (eigene Untersuchung)

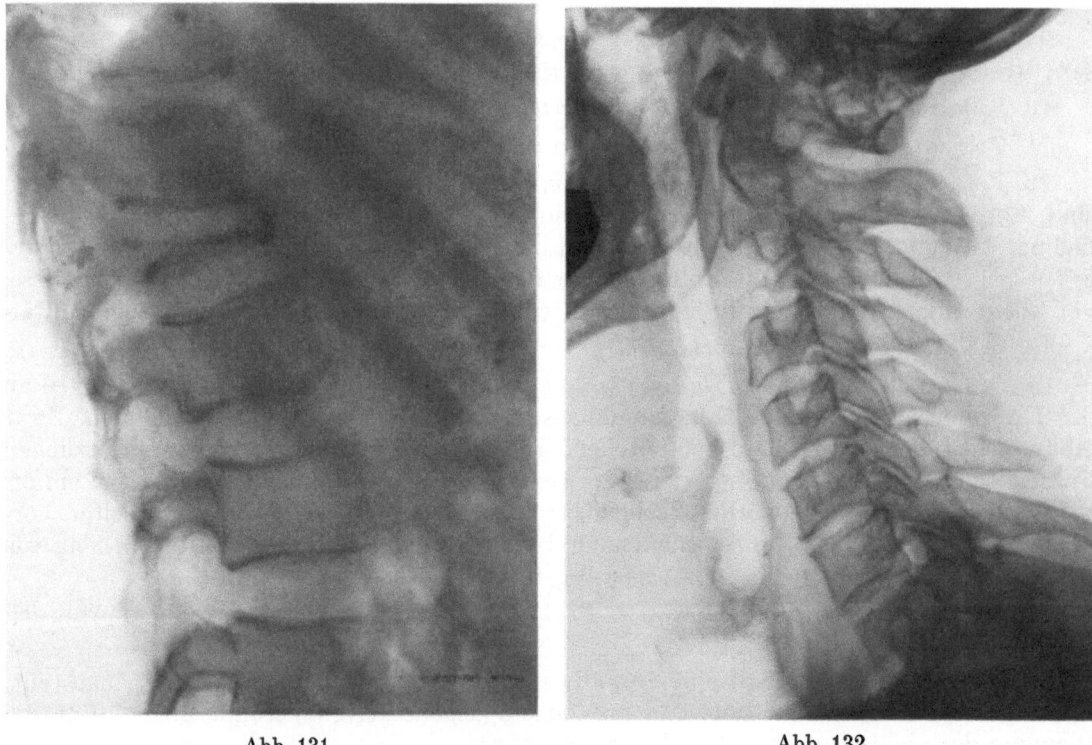

Abb. 131. 17jähriger Mann. Spontanfraktur von D12 bei Ewing-Sarkom (histologisch gesichert)

Abb. 132. 66jähriger Mann. Destruierender osteolytischer Prozeß des 3. Halswirbelkörpers, der fast völlig zerstört ist. Kein Primärtumor festzustellen. Der noch intakte Wirbelbogen schützt das Rückenmark. Starke Nackenschmerzen bei jeder Kopfbewegung. Nach Röntgenbestrahlung und Schanzscher Krawatte völlige Schmerzfreiheit

16. Mit der *Spondylosis deformans und Osteochondrose, Protrusion und Prolaps der Bandscheiben* hat sich die Mehrzahl der obergutachtlichen Stellen zu beschäftigen. Im Gegensatz zur Spondylosis deformans traumatica handelt es sich bei der generalisierten um eine Systemerkrankung. Ursächliche Einflüsse z.B. durch Wehrdienst sind weitgehend zu verneinen. Vor allem muß hier auf das durchschnittliche Vorkommen dieser

Erkrankung (JUNGHANNS, eigene Untersuchungen, Abb. 130) in der Bevölkerung verwiesen werden; die allgemeine Spondylosis entsteht niemals durch einen einzigen Unfall.

In gutachtlichen Fragen taucht auch das Problem des Abbruches einer spondylotischen Randzacke bzw. Spange auf. Das ist selten, er pflegt wieder knöchern anzuheilen (LOB). Wichtig sind Täuschungsmöglichkeiten durch auch nur geringfügig veränderte Projektionen. Die Anerkennung der Symptome kommt nur in Frage bei traumafreier Vorgeschichte, bei erheblichem Gewaltereignis, häufig im Sinne von Hyperextension, beim Eintreten sofortiger Beschwerden.

17. *Erkrankungen des Blutes und der Lymphorgane* kommen bei Wirbelsäulenveränderungen vor.

18. Gegenüber *Tumoren* ist die Abgrenzung wichtig. Hier seien die an der Wirbelsäule Tumoren (Abb. 131, 132) und die nicht seltenen Plasmocytome erwähnt.

Obwohl Os sacrum und Os coccygeum anatomisch zur Wirbelsäule zählen, werden sie bewußt nicht in diesem Beitrag, sondern an anderer Stelle abgehandelt.

Literatur

ABEL, M. S.: Clinical and roentgenological aspects of "occult" fractures of the smaller elements of the cervical vertebrae (San Francisco/Cal.). Amer. J. Surg. 97, 530—542 (1959).

ABERNATHY: Zit. nach STINCHFIELD.

ABRÁMSON, D. J., CAMBERG, S.: Spondylitis, pathological ossification and calcification associated with spinal cord injury. J. Bone Jt Surg. A 31, 275 (1949).

ADAMS, A. E.: Über Grundlagen und klinische Beurteilung der stumpfen Traumen des Rückenmarkes. Nervenarzt 40, 579—585 (1969).

AHLGREN, P., DAHLERUP, J. V.: Fractura condylus occipitalis (Frederiksberg-Hospital, Kopenhagen). Fortschr. Röntgenstr. 101, 202 (1964).

AHLGREN, P., MYGIND, TH.: Fraktur im Arcus Epistrophei durch Erhängen ohne tödlichen Verlauf. Fortschr. Röntgenstr. 97, 655—657 (1962).

ALBEE, F. H.: Bone graft for fractures of the spine. Surg. Clin. N. Amer. (1925).

v. ALBRECHT, H. H.: Das LWS-Syndrom bei Sportlern aus neurochirurgischer Sicht. Sportarzt u. Sportmedizin 22, 255 (1971).

ALEXANDER, E., MASLAND, R., HARRIS, C.: Anterior dislocation of the first cervical vertebra simulating cerebral birth injury in infancy. Amer. J. Dis. Child. 85, 173 (1953).

AMYES, E. W., ANDERSON, F. M.: Fracture of the odontoid process. Report of 63 cases (Beverley Hills, Calif., u. Los Angeles). Arch. Surg. 72, 377—393 (1956).

ANDERSEN, P. T., HORLYCK, E.: Fracture of the spine. Acta orthop. scand. 40, 653 (1969).

ANNOVAZZI, G., FIORIANI-GALLOTTA, G.: L'atrofia osseo negli artiparalitici per lesione traumatice della colonna vertebrale 1°-sull'azione neurotrofia. Chir. Organi Mov. 3, 160 (1953).

ANTSCHELEWITSCH, W. D.: Spätkomplikationen nach geschlossenen Verletzungen der Wirbelsäule und des Rückenmarks [Russisch]. Chirurgija 44, 70—73 (1968).

ARCQ, M.: Ungewöhnliche Lokalisation einer Myositis ossificans traumatica an der Halswirbelsäule. Z. Orthop. 108, 176—183 (1970).

ARENS, W.: Über die Frage der Arthrosis deformans an den Beingelenken und der Spondylosis deformans der Lendenwirbelsäule bei Beinamputierten. Hefte Unfallheilk. 52, 225 (1955).

ASTÉRIDÈS, T.: Le traitement chirurgical des paraplégies post-traumatiques du rachis. Mém. Acad. Chir. 75, 32 (1949).

AUFDERMAUER, M.: Bandscheibenbefunde der Wirbelsäule beimchronischen Gelenkrheumatismus. Schweiz. Z. Path. 20, 684 (1957).

AUFDERMAUER, M.: Die Spondylosis cervicalis. In: Wirbelsäule in Forschung und Praxis, hrsg. von H. JUNGHANNS, Bd. 17. Stuttgart: Hippokrates 1960.

AUFRANC, O. E., JONES, W. N., HARRIS, W. H.: Unilateral rotary subluxation of C3 on C4 (Massachusetts General Hospital, Boston 14). J. Amer. med. Ass. 185, 1031—1036 (1963).

AVELLAN, W.: Zwei Fälle von Totalluxationsfraktur der Wirbelsäule mit großer Dislokation, aber ohne Verletzung des Rückenmarkes. Acta chir. scand. 68, 203 (1931).

AXT, CH.: Bewirkt Schwerarbeit vermehrte Verschleißerscheinungen am Haltungs- und Bewegungsapparat. Z. Orthop. 92, 402—410 (1960).

BAASTRUP, CH.: Proc. spin. vertebr. und einige zwischen diesen gelegene Gelenkbildungen mit pathologischen Processen in dieser Region. Fortschr. Röntgenstr. 48, 430 (1933).

BÄKER, W.: Wirbelfraktur bei Tetanus. Bruns' Beitr. klin. Chir. 138, 555 (1927).

BÄRTSCHI-ROCHAIX, W.: Migraine cervicale. Bern: Huber 1949.

BAKKE, S. N.: Röntgenologische Beobachtungen über die Beweglichkeit der Wirbelsäule. Acta radiol. (Stockh.) 13 (1931).

BALAKINA, V. S., RUBIN, K. V.: Rezul'taty lečenija perelomov pozvonoč nika (Leningrader Inst. für Traumatologie und Orthopädie). Ortop. Travm. Protez. 1, 11—18 (1965).

BALAU, J., HUPFAUER, W., LEDERER, H.: Röntgendiagnostik traumatischer und nicht unfallbedingter Veränderungen der okzipito-zervikalen Übergangsregion. Hefte Unfallheilk. 108, 37—39 (1971).

48*

BALDENIUS: Bruch eines Halswirbels mit schwerer Rückenmarksverletzung durch leichtes Trauma. Münch. med. Wschr. 436 (1931).

BALTHASAR, A.: Eitrige Spondylitis und Trauma. Mschr. Unfallheilk. 57, 113 (1954).

BARBITZER, J., DIJAN, A.: Radiographie des trous transversaires de l'atlas. Presse méd. 180 (1952).

BARNES, R.: Paraplegia in cervical spina injuries. J. Bone Jt Surg. B 30, 234—244 (1948).

BARNETT, H. J. M., BOTTERELL, E. H., JOURSSE, A. T., WYNN-JONES, M.: Progressive myelopathy as a sequel to traumatic paraplegia. Brain 89, 159—174 (1966).

BAROUK, L., CLARAC, J.-P., GARCIA, A.: Fractures du Rachis Dorsal et Lombaire. Bordeaux chir. 41, 136—137 (1970).

BARRAQUER-TOLOSA, L., BARRAQUER-FERRE, L., DURAN, A., MODOLLELL, A., TOLOSA, A., TORUELLA-PAUSAS, J., SEGARR-OBIOL, J. M.: Myélopathie très tardive consécutive à une fracture odontodienne avec luxation atlanto-axoidienne. Rev. neurol. 89, 193 (1953).

BARRÉ, J. A.: Un nouvel aspect neurologique de l'arthrite cervicale chronique: Le syndrome cervical sympathique posterieur. Strasbourg: Soc. o. n. franç. 1925.

BARTA: Die Spätresultate der isolierten Dornfortsatzfrakturen und der Lendenwirbelquerfortsatzfrakturen. Zentr.-Org. ges. Chir. 61, 101 (1933).

BARTON, L. G.: Cervical fracture - dislocation - skeletal traction. Surg. Gynec. Obstet. 67, 94 (1938).

BAUMECKER, H.: Traumatische Schädigung der Halswirbelsäule und ihre Spätergebnisse. Münch. med. Wschr. 127 (1935).

BAUMGARTNER, W.: Skilauf und Wirbelsäule (Chir. Univ.-Klinik Innsbruck). Münch. med. Wschr. 103, 507 (1961).

BEATSON, T. R.: Fractures and dislocations of the cervical spine. Bone Jt Surg. 45, 21—35 (1963).

BECK, A.: Radiologische Beurteilung der Wirbelsäule aus fliegerärztlicher Sicht. Wehrmed. Woschrft 17, 207 (1973).

BECK, E.: Röntgenologische Meßmethoden bei Wirbelbrüchen. Hefte Unfallheilk. 108, 36—37 (1971).

BECK, W.: Ergebnisse vergleichender Röntenuntersuchungen der HWS von Preßluftarbeitern und Nicht-Preßluftarbeitern. Hefte Unfallheilk. 42, 63 (1951).

BECK, W.: Die röntgenologisch sichtbare Heilung von Wirbelbrüchen und Bandscheibenschäden. Hefte Unfallheilk. 48, 154 (1955).

BECKER, E.: Kyphoskoliose nach Tetanus. Münch. med. Wschr. 1316 (1918).

BECKER, F.: Luxationsfraktur zwischen Atlas und Epistropheus im Kleinkindesalter. Arch. orthop. Unfall-Chir. 55, 682 (1963).

BEDBROOK, G. M.: Stability of spinal fractures and fracture dislocations. Paraplegia 9, 23—32 (1971).

BENDINELLI, F.: La lussazione rotatoria dell'atlante. Minerva ortop. 8, 101—107 (1957).

BERENASCONI, V., TRITAPEPE, R., GELOSA, R.: Arch. Ortop. (Milano) 72, 1298—1306 (1959).

BERKIN, C. R., HIRSON, C.: Hyperextension injury of the neck with paraplegia. J. Bone Jt Surg. 36, 57—62 (1954).

BERNSTEIN, A.: Arthritis deformans im Rippenquerfortsatzgelenk. Langenbecks Arch. klin. Chir. 141, 419 (1926).

BESSLER, W.: Resultate mit Sr 85 Skelett-Szintigraphie. Fortschr. Röntgenstr. 107, 654 (1967).

BETTLE, H.: Die Begutachtung der fraglichen Wirbelverletzungen. Beilagehefte Z. Orthop. 93, 333 (1960).

BEUKER, F., et al.: Sportarztspezifische Verletzungen und Erkrankungen bei Gewichthebern. Medizin u. Sport 5, 133—136 (1966).

BILLENKAMP, B.: Körperliche Belastung und Spondylosis deformans. Fortschr. Röntgenstr. 116, 211—216 (1972).

BING, R.: Lehrbuch der Nervenkrankheiten. Basel: Schwabe 1952.

BIRCH-JENSEN, A.: Fracture of the spine Conservative treatment with plaster jacket without preceding reduction. Acta chir. scand. 109, 377 (1955).

BISCHOF, W., NITTNER, K.: Zur Klinik und Pathogenese der vaskulär bedingten Myelomalazien. 1. und 2. Teil. Neurochirurgia (Stuttg.) 8, 215—231 (1965); 9, 28—40 (1966).

BISCHOF, W., SCHMIDT, H.: Behandlung der Verletzungen des Rückenmarks. Handbuch der Neurochirurgie, Bd. 7, 1. Teil, S. 401—502. Berlin-Heidelberg-New York: Springer 1969.

BLAIR, D.: Vertebral injuries in convulsion therapy and epilepsy. Lancet 1941 II, 325.

BLOCKSMA, R., KOSTRUBLA, G., GREELY, P. W.: The surgical repair of decubitus ulcer in paraplegics, further observations. Plast. Surg. 4, 123 (1949).

BLOUNT, W.: Frakturen bei Kindern. Stuttgart: Thieme 1967.

BÖHLER, J.: Die Verrenkung des Atlas nach hinten mit Abbruch des Dens epistrophei und ihre Behandlung. Schweiz. med. Wschr. 184 (1948).

BÖHLER, J.: Die Behandlung traumatisch Querschnittsgelähmter. Wien. klin. Wschr. 655 (1953).

BÖHLER, J.: Sollen Wirbelbrüche mit Lähmung reponiert werden? 71. Tag. Dtsch. Ges. Chir., München 1972.

BÖHLER, J.: Sofort- und Frühbehandlung traumatischer Querschnittslähmungen. Z. Orthop. 103, 512 (1967).

BÖHLER, J.: Morphologie der Halswirbelverletzungen nach ätiologischen Gesichtspunkten. Hefte Unfallheilk. 108, 10—13 (1971).

BÖHLER, J., SCHALLE, H.: Die angeborene Pseudarthrose des Dens epistrophei (Os odontoideum) und ihre Behandlung. Z. Orthop. 93, 1—5 (1960).

BÖHLER, L., HEURITSCH, H.: Spondylolisthesis traumatica. Chirurg 6, 485 (1934).

BÖHLER, L.: Die Technik der Knochenbruchbehandlung. Wien: W. Maudrich 1953.

BOFINGER, H.: Münch. med. Wschr. 146 (1933); 491 (1934).

BOIDI-TROTTI, G.: Unfallfolgen und Arthrosis der Wirbelsäule in ihren Beziehungen zur Unfallheilkunde und zu den Berufskrankheiten. Zbl. ges. Radiol. 14, 112 (1933).

BOKSTRÖM, I.: Grundlagen der Wirbeltomographie. Acta radiol. (Stockh.), Suppl. 103, 126 (1953).

BONI, R.: Sopra un raro caso di frattura del tubercolo anteriore dell'atlante (Osp. Civ. «SS. Giacomo e

Cristofiro» Ist. di Radiol. e Terap. Fisica, Massa.). Radiol. med. (Torino) **43**, 455—462 (1957).

BONVALLET, J. M.: L'extension continue dans les fractures ferées du rachis dorsolombaire avec paraplégie. Sem. Hôp. Paris 2333 (1951).

BOSS, W.: Über den Bruch des Wirbeldornfortsatzes durch Muskelzug. Bruns' Beitr. klin. Chir. **146**, 194 (1929).

BLUMENSAAT, B.: Zum Problem der sagittalen Längsbrüche der Halswirbelsäule. Chirurg **24**, 193 (1953).

BOULLEZ, P.: Spondylolisthesis progressif post-traumatique (A propos d'un cas). Rev. Chir. orthop. **57**, 449—462 (1971).

BOURMER, H. R.: Zur Frage der Halsmarkschädigung bei Hyperextensionsverletzungen der Wirbelsäule. Langenbecks Arch. klin. Chir. **268**, 409 (1951).

BOURMER, H. R.: Die voll ausgebildete Wirbelsäulenverletzung. Chirurg **22**, 107 (1951).

BRAAKMAN, R., VINKEN, P. J.: Unilateral interlocking in the lower cervical spine. J. Bone Jt Surg. B **49**, 249 (1967)

BRACK, E.: Über Anatomie und Theorie tödlicher Wirbelsäulentraumen. Dtsch. Z. Chir. **221**, 350 (1929).

BRACK, E.: Das anatomische Substrat der versicherungsrechtlichen Beurteilung von Wirbelsäulenfällen. Med. Welt 1221 (1934).

BRAILSFORD, J.: Deformities of the lumbosacral region of the spine. Brit. J. Surg. **16** (1929).

BRAILSFORD, J.: Dislocations of the lumbar vertebrae. Brit. J. Radiol. **2**, 433 (1929)

BRAUER, W.: Wirbelsäulenschäden bei „Klitschnigg"-Kontorsionisten. Z. Orthop. **93**, 46—51 (1960).

BROCHER, J. E. W.: Die verkannten Wirbelsäulenverletzungen und Pseudofrakturen der Wirbelsäule. Leipzig: Thieme 1944.

BROCHER, J.: Die Wirbelverschiebung in der Lendengegend. Stuttgart: Thieme 1951.

BROCHER, J. E. W.: Die Pathogenese der Spondylolisthesis mit besonderer Berücksichtigung ihrer Beziehung zur Unfallheilkunde. Langenbecks Arch. klin. Chir. **276**, 329 (1953).

BROCHER, J. E. W.: Die Occipito-Cervicalgegend. Stuttgart: Thieme 1955.

BROCHER, J. E. W.: Die Luxationsfraktur des Atlas. Fortschr. Röntgenstr. **94**, 224—227 (1961); Zbl. ges. Radiol. **69** (2), 129.

BROCHER, J. E. W.: Die Untersuchung der Occipitocervicalgegend im Röntgenbild. Röntgen-Bl. **13**, 233—238 (1960); Zbl. ges. Radiol. **67**, 123.

BROCHER, J. E. W.: Konstitutionell bedingte Veränderungen des Wirbelbogens. Fortschr. Röntgenstr. **92**, 363—380 (1960); Zbl. ges. Radiol. **66**, 133.

BROCHER, J. E. W.: Die Wirbelsäulenverletzungen im Röntgenbild. In: KESSEL-GUTTMANN-MAURER, Neuro-Traumatologie, S. 62—75. München: Urban & Schwarzenberg 1971.

BROOKES, T. P.: Verrenkungen der Halswirbelsäule, prädisponierende Ursachen. J. Amer. med. Ass. **104**, 11 (1935).

BRÜHL, GRÄFIN E.: Neurologie der Verletzungen der obersten Halswirbelsäulenerkrankungen mit besonderer Berücksichtigung des Traumas. Bruns' Beitr. klin. Chir. **149**, 171 (1930).

BRUNZEL, F. H.: Über Gibbusbildung nach allgemeinem und lokalem Tetanus. Dtsch. Z. Chir. **150**, 258 (1919).

BÜRKLE DE LA CAMP, H.: Wirbelsäulenverletzungen beim Kraftfahrer. Klin. Med. (Wien) **14**, 505—519 (1959).

BÜRKLE DE LA CAMP, H.: Zur Behandlung der Halswirbelluxationen. Langenbecks Arch. klin. Chir. **292**, 514—522 (1959).

BÜRKLE DE LA CAMP, H., ROSTOCK, P.: Handbuch der gesamten Unfallheilkunde. Stuttgart: Enke 1956.

BUETTI-BÄUML, C.: Funktionelle Röntgendiagnostik der Halswirbelsäule. Stuttgart: Thieme 1954.

BUES, E.: Halswirbelsäule und traumatischer Hirnschaden in der akuten und chronischen Phase. In: Wirbelsäule in Forschung und Praxis, Bd. 25, S. 173—180. Stuttgart: Hippokrates 1962.

BUES, E.: Prognose der Halswirbeldistorsion nach Hirntrauma. Beitr. Z. Orthop. **97**, 211—215 (1963).

BUES, E.: Feststellung des posttraumatischen Anfangsbefundes. In: Wirbelsäule in Forschung und Praxis, S. 139—147. Stuttgart: Hippokrates 1968.

BURCKHARDT, H.: Zur Diagnostik der Wirbelsäulen erkrankungen mit besonderer Berücksichtigung des Traumas. Bruns' Beitr. klin. Chir. **149**, 171 (1930).

BUSHE, K. A.: Rückenmarksverletzungen unter besonderer Berücksichtigung der Frühbehandlung. Langenbecks Arch. klin. Chir. **313**, 561—566 (1965), Kongreßbericht.

BUTTENBERG, H.: Brustwirbelkörperfrakturen infolge Bagatelltrauma bei Fragilitas ossium hereditaria (Stadtkrankenhaus Leipzig). Dtsch. Gesundh.-Wes. **12**, 1028—1030 (1957).

CALDWELL, G. A.: Minor injuries of the lumbar spine and coccyx. Surg. Clin. N. Amer. 1345 (1951).

CAMPANACCI, M.: Fratture vertebrali. Chir. Organi Mov. **52**, 454—465 (1963).

CAPUTO, B.: Querfortsatzfrakturen der Lendenwirbel infolge von Salto mortale. Zentr.-Org. ges. Chir. **62**, 762 (1933).

CARROLL, T. B., GRUBER, F. H.: Seat belt fractures. A report of two cases. Radiology **91**, 517—518 (1968).

CHAMBERLAIN, W. E.: Basilar impression. Yale J. Biol. Med. **11**, 487 (1954).

CHANCE: Brit. J. Radiol. **21**, 249 (1948).

CHASIN, A.: Über Veränderungen in der Wirbelsäule nach Tetanus. Fortschr. Röntgenstr. **45**, 97—101 (1932).

CHEVRIER, ELBIM: Sur deux cas des fractures des apophyses transverses lombaires. Zentr.-Org. ges. Chir. **61**, 445 (1933).

CHRIST, W.: Untersuchung der Möglichkeit von gesundheitlichen Schädigungen im Bereiche der Wirbelsäule bei Schlepperfahrern. Med. Welt **19**, 1919, 1967 (1968).

CHRUTCHFIELD, W.: Fracture-dislocations of the cervical spine. Amer. J. Surg. **38**, 592—598 (1937).

CHRUTCHFIELD, W.: Treatment of injuries of the cervical spine. J. Bone Jt Surg. **20**, 696—704 (1938).

CLARAC, J.-P.: Fractures du rachis dorsal et lombaire sans troubles neurologiques. Bordeaux chir. **41**, 138—141 (1970).

CLAUBERG, G., HENTSCHEL, CH.: Spätschäden nach überstandenem Tetanus. Zbl. Chir. 91, 1193 (1966).

CLEMENS, H. J.: Die Venensysteme der menschlichen Wirbelsäule. Berlin: W. de Gruyter 1961.

CLEMENS, H. J.: Über die Gefäßverhältnisse in den Foramina intervertebralia. In: Die Wirbelsäule in Forschung und Praxis, Bd. 25, S. 110. Stuttgart: Hippokrates 1962.

CLEMENS, H. J.: Beitrag des Morphologen zum Problem der spinalen Mangeldurchblutung. Verh. dtsch. Ges. inn. Med. 72, 1059—1080 (1967).

CLIMESCO, SARBU, ROMAN: Rev. Orthop. 26, 558 (1939).

COLSEN, K.: Atlanto-axial fracture-dislocation. J. Bone Jt Surg. B 31, 395 (1949).

CONE, W., TURNER, W. G.: Treatment of cervical fracture-dislocation by skeletal traction and fusion. J. Bone Jt Surg. 19, 584 (1937).

CORNISH, B. L.: Traumatic spondylolisthesis of the axis. J. Bone Jt Surg. B 50, 31 (1968).

COSTA, F., PEROTTI, F.: Sulla genesi e sul significato della frattura degli archi associate alle frattura del soma vertebrale. Arch. ortop. 64, 34 (1951).

CRAWFORD, ADAMS, J.: The modern treatment of fractures of the spine. Med. Press 5915, 369 (1952).

CRUTCHFIELD, W. G.: Skeletal skull traction. Sth. Surg. 156, (1933); J. Bone Jt Surg. 20, 696 (1938).

CRUTCHFIELD, W. G., SCHULTZ, E. C.: Fractures and dislocations of the spine. Amer. J. Surg. 75, 219 (1948).

CUVELAND, E. DE: Über die Herkunft von Knochenbrücken zwischen den Lendenwirbel-Querfortsätzen (DRK-Krankenanstalten Wusterheide, Kreis Wesermünde). Fortschr. Röntgenstr. 85, 93 ff. (1956).

DAHL, B.: Fracture de torsion de la colonne vértébrale chez un lanceur de disque. Acta orthop. scand. 1, 245 (1930).

DAHMEN, G.: Brückenbildungen zwischen den Querfortsätzen der Lendenwirbelsäule. Z. Orthop. 104, 38 (1968).

DAHMEN, G.: Veraltete schwere Fehlstellungen der Wirbelsäule und ihre Folgen. Möglichkeiten einer operativen Chirurgie. Hefte Unfallheilk. 108, 173—177 (1971).

DANKMEJER, J., RETHMEIER, B. J.: Lateral movement in the atlantoaxial joints and its clinical significance. Acta radiol. (Stockh.) 24, 55—62 (1943).

DARBBIS, SALOL: Multiple Frakturen der Querfortsätze der Lendenwirbel. Fortschr. Röntgenstr. 40, 351 (1929).

DAVIS, A. G.: J. Bone Jt Surg. 11, 133 (1929) und 20, 429 (1938).

DAVIS, L.: A study of 762 patients with spinal cord injuries. J. Bone Jt Surg. B 34, 156 (1952)

DEBUCH, L.: Die Schipperkrankheit und ihre Behandlung. Arch. orthop. Unfall-Chir. 37, 2 (1937).

DECKER: Fraktur des 6. Brustwirbels. Zbl. Chir. 1604 (1931).

DECOULX, P., RIENAU, G.: Les fractures du rachis dorso-lombaire sans troubles nerveux (Soc. Franc. d'Orthop. XXXIIIe Réunion ann.). Rev. Chir. orthop. 45, 286—294 (1959).

DEHNER, J. R.: Seatbelt injuries of the spine and abdomen. Amer. J. Roentgenol. 111, 833—843 (1971).

DEISTER, J.: Bogenringfraktur des 2. Halswirbels, eine seltene Verletzung beim Wasserspringen. Sportarzt 8, 245 (1962).

DELAHAYE, R. P., MANGIN, H., GREEN, M.: Radiologie des fractures et traumatismes du rachis. Presse méd. 78, 1365 (1970).

DELAHAYE, R. P., MANGIN, H., SERVIS, H., SCHICKELÉ, J.: Les aspects radiologiques des lésions vertebrales du pilot «ejecté». J. Radiol. Électrol. 46, 427—436 (1965).

DENNY-BROWN: Zit. nach TAEGER, K. H.: Folgen von Schleuderverletzungen an der Halswirbelsäule und Begutachtungsfragen. Verh. dtsch. orthop. Ges. 293—303 (1968), Kongreßband.

DERLATH, M.: Untersuchungen über die Spongiosaarchitektur des Wirbelkörpers. Ärztl. Forsch. 12, I, 309 (1958).

DERRA, E., NADERMANN, E.: Paraossale Verkalkungen an den Beinen bei Paraplegikern nach Wirbelbrüchen. Zbl. Chir. 18, 758 (1942).

DEUTICKE, P.: Ein Fall einer Totalquerfraktur (Extensionsfraktur) des 3. Lendenwirbels. Dtsch. Z. Chir. 240, 778 (1933).

DICKSON, F.: Industrial injuries of the back. Occup. Med. 3, 53 (1947).

DIETHELM, L., CLAUSEN, C.: Die Technik der Wirbelsäulen-Röntgenuntersuchung im Hinblick auf gutachtliche Fragen. In: Wirbelsäule in Forschung und Praxis, Bd. 40. Stuttgart: Hippokrates 1968.

DIETRICH, H.: Halsmarkschädigungen nach Bagatell-Traumen bei kongenitaler Blockwirbelbildung der HWS (Klippel-Feilsches Syndrom). (Univ. Nervenklin. der Charité, Berlin). Mschr. Unfallheilk. 61, 330—334 (1958)

DIETRICH, H., KARSHNER, R. G., STEELE, F. ST.: Tetanus and lesions of the spine in childhood. J. Bone Jt Surg. 22, 43 (1940).

DINDJAN, R., PANNINI, A., DORLAND, P.: Phlébographie rachidienne pour voie transépineuse. Acta radiol. (Stockh.) 689 (1961).

DÖRFFEL, E.: Die Halswirbelverletzungen bei Kopfsprung ins Wasser. Dtsch. Gesundh.-Wes. 9, 29 (1954).

DREXLER, L.: Röntgenanatomische Untersuchungen über Form und Krümmung der Halswirbelsäule in den verschiedenen Lebensaltern. Stuttgart: Hippokrates 1962.

DREYER, J., WALCHER, K.: Beitrag zu den Operationen nach Wirbelsäulenverletzungen. Arch. orthop. Unfall-Chir. 82, 44—59 (1967).

DROGULA, K. H.: Formveränderungen der Wirbelsäule bei Osteoporosen. Z. Orthop. 90, 444—457 (1958).

DURBIN, F. C.: Fracture-dislocations of the cervical spine. J. Bone Jt Surg. B 39, 23 (1957)

DUBOIS, M.: Le syndrome douloureux de l'épaule et du bras. Schweiz. med. Wschr. 79, 547 (1954).

DUNLOP, J. P., MORRIS, M., THOMPSON, R. G.: Cervical spine injuries in children. J. Bone Jt Surg. A 40, 681—686 (1958).

DUNLOP, F., PARKER, E.: Correction of compressed fractures of the vertebrae. J. Amer. med. Ass. 94, 89 (1930).

DUUS, P., KAHLAU, G.: Welche pathologische Bedeutung hat der Bandscheibenvorfall im Bereich der Lendenwirbelsäule? Bruns' Beitr. klin. Chir. **180**, 1 (1950).

DYES, O.: Die Randleistenfraktur des Wirbels. Arch. orthop. Unfall-Chir. **32**, 297 (1932).

EBERSTADT, R.: Über Gibbusbildung bei Tetanus. Münch. med. Wschr. 1318 (1918).

ECKE, H., PAPASTAVROU, N.: Zur Objektivierung von posttraumatischen Bewegungseinschränkungen der Wirbelsäule. Hefte Unfallheilk. **108**, 209—213 (1971).

EDER, M.: Der Strukturumbau der Wirbelspongiosa. Virchows Arch. path. Anat. **333**, 509 (1960).

EHALT, W.: Drahtextension am Schädel bei Verletzungen der Halswirbelsäule. Zbl. Chir. **67**, 1338 (1940).

EHALT, W.: Unfallchirurgie im Röntgenbild. Wien: Maudrich 1952.

EHALT, W.: Zur Behandlung der Wirbelbrüche und Querschnittslähmung. Hefte Unfallheilk. **43**, 111 (1952).

EHALT, W.: Das Trauma an der Wirbelsäule und seine Spätfolgen. Wien. med. Wschr. 649 (1954).

EHALT, W., TITZE, A.: Behandlung von Querschnittsgelähmten. Chirurg 28, 269 (1957).

EICHLER, J.: Einstellungsuntersuchungen bei Schwerarbeitern. In: Wirbelsäule in Forschung und Praxis, Bd. **55**, S. 55. Stuttgart: Hippokrates 1972.

EIKENBARRY: Compression fractures of vertebrae. Suggestion as to treatment. J. Amer. med. Ass. **91**, 1694 (1928).

EISELSBERG, A., GOLD, E.: Über eine ungewöhnliche Form von Wirbelbruch. Dtsch. Z. Chr. **232**, 19 (1931).

EISELSBERG, A., GOLD, E.: Das paravertebrale intramediastinale Hämatom bei Wirbelbrüchen. Dtsch. Z. Chr. **233**, 329 (1931).

EMMINGER, E.: Zur pathologischen Anatomie des Schleudertraumas der Halswirbelsäule. Langenbecks Arch. klin. Chir. **316**, 445 (1966).

EMMINGER, E.: Pathologisch-anatomische Befunde bei frischer Halswirbelsäulenverletzung. Verh. dtsch. orthop. Ges. 1967. Stuttgart: Enke 1968.

EMMINGER, E.: Pathologisch-anatomische Befunde bei frischer Halswirbelsäulenverletzung. Verh. dtsch. orthop. Ges. Kongreßband 282—293 (1968).

ERDMANN, H.: Die röntgenologische Diagnostik der Schleudertraumen der Halswirbelsäule. Z. Orthop. Verhandlungsbd. 54. Kongreß 1967.

ERDMANN, H.: Die röntgenologische Diagnostik der Schleudertraumen der Halswirbelsäule. Verh. dtsch. orthop. Ges., Kongreßband, 273—282 (1968).

ERDMANN, H.: Die röntgenologische Diagnostik der Schleudertraumen der Halswirbelsäule. Z. Orthop. **105**, 273 (1968).

ERDMANN, H.: Schleuderverletzung der Halswirbelsäule. Die Wirbelsäule in Forschung und Praxis, Bd. 56. Stuttgart: Hippokrates 1973.

ERIKSSON, B.: Operated case of recurrent dislocation of the atlas. Acta orthop. scand. **29**, 85—89 (1959).

ERLACHER, PH.: Über Gibbusbildung nach Tetanus. Z. Orthop. **40**, 385 (1939).

ERLACHER, PH.: Beitrag zur Pathologie der Bandscheibe. Z. Orthop. 80, 40 (1949).

ERNST, M., RÖMMELT, F.: Über traumatische und pathologische Querfortsatzbrüche der Lendenwirbelsäule. Dtsch. Z. Chir. **237**, 580 (1923).

ESSEN, V., THULIN, P., THULIN, C. A.: The potential risk of Myelography with positive contrast medium in cases with traumatic injuries of the lower spinal canal. Neurochirurgica 12, 208 (1969).

ETTORE, E.: Experimentelle Untersuchungen über Frakturen des Wirbelkörpers. Zbl. Radiol. **13**, 686 (1932).

EVANS, F. G., LISSNER, H. R.: Biomechanical studies on the lumbar spine and pelvis. J. Bone Jt Surg. A **41**, 278 (1959).

EVRARD, H.: Valeur et limites du traitement fonctionnel dans les fractures du rachis. Acta chir. belg. **58**, 281—304 (1959).

EWERWAHN, W. J., BUSHART, W., STIPICIC, J.: Erfahrungsberichte über 250 traumatische Querschnittslähmungen. In: Wirbelsäule in Forschung und Praxis, Bd. 42. Stuttgart: Hippokrates 1969.

FASSBENDER, C. W., HIPP, E., KÜHN, E. A.: Fortschr. Med. 86, 693—698 (1968).

FAURÉ, C., MICHEL, J., BUSSIÈRE, H.: La vertebra plana type calvé étude radiologique et étiologique, à propos de 19 observations. Ann. Radiol. **3**, 585—622 (1960).

FEENSTRA, J. A.: Wirbelverletzung durch Einwirken des elektrischen Stromes. Ref.: Mschr. Unfallheilk. **34**, 71 (1927).

FEIGEL, K.: Luxation des 4. Brustwirbels sub partu mit schwerer Lähmung. Mschr. Kinderheilk. 48, 150 (1930).

FELSENREICH, F.: Moderne Behandlung unkomplizierter Kompressionsbrüche der Brust- und Lendenwirbelsäule. Langenbecks Arch. klin. Chir. **176**, 123 (1933).

FELTEN, H.: Über Atlasluxationen. Z. Orthop. 89, **293**—309 (1957).

FELTEN, H., KUHLENDAHL, H.: Die Blasenfunktionsstörungen bei Querschnittsgelähmten und ihre Behandlung. Chirurg **27**, 448 (1956).

FERRERO, G.: Contributo alla conoscenza dei processi intertransversari del rachi de lombare. Radiol. (Torino) 46, 979—988 (1960).

FIERRO, J. M., BASAURI, L.: Tratamiento de los traumatismos de la columna dorsal. Neurocirugia (Santiago) 15, 78—81 (1957).

FIERRO, J., QUIROGA, O., BASAURI, L.: Traumatismos de la columna cervical. (Bericht über die Behandlung von 44 HWS-Verletzungen, 9 davon starben.) Neurocirugia (Santina) 15, 67—77 (1957).

FINEMANN, S.: The cervical spine: Transformation of the normal lordotic pattern into a linear pattern in the neutral posture. A roentgenographic demonstration. J. Bone Jt Surg. A 45, 117a (1963).

FINESCHI, G.: Considerazioni sulle fratture del dente dell' epistrofeo per lussazione posteriore dell'atlante. Arch. Ortop. (Milano) **63**, 231—240 (1950).

FISCHEDICK, O.: Die Schichtbilduntersuchung von Atlas und Epistropheus beim Gesunden. In: Wirbelsäule in Forschung und Praxis, Bd. 1, S. 63. Stuttgart: Hippokrates 1956.

FISCHGOLD, H., DAVID, M., BRÉGEAT, P.: La tomographie de la base du crane. Paris: Masson 1952.

FISCHER, H.: Traumatologie der Wirbelsäule und ihre Behandlung (Übersichts- und Sammelreferat ab 1968). „Die Wirbelsäule in Forschung und Praxis", Ref.-Bd. 37, II (1972). Stuttgart: Hippokrates-Verlag 1973

FLACH, K.: Fragen der Begutachtung nach Wirbelsäulenverletzungen. Z. Orthop. 19, 144—178 (1972).

FLEURY, M., NARJOUX, J.: Fait radioclinique: Discospondylose déformaute posttraumatique survenue chez un enfant de 13 ans. Radiol. élektrol. 42, 254—256 (1961).

FLORDH, P.: Einige Bemerkungen über die Wirbelfrakturen bei Elektroschock. Ref.: Zentr.-Org. ges. Chir. 116, 331 (1950).

FOERSTER, A.: Die traumatischen Läsionen des Rückenmarks auf Grund der Kriegserfahrungen. Berlin: Springer 1929.

FOKKE, W. M., YKELENSTAM, P. A.: Application of cranial traction in the treatment of luxations and luxation fractures of the cervical vertebrae (Surg. Dept. of the Sint Canisius Ziekenhuis, Nijmegen/ Ned.). Arch. chir. neerl. 10, 221—236 (1958).

FOLLMER, B.: Wirbelfrakturen bei Tetanuserkrankung. Zbl. Chir. 77, 411 (1952).

FORSYTH, F., ALEXANDER, E., JR., DAVIS, C. JR., UNDERDAL, R.: The advantages of early spine fusion in the treatment of fracture-dislocation of the cervical spine. J. Bonet Jt Surg. A 41 ,17—36 (1960).

FRAENKEL, K.: Über Frakturen der Lendenwirbelquerfortsätze unter der Fehldiagnose „Nierenquetschung". Zbl. Chir. 3065 (1929).

FRAENKEL, K.: Zur Frage isolierter Frakturen der Lendenwirbelquerfortsätze. Langenbecks Arch. klin. Chir. 169, 213 (1932).

FRANCILLON, M. R.: Spondylolisthesis und Unfall. Schweiz. med. Wschr. 1256 (1950).

FRANCILLON, M. R.: Isolierte Bogen- und Gelenkfrakturen im Bereich der Lendenwirbelsäule. Verh. dtsch. Orthop. Beilageh. Z. Orthop. 93, 321—324 (1960).

FRANGENHEIM, F.: Die Kriegsverletzungen der Wirbelsäule. Ergebn. Chir. Orthop. 11, (1919).

FRANKE, F.: Bandscheibenverkalkung nach HWK-Fraktur durch Sportunfall. Hefte Unfallheilk. 108, 81—82 (1971).

FRANKE, D., JOSTES, E.: Symptomarme Frakturen des Dens epistrophei, Med. Welt 1665 (1963).

FRANZ, C.: Schußverletzungen der Wirbelsäule und des Rückenmarks. In: Lehrbuch der Kriegschirurgie. Berlin-Göttingen-Heidelberg: Springer Verlag 1936.

FRANZEN, J.: Traumatische Deckplattenimpression oder Folgezustand einer Scheuermannschen Erkrankung? Chirurg 28, 97—103 1957.

FRENCH, R. J., MC. CREADY, V. R.: The use of 18 F for bone scanning. Brit. J. Radiol. 40, 655—661 (1967).

FREY, K. W., SONNTAG, A., SCHEYBANI, M. SCH., KRAUS, O., FUCHS, P.: Knochenszintigraphie mit Strontium 85. Fortschr. Röntgenstr. 106,2 —206 (1967).

FRIBERG, ST.: Studies on spondylolistheses. Acta chir. scand. 82, 55 (1939).

FRIEDRICH, H.: Wirbelfrakturen, eine relativ häufige und typische Komplikation nach Tetanus. Langenbecks Arch. klin. Chir. 173, 208 (1932).

FRÖHLICH, MOUCHET: Spondylite traumatique (Maladie de Kümmell). Chirurg 79 (1932).

FUMAGALLI, C.: Le fratture del rachide. Zentr.-Org. ges. Chir. 55, 154 (1931).

FÜRMAIER, A.: Handbuch der Orthopädie, Bd. I, S. 828. Thieme Stuttgart: 1969.

GAGEL, O.: Handbuch der Neurologie, Bd. 16, S. 319. Berlin: Springer 1936.

GAGEL, O.: Fernschädigung des Rückenmarks bei einem Trauma der Halswirbelsäule. Z. ges. Neurol. Psychiat. 174, 670 (1942).

GAIZLER, GY.: Eidogramm. Neue, die Gravitationsrichtung berücksichtigende radiologische Meßmethode der Wirbelsäule. Z. Orthop. 107, 197—207 (1970).

GAUGELE, K.: Umfrage über die Begutachtung von Unfallschäden an der Wirbelsäule. Med. Klin. 2 (1930).

GAUGELE, K.: Über den Zusammenhang zwischen Spondylosis und Unfall. Z. Orthop. 60, 364 (1933).

GAY, J. R., ABBOTT, K. H.: Common whiplash injuries of the neck. J. Amer. med. Ass. 152, 1698—1704 (1935).

GEHLE, W., BREITKREUZ, G.: Verh. DGOT. 55. Kongr., S. 207—209. Stuttgart: Enke.

GEIPEL, P.: Zur Kenntnis der Spaltbildung des Atlas und Epistropheus. Fortschr. Röntgenstr. 46, 373 (1932).

GELEHRTER, G.: Dislokation und Rückenmarksschädigung bei Verrenkungen der Halswirbelsäule. Mschr. Unfallheilk. 59, 71 (1956).

GELEHRTER, G.: Risse des vorderen Längsbandes im Bereiche der Halswirbelsäule (Arbeitsunfallkrankenhaus Graz der Allg. Unfallversicherungsanstalt). Arch. orthop. Unfall-Chir. 48, 698—704 (1957).

GELEHRTER, G.: Über die Verhältnisse am Wirbelkanal bei Verrenkungen des Atlas nach vorne. Arch. orthop. Unfall-Chir. 52, 27—31 (1960).

GELEHRTER, G.: Flexionsverrenkungen der Halswirbelsäule mit Verschiebung des Wirbelkörpers nach hinten. Mschr. Unfallheilk. 72, 29 (1969).

GELEHRTER, G., VITALLI, H. P.: Verletzungsformen der Halswirbelsäule mit Ausnahme der Kopfgelenke. Arch. orthop. Unfall-Chir. 52, 287—310 (1960).

GERLACH, G.: Experimentelle Untersuchungen über symmetrische Frakturen der Wirbelsäule. Arch. orthop. Unfall-Chir. 33, 464 (1933).

GERSHON-COHEN, J., BUDIN, E., CLAUSER, F.: Whiplash fractures of cervicodorsal spinous processes. Resemblance to shoveler's fracture. J. Amer. med. Ass. 155, 560 (1954).

GIEBEL, M. G.: Schleudertrauma der Halswirbelsäule. Langenbecks Arch. klin. Chir. 316, 457 (1966).

GIEGEL, M. G.: Die stabile und die instabile Heilung von Wirbelsäulenverletzungen. In: Wirbelsäule in Forschung und Praxis, Bd. 40, hrsg. von H. ERDMANN. Stuttgart: Hippokrates 1968.

GLORIEUX, P.: Le spondylolisthesis traumatique. J. belge Radiol. **39**, 272—288 (1956).

GÖGLER, E.: Verletzungen der Wirbelsäule bei Arbeitsunfällen, unter besonderer Berücksichtigung der Ergebnisse der Behandlung nach MAGNUS und BÖHLER. Unfallchir.-Tag. Heidelberg, 1955.

GÖGLER, E.: Schleuderverletzungen der Halswirbelsäule. In: Die Wirbelsäule in Forschung und Praxis, Bd. 25, S. 159. Stuttgart: Hippokrates 1962.

GOLD, E.: Die Chirurgie der Wirbelsäule. Neue deutsche Chirurgie. Stuttgart 1933.

GOLDSTEIN, K.: Zur operativen Therapie der Schußverletzungen der Wirbelsäule und des Rückenmarks. Neurol. Zbl. **34**, 114—117 (1915).

GOLDTHWAIT, J.: The lumbosacral articulation. An explanation of many cases of "lumbago", sciatica and paraplegic. Boston med. Surg. J. **164**, 365 (1911).

GOMBERT, H. H.: Dens-Fraktur mit maximaler dorsaler Luxation des Atlas ohne tödliche Folgen. Fortschr. Röntgenstr. **91**, 521 (1959).

GOMERT, H. J.: Fraktur des Dens axis mit posttraumatischer Isolierung und Vortäuschung einer Densaplasie. Fortschr. Röntgenstr. **113**, 246—247 (1970).

GORTAN, M.: Über einen seltenen Bruch der Lendenwirbelsäule. Verh. dtsch. Röntg.-Ges. **23**, 50 (1931).

GRAUBARD, D. J., RITTER, H. H.: Isolated fracture of the atlas. Report of two cases. Ann. Surg. **130**, 261 (1949).

GREBE, S. F.: Szintigraphie im Bereiche der Wirbelsäule. In: Die Wirbelsäule in Forschung und Praxis, Bd. 55, S. 48. Stuttgart: Hippokrates 1971.

GREBE, S. F.: Szintigraphie im Bereich der Wirbelsäule. In: Wirbelsäule in Forschung und Praxis, Bd. 55, S. 48; ausführl. Schrifttum. Stuttgart: Hippokrates 1972.

GREIG, D. M.: Clinical observations on the surgical pathology of bone. Edinburgh: Oliver and Boyd 1931.

GRISEL: Enucléation de l'atlas et torticolis nasopharyngien. Presse méd. 4 (1930).

GRISEL: Torticolis naso-pharyngien. Presse méd. 50 (1930).

GROGONO, B. S. J.: Atlanto-axial-dislocation. J. Bone Jt Surg. B **35**, 324 (1953).

GROH, H.: Die Distorsion der Wirbelsäule. Orthop. Prax. **2**, 49 (1966).

GROH, H.: Wirbelsäulenschäden beim Leistungssport. Sportarzt u. Sportmedizin **22**, 221, 270 (1971).

GROH, H.: Wirbelsäulenschäden beim Leistungssport. Sportarzt u. Sportmedizin **15**, 270—273 (1971).

GROH, H., THÖS, FR. R., BAUMANN, W.: Die Belastung der 5. Lendenbandscheibe beim Halten einer Last. Int. Z. angew. Physiol. **24**, 150—163 (1967).

GROHER, W., HEIDENSOHN, P.: Rückenschmerzen und röntgenologische Veränderungen bei Wasserspringern. Z. Orthop. **108**, 51—61 (1970).

GROS, C., ROILGEN, A., VLAHOVITCH, B.: Manifestations neurologiques des luxations non traumatique atloido-axoidiennes. Neuro-chirurgie **6**, 197—204 (1960).

GRUNDMANN, G.: Knochenbrüche und Verrenkungen im Krampfanfall. Ergebn. Chir. Orthop. **41**, 145—202 (1958).

GUADAGNI, A. P.: Fracture of the first cervical vertebra, complicated by cervical rib. J. Amer. med. Ass. **130**, 276 (1946).

GÜNTZ, E.: Schmerzen und Leitungsstörungen bei Erkrankungen der Wirbelsäule. Stuttgart: Enke 1937.

GÜNTZ, E.: Die Bedeutung der Rückenmuskulatur für die Entstehung von Wirbelkörperbrüchen durch Muskelzug im Starrkrampf (Tetanus-Cardiazil-Krampf) einerseits und von Haltungskyphosen andererseits. Arch. orthop. Unfall-Chir. **41**, 64 (1941).

GÜNTZ, E.: Schäden der Wirbelsäule. In: FISCHER, A. W., HERGET, R., MOLINEUS, G.: Das ärztliche Gutachten im Versicherungswesen, Bd. I, S. 233. München: Barth 1955.

GÜNTZ, E.: Die Kyphose im Jugendalter. In: Wirbelsäule in Forschung und Praxis. Stuttgart 1957.

GUILLEMINET, M., STAQUARD, P.: La rôle de la distorsion vertébrale. Presse méd. 1274—1277 (1952).

GULEKE, M.: Über doppelte Wirbelsäulenbrüche. Zbl. Chir. 1929 (1909).

GURLT, E.: Handbuch von der Lehre von den Knochenbrüchen. Frankfurt: Meidinger 1860.

GUTMANN, H., RÖLLER, H.: Quantitative Untersuchungen zum Problem der Röntgendiagnostik im Bereich der Suboccipital-Region. In: Wirbelsäule in Forschung und Praxis, Bd. 1, hrsg. von H. JUNGHANNS. Stuttgart: Hippokrates 1956.

GUTTMANN, L.: Trauma und Wirbelsäule. 6. Tag. Dtsch. Unfallheilk. **37**, 19 (1930).

GUTTMANN, L.: Rehabilitation after injuries to the spinal cord and cauda equina. Brit. J. phys. Med. **9**, 130—137, 162 (1946)

GUTTMANN, L.: Surgical aspects of the treatment of traumatic paraplegia. J. Bone Jt Surg. B **31**, 322 (1949).

GUTTMANN, L.: Grundsätzliches zur Rehabilitation von Querschnittsgelähmten. Dtsch. Z. Nervenheilk. **175**, 173—190 (1956).

GUTTMANN, L.: Fehler und Gefahren bei der Frühbehandlung der traumatischen Querschnittslähmung. Langenbecks Arch. klin. Chir. **298**, 184—195 (1961).

GUZOV, A. F.: Rodovye povreždenija ploda (Lehrst. path. Anat. — J. V. GUL'KEVIČ — des Minsker Med. Inst.). Arkh. Pat. **24**, 2, 12—18 (1962).

GYÖRGYI, G.: Beitrag zur Pathogenese der Spondylosis deformans. Röntgenpraxis 8, 687 (1936).

HACKER, H.: Neue Kontrastmittel für die Myelographie. In: Wirbelsäule in Forschung und Praxis, Bd. 55, S. 68. Stuttgart: Hippokrates 1972.

HACKETHAL, K. H.: Ein Verfahren zur genauen Bestimmung der Wirbelsäulenbeweglichkeit. In: Wirbelsäule in Forschung und Praxis, Bd. 25. Stuttgart: Hippokrates 1961.

HADLEY, L. A.: Roentgenologic studies of the cervical spine. Amer. J. Roentgenol. **52**, 173 (1944).

HADLEY, L. A.: Atlanto-occipital fusion, ossiculum terminale and occipital vertebra as related to basilar impression with neurological symptoms. Amer. J. Roentgenol. **59**, 511 (1948).

Hadley, L. A.: The spine. Springfield (Ill.): Ch. C. Thomas 1956.

Hadley, L. A.: The spine. Anatomic-radiographic studies. Springfield (Ill.): Thomas 1956.

Hagelstam, L.: Reposition of vertebral as an early sign of tuberculous spondylitis of the lumbar spine. Acta orthop. scand. 17, 31 (1947).

Hall, R. D., McKellar: Report of fifteen cases, eleven in man shovelling clay, one shovelling gravel, one shovelling lime and one pitching hay. J. Bone Jt Surg. 22, 63 (1940)

Hamilton, A. R.: Injuries of the atlanto-axial joint. J. Bone Jt Surg. B 33, 434 (1951).

Hancken, W.: Wirbeldornfortsatzbrüche durch Muskelzug. Röntgenpraxis 672 (1932).

Hanke, H.: Über schwere nicht eingerichtete Verletzungen der Wirbelsäule. Bruns' Beitr. klin. Chir. 159, 148 (1935).

Hanke, H.: Über die Myositis ossificans circumscripta neurotica bei Paraplegikern nach Wirbelbrüchen. Dtsch. Z. Chir. 258, 5 (1943).

Hansen: Arch. orthop. Unfall-Chir. 41 (1941).

Harder, J.: Osteochondritis-dissecans-artige Veränderungen an einem Processus uncinatus. Fortschr. Röntgenstr. 96, 423—426 (1962).

Hardy, A. E.: The treatment of paraplegia due to fracture-dislocations of the dorso-lumbar spine. Paraplegia 3, 113 (1965).

Harrfeldt, H. P.: Seltene Ursache eines Bruches des Dens epistrophei durch seitliche Gewalteinwirkung. Mschr. Unfallheilk. 60, 365—367 (1957).

Hart, A.: Traumatischer chronischer Hydrocephalus bei Subluxation des Epistropheus. Zbl. Neurochir. 9, 197 (1949).

Haumann, W.: Wirbelbrüche und ihre Endergebnisse. Stuttgart: Enke 1930.

Hausamman, E.: Brachialgien bei traumatischen Halswirbelsäulenveränderungen. Z. Unfallmed. Berufskr. 45, 100 (1952).

Heipertz, W.: Grundsätze für die Behandlung und Eingliederung Querschnittsgelähmter. Arch. orthop. Unfall-Chir. 48, 679 (1957).

Hellner, H.: Halswirbelkörperverletzungen beim Schwimmen und bei gymnastischen Bodenübungen. Münch. med. Wschr. 1615 (1945).

Hellner, H.: Die Wirbelbogenbrüche. Arch. orthop. Unfall-Chir. 35, 40 (1935).

Henschen, K.: Über Dornfortsatzfrakturen durch Muskelzug nebst Bemerkungen zur Lumbago traumatica. Bruns' Beitr. klin. Chir. 53, 687 (1907).

Hentschel, Ch., Clauberg, G.: Spätschäden nach überstandenem Tetanus. Zbl. Chir. 91, 1193—1197 (1966).

Hermann, H. D.: Das Schleudertrauma der Halswirbelsäule. Med. Welt 21, 1797—1800 (1970).

Herrmann, E., Stender, H. St.: Die Schrägaufnahme des Dens axis. Röntgen- u. Lab.-Prax. 15, 164—166 (1962).

Hetzar: Die traumatische Schädigung der bandscheibennahen Wirbelkörperabschnitte. Dtsch. Z. Chir. 252, 396 (1939).

Heuritsch, J.: Das Wirbelrohr. Aufbau, Funktion und Bruchform. Arch. orthop. Unfall-Chir. 35, 330 (1935).

Heuritsch, J.: Interessanter Entstehungsmechanismus eines Wirbelbruchs und Bemerkungen über die Behandlung schwerer Wirbelbrüche. Röntgenpraxis 8, 591 (1936).

Heuscher, J., Kielholz, P.: Elektroschocktherapie in Narkose und mit Cucarebehandlung. Schweiz med. Wschr. 592 (1949).

Hill, E.: Röntgenpraxis 22, 292 (1940).

Hinck, V. C., Hopkins, C. E.: Measurement of the atlanto-dental interval in the adult. Amer. J. Roentgenol. 84, 945—951 (1960).

Hinz, P.: Vielschichtige Untersuchungsmethoden zur Erfassung pathomorphologischer Sektionsbefunde nach Schleudertraumen der Halswirbesäule. Dtsch. Z. ges. gerichtl. Med. 64, 204 (l968).

Hinz, P.: Die Verletzung der Halswirbelsäule durch Schleuderung und durch Abknickung. In: Die Wirbelsäule in Forschung und Praxis, Bd. 47. Stuttgart: Hippokrates 1970.

Hinz, P., Coermann, R. R., Lange, W.: Das Verhalten der Halswirbelsäule bei der Simulation von Auffahrunfällen. Mschr. Unfallheilk. 72, 321—328 (1969).

Hinz, P., Coermann, R., Lange, W.: Das Verhalten der Halswirbelsäule bei der Diagnose von Auffahrtsunfällen. Mschr. Unfallheilk. 72, 321—328 (1969).

Hinz, P., Tamaska, L.: Arteria vertebralis und Schleuderverletzung der HWS. Arch. Orthop. Unfall-Chir. 64, 268—277 (1968).

Hipp, E.: Frakturen an Atlas und Axis (Orthop. Klinik und Univ.-Poliklinik München). Fortschr. Med. 81, 589—596 (1963).

Hirsch, C.: Cervical disk rupture. Diagnosis and therapy. Acta orthop. scand. 30, 172—186 (1960).

Hoen, T. I.: Skeletal traction for cervical fracture-dislocation. Arch. Neurol. Psychiat. (Chic.) 36, 158 (1936).

Hössly: Bruns' Beitr. klin. Chir. 102 (1916).

Hoffmann, W.: Häufung von Dornfortsatzabrissen bei Schipparbeiten. Zbl. Gewerbehyg. 4, 179 (1935).

Hofstetter, J.-R., Lathion, G.: Spondylose déformante post-traumatique sur lesions disco-ligamentaires sans fracture vertébrale. (Poliklinik der Univ. (Lausanne). Rev. suisse Méd. 45, 8 (1956).

Hohmann, D.: Zur Differentialdiagnose der spontanen Wirbelkörperverformungen. Verh. dtsch. orthop. Ges. (Beilageh., Z. Orthop. 93) 368—372 (1960).

Holland, C., Keitel, G.: Arch. orthop. Unfall-Chir. 66, 273 (1969).

Holworth, F. W.: Traumatic paraplegia. Ann. Coll. Surg. England 15, 281 (1954).

Holworth, F. W., Hardy, A. G.: The early treatment of fracture-dislocation of the thoracolumbar spine complicated by paraplegia. J. Bone Jt Surg. B 35, 48, 540 (1953).

Holworth, F. W., Hardy, A. G.: Injuries of the spine. J. Bone Jt Surg. B 35, 540 (1953).

Holworth, M. B.: Fracture of the spine (Stamford, Connecticut). Amer. J. Surg. 92, 573—593 (1956).

Holzer, F. J., Kloss, K.: Tödliche Wirbelsäulenverletzungen. Wien. klin. Wschr. 74, 125—129 (1962).

HOPF, A.: Über Bogenbrüche des Atlas und Epistropheus. Diss., Frankfurt 1943.

HOPF, A.: Erfahrungen mit der Anwendung der Crutchfield-Klammer. Arch. orthop. Unfall-Chir. 47, 22 (1955).

HOPF, A.: Die Verletzungen der Wirbelsäule. In: Handbuch der Orthopädie, Bd. II. Stuttgart: Georg Thieme 1958.

HOSFORD, J.: Kümmell's disease. Lancet 1936, 249.

HUBENSTORF, H.: Entstehung echter Torsionsskoliosen nach Querfortsatzfrakturen Erwachsener. In: Wirbelsäule in Forschung und Praxis, Bd. 40, S. 168. Stuttgart: Hippokrates 1968.

HUDSON, O.: Treatment of problem fractures of the vertebrae. J. int. Coll. Surg. 24, 613 (1955).

HUECK, H.: Über Anomalien der Lendenwirbelsäule, insbesondere der verschiedenen Form der Lendenrippe. Langenbecks Arch. klin. Chir. 162, 58 (1930).

ILLI: Zit. nach LINDEMANN. Dtsch. Orthop.-Kongreß 195

IMBERT, L.: Sur la spondylite traumatique. Zentr.-Org. ges. Chir. 56, 152 (1931).

JACKSON, H.: Diagnosis of minimal atlanto-axial-subluxation. Brit. J. Radiol. 23, 672 (1950).

JACOBSON, G., BLEECKER, H.: Pseudosubluxation of the axis in children. Amer. J. Roentgenol. 82, 427—481 (1959).

JACOBSON, G., BLEECKER, H.: Pseudosubluxation of the axis in children. Amer. 7. Roentgenol. 82 472 (1959)

JAEGER, F.: Die Verletzungen der Wirbelsäule unter besonderer Berücksichtigung der Nucleus pulposus-Hernie. Dtsch. med. Rdsch. 34 (1949).

JAEGER, F.: Der Bandscheibenvorfall. Berlin: W. de Gruyter 1951.

JÄGER, K.: Geräteturnen und Wirbelsäule bei Leistungssportlern. Sportarzt 20, 110 (1969).

JAEGER, W.: Fernaufnahmen der Wirbelsäule. Verh. dtsch. Röntg.-Ges. 23, 51 (1931).

JAEGER, W.: Beobachtungen über den Achsenverlauf der Wirbelsäule. Fortschr. Röntgenstr. 47, 299 (1933).

JAHNA, H.: Behandlung und Behandlungsergebnisse von 36 Brüchen des Dens epistropheus. Hefte Unfallheilk. 68, 99 (1961).

JAKI, G.: Die Verletzungen der Wirbelsäule. Zentr.-Org. ges. Chir. 81, 348 (1930).

JAKI, J.: Beiträge zur Lehre von Wirbelverletzungen. Arch. orthop. Unfall-Chir. 28, 640 (1930).

JANKER, R.: Persistierende Apophysen der Querfortsätze der Wirbelsäule. Röntgenpraxis 2, 501 (1930); Fortschr. Röntgenstr. 44, 519 (1931).

JANKER, R. P.: Röntgenirrtümer in Unfallakten. Klin. Wschr. 1426 (1930).

JANKER, R. P.: Persistierende Apophysen der Wirbelsäule. Fortschr. Röntgenstr. 44, 519 (1931).

JANKER, R. P.: Verkalkungen im vorderen Längsband der Halswirbelsäule. Arch. orthop. Unfall-Chir. 31, 500 (1932).

JANZEN, R.: Schleudertrauma der Halswirbelsäule. Langenbecks Arch. klin. Chir. 316, 461—469 (1966); Kongreßbericht.

JAROS, M., CECH, M.: Die Wirbelsäule bei Gewichthebern. Beitr. Orthop. Traum. 12, 653—654 (1965).

JAROSCH, K., HINZ, P.: Hinterhauptabriß von der Halswirbelsäule. Mschr. Unfallheilk. 72, 89—99 (1969).

JEFFERSON, G.: Fracture of atlas vertebra (with review of recorded cases). Brit. J. Surg. 7, 407 (1920).

JELLINGER, K.: Zur Morphologie und Pathogenese traumatischer Querschnittslähmungen. In: Wirbelsäule in Forschung und Praxis, Bd. 42, S. 9—38. Stuttgart: Hippokrates 1969.

JENDRYSCHIK, A. H.: Rippen-Serien-Luxationen im Costo-Vertebral-Gelenk (Orthop. Klinik und Poliklinik der Freien Univ. Berlin). Mschr. Unfallheilk. 67, 219—223 (1964).

JENTZER, A.: Existent-ils au niveau de la colonne vertébrale des ostéophytes post-traumatiques. Z. Unfallmed. Berufskr. 45, 176 (1952).

JONASCH, E.: Brüche der Wirbelsäule. In: H. NIGST, Spezielle Frakturen- und Luxationslehre, Bd. I/2, S. 1—63. Stuttgart: Thieme 1972.

JUMASCHEW, G. S., GROMOW, A. P., DIMITRIJEW, A. E., PYRLINA, N. P.: Peitschenschlag-Verletzungen der Hals- und oberen Brustabschnitte der Wirbelsäule in Experiment und Klinik. Ortopedija 6, 1 (1970).

JUMASCHEW, G. S., SILIN, L. L., DMITRIJEW, A. E., WALENZEW, G. W.: Röntgenkontrastuntersuchungen der intervertebralen Bänder der Wirbelsäule [Russisch]. Vestn. Rentgenol. Radiol. Heft 3, 58—62 (1971).

JUNGE, H.: Wirbelbrüche. In: Knochenbrüche und Verrenkungen, hrsg. von R. WANKE, R. MAATZ, H. JUNGE, W. LENTZ. München: Urban & Schwarzenberg 1962.

JUNGE, H.: Peridurographie. Dtsch. Med. Wschr. 74, 682 (1949).

JUNGE, H.: Spondylitis infectiosa arteficialis. Arch. orthop. Unfall-Chir. 75, 187—201 (1973).

JUNGE, H.: Osteochondrosis vertebrae, hinterer Bandscheibenvorfall und Lumbago-Ischiassyndrom. Ergebn. Chir.-Orthop. (1950).

JUNGE, H., SEVERS, H.: Ist die Operation der hinteren Bandscheibenvorfälle berechtigt? Med. Klin. 49, 743 (1954).

JUNGE, H., KÜHL, F.: Bruns' Beiträge Klin. Chir. 193, 39 (1956).

JUNGHANNS, H.: Die vorgeschädigte Wirbelsäule in der Begutachtungspraxis. Hefte Unfallheilk. 62, 195 (1959).

JUNGHANNS, H.: Die Begutachtung von Unfallfolgen an der gesunden und an der vorgeschädigten Wirbelsäule. In: Die Wirbelsäule in Forschung und Praxis, Bd. 9, S. 9—38. Stuttgart: Hippokrates 1959.

JUNGHANNS, H.: Chirurgie der Wirbelsäule. In: Klinische Chirurgie für die Praxis, Bd. 4. Stuttgart: Thieme 1963.

JUNGHANNS, H.: Das pathologisch-anatomische Bild beim Zervikalsyndrom. Z. Orthop., Beil-Heft 97, 142 (1963).

JUNGHANNS. H.: Die funktionelle Röntgenuntersuchung der Wirbelsäule. Radiologe 209 (1963).

JUNGHANNS, H.: Schleudertrauma der Halswirbelsäule. Langenbecks Arch. klin. Chir. 475, 316 (1966).

JUNGHANNS, H.: Chondrosis intervertebralis und Spondylosis deformans in ihren Beziehungen zum Trauma und zur Begutachtung. In: Die Wirbelsäule in Forschung und Praxis, Bd. 40, S. 104. Stuttgart: Hippokrates 1968.

JUNGHANNS, H.: Die Wirbelsäule in Diagnostik und Therapie, Bd. 25. Stuttgart: Hippokrates 1962.

JUNGHANNS, K.: Die kombinierte Verletzung des Schädels und der Halswirbelsäule. Mschr. Unfallheilk. 73, 97—101 (1970).

JUNGMICHEL, D., GABLER, U.: Wirbelsäulenuntersuchungen bei Sportlern. Beitr. Orthop. 17, 690 (1970).

JUSTUS, GY.: Über den Vertikalbruch der Halswirbelkörper (Röntgenabteilung des Komitatskrankenhauses Salgótarján). Zbl. Chir. 81, 1354—1356 (1956).

KACZMAREK, H.: Die Verletzungen der HWS beim Wasserspringen. Med. u. Sport 5, 139 (1964).

KAHN, E. A., YGLESIAS, L.: Progressive atlanto-axialdislocation. J. Amer. med. Ass. 105, 263 (1935).

KALLIO, E.: Injuries of the thoraco-lumbar spine. Acta orthop. scand., Suppl. Nr. 60. Copenhagen: Munksgaard 1963.

KAMNIKER, K.: Zur Behandlung der posttetanischen Kyphose. Zbl. Chir. 61, 2433 (1934).

KANERT, W.: Über schwere nicht eingerichtete Verletzungen der Wirbelsäule. Bruns' Beitr. klin. Chir. 160, 484 (1934).

KANERT, W.: Erfolge der Wirbelbruchbehandlung. Münch. med. Wschr. 17 (1937).

KASPAR, M.: Kann der durch Fraktur komprimierte Wirbelkörper aufgerichtet werden? Zbl. Chir. 1163 (1933).

KAZMIROWICZ, B.: The problem of fractures of the spinal column without cord injuries in the mining industry. (Z. Kliniki Ortoped. Sl. A. M. w. Bytom). Chir. narz. ruchu 24, 103—111 (1959).

KELLER, H. L.: Persistierende Querfortsatzapophysen am 1. Brustwirbelkörper. Fortschr. Röntgenstr. 93, 386—387 (1960).

KENNY, P. J.: The treatment of fracture dislocation of the cervical spine by internal fixation. Aust. N. Z. J. Surg. 19, 81 (1949).

KETTUNEN, K. O., KÖHLER, R.: Traumatic pseudospondylolisthesis. (Orthop. Clin., Univ. Helsinki). Ann. Chir. Gynaec. Fenn. 48, 171—176 (1959).

KEYES, COMPERE: The normal and pathological physiology of the nucleus pulposus of the intervertebral disc. J. Bone Jt Surg. 14, 897 (1932).

KIRSCH, K.: Über eine isolierte Knochenabsprengung im Bereich der Pars interarticularis eines Lendenwirbels (Orthop. Univ.-Klin. Köln). Arch. orthop. Unfall-Chir. 49, 672—676 (1958).

KIVILAAKSO, R.: On fracture of the lumbar transverse processes. Ann. Chir. Gynaec. Fenn. 38, 76 (1949).

KJELLAND, P.: Eclampsia puerparum et fractura columnae. Zentr.-Org. ges. Chir. 112, 54 (1949).

KLAR, K., PIOTROWSKI, W.: Frühbehandlung von Kopfsprungverletzungen der HWS. In: Wirbelsäule in Forschung und Praxis, Bd. 42, S. 93—96. Stuttgart: Hippokrates 1969.

KLAUE, R. K.: Die traumatischen Schädigungen des Rückenmarks und ihrer Hüllen. Handbuch der Neurochirurgie, 7. Bd., 1. Teil, S. 372—400. Berlin-Heidelberg-New York: Springer 1969.

KLAUS, E. J., ANDRESEN, R.: Über eine tödliche Verletzung der HWS beim Wasserspringen. Dtsch. med. Wschr. 85, 1309 (1960).

KLAUS, E. J., ANDRESEN, R.: Über eine tödliche Verletzung der Halswirbelsäule beim Wasserspringen (Inst. f. Sportmed. d. Univ. Münster/Westf.). Dtsch. med. Wschr. 85, 1309 (1960).

KLINGENSMITH, W.: Traction-manipulation for injuries to the cervical spine. Amer. J. Surg. 84, 453 (1952).

KNESE, K.-H.: Knochenstruktur als Verbundbau. Zwanglose Abhandlungen aus dem Gebiet der normalen und pathologischen Anatomie, H. 4. Stuttgart: Thieme 1958.

KOCHER, T.: Die Verletzungen der Wirbelsäule, zugleich als Beitrag zur Physiologie des menschlichen Rückenmarkes. Mitt. Grenzgeb. Med. Chir. 1, 415—480 (1896).

KÖHLER, A.: Vertebrale Dekompression durch Sportschäden. In: Die Wirbelsäule in Forschung und Praxis, Bd. 9, S. 81. Stuttgart: Hippokrates 1959.

KÖHLER, G., NOACK, H.: Zur Frage der Wirbelsäulenveränderungen bei Ruderern unter besonderer Berücksichtigung weiblicher Leistungsruderer. Sportarzt u. Sportmedizin 3, 62 (1959).

KOEPCHEN, S., BAUER, K.: Die Schipper-Krankheit in medizinischen und arbeitstechnischen Untersuchungen nebst Vorschlägen zur Verhütung. Leipzig: Barth 1937.

KOHLRAUSCH, A.: Die röntgenologische Untersuchung verschiedener Extensionsmethoden der HWS. In: Wirbelsäule in Forschung und Praxis, Bd. 9, S. 87. Stuttgart: Hippokrates 1959.

KOSKINEN, E. V. S., NIEMINEN, R.: Fractures and dislocations of the cervical spine. Int. J. Surg. 47, 472 (1967).

KOVACK, A.: Kopfschmerzen auf Grund von Subluxationen der Halswirbelsäule. Fortschr. Röntgenstr. 85, 142—153 (1956).

KRAUS, G., VIERSMA, H.: Ned. T. Geneesk. 4914 (1939).

KRAUS, H.: Chirurgie der Wirbelsäule. In: R. BREITNER, Chirurgische Operationslehre, Bd. II. Wien: Urban & Schwarzenberg 1955.

KRAUSE, G., LANGSAM, CH. L.: Fractures of the vertebrae following metrazol therapy. Radiology 36, 725 (1941).

KRISTOFF, F. V., DRATZ, H. M.: Minor fractures of the cervical laminae simulating ruptured cervical disc. Neurosurg. 5, 95 (1948).

KRUPKE, H. J., SASSE, W.: Die übersehene Wirbelfraktur. Mschr. Unfallheilk. 74, 57 (1971).

KÜMMELL, H.: Dtsch. med. Wschr. 190 (1895).

KÜMMELL, H.: Langenbecks Arch. klin. Chir. 876 (1921).

KÜMMELL, H.: Der heutige Standpunkt der posttraumatischen Wirbelerkrankungen (Kümmellsche Krankheit). Arch. orthop. Unfall-Chir. 26, 471 (1928).

KUHLENDAHL, H.: Schleudertrauma der Halswirbelsäule. Langenbecks Arch. klin. Chir. 316, 470—475 (1966); Kongreßbericht.

KUHLMANN, R., WIGAND, W.: Zbl. Gynäk. 82, 536—538 (1969).

KULOWSKI, J.: Automotive crash injuries to the spinal and femoral linkages. A new biochemical point of view (St. Joseph/Missouri). Amer. J. Surg. 95, 908—913 (1958).

KUX, E.: Zur Histopathologie der posttraumatischen (Kümmellschen) Wirbelerkrankung. Arch. orthop. Unfall-Chir. 34, 18 (1933).

KVIALA, V., JIROUT, J.: Flebografické extraduraliche. Sborn 67, 67 (1965).

LANCE, F.: A propos des fractures du rachis cervical. Mém. Acad. Chir. 726 (1949).

LANG, F.: Ärztliche Bemerkungen zu der Statistik der Wirbelbrüche. Z. Unfallmed. Berufskr. 42, 34 (1949).

LANGE, E.: Spondylolisthesis und Trauma (Klinik für Psychiatr. und Neurol. der Friedrich-Schiller-Universität Jena). Med. Klin. 52, 415—417 (1957).

LANGE, M.: Fehldiagnosen bei der Begutachtung eines Wirbelbruchs. Münch. med. Wschr. 1076 (1932).

LANGE, M.: Die Wirbelgelenke. Stuttgart: Enke 1934.

LANGE, M.: Grundlagen der Beurteilung von Wirbelsäulenverletzungen und -erkrankungen. Berlin-Göttingen-Heidelberg: Springer 1951.

LANGGÄRTNER, K.: Heilkrampf und Curare. Nervenarzt 22, 203 (1951).

LAURITZEN, J.: Diagnostic difficulties in lower cervical spine dislocations. Acta orthop. scand. 39, 439 (1968).

LAUSBERG, G.: Spätschäden des Rückenmarks nach Wirbelsäulenverletzungen. Dtsch. med. Wschr. 94, 720—722 RBV (1969).

LAWSON, J.: Lateral dislocation of the vertebrae. J. Bone Jt Surg. 14, 387 (1932).

LEGER, W.: Die Begutachtung der verletzten Wirbelsäule. Verh. dtsch. orthop. Ges. Beilageh., Z. Orthop. 93, 325—332 (1960).

LEGRÉ, J.: Les malformations congénitales et les fractures-luxations de la charnière cranio-cervicale. J. Radiol. 39, 124—133 (1958).

LEHMANN, R.: Dorsale Wirbelkörperfraktur mit horizontalem Bogenbruch. Orth. u. Traumat. 10, 701—703 (1963).

LEICHSENRING, F.: Pathologisch-anatomische Befunde in der Halswirbelsäulenregion bei verstorbenen Patienten mit Schädeltraumen. Dtsch. med. Wschr. 89, 146 (1964).

LESER, MAYER: Wirbelbrüche und ihre Behandlung. Langenbecks Arch. klin. Chir. 190, 523 (1937).

LESSMANN, F., PARESE, D. M.: Intraosseous vene phlebography. Neurochirurgica 2, 175 (1960).

LICHTOR, A., LICHTOR, J.: Spondylosis and trauma (Div. of Orthop. Surg., Menorah Hosp., Kansas City/Miss.). Amer. J. Surg. 95, 466—468 (1958).

LIPSCHITZ, R.: Stichverletzungen der Wirbelsäule. In: KESSEL-GUTTMANN-MAURER, Neuro-Traumatologie, S. 184—196. München: Urban & Schwarzenberg 1971.

LISS, L.: Fatal cervocal cord injury in a swimmer. Neurology (Minneap.) 15, 675—677 (1965).

LOB, A.: Die Wirbelsäulenverletzungen und ihre Ausheilung. Stuttgart: Thieme 1954.

LOB, A.: In: Handbuch der Unfallbegutachtung, Bd. 3. Stuttgart: Enke 1973.

LÖNNERBLAD, L.: Über Dornfortsatzfraktur durch Muskelzug, insbesondere über den sog. Schleuderbruch. Acta chir. scand. 73, 285 (1933).

LOJACONO, G., ANCONA, N.: Indicazioni e technica nel trattamento cruento delle fratture vertebrali. Gazz. int. Med. Chir. 64, 78—108 (1959).

LORMAN, R. M., ROBINSON, F.: Progressive intervertebral interspace changes following lumbar disk surgery. Amer. J. Roentgenol. 97, 664—671 (1966).

LOUNAVAARA, K. L.: Forward subluxation of the atlas following birth trauma. Acta paediat. (Stockh.) 37, 341 (1949).

LUDLOFF, K.: Die Verletzungen der Lendenwirbelsäule und des Kreuzbeins. Fortschr. Röntgenstr. 9, 175 (1906).

LUSCHKA, H.: Die Halbgelenke des menschlichen Körpers. Berlin 1858.

MAGNUS, G.: Die Erkrankungen der Wirbelsäule. Ergebn. ges. Med. 14, 497 (1930).

MAGNUS, G.: Trauma und Wirbelsäule. Hefte Unfallheilk. 31 (1931).

MAGNUS, G.: Die Behandlung und Begutachtung des Wirbelbruchs. Arch. orthop. Unfall-Chir. 29, 277 (1931).

MAGNUS, G.: Indikation, Kontraindikation in der Frakturbehandlung. Chirurg 390 (1933).

MAGNUS, G.: Die Quersatzbrüche der Lendenwirbelsäule. 52. Verh. Dtsch. Ges. Chir., Berlin.

MAGNUS, G.: Über Dornfortsatzbrüche. Mschr. Unfallhk. 199 (1933).

MAINTZ, G.: Gibt es Schädigungen der Wirbelsäule durch Preßluftwerkzeugarbeit? Mschr. Unfallheilk. 44, 154—162 (1953).

MAKOWSKY, L.: Untersuchungen über den Wasserhaushalt des Gelenkknorpels und der Bandscheiben und seine Beziehungen zur Arthrosis und Spondylosis deformans. Ärztl. Forsch. 77 (1947).

MALGAIGNE, J. F.: Traité des fractures et luxations. Paris 1847.

MALLET-GUY, P.: Le traitement non-sanglant des fractures du rachis. Paris: Masson 1938.

MANSFIELD, C. M.: A vertical fracture of the fifth cervical vertebra without neurologic symptoms. Amer. J. Roentgenol. 86, 277—280 (1961).

MANZONI, A.: Veraltete Wirbelbrüche. Hefte Unfallheilk. 108, 178—180 (1971).

MARCHI, C. DE: Anomalie e fratture dei processi di articolari delle vertebre lombari. Chir. Organi Mov. 24, 485 (1939).

MARX, H.: Horizontale Bogenbrüche der Lendenwirbelsäule (Chir. Abt. des Knappschafts-Krankenhauses Bottrup und Chir. Abt. des St. Marienhospitals Hagen). Zbl. Chir. 80, 1793—1796 (1955).

MASALAWALA, K. S.: Atlanto-axial dislocations. Indian J. Surg. 23, 261—275 (1961).

MATHES, H. G.: Dornfortsatzabriß, eine typische Verletzung bei schweren Erdarbeiten. Chirurg 19, 371 (1935).

MATTHES, H. G.: Dornfortsatzabrisse, eine typische Verletzung bei schweren Erdarbeiten. Chirurg 665 (1935).

MATTHES, H. G.: Über Erfahrungen bei der Schipperkrankheit. Arch. orthop. Unfall-Chir. 37, 2 (1937).

MATTI, H.: Die Knochenbrüche und ihre Behandlung. Berlin 1931.

Mattiash, H. H.: Funktionelle und mechanische Probleme beim lumbalen und cervicalen Bandscheibenvorfall mit ihren klinischen Folgen. Fortschr. Neurol. Psychiat. **24**, 397—433 (1956).

Maurer, H. J., Schwarzhoff, V.: Unfallmechanismus und Wirbelverletzung. Katamnestische röntgenologische Untersuchung. Hefte Unfallheilk. H. **108** , 13 (1971).

Mauritz: Eine Stellungnahme zur operativen Behandlung der abgebrochenen Dornfortsätze. Münch. med. Wschr. 1303 (1936).

Mauss, Th.: Über die traumatischen Rückenmarksschädigungen und deren Behandlung, unter besonderer Berücksichtigung der Spätfälle. Z. ges. Neurol. Psychiat. **66**, 1 (1921).

Maxen, H.: Dornfortsatzabbrüche der unteren Halswirbelsäule mit zervikalen Bandscheibenvorfällen in Klinik und Unfallbegutachtung. Mschr. Unfallheilk. 108 (1951).

McKenzie, K. G.: Fracture dislocation of the spine. Canad. med. Ass. J. **32**, 1793 (1955).

McIntire, R. T., Compere, E. L., Watts, J. W., Abbot, K. H.: Whiplash injuries. J. int. Coll. Surg. **28**, 54 (1957).

McRae, D. L.: Bony abnormalities in the region of the foramen magnum. Acta radiol. (Stockh.) **40**, 335 (1953).

McRae, D. L.: The significance of abnormalities of the cervical spine. Amer. J. Roentgenol. **84**, 3—25 (1960).

McRay, D. L., Barnum, A. S.: Amer. J. Roentgenol. **70**, 23 (1953).

Meduan, L. v.: Versuche über die biologische Beeinflussung des Ablaufes der Schizophrenie. Campher- und Cardiazolkrämpfe. Zbl. ges. Neurol. Psychiat. **152**,(1 235 935).

Meinecke, F. W.: Konservative Wirbelbruchbehandlung bei Querschnittsgelähmten. Langenbecks Arch. klin. Chir. **313**, 567—571 (1965); Kongreßbericht.

Mériel, M., Baillat, F.: Ein Fall von Fractur der Querfortsätze, die für Nierenbeckensteine gehalten wurden. Zbl. Chir. 1460 (1928).

Merki, A.: Posttraumatische Spätspondylose L4 nach Kompressionsfraktur des 11. und 12. Brustwirbels. Z. Orthop. **105**, 433—435 (1968).

Mertens, H. G., Bader, H.: Über Wirbelbrüche bei Schockbehandlung. Z. Orthop. **81**, 80 (1951).

Meschan, Farrer, Peisker: Röntgendiagnostik in Klinik und Praxis. Stuttgart-Wien-Zürich: Medica Verlag 1963.

Meschan, I., Scruggs, J. B., Calbhaun, J. D.: Convulsive fractures of dorsal spine following electric shock therapy. Radiology **54**, 180 (1950).

Messerer, O.: Über Elastizität und Festigkeit der menschlichen Knochen. Stuttgart: Verlag Cottasche Buchhandlung 1880.

Michel, Mutel, Rousseaux: Les traumatismes fermés du rachis. Paris: Masson 1933.

Middeldorpf: Zit. nach Gurlt.

Middleton, Teacher: Zit. nach R. Schneider.

Miyakawa, G.: Congenital absence of the odontoid process. J. Bone Jt Surg. A **34**, 676—677 (1952).

Mörl, F.: Zur Methodik der Einrichtungen von Halswirbelverrenkungen. Zbl. Chir. **73**, 472 (1948).

Mörl, F.: Über die Behandlung der Wirbelkompressionsbrüche. Zbl. Chir. **77**, 686 (1952).

Mohing, W.: Wirbelsäule und Arbeitsmedizin. In: Wirbelsäule in Forschung und Praxis. Ref. Bd. II, S. 20—30. Stuttgart: Hippokrates 1953.

Mollier, G.: Zit. nach Brocher.

Molineus, G.: Ein seltenes Endergebnis nach Abbruch mehrerer Querfortsätze im Bereich der Lendenwirbelsäule. Zbl. Chir. 1401 (1934).

Monesi, B.: Considerazione sulle fratture-lussacioni del segmento cervicale inferiore. Arch. Putti **2**, 90 (1952).

Montagard, F., Papet, R., Villat, P.: Incidents lombaires siège éjectable et de la rampe d'entrainement. Med. aéro. **14**, 377—383 (1959).

Moore, Winkelmann, Shos-Cohar: Asymptomatic vertebral fractures in epilepsy. J. nerv. ment. Dis. **94**, 309 (1951).

Morisi, M., Belli, L.: Considerazione sulla frattura isolata dell'atlante. Arch. orthop. **68**, 1048 (1955).

Moser, H.: Verletzungen der Wirbelsäule. Wien. med. Wschr. **120**, 952—955 (1970).

Müller, D.: Zur Frage der „kompensatorischen Hypermotilität" bei anatomischem oder funktionellem Block der Wirbelsäule. Radiol. diagn. (Berl.) **1**, 345—350 (1960).

Müller, E.: Eine seltene Sportverletzung beim Reckturnen. Sportarzt **11**, 83 (1964).

Müller, W.: Spaltbildungen an Gelenk- und Dornfortsätzen der Wirbelsäule auf der Basis von Umbauzonen. Fortschr. Röntgenstr. **44**, 644 (1931).

Mull, W.: Kompressionsfraktur der Lendenwirbelsäule durch geringfügige Trauma. Zbl. Chir. 439 (1927).

Munro, D.: Cord bladder: its definition, treatment and prognosis when associated with spinal cord injuries. New Engl. J. Med. **215**, 766 (1936).

Munro, Jrivn: Brit. J. Surg. **25**, 621 (1938).

Muzil, M.: Über eine äußerst seltene Anomalie der Querfortsätze zweier Lendenwirbel. Zentr. Org. ges. Chir. **65**, 475 (1934).

Nachemson, A.: Fracture of the odontoid process of the axis. A clinical study based on 26 cases. Acta orthop. scand. **29**, 186—217 (1960).

Nachemson, A.: The effect of forward leaning of lumbar intradiscal pressure. Acta orthop. scand. **35**, 314 (1965).

Nachemson, A., Morris, J. M.: In vivo measurements of intradiscal pressure (Biomechanics laboratory, Univ. of Calif., Med. Center, San Francisco 22, Calif.). J. Bone Joint Surgery **46**-A, 1077 (1964).

Neff, A.: Eine neue Methode der Spanversteifung für Wirbelaffektionen. 71 .Tag. Dtsch. Ges. Chir., München.

Nelson, P. A.: Treatment of patients with cervicodorsal outlet syndrome (Dept. of Physic. Med. and Rehabilit. Cleveland Clin. Found and Frank E. Bunts Educat. Inst. Cleveland). J. Amer. med. Ass. **163**, 1570—1576 (1957).

Neugebauer, G.: Isolierte Abrißfraktur eines Halswirbeldornfortsatzes durch indirekte Gewalt. Münch. med. Wschr. 1258 (1931).

Neumann, R.: Eine linksseitige Brückenbildung zwischen Querfortsätzen des 3. und 4. Lendenwirbelkörpers. Arch. Orthop. **45**, 548 (1953).

NEWMANN, P. H.: Sprung back. J. Bone Jt Surg. B **34**, 30 (1952)

NICOLL, E. A.: Internationaler Kongreß für orthopädische Chirurgie und Traumatologie. Amsterdam 1948.

NICOLL, E. A.: Fractures of the dorsolumbar spine. J. Bone Jt Surg. B **31**, 376 (1949).

NICOLL, E. A.: Injuries of the back. Brit. med. J. 879, 928 (1953).

NICOLINI, S., PITTAGULA, A.: Ein Fall von Wirbelsäulenbruch mit Kümmell'schen Symptomkomplex. Zbl. Chir. 1927 (1920).

NICOLL, E. A.: Fractures of the dorso-lumbar spine. J. Bone Jt Surg. **31**, 376 (1949).

NICOSIA, A., ANDA, E.: Contributo allo studio delle fratture delle apofisi transverse delle vertebre cervicali. Minerva ortop. **2**, 352 (1951).

NIGST, H.: Spezielle Frakturen und Luxationslehre, Bd. I/2, Wirbelsäule, Tetra- und Paraplegie, Becken. Stuttgart: Georg Thieme 1972.

NYQUIST, R. H., BORS, E.: Mortality and survival in traumatic myelopathie juring 19 jears. Paraplegia Edinbg. **5**, 22—48 (1967).

ODE, A. M.: Wirbelkörperkompression durch Tetanus. Z. Orthop. **80**, 233 (1951).

OEHLECKER, F.: Ein Wirbelbruch mit zunehmenden Lähmungen als Ausnahmefall früh operiert. Zbl. Chir. **59**, 1274 (1932).

OETTINGEN, E. v.: Die Erkennung der Wirbelbogenfraktur im Röntgenbild. Dtsch. Z. Chir. **241**, 471 (1933).

OLSSON, O.: Fractures of the upper thoracic and cervical bodies. Acta chir. scand. **102**, 87 (1951).

OPPENHEIMER, H.: Radiology **39**, 98 (1942).

OTT, TH.: Unsere Erfahrungen über die Entstehung und den Verlauf der isolierten Querfortsatzfrakturen der Lendenwirbelsäule. Bruns' Beitr. klin. Chir. **144**, 605 (1928).

OTT, TH.: Frakturen der Wirbelkörper. Bruns' Beitr. klin. Chir. **147**, 343 (1929).

OTTO, K., LINDENBERG, D.: Behandlungsergebnisse bei Frakturen und Luxationen der Halswirbelsäule (Chir. Klinik der Med. Akademie Lübeck). Mschr. Unfallheilk. **71**, 196 (1968).

PADOVANI, P., LORD, G.: A propos du traitement des luxations des vertébres cervicales. Sem. Hôp. Paris 1927 (1951).

PAESLACK, V.: Paraplegie durch Sportunfälle. Sportarzt u. Sportmedizin **7**, IX—XII (1971).

PAILLAS, J. E., SEDAN, R.: Fractures et luxations du rachis cervical. Chir. (Paris) **77**, 50—66 (1959).

PAIN, A. B.: Injuries of the cervical spine (United Leeds Hosp., Orthop.-Surg. Univ., Leeds). Med. Press **241**, 519—523 (1959).

PANCOAST, H. K., PENDERGRASS, E. P., SCHAFFER, J. P.: The head and neck in roentgen diagnosis. Springfield, Ill.: Ch. C. Thomas 1942.

PAUL, L. W., MOIR, W. W.: Non-pathologic variations in relationship of the upper cervical vertebrae Amer. J. Roentgenol. **62**, 519 (1949).

PECIRKA, J.: Fraktur der Querfortsätze der Lumbalwirbel. Zbl. Chir., 2030 (1928).

PEDROSA-ROCA, J.: Les accidentes traumâticos del elektroshok y la curarización. Med. clín. (Barcelona) **17**, 395 (1951)

PELLINI, M.: Grave lesione della colonna cervicale insogetto da apparente immediato risentimento osteo-articulare e midollare. Cong. ital. radiol. med. **2**, 75 (1934).

PENNYBACKER, J. B.: The treatment of traumatic paraplegia. J. Bone Jt Surg. B **35**, 517 (1953).

PERTUISET, B.: Traumatismes fermés du rachis cervical. (Le problème médullaire immédiat.) Ann. Chir. (Paris) **13**, 917—923 (1959).

PESA, K.: Traumatische deformierende Spondylose der Wirbelsäule. Zbl. Chir. **81**, 2585 (1956).

PETROKOV, V.: Die Therapie der Wirbelbrüche durch 30 Jahre. Zentr.-Org. ges. Chir. **134**, 48 (1954).

PETTERSON, G.: Fractures of the cervical spine in children. Acta chir. scand. **98**, 228 (1949).

PIOTROWSKI, W.: Kopfsprungverletzungen der Halswirbelsäule. Langenbecks Arch. klin. Chir. **313**, 575—579 (1965); Kongreßbericht.

PIZON, P.: Analyse statistique des séquelles des traumatismes mineurs du rachis cervical. Presse méd. **71**, 278—280 (1963).

PLAUE, R.: Das Frakturverhalten von Brust- und Lendenwirbelkörpern. Z. Orthop. **110**, 159—166, 357—362 (1972); **111**, 139—146 (1973).

PLAUE, R.: Experimentelle Untersuchungen über die Grenzen der röntgenologischen Darstellung von Wirbelbrüchen. Arch. orthop. Unfall-Chir. **72**, 343—349 (1972).

PLAUT, H. F.: Fracture of the atlas or developmental abnormality? Radiology **29**, 227 (1937).

PLAUT, H. F.: Fracture of the atlas in automobile accidents. J. Amer. med. Ass. **110**, 1892 (1938).

POIGENFÜRST, H.: Konservative Reposition nicht frischer Halswirbelverrenkungen und ihre Ergebnisse. In: Hefte zur Unfallheilkunde, H. 108, hrsg. v. H. BÜRKLE DE LA CAMP. Berlin-Heidelberg-New York: Springer 1971.

POLAT, P., LINN, L.: An Orthopedic and Neurological follow-up Study of Vertebral Fractures in Shock Therapie. Amer. J. Psychiat. **105** (11), 825 (1949).

POOL, CH. S., MESHAN, J.: Fractures of the spine during insulin shock therapy. Radiology **54**, 180 (1950).

PORSTMANN, W.: Über klinisch stumme Wirbelfrakturen (Univ.-Röntgeninstitut der Charité, Berlin). Fortschr. Röntgenstr. **84**, 617—621 (1956).

POVACZ, F.: Behandlungsergebnisse und Prognose von Wirbelbrüchen im Kindesalter. Chirurg **40**, 30 (1969).

PRASSL, W.: Behandlung der Lendenwirbelfrakturen in der Rauchfüßchen Schwebe. Hefte Unfallheilk. **108**, 90—93 (1971).

PRIBILLA, O.: Über eine tödliche Verletzung der Halswirbelsäule beim Bodenturnen (Inst. f. gerichtl. u. soz. Med. d. Univ. Kiel). Mschr. Unfallheilk. **65**, 143—148 (1962).

PÜSCHEL, A.: Wirbelfrakturen nach leichteren Traumen und ihre Röntgendiagnostik. Langenbecks Arch. klin. Chir. **143**, 78 (1926).

PÜSCHEL, J.: Der Wassergehalt normaler und degenerierter Zwischenwirbelscheiben. Beitr. path. Anat. **84**, 123 (1930).

QUAINTANCE, P.: Fractures of the transverse processe for the lumbar vertebrae. Arch. Surg. **19**, 986 (1929)

Racker, Ch. de: Les traûmatismes de la colonne cervicale. Acta chir. belg. 48, 676—697 (1956).

Ramadier, J.-O., Perraguin, J.-J.: Fractures et luxations du rachis cervical. Ann. Chir. (Paris) 13, 901—916 (1959).

Randerath, E.: Veränderungen der Wirbelsäule bei Tetanus. Zbl. allg. Path. path. Anat. 64, 289 (1936).

Rankin, J. O.: Rotatory dislocation of the atlas on axis. Amer. J. Surg. 32, 27 (1936).

Rathke, F. W., Heipertz, W.: Ergebnisse konservativer und operativer Behandlung beim lumbalen Bandscheibensyndrom. Z. Orthop. 87, 575 (1956).

Rawels, J.: Fractures of the vertebrae. Zentr.-Org. ges. Chir. 56, 793 (1932).

Raynor, R. B.: Discography and myelographie in acute injuries of the cervical spine. J. Neurosurg. 35, 529—535 (1971).

Read, G., Dancey, T.: Compression fractures of the vertebral bodies following induced and "idiopathic" convulsions. Canad. med. Ass. J. 42, 38 (1940).

Refior, H. J., Zenker, H.: Wirbelsäule und Leistungsturnen. Arch. orthop.Unf.-Chir. 112, 463 (1970).

Reinhold, H., Sauerbrey, R.: Beitrag zur angeborenen Blockwirbelbildung und zur Schipperkrankheit der Halswirbelsäule (Strahleninst. und strahlentherapeut. Klin. Magdeburg). Fortschr. Röntgenstr. 91, 643—648 (1959).

Reischauer, F.: Untersuchungen über den lumbalen und zervikalen Bandscheibenvorfall. Stuttgart: Thieme 1949.

Reischauer, F.: Die zervikalen Vertebralsymptome. Stuttgart: Thieme 1955.

Reisner, A.: Dornfortsatzabriß. Arch. orthop. Unfall-Chir. 30, 344 (1931).

Reisner, A.: Unterschenkelmerkmale normaler, entzündlicher und posttraumatischer Zustände an der Wirbelsäule. Fortschr. Röntgenstr. 44, 726 (1931).

Reisner, A.: Über indirekt entstandene Brüche der ersten drei Halswirbel. Zbl. Chir. 62, 459 (1935).

Reisner, K., Schultze, R.: Röntgenologische Untersuchungsergebnisse zum Phänomen der sogenannten „Rotationssubluxation der Halswirbelsäule". In: Wirbelsäule in Forschung und Praxis, Bd. 40, hrsg. von H. Erdmann. Stuttgart: Hippokrates 1968.

Rettig, H.: Pathophysiologie der angeborenen Störungen des Lendenkreuzbeinüberganges. Stuttgart: Enke 1959.

Rigler, L.: Kümmell's disease. Amer. J. Roentgenol. 25, 749 (1931).

Rippstein, J.: Rev. méd. Suisse 83, 372 (1963).

Roaf, A.: A study of the mechanics of spinal injuries. J. Bone Jt Surg. B 42, 810 (1960).

Roaf, A.: Lateral flexion injuries of the cervical spine. J. Bone Jt Surg. B 45, 36—38 (1963).

Roaf, R.: International classification of spinal injuries. Paraplegia 10, 78—84 (1972).

Robertson, D. E.: Fracture-dislocation of the lumbar spine. J. Bone Jt Surg. B 39, 742 (1957).

Robinson, R. A., Southwick, W. O.: Indications and technics for early stabilization of the neck in some fracture dislocations of the cervical spine. Sth. med. J. (Bgham, Ala.) 53, 565—579 (1960).

Roche, M. B.: Healing of bilateral fracture of the pars interarticularis of a lumbar neural arch. J. Bone Jt Surg. A 32, 428 (1950).

Rocsen: Wiederaufrichtung von Wirbelbrüchen nach Böhler. Zbl. Chir. 37 (1939).

Roesler, H., Hinz, P.: Statische Berechnungen und Abschätzungen zur Druckfestigkeit osteoporotischer Wirbelkörper. Verh. Dtsch. Ges. f. Orthop. u. Traumatol. 57. Kongreß 1970. Beilageheft Z. Orthop. 103, 213 (1971).

Rövelkamp, Th.: Die Verkalkung der Zwischenwirbelscheiben und ihre klinische Bedeutung. Röntgenpraxis 7, 542 (1935).

Roger, H.: Le syndrome sympathique cervical postérieur de Barré-Liéou dans les traumatismes du rachis cervical. Rev. Oto-neuro-ophtal. 24, 32 (1952).

Rogers, W. A.: Treatment of fractures of vertebral bodies. Arch. Surg. 30, 284 (1935).

Rogers, W. A.: J. Bone Jt Surg. 20, 69 (1938).

Rogers, W. A.: Fractures and dislocations of the cervical spine. An end-result study. J. Bone Jt Surg. A 39, 341—376 (1957).

Rompe, G., Krahl, H.: Sportschäden und Sportverletzungen. I. Wirbelsäule und Becken. Z. Orthop. 110, 100—107 (1972).

Rompe, G., Rau, R., Rieder, H.: Beziehungen zwischen Sportpädagogik und Sporttraumatologie. Sportarzt u. Sportmedizin 22, 239 (1971).

Rosegger, S.: Vorzeitige Aufbrauchserscheinungen bei Kraftfahrern. Z. Orthop. 108, 510—516 (1970).

Ross, E.: Das Schubladenphänomen an der jugendlichen Lendenwirbelsäule. Fortschr. Röntgenstr. 98, 37—46 (1963).

Rossak, K.: Zur Frage organischer Schädigungen bei Schleudertraumen der Halswirbelsäule. Verh. dtsch. orthop. Ges., Kongreßband 310—318 (1968).

Rouquès, L.: En combien de temps un ostéophyte vertebral peut-il se former? (Paris). Presse méd. 66, 46 (1958).

Rüdy: Schweiz. med. Wschr. 99, 1433 (1969).

Russe, O.: Zur operativen Behandlung von Verletzungen der Halswirbelsäule. Hefte Unfallheilk. 108, 136—138 (1971).

Ryerson: Automobil jack for fratured spine. J. Amer. med. Ass. 562 (1934).

Sabin, G.: Some interesting fractures of the spine. New Engl. J. Med. 205, 1031 (1931).

Säker, G.: Schädeltrauma und Halswirbelsäule. Dtsch. med. Wschr. 79, 547—550 (1954).

Sais, J.: Étude radiologique du rachis cervical chez les pilotes d'avions de chasse (Centre d'Expertise Méd. du P.N. de l'Aéronautique, Paris). Méd. aéro. 13, 383—392 (1958).

Salarich-Torrents, J.: Fractura bilateral de las apophyses transversas des las cinco vertebras lumbares. Zentr.-Org. ges. Chir. 122, 177 (1952).

Sandahl, C.: Vergleiche zwischen konservativ und operativ behandelten Wirbelbrüchen. Nord. Med. 45, 636 (1951).

Santo: zit. nach Lindemann. Dtsch. Orthop.-Kongreß 1955.

SAVASTANO, A. A., PIERIK, J. G.: Traumatic Compression Fractures of the Dorsolumbar Portion of the Spine (Rhode Island Hosp., Providence). J. int. Coll. Surg. **34**, 93—101 (1960).

SCÉGLOV, P. I.: Zur Kasuistik der Komplikationen bei Wirbelbrüchen. Chirurgija **4**, 80 (1949).

SCHATZKER, J., RORABECK, C. H., WADDEL, J. P.: Fractures of the dens (odontoid process). An analysis of thirty-seven cases. J. Bone Jt Surg. B **53**, 392—405 (1971).

SCHEIDT, R.: Der traumatische Bandscheibenbruch und die Spondylosis deformans traumatica. Mschr. Unfallheilk. **53**, 278—285 (1950).

SCHEIDT, R.: Über das Schicksal aufgerichteter Wirbelfrakturen. Mschr. Unfallheilk. **53**, 140 (1950).

SCHEIDT, R., PRINZ, F.: Zur Behandlung der Impressionsfraktur der Wirbelkörper. Chirurg **50**, 110 (1951).

SCHIESSL, M.: Querfortsatzbrüche der Wirbel. Zbl. Chir. 439 (1927).

SCHIESTEL, H.: Spätschäden der Wirbelsäule nach traumatischer Gibbunsbildung. Hefte Unfallheilk. **108**, 182—184 (1971).

SCHINZ, H. R., BAENSCH, W. E., FRIEDL, E., UEHLINGER, E.: Lehrbuch der Röntgendiagnostik. Stuttgart: Thieme 1952.

SCHLEGEL, K.: Der Atlasberstungsbruch nach JEFFERSON. In: Hefte zur Unfallheilkunde, H. 56, hrsg. von BÜRKLE DE LA CAMP. Berlin-Göttingen-Heidelberg: Springer 1958.

SCHLEGEL, K. F.: Der Atlasberstungsbruch nach JEFFERSON. Hefte Unfallheilkunde, H. 56, 161—164. Verh. der Dtsch. Ges. für Unfallheilkunde, Versicherungs- und Versorgungsmedizin, XXI. Tag., Köln 1957.

SCHLEGEL, K. F.: Die Behandlung der Lähmungen nach Wirbelbrüchen. Med. Klin. **53**, 1326—1331 (1958).

SCHLEGEL, K. F.: Die akuten Schleuderverletzungen der Halswirbelsäule und ihre Behandlungen. Verh. dtsch. orthop. Ges., Kongreßband 265—273 (1968).

SCHLEGEL, K. F.: Verletzungen der Wirbelsäule. In: Handbuch der Neurochirurgie, Bd. 7, 1. Teil, S. 26—33. Berlin-Heidelberg-New York: Springer 1969.

SCHLESINGER, E. B., TAVERAS, J. M.: Lesions of the odontoid and their management (New York). Amer. J. Surg. **95**, 641—650 (1958).

SCHLÖSSER, B.: Über Wirbelsäulenverbiegungen nach Tetanus. Diss., Münster 1936.

SCHLÜTER, K.: Form und Struktur des normalen und des pathologisch veränderten Wirbels. In: Die Wirbelsäule in Forschung und Praxis, Bd. 30. Stuttgart: Hippokrates 1965.

SCHMAUSER, H.: Zur Diagnose von Luxationsfrakturen der unteren HWS. Fortschr. Röntgenstr. **89**, 708—715 (1958).

SCHMIDT, E.: Halsmarkschädigung ohne Wirbelluxation oder Wirbelfraktur. Z. ärztl. Fortbild. **53**, 31—33 (1959).

SCHMIDT, H.: Spondylolisthesis und Sport. Beitr. Orthop. Traum. **17**, 717 (1970).

SCHMIEDEN, V.: Chirurgie der Wirbelsäule. Mschr. Unfallheilk. 8 (1931).

SCHMIEDER, F.: Zur Häufigkeit und Bedeutung der Wirbelsäulenschädigungen bei den Krampf- und Schockverfahren. Allg. Z. Psychiat. **121**, 141 (1942).

SCHMINCKE: zit. nach LINDEMANN. Dtsch. Orthop.-Kongreß 1955.

SCHMITT-NEUERBURG, K. P., BEHRENS, S., TSCHERNE, H., GREIF, E.: Aufgaben der Verkehrsunfallforschung in medizinischer Sicht. Mschr. Unfallheilkd. **76**, 485—497 (1973).

SCHMITT, H. G., WISSER, P.: Die Schipperkrankheit bei Jugendlichen. Zbl. Chir. **268**, 333 (1951).

SCHMORL, G., JUNGHANNS, H.: Die gesunde und kranke Wirbelsäule im Röntgenbild und Klinik. Stuttgart: Thieme 1953.

SCHNEIDER, P. W.: Entwicklungsstörungen am Axiswirbel. Arch. orthop. Unfall-Chir. **55**, 13—19 (1963).

SCHNEIDER, R. C.: Acute traumatic posterior dislocation of an intervertebral disc with paralysis. J. Bone Jt Surg. A **31**, 566 (1949).

SCHNEIDER, R. C.: "Hangman's fracture" of the cervical spine (Sec. of Neurosurg. Dep. of Lurgery, Univ. of Mich. Ann Arbor, Michigan). J. Neurosurg **12**, 141 (1965).

SCHNEK, F.: Die Reposition frischer Wirbelkompressionsfrakturen in Lokalanästhesie. Chirurg 833 (1930).

SCHÖPF, K.: Die Genickbrüche. Klin. Med. (Wien) **4**, 262 (1949).

SCHRADER, E.: Der Bau der Zwischenwirbelscheiben in seinen Beziehungen zur Beanspruchung. Z. Orthop. **53**, 6 (1930).

SCHRADER, E.: Die Theorie im Aufbau der verschiedenen Apparate des Rumpfes. Verh. Orthop.-Kongreß 1934.

SCHRADER, E.: Die Bedeutung des Bandscheibenprolapses für die Manifestation von arteriellen Durchblutungsstörungen. Dtsch. Z. Nervenheilk. **160**, 400 (1949).

SCHRADER, E.: Die Rolle des Bandscheibenprolapses in der Pathogenese der zur Obliteration führenden arteriellen Erkrankungen. Dtsch. med. Wschr. **77**, 358 (1952).

SCHRÖDER, G.: Ungewöhnliche Sportverletzungen beim Bodenturnen (isolierte Atlasfraktur). Sportmedizin **13**, 222 (1962).

SCHÜTZ, W.: Die Behandlung der Wirbelkompressionsbrüche durch allmähliche Aufrichtung. Chirurg **21**, 112 (1951).

SCHULTZ, E. A., LEVY, R. W., RUSSO, P. E.: Radiology **67**, 102—104 (1956).

SCHWARZWELLER, F.: Die Spondylolyse und Spondylolisthesis. Orthop. Prax. **7**, 206 (1972).

SELECKI, B. R.: Cervical spine and cord injuries. Med. J. Aust. **17**, 838 (1970).

SELECKI, B. R., HOY, R., NESS, P.: Neurotraumatic administrations to a teaching hospital. Spine and spinal cord injuries. Med. J. Aust. **55**, 620—629 (1968).

SELETZ, E.: Trauma and the cervical portion of the spine. J. int. Coll. Surg. **40**, No 1 (1963).

SELIWANOW, W. P.: Zur Methodik der Beurteilung einer Reponierbarkeit nicht frischer und älterer Luxationen von Halswirbeln. Ortopedija **6**, H. 6 (1970).

Sicard, A., Picard, J., Martin, H.: Les fractures isolées de l'atlas. J. Chir. (Paris) 75, 521 (1958). Ref. in: Wirbelsäule in Forschung und Praxis, Bd. 18, hrsg. von F. Biedermann. Stuttgart: Hippokrates 1961.

Sicard, A., Yves, G.: Les fractures isolées des apophyses articulaires lombaires. J. Chir. (Paris) 71, 469 (1955).

Simons, B.: Röntgendiagnostik der Wirbelsäule. Jena: G. Fischer 1928.

Simril, W. A.: Pitfalls in the X-ray diagnosis of trauma to the spine (Clin. Radiol. Washington Univ. School of Med., St. Louis). Industr. Med. 25, 566—572 (1956).

Sitt, W.: Beitrag über die „Schipperfraktur". Med. Klin. 66, 485 (1948).

Slager, R. F.: Osteomyelitis eines Lendenwirbelkörpers nach Drainage eines subdiaphragmalen Abszesses. Amer. J. Surg. 99, 377—379 (1960).

Smith, W. C.: Endresults of certain procedures in the surgery of trauma. Amer. J. Surg. 76, 619, 623 (1948).

Soeur, R.: Le blocage cervical. Acta chir. belg. 60, 605—620 (1961).

Sohn, A.: Über ein neues einfaches Modell der Rauchfuß'schen Schwebe und seine Verwendung, nebst Bemerkungen über die Behandlung der Wirbelkörperbrüche. Chirurg 468 (1949).

Sollmann, A.: Mikrotraumen der Wirbelsäule. Dtsch. med. Wschr. 192 (1953).

Sollmann, A. H.: Röntgenkinematographische Studien des Schleudertraumas der Halswirbelsäule. Med. Klin. 61, 1665—1666, 1669, 1671 (1966).

Solovay, J., Brice, G. B.: Laminagraphy in the follow up of the fractures of the odontoid process. Amer. J. Roentgenol. 83, 645—652 (1952).

Sonnenschein, A.: Die Wirbelsäule bei Elektroschock. Klin. Wschr. 498 (1951).

Sonntag, E.: Die bisherigen Erfahrungen über den Wundstarrkrampf in dem jetzigen Kriege. Ergebn. Chir. Orthop. 10, 1—100 (1918).

Sonoda, T.: Studies on the strength for compression, tension and torsion of the human vertebral column (Dept. of Anatomy, Kyoto Prefectural Univ. of Med.). J. Kyoto Pref. Univ. Med. 71, 659 (1962).

Sorrel, E.: Effondements posttraumatiques de la colonne vertebrale. Fractures frustes (type Verneuil). Bull. Soc. nat. Chir. 61, 654 (1935).

Soto-Hall, R.: Recurrence in dislocation of cervical spine. J. Bone Jt Surg. 17, 902 (1935).

Spier, W.: Klinik und Therapie der offenen und Schußverletzungen der Wirbelsäule. Acta traumatol. 2, 13—19 (1972).

Spieth, H.: Zur Frage der Wirbelsäulenveränderungen durch Tetanus. Bruns' Beitr. klin. Chir. 121, 460 (1921).

Spohn, K.: Die allmähliche Aufrichtung durch Schwebelagerung, eine der Behandlungsmethoden der Wirbelkompressionsfraktur. Unfallchir., Tag. Heidelberg 1955.

Stahl, S.: Wirbelverletzungen. Zbl. Chir. 25 (1927).

Stamm, Ch.: Über Dornfortsatzbrüche der unteren Hals- und oberen Brustwirbelkörper. Mschr. Unfallheilk. 43, 176 (1936).

Steckler, R. M.: Seat belt trauma to the lumbar spine. J. Amer. med. Ass. 207, 758 (1969).

Stein, F., Bloch, S., Kenin, A.: Non traumatic subluxation of the atlanto-axial articulation. J. Amer. med. Ass. 152, 131 (1953).

Stenzel, E.: Wirbelfraktur nach Per-Abrodil-Schädigung der Rückenmarkswurzeln mit Muskelkrämpfen. Nervenarzt 24, 392 (1953).

Stimpfl: Der sagittale Längsbruch der Halswirbelkörper. Chirurg 20, 473 (1949).

Stinchfield, F. E.: Fractures of the vertebrae. A five year collectiv review. Int. Abstr. Surg. 70, 378 (1940).

Stock, F.: Über Wirbelfrakturen und Luxationen. Diss., Leipzig 1931.

Stoephasios, E.: Med. Welt 21, 1906 (1970).

Straube: Sollen Wirbelkörper nach Böhler reponiert werden? 24. Tag. Bayr. Chir.-verein. Chirurg 452 (1940).

Strauss, K. J.: Über den seltenen Fall einer Querschnittslähmung durch posttraumatische Knorpelbildung im Pericuralraum. Ärztl. Wschr. 307 (1955).

Suckert, R.: Traumatische Spondylolisthesis oder Luxationsfraktur? (Unfallchir. Abt. d. Allg. öffentl. Krankenhauses der Stadt Linz). Z. Unfallmed. Berufskr. 52, 161—166 (1959).

Sujoy, E.: Spinal lesions in tetanus in children. Pediatrics 29, 629—635 (1962).

Sullivan, A. W.: Subluxation of the atlanto-axial joint. J. Pediatr. 35, 451 (1949).

Taeger, K. H.: Folgen von Schleuderverletzungen an der Halswirbelsäule und Begutachtungsfragen. Verh. dtsch. orthop. Ges., Kongreßband 293—303 (1968).

Taillard, W.: Le Diagnostic radiologique fonctionelle en orthopédie vertébrale. Radiol. clin. Basel 30 377—401 (1961).

Tamman, H.: Die Wundheilung im Bereiche der Zwischenwirbelscheibe. Arch. orthop. Unfall-Chir. 34, 356 (1934).

Tarlov, J. M.: Spinal cord compression. Springfield, Ill.: Ch. C. Thomas 1957.

Taylor, A. R.: Mechanism of injury of the neck without injury to the vertebral column. J. Bone Jt Surg. 33, 543 (1951)

Teplick, J. G., Steinberg, St., Adelmann, B. P.: Congenital absence of the odontoid process. Report of a case. Amer. J. Roentgenol. 83, 653—655 (1960).

Teyssandier, M. J., Dalahaye, R. P.: Les fractures du rachis chez le parachtiste (a propos de 219 cas). Rev. Méd. aéronaut. et Spatiale No 24 (1967). Réf. Rev. int. Serv. Santé 351 (1969).

Titrud, L. A., McKinlay, C. A., Camp, W. A., Hannah, H. B.: Non traumatic atlanto-axial dislocation. Report of case with recovery after quadriplegia. J. Neurosurg. 6, 174 (1949).

Titze, A.: Partielle Querschnittslähmungen nach frischen Wirbelbrüchen. Chirurg 20, 559 (1951).

Töndury, G.: Entwicklungsgeschichte und Fehlbildungen der Wirbelsäule. Stuttgart: Hippokrates 1958.

Tönnis, D.: Zur Entstehung traumatischer Rückenmarksschäden bei Wirbelverletzungen. Verh. dtsch. orthop. Ges. 47, 351 (1959)

Tönnis, D.: Zur Entstehung der Rückenmarksschädigung bei Wirbelverletzungen. Verh. dtsch. Ges. Orthop. **93**, 351 (1960)

Tönnis, D.: Mangeldurchblutung als Ursache von Rückenmarksschädigungen. Münch. med. Wschr. **103**, 1338, 1370 (1961).

von Torklus, D., Gehle, W.: Das Os odontoideum als Occipitalwirbelmanifestation. Radiol. Chir. Biol. **37**, 321 (1968).

von Torklus, D., Gehle, W.: Die obere Halswirbelsäule. Stuttgart: Thieme 1970.

Tosiatti, E., Gavioli, G.: Med. Sport, Roma 205 (1956).

Troja, G.: Frattura isolata del processo odontoide dell'epistrofeo senza sintomie midollarie. Minerva chir. 225 (1951).

Tscherne, H., Hiebler, W., Muhr, G.: Zur operativen Behandlung von Frakturen und Luxationen der Halswirbelsäule. Hefte Unfallheilk. **108**, 142—144 (1971).

Tschöpe, W., Ritz, E., Bommer, J., Audrassy, B., Mehls, O.: Wirbelkörperkollaps bei Dialyse. Osteopathie. Dtsch. med. Wschr. **31**, 1471—1473 (1973).

Li Jzi-Khun: Treatment of compression fractures of the thoracolumbar spine. Ortop. Travm. Protez. **18**, H. 6, 23—27 (1957).

Uebermuth, H.: Die Bandscheiben bei Wirbelsäulenverletzungen (Chir. Klin. Karl-Marx-Univ., Leipzig). Zbl. Chir. **83**, 51—58 (1958).

Umlauft: Beitrag zu den Brüchen der Halswirbelsäule. Zbl. Chir. 2462 (1933).

Verbiest, H.: Proceed. Symp. Spinal Injuries, Edinburgh 113, 119 (1963).

Vinz, H.: Frakturen im Bereich von Brust- und Lendenwirbelsäule bei Kindern. Zbl. Chir. **89**, 817—827; (1964); **90**, 626—636 (1965).

Vogelsang, H.: Die spinale Ossovenographie. Berlin: W. de Gruyter 1969.

Volkmann, J.: Über Brüche der Wirbeldornfortsätze. Med. Klin. 1593 (1935).

Vritsios, A.: Kongentitale Aplasie des Zahnfortsatzes des zweiten Halswirbels. Radiographica (Hamburg) Nr 6, 129—131 (1963).

Vukovich, H.: Die Behandlung der Verrenkungsbrüche im Bereich der Brust- und Lendenwirbelsäulengrenze mit Verhakung der Gelenkfortsätze. Arch. orthop. Unfall-Chir. **47**, 188 (1955).

Wachenheim: Concours méd. **1969**, N. 729—736.

Wachs, E.: Über Abrißfrakturen an den Dornfortsätzen der Wirbelsäule. Fortschr. Röntgenstr. **52**, 261 (1935).

Wachs, E.: Sollen Wirbelbrüche nach Böhler reponiert werden? Chirurg 688 (1938).

Wagner, W.: Über Frakturen durch Muskelzug. Langenbecks Arch. klin. Chir. **171**, 503 (1932).

Wagner, Stolper: Die Verletzungen der Wirbelsäule und des Rückenmarkes. Stuttgart: Enke 1898.

Walchshofer, E.: Beitrag zur Behandlung von Wirbelsäulenverletzungen. Zbl. Chir. **75**, 703 (1950).

Walka, R.: Horizontale Fraktur des 2. Lendenwirbels. Zbl. Chir. **86**, 1680—1681 (1961).

Wanke, R., Buess, H.: Operative Behandlung der schweren Occipitalneuralgien. Chirurg **22**, 306 (1953).

Washington, E. R.: Non-traumatic atlanto-occipital and atlanto-axial dislocation. A case report (Hosp. for Crippled Children Out-Patien Deipt, Nevwark, N. Jersey). J. Bone Jt Surg. A 41, 341—344 (1959).

Watson-Jones, R.: Fractures and joint injuries. Edinburgh: Linvingstone Ltd. 1943 u. 1955.

Wayne, V., Norton, L.: Fractures and dislocations of the cervical spine. J. Bone Jt Surg. A 44, 115—139 (1962).

Wegelius, C.: Vergleich über die Information bei röntgenologischen Wirbelsäulenstudien mit den verschiedenen heutigen Verfahren einschließlich dosissparender Bildverstärkung. In: Wirbelsäule in Forschung und Praxis, Bd. 55, S. 35. Stuttgart: Hippokrates 1972.

Wegener, H.: Frakturen und Luxationen der Halswirbelsäule ohne neurologische Ausfälle. Fortschr. Röntgenstr. **97**, 751—763 (1963).

Wegener, H.: Fast komplikationslos überlebte Vertikalfraktur der HWS. Fortschr. Röntgenstr. **97**, 658—660 (1963).

Weil, U. H.: Betrachtungen zur Schleuderverletzung der Halswirbelsäule. Verh. dtsch. orthop. Ges., Kongreßband, 318—320 (1968).

Weinbren, H.: Acta radiol. scand. (Stockh.) **116** (1954).

Weinland, W. L.: Zur Frage der Frakturhäufigkeit bei der Elektroschockbehandlung. Nervenarzt **22**, 298 (1951).

Weinreich, M.: Schleuderverletzung der Halswirbelsäule. Vortrag: Kongreß der Dtsch. Ges. für Unfallheilk. Hamburg 1968.

Weiss, A. G., Hollender, L.: Étude comparative de la greffe osseuse et du traitement orthopédique pur dans les fractures récentes du rachis dorsolombaire sans trouble nerveux. Rev. Orthop. **37**, 408 (1951).

Weiss, M.: Wirbelbruch infolge Stoßens des fahrenden Autos. Med. Klin. 127 (1931).

Wellmer, K. H., Larena-Avellaneda, A. L.: Die übersehene Halswirbelverletzung beim Kombinationstrauma (Chir. Univ. Klinik Köln-Lindenthal). Arch. orthop. Unfall-Chir. **61**, 43 (1967).

Wenker, H.: Moderne radioaktive Diagnostik bei Bandscheibenschäden und spinalen Tumoren. Conscientia diagnostica H. **13** (1972). Byk Gulden Pharma.

Wenz, W., Werlich, H. D.: Querfortsatzanomalien der Lendenwirbelsäule. Fortschr. Röntgenstr. **93**, 373—375 (1960).

Werner, A.: La luxation atloide-axoidienne non traumatique de l'adulte. Neuro-chirurgie **6**, 205—215 (1960).

Westendorf, W.: Papyrus, Edwin Smith. Ein medizinisches Lehrbuch aus dem alten Ägypten. Bern u. Stuttgart: Hans Huber 1966.

Westerborn, A., Olsson, O.: Mechanics, treatment and prognosis of the fractures of the dorso-lumbar spine. Acta chir. scand. **102**, 59 (1951).

Whitley, J. E., Forsyth, H. F.: The classification of cervical spine injuries. Amer. J. Roentgenol. **83**, 633—644 (1960).

Winston, M. E.: Unusual fracture-dislocation of the spine. J. Bone Jt Surg. B 34, 88 (1952).

Winterstein, O.: Über Querfortsatzfrakturen. Schweiz. Z. Unfallmed. **28**, 57 (1934).

Winterstein, O.: Über Wirbelsäulenveränderungen nach Tetanus. Schweiz. med. Wschr. 139 (1937).

Wisbrun: Dtsch. Orthop.-Kongreß 1955.

Witt, A. N.: Klinik und Therapie der Wirbelsäulenverletzungen. Verh. dtsch. orthop. Ges. (Beilageh. Z. Orthop. 93,) 273—302 (1960).

Witthaupt, H.: Verletzungen beim Trampolinturnen. Mschr. Unfallheilk. 72, 25 (1969).

Wolf, E.: Über Wirbelverletzungen bei Cardiazolbehandlung. Allg. Z. Psychiat. 117, 264 (1941).

Wollin, D. G.: Roentgenological evidence of injury to the soft tissues of the cervical spine (Toronto General Hosp.). J. Canad. Ass. Radiol. 9, 32—35 (1958).

Wollin, D. G., Botterell, E. H.: Luxation des Atlas nach vorn. Amer. J. Roentgenol. 79, 575—583 (1958).

Wolter, M.: Neurologische Aspekte des Schleudertraumas der Halswirbelsäule. Dtsch. med. J. 20, 279—282 (1969).

Wondrák, E.: Die Wirbelbrüche bei Fersenbeinbrüchen. Hefte Unfallheilk. 108, 34—35 (1971).

Wood-Jones, F.: The ideal lesion produced by judical hanging. Lancet 1913, 53.

Wright, R. R., Gardner, A. M. N.: Traumatic chylothorax. A case after dislocation of the thoracic spine. J. Bone Jt Surg. 34B, 64 (1952).

Wuermeling, H. B., Struck, G.: Beitr. gerichtl. Med. 23, 297 (1965).

Wyss, Th., Ulrich, S. P.: Festigkeitsuntersuchungen und gezielte Extensionsbehandlung der Lendenwirbelsäule unter Berücksichtigung des Bandscheibenvorfalles. Zürich: Fretz A.G. 1954.

Zadik, F. R.: Fracture-dislocation of the thoracolumbar spine. A new method of internal fixation (Orthop. Dept. Royal Albert Edward Infirmy, Wigan/England). J. Bone Jt Surg. B 41, 772—773 (1959).

Zander, E., Foroglou, G.: A propos de certains troubles neurologiques lors des traumatismes de la colomne cervicale par accélérations et décéleration, on lésions par whiplash. Helv. chir. Acta 34, 487—505 (1967).

Zaster, P.: Beitr. Orthop. Traum. 10, 745 (1963).

Zatzkin, H. R., Kveton, F. W.: Evaluation of the cervical spine in whiplash injuries. Radiology 75, 577—583 (1960).

Zeitler, E.: Praxis der röntgenologischen Wirbelsäulen-Funktionsdiagnostik. Röntgen- u. Lab.-Prax. 14, R 81—R 92 (1961).

Zemp, J.: Die „Vorderkantenabtrennung des Wirbelkörpers" in klinisch-unfallmedizinischer Hinsicht. Z. Unfallmed. Berufskr. 49, 176 (1956).

Zettel, H.: Nicht erkannte HWS-Verletzungen bei Schädeltraumen. In: Wirbelsäule in Forschung und Praxis, Bd. 25, hrsg. von M. Hackenbroch. Stuttgart: Hippokrates 1961.

Ziegler, H.: Dens-epistrophei-Fraktur (Chir. Klin. der Städt. Krankenanst. Bremen). Langenbecks Arch. klin. Chir. 288, 443—445 (1958).

Zillmer, H.: Behandlungsergebnisse aufgerichteter Kompressionsfrakturen im Bereich der Brust- und Lendenwirbelsäule. Mschr. Unfallheilk. 63, 224—238 (1960).

Zimmer, E.: Über Dornfortsatzabbrüche. Bruns' Beitr. klin. Chir. 162, 273 (1935).

Zimmer, E. A., Köhler, A.: Grenzen des Normalen und Anfänge des Pathologischen im Röntgenbild. Stuttgart: Georg Thieme 1953.

Ziskind, E., Sommerfeld-Ziskind, E.: Compression fracture of the spine in epilepsy. Bull. Los Angeles neurol. Soc. 4, 45 (1939).

Ziwjan, Ja. L.: Behandlung inveterierter Flexionsverletzungen des Halsabschnittes der Wirbelsäule [Russisch]. Chirurgija H. 4, 94—99 (1972).

Zollinger, F.: Wirbeldornfortsatzabriß. Fortschr. Röntgenstr. 31, 218 (1923).

Zollinger, F.: Isolierte Dornfortsatzfrakturen, Schipperkrankheit (87 Fälle). Schweiz. med. Wschr. 67, 485, 505 (1937).

Zorn, L.: Drahtextension am Schädel bei Halswirbelsäulenverletzungen. Chirurg 106 (1952).

Zülch, A.: Genese der neurologischen Symptome. Die cervicalen Vertebralsymptome. Stuttgart: Thieme 1955.

Zukschwerdt, L.: Wirbelkompression nach Tetanus. Zbl. Chir. 1928 (1949).

Zukschwerdt, L.: Unfallverletzungen der Wirbelsäule und Beurteilung ihrer Folgen. Dtsch. med. J. 4, 536 (1952).

Zukschwerdt, L., Axtmann: Wirbelveränderungen nach Wundstarrkrampf. Dtsch. Z. Chir. 238, 627 (1933).

Zukschwerdt, L., Emminger, E., Biedermann, F., Zettel, H.: Wirbelgelenk und Bandscheibe. Stuttgart: Hippokrates 1960.

Zur Verth, M.: Lumbago und Lumbago ossea unter besonderer Berücksichtigung der Unfallentstehung. Mschr. Unfallheilk. 5 (1930).

Namenverzeichnis — Author Index

Die *kursiv* gesetzten Zahlen beziehen sich auf die Literatur
Page numbers in *ital cs* refer to the references

Moore, Sh. *257*
Morales, J. L. *257*
Morales, P. A., Deaver, G. G., Hotchkiss, R. S. 522, *572*
Morandi, G. 353, *386*, 531, *572*
Moreau, L. 539, *579*
Morello, G., Lombardi, G. *434*
Morello, G., s. Lombardi, G. *256*, 530, *571*
Morera, F. *580*
Morera, F., Perinetti, G. 537, 539, *580*
Moreton 675
Morice, s. Delherm, L. 550, *581*
Morin, F., s. Mayer, M. 450, 457, 458, 512, *558*
Morisi, M. *572*
Morisi, M., Belli, L. *766*
Moritz, P., s. Borsay, J. *248, 432*
Mormile, G. *257*
Morquio, L. 235, 236, *257*
Morrica, M. 519, *572*
Morris, H. *110*
Morris, J. M., Lucas, D. B., Bresler, B. 157, *159*
Morris, J. M., s. Nachemson, A. *766*
Morris, J. V. 504, 529, *572*
Morris, M., s. Dunlop, J. P. 704, *758*
Morton, D. G. 461, *558*
Morton, K. S., s. Patterson, F. P. 537, *580*
Morton, S. A. *139*
Mosekilde 203
Mosenthal *110*, 239, *257*
Moser, H. 527, *572, 766*
Moser, L. *110*
Mouchet, s. Fröhlich 668, *760*
Mounts, R. J., Schloss, C. D. 537, *580*
Movell, J. W. 539, *580*
Movson, I. J., s. Bloch, S. *248*
Mucharinskis, M. A. 523, *572*
Mülleder 641
Müller 639, 641
Müller, Ch. *110, 188*
Müller, D. *766*
Müller, E. *766*
Müller, J. H. *257, 618*
Müller, P., Dellenbach, P., Meyer, Ch., Bouryal, P., Walter, S. P. 203, *257*
Müller, W. 111, 192, 195, 223, 246, 247, *257, 258*, 266, 268, 271, 272, 276, 279, 280, 285, 286, 301, 303, 304, 306, 308, 310, 312, 334, 335, 339, 341, 343, 345, 350, 365, 370, 372, 373, 374, 375, 376, *387*, 474, 550, *558, 618, 766*
Müller, W., Zwerg, H. G. *139*, 465, 466, 467, 491, *558*
Müller-Erp 310
Müller-Minny 551

Muhr, G., s. Tscherne, H. 672, 715, *771*
Mulder 511
Mulder, D. W., s. McCraig, W. 518, 527, 528, *572*
Mull, W. *766*
Muller, D. 509, *573*
Muller, J. N., s. Fontaine, R. 539, *579*
Mumenthaler, M., Eichenberger, M. *258*
Munera, G., s. Lombard, P. *256*
Munro, D. *766*
Munro, D., Irivn *766*
Muntean, E. *139*, 684
Muntean, E., s. Gebauer, A. *108*
Murakami, U., Kameyama, Y. 191, *258*
Murczinsky 485
Muresanu, E. *580*
Murk-Jansen, M. *258*
Murphey, F., s. Semmes, R. E. 181, *189*
Murphy, J. A., s. Holden, W. D. 181, *187*
Murphy, J. B. 180, *188*
Musca, L. *111*
Muscatello, G. 503, *573*
Musgrowe *258*
Musumeci *258*
Mutch 266
Mutel, s. Michel *766*
Mutel, M. G. 509, *573*
Mutsch, J., Walmsley, R. 525, *573*
Muzil, M. *387, 766*
Muzzii, M. 470, *558*
Mygind, Th., s. Ahlgren, P. *247, 702, 755*

Nabert, s. Sorrel, E. *261*
Nachemson, A. 144, 154, *159*, 625, 698, *766*
Nachemson, A., Morris, J. M. *766*
Nachemson, A., s. Hirsch, C. 141, *159*
Nachmansohn, E. 592, *618*
Nachtwey, W., Schliak, H. *258*
Nadermann, E., s. Derra, E. *758*
Nagel, A. *258*
Nagoulitsch u. Mitarb. 663
Nagy, D. *111*
Nao, Y. 30, *63*
Narjoun, J., s. Fleury, M. *760*
Nash, D. F. E. *573, 618*
Nashold, B., s. Alexander, J. E. 594, *616*
Nasser, J., s. Giorgi, D. 522, *567*
Natali, J., s. Sicard, A. 533, 537, 541, 542, *580*
Natellis, F., s. Manfredi, D. 531, *572*
Nau *258*
Nauck, E. *139*

Nauhauser, E. B. D., Wittenberg, M. H., Dehlinger, K. 484, *558*
Naylor, A. *188*
Necker, F. 523, *573*
Neff, A. 648, *766*
Negru, D. 99, *111*
Neiss, A. *258, 387, 434*
Neiss, A., s. Keller, H. L. *255, 433*
Nelson, P. A. *766*
Ness, P., s. Selecki, B. R. 647, *769*
Neubert 303
Neubert, R. 498, 519, *573*
Neugebauer, F. v. 195, *258*
Neugebauer, F. L. 298, 315, 317, 319, *387*
Neugebauer, G. *766*
Neuhauser, E., s. Cohen, J. 203, 208, *249*
Neuhauser, E. B. D., Harris, G. B. C., Berrett, A. *618*
Neuhauser, E. B. D., Wittenborg, M. H., Dehlinger, K. 503, 510, *573*
Neumann, E. 503, *573*
Neumann, R. 361, 362, 365, *387*, *766*
Neurath, J., s. Büchner, F. *564*
Newbigging, P. S. K. 493, *573*
Newcomb, W. J., s. Brav, E. A. 460, *553*
Newman, I. M., s. Clayson, S. J. 469, *554*
Newman, P. H. 477, 532, *558*, *580, 767*
Nichnes, H. *258*
Nicholas 698
Nichols, B. H., Shiflett, E. L. *387*
Nicholson, J. T., s. Willard, de F. P. *263*
Nicod, L. 522, 543, *580*
Nicolli, E. A. *580*, 629, *767*
Nicolini, S., Pittagula, A. 668, *767*
Nicosia, A., Anda, E. *767*
Nicotra, A. 470, *558*
Nieda, J., s. Schiller, F. *260, 434*
Niedner, F. *111*, 232, 233, 234, *258*, 720
Niedobitek, F., s. Sanfilippo, S. 524, *575*
Nieminen, R., s. Koskinen, E. V. S. *764*
Nievergelt, K. *258*
Nigst, H. *767*
Nilsonue, H. 236, *258*
Niquet, G., s. Bonte, G. *248, 432*
Nitsche, F. *139*
Nittner, K., s. Bischof, W. 645, *757*
Nixon, A. H., s. Williams, D. I. *619*
Nixon, W. L. B., s. Bull, J. D. 391, *432*
Noack, H., s. Köhler, G. *764*
Nölke, W. *558*

Sachverzeichnis
(Deutsch — Englisch)

52*

Normalform, Lumbosakrale Bandscheibe, *normal shape, lumbo-sacral intervertebral disk* 117

Normalkurve, Interpedunkularabstand, *normal curve, interpeduncular distance* 105

Nucleus pulposus, Bandapparat, *nucleus pulposus, ligamentous apparatus* 74

— —, Beweglichkeit der Wirbelsäule, *nucleus pulposus, mobility of vertebral column* 119

— —, Hypomochlion-Wirkung, *nucleus pulposus, hypomochlion effect* 707

— —, Konstruktionsprinzip, *nucleus pulposus, constructive fundamentals* 623

— —, Neugeborenes, *nucleus pulposus, newborn* 45

— —, Schmorlsche Knorpelknötchen, *nucleus pulposus, Schmorl's „Knorpelknötchen"* 141

— —, statische Belastung, *nucleus pulposus, static stress* 155

Nucleographie, *nucleography* 72

Nucleus pulposus, Anatomie, *nucleus pulposus, anatomy* 72

Obere Brustwirbel, Spezialaufnahme, *upper thoracic vertebral body, special position* 85

— Halswirbelsäule, Aufnahmetechnik, *uper cervical vertebral column, radiological technique* 81

Oberlappenbronchus, Ursprung aus der Trachea, *upper lobe bronchus, origin from trachea* 612

Occipitalisation, Atlas, *occipitalisation, atlas* 238, 424

Occipitalschuppe, Dysplasie, Hypoplasie, *occipital squame, dysplasia, hypoplasia* 408

Occipitalwirbel, Manifestation, *occipital vertebra, manifestation* 403, 413

Occipito-Cervicalgegend, Beugung, *occipito-cervical region, flexion* 121

— —, Frakturen, *occipito-cervical region, fractures* 694

Occipito-Cervicalregion, Dens, Schichtaufnahme, *occipito-cervical region, dens epistophei, tomogram* 652

— —, Hilfslinien, *occipito-cervical region, auxiliary lines* 673, 675

— —, Verletzungen, Schichtaufnahme, *occipito-cervical region, injuries, tomogram* 672

Occipito-palatine Horizontale, *occipito-palatine line* 391, 405

Occipito-palatine Linie, Cyste der Medulla oblongata, *occipito-palatine line, cyst of spinal cord* 429

Odontoid, freies, *odontoid process, free* 425

Odontoideum mobile Bevan, *Bevan's odontoideum mobile* 423, 424

Ontogenese, Wirbelsäule, *ontogenesis, vertebral column* 1, 2

Operation, Halsrippe, *surgery, cervical rib* 181

—, schmerzhafte Sacralisation, *surgery, painful sacralization* 182

—, Spina bifida, Ergebnisse, *surgery, bifid spine, results* 527

Operationsfolgen, Lumbosacralregion, *surgical complications, lumbosacral region* 542

Orthopädie, Spina bifida, *orthopedics, bifid spine* 518

Os incae, Persistenz der Sutura transversa, *os incae, persistent transverse suture* 407

— interparietale bi-, tripartitum, *os interparietale bi-, tripartitum* 407

— Kerkringi, *Kerkring's bone* 399, 407

Os odontoideum, ossiculum terminale Bergmann *os odontoideum, ossiculum terminale Bergmann* 675, 680

Ossa interparietalia, *interparietal bones* 397

Ossiculum Bergmann, *Bergmann's ossiculum* 425, 675, 680

— —, Hyperostose, *Bergmann's ossiculum, hyperostosis* 403, 407

Ossifikation siehe Verknöcherung

—, Dens, *ossification, dens epistophei* 425

—, Störung, Atlas, Dens, *ossification, deficient, atlas, dens epistrophei* 407, 428

—, —, dorsaler Halbwirbel, *ossification, deficient, dorsal hemispondylus* 224, 225

—, —, Kyphose, *ossification, deficient, kyphosis* 213

—, —, Schilddrüsenaplasie, *ossification, deficient, thyroid aplasia* 400

—, —, Wirbelbogen, *ossification, deficient, vertebral arch* 271

—, Wirbelkörper, *ossification, vertebral body* 438

—, Wirbelsäule, Fehlbildungen, *ossification, spinal defects* 202, 218

—, —, generalisierte Störung, *ossification, vertebral, deficient, generalized* 275

Ossifikationslücke, Wirbelkörper, *ossification gap, vertebral body* 30

Ossifikationszentrum, Wirbelkörper, *ossification centre, vertebral body* 20

Osteitis condensans ilei, *osteitis condensans ilei* 550

Osteochondrose, Megaapophyse, *osteochondrosis, megaapophysis* 499, 500

Osteochondrosis dissecans, Processus uncinatus, *osteochondrosis dissecans, processus uncinatus* 705

Osteolyse, Zehen, Spina bifida, *osteolysis, toes, bifid spine* 521

Osteopathie, frontale Wirbelkörperspalte, *osteopathy, frontal vertebral cleft* 204

Osteoporose, intrasacrale Meningocele, *osteoporosis, intrasacral meningocele* 506

—, Lumbosacralwinkel, *osteoporosis, lumbosacral angle* 490

Ostitis dissecans sacrolumbalis, *ostitis dissecans sacrolumbalis* 520

Palato-Occipital-Linie, CHAMBERLAIN, McGREGOR, *palato-occipital line, of CHAMBERLAIN, McGREGOR* 675

Parasagittalschnitt, Lendenwirbelkörper, *parasagittal section, lumbar vertebral body* 24

Pars basilaris, Fehlbildungen, *basilar process, anomalies* 399, 400, 410

— —, Hinterhauptbein, *basilar process, occipital bone* 397

— lateralis, Fehlbildungen, *lateral part of occipital bone, anomalies* 403, 409

— —, Hinterhauptbein, *lateral part of occipital bone* 397

— perinealis, Kreuzbein, Fraktur, *pars perinealis, sacrum, fracture* 538

— —, Skoliose, *pars perinealis, scoliosis* 486

— squamosa, Embryologie, *occipital squame, embryology* 397

— —, Fehlbildungen, *occipital squame, anomalies* 407

Subject Index

(English — German)

SONDERDRUCK AUS

HANDBUCH DER MEDIZINISCHEN RADIOLOGIE
ENCYCLOPEDIA OF MEDICAL RADIOLOGY

HERAUSGEGEBEN VON

L. DIETHELM   F. HEUCK   O. OLSSON   K. RANNIGER
MAINZ   STUTTGART   LUND   RICHMOND

F. STRNAD   H. VIETEN   A. ZUPPINGER
FRANKFURT/M.   DÜSSELDORF   BERN

BAND VI/1

REDIGIERT VON

L. DIETHELM, MAINZ

SPRINGER-VERLAG, BERLIN · HEIDELBERG · NEW YORK 1974

PHYLOGENETISCHE ENTWICKLUNG DES ACHSENSKELETS

VON

K. THEILER

SONDERDRUCK AUS

HANDBUCH DER MEDIZINISCHEN RADIOLOGIE
ENCYCLOPEDIA OF MEDICAL RADIOLOGY

HERAUSGEGEBEN VON

L. DIETHELM   **F. HEUCK**   **O. OLSSON**   **K. RANNIGER**
MAINZ   STUTTGART   LUND   RICHMOND

F. STRNAD   **H. VIETEN**   **A. ZUPPINGER**
FRANKFURT/M.   DÜSSELDORF   BERN

BAND VI/1

REDIGIERT VON

L. DIETHELM, MAINZ

SPRINGER-VERLAG, BERLIN · HEIDELBERG · NEW YORK 1974

EMBRYONALE UND POSTNATALE ENTWICKLUNG
DER WIRBELSÄULE

VON

G. TÖNDURY

SONDERDRUCK AUS

HANDBUCH DER MEDIZINISCHEN RADIOLOGIE
ENCYCLOPEDIA OF MEDICAL RADIOLOGY

HERAUSGEGEBEN VON

L. DIETHELM   F. HEUCK   O. OLSSON   K. RANNIGER
MAINZ   STUTTGART   LUND   RICHMOND

F. STRNAD   H. VIETEN   A. ZUPPINGER
FRANKFURT/M.   DÜSSELDORF   BERN

BAND VI/1

REDIGIERT VON

L. DIETHELM, MAINZ

SPRINGER-VERLAG, BERLIN · HEIDELBERG · NEW YORK 1974

RÖNTGENANATOMIE DER WIRBELSÄULE

VON

W. ZAUNBAUER

SONDERDRUCK AUS

HANDBUCH DER MEDIZINISCHEN RADIOLOGIE
ENCYCLOPEDIA OF MEDICAL RADIOLOGY

HERAUSGEGEBEN VON

L. DIETHELM   **F. HEUCK**   **O. OLSSON**   **K. RANNIGER**
MAINZ   STUTTGART   LUND   RICHMOND

F. STRNAD   **H. VIETEN**   **A. ZUPPINGER**
FRANKFURT/M. DÜSSELDORF   BERN

BAND VI/1

REDIGIERT VON

L. DIETHELM, MAINZ

SPRINGER-VERLAG, BERLIN · HEIDELBERG · NEW YORK 1974

NORMALE HALTUNG UND NORMALE BEWEGLICHKEIT DER WIRBELSÄULE

VON

W. ZAUNBAUER

SONDERDRUCK AUS

HANDBUCH DER MEDIZINISCHEN RADIOLOGIE
ENCYCLOPEDIA OF MEDICAL RADIOLOGY

HERAUSGEGEBEN VON

L. DIETHELM **F. HEUCK** **O. OLSSON** **K. RANNIGER**
MAINZ STUTTGART LUND RICHMOND

F. STRNAD **H. VIETEN** **A. ZUPPINGER**
FRANKFURT/M. DÜSSELDORF BERN

BAND VI/1

REDIGIERT VON

L. DIETHELM, MAINZ

SPRINGER-VERLAG, BERLIN · HEIDELBERG · NEW YORK 1974

RESISTANCE AND COMPRESSION
OF THE LUMBAR VERTEBRAE

BY

O. PEREY

SONDERDRUCK AUS

HANDBUCH DER MEDIZINISCHEN RADIOLOGIE
ENCYCLOPEDIA OF MEDICAL RADIOLOGY

HERAUSGEGEBEN VON

L. DIETHELM   **F. HEUCK**   **O. OLSSON**   **K. RANNIGER**
MAINZ   STUTTGART   LUND   RICHMOND

F. STRNAD   **H. VIETEN**   **A. ZUPPINGER**
FRANKFURT/M.   DÜSSELDORF   BERN

BAND VI/1

REDIGIERT VON

L. DIETHELM, MAINZ

SPRINGER-VERLAG, BERLIN · HEIDELBERG · NEW YORK 1974

VARIATIONEN

VON

M. ERDÉLYI

SONDERDRUCK AUS

HANDBUCH DER MEDIZINISCHEN RADIOLOGIE
ENCYCLOPEDIA OF MEDICAL RADIOLOGY

HERAUSGEGEBEN VON

L. DIETHELM   F. HEUCK   O. OLSSON   K. RANNIGER
MAINZ   STUTTGART   LUND   RICHMOND

F. STRNAD   H. VIETEN   A. ZUPPINGER
FRANKFURT/M.   DÜSSELDORF   BERN

BAND VI/1

REDIGIERT VON

L. DIETHELM, MAINZ

SPRINGER-VERLAG, BERLIN · HEIDELBERG · NEW YORK 1974

FEHLBILDUNGEN DES CORPUS VERTEBRAE

VON

L. DIETHELM

SONDERDRUCK AUS

HANDBUCH DER MEDIZINISCHEN RADIOLOGIE
ENCYCLOPEDIA OF MEDICAL RADIOLOGY

HERAUSGEGEBEN VON

L. DIETHELM   F. HEUCK   O. OLSSON   K. RANNIGER
MAINZ   STUTTGART   LUND   RICHMOND

F. STRNAD   H. VIETEN   A. ZUPPINGER
FRANKFURT/M. DÜSSELDORF   BERN

BAND VI/1

REDIGIERT VON

L. DIETHELM, MAINZ

SPRINGER-VERLAG, BERLIN · HEIDELBERG · NEW YORK 1974

NICHT IM HANDEL

FEHLBILDUNGEN DES CORPUS VERTEBRAE

VON

L. DIETHELM

SONDERDRUCK AUS

HANDBUCH DER MEDIZINISCHEN RADIOLOGIE
ENCYCLOPEDIA OF MEDICAL RADIOLOGY

HERAUSGEGEBEN VON

L. DIETHELM   F. HEUCK   O. OLSSON   K. RANNIGER
MAINZ   STUTTGART   LUND   RICHMOND

F. STRNAD   H. VIETEN   A. ZUPPINGER
FRANKFURT/M.   DÜSSELDORF   BERN

BAND VI/1

REDIGIERT VON

L. DIETHELM, MAINZ

SPRINGER-VERLAG, BERLIN · HEIDELBERG · NEW YORK 1974

FEHLBILDUNGEN DER WIRBELBÖGEN

VON

H. WOLFERS UND W. HOEFFKEN

SONDERDRUCK AUS

HANDBUCH DER MEDIZINISCHEN RADIOLOGIE
ENCYCLOPEDIA OF MEDICAL RADIOLOGY

HERAUSGEGEBEN VON

L. DIETHELM   F. HEUCK   O. OLSSON   K. RANNIGER
MAINZ   STUTTGART   LUND   RICHMOND

F. STRNAD   H. VIETEN   A. ZUPPINGER
FRANKFURT/M. DÜSSELDORF   BERN

BAND VI/1

REDIGIERT VON

L. DIETHELM, MAINZ

SPRINGER-VERLAG, BERLIN · HEIDELBERG · NEW YORK 1974

FEHLBILDUNGEN UND PATHOLOGISCHE VERÄNDERUNGEN AM SCHÄDEL-HALS-ÜBERGANG

VON

A. WACKENHEIM

SONDERDRUCK AUS

HANDBUCH DER MEDIZINISCHEN RADIOLOGIE
ENCYCLOPEDIA OF MEDICAL RADIOLOGY

HERAUSGEGEBEN VON

L. DIETHELM   **F. HEUCK**   **O. OLSSON**   **K. RANNIGER**
MAINZ   STUTTGART   LUND   RICHMOND

F. STRNAD   **H. VIETEN**   **A. ZUPPINGER**
FRANKFURT/M.   DÜSSELDORF   BERN

BAND VI/1

REDIGIERT VON

L. DIETHELM, MAINZ

SPRINGER-VERLAG, BERLIN · HEIDELBERG · NEW YORK 1974

DIE LENDENKREUZBEINGEGEND

VON

K. REINHARDT

SONDERDRUCK AUS

HANDBUCH DER MEDIZINISCHEN RADIOLOGIE
ENCYCLOPEDIA OF MEDICAL RADIOLOGY

HERAUSGEGEBEN VON

L. DIETHELM   F. HEUCK   O. OLSSON   K. RANNIGER
MAINZ   STUTTGART   LUND   RICHMOND

F. STRNAD   H. VIETEN   A. ZUPPINGER
FRANKFURT/M.   DÜSSELDORF   BERN

BAND VI/1

REDIGIERT VON

L. DIETHELM, MAINZ

SPRINGER-VERLAG, BERLIN · HEIDELBERG · NEW YORK 1974

DIE KOMPLEXEN ENTWICKLUNGSANOMAUEN
DER WIRBELSÄULE

VON

M. ERDELY

SONDERDRUCK AUS

HANDBUCH DER MEDIZINISCHEN RADIOLOGIE
ENCYCLOPEDIA OF MEDICAL RADIOLOGY

HERAUSGEGEBEN VON

L. DIETHELM **F. HEUCK** **O. OLSSON** **K. RANNIGER**
MAINZ STUTTGART LUND RICHMOND

F. STRNAD **H. VIETEN** **A. ZUPPINGER**
FRANKFURT/M. DÜSSELDORF BERN

BAND VI/1

REDIGIERT VON

L. DIETHELM, MAINZ

SPRINGER-VERLAG, BERLIN · HEIDELBERG · NEW YORK 1974

TRAUMATISCHE WIRBELVERÄNDERUNGEN

VON

H. JUNGE UND W. PFEIFFER